普通高等教育案例版系列教材

案例版

供临床、预防、基础、口腔、麻醉、影像、药学、
检验、护理、法医等专业使用

内 科 学

第 2 版

主 编　刘世明

副主编　杨　辉　闫金松　何　奔　赵铭山

编 委　（按姓名笔画排序）

马依彤（新疆医科大学）　　　　　肖　洁（广州医科大学）

王　伟（青岛大学医学院）　　　　何　奔（上海交通大学医学院）

区文超（广州医科大学）　　　　　谷　秀（中国医科大学）

冯　莹（广州医科大学）　　　　　沈云峰（南昌大学）

刘　丹（大连医科大学）　　　　　张扣兴（中山大学）

刘　红（南通大学）　　　　　　　陈晓辉（广州医科大学）

刘　宏（南方医科大学）　　　　　周　毅（暨南大学）

刘世明（广州医科大学）　　　　　房向东（南昌大学）

刘晓青（广州医科大学）　　　　　赵铭山（滨州医学院）

刘晓颖（大连医科大学）　　　　　钟　健（暨南大学）

闫金松（大连医科大学）　　　　　倪兆慧（上海交通大学医学院）

汤爱平（南昌大学）　　　　　　　陶　怡（广州医科大学）

许浦生（广州医科大学）　　　　　梁子敬（广州医科大学）

杜　弢（广州医科大学）　　　　　梁剑波（广州医科大学）

李志军（蚌埠医学院）　　　　　　韩学文（滨州医学院）

李国标（广东药科大学）　　　　　谢文瑞（广东药科大学）

杨晋辉（昆明医科大学）　　　　　黎毅敏（广州医科大学）

杨　凌（昆明医科大学海源学院）　瞿利帅（南通大学）

杨　辉（广州医科大学）

科 学 出 版 社

北 京

郑 重 声 明

　　为顺应教学改革潮流和改进现有的教学模式,适应目前高等医学院校的教育现状,提高医学教育质量,培养具有创新精神和创新能力的医学人才,科学出版社在充分调研的基础上,首创案例与教学内容相结合的编写形式,组织编写了案例版系列教材。案例教学在医学教育中,是培养高素质、创新型和实用型医学人才的有效途径。

　　案例版教材版权所有,其内容和引用案例的编写模式受法律保护,一切抄袭、模仿和盗版等侵权行为及不正当竞争行为,将被追究法律责任。

图书在版编目(CIP)数据

内科学 / 刘世明主编. —2 版. —北京:科学出版社,2023.7
普通高等教育案例版系列教材
ISBN 978-7-03-059546-1

Ⅰ. ①内⋯ Ⅱ. ①刘⋯ Ⅲ. ①内科学-医学院校-教材 Ⅳ. ①R5
中国版本图书馆 CIP 数据核字(2018)第 270135 号

责任编辑:张天佐　胡治国 / 责任校对:宁辉彩
责任印制:李　彤 / 封面设计:陈　敬

科 学 出 版 社 出版
北京东黄城根北街 16 号
邮政编码:100717
http://www.sciencep.com

北京天宇星印刷厂印刷
科学出版社发行　各地新华书店经销
*

2008 年 5 月第 一 版　开本:850×1168　1/16
2023 年 7 月第 二 版　印张:59 1/2
2024 年 9 月第九次印刷　字数:1 907 000

定价:198.00 元
(如有印装质量问题,我社负责调换)

前　言

医学教育是卫生健康事业发展的重要基石。全面贯彻党的二十大精神，深入实施科教兴国战略、人才强国战略、创新驱动发展战略，以立德树人为根本任务，把医学教育摆在关系教育和卫生健康事业优先发展的重要地位，培养造就大批德才兼备的高素质人才，以适应健康中国战略的新任务和世界医学发展的新要求。本教材基于案例式教学和以问题为导向的教学模式，结合内科学的学科特点，鼓励学生在临床实践中遇到问题后，通过主动学习、自我思考和合作探讨等方式解决问题，在不改变现有教学体系及核心内容的基础上，以案例为引导，以案例涉及的内容为主线，将其融入到理论知识中，充分体现以教师为主导、以学生为主体的教学理念，提高学生的临床思维、分析问题及解决问题的能力。

本教材的编写在注重科学性和先进性的同时，力求内容简练、实用、易懂，案例紧扣理论主题，知识点明确，学生好学、教师好教，突出以学生为中心的教育理念。使用本教材既可以按传统模式讲授，以案例作为补充，供学生参考、学习；也可以用临床案例为先导进行教学。

本教材内容可满足以下层次的需求：①教育部制定的基本教学要求；②执业医师资格考试的需求；③硕士研究生入学考试的需求。同时，适合准备国家各类以案例命题的考试之需。本教材也可供广大医务工作者参考。

本教材参考了《西氏内科学》《哈里森内科学》《实用内科学》等。编写人员来自全国多所医学院校本科教学一线的教授、专家，诸位编者具有案例式教学的实践经验，不少案例内容是他们多年教学经验的积累。本教材在编写过程中，承蒙各医学院校和科学出版社的指导和支持，以及各位编写专家的鼎力合作与辛勤劳动，在此一并表示衷心的感谢。

为保持教材的连续性，第 2 版教材的编写框架与第 1 版教材基本一致。在教材编写过程中，全体编委参阅了大量国内外最新指南、循证医学证据和专家共识，对教材内容进行了精心修改，充实了当前内科学的最新发展内容。但由于国内缺乏案例版教材相关参考资料，以及编者水平所限，虽经努力，不足之处在所难免，敬请各位专家及读者不吝赐教。

刘世明

2023 年 1 月

目　录

第一篇 绪　论

医学是生命科学的重要组成部分，是一门探讨疾病发生、发展规律，研究疾病的诊断和治疗的学科。前人在与疾病作斗争的过程中，积累了丰富的经验，创立了大量的理论，这些经验和理论经过不断的整理和归纳，研究和发展，逐渐形成了近代医学。

大约到 19 世纪初，随着医学科学的不断发展，它所探讨的范围也不断扩大，医学逐渐分为基础医学、临床医学和预防医学三大领域。临床医学是研究人体各系统疾病发生的机制、诊断、治疗的学科，传统上分为内科学、外科学、妇产科学、儿科学、眼科学、耳鼻咽喉科学、皮肤性病学及口腔医学等。

在西方，内科学（internal medicine）一词来源于 19 世纪的德文 inneren medizin，强调疾病的生理学和化学，而不仅仅是临床表现的类型及演变，从而有别于临床医学。在中国，中医书籍中首先使用"内科"一词的是明朝薛己的《内科摘要》。实际上，古代医学发展的历史也就是内科学的发展历史，在使用"内科学"一词之前，内科学就已存在。

医学发展的早期阶段，依靠实践经验积累和不断总结，形成了以经验为主的防病治病医学体系。从 16 世纪末开始，逐渐摆脱了以经验为基础的医学，建立起实验医学，在自然科学和生物科学的基础上，建立起近代医学体系，形成了"生物医学模式"。"生物医学模式"认为人是自然和生物的人，疾病的发生都应在器官、组织、细胞或分子上找到形态上或理化的改变，都有其生物学上的特定原因，并据此制订防治措施。但是，随着科学技术的发展和人类文明的进步，当人们对病因、发病机制进行更深入、更广泛研究的时候，发现作为社会的人，其健康和所患的疾病均受社会、心理、经济状况等的影响，大气污染、噪声、吸烟、酗酒及心理、精神因素等对疾病的发生、发展起着重要的作用，用生物医学模式已不能解释这些现象。因此，提出了"生物–心理–社会模式"。在这个新模式中强调人不仅是自然的人，还是社会的人。医学的本质不是纯粹的自然科学，其内涵渗透着人文社会科学。"生物–心理–社会模式"强调卫生服务的整体性，在医疗活动中，要求实现从局部到整体，从医病到医人，从个体到群体，从生物医学到社会医学的转变。

【内科学的范围和内容】

内科学在研究人体各系统疾病的诊断、治疗中，以治疗措施不具创伤性（如体格基础、药物治疗）或创伤性小（如介入治疗）为特色，用非手术方法治疗疾病而有别于外科学。内科学的范围很广，随着内科学的不断发展，按不同系统进一步分为呼吸病学、心血管病学、消化病学、肾病学、内分泌和代谢病学、风湿病学等专业学科。另外，原属于内科学的传染病学、神经病学、精神病学等，因其各自具有一定的特征而分离成独立的学科。在部分院校，急诊医学或危重病学也成为独立的学科。专业学科的发展是医学科学发展的必然趋势，一个人的知识和实践经验都是有限的，大内科分为专业学科有利于专业学科的发展和提高。但专科分工过细，其局限性是知识面变窄，对疾病缺乏整体认识，容易造成误诊误治。因此，在内科医师的培养上要注意打好大内科基础，在实际工作中要重视各专科的密切协作。

内科学是临床医学中一个涉及面广，整体性强的学科，既是临床各科的基础，又与临床各科有密切的关系。近年来，随分子生物学技术、医学影像技术、介入治疗技术等快速发展，以及医学模式的转变，临床医学正快速发展，内科学也同样处在一个飞跃发展的新时期。

本书的内容按我国传统的内科学分类，每部分冠以总论，简要介绍该部分疾病的共同要点。每一种疾病的编写由案例引导，内容包括概述、病因和发病机制、病理、病理生理、临床表现、诊断与鉴别诊断、治疗、预后和预防等内容。

【内科学的任务和学习内科学的方法】

在临床实践中，内科疾病范围很广，有许多疾病是严重危害人民健康的常见病、多发病。因此，认识和研究内科疾病，不断提高诊断和防治水平，对解除患者疾苦、增进人民健康、保护生产力具有重要的意义。

学习内科学不仅是为了防治内科系统疾病打好基础，同时也为其他各科的学习提供最基本的基本知识、基本理论和基本技能。内科学所阐述的各种疾病的病因、发病机制、发展规律和诊治原则，在临床医学的理论和实践中具有普遍性，是学习和掌握其他临床学科的重要基础；而其他学科从各自不同的特点来阐明疾病，又为内科学相互补充和渗透，丰富了内科学的内容，对于更全面而深入地掌握内科学知识，起着相互促进的作用。

内科学课程分系统学习和临床实习两部分。在系统学习阶段，主要学习内科学基本知识，同时进行临床见习；在毕业实习阶段，在上级医师的指导下进行临床实践，直接为患者服务，通过理论和实践结合，学习内科疾病的诊断和治疗方法。内科学的学习效果既依赖于个人的勤奋和刻苦，又与正确的学习方法密切相关，正确的学习方法可以事半功倍地得到更快的提高。

（一）内科学的学习

内科学（其他临床医学也一样）的学习，首先要牢固树立救死扶伤，发扬革命人道主义精神，培养高尚的医德。医务人员不仅要重视疾病，更要重视患者，要充分了解患者的心理，以高度的责任感、同情心和实事求是的作风，满腔热情地对待患者。

不能把患者看作是症状、体征、功能障碍、器官损伤和精神紊乱的集成。患者是人，他恐惧、希冀、寻求解脱，希望得到帮助和保证。患者来就医时，他是把自己的生命托付给医师的。医师必须承受这份托付。单凭熟练的技术操作和治疗是不能满足这样的要求。医师可以在感情冷漠的情况下完成在技术上完全正确的诊断和诊治，其结果也可能使病情好转甚至痊愈，但患者却不能通过这样的交往得到满足。患者需要同情和理解，患者要求医师除了为他解除痛苦外，还希望能对医师尽情倾诉内心最深的思想感情，希望医师能成为他最可信赖的朋友。特别是在当前患者用法律方式来表示对医疗保健机构不满的趋势渐增（如医疗纠纷诉讼）的形势下，对保持医疗工作的人道主义精神和保持医师的优良医德是一个特殊的挑战。强调这一点，现在比以往任何时候都重要。

（二）联系基础学科知识，认真学好内科学基本理论

扎实的基础医学知识是学好临床医学的基础。在内科学的学习过程中，要求及时复习基础学科的知识，这样才能做到知识的融会贯通，举一反三，从根本上掌握疾病的发生、发展及其治疗机制。对疾病过程的认识，有赖于对新的科学知识的掌握水平。例如，了解蛋白质是如何合成并折叠成其高级构象及蛋白质的物理特征，就有助于理解为什么会出现镰状细胞，有助于理解为什么会发生淀粉样变，以及他们是

如何影响器官功能的。了解 DNA 的合成、突变的基本过程及基因表达的改变，有助于解释一些遗传性疾病的发病机制等。在学习疾病的发病机制时，联系病理生理、病理解剖、微生物与免疫学、遗传学等学科的相关知识；学习临床表现时，联系病理、病理生理知识；学习治疗时，联系药理学知识等。

由于内科学是临床医学各学科的基础，有不少患者即使患了属于其他专科的疾病，也常会首先到内科就医。因此，内科医师除掌握内科领域的基本理论、基本知识和基本技能外，还须努力学习新的与医学科学相关的基础理论知识、新的诊断和医疗技术，以及其他有关的科学知识，不断扩大知识的广度和深度。

（三）加强临床技能培养

诊断是在病史、体格检查和实验室检查的基础上做出的。虽然现代医学已更多地关注实验室检查，但大多数诊断还是通过病史询问和体格检查得出的，这样，医师在进行实验室检查之前已将诊断的可能性集中在更小的范围以内。

1. 病史询问　医师的技巧、知识和经验在询问病史中能最充分地显示出来。询问病史最好由患者以自己的语言来叙述其症状或发现的问题。医师要避免暗示性过强的提问。有时患者自己认为是严重的症状并没有重要意义；相反，似乎无关紧要的陈述反而对诊断十分重要。为此，医师应该经常保持清醒的头脑，注意患者所叙述的全部症状表现，有时甚至是很琐碎、很遥远的症状可能是解决诊断问题的关键。一份高质量的病史，要求达到客观、真实，能反映出患者的问题。

询问病史的过程为医师提供了一个与患者建立加强联系的机会，而这种联系是医师与患者之间良好关系的基础。

2. 体格检查　体征是疾病客观存在的征象。体征应与病史相互呼应，病史中的阳性症状提示体格检查的重点所在，而体征又启发医师对某些系统的病史进行更详细的询问。有时体征是疾病的唯一诊断依据。

体格检查应按正规方法全面进行，并应注意患者的体态舒适，尊重患者的人格。体格检查时很容易将注意力集中到病史所提示的患病器官，但必须强调，对新患者应从头到足系统进行，客观地寻找异常体征。如果不进行系统的检查，则很可能遗漏主要的体征。单纯凭技术不能全面准确发现体征，体格检查技能的提高还需要经验的累积，如散在的出血点、很轻的舒张期杂音、腹部的小肿块等发现，并不需要敏锐的视听或触觉，更重要的是脑子里要想到有这些体征

的可能。因此，体格检查技能所反映的主要是医师的思维方法，其次才是操作方法。体征是可变的，在疾病的病程，异常体征也常发生改变，因此，应根据临床病情变化反复进行体格检查。

3. 实验室检查和影像检查 是诊断疾病的重要依据。但随着实验室检查项目的日益增多，临床上依赖实验室检查和影像检查来解决问题的倾向越来越明显。值得指出的是，不应忽视实验室检查和影像检查的局限性。一些实验室检查和影像检查凭着其不受某一个人的影响的特性和技术的复杂性，常给人以一种权威的感觉，容易忽视进行试验和结果判断中人的因素，以及忽视仪器本身难免的误差。因此，不能用实验室检查和影像检查代替医师对患者的细心观察和研究。应合理进行筛选试验，而不应无选择性地盲目检查。血液常规检查、尿液分析及血液生化检查常可为疾病的诊断提供重要线索。超声波检查、各种同位素扫描、计算机断层扫描术（CT）、磁共振成像（MRI）、正电子发射体层摄影等技术为诊断开辟了新的前景，在很多情况下代替了侵入性检查。

（四）重视临床实践

医学实践是科学和医学技艺的结合。科学的发展无疑带来医学的巨大进步，但建立在科学基础上的医学技艺是解决很多临床问题的必要条件。但即使能最娴熟地使用高精尖的实验室技术和最新的治疗方法，也不能成为一个好的内科医师。在医师的日常工作中，每天都要做出很多重要的抉择，而要做出正确的抉择必须具备很多方面的能力，例如，面对许多相互矛盾的体征及大量由计算机提供的实验室检查结果，如何判断哪几项是有决定性意义的；对于一个重症病例要判断是否还有继续治疗的价值；对于所发现的某一个临床现象要继续深究或视之若无；以及要权衡为患者所选择的治疗措施，患者所承担的风险是否比疾病本身的风险性更大等。这种医学知识、直觉与判断能力的结合就是医学的艺术。要掌握这门艺术，必须加强临床实践能力的培养。

临床思维能力的培养尤为重要。临床思维是指医师在对患者进行诊断和治疗中的全部思维活动。医师应用自己的医学知识和临床经验，结合患者的临床资料进行综合、分析、逻辑推理，从错综复杂的线索中找出主要矛盾，并加以解决的过程，是一个观察、思考的过程。故从疾病的诊断到疾病的治疗，都贯穿着医师的思维活动。临床实践的第一步总是先对患者的疾病进行了解，疾病的形式千差万别，病情轻重不等，医师通过病史询问、体格检查及必要的辅助检查做出初步的诊断，在诊断时应尽量用一种疾病来解释所观

察到的临床现象；多考虑常见病；先考虑器质性疾病，后考虑功能性疾病。然后，再根据诊断给予必要的治疗。由于疾病的复杂性及患者对治疗的反应各异，在治疗的过程中还需要加强对患者的观察，根据病情的变化不断修正诊断和调整治疗方案，直至患者痊愈。临床实践正是这样由初步诊断、治疗到再认识、再次调整治疗方案，反复不断地进行，直到问题的解决。

临床思维涉及医学、心理学、社会学等多学科知识，在临床实践中要坚持理论联系实际，学会运用辩证唯物主义的观点和方法去分析和评价疾病的诊断、治疗和预防。无论内科学的教科书还是参考书，对疾病的描述和防治措施的选择都是典型的。然而，疾病的临床过程却是千变万化的。因此，在临床思维方法中特别应该注意主观与客观、整体与局部、共性与个性的关系，使自己的主观认识尽量与患者的实际情况相一致。内科学理论在实践中的应用必须是批判的和辩证的，一切诊断假设的建立和干预措施的选择都必须因病而异，因人而异，要在综合评价的基础上做出有科学依据的决策。

（五）勤于思考，善于总结

在日常临床工作中，一些同学虽然能够较好地完成医疗任务，但是忙于事务，思考不多，遇到困难时，不能通过自己的思考和查阅参考资料来求得解决问题的方法，而是简单地依赖上级医师的指导，上级医师怎么说他就怎么做。另一些同学在工作中勤于思考，不断发现问题，结合问题去学习或请教别人。很显然后者的业务知识和技术水平的提高快于前者。工作年限和条件基本相同的医师，在若干年后彼此的知识水平会相差很大，其原因之一与工作中是否经常用心思考，发现问题后能否勤于学习和通过独立思考来加以解决有一定关系。

（六）积极参加临床科研

医学实践本身，无论是收集和分析临床资料（询问病史、进行体检和实验室检查等），还是提出某种假设（拟定初步的临床诊断），其实都包含着科学研究的许多基本原则。因此，除应熟练掌握内科学的知识外，应积极参加临床科学研究，通过科研熟悉科学研究的过程，例如，如何收集和分析临床和实验室的资料；如何提出、修正或放弃假设；如何归纳推理和求证；如何理解结论的局限性等。只有掌握科学研究的方法，才能为毕业后进一步提高奠定基础。

在内科学的学习中，除应培养临床实践能力外，还应培养外语能力、计算机使用能力、获取和处理信息的能力、管理卫生保健资源的能力、医患沟通的能力等。要养成不断学习的习惯，内科学与医学的其他

学科一样,知识更新的速度很快,只有不断地学习才能跟上医学发展的步伐。

【患者的诊断和治疗的某些问题】

对患者的治疗始于医师与患者开始接触之时。如果患者缺乏对医师的信赖,则任何治疗措施的效果均会受到影响。在很多情况下,如果医师取得了患者的信任,则可消除患者的疑虑,这是最好的治疗,而且也是最必要的。在某些十分困难的病例,他们所患的疾病没有有效的治疗方法,如果患者信任医师,他们会感到医师已尽了力,并已采取了所有可供选择的、最重要的措施。临床上,决定患者的治疗处置方案时,应考虑到患者的"生活质量",要正确判断对每一个具体患者什么是最重要的。要做出这样的判断,要求医师深入地了解患者,耐心、审慎、反复地与患者交谈。在某些情况下,如果已不可能完全消除患者的症状体征,则治疗的主要目的就在于提高患者的生活质量。

（一）循证医学

循证医学（evidence based medicine,EBM）要求以当前最新、最可靠的临床研究结果为依据,结合医师的临床技能和经验,同时考虑患者的需求,为患者做出最佳决策。循证医学要求为患者使用最合适的诊断方法,最准确的预后估计及最安全有效的治疗方法。在临床工作中,循证医学的实施步骤是:①提出临床问题;②根据问题检索有关文献;③评价证据的有效性和相关性,一般来说,系统综述和临床实践指南的有效性最好;④最后结合临床实际,将上述证据用于具体的患者。目前,在互联网上有很多EBM工具,便于获取相关文献。

（二）实用指南

明智的医学实践由根据具体的患者和临床情况选择最合适的诊断和治疗组成。国内外许多专业学会制订了一系列的临床实践指南用于指导临床实践。随临床证据的不断增多,指南可为特定诊断或症状的患者的处理提供工作框架。实用指南（practical guideline）有助于规范临床诊断和治疗,具有权威性。但指南可能使复杂的医学问题简单化,也不能考虑每个患者的不同特点,因而,临床医师应将指南中有用的推荐结合到临床实践中去,而不能盲目接受指南或为指南所束缚。

（三）临床决策

在疾病的诊断和治疗过程中均需要临床决策（clinical decision）,包括确定诊断试验、会诊及有关治疗的决定等。这个过程需要深刻理解疾病的病理生理学和疾病的自然史。临床决策应以证据为基础,这样患者才能从科技进步中受益。鉴别诊断的形成,不仅需要广博的知识,而且要具备评价各种疾病相对可能性的能力,以及理解误诊的危害,尽管可能性较小。达成诊断需要应用科学的方法,无论接受或排除一个特定的诊断,先形成假设,收集资料,最后得出客观的结论。分析鉴别诊断是一个反复的过程,随着新信息或试验结果的增加,所鉴别的疾病可适当增加或减少。

尽管循证医学非常重要,许多临床决策仍依赖于判断,一个很难定量甚至定性的过程。尤其是缺乏相关的证据时,医师必须应用其知识和经验,权衡已知因素与不确定因素,做出合理的判断。为此,近年出现了一些计算机定量诊断工具,如诊断试验、Baye's理论及多变量统计模型,这些诊断工具在综合诊断信息方面具有很大的价值,诊断的正确性与临床专家相当。但许多临床决策不容易整合到实用指南或计算机程序中,因此,医师的临床知识和对患者的理解,辅以定量诊断工具,应是目前临床实践的最佳途径。

（四）医源性疾病

当某种诊断性或治疗性措施对患者产生了有害的作用,而这些有害作用从病理上与原有的疾病并不关联,即称之为医源性疾病。无论患者的临床情况如何,医师均有责任谨慎而明智地使用有效的诊治措施。对每一个措施均应全面考虑到它们的作用、危险性和经济代价。任何诊治措施都有其不利的一面,但如果强调可能发生的危险性而拒绝采取合理的措施,则不可能为患者提供现代化医学技术的帮助,这也是片面的。所谓"合理"的是医师已权衡了这一措施的利弊,并认为利大于弊时值得采用。采用这一措施基本上可以解除患者的不适,治疗或缓解痛苦,而不良反应不会太大。例如,在治疗系统性红斑狼疮时,使用糖皮质激素可阻止其病情发展,但又有发生库欣综合征的危险,这种情况下利大于弊,选用这一措施是合理的。

医师的行为给患者带来的危害不仅限于药物或操作,医师对患者不恰当或不正确的陈述,同样给患者带来不利影响。医师的语言和态度可对患者造成伤害。作为医师决不能单纯考虑疾病的本身,而忘记患者是疾病的受害者。医学科学的发展非常容易使医师只对疾病的表现感兴趣,而完全不考虑患者的害怕心理,以及其对痛苦与死亡的担忧,对工作、家庭、医疗费用的考虑及经济上的拮据。

（五）知情同意和患者的自主权

医学伦理学的基本原理是保护患者的最大利益

和尊重患者的自主权。大多数患者医学知识有限，需要医师的指导。在诊断和治疗过程中，要尊重患者的自主权，充分解释诊治方法的好处、风险及可能的后果。

当采用有痛苦和有一定危险的诊治措施时，患者在接受手术操作前要签署一份同意书，其主要意义在于让患者清楚地了解在操作的目的和操作过程中可能发生的危险。医师有义不容辞的责任以通俗易懂的方式向患者讲解他们将接受的操作过程中可能发生的危险。认真地进行这一工作，将大大减少患者由于不了解而产生的担忧。

（六）医疗中的费用–效益关系

由于医疗费用持续上升，资金来源越来越紧缩，对资金的使用要认真考虑，以求用最少的花费获得最大的防治效果。对每一个具体的患者来说，尽可能地降低住院费用。每个医师对他们处方的药物、所开的检查，在效果和价格方面要心中有数，要合理用药，选择合理的检查，使有限的医疗资源得到最优使用。

（刘世明）

第二篇 呼吸系统疾病

第一章 总 论

临床医学近年来发展迅速,新的研究成果不断出现,新的理论不断提出,发病机制不断丰富完善并得以进一步证实,诊断和治疗技术不断变化及提高。当然,呼吸内科也不例外,尤其是急性呼吸窘迫综合征(ARDS)、睡眠呼吸暂停综合征、支气管哮喘的发病机制,社区与医院内获得性肺炎的新认识,支气管肺癌的放、化疗技术及机械通气治疗方法改进等取得明显突破,呼吸重症监护病房(RICU)及内科重症监护病房(MICU)的建立、监测技术及治疗技术改进及发展,明显提高了呼吸危重症患者的救治成功率。由于呼吸系统疾患仍然是危害人类健康的常见病及多发病,且个别病种有明显的上升趋势,应引起高度重视。

【呼吸系统的基本结构】

呼吸系统由鼻、咽、喉、气道和肺等器官组成,其主要功能是吸入氧气和呼出二氧化碳。呼吸道以环状软骨下缘为界,分为上呼吸道及下呼吸道两部分。上呼吸道由鼻、鼻窦、咽、喉构成,其功能除传导气体外,还有吞咽、湿化加温净化空气、嗅觉及发音功能。传导气道由鼻、咽喉、气管、支气管、段支气管、细支气管及终末细支气管组成,环状软骨以下部分为下呼吸道。气管分叉角度取决于胸腔形态、横膈高度及躯体姿势位置,小儿气管分叉角为 70°~80°,成人气管分叉角为55°~60°。气管分叉角有重要的临床意义,角度过大,可能是由于器官分叉下有肿大的淋巴结;角度过小,则有可能因一侧支气管受压移位所导致。

右支气管较左支气管粗、短而陡直,与气管中轴延长线间夹角一般为 25°~30°,因此,异物坠入右气管机会较多,吸入性肺炎、肺脓肿也以右侧为多,尤以右下叶为多。左支气管较右支气管细而长,更趋水平位,与气管中轴延长线间夹角一般为 40°~50°。在吸气状态下,管径大于 2mm 者统称大气道,如叶、段支气管;小于或者等于 2mm 者为小气道,如小支气管、细支气管等。气管、支气管以树枝形式逐渐分级,直至呼吸性细支气管、肺泡,可达 23 级。虽然气管、支气管逐渐分级其直径逐级减少,但分支的数目逐渐增多,其相应的横断面积逐级增大。以上结构特点会造成气流速度逐渐减缓,到达肺泡内的气体会基本达到均匀,更利于气体的交换。另外,混于气体中的微粒会沉积于气道黏膜上,不至于进入肺的深部。

气管和支气管的组织结构相似,管壁均由黏膜、黏膜下层和外膜组成。黏膜上皮为假复层纤毛柱状上皮,上皮表层几乎全由纤毛柱状上皮细胞构成,呈柱状,高约 20μm,宽 7μm,基底狭,宽仅 2μm。在细胞顶端有指向管腔的纤毛。在纤毛柱状上皮细胞间散在分布杯状细胞,该细胞基底狭,顶端宽,细胞质内有很多黏液颗粒,正常情况下与黏液腺一起分泌黏液。支气管分支越细,杯状细胞数目越少,至细支气管时黏膜仅为一层纤毛细胞和极少的杯状细胞。炎症时,杯状细胞数目增多,黏液分泌增加。杯状细胞与黏液腺不同,不需通过迷走神经传导,在直接刺激作用下增加黏液分泌。

黏膜下层为疏松的结缔组织层,黏膜下层中紧附于基膜处有一毛细血管网。还有弹力纤维纵行成束沿黏膜皱襞分布,并与黏膜及纤维软骨层中的软骨和环形弹力纤维相连接。

外膜由透明软骨和纤维组织构成。气管软骨呈马蹄形,缺口位于背侧,由平滑肌束和结缔组织连接,构成膜壁。平滑肌收缩时,气管管径变小。横行肌层处还有大量斜行和纵行的肌纤维。在 4~5 级以下的较小支气管中,软骨则被不规则的软骨片所代替,越随支气管树伸向边缘部分,支气管中的软骨片越小,达到细支气管时,壁内即不再有软骨存在。无软骨包绕的细支气管其外膜平滑肌呈纵行排列近如螺旋状,当平滑肌收缩时,使支气管变狭窄变短。

肺泡是气体交换的场所,为多面形薄壁囊泡。它的一面与肺泡囊、肺泡管(或呼吸性支气管)相通,其他各面则与相邻的肺泡彼此紧密相接。相连部即为肺泡壁或肺泡隔。肺泡壁表面覆盖有肺泡上皮,壁内有丰富的毛细血管网及大量的网状纤维、弹力纤维和胶原纤维。网眼内含有巨噬细胞、白细胞等。肺泡的平均直径约 0.25mm，大小因呼吸深度而异。估计每侧肺有 3 亿～7 亿个肺泡，总呼吸面积约为 100m^2。

在肺泡上皮细胞的基膜和毛细血管内皮细胞的基膜间存在一个广大的空间间隙。有的地方由于两基膜融合，间隙不复存在，此间隙是非连续的。在有间隙的地方充填着弹力、胶原纤维、网状纤维和基质，这些构成肺间质（也就是肺泡间隔），是肺毛细血管网的支撑结构。它们与邻近细支气管、小叶间隔中的结缔组织相延续，形成周围性和轴性结缔组织，从而使结缔组织成为遍布于肺脏内的连续体。周围结缔组织与脏层胸膜相连接，形成纤维束在各肺段、亚段、肺小叶和腺泡之间构成不完整的隔膜，它还横向与肺静脉和淋巴管相连系。肺间质在肺内起着十分重要的支撑作用，肺泡毛细血管间的气体交换和呼吸生理的通气功能皆因之方能完成。

近年来的研究提出，肺基质不只是一种惰性的支持物，还主动参与细胞的增生、分化、黏附等细胞行为，不但与胚胎发育、生物老化等生理过程有关，也在不少肺部疾病的发病中起重要作用。

肺有双重循环系统提供血液，一为肺循环，全身各器官回心静脉血均流经肺循环，在肺内进行气体交换，由肺动脉干及其分支、静脉和毛细血管组成；另一为支气管循环，包括支气管动脉和静脉，是肺、气道和胸膜等的营养血管。肺循环与支气管循环之间通过动脉-动脉和静脉-静脉吻合支互相交通。因此当肺动脉分支阻塞时，其所支配的区域可由支气管动脉供血。

【呼吸系统的防御机制】

肺直接与外界交通。空气中，存在尘粒、化学物质、微生物等，由于肺的生物学屏障作用及免疫防御机制的存在，以最大程度地保护呼吸系统免于损害或使损害减轻，从而减少疾病的发生或削弱疾病发展的程度。

上呼吸道则是调节吸入气体温度和湿度的主要部位，尤以弯曲的鼻道最为重要。鼻腔内黏膜面积很大，表面布有丰富的毛细血管网，它与深层组织中易于膨胀的小动脉网相连。鼻孔周围的皮肤对空气中温度的变化改变极为敏感，冷空气刺激可促使深层动脉网和表层毛细血管网充血及血流量增加，散发出较多的热量，同时黏膜的充血肿胀使鼻腔孔道变狭窄，气流速度减慢，空气与黏膜接触时间延长，从而得以充分温化。同时湿度也受到相应的调节，吸入至下呼吸道的空气经常保持在饱和湿度的状态。冷空气在鼻腔加温、湿化所需的水分，主要由充血黏膜的渗出及腺体和杯状细胞的分泌物提供，另外口腔、咽喉对吸

入气也有一定的温化、湿化作用。

空气中有大量的微粒（包括细菌、孢子、花粉、烟尘等），其中直径＞10μm 的微粒在吸入时几乎全部被鼻毛挡住。≤10μm 的微粒进入气道主要根据随其大小、轻重的差异，通过惯性冲撞或重力沉降作用而黏附或沉积在不同水平的气道黏膜上。微粒的惯性冲撞主要发生在气流方向的主干部位，微粒由于惯性运动而撞击在障碍物上。绝大部分 5～10μm 大小和半数 3μm 左右的微粒撞击而黏附在鼻咽部和咽后壁的黏膜上；其余较小的 3～10μm 大小的微粒常冲撞黏附于气管隆突和第 1～2 级支气管分叉处，直径为 0.6～5μm 大小的微粒易在此处受到重力沉降作用的影响而沉积于各级终末细支气管和呼吸性细支气管的管壁上；0.1～0.5μm 大小的颗粒约 20% 可以长驱直入肺泡内，尽管它占吸入微粒总量的比例极小，但是在病因学上具有重要意义；直径＜0.1μm 的微粒，其惯性冲撞力不足，沉降作用也很小，但它可受气体分子的碰撞，产生分子运动而自由扩散并黏附于下呼吸道的管壁黏膜上。对于有害气体，上呼吸道对其中水溶性的低浓度气体（如二氧化硫、氨、氯等），几乎能够全部吸收从而防止其对下呼吸道的损伤作用；但低溶解度的臭氧、氮氧化合物能长驱直入。

吸入气中的微粒未被上呼吸道滤除者进入下呼吸道中仍有可能被拦截并被黏液及纤毛活动清除，以保证气道表面的净化。纤毛柱状细胞（ciliated columnar cell）、杯细胞（goblet cell）、Clara 细胞、气道黏膜下腺体分泌黏液或浆液及组织渗出液，形成黏液。黏液在气道内的防御作用主要有黏液铺衬在气道内壁表面，可以防止上皮脱水并缓和各种外来理化因素对黏膜的刺激；可黏附异物微粒，防止其侵袭小气道和终末单位；在气道黏膜上形成黏液毯，有助于将异物微粒排除纤毛活动。黏液中尚含有具有一定抗菌作用的物质。

黏液铺衬于气道黏膜表面，形成黏液毯，总厚度为 5～7μm，可分为两层：紧贴黏膜的水样层，其上为凝胶层。纤毛浸浴在水样层中，其顶端的爪状结构突破水样层而穿入凝胶层，并以 1000～1500 次/分的频率作拍击样摆动。它的每一次摆动分快相和慢相。快相为有效性摆动，以推动凝胶层，将异物微粒推向喉部，随后通过咳嗽而清除，或移向咽部而下咽入胃，纤毛的慢相活动为复位性摆动。正常的纤毛摆动在时相上非常协调，形成节奏性波浪式运动，使黏附有异物微粒的凝胶层借助密集的纤毛摆动被运载和清除。

保护性反射包括喷嚏、喉头和支气管收缩、呼吸暂停、黏膜分泌增加及咳嗽等，其中，以咳嗽反

射最为重要。上述反射的主要作用在于避免异物（或微粒）、上呼吸道分泌物及胃反流物吸入气道，或促进其从气道随痰排出，以保持下呼吸道的洁净和通畅。

气道上皮是呼吸系统第一道防线，它一旦受到损伤，各种微生物和有害物质便可能迅速向呼吸气管的深部组织侵袭，使气道反应性增强。病毒和各种病原体感染、臭氧及其他化学性气体的吸入及变态反应原的接触等都可能导致上皮损伤甚至上皮细胞脱落，从而使气道失去保护性屏障。

正常的气道上皮细胞不仅具有机械的屏障作用，还分泌中性肽链内切酶，其为肽降解酶，可迅速裂解P物质和神经激肽，后者是气道上皮细胞释放的一种强有力的支气管平滑肌松弛因子。气道上皮的损伤，使这种松弛因子的释放减少或缺失，从而导致支气管收缩反应过强。

在呼吸道，从鼻咽部到呼吸性细支气管的周围都成簇地分布有淋巴结、淋巴小结、淋巴滤泡或支气管相关的淋巴组织（bronchial associated lymphoid tissue，BALT）；从气道黏膜到肺小叶和胸膜下小叶的间质中都广泛地分布有弥散的或集合的淋巴细胞。它们对入侵的异物微粒起滤器作用，也是呼吸道淋巴细胞与吸入的抗原性物质相互作用的场所。

除淋巴细胞外，其他免疫细胞如单核细胞、巨噬细胞、肥大细胞及某些粒细胞等也参与免疫应答或与免疫应答有关。

气道分泌物中含有很多防御因子，除细胞成分外尚有溶菌酶、α_1-抗胰蛋白酶、乳铁蛋白、干扰素、补体及免疫球蛋白（主要是IgG和IgA）。

【呼吸系统疾病的病史采集与体格检查要点】

（一）病史采集的方法

询问病史是了解病情的重要手段，通过与患者及其家属的交谈和讨论，可以了解患者疾病的临床表现，获得准确的病史资料是临床确立诊断的第一重要步骤。

询问病史时，应创造出轻松的气氛，消除患者的不安情绪。要让患者平静、有条理而自由地叙述，获取其病史中重要的资料，避免进行诱导和暗示等。对患者的病情叙述表示出关心和认真听取的态度，不应表现出漠不关心的状态；交谈时语言应通俗，而不要使用医学术语，所交谈和讨论的内容确实是在关心和探讨其所患的疾病，使患者更好地配合。询问病史时，一旦明确患者的主要症状及其发病时间，即应从患者最初出现不适的时间开始按顺序了解其症状的发生

和发展情况，伴随的症状，过去和现在的用药情况，食物或药物过敏情况，以及传染病接触史等；并了解其家庭成员或同事有无类似症状，询问以前有关检查或诊断试验的资料。

除了需要有针对性的问诊，一般性资料也同样重要。有无可能导致呼吸系统疾病的危险因素：如吸入有害气体或微粒可通过直接毒性或免疫机制导致呼吸系统疾病，因此应了解患者家居及工作环境，业余爱好如种植花草或养宠物。有无同时患有其他疾病情况，如慢性鼻炎、鼻窦炎或胃食管反流可能是长期咳嗽的原因；结缔组织病可能导致胸膜炎、肺血管炎或肺实质疾病；感染HIV或患血液系统恶性肿瘤或淋巴瘤导致宿主抵抗力减弱，容易合并机会感染。

由于其他疾病的治疗措施可能带来呼吸系统并发症：如糖皮质激素及免疫抑制剂治疗增加了感染尤其是特殊感染的机会，肿瘤的化学治疗（化疗）、放射治疗（放疗）均可直接导致肺部损伤，β受体阻滞剂及镇静安眠药能使呼吸困难加重，ACEI导致咳嗽等。

应当注意对既往史、吸烟史、职业史、家族史的询问。

（二）主要症状

呼吸系统主要症状以呼吸困难（气短）和咳嗽/咳痰最常见，其次为咯血、胸痛。

1. 呼吸困难 静息时胸闷，活动后反而减轻者多为神经症。活动引起的气短多为器质性病变，活动后才出现的气短可能由于活动导致支气管痉挛和分泌物增多引起。

无症状而急性发病者（持续数小时至数日），通常为肺栓塞、气胸、哮喘、急性肺水肿和急性肺炎。亚急性病程（数日至数周）的疾病包括哮喘、慢性支气管炎、结核菌感染、真菌性肺炎、韦格纳肉芽肿、嗜酸细胞肺炎、吉兰-巴雷综合征、重症肌无力、胸腔积液、充血性心力衰竭等。慢性病程（数月至数年）提示可能为慢性阻塞性肺疾病、肺间质疾病、慢性心脏疾病。肺实质疾病通常缓慢而不可逆。气道疾病可呈间歇性发作，哮喘的呼吸困难时有时无，并可能呈季节性发作。肺间质疾患早期仅在活动后出现呼吸困难，随病情进展呈进行性加重。

2. 咳嗽 呼吸系统的大部分疾病都能导致咳嗽。应注意咳嗽是急性还是慢性，有无发热或咳痰、痰液的量、颜色、性状及有无异味。吸烟及慢性支气管炎患者可长期咳嗽，咳少量黏液痰。临床以慢性咳嗽为单一症状的患者多见，通常咳嗽持续3周以上，既往无慢性呼吸病史，不伴咯血，胸部X线检查也

无明显异常。最常引起这类慢性咳嗽的情况为支气管哮喘或支气管炎后气道高反应性、鼻后滴流综合征和胃食管反流性疾病。部分哮喘患者以阵发性干咳为主要表现而没有明显的喘息症状，但症状的发作规律仍类似于一般的哮喘，并可能有季节性。服用血管紧张素转换酶抑制剂（ACEI）者 5%～20% 会出现干咳。

3. 咯血 呼吸道咯出来的血通常为鲜红色，pH 通常为碱性，而胃肠道出血为暗红色，pH 呈酸性。应仔细询问血痰的性质：如黏液血丝痰、脓血性痰或完全血性痰，并注意有无恶臭味。按咯血部位不同大致可分为气道来源、肺实质来源和肺血管来源。

气道来源的出血主要见于急性支气管炎、支气管扩张、囊性纤维化、支气管肺癌。支气管炎、支气管扩张或支气管肺癌导致的咯血主要是支气管动脉出血。肺实质来源的出血又可分为局限性和弥散性。前者可由肺炎、肺脓肿、结核、烟曲菌感染引起；后者见于凝血机制异常，肺出血肾炎综合征，显微镜下见多动脉炎和特发性肺出血。在凝血机制异常的患者，咯血有可能是肺部感染的首发症状。直接由肺血管疾病导致的咯血见于肺栓塞，肺动静脉畸形，肺淤血。

4. 胸痛 除了呼吸系统的疾病以外，胸痛还可由心肌缺血或坏死、心包炎、主动脉瘤或主动脉夹层撕裂、胃食管疾病、神经肌肉骨骼疾病引起，还有部分患者疼痛症状主要由心理原因所致。

呼吸系统疾病导致的胸痛通常是胸膜性的，即所谓胸膜刺激痛，来源于壁层胸膜，随呼吸运动而加重，局部压痛不明显。

胸壁内的肌肉、肋骨或脊柱、神经疾病均可导致疼痛。肋软骨炎及胸肋关节炎是最常导致前胸痛的情况，一般为游走性的短暂锐痛，但也有患者表现为持续数小时的钝痛。

纵隔内脏器的炎症或肿瘤本身可直接导致疼痛。胸骨后不适可由心肌缺血或梗死、夹层主动脉瘤、大面积肺栓塞或肺动脉高压引起。反流性食管炎引起烧灼样痛，与进食或立卧位的变换有关。

（三）体格检查

体格检查的基本要求是进行细致而全面的检查，不应局限于肺或胸部的检查，为临床诊断提供第一手资料。

（1）视诊（inspection）时，应对头部、颈部和胸部进行仔细的观察。头部检查时，重点检查耳、鼻和咽部，因下呼吸道疾病常与上呼吸道疾病有关，如支气管哮喘患者常合并过敏性鼻炎。慢性阻塞性肺疾病患者视诊应注意检查颈部静脉。合并右心衰竭时，常可见颈静脉充盈。有气道阻塞时，常可见吸气时颈静脉塌陷。上腔静脉阻塞患者，可见颈静脉明显扩张，并伴颈部、眼睑和双上肢水肿，以及前胸壁静脉扩张。视诊时，应注意呼吸频率、方式、深度、对称性。快速、用力、辅助肌群的参与（胸锁乳突肌紧张）说明呼吸需求增加或呼吸功的增加。

胸廓或呼吸的不对称性提示大气道内阻塞、单侧肺实质或胸膜病变、单侧膈神经瘫痪。

（2）触诊（palpation）对呼吸系统疾病的部位和性质判定有一定帮助。应检查气管的位置和活动度，纵隔移位可引起气管移位，但肿瘤或纵隔纤维化所致的纵隔固定则导致气管活动度降低。通过比较气管与两侧锁骨头的距离即可查明气管的位置。从后方触诊，较易查出颈部或锁骨上结节或肿块。锁骨上淋巴结肿大多为肺癌或胃癌转移的征象，但亦可见于良性疾病如淋巴结结核或结节病等。

胸壁触诊时应注意有无压痛。近期有外伤或胸痛者，应仔细检查。触诊检查有无捻发感，以判断是否存在肋骨骨折或皮下气肿，还可对胸廓活动度和语音传导进行评价。对有胸痛的患者应仔细检查有无胸膜摩擦感。触诊时，应注意语音震颤的检查，这对鉴别肺部实变和肺不张及胸腔积液具有重要价值。

（3）叩诊（percussion）在胸部体格检查中占据重要地位。胸部叩诊音可分为清音、过清音、鼓音、浊音和实音。胸腔积液、肺实变、巨大胸内肿瘤或肺不张，叩诊呈现浊音或实音，但肺实变范围 3cm 以上才能在叩诊时发现。气胸或过度含气如肺气肿和哮喘发作时，叩音为过清音，气胸叩诊则呈鼓音，但在严重肺气肿患者，由于明显的过清音，可使小量气胸的征兆不明显而造成漏诊。

（4）听诊（auscultation）过程中，听诊器的胸键应紧贴胸壁，以防听诊器与皮肤之间的摩擦。让患者安静深呼吸，注意呼吸音的性质、强度及啰音的情况。进行双侧对比非常重要。

啰音是肺部听诊时呼吸音以外的附加音。非连续性附加音即湿啰音，连续性附加音即干啰音，包括喘鸣音和鼾音。喘鸣音通常呼气时更响亮。还有一种干啰音为哮鸣，吸气时明显，为上气道狭窄所致，通常见于婴儿。

听诊非连续附加音（湿啰音）时要注意啰音的粗/细，多/少，吸气相/呼气相，早/晚。听诊连续性附加音（干啰音）时要注意的特点：吸气相/呼气相，长/短，单发/多发。

爆裂音是由于肺泡突然开放产生的。肺泡或小气道随呼吸而开放及闭合，气体的快速膨胀产生啪啦声，爆裂音其实是一系列细小的啪啦声。在间质性肺疾病、微型肺不张、肺间质水肿或肺泡被液体充盈时，都可能出现爆裂音。

胸膜摩擦音亦属额外听诊音，提示胸膜炎症，通常在吸气相与呼气相均能听到，有时需与爆裂音相鉴别。

有时肺部听诊需要患者同时作深呼吸，有助于提高听诊质量，避免漏诊。

【呼吸系统疾病的检查手段】

1. 血液检查 过敏性疾病，血液中嗜酸性粒细胞增多，如支气管哮喘、过敏性鼻炎、寄生虫感染等；感染性疾病，血液中白细胞总数增多，中性粒细胞增多。某些感染性疾病可考虑作血液培养，进行病原学诊断。

2. 痰液检查 痰液收集非常重要，如果收集经口咳出的痰标本，极易受到污染，应注意清水漱口后留集。痰不易咳出者，可考虑应用湿化雾化方法，刺激排痰。痰涂片在诊断肺炎链球菌中应用最多。洗痰和痰定量培养技术可以提高痰培养的敏感性和特异性。痰培养可提高检查的敏感性，并能确定致病菌种。注意"痰标本"留集质量，最好在应用抗生素之前留集，及时送检。为防止污染，可考虑环甲膜穿刺吸引、纤维支气管镜或者防污染双套管毛刷采样。

3. 脱落细胞检查 痰脱落细胞检查常用于肺癌的诊断，方法简单，阳性率高，一般在 70%～80%。少数患者不能从痰中检到癌细胞，呈假阴性；由于痰中的脱落细胞已发生变性、变形，易出现假阳性。胸腔积液的脱落细胞亦如此。

4. 皮肤过敏原测定 有助于对支气管哮喘患者确定过敏原。PPD 试验对结核病的诊断，特异性在小儿要比成年人高。

5. 胸腔积液检查 可鉴别渗出液与漏出液，进行溶菌酶、腺苷脱氨酶、癌胚抗原、染色体分析等，有助于结核病与恶性肿瘤的鉴别。

6. 影像学检查 临床上可以应用于胸部疾病诊断的影像技术：①传统 X 线检查技术包括胸部平片、体层摄影和造影（DSA）；②CT 检查技术、常规 CT 扫描、高分辨率 CT 扫描（HRCT）、增强 CT 扫描和螺旋 CT 扫描（CT 血管造影：CTA）；③胸部超声检查，普通超声检查和心血管超声成像；④放射性核素显像技术，如肺通气和灌注核素显像，心肌核素显像等；⑤磁共振成像技术。

胸部含气的肺具有良好的自然对比，传统 X 线检查可以发挥良好的诊断效果，能够发现比较明显的病变，应用历史悠久，可以解决许多疾病的诊断问题。因此，它可以作为首选的检查技术，在此基础上再选择其他的影像学检查方法。

CT 检查由于具有较高的密度分辨率和其他诸多优点，在胸部疾病的诊断具有广泛的应用价值，这是胸部影像检查的一大进步，具有以下优点：①对于传统 X 线检查能够发现的病变，CT 检查能更清楚地显现病变位置和形态特征，可以提出更加明确的定位定性诊断。②临床上高度怀疑胸内病变，而传统 X 线检查阴性的患者，胸部 CT 扫描可以发现某些隐蔽区的病变和不明显的病变，如痰细胞学检查阳性，而 X 线检查阴性，CT 扫描可以发现微小隐蔽的肺癌；再者，长期咯血的患者，X 线检查阴性，如果进行胸部 CT 扫描，特别是高分辨率 CT 扫描能够清楚地显示支气管扩张的部位、范围和程度，明确诊断，绝大部分的病例可以不必进行有创的支气管造影。③肺内弥漫性间质性病变，传统 X 线检查具有很大的限制。一方面不能早期发现不甚明显的病变；另一方面它不能很好地鉴别间质性浸润和间质纤维化，前者经治疗可以吸收甚至消失。CT 扫描，特别是高分辨率 CT 扫描可以比较清楚地鉴别上述两种疾病，这对治疗是有指导意义的。④肺气肿是常见的呼吸系统疾病，然而传统 X 线检查具有很大限制，CT 检查能够早期发现肺气肿，对肺气肿的定性、分型和程度具有良好的诊断价值，特别是高分辨率 CT 扫描可优于肺功能检查。⑤CT 检查不仅对肺癌的定性诊断有帮助，而且对肺癌的分期可发挥很好的作用，有利于肺癌治疗方案的确定。⑥肺内孤立的结节影像诊断定性比较困难，如行 CT 引导下肺组织穿刺活检可以明确诊断。穿刺部位准确和获取病变组织是本项检查成功的关键。

MRI 检查技术是 20 世纪 80 年代发展起来的又一新的成像技术，它在中枢神经系统方面具有广泛的应用价值，此项技术在胸部目前是有选择性的补充性检查，特别是在肺门、纵隔和心脏大血管方面具有比较明确的诊断价值。肺门阴影的增大，可以是肺门血管异常增粗，亦可以是肺门淋巴结肿大，两者的鉴别诊断有时很困难，MRI 检查可以起到鉴别诊断的作用，血管呈流空的无信号表现；淋巴结肿大呈中等信号的软组织结节。MRI 检查还可多方位成像，非常有利于纵隔病变的定位诊断，由于 MRI 具有组织特性分辨率，从而有利于纵隔病变的定性诊断，如纵隔脂肪瘤、气管支气管囊肿和畸胎瘤等具有比较明确的诊断价值；在心脏、大血管疾病方面，MRI 检查具有良好的诊断价值，如动脉瘤、主动脉夹层、肺动脉血栓性疾病和各种器质性心脏病，均可得到比较明确的诊断；颈、胸、臂交界区域是一个特殊部位，传统

X线和常规CT检查都具有一定的困难和限制，MRI具有多方位成像的特点和组织分辨率高的优势，在此部位可发挥优良的诊断效果。

胸部超声学检查技术在胸部疾病的诊断中亦可发挥一定的诊断作用，如胸腔积液的定位、指导穿刺活检。

7. 支气管镜及胸腔镜检查 自纤维支气管镜应用于临床30多年以来，适应证越来越广泛，对肺部疾病的诊断和治疗起到了重要作用，使很多疾病的病因得以明确，也使很多肺部疾病得到了治疗。利用纤维支气管镜还可进行活检、刷检、灌洗、针吸术等。目前电视支气管镜已逐渐取代传统的纤维支气管镜，电视支气管镜能获得优良的支气管内图像，并可用作教学活动。电视支气管镜图像能以多种数字化形式储存，并能通过网络传输，具有纤维支气管镜不可比拟的优点，正在日益普及。

8. 放射性核素扫描检查 ^{133}Xe雾化吸入和聚巨颗粒人白蛋白 ^{99m}Tc 静脉注射对肺区域性通气/灌注情况、肺血栓栓塞症和血流缺损，以及占位病变的诊断有帮助。^{67}Ga 对间质性肺纤维化的肺泡炎、结节病和肺癌等诊断有一定参考价值。正电子发射计算机体层扫描术（PET），采用 ^{18}F 二脱氧葡萄糖、^{11}C 乙酸或 ^{13}N 氨水可以较为准确地对<1cm的肺部阴影及肺癌伴或不伴纵隔淋巴结转移有重要帮助。

9. 呼吸功能测定 通过测定可明确疾病对肺功能损害的性质及程度，有利于某些呼吸系统疾病的早期诊断。临床上应根据不同的肺部疾患选择较敏感的呼吸功能测定方法。

10. 血气分析 在呼吸系统疾病中应用非常广泛，尤其呼吸衰竭急危重患者的监测。一方面，可了解酸碱失衡、缺氧、二氧化碳潴留等情况；另一方面，可指导及调整临床用药及治疗方案。

11. 肿瘤标志物的检查 肿瘤标志物一般指肿瘤细胞合成和释放的生物性质，或机体对肿瘤组织反应而产生的物质，可存在于体腔液、细胞膜、细胞质或细胞核中。通过测定其存在及含量，对肺部肿瘤的诊断、分析病程、指导治疗、判断预后、是否复发等有重要作用。

12. 肺活体组织检查 其方法有经纤维支气管镜活检、经X线、超声或CT引导下定位活检。对于疑难病症，不能确诊者，有必要时可行开胸肺活检，主要是对病原微生物、细胞或组织病理检查。某些疾病还可考虑行胸膜活检或淋巴结活检。

【呼吸系统疾病防治前景】

我国某些城市空气污染较重，二氧化硫、降尘、氮氧化物含量超标，必须严格执行国家环保部门制定的空气污染允许标准。

吸烟的危害性尚未引起广大公众的认识，青少年吸烟，青年女性"时髦性"吸烟不容忽视。禁烟、戒烟措施有待进一步宣传及加强，吸烟与慢性阻塞性肺疾病、肺癌的发病密切相关。目前我国烟草的生产量居世界前列，吸烟人数最多。加强宣传吸烟有害，采取强有力禁烟、戒烟措施是一项艰巨而重要的任务。

肺结核仍然是危害人类健康的主要传染病。20世纪80年代中期以来，结核病出现全球恶化趋势。大多数结核病疫情低的发达国家结核病卷土重来，许多发展中国家结核病明显回升，其原因是多方面的。对结核病的普查、管理、控制、早期正规治疗欠缺，缺乏警惕性；结核菌耐药菌株及结核分枝杆菌感染增多是重要的影响因素。1993年世界卫生组织（WHO）提出结核病处于"全球紧急状态"，因此结核病的防治工作任务艰巨。

近年来，气道内诊断取得了很大进展。随着新的支气管镜的生产，如电视支气管镜、荧光支气管镜、超声支气管镜等，经支气管镜治疗方法有了重大突破，可行针吸活检术、超声检查、支气管内近距离放射治疗、激光治疗、支气管内电热灼术、冷冻疗法、氩等离子体表凝固、气管内支架放置、气道扩张、药物注射等，前景广阔。

获得性免疫缺陷综合征（acquired immunodeficiency syndrome，AIDS）已经全球流行。因而由HIV/AIDS引起的相关呼吸道感染明显增多，如肺炎链球菌感染、假单胞菌肺炎、流感杆菌肺炎、肺结核、巨细胞病毒感染、新型隐球菌感染及弓形虫病等，目前对于 HIV 尚无特效药物及有效治疗方法，因此预防尤为重要。

近年来，社区获得性肺炎（community-acquired pneumonia，CAP）和医院内获得性肺炎逐渐受到重视。由于感染菌种的差异及耐药菌种增加，因此病原学检查尤为重要，可指导临床用药，防止滥用抗生素。

近几年分子生物学技术发展迅速，如缺失基因的补充、基因转染、人重组抗体、反义寡核苷酸技术抑制原癌基因、致炎因子的合成及其活性、增强抑癌基因、抑炎因子的活性或加速细胞凋亡、基因密码解读，有望从基因水平治疗临床疾病。

重症监护病房（ICU）组织及管理系统的建立，重症监护医学理论完善及仪器设备的创新，特别是呼吸支持技术的发展与完善，极大地丰富了危重症患者如呼吸衰竭的抢救，降低了死亡率。

睡眠呼吸暂停综合征进一步得到充分的认识，监测设备的更新，使诊断更加合理和完善，无创通气技术的开展与有创治疗方法的紧密结合，为本病的诊断和治疗开辟了一条新路。

传染性非典型肺炎（简称非典）是一种传染性极强的呼吸系统疾病。2003 年 3 月 WHO 将其命名为"严重急性呼吸综合征"（severe acute respiratory syndrome，SARS）。SARS 在短时间内蔓延世界许多国家，我国疫情更为严重，虐噬了许多人包括医务人员的生命。经研究认为，病原体为变异的冠状病毒，称 SARS 冠状病毒或 SARS 病毒。

新型药物的研究，尤其是抗生素及抗癌药物，缩短了临床病程，取得了更好的效果。

随着医学影像设备的更新，放射介入用于诊断和治疗呼吸系统疾患越来越广，效果显著。

各种微创技术的开展，机械通气模式的改进，血液净化技术的发展，为呼吸危重患者带来福音。

（赵铭山）

第二章 急性上呼吸道感染和急性气管-支气管炎

第一节 急性上呼吸道感染

案例 2-2-1

患者，女，20 岁，因"发热、鼻塞、流涕、咽痒 3 天"就诊。

患者于 3 天前开始发热，鼻塞，打喷嚏，流清水样涕。自服"感冒冲剂，臣功再欣"治疗，热退，次日再次发热，T 38.0℃，出现咽痒、轻咽痛、头痛，服"罗红霉素，肌内注射安痛定"治疗，效不著，于今日来诊。

体格检查：T 38.1℃，P 90 次/分，R 18 次/分，BP 110/70mmHg，神志清楚，精神可，咽部充血，双侧扁桃体 I°大、充血，颈部查体无异常，双肺呼吸音清，未闻及干、湿啰音，HR 90 次/分、律齐、无杂音，腹软，肝脾未触及。

问题：

1. 结合病史与查体，初步诊断是什么？
2. 须做哪些实验室检查？
3. 应与哪些疾病相鉴别？
4. 应给予哪些相应性的处理？

急性上呼吸道感染（acute upper respiratory tract infection）是最为常见的疾病，是鼻腔、咽或喉部急性炎症的概称。常见病原体为病毒，少数是细菌。其发病无年龄、性别、职业和地区差异。一般病情较轻，病程较短，有自限性，预后良好。但由于发病率高，具有一定的传染性，偶有严重并发症，甚至危及生命。

本病以冬春季节为多发，可通过咳嗽、喷嚏的飞沫或被污染过的物品而传播，多为散发，有时可流行。引起上呼吸道感染的病毒类型多，机体产生免疫力较弱而短暂，因而，人体可反复发生本病。

【病因和发病机制】

急性上呼吸道感染多由病毒引起。细菌感染可直接或继发于病毒感染之后发生，以溶血性链球菌、流感嗜血杆菌、肺炎链球菌和葡萄球菌为多。当有受凉、淋雨、过度疲劳、短时间内从暖到冷温差大的环境改变等诱发因素，使全身或呼吸道局部防御功能降低时，病毒或细菌可迅速繁殖，引发本病。

【临床表现】

根据病因不同，可分为以下不同类型：

1. 普通感冒（common cold） 是一种轻度、能自限的上呼吸道感染。又称"伤风"、急性鼻炎或上呼吸道卡他，常见病原体有鼻病毒、冠状病毒、流感病毒、副流感病毒、呼吸道合胞体病毒、柯萨奇病毒和腺病毒等。其中以鼻病毒和冠状病毒最为常见。感冒通常在寒冷季节发病率较高。年幼的儿童常常是呼吸道病毒的主要携带者，故抚养儿童的成人比较容易患感冒。

感冒的临床表现个体差异很大。普通感冒的潜伏期较短、起病急。早期有咽部不适、干燥、流泪、打喷嚏、流清涕、鼻塞。全身症状有畏寒、低热。咳嗽、鼻部分泌物增加是普通感冒的特征性症状。起病初患者鼻部出现清水样分泌物，以后可变稠，呈黄脓样。感冒如进一步发展，可侵入喉部、气管、支气管，出现声音嘶哑、味觉迟钝、呼吸不畅、咳嗽加重或有少量黏液痰。症状较重者有全身不适、周身酸痛、头痛、乏力、食欲减退、腹胀、便秘或腹泻。部分患者可伴发单纯性疱疹。

普通感冒后继发性细菌感染并不多见。有时可继发鼻窦炎、扁桃体炎、咽鼓管炎、中耳炎等。此时，患者有发热和局部疼痛、肿胀。

流感病毒、柯萨奇病毒等感染后偶可损伤心肌，或进入人体繁殖而间接作用于心肌，引起心肌局限性或弥漫性炎症。一般在感冒 1～4 周内出现心悸、气短、呼吸困难、心前区闷痛及心律失常，且活动后加剧，此时应考虑急性心肌炎的可能。

2. 病毒性咽炎和喉炎 急性病毒性咽炎由鼻病毒、腺病毒、流感病毒、副流感病毒及肠病毒、呼吸道合胞体病毒等引起。临床特征为咽部发痒和灼热感，咽痛不明显。当有吞咽咽痛时，常提示有链球菌感染，咳嗽少见。急性喉炎多为流感病毒、副流感病毒及腺病毒等引起，临床特征为声嘶、讲话困难、咳嗽时疼痛，常有发热、咽痛或咳嗽。查体可见咽部充血，喉部水肿、充血，局部淋巴结轻度肿大和触痛，有时可闻及喉部的喘息声。

3. 咽峡炎和咽结膜热 咽峡炎可表现为明显咽痛、发热，检查可见咽充血，软腭、悬雍垂、咽及扁桃体有灰白色疱疹或浅表溃疡。儿童发病率高，多由柯萨奇病毒 A 引起。咽结膜热可表现为发热、咽痛、畏光、流泪，检查可见咽及结膜明显充血。夏季多发，儿童多见，易通过游泳传播，主要由腺病毒、柯萨奇病毒引起。

4. 细菌性咽-扁桃体炎　主要表现为起病急、发热、畏寒、体温可达 39℃以上，咽痛明显，检查可见咽部充血明显，扁桃体肿大、充血，表面有黄色点状渗出物，可出现颌下淋巴结肿大、压痛。本病多由溶血性链球菌引起，其次可由流感嗜血杆菌、肺炎链球菌、葡萄球菌引起。

> **案例 2-2-1**
> 1. 起病急，冬季发病。
> 2. 发热、鼻塞、流涕、打喷嚏、咽痒、轻咽痛、头痛。
> 3. 查体：咽部充血，双侧扁桃体Ⅰ°大、充血，心肺正常。

【实验室检查】

1. 血常规　病毒性感染白细胞计数多为正常或偏低，淋巴细胞比例升高。细菌感染有白细胞计数与中性粒细胞增多和核左移现象。

2. 病原学检查　视需要可用免疫荧光法、酶联免疫吸附试验、血清学诊断和病毒分离鉴定等方法确定病毒的类型，区别病毒和细菌感染。细菌培养可判断细菌类型并做药物敏感试验以指导临床用药。

3. 其他　疑为合并急性心肌炎时，可行心电图和心肌酶谱检查。部分患者可引起肝脏转氨酶升高。

> **案例 2-2-1**
> 1. 血常规：WBC $3.9×10^9$/L，N 0.52，L 0.48。
> 2. 酶联免疫吸附试验及病毒分离鉴定为腺病毒。
> 3. 胸部 X 线片示：心肺正常。

【诊断与鉴别诊断】

急性上呼吸道感染为常见病。临床上，根据病史、症状、体征、实验室检查可作出初步诊断，白细胞降低、病原学检查有助于病因诊断。由于许多疾病发病初期或机体抵抗力下降、免疫缺陷等原因以本病为首发表现，应值得注意，以免误诊或漏诊。本病须与下列疾病相鉴别：

1. 过敏性鼻炎　其特点是起病急骤、鼻腔发痒、频繁喷嚏、流清水样鼻涕，发作与环境或气温突变有关，有时异常气味亦可引起发作，数分钟至 1～2 小时内症状消失。检查见鼻黏膜苍白、水肿，鼻分泌物涂片可见嗜酸性粒细胞增多。

2. 流行性感冒　其特点是流行性发病，起病急，全身症状较重，高热、全身酸痛、眼结膜炎症状明显，但鼻咽部症状较轻。取患者鼻洗液中黏膜上皮细胞的涂片标本，用荧光标记的流感病毒免疫血清染色，置荧光显微镜下检查，有助于早期诊断，病毒分离或血

清学诊断可供鉴别。

3. 急性传染病前驱症状　如麻疹、脊髓灰质炎、流行性出血热、脑炎等在患病初期常有上呼吸道症状，在这些病的流行季节或流行区应密切观察，并进行必要的实验室检查，以资区别。

4. 白血病、免疫缺陷疾病等　均可以本病表现起病，应引起临床重视。

> **案例 2-2-1**
> 1. 起病急，冬季发病。发热、鼻塞、流涕、咽痒、头痛。
> 2. 体格检查：发热，咽部充血，扁桃体Ⅰ°大、充血，心肺正常。
> 3. 实验室检查：血常规 WBC $3.9×10^9$/L，N 0.52，L 0.48，酶联免疫吸附法及病毒分离鉴定为腺病毒。
> 4. 诊断：急性上呼吸道感染（病毒性咽炎）。

【治疗】

急性上呼吸道感染，多为病毒所致。目前，尚无特殊有效的药物，临床上以休息、多饮水、对症处理、中医中药应用及防治继发性感染为主。

1. 抗病毒药物的应用

（1）利巴韦林有较广的抗病毒谱，对流感病毒、副流感病毒和呼吸道合胞体病毒等有较强的抑制作用。奥司他韦（oseltamivir）对甲、乙型流感病毒神经氨酸酶有强效的抑制作用，可缩短病程。金刚烷胺、吗啉胍可考虑选用。

（2）依据中医的辨证施治：中药汤剂及清热解毒的抗病毒中成药有较好的疗效。咽喉炎症时，可选用中成药含化片。

2. 抗生素的应用　对确有细菌感染或临床症状重、估计有继发细菌感染的可能，可选用抗生素。否则不予应用，防止滥用抗生素。可选用青霉素类、头孢菌素类、大环内酯或喹诺酮类抗生素。

3. 对症治疗　高发热者可选用退热剂及清热解毒、具有退热作用的中成药。一般发热者，不选用西药退热剂。

> **案例 2-2-1**
> 1. 休息、鼓励多饮水。
> 2. 选用抗病毒药物。
> 3. 中医辨证施治，中药汤剂或清热解毒中成药。

【预防】

（1）坚持体育活动，增强体质，防止劳累过度。

（2）秋季开始冷水洗面，锻炼上呼吸道功能。

（3）经常感冒者，在冬季来临之前，适当应用增强抵抗力及免疫功能药物。

（4）已发生急性上呼吸道感染者，要进行隔离，防止交叉感染。

> **案例 2-2-1**
> 预防建议：
> 1. 注意身体锻炼，防止过度劳累。
> 2. 患者隔离，防止交叉感染。

第二节　急性气管-支气管炎

> **案例 2-2-2**
> 患者，男，32 岁，因"发热、咳嗽 3 天，咳痰 1 天"入院。
> 3 天前患者受凉后出现鼻塞、流涕、咽痒、咳嗽、发热，T 37.5℃，并感身体不适、乏力、不思饮食，自服"罗红霉素、大青叶片、止咳糖浆"，效不著，咳嗽加剧。昨日始咳痰，呈黏液性白痰，咳嗽夜间影响睡眠。今日就诊被收入院。
> 体格检查：神志清楚，T 37.6℃，R 16 次/分，P 80 次/分，BP 126/80mmHg。咽部充血，扁桃体无肿大，颈部淋巴结无肿大。双肺呼吸音清，右下肺偶可闻及少许干啰音。腹部肝脏未触及。余无异常。
> 实验室检查：血常规示：WBC 6.5×10⁹/L，N 0.70，L 0.30；胸部 X 线透视示：心肺无异常。
> **问题：**
> 1. 根据提供的资料，你认为目前的诊断是什么？
> 2. 如进一步确诊，应进一步做哪些检查？
> 3. 本病应与哪些疾病相鉴别？
> 4. 目前应给予哪些治疗？

急性气管-支气管炎（acute tracheo-bronchitis）是一种自限性的下呼吸道疾病，通常有病毒感染参与其病程，主要临床特征为持久和严重的咳嗽、咳痰。急性气管-支气管炎是一种相当常见的疾病，在门诊患者中比肺炎病例多 20 倍，比支气管哮喘多 10 倍。大多数急性气管-支气管炎患者在病程初期有病毒感染，几乎所有能在呼吸道内寄生的病毒都可参与急性气管-支气管炎的发病，流感病毒、副流感病毒、柯萨奇病毒、鼻病毒、腺病毒和冠状病毒为最常见的病原体。患者的痰液中有时也能培养出肺炎链球菌、流感嗜血杆菌等细菌，但这些细菌在急性气管-支气管炎中的致病作用并不肯定。肺炎支原体和肺炎衣原体为呼吸道感染的重要病原体，也可能参与急性气管-支气管炎的发病。

急性气管-支气管炎发病时，气管和支气管常伴发气道炎症。许多病毒，尤其是流感病毒和呼吸道合胞体在患者呼吸道感染的 5 周时间内能产生大量的组胺，与咳嗽的平均病程时间大致相当。应用抗生素的治疗效果不能肯定。

【临床表现】

急性气管-支气管炎发病初期常常表现为上呼吸道感染症状，患者通常有鼻塞、流清涕、咽痛和声音嘶哑等临床表现。而全身症状较为轻微，但可出现低热、畏寒、周身乏力，自觉咽喉部发痒，并有刺激性咳嗽及胸骨后疼痛。早期痰量不多，但痰液不易咳出，2～3 天后痰液可由黏液型转为黏液脓性。受凉、吸入冷空气或刺激性气体往往可使咳嗽加剧或诱发咳嗽。患者在晨起时或夜间咳嗽常常较为显著。咳嗽也可为阵发性，有时呈持久性咳嗽。咳嗽剧烈时常常伴有恶心、呕吐及胸部、腹部肌肉疼痛。如伴有支气管痉挛，可有哮鸣和气急。其病程一般有一定的自限性，全身症状可在 4～5 天内消退，但咳嗽有时可迁延数周。严重并发症较少见，只有相当少的患者会发生肺炎。偶尔严重的咳嗽可造成肋骨骨折；有时会发生晕厥、呕吐、尿失禁和肌酸磷酸激酶的升高。

查体有时可发现干啰音，咳嗽后消失；肺底部偶可听见湿啰音，伴有支气管痉挛时，可听到哮鸣音。

> **案例 2-2-2**
> 本病临床特点：
> 1. 青年男性，受凉后起病。
> 2. 发热不著，开始表现为"上呼吸道感染"症状，如鼻塞、咽痒、流涕、咳嗽，咳嗽逐渐加重，并伴咳黏液性白痰。
> 3. 查体：T 37.6℃，咽部充血，右下肺偶可闻及干啰音。

【实验室检查】

周围血中白细胞计数和分类多无明显改变。合并细菌感染较重时，白细胞总数和中性粒细胞增高，痰培养可发现致病菌。胸部 X 线检查，大多数表现正常或仅有肺纹理增粗。

> **案例 2-2-2**
> 实验室检查：
> 1. 白细胞总数不高，中性粒细胞不高。胸部 X 线片示：心肺正常。
> 2. 入院后第 2 天病毒分离出：副流感病毒。3 天后痰培养结果无致病菌生长。
> 诊断：急性气管-支气管炎。

【诊断与鉴别诊断】

急性气管-支气管炎的诊断主要依靠病史和临床表现，X 线检查无异常或仅有肺纹理增粗。病毒感染者白细胞计数并不增高，淋巴细胞相对轻度增加，合并细菌感染时则白细胞总数和中性粒细胞比例均升高。痰涂片或痰培养、血清学检查等有时能发现致病的病原体。

流行性感冒的症状与急性气管–支气管炎颇为相似，但从流行性感冒的广泛性流行，急骤起病，全身明显的中毒症状，高热和全身肌肉酸痛等鉴别并不困难，病毒分离和补体结合试验可以确诊。

多种急性感染性疾病，如肺结核、肺脓肿、支原体肺炎、麻疹、百日咳、急性扁桃体炎等，以及鼻后滴流综合征、咳嗽变异型哮喘、胃食管反流性疾病、间质性肺疾病、急性肺栓塞和肺癌等在发病时常常有咳嗽，类似于急性气管–支气管炎的咳嗽症状，临床上需进一步检查加以区别。

> **案例 2-2-2**
> 1. 本病起病类似上呼吸道感染，注意与流行性感冒、肺部感染性疾患、急性扁桃体炎、咳嗽变异型哮喘等疾病相鉴别。
> 2. 注意病情发展，进一步加重可以继发细菌性感染。

【治疗】

1. 一般治疗 休息、保暖、多饮水、补充足够的热量，必要时静脉补充液体。

2. 药物治疗 现在大多数急性气管–支气管炎的患者都接受抗生素治疗。但国外应用抗生素治疗急性气管–支气管炎的六项对照研究表明，抗生素并无明显的治疗效果，研究表明，抗生素与支气管扩张剂的疗效是一致的，对缓解症状并无显著性差别。因此，在治疗急性时应避免滥用抗生素。但如果患者出现发热、脓性痰和重症咳嗽，则是应用抗生素的指征。对急性气管–支气管炎的患者应用抗生素治疗，可应用针对肺炎衣原体和肺炎支原体的抗生素，如红霉素，每日 1g，分 4 次口服，也可选用克拉霉素（clarithromycin）或阿奇霉素（azithromycin）。应用抗病毒药疗效亦不十分理想。中医辨证，可用中成药或中药汤剂。

3. 对症治疗 可适当应用镇咳药物如右美沙芬 15～30mg，每日 3 次，对久咳不愈的患者，必要使用可待因 10～30mg，每日 4 次，或苯佐那酯（benzonatate），100mg，每日 3 次，可试用。痰量较多或较黏时，可应用祛痰剂，如沐舒坦 30mg，每日 3 次，或溴己新（必嗽平）16mg，每日 3 次。对有家族史的患者，如查体发现哮鸣音，可吸入支气管扩张剂，如喘乐宁或特布他林等，每日隔 4 小时 2 喷。发热高者，可用退热剂。

> **案例 2-2-2　处方及医师指导**
> 1. 休息，多饮水，注意保暖，可考虑静脉补液。
> 2. 可应用中药制剂，清热解毒类静脉给药。
> 3. 夜间影响睡眠，可用镇咳药（注意仅限于夜间，睡眠前用药，同时应用祛痰药物，单纯镇咳不利于痰液排出，易加重病情）。
> 4. 抗生素暂不考虑应用，如体温进一步升高，痰变为黏脓性，白细胞升高，痰培养出细菌等提示细菌感染可考虑应用。

（赵铭山）

第三章　慢性支气管炎、慢性阻塞性肺疾病

案例2-3-1

患者，男，56岁，因"反复咳嗽、咳痰10年，气促2年，加重5天"入院。

患者于10年前无明显诱因渐起咳嗽，呈阵发性单声咳，伴咳白色黏稠痰，量一般，无血丝、泡沫样、组织样物等，无胸闷胸痛、心悸气促、喘息发绀、鼻塞流涕等，无明显昼夜变化及加重缓解规律，因可忍受，当时未规范诊治；此后患者类似症状反复发作，多在天气转变时或受凉后出现，性质及伴随症状同前，自服用"抗生素"可缓解，具体不详；2年前，患者无明显诱因开始出现咳嗽咳痰症状加重，并感气促，活动后明显，无端坐呼吸、夜间阵发性呼吸困难、双下肢水肿等，曾到当地社区就诊，诊断为"支气管炎"并经糖皮质激素、抗生素、平喘药等治疗后症状缓解，此后咳嗽、咳痰、气促反复发作，发作规律同前，往往自行服用抗生素及沙丁胺醇喷雾剂后缓解，一直未再规范诊治；5天前，患者疑受凉后咳嗽、咳痰及气促症状加重，为阵发性连声咳，咳黄色黏稠痰，痰量较前明显增多，自服抗生素及使用沙丁胺醇喷雾剂后不能缓解，故今天来院就诊。患者近5天来，无发热、寒战、盗汗等，精神、睡眠、饮食欠佳，二便基本如常，体重略减轻。患者有吸烟史28年，平均20支/天，已戒烟2年。无嗜酒史。

体格检查：T 36.4℃，P 86次/分，R 20次/分，BP 132/85mmHg，意识清醒，胸廓呈桶状胸，叩诊过清音，听诊呼吸音粗糙，双肺可闻及散在哮鸣音，双下肺可闻及细湿啰音。HR 86次/分，律齐，无杂音。双下肢无水肿。

问题：

1. 该患者的诊断最可能是什么？诊断依据是什么？

2. 该患者应该完善哪些检查？

3. 治疗原则如何？

慢性阻塞性肺疾病（chronic obstructive pulmonary disease，COPD）是一种常见的、可预防和治疗的慢性气道疾病，其特征是持续存在的气流受限和相应的呼吸系统症状，通常与显著暴露于有害颗粒或气体引起的气道和（或）肺泡异常有关。急性加重和合并症影响患者的整体严重程度。COPD的气流受限不完全可逆，可伴有气道高反应，且COPD存在明显的异质性。

近年来COPD的患病率和病死率呈均居高不下。在世界范围内，COPD目前是全球第四大死因，预测到2030年将成为第三大死因。因此，加强COPD的防治已成为一个非常重要的公共卫生问题。

既往的流行病学调查显示：2007年，钟南山院士牵头对我国7个地区20245名成年人的调查结果显示，40岁及以上人群中COPD患病率高达8.2%。2018年，王辰院士牵头的"中国成人肺部健康研究"调查结果显示，我国20岁及以上成人COPD患病率为8.6%，40岁以上人群患病率高达13.7%，估算我国患者数近1亿，提示我国COPD发病仍然呈现高态势。根据全球疾病负担调查，COPD是我国2016年第5大死亡原因。GOLD学术委员会每年更新及修订《慢性阻塞性肺疾病全球倡议》（*Global Initiative for Chronic Obstructive Lung Disease*，GOLD），2021年我国专家也修订了《慢性阻塞性肺疾病诊治指南》，为我国COPD的规范诊治提供了依据。

大部分COPD患者具有慢性支气管炎和肺气肿的特征。慢性支气管炎是指在气管、支气管黏膜及其周围组织的慢性非特异性炎症。临床上以过度分泌黏液为特征，患者每年咳嗽、咳痰3个月以上，并连续2年或以上者，排除其他原因可诊断为慢性支气管炎。肺气肿则指终末细支气管远端（呼吸细支气管、肺泡管、肺泡囊和肺泡）出现异常持久的扩张，并伴有肺泡壁和细支气管的破坏而无明显的肺纤维化。

当慢性支气管炎、肺气肿患者肺功能检查出现持续气流受限时，则能诊断为COPD。如患者只有慢性支气管炎和（或）肺气肿，而无持续气流受限，则不能诊断为COPD。一些已知病因或具有特征病理表现的疾病也可导致持续气流受限，但均不属于COPD。

【病因和发病机制】

COPD的发生是个体易感因素和环境因素共同作用的结果（表2-3-1）。

表 2-3-1　COPD 的危险因素

COPD 的危险因素	
个体因素	遗传（遗传性 α1-AT 缺乏等）
	年龄和性别
	肺生长发育
	支气管哮喘和气道高反应性
	低体重指数
环境因素	烟草
	燃料烟雾
	空气污染
	职业性粉尘
	感染和慢性支气管炎
	社会经济地位

吸入烟草烟雾等有害颗粒或气体可引起气道氧化应激、炎症反应以及蛋白酶/抗蛋白酶失衡等多种途径参与 COPD 发病。激活的炎症细胞释放多种炎性介质作用于气道上皮细胞，诱导上皮细胞杯状化生和气道黏液高分泌；慢性炎症刺激气道上皮细胞释放生长因子，促进气道周围平滑肌和成纤维细胞增生，导致小气道重塑；巨噬细胞基质金属蛋白酶和中性粒细胞弹性蛋白酶等引起肺结缔组织中的弹性蛋白破坏，Tc1 淋巴细胞释放颗粒酶穿孔素损伤肺泡上皮、导致不可逆性肺损伤，引发肺气肿（图 2-3-1）。

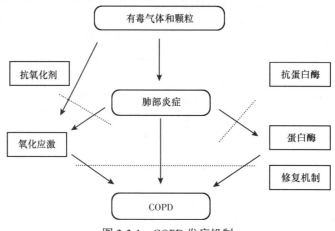

图 2-3-1　COPD 发病机制

（一）个体因素

1. 遗传因素　COPD 有遗传易感性。COPD 相关的遗传因素是 α1-抗胰蛋白酶（α1-AT）缺乏，遗传性 α1-AT 缺乏并不是在我国肺气肿发生的主要危险因素。基因的多态性与 COPD 的易感性和异质性有关；蛋白酶-抗蛋白酶失衡导致肺组织弹性纤维和胶原纤维的破坏。

2. 年龄和性别　年龄是 COPD 的危险因素，年龄越大，患病率越高，且在男女性别之间的差异报道不一致

3. 肺生长发育　妊娠、出生和青少年时期直接或间接暴露于有害因素可以影响肺的生长。

4. 支气管哮喘和气道高反应性　哮喘不仅可以和 COPD 同时存在，也是其危险因素，气道高反应性也参与 COPD 的发病过程。

5. 低体重指数　低体重指数也与 COPD 的发病有关，体重指数越低，患病率越高。吸烟和体重指数对 COPD 存在交互作用。

（二）环境因素

1. 烟草　吸烟是 COPD 最重要的环境致病因素。与非吸烟者比较，吸烟者的肺功能异常率较高，FEV_1 年下降率较快，死亡风险增加。被动吸烟也可能导致呼吸道症状及 COPD 的发生。

2. 燃料烟雾　柴草、煤炭和动物粪便等燃料产生的烟雾中含有大量有害成分。燃烧时产生的大量烟雾可能是不吸烟女性发生 COPD 的重要原因。燃料所产生的室内空气污染与吸烟具有协同作用。改用清洁燃料同时加强通风，能够延缓肺功能下降的速率，减少发病风险。

3. 空气污染　空气污染物中的颗粒物质（PM）和有害气体物质（二氧化硫、二氧化氮、臭氧和一氧化碳等）对支气管黏膜有刺激和细胞毒性作用。

4. 职业性粉尘　当职业性粉尘（二氧化硅、煤尘、棉尘和蔗尘等）的浓度过大或接触时间过久，可导致 COPD 的发生。

5. 感染和慢性支气管炎　呼吸道感染是 COPD 发病和加剧的重要因素。儿童期反复下呼吸道感染与成年时肺功能降低及呼吸系统症状的发生有关。

6. 社会经济地位　COPD 的发病与患者的社会经济地位相关。室内外空气污染程度不同、营养状况等与社会经济地位的差异可能存在一定内在联系。

【病理改变】

COPD 特征性的病理学改变在中央气道及外周气道、肺实质和肺血管系统。

1. 中央气道、外周气道 中央气道包括气管、支气管和内径 2～4mm 的细支气管,中央气道主要炎症细胞为巨噬细胞、T 淋巴细胞(CD8+);其主要病理变化为黏膜充血、水肿、分泌物增多、鳞状上皮化生,出现气道黏膜纤毛功能障碍,胶原增生,慢性炎症导致气道壁损伤和修复,反复的炎症则导致气道重塑和瘢痕组织形成,从而引起气道阻塞,后者是导致不完全可逆性气流受限的病理基础。气管、支气管及内径>2mm 的细支气管的炎性细胞浸润表层上皮、黏液分泌腺增大和杯状细胞数量增多与黏液过度分泌有关。外周气道指内径<2mm 的小支气管和细支气管,外周气道主要以巨噬细胞、T 淋巴细胞(CD8+)和嗜酸性细胞(部分患者)为主,慢性炎症导致了反复的气道损伤与修复。修复过程导致气道壁结构重构、胶原含量增加及瘢痕组织形成,结果使气道管腔狭窄,引起固定性气道阻塞(图 2-3-2)。

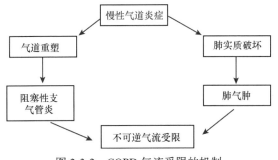

图 2-3-2 COPD 气流受限的机制

2. 肺实质改变 主要为阻塞性肺气肿的病理改变,终末细支气管远端膨胀、气腔增大,并伴有细支气管和肺泡组织结构的破坏。COPD 病理上分为小叶中央性肺气肿和全小叶性肺气肿。小叶中央性肺气肿是指呼吸性细支气管破坏融合,而肺泡导管和肺泡壁正常;全小叶性肺气肿是指终末呼吸性细支气管远端气腔全部破坏、融合。COPD 患者典型的肺实质破坏为小叶中央型肺气肿,包括呼吸性细支气管的扩张和破坏。病情较轻时,这些破坏常发生于肺的上部,但病情发展时可波及全肺,并有肺毛细血管床破坏。肺内源性蛋白酶和抗蛋白酶的失衡(由于遗传因素或炎性细胞和介质的作用),为肺气肿的主要机制,氧化效应也起一定的作用。

3. 肺血管改变 炎症和肺泡壁的破坏,累及肺毛细血管,肺血管面积减少,血管壁增厚,管腔变窄,导致肺血管阻力增加。COPD 肺血管的改变以血管壁的增厚为特征,这种增厚始于疾病的早期,内膜的增厚是最早的结构改变,接着出现血管壁弹性纤维增厚、平滑肌增殖、血管壁炎症细胞浸润和肺毛细血管数量减少。COPD 晚期继发肺源性心脏病时,部分患者可见多发性肺细小动脉原位血栓形成。

【病理生理】

COPD 主要病理生理学改变包括气流受限、气体陷闭和气体交换异常,可伴有黏液高分泌、气道上皮纤毛功能障碍、全身的不良效应等。严重者可合并肺动脉高压、慢性肺源性心脏病和呼吸衰竭。气流受限主要由气道固定性阻塞及随之发生的气道阻力增加所致;肺泡附着的破坏,使小气道开放的能力受损,但在气流受限中的作用较小。COPD 进展时,外周气道阻塞、肺实质破坏及肺血管的异常减少了肺气体交换量,产生低氧血症,以后出现高碳酸血症。慢性肺气肿导致肺残气量增加,出现肺通气功能障碍,加之肺气肿导致肺毛细血管床大量减少;肺毛细血管床大量减少会导致肺血管阻力增加,是肺动脉高压形成的解剖性因素,形成肺动脉高压;肺毛细血管床减少会导致肺通气-血流比例失调,从而导致缺氧和二氧化碳潴留,是肺动脉高压形成的功能性因素。在 COPD 晚期(Ⅲ级:重度 COPD)出现的肺动脉高压是 COPD 重要的并发症,与肺源性心脏病的形成有关,提示预后不良。

【临床表现】

COPD 呈慢性病程,病情进行性加重。

1. 症状

(1)慢性咳嗽和咳痰:长期存在,终身不愈,咳嗽最初以晨起和夜间为甚,逐渐发展为白天和夜间均较为明显,冬季和受凉后加重;痰多为白色黏液浆液性,急性加重时痰量增多,变为黏液脓性;戒烟后患者痰量减少。

(2)气短或呼吸困难:是 COPD 的标志性症状,早期仅在劳力时出现,后逐渐加重,以致日常活动甚至休息时也感到呼吸困难。

(3)喘息和胸闷:部分患者有明显的胸闷和喘息,此非特异性症状,常见于重症或急性加重患者。

(4)其他:COPD 可出现咯血症状,咯血通常出现在 COPD 急性加重期,通常为少量的痰中带血。应引起注意的是,咯血同样可能是 COPD 患者合并肺癌的临床症状。严重 COPD 患者通常有体重下降。

2. 体征 肺气肿体征。桶状胸,语颤减弱,叩诊呈过清音,心浊音界缩小,肺下界下移,呼吸音减弱,呼气延长,部分病人可闻及湿啰音和(或)干啰音。

案例 2-3-1

1. 患者主要症状为咳嗽、咳痰多于天气转变和受凉后症状复发。

2. 患者出现气促及运动耐量下降。

3. 患者有急性加重的症状，出现咳嗽、咳痰加重，痰为黄色稠痰。

4. 主要体征：桶状胸，肺部叩诊为过清音（肺气肿体征），双肺闻及散在哮鸣音，双下肺湿啰音（肺部感染体征）。

【实验室及特殊检查】

1. 肺功能检查　肺功能检查在诊断、病情严重程度评估和疗效判断中有重要地位。尤其是 FEV_1/FVC、$FEV_1\%$ 预计值及肺总量和残气量等指标的临床意义。

（1）FEV_1/FVC 是评价气流受限的敏感指标。

（2）$FEV_1\%$ 预计值是评估 COPD 严重程度的良好指标。

（3）吸入支气管舒张剂后，$FEV_1/FVC<70\%$ 是判断存在持续气流受限，诊断 COPD 的肺功能标准。

（4）TLC、FRC、RV、RV/TLC 增高，提示肺过度充气。

2. 肺部影像学检查　主要用于鉴别诊断和确定有无并发症。

（1）胸部 X 线：缺乏特异性，可出现肺气肿征象。

（2）胸部 CT：CT 检查可见 COPD 小气道病变、肺气肿及其并发症的表现，但其主要临床意义在于排除其他具有相似症状的呼吸系统疾病。

3. 血气分析　用于判断有无呼吸衰竭、呼吸衰竭类型和酸碱失衡。

4. 其他　强调痰病原学检测的临床意义。

【诊断与鉴别诊断】

（一）诊断

对有慢性咳嗽或咳痰、呼吸困难、反复下呼吸道感染史和（或）有 COPD 危险因素暴露史的患者，临床上应该考虑 COPD 诊断的可能性。肺功能确定持续气流受限是确诊 COPD 的必备条件。判断标准为吸入支气管扩张剂后 $FEV_1/FVC<70\%$ 即明确存在持续气流受限。

案例 2-3-1

1. 患者有危险因素接触史、慢性咳嗽、咳痰等症状。

2. 患者应该作肺功能检查了解持续气流受限，持续气流受限是诊断 COPD 的客观标准。吸入支气管扩张剂后 $FEV_1/FVC<70\%$，可确立为不持续气流受限。

虽然根据 FEV_1 预计值进行 COPD 分级简单、直观，但是现在已经进一步认识到 COPD 患者的临床

特点并不完全与肺功能相关，因此，2021 年颁布的 COPD 全球倡议修订版中，依据肺功能分级和对症状及急性加重风险的评估，即可对稳定期慢阻肺患者的病情严重程度进行综合性评估，将患者分为 A、B、C、D 4 个组，从而达到改善 COPD 的疾病管理的目的（表 2-3-2）。

表 2-3-2　稳定期 COPD 综合评估

分组	特征	上一年急性加重次数	mMRC 分级或 CAT 评分
A 组	低风险，症状少	≤1 次	0～1 级或＜10
B 组	低风险，症状多	≤1 次	≥2 级或≥10
C 组	高风险，症状少	≥2 次*	0～1 级或＜10
D 组	高风险，症状多	≥2 次*	≥2 级或≥10

*或因急性加重住院≥1 次

COPD 按照病程可分为急性加重期和稳定期。急性加重期是指患者在短期内咳嗽、咳痰、呼吸困难加重，痰量增加，痰液颜色或黏度改变，呈脓性或黏液脓性，可伴有发热，神志改变，发绀或原有发绀加重，外周水肿，右心功能不全等表现。稳定期指患者咳嗽咳痰、呼吸困难等症状稳定或症状轻微。

案例 2-3-1

1. 需要肺功能检查对患者病情严重程度进行评估。

2. 患者有急性加重的症状出现咳嗽、咳痰加重，痰为黄色稠痰，应为急性加重期。

（二）鉴别诊断

1. 肺结核　肺结核患者多有结核中毒症状，如午后低热、盗汗、消瘦、乏力等症状，X 线检查和痰结核菌检查可以明确诊断；胸部 X 线片示肺浸润性病灶或肺结合特征性改变。

2. 支气管哮喘　发病年龄多在幼年或青年，有过敏史，先出现喘息，呈发作性，常有诱发因素，支气管舒张剂可迅速缓解症状，气流阻塞大部分可逆。

3. 支气管扩张　有慢性咳嗽、大量脓痰和反复咯血史，支气管造影或高分辨 CT 可鉴别，支气管造影或高分辨 CT 示支气管扩张、管壁增厚。

4. 支气管肺癌　常为刺激性咳嗽或慢性咳嗽性质发生变化，常有咯血和慢性消耗体质，可行 CT 检查、痰脱落细胞及纤维支气管镜活检以资鉴别。

5. 弥漫性泛细支气管炎　多为男性非吸烟者，几乎所有患者均有慢性鼻窦炎，胸部 X 线片和高分辨 CT 显示弥漫性小叶中央结节影和过度充气征。

6. 闭塞性细支气管炎　发病年龄较轻，且不吸烟，可能有类风湿关节炎病史或烟雾接触史，CT 在

呼气相显示低密度影。

【并发症】

（1）呼吸衰竭。

（2）自发性气胸。

（3）慢性肺源性心脏病。

【合并症】

COPD 的合并症,也称肺外效应(extra-pulmonary effects)，即在 COPD 发生发展的过程中同时又罹患与 COPD 有相似发病因素或发病机制的一种或多种疾病。2011 年版 GOLD 首次将合并症写入 COPD 定义，增加了合并症章节，并把合并症纳入 COPD 综合评估体系，此后 COPD 合并症逐渐得到国内外学者的关注，随着对疾病认识的加深，GOLD 2015 年版更将胃食管反流及认知功能受损也纳入为 COPD 合并症，至此，目前认为 COPD 的常见合并症包括心血管疾病、骨质疏松、焦虑和抑郁、肺癌、重症感染、代谢综合征和糖尿病胃食管反流病、支气管扩张等，此外还有其他相对少见的合并症，如贫血、慢性肾病、脑梗死、阻塞性睡眠呼吸暂停(obstructive sleep apnea，OSA)、甲状腺功能障碍等。

案例 2-3-1

1. 需要作 X 线检查以排除肺结核,支气管肺癌等疾病。

2. 需要对患者进行合并症、急性加重风险等综合评估。

3. 需完善心电图、心脏彩超以明确是否存在肺动脉高压和肺源性心脏病；需完善骨密度以明确是否存在骨质疏松症等。

【治疗】

COPD 是进行性加重而不可逆转的疾病，但积极治疗能减缓疾病进展、减轻当前症状和降低未来风险。COPD 治疗包括教育与危险因素管理、药物治疗和非药物干预。

（一）教育与危险因素管理

COPD 疾病防治及戒烟宣教。戒烟、减少职业粉尘和化学品吸入及减少室内外空气污染是预防 COPD 发生和防止病情进展的重要措施。戒烟是唯一最有效而经济的降低 COPD 危险因素并中止其进行性发展的重要措施，一旦患者戒烟，其肺功能下降明显减缓。由于患者对烟成瘾，部分患者很难戒烟；戒烟患者会出现戒断综合征症状，如消沉、失眠、易怒、焦急、注意力不集中、体重增加等症状。

（二）稳定期的处理

1. 稳定期 COPD 患者治疗 现有治疗 COPD 的

药物均不能缓解肺功能的下降趋势，因而 COPD 的药物治疗主要是改善症状和减少并发症。①支气管扩张剂是改善症状的主要措施，可按需给药或规律用药以预防和减轻症状。主要支气管扩张剂有：β_2 受体激动剂、抗胆碱能药物、茶碱类药物及这些药物两种或多种联合制剂。规律吸入皮质激素治疗，仅适用于对糖皮质激素治疗有效的并有症状且经肺功能检查证实的 COPD 患者；或 $FEV_1 < 50\%$ 预计值，症状反复加重，且需抗生素和（或）口服糖皮质激素治疗者，应避免长期应用全身激素治疗。②长期氧疗（＞15h/d）用于慢性呼吸衰竭的患者可提高生存率。③所有患者均可在康复锻炼中获益，可以改善运动耐力和呼吸困难及疲劳的症状。

2. COPD 稳定期初始治疗方案推荐 稳定期慢阻肺患者初始治疗方案应根据 ABCD 分组选择（表2-3-3）。A 组：1 种支气管舒张剂（短效或长效）；B组：1 种长效支气管舒张剂；若患者 CAT＞20 分，可考虑使用 LAMA+LABA 联合治疗；C 组：LAMA 或ICS+LABA；D 组：根据患者的情况选择 LAMA 或LAMA+LABA 或 ICS+LABA 或 ICS+LAMA+ LABA。若 CAT＞20 分，推荐首选双支气管舒张剂联合治疗。对于血嗜酸粒细胞计数≥300 个/μl 或合并哮喘的患者首先推荐含 ICS 的联合治疗。

表 2-3-3 COPD 稳定期初始治疗推荐

分组	上一年急性加重次数	mMRC 分级或 CAT 评分	初始治疗推荐
A 组	≤1 次	0～1 级或<10	一种支气管舒张剂
B 组	≤1 次	≥2 级或≥10	一种长效支气管舒张剂（LABA 或 LAMA）或 LABA+LAMA
C 组	≥2 次*	0～1 级或<10	LAMA 或 ICS+LABA
D 组	≥2 次*	≥2 级或≥10	LAMA 或 LABA+LAMA 或 ICS+LABA 或 ICS+LABA+LAMA

*A 组患者，条件允许可推荐使用 LAMA；B 组患者，若 CAT＞20 分，推荐起始使用 LAMA+LABA 联合治疗；D 组患者，若 CAT＞20 分和血 EOS≥300 个/μl，可考虑 ICS+LABA+LAMA 三联治疗，尤其是重度或以上气流受限者。

3. 药物治疗 可用于预防和控制症状，减少急性加重的发作次数和严重程度，改善健康状态，提高运动耐量。

（1）支气管扩张剂：为治疗 COPD 的主要药物，包括 β_2 受体激动剂、抗胆碱能药和茶碱类。支气管扩张剂能松弛支气管平滑肌。首选吸入给药，可根据药物和患者应用后症状改善情况及不良反应，选用 β_2 受体激动剂、抗胆碱药物、茶碱或联合制剂；应用长效吸入支气管扩张剂，与增加单一支气管扩张剂的剂量相比，支气管扩张剂联合制剂能改善疗效和减少不良反应。

1）β₂受体激动剂：分为短效制剂（SABA，沙丁胺醇、特布他林）和长效制剂（LABA，沙美特罗、福莫特罗）。短效制剂起效时间为15~20分钟，有效时间为4~6小时，主要用于迅速缓解气喘等症状；相反，长效β₂受体激动剂主要优势在于其疗效维持时间长，有效时间持续12小时以上，但长效β₂受体激动剂起效时间长，不能迅速发挥作用，因而不能迅速缓解气喘等症状。β₂受体激动剂有窦性心动过速和肌肉震颤、头晕和头痛等不良反应。

2）抗胆碱能药：是COPD患者支气管扩张最有效的药物之一，对COPD的作用优于β₂受体激动剂，被推荐为作为中度以上COPD长期治疗的一线药物。常用吸入抗胆碱能药包括异丙托溴铵（atrovent，爱全乐），吸入起效慢，但维持时间长，30~90分钟达最大效果，维持6~8小时，剂量40~80μg/次，每日3~4次。由于异丙托溴铵是非选择性阻断M受体，青光眼或前列腺肥大患者应慎用。选择性长效抗胆碱能药（LAMA）噻托溴铵（tiotropium，M_1和M_3受体拮抗剂）单剂量给药可以提供至少24小时的支气管扩张作用。相对于短效药抗胆碱药物异丙托溴铵来说，该药支气管扩张作用更持久，效果更显著。可比特（Combivent）是短效β₂受体激动剂（albuterol）和抗胆碱能药（ipratropium）的联合制剂，联合制剂疗效优于两种药物分别使用。抗胆碱能药舒张支气管平滑肌作用优于β₂受体激动剂，而无心动过速和心房颤动不良反应。

3）茶碱类：不仅具有扩张支气管作用，同时具有抗炎和免疫调节作用，其血清有效药物浓度为5~15μg/ml，能缓解气喘等症状，避免药物不良反应；长效茶碱能有效缓解COPD患者夜间症状，并增强膈肌收缩力。

（2）吸入糖皮质激素（ICS）：能有效抑制气道炎症和减少黏液产生。部分患者使用吸入糖皮质激素治疗能减少COPD急性发作和改善症状，但长期单一应用ICS治疗并不能阻止FEV_1降低趋势，对病死率亦无明显改善，因此不推荐单一使用，应与长效支气管舒张剂联合使用。COPD对ICS复合制剂长期吸入治疗的反应存在质性，外周血嗜酸粒细胞计数可用于指导选用ICS。对于稳定期患者在使用支气管舒张剂基础上是否加用ICS，要根据症状和临床特征、急性加重风险、外周血嗜酸粒细胞数值和合并症及并发症等综合考虑，对于高风险（C组和D组）、外周血嗜酸性粒细胞升高、合并哮喘或具有哮喘特征病人推荐使用。

（3）其他药物：①疫苗接种：流感病毒常导致COPD患者急性发作，而肺炎链球菌是COPD患者细菌性肺炎最主要的病原菌；接种流感疫苗和肺炎球菌疫苗可减少COPD急性发作，并降低死亡率。②祛痰药及抗氧化剂：祛痰药及抗氧化剂的应用可促进黏液溶解，有利于气道引流通畅，改善通气功能。③抗生素：只用于感染引起的COPD急性加重，患者频繁急性发作，伴随大量脓痰；不推荐常规使用抗生素。④免疫调节剂：降低了COPD急性加重的严重程度和频率，在有反复呼吸道感染的COPD患者中建议使用。

4. 长期家庭氧疗　氧疗是唯一提高患者生存率的治疗方法。长期家庭氧疗（LTOT）可提高COPD慢性呼吸衰竭的生活质量和生存率。

（1）LTOT指征：$PaO_2 \leq 55mmHg$或$SaO_2 \leq 88\%$，伴或不伴二氧化碳潴留；PaO_2 50~60mmHg，或$SaO_2 < 89\%$，并有肺动脉高压、外周水肿（有充血性心力衰竭迹象）或红细胞增多症。

（2）LTOT方法：鼻导管给氧，氧流量1.0~2.0L/min，吸氧时间>15h/d，维持在静息状态下，$PaO_2 \geq 60mmHg$和（或）$SaO_2 \geq 90\%$。

长期家庭氧疗能改善血流动力学、增加运动耐力、改进肺功能和精神状态。目标是使PaO_2至少达到60mmHg和（或）动脉血氧饱和度（SaO_2）达到90%。

5. 营养支持治疗　营养支持对于体重下降的COPD患者具有重要作用，推荐使用高脂肪低糖的饮食。

6. 手术治疗　主要有肺大泡切除术、肺减容术（lung volume reduction surgery）、肺移植术；肺大泡切除术可减轻呼吸困难和改善肺功能。肺减容术手术适应证少，只有20%~40%患者适应，目前不推荐广泛开展。肺移植术适用于非常晚期的COPD患者，可改善生活质量和肺功能。

（三）急性加重期的处理

急性加重期的治疗首先应确定急性加重期的原因和病情严重程度；根据病情严重程度决定门诊或住院治疗。COPD急性加重的常见诱因为感染，80%~90%的COPD患者急性加重主要诱因为呼吸系统感染，而气道痉挛、排痰障碍、合并心功能不全、气胸、反流误吸、不适当吸氧、镇静剂或利尿药、呼吸肌疲劳等也是COPD急性加重的诱因。

1. 院外治疗　①吸入支气管扩张剂[特别是β₂受体激动剂和/（或）抗胆碱能药物]、茶碱、应用糖皮质激素（优先使用口服制剂，泼尼松20~30mg/d）可有效地治疗COPD急性加重。②有呼吸道感染征象的COPD急性期患者，如痰量增多、出现脓痰、伴有发热等，可使用抗生素治疗。③氧疗是COPD急性加重期治疗的基本措施，能有效改善缺氧。

2. 院内治疗　COPD患者急性加重，通常伴有急性呼吸衰竭或肺源性心脏病心力衰竭或气胸等并发症；COPD 急性加重院内治疗包括吸氧、吸入抗胆碱能药物和 β_2 受体激动剂、抗生素和糖皮质激素治疗；茶碱类药物使用应监测血清中茶碱药物浓度。

（1）控制性氧疗：吸入氧浓度为 28%～30%，氧疗开始后及 SpO_2 达目标范围后及时进行动脉血气分析，以确定氧合满意且未引起二氧化碳潴留或酸中毒。文丘里面罩较鼻导管更能精确且恒定地调节吸入氧浓度，且基本无 CO_2 的重复吸入。

（2）支气管扩张剂：COPD 急性加重一线基础治疗，推荐优先选择吸入性短效 β_2 受体激动剂或联合短效抗胆碱药。茶碱类药物不推荐作为一线的支气管舒张剂，但在 β_2 受体激动剂、抗胆碱能药物治疗 12～24h 后，病情改善不佳时可考虑联合应用，但需密切监测血清中茶碱浓度，以避免茶碱的不良反应。

（3）糖皮质激素：在中重度 COPD 急性加重患者中，全身使用糖皮质激素可改善 FEV_1、氧合状态和缩短康复及住院时间，推荐剂量为甲泼尼龙 40 mg/d，治疗 5 d，静脉应用与口服疗效相当。长时间使用糖皮质激素可导致患者罹患肺炎及死亡的风险增加。

（4）抗生素：当 COPD 患者呼吸困难、咳嗽加重、痰量增加且呈脓性有明显感染时应使用抗生素，并根据肺炎链球菌、流感嗜血杆菌和卡他莫拉菌的药物敏感性，选用抗生素（表 2-3-4，表 2-3-5）。

（5）机械通气：对重症 COPD 患者应用机械通气的主要目的是降低死亡率和减轻症状。机械通气支持包括无创机械通气（NPPV）和有创（常规）通气两种，无创通气的成功率达 80%，在治疗初 4 小时内可提高 pH，降低 $PaCO_2$，减轻呼吸困难，且可缩短住院时间，进而降低死亡率和插管率。

NIPPV 的适应证：①呼吸性酸中毒（动脉血 pH 值≤7.35 和 $PaCO_2$≥45 mmHg）；②严重呼吸困难且具有呼吸肌疲劳和（或）呼吸功增加的临床征象；③常规氧疗或高流量湿化氧疗不能纠正的低氧血症。NPPV 的相对禁忌证：①呼吸抑制或停止；②心血管系统功能不稳定（低血压、心律失常和心肌梗死）；③嗜睡、意识障碍或患者不合作；④易发生误吸；⑤近期有面部或胃食管手术史；⑥有头面部外伤、鼻咽部异常；⑦极度肥胖；⑧痰液黏稠或有大量气道分泌物；⑨严重胃肠胀气。

有创机械通气：常用通气模式有辅助与控制通气（A/C）、间歇指令通气（IMV）和压力支持通气（PSV）。有创机械通气的指征：①有严重呼吸困难；

②呼吸频率＞35 次/分；③有威胁生命的严重低氧血症；④严重的酸中毒（pH＜7.25）和高碳酸血症（$PaCO_2$＞60mmHg）；⑤呼吸停止；⑥有嗜睡、精神状态损伤；⑦有心血管并发症；⑧有代谢异常、脓毒血症、肺炎、肺栓塞、肺气压伤、大量胸腔积液并发症；⑨NIPPV 失败或不适宜进行 NIPPV 的患者。

表 2-3-4　COPD 急性加重期门诊初始经验性抗菌治疗

无预后不良危险因素	有预后不良危险因素	
	无 PA 感染风险	有 PA 感染风险
无抗 PA 活性口服 β 内酰胺类（阿莫西林/克拉维酸）	无抗 PA 活性口服 β 内酰胺类（阿莫西林/克拉维酸）	口服喹诺酮类（环丙沙星、左氧氟沙星）
口服四环素类（多西环素）口服大环内酯类（克拉霉素、阿奇霉素）	口服喹诺酮类（莫西沙星、左氧氟沙星）	
口服二代、三代头孢菌素		

注：预后不良危险因素包括年龄＞65 岁、有合并症（特别是心脏病）、重度慢阻肺、急性加重≥2 次/年或 3 个月内接受过抗菌治疗；PA：铜绿假单胞菌。

表 2-3-5　COPD 急性加重期住院初始经验性抗菌治疗

无 PA 感染风险	有 PA 感染风险
无抗 PA 活性 β 内酰胺类（阿莫西林/克拉维酸、氨苄西林/舒巴坦、头孢曲松、头孢噻肟、头孢洛林）	β-内酰胺类（如头孢他啶、头孢吡肟、哌拉西林/他唑巴坦、头孢哌酮/舒巴坦）
喹诺酮类（莫西沙星、左氧氟沙星）	喹诺酮类（如环丙沙星、左氧氟沙星）

PA：铜绿假单胞菌

案例 2-3-1

急性加重期的治疗：

1. 确定急性加重期的原因和病情严重程度。
2. 根据病情严重程度决定门诊或住院治疗。
3. 支气管舒张剂。
4. 控制性吸氧：低流量低浓度给氧。
5. 控制感染：治疗的关键。
6. 糖皮质激素：急性期可考虑短期使用。
7. 并发症的处理：详见相关章节。

【预防】

（1）戒烟。

（2）避免暴露于危险因素。

（3）改善环境卫生。

（4）加强体育及耐寒锻炼，提高抗病能力。

（5）注意保暖，积极防治呼吸道感染。

（许浦生　张　弋）

第四章　支气管哮喘

患者，男，25 岁，因"反复咳嗽、喘息 3 年，加重 5 天"入院。

患者于 3 年前开始反复出现咳嗽、喘息，时有白黏痰，无咯血，咳嗽、喘息为发作性，在吸入冷空气、闻香烟及油烟后可诱发，春季发作相对较频，症状可自行或用药（具体不详）后缓解。5 天前患者受凉后咳嗽、喘息加重，晨起及夜间发作，伴咳黄黏痰，量中，并发热（体温不详），用药（氨茶碱）后无好转，遂来我院进一步诊治。起病以来，患者无畏寒、胸痛、盗汗、咯血，精神可，大小便正常。既往体健，有"青霉素"及"虾、蟹"过敏史，表现为全身风团样皮疹。其父亲及姐姐均患"哮喘"。

体格检查：T 38.3℃，R 26 次/分，P 112 次/分，BP 120/80mmHg，坐位呼吸，无"三四征"，口唇无发绀，胸廓正常，双侧叩诊清音，双肺野可闻及哮鸣音，以呼气相为主，呼气相延长、分段，未闻及湿啰音。HR 112 次/分，律整，各瓣膜区未闻及杂音，腹部（－）。

辅助检查：WBC 13.6×10^9/L，N 0.83，E 0.12；血气分析：pH 7.43，PaO_2 76.5mmHg，$PaCO_2$ 34.5mmHg，HCO_3^- 23mmol/L。

问题：

1. 该病例的诊断及诊断依据是什么？

2. 还需完善哪些检查？

3. 如何治疗？

支气管哮喘（bronchial asthma）简称哮喘，是一种以气道慢性炎症为特征的异质性疾病。气道炎症由炎性细胞（如嗜酸性粒细胞、肥大细胞、T 淋巴细胞、中性粒细胞等）、气道结构细胞（如平滑肌细胞、气道上皮细胞等）和细胞组分参与。这种慢性炎症导致气道高反应性（airway hyperresponsiveness，AHR），通常出现广泛多变的可逆性呼气气流受限，并引起反复发作性喘息、气急、胸闷或咳嗽等症状，常在夜间和（或）清晨发作、加剧，多数患者可自行或经治疗缓解。

目前全球哮喘患者达 3 亿、我国约有 4570 万哮喘患者。亚洲成人哮喘患病率为 0.7%～11.9%，我国为 4.2%，且呈逐年上升趋势。本病可累及所有年龄组的人群，一般认为儿童患病率高于青壮年。成人男女患病率大致相同，发达国家高于发展中国家，城市高于农村。约 40% 的患者有家族史。哮喘的死亡率为（16～36.7）/10 万，死亡原因多与哮喘长期控制不佳、最后一次发作时治疗不及时有关。

【病因】

哮喘是一种复杂的、具有多基因遗传倾向的疾病，其发病具有家族集聚现象，亲缘关系越近，患病率越高。近年来，点阵单核苷酸多态性（SNP）基因分型技术，也称全基因组关联研究（GWAS）的发展给哮喘的易感基因研究带来了革命性的突破。目前采用 GWAS 鉴定了多个哮喘易感基因位点，如 5q12，22，23，17q12～27，9q24 等。具有哮喘易感基因的人群发病与否受环境因素的影响较大，深入研究基因-环境相互作用将有助于揭示哮喘发病的遗传机制。

环境因素主要包括变应原性因素和非变应原性因素，其中吸入性变应原是哮喘最重要的激发因素，而其他一些非变应原性因素也可促进哮喘的发生。常见的变应原性因素包括室内变应原（尘螨、家养宠物、蟑螂、室内空气中的真菌如青霉、曲霉等），室外变应原（花粉、草粉、真菌等），职业性变应原（油漆、木材、饲料、活性染料等），食物（鱼、虾、蟹、蛋类、牛奶、食物中的添加剂等），药物（阿司匹林、抗生素等）。非变应原性因素包括大气污染、吸烟、感染、运动、月经、妊娠等生理因素，精神和心理因素等。

1. 该患者有药物及食物过敏史，表现为过敏体质，其父亲及姐姐均有哮喘病史。

2. 患者吸入冷空气、闻及香烟及油烟后可诱发咳嗽、喘息。本次发病伴咳黄痰、发热，WBC 增高，中性粒细胞及嗜酸性粒细胞比例均升高，考虑为感染诱发哮喘发作。

【发病机制】

哮喘的发病机制尚未完全阐明，目前可概括为气道免疫-炎症机制、神经调节机制及其相互作用。

1. 气道免疫-炎症机制

（1）气道炎症形成机制：气道炎症反应涉及众多炎症细胞、炎症介质及细胞因子的参与及相互作用。

当外源性变应原通过吸入、食入或接触等途径进入机体后被抗原递呈细胞内吞并激活 T 淋巴细胞。一方面，活化的辅助性 T 淋巴细胞（主要是 Th2 细胞）产生白细胞介素（IL）如 IL-4、IL-5 和 IL-13 等激活 B 淋巴细胞，使之合成特异性 IgE，后者结合于肥大细胞和嗜碱性粒细胞等表面的 IgE

受体。若变应原再次进入体内，可与结合在细胞表面的 IgE 交联，使该细胞合成并释放多种活性介质导致气道平滑肌收缩、黏液分泌增加、血管通透性增高和炎症细胞浸润，产生哮喘的临床症状。另一方面，活化的辅助性 Th2 细胞分泌的 IL 等细胞因子可直接激活肥大细胞、嗜酸性粒细胞及肺泡巨噬细胞等，并使之在气道浸润和募集。这些细胞相互作用可分泌出多种炎症因子，如组胺、白三烯、前列腺素、活性神经肽、嗜酸性粒细胞趋化因子等，构成了一个与炎症细胞相互作用的复杂网络，导致气道慢性炎症。

（2）气道高反应性（AHR），指气道对各种刺激因子如变应原、理化因素、运动等呈现的高敏状态，表现为患者接触这些刺激因子时气道出现过强或过早的收缩反应。AHR 是哮喘的基本特征，可通过支气管激发试验来量化和评估，有症状的哮喘患者几乎均存在 AHR。目前普遍认为气道炎症是导致气道高反应性的重要机制之一。AHR 常有家族倾向，受遗传因素的影响。无症状的气道高反应性者出现典型哮喘症状的风险明显增加。

（3）气道重构（airway remodeling）：是哮喘的重要特征，表现为气道上皮细胞黏液化生、平滑肌肥大/增生、上皮下胶原沉积和纤维化、血管增生等，多出现于反复发作、长期未得到良好控制的哮喘患者。气道重构的发生主要与持续存在的气道炎症和反复的气道上皮损伤/修复有关。

2 神经调节机制 神经因素是哮喘发病的重要环节之一。支气管受复杂的自主神经支配。除胆碱能神经、肾上腺素能神经外，还有非肾上腺素能非胆碱能（NANC）神经系统。支气管哮喘患者 β-肾上腺素受体功能下降，胆碱能神经的张力增加。NANC 能释放舒张及收缩支气管平滑肌的介质，两者平衡失调，则可引起支气管平滑肌收缩。此外，感觉神经末梢可释放相关炎症介质引起神经源性炎症，后者能通过局部轴突反射释放感觉神经肽，从而引起哮喘发作。

【病理】

气道慢性炎症作为哮喘的基本特征，存在于所有的哮喘患者，表现为气道上皮下多种炎症细胞，包括肥大细胞、肺泡巨噬细胞、嗜酸性粒细胞、淋巴细胞与中性粒细胞浸润，以及气道黏膜下组织水肿、微血管通透性增加、支气管平滑肌痉挛、纤毛上皮细胞脱落、杯状细胞增生及气道内分泌物增加等病理改变。若哮喘长期反复发作，则出现气道重构，表现为支气管平滑肌层增厚、气道上皮细胞黏液化生、上皮下胶原沉积和纤维化、血管增生及基膜增厚等。

【临床表现】

（一）症状

本病典型症状为发作性伴有哮鸣音的呼气性呼吸困难。哮喘症状可在数分钟内发生，并持续数小时至数天，可经支气管舒张剂治疗后缓解或自行缓解。夜间及凌晨发作或加重是哮喘的重要临床特征。有些患者尤其是青少年，其哮喘症状于运动时出现，称为运动性哮喘。临床上还存在不伴喘息症状的不典型哮喘，患者表现为发作性咳嗽、胸闷或其他症状。以咳嗽为唯一症状的不典型哮喘称为咳嗽变异性哮喘（cough variant asthma, CVA）。以胸闷为唯一症状的不典型哮喘称为胸闷变异性哮喘（chest tightness variant asthma, CTVA）。

（二）体征

哮喘发作时典型的体征为双肺可闻及广泛的哮鸣音，呼气相延长。一般哮鸣音的强弱与气道狭窄及气流受阻的程度平行，哮鸣音越强，支气管痉挛越严重。但不能将哮鸣音的强弱和范围作为评估哮喘急性发作严重程度的依据。在非常严重的哮喘发作，当气道极度收缩加上黏液栓阻塞，气流减弱哮鸣音减弱甚至完全消失，称为寂静胸（silent chest），是病情危笃的表现。严重哮喘患者可出现心率增快、奇脉、胸腹反常运动和发绀。非发作期可无异常体征。

案例 2-4-1

本例表现为典型的哮喘发作的临床特征：

1. 患者反复出现发作性咳嗽、喘息，症状可自行或用药后缓解，5 天前受凉后咳嗽、喘息加重，晨起及夜间发作，伴咳黄黏痰，量中，并发热。

2. 坐位呼吸，无"三凹征"，口唇无发绀，胸廓正常，双侧叩诊清音，双肺野可闻哮鸣音，以呼气相为主，呼气相延长、分段。

【实验室及其他检查】

（一）痰液检查

如患者无痰咳出，病情许可的情况下可通过诱导痰的方法进行检查。痰涂片在显微镜下常可见较多嗜酸性粒细胞。如有呼吸道感染，应予行痰涂片革兰氏染色、痰培养及药敏检查。

（二）肺功能检查

肺功能测定有助于确诊哮喘，也是评估哮喘控制程度的重要依据之一。对于有哮喘症状但肺功能正常的患者，测定气道反应性和 PEF 日内变异率有助于确诊哮喘。

1. 通气功能检测 在哮喘发作时肺功能呈阻塞性通气功能障碍表现，呼气流速指标均显著下降，

FEV_1、$FEV_1/FVC\%$、最高呼气流量（PEF）均下降。肺容量指标可见用力肺活量正常或下降，残气量、功能残气量和肺总量增加，残气量占肺总量百分比增高。其中以 $FEV_1/FVC\%<70\%$ 或 FEV_1 低于正常预测值的 80% 作为判断气流受限的最重要指标。哮喘发作极重时，患者可能无法完成肺功能检查。缓解期上述通气功能指标可逐渐恢复。病变迁延、反复发作者，其通气功能可逐渐下降。

2. 支气管激发试验（bronchial provocation test，BPT）　用以测定气道反应性。常用吸入激发剂为醋酰甲胆碱和组胺。其他激发剂包括变应原、单磷酸腺苷、甘露醇、高渗盐水等，也有用物理因素如运动、冷空气等作为激发剂。观察指标包括 FEV_1、PEF 等。结果判断与采用的激发剂有关，通常以使 FEV_1 下降 20% 所需吸入醋甲胆碱或组胺累积剂量（PD_{20}-FEV_1）或累积浓度（PC_{20}-FEV_1）来表示，如 FEV_1 下降 ≥ 20%，判断结果为阳性，提示存在气道高反应性。支气管激发试验适用于非哮喘发作期、FEV_1 在正常预计值的 70% 以上的患者。

3. 支气管舒张试验（bronchial dilation test，BDT）　用以测定气道的可逆性改变。常用吸入型支气管舒张剂有沙丁胺醇、特布他林等。当吸入支气管舒张剂 20 分钟后重复测定肺功能，如 FEV_1 较用药前增加 > 12%，且其绝对值增加 > 200ml，判断结果为阳性，提示存在可逆的气道阻塞。

4. PEF 及其变异率测定　PEF 可反映气道通气功能的变化，哮喘发作时 PEF 下降。由于哮喘有通气功能时间节律变化的特点，常于夜间或凌晨发作或加重，监测 PEF 日间、周间变异率有助于哮喘的诊断和病情评估。如 PEF 平均每日昼夜变异率 > 10% 或 PEF 周变异率 > 20%，提示存在可逆性的气道改变。

（三）动脉血气分析

哮喘发作时由于过度通气可使 $PaCO_2$ 下降，pH 上升，表现为呼吸性碱中毒。如病情进一步恶化，气道阻塞严重，可同时出现缺氧和二氧化碳潴留，表现为呼吸性酸中毒。如缺氧明显，可合并代谢性酸中毒。当 $PaCO_2$ 较前明显增高，即使在正常范围内，也应警惕严重气道阻塞的发生。

（四）胸部 X 线/CT 检查

在哮喘发作期胸部 X 线可见两肺透亮度增加，呈过度充气状态；在缓解期多无明显异常。胸部 CT 在部分患者可见支气管壁增厚、黏液阻塞。如并发呼吸道感染，可见肺纹理增加及炎性浸润阴影。同时要注意肺不张、气胸或纵隔气肿等并发症的存在。

（五）特异性变应原的检测

外周血变应原特异性 IgE 增高，结合病史有助于病因诊断；血清总 IgE 测定对哮喘诊断价值不大，但其增高的程度可作为重症哮喘使用 IgE 抗体治疗及剂量调整的依据。体内变应原试验包括皮肤变应原试验和吸入变应原试验，前者可通过皮肤点刺等方法进行，有助于指导避免过敏原接触和脱敏治疗；后者因变应原制作较为困难，且该检验有一定的危险性，目前临床应用较少。

另外，近年来的研究发现，呼出气一氧化氮（fractional exhaled nitric oxide，FeNO）是一种新型、无创、便于检测的生物标志物，与气道的炎症和高反应性存在显著的相关性，有助于鉴别哮喘的表型，在哮喘的诊断与治疗监测方面具有一定的临床应用前景。

> **案例 2-4-1**
> 本例患者辅助检查的主要发现：
> 1. pH 7.43，PaO_2 76.5mmHg，$PaCO_2$ 34.5mmHg，HCO_3^- 23mmol/L。表现为轻度呼吸性碱中毒。
> 2. 支气管舒张试验：吸入沙丁胺醇后 FEV_1 由 1.72L 提高至 2.13L，提高 23.8%，其绝对值增加 > 200ml，舒张试验阳性。
> 3. 胸片提示双下肺纹理增加，无气胸及纵隔气肿。

【诊断】

（一）诊断标准

1. 典型哮喘的临床症状和体征

①反复发作喘息、气急，胸闷或咳嗽，夜间及晨间多发，常与接触变应原、冷空气、理化刺激以及病毒性上呼吸道感染、运动等有关；②发作时双肺可闻及散在或弥漫性哮鸣音，呼气相延长；③上述症状和体征可经治疗缓解或自行缓解。

2. 可变气流受限的客观检查

①支气管舒张试验阳性；②支气管激发试验阳性；③平均每日 PEF 昼夜变异率 > 10% 或 PEF 周变异率 > 20%。

符合上述症状和体征，同时具备气流受限客观检查中的任一条，并除外其他疾病所引起的喘息、气急、胸闷和咳嗽，可以诊断为哮喘。

咳嗽变异性哮喘：指咳嗽作为唯一和主要症状，无喘息、气急等典型哮喘症状，同时具备可变气流受限客观检查中的任一条，除外其他疾病所引起的咳嗽，按哮喘治疗有效。

胸闷变异性哮喘：指胸闷作为唯一和主要症状，无喘息、气急等典型哮喘症状，同时具备可变气流受限客观检查中的任一条，除外其他疾病所引起的胸闷。

（二）支气管哮喘的分期及控制水平分级

支气管哮喘可分为急性发作期、慢性持续期和临床控制期。

1. 急性发作期　指气促、咳嗽、胸闷等症状突然发生或原有症状急剧加重，常有呼吸困难，以呼气流量降低为特征，常因接触变应原等刺激物或治疗不当、呼吸道感染所诱发。哮喘急性发作时其程度轻重不一，病情加重可在数小时或数天内发生，偶尔可在数分钟内即危及生命，故应对病情做出正确评估，以便给予及时有效的紧急治疗。哮喘急性发作时严重程度可分为轻度、中度、重度和危重 4 级，见表 2-4-1。

2. 慢性持续期（也称非急性发作期）　许多哮喘患者即使没有急性发作，在相当长的时间内（如每周）仍有不同频率和（或）不同程度的症状（喘息、咳嗽、胸闷等），可伴有肺通气功能下降。目前应用最为广泛的慢性持续期哮喘严重程度的评估方法为哮喘控制水平（ACT），这种评估方法包括了目前临床控制评估和未来风险评估，临床控制又可分为良好控制、部分控制和未控制 3 个等级，具体指标见表 2-4-2。

3. 临床控制期　指患者无喘息、气促、胸闷、咳嗽等症状 4 周以上，1 年内无急性发作，肺功能正常。

表 2-4-1　哮喘急性发作的病情严重度的分级

临床特点	轻度	中度	重度	危重
气短	步行、上楼时	稍事活动	休息时	休息时，明显
体位	可平卧	喜坐位	端坐呼吸	端坐呼吸或平卧
讲话方式	连续成句	单句	单词	不能讲话
精神状态	可有焦虑尚安静	时有焦虑或烦躁	常有焦虑、烦躁	嗜睡或意识模糊
出汗	无	有	大汗淋漓	大汗淋漓
呼吸频率	轻度增加	增加	常>30 次/分	常>30 次/分
辅助呼吸肌活动及"三凹征"	常无	可有	常有	胸腹矛盾运动
哮鸣音	散在，呼吸末期	响亮、弥漫	响亮、弥漫	减弱、乃至无
脉率	<100 次/分	100～120 次/分	>120 次/分	脉率变慢或不规则
奇脉（收缩压下降）	无（<10mmHg）	可有（10～25mmHg）	常有，10～25mmHg（成人）	无，提示呼吸肌疲劳
使用 β₂ 受体激动剂后 PEF 占预计值或个人最佳值%	>80%	60%～80%	<60%或<100L/min 或作用时间<2小时	无法完成检测
PaO₂（吸空气）	正常	60～80mmHg	<60mmHg	<60mmHg
PaCO₂	<45mmHg	≤45mmHg	>45mmHg	>45mmHg
SaO₂（吸空气）	>95%	91%～95%	≤90%	≤90%
pH	正常	正常	降低	降低

注：SaO₂指动脉血氧饱和度；只要符合某一严重程度的指标≥4 项，即可提示该级别的急性发作。

表 2-4-2　哮喘控制水平的分级

哮喘症状控制	哮喘症状控制水平		
	良好控制	部分控制	未控制
过去 4 周，患者存在： 　日间哮喘症状 　夜间因哮喘憋醒 　使用缓解药 SABA 次数>2 次/周 　哮喘引起的活动受限	无	存在 1～2 项	存在 3～4 项

案例 2-4-1

1. 患者，男，25 岁，因反复咳嗽、喘息 3 年，加重 5 天。

2. 病史特点：反复出现发作性咳嗽、喘息，时有痰，为白黏痰，症状可自行或用药后缓解，5 天前受凉后咳嗽、喘息加重，晨起及夜间发作，伴咳黄黏痰，量中，并发热。过敏体质，有哮喘家族史。

3. 体格检查：坐位呼吸，无"三凹征"，口唇无发绀，胸廓正常，双侧叩诊清音，双肺野可闻及哮鸣音，以呼气相为主，呼气相延长、分段。

4. 辅助检查：WBC 13.6×10⁹/L，N 0.83，E 0.12；血气分析：pH 7.43，PaO₂ 76.5mmHg，PaCO₂ 34.5mmHg，HCO₃⁻ 23mmol/L。

支气管扩张试验：吸入沙丁胺醇后 FEV_1 由 1.72L 提高至 2.13L，提高 23.8%，其绝对值增加＞200ml，舒张试验阳性。

胸片提示双下肺纹理增加，无气胸及纵隔气肿。

临床诊断：支气管哮喘（急性发作期，中度）。

【鉴别诊断】

1. 左心衰竭引起的喘息样呼吸困难　过去称为"心源性哮喘"，发作时的症状与哮喘相似，但其发病机制与病变本质则与支气管哮喘截然不同，为避免混淆，目前已不再使用"心源性哮喘"一词。患者多有高血压、冠状动脉粥样硬化性心脏病、风湿性心脏病等病史和体征。突发气急，端坐呼吸，阵发性咳嗽，常咳出粉红色泡沫痰，两肺可闻及广泛的哮鸣音和湿啰音，左心界扩大，心率增快，心尖部可闻及奔马律。胸部 X 线检查可见心脏增大，肺淤血征。若一时难以鉴别，可雾化吸入 β_2 受体激动剂或静脉注射氨茶碱以缓解症状后进一步检查；忌用肾上腺素或吗啡，以免造成生命危险。

2. COPD　多见于中老年人，多有长期吸烟或接触有害气体的病史和慢性咳嗽史，喘息可长期存在，有加重期。体检发现双肺呼吸音明显减低，可有肺气肿体征，两肺或可闻及湿啰音。但临床上严格将 COPD 和哮喘区分有时十分困难，特别是对于吸烟者和老年人，肺功能检查及支气管激发试验或舒张试验有助于鉴别。部分患者可能同时具有哮喘和 COPD 的临床特征，这被称为哮喘-慢性阻塞性肺病重叠综合征（ACOS）。

3. 上气道阻塞　可见于中央型支气管肺癌、气管-支气管结核、复发性多软骨炎等气道疾病或异物气管吸入，导致气管狭窄或伴发感染时，可出现喘鸣或类似哮喘样呼吸困难，肺部可闻及哮鸣音。但根据病史，特别是出现吸气性呼吸困难，痰细胞学或细菌学检查，胸部影像、支气管镜检查，常可明确诊断。

4. 变态反应性支气管肺曲菌病（allergic bronchopulmonary aspergillosis，ABPA）　常以反复哮喘发作为特征，可咳出棕褐色黏稠痰栓或咳出树枝状支气管管型。痰及外周血嗜酸性粒细胞数增加，痰镜检或培养可查及曲菌。胸部 X 线检查呈游走性或固定性浸润病灶，CT 可显示中央型支气管扩张。曲菌抗原皮肤点刺试验呈双相反应（即刻及迟发型），曲菌抗原特异性沉淀抗体（IgG）阳性，血清总 IgE 显著升高。

【并发症】

本病严重发作时可并发气胸、纵隔气肿、肺不张；长期反复发作或感染可并发肺气肿、支气管扩张和慢性肺源性心脏病。

【治疗】

本病需给予长期规范化治疗，使大多数患者得到良好或完全的临床控制。哮喘治疗的目标是长期控制症状，预防未来风险的发生，，实现患者在使用最小有效剂量药物治疗或不用药的情况下，能与正常人一样生活、学习和工作。

（一）确定并减少危险因素接触

部分患者能找到引起哮喘发作的变应原等刺激因素，使患者脱离并长期避免这些危险因素的暴露，是防治哮喘最有效的方法。

二、药物治疗

1. 药物分类和作用特点　治疗哮喘的药物分为控制药物和缓解药物。控制药物需要长期每天使用，主要通过控制气道慢性炎症使哮喘维持临床控制。缓解药物是按需使用通过迅速解除支气管痉挛从而缓解哮喘症状。两类药物介绍如下（表 2-4-3）。

表 2-4-3　哮喘治疗药物分类

缓解药物	控制药物
短效 β_2 受体激动剂（SABA）	吸入型糖皮质激素（ICS）
短效吸入型抗胆碱能药物（SAMA）	白三烯调节剂
短效茶碱	长效 β_2 受体激动剂（LABA，不单独使用）
全身用糖皮质激素	缓释茶碱
	色甘酸钠
	抗 IgE 抗体
	联合药物（如 ICS/LABA）

（1）糖皮质激素：是当前控制气道炎症最有效的药物，通过作用于气道炎症形成过程中的诸多环节，如抑制炎症细胞在气道的聚集、抑制炎症介质的生成和释放、增强气道平滑肌细胞 β_2-肾上腺素受体的反应性等，从而有效抑制气道炎症。糖皮质激素可分为吸入、口服和静脉用药。

1）吸入：吸入型糖皮质激素（ICS）由于其局部抗炎作用强、全身性不良反应少，已成为目前哮喘长期治疗的首选药物。常用药物有倍氯米松（beclomethasone，BDP）、布地奈德（budesonide）、氟替卡松（fluticasone）、环索奈德（ciclesonide）、莫米松（mometasone）等。通常需规律吸入 1～2 周以上方能生效。根据哮喘病情可选择吸入不同剂量的 ICS。吸入剂量（BDP 或等效量其他糖皮质激素）在轻度持续者一般 200～500μg/d，中度持续者一般 500～1000μg/d，重度持续者一般＞1000μg/d（不宜超过 2000μg/d）（氟替卡松剂量减半）。常用 ICS 的每天剂量与互换关系见表 2-4-4。虽然 ICS 的全身不良反应少，但少数患者可引起口咽念珠菌感染、声音嘶哑，吸药后用清水漱口可减轻局部反应和胃肠吸收。长期使用剂量较大（＞1000μg/d）者应注意预防全身性不良反应，如肾上腺皮质功能抑制、骨质疏松等。为减少大剂量 ICS 的不良反应，可采用低、中剂量 ICS 与长效 β_2 受体激动剂、白三烯调节剂或缓释茶碱等联合使用。

表 2-4-4　常用 ICS 的每天剂量与互换关系

药物	低剂量（μg）	中剂量（μg）	高剂量（μg）
二丙酸倍氯米松	200～500	＞500～1000	＞1000～2000
布地奈德	200～400	＞400～800	＞800～1600
丙酸氟替卡松	100～250	＞250～500	＞500～1000
环索奈德	80～160	＞160～320	＞320～1280

2）口服：常用泼尼松（强的松）和泼尼松龙（强的松龙），用于 ICS 无效或需要短期加强治疗的患者。起始剂量为 30～60mg/d，症状缓解后逐渐减量至≤10mg/d。然后停用或改用吸入剂。

3）静脉：重度或严重哮喘发作时应及早静脉给予激素，可选择使用琥珀酸氢化可的松（常用量100～400mg/d）或甲泼尼龙（常用量 80～160mg/d）。地塞米松因在体内半衰期较长、不良反应较多，宜慎用。无激素依赖倾向者，可在短期（3～5 天）内停药；有激素依赖倾向者，宜适当延长给药时间，症状缓解后逐渐减量，然后改口服和吸入制剂维持。

（2）β_2 受体激动剂：主要通过激动气道的 β_2 受体，激活腺苷酸环化酶，减少肥大细胞和嗜碱性粒细胞脱颗粒和介质的释放，从而起到舒张支气管、缓解哮喘症状的作用。此类药物可分为短效（作用维持 4～6小时，SABA）和长效（作用维持 10～12 小时，LABA），长效又可分为快速起效（数分钟起效）和缓慢起效（30分钟起效）。

1）SABA：为哮喘急性发作的首选药物，有吸入、口服和静脉三种剂型，首选吸入给药。常用药物有沙丁胺醇（salbutamol）和特布他林（terbutaline）。吸入剂包括定量气雾剂（MDI）、干粉剂和雾化溶液。压力型定量手控气雾剂（pMDI）和干粉吸入装置（DPI）吸入剂不适用于重度哮喘发作，雾化溶液经雾化泵吸入适用于轻至重度哮喘发作。SABA 应按需间歇使用，不宜长期、单一使用。主要不良反应有心悸、骨骼肌震颤和低钾血症等。

2）LABA：常用的 LABA 有福莫特罗（formoterol）、沙美特罗（salmeterol）。福莫特罗起效快，也可按需用于哮喘急性发作的治疗。因 LABA 与 ICS 具有协同的抗炎和平喘作用，两者联合可获得相当于或优于加倍剂量 ICS 的疗效，并增加患者的依从性，减少较大剂量 ICS 引起的不良反应，故 ICS 与 LABA 联合是目前最常用的哮喘控制性药物。常用的 ICS 与 LABA 的联合制剂有氟替卡松/沙美特罗吸入干粉剂、布地奈德/福莫特罗吸入干粉剂。

（3）白三烯调节剂：通过调节白三烯的生物活性而发挥抗炎作用，同时可舒张支气管平滑肌，是目前除 ICS 外唯一可单独应用的哮喘控制药物，可作为轻度哮喘 ICS 的替代治疗药物和中、重度哮喘的联合治疗药物，尤适用于阿司匹林哮喘、运动性哮喘和伴有过敏性鼻炎哮喘患者的治疗。常用药物有扎鲁司特（zafirlukast）和孟鲁司特（montelukast）。不良反应通常较轻，主要是胃肠道症状，少数有皮疹、血管性水肿、转氨酶升高，停药后可恢复正常。

（4）茶碱类：通过抑制磷酸二酯酶，提高平滑肌细胞内的 cAMP 浓度，拮抗腺苷受体，增强呼吸肌的收缩及增强气道纤毛清除功能，从而发挥舒张支气管和气道抗炎作用，是目前治疗哮喘的有效药物之一。

口服给药：用于轻至中度哮喘急性发作和哮喘的维持治疗。常用药物包括氨茶碱和控（缓）释茶碱，常用剂量每日 6～10mg/kg。口服控（缓）释型茶碱因其昼夜血药浓度平稳，平喘作用可维持 12～24 小时，尤适用于夜间哮喘症状的控制。静脉给药：氨茶碱首剂负荷剂量为 4～6mg/kg，注射速度不超过 0.25mg/（kg·min），静脉滴注维持量为 0.6～0.8mg/（kg·h）。每日最大用量一般不超过 1.0g（包括口服和静脉给药）。静脉给药主要用于重症和危重症哮喘。

茶碱的主要不良反应为胃肠道症状（恶心、呕吐）、心血管症状（心动过速、心律失常、血压下降）及多尿，偶可兴奋呼吸中枢，严重者可引起抽搐乃至死亡。由于茶碱的"治疗窗"窄，以及茶碱代谢存在较大的个体差异，在有条件的情况下应监测其血药浓度，安全有效的血药浓度为 6～15mg/L。发热、妊娠、小儿或老年，合并肝、心、肾功能障碍及甲状腺功能亢进者尤须慎用。合用西咪替丁、喹诺酮类、大环内酯类药物等可使茶碱排泄减慢，应减少用药量。多索茶碱的作用与茶碱相同，但不良反应较轻。

（5）抗胆碱药：通过阻断节后迷走神经通路，降低迷走神经兴奋性而发挥舒张支气管、减少黏液分泌的作用，但其舒张支气管的作用较 β_2 受体激动剂弱，起效也较慢，分为短效抗胆碱药（SAMA，维持4～6 小时）和长效抗胆碱药（LAMA，维持 24 小时）。目前常用的 SAMA 为异丙托溴胺（ipratropine bromide），有 MDI 和雾化溶液两种剂型。SAMA 主要用于哮喘急性发作的治疗，多与 β_2 受体激动剂联合应用。目前常用的 LAMA 为噻托溴铵（tiotropium bromide），是选择性 M₁-受体拮抗剂、M₃-受体拮抗剂，作用更强更持久（可达 24 小时），不良反应更少，目前只有干粉吸入剂，主要用于哮喘合并 COPD 及 COPD 患者的长期治疗。抗胆碱药物不良反应少，少数患者有口苦或口干感，但对妊娠早期妇女和青光眼或前列腺肥大的患者应慎用。

（6）抗 IgE 抗体（omalizumab）：是一种人源化的重组鼠抗人的 IgE 单克隆抗体，可阻断游离 IgE 与 IgE 效应细胞（肥大细胞、嗜碱性粒细胞）表面受体结合。目前主要用于经 ICS 和 LABA 联合治疗后症状仍未控制且血清 IgE 水平增高的严重哮喘患者。使用方法为每 2 周皮下注射 1 次，持续至少 3～6 个月。该药临床使用的时间尚短，其远期疗效及安全性有待进一步观察。价格昂贵也使其临床应用受到限制。

2. 急性发作期的治疗　目的是尽快缓解气道痉挛，纠正低氧血症，恢复肺功能，预防进一步恶化或再次发作，防治并发症。一般根据病情的严重度进行综合性治疗。

（1）轻度：可在家中或社区中治疗，主要措施为经 MDI 吸入 SABA，在第 1 小时内每 20 分钟吸入 1～2 喷，随后根据治疗反应，可调整为每 3～4 小时吸入 1～2 喷。效果不佳时可加缓释茶碱片，或加用 SAMA 气雾剂吸入。

（2）中度：吸入 SABA（常用雾化吸入），第 1 小时内可持续雾化吸入。联合应用 SAMA、激素混悬液。也可联合静脉使用茶碱类药物。如果治疗效果欠佳，尤其是在控制性药物治疗的基础上发生的急性发作，应尽早口服激素，同时吸氧。

（3）重度至危重度：持续雾化吸入 SABA，联合雾化吸入 SAMA、激素混悬液及静脉使用茶碱。吸氧。尽早静脉使用激素，待病情得到控制和缓解后改为口服给药。注意维持水、电解质平衡，纠正酸碱失衡，当 pH<7.2 且合并代谢性酸中毒时，应给予适当补碱。经上述治疗，如临床症状和肺功能无改善甚至继续恶化者，应及时给予机械通气治疗，其指征主要包括呼吸肌疲劳、PaCO₂≥45mmHg、意识改变（需行有创机械通气）。此外，还应预防呼吸道感染等。

另外，对所有急性发作的患者都应制订个体化的长期治疗方案。

案例 2-4-1　治疗
1. 去除病因、避免危险因素：患者咳黄痰，WBC 升高，存在呼吸道感染，需予恰当的抗生素治疗，选择大环内酯类（如阿奇霉素）。因患者存在药物过敏史，且为过敏体质，不宜首选青霉素类及头孢菌素。如需予患者退热，应尽量避免使用阿司匹林类退热药。

2. 规则雾化吸入 β₂ 受体激动剂或联合抗胆碱药吸入（如复方异丙托溴铵溶液 2.5ml 雾化吸入，每 4～6 小时 1 次）；每日吸入 500～1000μg BDP；亦可加用口服白三烯调节剂（孟鲁司特 10mg，每日 1 次）。

3. 若不能缓解，可持续雾化吸入 SABA（或联合用抗胆碱药吸入），或口服激素（<60mg/d）。必要时可用氨茶碱静脉注射。

4. 治疗过程中密切观察病情变化，包括症状、体征、血气分析等。如病情无缓解或加重，应转至相应的级别治疗。

3. 慢性持续期的治疗　应以患者的病情严重程度为基础，根据其控制水平类别选择适当的治疗方案。哮喘药物的选择既要考虑药物的疗效及其安全性，也要考虑患者的实际状况如经济收入和当地的医疗资源等。要为每个初诊患者制订哮喘治疗和随访计划，定期随访、监测，改善患者的依从性，并根据患者病情变化及时调整方案。哮喘患者的长期治疗方案分为 5 级，见表 2-4-5。

对哮喘患者进行哮喘知识的健康教育、避免诱发因素，应贯穿于哮喘治疗的全程。对大多数未经规范治疗的初诊轻度哮喘患者可选择第 2 级治疗方案；如哮喘患者症状明显，应直接选择第 3 级治疗方案。从第 2 级到第 5 级的治疗方案中都有不同的哮喘控制药物可供选择。而在每一级中都应按需使用缓解药物，以迅速缓解症状。

如果使用该级治疗方案不能够使哮喘得到控制，治疗方案应该升级直至达到哮喘控制为止。当达到哮喘控制并维持至少 3 个月后，治疗方案可考虑降级。建议减量方案如下：①单独使用中至高剂量吸入激素的患者，将吸入激素剂量减少 50%；②单独吸入低剂量激素的患者，可改为每日 1 次用药；③联合吸入 ICS/LABA 的患者，先将 ICS 剂量减少 50%，继续使用联合治疗。当达到低剂量联合治疗时，可选择改为每日 1 次联合用药或停用 LABA，单用 ICS 治疗。如患者使用最低剂量控制药物达到哮喘控制 1 年，并且哮喘症状不再发作，可考虑停用药物治疗。

以上方案为基本原则，但必须个体化，以最小量、最简单的联合、不良反应最少、达到哮喘最佳控制为原则。

4. 免疫疗法　分为特异性和非特异性两种。特异性免疫治疗是指将诱发哮喘发作的特异性变应原（如尘螨、花粉、猫毛等）配制成各种不同浓度的提取液，通过皮下注射、舌下含服或其他途径给予对该变应原过敏的患者，使其对此变应原的耐受性增高，当再次接触此变应原时，不再诱发哮喘发作，或发作程度减轻，此种方法又称脱敏或减敏疗法。一般需治疗 1～2 年，如治疗反应良好，可坚持 3～5 年。脱敏治疗的局部反应发生率为 5%～30%（皮肤红肿、风团、瘙痒等），全身反应包括荨麻疹、结膜炎/鼻炎、喉头水肿、支气管痉挛以致过敏性休克等，有个别报道死亡者（死亡率在 1/10 万以下），因而脱敏治疗一般需要在有抢救措施的医院进行。

案例 2-4-1

　　长期治疗：患者经过急性期治疗症状得到控制后，应予患者制订个体化的长期治疗方案。该患者既往未予规范诊治，哮喘症状较为明显，选择第 3 级治疗方案。加强宣传教育、避免诱发因素，给予低剂量的 ICS 联合白三烯调节剂，按需使用 SABA。在治疗的过程中，加强对临床控制水平及未来风险的评估，及时调整方案。

【其他特殊类型哮喘的治疗】

　　咳嗽变异型哮喘的治疗原则与典型哮喘的治疗相同。大多数患者 ICS 或 ICS+LABA 治疗有效，治疗时间在 8 周以上，部分患者停药后复发，需要长期治疗。白三烯受体拮抗剂治疗有效，很少需要口服激素治疗。对于气道炎症严重或 ICS 治疗效果不佳时，可考虑加用白三烯受体拮抗剂治疗，或短期使用中低剂量口服激素治疗。疗程可以短于典型哮喘。若咳嗽变异型哮喘治疗不及时或不规范，则可能发展为典型哮喘。

　　关于运动性哮喘，如果患者仅在运动时或运动后有症状，而无其他危险因素，运动前或运动后吸入 SABA 就足够。白三烯受体拮抗剂可作为运动前的替代治疗。训练和热身可减少运动性哮喘的发生和降低发作的严重程度。

　　难治性哮喘是指采用包括高剂量 ICS 和 LABA 两种或更多种的控制药物，规范治疗 6 个月仍不能达到良好控制的哮喘，或者当降阶梯治疗时哮喘恶化。治疗包括：①首先排除患者对治疗的依从性差，并排除诱发加重或使哮喘难以控制的因素；②给予高剂量 ICS 联合或不联合口服激素，加用白三烯调节剂、抗 IgE 抗体联合治疗；③其他可选择的治疗包括免疫抑制剂、支气管热成形术等（表 2-4-5）。

表 2-4-5　哮喘患者长期（阶梯式）治疗方案

← 降级	治疗级别	升级 →

治疗方案	第 1 级	第 2 级	第 3 级	第 4 级	第 5 级
哮喘教育、环境控制					
推荐选择控制药物	按需 ICS+福莫特罗	低剂量 ICS 或按需 ICS+福莫特罗	低剂量 ICS+LABA	中剂量 ICS+LABA	加用生物靶向药物
其他选择控制药物	按需使用 SABA 时即联合低剂量 ICS	白三烯受体拮抗剂（LTRA）低剂量茶碱	低剂量 ICS 或中剂量 ICS 加 LTRA 或加茶碱	高剂量 ICS 加 LAMA 或加 LTRA 或加茶碱	高剂量 ICS 加 LABA 加其他治疗，如加 LAMA，或加茶碱或加低剂量口服激素
首选缓解药物		按需使用低剂量 ICS+福莫特罗			
其他可选缓解药物		按需使用 SABA			

【哮喘的教育与管理】

　　哮喘患者的教育与管理是提高疗效、减少复发、提高生活质量的重要措施。为每个初诊的哮喘患者制订长期防治计划，使患者在医师和专科护士的指导下学会自我管理，包括了解哮喘的诱发因素及避免诱发因的方法，熟悉哮喘发作先兆表现及相应处理方法，学会在家中自行监测病情变化并进行评定，重点掌握峰流速仪的使用方法，坚持记哮喘日记，学会哮喘发作时进行简单的紧急自我处理方法，掌握正确的吸入技术，明确什么情况下应去医院就诊，与医师共同制订防止复发、保持长期稳定的方案。

【预后】

　　通过长期规范化治疗，儿童哮喘临床控制率可达 95%，成人可达 80%。轻症患者容易控制；病情重，气道反应性增高明显，或伴有其他变应性疾病则不易控制。若长期反复发作而并发慢性肺源性心脏病者，预后不良。

（刘晓青）

第五章 支气管扩张症

支气管扩张症（bronchiectasis）多见于儿童和青年，大多继发于急、慢性呼吸道感染和支气管阻塞后，反复支气管炎症，致使支气管壁结构破坏，引起支气管异常和持久性扩张。本病临床主要表现为慢性咳嗽、咳大量脓痰和（或）反复咯血。

【病因】

部分病例无明显诱因，但弥漫性支气管扩张常发生于有遗传、免疫或解剖缺陷的患者。低免疫球蛋白血症、免疫缺陷和罕见的气道结构异常也可引起弥漫性疾病。局灶性支气管扩张症可源于未进行治疗的肺炎或阻塞，如异物或肿瘤、外源性压迫或肺叶切除后解剖移位。

1. 感染 下呼吸道感染是儿童及成人支气管扩张症最常见的病因，占41%～69%，特别是细菌性肺炎、百日咳、支原体及病毒感染（麻疹病毒、腺病毒、流感病毒和呼吸道合胞病毒等）。询问病史时应特别关注感染史，尤其是婴幼儿时期呼吸道感染病史。

2. 异物和误吸 儿童下气道异物吸入是最常见的气道阻塞的原因，成人也可因吸入异物或气道内肿瘤阻塞导致支气管扩张，但相对少见。文献报道，吸入胃内容物或有害气体后出现支气管扩张，心肺移植后合并胃食管反流及食管功能异常的患者中支气管扩张症的患病率也较高，因此，对于支气管扩张症患者均应注意询问有无胃内容物误吸史。

3. 大气道先天性异常 对于所有支气管扩张症患者都要考虑是否存在先天性结构异常，可见于先天性支气管软骨发育不全、巨大气管-支气管症、马方综合征及食管气管瘘。

4. 免疫功能缺陷 对于所有儿童和成人支气管扩张症患者均应考虑是否存在免疫功能缺陷，尤其是抗体缺陷。病因未明的支气管扩张症患者中有6%～48%存在抗体缺陷。免疫功能缺陷者并不一定在婴幼儿期发病，也可能在成人后发病。最常见的疾病为CVID、XLA及IgA缺乏症。严重、持续或反复感染，尤其是多部位感染或机会性感染者，应怀疑免疫功能缺陷的可能，对于疑似或确定免疫功能缺陷合并支气管扩张的患者，应由相关专科医师共同制订诊治方案。

5. 纤毛功能异常 原发性纤毛不动综合征患者多同时合并其他有纤毛部位的病变，几乎所有患者均合并上呼吸道症状（流涕、嗅觉丧失、鼻窦炎、听力障碍、慢性扁桃体炎）及男性不育、女性宫外孕等。上呼吸道症状多始于新生儿期。儿童支气管扩张症患者应采集详细的新生儿期病史；儿童和成人支气管扩张症患者，均应询问慢性上呼吸道病史，尤其是中耳炎病史。成人患者应询问有无不育史。

6. 结缔组织疾病 2.9%～5.2%的类风湿关节炎患者肺部高分辨率CT检查可发现支气管扩张，因此对于支气管扩张症患者均要询问类风湿关节炎病史，合并支气管扩张的类风湿关节炎患者预后更差。其他结缔组织疾病与支气管扩张症的相关性研究较少，有报道干燥综合征患者支气管扩张的发生率为59%，系统性红斑狼疮、强直性脊柱炎、马方综合征及复发性多软骨炎等疾病也有相关报道。

7. 炎症性肠病 支气管扩张与溃疡性结肠炎明确相关，炎症性肠病患者出现慢性咳嗽、咳痰时，应考虑是否合并支气管扩张症。

8. 其他疾病 α1-抗胰蛋白酶缺乏与支气管扩张症的关系尚有争议，除非影像学检查提示存在肺气肿，否则无须常规筛查是否存在α1-抗胰蛋白酶缺乏。应注意是否有黄甲综合征的表现。另外，近年来研究表明，4%～57.6%的COPD患者经HRCT证实存在支气管扩张，但COPD是否为支气管扩张的病因之一及COPD合并支气管扩张症是否为COPD的其中一种亚型，尚需进一步的研究以解答。

【发病机制】

支气管扩张症可分为先天性与继发性两种。先天性支气管扩张症较少见，继发性支气管扩张症发病机制中的关键环节为反复发生的支气管感染和支气管阻塞，两者相互影响，形成恶性循环。

1. 支气管先天发育不全　①支气管软骨发育不全（Williams-Campbell 综合征）：患者先天性支气管发育不良，表现为有家族倾向的弥漫性支气管扩张；②先天性巨大气管–支气管症：是一种常染色体隐性遗传病，其特征是先天性结缔组织异常、管壁薄弱、气管和主支气管显著扩张；③马方综合征：为常染色体显性遗传，表现为结缔组织变性，可出现支气管扩张，常有眼部症状、蜘蛛指/趾和心脏瓣膜病变。

2. 继发性支气管扩张症　其发病基础多为支气管阻塞及反复发生的支气管感染，两者相互促进，并形成恶性循环，破坏管壁的平滑肌、弹力纤维甚至软骨，削弱支气管管壁的支撑结构，逐渐形成支气管持久性扩张，其具体机制包括：

（1）气道防御功能低下：大多数支气管扩张症患者在儿童时期即存在免疫功能缺陷，成年后发病。病因未明的支气管扩张症患者中 6%～48%存在抗体缺陷，最常见的疾病为普通变异性免疫缺陷病（common variable immunodeficiency，CVID）、X-连锁无丙种球蛋白血症（X-linked agammaglobulinemia，XLA）及 IgA 缺乏症等，由于气管-支气管分泌物中缺乏 IgA 和（或）IgG 中和抗体，易导致反复发生病毒或细菌感染。由于呼吸道反复感染、气道黏液栓塞，最终气道破坏，导致支气管扩张。除原发性免疫功能缺陷外，已证实 AIDS、类风湿关节炎等免疫相关性疾病也与支气管扩张症有关。

（2）感染和气道炎症恶性循环：感染是支气管扩张症最常见原因，是促使病情进展和影响预后的最主要因素，尤其是儿童，因气管和肺组织结构尚未发育完善，下呼吸道感染将会损伤发育不完善的气道组织，并造成持续、不易清除的气道感染，最终导致支气管扩张。60%～80%的稳定期支气管扩张症患者气道内有潜在致病微生物定植，病情较轻者可以没有病原微生物定植，病情较重者最常见的气道定植菌是流感嗜血杆菌，而长期大量咳脓痰、反复感染、严重气流阻塞及生活质量低下的患者，气道定植菌多为铜绿假单胞菌。细菌定植及反复感染可引起气道分泌物增加，痰液增多，损害气道纤毛上皮，影响气道分泌物排出，加重气道阻塞，引流不畅并进一步加重感染。另外，气道细菌定植也会造成气道壁和管腔内炎症细胞浸润，造成气道破坏。

【病理】

1. 支气管扩张的发生部位　支气管扩张可呈双肺弥漫性分布，亦可为局限性病灶，其发生部位与病因相关。由普通细菌感染引起的支气管扩张以弥漫性支气管扩张常见，并以双肺下叶多见。后基底段是病变最常累及的部位，这种分布与重力因素引起的下叶分泌物排出不畅有关。支气管扩张左肺多于右肺，其原因为左侧支气管与气管分叉角度较右侧为大，加上左侧支气管较右侧细长，并由于受心脏和大血管的压迫，这种解剖学上的差异导致左侧支气管引流效果较差。左舌叶支气管开口接近下叶背段，易受下叶感染波及，因此临床上常见到左下叶与舌叶支气管扩张同时存在。另外，右中叶支气管开口细长，并有 3 组淋巴结环绕，引流不畅，容易发生感染并引起支气管扩张。结核引起的支气管扩张多分布于上肺尖后段及下叶背段。通常情况下，支气管扩张发生于中等大小的支气管。变应性支气管肺曲霉病（allergic bronchopulmonary aspergillosis，ABPA）患者常表现为中心性支气管扩张。

2. 形态学改变　根据支气管镜和病理解剖形态不同，支气管扩张症可分为 3 种类型：①柱状支气管扩张：支气管管壁增厚，管腔均匀平滑扩张，并延伸至肺周边；②囊柱型支气管扩张：柱状支气管扩张基础上存在局限性缩窄，支气管外观不规则，类似于曲张的静脉；③囊状支气管扩张：支气管扩张形成气球形结构，末端为盲端，表现为成串或成簇囊样病变，可含气液面。

3. 病理生理　支气管扩张症患者存在阻塞性动脉内膜炎，造成肺动脉血流减少，在支气管动脉和肺动脉之间存在着广泛的血管吻合，支气管循环血流量增加。压力较高的小支气管动脉破裂可造成咯血，多数为少量咯血，少数患者可发生致命性大咯血。咯血量与病变范围和程度不一定成正比。因气道炎症和管腔内黏液阻塞，多数支气管扩张症患者肺功能检查提示不同程度气流阻塞，表现为阻塞性通气功能受损，并随病情进展逐渐加重。病程较长的支气管扩张，因支气管和周围肺组织纤维化，可引起限制性通气功能障碍，伴有弥散功能减低。通气不足、弥散障碍、通气-血流失衡和肺内分流的存在，导致部分患者出现低氧血症，引起肺动脉收缩，同时存在的肺部小动脉炎症和血管床毁损，导致肺循环横截面积减少并导致肺动脉高压，少数患者会发展成为肺源性心脏病。

【临床表现】

1. 症状　咳嗽是支气管扩张症最常见的症状

（＞90%），且多伴有咳痰（75%～100%），痰液可为黏液性、黏液脓性或脓性。合并感染时咳嗽和咳痰量明显增多，可呈黄绿色脓痰，这与支气管扩张症等结构性肺病患者常存在铜绿假单胞菌的感染/定植有关，重症患者痰量可达每日数百毫升。收集痰液并于玻璃瓶中静置后可出现分层现象：上层为泡沫，中层为浑浊黏液，下层为脓性成分，最下层为坏死沉淀组织。但目前这种典型的痰液分层表现较少见。72%～83%患者伴有呼吸困难，这与支气管扩张的严重程度相关，且与 FEV_1 下降及高分辨率 CT 显示的支气管扩张程度及痰量相关。半数患者可出现不同程度的咯血，多与感染相关。咯血可从痰中带血至大量咯血，咯血量与病情严重程度、病变范围并不完全一致。部分患者以反复咯血为唯一症状，临床上称为"干性支气管扩张"。约三分之一的患者可出现非胸膜性胸痛。支气管扩张症患者常伴有焦虑、发热、乏力、食欲减退、消瘦、贫血及生活质量下降。支气管扩张症常因感染导致急性加重。如果出现至少一种症状加重（痰量增加或脓性痰、呼吸困难加重、咳嗽增加、肺功能下降、疲劳乏力加重）或出现新症状（发热、胸膜炎、咯血、需要抗菌药物治疗），往往提示出现急性加重。

2. 体征　听诊闻及湿啰音是支气管扩张症的特征性表现，以肺底部最为多见，多自吸气早期开始，吸气中期最响亮，持续至吸气末。约三分之一的患者可闻及固定性哮鸣音或粗大的干啰音。有些病例可见杵状指（趾）。部分患者可出现发绀。晚期合并肺源性心脏病的患者可出现右心衰竭的体征。

> **案例 2-5-1**
> 1. 患者，男，32岁，反复咳嗽、咳痰18年。
> 2. 咯血5年，开始痰中带血，逐渐咯血量增大。
> 3. 间歇性、高热、咳嗽、咳痰、咯血。
> 4. "感冒"后易诱发。
> 5. T 39.2℃，R 25次/分，呼吸急促，左下肺可闻及水泡音，杵状指（趾）。

【实验室检查】

1. 血常规　白细胞和中性粒细胞计数、ESR、C 反应蛋白可反映疾病活动性及感染导致的急性加重，当细菌感染所致的急性加重时，白细胞计数和分类升高。

2. 肺功能　部分患者可有阻塞性通气功能障碍或轻度限制性通气功能障碍，通气/血流比例失调，低氧血症。

3. 痰涂片　细菌检查可初步判定致病菌种，便于指导临床用药。痰细菌培养，药敏试验，可进一步明确致病菌，指导选择抗生素。

4. 胸部 X 线检查　常显示一侧或双侧下肺肺纹理明显粗乱增多，边缘模糊，在增多的纹理中可有管状透亮区，为管壁明显增厚的支气管影，称为"轨道征"。肺纹理常密集而聚拢，提示有肺膨胀不全。严重病例肺纹理可成网状，其间有透亮区，类似蜂窝状，代表被纤维组织包围的肺气肿病变。囊性支气管扩张时，较为特征性的改变为卷发样阴影，表现为多个圆形的薄壁透亮区，直径为 0.5～3cm，有时囊底有小液平面，多见于肺底部或肺门附近。继发感染时可引起肺实质炎症，胸片多数显示小片或斑点状模糊阴影，或呈大片非均匀性密度增高影，一般局限于扩张部位。炎症消散缓慢（持续 3～4 周以上），或在同一部位反复出现。支气管扩张与肺不张同时存在，并互为因果，因此有时平片可显示肺不张的征象，左下叶尤易发生，其病变常被心缘遮盖，勿遗漏。慢性病例可有胸膜增厚。上述改变是非特异性的，也不能从平片决定支气管扩张的范围，不少支气管扩张患者，胸部平片可以无明显异常。

5. CT 扫描　普通 CT 扫描诊断支气管扩张的敏感性和特异性分别是 66% 和 92%，由于高分辨 CT（HRCT）弥补了普通 CT 的不足，诊断的敏感性和特异性达到了 90% 以上，现已成为支气管扩张的主要诊断方法。支气管扩张在 HRCT 上的比较特征性的表现包括支气管扩张，支气管管壁增厚，支气管由中心向外周逐渐变细的特点消失。当支气管内径大于相伴行支气管动脉时，可以考虑支气管扩张的诊断。

6. 支气管碘油造影　是诊断支气管扩张的最重要方法，它可以确定支气管扩张的存在，病变的部位、程度和范围，也是考虑是否手术和决定手术范围的不可缺少的材料。支气管造影对于无典型症状的病例和咯血原因的诊断很有意义，也有助于了解坏死性肺炎、肺脓肿、支气管阻塞和支气管异物远端的支气管情况，并可了解有无支气管先天发育异常。但因其为创伤性检查，存在难以重复、造影剂过敏反应、患者难以接受等缺点，现已被 HRCT 所取代。

7. 其他　纤维支气管镜检查，对支气管扩张的诊断价值不大，可明确支气管阻塞或出血的部位。刷检可帮助做病原学诊断。冲洗检查可解除痰栓阻塞及炎性物质的清除，亦可助于鉴别诊断，鼻窦片有助于明确是否合并鼻窦炎。免疫指标测定有助于对免疫缺陷者的诊断。

案例 2-5-1

1. 血常规：WBC 19×10^9/L，N 0.93，L 0.07；红细胞沉降率 45mm/h。

2. 胸部 X 线片：左肺下叶纹理增多、粗乱，网状改变，其中有多个不规则椭圆状透亮阴影，部分阴影中可见液平面。

3. 肺 CT 扫描：左肺下叶多发灶，大小不等类圆形透光影，部分内可见液平面。

【诊断与鉴别诊断】

（一）病史采集和评估

诊断支气管扩张症时应全面采集病史，包括既往史（特别是幼年时下呼吸道感染性疾病的病史）、误吸史、呼吸道症状和全身症状、有害物质接触史等。对于确诊支气管扩张症的患者应记录痰的性状、评估 24 小时痰量、每年因感染导致急性加重次数及抗菌药物使用情况，还应查找支气管扩张病因并评估疾病的严重程度。

（二）诊断

1. 支气管扩张症的诊断 应根据既往病史、临床表现、体征及实验室检查等资料综合分析确定。HRCT 是诊断支气管扩张症的主要手段。当成人出现下述表现时需进行胸部高分辨率 CT 检查，以除外支气管扩张：持续排痰性咳嗽，且年龄较轻，症状持续多年，无吸烟史，每天均咳痰、咯血或痰中有铜绿假单胞菌定植；无法解释的咯血或无痰性咳嗽；"COPD"患者治疗反应不佳，下呼吸道感染不易恢复，反复急性加重或无吸烟史者。

2. 病因诊断 ①继发于下呼吸道感染，如结核、非结核分枝杆菌、百日咳、细菌、病毒及支原体感染等，是我国支气管扩张症最常见的原因，对所有疑诊支气管扩张的患者需仔细询问既往病史；②所有支气管扩张症患者均应评估上呼吸道症状，合并上呼吸道症状可见于纤毛功能异常、体液免疫功能异常、囊性纤维化、黄甲综合征及杨氏综合征（无精子症、支气管扩张、鼻窦炎）；③对于没有明确既往感染病史的患者，需结合病情特点完善相关检查。

支气管扩张应与慢性支气管炎、肺脓肿、肺结核、支气管肺癌、弥漫性泛细支气管炎等相鉴别，除症状体征外，胸部 X 线片、肺 CT 可帮助鉴别。肺炎和肺不张，支气管可有可逆性扩张，经过一段时间可恢复正常，应引起注意。支气管肺曲霉病，肺结核亦可继发引起支气管扩张。先天性支气管扩张与先天性肺囊肿容易混淆，后者无远端肺组织发育不全。

案例 2-5-1

1. 18 年前患过肺炎。

2. 间歇性发热，反复咳嗽、咳脓痰、咯血，进行性加重，乏力，体重下降，抗感染有效。

3. T 39.2℃，呼吸急促，左下肺可闻及水泡音，杵状指（趾）。

4. 白细胞总数增高，中性粒细胞增高，红细胞沉降率增快。

5. 胸部 X 线片：左肺下叶纹理增多，粗乱，可见多个椭圆状透亮阴影，部分可见液平。

6. 肺 CT 扫描：左肺下叶多发大小不等类圆形透光影，部分内可见液平面。

诊断：支气管扩张。

【治疗】

支气管扩张症患者生活质量明显下降，其影响因素包括喘息症状、FEV_1 下降、痰量及是否存在铜绿假单胞菌感染。因此，支气管扩张症的治疗目的：确定并治疗潜在病因以阻止疾病进展，维持或改善肺功能，减少急性加重，减少日间症状和急性加重次数，改善患者的生活质量。支气管扩张症的治疗原则是去除病原，引流痰液，控制感染，处理并发症，有条件者可考虑手术治疗。

（一）物理治疗

物理治疗可促进呼吸道分泌物排出，提高通气的有效性，维持或改善运动耐力，缓解气短、胸痛症状。排痰：有效清除气道分泌物是支气管扩张症患者长期治疗的重要环节，特别是对于慢性咳痰和（或）高分辨率 CT 表现为黏液阻塞者；痰量不多的支气管扩张症患者也应学习排痰技术，以备急性加重时应用。常用排痰技术如下：

（1）体位引流：采用适当的体位，依靠重力的作用促进某一肺叶或肺段中分泌物的引流。胸部 CT 结果有助于选择合适的体位；治疗时可能需要采取多种体位，患者容易疲劳，每日多次治疗一般不易耐受，通常对氧合状态和心率无不良影响；体位引流应在饭前或饭后 1～2 小时内进行；禁忌证：包括无法耐受所需的体位、无力排出分泌物、抗凝治疗、胸廓或脊柱骨折、近期大咯血和严重骨质疏松者。

（2）震动拍击：腕部屈曲，手呈碗形在胸部拍打，或使用机械震动器使聚积的分泌物易于咳出或引流，可与体位引流配合应用。

（3）主动呼吸训练：支气管扩张症患者应练习主动呼吸训练促进排痰。

（4）辅助排痰技术：包括气道湿化（清水雾化）、雾化吸入盐水、短时雾化吸入高张盐水、雾化吸入特布他林及无创通气；祛痰治疗前雾化吸入灭菌用水、生理盐水或临时吸入高张盐水并预先吸入 β_2 受体激动剂，可提高祛痰效果；喘憋患者进行体位引流时可联合应用无创通气；首次吸入高张盐水时，应在吸入前和吸入后 5 分钟测定 FEV_1 或呼气峰流速，以评估有无气道痉挛；气道高反应性患者吸入高张盐水前应预先应用支气管舒张剂。

（5）其他：正压呼气装置通过呼气时产生震荡性正压，防止气道过早闭合，有助于痰液排出，也可采用胸壁高频震荡技术等。

患者可根据自身情况选择单独或联合应用上述祛痰技术，每日 1～2 次，每次持续时间不应超过 20～30 分钟，急性加重期可酌情调整持续时间和频度。吸气肌训练：适用于合并呼吸困难且影响到日常活动的患者。

（二）抗菌药物治疗

支气管扩张症患者出现急性加重合并症状恶化，即咳嗽、痰量增加或性质改变、脓痰增加和（或）喘息、气急、咯血及发热等全身症状时，应考虑应用抗菌药物。仅有黏液脓性或脓性痰液或仅痰培养阳性不是应用抗菌药物的指征。支气管扩张症患者急性加重时的微生物学研究资料很少，估计急性加重一般是由定植菌群引起，60%～80%的稳定期支气管扩张症患者存在潜在致病菌的定植，最常分离出的细菌为流感嗜血杆菌和铜绿假单胞菌。其他革兰阳性菌如肺炎链球菌和金黄色葡萄球菌也可定植患者的下呼吸道。应对支气管扩张症患者定期进行支气管细菌定植状况的评估。痰培养和经支气管镜检查均可用于评估支气管扩张症患者细菌定植状态，两者的评估效果相当。许多支气管扩张症患者频繁应用抗菌药物，易于造成细菌对抗菌药物耐药，且支气管扩张症患者气道细菌定植部位易于形成生物被膜，阻止药物渗透，因此推荐对大多数患者进行痰培养，急性加重期开始抗菌药物治疗前应送痰培养，在等待培养结果时即应开始经验性抗菌药物治疗。

急性加重期初始经验性治疗应针对这些定植菌，根据有无铜绿假单胞菌感染的危险因素：①近期住院；②频繁（每年 4 次以上）或近期（3 个月以内）应用抗生素；③重度气流阻塞（FEV_1＜30%）；④口服糖皮质激素（最近 2 周每日口服泼尼松＞2 周），至少符合上述 4 条中的 2 条及既往细菌培养结果选择抗菌药物。无铜绿假单胞菌感染高危因素的患者应立即经验性使用对流感嗜血杆菌有活性的抗菌药物。对有铜绿假单胞菌感染高危因素的患者，应选择有抗铜绿假单胞菌活性的抗菌药物，还应根据当地药敏试验的监测结果调整用药，并尽可能应用支气管穿透性好且可降低细菌负荷的药物。应及时根据病原体检测及药敏试验结果和治疗反应调整抗菌药物治疗方案，若存在一种以上的病原菌，应尽可能选择能覆盖所有致病菌的抗菌药物。临床疗效欠佳时，需根据药敏试验结果调整抗菌药物，并即刻重新送检痰培养。若因耐药无法单用一种药物，可联合用药，但没有证据表明两种抗菌药物联合治疗对铜绿假单胞菌引起的支气管扩张症急性加重有益。急性加重期不需常规使用抗病毒药物。采用抗菌药物轮换策略有助于减轻细菌耐药，但目前尚无临床证据支持其常规应用。

急性加重期抗菌药物治疗的最佳疗程尚不确定，建议所有急性加重治疗疗程均应为 14 天左右。支气管扩张症稳定期患者长期口服或吸入抗菌药物的效果及其对细菌耐药的影响尚需进一步研究。

（三）咯血的治疗

1. 大咯血的紧急处理　大咯血是支气管扩张症致命的并发症，一次咯血量超过 200ml 或 24 小时咯血量超过 500ml 为大咯血，严重时可导致窒息。预防咯血窒息应视为大咯血治疗的首要措施，大咯血时首先应保证气道通畅，改善氧合状态，稳定血流动力学状态。咯血量少时应安抚患者，缓解其紧张情绪，嘱其患侧卧位休息。出现窒息时采取头低足高呈 45° 的俯卧位，用手取出患者口中的血块，轻拍健侧背部促进气管内的血液排出。若采取上述措施无效时，应迅速进行气管插管，必要时行气管切开。

2. 药物治疗　①垂体后叶素：有"内科止血钳"之称，为治疗大咯血的首选药物，一般静脉注射后 3～5 分钟起效，维持 20～30 分钟。用法：垂体后叶素 5～10U 加 5%葡萄糖注射液 20～40ml，稀释后缓慢静脉注射，约 15 分钟注射完毕，继以 10～20U 加生理盐水或 5%葡萄糖注射液 500ml 稀释后静脉滴注[0.1U/（kg·h）]，出血停止后再继续使用 2～3 天以巩固疗效；因垂体后叶素可使冠状动脉收缩，故支气管扩张伴有冠状动脉粥样硬化性心脏病、高血压、肺源性心脏病、心力衰竭及孕妇均忌用。②促凝血药：为常用的止血药物，可酌情选用抗纤维蛋白溶解药物，如氨基己酸（4～6g＋生理盐水 100ml，15～30 分钟内静脉滴注完毕，维持量 1g/h）或氨甲苯酸（100～200mg 加入 5%葡萄糖注射液或生理盐水 40ml 内静脉注射，2 次/天），或增加毛细血管抵抗力和血小板功能的药物如酚磺乙胺（250～500mg，肌内注射或静脉滴注，2～3 次/天），还可给予巴曲酶1～2kU 静脉注射，5～10 分钟起效，可持续 24 小时。③其他药物：如普鲁卡因 150mg 加生理盐水 30ml 静脉滴注，1～2 次/天，皮内试验阴性（0.25%普鲁卡因溶液 0.1ml 皮内注射）者方可应用；酚妥拉明 5～10mg 以生理盐水 20～40ml 稀释静脉注射，然后以10～20mg 加于生理盐水 500ml 内静脉滴注，不良反应有直立性低血压、恶心、呕吐、心绞痛及心律失常等。

3. 介入治疗或外科手术治疗　支气管动脉栓塞术和（或）手术是大咯血的一线治疗方法：①支气管动脉栓塞术：经支气管动脉造影向病变血管内注入可吸收的明胶海绵行栓塞治疗，对大咯血的治愈率为 90%左右，随访 1 年未复发的患者可达 70%；对于肺结核导致的大咯血，支气管动脉栓塞术后 2周咯血的缓解率为 93%，术后 1 年为 51%，2 年为39%；最常见的并发症为胸痛（34.5%），脊髓损伤发生率及致死率低。②经气管镜止血：大量咯血不止者，可经气管镜确定出血部位后，用浸有稀释肾上腺素的海绵压迫或填塞于出血部位止血，或在局部应用凝血酶或气囊压迫控制出血。③手术：反复大咯血用上述方法无效、对侧肺无活动性病变且肺功能储备尚佳又无禁忌证者，可在明确出血部位的情况下考虑肺切除术。适合肺段切除的人数极少，绝大部分要行肺叶切除。

（四）非抗菌药物治疗

1. 黏液溶解剂　气道黏液高分泌及黏液清除障碍导致黏液潴留是支气管扩张症的特征性改变。吸入高渗药物如高张盐水可增强理疗效果，短期吸入甘露醇则未见明显疗效。急性加重时应用溴己新可促进痰液排出，羧甲半胱氨酸可改善气体陷闭。成人支气管扩张症患者不推荐吸入重组人 DNA 酶。

2. 支气管舒张剂　由于支气管扩张症患者常常合并气流阻塞及气道高反应性，因此经常使用支气管舒张剂，但目前并无确切依据。合并气流阻塞的患者应进行支气管舒张试验评价气道对 β_2 受体激动剂或抗胆碱能药物的反应性，以指导治疗；不推荐常规应用甲基黄嘌呤类药物。

3. 吸入糖皮质激素（简称激素）　吸入激素可拮抗气道慢性炎症，少数随机对照研究结果显示，吸入激素可减少排痰量，改善生活质量，有铜绿假单胞菌定植者改善更明显，但对肺功能及急性加重次数并无影响。目前证据不支持常规使用吸入性激素治疗支气管扩张（合并支气管哮喘者除外）。

（五）手术及并发症的处理

1. 手术　目前大多数支气管扩张症患者应用抗菌药物治疗有效，不需要手术治疗。手术适应证包括：①积极药物治疗仍难以控制症状者；②大咯血危及生命或经药物、介入治疗无效者；③局限性支气管扩张，术后最好能保留 10 个以上肺段。手术的相对禁忌证为非柱状支气管扩张、痰培养绿铜假单胞菌阳性、切除术后残余病变及非局灶性病变。术后并发症的发生率为 10%～19%，老年人并发症的发生率更高，术后病死率＜5%。

2. 无创通气　可改善部分合并慢性呼吸衰竭的支气管扩张症患者的生活质量。长期无创通气治疗可缩短部分患者的住院时间，但尚无确切证据证实其对病死率有影响。

（六）患者教育及管理

同其他慢性气道疾病一样，患者教育及管理也是支气管扩张症治疗的重要环节。对于支气管扩张症患者，教育的主要内容是使其了解支气管扩张的特征并及早发现急性加重，应当提供书面材料向患者解释支气管扩张症这一疾病及感染在急性加重中的作用；病因明确者应向其解释基础疾病及其治疗方法，还应向其介绍支气管扩张症治疗的主要手段，包括排痰技术、药物治疗及控制感染，帮助其及时识别急性加重并及早就医；不建议患者自行服用抗菌药物；还应向其解释痰检的重要性；制订个性化的随访及监测方案。

案例 2-5-1

处方及医师指导：

1. 吸氧，健侧卧位，防止大咯血引起窒息，且利于体位引流排痰。

2. 选择合理抗生素，联合应用。

3. 口服云南白药，静脉应用垂体后叶素及止血药。

4. 禁用拍背、叩击胸部等，以防加重咯血。

5. 选用口服祛痰药。

6. 雾化应用抗生素、祛痰剂。

7. 适当应用退热剂。

8. 适当运动，增强体质。

【预防】

儿童时期下呼吸道感染及肺结核是我国支气管扩张症最常见的病因，因此应积极防治儿童时期下呼吸道感染，积极接种麻疹、百日咳疫苗，预防、治疗肺结核，以预防支气管扩张症的发生。免疫球蛋白缺乏者推荐定期应用免疫球蛋白（每月静脉注射丙种球蛋白 500mg/kg）可预防反复感染。一项随机对照研究结果表明，注射肺炎疫苗可减少急性加重次数，推荐注射多价肺炎疫苗，每年注射流感疫苗预防流感所致的继发性肺部感染。支气管扩张症患者应戒烟，可使用一些免疫调节剂，如卡介菌多糖核酸等，以增强抵抗力，有助于减少呼吸道感染和预防支气管扩张症急性发作。

案例 2-5-1　预防指导建议

1. 好转出院后，继续行物理疗法，体位引流。
2. 加强营养，增强体质，注意保暖，预防感冒。
3. 注意口腔卫生，夜间睡眠一定要刷牙。
4. 避免从事重体力活动。

（许浦生　张　弋）

第六章 肺部感染性疾病

【肺炎概述】

肺炎（pneumonia）是指终末气道、肺泡和肺间质的炎症，可由病原微生物、理化因素、免疫损伤、过敏及药物所致。细菌性肺炎是最常见的肺炎，也是最常见的感染性疾病之一。社区获得性肺炎和医院获得性肺炎年发病率近年有增加的趋势。肺炎病死率门诊患者为1%～5%，住院患者平均为12%，发病率和病死率高与人口老龄化、吸烟、伴有基础疾病和免疫功能低下有关，如COPD、心力衰竭、肿瘤、糖尿病、艾滋病、应用免疫抑制剂和器官移植、病原体变迁、医院获得性肺炎发病率增加、病原学诊断尚困难、不合理使用抗生素会导致细菌耐药性增加。

【分类】

肺炎可按解剖、病因或患病环境加以分类。

（一）解剖分类

1. 大叶性（肺泡性）肺炎 病原体先在肺泡引起炎症，经肺泡间孔（Cohn孔）向其他肺泡扩散，致使部分或整个肺段、肺叶发生炎症改变。胸部X线片显示肺叶或肺段的实变阴影（图2-6-1）。

2. 小叶性（支气管性）肺炎 病原体经支气管入侵，引起细支气管、终末细支气管及肺泡的炎症，常继发于其他疾病。X线片显示为沿肺纹理分布的不规则斑片状阴影，边缘密度浅而模糊，无实变征象。肺下叶常受累（图2-6-2）。

3. 间质性肺炎 以肺间质为主的炎症，可由细菌、支原体、衣原体、病毒或卡氏肺囊虫等引起。累及支气管壁及其周围组织，有肺泡壁增生及间质水肿，因病变仅在肺间质，故呼吸道症状较轻，异常体征较少。X线片通常表现为一侧或双侧肺下部的不规则条索状阴影，从肺门向外伸展，可呈网状，其间可有小片肺不张阴影（图2-6-3）。

（二）病因分类

1. 细菌性肺炎 如肺炎链球菌、金黄色葡萄球菌、甲型溶血性链球菌、肺炎克雷伯杆菌、流感嗜血杆菌、铜绿假单胞菌引起的肺炎等。

2. 非典型病原体所致肺炎 如军团菌、支原体和衣原体等。

3. 病毒性肺炎 如冠状病毒、腺病毒、呼吸道合胞病毒、流感病毒、麻疹病毒、巨细胞病毒、单纯疱疹病毒等所致肺炎。

4. 真菌性肺炎 如白念珠菌、曲霉菌、放线菌、隐球菌等所致肺炎。

5. 其他病原体所致肺炎 如立克次体（如Q热立克次体）、弓形虫（如鼠弓形虫）、原虫（如卡氏肺囊虫）、寄生虫（如肺包虫、肺吸虫、肺血吸虫）等所致肺炎。

6. 理化因素所致的肺炎 如放射性损伤引起的放射性肺炎、胃酸吸入引起的化学性肺炎等。

（三）患病环境分类

1. 社区获得性肺炎（community acquired pneumonia，CAP） 是指在医院外罹患的感染性肺实质炎症，包括具有明确潜伏期的病原体感染而在入院后平均潜伏期内发病的肺炎。

2. 医院获得性肺炎（hospital acquired pneumonia，HAP） 亦称医院内肺炎（nosocomial pneumonia，NP），是指患者入院时不存在、也不处于潜伏期，而于入院48小时后在医院内发生的肺炎。

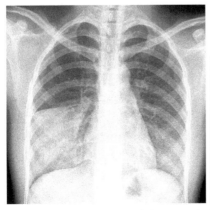
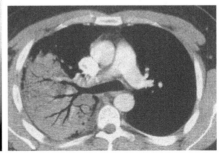

图2-6-1 大叶性肺炎X线片

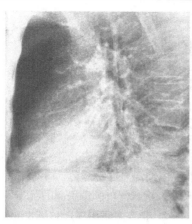
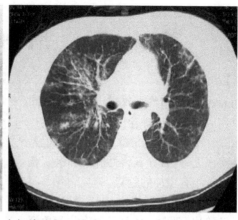

图 2-6-2 　支气管肺炎 X 线片

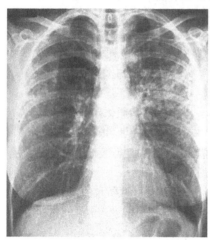
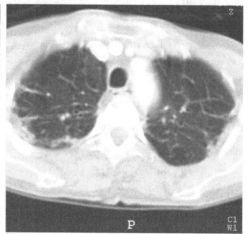

图 2-6-3 　间质性肺炎 X 线片

【鉴别诊断】

1. 肺结核 多起病缓，有全身中毒症状，低热或午后低热、倦怠、乏力、盗汗、体重下降、月经不调或闭经、咳嗽、吐白黏痰，有时咯血。病变多发生在肺上叶的尖后段、下叶的背段和后基底段，多形态、密度不匀，浸润、增殖、干酪、纤维化、钙化病变可同时存在，有的可发生肺内播散或形成空洞，痰可查到结核分枝杆菌。本病按一般肺炎治疗无效。

2. 肺血栓栓塞症 是以各种栓子阻塞肺动脉或其分支为发病原因的疾患，包括血栓、脂肪栓、羊水栓、空气栓等。肺血栓栓塞多有静脉血栓的危险因素，如血栓性静脉炎、手术、创伤、心肺疾患等，常见的症状有呼吸困难、胸痛、咯血、晕厥、心悸等，X 线片见区域性肺血管纹理减少，有时可见尖端指向肺门的楔形阴影。血气分析为低氧血症和低碳酸血症。测D-二聚体、CT、放射性核素肺通气/血流灌注显像、磁共振成像、肺动脉造影可明确诊断。

3. 肺癌 早期多无症状，无结核全身中毒症状，如气管受压或阻塞，可有阻塞性肺炎的表现，经治疗好转后，可在同一部位再次发生肺炎，部分患者由于

阻塞严重，肺炎难以治疗消散。可有刺激性干咳、痰带血丝或咯血、消瘦等症状。定期体格检查可早期发现。对不能明确诊断者，可行 CT、纤维支气管镜活检、肺活检穿刺、痰脱落细胞学检查等。

第一节　细菌性肺炎

案例 2-6-1

患者，男，28 岁，因"寒战、高热、咳嗽、呼吸困难、四肢厥冷 4 天"入院。

患者于 4 天前受凉后突然出现寒战、高热，体温 40.2℃，伴咳痰、胸痛、咳暗红色血性痰，且逐渐加重，呼吸困难、烦躁、四肢厥冷、出汗而入院。以往体健，无重要病史。

体格检查：急性热病容，T 39.6℃，P 120 次/分，R 28 次/分，BP 75/41mmHg。神志恍惚，烦躁不安，对提出的问题不能正确回答，口唇发绀，四肢冰凉。右肺下叶叩诊浊音，语颤增强，可听到支气管呼吸音，心律齐，心脏各瓣膜听诊区未闻及杂音，HR 120 次/分，腹软，无压痛，肝脾未触及，双下肢无水肿，指端发绀。

实验室检查：血常规：WBC 15.0×10^9/L，N 0.92，L 0.08。X线片示：右肺可见大片状致密阴影。

问题：

1. 根据病史、体征和辅助检查，诊断及诊断根据是什么？

2. 入院应该对患者做什么检查？

3. 下一步需如何检查确诊？

4. 目前应如何处理？

一、肺炎球菌肺炎

肺炎球菌肺炎（pneumococcal pneumonia）是由肺炎链球菌（streptococcus pneumoniae）引起的急性肺部炎症，为院外感染的细菌性肺炎中最常见的一种。肺炎链球菌为革兰氏阳性球菌，常寄生于正常人的呼吸道，尤其是在冬春季节呼吸道疾病流行期间，带菌率可达40%～70%，但仅在呼吸道防御功能受到损害或全身抵抗力削弱才致病。肺炎链球菌肺炎多发于冬春季，常与呼吸道病毒感染相伴行，见于身体健康的青壮年或老年及婴幼儿，男性较多，其诱因如上呼吸道感染、受寒、饥饿、疲劳、醉酒、吸入有害气体、外科手术、昏迷、肿瘤、心力衰竭、长期卧床等。细菌侵入肺泡引起充血、水肿和渗出，随炎症渗液经肺泡间孔或呼吸性细支气管向邻近肺组织蔓延，累及整个肺叶，典型者表现为大叶性肺炎，近年来典型者少见。

【临床特点】

本病起病急，先有寒战，继之高热，可达39～40℃，多呈稽留热。数小时内即有明显呼吸道症状，早期为干咳，渐有少量黏痰或脓性黏痰，典型者咳铁锈色痰。累及胸膜有胸痛，如为下叶肺炎可累及膈胸膜，疼痛放射至上腹部，易误诊为急腹症。少数病例出现恶心、呕吐等上消化道症状。严重感染可发生周围循环衰竭，甚至起病时即表现休克。患者早期肺部无明显异常体征，严重者可有急性病容，呼吸急促及肺实变体征和湿啰音，累及胸膜时可听到胸膜摩擦音，或有少量胸腔积液。白细胞总数增多及中性粒细胞核左移，可见中毒性颗粒，年老体弱、免疫力低下者，可因反应力差，白细胞总数不高，但中性百分比增高。白细胞总数减少者预后差。痰涂片可见革兰氏阳性成对的球菌，在白细胞内者对诊断意义较大，培养可确定菌属。胸部X线检查，早期仅见纹理增多或淡薄、均匀阴影。典型者为大叶性、肺段或亚肺段分布的均匀密度增高阴影。累及胸膜时可有胸腔积液。经有效治疗，2周内迅速消散，老年人消散较慢。并发症尚不多见，如病程延长、治疗过程中又出现体温升高、白细胞持续上升时，应考虑有并发症的可能，如脓胸、脑膜炎、心肌炎、败血症等，严重者可并发感染性休克（图2-6-4）。

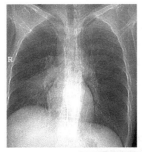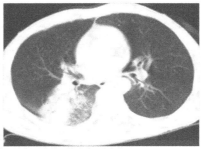

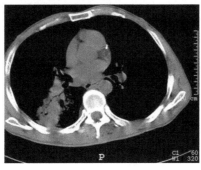

图2-6-4　右肺肺炎X线片、CT片

案例 2-6-1

1. 痰细菌培养结果为肺炎球菌。

2. X线片、CT示右肺大叶性肺炎。

【治疗】

（一）一般治疗

一般治疗为卧床休息，进食易消化饮食，补充足够热量和蛋白质。高热患者宜用物理降温，必要时可用退热剂，注意补充水分，根据病情决定补液的量和种类。一般不用镇咳剂，宜给予祛痰止咳药如氯化铵或棕色合剂等。老年人或慢性阻塞性肺疾病患者应注意呼吸道通畅，必要时配合应用支气管扩张剂，缓解支气管痉挛，以利于痰液排出。缺氧者给予吸氧。

（二）抗生素的应用

本病一经诊断，经痰涂片初筛选，不必等待细菌培养结果，可用抗生素治疗。青霉素仍是治疗肺炎球菌肺炎首选药。用药途径视病情轻重和有无并发症而定。一般剂量为 480 万～800 万 U/d 静脉注射，病情稍重者，可用至 1000 万～3000 万 U/d，分次静脉滴注。对青霉素过敏者可用红霉素 1.2～1.8g/d，分次静脉滴注。也可用林可霉素或克林霉素 1.8～2.4g/d，静脉滴注，重症者还可用头孢菌素如头孢唑啉 4～6g/d、头孢拉定 4～6g/d 等静脉滴注。

近年来耐青霉素肺炎链球菌株的报道不断增多，且颇受关注，MIC≥0.1～1.0mg/L 者为中度耐药，MIC≥2.0mg/L 则为高度耐药，一般认为，中度耐青霉素肺炎链球菌感染者对青霉素或氨苄西林仍有效。高度耐青霉素肺炎链球菌感染者可选用头孢曲松，每日 1 次，1～2g，静脉滴注，或头孢噻肟静脉滴注，重症者（如并发脑膜炎者）可用亚胺培南或万古霉素加三代头孢菌素。

（三）并发感染性休克的处理

1. 补充血容量　一般静脉滴注低分子右旋糖酐和平衡盐液补充血容量，维持收缩压在 90～100mmHg、脉压>30mmHg 和适当尿排出量（>30ml/h），若有条件检测中心静脉压，维持其在 5～10cmH$_2$O（0.59～0.98kPa）为宜。

2. 血管活性药物的应用　输液中可加入适量的血管活性药物，血管活性药物有缩血管和扩血管两类。以使用血管扩张药为主，常用药物：多巴胺、间羟胺、卞胺唑啉、去甲肾上腺素、山莨菪碱等。

3. 控制感染　迅速、积极地控制感染是治疗肺炎并感染性休克的重要环节。抗生素选用原则：有效、强力及联合静脉给药，最好根据病菌的药敏试验结果选用抗生素。

4. 糖皮质激素的应用　对病情严重、中毒症状明显或经上述处理血压仍不回升时，在应用强有力抗生素前提下，可给予氢化可的松 100～200mg 或地塞米松 5～10mg 静脉滴注，病情好转迅速停药。

5. 纠正水、电解质和酸碱失衡　治疗过程中应密切检测酸碱和电解质变化，如发现失衡应及时

纠正。

6. 处理并发症　应保护心、脑、肾功能，及时处理并发症，防止多器官功能衰竭。

案例 2-6-1

1. 本病并发感染性休克。
2. 处理原则：

（1）补充血容量，一般先输低分子右旋糖酐或平衡盐液以维持有效血容量，减低血液黏稠度，预防血管内凝血。

（2）血管活性药物的应用，输液中加入适量血管活性药物防止心输出量下降，致使组织血液灌注减少。故在补充血容量的情况下，应用血管扩张剂能改善微循环。

（3）当休克并发肾衰竭时，可用利尿剂，合并心力衰竭时酌情用强心剂。

（4）控制感染，加大青霉素剂量，静脉滴注，亦可用头孢唑啉，或 2 种广谱抗生素联合应用。

（5）糖皮质激素的应用，对病情严重患者，抗生素和血管活性药仍不能控制时，可静脉滴注氢化可的松或地塞米松。

（6）纠正水、电解质和酸碱紊乱，要随时监测并纠正钾、钠和氯离子紊乱及酸、碱失衡。有代谢性酸中毒时，给予碱性药物。

（7）保护重要器官功能，防止器官功能衰竭。

二、葡萄球菌肺炎

葡萄球菌肺炎（staphylococcal pneumonia）是主要由金黄色葡萄球菌引起的肺部急性化脓性炎症，起病急，病情严重，病死率高，其发病率近年有所增加。葡萄球菌为革兰氏阳性菌，主要分为金黄色葡萄球菌和表面葡萄球菌两种。医院内金葡菌对青霉毒耐药率高达 90% 以上，耐甲氧西林金葡萄和耐甲氧西林凝固酶阴性葡萄球菌（MR-SA 和 MRSCN）亦在增加。金黄色葡萄球菌肺炎分原发（吸入）性与继发（血源）性两类。前者经呼吸道感染，成人多发生于体弱、免疫缺陷、呼吸道传染病、糖尿病、艾滋病、肝病、肺囊性纤维化，以及应用激素、抗癌药物及其他免疫抑制剂治疗者。后者常来自皮肤疖肿、创口感染等，经血液播散至肺，有时原发灶不明。主要病理变化为化脓性炎症，有单个或多发性脓肿，累及胸膜并发脓胸或脓气胸。

【临床特点】

本病临床表现与肺炎球菌肺炎较为相似。但起病更急，全身中毒症状更重，持续时间更长，呼吸困难、咳嗽，胸痛进行性加重，咳粉红色乳样或脓性痰。常

有末梢循环衰竭、休克表现。肺部体征较少，可闻及呼吸音减低或湿啰音，如并发脓胸和气胸者则出现相应的体征。血白细胞计数明显增加，中性粒细胞比例增高，核左移，有中毒性颗粒。痰涂片革兰氏染色可见大量成堆的葡萄球菌和脓细胞，白细胞内发现球菌有诊断意义，痰培养有助诊断，血源性感染者血培养半数可呈阳性。X线、CT检查，原发性感染者早期呈大片絮状、浓淡不匀的阴影，可成节段或大叶分布，亦有呈小叶样浸润，病变短期内变化很大，出现空洞或蜂窝状透亮区，或在阴影周围出现大小不等气肿大疱。血源性感染者多呈两肺多发斑片状或团块状阴影及多发性小的液体空洞。

【治疗】

（一）抗生素的应用

早期选用敏感抗生素是取得良好疗效的关键，对于敏感菌仍可使用青霉素，剂量往往大于常规量，由于耐青霉素的菌株增多，因此，一般认为应选用耐β-内酰胺的半合成青霉素如苯唑西林或氯唑西林6～12g/d，分次静脉滴注；亦可用头孢噻吩4～6g/d，分次静脉给药。对青霉素过敏者可选用红霉素1.2～1.8g/d或克林霉素1.8～2.4g/d，氨基糖苷类如阿米卡星0.4～0.8g/d等分次给药，氟喹诺酮类抗生素也有较好的疗效。严重感染者应联合用药。

MRSA及CN-MRSA引起的肺炎则宜选用万古霉素，1～2g/d，静脉滴注，国产去甲万古霉素与万古霉素作用相似，亦可选用。严重病例或单用该药治疗效果不够满意者应加用利福平、磷霉素和氨基糖苷类抗生素等。

（二）并发症治疗

并发脓胸时应彻底引流，并发脑膜炎时需加大苯唑西林或氯唑西林用量，为12g/d；由于这两种抗生素透过血脑屏障较差，严重病例宜选用万古霉素和利福平等。

（三）对症支持治疗

对症支持治疗包括给氧、保暖、保持呼吸道的湿化和通畅，同时应保护心、脑、肾功能，防止多器官功能衰竭。

三、化脓性链球菌肺炎

化脓性链球菌肺炎主要是由A族链球菌（group A streptococci）引起的肺部急性炎症，多为内源性感染，传染源为带菌者本身，机体抵抗力降低时，呼吸道吸入含菌分泌物而感染。本病主要发病对象为儿童和老年体弱者，免疫缺陷者易感，常为麻疹、百日咳、流行性感冒后的并发症，好发于冬季。主要病理变化为支气管周围的肺实质炎症，发生水肿、实变，可有肺组织坏死和脓肿形成，也可出现肺气囊肿，累及胸膜可合并脓胸。

【临床特点】

本病起病急，寒战、高热、咳嗽、咳痰，痰呈脓性、血性或粉红色，多较稀薄，常有胸痛、呼吸困难。肺部体征可有双侧下肺呼吸音减弱及湿啰音，合并胸膜腔积液者可出现相应的体征。X线检查表现为受累部位支气管周围出现不规则片状或斑点状模糊阴影，可有小块肺实变区伴小脓肿或肺不张。血白细胞计数增加，中性粒细胞百分比增高，核左移，可见中毒颗粒。痰涂片可见大量的中性粒细胞和成对或链状排列的革兰氏阳性球菌。痰培养分离出致病菌即可确诊。

【治疗】

（一）抗生素的应用

体外药敏试验至今尚未发现青霉素耐药株，故化脓性链球菌肺炎首选青霉素治疗，一般每日480万～800万U静脉注射。重症患者，可加大青霉素剂量静脉滴注，疗程不少于2周。对青霉素过敏者可选用克林霉素1.8～2.4g/d，或红霉素1.2～1.8g/d，分次静脉滴注。对上述药物不能耐受者可考虑用头孢菌素类抗生素。

（二）对症支持治疗

对症支持治疗包括给氧、保暖、保持呼吸道的湿化和通畅，同时应保护心、肺、肾功能。

四、肺炎克雷伯菌肺炎

肺炎克雷伯杆菌（Klebsiella pneumoniae），又称肺炎杆菌，是引起肺炎最多的革兰氏阴性杆菌，其所致肺炎占细菌性肺炎的1%～5%，平均为2%，在社区获得性和医院获得性革兰氏阴性杆菌肺炎中分别占18%～64%和30%。肺炎杆菌肺炎的病死率较高，为20%～50%。肺炎杆菌为条件致病菌，据调查2%～25%正常人上呼吸道可有本菌定植，老年、住院、慢性肺部疾病、抗生素大量使用者，口咽部细菌检出率和分泌物中浓度均明显增加。机体免疫功能下降如较长期使用激素和免疫抑制剂，严重疾病包括糖尿病、慢性肝病、尿毒症、晚期癌肿，创伤性检查、创伤性治疗可成为肺炎杆菌的易感因素。

【临床特点】

本病起病突然，部分患者发病前有上呼吸道感染症状，好发于冬季，但近年来季节差别已不明显。主要临床表现为寒战、发热、咳嗽、咳痰、呼吸困难等。早期全身衰竭较常见。痰液无臭，黏稠，痰量中等。血液和黏液混合成砖红色痰、红棕色胶冻状痰被认为是肺炎杆菌的一项特征，但临床上并不多见。亦有咳铁锈色痰或痰带血丝，或伴明显咯血。

体检患者呈急性病容，常有呼吸困难甚至发绀，严重者可有全身衰竭、休克、黄疸。肺部检查可于相应部位发现实变体征，触觉语颤和语音传导增强，可有支气管样或支气管肺泡呼吸音。湿啰音常见。实验室检查有白细胞和中性粒细胞增多，核左移；白细胞减少者预后差。痰培养可有肺炎杆菌生长，但由于一般人群的口咽部也可有较高的肺炎杆菌携带率，仅普通痰培养所分离的细菌不能区分肺炎的病原菌或口咽部定植菌。

X线表现包括大叶实变、小叶浸润和脓肿形成。大叶实变多位于右上叶，约半数的社区获得性肺炎杆菌肺炎的小叶浸润病变可累及多个肺叶，16%～50%伴肺脓肿形成。

【治疗】

（一）一般治疗

一般治疗为卧床休息，保持气道通畅、祛痰、止咳，给氧，纠正水、电解质和酸碱失衡，补充营养等。

（二）抗生素治疗

早期使用有效抗生素是治愈的关键。抗生素时代之前，肺炎杆菌的病死率高达51%～97%；在抗生素治疗下，病死率已有明显下降。但由于肺炎杆菌耐药率较高，病死率为20%左右。可选用第二和第三代头孢菌素，广谱菌素，氨基糖苷类抗生素，氟喹诺酮类及其他如亚胺培南和氨曲南等。近年来多用阿米卡星，用量为0.4～0.6g/d，静脉注射，1次给药，可减少肾脏毒性。头孢菌素可用第二代头孢菌素如头孢呋辛、头孢孟多、头孢西丁等。广谱青霉素如哌拉西林、替卡西林及与酶抑制剂混合的复合制剂对肺炎杆菌有较好的治疗效果。通常剂量为4～6g/d，分2～4次静脉滴注。对重症感染可采用β-内酰胺类抗生素与氨基糖苷类联合使用。对多重耐药菌感染、难治性感染，除第三代头孢菌素外，也可试用亚胺培南或氟喹诺酮类的环丙沙星、氧氟沙星或氨曲南等。

五、军团菌肺炎

军团菌肺炎（legionnaires pneumonia）是指由军团杆菌引起的细菌性肺炎。我国于1982年在南京发现首例患者以来，发病例数日益增多。

军团菌肺炎夏末秋初为高发季节，男性多于女性，任何年龄人群均可发。孕妇、老年人、器官移植、免疫抑制剂治疗、长期住院，以及免疫功能低下的慢性阻塞性肺疾病患者为好发人群。暴发流行多见于医院和旅馆等公共场所。本病病死率为5%。军团杆菌为革兰氏染色阴性菌。

【临床特点】

本病系全身性疾病，临床表现多样，轻者仅有流感样症状（又称庞蒂亚克热），重者则表现为以肺部感染为主的全身多脏器损害。典型患者常为亚急性发病，初为疲乏，软弱无力，肌痛、食欲缺乏和畏寒发热。上呼吸道症状较轻，1～2天后症状加重，出现高热、寒战、头痛、胸痛，继而咳嗽加剧，咳黏痰，痰中可带少量血丝或血痰。早期消化道症状明显。神经系统症状也较为常见。部分患者可出现关节痛和肌痛。

体征主要表现为热病容，体温升高，相对缓脉，早期肺部可闻湿啰音，部分可闻及哮鸣音。可有少量胸腔积液，随着肺部炎症的发展，可出现肺实变体征，严重者可出现明显呼吸困难和发绀。

可出现以下并发症：心脏病合并症、急性肾衰竭、休克和DIC、闭塞性细支气管炎（BO）或闭塞性细支气管炎伴机化性肺炎（BOOP）。X线主要表现为片状肺泡浸润，少数患者早期也可见到间质浸润。病变继续发展，邻近肺叶受累，并可累及到对侧。出现空洞和肺脓肿改变。可有少量胸腔积液。

实验室检查白细胞计数中度升高，中性粒细胞比例增高，红细胞沉降率明显增快，严重者血小板减少。约1/2患者出现肾功能损害。肝功能损害主要表现为转氨酶轻度升高。电解质紊乱主要表现为低钠、低钙、低磷，低钠血症最为突出。

由于军团菌生长条件要求严格，虽然细菌培养是军团菌肺炎最可靠的诊断方法，但仍无法满足临床诊断的需要。直接荧光抗体法（DFA）检测细菌抗原，有利于早期诊断，但应注意交叉反应。基因探针采用分子杂交技术在分子水平监测军团菌，具有简便、快捷、特异的优点。血清特异性抗体检测主要有间接免疫荧光（IFA）、ELISA、微量凝集试验与试管凝集试验，可用于临床诊断及流行病学调查。

【治疗】

（一）抗生素治疗

军团菌肺炎的经典治疗主要是红霉素，2～4g/d。阿奇霉素是非常值得推崇的大环内酯类药物。喹诺酮类抗生素如司帕沙星和曲发沙星的抗菌活性最强，环丙沙星、左氧沙星、氧氟沙星和洛美沙星次之，帕氟沙星最弱。但所有喹诺酮类药物的药敏实验表明均具有良好的抗菌活性和较低 MICs。环丙沙星 400m/d，左氧沙星 500mg/d，氧氟沙星 400～800mg/d，培氟沙星 800mg/d，司帕沙星第 1 天 400mg，此后 200mg/d。利福平是一种对细胞内和细胞外军团菌均具有明显抗菌效应的药物。由于利福平可产生耐药性，因此临床上不推荐单药治疗。红霉素和利福平具有协同效应。在使用环丙沙星时加入红霉素，或利福平加环丙沙星也可观察到同样的协同效应。

（二）对症治疗和积极治疗并发症

及时纠正低钠血症、休克、呼吸衰竭、DIC 等，渗出性胸膜炎可穿刺引流。急性肾衰竭时应做血液透析治疗。

六、肠球菌肺炎

肠球菌肺炎系肠球菌（enterococcus）引起的急性肺化脓性炎症，在细菌性肺炎中占少数，多为院内感染。肠球菌为革兰氏阳性菌，系人类消化道正常菌群，一般情况不致病。感染主要发生于机体免疫低下的患者中，如恶性肿瘤、器官移植、免疫抑制，以及心、肺、肝、肾疾病的患者。鼻饲营养及机械通气等治疗时，则可能引起肠球菌肺炎。侵入性操作和广泛使用广谱抗生素与肠球菌的感染密切相关。

【临床特点】

本病临床表现与一般化脓菌所致肺炎无多大区别，可有发热、咳嗽、咳脓痰、胸痛、气急等。体征为肺炎之实变体征。少数患者可合并肠球菌败血症、休克和弥散性血管内凝血，胸片检查可见斑片状密度增高影或大叶性密度增高影。血常规检查白细胞计数和中性分类多升高。合并菌血症或败血症时血细胞培养可阳性。只有依靠防污染毛刷经纤维支气管镜下呼吸道取材或进行支气管肺泡灌洗，取灌洗液作细菌定量培养及鉴定才能确诊。

【治疗】

（一）抗生素的应用

肠球菌对许多抗生素有天然或固有耐药性，给临床选用抗菌药物带来很大困难，青霉素与氨基糖苷类抗生素联合应用具有协同作用。粪肠球菌感染者，敏感菌可选用青霉素加庆大霉素，或氨苄西林加庆大霉素治疗，也可选用万古霉素加庆大霉素治疗。肠球菌的耐药性逐渐增加，且出现了多重耐药，因此，有效抗菌药物的选用最终应根据细菌培养、药敏试验结果及临床治疗效果的观察进行。

（二）对症支持治疗

对症支持治疗为吸氧、保暖、保持呼吸道的湿化和通畅，同时应保护心、脑、肾功能。

七、大肠埃希菌肺炎

大肠埃希菌（escherichia coli，简称大肠杆菌）肺炎近年来明显增加，是引起社区获得性革兰氏阴性杆菌肺炎的仅次于肺炎克雷伯杆菌的第二位常见病原菌，占革兰氏阴性杆菌肺炎的 12%～45%，也是医院获得性肺炎的主要病原菌之一，占革兰氏阴性杆菌肺炎的 9.0%～15.0%。该菌为肠道正常菌群，人和动物粪便中大量存在，广泛分布于自然界。对热抵抗力较强，可受药物和其他菌群的抑制，大肠杆菌产超广谱 β-内酰胺酶（ESBLS）的比例迅速增加，国外报道 ESBLS 的产生率为 2.2%～28%，国内为 5%～32.4%。

【临床特点】

本病临床表现与一般急性肺炎相似，可表现为寒战、发热、咳嗽、咳痰、胸痛、发绀及呼吸困难等。痰常为黏稠或脓性，可有腥臭味。部分病例伴肠胃道症状如恶心、呕吐、腹痛、腹泻。严重病例可有嗜睡等意识障碍和末梢循环障碍。肺部体征可有双下肺呼吸音减低并有湿啰音，肺部实变体征少见。40%患者可伴发脓胸并可见相应体征。实验室检查示外周血白细胞和中性粒细胞增多，核左移。痰、胸腔积液、血液甚至尿等多种标本可培养分离出大肠杆菌。X 线片表现为多叶弥漫性斑片状浸润阴影，以两下肺为主，偶有实变征象，常可发现中等大小的脓腔形成和胸腔积液。

【治疗】

（一）一般治疗

一般治疗为止咳、祛痰、止痛、止血，适量补充液体，维持水、电解质和酸碱平衡。注意保暖，保证休息，进食足够营养和易消化的食物。缺氧时给予氧疗。积极处理原发病和基础疾病。

（二）抗生素治疗

根据病情轻重不同和耐药情况等不完全相同，故应根据具体情况选用适当药物，合理用药。

1. β-内酰胺类　头孢菌素或广谱青霉素联合氨基糖苷类抗生素是治疗大肠杆菌肺炎的常用治疗方案。头孢唑啉、头孢拉定及第二代的头孢呋辛应用较多，近年来耐药比例迅速增加。第三代头孢菌素如头孢噻肟（2～12g/d）、头孢哌酮（2～8g/d）、头孢他啶（2～6g/d）等，对重症感染、难治性感染等很有必要，可单用或与其他药物合用。哌拉西林及与酶抑制剂的混合的复合制剂如氨苄西林＋舒巴坦钠（6～12g/d）、哌拉西林＋他唑坦钠（13.5g/d）等对大肠杆菌及其他革兰氏阴性杆菌有较好的杀菌作用，可以应用。对医院获得性难治性感染亦可选用亚胺培南（1.5～4g/d）及氨曲南（1.5～6g/d）。

2. 氨基糖苷类　庆大霉素[3～5mg/（kg·d）]、妥布霉素[3～5mg/（kg·d）]、阿米卡星[15mg/（kg·d）]及奈替米星[4～6mg/（kg·d）]等均可用于大肠杆菌肺炎的治疗，可作首选联合用药之一，主张每日一次用药，老年人减量。

3. 喹诺酮类　环丙沙星（0.2～0.4g/d）、氧氟沙星（0.2～0.4g/d）、左旋氧氟沙星（0.2～0.4g/d）、司帕沙星（0.2g/d）等对大肠杆菌有强大的抗菌作用，对医院获得性或耐药菌引起的大肠杆菌肺炎是比较理想的选用药物。

（三）并发症治疗

对发生肺脓肿、胸腔积液或脓胸的患者应加大抗生素的剂量和疗程，脓胸形成者应进行引流，抗生素胸腔内注射，防胸膜增厚及粘连。并发休克、心肺功能不全者，应给予相应处理。

八、变形杆菌肺炎

变形杆菌属（proteus）为肠杆菌科，为条件致病菌，可引起泌尿道感染、肺炎、败血症和伤口感染。变形杆菌肺炎多继发于一些原发疾病，如糖尿病、慢性肺部疾病、肾脏疾病等。在医院获得性肺炎中发生率为 3.5%～4.5%。医务人员的手部和器械是常见的传播方式。变形杆菌肺炎属机会性、继发性感染，主要为院内获得性感染，以老年男性为主，好发于有慢性肺部疾病、酒精中毒、肾脏病、糖尿病的个体，其他易患因素包括长期应用抗生素、糖皮质激素、免疫抑制剂等，另外，机械通气、ICU 病房长期居留亦是易感因素。

【临床特点】

本病临床表现缺乏特异性，与多数肠杆菌科细菌性肺炎的表现类似，表现为寒战、发热（体温可达40℃）、咳嗽加剧、咳痰、胸痛、呼吸困难，可伴有神经系统症状。部分患者可以神经系统症状为首发表现。体检除一般全身体征外，可发现肺实变体征，大多数患者可闻及管状呼吸音。血液常规检查有明显的白细胞总数升高，可见核左移现象，偶有贫血。痰培养是确诊变形杆菌的主要依据。可用纤维支气管镜辅助取痰，结合革兰染色。培养基上迁徙生长现象和生化反应可鉴定。胸部 X 线检查缺乏特异性。血源性变形杆菌肺炎病变可发生于多个肺叶，吸入性者病变多发生于上叶后段或下叶背段。部分患者有受累肺叶的容积缩小，致气管偏移。多发脓腔多见，也可呈支气管肺炎表现。

【治疗】

（一）一般治疗

一般治疗为保持呼吸道通畅，氧气吸入，给予足够的营养和液体，以保持机体处于安全和稳定状态。及时治疗原发病，如慢性肺部疾病、糖尿病、酒精中毒和肾脏病等。

（二）抗生素治疗

目前主张选用针对革兰氏阴性杆菌的第三代头孢菌素，或与氨基糖苷类抗生素合用。常用药物头孢曲松，2～4g/d；头孢他啶，2～6g/d，疗程为 7～10天。氨基糖苷类，最常使用的为阿米卡星，剂量为0.4g/d，疗程为 10～14 天，但对有肾脏功能不全者或老年人应注意毒副作用，可与第三代头孢菌素合用。对头孢菌素和氨基糖苷类抗生素反应不佳时可选用喹诺酮类抗生素，静脉应用如环丙沙星（0.2～0.4g/d）、氧氟沙星（0.2～0.4g/d）、左旋氧氟沙星（0.2～0.4g/d）、司帕沙星（0.2g/d）疗程为 7～10 天。

九、铜绿假单胞菌肺炎

铜绿假单胞菌（pseudomonas aeruginosa）又称绿脓杆菌，属于革兰氏阴性非发酵菌群，假单胞菌属。在自然界广泛分布，亦常寄居于正常人呼吸道、胃肠道、皮肤等处。在医院环境中的医疗设备，如各种导管、人工呼吸器、湿化器、雾化器、床头柜、被褥、水龙头等均可分离到。其生物学特点是毒力强，但侵入力弱。通常在机体防御能力下降时致病，是院内感染的常见的条件致病菌之一。近年来，发病率有明显的增加，在医院获得性肺炎中占 10%～30%。铜绿假单胞菌肺炎占总的医院获得性肺炎的 34%，在 ICU中，尤其是气管插管或切开 72 小时后发生的呼吸机相关肺炎，铜绿假单胞菌占 50%左右，已成为最常见的病原菌。在社区获得性肺炎中，铜绿假单胞菌感染比较少见。

【临床特点】

本病临床表现与其他肺炎相似，无特征性的临床表现，好发于易感人群。可以是急性起病或慢性反复感染。急性起病者，常表现为重症肺炎，全身症状明显，寒战、高热、疲乏、呼吸困难、常有败血症样或休克表现。慢性反复感染者，如化脓性支气管扩张急性加重，常表现为咳嗽、咳黄脓痰和气促增加，但全身症状可不明显，仅有部分患者出现发热、疲乏、胃纳差等症状。痰呈绿色和特殊的臭味。但个别病例可完全没有上述特征。体征与其他类型的肺炎相似。

胸部 X 线片表现以支气管肺炎型（多为两下

肺）为常见，亦可表现为局部实变型和肺脓肿型。治疗不及时者易形成多发性的小脓肿，最终形成片状的机化性肺炎。痰培养是最常见的诊断方法。应用自动细菌培养诊断仪可缩短检验的时间，在24～36小时内获得鉴定和药敏试验的结果。血培养、胸腔积液培养结果有确诊意义。免疫学检查包括血清铜绿假单胞菌凝集试验、痰免疫荧光抗体染色法诊断铜绿假单胞菌肺部感染，其临床应用的价值有待进一步研究。

【治疗】

（一）一般治疗

一般治疗为保持气道和痰液引流的通畅，提高机体免疫能力等。气道通畅和痰液引流对提高疗效非常重要。

（二）抗生素治疗

本病治疗的原则是早期、足量、联合、足疗程。首选半合成青霉素类（如哌拉西林）、第三代头孢菌素类（如头孢拉定）、或碳青霉烯类（如亚胺培南）。也可选用氟喹诺酮类（如环丙沙星、左旋氧氟沙星）、单环类（如氨曲南）、第四代头孢菌素（如头孢吡肟）、氨基糖苷类（如妥布霉素、阿米卡星）、头孢哌酮与舒巴坦或替卡西林与棒酸合剂等。

按病情的需要和具体情况来选用药物和治疗方案。目前，对铜绿假单细胞菌治疗药物虽然较多，但耐药菌株也不断增多。而且容易出现继发性耐药，在ICU的患者中显得尤为突出，给治疗带来困难。

药物应用时，动态监测细菌学和耐药性的变迁，以便及时调整用药。应用β-内酰胺类药物时应使用较大的剂量。治疗失败，需调整药物时，应选用交叉耐药率低的药物。联合应用氨基糖苷类通常有协同或加和作用，但不宜单独应用。氟诺喹酮类品种较多，但存在明显的交叉耐药。

第二节　非典型病原体所致肺炎

> **案例 2-6-2**
>
> 患者，男，19 岁，因"发热、干咳 5 天，伴咳痰 3 天"入院。
>
> 患者于 5 天前无明显诱因出现发热，体温37.8℃，无发冷，无寒战，同时服"头孢氨苄"4天，未见明显好转。且体温有上升，达38.6℃，咳嗽加重，并咳少许白色黏痰，偶有痰中带血丝，无关节疼痛，来我院就诊入院。
>
> 体格检查：T38.2℃，P96 次/分，R 18 次/分，BP 115/80mmHg。面部略潮红，口唇无发绀。双

肺呼吸音略粗，右肺下可闻及少许小水泡音。

> 辅助检查：胸片结果显示右侧中下肺野可见大小不等的片状密度增高阴影，边界不清。
>
> **问题：**
>
> 1. 该患者有何临床特点？可能的致病病原体是什么？
>
> 2. 应作哪些相关性检查？
>
> 3. 在未确立病原学诊断前，应选用的药物是什么？

一、肺炎支原体肺炎

支原体肺炎（mycoplasmal pneumonia）是由肺炎支原体（mycoplasma pneumoniae，MP）所引起的呼吸道和肺部的急性炎症改变。肺炎支原体的感染近年来明显增多。支原体肺炎约占非细菌性肺炎的1/3以上，或各种原因引起的肺炎10%。秋冬季节发病较多，但季节性差异不显著。肺炎支原体是通过呼吸道传播，健康人吸入肺炎支原体感染患者咳嗽、喷嚏时喷出的口鼻分泌物，可引起肺部感染。支原体肺炎的基本病理变化是一种化脓性细支气管炎，继而发生支气管肺炎或间质性肺炎。虽然肺支原体肺炎是良性自限性疾病，偶尔也可危及生命，可发生呼吸衰竭（急性呼吸窘迫综合征）。肺炎支原体感染可同时合并呼吸道病毒感染或细菌感染。

> **案例 2-6-2**
>
> 1. 行痰培养及敏感试验，结果：未培养出致病菌。
>
> 2. 冷凝集试验 1：64 阳性，肺炎支原体 IgM效价 1：64 阳性。
>
> 3. 嗜军团菌抗体检查阴性，痰检抗酸杆菌 3次阴性。

【临床特点】

本病多数起病缓慢，发病初可见感冒症状，如乏力、头痛、咽痛、鼻塞、流涕、畏寒、发热、肌肉酸痛、食欲下降、恶心呕吐等。2～3 天后出现明显咳嗽，咳少量黏痰或黏液脓性痰，有时痰中带血。多有咽部充血，少数有鼻窦炎、眼结合膜炎体征，颈淋巴结可肿大。病变广泛患者可见发绀（少见）。25%患者可出现斑丘疹、红斑或口唇疱疹。约半数患者吸气末可闻及干啰音或湿啰音。少数呈肺实变体征。可并发自身免疫性溶血性贫血、雷诺现象、血小板减少性紫癜和播散性血管内凝血，无黄疸型肝炎、急性胰腺炎；非特异性肌痛和关节痛；皮疹、口腔溃疡、结合膜炎、尿道炎（史-约综合征）；心包炎或心肌炎、心包积液、急性心功能不全、心脏节律或传导异常；脑

膜炎、横断性脊髓炎、脑肉芽肿性血管炎、小脑共济运动失调、吉兰-巴雷综合征、舞蹈症、癫痫发作、精神失常等。X线片检查示明显异常的肺部X线片表现与相对较轻的症状及肺部体征不成比例，且肺部病变X线片表现多样化。早期为间质性肺炎，见肺纹理增加及模糊阴影，近肺门较深。75%～90%的病灶发生在下叶，约半数为单叶或单肺段分布。有时浸润广泛、有实质。实验室检查白细多正常或略增高，淋巴细胞轻度增多，红细胞沉降率增速。偶尔有肝脏转氨酶增高。有心电图异常时，提示心包炎或心肌炎。血清学检查是诊断肺支原体感染最好的方法。约半数患者红细胞冷凝集试验阳性，滴定效价在1:32以上，如血清支原体IgM大于1:64或恢复期效价4倍增加的意义大。40%患者链球菌MG凝集试验阳性，效价在1:40以上，滴度增高4倍则更有意义。补体结合试验（CFT）适合于肺支原体肺炎急性期及恢复期的抗体检测。免疫荧光试验（IFT）检测肺支原体肺炎患者血清中肺炎支原体特异性抗体。肺炎支原体IgM效价≥1:16和肺炎支原体IgG效价上升4倍可判定为阳性结果。该方法敏感性为87%，特异性为81%。肺炎支原体特异性IgM的敏感性为89%，特异性为93%。肺炎支原体抗原直接检测和特异性核酸检测阳性有诊断意义。固相酶免疫技术ELISA法、多克隆抗体免疫荧光法、单克隆抗体免疫印迹法直接检测呼吸道感染者鼻咽部分获痰标本中肺炎支原体抗原。核酸杂交技术和聚合酶链反应技术可直接检测痰、咽拭子或支气管分泌物中肺炎支原体特异性核酸，用于肺炎支原体的诊断，可达到早期、快速的要求。

【治疗】

（一）一般治疗

一般治疗为注意保暖，卧床休息，供给足量的蛋白质、维生素、热量和水分。注意支持疗法。该病有自限性，部分病例可不经治疗而自愈。

（二）抗生素治疗

大环内酯类抗生素仍是肺炎支原体感染的首选药物。如红霉素每日1.5g，分3次口服；新的大环内酯类抗生素如甲基红霉素、罗红霉素、克拉霉素、阿奇霉素等具有组织浓度高、半衰期长、抗菌作用更强、胃肠道反应小等优点。罗红霉素150mg，口服每日2次，收到满意疗效。严重病例可静脉滴注。近来国外有报道将氟喹诺酮类药物应用于治疗肺支原体肺炎，临床疗效好。亦可配合清热解毒类中药。

（三）对症治疗

对全身中毒症状明显及有肺部并发症的病例，早期短程给予糖皮质激素可迅速改善临床症状、缩短疗程。注意并发症的处理。

> **案例 2-6-2**
> 1. 诊断：右肺支原体肺炎。
> 2. 处理原则：
> （1）一般治疗，休息、营养支持，补充液体。
> （2）抗生素选择，开始为明确病原体之前，可能选择抗生素有困难，也可能选择错误的抗生素，根据临床病情观察及实验室检查结果，及时调整抗生素，本病已明确支原体肺炎即应及时调整，选用大环内酯类抗生素，效果不著亦可加用喹诺酮类抗生素。青霉素类及头孢类无效。
> （3）注意并发症的处理。

二、肺炎衣原体肺炎

肺炎衣原体肺炎（chlamydia pneumoniae pneumonia）是由肺炎衣原体（chlamydia pneumoniae，CP）引起的急性肺部炎症，常在聚居场所的人群中流行，如军队、学校、家庭，通常感染所有的家庭成员。肺炎衣原体是专性细胞内细菌样寄生物，属于衣原体科。引起人类肺炎的还有鹦鹉热衣原体。肺炎衣原体是一种人类致病原，属于人—人传播，可能主要是通过呼吸道的飞沫传染，也可能通过污染物传染。年老体弱、营养不良、COPD、免疫功能低下者易被感染。

【临床特点】

本病起病多隐匿，早期表现为上呼吸道感染症状。临床上与支原体肺炎颇为相似。症状较轻，表现为发热、寒战、肌痛、干咳、胸痛、头痛、不适和乏力，少有咯血。发生咽喉炎者表现为咽喉痛、声音嘶哑，有些患者可表现为双阶段病程：开始表现为咽炎，经对症处理好转，1～3周后又发生肺炎或支气管炎，咳嗽加重。少数患者可无症状。肺炎衣原体感染时也可伴有肺外炎症，如中耳炎、关节炎、甲状腺炎、脑炎、吉兰-巴雷综合征等。肺部偶闻及湿啰音，随肺部病变加重湿啰音可变得明显。血白细胞正常或稍高，红细胞沉降率加快。可从痰、咽拭子、咽喉分泌物、支气管肺泡灌洗液中直接分离肺炎衣原体。也可用PCR方法对呼吸道标本进行DNA扩增。原发感染者，早期可检测血清IgM，急性期血清标本如IgM抗体滴度≥1:32或急性期和恢复期的双份血清IgM或IgG抗体有4倍以上的升高。再感染者IgG抗体滴度≥1:512或4倍增高，或恢复期IgM有较大的升高。咽拭子分离出肺炎衣原体是诊断的金标准。X线表现以单侧、下叶肺泡渗出为主。可有少到中量的胸腔积液，多在疾病的早期出现，少数在后期出现。也可为双侧，表现为肺间质和肺泡渗出混合存在。

【治疗】

1. 一般治疗　同其他肺炎一样，注意肺外炎症的治疗。

2. 抗生素治疗　肺炎衣原体肺炎首选红霉素，2.0g/d，分4次口服。克拉霉素0.5g，每日两次。疗程均为14～21天。阿奇霉素0.5g/d，连用5天。喹诺酮类也可选用。对发热、干咳、头痛等可对症治疗。

第三节　病毒性肺炎

案例 2-6-3

患者，男，23岁，因"咽痛、头痛、发热5天，干咳、胸痛2天"入院。

患者于5天前出现咽干、咽痛、头痛、乏力、鼻塞、流涕、发热，体温37.5℃，自认为感冒，自服"罗红霉素、大青叶片、含化片"治疗效果不著。2天前，咳嗽，呈干咳，偶吐少量黏液，胸痛，体温38℃，来院就诊，门诊行胸片检查后入院。

体格检查：精神可，T 38.1℃，P 86次/分，R 16次/分，BP 120/80mmHg，口唇无发绀，肺部叩诊无异常，左下肺可闻及少量干啰音，HR 86次/分，律齐无杂音。

实验室检查：WBC $5.0×10^9$/L，N 0.51，L 0.49；胸部X片示左肺下叶肺纹理增粗，可见片状及网格状阴影。

问题：

1. 提出诊断及诊断依据是什么？

2. 进一步做哪些检查？

3. 与已学过的肺炎相比较，其临床特点是什么？

4. 该患者的治疗原则是什么？

病毒性肺炎（viral pneumonia，VP）是由多种不同种类的病毒侵犯肺实质而引起的肺部炎症，通常由上呼吸道感染向下蔓延所致，常伴气管-支气管炎。临床表现无特异性，主要为发热、头痛、全身酸痛、干咳及肺部浸润等。引起病毒性肺炎的病毒以呼吸道合胞病毒（RSV）、流行性感冒病毒和腺病毒为常见，其他有副流感病毒、巨细胞病毒（CMV）、鼻病毒、冠状病毒、EB病毒和某些肠道病毒，如柯萨奇病毒、埃可病毒等，以及单纯疱疹（HSV）、水痘病毒、带状疱疹、风疹病毒、麻疹病毒等。新发

现人类免疫缺陷病毒（HIV）、汉塔病毒、尼派病毒也可引起肺炎。本病主要经飞沫和直接接触传播，但器官移植的病例可以通过多次输血，甚至供者的器官途径导致病毒感染。在非细菌性肺炎中，病毒性肺炎占25%～50%。近年来由于免疫抑制药物广泛应用于肿瘤、器官移植和AIDS的出现及其流行，HSV、水痘-带状疱疹病毒（VZV）、CMV等都可引起严重的病毒性肺炎。

【临床特点】

病毒性肺炎好发于病毒疾病流行季节，同期内往往有多人发病，抗菌药物治疗常无效。无特异性症状。常有上呼吸道感染的前驱症状如咽干、咽痛，继之喷嚏、鼻塞、流涕、头痛、乏力、发热、食欲减退及全身酸痛等。病变进一步向下发展累及肺实质发生肺炎，则表现为咳嗽，多呈阵发性干咳、气急、胸痛，持续高热，可咳少量白色黏液痰。部分患者可并发细菌性肺炎。小儿和老年人易发生重症肺炎。病毒性肺炎胸部体征不明显或无阳性体征。其临床症状较重，而肺部体征较少或出现较迟为其特征。实验室检查：白细胞计数一般正常，亦有稍高或偏低，红细胞沉降率大多正常。继发细菌感染时白细胞总数和中性粒细胞均增多。痰涂片可见白细胞，以单核细胞为主，痰培养常无致病菌生长。痰白细胞核内出现包涵体，则提示病毒感染。病毒分离、双份血清病毒抗体滴度测定和特异性诊断技术如免疫荧光法、聚合酶链反应（PCR）等都有助于病原学诊断。胸部X线检查：主要为间质性肺炎的改变，两肺呈网格状阴影，肺纹理增粗、模糊。严重者两肺中下野可见弥漫性结节性浸润。X线检查表现一般在两周后逐渐消退。

案例 2-6-3

1. 临床特点：①年轻患者；②类似"感冒"起病；③干咳，少痰，痰呈白黏痰，胸痛；④体温一般性升高；⑤血中白细胞总数不高，中性粒细胞不高；⑥X线片示左肺内较轻炎性病变。

2. 本例经辅助检查，确为病毒性肺炎。

问题：

1. 病毒性肺炎目前通过什么方法确诊？

2. 病毒性肺炎必须与哪些肺部疾患相鉴别？

【治疗】

（一）一般治疗

一般治疗为加强护理，注意休息，保持室内空气流通、新鲜，环境干净整洁，保持好室内温度，注意隔离消毒，避免交叉感染。特别注意保持面部和口腔清洁。进食易消化的营养食物，多饮水，维持水、电

解质平衡。

（二）保持呼吸道通畅

对有呼吸困难和发绀的患者需保持呼吸道通畅，可雾化或湿化气道，给予祛痰药物，并行体位引流，清除呼吸道痰液。对有喘息症状者适当给予支气管扩张剂，如并发 ARDS，应及早进行机械通气，并加用呼气末正压通气（PEEP）治疗。

（三）对症治疗

对于发热、烦躁不安或发生惊厥者，应及时降温及镇静治疗。对咳嗽有痰者，一般祛痰剂可以达到减少咳嗽的作用，不用镇咳剂。干咳，特别是因咳嗽引起呕吐及影响睡眠者可服用右美沙芬，每次 0.3mg/kg，每日 3 次，或用 0.5%可待因糖浆，每次 0.1ml/kg，每日 1～3 次。对咳嗽明显者用一般止咳药效果欠佳者，可雾化吸入糖皮质激素治疗。对肺部啰音经久不消的患者，可用光疗、电疗、超短波等以减轻肺部淤血，促进肺部渗出物的吸收。

（四）抗病毒药物治疗

抗病毒药物治疗主要是针对各种病毒正确选择和应用有效化学药物，发挥其抑制病毒作用，以减轻症状、缩短病程。常用于临床的有以下几种。

利巴韦林（ribavirin，RBV）：又称三氮唑核苷、病毒唑，是一种鸟苷类似物，通过干扰尿苷酸合成而发挥抗病毒作用，为广谱抗病毒药物。该药可以口服、静脉或吸入给药，但前两种给药途径可引起骨髓抑制及贫血外，临床疗效也不确切。

阿昔洛韦（acyclovir，ACV）又称无环鸟苷，对病毒 DNA 多聚酶呈强大抑制作用，阻止病毒 DNA 的合成，具有广谱、强效和起效快的特点，每次 5mg/kg，静脉滴注，每日 3 次，7 天为一个疗程。

阿糖腺苷：又称阿糖腺嘌呤，为嘌呤核苷化合物，能抑制病毒 DNA 的合成，具有广泛的抗病毒作用。用法：5～15mg/（kg·d），静脉滴注，缓慢静脉滴注。

金刚烷胺和金刚乙胺：为人工合成的胺类抗病毒类药物，能阻止某些病毒进入人体细胞内，并有退热作用。

更昔洛韦（gancilovir）：又名丙氧鸟苷，属无环鸟苷的衍生物，但比阿昔洛韦有更强更广谱的抗病毒作用。用法 2.5～5mg/kg，8～12 小时 1 次，每次静脉滴注 1g 以上。

中药制剂：如双黄连、鱼腥草、大青叶、炎琥宁等或中药汤剂均有抗病毒作用。

（五）免疫治疗

1. 干扰素（interferon，IFN）　并不是直接抗病毒，而是通过与细胞表面的受体结合，激活细胞内抗病毒基因并诱导多种效应蛋白质分子的合成，通过某些酶类而发挥抗病毒作用。

2. 白细胞介素-2（interleukin2，IL-2）　由辅助性 T 细胞（TH）产生，在防御和治疗病毒感染起着重要作用。

3. 特异性抗病毒免疫核糖核酸（immune RNA，iRNA）　是一种具有重要免疫潜能的免疫制剂，有较强的免疫调节作用。据报道应用抗病毒 iRNA 治疗呼吸道合胞病毒和腺病毒肺炎。

4. 转移因子和胸腺素　转移因子 3U/d，每日 1 次，皮下或肌内注射，7～10 天。胸腺素 4～5mg/d，每日 1 次，肌内注射或静脉滴注，7～14 天。

5. 被动免疫治疗　输血和新鲜血浆或高效价特异免疫球蛋白和抗体。前者为 CMV-IgG，主要用于骨髓移植和 AIDS 患者的 CMV 肺炎。并发细菌感染者可选用抗生素治疗。

（六）抗生素的应用

无细菌感染者，不选用抗生素，有证据证明合并细菌感染者，可选用抗生素。

（七）糖皮质激素的应用

糖皮质激素的应用应掌握好适应证，必要时短期应用。

> **案例 2-6-3**
>
> 1. 一般治疗：注意休息，保持室内空气流通，减少探视，补充营养及水分。缺氧者可考虑吸氧。
>
> 2. 对症处理：发热轻者，一般不做处理，体温高者可行物理降温，或用一般退热剂，头痛显著者，可对症处理。
>
> 3. 抗病毒药物应用：如能确定病毒类型，尽可能选用针对性抗病毒药物静脉应用，有证据证明合并细菌感染者，可选用抗生素联合应用。抗病毒的中药制剂、中成药及中药汤剂可考虑选用。
>
> 4. 免疫治疗：病重、病程长者可考虑选择性应用。

第四节　肺部真菌病

> **案例 2-6-4**
>
> 患者，男，62 岁，因"发热、咳嗽、吐痰 8 天"入院。
>
> 患者于 8 天前出现发热，开始体温 37.8℃，咳嗽，咳白色泡沫状痰，偶带血性，酵臭味，当地给予"头孢噻啶、左氧氟沙星"及祛痰药物治疗 5 天效不著，体温逐渐上升达 38.9℃，痰量增多，血

性痰亦明显，并有胸闷、气短。经门诊收入病房诊治。患者 9 个月前因右侧中央型肺癌（高分化鳞癌）在当地医院行右肺下叶手术切除史，术后化疗 2 次，并用激素治疗。住院期间及出院回家后，间断应用抗生素治疗，多为两种以上。

体格检查：T 38.6℃，P 98 次/分，R 22 次/分，BP 136/86mmHg，消瘦，口唇无发绀，颈部淋巴结无肿大，气管居中，左肺下叶及右肺上叶可闻及少量干、湿啰音，右下肺呼吸音消失。叩浊，肝脾未及，余无特殊。

辅助检查：WBC $11.0×10^9$/L，N 0.80，L 0.20；X 线片示右肺下叶切除术后改变，右胸膜肥厚，左肺下野及右肺上野有纤维条索伴散在大小不等、形状不一的片状、结节状阴影。

问题：

1. 应做出什么诊断？

2. 与以前学过的各种肺炎相比，有哪些异同点？

3. 进一步做哪些检查？

4. 目前，采取哪些治疗措施？

一、肺念珠菌病

肺念珠菌病（pulmonary candidiasis）由白念珠菌或其他念珠菌所引起。念珠菌常存在于人类皮肤、口腔、胃肠道和阴道等处，其中以消化道带菌率最高，约 50%，一般不致病，但在一定条件下可致病，引起内源性感染。外源性感染主要来源于食物、饮料及医护人员手上的带菌。本病多继发于慢性呼吸道炎症、结核、肺癌和存在免疫功能低下疾病的基础上。原发者少见。

【临床特点】

本病临床分为支气管炎型和肺炎型两种。具有诱发本病的原因，如广谱抗生素、激素、免疫抑制剂和体内放置的导管等，临床上有支气管和（或）肺部的表现、体征及 X 线表现。支气管炎型：有慢性支气管炎类似症状，咳嗽，咳白色黏液性痰，有时呈乳白色，偶有痰中带血丝，多不发热。X 线片显示两肺中下野纹理增粗；肺炎型：临床症状加重，类似急性肺炎，发热、畏寒，咳白色黏液痰，有酵母臭味，可呈胶冻状，有时咯血、气急。X 线片显示支气管肺炎阴影，两肺中下野有弥漫点状或小片状阴影，也可病变融合成大片状肺炎阴影，时有变化起伏，还可有多发性脓肿。少数病例可并发渗出性胸膜炎，在念珠菌败血症时，血、尿和脑脊液培养可阳性。

案例 2-6-4

1. 经痰培养及保护性纤维毛刷取样培养均查出白念珠菌。

2. 临床诊断：双肺肺念珠菌病，右肺中央型肺癌，右肺下叶经手术切除后，右侧胸膜肥厚。

3. 本病临床特点：①老年男性，发热，咳嗽，咳白色泡沫状痰，酵臭味，血性痰；②抗生素联合应用效不著；③有肺癌手术史、化疗史，长期应用抗生素、激素史；④查体：双肺少量干、湿啰音；⑤白细胞总数略升高，中性粒细胞增高。X 线片有双肺纤维条索影伴散在大小不等、结节影。⑥经实验室最终检查出白色念珠菌。

4. 注意点：①临床注意有部分患者属于混合感染，既有细菌感染又有真菌的感染。②长期大量应用抗生素，免疫抵抗力低下，细胞毒性药物应用、免疫抑制剂的应用等为诱发真菌感染的条件。

【治疗】

轻症在停止诱发本病原因后（如广谱抗生素、激素、免疫抑制剂和体内放置的导管），常能逐渐好转。重症则需用两性霉素 B 治疗，先每日 0.5mg/kg 溶于 5% 葡萄糖溶液中缓慢避光静脉滴注，逐渐增至 1mg/（kg·d），疗程 6～12 周，总剂量 2～3g。静脉滴注中加用肝素有助于防止血栓性静脉炎。药物不良反应有肾、肝功能损害，心律失常，消化道不适及寒颤、发热等，应注意观察。亦可用氟胞嘧啶，每日口服 50mg/kg，1～3 个月。不良反应有胃肠道不适，药物热，骨髓受抑制和肝功能损害，单用时白念珠菌容易产生耐药性。氟康唑每日 200mg，首剂加倍，病情重者可用 400mg/d，甚至更高剂量 6～12mg/（kg·d）。酮康唑每日口服 0.2～0.4g，偶有肝功能损害，较长期服用者应检查肝功能。咪康唑也具有广谱抗菌作用，每日 600～1200mg 分 2～3 次溶于 5% 葡萄糖溶液 250ml 于 1～2 小时滴完，疗程 2～6 周或更长。

案例 2-6-4　治疗原则

1. 一般治疗：休息，营养，补充水分，祛痰，吸氧等。

2. 抗真菌治疗：先用口服酮康唑或咪康唑治疗，效果不好时可考虑静脉用药。合并细菌感染者，应准确选用抗菌谱窄的有针对性的抗生素。

3. 加强营养，支持疗法。

二、肺曲霉病

肺曲霉病（pulmonary aspergillosis）主要是由烟曲霉（aspergillosis fumigatus）引起，该菌常寄生在上呼吸道，只有在慢性病患者机体免疫力降低时才能致病。在秋冬和阴雨季节，当储藏的谷草发热霉烂时产生较多的曲霉孢子。当大量吸入曲霉孢子是可引起急性气管-支气管炎或肺炎。农民、家畜饲养者或酿造车间工人常因接触发霉的谷物、饮料，大量曲霉污染空气，吸入后而致病。

【临床特点】

本病临床上分侵袭性肺曲霉病、气管-支气管肺曲霉病、慢性坏死性肺曲霉病、曲霉肿和变应性支气管肺曲霉病五种。在原发性或继发性免疫功能低下的基础上，特别是有中性粒细胞减低，在接受抗生素治疗的同时仍有发热迁延不愈的患者，应高度警惕本病的可能。

曲霉的内毒素使组织坏死，病灶为浸润性实变、支气管周围炎或粟粒状弥漫性病变。曲霉球：曲霉寄生在肺部慢性疾病所伴有的空腔内，如肺囊肿、支气管扩张、肺结核空洞中繁殖、储积，与纤维蛋白和黏膜细胞凝集而成，在X线及CT下可见在原有的慢性空洞中有一团球影，随体位改变而在空腔内移动（图2-6-5）。患者无明显全身症状，但

有反复咳嗽和咯血；变态反应性支气管肺曲霉病：对曲霉过敏者吸入大量孢子后，阻塞小支气管，引起短暂性肺不张，也可引起远端肺部出现反复游走性浸润。患者畏寒、发热、乏力、有刺激性咳嗽、咳棕黄色浓痰，有时带血。痰中有大量嗜酸细胞和曲霉丝。烟曲霉培养阳性，可有显著哮喘，周围血嗜酸细胞增多。侵袭性肺曲霉病：患者病情严重，有发热、咳嗽、咳脓性痰、胸痛、咯血和呼吸困难，并有播散至其他器官引起的相应症状和体征。X线检查早期为浸润或结节状阴影，常融合成实变或坏死形成空洞，少数有胸腔积液。

确诊有赖于培养和组织学检查，多次痰涂片或经纤维支气管镜刷检取样，可以见到菌丝和直径为 2～3mm 的圆形棕色或暗绿色孢子，顶端膨大如菊花状。培养出现灰绿色芽生菌落，镜检证实有分孢子和成链的孢子。血清沉淀试验（存在IgG 抗体，Ⅲ型变态反应）或琼脂扩散试验对本病诊断也有帮助。

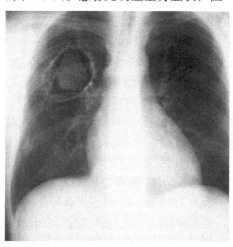
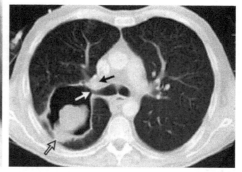

图 2-6-5　曲霉球 X 线片、CT 片

【治疗】

曲霉球一般对抗真菌药物治疗无效，应争取手术治疗；变态反应性支气管肺曲霉病，糖皮质激素是治疗本病最有效的药物，可抑制变态反应、减少痰液，使支气管管腔不利于曲霉种植，口服泼尼松0.5mg/（kg·d），有利于肺浸润吸收。抗真菌治疗可选用伊曲康唑，200mg/d，口服，疗程大于16周。侵袭性曲霉病、气管支气管曲霉病和慢性坏死性曲霉病的治疗首选伏立康唑，首日剂量 6mg/kg，随后4mg/kg，每 12 小时 1 次；病情好转后转为口服，200mg 每 12 小时 1 次。疗程至少 6～12 周。两性霉素 B 目前已不作为首选，两性霉素 B 脂质复合体主要适用于已有肾功能损害或用两性霉素 B 出现肾毒

性的患者。还可选用卡泊芬净和米卡芬净等棘白霉素类药物。

三、肺隐球菌病

肺隐球菌病（pulmonary cryptococcosis）是由新型隐球菌引起的亚急性或慢性内脏真菌病。感染途径可能有吸入空气中的新型隐球菌孢子，鸽粪中的病菌是人类隐球菌病的重要来源，孢子被吸入后停留在肺部造成肺部感染。食入被新型隐球菌感染的食物，造成肠道感染，或进入血循环播散至全身或破损的皮肤黏膜感染本菌后也可再入血循环至全身。人的免疫功能低下为其发病的重要原因。可经血行播散至全身，倾向于累及中枢神经系统，以

隐球菌脑膜炎最常见。

【临床特点】

原发性肺部感染一般症状较轻，约有 1/3 病例无症状。初发常有上呼吸道感染症状，进而出现低热、咳嗽、咳黏液痰，痰中可有多量隐球菌。偶有咯血和胸膜炎症。不少患者在胸透时意外发现，常误诊为肿瘤。X 线胸片显示肺纹理增加或结节状阴影，偶有空洞形成。急性间质性炎症可表现为弥漫性浸润或粟粒样病灶。痰涂片采用墨汁染色，可见圆形厚壁孢子，可有出芽现象，孢子内有反光颗粒。若痰涂片或培养找到隐球菌可提示诊断。组织活检可行肿大淋巴结组织活检。对无症状者，用间接免疫荧光法在血液中找到循环抗体才能确诊。

【治疗】

对不同的病变情况给予不同的治疗。双肺有弥漫性病变，并有肺外播散，此情况常较严重，应积极给予治疗，常用的药物主要是两性霉素 B 和氟胞嘧啶，两者有协同作用。两性霉素 B 首次剂量 1mg，次日为 3mg，第 3 天为 5mg，以后成人每日增加 5mg（儿童为 1～2mg），直至每日 0.6～1mg/kg。氟胞嘧啶（5-FC）常用剂量为 50～150mg/（kg·d），每日口服给药 3～4 次。也可用 1% 5-FC 注射液静脉滴入，其不良反应较小，但可有恶心、呕吐、皮疹、寒战、尿素氮增高、肝功能损害等。对原发性肺隐球菌病或其他隐球菌病合并有肺部感染者，可加用两性霉素 B 超声雾化吸入治疗，浓度为 0.125%，每日喷雾吸入 2 次。氟康唑静脉滴注或口服给药治疗隐球菌脑膜炎获得一定疗效，每日 400mg，单次给药。对于肺局限性病灶而内科治疗无效，不能控制症状者，可手术切除。

第五节　其　他

一、严重急性呼吸综合征

案例 2-6-5

患者，女，36 岁，因"发热、寒战、咳嗽、吐血丝痰 8 天"入院。

8 天前，患者去香港及广东探亲，开始发热，体温 38.0℃，寒战、头痛、咳嗽，服用一般"感冒药"治疗，效不著，继之咳嗽加重，胸闷，气促，肌痛，咯血丝痰。当地医院诊断为肺炎收入院。

体格检查：神志清楚，T 38.1℃，P 102 次/分，R 26 次/分，BP 110/70mmHg，口唇轻发绀，双肺下部可闻及湿啰音，腹软，肝脾肋下未触及。

辅助检查：WBC $3.3×10^9$/L，N 0.88，L 0.12，X 线片示：双下肺浸润性病变。

入院后给予广谱抗生素治疗 3 天，以及其他对症处理，病情加重。低氧血症，呼吸衰竭，胸部 X 线片示：双下肺浸润病变扩大，给予呼吸机通气治疗。

问题：

1. 本病例的临床特点是什么？
2. 与其他肺炎相比有何不同？
3. 可能诊断是什么？
4. 应作哪些进一步检查？

传染性非典型肺炎是由 SARS 冠状病毒（SARS-CoV）引起的一种具有明显传染性、可累及多个脏器系统的特殊肺炎，2002 年暴发流行，造成许多人死亡或致残，并引起全社会的恐慌。世界卫生组织（WHO）将其命名为严重急性呼吸综合征（severe acute respiratory syndrome，SARS）。国人有时称传染性非典型病原体肺炎。WHO 把从 SARS 患者分离出来的病原体命名为 SARS 冠状病毒（SARS associated coronavirus，SARS-CoV），简称 SARS 病毒（SARS virus）。SARS 病毒和其他人类及动物已知的冠状病毒相比较，基因序列分析数据显示 SARS 病毒并非为已知的冠状病毒之间新近发生的基因重组所产生，是一种全新的冠状病毒。SARS 病毒通过短距离飞沫、气溶胶或接触污染的物品传播，发病机制未明，病理改变主要显示弥漫性肺泡损伤和炎症细胞浸润，早期的特征是肺水肿、纤维素渗出、透明膜形成、脱屑性肺炎及灶性肺出血等病变；机化期可见到肺泡内含细胞性的纤维黏液样机化渗出物及肺泡间隔的成纤维细胞增生，少部分病例出现明显的纤维增生，导致肺纤维化甚至硬化。人群易感，聚集性发病，多见于青壮年，病死率为 9.3%。

【临床特点】

本病潜伏期 2～10 天。起病急骤，多以发热为首发症状，体温常大于 38℃，咳嗽、少痰，偶有血丝痰、心悸、气促，进而严重者出现 ARDS。可伴有肌肉酸痛、头痛、关节痛、乏力和腹泻。患者多无上呼吸道卡他症状。肺部体征不明显，部分患者可闻及少许湿啰音，或有肺实变体征。血白细胞计数一般不升高，或降低，常有淋巴细胞减少，可有血小板降低。部分患者血清转氨酶、乳酸脱氢酶等升高。X 线早期可无异常，一般 1 周内逐渐出现肺纹理粗乱的间质性改变、斑片状或片状渗出影，典型的改变为磨玻璃影及肺实变影（图 2-6-6）。可在 2～3 天内波及一侧肺野或两肺，约半数波及双肺。病灶多在中下叶并呈外周分布。CT还可见小叶内间隔和小叶间隔增厚（碎石路样改变）、细支气管扩张和少量胸腔积液。后期部分患者肺部有纤维化改变。早期可用鼻咽部冲洗/吸引物、血、尿、便等标本进行病毒分离和聚合酶链反应（PCR）。平行检测进展期和恢复期双份血清SARS病毒特异性IgM、IgG抗体，抗体阳转或出现4倍及4倍以上升高，有助于诊断和鉴别诊断，常用免疫荧光抗体法（IFA）和酶联免疫吸附法（ELISA）检测。

> **案例 2-6-5**
>
> 　　1. 发病12天后血清检测冠状病毒抗体阳性。
> 　　2. 诊断：严重急性呼吸综合征（SARS）。
>
> **问题：**
> 　　1. 你认为诊断本病有确诊意义的检查是什么？
> 　　2. SARS的X线检查有哪些特征？进一步发展可能会出现哪些改变？

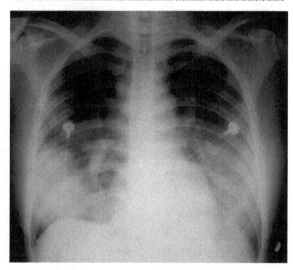

图2-6-6　SARS患者X线片

【治疗】

　　1. 一般治疗　同其他肺炎相同，注意并发症的处理及器官支持治疗。

　　2. 抗病毒治疗　抗菌药物治疗无效，抗病毒药物效果不佳，可考虑用中医辨证，应用中药。

　　3. 其他　病情重者可酌情使用糖皮质激素，具体剂量及疗程应根据病情而定，并应密切注意糖皮质激素的不良反应和SARS并发症。对出现低氧血症的患者，可使用无创机械通气，应持续使用至病情缓解，如效果不佳或出现ARDS，应及时进行有创机械通气治疗。

> **案例 2-6-5**
>
> **治疗原则：**
> 　　1. 一般治疗：休息，营养，退热，祛痰，吸氧，补充养分、水分等。
> 　　2. 抗病毒治疗：可选用抗病毒药物，但疗效不佳，可考虑选用中医中药清热解毒疗法。
> 　　3. 其他：病情重者可选用糖皮质激素治疗，剂量、疗程据情况而定，注意糖皮质激素的不良反应。由于本病进展快，极易出现ARDS，一旦出现，应根据ARDS治疗原则处理。除此之外应及时处理并发症，防止多器官功能障碍综合征发生。

二、高致病性人禽流感病毒性肺炎

　　高致病性人禽流感病毒性肺炎是由禽甲型流感病毒的有些亚型中的毒株而引起的急性呼吸道传染病，严重者可引起肺炎和多器官功能衰竭，应引起高度重视。禽流感病毒属正黏病毒科甲型流感病毒属，可分为16个HA亚型和9个NA亚型。感染人的亚型为H5N1、H9N2、NH7N7、H7N2、H7N3等，其中H5N1感染者，病情重，病死率高。人感染H5N1符合禽-人传播，有少数证据支持人-人传播。

【临床特点】

　　本病临床潜伏期1～7天，可有发热，体温多在39℃以上，伴有鼻塞、流涕、咳嗽、咽痛、头痛、肌肉酸痛和全身不适，个别有消化道症状。重症者，可高热不退、病情加重，发展迅速，可有肺炎、肺出血、ARDS、胸腔积液、休克、多器官功能衰竭等。白细胞总数不高或降低，淋巴细胞减少，并有血小板减少。可检测到甲型流感抗原。

【治疗】

　　在治疗上主要是抗病毒治疗，可选用奥司他韦等药物，对症处理及并发症处理。

三、肺孢子菌肺炎

　　肺孢子菌（pneumocystis，PC）引起的肺炎称为肺孢子菌肺炎（pneumocystis carinii pneumonia，PCP）。PCP是免疫功能低下患者最常见、最严重的机会感染性疾病之一。近年来，PCP急剧增加，主要与器官移植、免疫抑制剂、糖皮质激素等的广泛应用及AIDS的出现和流行有关。PC有3种结构形态，即滋养体、包囊和子孢子（囊内体）。PC可寄生于多种动物，也可寄生于健康人体。它广泛分布于自然界，如土壤、水等。主要感染途径为空气传播和体内潜伏状态PC的激活。PC在肺内繁殖并逐渐充满整个肺泡腔，引起肺泡上皮细胞空泡化，脱落，肺实变，体积增大，外观呈不规则结节状或棘状。肺泡上皮细胞增生，Ⅰ型上皮细胞可呈现退行性变、细胞脱落和肺泡壁坏死，但无脓性改变。Ⅱ型上皮细胞肿胀。肺间质充血水肿、肺泡间隔增宽。间质中淋巴细胞、巨噬细胞和浆细胞浸润，亦可见中性粒细胞和嗜酸性粒细胞。

【临床特点】

PCP潜伏期一般为2周。PCP临床表现差异甚大，通常分两型：

1. 流行型或经典型　主要为早产儿、营养不良儿，年龄多在2～6个月之间，可在育婴机构内流行。起病常常隐匿，进展缓慢。初期大多有拒睡或食欲下降、腹泻、低热、体重减轻，逐渐出现干咳、气急，并进行性加重，发生呼吸困难、鼻翼扇动和发绀。有时可发生脾大，如不及时治疗，可死于呼吸衰竭，病死率为20%～50%。

2. 散发型或现代型　多发于免疫缺陷者，偶见于健康者。化学药物治疗（简称化疗）或器官移植患者并发PCP时进展迅速，而AIDS患者并发PCP时进展较缓慢。初期表现有食欲缺乏、体重减轻，儿童可有发育停滞。继而出现干咳、发热、发绀、呼吸困难，很快出现呼吸窘迫，未及时发现和治疗者病死率高达70%～100%。PCP患者常表现症状和体征分离现象，即症状虽重，体征常缺如。血细胞升高，部分患者减少，分类正常或核左移，嗜酸性粒细胞增加，淋巴细胞绝对值减少，乳酸脱氢酶明显升高。X线早期典型改变为双侧肺门弥漫性渗出，呈网状和小结节状影，然后迅速进展成双侧肺门的蝶状影，呈肺实变，可见支气管充气征。病原学检查可用痰或诱导痰标本，纤维支气管镜刷检、经支气管活检、支气管肺泡灌洗、经皮肺穿刺和开胸肺活检等标本染色观察包囊壁、囊内结构和滋养体。使用基因扩增技术较常规染色方法可明显提高诊断的敏感性和特异性。

【治疗】

1. 一般治疗　对症治疗和基础病治疗。

2. 病原治疗　可用复方磺胺甲噁唑、氨苯砜、羟乙基磺酸戊烷脒及三甲曲沙等。

第六节　肺　脓　肿

案例 2-6-6

患者，女，68岁，因"发热、咳嗽、咳痰11天"入院。

患者于11天前无明显诱因而发热，测体温37.9℃，无寒战。咳嗽，吐少量白黏痰，自服"罗红霉素"、"'三九'感冒冲剂"及退热剂治疗，6天后，体温升至38.9℃，咳嗽加剧，并吐痰量多，呈黄色黏痰，当地医院给予"阿奇霉素"静脉用药，并用祛痰药物及"地塞米松"治疗6天，体温时降时升，吐痰量增多，呈脓性，味臭，而转入我院治疗。

以往有高血压病史15年，间断用药治疗。2年前曾发生"左侧脑血栓"，住院治疗20天好转出院，口齿不清，右侧上肢活动不利。无糖尿病、肺结核等病史。

入院查体：老年女性，神志清楚。T37.7℃，P102次/分，R20次/分，BP150/95mmHg，口角略向左侧歪斜，颈部淋巴结无肿大，右肺后下可闻及少量干、湿啰音，局部略叩浊，心律齐，无杂音，腹软，肝脾肋下未触及，左上肢肌力Ⅲ级。

问题：

1. 根据提供资料，你认为可能诊断有哪些？
2. 在明确诊断之前，应做哪些检查？
3. 目前，给予处理措施有哪些？

肺脓肿（lung abscess）是肺组织化脓性病变，早期为化脓性肺炎，继而坏死、液化、脓肿形成。临床上以高热、咳嗽、咳大量脓臭痰，X线显示一个或数个含气液平面的空洞为特征。

【病原体】

肺脓肿绝大多数是内源性感染，主要由吸入口咽部菌群所致。常见病原体与上呼吸道、口腔的寄居菌一致。厌氧菌是肺脓肿最常见的病原体，肺脓肿病原谱中需氧菌和兼性厌氧菌亦占一定比例，主要包括金黄色葡萄球菌、肺炎链球菌、溶血链球菌和肺炎克雷伯杆菌、大肠杆菌、变形杆菌、铜绿假单胞菌等。

院内感染中需氧菌比例通常较高。血源性肺脓肿中病原菌以金黄色葡萄球菌最为常见，肠道术后则以大肠杆菌、变形杆菌等较多，腹腔盆腔感染可继发血源性厌氧菌肺脓肿。其他可引起肺部脓肿性改变的少见病原体尚有诺卡菌、放线菌、真菌如曲菌、分枝杆菌和寄生虫如溶组织内阿米巴等，但临床所谓之"肺脓肿"含义通常不包括此类特殊病原体所致者。

【发病机制】

（一）吸入性肺脓肿

口鼻咽腔寄居菌经口咽吸入，是急性肺脓肿的最主要原因。正常情况下，吸入物经气道黏液-纤毛运载系统、咳嗽反射和肺巨噬细胞，可迅速清除。但扁桃体炎、鼻窦炎、齿槽溢脓等脓性分泌物、口腔鼻咽部手术后的血块、齿垢或呕吐物等，在昏迷、全身麻醉等情况下，经气管而被吸入肺内，造成细支气管阻塞，病原菌即可繁殖致病。国内、外报告分别有29.3%和23%的患者未发现明显诱因，可能由于受寒、极度疲劳等诱因的影响，全身免疫状态与呼吸道防御功能减低，在深睡时吸入口腔的污染分泌物而发病。

本型常为单发性，其发生部位与解剖结构及体位有关。由于右总支气管较陡直，且管径较粗，吸入性分泌物易进入右肺。在仰卧时，好发于上叶后段或下叶背段；坐位时好发于下叶后基底段；右侧位时，好发于右上叶前段后段形成的叶亚段。

（二）血源性肺脓肿

皮肤创伤感染、疖痈、骨髓炎、腹腔感染、盆腔感染、亚急性感染性心内膜炎等所致的菌血症，病原菌脓毒栓子，经循环至肺，引起小血管栓塞，进而肺组织炎症、坏死，形成脓肿。此型病变常为多发性，叶段分布无一定，但常发生于两肺的边缘部，中小脓肿为多。病原菌多为金黄色葡萄球菌等原发感染病原体。

（三）继发性肺脓肿

继发性肺脓肿多继于其他肺部疾病。空洞型结核、支气管扩张、支气管囊肿和支气管肺癌等继发感染，可引起肺脓肿。肺部邻近器官化脓性病变或外伤感染、膈下脓肿、肾周围脓肿、脊柱旁脓肿、食管穿孔等，穿破至肺亦可形成脓肿。阿米巴肺脓肿多继于阿米巴肝脓肿。由于阿米巴肝脓肿好发于右肝顶部，易穿破膈肌至右肺下叶，形成阿米巴肺脓肿。

【病理】

早期吸入部位细支气管阻塞，进而肺组织发生炎症，小血管栓塞，肺组织化脓、坏死，终至形成脓肿。病变可向周围组织扩展，甚至超越叶间裂侵犯邻接的肺段。菌栓使局部组织缺血，助长厌氧菌感染，加重组织坏死。液化的脓液积聚在脓腔内引起脓肿张力增高，最终致使脓肿破溃到支气管内，咳出大量脓痰。若空气进入脓腔内，则脓肿内出现液平面。有时炎症向周围肺组织扩展，可形成一个至数个脓腔。若支气管引流不畅，坏死组织残留在脓腔内，炎症持续存在，转为慢性肺脓肿。此时脓腔周围纤维组织增生，脓腔壁增厚，周围的细支气管受累，可致变形或扩张。

【临床表现】

（一）症状

急性吸入性肺脓肿起病急骤，患者畏寒、发热，

体温可高达39~40℃，伴咳嗽、咳黏痰或黏液脓性痰。炎症波及壁层胸膜可引起胸痛。病变范围较大者可出现气促。此外，还可有精神不振、乏力、纳差等。7~14天后，咳嗽加剧，肺脓肿破溃于支气管，随之咳出大量脓臭痰，每日可达300~500ml，体温旋即下降。由于病原菌多为厌氧菌，故痰常带腥臭味。有时痰中带血或中等量咯血。

慢性肺脓肿患者可有慢性咳嗽、咳脓痰、反复咯血、继发感染和不规则发热等，常有贫血、消瘦等消耗症状。

血源性肺脓肿多先有原发病灶引起的畏寒、高热等感染中毒症的表现。经数日或数周后才出现咳嗽、咳痰，痰量不多，极少咯血。

（二）体征

胸部检查局部常有叩诊浊音，呼吸音减低，湿啰音或胸膜摩擦音；即使有空洞形成，亦很少有典型的空洞体征。并发胸膜渗液时有胸腔积液的体征。慢性肺脓肿有杵状指（趾）。

> **案例 2-6-6**
>
> 临床特点：
>
> 1. 老年女性，起病急，无明显诱因。
>
> 2. 发热持续11天，咳嗽吐痰由白黏逐渐转为脓性，味臭。
>
> 3. 一般处理措施效果不佳。以往有高血压病史，左侧脑血栓病史。右肺下方可闻及少量干、湿啰音，局部略叩浊。

【实验室及辅助检查】

（一）周围血常规

外周血白细胞计数及中性粒细胞比例均显著增加，总数可达（20~30）×10^9/L，中性粒细胞在80%~90%以上。慢性肺脓肿患者的白细胞无明显改变，但可有轻度贫血，红细胞沉降率加快。

（二）病原学检查

病原学检查对肺脓肿诊断、鉴别诊断及指导治疗均十分重要。由于口腔中存在大量厌氧菌，重症和住院患者口咽部也常有可引起肺脓肿的需氧菌或兼性厌氧菌如肺炎克雷伯杆菌、铜绿假单胞菌、金黄色葡萄球菌等定植，咳痰培养不能确定肺脓肿的病原体。较理想的方法是避开上呼吸道直接至肺脓肿部位或引流支气管内采样。但这些方法多为侵入性，各有特点，应根据情况选用。怀疑血源性肺脓肿者血培养可发现病原菌。但由于厌氧菌引起的菌血症较少，对吸入性肺脓肿血培养结果往往仅能反映其中部分病原体。而伴有脓胸或胸腔积液者，

胸液病原菌检查阳性结果直接代表肺脓肿病原体，污染机会极少，即使污染亦易于判断。对免疫低下者的肺脓肿，还应行真菌和分枝杆菌的涂片染色和培养检查。阿米巴肺脓肿者痰检可发现滋养体和包囊从而确诊。

（三）影像学检查

肺脓肿的 X 线片表现根据类型、病期、支气管的引流是否通畅及有无胸膜并发症而有所不同。

吸入性肺脓肿在早期化脓性炎症阶段，典型的 X 线征象为大片浓密模糊炎性浸润阴影，边缘不清，分布在一个或数个肺段，与细菌性肺炎相似。脓肿形成后，大片浓密炎性阴影中出现圆形或不规则透亮区及液平面。在消散期，脓腔周围炎症逐渐吸收，脓腔缩小而至消失，或最后残留少许纤维条索阴影。

慢性肺脓肿脓腔壁增厚，内壁不规则，周围炎症略消散，但不完全，伴纤维组织显著增生，并有程度不等的肺叶收缩，胸膜增厚。纵隔向患侧移位，其他健肺发生代偿性肺气肿。

血源性肺脓肿在一肺或两肺边缘部见多发的、散在的小片状炎症阴影，或呈边缘较整齐的球形病灶，其中可见脓腔及平面或液化灶。炎症吸收后可呈现局灶性纤维化或小气囊（图 2-6-7）。

胸部 CT 扫描较普通胸部平片敏感，多有浓密球形病灶，其中有液化，或呈类圆形的厚壁脓腔，脓腔内可有液平面出现，脓腔内壁常表现为不规则状，周围有模糊炎性影。伴脓胸者尚有患侧胸腔积液改变。

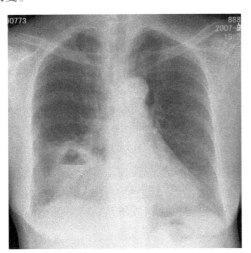

图 2-6-7　右肺脓肿 X 线片

（四）纤维支气管镜检查

纤维支气管镜检查可明确有无支气管腔阻塞，及时发现病因或解除阻塞恢复引流。亦可行纤维支气管镜防污染毛刷采样、防污染灌洗微生物检查及吸引脓液，必要时尚可于病变部注入抗生素。

案例 2-6-6

实验室及辅助检查：

1. Hb 120g/L，WBC 1.5×10^9/L，N 0.91，L 0.09。

2. 血培养结果：坏死梭杆菌生长。

3. 胸部 X 片：示右肺下叶背段见大片浓密炎性阴影，可见液平面。

4. 胸部 CT 检查对定性、定位更为敏感。

问题：

1. 根据掌握资料，你认为本病的确切诊断是什么？其依据有哪些？

2. 本病应与哪些疾病相鉴别？各自有何特点？

3. 是否要调整治疗方案？你认为采取哪些措施最为合适？

【诊断与鉴别诊断】

（一）诊断

对有口腔手术、昏迷呕吐或异物吸入史，突发畏寒、高热、咳嗽和咳大量脓臭痰的患者，其血白细胞总数及中性粒细胞显著增高，X 线片示浓密的炎性阴影中有空腔、气液平面，可作出诊断。有皮肤创伤感染、疖、痈等化脓性病灶，或静脉吸毒者患心内膜炎，出现高热不退、咳嗽、咳痰等症状，X 线片示两肺多发性肺脓肿者，可诊断为血源性肺脓肿。痰、血培养，包括厌氧菌培养及抗菌药物敏感试验，对确定病因诊断、抗菌药物的选用有重要价值。

（二）鉴别诊断

1. 细菌性肺炎　早期肺脓肿与细菌性肺炎在症状和 X 线片表现上很相似，但常见的肺炎链球菌肺炎多伴有口周疱疹、铁锈色痰而无大量脓臭痰，X 线片示肺叶或段性实变或呈片状淡薄炎症病变，边缘模糊不清，没有空洞形成。当用抗生素治疗高热不退，咳嗽、咳痰加剧并咳出大量脓痰时应考虑为肺脓肿。

2. 空洞型肺结核　发病缓慢，病程长。胸部 X 线片示空洞壁较厚，其周围可见结核浸润卫星病灶，或伴有斑点、结节状病变。空洞内一般无液平面，有时伴有同侧或对侧的结核播散病灶。痰中可找到结核杆菌。当合并肺炎时，可出现急性感染症状和咳大量脓臭痰，且由于化脓性细菌大量繁殖，痰中难以找到结核分枝杆菌，此时要详细询问病史。如一时不能鉴别，可按急性肺脓肿治疗，控制急性感染后，胸片可显示纤维空洞及周围多形性的结核病变，痰结核杆菌可阳转。

3. 支气管肺癌 肿瘤阻塞支气管引起支气管远端的肺部阻塞性炎症，呈肺叶段分布。癌灶坏死液化形成癌性空洞。发病较慢，常无或仅有轻度毒性症状。胸部 X 线片示空洞常呈偏心，壁较厚且内壁凹凸不平，一般无液平面，空洞周围无炎症反应。由于癌肿经常发生转移，故常见有肺门淋巴结肿大。通过 X 线体层摄片、胸部 CT 扫描、痰脱落细胞检查及纤维支气管镜检查可确诊。

4. 支气管肺囊肿继发感染 肺囊肿呈圆形，腔壁薄而光滑，常伴有液平面，周围轻度炎性反应。患者常无明显的毒性症状或咳嗽。若有感染前的 X 线片相比较，则更易鉴别。

其他如 Weigener 肉芽肿亦需排除。

【治疗】

本病治疗的原则是选择敏感药物抗炎和采取适当方法进行脓液引流。

（一）抗菌药物治疗

吸入性肺脓肿多有厌氧菌感染存在，治疗可选用青霉素、克林霉素和甲硝唑。青霉素对急性肺脓肿的大多数感染细菌都有效，故最常用，可根据病情严重程度决定青霉素剂量，轻度者 120 万～240 万 U/d，病情严重者可用 1000 万 U/d 分 4 次静脉滴注，以提高坏死组织中的药物浓度。脆弱拟杆菌和产黑色素拟杆菌对青霉素耐药，可予林可霉素或克林霉素治疗。早期经验性治疗应针对多种口腔菌群，可选择静脉应用青霉素、头孢菌素或第三代头孢菌素与克林霉素或甲硝唑联合。酗酒、医院获得性肺脓肿者应使用有抗假单胞菌活性的第三、四代头孢菌素如头孢拉定联合克林霉素或甲硝唑。有效治疗下体温 3～10 天可下降至正常。此时可将静脉给药转换为口服给药（如呼吸氟喹诺酮类）。抗生素总疗程 6～8 周，或直至临床症状完全消失，X 线片显示脓腔及炎性病变完全消散，仅残留纤维条索状阴影为止。

血源性肺脓肿疑似金黄色葡萄球菌感染者可选用耐酶青霉素或第一代头孢菌素治疗。对 β-内酰胺类过敏或不能耐受者可改为克林霉素或万古霉素。对 MRSA 则需用万古霉素。化脓性链球菌以青霉素为首选。需氧革兰阴性菌杆菌引起的感染，应尽量根据体外药敏选药。或根据本地区的革兰氏阴性菌杆菌药敏情况选药。亚胺培南对肺脓肿的常见病原体均有较强的杀灭作用，是重症患者较好的经验性治疗备选药物。

（二）痰液引流

肺脓肿的治疗应强调体位引流，尤其在患者一般情况较好且发热不高时。操作时使脓肿部位处于高位，在患部轻拍，每天 2～3 次，每次 10～15 分钟。但对脓液甚多且身体虚弱者体位引流应慎重，以免大量脓痰涌出，不及咳出而造成窒息。有明显痰液阻塞征象者可经纤维支气管镜冲洗吸引。而有异物者需行纤维支气管镜摘除异物。痰液黏稠、有支气管痉挛存在时，可考虑对症使用黏液溶解剂及支气管扩张剂治疗，亦可采用雾化以稀释痰液。贴近胸壁的巨大脓腔，可留置导管引流和冲洗。合并脓胸时应尽早胸腔抽液、引流。

（三）外科治疗

外科治疗适应证为：①肺脓肿病程超过 3 个月，经内科治疗脓腔不缩小，或脓腔过大（5cm 以上）估计不易闭合者；②大咯血经内科治疗无效或危及生命；③伴有支气管胸膜瘘或脓胸经抽吸和冲洗疗效不佳者；④支气管阻塞限制了气道引流，如肺癌。对病情重、不能耐受手术者，可经胸壁插入导管到脓腔进行引流。术前应评价患者一般情况和肺功能。

> **案例 2-6-6　处方及医师指导治疗建议**
> 1. 休息，补充营养，体位排痰，予祛痰药物、雾化吸入疗法等。
> 2. 针对厌氧菌选用两种有效抗生素，可药敏指导用药。
> 3. 注意口腔清洁卫生，如有口腔及咽喉部等疾患应及时治疗。
> 4. 治疗效果不佳时，亦可考虑纤维支气管镜冲洗、吸引。

【预防】

本病要重视口腔、上呼吸道慢性感染病灶如龋齿、化脓性扁桃体炎、鼻窦炎、牙槽脓肿等的治疗。口腔和胸腹手术前应注意保持口腔清洁，手术中注意清除口腔和上呼吸道血块和分泌物，鼓励患者咳嗽，及时取出呼吸道异物，保持呼吸道引流通畅。昏迷患者更要注意口腔清洁，合并肺炎应及时使用抗生素治疗。

（赵铭山　张扣兴）

第七章 肺 结 核

案例 2-7-1

患者，男，23 岁。因"阵发性咳嗽半年，加重伴低热、痰中带血 1 个月"入院。

患者半年来无明显诱因出现阵发性咳嗽，咳少许白色黏痰，并渐感疲乏无力和食欲缺乏。无咯血、发热。在当地医院诊断为"支气管炎"，口服"阿莫西林"、"阿奇霉素"及静脉滴注"青霉素"等药物抗菌治疗 2 周后，咳嗽略有缓减。1 个月前上呼吸道感染后咳嗽、咳痰明显加重，咳黄白色脓痰，有时痰中带有鲜血，午后发热、体温 37.5～38.8℃，夜间盗汗，乏力明显，体重减轻约 5kg。既往身体健康，其爷爷 1 年前曾患"开放性肺结核"住院治疗，由该患者照顾。

体格检查：T 38.3℃，P 92 次/分，R 18 次/分，BP 120/70mmHg，神志清楚，皮肤黏膜无黄疸及发绀，浅表淋巴结未及肿大，咽充血，右上肺触觉语颤略增强，右上肺叩诊音略浊，右上肺呼吸音粗、可闻及病理性支气管呼吸音。HR 92 次/分，律齐。腹部正常。

问题：

1. 该病例首先应考虑做何诊断？
2. 在明确诊断之前，应做哪些实验室检查？
3. 如何明确诊断？
4. 如何给出治疗建议？

结核病是由结核分枝杆菌引起的慢性传染病，可侵袭人体的诸多脏器，但以感染肺部形成肺结核最为常见。肺结核（pulmonary tuberculosis，TB）属于国家法定乙类传染病，是我国重点控制的主要传染病之一，排菌患者为其重要的传染源。肺结核的基本病理特征为渗出、干酪样坏死及其他增殖性病变，可形成空洞。除少数患者起病急骤外，大多数患者呈慢性过程。主要表现有低热、盗汗、消瘦、乏力等全身症状及咳嗽、咯血等呼吸系统表现。若能及时诊断及合理治疗，大多数患者可获临床治愈。

1882 年著名的德国科学家 Robert Koch 发现了结核分枝杆菌，给人类控制结核病带来了希望，尤其是 20 世纪 60 年代以异烟肼为代表的抗结核药物的问世揭开了结核病化学治疗的新纪元，使结核病疫情得到有效的控制。但是自 20 世纪 80 年代中期以来，由于全球人口的迅速增长、战争、移民、贫困人群增加，特别是人类免疫缺陷病毒（HIV）感染和艾滋病（AIDS）的流行，多重耐药结核杆菌（multiple-drug resistance tuberculosis，MDRT）感染率的增加等原因，致使发展中国家结核病的疫情呈现明显回升的态势，而发达国家的结核病也死灰复燃，结核病的疫情出现全面恶化的趋势，成为了全球性严重的公共卫生问题。因此 1993 年世界卫生组织（WHO）宣布结核病处于"全球紧急状态"，并将每年 3 月 24 日定为"世界防治结核病日"，随后 WHO 又制定和启动了特别项目以积极推动全球（尤其是发展中国家）实施结核病的全程督导短程化疗（directly observed treatment short-course，DOTS），以期遏制全球结核病疫情。

【流行病学】

（一）结核病疫情

1. 全球疫情 全球 1/3 的人口（约 20 亿）感染结核分枝杆菌。据 WHO 估计，2015 年全球新发结核病数量约为 1040 万例，约 140 万人死于结核病。WHO 将印度、中国、俄罗斯、南非等 22 个国家列为结核病的高负担、高危险性国家，全球绝大多数的结核病患者和新发病例均集中在这些国家，而美国和欧洲等发达国家和地区由于 HIV 感染率和 AIDS 患病率的逐渐增高，结核病疫情也呈现回升趋势。

2. 我国疫情 中国是全球 22 个结核病高负担国家之一，至 2010 年国家卫生部分别组织进行过五次全国结核病流行病学抽样调查，分析得出我国的结核病疫情特点为：

（1）高感染率：我国结核病年发病例 100 万，发病率 78/10 万。

（2）高患病率：全国现有活动性肺结核病人 499 万，患病率 459/10 万；涂阳肺结核病人 72 万，患病率 66/10 万；菌阳肺结核病人 129 万，患病率 119/10 万。

（3）高耐药率：每年新发 MDR-TB 约 10 万人。

（4）死亡人数多：结核病年死亡人数 5.4 万，死亡率 4.1/10 万。

（5）患病率逐年下降：近十余年来我国的结核病疫情呈下降趋势，与 2000 年比较，涂阳肺结核患病率和结核病死亡率下降幅度分别达 60.9% 和 52.8%，年递降率分别达 9% 和 8.3%。

（6）患病率地区差异大：结核病疫情在经济欠发达的西部地区最高，西部地区活动性肺结核患病率和涂阳肺结核患病率均高于全国平均水平；而农村人口的活动性和涂阳肺结核患病率也高于城镇人口。

3. 实施 DOTS 项目地区的患病率和耐药率较低　我国自 1992 年起在河北等 13 个省（市）、自治区开展了结核病控制项目，确立了以发现和治疗涂阳肺结核患者为主要目标的控制策略，对发现的涂阳肺结核患者实施 DOTS，2000 年实施 DOTS 项目的地区涂阳肺结核患病率下降比非项目地区明显，而且结核病的耐药率也比较低。

（二）肺结核的流行环节

1. 传染源　人型结核分枝杆菌是人类结核病的主要病原菌，继发性肺结核患者是结核病主要的传染源。而传染性的大小取决于细菌的数量，直接涂片法查出结核分枝杆菌者属于大量排菌，是结核病传播的主要传染源；直接涂片法阴性而仅培养出结核分枝杆菌者属于微量排菌，传染性相对较小；肺外结核患者一般不具有传染性。

2. 传播途径　肺结核的主要传染途径是通过飞沫经呼吸道传染。患者通过咳嗽、喷嚏、大声谈话等方式将含有结核分枝杆菌的飞沫排到空气中传播。肺结核患者随地吐痰的痰液干燥后结核分枝杆菌也会随灰尘四处飞扬，被其他人吸入呼吸道后可能引起感染。经消化道、皮肤、宫内感染等其他途径所传播的结核病现已罕见。

3. 易感人群　人类对结核分枝杆菌普遍易感，影响人群对结核分枝杆菌易感性的主要因素是机体的自然抵抗力及获得性特异性抵抗力两个方面。婴幼儿细胞免疫功能不完善、老年人免疫功能减退、HIV 感染者、免疫抑制药物长期使用者、慢性疾病等引起患者机体的免疫功能低下，这些原因使患者成为结核病的易感人群。而感染过结核分枝杆菌或接种卡介苗却使机体获得对结核分枝杆菌的特异性抵抗力，山区及生活在远离城市的居民结核分枝杆菌的自然感染率较低，但移居到城市后也成为结核病易感人群。另外生活贫困、居住条件拥挤和营养低下的人群很可能成为结核病的易感人群。目前认为结核病的发生与遗传因素也有关联，HLABW-15 和 *Bcg* 基因与结核病感染的易感性有关。

【病因和发病机制】

（一）病原学

结核分枝杆菌（*M. tuberculosis*）简称结核杆菌（*tubercle bacillus*），属于放线菌目、分枝杆菌科、分枝杆菌属，是引起结核病的病原菌。对人有致病性的结核分枝杆菌有人型、牛型和非洲型，导致人类结核病的主要病原菌是人型结核分枝杆菌，少数是牛型和非洲型结核分枝杆菌。

结核分枝杆菌呈细长稍弯曲两端圆形的形状，大小为（1.0～4.0）μm×（0.3～0.4）μm，痰标本中结核分枝杆菌呈现 T、V、Y 字型，细菌数量多时也可呈束状、丛状等多种形态排列。结核分枝杆菌耐酸染色为红色，并可以抵抗盐酸乙醇的脱色作用，故被称为抗酸杆菌。结核分枝杆菌为需氧菌，生长比较缓慢，培养时间一般需要 2～8 周，最适生长温度为 37℃。结核分枝杆菌对干燥、酸碱、寒冷、染料等有较强的抵抗力。但结核分枝杆菌不耐湿热，在液体中加热至 80℃持续 5 分钟、95℃ 1 分钟即被杀死，高压蒸汽灭菌（120℃）持续 30 分钟是最佳的灭菌方法。结核分枝杆菌对紫外线也比较敏感，直接日光照射数小时可被杀死，常用于结核病患者衣服、书籍等的消毒；结核分枝杆菌对乙醇也敏感，在 70%乙醇溶液中 2 分钟即会死亡。

结核分枝杆菌菌体成分比较复杂，含有类脂质、蛋白质和多糖类。结核杆菌细胞壁所含的类脂占细胞壁干重的 50%～60%，其含量与细菌毒力密切相关，类脂质的主要成分为磷脂、脂肪酸和蜡质复合物，它们大多与蛋白质和多糖结合成复合物存在于细胞壁中；其中磷脂能刺激单核细胞增生，并能抑制蛋白酶对组织的分解作用，使病灶组织溶解不完全，形成干酪样坏死，引起细胞结核性病变，形成结核结节；蜡质复合物是一种肽糖脂与结核分枝杆菌的复合物，能引起迟发型变态反应，并具有佐剂作用。蛋白质属于完全抗原，是结核菌素的主要成分，可诱发皮肤变态反应。糖类是结核菌细胞中的重要物质，大多与类脂质结合存在于细胞壁中，多糖类与血清反应等免疫应答有关。

（二）人体的反应性

1. 免疫与变态反应　人体对结核菌的自然免疫力（先天免疫力）是非特异性的。接种卡介苗或感染结核菌后获得的免疫力（后天性免疫力）则具有特异性，能将入侵的结核菌杀死或严密包围，制止其扩散，使病灶愈合。

结核病的主要免疫保护机制是细胞免疫，体液免疫对控制结核分枝杆菌感染并不重要。结核病的细胞免疫是以 T 淋巴细胞为介导、巨噬细胞为效应细胞的免疫反应，主要步骤为巨噬细胞吞噬结核菌及处理和递呈抗原，T 淋巴细胞对抗原特异性识别与结合，以及 T 淋巴细胞增殖分化、释放细胞因子、巨噬细胞激活和杀菌等一系列过程。人体受结核杆菌感染后，入侵的结核菌被巨噬细胞黏附及吞噬，黏附在巨噬细胞表面的大多数结核杆菌被吞噬进入吞噬体内，与溶酶体融合后被消化，部分结核菌则可经过逃逸、抗溶酶体酶、抗氧化杀菌等自身抗吞噬杀菌作用在巨噬细胞内复制。单核巨噬细胞或其他辅助细胞加工处理抗原后，将抗原信息递呈给 T 淋巴细胞，T 淋巴细胞有识别特异性抗原的受体，在结核病的细胞免疫过程中 CD4＋T 淋巴细胞具有促进免疫反应的效应，在淋巴因子的作用下分化为 Th1 和 Th2 辅助性 T 淋巴细胞，一旦 T 淋巴细胞活化，则 Th 淋巴细胞和单核巨噬细胞产生及释出多种淋巴因子（包括趋化因子、巨噬细胞移动抑制因子、巨噬细胞激活因子等），使巨噬细胞聚集在细菌周围，吞噬并杀灭细菌，然后变成类上皮细胞及朗格汉斯（Langhans）细胞，最终形成结核结节，使病变局限化。

结核菌侵入人体 4～8 周后，人体组织对结核菌及其代谢产物所发生的敏感反应称为变态反应，与 T 淋巴细胞释放的炎性介质、皮肤反应因子及淋巴细胞毒素等有关。此时如果用结核菌素作皮肤试验，可呈阳性反应；注射局部组织充血水肿，并有大量致敏的 T 淋巴细胞浸润。人体对结核菌及其代谢产物的此种细胞免疫反应，属于迟发型变态反应。感染结核菌后，尚可发生皮肤结节性红斑、多发性关节炎及疱疹性结合膜炎等，均为结核病变态反应的表现，常发生于原发结核感染患者。

2. 初次感染与再次感染 给未感染过结核菌的豚鼠皮下注射一定量的结核菌，10～14 天之后注射局部出现红肿、溃烂，逐渐形成深溃疡，经久不愈，结核菌大量繁殖，到达局部淋巴结，并沿淋巴结及血循环向全身播散，豚鼠死亡，表明豚鼠对结核菌无免疫力。但给 4～6 周前已受结核菌感染、结核菌素阳性的豚鼠体内注射同等量的结核菌，2～3 天后注射局部出现组织红肿、溃疡、坏死等剧烈反应，继之局部组织病变很快愈合，并无局部淋巴结肿大，也无全身性结核播散和豚鼠死亡。这种机体对结核菌初感染与再感染所表现出的不同反应现象，称为科赫（Koch）现象。初次感染结核菌者由于机体未曾发生变态反应，也缺乏细胞免疫，感染很快扩散；再次感染结核菌者由于体内的 T 淋巴细胞已经致敏，再次受到结核菌的入侵后发生了迟发性变态反应，导致局部组织的剧烈反应，也由于产生了细胞免疫，则感染并未向全身扩散。

3. 原发性和继发性感染

（1）原发性感染：在结核病流行的区域，人们很容易受结核杆菌的入侵，但是否被感染取决于结核杆菌的毒力和机体肺泡巨噬细胞的吞噬杀菌能力，如果结核杆菌通过自身的抗吞噬杀菌作用在巨噬细胞内存活下来，在巨噬细胞内外生长繁殖，引起肺组织的结核性炎症，即表现为肺部原发病灶。原发病灶中的结核杆菌沿引流区域淋巴而扩散，形成结核性淋巴管炎和肺门淋巴结结核，统称原发综合征。当机体抵抗力增强时，原发病灶内的细菌停止繁殖、淋巴管炎消失、淋巴结缩小或钙化。机体抵抗力减弱时，结核杆菌经支气管、淋巴管或血循环播散，形成全身性粟粒结核。

（2）继发性感染：是指在原发感染时期遗留的潜在病灶中的结核分枝杆菌重新活动发生的结核病。原发感染遗留于体内的结核杆菌引起的继发性结核病为内源性复发；而受到外来结核杆菌的再度感染则为外源性重染。继发性结核病患者的临床症状比较明显，表现也呈现多样化，更为重要的是结核病灶容易形成空洞和排菌，成为结核病的重要传染源。

> **案例 2-7-1**
> 1. 患者，男，23 岁。
> 2. 阵发性咳嗽半年，加重伴低热、痰中带血 1 个月。
>
> 患者有"开放性肺结核"患者的密切接触史，可能受到结核菌的感染。

【病理改变】

（一）结核病的基本病变

1. 渗出性病变 往往在结核病初期或病变恶化时出现。表现为充血、水肿与白细胞浸润。早期渗出性病变中有中性粒细胞，以后逐渐被巨噬细胞和淋巴细胞所代替。如果渗出性病变发生在浆膜腔，可发生浆液性或浆液纤维素性炎症。当入侵的结核菌数量大、毒力强、患者机体免疫力低下或变态反应性增高等条件下，渗出性病变可发展为干酪性坏死，甚至液化形成空洞；而当患者机体免疫力增强时，渗出性病变则完全吸收消散或转变为增殖性病灶。

2. 增殖性病变 增生为主的病变多发生在入侵的结核菌数量较少、人体细胞免疫占优势的情况下。初始阶段可表现为一个短暂的渗出过程，当致敏淋巴细胞增多时，就形成结核结节，结核结节的中央为朗格汉斯细胞，周围有类上皮细胞聚集，在其外围常有较多的淋巴细胞，典型的结核结节是结核病的特征性病变。但结核结节中通常不易找到结核分枝杆菌。

3. 干酪样坏死 发生在渗出或增生性病变的基础上。当入侵的结核菌数量较多、而患者机体抵抗力降低、结核杆菌引起的变态反应又比较强烈时容易发生。渗出性病变中的结核杆菌在巨噬细胞内不断繁殖，使细胞浑浊肿胀，继而发生脂肪变性，细胞核溶解碎裂，直至细胞完全坏死。炎症细胞死后释放蛋白溶解酶，使组织溶解坏死，形成凝固性坏死。因病灶内含有较多的脂质使其在肉眼观察下呈黄灰色，质松而脆，状似干酪，故名干酪样坏死。

上述三种病变可能同时存在于同一病变部位，但往往以某一种病变为主，如在渗出性及增殖性病变的中央，出现少量干酪样坏死；而干酪样坏死为主的病变，也可伴有不同程度的渗出性病变及结核结节的形成。

（二）基本病变的转归

1. 吸收　在人体免疫力增强或使用抗结核药物治疗时，由于单核-巨噬细胞系统的吞噬作用，结核病的渗出性病变可以逐渐吸收消散，病灶逐渐愈合，甚至不留瘢痕；在有效的抗结核药物治疗后范围较小的干酪样坏死或增殖性病变也可以吸收、缩小，或仅遗留轻微的纤维瘢痕病变。

2. 纤维化　随着病变部位炎性成分的吸收，结节性病灶中纤维组织增生形成纤维化；未被吸收的渗出性病变或小范围的干酪样病灶也可以逐渐纤维化；类上皮细胞可转化为成纤维细胞，参与病灶纤维化的形成。纤维化往往从病灶的外围开始，偶从中央出现。纤维化提示结核病变静止或者趋向愈合。

3. 钙化　局限性的干酪样病灶亦可因失水、收缩及钙盐沉着，最终形成钙化灶而表明结核病的愈合。

4. 恶化　结核病灶扩大或播散均提示结核病恶化。结核病灶扩大常见的是病灶干酪样坏死、液化，使病变范围不断扩大，也可以是陈旧的结核病灶内新出现渗出性病变。结核分枝杆菌还可以循支气管、淋巴管及血循环播散；干酪样坏死病灶中结核分枝杆菌大量繁殖引起病变组织液化、排出，液化坏死物质排出后形成肺内空洞，而含有大量结核分枝杆菌的干酪样坏死物质则沿着支气管在肺内播散；坏死性的病灶侵蚀血管后，大量结核分枝杆菌进入血循环引起全身的血源性结核播散；结核分枝杆菌入侵淋巴管则导致结核分枝杆菌向机体其他器官的播散。

【临床表现】

（一）症状

肺结核的临床表现呈多样化，与临床类型、病变范围等许多因素有关。

1. 全身症状　表现为午后低热、乏力、食欲减退、消瘦、盗汗等。在肺结核发生急性血行播散或继发性肺结核出现干酪样坏死、病灶播散等病变恶化进展时，患者常出现不规则高热。育龄妇女有月经失调或闭经。

2. 呼吸系统症状

（1）咳嗽咳痰：是肺结核最常见的症状。通常为干咳或咳嗽、咳少量黏液痰；继发感染时，痰呈黏液脓性；合并支气管结核时患者出现刺激性干咳。

（2）咯血：约 1/3 患者出现不同程度的咯血，多数患者为少量咯血，大咯血比较少见。炎症累及毛细血管可出现痰中带血或少量咯血；病灶内的小血管损伤引起中等量咯血；而空洞壁的血管瘤破裂或病变累及支气管动脉时会发生大咯血，大咯血时可能引发失血性休克，或因血块阻塞大气道引起窒息，此时患者表现为极度烦躁、胸闷气促、明显发绀。

（3）胸痛：病灶炎症累及壁层胸膜或合并结核性胸膜炎时，患者会出现胸痛，并随呼吸及咳嗽加重。

（4）呼吸困难：常见于慢性重症肺结核或合并慢性阻塞性肺疾病、肺源性心脏病的患者，由于呼吸功能受损出现渐进性呼吸困难；也见于并发气胸或大量胸腔积液的患者，这时患者呼吸困难的症状尤为严重。

（二）体征

早期病灶范围较小或病灶位于肺组织深部的患者，多无异常体征。若病变范围较大，则可出现相应的体征。因为继发性肺结核好发于肺上叶尖后段及下叶背段，故锁骨上下、肩胛间区叩诊音略浊，咳嗽后偶可闻及湿啰音，对诊断有参考价值。当出现大范围的渗出性病变或干酪样坏死时，检查患者的肺部可发现肺实变体征。当肺部病变发生广泛纤维化或胸膜粘连增厚时，患侧胸廓下陷，肋间隙变窄，叩诊浊音，听诊呼吸音减低，对侧出现代偿性肺气肿征。当合并结核性胸膜炎时可出现胸腔积液征：气管向健侧移位，患侧胸廓饱满，触觉语减弱强，叩诊实音，听诊呼吸音减低或消失。

（三）特殊表现

少数患者可出现类似风湿热样表现，称为结核性风湿症，呈急性或慢性经过，以多发性关节炎、结节性红斑为主，青年女性多见，抗风湿治疗无效，抗结核治疗显效。

> **案例 2-7-1**
>
> 1. 患者咳嗽、咳痰半年，经抗生素治疗呼吸道症状无明显缓解，随后出现痰中带血和低热、盗汗、疲乏无力和消瘦等结核中毒症状。有"开放性肺结核"密切接触史。
>
> 2. 体检：T 38.3℃，右上肺实变征（＋）。
>
> 患者起病缓慢，病程较长，有结核中毒症状，一般抗感染治疗效果不明显。符合肺结核的临床表现。

【实验室及辅助检查】

（一）痰结核菌检查

痰中查到结核菌是确诊肺结核的最重要依据,也是发现传染源、观察抗结核治疗的疗效和进行结核病流行病学调查的主要指标。

1. 痰涂片检查　痰涂片查结核菌的方法主要有直接涂片法和集痰涂片法。直接涂片法的厚涂片抗酸染色光镜检查具有快速、简便和可靠等优点,若排菌量超过 $10^4\sim10^5$/ml,直接涂片法可为阳性。集痰法可以提高痰结核菌检测的阳性率。由于排菌量少者,往往一次难以查到结核菌,临床上应反复取痰检查。痰涂片抗酸染色直接镜检不能区分结核分枝杆菌或非结核分枝杆菌,但是因为非结核分枝杆菌极少,因此痰查结核菌阳性对肺结核的诊断有着极其重要的价值。除了痰标本外,超声雾化诱导痰、下呼吸道采样、支气管冲洗液、支气管肺泡灌洗液（BALF）均可进行痰结核菌检查。

2. 痰结核菌培养　痰结核菌培养查结核菌的结果比较准确可靠,痰结核菌培养阳性是诊断肺结核的金指标,也可以为菌种鉴定和药物敏感性测定提供菌株。结核杆菌生长缓慢,需要培养 4～8 周才有结果。近来采用测定细菌代谢产物的 Bactec TB960 方法培养结核杆菌,两周左右可获得结果,而且可以快速鉴别结核分枝杆菌与非结核分枝杆菌。结核菌药物敏感试验为指导临床制订合理的抗结核治疗方案、临床诊断耐药病例及流行病学监测提供可靠依据。

3. 其他检测方法　PCR、核酸探针检测结核菌的 DNA 片段,应用 ELISA 方法测定结核菌的特异性抗原、抗体等方法,均是快速诊断结核病的新手段,但是这些检验技术尚待改进和完善。

（二）结核菌素试验

结核菌素是由结核分枝杆菌培养物经过加热灭活和过滤提炼制出的结核菌代谢产物。目前 WHO 及国际防痨和肺病联合会推荐使用纯蛋白衍生物（purified protein derivative,PPD）取代旧结核菌素（old tuberculin,OT）来做结核菌素试验。

作结核菌素皮肤试验时,通常取 0.1ml（5IU）结核菌素稀释液在左前臂曲侧中、下 1/3 交界处皮肤作皮内注射,使之形成 6～10mm 大小的皮丘。注射 48～72 小时后,根据前臂注射部位皮肤的硬结直径判定机体的反应程度:硬结直径<5mm 为阴性,硬结直径 5～9mm 为弱阳性,硬结直径在 10～19mm 为中度阳性反应,硬结直径大于 20mm 或皮肤表面出现水疱与坏死为强阳性反应。我国是结核病的高流行国家,儿童普遍接种卡介苗,因此结核菌素试验阳性对确诊结核病的意义并不十分重大,结核菌素试验阳性仅表示结核感染,并不一定提示患病/发病;但是结核菌素试验对婴幼儿结核病诊断的意义较大,<3 岁的儿童结核菌素试验呈强阳性反应,往往提示新近有结核菌的感染。结核菌素试验阴性除表明未受结核菌感染外,还可见于下列的特殊情况:一般结核菌感染后 4～8 周才能建立免疫反应,在此之前结核菌素试验可呈阴性反应;急性传染病（麻疹、水痘等）、营养不良、慢性消耗性疾病、HIV 感染、重症结核病、应用免疫抑制剂、癌症等造成机体的免疫功能低下或受干扰时,结核菌素可以不出现阳性结果,待病情好转及免疫功能恢复后结核菌素可能转为阳性。

（三）影像学检查

1. 胸部 X 线检查　是诊断肺结核十分有效的辅助手段,对确定病变部位、范围、性质及其演变有重要价值,典型胸部 X 线片可以初步诊断肺结核,如果疑诊肺结核患者的胸部 X 线片缺乏肺结核的特征性表现,则应该注意与其他肺部疾病相鉴别。一般而言,肺结核的胸部 X 线表现的特点包括病变多发生在肺上叶尖后段、肺下叶背段、后基底段,部分病例的肺部病变也可呈多肺段发布;X 线影像呈现多种形态表现,即可以同时出现渗出、增殖、纤维、干酪样和钙化性病变;病灶内空洞易见;常常伴支气管播散病灶、胸腔积液、胸膜增厚与粘连等病变;结核球的直径多在 3cm 左右,周围有卫星病灶;病变吸收慢。

2. 胸部 CT 检查　有助于发现微小或隐蔽的结核病灶;还可以早期发现肺内的粟粒阴影;有助于肺结核与其他原因所致的肺部浸润阴影、肿块、空洞、孤立结节等的鉴别及结核性胸腔积液与其他原因所致胸腔积液的鉴别诊断;了解肺门、纵隔淋巴结肿大情况;鉴别纵隔淋巴结结核与肿瘤等;也可用于引导穿刺、引流和介入治疗等。

（四）纤维支气管镜检查

纤维支气管镜检查可直接观察支气管病变,常用于支气管结核及淋巴结支气管瘘的诊断;纤维支气管镜冲洗、刷检的标本也可行结核菌检测,或经纤维支气管镜钳取支气管或肺内病灶的活体组织,进一步做病理学检查明确诊断。因此纤维支气管镜检查尤其适用于痰菌阴性及临床诊断困难的患者。

案例 2-7-1　实验室检查及其他辅助检查

1. 血常规：Hb 126g/L，WBC $1.1×10^9$/L，N 0.78，L 0.22，PLT $18×10^9$/L。

2. 红细胞沉降率增快：100mm/h。

3. PPD 试验强阳性。

4. 痰查抗酸杆菌（＋）。

5. 胸部 X 线片：右肺上叶见斑片状密度增高的云絮状致密阴影、边缘模糊，病灶中可见高密度的纤维条索状影像以及虫蚀状空洞，右中下肺野还可见斑点状高密度阴影。符合肺结核的 X 线表现。

【诊断】

（一）肺结核的诊断程序

对于出现下列可疑病症者：如呼吸道感染病程慢性迁延、且抗感染治疗效果不明显或无效的患者；痰中带血、咯血或长期低热的患者；有与肺结核患者密切接触史或有结核病好发危险因素（糖尿病、HIV 感染、AIDS 等）的患者近期出现呼吸道感染症状及胸部 X 线异常病变；既往有肺外结核病的患者等应该高度警惕，及时行相关检查以明确或排外肺结核的诊断，暂时不能确诊者更要严密追踪观察。如果肺结核的诊断已经成立，要根据临床表现、实验室检查及胸部 X 线片检查结果确定有无活动性。最后依据痰菌检查结果判定有无传染性。

（二）结核病的分类和诊断要点

1999 年我国制定了结核病的分类标准，将结核病分为原发型肺结核、血行播散型肺结核、继发型肺结核、结核性胸膜炎、其他肺外结核及菌阴肺结核六种类型。

1. 原发型肺结核　含原发综合征及胸内淋巴结结核。原发型肺结核多发生于儿童，多数患者无症状，或仅有轻微类似感冒的症状，如低热、轻微咳嗽、食欲减退、体重减轻等。多数患者有结核病家庭接触史，结核菌素试验常为强阳性。胸部 X 线片表现为哑铃形阴影，可见由肺部原发灶、引流淋巴管炎及肿大的肺门淋巴结组成的典型病变（图 2-7-1）。大多数病灶常自行吸收，一般不留痕迹或仅成为细小钙化灶。若只有肺门淋巴结肿大，则为胸内淋巴结结核（图 2-7-2）。在临床上肺门或纵隔淋巴结结核较原发综合征更为常见。

2. 血行播散型肺结核　含急性血行播散型肺结核（急性粟粒型肺结核）、亚急性和慢性血行播散型肺结核。急性粟粒型肺结核是各型肺结核中最严重的一种类型，是急性全身血行播散型结核病的一部分，

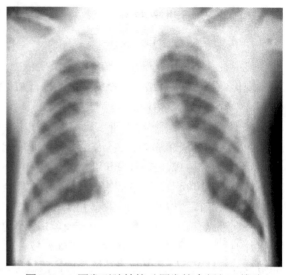

图 2-7-1　原发型肺结核（原发综合征）X 线片

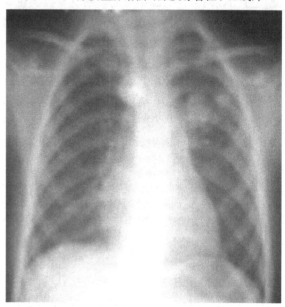

图 2-7-2　原发型肺结核 X 线片（左胸内淋巴结结核）

常由原发型肺结核发展而来。多见于婴幼儿和青少年，尤其是营养不良、长期应用免疫抑制剂或患有其他传染病等原因造成免疫功能明显降低的患者。急性粟粒型肺结核起病急，全身毒血症状严重，持续高热，常伴有结核性脑膜炎。全身浅表淋巴结和肝脾肿大，有时可以发现皮肤淡红色粟粒疹，合并结核性脑膜炎患者脑膜刺激征阳性，约 1/3 患者眼底检查可以发现脉络膜结核结节。患者的结核菌素常呈阴性反应，病情好转后可转为阳性。在起病初期胸部 X 线片检查仅仅表现为肺纹理增多、增粗，病后两周左右胸部 X 线片显示双肺在浓密的网状阴影上，由肺尖至肺底满布大小、密度和分布三个均匀的粟粒状结节阴影，结节直径为 2mm 左右（图 2-7-3）。亚急性、慢性血播型肺结核的发生是在人体抵抗力较强，少量结核菌分批经血循环进入肺部所致，病情进展比较缓慢，患者

往往无自觉症状，偶于胸部 X 线片检查时才被发现，胸部 X 线片呈双上中肺野为主的大小不等、密度不同、分布不均的粟粒状或结节状阴影。

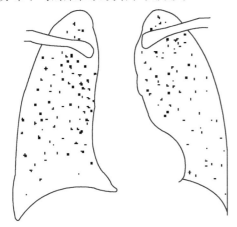

图 2-7-3 急性粟粒型肺结核

3. 继发型肺结核 是肺结核的主要类型，含浸润性肺结核、纤维空洞肺结核及干酪性肺炎等。

（1）浸润性肺结核：是肺结核最常见的类型。浸润渗出病灶和纤维干酪增殖病灶多发生在肺尖和锁骨下，胸部 X 线片表现为小片状或斑点状阴影，病灶可融合或形成空洞（图 2-7-4）。

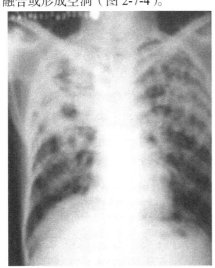

图 2-7-4 双肺浸润性肺结核 X 线片

（2）空洞性肺结核：空洞形态不一，以干酪渗出性病变溶解排出后形成的洞壁不明显、多个空洞组成的虫蚀状空洞多见，空洞周围往往有浸润病变。空洞性肺结核常有支气管播散，因此患者的痰中经常排菌，是结核病的主要传染源。部分空洞性肺结核患者在有效的抗结核药物治疗后，空洞壁被纤维组织或上皮组织所覆盖，虽空洞长期不能闭合，但反复多次查痰菌阴性，称其为"净化空洞"；一些患者的空洞内可能残留有干酪组织，反复多次查痰菌也为阴性，称其为"开放菌阴综合征"，但

是后者必须注意随访。

（3）结核球：干酪样坏死病灶部分吸收消散后，周围有纤维组织形成的包膜；或空洞的引流支气管阻塞，空洞内的干酪样物质难以排出，凝成球形病灶就形成了"结核球"。结核球的直径一般为 2～4cm，周围往往有卫星病灶，结核球内可见钙化灶或空洞（图 2-7-5）。

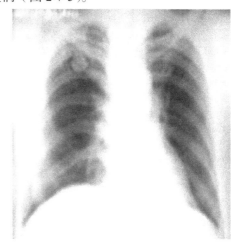

图 2-7-5 右上肺结核球 X 线片

（4）干酪样肺炎：当人体的免疫力减弱，又受到大量结核菌入侵时可能发生结核性肺炎，即干酪样肺炎。干酪样肺炎常呈急性进展的病程，有严重的全身中毒症状。胸部 X 线片：大叶性干酪样肺炎呈现以肺叶为单位分布的边缘模糊、密度增高的絮状阴影，其内可见虫蚀样空洞，并有肺内播散病灶（图 2-7-6）；痰菌阳性。小叶性干酪样肺炎的症状和体征比较轻微，胸部 X 线片肺内呈现小叶斑片状病灶，以双肺中下部多见。

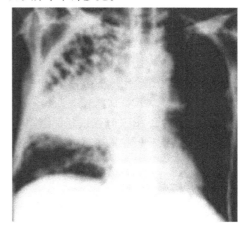

图 2-7-6 右肺干酪样肺炎 X 线片

（5）纤维空洞性肺结核：纤维空洞性肺结核的病程迁延，随着患者机体免疫力的变化，肺部的结核病灶吸收、修复与恶化、进展交替发生，临床症状时好时坏。由于肺组织受到广泛破坏，纤维组织增生和

肺内空洞长期不愈,空洞壁增厚及病灶周围出现广泛的纤维化,使肺功能严重受损。胸部 X 线片显示一侧或两侧单个或多个厚壁空洞,伴有支气管播散病灶及明显的胸膜增厚;因肺组织纤维收缩,肺门被牵拉向上,肺纹理呈垂柳状阴影,纵隔牵向病侧;邻近或对侧肺组织常有代偿性肺气肿,往往并发慢性支气管炎、支气管扩张、继发感染或慢性肺源性心脏病。痰菌长期检查阳性,且耐药菌株多见(图 2-7-7)。

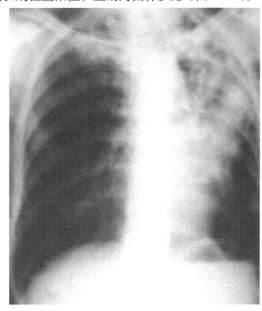

图 2-7-7　左肺纤维空洞性肺结核 X 线片

4. 结核性胸膜炎　包括结核性干性胸膜炎、结核性渗出性胸膜炎、结核性脓胸。

5. 其他肺外结核　按部位及脏器命名,如骨关节结核、结核性脑膜炎、肾结核、肠结核等。

6. 菌阴肺结核　为 3 次痰涂片及 1 次培养阴性的肺结核。诊断标准为:①典型肺结核临床症状和胸部 X 线表现;②抗结核治疗有效;③临床可排除其他非结核性肺部疾患;④PPD(5TU)强阳性,血清抗结核抗体阳性;⑤痰结核菌 PCR 和探针检测呈阳性;⑥肺外组织病理证实结核病变;⑦BAL 液中检出抗酸分枝杆菌;⑧支气管或肺部组织病理证实结核病变。具备①~⑥中的 3 项或⑦~⑧条中任何 1 项可确诊。

(三)不典型肺结核

某些特殊人群患肺结核或不典型肺结核患者在症状、体征和胸部 X 线表现及临床经过等诸多方面与典型肺结核存在有一些不同之处,称为“不典型肺结核”,容易造成误诊或漏诊。

1. 免疫损害者　指原发免疫缺陷性疾病或接受放化疗及免疫抑制药物治疗者,由于皮质激素或其他免疫抑制药物和因素的干扰或掩盖,肺结核的症状隐匿或轻微,可能缺乏呼吸道症状,或由于免疫防御机制受损以突发高热起病,病变进展迅速呈暴发性经过。

2. 免疫损害的肺结核　以血行播散肺结核居多,合并胸膜炎或肺外结核多见。胸部 X 线片表现的“多形性”不明显,以均质性片状、絮状阴影表现居多,病变可以发生在典型结核病的非好发部位,如中下肺叶及上叶前段,需要与急性肺炎相鉴别。

3. 极度免疫功能低下　可首先出现高热,结核杆菌侵犯肝、脾和淋巴结等的全身症状,而胸部 X 线片的异常病变出现时间明显延长或长时间表现为不典型粟粒样病变的无反应性结核病(暴发性结核性败血症)。

4. 艾滋病合并肺结核　可出现肺门、纵隔淋巴结肿大,中下肺野浸润病变多见,类似原发型肺结核的表现,常常合并胸膜炎及肺外结核,PPD 试验呈阴性反应等。

5. 糖尿病合并肺结核　胸部 X 线片特点以渗出性及干酪性病变为主,呈现大片状、巨块状的病灶,易形成空洞,好发于肺门区及中下肺野,病变进展快,要注意与急性肺炎、肺化脓性炎症、肺癌鉴别。

6. 支气管结核　病变多在中下肺野及其邻近的肺段,由于有支气管狭窄等因素存在,易于合并细菌感染使临床表现不典型,容易与肺炎相混淆,肺不张常是支气管结核的并发症。

(四)肺结核的记录格式

肺结核的记录格式按结核病的分类、病变部位、范围、痰菌情况、化疗史的顺序书写记录。

1. 痰菌检查情况的记录　以涂(＋)、涂(－)、培(＋)、培(－)表示。当患者无痰或未查痰时,需记录(无痰)或(未查)。

2. 治疗状况的记录

(1)初治:尚未开始抗结核化疗的患者;正在进行标准化疗方案但用药未满疗程的患者;不规律化疗未满 1 个月的患者。

(2)复治:初治失败的患者;规律用药满疗程后痰菌又复阳的患者;不规律化疗超过 1 个月的患者;慢性排菌患者。

3. 诊断记录案例　原发型肺结核　左中　涂(＋)初治。继发型肺结核　双上　涂(＋)复治。继发型肺结核可注明(浸润性)或(空洞性)等。血行播散型肺结核可注明(急性)或(慢性)。并发症(如自发性气胸、肺不张等)、并存病(如糖尿病、HIV 感染等)、手术(如肺叶切除术等)均可以按照并发症、并存病、手术的顺序记录在化疗史后面。

案例 2-7-1

1. 病史特点：患者，男，23 岁。起病缓慢，病程较长，有呼吸道症状：咳嗽、咳痰，经抗生素治疗呼吸道症状无明显缓解，随后出现痰中带血和低热、盗汗、疲乏无力和消瘦等结核中毒症状。有"开放性肺结核"密切接触史。体检：T 38.3℃，有右上肺实变征。

2. 实验室检查及其他辅助检查特点：血常规：WBC 1.1×10^9/L，N 0.78。红细胞沉降率增快：100mm/h。PPD 试验强阳性提示体内有活动性结核感染。痰查抗酸杆菌（＋）是诊断肺结核的重要依据。胸部 X 线片显示病变部位位于上肺，是肺结核的好发部位；肺部病变以浸润性病变为主，其内见纤维条索状影像及虫蚀状空洞，体现了肺结核病变的多样性特点；右中下肺野还可见斑点状高密度阴影，说明右中下肺有支气管播散病灶，也是肺结核较典型的表现。

临床诊断：继发型肺结核（干酪样肺炎）右上涂（＋）初治。

【鉴别诊断】

肺结核的症状、体征、X 线表现等与多种肺部疾病及全身性疾病相似，在得出临床诊断前必须要细致地完成鉴别诊断的过程，以免漏诊或误诊。

1. 肺炎 主要与继发型肺结核相鉴别。虽然各种病原菌所致肺炎的临床特点各异，但一般均急性起病，发热等全身感染中毒症状多见，咳嗽、咳脓痰等呼吸道症状明显。胸部 X 线片表现为肺部浅淡、均匀的斑片状阴影，痰涂片或细菌培养可发现致病菌。抗感染治疗后大多体温很快下降，临床症状明显改善，1～2 周肺部病变便开始吸收好转。

2. 肺癌 中央型肺癌在肺门处有结节影或有肺门纵隔淋巴结转移，需与淋巴结结核鉴别；周围型在肺野外周有小片浸润性病灶或结节影，需与浸润性肺结核病灶或结核球相鉴别。肺癌的发病年龄多为 40 岁以上，有长期吸烟史，常有刺激性咳嗽、咳痰及痰中带血的病史，随着病情的进展患者可出现进行性消瘦、恶液质等恶性肿瘤的表现。胸部 X 线片显示肺癌的肿块往往呈现分叶状，有毛刺和切迹，原发病灶周围无卫星灶，癌组织坏死液化后形成偏心厚壁空洞；外周型肺癌可见胸膜内陷征等。通过胸部 CT 检查，结合痰查抗酸杆菌、痰脱落细胞检查及病灶的活体组织检查等方法可以对两者进行鉴别。值得注意的是肺结核与肺癌可能同时并存，在临床鉴别比较困难而又高度怀疑肺癌的情况下应该考虑剖胸探查，以便及时诊治。

3. 慢性阻塞性肺疾病 慢性阻塞性肺疾病患者在呼吸功能受到损害后出现呼吸困难等表现，需要与慢性纤维空洞性肺结核患者鉴别。但是慢性纤维空洞性肺结核患者的痰结核菌检查常呈阳性，且有特征性的 X 线表现，易于与慢性阻塞性肺疾病鉴别。

4. 肺脓肿 肺脓肿患者起病急，有高热、咳大量脓臭痰等感染中毒症状，胸部 X 线片表现为肺部出现有液平面的空洞、空洞周围明显的炎性浸润病灶。血常规检查白细胞总数和中性粒细胞计数明显升高，痰结核菌检查阴性，但痰细菌涂片及痰细菌培养均可发现致病菌。

5. 支气管扩张 支气管扩张患者有慢性咳嗽、咳痰及反复咯血的病史，需要与肺结核鉴别。但是支气管扩张的胸部 X 线片常无异常或仅见局部肺纹理粗乱，部分典型病例可见卷发影，支气管造影或高分辨 CT 检查可确诊。

6. 其他疾病 各种类型的肺结核均可有不同程度的发热，需要与其他常见的发热性疾病相鉴别。急性粟粒型肺结核常有高热、肝脾肿大、白细胞减少或类白血病样反应等表现应与伤寒、败血症、白血病等疾病相鉴别。但是伤寒典型的热型是稽留热，有相对缓脉、皮肤玫瑰疹、血清伤寒凝集试验阳性，血、粪便或骨髓伤寒杆菌培养阳性等临床特点。败血症起病急骤，弛张热型多见，可发现原发感染病灶，血常规检查白细胞总数和中性粒细胞计数明显升高，血或骨髓细菌培养阳性。白血病患者除发热外，还有贫血、出血等临床表现，外周血常规和骨髓显像有典型白血病的表现，胸部 X 线片也有助于鉴别。支气管淋巴结核有发热和肺门淋巴结肿大易与淋巴瘤、结节病等相混淆，鉴别要点为淋巴瘤常有浅表淋巴结及肝脾肿大，淋巴结活检可以确诊。结节病的肺门淋巴结肿大多是双侧对称性，结核菌素试验呈阴性反应，糖皮质激素治疗有效，两者鉴别困难时需考虑活组织检查确诊，以免糖皮质激素治疗引起肺结核活动或者结核病灶的扩散。

【并发症】

1. 支气管扩张 支气管结核可导致支气管扩张；肺结核病灶内支气管壁的正常组织结构受到破坏也可继发支气管扩张，出现咯血或继发细菌感染。

2. 慢性阻塞性肺疾病及慢性肺源性心脏病 当肺结核病变迁延不愈或治疗不当造成肺组织广泛破坏，呼吸功能也将随之受损，可造成肺组织纤维化、肺大泡等病变，而并发慢性阻塞性肺疾病；随着病情的进展甚至并发慢性肺源性心脏病。

3. 肺外播散 当肺结核病灶中的结核杆菌随血液播散到机体的其他脏器时出现肺外结核，如结核性脑炎或脑膜炎、骨结核、泌尿生殖系统结核等。在规范化的抗结核化疗普遍开展后，肺外结核病已趋于减少。

【治疗】

（一）抗结核化学治疗

1. 化疗原则　早期、联合、适量、规律、全程化疗是抗结核化学治疗的原则。

（1）早期：一旦确诊结核病应立刻开始化疗。肺结核早期病灶局部血管丰富，药物容易渗透进入病变部位，炎性病灶易于吸收好转，空洞也容易缩小或闭合；有效治疗后病灶的吸收愈合对降低肺结核的传染性具有重要意义；早期结核病灶中的结核菌往往处于生长繁殖、代谢旺盛的时期，也有利于抗结核药物迅速发挥杀菌作用。

（2）联合：是指抗结核化疗方案往往同时选择多种抗结核药物联合治疗，联合用药是抗结核合理化疗的基础。联合用药不仅增加药物之间的协同作用，使化疗方案取得最佳疗效；更重要的是可以有效避免或延缓结核菌耐药性的发生。

（3）适量：严格按照医嘱规定的药物剂量用药也是保证疗效的重要环节。药物剂量不足，血药浓度过低，达不到杀菌或抑菌的目的，也是诱发细菌产生耐药性的主要原因；而药物剂量过大，血药浓度过高，可能引发严重的毒副作用，尤其是对肝脏的毒副作用。因此结核病患者应当在专科医师的指导下用药。不漏服、不任意停药；也不随意增加或减少药物的用量。

（4）规律：按照规范的化疗方案和疗程，坚持规律用药是抗结核治疗成功的关键。患者必须严格按照化疗方案规定的用药方案有规律地坚持治疗，不可无故停药或随意间断用药；而医务人员也不应当随意更改治疗。否则不仅会导致治疗失败，更容易诱发耐药菌株。

（5）全程：全程完成既定的抗结核化疗方案是提高结核病治愈率和降低复发率的重要举措。

2. 结核分枝杆菌的生物学特性

（1）结核分枝杆菌的代谢状态及药物对结核分枝杆菌的作用：结核分枝杆菌依据其代谢状态的不同分为4种菌群。A菌群，此类细菌处于生长繁殖、代谢旺盛时期，大多位于巨噬细胞外或空洞内，占结核杆菌的绝大部分；异烟肼（INH）、利福平（RFP）和链霉素（SM）能迅速杀灭或抑制这类细菌。B菌群，大多时间处于半代谢或半静止状态，多位于巨噬细胞内酸性环境中及空洞壁坏死组织中；吡嗪酰胺（PZA）对这类细菌的作用最佳。C菌群，处于半休眠状态，但在短时间内有突发、短

暂的生长繁殖；RFP对这类细菌作用最强。D菌群，处于休眠状态，不繁殖，数量极少；抗结核药对其无任何作用。随着结核病变的变化及抗结核药对细菌的作用，各细菌菌群之间将会相互发生变化。

（2）耐药性：指原来对抗结核药物敏感的结核分枝杆菌变得不敏感或对抗结核药物产生了耐受性，分为原发性耐药、获得性耐药与初始耐药。原发性耐药：指那些从未被治疗过的结核病患者或曾经接受抗结核治疗而少于1个月的患者所感染的结核分枝杆菌对一种或多种抗结核药物耐药。获得性耐药：指的是结核病患者开始接受抗结核药物治疗后，在治疗过程中（已经接受抗结核治疗1个月以上）结核分枝杆菌对一种或多种药物产生耐药性。初始耐药：指从未使用过或不能肯定使用过抗结核化疗药物的患者感染的结核分枝杆菌对抗结核药物产生的耐药性。耐多药结核（MDR-TB）：指痰结核分枝杆菌阳性患者，对异烟肼（INH）、利福平（RFP）两种药物同时发生耐药性。不合理应用抗结核化疗药物是结核分枝杆菌产生耐药性的主要原因。

3. 常用抗结核药物

（1）第一线药物

1）异烟肼（isoniazid，INH，H）：自1952年问世以来异烟肼一直是杀菌力最强的抗结核药物，尤其是结核治疗早期最强的杀菌药物。异烟肼被结核菌摄取，在结核菌内活化后干扰结核菌叶酸的合成而发挥作用。异烟肼对巨噬细胞内外的结核分枝杆菌均有强大的杀菌作用。异烟肼常规剂量给药时毒副作用的发生率比较低，常见的有药物性肝炎及周围神经炎，偶可发生中枢神经系统的毒副作用；如果发生周围神经炎，可加用维生素 B_6 以缓解或消除症状；用药期间应注意观察肝功能，肝功能异常者慎用。

2）利福平（rifampicin，RFP，R）：是一种抗生素，对巨噬细胞内外的结核分枝杆菌均有快速杀菌作用，特别对C菌群有独特的杀菌活性。临床上RFP常与INH联合使用取得较强的杀菌效果，并可缩短抗结核治疗的疗程。利福平是利福霉素的半合成衍生物，其作用机制是抑制RNA聚合酶以阻止RNA合成发挥作用。利福平及其代谢产物为橘红色，因而服药后大小便、眼泪及汗液可变成橘红色。

用药期间如果出现一过性肝功能损伤应同时进行保肝治疗，并密切观察；若出现黄疸须立刻停药。其他不良反应：流感样症状、溶血性贫血、血小板减少等。RFP与INH合用时引起肝功能损伤的发生率高于单用一种药物引起的肝功能损伤，在联合用药的情况下更要严密观察肝功能。

其他利福平类药物：利福布汀（rifabutin，RBU）

为半合成的另一种利福霉素类抗生素，其疗效及用法与 RFP 相仿，但不良反应略轻微。利福喷汀（rifapentine，RPT），其优势在于半衰期较 RFP 延长4～5倍，属于长效抗结核药。

3）链霉素（streptomycin，SM，S）：为氨基糖苷类抗生素，通过抑制细菌蛋白质的合成杀灭细菌，对巨噬细胞外碱性环境中的结核分枝杆菌有杀菌作用。肌内注射，成人每日 0.75g，每周 5 次；间歇用药每次 0.75～1.0g，每周 2～3 次。链霉素毒性反应主要有耳毒性、肾毒性和对第Ⅷ对脑神经的损害等，患者可能出现耳鸣、耳聋、眩晕等症状，也可能出现肾功能损害或过敏反应。老人、儿童、妊娠和哺乳期妇女、肾功能不全、听力障碍者要慎用或禁用。

4）吡嗪酰胺（pyrazinamide，PZA，Z）：对巨核细胞内酸性环境中的 B 菌群作用较强，PZA 与 INH 和 RFP 联合用药是现代标准短程化疗方案中的主要药物。用法：成人每日 1.5g，分 3 次口服；或每周 3 次服药、每日 1.5～2.0g；儿童每日 30～40mg/kg。最常见的毒副作用为肝脏毒性反应和高尿酸血症，皮疹和胃肠道反应少见。

（2）第二线药物

1）乙胺丁醇（ethambutol，EMB，E）：通过抑制结核杆菌的 RNA 发挥抗菌作用，与其他抗结核药物无交叉耐药性，是目前抗结核药物中最常用的抑菌剂。用法：成人常用量每日 0.75～1.0g，或每周 3 次服药、每日 1.0～1.25g。毒副作用主要为球后视神经炎、过敏反应、药物性皮疹等，最好在治疗前测定视力和视野，治疗过程中严密观察，如发现患者有视力异常应停药并给以相应的治疗。

2）对氨基水杨酸钠（para-aminosalicylic acid，PAS，P）：通过与对氨苯甲酸竞争影响叶酸的合成，或是干扰结核菌生长素的合成来达到抑菌作用，对结核菌的作用较弱。药物的毒副作用主要有明显的胃肠道反应、肝脏损害、过敏反应等。目前临床较少选用，大多被 EMB 所取代。

3）其他：氨硫脲（thiosemicarbazone，TB1），卷曲霉素（capreomycin，CPM），乙硫异烟肼和丙硫异烟肼（ethinamade，1314Th 和 prothionamidam，1321Th）等抗结核药物由于抗菌作用较弱而毒副作用明显，故目前临床已较少选用。

（3）抗结核药物的固定复合剂：是将 2～3 种抗结核药物按固定剂量的配比制成的复合制剂，如异烟肼、利福平、吡嗪酰胺组成的复合制剂卫非特（rifater），异烟肼、利福平组成的复合制剂卫非宁（rifinah）已经投入临床使用，抗结核药物复合剂有利于保证患者对治疗的依从性，便于治疗的督导管理，有利于推广 DOTS。但是如果发生药物的不良反应则难以判定是某种药物所致。

（4）具有抗结核作用的抗生素：氟喹诺酮类药物具有较强的抗结核分枝杆菌的功效。由于结核分枝杆菌对氟喹诺酮类药物产生自发耐药性较低，且与其他抗结核药物之间不容易产生交叉耐药性，故目前已经成为耐药结核病治疗的主要选择药物。但是因为氟喹诺酮类药物可以影响儿童和胎儿的骨骼发育，故孕妇和儿童禁止使用，哺乳期妇女在服药期间要停止哺乳。新大环内酯类抗生素（如罗红霉素等）也对结核分枝杆菌具有抗菌作用。常用抗结核药物成人剂量和主要不良反应见表 2-7-1。

表 2-7-1　常用抗结核药物成人剂量和主要不良反应

药名	缩写	每日剂量（g）	间隙疗法一日量（g）	作用机制	主要不良反应
异烟肼	INH，H	0.3	0.6～0.8	DNA 合成	周围神经炎、偶有肝功能损害
利福平	RFP，R	0.45～0.6*	0.6～0.9	mRNA 合成	肝功能损害、过敏反应
链霉素	SM，S	0.75～1.0△	0.75～1.0	蛋白合成	听力障碍、眩晕、肾功能损害
吡嗪酰胺	PZA，Z	1.5～2.0	2～3	吡嗪酸抑菌	胃肠道不适、肝功能损害、高尿酸血症，关节痛
乙胺丁醇	EMB，E	0.75～1.0**	1.5～2.0	RNA 合成	视神经炎
对氨基水杨酸钠	PAS，P	8～12***	10～12	中间代谢	胃肠道不适、过敏反应、肝功能损害
丙硫异烟肼	1321Th	0.5～0.75	0.5～1.0	蛋白合成	胃肠道不适、肝功能损害
卡那霉素	KM，K	0.75～1.0△	0.75～1.0	蛋白合成	听力障碍、眩晕、肾功能损害
卷曲霉素	CPM，Cp	0.75～1.0△	0.75～1.0	蛋白合成	听力障碍、眩晕、肾功能损害

*体重<50kg 用 0.45，≥50kg 用 0.6；S、Z、Th 用量亦按体重调节；**前 2 个月 25mg/kg，其后降至 15mg/kg；***每日分 2 次服用（其他药均为每日 1 次）；△老年人每次 0.75mg

4. 化学治疗方案　抗结核化学药物治疗对控制结核病起着关键作用，合理化疗可消灭病灶内的结核菌，最终达到治愈结核病的目的。化疗方案的选择需要依据肺结核的类型、病情轻重程度、痰菌阳性或阴性、细菌耐药情况等来确定，化疗方案的实施必须要符合前述的化疗原则方能奏效。肺结核患者的化疗分为两个阶段，第一阶段为强化治疗阶段，化疗的目的是尽可能杀灭繁殖期的结核杆菌，使细菌数量急剧减少，痰菌转阴，迅速控制病情。第二阶段为巩固期治疗，继续化疗的目的在于杀灭生长缓慢、代谢低下及间隙生长的半休眠期细菌，经过一段较长时间的治疗彻底治愈肺结核，并防止复发。

目前对于多数肺结核患者采取的是不住院治疗的方式，欲取得不住院情况下化疗成功的关键是必须对肺结核患者实施有效的治疗管理，即 WHO 推荐的在医务人员直接督导下的化疗（directly observed treatment short-course, DOTS），以确保肺结核患者在治疗全过程中规律、联合、适量和不间断地实施规范治疗，规范化疗也是降低或延缓结核菌耐药性发生的有效措施。另外由于结核病患者的个体差异性、患者对抗结核化疗药物耐受性的不同等因素，因此在为患者制订化疗方案时必须遵循个体化用药的原则，在确保化疗顺利完成的前提下，尽量减少药物不良反应对患者机体的损害。

（1）初治方案

1）定义：有下列情况之一者为初治：①尚未开始抗结核治疗的患者；②正在进行标准化疗方案，但用药未满疗程的患者；③不规则化疗未满 1 个月的患者。

2）初治方案：强化期 2 个月/巩固期 4 个月。书写记录格式为药名前数字表示用药月数，药名右下方数字表示每周用药次数。常用方案：2S（E）HRZ/ 4 HR；2S（E）HRZ/ 4 H₃R₃；2S₃（E₃）H₃R₃Z₃/4 H₃R₃；2S（E）HRZ/ 4 HRE；2rifater/ rifanah（rifater：卫非特，rifanah：卫非宁）。

如果初治强化期的第 2 个月末痰涂片仍然阳性，强化治疗方案可以延长 1 个月，总疗程 6 个月不变（巩固期缩短 1 个月）。若治疗的第 5 个月痰涂片仍然阳性，第 6 个月阴性，则巩固期延长 2 个月，总疗程为 8 个月。对粟粒型肺结核（不伴结核性脑膜炎的患者）上述方案疗程可适当延长，主张每日给药，不采用间歇治疗方案，建议治疗方案为强化期 3 个月，巩固期用 HR 方案 6~9 个月，总疗程 9~12 个月。

菌阴肺结核患者可在上述方案的强化期中删除链霉素或乙胺丁醇。

（2）复治方案：对于复治的肺结核病例，应尽可能获得痰结核杆菌培养及药物敏感试验结果，选择结核杆菌敏感的抗结核药物是复治肺结核患者化疗

成功的关键所在。而且复治肺结核患者被认为是易于发展为耐多药结核病的高危人群，因此在开始结核病治疗的强化阶段最好采取至少 3 个月的督导化疗，在整个治疗过程中医务人员更要注意随访，加强督导化疗，以保证患者能够按医嘱规律服药，坚持完成化疗疗程。临床上常常根据患者既往的用药情况，选择过去未用过、很少用过或是曾经规范联合使用过的抗结核药物来治疗复治肺结核患者，而且必须要联合二种或二种以上敏感药物进行治疗。

（1）定义：有下列情况之一者为复治：①初治失败的患者；②规则用药已经满疗程后痰菌又复阳的患者；③不规律化疗超过 1 个月的患者；④慢性排菌患者。

（2）复治方案：强化期 3 个月/巩固期 5 个月。常用方案：2SHRZE/1HRZE/5HRE；2SHRZE/1HRZE/5H₃R₃E₃；2S₃H₃R₃Z₃/1 H₃R₃Z₃E₃/5 H₃R₃E₃。对复治患者均应该做药敏试验以指导用药；对于上述化疗方案无效的复治排菌病例可参考耐多药肺结核的化疗方案，并根据药敏试验加以调整；一般认为慢性排菌者应用上述方案治疗的效果不理想，具备手术条件的患者可考虑手术治疗。对久治不愈的排菌者要警惕非结核分枝杆菌感染的可能性。

（3）耐多药肺结核的治疗

1）定义：对至少包括 INH 和 RFP 两种或两种以上药物产生耐药的肺结核为耐多药肺结核（MDR-TB），MDR-TB 的诊断必须依据痰结核菌检测及结核菌药敏试验结果确定。

2）化疗方案：目前主张采用每日用药的治疗方案，选择至少 2~3 种敏感或未曾使用过的抗结核药物，强化期最好选择 5 种药物联合治疗，巩固期至少也要保证有 3 种药物，特别强调要实施全程督导化疗；在痰菌转阴后仍然还需巩固治疗 18~24 个月左右。

3）WHO 推荐可以选择一线和二线抗结核药物联合用于治疗 MDR-TB，一线抗结核药物中除 MDR-TB 对 INH 和 RFP 耐药外，可以根据结核杆菌的敏感情况选用的其他药物：①SM，可推荐作为标准化疗方案强化期治疗所选择的药物，儿童、老年人或不方便注射的患者可用 EMB 替代。②PZA，建议选择 PZA 在标准短程化疗方案的强化期使用，结核杆菌对该药的耐药频率比较低，是目前国际上推荐治疗 MDR-TB 的常用药物。③EMB，EMB 的抗菌作用与 SM 相仿，结核菌对它的耐药频率也比较低。二线抗结核药物是治疗 MDR-TB 的主要药物，推荐使用的主要药物：氨基糖苷类抗生素的阿米卡星（amikacin，AMK）和多肽类卷曲霉素（CPM）等；硫胺类，如乙硫异烟胺和丙硫异烟胺（1314 Th

和 1321 Th）；氟喹诺酮类抗生素，如氧氟沙星（ofloxacin, OFLX）和左氟沙星（levofloxacin, LVFX），与 PZA 联合使用对杀灭巨噬细胞内的结核菌有协同作用；对氨基水杨酸钠，与其他抗结核药物联合使用，以预防结核杆菌对其他药物产生耐药性；利福布汀，部分耐 RFP 的菌株仍然对利福布汀敏感。在选择上述药物治疗 MDR-TB 时要注意交叉耐药性，如卡那霉素与阿米卡星、乙硫异烟胺与丙硫异烟胺存在交叉耐药性；喹诺酮类药物之间有完全交叉耐药性，只要结核杆菌对一种药物耐药，就无须再选择其他的药物。

（二）对症治疗

1. 咯血　是肺结核的常见症状。若患者仅表现为痰中带血或小量咯血，在抗结核治疗的基础上可以采取以对症治疗为主的治疗措施，如休息、镇静、口服卡巴克洛等药物止血；出血量较多时可以给以静脉滴注酚磺乙胺、氨甲苯酸等药物治疗。肺结核患者合并大咯血是呼吸系统的紧急重症，患者可以因为大量的出血引起呼吸道梗阻而发生窒息，并可能造成肺内结核播散，因此必须立刻实施急救，应让患者严格卧床休息，采取患侧卧位并及时清除呼吸道的血液和分泌物以保证患者的呼吸道通畅；多安慰患者、予以镇静治疗，以消除患者的紧张情绪；药物止血治疗首选垂体后叶素静脉注射或静脉滴注。垂体后叶素有强烈收缩小动脉的作用，禁用于高血压、冠状动脉粥样硬化性心脏病、心力衰竭的患者及孕妇，注射过快可引起恶心、便意、心悸、面色苍白等不良反应。咯血量过多的患者还可考虑酌情适量输血。对支气管动脉硬化造成的大咯血可采用支气管动脉栓塞术。如上述治疗方法仍然不能奏效、病变部位比较局限、出血部位基本明确的患者，亦可考虑外科手术治疗。

当患者突然出现呼吸急促、面色苍白、发绀、烦躁不安等症状，要及时判断可能由于大咯血引起窒息，应立刻将患者放置为头高足低位，拍击患者的背部，尽快清除呼吸道的积血，有条件时应用纤维支气管镜吸引以保持呼吸道通畅，必要时进行气管插管或气管切开。

2. 糖皮质激素的应用　在有效抗结核药物治疗的同时，应用糖皮质激素可以减轻或缓解肺结核患者的严重结核毒性症状。对于结核性胸膜炎伴大量胸腔积液的患者，在强有力抗结核治疗的基础上，可以加用糖皮质激素以促进胸腔积液的吸收及减轻胸膜的肥厚粘连；常用泼尼松口服，每日 15～20mg，维持 1～2 周后逐渐递减，每周递减 5mg，

疗程 4～8 周。

（三）外科手术治疗

目前外科手术已经较少用于肺结核的治疗，肺结核的手术适应证主要有合理规范的化疗 9～12 个月后痰菌仍然阳性的厚壁空洞、大面积的干酪坏死病灶、结核性脓胸或支气管胸膜瘘、大于 3cm 的结核球与肺癌难以鉴别时、毁损肺、合并肺癌、大咯血保守治疗无效等的患者，可作肺叶或全肺切除。

【结核病控制措施】

（一）督导化疗与管理

保证患者在治疗过程中坚持规律用药、完成既定的疗程是肺结核治疗能否成功的关键。督导化疗是指结核病防治机构的医务人员必须对肺结核患者的化疗全过程实施督导治疗管理，患者的每次用药都必须在医务人员的面视下进行，因故漏服药时必须及时采取补救措施。WHO 倡导的 DOTS 策略有利于对非住院治疗的肺结核患者实施统一、规范、经济的全程督导化疗，实现和加强对肺结核患者的治疗管理，确保肺结核患者得到合理、正确、有效的治疗，提高结核病的治愈率，降低复发率和死亡率。

（二）归口管理

按照我国法规要求，各级医疗卫生单位发现肺结核患者或疑似肺结核患者时应及时向当地卫生保健机构报告，并将患者转至结核病防治机构进行统一检查，一旦确诊，则患者必须在专科医师的指导下接受督导化疗。并通过病例登记管理实现督导化疗管理、指导预防患者的家庭内传染、动员新发现患者的家庭接触者到结核病防治机构进行检查等。

（三）病例报告和转诊

按照《中华人民共和国传染病防治法》的规定，肺结核属于乙类传染病。各级医疗预防机构要有专人负责及时、准确、完整地报告肺结核的疫情，并及时将肺结核患者或疑似肺结核患者转至结核病防治机构进行诊断。

（四）住院与不住院治疗

痰菌阴性的肺结核患者可以不住院治疗，但必须在专科医师的指导下，按照医嘱进行正规的化疗，结核病防治机构履行相应的督导化疗管理的职责。结核病专科医院负责急危重肺结核患者和有严重并发症或合并症、出现抗结核药物毒副作用及耐多药结核等肺结核患者的住院治疗，若肺结核患者在出院时尚未痊愈，结核病专科医院应将患者转到结核病防治机构继续督导化疗，完成规定疗程。

（五）卡介苗接种

卡介苗（bacillus calmette-guerin，BCG）是活的无毒力牛型结核菌疫苗，接种后可使人体获得对结核菌的免疫力。其接种对象是未受感染的新生儿、儿童及青少年。我国新生儿出生时规定必须接种卡介苗，保护力维持5～10年，隔数年后对结核菌素试验阴性者再予复种，直至15岁。

（六）预防性化学治疗

对于下列结核分枝杆菌的易染、高危人群，可在专科医师的指导下进行预防性抗结核治疗：HIV感染者、涂阳肺结核患者密切接触者、吸毒者、糖尿病患者、长期应用糖皮质激素或免疫抑制剂治疗者、营养不良者、<35岁结核菌素试验硬结≥15mm等。可用异烟肼，成人每日300mg，儿童4～8mg/kg，顿服，6～8个月；或利福平及异烟肼联合使用3个月，每日顿服或每周3次。

案例 2-7-1

1. 一般治疗：住院治疗，卧床休息，进行呼吸道隔离。

2. 抗结核化疗：选择初治方案：2S（E）HRZ/4 HR 或 2S（E）HRZ/4 H_3R_3 或 $2S_3$（E_3）$H_3R_3Z_3$/4 H_3R_3，治疗期间定期检测肝功能，严密观察药物的不良反应。

3. 疗效的观察：治疗过程中隔期复查血常规、痰结核菌检查和胸部 X 线片。

4. 定期随访：病情好转出院时要嘱咐患者仍然坚持服药治疗，完成化疗疗程，并定期到院复诊，由专科医师判断肺结核是否治愈、能否停药？

（谷 秀）

第八章 原发性支气管肺癌

案例 2-8-1

患者，男，67 岁，因"咳嗽，咳痰，痰中带血 1 年，声嘶 3 个月"入院。

患者于 1 年前无明显诱因出现咳嗽，咳黄色稠痰，伴有痰中带血，无畏寒、发热，经对症抗感染治疗后，咳嗽有所缓解；但仍有痰中带有血丝，无喘息、发热，经口服"云南白药"治疗后无缓解；3 个月前，患者出现声音嘶哑，气急，活动后加重，并自觉发热、肩关节疼痛；门诊胸片示"肺门区肿块影，右上肺肺不张"，以"肺癌"收入院。患者吸烟史 30 年，20 支/日。

体格检查：T 36.5 ℃，P 80 次/分，R 20 次/分，BP 130/86 mmHg。神志清楚，口唇无发绀，扁桃体不大，气管居中，胸部无畸形，右上肺叩诊浊音，呼吸音明显减弱，双肺未闻及干、湿啰音，HR 80 次/分，律齐。腹部无压痛，肝脾未触及。

辅助检查：入院后胸部 CT 示：右肺上叶中央性肺癌伴右肺上叶不张，纵隔淋巴结转移。

问题：

1. 该患者的诊断最可能是什么？诊断依据是什么？

2. 该患者应该完善哪些检查？

3. 主要的治疗原则是什么？

原发性支气管肺癌（primary bronchogenic carcinoma）简称肺癌（lung cancer），是原发于支气管黏膜上皮或黏膜下组织的恶性肿瘤，其临床表现与癌肿的部位、大小，以及是否侵及邻近器官及有无转移等情况有密切关系，病情进展速度与细胞的生物特征有关。

【流行病学】

肺癌是最常见的肺原发性恶性肿瘤，近年来肺癌的发病率及死亡率已居全球癌症首位。我国肺癌年龄调整死亡率总体呈上升趋势，已成为癌症相关死亡的主要原因。且成为中国近年来最常见、增幅最大的恶性肿瘤之一，其预防与控制将成为未来中国肿瘤控制计划制定和实施的重点之一，而控制烟草及空气污染无疑成为其关键。

【病因与发病机制】

目前认为下列因素与肺癌的病因有密切关系：

1. 吸烟 肺癌的病因与吸烟关系极为密切，肺癌发病率的增长与纸烟销售量增长呈平行关系，纸烟中含有苯并芘等多种致癌物质；吸烟者肺癌发病率比不吸烟者高 10 倍；患者吸烟越早、吸烟量越大，发生肺癌的风险越大。近 20~30 年，我国吸烟的情况非常严重，近 3 亿人口有吸烟习惯，占世界吸烟人口的 1/3，预计中国因吸烟导致肺癌死亡患者将达到数百万。长期吸烟可引致支气管黏膜上皮细胞增生、鳞状上皮化生，诱发鳞状上皮癌或未分化小细胞癌。无吸烟嗜好者，则以腺癌较为常见。

2. 大气污染 成人平均每天吸入 10 000L 空气，即使空气中致癌物质浓度较低也会产生严重影响；空气中致癌物质产生来源于多环芳烃化合物、砷、镍和铬等物质燃烧；工业发达国家肺癌的发病率高，城市比农村高，主要原因是由于工业和交通发达地区，石油、煤和内燃机等燃烧后和沥青公路尘埃产生的含有苯并芘致癌烃等有害物质污染大气。大气污染与吸纸烟对肺癌的发病率可能互相促进，起协同作用。

3. 职业因素 目前已公认长期接触铀、镭等放射性物质及其衍化物、致癌性碳氢化合物、砷、铬、镍、铜、锡、铁、煤焦油、沥青、石油、石棉、芥子气等物质，均可诱发肺癌，主要是鳞癌和未分化小细胞癌。石棉工人肺癌发生率高 8 倍（吸烟者）、92 倍（非吸烟者）；锡矿（含氡）的井下工比地面职工高 23~98 倍。

4. 肺部慢性疾病 如肺结核、硅肺（矽肺）、尘肺等可与肺癌并存。这些病例癌肿的发病率高于正常人。此外肺支气管慢性炎症及肺纤维瘢痕病变，在愈合过程中可能引起鳞状上皮化生或增生，在此基础上，部分病例可发展成为癌肿。

5. 电离辐射 流行病学资料表明大剂量电离辐射可引起肺癌，不同射线产生的效应不同。比如氡是一种惰性气体，来源于衰变的铀，可损伤呼吸道上皮细胞 DNA。暴露于氡的矿工肺癌生率高，吸烟与氡在导致肿瘤中有协同作用；美国环境保护委员会推测美国每年 15 万~20 万死于肺癌的患者与氡有关。

6. 人体内在因素 肺癌发生与遗传有关，遗传因素决定机体对致癌因素的敏感性和致癌物质代谢、DNA 修复能力，如家族遗传等也可能对肺癌的发病起一定的促进作用。

【病理】

（一）按组织病理学分类

肺癌的组织病理学分类现分为两大类。

1. 非小细胞肺癌

（1）鳞状上皮细胞癌（简称鳞癌）：鳞癌细胞大，呈多形性，有角化倾向，细胞间桥多见，常呈鳞状上皮样排列。鳞癌在肺癌中最常见，多见于老年男性，与吸烟关系密切，多呈中央型，倾向于管腔内生长，常早期引起支气管狭窄，导致肺不张或阻塞性肺炎，癌组织易发生坏死和形成空洞。鳞癌一般生长较慢，转移晚，手术切除机会较多，5 年生存率较高，但对放疗和化疗的敏感性不如小细胞癌。

（2）腺癌：肿瘤细胞来源于肺泡上皮细胞或终末细支气管；腺癌细胞呈腺体样或乳头状，胞质丰富，常含有黏液，多为周围型、女性多见，与吸烟无密切关系；腺癌倾向于管腔外生长，也沿肺泡壁蔓延，常在肺边缘部形成直径 2～4cm 的肿块；由于腺癌血管丰富，故局部浸润和血行转移较早，易累及胸膜引起胸腔积液，易出现肝、脑、骨骼转移。

支气管肺泡癌属腺癌的一个亚型，大体形态可分为结节型和弥漫型，结节型中部分病灶生长极缓慢，弥漫型可侵及一侧肺或双侧肺野。沿支气管和肺泡壁表面蔓延，不侵犯或破坏肺的结构，肺泡内常有黏液样物沉积。

（3）大细胞癌：可为中央型或周围型肺癌，癌细胞大、分化差、形态多样呈实性巢状排列，可分两种类型：①透明细胞癌，胞体较大，胞质呈透明状，应与来自肾、甲状腺转移性透明细胞癌相鉴别；②巨细胞癌，单核或多核巨瘤细胞。癌细胞弥漫分布，转移较小细胞癌晚，手术切除机会较多。大细胞癌的肿瘤细胞明显不同于其他类型肿瘤细胞。

其他：鳞腺癌、未定型（分化差或未分化）癌、类癌、支气管腺体癌。

2. 小细胞癌　肿瘤来源于支气管，中央型肺癌；年龄较轻（40 岁左右），与吸烟有关；恶性程度高、生长快、侵袭力强、转移早；肿瘤易向黏膜下生长，导致管腔狭窄或阻塞。

（二）按生长部位分类

1. 中央型肺癌　生长在段支气管以上的支气管，以鳞癌、小细胞癌多见。

2. 周围型肺癌　生长在段支气管以下，以腺癌多见。

【临床表现】

75%～90%的肺癌诊断时有明显症状。肺癌的临床表现与癌肿的部位、大小、是否侵袭邻近器官及有无转移等情况有密切关系；诊断肺癌的平均年龄为 60 岁，40 岁以下发病相对少，大约 40%患者诊断肺癌后生存时间为 1 年。这些临床表现可分为四类：

（一）由原发肿瘤引起的症状

1. 咳嗽　是最常见的早期症状，60%患者表现为新出现咳嗽或咳嗽性质改变，抗生素治疗无效；早期为刺激性、顽固性、阵发性咳嗽，肿瘤增大堵塞管腔，咳嗽则为持续高音调，带金属音。

2. 咯血　6%～31%患者可出现咯血，为中央型肺癌常见症状，多为持续性或间断痰中带血，大咯血少见。

3. 喘鸣、气急　肿瘤导致支气管狭窄是喘鸣、气急产生的主要原因。当有下述情况均可出现喘鸣、气急：①肿瘤或肿大淋巴结压迫气管；②发生胸膜或心包转移，出现大量胸腔积液或心包积液；③肿瘤侵犯膈神经，导致膈肌麻痹；④管腔内肿瘤导致大气道狭窄、阻塞或隆突被广泛侵犯。

4. 体重下降、发热　55%～88%患者有厌食、食欲下降，体重下降。

（二）肿瘤局部扩展引起的症状

（1）膈肌麻痹：侵犯膈神经，引起同侧膈肌麻痹。

（2）声带麻痹：侵犯喉返神经，引起声带麻痹。

（3）上腔静脉阻塞综合征：压迫上腔静脉引起面部、颈部水肿和上胸部静脉怒张的上腔静脉阻塞综合征。

（4）胸腔积液：侵犯胸膜，可以引起胸腔积液。

（5）吞咽困难：癌肿侵入纵隔，累及食管，可引起吞咽困难。

（6）霍纳（Horner）综合征：上叶顶部肺癌，亦称 Pancoast 肿瘤或肺上沟瘤，可以侵入和压迫位于胸廓上口的器官或组织，产生胸痛、颈静脉或上肢静脉怒张、水肿、臂痛和上肢运动障碍、同侧上眼睑下垂、瞳孔缩小、眼球内陷、面部无汗等颈交感神经综合征。

（三）由癌肿远处转移引起的症状

（1）颅内转移：转移至脑时，可发生头痛、呕吐、眩晕、复视、共济失调、脑神经麻痹、一侧肢体无力甚至半身不遂等神经系统症状，严重时可出现颅内高压的症状。

（2）骨骼转移：转移至骨骼，特别是肋骨、脊椎骨、骨盆时，则有局部疼痛和压痛。

（3）肝转移：转移至肝时，可有厌食、肝区疼痛、肝大、黄疸和腹水等。

（4）锁骨上淋巴结转移：锁骨上淋巴结常是肺癌转移的部位。

（5）皮下转移：皮下转移时可触及皮下结节。

（四）癌肿引起的肺外表现

副肿瘤综合征（paraneoplastic syndrome），10%～20%肺癌患者出现。副肿瘤综合征临床表现可以出现在原发肿瘤引起的原发症状以前、同时或之后出现。副肿瘤综合征是由于肿瘤产生内分泌物质，临床上呈现非转移性的全身症状：

（1）杵状指、肥大性骨关节病：多侵犯上、下肢长骨远端，切除肺癌后症状可减轻或消失，肿瘤复发后又可出现。多见于鳞癌。

（2）甲状旁腺样激素：分泌异生性甲状旁腺样激素，导致高钙、低磷血症。高钙可引起多尿、烦渴、便秘、心律失常、精神错乱等症状。切除肺癌后症状可减轻或消失，肿瘤复发后又可出现。多见于鳞癌。

（3）抗利尿激素：引起水、钠潴留和水中毒，出现食欲不佳、恶心、呕吐、乏力、嗜睡、定向障碍等症状，称抗利尿激素分泌失调综合征。

（4）神经-肌病综合征：肌力下降（重症肌无力）、小脑运动失调、眼球震颤、精神错乱。

（5）类癌综合征：5-羟色胺增多，喘息、阵发性心动过速、水泻、皮肤潮红。

> **案例 2-8-1**
>
> 患者于 1 年前无明显诱因出现咳嗽，咳黄色稠痰，伴痰中带血，无畏寒发热，经对症抗感染治疗后，咳嗽有所缓解；但患者仍有痰中带有血丝，无喘息、发热，经口服云南白药治疗后无缓解；3 个月前，患者出现声嘶，气急，活动后明显，并自觉发热、肩关节疼痛。
>
> 对于 40 岁以上男性、吸烟者出现持续或间断痰中带血，无其他原因可解释者，应疑及肺癌。

【诊断】

肺癌诊断的主要依据是病史和胸部 X 线检查。对于 40 岁以上男性、吸烟者出现下列情况应疑及肺癌：刺激性咳嗽持续 2～3 周以上，治疗无效者；持续或间断痰中带血，无其他原因可解释者；反复同一部位的肺炎；单侧局限性哮鸣音，不因咳嗽改变；胸部 X 线片示局限性肺气肿、肺不张、孤立性圆形病灶或单侧肺门增大；血性胸腔积液，增长迅速，无毒性症状；原因不明的四肢关节疼痛、杵状指等。诊断肺癌的检查方法主要包括影像学检查、病理学检查、肿瘤标志物检查等。

（一）影像学检查

影像学检查可以发现病灶，一些特异性表现可提示肺癌诊断，也是肺癌分期的主要依据，但一般不具备定性诊断价值。

1. X 线透视或胸片检查 是诊断肺癌的主要手段。中央型肺癌在早期可以无异常 X 线征象。

（1）中央型肺癌 X 线直接征象：肺门块影、分叶（由肿瘤和肺门肿大淋巴结或纵隔肿大淋巴结形成）；中央型肺癌当癌肿阻塞支气管，可出现阻塞性肺炎或肺不张表现，肿瘤侵犯邻近肺组织和转移到肺门、纵隔淋巴结时，可见肺门区肿块，或纵隔阴影增宽。肺门肿块和上叶肺不张形成反"S"征，局限性肺气肿（叶、段）、阻塞性肺炎是中央型肺癌 X 线间接征象；在断层 X 线片上可显示突入支气管腔内的肿块阴影、管壁不规则、增厚或管腔狭窄、阻塞。

（2）周围型肺癌 X 线检查直接征象：肺周围圆形或椭圆型块影、密度高、边缘模糊、常呈分叶状、可有脐样切迹或细毛刺，可出现癌性空洞（厚壁偏心、内壁凹凸不平）；弥漫型细支气管肺泡细胞癌表现为浸润性病变，轮廓模糊，从广泛小结节、小片到融合成大片影，类似肺炎（图 2-8-1）。

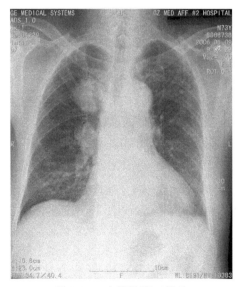

图 2-8-1 右肺肺癌 X 线片

2. 计算机断层扫描术（CT） 可显示薄层断面

图像，较常规胸片分辨率高，可反映病灶较精细的结构或小结节；避免病变与正常组织的重叠，这种检查方法能早期发现一般 X 线检查隐蔽区域如小病灶和位于心脏后、脊柱旁、肺尖等的肺癌病变；增强扫描对明确有无肺门、纵隔淋巴结转移较有价值；腹部、头部等处的 CT 扫描有利于发现转移病灶，但是检查并不能确定病变的性质，对所有检出的病灶尚需进一步评估（图 2-8-2）。

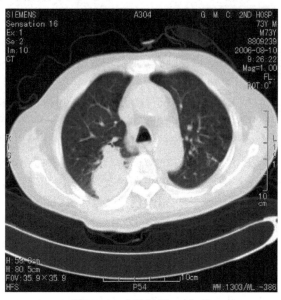

图 2-8-2　右肺肺癌 CT 扫描

3. 磁共振成像（MRI）　对于肺实质病灶显示效果不如 CT，磁共振成像优点是容易区别纵隔、肺门血管与肿块及淋巴结，且多面成像，能更好确定肿瘤范围及血管受累情况。

4. 正电子发射计算机体层扫描术（PET）　正电子发射计算机体层扫描诊断肺癌的敏感性达 90% 以上，特异性为 80%～90%，且对肺门、纵隔淋巴结转移及胸外远处转移能做出较敏感判断，是肺癌治疗前临床分期的重要方法。正电子发射计算机体层扫描能反映病灶的代谢变化，具有一定的定性诊断价值，近年越来越广地用于肺癌诊断。但对代谢较低的肿瘤，特别是肺泡细胞癌的诊断有假阴性；对肺部炎症、肺结核等代谢较强的病灶也有不少假阳性结果。

（二）病理学检查

确诊肺癌主要依赖于病理学检查，临床很多辅助检查手段都是为采集肺癌标本。细胞学标本主要来源于痰、浆膜腔积液、经纤维支气管镜刷检及各部位的细针穿刺抽吸标本。组织学标本可来源于纤维支气管镜、胸腔镜、纵隔镜下活检及经皮肿块穿刺等。

1. 痰脱落细胞检查　该方法简单、无创、经济，是诊断肺癌最常用的方法，甚至用于肺癌高危人群的普查，能发现部分早期肺癌。痰脱落细胞学检查具有较好特异性，中心性肺癌患者的阳性率较高；其诊断价值受较多因素影响，包括痰液采集质量、检验者经验和技术水平、病灶部位等。因此，应取深部痰液，反复多次送检（3～4 次），以提高检测阳性率和结果可靠性。

2. 浆膜腔穿刺和胸膜活检　部分肺癌患者在病程中会出现胸腔积液，其中很大部分由肿瘤转至移胸膜所致。胸穿抽液行脱落细胞检查是确诊此类患者的常用方法，操作简单、安全。胸腔积液中查到癌细胞有确诊价值，但阳性率在 50%～65%，对于足够量胸腔积液不能明确诊断，应重复送检，血性胸腔积液经低渗处理后可明显提高阳性检出率。

用胸膜活检针行胸膜活检可进一步提高肺癌确诊率，而且组织病理学检查较脱落细胞检查更有利于肿瘤病理分型；通过胸膜活检对明确结核等其他疾病同样有所帮助的，也有利于排除肺癌诊断。因此，对单纯胸穿不能明确诊断的患者可行胸膜活检。

3. 支气管镜检查　纤维支气管镜检查是临床确诊肺癌最主要的手段之一。纤维支气管镜下对能窥见的病灶可直视下行活检（TBB），对外周病灶可在透视引导下行活检（TBLB）。

4. 经皮胸部病灶穿刺　肺部、胸壁、甚至纵隔肿块经皮穿刺诊断肿瘤的阳性率在 50%～97%。穿刺针有抽吸细针和切割针两大类。经皮胸部病灶穿刺最常用的病灶引导措施有 X 线透视、CT 和 B 超。

5. 胸腔镜　近年胸腔镜特别是视频显像辅助胸腔外科（VATS）逐步推广应用，对常规方法不能确诊的肺部结节或胸腔积液者，利用胸腔镜的微创伤优势，可清晰地直观病灶并活检，同时 VATS 也能部分取代纵隔镜，观察纵隔淋巴状况，活检更能明确分期，具有很好的应用前景。

6. 纵隔镜　经颈或胸骨旁切口的纵隔镜是判断纵隔淋巴结是否转移的准确方法。对于影像学上大于 1cm 的纵隔淋巴结，纵隔镜检查具有特殊意义。纵隔镜对肺癌的分期、手术治疗的选择有特别的价值。

（三）肿瘤标志物

对非小细胞肺癌诊断较有价值的血清肿瘤标志物有癌胚抗原（CEA）、鳞癌相关抗原（SCC）、细胞角蛋白 19 片段（CYFRA21-1）等，神经元特异性烯醇化酶（NSE）对小细胞肺癌诊断较有价值。但肿瘤标志物对诊断肺癌体敏感性和特异性不够高，往往在肿瘤负荷较重时才显著升高，限制了其早期诊断的临床价值。多个癌标志物的联合检测有一定临床价值，胸腔积液癌标志物的诊断价值高于血清检查。

案例 2-8-1

胸部 X 线片示：右肺门区肿块影，右上肺肺不张，此为中央型肺癌 X 线直接征象。

胸部 CT 示：右肺上叶中央性肺癌伴右肺上叶不张，纵隔淋巴结转移。CT 扫描对明确有无肺门、纵隔淋巴结转移较有价值。

痰脱落细胞检查是诊断肺癌最常用的方法，痰脱落细胞学检查具有较好特异性，但其阳性率为 60%～70%，中心性肺癌患者的阳性率较高；纤维支气管镜检查能窥见的病灶，可直视下行活检，对外周病灶可在透视引导下行活检。纤维支气管镜检查对中央型肺癌的诊断率极高达 90% 以上，对周围型肺癌的确诊率也达 70% 左右。除活检外，对病灶的刷检、灌洗回收液及检查后的咳出物标本送脱落细胞检查，也能提高诊断率。

（四）TNM 分期

肺癌分期对于临床治疗、预后判断及临床研究具有重要的价值（表 2-8-1）；NSCLC 分期有二个基本原则：首先，肿瘤侵犯越广，愈后越差；其次，NSCLC 外科治疗是最好方法，也是唯一治愈的希望。肺癌有多种分期方法，现行 NSCLC 分期采用国际 TNM 分期。TNM 分期能反映肿瘤情况：T 代表原发肿瘤的大小与位置；N 代表淋巴结转移；M 代表远处转移。TNM 分期将肿瘤分为 I～IV 期，大多数 I 和 II 期 NSCLC 患者通过手术能治愈，而 IIIB 和 IV 期并不适合手术治疗，IIIA 期患者有局部浸润也能进行手术治疗。TNM 分期不适用于小细胞肺癌（SCLC），小细胞肺癌分为局限性和广泛转移二类，局限性是指肿瘤局限在单侧胸腔，广泛性是指肿瘤已超出单侧胸腔。

表 2-8-1 肺癌 TNM 分期

T 原发肿瘤	Tx：未发现原发肿瘤，或者通过痰细胞学或支气管灌洗发现癌细胞，但影像学及支气管镜无法发现
	T0：无原发肿瘤征象
	Tis：原位癌
	T1：肿瘤最大径≤3 cm，周围为肺或脏层胸膜所包绕，镜下肿瘤没有累及叶支气管以上(即没有累及主支气管)
	T1a：肿瘤最大径≤1cm
	T1b：肿瘤最大径>1cm，≤2cm
	T1c：肿瘤最大径>2cm，≤3cm
	T2：肿瘤最大径>3cm，≤5cm；侵犯主支气管（不常见的表浅扩散型肿瘤，不论体积大小，侵犯限于支气管壁时，虽可能侵犯主支气管，仍为 T1），但未侵及隆突；侵及脏层胸膜；有阻塞性肺炎或者部分或全肺肺不张。符合以上任何一个条件即归为 T2
	T2a：肿瘤最大径>3cm，≤4cm
	T2b：肿瘤最大径>4cm，≤5cm
	T3：肿瘤最大径>5cm，≤7cm。直接侵犯以下任何一个器官，包括：胸壁(包含肺上沟瘤)、膈神经、心包；同一肺叶出现孤立性癌结节。符合以上任何一个条件即归为 T3
	T4：肿瘤最大径>7cm；无论大小，侵及以下任何一个器官，包括:纵隔、心脏、大血管、隆突、喉返神经、主气管、食管、椎体、膈肌；同侧不同肺叶内孤立癌结节
N 淋巴结转移	Nx：区域淋巴结无法评估
	N0：无区域淋巴结转移
	N1：同侧支气管周围及(或)同侧肺门淋巴结以及肺内淋巴结有转移，包括直接侵犯而累及的
	N2：同侧纵隔内及(或)隆突下淋巴结转移
	N3：对侧纵隔、对侧肺门、同侧或对侧前斜角肌及锁骨上淋巴结转移
M 远处转移	Mx：远处转移不能被判定
	M0：没有远处转移
	M1：远处转移
	M1a：局限于胸腔内，包括胸膜播散（恶性胸腔积液、心包积液或胸膜结节）以及对侧肺叶出现癌结节（许多肺癌胸腔积液是由肿瘤引起的，少数患者胸液多次细胞学检查阴性，既不是血性也不是渗液，如果各种因素和临床判断认为渗液和肿瘤无关，那么不应该把胸腔积液纳入分期因素）
	M1b：远处器官单发转移灶为 M1b
	M1c：多个或单个器官多处转移为 M1c

【鉴别诊断】

肺癌因肿瘤发生部位、病理类型、肿瘤细胞的生物学行为和病程早晚等不同情况而有不同临床表现，同时肺癌在临床症状上无特异性，易与其他肺部疾病混淆。因此，肺癌特别是早期病例的鉴别诊断对早期诊断早期治疗具有重要意义。

1. 肺结核 常见于青年，发热、盗汗等全身毒性症状明显，抗结核药物治疗可改善症状，病灶逐渐吸收。结核菌素试验常为阳性，抗结核药物治疗效果好。中央型肺癌诊断应注意与肺门淋巴结结核鉴别，周围型肺癌应注意与肺结核球鉴别,肺泡癌应注意粟粒性肺结核鉴别。

2. 肺部炎症 肺部炎症一般起病较急,发热、寒战等感染症状比较明显,经抗菌药物治疗后症状迅速消失,肺部病变也较快吸收。如炎症吸收缓慢或反复出现,应进一步深入检查。

3. 肺脓肿 肺癌中央部分坏死液化形成癌性空洞时,X 线征象易与肺脓肿混淆。肺脓肿多有急性肺部炎症病变,发热、寒战,尔后出现咳嗽,痰多而呈脓性、有臭味。X 线片上空洞壁较薄,内壁光滑,有液平面,脓肿周围的肺组织或胸膜常有炎性病变。

【治疗】

肺癌的治疗方法主要有外科手术治疗、放射治疗和化学药物治疗等。目前提高肺癌疗效的关键是早发现、早诊断、早治疗。但多数肺癌患者在明确诊断时,癌肿病灶已存在局部浸润,伴肺门或支气管淋巴结转移,或已有远处转移。手术治疗和放射治疗主要针对肺癌病灶局部,药物疗法则作用于全身。近年来靶向药物治疗及免疫疗法已进入临床应用。

（一）手术疗法

手术疗法的目的是彻底切除肺部原发癌肿病灶和清除转移局部淋巴组织,并尽可能保留健康肺组织。各型肺癌如病灶较小,原发肿瘤局限在支气管肺内,尚未发生远处转移,患者的全身情况较好,手术后 5 年生存率可达 50%。因此对于 Ⅰ 期和 Ⅱ 期肺癌病例以外科手术为主、辅以其他疗法是首选的治疗方案。

（二）放射疗法

放射治疗是一种局部治疗手段,与外科手术相比,其适应范围更为广泛,不仅能够用于局部病变的治疗(早期和局部晚期病例),对晚期病例,合理地选择放射治疗,将能够获得满意的姑息治疗效果。放射线对癌细胞有杀伤作用,射线可直接作用于 DNA 分子,导致 DNA 断裂;放射线在细胞内产生的电离物质能导。

（三）化学疗法

1. 非小细胞肺癌化疗 非小细胞肺癌化疗包括传统的药物化疗及靶向药物治疗。用于非小细胞肺癌传统化疗的药物:顺铂(DDP)、吉西他滨(gemcitabine,GEM)、阿霉素(ADR)、表柔比星(EPI)、足叶乙苷(VP16)、鬼臼噻吩苷(VM26)、环磷酰胺(CTX)、异环磷酰胺(IFO)、丝裂霉素(MMC)、紫杉醇(TXL 泰素或泰素帝)、长春碱(VDS)或长春瑞滨(NVB)。非小细胞肺癌一线化疗适宜于局部进展期非小细胞肺癌的联合治疗,一线

化疗主要是目前最常以 DDP 为主组成的联合方案,顺铂或卡铂与以下任何一种药物联合均有效:紫杉醇(TXL)、多烯紫杉醇、吉西他滨(GEM)、长春瑞滨(NVB)、足叶乙苷(VP16)、长春碱(VDS)。培美曲塞用于一线化疗中或化疗后疾病进展的患者,多烯紫杉醇已用于二线治疗。靶向药物治疗,包括抗表皮生长因子受体(EGFR)酪氨酸激酶突变阳性的药物(如吉非替尼、厄洛替尼、埃克替尼、阿法替尼、奥希替尼等)、间变性淋巴瘤激酶(ALK)融合基因阳性的药物(如克唑替尼、色瑞替尼、艾乐替尼等)。晚期非小细胞肺癌建议行基因检测,对于 EGFR 突变阳性、ALK 融合基因阳性的患者,一线选择靶向药物治疗。对于 IV 期非鳞状细胞癌的 NSCLC,可考虑在化疗基础上联合抗肿瘤血管药物,如贝伐珠单抗,PD-L1 表达阳性≥50%者,可使用 PD-1 药物,如帕博利珠单抗等。

2. 小细胞肺癌(SCLC)化疗 小细胞肺癌化疗的适应证:经病理学或细胞学确诊的 SCLC 患者;预期生存时间在 1 个月以上者;年龄小于等于 70 岁者。SCLC 有效的药物较多,常用的药物:ADM、CTX、VP-16、IFO、VDS、VCR、DDP、CB、MTX 等。一线化疗药物包括依托泊苷或伊立替康联合顺铂或卡铂,共 4~6 个周期。

（四）新辅助化疗

新辅助化疗(诱导化疗)是在手术前给予辅助化疗,手术前给予辅助化疗一般给 3 个疗程左右,时间不宜太长。

（五）肺癌综合治疗

综合治疗是联合手术、放疗和化疗,并适当辅以免疫和中药治疗。肺癌综合治疗可明显提高肺癌缓解率和延长患者生存期。

1. 非小细胞肺癌(NSCLC)综合治疗 Ⅰ 期和 Ⅱ 期 NSCLC 综合治疗首先考虑根治性手术。心肺功能不能耐受和不愿意接受手术者,可选择放疗,以达到根治及预防复发和转移的目的。如果肺功能允许,应考虑切除病灶及其累及的肺叶,有利于预防复发和转移。Ⅰ 期术后通常不需要化疗或放疗。不能耐受手术或不愿意接受手术者,可应用进行根治性放疗,再行化疗以预防复发和转移。Ⅲa 期 NSCLC 综合治疗首选根治性手术,可手术者应考虑手术为主,术后辅以 6 周期左右化疗+/-放疗的治疗方案。肿瘤较大和侵犯范围较广手术难以切净者,也可考虑术前化疗 2~3 周期(新辅助化疗),再行肺叶或全肺切除,术后辅以化疗+/-放疗的治疗方案;不可手术者建议行同步放化疗治疗方案,辅以免疫和中药治疗。Ⅲb 期

综合治疗可采取化疗联合放疗。Ⅳ期 NSCLC 综合治疗分为有驱动基因阳性及驱动基因阴性，驱动基因阳性（EGFR 突变阳性、ALK 融合基因阳性），建议对应靶向药物治疗；驱动基因阴性可采取以化疗为主，辅以姑息性放疗及免疫和中药治疗。

2. 小细胞肺癌（SCLC）综合治疗　根据 SCLC 的分期，采取化疗、放疗或辅以手术治疗，以期达到控制肿瘤生长甚至预防复发和转移的目的。

（1）局限型小细胞肺癌：肿瘤局限，无转移，可选择手术，术后给予适当化疗；心肺功能差或不可手术者，可采取化疗–放疗–化疗序贯治疗或同步放化疗。

（2）广泛型小细胞肺癌：对病变广泛者，采用化疗为主、放疗为辅的综合治疗。化疗合并放疗可提高缓解率并降低复发率，可先给予 4～6 周期全身化疗，肿瘤局限后再考虑放疗，然后根据肿瘤的控制情况和患者对化疗的耐受力给予 6 周期左右的化疗，同时给予适当的支持治疗或免疫和中药治疗。

（谷　秀）

第九章 间质性肺疾病

间质性肺疾病（interstitial lung disease，ILD）是以弥漫性肺实质、肺泡炎症和间质纤维化为病理基本病变，以活动性呼吸困难、X线胸片弥漫性浸润阴影、限制性通气障碍、弥散功能降低和低氧血症为临床表现的不同种类疾病群构成的临床-病理实体的总称。

ILD通常不是恶性的，也不是由已知的感染性致病原所引起的。虽然此疾病存在着急性期，但起病常隐匿，病程发展呈慢性经过，机体对其最初反应在肺和肺泡壁内表现为炎症反应，导致肺泡炎，最后炎症将蔓延到邻近的间质部分和血管，最终产生间质性纤维化，导致瘢痕产生和肺组织破坏，使通气功能降低，炎症也可累及气管、毛细支气管，往往伴机化性肺炎，也是间质性肺炎的一种表现。这一组疾病有许多共同的特点，包括类似的症状、X线征象及肺功能检查特点。继发感染时可有黏液脓痰，伴明显消瘦、乏力、厌食、四肢关节痛等全身症状，急性期可伴有发热。自从1935年Hamman和Rich首次描述弥漫性特发性肺间质纤维化以来，目前已发现有200种以上与弥漫

性间质性肺病相关的病因（表2-9-1），不仅可引起肺泡壁结构的破坏，而且可导致细小气道管壁和管腔的病理改变，累及肺泡管、呼吸性细支气管和终末细支气管等。

【分类】

ILD因其病因复杂，疾病种类繁多，分类上至今没有统一的标准。过去常按病因分为病因已明和病因未明两类。近年来我国主张将ILD分为五类。而国外文献报道，根据ILD主要的组织病理学改变，将其主要分为两组：①其主要组织病理改变为炎症及纤维化；②其主要组织病理改变为间质及血管区的肉芽肿性反应，而每组可根据其病因是否明确进一步分成亚组。其中结缔组织并发的肉瘤样病变、肺纤维化是病因未明的最常见的ILD。而在病因明确的ILD中，最常见为职业及环境因素暴露所致，尤其吸入有机无机粉尘，或各种各样的烟雾及气体。

表2-9-1 间质性肺疾病的临床病因分类

种类	相关疾病
风湿免疫病	系统硬化症、多发性肌炎-皮肌炎、系统性红斑狼疮、类风湿关节炎、混合结缔组织病、强直性脊柱炎
治疗或药物相关性疾病	抗心律失常药（如碘呋酮）、抗炎药物（如金制剂、青霉胺）、抗惊厥药物、化疗药物（如丝裂霉素、博莱霉素、环磷酰胺、氨甲蝶呤、硫唑嘌呤）、放疗、氧中毒
职业和环境相关性疾病	矽肺、石棉肺、重金属肺、煤尘肺、铍尘肺、氧化铝肺、滑石粉肺、铁尘肺、锡尘肺
吸入无机粉尘	
吸入有机物颗粒（过敏性肺泡炎）	饲鸟者肺、农民肺
原发性（未分类型）疾病	肺淋巴管癌病、支气管肺泡癌、肺淋巴瘤、卡波西（Kaposi）肉瘤、戈谢（Gaucher）病、赫曼斯基-普德拉克（Hermansky-Pudlak）综合征、尼曼-皮赫（Niemann-Pich）病、神经纤维瘤病、结节硬化
肿瘤性疾病	
先天性缺陷	症、结节病、嗜酸性粒细胞肉芽肿、淀粉样变、肺血管炎、脂质性肺炎、淋巴管肌瘤病、ARDS、
其他	AIDS、骨髓移植、呼吸性细支气管炎、嗜酸性粒细胞性肺炎、肺泡蛋白沉积症、弥漫性肺泡出血综合征、肺泡微结石症、转移性钙化
特发性纤维化性疾病	特发性肺间质纤维化、家族性特发性肺间质纤维化、急性间质性肺炎（Hamman-Rich syndrome）、脱屑性间质性肺炎、非特异性间质性肺炎、淋巴细胞性间质性肺炎（干燥综合征、结缔组织病、AIDS、亚急性甲状腺炎）、自身免疫性肺间质纤维化（炎性肠病、原发性胆管硬化、特发性血小板减少性紫癜、自身免疫性溶血性贫血）

第一节 弥漫性间质性肺病

案例 2-9-1

患者，男，56岁，办公室职员。因"咳嗽3年，气促2年"入院。

患者于3年前无明显诱因开始出现咳嗽，呈阵发性，无明显规律，为干咳，无痰，无咯血，

无发热，无畏寒，无胸痛，2年前开始出现气促，呈进行性加重，开始为活动后气促，进行性发展为静息状态下亦可出现，感全身乏力。无恶心呕吐，无腹痛腹泻，精神尚可，饮食一般，睡眠较差，二便正常，体重近3个月来约减轻3kg。在外以支气管炎治疗无效而来院。既往无吸烟史，无家族性遗传病史。

体格检查：T 36.8℃，P 76次/分，R 20次/分

体重 57kg。发育正常，营养中等，神志清楚，精神可，浅表淋巴结无肿大。咽部稍红，扁桃体不大，颈软，双侧呼吸运动减弱，触觉语颤减弱，双肺可闻及细湿啰音，双肺底可闻及吸气末 Velcro 啰音，心律规整，HR 76 次/分，心音有力，未闻及杂音。腹部平软，无压痛及反跳痛，肝脾肋下未触及，双下肢无水肿。

问题：

1. 作为一个内科医师，你首先应考虑做何诊断？

2. 在明确诊断之前，应做哪些实验室检查？

3. 如何明确诊断？如何给出处理建议？

【弥漫性间质性肺病】

弥漫性间质性肺病（diffuse interstitial lung disease，DILD），又称弥漫性实质性肺病（diffuse parenchymal lung disease，DPLD），因为这组疾病不仅累及肺间质，也累及腺腔的气腔结构，在终末细支气管远端即肺腺泡有各类细胞浸润及细胞外基质沉积。这组疾病的病因、发病机制、病理、治疗和预后有所不同，但其临床表现、影像学改变及肺功能损害却十分相似，因此归为一组疾病。其主要病理改变为肺间质纤维化，使肺顺应性降低，肺容量减少，呈限制性通气和弥散功能障碍。还因细支气管的炎症，以及肺小血管的闭塞，引起通气与血流比例失调所致的换气功能障碍性缺氧，患者出现慢性进行性呼吸困难，最终发生呼吸衰竭。

【临床表现】

（一）症状

DILD 起病隐匿，呈进行性加重。主要症状为进行性加重的气促、干咳和疲劳，胸痛和咯血较少见。晚期表现为伴有低氧血症的呼吸衰竭。有气喘者说明有气道受累，常见于许尔许斯特劳斯（Churg-Strauss）综合征、淋巴管平滑肌瘤病（LAM）。胸腔积液可见于风湿性疾病、药物所致、石棉肺，而特发性肺纤维化或外源性过敏性肺泡炎常不出现胸腔积液。咯血合并血尿高度提示肺肾出血综合征。

通过病史能提示 DILD 诊断。如职业史，有无粉尘及有害气体接触史等。是否服用某些药物及接受放射治疗等。DILD 可能是全身性疾病的肺部表现，有无胶原-血管病史都为诊断提供了重要依据。

（二）体征

胸廓呼吸运动减弱，两肺可闻及吸气相细湿啰音及捻发音，很少闻及哮鸣音。IIP 超过 80% 的病例可闻及双肺底吸气末 Velcro 啰音。早期心脏可无异常，晚期可有右心肥大或右心衰竭表现。杵状指 IIP 常见，

余 ILD 少见。

【实验室检查】

1. 胸部影像学检查 早期肺泡炎在胸部 X 线片为磨玻璃样阴影，但常易被忽略。病变进一步发展，呈现广泛散在斑点、结节状阴影，有的为网状和网状结节状阴影，严重者出现蜂窝肺。近年来高分辨和放大 CT 影像，对于早期的肺纤维化及蜂窝肺的诊断很有价值。

2. 呼吸功能检查 间质性肺疾患常为典型的限制性通气功能障碍，如肺活量和肺总量减少，残气量随病情进展而减低。第 1 秒用力呼气量与用力肺活量之比值升高，流量容积曲线呈限制性描图，说明无气道阻塞。间质纤维组织增生，弥散距离增加，弥散功能降低，肺顺应性差，中晚期出现通气与血流比例失调，因而出现低氧血症，并引起通气代偿性增加所致的低碳酸血症。

3. 血液检查 许多患者红细胞沉降率增快、血清免疫球蛋白增高，与肺纤维化病变无密切关联。对血清免疫复合体的检查，如血清血管紧张素转化酶的检查对某些疾病诊断可提供参考。

4. 支气管肺泡灌洗 大部分以纤维支气管镜取右肺中叶及左肺舌叶支气管采样，回收液作细胞分类及血液或免疫学检查。对 ILD 诊断、鉴别诊断、观察疗效都有一定疗效。

5. 肺活检 通过肺活检，可以取得病理学依据。目前有三种方法可以采纳：开胸肺活检：确诊率可达 92%，但由于创伤较大不易开展。胸腔镜肺活检：近年来由于其并发症少被广泛推广。纤维支气管镜活检：操作简单，相对安全，可以反复操作，但由于标本量较少，有时难以确诊。

【诊断】

首先根据干咳、气促症状结合影像学及肺功能作出 ILD 诊断。然后根据其临床表现、支气管肺泡灌洗液检查、血液检查、肺组织活检等明确为哪一种 ILD，尽可能做出病因诊断。

> **案例 2-9-1**
>
> 1. 患者，男，56 岁，中老年。
>
> 2. 患者于 3 年前无明显诱因开始出现咳嗽，呈阵发性，无明显规律，为干咳，无痰，无咯血，无发热，无畏寒，无胸痛，2 年前开始出现气促，呈进行性加重，开始为活动后气促，进行性发展为静息状态下亦可出现，感全身乏力。
>
> 3. 双侧呼吸运动减弱，触觉语颤减弱，双肺可闻及细湿啰音，双肺底可闻及吸气末 Velcro 啰音。
>
> 4. 胸部 X 线片显示双肺弥漫性阴影，胸部 CT 提示网格条索状、弥漫磨玻璃状。
>
> 5. 肺功能提示限制性通气障碍，肺活量及肺总量降低。
>
> 6. 经支气管肺活检提示肺组织呈间质纤维化改变。

【治疗】

由于 ILD 多种病因，治疗上各有侧重。值得注意的是，目前尚未见报道治疗可以逆转肺功能。因此治疗的主要目标：去除疾病启动因素，积极控制急性期及慢性期炎症过程，避免加重肺功能损害。ILD 主要药物治疗为糖皮质激素，但成功率低。激素推荐使用在 IIP、COP、CTD、嗜酸性肺炎、肉瘤病、急性无机粉尘性肺炎、急性放射性肺炎、药物所致急性肺泡出血等 ILD。激素起始剂量为 0.5~1.0mg/kg，使用 4~12 周，评估病情考虑缓慢减量，维持剂量 0.25~0.5mg/kg，继续使用 4~12 周。免疫抑制剂可考虑使用，推荐使用 CTX 及 AZM。药物控制欠佳，可考虑肺移植术。

> **案例 2-9-1**
>
> 1. 糖皮质激素：泼尼松 0.5mg/kg，口服 4 周；然后每天 0.25mg/kg，口服 8 周；继之减量至每天 0.125mg/kg 一次口服。
>
> 2. 免疫调节治疗：治疗至少持续 6 个月。治疗过程中需要监测和预防药物的不良反应。

第二节 结 节 病

> **案例 2-9-2**
>
> 患者，女，29 岁，因"咳嗽 2 年，胸闷气促半年"入院。

患者于 2 年前无明显诱因开始出现咳嗽，呈阵发性，无明显规律，为干咳，无痰，有时咳少许血丝痰，低热，无畏寒，时有盗汗，无胸痛，半年前开始出现胸闷气促，呈进行性加重，开始为活动后气促，进行性发展为静息状态下亦可出现，无胸痛，无心前区压榨感，自感全身乏力。无恶心呕吐，无腹痛腹泻，精神尚可，饮食差，睡眠较差，二便正常，体重近两年约减轻 6kg。在外以支气管炎治疗无效而来院。既往无吸烟史，无家族性遗传病史，工作为办公室职员。

体格检查：T 37.8℃，P 86 次/分，R 26 次/分，体重 45kg，发育正常，营养中等，神志清楚，精神可，浅表淋巴结无肿大。面颈部及肩部可见结节性红斑，咽部稍红，扁桃体不大，颈软，双侧呼吸运动减弱，触觉语颤减弱，双肺可闻及细湿啰音及捻发音，心律规整，HR 86 次/分，心音有力，未闻及杂音。腹部平软，无压痛及反跳痛，肝脾肋下未触及，双下肢无水肿。

问题：

1. 作为一个内科医师，你首先应考虑做何诊断？

2. 在明确诊断之前，应做哪些实验室检查？

3. 如何明确诊断？如何给出处理建议？

结节病（sarcoidosis）是一种多系统多器官受累的肉芽肿性疾病，常侵犯肺、双侧肺门淋巴结，临床上 90% 以上有肺的改变，其次是皮肤和眼的病变，浅表淋巴结、肝、脾、肾、骨髓、神经系统、心脏等几乎全身每个器官均可受累。本病为一种自限性疾病，大多预后良好，有自然缓解的趋势。

【病因和发病机制】

本病病因尚不清楚。现多数人认为细胞免疫功能和体液免疫功能紊乱是结节病的重要发病机制。在某种（某些）致结节病抗原的刺激下，肺泡内巨噬细胞（Am）和 T4 细胞被激活。被激活的 Am 释放白细胞介素-1（IL-1），IL-1 是一种很强的淋巴因子，能激发淋巴细胞释放 IL-2，使 T4 细胞成倍增加并在淋巴激活素的作用下，使 B 淋巴细胞活化，释放免疫球蛋白，自身抗体的功能亢进。被激活的淋巴细胞可以释放单核细胞趋化因子、白细胞抑制因子和巨噬细胞移行抑制因子。单核细胞趋化因子使周围血中的单核细胞源源不断地向肺泡间质聚集，结节病时其肺泡内浓度约为血液的 25 倍。在许多未知的抗原及介质的作用下，T 淋巴细胞、单核细胞及巨噬细胞等浸润在肺泡内，形成结节病早期阶段——肺泡炎阶段。随着病变的发展，肺泡炎的细胞成分不断减少，而巨噬细胞衍生的上皮样细胞逐渐增多，在其合成和分泌的肉芽肿激发因子等的作用下，逐渐形成典型的非干酪性结节病肉芽肿。后期，巨噬细胞释放的纤维连接素能吸引大量的成纤维细胞，并使其和细胞外基质黏附，加上巨噬细胞所分泌的成纤维细胞生长因子（fibroblast growth factor，FGF），促使成纤维细胞数增加；与此同时，周围的炎症和免疫细胞进一步减少以致消失，而导致肺的广泛纤维化。

总之，结节病是未知抗原与机体细胞免疫和体液免疫功能相互抗衡的结果。由于个体的差异（年龄、性别、种族、遗传因素、激素、HLA）和抗体免疫反应的调节作用，视其产生的促进因子和拮抗因子之间的失衡状态，而决定肉芽肿的发展和消退，表现出结节病不同的病理状态和自然缓解的趋势。

【临床表现】

结节病的临床表现视其起病的缓急和累及器官的多少而不同。胸内结节病早期常无明显症状和体征。有时有咳嗽，咳少量痰液，偶见少量咯血；可有乏力、发热、盗汗、食欲减退、体重减轻等。病变广泛时可出现胸闷、气急、甚至发绀。可因合并感染、肺气肿、支气管扩张、肺源性心脏病等加重病情。如同时结节病累及其他器官，可发生相应的症状和体征。如皮肤最常见者为结节性红斑，多见于面颈部、肩部或四肢。也有冻疮样狼疮（lupus pernio）、斑疹、丘疹等。有时发现皮下结节。侵犯头皮可引起脱发。有30%左右的患者可出现皮肤损害。眼部受损者约有15%的病例，可有虹膜睫状体炎、急性色素层炎、角膜-结膜炎等。可出现眼痛、视力模糊、睫状体充血等表现。有部分患者有肝和（或）脾肿大，可见胆红素轻度增高和碱性磷酸酶升高，或有肝功能损害。纵隔及浅表淋巴结常受侵犯而肿大。如累及关节、骨骼、肌肉等，可有多发性关节炎，X线检查可见四肢、手足的短骨多发性小囊性骨质缺损（骨囊肿）。肌肉肉芽肿可引起局部肿胀、疼痛等。约有50%的病例累及神经系统，其症状变化多端。可有脑神经瘫痪、神经肌病、脑内占位性病变、脑膜炎等临床表现。结节病累及心肌时，可有心律失常，甚至心力衰竭表现，约有5%的病例累及心脏。亦可出现心包积液。结节病可干扰钙的代谢，导致血钙、尿钙增高，引起肾钙盐沉积和肾结石。累及脑垂体时可引起尿崩症，下视丘受累时可发生乳汁过多和血清乳泌素升高。腮腺、扁桃体、喉、甲状腺、肾上腺、胰、胃、生殖系统等受累时，可引起有关的症状和体征，但较少见。结节病可以累及一个脏器，也可以同时侵犯多个脏器。

案例 2-9-2
1. 患者，青年女性。
2. 患者于 2 年前无明显诱因开始出现咳嗽，呈阵发性，无明显规律，为干咳，无痰，有时咳少许血丝痰，低热，无畏寒，时有盗汗，无胸痛，半年前开始出现胸闷气促，呈进行性加重，开始为活动后气促，进行性发展为静息状态下亦可出现，无胸痛，无心前区压榨感，感全身乏力。
3. 体格检查：面颈部及肩部可见结节性红斑，咽部稍红，扁桃体不大，颈软，双侧呼吸运动减弱，触觉语颤减弱，双肺可闻及细湿啰音及捻发音。

【实验室及辅助检查】

（一）血液检查

活动进展期可有白细胞减少、贫血、红细胞沉降率增快。有1/2左右的患者血清球蛋白部分增高，以IgG增高者多见，其次是IgG、IgM增高较少见。血浆白蛋白减少。血钙增高，血清尿酸增加，血清碱性磷酸酶增高。血清血管紧张素转化酶（SACE）活性在急性期增加（正常值为17.6～34U/ml），对诊断有参考意义。

（二）结核菌素试验

约2/3结节病患者对100U结核菌素的皮肤试验无反应或极弱反应。

（三）活体组织检查

取皮肤病灶、淋巴结、前斜角肌脂肪垫、肌肉等组织作病理检查可帮助诊断。在不同部位摘取多处组织活检，可提高诊断阳性率。

（四）支气管肺泡灌洗液检查

结节病患者支气管肺泡灌洗液（BALF）检查在肺泡炎阶段淋巴细胞和多核白细胞明显升高，主要是T淋巴细胞增多，CD4+、CD4+/CD8+比值明显增高。

（五）经纤维支气管镜肺活检（TBLB）

结节病TBLB阳性率可达63%～97%，0期阳性率很低，Ⅰ期50%以上可获阳性，Ⅱ、Ⅲ期阳性率较高。

（六）X线检查

异常的胸部X线表现常是结节病的首要发现，约有90%以上患者伴有胸片的改变。目前普通X线片对结节病的分期仍未统一。1961年，Scandding将结节病分为四期（1～4期），近年又将其分为五期（0～4期）。而目前较为常用的仍是Siltzbach分期，国内亦采用此分类方法（表2-9-2）。

表 2-9-2　结节病的 Siltzbach 分期

0 期	肺部 X 线检查阴性，肺部清晰
Ⅰ期	两侧肺门和（或）纵隔淋巴结肿大，常伴右气管旁淋巴结肿大，约占 51%
Ⅱ期	肺门淋巴结肿大，伴肺浸润。肺部病变广泛对称地分布于两侧，呈 1～3mm 的结节状、点状或絮状阴影。少数病例可分布在一侧肺或某些肺段。病灶可在一年逐渐吸收，或发展成肺间质纤维化，约占 25%
Ⅲ期	仅见肺部浸润或纤维化，而无肺门淋巴结肿大，约占 15%

以上分期的表现并不说明结节病的发展的顺序规律，Ⅲ期不一定从Ⅱ期发展而来。

（七）胸部计算机断层扫描（CT）

普通胸部 X 线片对结节病诊断的正确率仅有 50%，甚至有 9.6%胸片正常的人肺活检为结节病。因此，近年来 CT 已广泛应用于结节病的诊断。能较准确估计结节病的类型、肺间质病变的程度和淋巴结肿大的情况。尤其是高分辨薄层 CT，为肺间质病变的诊断更为精确，其层厚为 1～2mm。

（八）67 镓（⁶⁷Ga）肺扫描检查

肉芽肿活性巨噬细胞摄取 ^{67}Ga 明显增加，肺内结节病肉芽肿性病变和肺门淋巴结可被 ^{67}Ga 所显示，可协助诊断，但无特异性。

> **案例 2-9-2**
> 1. 血浆白蛋白减少。血钙增高，血清尿酸增加，血清碱性磷酸酶增高。血清血管紧张素转化酶（SACE）活性增加。
> 2. 结核菌素试验阴性。
> 3. 取皮肤病灶活体组织检查提示非干酪样坏死性类上皮结节。

【诊断】

结节病的诊断决定于临床症状和体征及组织活检，并除外其他肉芽肿性疾病。其诊断标准可归纳为：①胸部影像学检查显示双侧肺门及纵隔淋巴结对称肿大，伴或不伴有肺内网格、结节状或片状阴影；②组织学活检证实有非干酪性坏死性肉芽肿，且抗酸染色阴性；③SACE 或 SL 活性增高；④血清或 BALF 中 sIL-2r 高；⑤旧结核菌素（OT）或 PPD 试验阳性或弱阳性；⑥BALF 中淋巴细胞＞10%，且 CD4＋/CD8＋比值≥3；⑦高血钙、高尿钙症；⑧Kveim 试验阳性；⑨除外结核病或其他肉芽肿性疾病。以上九项条件中，①、②、③为主要条件，其他为次要条件。

> **案例 2-9-2**
> 1. 患者，青年女性。
> 2. 患者于 2 年前无明显诱因开始出现咳嗽，呈阵发性，无明显规律，为干咳，无痰，有时咳少许血丝痰，低热，无畏寒，时有盗汗，无胸痛，半年前开始出现胸闷气促，呈进行性加重，开始为活动后气促，进行性发展为静息状态下亦可出现，无胸痛，无心前区压榨感，自感全身乏力。
> 3. 体格检查：面颈部及肩部可见结节性红斑，咽部稍红，扁桃体不大，颈软，双侧呼吸运动减弱，触觉语颤减弱，双肺可闻及细湿啰音及捻发音。
> 4. 血浆白蛋白减少。血钙增高，血清尿酸增加，血清碱性磷酸酶增高。血清血管紧张素转化酶（SACE）活性增加。
> 5. 结核菌素试验阴性。
> 6. 取皮肤病灶活体组织检查提示非干酪样坏死性类上皮结节。

【治疗】

因多数患者可自行缓解，病情稳定、无症状的患者不需治疗。凡症状明显的Ⅱ、Ⅲ期患者及胸外结节病如眼部结节病，神经系统有结节病侵犯，皮肤、心肌受累，血钙、尿钙持续增高，SACE 水平明显增高等可用激素治疗。常用泼尼松每日 30～60mg，一次口服（或分次服用），用 4 周后逐渐减量为 15～30mg/d，维持量为 5～10mg/d 用一年或更长。长期服用糖皮质激素应严密观察激素的不良反应，其次可选用氯喹、甲氨蝶呤、硫唑嘌呤等治疗。凡能引起血钙、尿钙增高的药物如维生素 D，列为禁忌。

> **案例 2-9-2**
> 可考虑应用糖皮质激素治疗，30～60mg/d，每 4 周将每天量减少 10mg，减量至 20mg/d 缓慢减量。总疗程 1 年以上。

【预后】

预后与结节病的病情相关。急性起病者，经治疗或自行缓解，预后较好；而慢性进行性，侵犯多个器官，引起功能损害、肺广泛纤维化等则预后较差。死亡原因常为肺源性心脏病或心肌、脑侵犯所致。

（张扣兴）

第十章 肺血栓栓塞症

案例 2-10-1

患者，女，62 岁，因"右肾上腺腺瘤术后 2 周，咳嗽、气促 3 天"入院。

患者于 2 周前在外院体检时行彩超检查发现右肾上腺占位，行腹腔镜右侧肾上腺腺瘤切除术，术后恢复尚可；3 天前无明显诱因突然出现咳嗽，干咳为主，伴有气促，夜间可平卧，气促呈进行性加重，稍活动即感气促；伴有胸闷及左侧胸痛，为间歇性钝痛。患者起病以来无畏寒、发热，无咯血、咯粉红色泡沫痰，无心前区压榨样疼痛、恶心、呕吐等。既往有高血压病史 5 年，无糖尿病、冠心病、COPD 等病史。

体格检查：T 37.8℃，P 108 次/分，R 30 次/分，BP 90/60mmHg，发育正常，营养中等，神志清醒，呼吸促，唇甲发绀，吸氧下（5L/min）SpO$_2$ 90%，浅表淋巴结未触及肿大。双侧瞳孔等圆、等大，对光反射存在。颈软，气管居中，甲状腺不大。胸廓对称，左侧触觉语颤及呼吸动度减弱，左肺呼吸音稍减弱，右下肺可闻及湿啰音和散在少许哮鸣音。HR 108 次/分，律整，肺动脉瓣区第二心音亢进、分裂，P$_2$＞A$_2$，三尖瓣区可闻及Ⅲ级收缩期杂音，未触及震颤。腹平软，无压痛、反跳痛，肝脾肋下未触及肿大，肠鸣音正常。下肢无水肿，周围血管征阴性。

问题：
1. 患者最可能的诊断是什么？
2. 为了明确诊断，尚需作的辅助检查是什么？
3. 最适合患者的治疗方案是什么？

肺栓塞（pulmonary embolism，PE）是因为内源性或外源性栓子阻塞肺动脉系统而引起的肺循环障碍的临床和病理生理综合征，包括肺血栓栓塞症、脂肪栓塞综合征、羊水栓塞、空气栓塞、肿瘤栓塞等。其中肺血栓栓塞症（pulmonary thromboembolism，PTE）是肺栓塞最常见的一种类型，约占 PE 的 90% 以上。PTE 为来自外周静脉系统或右心的血栓栓子阻塞肺动脉或其分支所致的疾病，以肺循环和呼吸功能障碍为其主要临床表现和病理生理特征。急性 PTE 造成肺动脉较广泛阻塞时，可引起肺动脉高压，至一定程度可导致右心功能失代偿、右心扩大，出现急性肺源性心脏病。

肺动脉发生栓塞后，若其支配区的肺组织因血流受阻或中断而发生坏死，称为肺梗死（pulmonary infarction，PI）。由于肺组织存在多重供血机制，并易形成侧支循环，PTE 中发生 PI 者不足 15%。

引起 PTE 的血栓绝大部分来源于深静脉血栓（deep venous thrombosis，DVT），故可以说，DVT 与 PTE 是一种疾病过程在不同部位、不同阶段的表现，两者合称为静脉血栓栓塞症（venous thromboembolism，VTE）。

【流行病学】

PE 是我国常见的心血管系统疾病，在美国等西方国家也是常见的三大致死性心血管疾病之一，近年来 PTE 的发病率逐渐增高，病死率亦高。急性 PE 是 VTE 最严重的临床表现，多数情况下 PE 继发于 DVT，其年发病率为（100～200）/10 万人。通过对六个欧洲国家的总人数约 4.54 亿人口流行病学调查发现，有超过 317 000 人死于 VTE。其中，34% 的患者死于突发致命性 PE，59% 的患者死于生前未诊断出 PE，在早期死亡的患者中仅有 7% 在死前明确诊断 PE。此外，年龄超过 40 岁的患者发生 PE 的风险较高，且危险度每十年可提高近一倍。由于 PTE 发病和临床表现的隐匿性和复杂性，甚至某些患者的首发表现就是猝死，因而其漏诊率和误诊率普遍较高，住院死亡患者尸检中肺栓塞的检出率为 12%～15%。未经治疗的肺栓塞病死率约为 30%，如予及时有效治疗，病死率可降至 2%～5%。

我国目前尚无准确的流行病学资料，过去的临床报道较少，但由于近年来肺栓塞诊断手段及临床医师诊断医师均较过去有所提高，我国肺栓塞防治项目对 1997～2008 年全国 60 多家三甲医院的 PE 患者进行了登记注册研究，发现 PE 的发病率为 0.1%。由于人口老龄化及高血压、冠心病等发病率上升等因素，近年来肺栓塞发病率在我国呈迅速增高趋势，国内的多中心研究发现有 50%～70% 的下肢 DVT 患者可能发生肺栓塞。

【危险因素】

PTE 是 DVT 形成的常见并发症，栓子通常来源于下肢和骨盆的深静脉，通过血循环到达肺动脉而引起肺栓塞，但很少来源于上肢、头和颈部的静脉。心脏病也是我国肺栓塞常见的原因之一，在心房颤动、心力衰竭和亚急性细菌性心内膜炎患者中，PTE 的发病率相对较高。DVT 是诱发 PTE 的主要病因，故两者具有共同的危险因素，包括任何可以导致静脉血流淤滞、静脉系统内皮损伤和血液高凝状态的因素。

6 周到 3 个月内的暂时性或可逆性危险因素，如重大创伤、外科手术、下肢骨折、关节置换、脊髓损伤是 VTE 强诱发因素，肿瘤、妊娠、口服避孕药、激素替代治疗、中心静脉置管也是公认的易患因素。VTE 作为心血管疾病的一部分，与动脉疾病有着共同的危险因素，如吸烟、肥胖、高脂血症、高血压、糖尿病；3 个月内发生过心肌梗死或因心力衰竭、心房颤动、心房扑动住院的患者 VTE 风险显著增高。感染是住院期间 VTE 的常见诱发因素。常见的易患因素见表 2-10-1。

表 2-10-1　VTE 的危险因素

高危因素（OR≥10）
下肢骨折
3 个月内因心力衰竭、心房纤颤或心房扑动入院
髋关节或膝关节置换术
严重创伤
3 个月内发生过心肌梗死
既往有 VTE 病史
脊髓损伤
中危因素（OR 2～9）
膝关节镜手术
自身免疫疾病
输血
中心静脉置管
化疗
慢性心力衰竭或呼吸衰竭
应用促红细胞生成因子
激素替代治疗
体外受精
感染（尤其呼吸系统、泌尿系统感染或 HIV 感染）
炎症性肠道疾病
肿瘤（高危转移性疾病）
口服避孕药
卒中瘫痪
产后
浅静脉血栓
遗传性血栓形成倾向
低危因素（OR<2）
卧床>3 天
糖尿病
高血压
久坐不动（如长时间乘车或飞机旅行）
年龄增长
腹腔镜手术（如腹腔镜下胆囊切除术）
肥胖
妊娠
静脉曲张

注：OR=odds ratio，相对危险度

【发病机制与病理生理】

PTE 为来自静脉系统或右心的血栓阻塞肺动脉或其分支所致的疾病，以肺循环和呼吸功能障碍为其主要临床表现和病理生理特征。它表现为一系列的临床症候群，且缺乏特征性，导致诊断上较为困难。临床上除了要提高诊断意识外，还需了解其临床表现的病理和病理生理基础。

PTE 的血栓主要来源于下腔静脉系统和右心腔，其中大部分来源于下肢深静脉；此外，颈内静脉和锁骨下静脉内插入、留置导管和静脉内化疗，使来源于上腔静脉系统的血栓亦较以前增多。肺动脉的血栓栓塞既可以是单一部位的，也可以是多部位的，尸检发现多部位或双侧性血栓栓塞更为常见。一般认为栓塞更易发生于右肺和下肺叶。急性 PE 导致肺动脉管腔阻塞，血流减少或中断，引起不同程度的血流动力学和气体交换障碍。重症患者因肺血管阻力突然增加，肺动脉压力高，压力超负荷导致右心室衰竭，是 PE 死亡的主要原因。

（一）PTE 对循环功能的影响

肺动脉栓塞后，在神经体液因素的作用下，引起肺动脉收缩、痉挛，其中血栓素 A_2（TXA_2）和 5-羟色胺（5-HT）起重要作用。这些因素引起肺动脉收缩、痉挛，肺循环阻力增加，继而出现肺动脉高压。肺血管阻力突然增加导致右心室压力和容量增加，右心室扩张，使室壁张力增加，上述代偿机制与体循环血管收缩共同增加了肺动脉压力，以增加阻塞肺血管床的血流，能够暂时稳定体循环血压。但因代偿程度有限，当右心室压力不能对抗肺动脉压时，最终发生右心功能不全。同时右心扩大可致室间隔左移，左心室功能亦受到影响，导致心输出量下降，进而引起体循环低血压或休克。主动脉内的血压降低和右心房压升高，使冠状动脉灌注压下降，心肌供血减少，特别是右心室内膜下心肌易处于低灌注状态，加之 PTE 时心肌耗氧增加，可致心肌缺血，诱发心绞痛。

（二）PTE 对呼吸功能的影响

当出现肺栓塞时，栓塞部位的肺血流减少，生理无效腔增加，导致通气/血流比例失调；右心房压升高可引起功能性闭合的卵圆孔开放，产生心内右向左分流，促进低氧血症的发生。神经体液因素可引起支气管痉挛，致使通气受限，增加患者呼吸功消耗。栓塞部位肺泡表面活性物质分泌减少，且局部毛细血管通透性增高，间质和肺泡内液体增多或出血，这些因素可导致肺泡萎陷，肺体积缩小，甚至出现肺不张，进一步加重通气/血流比例失调。上述因素导致呼吸

功能不全，出现低氧血症。但由于急性肺栓塞可以刺激通气量增加，分钟通气量的增加通常可以抵消部分生理无效腔增加的负面影响，产生代偿性过度通气或相对性低肺泡通气。PTE 所致病情的严重程度取决于以上多重机制综合作用的结果。若急性 PTE 后肺动脉内血栓未完全溶解，或反复发生 PTE，则可能形成慢性血栓栓塞性肺动脉高压（chronic thromboembolic pulmonary hypertension，CTEPH），继而出现慢性肺源性心脏病、右心室代偿性肥厚和右心衰竭。

【临床表现】

（一）症状

PTE 的临床症状多种多样，但均缺乏特异性；症状的表现取决于栓子的大小、数量、栓塞的部位及患者是否存在心肺等器官的基础疾病。

常见症状有：①不明原因的呼吸困难及气促最常见，尤以活动后明显；既往存在心力衰竭或肺部疾病的患者，呼吸困难加重可能是唯一症状。②胸痛亦是 PE 常见症状，多因远端 PE 引起的胸膜刺激所致，可表现为胸膜性胸痛和胸骨后胸痛。中央型 PE 可表现为典型的心绞痛表现，需与急性冠脉综合征或主动脉夹层相鉴别。③晕厥有时是 PTE 的唯一或首发症状。④咯血提示肺梗死，常为小量咯血，呈鲜红色，或数日内发生可为暗红色。⑤其他症状，如发热、肢体疼痛及肿胀等。临床上有时可见所谓"肺梗死三联征"，即同时出现呼吸困难、胸痛及咯血，但发生率不足 30%。由于其临床症状不典型，需要对疑似患者在进一步检查前进行初筛，Wells表格是肺栓塞常用的评分表之一，其中包含了高危因素、临床症状及体征等项目评估，有原始版和简化版，最终根据评分结果将疑似患者分级，根据统计结果显示，评分为高度可能的患者最终确诊为 PE 的约 66%（表 2-10-2）。

（二）体征

1. 呼吸系统体征　呼吸急促，频率超过 20 次/分最常见（70%）；皮肤、黏膜发绀；肺部有时可闻及哮鸣音和（或）细湿啰音，肺野偶可闻及血管杂音；合并肺不张和胸腔积液时，可出现相应的体征。

2. 循环系统体征　心动过速（30%～40%）；血压变化，严重时可出现血压下降，甚至休克；颈静脉充盈或异常搏动；肺动脉瓣区第二心音（P_2）亢进或分裂，三尖瓣区收缩期杂音。急性 PE 致急性右心负荷加重，可出现肝脏增大、肝颈静脉回流征和下肢水肿等体征。

3. 其他　可伴发热，多为低热，少数患者有 38℃以上的发热。

表 2-10-2　Wells 评分表

高危因素	原始版	简化版
既往有深静脉血栓史或肺栓塞史	1.5	1
最近四周内有手术史或制动史	1.5	1
肿瘤活动期	1	1
症状		
咯血	1	
体征		
存在深静脉血栓的临床症状	3	1
心率大于 100 次/分	1.5	1
临床诊断		
肺栓塞的可能性大于其他疾病	3	1
临床概率		
三分类法（简化版不推荐三分类法）		
低度临床可能	<2	
中度临床可能	2～6	
高度临床可能	≥7	
两分类法		
PE 可能性小	0～4	0～1
PE 可能	≥5	≥2

（三）DVT 的症状与体征

在考虑 PTE 诊断的同时，必须注意是否存在 DVT，特别是下肢 DVT。其主要临床表现：患肢肿胀、周径增粗、疼痛或压痛、皮肤色素沉着，行走后患肢易疲劳或肿胀加重。但需注意，约半数或以上的下肢 DVT 患者无自觉症状和明显体征。

疑有 DVT 者，应测量其双下肢的周径来评价其差别。进行大腿、小腿周径的测量点分别为髌骨上缘以上 15cm 处，髌骨下缘以下 10cm 处。双侧相差＞1cm 即考虑有临床意义。

【PTE 的临床分型】

（一）急性肺血栓栓塞症

1. 合并休克或低血压的 PE（高危 PE）　临床上以休克和低血压为主要表现，即体循环动脉收缩压＜90mmHg，或较基础值下降幅度≥40mmHg，持续 15 分钟以上。须除外新发生的心律失常、低血容量或感染性休克所致的血压下降。

2. 不伴休克或低血压的 PE（中危或低危 PE）　即不伴有休克或低血压的 PE，临床评分进行风险评估为中危或低危 PE，见表 2-10-3。

表 2-10-3　肺栓塞严重指数（PESI）及其简化版本 sPESI

指标	原始版本	简化版本
年龄	以年龄为分数	1 分（若年龄＞80 岁）
男性	+10 分	-

续表

指标	原始版本	简化版本
年龄	以年龄为分数	1分（若年龄>80岁）
肿瘤	+30分	1分
慢性心力衰竭	+10分	1分
慢性肺部疾病	+10分	1分
脉搏≥110次/分	+20分	1分
收缩压<100mmHg	+30分	1分
呼吸频率>30次/分	+20分	-
体温<36℃	+20分	-
精神状态改变	+60分	-
动脉血氧饱和度<90%	+20分	1分

注：PESI 分级方法：≤65 分为Ⅰ级，66～85 分为Ⅱ级，86～105 分为Ⅲ级，106～125 分为Ⅳ级，>125 分为Ⅴ级。简化版分级方法：0 分为Ⅰ～Ⅱ级，>0 分为Ⅲ～Ⅳ级

（二）慢性血栓栓塞性肺动脉高压

慢性血栓栓塞性肺动脉高压（CTEPH）多可追溯到呈慢性、进行性发展的肺动脉高压的相关临床表现，后期出现右心衰竭；影像学检查证实存在肺动脉阻塞，多数呈多部位、较广泛的阻塞，可见肺动脉内贴血管壁、环绕或偏心分布、有钙化倾向的团块状物等慢性栓塞征象；常可发现 DVT 的存在；CTEPH 的诊断需满足以下两个条件：Ⅰ肺动脉平均压>20mmHg，肺小动脉楔压≤15mmHg；Ⅱ肺灌注扫描至少一个肺段灌注缺损，或肺动脉 CT 成像或肺动脉造影发现肺动脉闭塞。

> **案例 2-10-1**
>
> 1. 患者为老年女性，2 周前行腹腔镜下肾上腺腺瘤切除术，既往有高血压病史，无呼吸系统疾病史。
>
> 2. 入院前 3 天无明显诱因突然出现咳嗽、气促，并渐进性加重，间有胸闷及胸痛，无咯血、咯粉红色泡沫痰、无明显喘息症状。
>
> 3. 体格检查患者神志清醒，呼吸急促，外周血氧饱和度下降。气管居中，胸廓对称，左肺呼吸音稍弱，右下肺可闻及少许湿啰音及哮鸣音。心脏听诊示肺动脉瓣区第二心音亢进、分裂，P₂>A₂，三尖瓣区可闻及Ⅲ级收缩期杂音。

【实验室及辅助检查】

1. 动脉血气分析 常表现为低氧血症、低碳酸血症，肺泡-动脉血氧分压差[P(A-a)O₂]增大，但多达40%患者动脉血氧饱和度正常，20%患者肺泡-动脉血氧梯度正常。

2. 心电图 急性 PE 的心电图表现无特异性。当有肺动脉及右心压力升高、右心负荷增加、右心扩张时，可出现 V₁～V₄ 的 T 波倒置和 ST 段异常、

SⅠQⅢTⅢ征（即Ⅰ导联 S 波加深，Ⅲ导联出现 Q/q 波及 T 波倒置）、完全或不完全性右束支传导阻滞、肺型 P 波、电轴右偏及顺钟向转位等。轻症可仅表现为窦性心动过速，见于约40%的患者。此外，房性心律失常、尤其心房颤动也比较多见。心电图的动态改变较之静态异常者，对于提示 PTE 具有更大意义。

3. 胸部 X 线片 多有异常表现，但缺乏特异性。可显示：①肺动脉阻塞征：区域性肺纹理变细、稀疏或消失，肺野透亮度增加；②肺动脉高压征及右心扩大征：右下肺动脉干增宽或伴截断征，肺动脉段膨隆及右心室扩大；③肺组织继发改变：肺野局部片状阴影，尖端指向肺门的楔形阴影，肺不张或膨胀不全，有肺不张侧可见横膈抬高，有时合并少至中量胸腔积液。仅凭胸部 X 线片不能确诊或排除 PTE，但有助于排除其他原因导致的呼吸困难和胸痛。

4. 超声心动图 在提示诊断、预后评估和排除其他心血管疾患方面有重要价值。超声心动图可提供急性 PE 的直接征象和间接征象。直接征象为发现肺动脉近端或右心腔血栓，间接征象多是右心负荷过重的表现，如右心室壁局部运动幅度下降，右心室和（或）右心房扩大，三尖瓣反流速度增快及室间隔左移运动异常，肺动脉干增宽等。若在右心房或右心室发现血栓，同时患者的临床表现符合 PTE，即可作出诊断。若长期存在肺动脉高压，可见右心室壁肥厚。

5. 血浆 D-二聚体 是特异性的纤溶过程标志物。急性 PTE 时均升高，D-二聚体对急性 PTE 诊断的敏感性达 92%～100%，但特异性仅为 40%～43%。若其含量低于 500μg/L，可基本排除急性 PTE，尤其是低度可疑患者。酶联免疫吸附法（ELISA）是较为可靠的检测方法。

D-二聚体的特异性随年龄增长而降低，80 岁以上患者降至约 10%，建议使用年龄校正的临界值（50 岁以上年龄×10μg/L）以提高老年患者 D-二聚体的评估价值。

6. 放射性核素肺通气/灌注扫描 是诊断 PTE 的重要方法。典型征象是呈肺段分布的肺灌注缺损，并与通气显像不匹配。但是由于许多疾病可以同时影响患者的肺通气和血流状况，如肺部炎症、肿瘤、慢性阻塞性肺疾病等均可造成局部通气血流失调，致使通气/灌注扫描在临床意义判定上较为复杂，需密切结合临床资料进行判读。此检查可同时行双下肢静脉显像，与胸部 X 线平片、CT 肺动脉造影相结合，能够显著提高诊断的特异性和敏感性。

7. 螺旋CT、电子束CT（electron beam，EBCT）采用特殊操作技术的CT肺动脉造影（CT-PA），能够发现段以上肺动脉内的血栓，是常用的PTE确诊手段。①直接征象：肺动脉内的低密度充盈缺损，部分或完全包围在不透光的血流之间（轨道征），或者呈完全充盈缺损，远端血管不显影；②间接征象：肺野楔形密度增高影，条带状高密度区或盘状肺不张，中心肺动脉扩张及远端血管分支减少或消失。

8. 磁共振成像　肺动脉造影（MRPA）对肺段以上肺动脉内血栓的诊断敏感性和特异性均较

高，可用于对碘造影剂过敏的患者。MRI具有潜在的识别新旧血栓的能力，有可能为溶栓方案的选择提供依据。

9. 肺动脉造影　诊断PTE的准确率可达95%。直接征象有肺动脉内造影剂充盈缺损，伴或不伴轨道征的血流阻断；间接征象有肺动脉造影剂流动缓慢，局部低灌注，静脉回流延迟等。它是一种有创性检查技术，有发生致命性或严重并发症的可能性，故应严格掌握其适应证（图2-10-1）。

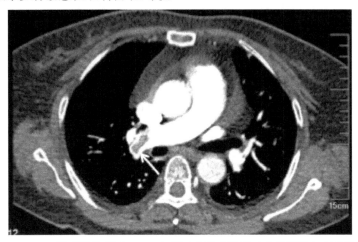

图2-10-1　CT肺动脉造影（CT-PA）显示右肺动脉干（白色箭头）有充盈缺损

10. 深静脉血栓的辅助检查

（1）超声技术：可发现95%以上的近端下肢静脉内的血栓。静脉不能被压陷或静脉腔内无血流信号为DVT的特定征象和诊断依据。对腓静脉和无症状的下肢深静脉血栓，其检查阳性率较低。

（2）MRI：对有症状的急性DVT诊断的敏感性和特异性可达90%～100%，部分研究提示，MRI可用于检测无症状的下肢DVT。MRI在盆腔和上肢深静脉血栓诊断方面有优势，但对腓静脉血栓，敏感性不如静脉造影。

（3）放射性核素静脉造影：属无创性DVT检测方法，常与肺灌注扫描联合进行，并适用于对造影剂过敏者。

（4）静脉造影：是诊断DVT的"金标准"，可显示静脉堵塞的部位、范围、程度及侧支循环和静脉功能状态，其诊断敏感性和特异性均接近100%。

同时要注意患者有无易栓症倾向，尤其是对于40岁以下患者，应做这方面的相关检查。对年龄小于50岁的复发性PTE或有明显VTE家族史的患者，应考虑易栓症的可能性。对不明原因的PTE患者，应进行隐匿性肿瘤的筛查。

案例 2-10-1

血常规：WBC 5.75×10^9/L，N 0.76，Hb 111g/L，PLT 322×10^9/L。

动脉血气分析：pH 7.46，$PaCO_2$ 23mmHg，PaO_2 52mmHg，HCO_3^- 17mmol/L。

凝血功能：凝血酶原时间14.9秒，活化部分凝血活酶时间：38.1秒，纤维蛋白原6.74g/L，D-二聚体 5201ng/ml。

心电图检查：QⅠSⅢTⅢ波型。

胸部X线片：双下肺少量阴影。

【诊断与鉴别诊断】

（一）诊断

PTE的临床表现多样，有时隐匿，缺乏特异性，确诊需特殊检查。检出PTE的关键在于提高诊断意识，对有疑似表现、特别是高危人群中出现疑似表现者，应及时进行相应检查。Wells评分表是常用的临床评估标准（见表2-10-2），适合在基层医院普及。

初始危险分层：对急性PE的严重程度进行初始危险分层以评估PE的早期死亡风险（包括住院病死率或30天）。初始危险分层主要根据患者当前的临床状态，只要存在休克或持续低血压即为高危PE，休克或者持续低血压是指收缩压<90mmHg、或收缩压下降　≥40mmHg并持续15分钟以上，排除新发心律失常、血容量下降、脓毒血症。如无则为非高危PE。此分层方法对诊断和治疗策略都有非常重要意义，由此决定下一步诊疗策略。诊断疗程见图2-10-2、图2-10-3。

（二）鉴别诊断

由于PTE的临床表现缺乏特异性，易与其他疾病相混淆，以至临床上漏诊与误诊率极高。做好PTE的鉴别诊断，对及时诊断PTE有重要意义。

1. 冠状动脉粥样硬化性心脏病（冠心病） 一部分PTE患者因血流动力学变化，可出现冠状动脉供血不足，心肌缺氧，表现为胸闷、心绞痛样胸痛，心电图有心肌缺血样改变，易误诊为冠心病所致心绞痛或心肌梗死。冠心病有其自身发病特点，冠脉造影可见冠状动脉粥样硬化、管腔阻塞等证据，而且心肌梗死时心电图和心肌酶水平有相应的特征性动态变化。需要注意的是，PTE与冠心病有时可合并存在。

2. 肺炎 当PTE有咳嗽、咯血、呼吸困难、胸膜炎样胸痛，出现肺不张、肺部阴影，尤其同时合并发热时，易被误诊为肺炎。肺炎有相应肺部和全身感染的表现，如咯脓性痰、寒战、高热、外周血白细胞显著增高、中性粒细胞分类升高等，抗菌治疗可获疗效。

3. 原发性肺动脉高压（PPH） 与慢性栓塞性肺动脉高压难以区别，但PPH患者年龄较轻，女性多见，肺灌注显像正常或普遍稀疏，无段性缺损，肺动脉造影无充盈缺损有助于PPH的诊断，必要时有赖于肺活检鉴别。

4. 主动脉夹层 PTE可表现胸痛，部分患者可出现休克，需与主动脉夹层相鉴别。后者多有高血压病史，起病急骤，疼痛较剧烈，呈刀割样或撕裂样，胸片常显示纵隔增宽，心血管超声和胸部CT造影检查可见主动脉夹层征象。

5. 其他原因所致的胸腔积液 PTE患者可出现胸腔积液，需与结核、肺炎、肿瘤、心力衰竭等其他原因所致的胸腔积液相鉴别。这些疾病有其各自临床特点，胸腔积液检查常有助于鉴别诊断。

6. 其他原因所致的晕厥 PTE有晕厥时，需与迷走反射性、脑血管性晕厥及心律失常等其他原因所致的晕厥相鉴别。

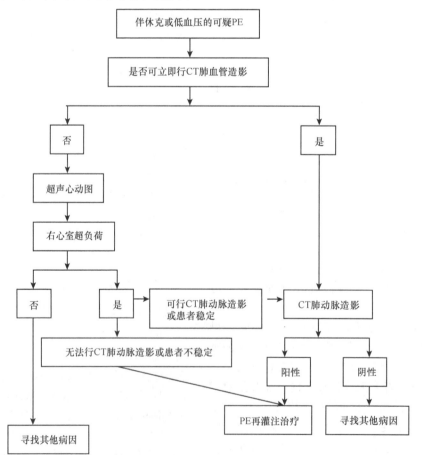

图2-10-2　PTE的诊断流程（一）

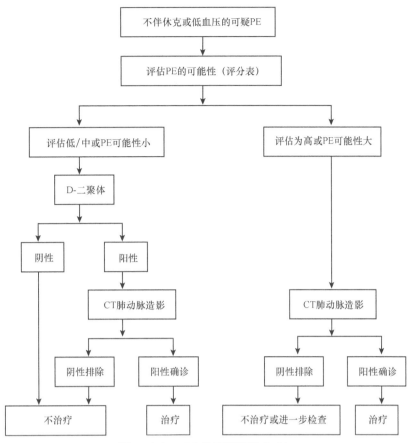

图 2-10-3 PTE 的诊断流程（二）

7. 其他原因所致的休克 PTE 所致的休克，需与心源性、低血容量性、过敏性休克相鉴别。

案例 2-10-1

1. 患者最可能的诊断是肺栓塞。

患者既往有高血压病史，而无呼吸系统疾病史，2 周前行腹腔镜手术。突发呼吸困难，进行性加重，有胸痛表现，患者可平卧。体格检查有低氧血症，血压低。心脏听诊示肺动脉瓣区第二心音亢进、分裂，$P_2 > A_2$，三尖瓣区可闻及 3/6 级收缩期杂音，表现为肺动脉高压。心电图表现为 Q I S Ⅲ T Ⅲ 波型。结合临床表现及检查结果，患者无自发性气胸、急性左心功能不全等表现。

2. 为了明确诊断，尚需作的辅助检查应包括肺通气/灌注显像、MRI、CT-PA 或肺动脉造影等。

患者有肺栓塞的临床症状及体征，而根据 PTE 的诊断标准，尚需要具备相应的辅助检查的阳性结果，包括有肺通气/灌注显像、MRI 或 CT-PA、肺动脉造影等，只需具备上述几项检查的阳性结果之一，就可以诊断 PTE。肺动脉造影是诊断 PTE 的"金标准"，若肺动脉造影的结果为阴性，则可排除 PTE。

【治疗】

（一）危险度分层

PE 的治疗方案需根据病情严重程度而定，因此必须迅速准确地对患者进行危险度分层以制订相应的治疗策略。

首先根据是否出现休克或者持续性低血压对疑诊或确诊 PE 进行评估。如患者血流动力学不稳定，出现休克或低血压，应视为高危患者，立即进入紧急诊断流程（图 2-10-2），一旦确诊 PE，迅速启动再灌注治疗。

不伴休克或低血压为非高危患者，需应用有效的临床预后风险评分，如 PESI 或其简化版本 sPESI（表 2-10-3），以区分中危和低危患者。对中危患者，需进一步评估，如行超声心动图或 CT 血管造影证实右心室功能障碍，同时伴有心肌损伤生物标志物肌钙蛋白升高者为中高危，对这类患者应进行严密监测，以早期发现血流动力学失代偿，一旦出现即启动补救性再灌注治疗。右心室功能和/（或）心脏标志物正常者为中低危。

（二）急性期治疗

1. 血流动力学和呼吸支持 对高度疑诊或确诊 PTE 的患者，应进行严密监护，监测呼吸、心率、血压、心电图及动脉血气分析的变化；绝对卧床，保持大便通畅，避免用力；可适当使用镇静、止痛、镇咳等相应的对症治疗。

合并支气管痉挛者应用氨茶碱等支气管扩张剂。对于出现右心功能不全但血压正常者，可应用多巴酚丁胺和多巴胺；左西孟旦在扩张肺动脉的同时增加右心室收缩力，有助于恢复急性 PE 患者的右心室-肺动脉耦联。若出现血压下降，可增大剂量或使用其他血管活性药物，如去甲肾上腺素等。液体扩容疗法需谨慎。

采用鼻导管或面罩吸氧，以纠正低氧血症，严重低氧血症者可行机械通气。当给予机械通气时，需注意尽量减少其不良的血流动力学效应。

2. 抗凝　急性 PE 患者推荐抗凝治疗，目的在于预防早期死亡和 VTE 复发。

（1）肠外抗凝剂：对于高或中等临床可能性 PE 患者，在等待诊断结果的同时应给予肠外抗凝剂。肠外抗凝剂普通肝素、低分子量肝素或磺达肝癸钠均有即刻抗凝作用。

1）普通肝素：首先给予负荷剂量 3000～5000IU 或按 80IU/（kg·h）静脉注射，继之以 18IU/（kg·h）持续静脉滴注。在初始 24 小时内需每 4～6 小时测定活化部分凝血活酶时间（APTT）1 次，并根据 APTT 调整普通肝素的剂量（表 2-10-4），每次调整剂量后 3 小时再测定 APTT，使 APTT 尽快达到并维持于正常值的 1.5～2.5 倍。治疗达到稳定水平后，改为每日测定 APTT 1 次。应用普通肝素可能会引起血小板减少症（HIT），在使用普通肝素的第 3～5 天必须复查血小板计数。若需较长时间使用普通肝素，应在第 7～10 天和 14 天复查血小板计数，普通肝素使用 2 周后则较少出现 HIT。若患者出现血小板计数迅速或持续降低超过 30%，或血小板计数小于 $100×10^9$/L，应立即停用普通肝素，一般停用 10 天内血小板数量开始逐渐恢复。

表 2-10-4　根据 APTT 调整普通肝素剂量的方法

APTT	普通肝素调整剂量
<35 秒（<1.2 倍正常对照值）	静脉注射 80 IU/kg，然后静脉滴注剂量增加 4 IU/（kg·h）
35～45 秒（1.2～1.5 倍正常对照值）	静脉注射 40 IU/kg，然后静脉滴注剂量增加 2 IU/（kg·h）
46～70 秒（1.5～2.3 倍正常对照值）	无须调整剂量
71～90 秒（2.3～3.0 倍正常对照值）	静脉滴注剂量减少 2 IU/（kg·h）
>90 秒（>3 倍正常对照值）	停药 1 小时，然后静脉滴注剂量减少 3 IU/（kg·h）

2）低分子量肝素：所有低分子量肝素均应按照体重给药。一般不需常规监测，但在妊娠期间需定期监测抗 Ⅹa 因子活性。抗 Ⅹa 因子活性的峰值应在最近一次注射后 4 小时测定，谷值则应在下一次注射前测定，每日给药 2 次的抗 Ⅹa 因子活性目标范围为 0.6～1.0IU/ml，每日给药 1 次的目标范围为 1.0～2.0IU/ml。

3）磺达肝癸钠：是选择性 Ⅹa 因子抑制剂，2.5mg 皮下注射，每日 1 次，无须监测，但由于其消除随体重减轻而降低，对体重<50kg 的患者慎用。严重肾功能不全的患者（肌酐清除率<30ml/min）禁用磺达肝癸钠。对于中度肾功能不全的患者（肌酐清除率 30～50ml/min）应减量 50% 使用。

（2）口服抗凝药：应尽早给予口服抗凝药，最好与肠道外抗凝剂同日给予。维生素 K 拮抗剂（vitamin K antagonist，VKA）一直是口服抗凝治疗的"金标准"，以华法林国内最为常用。近年来，一些新型口服抗凝药开始应用于临床。

1）华法林：在肝素开始应用后的第 1～3 天加用口服抗凝剂华法林，初始剂量为 3～5mg。由于华法林需要数天才能发挥全部作用，因此与肝素至少重叠应用 5 天，当连续两天测定的国际标准化比率（INR）达到 2.5（2.0～3.0）时，或 PT 延长至正常值的 1.5～2.5 倍时，方可停止使用肝素，单独口服华法林治疗。根据 INR 或 PT 调整华法林剂量。华法林的主要并发症是出血，可以用维生素 K 拮抗。华法林有可能引起血管性紫癜，甚至皮肤坏死，多发生于治疗的前几周。

抗凝治疗的持续时间因人而异。一般口服华法林的疗程至少为 3～6 个月。对栓子来源不明的首发病例，需至少给予 6 个月的抗凝；对复发性 VTE、并发肺源性心脏病或危险因素长期存在者，抗凝治疗的时间应延长，达 12 个月或以上，甚至终生抗凝。

2）非维生素 K 依赖的新型口服抗凝药：近年来，对非维生素 K 依赖的新型口服抗凝药（non-vitamin K-dependent new oral anticoagulants，NOACs）的研究发现，NOACs 大出血的发生率较低，有效性不劣于华法林。利伐沙班（15mg，每日 2 次，共 3 周；继以 20mg，每日 1 次）和阿哌沙班（10mg，每日 2 次，共 7 天；继以 5mg，每日 2 次）可作为单药治疗（不需合用肠外抗凝剂），但急性期治疗的前 3 周（利伐沙班）或前 7 天（阿哌沙班）需增加口服剂量；达比加群（150mg，每日 2 次）和依度沙班必须联合肠外抗凝剂应用。以上 4 种新型口服抗凝药均不能用于严重肾功能损害患者。

3. 溶栓治疗　可迅速溶解血栓和恢复肺组织灌

注,逆转右心衰竭,增加肺毛细血管血容量及降低病死率和复发率。

（1）临床常用溶栓药物及用法：我国临床上常用的溶栓药物有尿激酶（UK）和重组组织型纤溶酶原激活剂阿替普酶（rt-PA）两种。

1）UK：2014年欧洲心脏病协会推荐方法为负荷量4400IU/kg，静脉注射10分钟，随后以4400 IU/（kg·h）持续静脉滴注12～24小时；或者采用2小时溶栓方案：300万IU持续静脉滴注2小时。我国中华医学会呼吸病分会推荐的PTE溶栓方案：UK：负荷量4400IU/kg静脉注射10分钟，继以2200IU/（kg·h）持续静脉滴注12小时。另可考虑2小时方案，即以20 000IU/kg持续静脉滴注2小时。2015年我国急性肺栓塞诊断与治疗专家共识推荐2小时方案。

2）rt-PA：2014年欧洲心脏病协会推荐方法为100mg，2小时内静脉给予；或者按0.6mg/kg给药，静脉注射15分钟。2015年我国急性肺栓塞诊断与治疗专家共识推荐rt-PA用法：50～100mg持续静脉滴注2小时，体重<65kg的患者给药总剂量不应超过1.5mg/kg。

（2）禁忌证：绝对禁忌证：①出血性卒中；②6个月内缺血性卒中；③中枢神经系统损伤或肿瘤；④近3周内重大外伤、手术或者头部损伤；⑤1个月内消化道出血；⑥已知的出血高风险患者。

相对禁忌证：①6个月内短暂性脑缺血发作（transient ischemic attack，TIA）发作；②口服抗凝药应用；③妊娠，或分娩后1周；④不能压迫止血部位的血管穿刺；⑤近期曾行心肺复苏；⑥难以控制的高血压（收缩压>180mmHg）；⑦严重肝功能不全；⑧感染性心内膜炎；⑨活动性溃疡。

值得注意的是，对于危及生命的高危PE患者，大多数禁忌证应视为相对禁忌证。

（3）溶栓时间窗：急性PE起病48小时内即开始行溶栓治疗，能够取得最大的疗效，但对于那些有症状的急性PE患者在6～14天内行溶栓治疗仍有一定作用。

（4）溶栓治疗过程中注意事项

1）溶栓前应行常规检查：血常规、血型、APTT、肝肾功能、动脉血气、超声心动图、胸片、心电图等作为基线资料，用以与溶栓后资料作对比以判断溶栓疗效。

2）使用尿激酶溶栓期间勿同时使用普通肝素，rt-PA溶栓时是否停用普通肝素无特殊要求，输注过程中可继续应用。

3）使用rt-PA溶栓时，可在第一小时内泵入50mg，观察有无不良反应，如无则在第二小时内序贯泵入另外50mg。在溶栓开始后每30分钟做一次心电图，复查动脉血气，严密观察患者的生命体征。

4）溶栓治疗结束后，应每2～4小时测定APTT，当其水平低于基线值的2倍（或<80秒）时，开始规范的肝素治疗。常规使用普通肝素或低分子量肝素治疗。

4. 外科血栓清除术 血栓清除术可用于治疗高危PE、选择性的中高危PE，尤其对于溶栓禁忌或失败的患者。术前溶栓增加了出血风险，但不是外科血栓清除术的绝对禁忌征。系列结果表明，术后患者存活率、WHO功能分级和生活质量均获得提高。

5. 经皮导管介入治疗 介入治疗可去除肺动脉及主要分支内的血栓，促进右心室功能恢复，改善症状和存活率。对于有溶栓绝对禁忌征的患者，介入方法：①猪尾导管或球囊导管进行血栓碎裂；②液压导管装置进行血栓流变溶解；③抽吸导管进行血栓抽吸；④血栓旋切。对于没有溶栓禁忌征的患者，可同时经导管溶栓或者机械捣栓基础上药物溶栓。

介入相关并发症的发生率约2%，包括右心室衰竭恶化导致的死亡、远端栓塞、肺动脉穿孔并肺出血、体循环出血、心包压塞、心脏传导阻滞或心动过缓、溶血、造影剂肾病及穿刺并发症。

6. 静脉滤器 2015年我国急性肺栓塞治疗专家共识不推荐PE患者常规植入下腔静脉滤器。在有抗凝药物绝对禁忌征及接受足够强度抗凝治疗后复发的PE患者，可以选择静脉滤器植入。

永久性下腔静脉滤器的并发症较少导致死亡，但很常见，早期并发症包括插入部位血栓，发生率可达到10%。上腔静脉滤器植入有导致严重的心包压塞的风险。晚期并发症包括约20%的DVT复发和高达40%血栓后综合征。

非永久性下腔静脉滤器分为临时性和可回收性，临时性滤器必须在数天内取出，而可回收性滤器可放置更长时间。植入非永久性滤器后，一旦抗凝剂可以安全使用建议尽早取出。长期留置的晚期并发症发生率在10%以上，包括滤器移位、倾斜、变形、腔静脉穿孔、滤器断裂、碎片栓塞及装置本身血栓形成。

7. 治疗策略

（1）合并休克或低血压的PE（高危PE）：PE患者出现休克或低血压时住院期间死亡风险极高，尤其在入院后最初数小时内。给予血流动力学和呼吸支持，起始抗凝首选静脉普通肝素。直接再灌注治疗，尤其全身溶栓，是高危 PE 患者治疗的最佳选择。有溶栓禁忌或溶栓失败伴血流动力学不稳定的患者，可行外科血栓清除术。对全量全身溶栓有禁忌或溶栓失败者，也可行经皮导管介入治疗。

（2）不伴休克或低血压的 PE（中危或低危 PE）：除合并严重肾功能不全患者外，皮下注射低分子量肝素或磺达肝癸钠是大多数不伴血流动力学障碍的急性 PE 患者治疗的最佳选择。PE 确诊后，应采用有效的临床评分进行风险评估（推荐 PESI 或 sPESI，见表 2-10-4）和危险分层。对中高危患者，应严密监测，以及早发现血流动力学失代偿，一旦出现即启动补救性再灌注治疗；对中低危患者，建议给予抗凝治疗。

（3）慢性血栓栓塞性肺高压（chronic thrombo-embolic pulmonary hypertension, CTEPH）：是以呼吸困难、乏力、活动耐力减低为主要表现的一组综合征，是急性 PE 的远期并发症。

肺动脉血栓内膜剥脱术仍是 CTEPH 首选治疗方法，可使大部分患者症状缓解，血流动力学接近正常。CTEPH 患者是否可行手术决定于多种因素，通常的标准为术前 NYHA 心功能分级 Ⅱ～Ⅳ 级及手术可达位于主干、叶或段肺动脉的血栓部位。肺动脉球囊扩张术是部分无法外科手术治疗 CTEPH 患者的替代治疗。CTEPH 的内科治疗包括抗凝、利尿和吸氧。无论是否行肺动脉内膜剥脱术，均建议终生抗凝。

案例 2-10-1

　1. 患者发病至入院的时间为 3 天，且有血压偏低，应进行溶栓治疗；但患者 2 周前行腹腔镜下右肾上腺腺瘤切除术，存在溶栓治疗禁忌证；可先进行抗凝治疗，同时密切监测生命体征，必要时行溶栓治疗。

　2. 维持抗凝治疗时应密切监测是否存在活动性出血。

　3. 应予吸氧，纠正低血压等对症治疗。

【预防】

对存在发生 DVT/PTE 危险因素的病例，宜根据临床情况采用相应的预防措施。主要方法为①机械预防措施，包括加压弹力袜、下肢间歇序贯加压充气泵和腔静脉滤器；②药物预防措施，包括皮下注射小剂量肝素、低分子肝素和口服华法林。

对重点高危人群，应根据病情轻重、年龄、是否合并其他危险因素等来评估发生 DVT/PTE 的危险性，并给予相应的预防措施。

（黎毅敏）

第十一章 肺源性心脏病

肺源性心脏病（cor pulmonale，简称肺心病）是指由支气管-肺组织、胸廓或肺血管病变所致肺血管阻力增加，引起肺循环阻力增加，产生肺动脉高压，继而出现右心室结构或（和）功能的改变，导致右心室增大伴或不伴有充血性心力衰竭的一组疾病。在发生肺源性心脏病前，患者均先有肺动脉高压病史，但是并不是任何原因引起肺动脉高压所致的右心增大均称为肺心病。根据起病缓急及病程长短，临床上可分为急性和慢性肺心病两类，前者病理改变主要表现为右心室扩张，后者表现为右心室肥厚，临床上以后者多见，本章将着重讨论慢性肺心病。

第一节 慢性肺源性心脏病

案例 2-11-1

患者，男，68岁，因"反复咳嗽、咳痰12年，气促伴双下肢水肿5年，加重2周"入院。

患者于12年前起反复出现咳嗽、咳痰，多为白黏痰，晨起时多发；上述症状于冬春季气候变化或受凉后可诱发或加重，每年咳嗽时间累计超过3个月；5年前起出现气促，于活动后明显，并逐渐加重；且病情加重时多伴有双下肢凹陷性水肿，病情缓解后消退；曾因病情加重到医院就诊，经治疗后（用药不详）症状可缓解；2周前，因受凉后出现咳嗽、咳痰加重，咳黄白黏痰，并伴有发热，体温最高为38.5℃，活动后气促明显；病程中无胸痛、咯血、咳粉红色泡沫痰、午后潮热、盗汗、心悸、胸痛、晕厥等不适。起病以来胃纳可，大、小便正常；否认冠心病、糖尿病等病史；吸烟史40年，每天20支。

体格检查：T 38.6℃，P 106次/分，R 24次/分，BP 118/76mmHg，发育正常，营养欠佳，神志清楚。呼吸稍促，唇甲微绀，浅表淋巴结未触及肿大，颈软，颈静脉充盈，甲状腺不大。胸廓对称，桶状胸，双侧触觉语颤对称减弱，双肺叩诊呈过清音、呼吸音对称减弱，双下肺可闻及湿啰音。剑突下可见心尖搏动，HR 106次/分，律整，听诊示心音遥远感，肺动脉瓣区第二心音亢进、分裂，$P_2 > A_2$，未闻及病理性杂音。腹平软，无压痛，肝脾肋下未触及肿大，肠鸣音正常。双下肢轻度凹陷性水肿。

问题：

1. 患者最可能的诊断是什么？
2. 为明确诊断，尚需要什么辅助检查？
3. 为制订合适的治疗方案，还需要做哪些辅助检查？
4. 适合该患者的治疗方案是什么？

慢性肺源性心脏病（chronic pulmonary heart disease），简称慢性肺心病（chronic cor pulmonale），是由肺组织、肺血管或胸廓的慢性病变引起肺组织结构和（或）功能异常，引起肺血管阻力增加，肺动脉压力增高，从而使右心室扩张或（和）肥厚，伴或不伴右心衰竭的一类心脏病。在诊断上需要排除先天性心脏病和左心病变引起的右心衰竭。慢性肺心病患者均存在肺动脉高压，后者是肺心病形成过程中的一个必经阶段。

第六届世界肺动脉高压大会（world symposia on pulmonary hypertension，WSPH）将PH的血流动力学标准进行了新的定义，即海平面、静息状态下，右心导管测量所得平均肺动脉压力（mean pulmonary artery hypertension，PAPm）>20mmHg。

【流行病学】

慢性肺源性心脏病是心脏疾病的一种常见类型，近年来它已成为致劳动力丧失和死亡的主要原因之一。慢性肺心病在我国是一种常见疾病，2017年中国对各省份疾病发病率进行了系统分析，结果表明慢性阻塞性肺疾病仍为主要死亡原因的第四大病因。

我国的慢性肺心病患病率存在地区差异，东北、西北、华北患病率高于南方地区，农村患病率高于城市，并随年龄增高而增加。吸烟者比不吸烟者患病率明显增多，男女无明显差异。冬、春季节和气候骤然变化时，易出现急性发作。2021年针对中国患者的多中心研究结果表明，慢阻肺患者肺动脉高压发病率为20%~91%，并明显增加死亡率。

【病因】

按原发病的不同部位，可分为以下几类：

1. 支气管-肺部疾病 以慢性阻塞性肺疾病（COPD）最为常见，占80%~90%；其次如重症肺结核、尘肺、特发性肺间质纤维化和各种原因引起的继发性肺间质纤维化、结节病、药物相关性肺疾病等限制性肺疾病。

2. 胸廓运动障碍性疾病 较少见，严重的脊椎后凸、侧凸、脊椎结核、类风湿关节炎、胸膜广泛粘连及胸廓成形术后造成的严重胸廓或脊椎畸形，导致肺功能受损。气道分泌物引流不畅，肺部反复感染，并发肺气肿或纤维化。此类疾病主要引起肺泡通气不足，导致动脉血氧分压降低、肺血管收缩、狭窄，使肺血管阻力增加，从而产生肺动脉高压，并可发展成为慢性肺心病。

3. 肺血管疾病 甚少见，慢性血栓栓塞性肺动脉高压、肺小动脉炎、原发性肺动脉高压等，均可导致肺动脉狭窄、阻塞，引起肺血管阻力增加、肺动脉高压和右心室负荷加重，继而发展成慢性肺心病。

4. 神经肌肉疾病 较罕见，如脑炎、脊髓灰质炎、吉兰-巴雷综合征、重症肌无力等。由于呼吸中枢的兴奋性降低、或者是神经肌肉性因素导致肺泡通气不足。

5. 其他 原发性肺泡通气不足、先天性口咽畸形、睡眠呼吸暂停综合征等均可产生低氧血症，引起肺血管收缩，导致肺动脉高压，发展成慢性肺心病。

【发病机制】

肺动脉高压是慢性肺心病的一个必经阶段，是引起右心室肥厚、扩大的必要因素。先决条件是肺功能和结构的不可逆性改变，发生反复的气道感染和低氧血症，导致一系列体液因子和肺血管结构的变化，使肺血管阻力（pulmonary vascular resistance，PVR）增加，肺血管的结构重塑，管腔狭窄，进而产生肺动脉高压。

（一）肺动脉高压的形成

1. 肺血管阻力增加的功能性因素 缺氧、高碳酸血症和呼吸性酸中毒均可使肺血管收缩、痉挛，其中缺氧是肺动脉高压形成的最重要因素，引起缺氧的最常见原因是肺通气不足。研究表明，体液因素在缺氧性肺血管收缩中占重要地位，起重要作用的是花生四烯酸环氧化酶产物——前列腺素和脂氧化酶产物——白三烯（图 2-11-1）。缺氧、炎症等因素可激活肥大细胞、嗜酸性粒细胞、嗜碱性细胞等，并可使肺血管内皮细胞损伤，释放一系列介质，如组胺、白三烯、5-羟色胺、血管紧张素Ⅱ、血小板活化因子等，引起肺血管收缩。同时内皮源性舒张因子（EDRF）和内皮源性收缩因子（EDCF）的平衡失调，在缺氧性肺血管收缩中也起一定作用。缺氧性肺血管收缩很大程度上取决于局部收缩血管物质和舒张血管物质的比例。

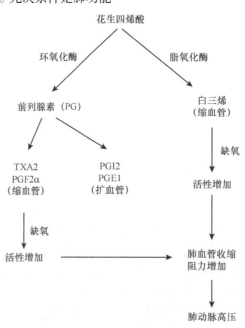

图 2-11-1 花生四烯酸在肺动脉高压中的作用机制

缺氧尚可直接引起肺血管平滑肌收缩，其作用机制可能因缺氧时平滑肌细胞膜对 Ca^{2+} 的通透性增加，细胞内 Ca^{2+} 含量增高，肌肉兴奋-收缩耦联效应增强，从而使肺血管收缩。高碳酸血症时，由于 H^+ 浓度增高，亦可使血管对缺氧的收缩敏感性增强，导致肺动脉收缩及肺血管阻力增高。

2. 肺血管阻力增加的解剖学因素 解剖学因素系指因肺部疾病致使肺血管解剖结构发生变化，引起肺循环血流动力学障碍及肺动脉高压（图 2-11-2）。

导致肺血管阻力增加的解剖学因素有：

（1）长期反复发作的慢性阻塞性肺疾病及支气管周围炎，可累及邻近肺动脉分支，引起血管周围炎、管壁增厚、管腔狭窄或纤维化，甚至完全闭塞，肺血管床大为缩减，从而导致肺血管阻力增加，产生肺动脉高压。

（2）随着肺气肿的逐渐加重，肺泡内压增高，压迫肺泡壁的毛细血管，造成肺毛细血管管腔狭窄或闭塞；肺泡壁破裂也可造成毛细血管床毁损；只在当肺泡毛细血管床减损超过70%时，才导致肺血管阻力及肺动脉压力的明显升高。

（3）肺血管重塑：慢性缺氧使肺血管收缩，管壁张力增高可直接刺激管壁增生。缺氧时肺内产生多种生长因子（如多肽生长因子等）。肺细小动脉和肌型微动脉的平滑肌细胞增生、肥大或萎缩，细胞间质增多，内膜弹力纤维及胶原纤维增生，这些变化使血管壁增厚硬化，管腔狭窄，血流阻力增大。

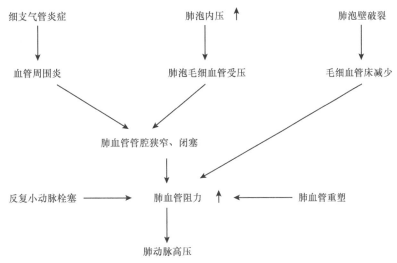

图 2-11-2　肺血管阻力增加的解剖性因素

在慢性肺心病肺血管阻力增加、肺动脉高压的原因中，功能性因素较解剖学因素更为重要。在急性加重期经过治疗，缺氧和高碳酸血症得到纠正后，肺动脉压可明显降低，部分患者甚至可恢复到正常范围。

3. 血容量增多和血液黏稠度增加　肺心病患者由于长期慢性缺氧，促红细胞生成素分泌增加，产生继发性红细胞增多，血液黏稠度增加，血流阻力随之增高，促进肺动脉高压的形成。缺氧可使醛固酮分泌增加，使水、钠潴留；此外缺氧亦可使肾小动脉收缩，肾血流减少，加重水、钠潴留，从而引起血容量增多及肺血流量的增加，加重肺循环的负荷。

（二）心脏病变和心力衰竭

肺循环阻力增加时，右心室发挥其代偿功能，以克服肺动脉压升高而引起的后负荷增加，逐渐产生右心室肥厚。在肺动脉高压早期，右心室尚能代偿，舒张末期压力仍处于正常范围；但随着病情的进展，特别在 COPD 的急性加重期，肺动脉压持续升高，超过右心室的代偿能力，出现右心失代偿、右心输出量下降，右心室收缩末期残留血量明显增加，舒张末期压增高，可导致右心室扩大和右心衰竭。

慢性肺心病除发生右心室改变外，也有少数患者存在左心室肥厚。由于缺氧、高碳酸血症、酸中毒、相对血流量增多等因素，使左心输出量增加，如持续性加重，则可发生左心室肥厚，甚至导致左心衰竭，而左心功能不全的结果是肺静脉压升高，可加重肺动脉高压和右心负荷。

（三）其他重要器官的损害

缺氧和高碳酸血症除了对心脏的影响外，还可以影响其他重要器官，如脑、肝、肾、胃肠及内分泌系统、血液系统等，导致这些器官发生功能性或器质性损害（详见其他章节）。

【临床表现】

本病发展缓慢，除原有肺、胸廓疾病的临床症状和体征外，主要是逐步出现肺、心功能衰竭及其他器官损害的征象。临床上往往表现为急性发作期与缓解期交替出现，按其功能的代偿期与失代偿期进行分述。

（一）肺、心功能代偿期

1. 症状　患者心肺功能处于代偿阶段，可表现为慢性咳嗽、咳痰和（或）喘息，活动后可有气短、心悸、呼吸困难、乏力等，劳动耐受力下降，并有不同程度发绀等缺氧表现。急性感染时可导致上述症状加重。胸痛或咯血较少见。

2. 体征　可有不同程度的气促、发绀和肺气肿体征。偶有干、湿啰音，心音遥远，肺动脉瓣区第二心音亢进、分裂，$P_2 > A_2$，三尖瓣区可闻及收缩期杂音，剑突下可见心尖搏动增强，提示有右心室肥厚和扩大。部分患者因肺气肿或喘息而使胸腔内压升高，致使上腔静脉血液回流受阻，可见颈静脉充盈。此期可有肝界下移，可在肋缘下触及，但多为膈肌下降所致。

（二）肺、心功能失代偿期

1. 呼吸衰竭

（1）症状：急性呼吸道感染是常见病情加重的诱因，患者表现为呼吸困难加剧，夜间为甚；常有头痛、失眠、食欲下降。当有中、重度呼吸衰竭时，可出现肺性脑病，表现为白天嗜睡，夜间失眠等睡眠倒错现象，甚至出现表情淡漠、神志恍惚、谵妄等，危重者甚至出现抽搐、昏迷。

（2）体征：呼吸急促、明显发绀，肢端尤甚，球结膜充血、水肿，严重时可有视网膜血管扩张、视盘水肿等颅内压升高的表现。腱反射减弱或消失，锥体束征可阳性。因高碳酸血症可出现周围血管扩张的体征，如皮肤潮红、多汗等。

2. 右心衰竭

（1）症状：心悸、气短更明显，发绀更甚，食欲缺乏、腹胀、恶心、尿少等。

（2）体征：明显发绀，颈静脉怒张；心率增快，可出现心律失常，特别是房性心律失常，剑突下可闻及收缩期杂音，甚至胸骨左缘第3、4肋间出现舒张期杂音及舒张期奔马律，部分患者可闻及第三、四心音。肝大且有压痛，肝颈静脉回流征阳性，下肢水肿，重者可有腹水。少数患者可出现肺水肿及全心衰竭的体征。

3. 并发症

（1）肺性脑病（pulmonary cerebropathy）：是由于呼吸功能衰竭所致缺氧、二氧化碳潴留而引起精神障碍、神经系统症状的一种综合征。发生率为30%左右，它是肺心病死亡的首要原因。肺性脑病患者大部分发作前有明显的诱因，如急性呼吸道感染、严重喘息、痰液潴留、电解质紊乱、休克、心力衰竭，以及吸氧或镇静剂应用不当等，加重呼吸衰竭所致。

（2）酸碱失衡及电解质紊乱：包括多种类型的酸碱平衡失调，可为一重、二重或三重酸碱失衡。

（3）心律失常（arrhythmia）：可发生多种类型房性、室性心律失常，以紊乱性房性心动过速最具特征性。

（4）休克（shock）：肺心病休克并不多见，一旦发生，预后不良。

（5）消化道出血（digestive tract bleeding）：较少见，以上消化道出血为主，发生者预后不良。

（6）弥散性血管内凝血（DIC）：少见，合并严重感染时可诱发。

此外尚有肾功能不全、肾上腺皮质功能减退所致的颊色素沉着等表现。

> **案例 2-11-1**
>
> 1. 患者为一多年吸烟史的老年男性，有慢性咳嗽、咳痰史12年，每年发病时间超过3个月，并有季节性因素；随着病程的发展，出现了活动后气促，并且逐渐加重，在病情加重时伴有双下肢水肿史。入院前2周因受凉后病情加重。
>
> 2. 体查发现患者有呼吸促的表现，并伴有唇甲发绀，颈静脉充盈，胸廓呈桶状胸，叩诊呈过清音，且双肺呼吸音对称减弱，双下肺可闻及湿啰音。剑突下可见心尖冲动，心脏听诊示心音遥远，肺动脉瓣区第二心音亢进、分裂，$P_2 > A_2$。双下肢轻度凹陷性水肿。

【实验室检查】

（一）血液检查

红细胞计数和血红蛋白常增高，血细胞比容正常或偏高，全血黏度、血浆黏度常增高，红细胞沉降率一般偏快；动脉血氧分压和血氧饱和度常低于正常值，二氧化碳分压可升高，急性发作期时更为显著。在心力衰竭期，可有谷丙转氨酶、和（或）胆红素升高，血浆尿素氮、肌酐、血及尿β_2-微球蛋白、血浆肾素、血浆血管紧张素Ⅱ等含量增高。合并感染时可有白细胞计数和中性粒细胞分类升高；在呼吸衰竭的不同阶段均可出现酸碱平衡失调、电解质紊乱。

（二）痰细菌培养

合并呼吸系统感染者，痰细菌学检查以甲型链球菌、肺炎球菌、葡萄球菌、草绿色链球菌等多见，近年来革兰氏阴性杆菌检出率逐渐增高，如铜绿假单胞杆菌、流感杆菌、大肠杆菌等。

（三）X线检查

除肺、胸基础疾病及急性肺部感染的征象外，可有肺动脉高压及右心室肥厚表现（图2-11-3、图2-11-4），包括①右下肺动脉干扩张，横径≥15mm，横径与气管横径比值≥1.07，或动态观察较原直径增加2mm以上；②肺动脉段明显突出，或其高度≥

3mm；③中央动脉扩张，外周血管纤细，形成"残根"征；④右心室增大征。以上皆为诊断慢性肺心病的主要依据。个别患者心力衰竭控制后可见心影有所缩小。

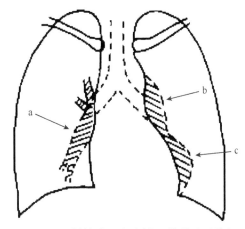

图 2-11-3　慢性肺心病胸部 X 线片（正位）

a：右下肺动脉干增宽；b：肺动脉段凸出；c：心尖上凸

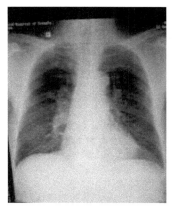

图 2-11-4　胸部 X 线片（正位）

双侧肺气肿征及右下肺动脉扩张

（四）心电图检查

心电图检查主要表现有右心室肥大的改变，包括①电轴右偏，额面平均电轴≥+90°；②重度顺钟向转位；③$RV_1+SV_5≥1.05mV$；④肺性 P 波（图 2-11-5）。也可见右束支传导阻滞及低电压图形，可作为诊断慢性肺心病的参考条件。部分患者在 V_1、V_2 甚至延至 V_3，可出现酷似陈旧性心肌梗死图形的 QS 波，应注意鉴别。

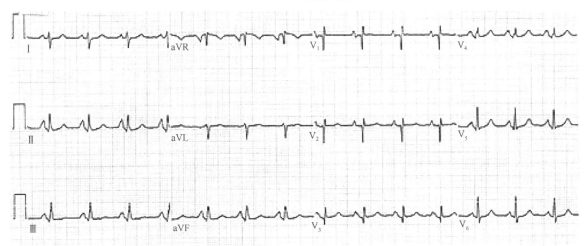

图 2-11-5　肺心病的心电图表现出（肺性 P 波、电轴右偏）

（五）超声心动图检查

对肺心病的诊断主要有两方面指标：反映肺动脉高压常用的指标为肺动脉瓣后叶回声"α"波变浅或消失，收缩期提前关闭征；右肺动脉内径增宽（≥18mm）。右心室增大的指标为右心室流出道内径增宽（≥30mm），右心室舒张末期内径增加（≥20mm），右心室前壁增厚（≥5mm），左/右心室内径比值变小（<2），右心室流出道/左心房内径>1.4。多普勒超声心动图检查可探测三尖瓣、肺动脉瓣反流，且能比较准确的测量三尖瓣压差、流出道和肺动脉血流加速度及时相变化，以估算肺动脉压。慢性肺心病肺动脉血流加速度与肺动脉压高度相关，右心室流出道血流加速度与肺动脉压也有较好的相关性（$r=0.63\sim0.88$）。

（六）放射性核素检查

通过放射性心血管造影，可以帮助判断右心室功能和射血分数的异常。铊[201TI]心肌灌注显像有助于显示右心室游离壁的厚度。肺动脉高压时肺灌注扫描可显示肺上肺野血流增加，下肺野减少。

（七）其他

肺功能检查对早期或缓解期慢性肺心病患者有

意义。磁共振成像（MRI）有助于判断肺动脉干扩张和右心室增大，但费用昂贵。经静脉送入右心漂浮导管至肺动脉，直接测定肺动脉和右心室压力，可作为肺心病的早期诊断依据。

【诊断与鉴别诊断】

根据患者的临床表现，结合心电图、胸部X线片、超声心动图等检查有右心增大、肥厚的征象，可以诊断本病。

（一）诊断标准

（1）存在肺动脉高压相关病因。

（2）存在肺动脉高压和/或右心衰竭的症状、体征。

（3）胸部X线检查提示肺动脉高压和/或右心肥大依据。

（4）心电图检查提示肺动脉高压和/或右心肥大依据。

（5）超声心动图检查提示肺动脉高压和/或右心肥大依据。

（6）放射性核素检查肺灌注扫描提示可能有肺动脉高压依据。

（二）鉴别诊断

本病须与下列疾病相鉴别：

1. 冠状动脉粥样硬化性心脏病（冠心病）慢性肺心病与冠心病均多见于老年人，有许多相似之处，而且常有两病共存。冠心病者有典型的心绞痛、心肌梗死病史或心电图表现，若有左心衰竭的发作史、原发性高血压、高脂血症、糖尿病史等，则更有助于鉴别。体征、X线、心电图、超声心动图检查结果表现为左心室肥厚的征象，以此可作为与肺心病鉴别的依据。

2. 肺心病合并冠心病 两者合并出现在临床上较常见，尸检发生率为25%~62%。临床诊断注意以下几方面：①病史：肺心病患者如有典型心绞痛发作史和心电图确认心肌梗死表现，不论急性或陈旧型，均可诊断；②肺心病有严重感染、呼吸衰竭而心率不快甚至心动过缓者应考虑合并冠心病；③有左心室乳头肌功能不全者应考虑冠心病；④肺心病缓解期无感染和呼吸衰竭时，突然发生左心衰竭和肺水肿，应考虑由冠心病所致；⑤X线检查右主动脉屈曲延长或有钙化，左心室向后增大，提示有冠心病；⑥心电图诊断依据：a. 有肺性P波而QRS电轴正常或左偏；b. 肺性P波兼有左束支或左前半或双束支传导阻滞；c. QRS电轴左偏或右心室肥厚的同时，左心导联有较恒定的缺血性ST-T改变；d. 典型的急性心肌梗死心电图表现及其衍变过程。

3. 风湿性心瓣膜病 风湿性心脏病累及三尖瓣者，应与慢性肺心病的相对三尖瓣关闭不全者相鉴别。前者往往有风湿性关节炎和心肌炎病史，其他瓣膜如二尖瓣、主动脉瓣常有病变，X线、心电图、超声心动图可有特殊表现，不难作出鉴别。

4. 原发性心肌病 多为全心增大，且无慢性呼吸系统疾病史，无肺动脉高压的X线表现等，结合病史、X线、心电图等检查不难鉴别。

5. 其他昏迷状态 有肺性脑病昏迷时尚需与肝性昏迷、尿毒症昏迷和少数脑部占位性病变或脑血管意外的昏迷相鉴别。这些昏迷状态一般有其原发疾病的临床特点，不难作出鉴别。

> **案例 2-11-1**
>
> 1. 患者最可能的诊断是慢性阻塞性肺疾病急性发作（AECOPD）、慢性肺源性心脏病（失代偿期）。
>
> 患者有多年慢性咳嗽、咳痰、进行性气促史，符合慢性支气管炎诊断，待完善肺功能检测，根据诊断标准，判断是否存在COPD；随着病程的发展，出现了肺动脉高压、慢性肺心病的体征，如颈静脉充盈、肺动脉瓣区第二心音亢进、分裂，$P_2 > A_2$，剑突下可见心尖冲动等，而且于病情加重时伴有双下肢水肿，此为右心功能失代偿的表现之一。
>
> 2. 根据患者临床表现，为明确诊断，尚需的辅助检查：肺功能检测，胸部X线或CT检查、心电图、超声心动图等。
>
> 结合病史，通过肺功能检测结果，胸部X线或CT检查、心电图及超声心动图等检查的表现，可以明确患者的诊断，并可根据病史、结合这些辅助检查结果与冠心病、心肌病等作鉴别诊断。
>
> 3. 患者还需要作的辅助检查应包括血常规白细胞计数及中性分类、痰细菌学检查，动脉血气分析及血电解质测定等。
>
> 根据患者的临床表现，患者为急性发作期，合并有感染性表现，应检查白细胞计数及中性分类，同时应作痰细菌学检查，结合胸部X线或CT表现，判断患者感染的类型及病原菌，选择敏感抗生素；同时有低氧血症表现，通过动脉血气分析判断是否存在呼吸衰竭及是否合并酸碱平衡失调。

【治疗】

肺源性心脏病是原发于重症胸、肺、肺血管基础疾病的晚期并发症；其中绝大部分是由慢性支气管炎、支气管哮喘并发肺气肿发展而来，因此积极防治这些疾病是避免肺源性心脏病发生的根本措施。对已发生肺源性心脏病患者，应针对急性加重期和缓解期加以处理。呼吸道感染是发生呼吸衰竭的常见诱因，故需要积极予以控制。

（一）急性加重期

积极控制感染；通畅呼吸道，改善呼吸功能；纠正缺氧和二氧化碳潴留；控制呼吸、心力衰竭；积极治疗并发症。

1. 控制感染　参考痰细菌培养及药敏试验结果选择抗生素。在没有培养结果前，可根据感染的环境及痰涂片革兰氏染色结果，经验性选用抗生素治疗；社区获得性感染以革兰氏阳性菌占多数，医院内获得性感染则以革兰氏阴性杆菌为主。在病情较重时可选用两者兼顾的抗生素。常用的有青霉素类、头孢菌素类、氨基糖苷类、喹诺酮类抗感染药物。长期应用抗生素要警惕继发真菌感染的可能性，一旦真菌成为肺部感染的主要病原菌，应调整或停用抗生素，予抗真菌治疗。

2. 氧疗　保持呼吸道的通畅，纠正缺氧和二氧化碳潴留。可用鼻导管或面罩给氧。出现Ⅱ型呼吸衰竭者一般限制吸氧流量，采用低流量吸氧（1～2L/min）。丙烯哌三嗪（almitrine）可提高外周动脉化学受体对低氧的敏感性，兴奋呼吸中枢，可在没有氧疗情况下提高动脉血氧水平，剂量为50～100mg，每日2次。发生严重呼吸衰竭时，可考虑施行气管插管、气管切开和人工机械通气等。

3. 控制心力衰竭　慢性肺心病心力衰竭的治疗与其他心脏病心力衰竭的治疗有其不同之处，因为慢性肺心病患者一般在积极控制感染、改善呼吸功能后心力衰竭便能得到改善，患者尿量增多，水肿消退，肿大的肝脏缩小、压痛消失，不需加用利尿药。但对治疗后无效的较重患者，可适当选用利尿、正性肌力药强心治疗或血管扩张药。在呼吸功能未改善前，洋地黄类药物疗效不佳，使用时剂量宜小，否则极易发生毒性反应，出现心律失常。

（1）利尿药：通过减少血容量而减轻右心前负荷，并有消除水肿作用。原则上宜间歇、小量交替使用缓慢制剂为妥。如氢氯噻嗪25mg，1～3次/日，一般不超过4天；尿量多时需注意补钾，或合用保钾利尿药，如螺内酯20mg，1～3次/日。重度而急需利尿治疗的患者可用呋塞米（furosemide）20mg，肌内注射或口服。利尿后可出现低钾、低氯性碱中毒，使缺氧加重，并可引起痰液黏稠不易排痰，以及血液浓缩等，应注意预防。

（2）正性肌力药：慢性肺心病患者由于慢性缺氧及感染，对洋地黄类药物的耐受性很低，疗效欠佳，且易发生中毒及心律失常，这与处理一般心力衰竭有所不同。应用指征：①感染已控制，呼吸功能已改善，利尿剂不能取得良好疗效而反复水肿的心力衰竭患者；②以右心衰竭为主要表现而无明显感染者；③出现急性左心衰竭者。

正性肌力药的剂量宜小，一般约为常规剂量的1/2或2/3量，同时选用作用快、排泄快的洋地黄类药物，如毒毛旋花苷K 0.125～0.25mg，或毛花丙苷（西地兰）0.2～0.4mg加于10%葡萄糖溶液内静脉缓慢注射。用药前应注意纠正缺氧、低钾血症，以免发生药物毒性反应。低氧血症、感染等均可使心率增快，故不宜以心率作为衡量洋地黄类药物的应用和疗效考核指征。近年有研究发现应用地高辛（digoxin）可降低血浆儿茶酚胺水平，减慢肺心病的进程，但尚需更多的研究证实。

（3）血管扩张药：可减轻心脏前、后负荷，降低心肌耗氧量，增加心肌收缩力，对部分顽固性心力衰竭有一定效果，但对肺心病的治疗效果并不像其他心脏病那样明显。血管扩张药在扩张肺动脉的同时也扩张体动脉，往往造成体循环血压下降，反射性引起心率增快、氧分压下降、二氧化碳分压上升等不良反应。因而限制了血管扩张药在慢性肺心病的临床应用。钙拮抗剂、中药川芎嗪有一定的降低肺动脉压效果，但疗效不著。一氧化氮（NO）能较有效降低肺动脉压力，但应用不便，长期应用时有毒性反应。

4. 控制心律失常　一般经过治疗感染、纠正缺氧后，心律失常可自行消失。如果持续存在可根据心律失常的类型选用相应抗心律失常药物。

5. 抗凝治疗　抗凝治疗可以延长生存期，应用普通肝素或低分子肝素可防止肺微小动脉原位血栓形成，也可口服维生素K拮抗剂（华法林）。

6. 并发症的处理　并发症如酸碱平衡失调和电解质紊乱、消化道出血、休克、弥散性血管内凝血的治疗参考有关章节。

7. 加强护理工作　因病情复杂多变，必须严密观察病情变化，宜加强心肺功能的监护。翻身、拍背排出呼吸道分泌物，是改善通气功能的一项有效措施。

（二）缓解期

本病原则上采用中西医结合的综合治疗措施，目的是增强患者的免疫功能，去除诱发因素，减少或避免急性加重期的发生，以使肺、心功能得到部分或全部恢复。长期家庭氧疗对稳定病情有明显疗效，可轻度降低肺动脉压力，但一般不能降至正常范围。慢性肺心病患者大多有营养不良，营养支持治疗有助于增强呼吸肌肌力，改善通气功能和缺氧状态。

案例 2-11-1

治疗方案应该是氧疗、抗感染、祛痰、适当利尿治疗，以及其他对症支持治疗。

如果患者合并呼吸衰竭，应根据患者呼吸衰竭的类型选择适当的氧疗方案，若为 II 型呼吸衰竭，应先选择低流量吸氧（1～2L/min），如果 PaCO₂ 升高，可先选用无创呼吸机辅助通气。患者有明显的感染依据，故需要选择适当的抗生素抗菌治疗，由于患者为社会获得性感染，可选择半合成青霉素类或二代头孢菌素等覆盖革兰氏阳性球菌和革兰氏阴性杆菌的抗生素。此外应加强祛痰治疗，以及适当利尿治疗以改善右心功能，若继发左心功能不全可适量应用洋地黄药物强心治疗。

【预后】

慢性肺心病常在冬季因呼吸道感染而反复急性加重，导致呼吸衰竭和心力衰竭，病死率较高。近年来虽然重视了本病的防治，但病死率仍在 15% 左右，这与肺心病发病高峰向高龄推移，多脏器并发症有关，主要死因依次为肺性脑病、呼吸衰竭、心力衰竭、休克、消化道出血、弥散性血管内凝血、全身衰竭等。肺动脉压力是判断预后的一个较可靠的指标，严重肺动脉高压者预后差。长期吸氧是改善预后的有效措施，可降低肺动脉压力，延缓肺心病的进程，延长生存期。经过积极的缓解期治疗可以延长患者寿命，同时可改善生活质量。

第二节　急性肺源性心脏病

急性肺源性心脏病（acute corpulmonale）在我国较少见，它的定义为右心室后负荷突然增加，致右心室扩大，右心衰竭。大面积肺栓塞和急性成人呼吸窘迫综合征（ARDS）是较常见的病因，而以前者最为常见，本节着重讨论前者引起的急性肺源性心脏病。它主要是由于肺总动脉或其大分支出现栓塞，使肺循环大部分突然受阻，导致心输出量降低及肺动脉压骤然增加，并超过右心室所能负荷的程度，从而引起右心室的急剧扩张及急性右心室衰竭。

【病因】

引起急性肺源性心脏病的肺动脉栓塞（pulmonary embolism）的栓子主要由右心或外周深静脉内血栓脱落所形成。栓子的主要来源有：

1. 周围静脉血栓　以下肢深静脉和盆腔静脉血栓、或血栓性静脉炎的血栓脱落常见。血栓形成的主要原因是由于在久病或手术后长期卧床、肢体活动受限、静脉炎、静脉曲张或心力衰竭等的情况

下，外周静脉血液回流减慢所致。其他原因如盆腔炎、腹部手术、分娩等可促进局部静脉血栓形成，以及成为血栓性静脉炎的重要原因。多数患者在卧床 6～7 天后起床活动时发生肺栓塞。

2. 右心血栓　右心栓子可来源于右心房、右心室、肺动脉瓣或三尖瓣等，如长期心房颤动时的右心房附壁血栓；心室间隔或下壁心肌梗死贯穿到右心室心内膜下，引起右心室内膜下引起的附壁血栓；以及发生细菌性心内膜炎时诱发的右心瓣膜赘生物等，均可脱落导致肺栓塞。

3. 癌栓　癌细胞经过血循环转移至肺部，引起弥漫性肺小动脉栓塞浸润，可造成肺小动脉管腔进行性狭窄或阻塞。癌肿原发部位以腹部最为常见，如胃癌、结肠癌、盆腔脏器癌瘤等。

4. 其他　股、胫等长骨或骨盆骨折，或脂肪组织的炎症、创伤所引起的脂肪栓子；头颅部、胸部或心血管手术、腹膜后充气造影、人工气腹、腹腔镜检查、心血管造影等过程中，由于操作不慎致使空气进入静脉或心腔而形成气体栓塞；化脓性静脉炎、动脉内膜炎等形成的细菌栓子；此外尚有羊水栓子等。

【发病机制】

栓子脱落后随血流运行至肺循环，阻塞肺动脉引起肺栓塞。栓塞对肺循环影响的大小取于栓塞的部位、面积、肺循环原有储备能力，以及肺血管痉挛程度。一般来说，小范围栓塞对肺循环影响不大，血栓经过机化、溶解后，阻塞的血管可以重新再通。当出现大面积栓塞，如肺总动脉或其主要分支突然被巨大的栓子阻塞，或者多发的小栓子造成肺循环大半以上面积阻塞时，通过神经反射，以及体液因子如组胺、5-羟色胺、细胞因子、血栓素（TXA₂）等的释放，同时因缺氧诱发肺动脉内皮细胞合成并释放内皮收缩因子等因素作用下，出现广泛的肺小动脉痉挛，右心后负荷骤然增加，导致心搏出量骤然下降。右心室收缩力可代偿性增强，产生肺动脉压力急剧增高，右心室压、右心房压、静脉压随即亦增高；而持续的后负荷增高，可引起右心失代偿，并最终导致右心衰竭。由于心输出量突然下降、休克、动脉血氧分压降低、冠状动脉反射性痉挛等因素，可使心肌本身出现氧供障碍而功能受损，进而加重循环障碍。

【临床表现】

（一）症状

本病起病急骤，可突然出现呼吸困难、窘迫感；并迅速出现因心输出量骤降、组织缺氧等引起的临床症状，包括烦躁不安、大汗淋漓、神志障碍、发绀、休克等表现。病变累及胸膜时可有剧烈胸痛；部分患

者出现类似于心绞痛样胸痛，可能为由于冠状动脉反射性痉挛所致。小范围肺栓塞可无症状，或者出现发热、短暂呼吸急促、胸痛、心悸和血压降低等。但严重者可发生猝死，或因心力衰竭、休克、心脏停搏或心室颤动而死亡。

（二）体征

本病患者可有呼吸急促、肤色苍白或发绀、脉搏细速、血压降低或测不到、心率增快，肺动脉瓣区第二心音亢进、分裂，可闻及响亮的收缩期杂音，伴震颤，部分患者可有舒张期杂音，心前区闻及奔马律。少数患者肺部可有哮鸣音。右心室扩大、右心衰竭时，心浊音界可增大，三尖瓣区因相对关闭不全而出现收缩期杂音；颈静脉怒张，肝大并压痛，少数患者可有黄疸表现。急性期下肢水肿不明显。

【实验室检查】

1. 血液检查 白细胞计数可正常或轻度升高，红细胞沉降率可增快；血清乳酸脱氢酶、肌酸磷酸激酶可增高，丙氨酸氨基转移酶多正常，血清胆红素可升高；动脉血氧分压降低，存在严重低氧血症。

2. D-二聚体 急性栓塞发生时，血液同时启动凝血和纤溶，血浆中 D-二聚体会升高。D-二聚体的阴性预测肺栓塞的价值高，D-二聚体正常值基本上可以排除肺栓塞或者深静脉栓塞。D-二聚体的阳性预测值低，其升高不能确诊肺栓塞。

3. 心电图检查 心电图改变仅见于大面积肺栓塞患者，常表现为①电轴显著右偏，极度顺钟向转位；②Ⅰ 导联 S 波深、ST 段压低，Ⅲ 导联 Q 波显著和 T 波倒置，呈 SⅠQⅢTⅢ波型；③肺性 P 波；④Ⅰ、Ⅱ、Ⅲ、aVL、aVF 导联 ST 段降低，右侧心前区导联 T 波倒置。上述心电图变化大部分在发病数天后可恢复。

4. X 线检查 肺栓塞发病 24 小时内，X 线检查可无特殊发现，或仅见肋膈角模糊，一侧肺门血管影加深及同侧膈肌上升等间接征象。发病 1～2 天后，X 线可发现呈卵圆形或三角形密度增深阴影，底部向外与胸膜相连，并可有胸腔积液表现。两肺多发性肺栓塞时，肺部 X 线表现类似于支气管肺炎。大面积栓塞患者可出现肺动脉段明显凸出及心影增大。作选择性肺动脉造影可明确肺栓塞的部位及范围。

5. 计算机断层肺动脉造影（computed tomographic pulmonary angiography，CTPA） 由于多探头 CT（multi-detector CT，MDCT）动脉造影具有高的时间和空间分辨率及动脉成像，在拟诊肺栓塞的患者中，已经可以使用 CT 血管造影来显示肺动脉血管结构。在四个探头的 MDCT 中，CTPA 诊断肺栓塞的敏感

性是 83%、特异性是 96%。在临床上没有很高诊断肺栓塞可能性的患者中，MDCT 阴性，基本上可以排除肺栓塞。

6. 多普勒超声心动图检查 是一种无创伤性的心功能检查方法，可有提示右心扩大的征象，同时可以间接测量肺动脉压力；在部分大面积栓塞患者，可以发现阻塞右心流出道及肺动脉的栓子。

7. 放射性核素肺扫描 用放射性核素 ^{131}I、^{87m}Sr、^{113m}In 等标记的人血清白蛋白作肺灌注扫描，可发现被阻塞动脉所供应的肺区放射性分布稀少，或有缺损存在，但诊断时需除外其他肺部病变所致者。

【诊断与鉴别诊断】

肺栓塞在我国已经不是少见病，由于认识的提高，目前漏诊、误诊率在下降。根据骤然发生的呼吸困难、窒迫感、心悸、发绀、剧烈胸痛、神志障碍或休克等临床表现，尤其是发生于长期卧床或手术后患者时，应该考虑存在大面积肺栓塞引起急性肺源性心脏病的可能性。根据患者临床表现，结合 D-二聚体、心电图、X 线检查、CTPA、多普勒超声心动图、肺扫描等表现可以作出诊断。确诊本病有赖于 CTPA 或选择性肺动脉造影。本病还需与其他原因引起的休克、心力衰竭，尤其是急性心肌梗死及心包压塞等相鉴别。

【治疗】

本病进展迅速，常常病情危重，需要紧急采取积极、合理的治疗措施，以挽救患者生命。治疗措施包括：

（1）卧床休息，给予氧疗，密切监护患者生命体征。

（2）抗休克治疗，静脉滴注多巴胺（dopamine）和（或）多巴酚丁胺（dobutamine）等血管活性药物。液体疗法应谨慎应用。

（3）剧烈胸痛者可皮下注射罂粟碱 30～60mg，或肌内注射度冷丁（哌替啶）50～100mg。降低迷走神经张力及解除肺血管痉挛，预防冠状动脉痉挛可静脉注射阿托品 0.5～1.0mg，必要时每 1～4 小时注射 1 次。

（4）心力衰竭时应作强心治疗，如毒毛旋花子苷 K 0.25mg 或毛花丙苷（西地兰）0.4mg 加入液体20ml 中静脉注射。

（5）溶栓和抗凝治疗，用链激酶 150 万 U 加于葡萄糖溶液 100ml 中静脉滴注 1 小时。尿激酶不良反应较少，可先用 50 万 U 静脉注射，继而以 50万～100 万 U/h 加入葡萄糖溶液 100ml 中静脉滴注，

共 12～24 小时。另外的溶栓药物有重组的组织纤溶酶原激活物（rt-PA），开始静脉滴注 50mg，2 小时内滴完，无效者可再滴注 40mg，4 小时滴完。溶栓疗法最好在发病 6 小时内应用，栓塞 2～3 天以上者，疗效欠佳。溶栓后应继以肝素或华法林抗凝治疗。

（6）外科疗法：病情严重者，如大块肺栓塞而又不能以溶栓、抗凝治疗时，则可在积极抢救的同时，考虑在体外循环下行肺动脉切开取栓子术。

【预防】

积极防止静脉血栓形成或血栓性静脉炎的发生。发现下肢静脉病变或有血栓形成可能时，应及时处理或予以抗凝治疗。对已多次发生肺动脉栓塞者，可考虑行股静脉或下腔静脉结扎术，亦可考虑血管滤网置入术等。

第三节　特发性肺动脉高压

特发性肺动脉高压（idiopathic pulmonary hypertension，IPH）是一类少见病，指原因未明的肺动脉压力持久性增高，在病理上主要表现为"致丛性肺动脉病"，即由动脉中层肥厚、向心或偏心性内膜增生及丛状损害和坏死性动脉炎等构成的疾病。

美国和欧洲普通人群中发病率为（2～3）/100 万，大约每年有 300～1000 名患者。非选择性尸检中检出率为 0.08‰或 1.3‰。本病女性稍多于男性，为 1.7∶1；以女性 30 岁及男性 40 岁时最多见，儿童期及老年期，男女发病率相似。目前我国尚无发病率的确切统计资料。本病预后差，确诊后平均存活期为 2.8 年。

【病因与发病机制】

本病迄今病因不明，目前认为其发病与遗传因素、自身免疫及肺血管收缩等因素有关。

1. 遗传因素　家族性 IPH 至少占所有 IPH 的 6%，家系研究表明其遗传类型为常染色体显性遗传。

2. 免疫因素　免疫调节作用可能参与 IPH 的病理过程。有 29% 的 IPH 患者抗核抗体（ANA）水平明显升高，但却缺乏结缔组织病的特异性抗体。

3. 肺血管内皮功能障碍　肺血管收缩和舒张由肺血管内皮分泌的收缩和舒张因子共同调控，前者主要为血栓素 A_2（TXA_2）和内皮素（ET-1），后者主要是前列环素和一氧化氮（NO）。由于上述因子表达的不平衡，导致肺血管处于收缩状态，继而导致肺动脉高压的发生。

4. 血管壁平滑肌细胞钾离子通道（Kv）缺陷　IPH 患者存在电压依赖性钾离子（K^+）通道功能缺陷，K^+ 外流减少，细胞膜处于去极化状态，使 Ca^{2+} 进入细胞内，从而使血管处于收缩状态。

IPH 的发病机制仍不清楚，部分学者认为是由于某种未明毒性因素或疾病致使肺动脉内皮细胞受到损害，发生内皮细胞功能障碍，使肺血管收缩因子与舒张因子之间不平衡，收缩因子占优势，引起肺血管收缩，局部血栓形成，最终导致肺血管阻塞、闭塞；肺血管阻力增加，形成肺动脉压增高，逐渐加剧并引起右心增大，最终导致右心衰竭。

【临床表现】

（一）症状

IPH 早期通常无症状，仅在剧烈活动时感到不适；随着肺动脉压力的升高，可逐渐出现全身症状。

1. 呼吸困难　大多数 IPH 患者以活动后呼吸困难为首发症状，与心输出量减少、肺通气/血流比例失调等因素有关。

2. 胸痛　发生率为 5%～47%，由于右心后负荷增加、耗氧量增多及右冠状动脉供血减少等引起心肌缺血所致，常于活动或情绪激动时发生。

3. 头痛或晕厥　由于心输出量减少，脑组织供血突然减少所致。常在活动时出现，有时休息时也可以发生。

4. 咯血　咯血量通常减少，有时也可因大咯血而死亡。

其他症状还包括心悸、疲乏、无力；10% 的患者出现雷诺现象，且几乎为女性患者；增大的肺动脉压迫喉返神经引起声音嘶哑（Ortner's 综合征）。

（二）体征

IPH 及慢性高压性肺源性心脏病的体征均与肺动脉高压和右心室负荷增加有关，心脏听诊可闻及肺动脉瓣区第二心音亢进、分裂，$P_2 > A_2$，部分患者可闻及第三、四心音，三尖瓣区可闻及收缩期杂音及肺动脉瓣相对关闭不全的舒张期杂音。少数患者可有下肢水肿。

【实验室及其他检查】

实验室检查的目的，是为了排除肺动脉高压的继发性因素，并判断疾病的严重程度。

1. 血液检查　包括肝功能试验和 HIV 抗体检测及血清学检查（如抗核抗体），以除外肝硬化、HIV 感染和隐匿的结缔组织病。

2. 心电图　不能直接反映肺动脉压升高，可有右心增大或肥厚的心电图表现。

3. 胸部 X 线检查　提示肺动脉高压和右心室肥大的 X 线征象（参考本章第一节）。

4. 超声心动图和多普勒超声检查　可有肺动脉高压及右心室增大征象,部分患者可见室间隔的矛盾运动。

5. 血气分析　几乎所有的患者均存在呼吸性碱中毒。早期血氧分压可以正常,多数患者有轻、中度低氧血症,因通气/血流比例失衡所致;严重低氧血症可能与心输出量下降、合并肺动脉血栓或卵圆孔开放致右向左分流有关。

6. 放射性核素肺通气/灌注扫描　是排除慢性栓塞性肺动脉高压的重要手段。IPH 患者可呈弥散性稀疏或基本正常。

7. 右心导管术　是能够准确测定肺血管血流动力学状态的唯一方法。IPH 的血流动力学诊断标准为静息 PAPm＞20mmHg,或运动 PAPm＞30mmHg,肺动脉楔压（PAWP）正常（静息时为 12～15mmHg）,晚期患者 PAWP 可轻度升高。右心舒张末期压可增高,心输出量较正常值低。

8. 肺活检　肺活检并不是所有患者确诊所必需的。对某些疑诊为 IPH 的患者,肺活检有较大好处,可以排除其他疾病,但心功能差的患者应尽量避免。活检时应注意取材深入肺内 1cm,肺组织应大于 2.5cm×1.5cm×1cm。

9. 肺功能测定　可有轻度限制性通气障碍与弥散功能减低,部分重症患者可出现残气量增加及最大通气量降低。

【诊断与鉴别诊断】

IPH 必须在除外各种引起肺动脉高压的病因后方可做出诊断,尤其是风湿性二尖瓣病和有血液分流的先天性心脏病引起的肺动脉高压。右心导管检查和小心进行的心血管造影有助于鉴别诊断。凡能引起肺动脉高压的疾病均应与 IPH 进行鉴别。

【治疗】

肺动脉高压的治疗已经有很大的进展,治疗 IPH 患者不能仅仅强调药物治疗,还包括评估病情的严重程度及对治疗的反应。

因原发性肺动脉高压的病因不明,治疗主要针对血管收缩、内膜损伤、血栓形成及心功能不全等方面进行,旨在恢复肺血管的张力、阻力和压力,改善心功能,增加心输出量,提高生活质量。

（一）药物治疗

1. 血管舒张药

（1）钙拮抗药:仅对大约 20% 的 IPH 患者有效,有效者预后稍佳,但原因未明。如硝苯地平（nifedipine）120～240mg/d,分次服用,需监测血压变化。急性血管扩张药物试验结果阳性是应用 CCB 的指针。

（2）前列环素:对动、静脉具有强大的舒血管作用及抑制血小板聚集的作用,可以改善运动能力和血流动力学状态。长期应用尚可逆转肺血管重塑。短半衰期的如依前列醇,须持续静脉滴注。现在有半衰期长能皮下注射的曲前列尼尔,口服的贝前列素,口服和吸入的伊诺前列素。

（3）一氧化氮（NO）吸入:是一种仅选择性地扩张肺动脉而不作用于体循环的治疗方法。但是由于 NO 的作用时间短,加上外源性 NO 的毒性问题,从而限制了其在临床上的使用。口服 Sildenafil（商品名 Viagra）有类似作用,50～100mg,2 次/天。

（4）内皮素受体拮抗剂:IPH 患者的血浆和肺组织中内皮素系统都是激活的,多项研究也证实该药可以改善肺动脉高压患者的临床症状和血流动力学指标,提高运动耐量,改善生活质量和存活率。常用的有非选择性的内皮素受体拮抗剂波生坦,还有选择性的拮抗内皮素受体 A 的安贝生坦（ambrisentan）

（5）磷酸二酯酶 5 抑制剂和苷酸环化酶激动剂:磷酸二酯酶 5 抑制剂如 sildenafil、tadalafil、vardenafil,通过增强 NO-cGMP 信号通路,减慢 cGMP 降解;而苷酸环化酶激动剂如 Riociguat,可以增加 cGMP 的产生,进而扩张血管。

2. 抗凝治疗　抗凝治疗并不能改善患者的症状,但在某些方面可延缓疾病的进程,从而改善患者的预后。华法林（warfarin）作为首选的抗凝药,而阿司匹林（aspirin）则不推荐应用。

3. 其他　给予氧疗纠正缺氧;当出现右心衰竭、肝淤血及腹水时,可用利尿药治疗;应用地高辛（digoxin）,对抗钙拮抗剂引起心肌收缩力降低的不良反应。

（二）肺或心肺移植

疾病晚期可考虑进行肺或心肺移植。

（陈　强　黎毅敏）

第十二章　胸膜疾病

第一节　胸腔积液

胸膜腔是位于肺和胸壁之间的一个潜在的腔隙。在正常情况下脏层胸膜和壁层胸膜表面上有一层很薄的液体，在呼吸运动时起润滑作用。胸膜腔和其中的液体并非处于静止状态，在每一次呼吸周期中胸膜腔的形状和压力均有很大变化，使胸膜腔液体持续滤出和吸收并处于动态平衡，任何因素使胸膜腔内液体形成过快或吸收过缓，即产生胸腔积液（pleural effusion，又称胸水）。

【临床特点】

呼吸困难是最常见的症状，可伴有胸痛和咳嗽。呼吸困难与胸部顺应性下降、患侧膈肌受压、纵隔移位、肺容量下降刺激神经反射有关。病因不同，其症状有所差别。结核性胸膜炎多见于青年人，常有发热、干咳、胸痛，随着胸水量的增加胸痛可缓解，但可出现胸闷、气促。恶性胸水多见于中年以上患者，一般

无发热，胸部隐痛，伴有消瘦和呼吸道或原发部位肿瘤的症状，炎症积液多为渗出性，常伴有咳嗽、咳痰、胸痛及发热。心力衰竭所致胸水多为漏出液，有心功能不全的其他表现。肝脓肿所伴右侧胸水可为反应性胸膜炎，亦可为脓胸，多有发热和肝区疼痛，症状也和积液量有关，积液量少于 0.3～0.5L 时症状多不明显，大量积液时心悸及呼吸困难更加明显。

少量积液可无明显体征，或可触及胸膜摩擦感及胸膜摩擦音。中至大量积液时，患侧胸廓饱满，触觉语颤减弱，局部叩诊浊音，呼吸音减低或消失。可伴有气管、纵隔向健侧移位。肺外疾病如胰腺炎和类风湿关节炎等，引起胸水多有原发的体征。

【实验室及特殊检查】

（一）诊断性胸腔穿刺和胸水检查

对明确积液性质及病因诊断均至关重要。疑为渗出液必须作胸腔穿刺，如有漏出液病因则避免胸腔穿刺。不能确定时应作胸腔穿刺抽液检查。

1. 外观　漏出液透明清亮，静置不凝固，比重 <1.016～1.018。渗出液可呈多种颜色，以草黄色多见，易有凝块，比重 >1.018。血性胸水呈洗肉水样或静脉血样，多见于肿瘤、结核和肺栓塞。乳状胸水多为乳糜胸。巧克力色胸水考虑阿米巴肝脓肿破溃入胸腔的可能。黑色胸水可能为曲霉感染。黄绿色胸水见于类风湿关节炎。

2. 细胞　胸膜炎症时，胸水中可见各种炎症细胞及增生与退化的间皮细胞。漏出液的细胞数少于 100×10^6/L，以淋巴细胞与间皮细胞为主。渗出液的白细胞数常超过 500×10^6/L。脓胸时白细胞多达 $10\ 000 \times 10^6$/L 以上。中性粒细胞增多时提示急性炎症；淋巴细胞为主则多为结核性或肿瘤性；寄生虫感染或结缔组织病时嗜酸性粒细胞常增多。胸水中红细胞超过 5×10^9/L 时可呈淡红色，多由恶性肿瘤或结核所致。胸腔穿刺损伤血管亦可引起血性胸水，应谨慎鉴别。红细胞超过 100×10^9/L 时，应考虑创

伤、肿瘤或肺梗死。胸水血细胞比容＞外周血的 50% 以上时为血胸。

3. pH　正常胸水 pH 接近 7.6。pH 降低见于多种原因的胸水，如脓胸、食管破裂、类风湿关节炎时积液；pH＜7.0 仅见于脓胸及食管破裂所致的胸水。结核性和恶性积液的 pH 也可降低。

4. 病原体　胸水涂片查找细菌及培养，有助于病原诊断。结核性胸膜炎胸水沉淀后作结核菌培养，阳性率仅 20%。巧克力色胸水应镜检阿米巴滋养体。

5. 蛋白质　渗出液的蛋白含量较高（＞30g/L），胸水/血清比值大于 0.5。漏出液的蛋白含量较低（＜30g/L），以白蛋白为主，黏蛋白试验（Rivalta 试验）阴性。

6. 类脂　乳糜胸的胸水呈乳状，离心后不沉淀，苏丹Ⅲ染成红色；三酰甘油（又称甘油三酯）含量＞1.24mmol/L，胆固醇不高，脂蛋白电泳可显示乳糜微粒，多见于胸导管破裂，假性乳糜胸的胸水呈淡黄或暗褐色，含有胆固醇结晶及大量退变细胞（淋巴细胞，红细胞），胆固醇多大于 5.18mmol/L，甘油三酯含量正常。与陈旧性积液的胆固醇积聚有关，见于陈旧性结核性胸膜炎、恶性胸水、肝硬化和类风湿关节炎胸腔积液等。

7. 葡萄糖　正常胸水葡萄糖含量与血中含量相近，随血葡萄糖的升降而改变。测定胸水葡萄糖含量，有助于鉴别胸腔积液的病因。漏出液与大多数渗出液的葡萄糖含量正常；而脓胸、类风湿关节炎、系统性红斑狼疮、结核和恶性胸水中含量可＜3.3mmol/L。若胸膜病变范围较广，使葡萄糖及酸性代谢产物难以透过胸膜，葡萄糖和 pH 均较低。

8. 酶　渗出液乳酸脱氢酶（LDH）含量增高，大于 200U/L，且胸水/血清 LDH 比值率大于 0.6。LDH 是反映胸膜炎症程度的指标，其值越高，表明炎症越明显。LDH＞500IU/L 常提示为恶性肿瘤或胸水已并发细菌感染。胸水淀粉酶升高可见于急性胰腺炎、恶性肿瘤等。

腺苷脱氨酶（ADA）在淋巴细胞内含量较高。结核性胸膜炎时，因细胞免疫受刺激，T 淋巴细胞活性增强，故胸水中 ADA 多高于 45U/L，其诊断结核性胸膜炎的敏感度较高。

9. 免疫学检查　结核性与恶性胸水中 T 淋巴细胞增高，由以结核性胸膜炎为显著，可高达 90%，且以 CD4+ 为主。结核性胸膜炎胸水 γ-干扰素多大于 200pg/ml。恶性胸水中的 T 淋巴细胞功能受抑制，其对自体肿瘤细胞的杀伤活性明显较外周血淋巴细胞为低，提示恶性胸水患者胸腔局部免疫功能呈抑制状态。

10. 肿瘤标志物　癌胚抗原（CEA）在恶性胸水中早期即可升高，且比血清更显著。若胸水 CEA＞20μg/L 或胸水/血清 CEA＞1，常提示为恶性胸水，其敏感性为 40%～60%，特异性为 70%～88%。近年还开展了许多肿瘤标志物检测，可作为鉴别诊断的参考。联合检测多种肿瘤标志物，可提高阳性检出率。

（二）X 线检查

X 线检查改变与积液量和是否有包裹或粘连有关。极小量的游离性胸水，胸部 X 线检查仅见肋膈角变钝；积液量增多时显示向外、向上的弧形上缘的积液影。平卧时积液散开，使整个肺野透亮度降低。大量积液时患侧胸部有致密影，气管和纵隔推向健侧。液气胸时有气液平面，积液时常遮盖肺内原发病灶，故复查胸片应在抽液后，可发现肺部肿瘤或其他病变。包裹性积液不随体位改变而变动，边缘光滑饱满，多局限于叶间或肺与膈之间。肺底积液可仅有假性膈肌升高和（或）形状的改变。CT 检查可显示少量胸水、肺内病变、胸膜间皮瘤、胸内转移性肿瘤、纵隔和气管淋巴结等病变，有助于病因诊断（图 2-12-1）。

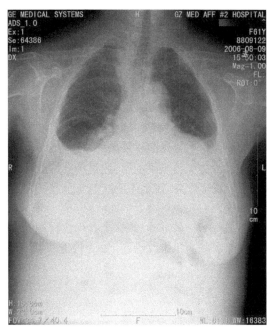

图 2-12-1　双侧胸腔积液 X 线片

（三）超声检查

超声探测胸水的灵敏度高，定位准确。临床用于估计胸水的深度和积液量，协助胸腔穿刺定位。B 超引导下胸腔穿刺用于包裹性和少量胸水（图 2-12-2）。

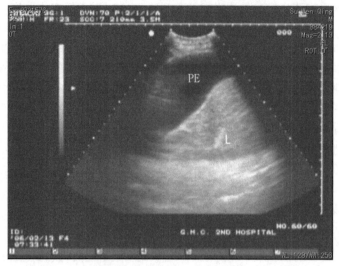

图 2-12-2 胸腔积液超声声像图（PE：胸水，L：肝脏）

（四）胸膜活检

经皮闭式胸膜活检对胸水的病因诊断有重要意义，可发现肿瘤、结核和其他胸膜病变。拟诊结核病时，活检标本除作病理检查外，还应作结核分枝杆菌培养。胸膜针刺活检具有简单、易行、损伤性较小的优点，阳性诊断率为40%～75%。CT或B超引导下活检可提高成功率。脓胸或有出血倾向者不宜作胸膜活检。如活检证实为恶性胸膜间皮瘤，在1个月内应对活检部分行放射治疗，以防止针道种植。

（五）胸腔镜或开胸活检

对上述检查不能确诊者，必要时可经胸腔镜或剖胸直视下活检。由于胸膜转移性肿瘤87%在脏层，47%在壁层，故此项检查有积极的意义。胸腔镜检查对恶性胸水的病因诊断率最高，可达70%～100%，为拟定治疗方案提供了依据。通过胸腔镜能全面检查胸膜腔，观察病变的形态特征、分布范围及邻近器官受累情况，且可在直视下多处活检，故诊断率较高，肿瘤的临床分期较准确。临床上有少数胸水的病因虽经上述诸种检查仍难以确定，如无特殊禁忌，可考虑剖胸探查。

（六）支气管镜

对咯血或疑有气道阻塞者可行此项检查。

案例 2-12-1
1. PPD 强阳性。
2. 胸水常规：草黄色，比重＞1.018，白细胞 $800×10^6/L$，L 0.8，pH7.4。
3. 胸水生化试验阳性，蛋白＞30g/L，ADA 90U/L，T 淋巴细胞80%。
4. X 线：胸部 X 线显示向外、向上的弧形上缘的积液影。

【诊断】

根据病史，临床表现及体征，结合胸部 X 线表现，一般可以作出胸水诊断，但需进一步明确积液原因，进行胸水的多项实验室检查，进行对因治疗。

案例 2-12-1
1. 患者，男，22 岁，青壮年。
2. 咳嗽，胸闷，气促，左侧卧位明显，午后低热，时有盗汗，体重近 3 个月减轻 3kg。
3. 查体：胸廓左侧稍饱满，肋间隙增宽，左侧呼吸动度减弱，触觉语颤减弱，左中下肺叩诊呈浊音，右肺肺呼吸音清晰，左上肺呼吸音低，中下肺呼吸音消失。
4. PPD 强阳性。
5. 胸水常规：草黄色，比重＞1.018，白细胞 $800×10^6/L$，L 0.8，pH 7.4。胸水生化试验阳性，蛋白＞30g/L，ADA 90U/L，T 淋巴细胞80%。
6. X 线：胸部 X 线显示向外、向上的弧形上缘的积液影。

【治疗】

胸水为胸部或全身疾病的一部分，病因治疗尤为重要。

1. 一般治疗 包括休息、营养支持和对症治疗。

2. 抽液治疗 由于结核性胸膜炎的胸水蛋白含量高，容易引起胸膜粘连，原则上应尽快抽尽胸腔内积液。抽液还可以解除肺、心脏、血管受压，改善呼吸，使肺功能免受损伤。抽液后减轻毒性症状，体温下降，有助于使被压迫的肺迅速复张。大量胸水者每周抽液 2～3 次，直至胸水完全消失。首次抽液不超过 700ml，以后每次抽液量不应超过 1000ml，过快、过多抽液可使胸腔压力骤降，发生复张后肺水肿或循环衰竭，表现为剧咳、气促、咳大量泡沫状痰，双肺满布湿啰音，PaO_2下降，X线显示肺水肿征，应立即吸氧，酌情应用糖皮质激素及利尿药，控制液体入量，严密监测病情与酸碱平衡，有时需气管插管机械通气。若抽液时发生头晕、冷汗、心悸、面色苍白、脉细等表现应考虑"胸膜反应"，应立即停止抽液，使患者平卧，必要时皮下注射 0.1%肾上腺素 0.5ml，密切观察病情，注意血压变化，防止休克。一般情况下，抽胸水后没必要胸腔内注射抗结核药物，但可注入链霉素等防止胸膜粘连。

3. 抗结核治疗 一般采用链霉素（SM）、异烟肼（INH）、利福平（RFP）和吡嗪酰胺（PZA）或链霉素（SM）、异烟肼（INH）、利福平（RFP）和乙胺丁醇（EMB）联合治疗。链霉素（SM）肌内注射，异烟肼（INH）、利福平、乙胺丁醇顿服，上述口服药物均连续服用9～12个月。治疗过程必须注意抗结核药物的不良反应，如听力的变化、视觉的变化和肝功能等，发生时应根据情况减量或停用。

结核性胸膜炎胸腔内注射抗结核药物没有肯定意义。抗结核药物在胸水的浓度已经足够，胸腔内注射药物对胸水的吸收及预防胸膜增厚与不用药物者没有显著差异。

4. 糖皮质激素 疗效不肯定。有全身毒性症状严重、大量胸水者，在抗结核药物治疗的同时，可尝试加用泼尼松 30mg/d，分 3 次口服。待体温正常、全身毒性症状减轻、胸水量明显减少时，即应逐渐减量以至停用。停药速度不宜过快，否则易出现反跳现象，一般疗程为 4～6 周。注意不良反应或结核播散，应慎重掌握适应证。

案例 2-12-1 处方及医师指导

1. 去除病因：抗结核治疗。
2. 抽液治疗：大量胸水者每周抽 2～3 次，直至胸水完全消失。首次抽液不超过 700ml，以后每次抽液量不应超过 1000ml。
3. 糖皮质激素：有全身毒性症状严重、大量胸水者，在抗结核药物治疗的同时，可尝试加用泼尼松 30mg/d，分 3 次口服。

第二节 气 胸

案例 2-12-2

患者，男，19 岁，因"咳嗽、胸痛、气促 1 天"入院。

患者于 1 天前搬重物时突然出现剧烈胸痛，位于右侧，无肩背部放射，无心慌心悸，无压榨感，咳嗽，为阵发性剧咳，无痰，无发热、盗汗，伴气促，静息状态下可出现，感呼吸窘迫，精神紧张，饮食睡眠好，二便正常。在外未作任何治疗而来院。同住同学既往患有肺结核，已治愈。

体格检查：T 37.2℃，P 76 次/分，R 28 次/分，体重 57kg，身高 178cm，发育正常，营养中等，神志清醒，精神可，浅表淋巴结无肿大。咽部不红，扁桃体不大，颈软，右侧胸廓稍饱满，肋间隙增宽，右侧呼吸动度减弱，触觉语颤减低，左肺叩呈清音，右肺叩呈鼓音，左肺呼吸音增粗，右肺呼吸音消失，双肺未闻及干、湿啰音。心律规整，HR 90 次/分，心音有力，未闻及杂音。腹部平软，无压痛及反跳痛，肝脾肋下未触及，双下肢无水肿。

问题：

1. 该病例的诊断是什么？
2. 在明确诊断之前应做哪些实验室检查？
3. 如何明确诊断？如何给出处理建议？

胸膜腔是不含气体的密闭的潜在腔隙。当气体进入胸膜腔造成积气状态时，称为气胸。气胸可分成自发性、外伤性和医源性三类。自发性气胸又可分成原发性和继发性，前者发生在有基础肺疾病的健康人，后者常发生在有基础肺疾病的患者，如慢性阻塞性肺疾病。外伤性气胸系胸壁的直接或间接损伤所致，医源性气胸由诊断和治疗操作所致。气胸是常见的内科急症，男性多于女性。

【病因和发病机制】

正常情况下胸膜腔内没有气体，这是因为毛细血管血中各种气体分压的总和仅为 706mmHg，比大气压低 54mmHg。呼吸周期胸腔内压均为负压，系胸廓向外扩张，肺向内弹性回缩对抗产生。胸腔内出现气体仅在三种情况下发生：①肺泡与胸腔壁之间产生破口，气体将从肺泡进入胸腔知道压力差消失或破口闭合；②胸壁创伤产生与胸腔的交通，也出现同样的结果；③胸腔内有产气的微生物。临床上主要见于前两种情况。气胸时失去了负压对肺的牵引作用，甚至因正压对肺产生压迫，使肺失去膨胀能力，表现为肺容积缩小，肺活量减低，最大通气量降低的限制性通气功能障碍。由于肺容积缩小，初期血流量并不减少，产生通气/血流比例减少，导致动静脉分流，出现低氧血症。大量气胸时，由于失去负压吸引静脉血回心，甚至胸膜腔内正压对血管和心脏的压迫，使心脏充盈减少，心搏出量降低，引起心率加快、血压降低，甚至休克。张力性气胸可引起纵隔移位，引起循环障碍，甚或窒息死亡。

原发性自发性气胸多见于瘦高体型的男性青壮年，常规 X 线检查肺部无显著病变，但可见胸膜下大疱，多在肺尖部，此种胸膜下大疱的原因尚不清楚，与吸烟、身高和小气道炎症可能有关，也可能与非特异性炎症瘢痕或弹性纤维先天性发育不良有关。

继发性自发性气胸多见于有基础肺部病变者，由于病变引起细支气管不完全阻塞，形成肺大疱破裂，如肺结核、COPD、肺癌、尘肺等。月经性气胸仅在月经来潮前后 24～72 小时内发生，病理机制尚不清楚，可能是胸膜上有异位子宫内膜破裂所致，妊娠期气胸可因每次妊娠而发生，可能与激素变化和胸廓的顺应性改变有关。

脏层胸膜破裂或胸膜粘连带撕裂，如其中的血管破裂可形成自发性血气胸。航空、潜水作业而无适当防护措施时，从高压环境突然进入低压环境，以及机械通气压力过高时，均可发生气胸。抬举重物用力过猛，剧咳、屏气甚至大笑等，可能时促使气胸发生的诱因。

案例 2-12-2
1. 患者，19 岁，青年男性，瘦长体型，好发。
2. 搬重物时突然出现胸痛，剧烈干咳，伴气促，存在明显诱因。

【临床类型】

根据脏层胸膜破裂的不同情况及其气胸发生后对胸腔内压力的影响，自发性气胸通常分为以下三种类型。

1. 闭合性（单纯性）气胸 胸膜破裂口较小，随肺萎缩而闭合，空气不再继续进入胸膜腔。胸膜腔内压接近或略超过大气压。测定时可为正压亦可为负压，视气体量多少而定。抽气后压力下降而不复升，表明其破裂口不再漏气。

2. 交通性（开放性）气胸 破裂口较大或因两层胸膜间有粘连或牵拉，使破口持续开放，吸气与呼气时空气自由进出胸膜腔，胸膜腔内压在 0cmH_2O 上下波动；抽气后可呈负压，但观察数分钟，压力又复升至抽气前水平。

3. 张力性（高压性）气胸 破裂口呈单向活瓣或活塞作用，吸气时胸廓扩大，胸膜腔内压变小，空气进入胸膜腔；呼气时胸膜腔内压升高，压迫活瓣使之关闭，致使胸膜腔内空气越积越多，内压持续升高，使肺脏受压，纵隔向健侧移位，影响心脏血液回流。此型气胸的胸膜腔内压测定常超过 10cmH_2O，甚至高达 20cmH_2O，抽气后胸膜腔内压可下降，但又迅速复升，对机体呼吸循环功能的影响最大，必须紧急抢救处理。

【临床特点】

气胸症状的轻重与有无肺基础疾病及功能状态、气胸发生的速度、胸膜腔内积气量及其压力大小三个因素有关。若原已存在严重的肺功能减退，即使气胸量小，也可有明显的呼吸困难；年轻人即使肺压缩 80% 以上，有的症状亦可很轻。

发病前部分患者可能有持重物、屏气、剧烈体力活动等诱因，但多数患者在正常活动或安静休息时发生，偶有在睡眠中发病者。大多数起病急骤，患者突感一侧胸痛，针刺样或刀割样，持续时间短暂，继之胸闷和呼吸困难，可伴有刺激性咳嗽，系气体刺激胸膜所致。少数患者可发生双侧气胸，以呼吸困难为突出表现。积气量大或原已有较严重的慢性肺疾病者，呼吸困难明显，患者不能平卧。如果侧卧，则被迫健侧卧位，以减轻呼吸困难。张力性气胸时胸腔内压骤然升高，肺被压缩，纵隔移位，迅速出现严重呼吸循环障碍；患者表情紧张、胸闷、挣扎坐起、烦躁不安、发绀、冷汗、脉速、虚脱、心律失常，甚至发生意识不清，呼吸衰竭。

少量气胸的体征不明显，尤其在肺气肿患者更难确定，听诊呼吸音减弱具有重要意义。大量气胸时，气管向健侧移位，患侧胸部隆起，呼吸运动与触觉语颤减弱，叩诊呈过清音或鼓音，心或肝浊音界缩小或消失，听诊呼吸音减弱或消失。左侧少量气胸或纵隔气肿时，有时可在左心缘处听到与心率一致的气泡破裂音。液气胸时，胸内有振水声。血气胸如失血量过多，可使血压下降，甚至发生失血性休克。

案例 2-12-2
1. 患者，19 岁，青年男性，瘦长体型。
2. 搬重物时突然出现右侧胸痛，剧烈干咳，伴气促，休息后不能缓解。
3. 体格检查：右侧肋间隙增宽，胸廓饱满，右肺呼吸消失，叩呈鼓音。

【影像学检查】

胸部 X 线检查是诊断气胸的重要方法，可显示肺受压程度、肺内病变情况，以及有无胸膜粘连、胸腔积液及纵隔移位等。气胸的典型 X 线表现为被压缩的肺边缘呈外凸弧形的细线条形阴影，称为气胸线，线外透亮度增高，无肺纹理，线内为压缩的肺组织。大量气胸时，肺脏向肺门回缩，呈圆球形阴影。大量气胸或张力性气胸，常显示纵隔及心脏移向健侧。合并纵隔气肿时在纵隔旁可见透光带（图 2-12-3）。

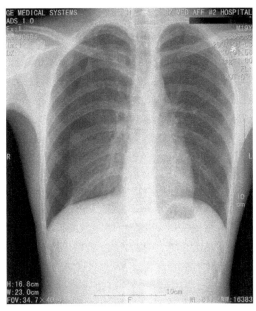

图 2-12-3　右侧气胸 X 线片

肺结核或肺部慢性炎症使胸膜多处粘连，发生气胸时，多呈局限性包裹，有时包裹互相通连。气胸若延及下部胸腔，肋膈角变锐利。合并胸腔积液时，显示气液平面，透视下变动体位可见液面亦随之移动。局限性气胸在后前位胸片易遗漏，侧位胸片可协助诊断，或在 X 线透视下转动体位可发现气胸。

CT 表现为胸膜腔内出现极低密度的气体影，伴有肺组织不同程度的萎缩改变。CT 对小量气胸、局限性气胸及肺大疱与气胸的鉴别，比 X 线胸片更敏感和准确。

气胸容量的大小可依据后前位 X 线胸片判断。由于气胸容量近似肺直径立方与单侧胸腔直径立方的比率，侧胸壁与肺边缘的距离为 1cm 时，占单侧胸腔容量的 25% 左右，2cm 时约 50%，故从侧胸壁与肺边缘的距离 ≥2cm 为大量气胸，<2cm 时为小量气胸。如从肺尖气胸线至胸腔顶部估计气胸的大小，距离 ≥3cm 为大量气胸，<3cm 为小量气胸。

案例 2-12-2

胸部 X 线片：肺脏向肺门回缩，呈圆球形阴影，右肺透光度增高，无肺纹理，可见明显气胸线，肺有压缩。

【诊断】

根据病史、好发年龄及体型特点，发病诱因，临床表现及体征，胸部 X 线表现，一般可以作出气胸诊断，必要时可行胸部 CT 排除肺大疱可能。

案例 2-12-2

1. 患者，19 岁，青年男性，瘦长体型。
2. 搬重物时突然出现胸痛，剧烈干咳，伴气促，存在明显诱因。
3. 体格检查：右侧肋间隙增宽，胸廓饱满，右肺呼吸消失，叩呈鼓音。
4. 胸片：肺脏向肺门回缩，呈圆球形阴影，右肺透亮度增高，无肺纹理，可见明显气胸线，肺有压缩。

【治疗】

自发性气胸的治疗目的是促进患侧肺复张、消除病因及减少复发。治疗具体措施有保守治疗、胸腔减压、经胸腔镜手术或开胸手术等。应根据气胸的类型与病因、发生频次、肺压缩程度、病情状态及有无并发症等适当选择。部分轻症者可经保守治疗治愈，但多数需作胸腔减压以助患者肺复张，少数患者（10%～20%）需手术治疗。

影响肺复张的因素包括患者年龄、基础肺疾病、气胸类型、肺萎缩时间长短及治疗措施等。老年人肺复张时间较长；交通性气胸较闭合性气胸需时长；有基础肺疾病、肺萎缩时间长者肺复张时间亦长；单纯卧床休息肺复张时间，显然较胸腔闭式引流或胸腔穿刺抽气为长。有支气管胸膜瘘、脏层胸膜增厚、支气管阻塞者，均可妨碍肺复张，并易导致慢性持续性气胸。

（一）保守治疗

保守治疗主要适用于稳定型小量气胸，首次发生的症状较轻的闭合性气胸。应严格卧床休息，酌情给予镇静剂、镇痛等药物。由于胸腔内气体分压和肺毛细血管内气体分压存在压力差，每日可自行吸收胸腔内气体容积（胸片的气胸面积）的 1.25%～2.20%。高浓度吸氧可加快胸腔内气体的吸收。保守治疗需密切监测病情改变，尤其在气胸发生后 24～48 小时内。如患者年龄偏大并有肺基础疾病如肺气肿，其胸膜破裂口愈合慢，呼吸困难等症状严重，即使气胸量较小，原则上亦不主张采取保守治疗。

此外，不可忽视肺基础疾病的治疗。如明确因肺结核并发气胸，应予抗结核药物；由肺部肿瘤所致气胸者，可先作胸腔闭式引流，待明确肿瘤的病理学类型及有无转移等情况后，再进一步作针对性治疗。COPD 合并气胸者应注意积极控制肺部感染，解除气道痉挛等。

（二）排气疗法

1. 胸腔穿刺抽气　适用于小量气胸、呼吸困难较轻、心肺功能尚好的闭合性气胸患者。抽气可加速肺复张，迅速缓解症状。通常选择患侧胸部锁骨中线第 2 肋间为穿刺点，局限性气胸则要选择相应的穿刺部位。皮肤消毒后用气胸针或细导管直接穿刺入胸腔，随后连接于 50ml 或 100ml 注射器或气胸机抽气并测压，直到患者呼吸困难缓解为止。一次抽气量不宜超过 1000ml，每日或隔日抽气一次。张力性气胸病情危急，应迅速解除胸腔内正压以避免发生严重的并发症，紧急时需立即胸腔穿刺排气，无其他抽气设备时，为了抢救患者生命，可用粗针头迅速刺入胸膜腔以达到暂时减压的目的。亦可用粗注射针头，在其尾部扎上橡皮指套，指套末端剪一小裂缝，插入胸腔作临时排气，高压气体从小裂缝排除，待胸腔内压减至负压时套囊即行塌陷，小裂缝关闭，外界空气即不能进入胸膜腔。

2. 胸腔闭式引流　适用于不稳定型气胸、呼吸困难明显、肺压缩程度较重、交通性或张力性气胸、反复发生气胸的患者。无论其气胸容量多少，均应尽早行胸腔闭式引流。插管部位一般多取锁骨中线外侧第 2 肋间或腋前线第 4～5 肋间，如为局限性气胸或需引流胸腔积液，则应根据胸部 X 线片或在 X 线透视下选择适当部位进行插管排气引流。插管前，在选定部位先用气胸箱测压以了解气胸的类型，然后在局麻下沿肋骨上缘平行作 1.5～2cm 皮肤切口，用套管针穿刺进入胸膜腔，拔去针芯，通过套管将灭菌胶管插入胸腔。亦可在切开皮肤后，经钝性分离肋间组织达胸膜，再穿破胸膜将导管直接送入胸膜腔。一般选用胸腔引流专用的硅胶管，或外科胸腔引流管。

3. 化学性胸膜固定术　由于气胸复发率高，为了预防复发，可胸腔内注入硬化剂，产生无菌性胸膜炎症，使脏层和壁层胸膜粘连，从而消灭胸膜腔间隙。主要适用于拒绝手术的下列患者：①持续性或复发性气胸；②双侧气胸；③合并肺大疱；④肺功能不全，不能耐受手术的者。常用的硬化剂有多西环素、滑石粉等。

（三）手术治疗

经内科治疗无效的气胸可为手术适应证，主要适用于长期气胸、血气胸、双侧气胸、复发性气胸、张力性气胸引流失败者、胸膜增厚致肺膨胀不全或影像学有多发肺大疱者。手术治疗成功率高、复发率低。

1. 胸腔镜　直视下粘连带烙断术促进破口关闭；对肺大疱或破裂口喷涂纤维蛋白胶或医用 ZT 胶；或用 Nd-YAG 激光或二氧化碳激光烧灼＜20mm 的肺大疱。电视辅助胸腔镜手术可行肺大疱结扎、肺段或肺叶切除，具有微创、安全等优点。

2. 开胸手术　如无禁忌，亦可考虑开胸修补破口，肺大疱结扎，手术过程中用纱布擦拭胸腔上部壁层胸膜，有助于促进术后的胸膜粘连。若肺内原有明显病变，可考虑将肺叶或肺段切除。

案例 2-12-2
　1. 严格卧床休息，吸氧，适当镇咳。
　2. 取右锁骨中线第 2 肋间为穿刺点，行胸腔闭式引流术。

（张扣兴）

第十三章 睡眠呼吸暂停低通气综合征

案例 2-13-1

患者，男，46 岁，干部。因"间断性头痛、头晕 3 年，加重 1 周"入院。

患者于 3 年前无明显诱因出现头痛头晕，当时在当地医院测血压 180/100mmHg，诊断为"高血压"，给予贝那普利（10mg，每日 1 次）、氨氯地平（5mg，每日 1 次）等药物降压治疗，血压控制不佳，经常波动于 160～190/90～120mmHg，仍间断有头晕头痛，加用美托洛尔（50mg，每日 2 次）、双氢克尿噻（25mg，每日 2 次），症状无明显改善。近 1 周来症状明显加重，发作较前频繁，为进一步治疗而入院。

体格检查：BP 200/130 mmHg，神志清楚，呼吸平稳，肥胖体质，扁桃体Ⅱ°肿大，舌体肥大，颈部粗短，颈静脉无充盈，双肺未闻及啰音，HR 90 次/分，律齐，无杂音和心包摩擦音，腹部未闻及血管杂音，双肾区无叩击痛，双下肢无水肿。神经系统无阳性体征。

问题：

1. 作为一个内科医师，首先应考虑做何诊断？
2. 在明确诊断之前，应做哪些实验室检查？
3. 如何明确诊断？如何给出处理建议？

睡眠呼吸暂停低通气综合征（sleep apnea hypopnea syndrome，SAHS）是指各种原因导致睡眠状态下反复出现呼吸暂停和（或）低通气，引起低氧血症、高碳酸血症，从而使机体发生一系列病理生理改变的临床综合征。病情逐渐发展可出现肺动脉高压、肺心病、呼吸衰竭、高血压、心律失常等严重并发症。国外资料显示成年人中患病率达 2%～4%，是多种全身性疾病的独立危险因素，甚至发生夜间猝死。

【定义和分类】

（一）定义

睡眠呼吸暂停低通气综合征是指每晚 7 小时睡眠中，呼吸暂停反复发作 30 次以上或呼吸暂停低通气指数≥5 次/小时以上。呼吸暂停是指睡眠过程中口鼻气流完全停止 10 秒以上；低通气则指呼吸气流强度（幅度）较基础水平降低 50%以上，并伴有血氧饱和度较基础水平下降≥3%；睡眠呼吸暂停低通气指数（AHI）指每小时睡眠时间内呼吸暂停加上低通气的次数。

（二）分类

根据睡眠过程中暂停时胸腹运动的情况，临床上睡眠呼吸暂停综合征分为 3 型：①阻塞性（OSA）：呼吸暂停时胸腹运动仍然存在；②中枢性（CSA）：呼吸暂停时胸腹运动同时消失；③混合性（MSA）：指一次呼吸暂停过程中，前半部分具有中枢性特点，后半部分具有阻塞性特点。其中阻塞性最常见。

【病因】

1. 性别、年龄和肥胖 SAHS 男性多见，好发于中老年人群，且随年龄增加而加重。中老年人 SAHS 的高发病率与肥胖密切相关，肥胖致口咽部黏膜下脂肪沉积，特别在软腭水平，加重阻塞。

2. 上呼吸道疾病 鼻息肉、鼻甲肥大及慢性鼻炎等疾病导致鼻腔阻塞，加重睡眠时打鼾及反复发生的呼吸暂停及低氧血症。扁桃体肿大、慢性咽炎导致黏膜肿胀、增厚及舌肥大、舌根后坠等因素均使咽腔狭窄，加重病情。

3. 肌肉因素 任何因素导致气道张力改变皆可致夜间发生上气道阻塞。

4. 神经、体液及内分泌因素 神经因素、绝经后妇女、肥胖、肢端肥大症及甲状腺功能减退患者等内分泌紊乱均易发生夜间呼吸暂停。

5. 先天性因素 颈短、颅面畸形、下颌畸形等均可使咽腔的正常解剖发生改变，出现咽腔等上呼吸道通路变狭窄。

6. 遗传因素 非肥胖的 SAHS 患者存在家庭聚集，有一定的遗传特性。

7. 乙醇及药物 乙醇及安眠镇静剂的使用可降低上气道肌肉张力，抑制觉醒反应，抑制网状激动系统的效应，降低肌肉的低氧及高碳酸血症的反应，导致夜间发生睡眠呼吸暂停。

8. 神经系统的损害 中枢神经系统疾病如肿瘤、外伤、血管栓塞、颅内感染、脊髓灰质炎等神经肌肉病变均有可能导致 SAHS。

9. 低氧血症及高碳酸血症 许多 COPD 患者，当发生低氧血症或高碳酸血症时，上述因素可损害患者的呼吸中枢功能，易合并 SAHS。

案例 2-13-1

1. 患者中年男性，肥胖体质，扁桃体Ⅱ°肿大，舌体肥大，颈部粗短。
2. 病史中患者打鼾 12 年，间断夜间憋醒 5 年。

【临床表现】

（一）白天临床表现

1. 嗜睡　最常见的症状，轻者表现为日间工作或学习时间困倦、嗜睡，严重时吃饭、与人谈话时即可入睡，甚至发生严重的后果，如驾车时打瞌睡导致交通事故。

2. 头晕乏力　由于夜间反复呼吸暂停、低氧血症，使睡眠连续中断，醒觉次数增多，睡眠质量下降，常有轻重不同的头晕、疲倦、乏力。

3. 精神行为异常　注意力不集中，精细操作能力下降，记忆力和判断力下降，症状严重时不能胜任工作，老年人可表现为痴呆。夜间低氧血症对大脑的损害及睡眠结构的改变，尤其是深睡眠时相减少是主要的原因。

4. 晨起头痛　常有清晨头痛，隐痛多见，不剧烈，可持续1～2小时，有时需服止痛药才能缓解。与血压升高、颅内压及脑血流的变化有关。

5. 个性变化　烦躁、易激动、焦虑等，家庭和社会生活均受一定影响，由于与家庭成员和朋友的情感逐渐疏远，可以出现抑郁症。

6. 性功能减退　约有10%的男性患者可出现性欲减低，甚至阳痿。

（二）夜间临床表现

1. 打鼾　是主要夜间症状，鼾声不规则，高低不等，往往是鼾声-呼吸暂停-喘气-鼾声交替出现，一般气流中断的时间为20～30秒，个别长达2分钟以上，此时患者可出现明显的发绀。

2. 呼吸暂停　75%的同室或同床睡眠者发现有呼吸暂停，常常担心呼吸不能恢复而提醒患者，呼吸暂停多随着喘气、憋醒或响亮的鼾声而终止。

3. 憋醒　呼吸暂停后突然憋醒，常伴有翻身、四肢不自主运动甚至抽搐，或突然坐起，感觉心慌、胸闷或心前区不适。

4. 多动不安　因低氧血症，患者夜间翻身较频繁。

5. 多汗　出汗较多，以颈部、上胸部明显，与气道阻塞后呼吸用力和呼吸暂停导致的高碳酸血症有关。

6. 遗尿　部分患者出现遗尿，随SAHS治疗后症状的改善而消失。

7. 睡眠行为异常　表现为恐惧、惊叫、呓语、夜游、幻听等。

（三）全身器官损害表现

SAHS患者常以心血管系统异常表现作为首发症状和体征，SAHS可以是高血压、冠心病的独立危险因素，且药物治疗效果不佳。

（1）高血压：SAHS患者高血压的发生率为45%，且降压药物的治疗效果不佳。

（2）冠心病：表现为各种类型的心律失常、夜间心绞痛和心肌梗死。这是由于缺氧引起的冠状动脉内皮损伤、脂质在血管内膜沉积，以及红细胞增多、血黏度增加所致。

（3）肺心病和呼吸衰竭。

（4）缺血性或出血性脑血管病。

（5）精神异常，如躁狂性精神病或抑郁症。

（6）糖尿病。

【实验室及其他相关检查】

1. 多导睡眠图（PSG）　多导睡眠图监测是确诊SAHS的金标准，并能确定其类型及病情轻重。

2. 血液检查　病情时间长、低氧血症严重者，血红细胞计数和血红蛋白可有不同程度的增加。

3. 胸部X线表现　并发肺动脉高压、高血压、冠心病时，可有心影增大、肺动脉段突出等相应表现。

4. 动脉血气分析　病情严重或已并发肺心病、呼吸衰竭者，可有低氧血症、高碳酸血症和呼吸性酸中毒。

5. 肺功能检查　病情严重有肺心病、呼吸衰竭时，有不同程度的通气功能障碍。

6. 心电图　有高血压、冠心病时，出现心室肥厚、心肌缺血或心律失常等变化。

> **案例 2-13-1**
>
> 1. 多导睡眠图检查显示阻塞性睡眠呼吸暂停（口腔和鼻腔无气流，但胸腹式呼吸存在）。
>
> 2. 血常规：红细胞计数 6.0×10^{12}/L，血红蛋白 14g/L，总胆固醇（TC）5.52mmol/L，参考值 3.06～5.20；甘油三酯（TG）2.52mmol/L，参考值 0～2.3；低密度脂蛋白（LDL-C）145.0mg/ml，参考值 80～120；高密度脂蛋白（HDL-C）1.32mg/ml，参考值 0.9～1.9。

【诊断】

本病临床上有典型的夜间打鼾伴呼吸暂停、白天嗜睡、身体肥胖、颈围粗及其他临床症状，经多导睡眠图监测显示夜间7小时睡眠中呼吸暂停次数及低通气反复发作>30次，或呼吸暂停低通气指数≥5次/小时。

> **案例 2-13-1**
>
> 1. 患者，男，46岁，干部。因"间断性头痛、头晕3年，加重1周"入院。

2. 病史中打鼾 12 年，间断夜间憋醒 5 年，曾有一次开车等红灯时睡着，一次与下属谈话时睡着，有两次开会时在主席台上睡着。

3. 临床特点：肥胖体质，扁桃体 II° 肿大，舌体肥大，颈部粗短，以心血管系统异常表现作为首发症状和体征，且药物治疗效果不佳。

4. 多导睡眠图显示阻塞性睡眠呼吸暂停（口腔和鼻腔无气流，但胸腹式呼吸存在）。血常规提示红细胞增多，血脂检查提示代谢紊乱。

【治疗】

（一）中枢性睡眠呼吸暂停综合征的治疗

1. 原发病的治疗 应积极治疗原发病，如中枢神经系统疾病等。

2. 呼吸兴奋药物 主要是增加呼吸中枢驱动力，改善呼吸暂停和低氧血症。常用的药物有阿米三嗪（50～100mg，2～3 次/日），茶碱（100～200mg，2～3 次/日）等。

3. 氧疗 可以纠正低氧血症，对继发于充血性心力衰竭的患者，可降低呼吸暂停和低通气的次数，对神经肌肉疾病有可能加重高碳酸血症。

4. 辅助通气治疗 对严重患者，应选用机械通气治疗。

（二）阻塞性睡眠呼吸暂停综合征的治疗

1. 一般治疗

（1）戒烟酒，避免使用镇静药。

（2）睡眠采取右侧卧位，抬高床头，睡前勿饱食。

（3）治疗与发病有关的疾病，如肥胖症，需控制体重，适当增加运动。对合并甲状腺功能减低症患者，逐渐予以补充甲状腺素的治疗。对肢端肥大症患者，手术切除垂体肿瘤或服用控制生长激素分泌的药物，也可减轻症状，避免病情发展。

2. 药物治疗 疗效不肯定，可选用增加上气道开放，减低上气道阻力的药物。如有变应性鼻炎、鼻阻塞等，睡前滴用血管收缩剂，如麻黄素等。可试用甲羟孕酮（20～40mg，3 次/日）、普罗替林（10mg，1～2 次/日）等治疗。

3. 器械治疗

（1）经鼻持续气道正压（n-CPAP）治疗：可保证上气道扩张，较好地预防睡眠时呼吸暂停，疗效高达 90%～95%，是治疗中、重度 OSAS 患者的首选方法。

适应证：AHI>15 次/小时的患者；AHI<15 次/小时，但白天嗜睡等症状明显的患者；手术治疗失败或复发者；不能耐受其他方法治疗者。

禁忌证：昏迷，有肺大疱、咯血、气胸和血压不稳定者。

（2）经鼻双水平气道正压（BiPAP）呼吸机：对于 OSAS 合并 COPD 患者或 OSAS 病情严重、CPAP 治疗压力较高者可采用 BiPAP 治疗。该方法使用鼻（面）罩呼吸机时，在吸气和呼气相分别给予不同的压力。在患者自然吸气时，送气压力较高，而自然呼气时，送气压力较低。因而既保证上气道开放，又更符合呼吸生理过程，增加了治疗的依从性。

（3）自动调压智能化（Auto-CPAP）呼吸机治疗：根据患者夜间气道阻塞程度的不同，呼吸机送气压力也随时变化。疗效和耐受性优于 CAPA 治疗，但价格昂贵。

（4）口腔矫正器（OA）治疗：下颌前移器是目前应用较多的一种。该方法具有简单、无创及费用低廉等优点。可减轻打鼾，但对改善缺氧和呼吸紊乱的效果尚难评价。

4. 手术治疗 鼻中隔偏曲、鼻甲肥大、鼻息肉等，可相应地采用鼻中隔矫正术、鼻息肉摘除术、鼻甲切除术等；扁桃体和增殖体肥大的应做手术。悬雍垂腭咽成形术（UPPP）是目前最常用的方法，对单纯性口咽部阻塞有一定疗效；该手术近期疗效较好，远期（3～5 年）易复发。总有效率为 50%～60%。此外，还可采用激光辅助咽成形术或低温射频消融咽成形术。严重者无法适应呼吸机治疗或不适宜 UPPP 时，可考虑气管切开和造瘘术。

案例 2-13-1 处方及医师指导

1. 戒烟酒，避免使用镇静药。

2. 睡眠采取侧卧位，抬高床头，睡前勿饱食。

3. 控制体重，适当增加运动。

4. 使用呼吸机辅助通气治疗。

5. 行双侧扁桃体摘除术，悬雍垂腭咽成形术（UPPP）。

6. 监测血压，根据血压调整降压药物。

（张扣兴）

第十四章 急性呼吸窘迫综合证

案例 2-14-1

董某，女，24 岁，身高 156cm，体重 58kg。

主诉：发热、咳嗽 1 周，加重伴气促 3 天。

患者于 1 周前无明显诱因下出现咳嗽，咳少许白黏痰，自服药物治疗后症状无好转，体发热，无畏寒，3 天前出现活动后气促，呈进行性加重，平路行走即觉气促，遂于我院就诊。既往 4 个月前曾诊断"ANCA 相关血管炎"，规律口服泼尼松治疗（起始 50mg/d，逐渐减量至发病前 10mg/d）。无高血压、心脏病、慢性支气管炎、糖尿病病史，无不良嗜好，无家禽接触史，无药物食物过敏史。

体格检查：T 36.8℃，P 131 次/分，R 24 次/分，BP 112/77mmHg，SpO_2 93%（面罩吸氧 5L/min）。神志清楚，急性病容，呼吸稍促，浅表淋巴结无肿大，咽稍红，扁桃体不大，颈软，胸廓对称无畸形，双肺呼吸音粗，双下肺可闻少量湿啰音，HR 131 次/分，律齐，未闻及杂音。

辅助检查：

1. 血常规 WBC $7.8×10^9$/L，N 0.946，Hb 83g/L，PLT $228×10^9$/L。

2. 血气分析 pH 7.447，PaO_2 54.1mmHg（FiO_2 40%），$PaCO_2$ 29.8mmHg，HCO_3^- 25mmol/L。

3. 胸片：两肺野见多发片絮状、大片状密度增高影，以左上肺和右下肺为著。

问题：

1. 该患者目前诊断是什么？

2. 下一步首要采取什么措施？

1967 年以来，国际上曾先后提出多个急性呼吸窘迫综合征（acute respiratory distress syndrome，ARDS）定义。直至 1994 年，欧美共识会议（AECC）发表了有关急性肺损伤（ALI）/ARDS 的定义，并得到广泛应用。ALI/ARDS 是指发生于严重感染、休克、创伤及烧伤等非心源性疾病过程中，肺实质细胞损伤导致的以急性进行性低氧血症、呼吸窘迫为特征的临床综合征。然而，有关其有效性及准确性问题不断出现，如急性期定义不明确、不同呼吸机参数条件下的氧合指数有差异、影像学的标准较模糊及临床难以区分是否为静水压升高的肺水肿等。因此，在 ATS 和 SCCM 的支持下，ESICM 召集国际专家小组，对 ARDS 定义进行了修订，于 2012 年正式提出了柏林定义。该定义强化了 ARDS 定义

的可行性、可靠性和有效性，根据柏林定义，ARDS 是一种急性弥漫性肺部炎症，可导致肺血管通透性增加，肺重量增加，参与通气的肺组织减少。其临床特征为低氧血症，双肺渗出，肺内分流和生理无效腔增加，肺顺应性降低。ARDS 急性期的病理学特征包括弥漫性肺泡损伤（如水肿、炎症、透明膜形成或出血）。该定义取消了 ALI 的概念，根据不同的氧合指数，将 ARDS 分为轻、中和重度。该病情分级与机械通气时间和死亡率密切相关，轻中重度 ARDS 相应的死亡率分别为 27%、32% 和 45%，相应的机械通气时间分别为 5 天、7 天和 9 天。

【病理】

ARDS 的典型病理表现为弥漫性肺泡损伤，可见上皮细胞（尤其是 I 型肺泡上皮细胞）和肺血管内皮细胞损伤坏死。ARDS 早期病理改变表现为肺微血管充血、出血和微血栓形成，肺间质和肺泡内有大量富含蛋白质的水肿液及炎症细胞浸润。约 72 小时后，由凝结的血浆蛋白、细胞碎片、纤维素及残余的肺表面活性物质混合形成透明膜，因肺泡表面物质数量减少及活性下降，从而导致肺泡萎陷或肺不张。1~3 周后出现 II 型肺泡上皮细胞增多及成纤维细胞增生和胶原沉积，进入增生期和纤维化期。肺活检及尸检时见到的肺纤维化与 IPF 的病理表现类似，但由于 ARDS 存活者肺功能仍能逐渐改善，因此估计这种肺纤维化病变是可逆的。

【病理生理】

ARDS 病理生理改变主要为严重低氧血症和肺内分流。由于广泛的肺泡上皮细胞和肺毛细血管内皮细胞损伤，肺泡膜通透性增加，引起肺泡和肺间质水肿；肺泡表面活性物质减少，引起小气道陷闭及肺泡塌陷。肺顺应性下降，功能残气量减少，呼吸做功增加。且通过 CT 观察发现，ARDS 肺形态改变具有显著的"不均一"性，即靠近背侧的重力依赖区肺组织出现明显肺水肿和肺不张，通气功能极差，而靠近胸骨侧的非重力依赖区肺泡结构则基本正常；肺的功能残气量减少，肺顺应性减低，引起严重通气/血流比例失调、肺内分流和弥散障碍，造成难治性低氧血症和呼吸窘迫。起初 $PaCO_2$ 减低或正常，但肺泡通气常增加，呼吸做功增加。随着病情进展，尤其是对于机械通气患者，将出现纤维增生和瘢痕形成，肺结构重塑，微循环结构破坏，从而使肺循环阻力升高，无效腔增大，为使 $PaCO_2$

达到正常，分钟通气量需显著增加。

【ALI/ARDS 的高危因素】

1. 直接肺损伤因素　严重肺部感染、胃内容物吸入、肺挫伤、吸入有毒气体、淹溺、氧中毒等。

2. 间接肺损伤因素　脓毒血症、严重的非胸部创伤、重症胰腺炎、大量输血、体外循环、弥散性血管内凝血（DIC）等。

【诊断标准】

ARDS 诊断标准见表 2-14-1。

表 2-14-1　ARDS 诊断标准（柏林定义）

	ARDS
发病时机	在已知诱因后的、或新发的或原有呼吸道症状加重 1 周内发病
胸部影像学 [a]	双肺渗出影，且不能完全用胸腔积液、肺不张或结节解释
肺水肿来源	无法用心力衰竭或液体负荷过多解释的呼吸衰竭 如果没有危险因素，则需客观评估（如心脏超声检查）排除静水压升高的肺水肿
低氧血症 [b]	轻度：PEEP/CPAP ≥5cmH$_2$O 时 [c]，200mmHg <PaO$_2$/FiO$_2$≤300mmHg
	中度：PEEP≥5cmH$_2$O 时，100mmHg<PaO$_2$/FiO$_2$≤200mmHg
	重度：PEEP≥5cmH$_2$O 时，PaO$_2$/FiO$_2$≤100mmHg

CPAP，持续气道正压；PEEP，呼气末正压；a. 胸片或胸部 CT；b. 如果海拔高于 1000 米，应根据如下公式进行校正：[PaO$_2$/FiO$_2$×（大气压/760）]；c. 轻度 ARDS 患者可接受无创通气治疗

【鉴别诊断】

1. 心源性肺水肿　常有冠心病、高血压、风湿性心脏病、心肌病等病史，通过胸片、心电图、超声心动图等可与 ARDS 鉴别。

2. 急性肺梗死　临床表现为突发呼吸困难、胸痛、发绀、咯血等，可有长期卧床、恶性肿瘤、创伤、骨折等病史，胸片可见局部片状或楔状阴影，心电图示 V$_1$～V$_4$ 的 T 波改变和 ST 段异常；部分病例可出现 S I Q Ⅲ T Ⅲ征（即 I 导 S 波加深，Ⅲ导出现 Q/q 波及 T 波倒置）。可通过螺旋 CT 和电子束 CT 造影、胸部核素肺通气/灌注扫描及肺动脉造影明确诊断。

3. 特发性肺间质纤维化　常为慢性过程，可呈亚急性或急性发展，表现为 I 型呼吸衰竭，临床与 ARDS 表现相似，但本病 X 线胸片呈网状、结节状或蜂窝状改变，病程发展缓慢，肺功能为限制性通气功能障碍为特征等可作鉴别。

【治疗】

ARDS 治疗的原则是纠正缺氧，维持组织灌注，防止组织进一步损伤，避免医源性并发症，主要包括液体过负荷、呼吸机相关性肺损伤和院内感染等。治疗方法主要包括病因治疗和支持治疗。

案例 2-14-2

患者转入 ICU 后即行气管插管接呼吸机辅助通气，呼吸机设置参数如下：VC（容量控制）模式，Vt（潮气量）400ml（约 8ml/kg），f（呼吸频率）20 次/分，PEEP（吸气末正压）8cmH$_2$O，FiO$_2$%（吸入氧浓度）100%，平台压 30cmH$_2$O，患者镇静状态，仍呼吸窘迫，HR 120 次/分，R 35 次/分，SpO$_2$ 85%，双肺可闻及管状呼吸音。血气分析 pH 7.48，PaO$_2$ 53mmHg，PaCO$_2$ 35mmHg，HCO$_3^-$ 23mmol/L。床边胸片：双肺片状密度增高影，较前加重。

问题：

此时呼吸机参数设置是否合理，下一步该如何调整？

（一）病因治疗

病因治疗是治疗 ARDS 的首要原则和基础。严重创伤者及时处理外伤及止痛、止血等；淹溺者迅速清除呼吸道积液及污物。感染是导致 ARDS 最常见原因，也是 ARDS 的首位高危因素。通过痰、血、尿等标本的细菌培养，明确感染部位，并根据细菌培养和药敏结果，给予敏感的抗菌药物治疗。未明确病原菌的情况下，可先经验选用抗菌药物。

（二）支持治疗

1. 氧疗　是快速纠正缺氧的基本手段。可根据低氧血症的严重程度和治疗反应调整氧疗方式，一般需要高浓度给氧，常规鼻导管吸氧常难以纠正 ARDS 低氧血症，可采用带储氧袋的非重吸式面罩或可调节低氧浓度的文丘里面罩。目标是使 PaO$_2$≥60mmHg 或 SaO$_2$≥90%。一般轻度 ARDS 患者可先尝试氧疗，但多数患者需使用机械通气治疗。

2. 机械通气

（1）无创机械通气（noninvasive ventilation, NIV）：由于 NIV 可避免人工气道的建立及其并发症的发生，近年来得到广泛推广应用。与传统氧疗相比，NIV 可提供一定水平的肺泡内正压，因此能开放塌陷的肺泡，减轻肺水肿和改善氧合。无创通气可应用于无明确禁忌症的轻度 ARDS 患者。但需要注意，由于病因和疾病严重程度不同，NIV 治疗 ARDS 的失败率在 50%左右，而一旦失败，患者病死率高达 60%～70%。因此，应用 NIV 治疗 ARDS 时，应严密监测患者生命体征及对治疗的反应。如治疗 1～2 小时后患者低氧血症不能改善或全身状况恶化，应尽早建立人工气道行有创机械通气治疗。

（2）有创机械通气

1）肺保护性通气策略：随着对 ARDS 发病机制认识的深入，学者们发现传统通气策略（潮气量10～15m/kg）会导致 ARDS 患者的肺泡过度膨胀，气体容易进入肺顺应性较好、位于非重力依赖区的肺泡，使这些肺泡过度膨胀，造成血管内皮和肺泡上皮的损伤，产生所谓的"容积伤"，另外，机械通气过程中局部反复开放和塌陷的肺泡之间产生的剪切力会引起"剪切伤"，这些呼吸机相关性肺损伤（VILI）的发生使 ARDS 死亡率居高不下。因此，ARDS 机械通气的关键在于：复张塌陷的肺泡并使其维持在开放状态，以增加肺容积并改善氧合，同时避免肺泡过度膨胀及其随呼吸周期反复开闭。基于此，在 1990 年代中晚期，ARDSnet 开展了一项以"小潮气量及限制平台压"为基础的肺保护性通气策略治疗 ARDS 的大型多中心 RCT 研究（ARMA 研究），其证实肺保护性通气策略（潮气量 6ml/kg，平台压＜30cmH$_2$O）可以显著降低 ARDS 患者住院病死率（31.0%比 39.8%，P=0.007）。目前肺保护性通气策略已成为 ARDS 患者的基本通气策略，具体实施为，设置 VT 水平至 6～8ml/kg（理想体重），调节潮气量后，应关注平台压大小，目标水平为＜30cmH$_2$O。若平台压＞30cmH$_2$O，应以每次 1ml/kg 的梯度继续下调 VT，直至最低 4ml/kg 水平，需注意的是，降低 VT 后，大多患者会出现高碳酸血症，此时可逐渐增加呼吸频率以维持患者分钟通气量，呼吸频率最大可调节至 35 次/分，同时应注意气体陷闭的发生。

2）PEEP 的选择：ARDS 广泛的肺泡塌陷不但可引起严重的通气血流比失调，从而导致严重低氧血症，而且部分肺泡随呼吸运动周期性开放与塌陷产生的剪切力也是呼吸机相关肺损伤的重要原因。ARDS 患者接受机械通气治疗期间加用呼气末正压（PEEP）可复张肺泡，增加呼气末肺容积，减轻肺水肿，增加肺顺应性，改善通气血流比，从而改善氧合。但过高的 PEEP 亦会引起肺泡的过度膨胀和循环抑制等严重并发症。因此，ARDS 患者最佳PEEP 水平应是能防止肺泡塌陷的最低 PEEP。目前的研究表明，高水平 PEEP（＞12cmH$_2$O）不能改善整体 ARDS 患者的预后，但可能有益于中重度ARDS 患者。但高水平 PEEP 有增加轻度 ARDS 患者住院病死率的风险，因此，轻度 ARDS 患者应避免使用高水平 PEEP 治疗。在临床实践中，目前个体化滴定 PEEP 的方法主要有 PEEP-FiO$_2$表格法、P-V 曲线法、食管压法、应力指数法、PEEP 递减法、

影像学方法等，尚无证据表明何种方法滴定 PEEP最佳，但前两种方法是目前为止最常用的个体化滴定 PEEP 的方法。

ARDS 患者典型的静态 P-V 曲线起始段低平，斜率小，说明气道压（Paw）虽有较大幅度的增加但肺容量增加很少；中间段曲线陡直，斜率大，说明顺应性最好，气道压和肺容量同时成线性比例增加；最后段曲线又趋平坦，斜率又减小，气道压明显增加而肺容量仅很少增加。起始段和中间段的交点称为低拐点，中间段和最后段的交点为高拐点。机械通气时，为了让肺泡在潮气呼吸时始终保持开放，加用的 PEEP 水平应等于或略高于低拐点的压力（一般以低位拐点+2cmH$_2$O 为最佳 PEEP），设置的潮气量（或吸气压）应落在 P-V 曲线的陡直段上，不能高于高拐点的水平。PEEP-FiO$_2$表格法的调节可以参考表 2-14-2。

表 2-14-2　根据所需吸入氧浓度调节的 PEEP 范围

FiO$_2$	0.3	0.4	0.5	0.6	0.7	0.8	0.9	1.0
PEEP（cmH$_2$O）	5	5～8	8～10	10	10～14	14	14～18	18～24

3）俯卧位通气：ARDS 肺组织的重要病理表现是肺间质水肿引起肺重量显著增加，其重力依赖区的肺组织所承受的压力是正常肺的 4～5 倍。因重力作用，胸腔内负压由腹侧至背侧会产生逐渐减小的压力梯度，跨肺压也随之减小，因此背侧肺通气少于腹侧，俯卧位通气可减少此压力梯度，改善背侧肺组织的通气，使通气更加均一，减少肺泡塌陷增加 V/Q，减少肺内分流从而改善氧合，减轻呼吸机相关肺损伤。早期进行的有关俯卧位通气应用于ARDS 患者的临床研究中，俯卧位通气可改善氧合，但不能降低病死率。随后的分析表明得出阴性结果的原因与 ARDS 病情严重程度、俯卧位通气时间和是否应用肺保护性通气策略等因素有关。而最近开展的多中心 RCT 研究证实，较长时间（每天至少16 小时）的俯卧位通气可显著改善中重度 ARDS患者的 28 天病死率（16%比 32.8%，P＜0.001）和90 天病死率（23.6%比 41%，P＜0.001）。因此，目前对于中重度 ARDS(尤其是 PaO$_2$/FiO$_2$＜150mmHg，PEEP＞10cmH$_2$O)，早期应用俯卧位通气治疗是合适的。并且，俯卧位通气复张肺泡具有时间依赖性，应尽量延长俯卧位通气时间至＞12h/d。

俯卧位通气实施方便，无须额外费用，临床应用日益广泛，但仍需警惕诸如人工气道阻塞或意外脱落、动静脉管道压迫、移位或拔出等并发症的发

生。并且，对于严重血容量不足、不稳定性脊柱骨折或骨盆骨折、胸骨骨折、蛛网膜下腔出血患者则属相对禁忌。

3. 肺复张 是指在短时间内通过维持高于潮气量的压力或容量使尽可能多的肺单位实现最大的生理膨胀以实现所有肺单位的复张。大量的研究表明，肺复张可以：①重新打开塌陷的肺泡，扩大肺容积，增加气体交换面积，改善气体分布，减少肺内分流，改善通气/血流比例，从而改善氧合；②减少肺间质液体向肺泡内渗透，减轻肺水肿；③减少对肺表面活性物质的消耗；④减少继发性的炎性介质的产生。常用的肺复张方法见表2-14-3。

表2-14-3 临床实施RM的常用方法

RM实施方法	方法描述
控制性肺膨胀（SI）/ CPAP法	CPAP水平30~50cmH$_2$O，维持20~40秒
压力控制通气法	压力控制通气模式，调节吸气压10~15cmH$_2$O和PEEP 25~30cmH$_2$O，使峰压达到40~45cmH$_2$O，维持2分钟
叹气法（Sign）	每分钟3次连续的叹气呼吸，叹气呼吸时调节潮气量使平台压达到45cmH$_2$O
增强叹气法/PEEP递增法	逐步增加PEEP水平（PEEP由10cmH$_2$O开始，每次增加5cmH$_2$O，维持30秒，同时降低潮气量，直到PEEP水平达到30cmH$_2$O，再维持30秒）
间断PEEP递增法	间断（每分钟连续2次）增加PEEP水平至预设水平

案例2-14-3

给予患者镇静、肌松剂后，予下调VT至6ml/kg，并上调PEEP至12cmH$_2$O，患者低氧血症稍有改善。立即予以SI法行肺复张一次，经调整后患者SpO$_2$可上升至100%，呼吸平顺，HR 98次/分。但3小时后，患者再次出现SpO$_2$快速下降，并出现右侧胸部皮下气肿，右肺呼吸音减弱，HR上升至133次/分。

问题：

1. 目前考虑患者SpO$_2$下降原因最可能是什么？
2. 若处理后患者低氧血症仍改善不明显，下一步考虑如何进行挽救性治疗？

4. 体外膜氧合（ECMO） ECMO类似于人工心肺机或体外循环，其原理是将静脉血引出体外，通过氧交换装置氧合成动脉血后，再借助于动力装置（输液泵）将其泵入体内，有助于心脏、肺脏疾病的恢复。目前主要应用于部分或完全替代患者心肺功能，让其完全休息，同时能保证全身其他重要脏器的氧供。其主要缺点是动脉穿刺置管的管径粗创伤大，

高血流量的体外转流对细胞的损伤。ECMO是目前重症ARDS患者在传统治疗措施失败后的最终补救措施。一般认为，当重症ARDS患者满足下述条件时可考虑实施ECMO：采用肺保护性通气并且联合肺复张、俯卧位通气和高频振荡通气等处理，在纯氧条件下，PaO$_2$/FiO$_2$<100，或肺泡-动脉氧分压差>600mmHg；通气频率>35次/分时，pH<7.2且平台压>30cmH$_2$O；年龄<65岁；机械通气时间<7天；无抗凝禁忌。

5. 神经肌肉阻滞剂 机械通气患者接受神经肌肉阻滞剂可增加胸壁顺应性，促进人机同步，减少机体氧耗和呼吸功，甚至可能会减轻呼吸机相关肺损伤；但神经肌肉阻滞剂的不合理应用亦会导致痰液引流障碍、肺不张、通气血流比失衡、呼吸机相关膈肌功能不全（ventilator-induced diaphragmatic dysfunction，VIDD）和ICU获得性衰弱等严重并发症的发生，从而影响临床转归。目前的研究显示，对于中重度ARDS患者（PaO$_2$/FiO$_2$<150mmHg），早期、短时（48小时）应用神经肌肉阻滞剂可以改善患者的生理学指标和病死率。到目前为止，神经肌肉阻滞剂也是唯一被证实可改善ARDS预后的药物治疗方法。

6. 糖皮质激素的应用 早已明确，ARDS早期使用糖皮质激素无治疗作用。而争议的部分在于，有学者提出在ARDS后期（纤维增生期）应用大剂量激素可减少纤维增生，改善预后，但2006年ARDSnet进行的一项RCT研究已经明确在ARDS纤维增生期应用中高剂量糖皮质激素不改善病死率，甚至在14天后应用激素的患者病死率增加。因此，目前不推荐对ARDS患者常规应用糖皮质激素。

7. 液体管理 高通透性肺水肿是ARDS的病理生理特征，且肺水肿的程度与预后相关。通过严格的液体管理，改善ARDS的肺水肿具有重要的临床意义。ARDSnet完成的多中心RCT研究表明，尽管限制性液体管理并不降低ARDS患者的病死率，但其改善ARDS患者氧合，降低肺损伤评分并且缩短ICU住院时间。

8. 营养支持 ARDS患者处于高代谢状态，应通过鼻饲或静脉补给足够的补充热量、蛋白和脂肪等营养物质。

9. 其他辅助治疗 ARDS的治疗方法还有很多，如氧自由基消除剂、肺泡表面活性物质、NO吸入、高频振荡通气等都在临床上尝试应用，但并未取得显著疗效。

【预后】

随着对 ARDS 研究的深入及各种器官功能支持技术的提高，ARDS 的总体病死率已显著下降。ARDSnet 开展的几项多中心 RCT 研究均显示 ARDS 总体病死率已降至 30%～40%，甚至在 2013 年的 PROSEVA 研究中，俯卧位通气组 ARDS 患者 28 天总体病死率已下降至 16%。

（黎毅敏）

第十五章　呼吸衰竭与呼吸支持技术

呼吸衰竭（respiratory failure）是指各种原因引起的肺通气和（或）换气功能严重障碍，以致在静息状态下出现低氧血症伴（或不伴）二氧化碳潴留，进而引起一系列病理生理改变和相应临床表现的综合征。诊断标准有赖于血气分析：在海平面、静息状态、呼吸空气条件下，动脉血氧分压（PaO_2）<60mmHg，伴或不伴二氧化碳分压（$PaCO_2$）>50mmHg，并排除心内解剖分流和原发于心排出量降低等致低氧因素，可诊断为呼吸衰竭。

【病因】

呼吸衰竭的病因多种多样，但终归为呼吸系统功能损害所致。呼吸系统有两部分组成，一是"呼吸泵"，包括呼吸肌肉和胸壁、呼吸中枢、呼吸肌和呼吸中枢之间的神经传导系统（周围神经系统）；二是以气体交换的器官，即为肺脏。因此呼吸衰竭的病因也可以据此分为两类。气体交换器官功能衰竭时大多引起低氧血症，即 I 型呼吸衰竭。"呼吸泵"（即通气功能）的衰竭时会导致低氧血症及二氧化碳潴留，即 II 型呼吸衰竭。

（一）I 型呼吸衰竭的病因

I 型呼吸衰竭主要是肺脏功能的损害，常见原因如表 2-15-1 所示。

表 2-15-1　I 型呼吸衰竭的病因

种类	常见疾病
弥漫性双肺病变	心源性肺水肿
	急性呼吸窘迫综合征
	不明原因的肺水肿：如复张性肺水肿、神经源性肺水肿、中毒性肺水肿等
	弥漫性肺泡出血
累及单侧全肺	气胸
	单侧肺不张
	胃内容物反流误吸
局灶性或多发性	肺炎
	肺梗死
	肺挫伤
	肺叶或肺段不张
无明显影像学异常的疾病	肺栓塞
	肺动静脉瘘
	严重肺动脉高压
	支气管哮喘

（二）II 型呼吸衰竭的病因

II 型呼吸衰竭主要是呼吸泵功能衰竭所致，而导致呼吸泵衰竭常见机制主要有呼吸动力学机制改变

（如通气受限、弹性或阻力负荷增加等）、胸壁缺陷、呼吸肌功能障碍或呼吸肌疲劳、呼吸中枢驱动异常等。常见病因见表2-15-2。

表2-15-2　Ⅱ型呼吸衰竭的病因

种类	常见疾病
呼吸中枢损害型疾病	脑干损害：脑出血、脑梗死、肿瘤等
	中毒性脑病（如一氧化碳等）
	中枢神经系统感染
	癫痫发作
	中枢黏液性水肿
	药物中毒（如阿片类、苯二氮䓬类、巴比妥类及酒精等）
	睡眠呼吸紊乱、低通气综合征
神经肌肉疾病	横断性脊髓炎
	药物中毒性损害（如肌松药等）
	有机磷中毒
	感染性疾病
	吉兰-巴雷综合征
	肌萎缩性侧索硬化症、多发性硬化、双侧膈肌神经麻痹
	代谢性疾病：低磷、低镁、低钙等
	周期性麻痹、重症肌无力
	多发性肌炎
胸廓畸形/胸壁弹性负荷增加	脊柱侧凸、胸廓形术后
	肥胖、大量腹水
	胸廓硬化（如恶性胸膜间皮瘤）
	胸廓完整性丧失（如多发性肋骨骨折）
引起弹性/阻力负荷增加的疾病	支气管哮喘
	COPD急性加重
	任何增加无效腔的肺部疾病（如上气道阻塞等）

【分类】

在临床实践中，呼吸衰竭常按以下几种方法分类。

（一）按动脉血气分析分类

1. Ⅰ型呼吸衰竭　纯缺氧性呼吸衰竭，没有二氧化碳潴留，血气分析 $PaO_2 < 60mmHg$，$PaCO_2$ 正常或降低。常见于严重肺部感染性疾病、ARDS、肺间质纤维化、肺动脉栓塞等。

2. Ⅱ型呼吸衰竭　碳酸性呼吸衰竭，血气分析 $PaO_2 < 60mmHg$，同时伴有 $PaCO_2 > 50mmHg$。主要由于肺泡通气量不足所致，常见于COPD。

（二）按发病急缓分类

1. 急性呼吸衰竭　由于某些突发致病因素，如外伤、中毒、休克、严重肺部感染等，使肺的通气和（或）换气功能在相对短时间内（数小时至数日）出现严重紊乱，机体难以代偿而出现呼吸衰竭，若不及时抢救常会危及生命。

2. 慢性呼吸衰竭　指一些慢性疾病，如COPD、肺结核、肺间质纤维化等，造成呼吸功能损害逐渐加重，经过较长时间发展为呼吸衰竭。早期虽然有低氧血症或伴有二氧化碳潴留，但机体通过代偿适应，生理功能障碍和代谢紊乱较轻，仍可以保持一定的生活能力，动脉血气分析 pH 在正常范围内。

3. 慢性呼吸衰竭急性加重　在慢性呼吸衰竭的基础上，由于感染、喘息、气胸等情况下出现病情急性加重，在短时间内出现 PaO_2 明显下降而 $PaCO_2$ 明显升高，称为慢性呼吸衰竭急性加重，尽管属于慢性呼吸衰竭，但其病理生理发展过程兼有急性呼吸衰竭的特征。

（三）按发病机制分类

按发病机制分类可分为通气性呼吸衰竭和换气性呼吸衰竭，也可分为泵衰竭和肺衰竭。由于中枢驱动、神经肌肉疾病或胸廓疾病引起呼吸功能障碍常为泵衰竭。通常泵衰竭主要引起通气功能障碍，表现为Ⅱ型呼吸衰竭。由于肺组织、肺血管病变造成的呼吸衰竭称为肺衰竭，主要机制为换气功能障碍，表现为Ⅰ型呼吸衰竭。

【发病机制】

（一）发病机制

引起呼吸衰竭的主要机制有以下几方面：肺泡通气不足、弥散障碍、肺泡通气/血流比例失调和肺内动-静脉分流增加。临床上通常是多种机制同时并存，在疾病的不同时期所占的地位不同。

1. 肺泡通气不足　人体吸入的空气部分留在传导气道内，不参加气体交换，称为解剖无效腔；部分空气进入了肺泡但未能进行气体交换，称为肺泡无效腔。只有进入肺泡同时又能进行气体交换的空气量才是有效的肺泡通气量。肺泡通气量减少会引起 P_AO_2 下降和 P_ACO_2 上升，从而引起缺氧和二氧化碳潴留。呼吸空气的条件下，P_ACO_2 与有效肺泡通气量（ V_A ）和 CO_2 产生量（ VCO_2 ）的关系可以用以下公式反映：$P_ACO_2 = 0.863 \times VCO_2 / V_A$。

2. 弥散障碍　是指 O_2、CO_2 等气体通过肺泡膜进行交换的物理弥散过程发生障碍。根据 Fick 弥散定律，气体在通过薄层组织时，单位时间内气体弥散的容积与组织两侧的气体分压差成正比，与其面积成正比，与该气体的弥散系数成正比，与其厚度成反比。同时气体在肺内的弥散还受血液与肺泡接触的时间及心输出量、血红蛋白含量、通气/血流比例的影响。正常时，流经肺泡毛细血管的血液与肺泡接触的时间为 0.72 秒。O_2 完成气体交换的时间为 0.25～0.3 秒，而 CO_2 只需 0.13 秒，同时

CO_2的弥散速率是O_2的20倍，故在弥散功能障碍时，通常以低氧血症为主。

3. 通气/血流（V/Q）比例失调 血液流经肺泡时能否获得足够的氧和充分地排出CO_2，使血液动脉化，除通气功能和弥散功能外，还取决于肺泡通气量与血流量的比例。正常人在静息状态下的 V/Q 比值为0.8，但肺各部分的 V/Q 比值是不同的，直立时上肺通气较好而下肺血流较好，所以 V/Q 比值自上而下递减。肺泡 V/Q 比例失调有以下两种主要形式：

（1）部分肺泡通气不足：支气管哮喘、慢性支气管炎、阻塞性肺气肿等引起的气道阻塞，以及肺纤维化、肺水肿等引起的限制性通气功能障碍的病变分布往往是不均匀的。病变严重的部分肺泡通气明显减少，而血流未相应减少，使 V/Q 比例显著降低，以致流经这部分肺泡的血液未经动脉化就回流到左心，称为功能性分流或肺动-静脉样分流。

（2）部分肺泡血流不足：肺动脉栓塞、弥散性血管内凝血、肺动脉炎、肺血管痉挛等，都可使部分肺泡血流减少，V/Q 比例可显著大于正常，病变部位肺泡血流少而通气多，肺泡通气不能充分被利用，称为无效腔样通气。

4. 肺内动-静脉解剖分流增加 生理情况下，肺内也存在解剖分流，部分静脉血经支气管静脉和肺内动-静脉交通支直接流进肺静脉，正常占心输出量的2%～3%。解剖分流的血液完全未经气体交换故称为真性分流，是通气/血流比例失调的特例。此时提高吸入氧浓度并不能提高分流静脉血的氧分压。分流量越大，提高吸入氧浓度后提高动脉血氧分压的效果越差。常见于肺动-静脉瘘。

（二）低氧血症和高碳酸血症对机体的影响

呼吸衰竭时发生的低氧血症和高碳酸血症可影响全身各系统的代谢和功能，首先是引起一系列代偿性反应，以改善组织的供氧，调节酸碱平衡，以及改变组织器官的功能、代谢以适应改变了的内环境。当呼吸衰竭严重时，如机体代偿不全，则表现为各系统器官严重的功能和代谢紊乱直至衰竭。

1. 对酸碱平衡及电解质的影响 严重缺氧时无氧代谢加强，乳酸等酸性产物增多引起代谢性酸中毒。由于能量不足，体内转运离子的钠泵功能障碍及酸中毒，细胞内钾离子外移，造成细胞内酸中毒和高钾血症。代谢性酸中毒时由于HCO_3^-降低，可使肾排Cl^-减少，故血Cl^-通常升高。

Ⅱ型呼吸衰竭时，大量二氧化碳潴留可引起呼吸性酸中毒，此时也可以同时伴有高钾血症和低氯血症。造成低血氯的主要原因是：高碳酸血症使红细胞中HCO_3^-生成增多，后者与细胞外Cl^-交换使Cl^-转移入细胞内；酸中毒时肾小管上皮细胞产生NH_3增多，$NaHCO_3$重吸收增多，使尿中NH_4Cl和$NaCl$的排出增加，均使血Cl^-下降。

血液 pH 取决于HCO_3^-和H_2CO_3的比值，前者主要靠肾脏调节（需要1～3天），而后者调节靠呼吸（仅需几个小时）。急性呼吸衰竭时可因二氧化碳潴留和代谢性酸中毒使 pH 迅速下降，严重的酸中毒可引起血压下降、心律失常，乃至心脏停搏。

2. 对循环系统的影响 一定程度的 PaO_2 降低和 $PaCO_2$ 升高可兴奋心血管活动中枢，使心率加快、心收缩力增强、外周血管收缩，加上呼吸运动增强使静脉回流增加，导致心输出量增加。缺氧和二氧化碳潴留时，交感神经兴奋引起皮肤和腹腔器官血管收缩，而脑血管和冠脉在呼吸衰竭时则主要受局部代谢产物的影响而扩张，血流量增加，从而导致血流分布的改变，有利于保证心、脑的血液供应。严重的缺氧和二氧化碳潴留可直接抑制心血管中枢，造成心脏活动受抑制和血管扩张、血压下降和心律失常等严重后果。心肌对缺氧十分敏感，早期轻度缺氧即在心电图上显示出来。急性严重缺氧可导致心室颤动或心搏骤停。长期慢性缺氧可导致心肌纤维化、心肌硬化。在呼吸衰竭的发病过程中，缺氧、肺动脉高压及心肌受损等多种病理变化可导致肺源性心脏病。

3. 对呼吸系统的影响 呼吸衰竭患者的呼吸变化受到 PaO_2 降低和 $PaCO_2$ 升高所引起的反射活动及原发病的影响。PaO_2 降低可作用于颈动脉体与主动脉体的化学感受器，反射性使呼吸运动增强，甚至出现呼吸窘迫。这种反应在 PaO_2 低于 60mmHg 时才明显，PaO_2 为 30mmHg 时肺通气量最大，当缺氧程度缓慢加重时，这种反射性兴奋呼吸中枢的作用迟钝。缺氧对呼吸中枢的直接作用是抑制作用，当 $PaO_2 < 30$mmHg 时，此作用可大于反射性兴奋作用而使呼吸抑制。

$PaCO_2$ 升高主要作用于中枢化学感受器，使呼吸中枢兴奋，引起呼吸加深加快；长时间严重的二氧化碳潴留，会造成中枢化学感受器对二氧化碳的刺激作用发生适应；当 $PaCO_2 > 80$mmHg 时，会对呼吸中枢产生抑制，此时呼吸运动主要靠动脉血 PaO_2 降低对化学感受器的刺激得以维持。因此对这类患者进行氧疗时只能低流量吸氧（1～2L/min），以免缺氧完全纠正后反而呼吸抑制，加重高碳酸血症而使病情加重恶化。

4. 对中枢神经系统的影响 中枢神经系统耗氧量大，对缺氧最敏感，通常完全停止供氧4～5分钟即可引起不可逆的脑损害。中枢神经系统受影响的程度与缺氧的程度和发生的速度有关。当 PaO_2 降至 60mmHg 时，可出现注意力下降、智力和视力轻度减退；当 PaO_2 迅速降至 40～50mmHg 时，会引起一系列神经精神症状，如头痛、不安、定向与记忆障碍、精神错乱、嗜睡；PaO_2 低于 30mmHg 时神志丧失乃至昏迷；PaO_2 低于 20mmHg 时，只需几分钟即可造成神经细胞不可逆损伤。

二氧化碳潴留使脑脊液 H^+ 浓度增加，影响脑细胞代谢，降低中枢系统兴奋性，抑制皮质活动；但轻度的二氧化碳增加，对皮层下刺激加强，间接引起皮质兴奋。二氧化碳潴留可引起头痛、头晕、烦躁不安、言语不清、扑翼样震颤、精神错乱、嗜睡、抽搐和呼吸抑制，这种由缺氧和潴留导致的神经精神障碍症候群称为肺性脑病，又称二氧化碳麻醉。肺性脑病的发病机制尚未完全阐明，但目前认为低氧血症、二氧化碳潴留和酸中毒三个因素共同损伤脑血管和脑细胞是最根本的原因。

缺氧和酸中毒可以使脑血管扩张，还能损伤血管内皮使其通透性增高，导致脑间质水肿。缺氧使细胞 ATP 生成减少，影响钠泵功能，可引起细胞内 Na^+ 及水增多，形成脑细胞水肿。脑充血、水肿使颅内压增高，压迫脑血管，更加重脑缺氧，形成恶性循环，严重时可导致脑疝形成。另外，神经细胞内酸中毒一方面可增加脑谷氨酸脱羧酶的活性，使 γ-氨基丁酸生成增多，导致中枢抑制，加重中枢神经系统的功能和代谢障碍，也成为肺性脑病及缺氧、休克等病理生理改变难以恢复的原因。

5. 对肾功能的影响 呼吸衰竭时，肾功能可受损，轻者尿中出现蛋白、红细胞、白细胞及管型，严重者可发生急性肾功能障碍。肾结构往往无明显改变，为功能性肾衰竭，其发生是由于缺氧与高碳酸血症反射性地通过交感神经使肾血管收缩，肾血流量严重减少所致。若及时治疗，随着呼吸功能的好转，肾功能往往可以恢复。

6. 对消化系统的影响 呼吸衰竭患者常合并消化道功能障碍，严重缺氧可以使胃壁血管收缩，因而降低胃黏膜的保护作用，临床上表现为消化不良、食欲下降，甚至出现胃黏膜糜烂、坏死、溃疡和出血。缺氧也可以直接或间接损害肝细胞，使血转氨酶上升。若缺氧及时纠正，胃肠功能也可以逐渐恢复正常。

第一节　急性呼吸衰竭

【病因】

常见引起急性呼吸衰竭的疾病如严重的呼吸系统感染、急性呼吸道阻塞性疾病、重度哮喘、各种原因引起的急性肺水肿；重症肌无力危象、颅脑外伤、脑血管意外、药物中毒等。以上各种原因均可导致急性呼吸衰竭。

【临床表现】

急性呼吸衰竭的临床表现主要表现为低氧血症所致的呼吸困难和低氧对各系统器官的影响。部分患者同时合并有急性二氧化碳潴留。

1. 呼吸困难 是呼吸衰竭最早出现的临床症状。多数患者都有明显的呼吸困难，可表现为呼吸频率加快、鼻翼扇动、呼吸动度加大、动用辅助呼吸肌，甚至出现三凹征。中枢神经疾病或中枢神经抑制性药物引起的急性呼吸衰竭常表现为呼吸节律的改变如陈-施呼吸、比奥呼吸等，以及通气量明显增加或减少，出现过度通气或二氧化碳潴留。

2. 发绀 是缺氧的典型表现。当血液中还原血红蛋白量增多，$SpO_2 < 90\%$，皮肤、黏膜、甲床部位即会出现发绀。由于发绀的出现与还原血红蛋白的绝对量有关，红细胞增多的患者出现发绀的时间较早而且较明显，而贫血的患者则发绀不明显或不出现。

> **案例 2-15-1**
> 1. 除一般咳嗽咳痰的呼吸道症状外，患者表现出较明显的呼吸困难。
> 2. 唇甲发绀（缺氧的典型表现）；肺部听诊发现湿啰音提示肺部有渗出病灶，是肺部感染的常见体征。

3. 循环系统 患者可有心率加快、血压增高、心输出量增加、心律失常。严重的低氧血症和酸中毒可引起心肌损害，甚至外周循环衰竭、血压下降、致命性心律失常、心搏骤停。

4. 神经系统 缺氧可使患者注意力不集中、定向力差、记忆力减退，或烦躁不安、神志模糊，甚至昏迷、抽搐等。

5. 消化和泌尿系统 严重的呼吸衰竭、低氧血症对肝肾功能都有影响，可出现转氨酶升高，血 BUN、Cr 升高，严重的患者可出现急性肾衰竭。胃肠道黏膜屏障功能受损可出现应激性溃疡、急性胃黏膜病变和消化道出血。

【实验室检查】

1. 动脉血气分析 呼吸衰竭的诊断主要依靠动脉血气分析，在海平面、一个大气压、静息状态、呼吸空气的情况下，$PaO_2 < 60mmHg$，伴或不伴 $PaCO_2 > 50mmHg$。单纯 $PaO_2 < 60mmHg$ 为 I 型呼吸衰竭；若 $PaO_2 < 60mmHg$，同时伴有 $PaCO_2 > 50mmHg$ 为 II 型呼吸衰竭。吸氧的患者可以计算氧合指数 $OI = PaO_2/FiO_2$，若 OI<300mmHg 提示呼吸衰竭，如<200mmHg 需结合病史考虑急性呼吸窘迫综合征。pH 可反映机体的代偿状态，也有助于急性或慢性呼吸衰竭的鉴别。当 $PaCO_2$ 升高、pH<7.35，为失代偿性呼吸性酸中毒；若 $PaCO_2$ 升高、pH 正常，为代偿性呼吸性酸中毒。

2. 肺功能检查　在呼吸衰竭的患者中，肺功能检查常由于病情危重而受到限制，但肺功能检查有助于判断原发病的种类和严重程度。常用的监测参数包括肺活量（VC）、用力肺活量（FVC）、第 1 秒用力呼气量（FEV_1）和呼气峰流速（PEF）等，有助于判断气道阻塞的严重程度。机械通气的患者监测流量曲线、压力–容量曲线等也可以对原发病或病情严重程度作判断。

3. 胸部影像学检查　包括普通胸片、胸部 CT 检查、CTA、放射性核素肺通气/灌注扫描等，有助于分析呼吸衰竭的原因及病情的判断。

<hr>

案例 2-15-1

1. 血常规：WBC 14.3×10^9/L，N 0.85，RBC 4.8$\times10^9$/L，Hb 139g/L，PLT 189×10^9/L。

2. 动脉血气分析（FiO_2 33%）：pH 7.45，PaO_2 59mmHg，$PaCO_2$ 32mmHg，HCO_3^- 23mmol/L，BE −2mmol/L。

3. 床边胸部 X 线片：双下肺野可见斑片状模糊影（图 2-15-1）。

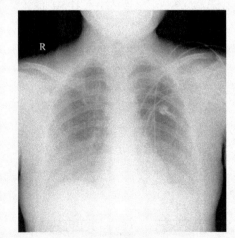

图 2-15-1　床边胸部 X 线片

<hr>

【诊断】

结合病史有导致急性呼吸衰竭的病因，临床上常有缺氧，无二氧化碳潴留的临床表现。诊断还是主要依靠动脉血气分析，在海平面、一个大气压、静息状态、呼吸空气的情况下，PaO_2<60mmHg，伴或不伴 $PaCO_2$>50mmHg。需要吸氧的患者可以计算氧合指数。

<hr>

案例 2-15-1

1. 患者，女，47 岁，因"发热、咳嗽、咳痰 1 周，加重伴气促 2 天"入院。

2. 病史特点：急性起病，以发热、咳嗽、咳痰等呼吸道症状为主要表现，无慢性心肺基础疾病，气促出现并进行性加重。

3. 临床特点：呼吸急促，唇甲发绀，双下肺可闻及湿啰音。

4. 辅助检查：血常规提示白细胞总数及中性粒细胞比例升高，血气分析提示氧分压下降（小于 60mmHg），二氧化碳分压在正常范围，胸部 X 线片显示双下肺渗出病灶。

临床诊断：
① 双下肺炎。
② 急性呼吸衰竭（Ⅰ型）。

<hr>

【治疗】

对于呼吸衰竭总的治疗原则是在保持呼吸道通畅的情况下，纠正缺氧、二氧化碳潴留和酸碱平衡所致的代谢功能紊乱，从而为基础疾病和诱发因素的治疗争取时间和创造条件。主要包括以下几个方面：

（一）病因治疗

引起急性呼吸衰竭的病因多种多样，针对不同病因采取适当的治疗十分重要，也是治疗呼吸衰竭的根本。如上呼吸道阻塞、张力性气胸、大量胸腔积液、药物中毒所引起的呼吸衰竭，只要上述病因去除，呼吸衰竭就可以很快改善。

（二）保持呼吸道通畅

对任何类型的呼吸衰竭，保持呼吸道通畅是最基本、最重要的治疗措施。

保持呼吸道通畅的方法主要有：①昏迷患者应使其处于仰卧位，头后仰，托起下颌并将口打开；②清除气道内分泌物及异物；③必要时应建立人工气道。人工气道的建立一般有三种方法，即简易人工气道、气管插管及气管切开。简易人工气道主要有口咽通气道、鼻咽通气道和喉罩，是气管内导管的临时替代方式。气管内导管是重建呼吸通道最可靠的方法。

若患者有支气管痉挛，需及时积极使用支气管扩张药物，可选用 β_2-肾上腺素受体激动剂、抗胆碱药、糖皮质激素或茶碱类药物等。在急性呼吸衰竭时，主要经静脉给药。

（三）氧疗

缺氧可对机体造成严重的危害，其程度超过二氧化碳潴留，通过增加吸入氧浓度来纠正患者缺氧状态的治疗方法即为氧疗。对于急性呼吸衰竭患者,应给予氧疗。但氧疗对不同原因引起的低氧血症效果是不同的。对于肺泡通气不足引起的低氧血症,因无换气功能障碍 P（A-a）O_2 正常,而 P_AO_2 的增高与吸入氧浓度是平行的,一般只要稍提高氧浓度,就能收到满意的效果。吸氧一般对轻、中度通气/血流比例失调所致缺氧效果也较好,而对重度者效果不佳,对肺内或心内血液分流所致低氧血症效果最差。对于贫血、循环功能障碍等氧输送能力下降所致缺氧,吸氧虽不能解决根本问题,但能增加溶解状态的氧,减轻心脏负荷,也有一定好处。

1. 吸氧浓度　确定吸氧浓度的原则是保证 PaO_2 迅速提高到 60mmHg 或脉搏搏容积血氧饱和度（SpO_2）达 90% 以上的前提下,尽量减低吸氧浓度。

Ⅰ型呼吸衰竭的主要问题为氧合功能障碍而通气功能基本正常,较高浓度（>35%）给氧可以迅速缓解低氧血症而不会引起二氧化碳潴留。对于伴有高碳酸血症的急性呼吸衰竭,往往需要低浓度（<35%）给氧。

2. 氧疗方法

（1）鼻导管或鼻塞:主要优点为简单方便、患者耐受性好;不影响患者咳痰、进食。缺点为氧浓度不恒定,易受患者呼吸的影响;高流量时对局部黏膜有刺激,且容易造成鼻黏膜干燥,氧流量不能大于 7L/min。吸入氧浓度计算公式:吸入氧浓度（%）=21+4×氧流量（L/min）。

（2）面罩:主要包括简单面罩、带储气囊无重复呼吸面罩和文丘里（Venturi）面罩,主要优点为吸氧浓度相对稳定,可按需调节,该方法对鼻黏膜刺激小,当氧流量大于 4L/min 时不会产生重复呼吸,增大氧流量最高氧浓度可达 50%～60%。缺点为在一定程度上影响患者咳痰、进食。

（3）建立人工气道机械通气:呼吸机可以通过空-氧混合器提供 21%～100% 任意浓度的氧,且可以通过增加呼气末正压改善氧合。

（4）高压氧疗:患者在密闭的氧舱内,通过增加舱内的大气压,提高溶解于血液中的氧分压。对于一氧化碳中毒的患者有特殊的疗效,但一般不适用于慢性呼吸衰竭。

3. 氧疗的不良反应　由于机械通气的广泛使用,长时间高浓度吸氧,氧中毒重新引起临床重视。氧对机体的危害主要有以下几个方面:①吸收性肺不张:气道阻塞时,吸入高浓度的氧,在气道远端的气体容易被吸收而发生肺泡萎陷。②氧中毒:在肺部的表现可引起急性肺损伤,类似 ARDS 样改变,还可累及中枢神经系统、红细胞生成系统、内分泌系统及视网膜。

（四）增加通气量、改善二氧化碳潴留

1. 呼吸兴奋剂　呼吸兴奋剂的使用原则:最重要的是必须保持气道通畅,否则会导致呼吸肌疲劳,并进而加重二氧化碳潴留;脑缺氧、水肿未纠正而出现频繁抽搐者慎用;患者的呼吸肌功能应基本正常;不可突然停药。主要适用于以中枢抑制为主、通气量不足引起的呼吸衰竭,对以肺炎、肺水肿、弥漫性肺纤维化、ARDS 等病变引起的以肺换气功能障碍为主所致的呼吸衰竭患者不宜使用。

2. 机械通气　当机体出现严重的通气和（或）换气功能障碍时,以人工辅助通气装置（呼吸机）来改善通气和（或）换气功能,即为机械通气。详见第十五章第三节。

（五）一般支持疗法

电解质紊乱和酸碱平衡失调的存在,可以进一步加重呼吸系统乃至其他系统器官功能障碍,应及时加以纠正。对于呼吸性酸中毒的治疗,应以增加通气量为主,只有在严重失代偿性呼吸性酸中毒 pH<7.15,而又暂时无有力手段增加通气量（如机械通气）,才考虑应用碱性药物。呼吸性酸中毒时输入过多的碳酸氢钠会加重二氧化碳排出的负担。急性呼吸衰竭,较慢性呼吸衰竭更易合并代谢性酸中毒,应积极纠正。对重症患者常需转入 ICU,集中人力物力积极抢救,监测血压、心率,记录液体出入量等,防治多器官功能障碍综合征。

> **案例 2-15-1　处方及医师指导**
> 1. 休息、立即予以氧疗,严密监测生命体征,病情变化要及时处理及加强生命支持。
> 2. 病因治疗:本病例引起呼吸衰竭的原因主要为感染,应给予抗生素治疗,完善病原学检查（血液、痰）,针对性用药治疗。
> 3. 支持治疗,保护重要脏器。缺氧可以导致多器官功能的障碍,甚至器官功能衰竭。

第二节　慢性呼吸衰竭

【病因】

慢性呼吸衰竭多由支气管-肺疾病引起,如COPD、严重肺结核、肺间质纤维化、尘肺等。胸廓和神经肌肉病变如胸部手术、外伤、广泛胸膜增厚、胸廓畸形、脊髓侧索硬化症和睡眠呼吸暂停综合征等,亦可导致慢性呼吸衰竭。慢性呼吸衰竭常见的加重原因有细菌或病毒感染、充血性心力衰竭、肺栓塞等。

【临床表现】

慢性呼吸衰竭患者的呼吸衰竭历时数周至数月,

机体有较充裕的时间发挥各种代偿作用,维持机体的内环境稳定和对缺氧及二氧化碳潴留的耐受。慢性呼吸衰竭的临床表现与急性呼吸衰竭大致相似。但以下几个方面有所不同。

1. 呼吸困难　COPD 所致的呼吸衰竭,病情较轻时表现为活动后气促伴呼气延长,严重时可发展为浅快呼吸。若并发二氧化碳潴留,$PaCO_2$ 升高过快或显著升高以致发生二氧化碳麻醉时,患者可由呼吸过快过速转为浅慢呼吸或潮式呼吸。

2. 精神神经症状　慢性呼吸衰竭伴二氧化碳潴留时,随 $PaCO_2$ 升高可表现为先兴奋后抑制现象。兴奋症状包括失眠、烦躁、躁动、夜间失眠而白天嗜睡(昼夜颠倒现象)。但此时切忌使用镇静或催眠药物,以免加重二氧化碳潴留,发生肺性脑病。肺性脑病表现为神志淡漠、肌肉震颤或扑翼样震颤、间歇抽搐、昏睡,甚至昏迷等。亦可出现腱反射减弱或消失,锥体束征阳性等。此时应与合并脑部疾病作鉴别。

3. 循环系统表现　二氧化碳潴留使外周体表静脉充盈、皮肤充血、温暖多汗、血压升高、心排出量增多而致脉搏洪大;多数患者有心率加快甚至心律失常;因脑血管扩张而产生搏动性头痛。

4. 消化和泌尿系统　慢性呼吸衰竭患者病情加重时常伴有消化不良、腹胀不适,与胃肠道淤血、电解质紊乱等因素有关;由于肾脏代偿性重吸收 HCO_3^- 增多,肾脏血流相对减少灌注不良,会出现低氯、高钾、少尿。

【诊断】

慢性呼吸衰竭血气分析诊断标准参考急性呼吸衰竭。对慢性呼吸衰竭急性加重的诊断标准不应该以正常血气标准来判断,而需要参考基础 $PaCO_2$ 水平,$PaCO_2$ 变化幅度越大,提示病情越严重。

【治疗】

有关治疗原发病、保持呼吸道通畅、恰当的氧疗等治疗原则,与急性呼吸衰竭基本一致。

1. 氧疗　COPD 是导致慢性呼吸衰竭的常见呼吸系统疾病,常伴有二氧化碳潴留,氧疗时需注意保持低流量吸氧,防止血氧含量过高。慢性高碳酸血症患者呼吸中枢的化学感受器对二氧化碳的敏感性下降,呼吸主要依靠低氧对颈动脉体、主动脉体化学感受器的刺激来维持。若吸入高浓度氧,使血氧分压迅速上升,解除了低氧对外周化学感受器的刺激,便会抑制患者的呼吸,造成通气量下降,二氧化碳上升,严重时陷入二氧化碳麻醉状态。

长期的氧疗对 COPD 患者有特殊的意义,可以改善患者的智力、记忆力、运动协调能力,改善高血红蛋白血症,减少肺循环阻力,缓解因缺氧引起的肺动脉痉挛,降低肺动脉压,可预防和延缓肺心病的发生。如患者有以下情况时,适合长期氧疗:①肺动脉高压或有肺心病;②继发高血红蛋白血症;③运动时发生严重低氧血症,或运动受到缺氧的限制,吸氧后可得到改善。

2. 机械通气　根据病情选用无创机械通气或有创机械通气。对严重失代偿性呼吸性酸中毒患者进行气管插管机械通气时,应避免二氧化碳下降过快而出现代谢性碱中毒。设置相对较小的分钟通气量,使二氧化碳缓慢排出,在机械通气后 1~2 小时复查血气分析,调节通气参数。对有严重肺气肿或肺大泡的患者要注意控制通气的平台压,避免出现气压伤。

3. 抗感染　慢性呼吸衰竭急性加重的常见诱因是感染,一些非感染因素诱发的呼吸衰竭也容易继发感染。抗感染治疗抗生素的选择可以参考相关章节。

4. 呼吸兴奋剂的应用　需要时,慢性呼吸衰竭患者可服用呼吸兴奋剂阿米三嗪 50~100mg,2 次/日。该药通过刺激颈动脉体和主动脉体的化学感受器兴奋呼吸中枢,增加通气量。慢性呼吸衰竭急性加重的患者可以考虑静脉使用呼吸兴奋剂,如尼可刹米和洛贝林,相关注意事项参考之前章节。

5. 纠正酸碱平衡失调　慢性呼吸衰竭常有二氧化碳潴留,导致呼吸性酸中毒。呼吸性酸中毒的发生多为慢性过程,机体常常以增加碱储备来代偿,以维持 pH 于相对正常水平。当以机械通气等方法较为迅速地纠正呼吸性酸中毒时,原已增加的碱储备会使 pH 升高,造成对机体的严重危害,故在纠正呼吸性酸中毒的同时,应当注意同时纠正潜在的代谢性碱中毒,通常给予患者盐酸精氨酸和补充氯化钾。

第三节　呼吸支持技术

呼吸支持(breath support)技术是救治呼吸衰竭的有效手段。临床上常针对呼吸衰竭的不同程度采用不同呼吸支持方法。呼吸支持技术包括开放气道、吸氧、气管插管、气管切开、机械辅助通气、体外膜肺和血管内氧合等技术。本节主要就机械通气技术作简要介绍。

案例 2-15-1

1. 患者经抗感染、化痰及支持治疗后,体温峰值较前下降。

2. 予以鼻导管吸氧,氧流量 4L/min,血氧饱和度维持在 88%~90%,呼吸困难缓解不明显。后改为储氧面罩吸氧,氧流量 6~8L/min,血氧饱和度维持在 90%~95%,呼吸频率 27 次/分。

3. 复查动脉血气:pH 7.36,PaO_2 66mmHg,$PaCO_2$ 41mmHg,HCO_3^- 21.4mmol/L,BE −4.5mmHg/L

问题：
1. 患者目前的呼吸状态是否能接受？
2. 下一步的呼吸支持如何考虑？

【无创正压通气】

无创正压通气（non-invasive positive pressure ventilation，NIPPV）是指无须建立人工气道的正压通气，主要通过鼻面罩或口鼻面罩连接患者，可避免有创正压通气的常见并发症。临床研究证明，对于急性加重期的慢性阻塞性肺疾病、急性心源性肺水肿和免疫功能低下患者并发急性呼吸衰竭，NIPPV 可以减少急性呼吸衰竭的气管插管或气管切开及相应的并发症，并有可能改善预后；同时一定程度上减少慢性呼吸衰竭呼吸机的依赖，减少患者的痛苦和医疗费用，提高生活质量。

（一）适应证

应用 NIPPV，患者必须具备以下基本条件：较好的意识状态、咳痰能力、自主呼吸能力、血流动力学稳定和良好的配合 NIPPV 的能力。没有绝对禁忌证的呼吸衰竭的患者，应用 NIPPV 治疗 1～4 小时后，如果临床状况和血气好转，则继续使用，否则应尽早改为有创通气。

（二）禁忌证

NIPPV 的禁忌证分为绝对禁忌证和相对禁忌证。

绝对禁忌证：①心搏或呼吸停止；②自主呼吸微弱、昏迷；③循环呼吸不稳定；④误吸危险性高，不能清除口咽部及上呼吸道分泌物，呼吸道保护能力差；⑤鼻咽腔永久性解剖学异常；⑥合并其他脏器功能衰竭（血流动力学不稳定、不稳定心律失常、消化道大出血或穿孔、严重脑部疾病等）；⑦颈面部创伤、烧伤、畸形；⑧近期面部、颈部、口腔、咽腔、食管及胃部手术后；⑨上呼吸道梗阻；⑩明显不合作。

相对禁忌证：①气道分泌物多和（或）排痰障碍；②严重感染；③极度紧张；④严重低氧血症（PaO_2 <45mmHg）、严重酸中毒（pH≤7.20）；⑤近期上腹部手术后（尤其是需要严格胃肠减压者）；⑥严重肥胖；⑦上呼吸道机械性阻塞。

（三）模式及参数设置

NIPPV 常用的通气模式有持续气道正压（CPAP）和双水平正压通气（BIPAP），后者较常用。BIPAP 参数如表 2-15-3 所示，参数调节原则：吸气压/呼气压（IPAP/EPAP）均从较低水平开始，患者耐受后再逐渐上调，直到达到满意的通气和氧合水平或调至患者可能耐受的水平。

表 2-15-3　双水平正压通气模式的参数设置

参数	常用值
IPAP/潮气量	10～25cmH₂O/7～15ml/kg
EPAP	3～5cmH₂O（Ⅰ型呼吸衰竭是用 4～12cmH₂O）
后备频率（T 模式）	10～20 次/分
吸气时间	0.8～1.2 秒

【有创正压通气】

（一）机械通气的目标

机械通气是指患者正常通气和（或）换气功能出现障碍时，运用机械装置（主要是呼吸机），使患者恢复有效通气并改善氧合的一种呼吸支持方法。它不是一种病因治疗，而是一种功能替代疗法，为诊断呼吸衰竭的各种病因治疗争取时间和创造条件。合理的机械通气首先必须明确机械通气的目标，是机械通气治疗实现个体化，获得最佳疗效。

1. 机械通气的生理目标

（1）改善或维持动脉氧合：改善低氧血症，提高氧输送是机械通气最重要的生理目标。吸入氧浓度（FiO_2）适当条件下，动脉血氧饱和度>90%或动脉氧分压（PaO_2）>60mmHg 是保证氧输送的前提。

（2）支持肺泡通气：使肺泡通气量达到正常水平，将动脉二氧化碳分压水平维持在基本正常的范围内，是机械通气的基本生理目标之一。

（3）维持或增加肺容积：肺泡容积明显减少主要见于肺不张、ARDS、肺部感染、肺水肿等，是患者出现呼吸窘迫、低氧血症和肺顺应性明显降低的主要原因，通过机械通气可使肺泡复张，可明显增加呼气末肺泡容积，改善呼吸窘迫及低氧血症。

（4）减少呼吸功：机械通气替代患者呼吸肌肉做功，降低呼吸肌氧耗，有助于改善其他重要器官或组织的氧供。正常情况下，呼吸肌氧需占全身氧需的 1%～3%，呼吸困难或呼吸窘迫时，氧需骤增，使得氧需增加到全身氧需的 20%～50%，从而造成其他脏器的缺氧。及时的机械通气治疗，改善呼吸困难，能明显减低呼吸肌氧需，防止 MODS。

2. 机械通气的临床目标　对机械通气的治疗更直接、更具可操作性。主要包括：

（1）纠正低氧血症：通过改善肺泡通气量、增加功能残气量、降低氧耗，可纠正低氧血症和组织缺氧。

（2）纠正急性呼吸性酸中毒，但动脉二氧化碳分压并非一定要降至正常水平。

（3）缓解缺氧和二氧化碳潴留引起的呼吸窘迫。

（4）防止或改善肺不张。

（5）防止或改善呼吸肌疲劳。

（6）保证镇静和肌松药物使用的安全性。

（7）减少全身和心肌氧耗。

（8）降低颅内压，通过控制性的过度通气，可降低颅内压。

（9）促进胸壁的稳定，在胸壁完整性受损的情况下，机械通气可促进胸壁稳定，维持通气和肺膨胀。

（二）机械通气的应用指征

1. 机械通气的适应证

（1）通气功能障碍为主的疾病：COPD、支气管哮喘、重症肌无力、吉兰-巴雷综合征、多发性肌炎、胸廓畸形、胸廓外伤或胸部手术后等所致外周呼吸泵衰竭；脑炎、外伤、肿瘤、脑血管意外和药物中毒等引起的中枢性呼吸衰竭。

（2）换气功能障碍为主的疾病：ARDS、肺炎、间质性肺疾病、肺栓塞等。

（3）需强化气道管理者：使用某些呼吸抑制药物时；各种外科手术常规麻醉和术后管理的需要；体弱或患有心脏疾病者需要降低全身或心肌氧耗。

（4）需要适当过度通气降低颅内压。

2. 机械通气的禁忌证　一般认为，机械通气无绝对禁忌证，但有一些特殊疾病归结为机械通气的相对禁忌证，如张力性气胸及纵隔气肿未行引流、伴肺大泡的呼吸衰竭、低血容量休克未补充容量、严重肺出血、气管-食管瘘等，机械通气可能会使病情加重。但在出现致命性通气和氧合障碍时，应积极处理原发病（如尽快行胸腔闭式引流术、积极补充血容量等），同时不失时机地应用机械通气。

3. 机械通气的时机　判断是否需要行机械通气可参考以下条件：

（1）意识障碍。

（2）呼吸频率＞35～40次/分或＜6～8次/分，呼吸节律异常或自主呼吸微弱或消失。

（3）$PaO_2 < 50mmHg$，尤其是吸氧后仍＜50mmHg。

（4）$PaCO_2$进行性升高，pH进行性下降。

（5）呼吸衰竭经常规治疗后效果不佳，有病情恶化趋势。

（三）机械通气的并发症

1. 呼吸机相关肺损伤　是指机械通气对正常肺组织的损伤或使已损伤的肺组织进一步加重，包括气压伤、容积伤、萎陷伤和生物伤。

2. 呼吸机相关肺炎（VAP）　是指机械通气 48小时后发生的院内获得性肺炎。文献报道大约 28%的机械通气患者发生 VAP。

3. 氧中毒　即长时间吸入高浓度氧导致的肺损伤，目前尚无 $FiO_2 \leqslant 50\%$引起肺损伤的证据，即 $FiO_2 \leqslant 50\%$是安全的。

4. 呼吸机相关的膈肌功能不全　导致撤机困难，延长机械通气和住院时间，因此机械通气患者尽可能保留自主呼吸，加强呼吸肌锻炼，加强营养支持可以增强或改善呼吸肌功能。

（四）机械通气的模式

1. 容量辅助/控制通气　使用容量辅助/控制（A/C）通气模式，患者的每一次呼吸均被呼吸机支持，患者的呼吸频率可高于设置的机械通气频率。需设置以下参数：潮气量、吸气流速、气流模式、触发灵敏度、机械通气频率等。吸气向呼气的切换为时间切换（或容量切换）。其优点：既具有控制通气安全性的特点，又使呼吸机与患者呼吸同步，支持患者的每一次呼吸。

2. 同步间歇指令通气（SIMV）　是呼吸机强制指令通气与患者自主呼吸相结合的通气模式。与 A/C相似，一般在触发窗内如患者有吸气触发，则按预设的潮气量、气体流速、吸气时间送气；如在触发窗内患者无吸气触发，则在该指令通气周期结束后，呼吸机按预设的条件强制送气。需设置参数如下：指令通气的潮气量、吸气流速/吸气时间、频率及触发灵敏度。其主要优点：既保证指令通气，又使患者不同程度地通过自主呼吸做功；通过调节 SIMV 指令通气频率，既可减少患者做功，也可增加患者做功；SIMV是常用撤机手段。

3. 压力控制通气（PCV）　是一种预设压力、时间切换的控制通气模式。使用该模式时，患者每一次呼吸均被呼吸机支持，患者的呼吸频率可高于设置的机械通气频率。需设置以下参数：压力控制水平、触发灵敏度、频率、吸气时间或吸呼比等参数。吸气向呼气切换为时间切换。其优点：气流模式为减速气流，吸气流速较高，有助于使塌陷肺泡复张。其不足：潮气量可能不稳定，清醒、非镇静患者往往不能耐受，已发生过度通气和呼吸性碱中毒。

4. 呼吸支持通气（PSV）　是一种预设压力、流速切换的辅助通气模式，对患者每一次的呼吸均予以支持。吸气向呼气切换为流速切换。需设置的参数如下：压力水平、触发灵敏度。其优点：人机对抗较少，使用 5～12cmH_2O 的 PSV 可完全克服气管插管和按需阀的附加阻力，可以通过调节 PSV 支持水平，帮助撤机困难者尽早撤机。

5. 持续气道内正压（CPAP）　是指通过按需阀或持续气流，在气道内形成持续正压，以增加肺容积、改善氧合。CPAP 完全靠患者自主呼吸，需要患者必须具备正常的呼吸驱动功能。其优点：可增加肺容积、促进塌陷的肺泡复张、减少呼吸功、改善氧合，也能抵消内源性 PEEP 或动态肺过度通气。

6. 气道压力释放通气（APRV）　是在 CPAP 系统中呼吸端增加一压力释放阀而形成的通气模式，通过周期性的短暂终止 CPAP 而增加肺泡通气量。APRV 时肺泡通气由有压力释放时的释放容积和 APRV 频率决定的。

7. 气道内双相正压通气（BIPAP）　是对气道压力释放通气改进而形成的，可调节吸气、呼气时间（T_{high}、T_{low}）和高压、低压水平（P_{high}、P_{low}）。其优点：平均气道压力低，可防止气压伤发生；促进塌陷肺泡复张，改善氧合；保留自主呼吸，对循环干扰小，减少肌松剂和镇静剂的使用。

【经鼻高流量氧疗】

经鼻高流量氧疗（high flow nasal therapy，HFNC）是指通过无须密封的鼻塞导管直接将一定氧浓度的空氧混合高流量气体输送给患者的一种氧疗方式。其优点：可对气流进行湿化、加温，更接近生理呼吸，具有很好的舒适性和耐受性。由于提供持续高流量，减少了解剖无效腔，增加肺泡通气量。还可以提供呼气末正压，降低呼吸频率，减少上呼吸道的阻力，可减少患者呼吸做功，有助于肺复张，降低患者机械通气的风险。需设置的参数如下：氧流量（2～70L/min）、氧浓度（21%～100%）、加温及加湿（37℃温度、100%相对湿度）。

案例 2-15-1

1. 储氧面罩吸氧时，患者呼吸仍急促，活动后加重，自觉疲惫，动脉血气提示呼吸衰竭改善不明显。

2. 选择无创呼吸机辅助通气，根据患者情况选择合适的口鼻面罩，模式 BIPAP，参数设置如下：IPAP 16cmH₂O，EPAP 5cmH₂O，FiO₂ 50%，f 16 次/分，吸气时间 0.9 秒。

3. 通气 2 小时后，患者自觉呼吸困难有缓解，血氧饱和度维持在 94%～98%，呼吸频率下降至 20 次/分左右。

4. 复查动脉血气：pH 7.41，PaO₂ 86mmHg，PaCO₂ 38mmHg，HCO₃⁻ 23.5mmol/L，BE −2.7mmHg/L。

（刘晓青）

第三篇 循环系统疾病

第一章 总 论

循环系统疾病包括心脏和血管病变,合称心血管疾病。心血管疾病是危害人民健康的常见病。美国心脏协会 2022 年报告,48%美国成年人(1.215 亿)患有心血管疾病(包括高血压)。发病率随年龄逐渐上升,从 20 岁的 5%到 75 岁以上的 75%。

心血管疾病带来沉重的社会负担,据统计,在美国,每年超过 600 万人次因心血管病住院。有650 万美国人患心绞痛,每年超过 100 万人发生心肌梗死。大约 480 万美国人患心力衰竭,每年大约有 50 万新病例。每年有 140 万人接受心导管检查,大约 120 万人接受冠状动脉血运重建手术(包括经皮冠状动脉介入术或冠状动脉旁路手术)。先天性心脏病患者大约有 100 万人,每年还有 4 万先天性心脏病患儿出生。每年用于心血管疾病的总费用估计达 3780 亿美元。

2016 年全球主要死因心血管疾病的死亡人数每年超过 1760 万人,预计到 2030 年将增加到 2360 万人以上。中国是心血管疾病死亡人数最多的国家。《中国心血管健康与疾病报告 2019》显示,中国心血管疾病患病人数约为 3.30 亿,导致的死亡分别占农村和城市死亡人数的 45.91%和 43.56%。

【心血管疾病的症状】

心血管疾病的常见症状包括胸痛、呼吸困难、心悸、晕厥等。心血管疾病的症状大多由心肌缺血、心肌收缩/舒张功能障碍、血流阻塞或心律失常所引起。心肌缺血大多数表现为胸部不适;心功能不全由于心排血量减少可导致疲乏、气短,严重者出现发绀、低血压、晕厥;由于心脏回流受阻,可引起液体潴留,导致呼吸困难、端坐呼吸、全身及肺水肿。血流阻塞,如瓣膜狭窄时,可引起类似于心力衰竭的症状。心律失常可突然出现,所导致的症状和体征,如心悸、呼吸困难、低血压、头晕及晕厥,也常突然出现和消失。

心肌或冠状动脉功能可在静息时正常,而于运动时出现功能不全。仅在运动时出现的胸部不适和(或)呼吸困难是心脏病的特征。反之,如症状在静息时出现,运动时消失,极少见于器质性心脏病。

心血管疾病的其他症状还有干咳、疲乏和无力、咯血、跛行等。干咳常为肺静脉压增高和心力衰竭的早期症状;疲乏和无力是晚期心脏病的常见症状,患者很难从事正常活动;咯血是肺栓塞的典型症状,也常见于二尖瓣狭窄、肺水肿、支气管扩张和支气管炎时;跛行即劳力时肢体疼痛,应警惕周围动脉疾病的可能。

许多心血管疾病的患者无论在静息或运动时均无症状,但有异常的体检发现,如心脏杂音、血压升高、心电图异常或心脏增大。在运动试验时患者可表现为无症状心肌缺血。一些无症状的患者初次临床事件可以是灾难性的,如猝死、急性心肌梗死或中风等。

由于心血管疾病十分常见,人们对于心血管疾病的症状都很熟悉。一些患者,甚至医师有时也会将许多并非心脏病所引起的症状,误认为是由于器质性心脏病所致。此外,由于心脏功能的意义已深入人心,因而普遍存在对心脏病的恐惧心理,一些心血管系统正常的人,也常出现酷似器质性心脏病的症状。另一方面,器质性心脏病患者,除可出现器质性心脏病引起的症状外,还可出现一些与心血管系统相关但属于功能性的症状。对于这类患者,鉴别症状是器质性还是功能性疾病所致是一项重要而具挑战性的工作。

对确诊为器质性心脏病的患者,尤其是经历了大的心血管事件如急性心肌梗死或严重心律失常的患者,常有焦虑等症状。

必须认识到,心血管疾病的症状也可见于其他系统疾病。如呼吸困难是心力衰竭的主要症状,也见于呼吸系统疾病、重度肥胖和焦虑等。同样,胸部不适也可见于除心肌缺血以外的许多临床情况。究竟心脏病与这些症状之间是否有关,常需作详尽的临床检查后方能确定。心电图检查、X 线检查及超声心动图等非侵入性检查方法,常可为明确诊断提供依据。有时尚需采用更为特殊的侵入性检查(如心导管检查及心血管造影术等)。

除症状外,完整的病史还应包括系统回顾、家族史、个人史和既往史。系统回顾可能发现其他症状,提示某一全身性疾病为心血管情况发生的原因。家族史应注意早发动脉粥样硬化及家族性遗传疾病如先天性长 QT 间期综合征、肥厚型心肌病、马方(Marfan)综合征等。而原发性高血压及冠状动脉粥样硬化为多基因疾病。心血管病出现家族聚集现象,不仅与遗传有关,而且还与家庭饮食或生活习惯等因素有关,如摄入食盐量或热量过多及吸烟等。个人史应注意吸烟、酗酒和违禁药物等。通过既往史,了解患者既往患病及用药情况。

【心血管疾病的体格检查】

心血管体检是全身体检的一部分,从中可能发现诊断症状性或无症状性心血管疾病的重要线索,还能发现非心血管疾病的心血管表现。心血管检查应包括生命体征、皮肤颜色、杵状指(趾)、水肿、外周灌注不良的体征(皮肤湿冷、出汗)及眼底改变。一般由细致的脉搏和血压检查开始。怀疑主动脉夹层时,两上臂血压均应测定,最好再测量下肢血压(至少一侧)。如疑为主动脉缩窄,上下肢血压均应测定。两侧上肢血压不一,也可由动脉粥样硬化引起。奇脉是指吸气时收缩压减低 10mmHg 以上的情况,为心包压塞的典型改变;交替脉见于严重左心功能不全;水冲脉见于高动力循环,如主动脉瓣关闭不全、动脉导管未闭等。外周动脉搏动减弱提示外周动脉病。下肢搏动延迟提示主动脉缩窄,亦可见于主动脉夹层。

1. 一般情况 心力衰竭患者呼吸节律加快。肺水肿患者呼吸急促极为明显。晚期心力衰竭患者可出现 Cheynes-Stokes 呼吸。一些引起心血管表现的全身性疾病具有特殊的外观,如甲状腺功能亢进、甲状腺功能减退、类风湿性关节炎、硬皮病、马方综合征、Down 综合征等。

2. 颈静脉 颈静脉充盈见于右心衰竭、缩窄性心包炎、心包积液、上腔静脉阻塞等。正常情况下,颈静脉压力在吸气时下降;缩窄性心包炎时,颈静脉压力吸气时上升(Kussmaul's sign)。

3. 颈动脉搏动 主动脉瓣关闭不全、动静脉瘘、甲状腺功能亢进、发热及贫血等情况下,由于心搏量增加,颈动脉搏血量也增加,颈动脉搏动频率可能增快,搏幅增强。主动脉瓣关闭不全和动静脉瘘时,搏动可呈重搏脉。

4. 心脏的检查

(1)心脏增大:各种心脏病均可致心脏增大。左心室增大时,心尖搏动向左下移位并呈抬举性搏动。右心室增大时在胸骨左缘第 3 或第 4 肋间有弥散性、抬举性搏动。青春期前右心室肥大可致心前区隆起。心包积液时心浊音界增大,但心尖冲动消失。

(2)心音异常:许多心血管疾病有第一心音(S_1)、第二心音(S_2)增强、减弱或分裂。并可出现第三、四心音及额外心音。这些心音异常可有助于诊断瓣膜、心肌病变、先天性心脏病、心包积液、高血压、肺动脉高压、房室传导阻滞等。S_1 增强见于二尖瓣狭窄、PR 间期短、高动力循环、胸壁薄者。S_1 减弱见于二尖瓣关闭不全、PR 间期延长、心力衰竭、肺气肿、胸壁厚者。正常人,肺动脉瓣区 S_2 的主动脉瓣成分和肺动脉瓣成分在呼气时几乎重叠,吸气时右心室搏血量增加,S_2 常可出现分裂(生理性分裂)。在右束支传导阻滞、肺动脉瓣狭窄、二尖瓣关闭不全时可出现 S_2 宽分裂;房间隔缺损时,分裂不受呼吸影响,趋于固定(固定性分裂);而左束支阻滞及其他可使左心室排空推迟的情况时,可能出现反常分裂。高血压时,主动脉瓣区 S_2 增强;而主动脉瓣狭窄时则强度减低。肺动脉高压时,肺动脉瓣区 S_2 增强;肺动脉狭窄时 S_2 减弱。

正常儿童和青年人可闻及第三心音。40 岁以后如出现第三心音,应考虑为异常,见于舒张早期心室充盈量增加(如二尖瓣关闭不全)或压力增高(如晚期心力衰竭)时。40~50 岁以上成年人由于心房收缩时心室顺应性减低常能听到第四心音,也见于高血压、肥厚型心肌病及冠心病等。

二尖瓣开放拍击音见于二尖瓣狭窄。心尖区闻及收缩早期喷射音提示主动脉瓣狭窄;心底部闻及收缩早期喷射音提示肺动脉瓣狭窄。收缩中-晚期喀喇音最常见于二尖瓣脱垂。

(3)心脏杂音:可分为收缩期、舒张期和连续性三型。心瓣膜病、大血管病和先天性心脏病等可在瓣膜听诊区或其他部位听到特征性杂音。分析杂音的部位、性质、强度、时相、历时长短及传导情况等,有助于心血管疾病的诊断。大多数心脏杂音为柔和的收缩中期杂音(Ⅰ~Ⅱ/6 级),如出现在无其他心脏病证据、无症状的儿童或青年人,通常是生理性杂音。相反,Ⅲ/6 级以上的收缩期杂音,尤其是收缩晚期或全收缩期杂音、大多数舒张期或连续性杂音多为器质性杂音(表 3-1-1)。

表 3-1-1　心脏杂音

收缩期杂音	
喷射性	主动脉瓣狭窄
	肥厚梗阻性心肌病
	肺动脉瓣狭窄
全收缩性	二尖瓣关闭不全
	三尖瓣关闭不全
	室间隔缺损
收缩晚期	二尖瓣或三尖瓣脱垂
舒张期杂音	
舒张早期	主动脉瓣关闭不全
	肺动脉瓣关闭不全
舒张中-晚期	二尖瓣或三尖瓣狭窄
	跨二尖瓣或三尖瓣血流杂音
	心房黏液瘤
连续性杂音	
	动脉导管未闭
	冠状动脉瘘
	主动脉窦瘤破裂

有些操作如吸气、呼气、起立、蹲下、握拳等，对杂音的鉴别诊断极有帮助，但要在病因上作出确切判断，超声心动图检查是必要的。

5. 腹部　心脏病患者肝大的最常见原因是右心衰竭。肝颈回流征阳性提示右心衰竭或右心室充盈受阻。严重者还可出现脾肿大与腹水。肾区听到收缩期杂音提示肾动脉狭窄。腹主动脉异常时也可闻及收缩期杂音。

6. 肢体　水肿是右心衰竭的主要体征，心力衰竭、肺动脉高压、心包疾病所致的水肿，一般是对称的，自踝向上发展，常伴有颈静脉怒张、肝淤血。单侧水肿提示血栓性静脉炎及近端静脉或淋巴管受阻。

7. 其他　风湿性心瓣膜病时可见到环形红斑、皮下结节等与风湿热有关的体征。严重右心衰竭可出现黄疸。感染性心内膜炎可有 Osler's 结、Janeway's 损害和裂片状出血。黄色瘤是在肢体伸面及掌、指皱褶出现的胆固醇皮下沉积，见于严重高胆固醇血症时。眼底检查可发现高血压的眼底改变，以及感染性心内膜炎的典型改变。视网膜动脉串珠样改变则为严重高胆固醇血症的特征。视网膜动脉栓塞，栓子可能来自左心房或左心室血凝块，或左心房黏液瘤，或为大血管脱落的粥样硬化碎片。

【实验室检查】

已知或疑有心脏病者，都应该作心电图和胸部 X 线检查。心电图有助于确定心律、传导异常和可能存在的心肌缺血。胸片则能提供心脏增大、肺血管床和大血管方面的信息。

实验室检查除血、尿常规检查外，多种生化、微生物和免疫学检查有助于诊断。一般应做全血细胞计数、血电解质、血糖、血脂及甲状腺功能等项目。应针对具体情况选择血液检查。如感染性心内膜炎时的微生物培养，血液细菌、病毒学检查；风湿性心瓣膜病时有关风湿活动的链球菌抗体的血液检查；动脉粥样硬化时血液各种脂质检查，急性心肌梗死时的肌钙蛋白、心肌酶学检查；心力衰竭时的钠尿肽检查等。

超声心电图是分析瓣膜与心脏功能的最实用检查。应用多普勒技术，能对狭窄和关闭不全程度作出定量测定。检查是否发生主动脉夹层和鉴定心腔内血凝块，以经食管超声心动图为佳。放射性核素检查则可用于检测于左心室功能，评价心肌缺血，确定存活心肌。

利用运动或药物的激发试验，可由心电图改变、灌注异常（放射性核素检查）和室壁运动的暂时改变（超声心动图）等，发现实验诱导的心肌缺血。这些实验对可疑心肌缺血的诊断和已知缺血性心脏病者的预后判定，往往是至关重要的。

心导管检查能准确测定通过狭窄瓣膜膜的压力的阶差，评估心内分流轻重，确定心内压力。冠状血管造影能确诊冠心病，是经皮冠状动脉介入治疗及冠状动脉搭桥移植术的术前必检项目。

持续动态心电图监护，有助于心律失常的诊断。现在已有各种更新技术，可对重要而发生不多的症状进行较长时间的监测。心脏电生理检查可用于宽 QRS 波心动过速的鉴别诊断，在指导各种介入性电生理治疗上也有重要意义。

【心血管疾病的诊断】

对于任何一个临床医学分支来说，如要确定患者的预后和合理的治疗计划，均需要以正确的诊断评估为基础。对于心血管系统的患者，要特别注意，不仅要正确，还必须要完整的诊断。正如纽约心脏病学会所规定，完整的心脏病诊断要素应包括如下几个方面：

（1）病因学诊断，即要确定所患心脏病的病因属于先天性、风湿性、高血压性或缺血性。

（2）解剖学上的异常，要确立哪一侧心室扩大，哪些瓣膜受到侵犯，是否侵犯心包膜及有无心肌梗死等。

（3）生理学上的改变，要确定有无心律不整，有无心力衰竭或心肌缺血。

（4）功能性障碍及其程度。要确定体力活动负荷达多大程度才出现症状，常采用纽约心脏协会心功能分级。

下面的例子可说明完整诊断的重要性：一例劳累后出现胸部不适的患者，确定心肌缺血是其原因具有极大的临床重要性。仅凭这一简单的诊断，尚不能决定是否应采用特异性治疗及判断预后。需要进一步确定冠状动脉粥样硬化或主动脉瓣狭窄为心肌缺血的决定性因素，或确定是否存在严重贫血、甲状腺功能亢进或上室性心动过速等促发因素。此外，功能障碍的严重性也影响诊断和治疗策略。

要作出正确且完整的心脏病诊断，病史和体格检查是基础。即使在检查技术和手段快速进展的今天，体格检查仍是许多心血管疾病诊断的基础。病史和体格检查可用四种类型的辅助检查补充：①心电图；②胸部 X 线检查；③非侵袭性影像学检查（超声心动图、同位素扫描和成像技术及其他新的"非侵袭性"影像学检查技术）；④特殊的侵入性检查，如心导管检查、心血管造影术及冠脉造影术。

为了获得最佳效果，对由以上检查方法所获得的结果，应逐项地进行单独分析，还应对所获得的信息进行综合分析。只有运用这种方法，才有可能避免忽略某一项十分重要的细微改变。例如，对于每一位疑有心脏病的患者，应进行心电图检查。由此或可提供对于确诊具有关键性的线索。如对一例原因不明的晕厥患者，应用其他检查方法均无异常发现，但在心电图上则证实有轻度房室传导阻滞，提示高度房室传导阻滞和心脏停搏可能是晕厥的原因，需要进一步电生理检查。另一方面，如结合其他检查结果进行综合分析，心电图有时还可提供基本的确诊依据。例如，确认某一患者在其心尖部存在一隆隆样舒张期杂音，即应特别提高警惕，注意 P 波的改变。当心电图上提示有左心房扩大存在，则将帮助诊断该杂音由二尖瓣狭窄所引起。在这种情况下如在心电图上还发现有右心室肥厚，则可推测此例存在肺动脉高压，从而提示二尖瓣狭窄的程度严重。

心血管疾病诊断中应注意的问题：

（1）对全身性疾病患者，应注意识别其心血管表现。如：①脑栓塞（继发于心房颤动或二尖瓣狭窄）；②肌肉营养不良（伴发心肌病）；③血色素沉着症（伴发心肌浸润及限制性心肌病）；④先天性耳聋（伴先天性 QT 间期延长及严重心律失常）；⑤雷诺病（伴原发性肺动脉高压及冠状动脉痉挛）；⑥甲状腺功能减退（伴发心包积液、冠心病）；⑦类风湿关节炎（伴发心包炎、主动脉瓣膜病）；⑧硬皮病（伴发肺心病、心肌纤维化、心包炎）；⑨系统性红斑狼疮（心瓣膜炎、心肌炎、心包炎）；⑩类肉瘤病（心律失常、心肌病）。故对于上述及其他全身性疾病患者，应进行深入细致的心血管系统方面的检查，以确定是否有心血管受累及其严重性。

（2）对心血管疾病患者，要注意是否存在潜在的全身性疾病，如上述疾病。因此，对所有具有心血管疾病表现而确定有或疑有心脏病的患者，应进一步了解全身性疾患常见的非心脏病表现。如老年患者出现不能解释的心力衰竭和心房颤动时，应考虑甲状腺功能亢进。某些心血管的异常发现，有可能为确诊这些全身性疾病提供线索。如不能解释的心房颤动可能是甲状腺功能亢进的第一个线索。

（3）避免过分依赖或滥用实验室检查，特别是侵入性心血管检查技术。在许多情况下，心导管及冠状动脉造影术可提供准确的诊断信息。如对冠心病患者有助于了解冠状动脉情况及作出治疗决策。但这些检查只是用于补充，而不能取代临床检查和非侵入性检查。有一种不良的趋势是，对于具有胸痛而疑有冠心病的患者，不去仔细深入地询问病史，而却去行冠状动脉造影术。事实上这一检查虽可确定是否存在冠状动脉狭窄情况，但其结论常常不足以对患者的胸痛是否确实与冠状动脉粥样硬化有关提供明确的答案。左心导管检查也常被过多地用于尚未经过超声心动图检查的心瓣膜病患者，而超声检查实际上可提供更多有用的信息。此外，也不容忽视这些侵入性检查给患者带来的不舒服，甚至危险性，以及医疗费用负担。因此，这些特殊检查，不应列为常规检查的一个部分，而应在非侵入性的检测方法完成了详尽的检查之后，为决定患者的诊断或治疗策略时才采用。

【心血管疾病的防治】

心血管疾病的预防主要在消除病因。如消除梅毒感染、维生素 B_1 缺乏和贫血；治疗甲状腺疾病、糖尿病等；预防和及时治疗急性链球菌感染和风湿热；积极控制高血压等，将使相关的心血管疾病减少或不再发生。

心血管疾病的治疗包括病因治疗、病理解剖治疗、病理生理治疗和康复治疗等。对病因已明确的疾病，如感染性心内膜炎可应用抗生素治疗；某些折返性心动过速采用射频消融治疗等。用介入或手术治疗可纠正病理解剖的异常，如某些心瓣膜病的经皮球囊扩张术、先天性心脏病的封堵治疗等。对目前尚无法或难于根治的心血管病，主要治疗是纠正其病理生理异常。如休克、心力衰竭、严重心律失常等，需积极处理，严密监测；对慢性的心力衰竭、高血压、慢性心房颤动等，则需长期治疗。治疗的措施包括药物治疗和非药物治疗方法。对疾病恢复期的患者，应尽早进行体力活动，对改善心脏功能、减少并发症有良好的作用。要注意心理康复，解除患者思想顾虑。

在心血管疾病的治疗中，需要注意掌握一些原则：

（1）如没有心血管病的依据，则应明确而肯定地将真相告知受检者，无须进行定期复查。如果确实不存在心血管病的证据，定期复查势必导致受检者继续将注意力不适当、不正常地集中于心脏。

（2）对尚缺乏冠心病的确切依据，但具有一项或多项冠心病危险因素者，应建议患者要实施相应的控制计划，并要求患者定期进行复查，以了解患者对于所订计划的实施是否合作、危险因素的控制情况。

（3）对于确诊为器质性心脏病，但无症状或仅有轻微症状的患者，如心脏瓣膜病患者，应建议定期（如每隔6~12个月）复查。通过这种方法，可及早发现具有警报意义的心功能受损的表现，在出现心力衰竭症状及不可逆的心肌损害之前，或对即将发展至需要进行手术治疗的高危患者，及时进行心导管检查和手术治疗。

（4）对于有多种治疗方法的疾病，在治疗方法的选择上应严格遵照指南的要求，结合患者的实际情况合理选择。如对冠心病患者，合理选择内科治疗、冠状动脉介入治疗或外科血运重建手术。

（刘世明）

第二章　心　力　衰　竭

案例 3-2-1

患者，女，58 岁。因反复活动后气促伴双下肢水肿 2 年入院。

患者于 2 年前开始出现快速步行或爬楼梯至 2 楼后胸闷气促，休息约 20 分钟后可逐渐缓解。一年半前因夜间阵发性呼吸困难伴双下肢水肿住院治疗，查心电图示窦性心律，完全性左束支传导阻滞；B 型利钠肽（BNP）677.0pg/ml；多普勒超声心动图示左心室壁收缩活动普遍减弱，左心室舒张末期内径 69mm，左心室射血分数（LVEF）45%；冠状动脉造影检查未发现冠脉血管明显狭窄。给予利尿治疗后症状缓解。此后每日规律口服培哚普利 2mg，美托洛尔缓释片 23.75mg，氢氯噻嗪 12.5mg，螺内酯 20mg。一年来定期随访，培哚普利增加至 4mg/d，美托洛尔缓释片增加至 47.5mg/d。患者仍偶有一般体力活动后胸闷气促。今来门诊查 BNP 456pg/ml，多普勒超声心动图测左心室舒张末期内径 68mm，LVEF 33%，遂收入院。患者既往无高血压、糖尿病、高脂血症等疾病病史。

体格检查：T 36.8℃，P 65 次/分，呼吸 18 次/分，BP 96/66mmHg。发育正常，营养良好。气平，颈静脉无怒张，双肺未闻及明显干、湿啰音。心界向左下扩大，HR 65 次/分，心律齐，$A_2=P_2$，未闻及杂音。腹平软，无压痛及反跳痛，肝脾肋下未触及，双下肢无水肿。

心电图如图 3-2-1 所示：

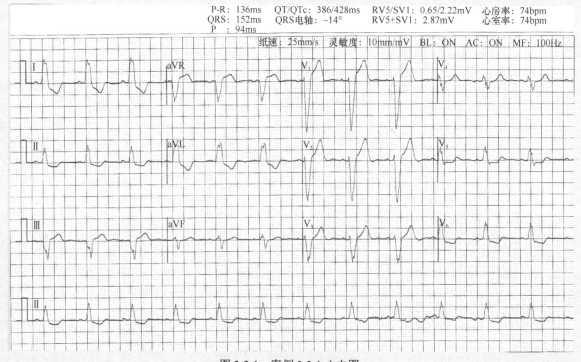

P-R: 136ms	QT/QTc: 386/428ms	RV5/SV1: 0.65/2.22mV	心房率：74bpm
QRS: 152ms	QRS电轴：-14°	RV5+SV1: 2.87mV	心室率：74bpm
P : 94ms			

纸速：25mm/s　灵敏度：10mm/mV　BL: ON　AC: ON　MF: 100Hz

图 3-2-1　案例 3-2-1 心电图

问题：

1. 患者的诊断是什么？
2. 该患者属于哪一类心力衰竭？
3. 需要接受哪些正规的药物治疗？
4. 该患者还应接受哪些治疗？

心力衰竭（heart failure）简称心衰，被定义为一种由于心脏结构或功能异常所致的临床综合征，患者具有典型的症状（如气短、踝部水肿和疲乏），伴有颈静脉压升高、肺部湿啰音和外周性水肿等体征，可导致患者静息/应激状态下心输出量减少和（或）心腔内压力升高。

全球发达国家心衰患病率为 1%～2%，随着年龄的增加心衰的发病率快速上升，在＞70 岁的老年人中心衰的患病率高达 10%。据 2020 年统计资料显示我国心力衰竭患病率为 1.2%，心衰患者的 5 年生存率 34%，高于大部分恶性肿瘤。在过去的半个世纪，动脉粥样硬化性疾病的预防、诊断和治疗进步明显，发达国家动脉粥样硬化性疾病的死亡降低了 2/3；急性冠脉综合征、瓣膜病和先天性心脏病、高血压、心律失常的病死率都显著降低。只有心衰领域是个例外。

【病因】

我国慢性心衰的主要病因为缺血性心肌病，其次为高血压，风湿性心脏病的比例正逐年降低。目前缺血性心肌病占慢性心衰病因的比例已接近 50%，而原发性心肌病作为慢性心衰病因诊断在临床实践中存在困难，因为大部分最终确诊为慢性心衰的患者都没有接受过基因学或者病理学的检测，而诸如扩张型心肌病等原发性心肌病的诊断主要是依赖于基因学或者病理学的检测。

【病理生理】

心衰的初期，心脏常通过各种代偿机制直接或间接地改变心脏前、后负荷及心肌收缩力，以调节心输出量，尽力满足在静息状态下能维持或接近正常水平，这些代偿在一定程度上可能对心衰血流动力学有益，但过度代偿则有害。更重要的是，在上述代偿过程中，心脏可逐渐出现心肌细胞及细胞外基质的改变，最后表现为心脏扩大或肥大并伴有心功能障碍，这就是心室重构，目前认为这一过程是慢性心衰发生发展的基本机制。

（一）代偿机制

1. 心脏容量代偿　遵循 Frank-Starling 机制，在一定限度内增加回心血量，心脏舒张末期容量增加，心肌收缩力也增大，心搏出量增加，从而维持心排量和回心血量之间的平衡。然而这种代偿机制的作用是有限的，在容量负荷过重时，舒张末期容量显著增加，心搏量将反而减少（图 3-2-2）。

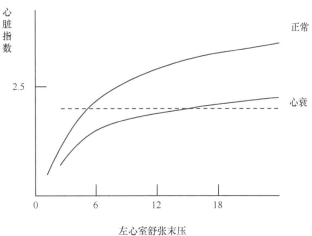

图 3-2-2　左心室功能曲线

2. 心脏结构代偿　心脏阻力负荷增加时，心肌逐渐肥厚，通过增加心肌收缩单位以增加心肌的收缩力，从而提高心搏量。但心肌肥厚本身又可成为心衰的因素之一，因肥厚的心肌血供可相对不足，在某些情况下又可造成流出道阻塞，加剧心功能不全。

3. 神经内分泌代偿　可出现交感神经系统兴奋；肾素-血管紧张素-醛固酮系统激活；心房钠尿肽、脑钠肽、血管加压素、内皮素的分泌异常。

（1）交感神经兴奋性增强：心衰患者心输出量的降低可反射性地引起交感神经兴奋，血中去甲肾上腺素浓度较正常人显著增加，去甲肾上腺素作用于心肌 β-肾上腺素能受体，可使心率加快，心肌收缩力加强及外周血管收缩，导致心输出量增加，可部分代偿心衰的血流动力学异常。但交感神经张力持续及过度的增高，可引起心脏 β_1 受体数目密度下调，使 β 受体介导的腺苷酸环化酶活性降低，影响心肌收缩力。

（2）肾素-血管紧张素-醛固酮系统（RAAS）激活：心衰时患者肾血流灌注减低及肾小球旁器中 β_1 受体的刺激是激活 RAAS 的主要机制；心衰时低盐饮食及应用利尿剂引起低钠，也是激活该系统的原因。心衰患者血管紧张素 Ⅱ（Ang Ⅱ）升高可促进交感神经兴奋，增加去甲肾上腺素释放，进一步使外周血管收缩。另外，Ang Ⅱ 还能促进肾上腺皮质产生和释放醛固酮，引起水钠潴留。这些变化均可代偿部分心衰血流动力学过程，但过度即可进一步加重心脏前、后负荷及体液紊乱。

（3）心房钠尿肽、脑钠肽、精氨酸血管加压素、

内皮素的分泌异常

1）心房钠尿肽（ANP）及脑钠肽（BNP）：ANP主要储存于心房肌，BNP主要储存于心室肌。两者作用于肾脏、血管平滑肌，产生利尿、排钠，扩张血管及对抗肾素–血管紧张素–醛固酮的作用。心衰时心腔压力增高促使ANP及BNP的释放，对遏制心衰有利。但内源性ANP的相对作用较弱，通常不足以对抗激活的交感神经系统和RAS系统的强大作用，因此心衰患者外周血ANP水平虽然显著升高，但通常并不能显示其排钠、利尿、扩血管的作用。

2）精氨酸血管加压素（AVP）：在下丘脑合成，储存于垂体后叶，经常少量释放入血循环中。AVP有收缩血管及抗利尿作用，可增加水的重吸收，故又称抗利尿激素。心衰患者血中AVP显著高于正常水平，可引起细胞外液潴留、游离水排出减少、低钠血症；并可收缩外周血管，使心衰加重。

3）内皮素（ET）：为血管内皮释放、具有强大收缩血管作用的肽类物质。心衰患者血浆内皮素浓度常常升高，导致血管收缩，肾血流灌注减少，促进心室重构，对心衰产生不利影响。

（二）心室重构

心室重构（ventricular remodeling）是对心肌损伤的一种反应，是由于多种分子和细胞机制导致心肌结构、功能和表型的变化。这些变化包括心肌细胞肥大、凋亡，胚胎基因和蛋白质的再表达，心肌细胞外基质组成和质量的变化；临床表现为心脏扩大或肥大并伴有心功能障碍。这是一个非常复杂的过程，有多种因素参与作用，其确切的机制尚不明了。心肌损伤以后，在循环或组织中去甲肾上腺素、AngⅡ、醛固酮、内皮素、肿瘤坏死因子等多种神经内分泌和细胞因子激活，它们长期作用于心肌，逐渐发生心肌质量、心室容量的增加和心室形状的改变，促使心功能恶化，然后又进一步激活神经内分泌及细胞因子，形成恶性循环。有效地阻断这一恶性循环是提高慢性心衰治疗效果的关键。

第一节 慢性射血分数降低的心衰

【临床表现】

（一）左心衰竭

左心衰竭主要表现为肺淤血及心输出量减少。

1. 症状

（1）呼吸困难：心衰程度不同，呼吸困难的程度及表现有较大差异。

1）劳力性呼吸困难：常在患者劳累时出现呼吸困难，休息后缓解，为左心衰竭最早的症状。运动量越大，呼吸困难越明显，系患者在劳力时回心血量增多，加重肺淤血所致。

2）夜间阵发性呼吸困难：患者于睡眠时因憋气而惊醒，被迫坐起，呼吸深快，大多数患者端坐休息后可逐渐缓解。这是由于患者平卧回心血量增多，加之横膈上抬影响了呼吸功能。

3）端坐呼吸：肺淤血达到一定程度，患者不能平卧，常被迫采取高枕位、半卧位，甚至端坐位以缓解呼吸困难。急性肺水肿时，哮喘进一步加重，是左心衰竭呼吸困难最严重的形式。

（2）咳嗽、咳痰、咯血：开始常于夜间发生，坐位或立位咳嗽可减轻，痰液多呈白色浆液性泡沫状，偶可见痰中带血。

（3）乏力、头昏、少尿：为心功能障碍心输出量减少、器官组织供血不足的表现。

2. 体征

（1）心脏体征：患者有原发心脏疾病的体征，特别是左心扩大或肥大，舒张期奔马律亦常见。

（2）肺部湿啰音：病情轻者，湿啰音可局限于双肺底部；病情重者全肺均可出现，患者取侧卧位时则下垂的一侧啰音较多。

（二）右心衰竭

右心衰竭主要为体循环淤血的表现。

1. 症状

（1）消化道症状：胃肠道及肝淤血引起腹胀，食欲缺乏，恶心，呕吐。

（2）呼吸困难：单纯性右心衰竭多见于肺部疾病，患者常因肺部病变有明显的呼吸困难。继发于左心衰竭的右心衰竭患者，其呼吸困难系肺淤血的表现。

2. 体征

（1）心脏体征：有原发心脏病的体征，常出现三尖瓣关闭不全的反流性杂音。

（2）颈静脉征：右心衰竭时由于上腔静脉回流障碍，可表现为颈静脉充盈、怒张，肝颈反流征阳性，后者是右心衰竭的特征性表现。

（3）肝脏肿大：因下腔静脉回流障碍，肝脏淤血肿大，肝脏表面光滑，边缘圆顿，常伴有轻度压痛，慢性右心衰竭可致心源性肝硬化，晚期可出现黄疸和大量腹水。

（4）水肿：首先出现于身体最低垂的部位，常为双下肢对称性压陷性水肿，可有胸腔积液、腹水，为右心衰竭、体循环淤血所致。

（三）全心衰竭

全心衰竭具有左、右心衰竭的临床表现。常见的情况为左心衰竭继发右心衰竭，最后形成全心衰竭，值得注意的是当右心衰竭出现后，阵发性呼吸困难等肺淤血症状有所减轻。亦有左、右心功能同时衰竭者，如扩张型心肌病等。

【实验室及辅助检查】

实验室及辅助检查包括确定射血分数是否降低的检查；寻找病因的检查。

1. 12 导联心电图　12 导联心电图的任何异常可增加心衰的诊断率，但特异性不高。心电图异常可以帮助心衰病因学诊断（如心肌梗死），同时也可以用于指导心衰的治疗（如对心房颤动患者进行抗凝或对于传导阻滞患者行再同步化治疗）。在心衰患者中心电图完全正常的概率很低，因此正常心电图对于排除心衰诊断的意义更大。

2. 利钠肽（NPs）　可用于非急性心力衰竭患者的初步筛查，尤其是那些超声无法立即进行的怀疑心力衰竭的患者，NPs 水平可以用于排除诊断。NT-proBNP＜125pg/ml 或 BNP＜35pg/ml 的患者可以排除非急性心力衰竭的诊断。心房颤动、年龄及肾功能水平是干扰 NPs 水平的主要因素，此外在肥胖患者中 NPs 水平可能会出现不相称的降低。

3. 胸部 X 线检查　对于慢性心力衰竭患者，肺部 X 线检查对于诊断的价值不高，对于严重的左心室功能障碍的患者肺部 X 线检查可能会没有显著的发现。对于需要心肺联合移植的患者包括肺部 CT 在内的影像学检查对于评估肺部疾病的意义可能更大。

4. 多普勒超声心动图　可用于：诊断心包、心肌或心瓣膜疾病，定量分析心脏结构及功能各指标，区别舒张功能不全和收缩功能不全，估测肺动脉压，为评价治疗效果提供客观指标。目前指南给出的慢性心力衰竭分类主要基于左心室射血分数（LVEF）水平，LVEF 可反映左心室功能，初始评估心衰或有可疑心衰症状患者均应测量，如临床情况发生变化或评估治疗效果、考虑器械治疗时，应重复测量。否则不推荐常规反复监测。推荐采用改良 Simpson 法，其测量的左心室容量及 LVEF，与造影或尸检结果比较相关性较好。超声测定心脏功能重复性好、无创伤，对心力衰竭患者临床评价有重要作用，是目前被临床最为广泛应用的无创性检查方法。

5. 心脏磁共振成像（CMR）　是测量左心室、右心室心脏容积、心肌重量及射血分数的金标准，尤其是对于超声不能获得满意结果的（如右心室）或复杂的先天缺陷性心脏病的患者心脏磁共振成像要优于超声检查。通过磁共振钆剂增强延迟显像（LGE）等技术，心脏磁共振还可以用于评估心肌的纤维化及评估心衰的病因。与传统的超声心动图比较，CMR 的限制在于专业性更强，较难获得且费用更贵，同时增强造影剂钆剂有肾毒性，肾小球滤过率＜30ml/（min·1.73m^2）的患者不能使用。

6. 放射性核素技术　常运用心血池显像测定心室舒张末容积（EDV）、心室收缩末容积（ESV）、心室舒张末放射性计数（EDC）、心室收缩末放射性计数（ESC），并计算左心室射血分数。难以获得、放射性及费用是其主要限制。

7. 冠状动脉造影　对于有心绞痛症状的心衰患者、有恶性心律失常病史的心衰患者及有高血压高危因素、无创负荷检查高度怀疑心肌缺血的心衰患者都应接受冠状动脉造影（CAG）检查，评估冠状动脉病变严重程度及接受再血管化治疗指征（表 3-2-1）。

表 3-2-1　慢性心力衰竭实验室及辅助检查

	有助于排除慢性心衰诊断	评估 EF 值	明确慢性心衰病因
12 导联心电图	＋	－	＋
利钠肽	＋	－	－
胸部 X 线检查	－	－	＋
多普勒超声心动图	－	＋	＋
心脏磁共振成像	－	＋	＋
放射性核素技术	－	＋	＋
冠状动脉造影	－	＋	＋

【诊断流程】

慢性心衰诊断流程参见图 3-2-3。

> **案例 3-2-1**
> 1. 中老年女性患者，病史近两年。可以使用慢性心衰诊断流程图加以诊断。
> 2. 有反复劳累性胸闷不适症状、时有夜间呼吸困难（病史及症状）及双下肢水肿（体征）。心电图示完全性左束支传导阻滞（任何心电图异常）。临床上评估有慢性心衰的可能性。
> 3. 行 BNP 检查示 677.0pg/ml（BNP≥35pg/ml），不能排除慢性心衰的诊断，故行超声心电图检查。

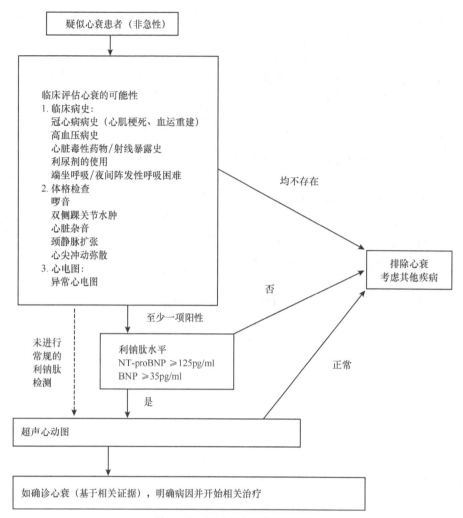

图 3-2-3　慢性心衰诊断流程图

4. 超声心动图提示左心室壁收缩活动普遍减弱，左心室射血分数（LVEF）45%。诊断慢性心衰，同时行冠脉造影等检查进一步明确病因并开始相关治疗。

诊断：慢性心衰。

【鉴别诊断】

慢性心衰的鉴别诊断除了在症状学上与 COPD 及肝硬化失代偿等疾病鉴别外，还应注重鉴别慢性心衰的病因学诊断的鉴别，如缺血性心肌病及高血压心脏病等。

【慢性心力衰竭分类】

2021 年欧洲心脏病协会（ESC）急慢性心力衰竭诊断和治疗指南提出的慢性心衰分类标准，见表 3-2-2。依照超声心动图左心室射血分数将心衰分为三大类，目前指南推荐的治疗药物主要所针对的还是射血分数降低的心衰（HFrEF）。射血分数轻度降低的心衰（HFmrEF）占心衰群体的 10%～20%，与 HFrEF/射血分数保留的心衰（HFpEF）相比，有着独特的临床、超声、血流动力学和生物标志物特征，HFmrEF 与 HFrEF 的特征更为相似，HFmrEF 患者应使用利尿剂来控制充血，NYHA II-IV 级的 HFmrEF 患者应考虑 ACEI/ARB/沙库巴曲缬沙坦、β 受体阻滞剂、醛固酮受体拮抗剂。

表 3-2-2　慢性心衰分类

分类		HFrEF	HFmrEF	HFpEF
诊断条件	1	症状±体征 [a]	症状±体征 [a]	症状±体征 [a]
	2	LVEF≤40%	LVEF 41%～49% [b]	LVEF≥50%
	3	-	-	与左室舒张功能障碍/左室充盈压力升高（包括利钠肽升高）相一致的心脏结构和（或）功能异常的客观证据 [c]

[a] 在 HF 的早期阶段（尤其是 HFpEF）和最佳治疗的患者中可能不存在心衰体征。

[b] 对于 HFmrEF 的诊断，存在其他结构性心脏病的证据（如左心房增大、左心室肥厚或超声心动图测量左心室充盈受损）使诊断更有可能。

[c] 对于 HFpEF 的诊断，异常越多，发生 HFpEF 的可能性越高。

【心功能分级】

纽约心脏学会（New York Heart Association，NYHA）1928 年根据患者自觉地活动能力将心功能分为四级，见表 3-2-3。

表 3-2-3 NYHA 心功能分级

Ⅰ级：心脏病患者，体力活动不受限，一般体力活动不引起乏力、心悸、呼吸困难和心绞痛

Ⅱ级：心脏病患者，轻度体力活动受限，静息时无不适，日常体力活动可致乏力、心悸、呼吸困难和心绞痛

Ⅲ级：心脏病患者，体力活动明显受限，静息时无不适，但低于日常活动量可引起乏力、心悸、呼吸困难和心绞痛

Ⅳ级：心脏病患者，不能进行任何体力活动，休息时也有上述症状，活动后加重

虽然 NYHA 心功能分级法客观性较差，仅反映了患者的症状变化，但 NYHA 心功能分级法简便易行，且临床实践中，不同患者临床症状的轻重与 BNP 或 LVEF 的高低并不一致，故 NYHA 心功能分级法仍然是临床上评价慢性心衰患者心功能水平的重要指标。

> **案例 3-2-1**
>
> 临床特点：
>
> 1. 患者为 58 岁中老年女性，病史 2 年。
>
> 2. 曾出现活动后呼吸困难，有夜间不能平卧等肺循环淤血的表现及双下肢水肿等体循环淤血的表现（这些均是慢性心力衰竭的症状及体征）。此次入院前超声心动图提示左心室壁收缩活动普遍减弱，左心室舒张末期内径 69mm，左心室射血分数（LVEF）33%（LVEF<40%），按照慢性心衰分类符合 HFrEF 的诊断标准。
>
> 3. 患者一般体力活动偶有气促，无明显夜间呼吸困难及不能平卧等表现，为 NYHA 心功能评级Ⅱ级。

【治疗】

（一）治疗目标

本病治疗目标为降低死亡率、提高临床状态、提高功能能力、提高生活质量、降低住院率。

（二）治疗原则

去除病因及诱因；改善生活方式；减轻心脏负荷；增强心肌收缩力；改善心脏舒张功能。在 HFrEF 患者的药物治疗中使用 β 受体阻滞剂、肾素-血管紧张素系统抑制剂（RASi）、醛固酮受体拮抗剂（MRA）和钠-葡萄糖共转运蛋白 2 抑制剂（SLGT2i）是最重要的治疗原则。

（三）治疗方法

1. 预防和延缓心衰的发生发展，预防症状发生前的猝死 有充分的临床证据表明治疗高血压及对于有众多冠心病高危因素的患者使用他汀类药物可以预防和延缓心衰的发生发展。对于尚没有心衰症状或心肌梗死既往有病史的患者使用 β 受体阻滞剂和 ACEI 药物也可以预防和延缓心衰的发生发展。对于心肌梗死后至少 40 天，LVEF 仍 ≤35%，或经充分正规的 3 个月以上药物治疗后 LVEF 仍≤35% 的患者，植入心室内除颤仪（ICD）可以预防猝死及延长生命。

2. 改善生活方式 戒烟、戒酒、控制体重、限制食盐量、进行适量运动，保证足够睡眠，尽可能避免精神紧张，保持愉快心情。

3. 药物治疗

（1）血管紧张素转换酶（angiotensin converting enzyme，ACE）抑制剂

1）作用机制：ACEI 有益于慢性心衰的治疗主要通过 2 个机制：①抑制肾素-血管紧张素-醛固酮系统（RAAS）；②作用于激肽酶Ⅱ，抑制缓激肽的降解，提高缓激肽水平。在心衰过程中，多存在 RAAS 的激活，ACEI 可抑制循环的 RAAS，也可抑制组织的 RAAS，从而抑制 AngⅡ 的生成降低心脏负荷，减少平滑肌细胞增生、肥厚、迁移，调制内分泌异常，抑制心室重构等发挥治疗心衰的作用。

2）适应证：ACEI 已被证实可显著降低心衰患者的总死亡率和住院率，是心衰治疗必不可缺少的药物，若无禁忌证或不能耐受，所有 HFrEF 的患者，均应使用 ACEI 类药物。

3）制剂及用法：从极小剂量开始，如能耐受则每隔 3～7 天剂量加倍。滴定剂量及过程需个体化，ACEI 的目标剂量或最大耐受量不根据患者治疗反应来决定，只要患者能耐受，可一直增加到目标剂量或最大耐受量，一旦达到后即可长期维持应用（表 3-2-4）。

表 3-2-4 常用 ACEI 在心力衰竭中的参考剂量

药物	起始量	目标量
卡托普利	6.25mg，3 次/天	50mg，3 次/天
依那普利	2.5mg，2 次/天	20mg，2 次/天
群多普利	0.5mg，1 次/天	4 mg，1 次/天
雷米普利	2.5mg，1 次/天	10mg，2 次/天
福辛普利	5mg，1 次/天	40mg，1 次/天
赖诺普利	2.5～5.0mg，1 次/天	20～35mg，1 次/天

4）注意事项：①有双侧肾动脉狭窄、血肌酐水平显著升高（＞225.2μmol/L）、高钾血症（＞5.5mmol/L）、低血压（收缩压＜90mmHg）及妊娠妇

女应慎用；②易发生干咳，能耐受者可继续应用；③血管神经性水肿罕见，但出现声带、喉头水肿，危险性很大；④用 ACEI 治疗后症状改变往往出现于治疗后数周至数月，只有长期治疗才可能降低病死率；⑤出现不能耐受者可使用血管紧张素受体拮抗剂类药物替代，但后者的临床证据不足，不能作为首选药物使用。

（2）β 受体阻滞剂

1）作用机制：近年研究证明，心衰患者肾上腺素能受体通常过度激活，去甲肾上腺素（NE）的浓度显著升高。体外试验证明，NE 刺激心肌细胞肥大和胚胎基因的再表达，还通过 β₁ 受体通路增加心肌成纤维细胞 DNA 和蛋白质合成，最终使心脏增大，收缩功能障碍。β 受体阻滞剂可阻断肾上腺素能受体通路，防止、延缓和逆转心室重塑，改变衰竭心脏的生物学性质，降低心衰患者总死亡住院率和猝死率。

2）适应证：所有有症状的 HFrEF 心衰患者在病情稳定时均应使用，以降低患者的死亡率及住院率。

3）制剂与用法：目前常用于心衰的 β 受体阻滞剂有选择性 β₁ 受体阻滞剂，如美托洛尔、比索洛尔；兼有 β₁ 受体阻滞、β₂ 受体阻滞和 α₁ 受体阻滞作用的制剂，如卡维地洛等。从小剂量开始，每 2～4 周剂量加倍，达到最大耐受量或目标剂量后长期维持。

4）注意事项

a）必须从小剂量开始，根据病情逐渐加量，不宜突然撤药，以免病情恶化。

b）症状改善常在治疗 2～3 个月才出现，即使症状不改善，亦能防止疾病的进展。

c）有支气管痉挛性疾病；在心动过缓（心率＜60 次/分）、Ⅱ度及以上房室传导阻滞、明显液体潴留等情况下不宜使用。

d）未控制的嗜铬细胞瘤不宜单独使用，严重的外周血管闭塞性病变不宜使用。

e）β 受体阻滞剂不能用于急性及难治性心衰患者。NYHA 心功能Ⅳ级心衰患者，需待病情稳定，已无液体潴留并体重稳定后，在严密监护下由专科医师指导应用（表 3-2-5）。

表 3-2-5　几种 β 受体阻滞剂在心衰中的应用

	起始量（mg/d）	目标量（mg/d）
比索洛尔	1.25	10
美托洛尔	12.5～25	200
卡维地洛	6.25	50

（3）血管紧张素Ⅱ受体阻滞剂（angiotensin receptor blocker，ARB）

1）作用机制：ARB 可阻断经 ACE 和非 ACE 途径产生的 AngⅡ和 AngⅡ受体结合，因此理论上此类药物对 AngⅡ不良作用的阻断比 ACEI 更直接、更完全。但临床实践中 ARB 较 ACEI 降低心力衰竭患者死亡率及住院率的证据有限。

2）制剂与用法：从极小剂量开始，如能耐受则每隔 3～7 天剂量加倍。滴定剂量及过程需个体化，ARB 的目标剂量或最大耐受量不根据患者治疗反应来决定，只要患者能耐受，可一直增加到目标剂量或最大耐受量，一旦达到后即可长期维持应用（表 3-2-6）。

表 3-2-6　常用 ARB 在心衰中的参考剂量

药物	起始量	目标量
坎地沙坦	4～8mg，1 次/d	32mg，1 次/d
缬沙坦	40mg，2 次/d	160mg，2 次/d
氯沙坦	50mg，1 次/d	150mg，1 次/d

3）适应证：推荐用于 ACEI 不能耐受的患者。

4）注意事项：ARB 注意事项与 ACE 抑制剂类似，但咳嗽等不良反应较 ACE 抑制剂少见，程度也较轻。

（4）醛固酮拮抗剂（mineralocorticoid receptor antagonists，MRA）

1）作用机制：已证实人体心肌有醛固酮受体，心衰时醛固酮生成及活化加速，且与心衰严重程度成正比，ALD 对心脏结构和功能有不良作用，在心肌肥厚时，ALD 可使心肌Ⅰ、Ⅲ型胶原 mRNA 表达增加，促进心肌重塑，特别是心肌纤维化，从而促进心衰的发展。

2）制剂与用法：如和 ACEI ARB 类药物联合使用，一般起始量为 20～40mg，每日 1～3 次，如不联合使用 ACEI/ARB 类药物，起始和每日剂量可以考虑翻倍。

3）适应证：适用于经 ACEI 及 β 受体阻滞剂治疗仍有症状的 HFrEF 且 LVEF≤35% 的心力衰竭患者，已降低患者的死亡率及因心力衰竭的住院率。

4）注意事项：心力衰竭患者应用 MRA 应注意肾功能、电解质水平及男性乳腺发育等。

（5）利尿剂：在 HFrEF 患者中降低死亡率及发病率的作用未经大型随机多中心临床研究证实，但 Meta 分析显示袢利尿剂及噻嗪类利尿剂与安慰剂相比可以减少慢性心衰患者的住院率及心衰加重的风险，同时可以改善患者的运动耐量。

1）作用机制：利尿剂通过抑制肾远曲肾小管、Henle 氏袢等部位对钠或氯的重吸收，增加尿量及尿钠的排泄，从而减轻心衰时水钠潴留所致的水肿和淤血症状,改善心功能和运动耐量。

2)适应证:所有有心衰症状及液体潴留的患者,均应使用利尿剂。

3)制剂和用法

a. 噻嗪类:作用于远曲肾小管近端,为中效排钾利尿剂,适用于有轻度液体潴留而肾功能正常的心衰患者。氢氯噻嗪通常从小剂量开始,口服每日25mg,最大量每日可达100mg,分2~3次服用,同时补充钾盐,病情缓解后,隔日1次或每周2次,根据病情调整,水肿消失后小剂量长期维持。

b. 袢利尿剂:作用于Henle袢的升支,抑制钠、氯吸收,利尿作用强大,适用于急性及重度心衰患者。药物有呋塞米(速尿)、布美他尼、托拉塞米等。呋塞米起始每日20mg口服或静脉注射,根据病情逐渐加量,每日剂量一般在40~240mg。

c. 保钾利尿剂:利尿作用不强,通常与排钾利尿剂联用,加强利尿作用并减少钾的丢失。药物有螺内酯(spironolactone)、依普拉酮、阿米洛利及氨苯蝶啶等,螺内酯作用于肾远曲肾小管拮抗醛固酮的作用,排钠利尿,促进钾的吸收。如和ACEI/ARB类药物联合使用一般起始量为20~40mg,每日1~3次。如不联合使用ACEI/ARB类药物,起始和每日剂量可以考虑翻倍。

4)注意事项:①噻嗪类及袢利尿剂常引起血钾、血钠降低,还使尿酸及血糖升高;保钾利尿剂可致高钾血症,注意及时纠正。②在肾功能不全的患者中使用利尿剂,尤其是噻嗪类醛固酮拮抗剂时要谨慎。

(6)洋地黄制剂

1)作用机制:通过抑制心衰心肌细胞膜 Na^+/K^+-ATP 酶,使细胞内 Na^+ 水平升高,促进 Na^+-Ca^{2+} 交换,细胞内 Ca^{2+} 水平提高,从而发挥正性肌力作用。洋地黄抑制副交感传入神经的 Na^+/K^+-ATP 酶,抑制性传入冲动的数量增加,进而使中枢神经系统下达的交感兴奋性减弱,具有负性心律作用。

2)适应证:对于经过β受体阻滞剂、ACEI类及醛固酮受体拮抗剂药物治疗后仍有症状的HFrEF患者可考虑使用洋地黄类药物改善心衰症状及降低住院率。

3)制剂与用法:常用的洋地黄制剂为地高辛和毛花苷丙。

a. 地高辛:目前应用最为广泛。本制剂口服后经小肠吸收,85%由肾脏排出,10%~15%由肝胆系统排至肠道。本药连续口服相同剂量7天后血浆浓度可达有效稳态,目前多采用维持量疗法。对女性、70岁以上或肾功能不良的患者宜减量。

b. 毛花苷丙:适用于急性心衰或慢性心衰加重时,特别适用于心衰伴快速心房颤动者(表3-2-7)。

表3-2-7 洋地黄常用制剂与用法

制剂	给药途径	作用时间				半衰期(天)	每日维持量(mg)
		开始	最大(小时)	维持(天)	消失(天)		
毛花苷丙	静脉	10分钟	0.5~2	1~2	3~6	1.5	0.2~0.4
地高辛	口服	1~2小时	4~8	1~2	3~6	1.6	0.125~0.25

4)注意事项

a. 应用洋地黄的目的在于改善收缩性心衰患者的临床症状,应与利尿剂、ACEI和β受体阻滞剂联合应用。

b. 洋地黄没有明显地降低心衰患者死亡率的作用,因而不主张早期应用,不推荐应用于NYHA心功能Ⅰ级患者。

c. 洋地黄禁用于Ⅱ度以上房室传导阻滞、肥厚型梗阻性心肌病、预激综合征并发心房颤动。

5)洋地黄中毒:心肌缺血、肾功能不全、水电解质紊乱特别是低血钾,是引起洋地黄中毒的常见诱因,一些常用药物如胺碘酮、维拉帕米及阿司匹林等均可影响肾脏对地高辛的排泄率而引发洋地黄中毒。毒性反应的表现:①消化道症状:最早出现食欲缺乏,继以恶心、呕吐。尤其在应用洋地黄后曾有一度好转后又出现者。②心脏毒性表现:表现为各种类型的心律失常,常见的有室性期前收缩二联律、三联律、非阵发性交界性心动过速、快速房性心律失常伴传导阻滞;洋地黄中毒还可表现为心力衰竭的加重。③神经系统表现:如头痛、视力模糊、黄视或绿视等。

洋地黄中毒的识别:①停药法:停用洋地黄2~3天,洋地黄中毒的心外表现可消失,而心脏表现常需要停药5~7天才消失。②血清地高辛浓度的测定:正常的治疗浓度为0.5~2.0ng/ml,平均1.4ng/ml。中毒患者一般要高出2~3倍。

洋地黄中毒的处理:①立即停用洋地黄。②对于有室性心律失常者,可用苯妥英钠100mg溶于20ml注射用水中静脉注射,每5~10分钟缓慢静脉注射一次,直至心律失常控制,总量不超过250~300mg,以后改为口服维持,400~600mg/d。利多卡因50~100mg溶于葡萄糖溶液20ml中,每5~

10 分钟缓慢静脉注射一次，总量不超过 300mg，以后以 1～4mg/min 的速度静脉滴注维持。③异位快速性心律失常伴低钾、低镁血症时，可予静脉补充适量的钾盐和镁盐，但房室传导阻滞者禁用。电复律治疗一般属禁忌，因可致心室颤动；但如多种方法治疗无效，可考虑用小能量直流电复律。④出现缓慢性心律失常者，可用阿托品 0.5～1mg 皮下或静脉注射。⑤严重地高辛中毒时，可用特异性地高辛抗体。解毒效应迅速且可靠，但可能导致心力衰竭恶化。

（7）血管紧张素受体及脑啡肽酶抑制剂（angiotensin receptor neprilysin inhibitor，ARNI）

1）作用机制：这类药物中第一个被批准的是沙库巴曲缬沙坦，该药物是血管紧张素受体拮抗剂缬沙坦及脑啡肽酶抑制剂沙库巴曲在分子水平 1：1 的结合，通过抑制脑啡肽酶使得 NPs、缓激肽及其他肽类的降解速度减慢。循环中 ANP 和 BNP 浓度的提高通过与 NP 受体结合增强 cGMP 的产生来实现其生理作用，从而实现利尿、排钠、减少心肌负荷及抗心肌重构的作用。ANP 和 BNP 还同时抑制了肾素和醛固酮分泌。选择性的血管紧张素 I 受体阻滞剂减少了血管收缩、水钠潴留及心肌肥厚。

2）制剂与用法：沙库巴曲缬沙坦，每日两次，每次 50～200mg。

3）适应证：对于经 ACEI 或 ARB、β 受体阻滞剂、MRA 治疗后仍有症状的 HFrEF 患者可使用 ARNI 替代 ACEI 或 ARB 进行治疗，以进一步降低心衰住院和死亡风险。

4）注意事项：ARNI 不应与 ACEI 或 ARB 同时使用，在从 ACEI 转换为 ARNI 时，距离 ACEI 最后一次用药时间至少间隔 36 小时，ARNI 不应用于有血管性水肿病史的患者。

（8）钠-葡萄糖共转运蛋白 2 抑制剂（SLGT2i）

1）作用机制：主要通过抑制肾脏近曲小管钠葡萄糖共转运体 2 进而抑制原尿中钠离子和葡萄糖的重吸收，增加钠离子和葡萄糖的排泄，起到渗透性利尿的作用。其他潜在机制包括降压、增加血细胞比容、减轻体重、改善血糖控制、改善心肌能量代谢及减轻心室重构等。

2）制剂与用法：常用的 SLGT2i 及其目标剂量为卡格列净 100mg/d；恩格列净 10mg/d；达格列净 10mg/d；艾拓格列净 5mg/d。

3）适应证：SGLT2i 目前不仅用于 2 型糖尿病患者，而且被批准用于独立于糖尿病状态的心衰治疗。对于合并高危心血管风险或心血管疾病的 2 型糖尿病患者推荐使用 SGLT2i 以预防心衰住院。

4）注意事项：慎用于容量相对不足、重度肾功能不全、症状性低血压或收缩压≤95mmHg 的患者

（9）I$_f$ 通道抑制剂

1）作用机制：通过抑制心脏窦房结 I$_f$ 通道实现减慢窦性心律的作用。

2）制剂与用法：伊伐布雷定起始剂量 2.5mg，每日 2 次，根据心率调整用量，最大剂量 7.5 mg，每日 2 次，患者静息心率宜控制在 60 次/分左右，不宜低于 55 次/分。

3）适应证：窦性心律的 HFrEF 患者，使用 ACE 抑制剂或 ARB、β 受体阻滞剂、MRA，已达到推荐剂量或最大耐受剂量，心率仍然≥70 次/分，并持续有症状或不能耐受 β 受体阻滞剂、心率≥70 次/分的有症状患者，也可使用伊伐布雷定。

4）注意事项：只能应用于窦性心律的患者，心源性休克、急性心肌梗死、重度低血压（<90/50mmHg）、重度肝功能不全、病态窦房结综合征、传导阻滞、不稳定或急性心衰、依赖起搏器起搏、不稳定心绞痛、在使用强效细胞色素 P450 3A4 抑制剂、在使用有降低心律作用的中效 CYP 3A4 抑制剂、妊娠及哺乳期妇女禁用。

（10）可能对于慢性心衰患者有害的药物治疗

1）同时使用 ACEI、ARB 及 MRA 药物。

2）噻唑烷二酮类降糖药。

3）非甾体抗炎药（nonsteroidal anti-inflammatory drug，NSAID）和环氧化酶-2（cyclooxygenase-2，COX-2）抑制剂。

4）大多数钙离子通道阻滞剂。

（11）心衰患者的抗凝治疗：任何类型的心房颤动合并心衰的患者均可以通过抗凝药物治疗获益，但不合并心房颤动的心衰患者无法通过抗凝药物治疗获益。

案例 3-2-1 处理

1. 对患者进行慢性病教育，告知患者慢性心衰是需要终生治疗的疾病，改善生活习惯（戒烟、戒酒），监测体重（如 3 天内体重增加>2kg 应考虑体液潴留，需翻倍利尿剂剂量或就医），进行有规律有氧运动（以不产生中重度的气促为适宜），预防感染的发生（定期接种流感及肺炎疫苗），对于有严重心衰症状的患者应考虑限水（1.5～2.0L/d），限盐（<5g/d），同时应告知患者疾病的发生发展过程，有接受心脏器械支持治疗的可能性及 ACEI、β 受体阻滞剂药物长期、足量治疗对于慢性心力衰竭预后的重要性。

2. 抗心衰药物治疗：该患者属于有症状的 HFrEF，一旦确诊应及早开始使用 ACEI 及 β 受体阻滞剂，从小剂量开始逐渐滴定至最大耐受量或靶剂量。该患者目前血压 96/66mmHg，心率 65 次/分，考虑 ACEI 及 β 受体阻滞剂已达最大耐受剂量，暂时无法继续加量。同时应使用利尿剂缓解充血症状及体征，减轻活动后气促及外周水肿等表现，氢氯噻嗪 12.5mg，每日 1 次，口服、螺内酯 20mg 每日 1 次，口服的联合使用可以减轻电解质紊乱的发生，同时这类患者应定期监测肾功能及电解质。

慢性 HFrEF 心衰患者治疗流程图，见图 3-2-4。

4. 器械治疗

（1）心脏再同步化治疗（cardiac resynchronization therapy，CRT）适应证包括：

1）有症状的慢性心衰患者，窦性心律，QRS 间期大于等于 150ms，QRS 波形呈完全性左束支传导阻滞形态，尽管接受了规范化的药物治疗但 LVEF 仍 ≤35%。

2）有症状的慢性心衰患者，窦性心律，QRS 间期 130～149ms，QRS 波形呈完全性左束支传导阻滞形态，尽管接受了规范化的药物治疗但 LVEF 仍≤35%。

3）对于 HFrEF 患者，无论 NYHA 分级如何，若存在心室起搏适应证和高度房室传导阻滞，包括心房颤动患者，推荐 CRT 治疗。

4）对于 QRS 间期＜130ms 的患者禁用 CRT。

（2）植入式心室内除颤仪（implantable cardioverter- defibrillator，ICD）适应证包括：

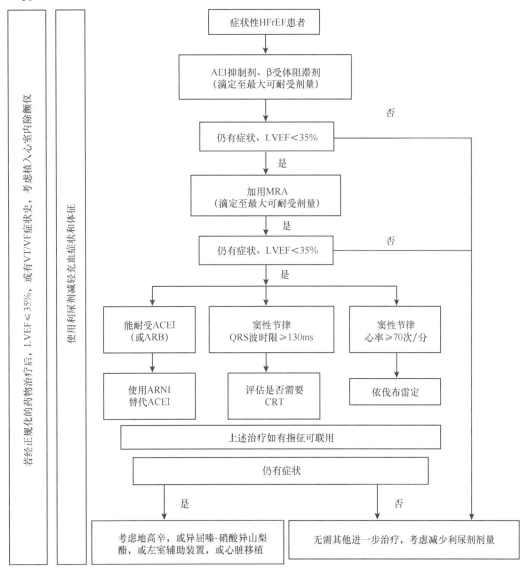

图 3-2-4 慢性 HFrEF 心衰患者治疗流程图

1）对于从室性心律失常所致血流动力学不稳定中恢复者及预期良好功能状态生存大于 1 年者。

2）有症状的心衰患者（NYHA Ⅱ～Ⅲ级），尽管接受了≥3 个月正规化药物治疗但 LVEF≤35%，且预期良好功能状态生存大于 1 年者的缺血性心肌病或扩张型心肌病患者。

3）心肌梗死患者 40 天内不推荐植入 ICD。

> **案例 3-2-1**
>
> 　　处理：该患者为 HFrEF，NYHA Ⅱ级，已接受正规化治疗超过半年时间，ACEI 及 β 受体阻滞剂已达最大耐受剂量，已加用 MRA 类药物，使用利尿剂缓解充血症状及体征，LVEF 仍≤35%，心电图提示窦性心律，完全性左束支传导阻滞，QRS 间期＞150ms，预期良好功能状态生存大于 1 年，此次住院期间拟接受左心室再同步化治疗+心室内除颤仪起搏器植入治疗。

第二节　慢性射血分数保留的心衰

> **案例 3-2-2**
>
> 　　患者，女，85 岁，因"反复劳力时心慌、呼吸困难 20 年"入院。有高血压病史 50 年，心房颤动病史 10 年。外院冠脉造影正常。
>
> 　　体格检查：T 37℃，P 62 次/分，R 16 次/分，BP 132/64mmHg，略肥胖，双肺底可闻及细湿啰音，心浊音界向左下扩大，心律绝对不齐，无杂音。

> 　　BNP 562pg/ml；超声心动图示双房内径增大，左心房 51mm，右心房 58mm，左心室舒张末压增高，左心室肥大，左心室舒张末期内径 43mm；室间隔 9mm，LVEF 58%；心电图示心房颤动。
>
> **问题：**
>
> 　　1. 本例患者的诊断是什么？
>
> 　　2. 本例患者该如何治疗？

慢性射血分数保留的心衰，即舒张性心衰，是由于心肌松弛性、顺应性降低或硬度增加使心脏充盈压升高导致循环系统淤血的临床综合征，常为慢性病程，发病率占全部心衰的 30%～50%。可与收缩性心衰同时存在。

【病因与发病机制】

1. 主要影响心肌松弛性的因素　如冠心病患者由于心肌缺血，能量代谢障碍，影响钙泵的功能，细胞内钙离子不能及时地被肌浆网摄回及泵出胞外，心肌松弛时间延长，引起舒张功能障碍。

2. 主要影响心肌顺应性的因素　高血压及肥厚型心肌病患者常有心室肌肥厚，顺应性降低造成心室舒张期充盈障碍，压力上升（图 3-2-5）。

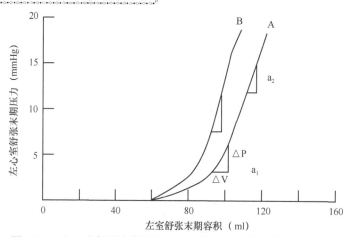

图 3-2-5　左心室舒张末期压力与左心室舒张末期容积变化的关系

A 曲线的 a_1 点与 a_2 点比较，相同室内压力变化△P 在 a_1 点引起的容积变化△V 大于 a_2 点，表明心腔在不同压力下心室壁顺应性不同。B 曲线与 A 曲线比较发生左移，在相同室内舒张末压时，同样△V 变化引起的△P 变化，B 曲线显著大于 A 曲线，表明曲线左移时顺应性降低

3. 主要影响心肌硬度的因素　主要发生于心肌纤维化或心肌浸润性病变，如限制型心肌病、心肌淀粉样变性等。

【临床表现】

本病常有原发心脏疾病的表现，由于心脏充盈压升高导致循环系统淤血，多表现为不同程度的呼吸困难。体征可有肺部啰音，心尖部闻及第三心音或第四心音奔马律。

【辅助检查】

（1）多普勒超声心动图测定的左心室舒张早期的充盈速度高峰（E 波）及左心室舒张晚期充盈的血流速度高峰（A 波），能较好反映左心室舒张功能，正常人 E/A 值＞1.2.当 E/A＜1.0 时，则提示左心室舒张功能不良。

（2）放射性核素可检测左心室舒张末期容量、高峰充盈率、高峰充盈时间等。

（3）心导管检查：心室造影可同步测定左心室容量、压力、室壁形态及活动度，同时可测量左心室压力下曲线、舒张期顺应性曲线等，这都是反映左心室舒张功能的良好指标。

【诊断】

慢性射血分数保留的心衰（HFpEF）的诊断标准并不确切，依照 2021 欧洲急慢性心力衰竭诊断和治疗指南的诊断标准，详见表 3-2-2。患者需要心衰的症状及体征，BNP 增高同时具有心脏结构改变。

> **案例 3-2-2**
>
> 患者有高血压及慢性心房颤动的病史，有活动后气促，体格检查示肺部啰音及心界增大，心电图提示心房颤动，临床怀疑慢性心衰，查 BNP 增高，不能排除慢性心衰诊断，行超声心电图提示双心房增大，左心室舒张末压增高，LVEF＞50%，符合慢性心衰 HFpEF 的诊断标准。
>
> 入院诊断：原发性高血压，永久性心房颤动，慢性射血分数保留的心衰。

【治疗】

慢性射血分数保留的心衰（HFpEF）的治疗临床依据不足，没有确切的治疗可以有效地降低 HFpEF 患者的发病率及死亡率。不过 HFpEF 患者通常更早及更重的出现心力衰竭症状，生活质量较 HFrEF 通常也更差，因此治疗的重要目标应该是改善症状及生活质量。

1. 改善 HFpEF 患者症状的治疗 利尿剂可以改善心衰患者的充血症状及体征，效果与 LVEF 下降的幅度相关，LVEF 越低的患者利尿剂的效果越好。β 受体阻滞剂及 MRA 类药物改善 HFpEF 患者症状的临床依据不足，ARB 及 ACEI 改善 HFpEF 患者症状的临床证据存在矛盾，只有一项关于坎地沙坦酯的临床研究可以改善 HFpEF 患者的 NYHA 心功能评级。

2. 降低 HFpEF 患者住院率的治疗 在窦性心律的患者中地高辛、氢氯噻嗪片、坎地沙坦酯可能可以降低住院率，在心房颤动患者中 β 受体阻滞剂被证明是无效的，而地高辛缺乏临床研究的数据，ACI 抑制剂及 ARB 也证据不足。

3. 降低 HFpEF 患者死亡率的治疗 ACI 抑制剂、ARB、MRA 及 β 受体阻滞剂均未能获得成功降低 HFpEF 患者死亡率的临床证据。

4. 其他注意事项

（1）HFpEF 患者合并心房颤动的最佳心室率并不确切，严格的心率控制反而可能有害。地高辛、β 受体阻滞剂及负性传导作用的钙离子通道阻滞剂，单用或联用的效果都不确切。β 受体阻滞剂应避免与负性传导作用的钙离子通道阻滞剂（如维拉帕米、地尔硫䓬）联用，房室结消融的效果也不确切。HFpEF 患者合并心房颤动应接受抗凝治疗以减少血栓事件的风险，单纯的抗血小板治疗不能减低 HFpEF 合并心房颤动患者的血栓事件风险。同时需要注意的是肾功能不全患者接受新型口服抗凝药物出血风险增加。

（2）HFpEF 患者合并高血压的患者控制血压，尤其是收缩压是十分必要的，利尿剂、ACEI、ARB 及 MRA 都是可以选择的药物。

（3）HFpEF 患者合并糖尿病的一线口服降糖药物是二甲双胍，近期的一项研究显示依帕列净可以通过诱导尿糖排泄增多及渗透性利尿来降低血压及体重，降低患者的住院率。但是过于激进地降低血糖是有害的。

（4）HFpEF 患者合并心肌缺血可能加重症状、体征、发病率及死亡率，评估 HFpEF 患者时应考虑心肌缺血的可能性。并有心绞痛的 HFpEF 患者处理原则因参照 HFrEF。

> **案例 3-2-2 治疗**
>
> 1. 与 HFrEF 患者一样，HFpEF 患者同样需要进行慢性病的健康教育，改善生活习惯，戒烟戒酒，限盐控水，监测体重，适当运动，坚持服药及定期随访等。
>
> 2. HFpEF 患者应积极治疗原发疾病，控制心房颤动及高血压，培哚普利 2mg，每日 1 次，降压；同时心房颤动合并慢性心衰应接受抗凝治疗，予华法林 2.5mg，每日 1 次抗凝，定期监测 INR；利尿剂可以改善 HFpEF 患者的生活质量故加用呋塞米 20mg，每日 1 次、螺内酯 20mg，每日 2 次，定期监测肾功能及电解质。

（何 奔 沈玲红 万 方）

第三节 急 性 心 衰

> **案例 3-2-3**
>
> 患者住院期间，一天夜间突然出现心悸、呼吸困难，端坐呼吸，咳嗽，咯粉红色泡沫痰。
>
> 体格检查：T 37.3℃，P 128 次/分，R 30 次/分，BP 100/70mmHg。神志清，呼吸急促，端坐呼吸，大汗，颈静脉无怒张。双肺布满中小水泡音及哮鸣音，HR 128 次/分，心律不齐，第一心音强弱不等，可及舒张期奔马律。双下肢无水肿。

急性心衰（acute heart failure，AHF）是由于急性心脏病变或慢性心脏病变急性加重使心输出量锐减导致组织器官供血不足及循环系统急性淤血的临床综合征。

【分型】

1. 急性左心衰竭　急性发作或加重的心肌收缩力明显降低、心脏负荷加重，造成急性心排血量骤降、肺循环压力突然升高、周围循环阻力增加，出现急性肺淤血、肺水肿并伴组织器官灌注不足和心源性休克的临床综合征。本节予以重点讨论。

急性右心衰竭　右心室心肌收缩力急剧下降或右心室的前后负荷突然加重，引起右心排血量急剧减低的临床综合征。常见病因是大面积肺动脉栓塞、右心室梗死等。

> **2021 ESC 急性心力衰竭指南**
>
> 　　根据床旁体格检查，明确患者是否存在充血（湿或干）和（或）外周低灌注（冷或暖），从而将 AHF 分成以下 4 类：暖-湿（灌注好，充血），最常见；冷-湿（低灌注、充血）；冷-干（低灌注、不充血）；暖-干（灌注好，不充血），代偿。
>
> 　　注意：低灌注并不等同于低血压，但低灌注通常伴随低血压。

【临床表现】

患者常突发严重呼吸困难，强迫端坐呼吸，烦躁不安，大汗，频繁咳嗽，咳大量白色或粉红色泡沫痰，严重时可有大量泡沫样液体由鼻、口腔涌出，两肺满布湿啰音。心脏听诊可有舒张期奔马律，脉搏增快，可呈交替脉。血压下降，严重者可出现心源性休克。

【辅助检查】

（1）推荐检测血浆利钠肽水平（BNP 或 NT-proBNP）：以帮助鉴别急性心衰和非心脏原因的急性呼吸困难，检测阴性者几乎可以排除急性心衰的诊断。同时需要鉴别非心脏原因引起的利钠肽水平的增高。

（2）对所有疑似 AHF 患者推荐以下检查：12 导联心电图；胸部 X 线检查、心肌肌钙蛋白、尿素氮、肌酐、电解质、血糖、全血细胞计数、肝功能、甲状腺功能等。

（3）对于血流动力学不稳定的 AHF 患者，推荐

立即进行超声心动图检查；对于心脏结构和功能未知的患者，推荐在入院 48 小时内进行超声心动图检查。

【诊断与鉴别诊断】

根据典型临床表现诊断不难。呼吸困难者注意与支气管哮喘鉴别。出现血压下降时应注意排除其他原因的休克。

> **案例 3-2-3**
>
> 　　1. 患者存在慢性心衰。
>
> 　　2. 症状：突然出现呼吸困难、端坐呼吸、咯粉红色泡沫样痰。
>
> 　　3. 体征：两肺布满中小水泡音及哮鸣音；HR 128 次/分，心律不齐，第一心音强弱不等，可及舒张期奔马律。
>
> 　　临床诊断：急性左心衰竭、心房颤动伴快速心室率。

【治疗】

（一）急性左心衰竭

急性左心衰竭（急性肺水肿）是内科危急重症，必须及时诊断，迅速抢救，以挽救患者生命。

1. 减少静脉回流　患者取坐位或卧位，两腿下垂，以减少静脉回流。

2. 氧疗　立即高流量给氧（每分钟 6～8L）。存在呼吸窘迫（呼吸频率>25 次/分，SpO_2<90%）的患者，应考虑尽快无创正压通气（CPAP、BiPAP），缓解呼吸窘迫和减少气管插管率。

3. 镇静　静脉注射吗啡 3～5mg，使患者安静，扩张外周血管，减少回心血量，减轻呼吸困难。对神志不清、已有呼吸抑制、休克者禁用。老年患者酌情减量使用。

4. 利尿　静脉给予作用快而强的利尿剂以减少血容量，减轻心脏负荷，如呋塞米 20～40mg。使用利尿剂期间，监测患者症状、尿量、肾功能和电解质。

5. 血管扩张剂　对于没有症状性低血压的患者且收缩压>90mmHg 推荐静脉应用血管扩张剂减轻症状。如滴注硝普钠或酚妥拉明以降低肺循环压力，也可舌下含化硝酸甘油或二硝酸异山梨醇降低肺循环静脉压。在使用期间应频繁监测症状和血压。

6. 正性肌力药　如近期未用过洋地黄类药物，可静脉注射快速作用的洋地黄类制剂，如毛花苷丙、毒毛旋花子苷 K 等，最适用于有快速心室率的心房颤动并左心室收缩功能不全者。低血压患者（收缩压<90mmHg）和（或）低灌注体征/症状的

患者，可以短期静脉滴注正性肌力药，如多巴酚丁胺、多巴胺、左西孟旦、磷酸二酯酶抑制剂，以增加心输出量、升高血压、改善外周灌注和维持终末器官功能。

7. 氨茶碱 对伴有明显支气管痉挛者（广泛哮鸣音）可选用。

8. 原有疾病和诱发因素治疗 如有发作快速性心律失常应迅速控制。

9. 超滤 对于利尿剂治疗失败的难治性充血性心衰患者，可考虑超滤治疗。

（二）心源性休克患者的抢救

（1）所有疑诊心源性休克患者应立即进行心电图和超声心动图检查。

（2）心源性休克合并急性冠脉综合征患者建议立即行冠状动脉造影，以便进行冠状动脉血运重建。

（3）如果没有液体超负荷的表现，建议补液。

（4）静脉使用正性肌力药物（多巴酚丁胺）增加心输出量。

（5）如果存在持续性低灌注，需要维持收缩压，可以使用升压药物（去甲肾上腺素、多巴胺）。

案例 3-2-3

抢救措施：

1. 患者立即心脏监护、吸氧、取端坐位。

2. 静脉注射吗啡 3～5mg。

3. 呋塞米 20mg 加入葡萄糖内静脉注射。

4. 西地兰 0.2～0.4mg 加入葡萄糖内静脉缓慢注射。

5. 氨茶碱 0.25g 加入 5%葡萄糖溶液 100ml 稀释后静脉滴注。

【诱因】

2021 ESC 心力衰竭指南提到需要快速识别威胁生命的临床情况和（或）易感因素，简写为 CHAMPIT：

（1）急性冠脉综合征（acute Coronary syndrome），如急性心肌梗死时，左心室排血量急剧下降。

（2）高血压急症（Hypertension emergency）。

（3）心律失常（Arrhythmia），如发作较久的快速性心律失常或重度的心动过缓。

（4）机械并发症（Mechanical cause），如二尖瓣狭窄，尤其伴有心动过速时，心室舒张期缩短，左心房的血液不能充分地流入左心室，左心房淤血扩张，因而引起肺静脉压升高。

（5）肺栓塞（Pulmonary embolism）。

（6）感染（Infection）。

（7）心包填塞（Tamponade）。

（何 奔 臧敏华）

第三章　心律失常

第一节　总　论

正常人的心脏起搏点位于窦房结,故称为窦性心律。窦房结产生的冲动按正常传导系统顺序激动心房和心室,如果心脏激动的起源异常和(或)传导异常,称为心律失常(cardiac arrhythmias)。

【心脏传导系统的解剖】

心脏传导系统由负责正常心电冲动形成与传导的特殊心肌组织构成,包括窦房结、结间束、房室结、希氏束、左束支、右束支和浦肯野纤维网(图3-3-1)。

正常情况下,心脏的搏动源于窦房结的自发激动,即窦房结的自律性。窦房结位于右心房和上腔静脉交界处,大约长1.5cm,宽2~3mm,由窦房结动脉供血。窦房结动脉60%起源于右冠状动脉,40%源自左回旋支。冲动在窦房结形成后由结间束及心房肌传递,传导到房室结。房室结90%血液供应来自后降支。房室结位于房间隔下部,三尖瓣环上方,冠状窦的前方。房室结的电生理特性为传导极为缓慢,发生延迟。

通过房室结后,冲动沿希氏束快速下传。房室结和希氏束构成房室交界区。希氏束由窦房结动脉和前降支的一个分支双重供血。在室间隔,传导径路分左、右束支,左束支又分左前分支和左后分支,冲动最后到达心内膜下的浦肯野纤维网,束支及浦肯野纤维网的传导极为快捷,使全部心室肌几乎同时被激动。最后冲动抵达心外膜,完成一个心动周期。

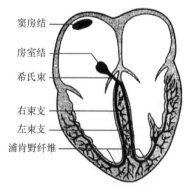

图3-3-1　心脏传导系统

窦房结、心房及房室结明显受自主神经张力的影响。迷走神经兴奋抑制窦房结自律性、抑制传导延长窦房结周围组织的不应期;不均一地缩短心房不应期,减慢心房传导;延长房室结传导及不应期。交感神经表现为相反的作用。

【心律失常的分类】

按发生原理,心律失常可分为:激动形成异常和激动传导异常两大类。激动起源异常和激动传导异常可同时存在。

(一)激动形成异常

1. 窦性心律失常　①窦性心动过速;②窦性心动过缓;③窦性心律不齐;④窦性停搏。

2. 异位心律

(1)主动性异位心律:①期前收缩(房性、房室交界区性、室性);②阵发性心动过速(房性、房室交界区性、室性);③扑动与颤动(心房、心室)。

(2)被动性异位心律:①逸搏(房性、房室交界区性、室性);②逸搏心律(房性、房室交界区性、室性)。

(二)激动传导异常

(1)生理性:干扰与房室分离。

(2)病理性:①窦房传导阻滞;②房内传导阻滞;③房室传导阻滞;④室内阻滞(左束支、右束支或分支阻滞)。

(3)房室间传导途径异常:预激综合征。

临床上,常按照心律失常发生时心率的快慢分为快速性心律失常(tachyarrhythmia)和缓慢性心律失常(bradyarrhythmia)。

【心律失常发生机制】

心律失常的易感性源于遗传性异常(常影响离子通道)及后天性结构性心脏病。电解质异常、激素失衡(甲状腺功能亢进、高儿茶酚胺状态)、缺氧、药物作用(如QT间期延长或改变自律性、传导性及不应期)及心肌缺血增加心律失常的易感性。

(一)快速性心律失常的发生机制

快速性心律失常的发生机制可分为冲动形成异常、折返(reentry),或两者兼有。冲动形成异常又分为自律性异常和触发活动(triggered activity)(图3-3-2)。

1. 自律性异常　正常情况下,除窦房结外,结间束、房室结及希氏束-浦肯野纤维系统均具自律性。而心肌细胞无自律性。自律性异常指的是在病理情况下,正常自律性细胞自律性增强,或原无自律性的心肌细胞出现自律性,后者称异常自律性(abnormal automaticity)。导致自律性异常病理情况包括：①内源性或外源性儿茶酚胺增加；②电解质紊乱；③低氧血症或缺血；④机械作用（如牵拉）；⑤药物等。

2. 触发活动 当后除极（after depolarization）达到触发一次新的除极之阈电位水平时发生触发活动。后除极指的是除极过程中或除极完成后的膜电位震荡。触发活动可由早期后除极（出现在动作电位的2相和3相）和延迟后除极（出现在动作电位的4相）引起。在局部儿茶酚胺浓度增加、高钙血症及洋地黄中毒（延迟后除极）或心动过缓、低钾血症或其他延长动作电位时程的其他情况下（早期后除极），心房、心室及希-浦氏系统组织可出现触发活动。若后除极的振幅增加，达到阈电位水平，便可引起反复激动。与洋地黄有关的快速性心律失常、急性心肌梗死和

（或）再灌注引起的自主性室性心率及运动引起的室性心动过速被认为是由延迟后除极所引起的触发活动所致。部分尖端扭转性室性心动过速可能由早期后除极所引起的触发活动所致。

3. 折返 是产生快速性心律失常最常见的机制。产生折返的基本条件：①心脏两个或以上的区域存在电生理的不均一性[即传导和（或）不应期不同]，并相互连接成闭环。②其中的一条径路单向阻滞。③另一条径路传导缓慢，使原先阻滞的径路有足够的时间恢复兴奋性。④原先阻滞的径路再次激动，完成一次环形激动。冲动在环内反复循环，产生持续性快速性心律失常。如心律失常可为自发或诱发的期前收缩打断折返环而终止，可证实为折返（图3-3-3）。

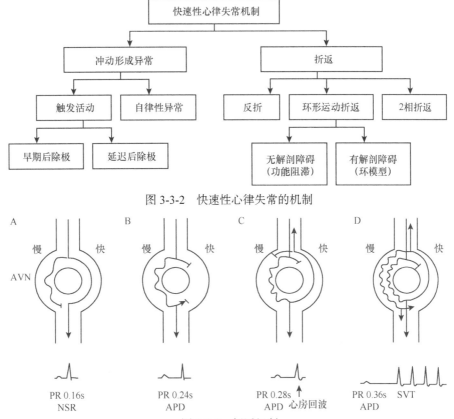

图3-3-2 快速性心律失常的机制

图3-3-3 折返机制

在有2条传导特性不同的径路（如房室结和旁路）情况下可发生折返。慢径路传导慢但不应期短，快径路传导快但不应期长。窦性心律时，冲动可经2条径路几乎同时下传至共同的远端（图示3-3-3A）；而当期前收缩发生时，其冲动只能经慢径路下传（图示3-3-3B）；但在期前收缩的冲动经慢径路下传后，而快径路已经恢复传导性，此时冲动可经快径路逆传，形成折返环（图示3-3-3C），引起快速性心律失常发生，直至该折返环被打断（图示3-3-3D）

（二）缓慢性心律失常的发生机制

缓慢性心律失常的机制包括冲动形成异常或冲动传导异常。窦性心动过缓是最常见的缓慢性心律失常。窦性心动过缓是由窦房结发放冲动减少所致，其原因可为生理性，如迷走神经张力增高（睡眠时）；

或病理性，如窦房结纤维化。

缓慢性心律失常也可由传导异常引起。取决于阻滞的部位，次级起搏点可取而代之，产生逸搏心律。传导阻滞常由房室结、希氏束或左束支、右束支纤维化或钙化引起。也可由迷走神经张力增高（睡眠时或运动员）或作用于房室结的药物（如洋地黄类、β受

体阻滞剂或钙拮抗剂）引起。

【诊断】

心律失常的诊断应始于仔细的病史询问及体格检查，辅助检查选择原则上应从简单到复杂，从安全、创伤性小的检查到危险、创伤性大的检查，从便宜、能在门诊完成的检查到昂贵、需住院完成的检查。

（一）病史

心律失常的诊断始于详尽的病史询问。常见症状包括心悸、晕厥、近乎晕厥（near syncope）、头晕、胸痛及心衰的症状。对已知或怀疑心律失常的患者，心律失常的起止方式、心律失常的频繁程度、持续时间及症状的严重程度等有助于诊断或指导进一步检查。还应询问患者的既往史、家族史及药物治疗情况等。心悸或晕厥的患者，如有扩张型心肌病或陈旧性心肌梗死病史，产生症状的心律失常多为室性快速性心律失常；如有瓣膜病或高血压病史，则常为心房颤动。

（二）体格检查

除检查心率和心律外，全面体格检查有助于潜在心脏病的诊断。如在心律失常发作时检查，一些发现有助于确定心律失常类型。如完全性房室传导阻滞或室性心动过速时，产生房室分离。由于 P-R 间期改变，第一心音的响度发生变化；若心房收缩与房室瓣关闭同时发生，颈静脉搏动图上可出现巨大 a 波（cannon wave）。

心动过速发作时刺激迷走神经的操作具有诊断和治疗价值。颈动脉窦按摩或 Valsalva 动作可短暂增加迷走张力。窦性心动过速对颈动脉窦按摩的反应是心率逐渐减慢，停止按摩后逐渐回到原来的速率；房室结参与的折返性心动过速（房室结折返性心动过速及房室折返性心动过速）的反应是突然终止、略有减慢或无变化。心房扑动、心房颤动的反应是心室率短暂减慢。

进行颈动脉按摩时，患者取仰卧位，伸展颈部，头部转向对侧，轻轻推开胸锁乳突肌。在下颌角水平触及颈动脉搏动。开始时以指尖的掌侧轻压颈动脉分叉处并观察患者的反应。如果心率无改变，用轻柔的按摩手法逐渐增加压力，持续 5 秒钟。由于两侧颈动脉窦按摩的反应可不同，可先按摩一侧，然后再按摩另一侧，严禁双侧同时按摩。由于颈动脉按摩偶可导致脑梗死，在按摩前应听诊颈动脉，如有颈动脉嗡鸣音不宜作这种操作。

（三）心电图

心电图是诊断心律失常的最重要的无创伤性检查技术。应记录 12 导联心电图，并将能显示清楚 P 波的导联加长记录以便进行分析，通常为 Ⅱ、Ⅲ、aVF 导联，偶可选 V_1、aVR 导联。如 P 波不清楚，可采用 Lewis 导联或食管导联帮助分辨心房电活动。

（四）长时间心电图记录

1. 动态心电图记录 使用一种小型便携式记录仪，连续记录患者 24 小时心电图，患者日常活动不受限制。动态心电图记录是证实和量化心律失常发作频度和复杂性、明确症状是否与心律失常有关，以及评价抗心律失常药物疗效的最有用的无创性检查。

2. 事件记录器（event recorder） 对心律失常发生不频繁者，可使用事件记录器。出现症状时，患者启动记录器，记录发作时的心电图，直接回放或经电话传输到医院。有些记录器还可记录患者触发记录前 30 秒的心电图。

对发作不频繁、发作时间短暂的患者，采用植入式记录器，将记录器埋藏在皮下。可用专用磁铁启动记录，和（或）自行启动记录。可记录 1~7 次发作，长达 42 分钟的心电图，长达 20 分钟的触发记录前心电图可供事后下载分析。埋藏时间可数月至数年，特别适合于发作不频繁的晕厥的诊断。

（五）运动试验

症状（晕厥，持续性心悸）疑为运动导致心律失常所引起者可行运动试验。运动试验可揭示更复杂的室性心律失常，诱发室上性心律失常，确定心律失常与运动的关系，有助于选择抗心律失常治疗及对心动过速的机制提供信息。运动试验在诊断心律失常的敏感性不如长时间心电图记录。

（六）食管心电图

食管在左心房后方，左右肺静脉之间。将食管电极插入到心房水平，可记录到心房电位，结合电刺激技术，可对一些快速性心律失常的诊断提供帮助。如确定是否存在房室结双径路，有助于了解阵发性室上性心动过速的机制；食管心电图（esophageal ECG）能清楚显示 P 波，便于确定房室分离，有助于室上性心动过速伴室内差异性传导与室性心动过速的鉴别；食管快速起搏使预激程度加重，有助于不典型预激综合征的诊断；通过窦房结恢复时间和窦房结传导时间的测定，有助于病态窦房结综合征的诊断。还可作为治疗手段，用快速心房起搏，终止药物治疗无效的某些类型室上性折返性心动过速。

（七）心内电生理检查

心内电生理检查用于心律失常的诊断、治疗和预后判断。将多电极导管经血管系统置于心脏不同部位（右心房、右心室、希氏束、冠状窦等）。电极用于记录局部电活动和刺激心脏，用多导生理仪以 50～100mm/s 的速度同步记录。同时，应用程序电刺激及心房、心室快速起搏，测定心脏不同组织的电生理特性。心内电生理检查的主要适应证包括：

（1）窦房结功能测定：患者出现窦房结功能障碍的症状，但无创检查不能诊断者，可行心内电生理检查测定窦房结功能（参见病窦综合征）。

（2）房室传导阻滞及室内传导阻滞（参见心脏传导阻滞）。

（3）心动过速：在以下情况下需考虑心内电生理检查：①反复发作症状明显的室上性或室性心动过速的患者选择最佳的治疗方案；②心动过速发作过于频繁，需要确定诊断及选择治疗方案时；③鉴别室上性心动过速伴差异性传导与室性心动过速；④考虑非药物治疗（如射频消融、植入电装置及外科手术治疗）者；⑤心搏骤停存活者（发生在急性心肌梗死后 48 小时或无急性 Q 波心肌梗死证据者）；⑥陈旧性心肌梗死，射血分数＜40% 的非持续性室性心动过速患者，评价持续性室性心动过速的危险性。

（4）不明原因的晕厥：病态窦房结综合征、房室传导阻滞及快速性心律失常是较常见导致晕厥的心律失常。晕厥的诊断首先应从仔细的病史询问和体格检查开始，随后选择非创伤性检查，如心电图、长时间心电图记录、倾斜试验等。经上述检查仍未明确晕厥的病因，特别是在器质性心脏病的患者，应行电生理检查。

（八）其他辅助检查

心率变异性分析、信号平均心电图、QT 离散度等有助于快速心律失常患者的预后判断。

【治疗】

在开始心律失常治疗之前，应认真考虑下列因素：心律失常的本质、心律失常发生的临床情况、心律失常的后果及治疗的潜在危险。

某些心律失常（如心室颤动）导致血流动力学不稳定和心脏性猝死，因而需要积极治疗；另一些心律失常的血流动力学稳定，但产生不可忍受的症状（心悸、头晕等），也应该治疗。还有些心律失常症状可不明显，但需治疗以预防并发症（如心房颤动的血栓栓塞预防）。心律失常发生的临床情况也与是否需要治疗有关。例如，发生在急性心肌梗死时的心室颤动，在治疗心肌梗死后，心室颤动复发可能小，无须预防治疗；而发生在无心肌缺血时的心室颤动，可能复发，需要积极预防治疗。在心脏结构正常患者耐受良好、

无须治疗的心律失常，在左心室收缩功能不全或瓣膜性心脏病患者可能完全不能耐受，此时需积极治疗。一些心律失常有明显的诱因，如代谢紊乱（低钾、低镁、低氧、甲状腺功能亢进）、急性疾病（心力衰竭、感染、贫血）、精神因素、食物、药物等，其治疗主要是消除诱因。

因此，应该治疗的是患有心律失常的患者，而不仅仅是心律失常本身。无视整个临床状况孤立地治疗某种心律失常是行不通的。

心律失常的治疗可分为药物治疗和非药物治疗。

（一）快速性心律失常的药物治疗

患者发生快速心律失常时，减慢心室率是基本的，同时往往也是最重要的治疗手段。但具体的治疗方法与患者的血流动力学状况有关，如两个患有同样心律失常患者，其治疗可完全不同，因为心动过速对每个患者的影响是不同的。例如，心率为 200 次/分的室上性心动过速，对健康的年轻人影响较小，可能不需要处理就会自行终止。而同样的心律失常在二尖瓣狭窄患者可诱发肺水肿，在主动脉瓣狭窄的患者可致晕厥，在急性心肌梗死患者可致休克，在脑血管疾患患者可致偏瘫，此时，应立即电复律治疗。

开始抗心律失常药物治疗前，应先纠正潜在的诱发因素，如代谢紊乱、充血性心衰或急性心肌缺血。

尽管大多数药物的体外电生理作用已明确，其临床应用仍多为经验性。许多抗心律失常药物给予常规剂量，另外一些需根据临床疗效来调整剂量。尽管可以测定药物浓度，但由于治疗浓度与中毒浓度接近，其指导治疗的价值不如临床疗效确切。大多数抗心律失常药物在肝或肾代谢，因此肝、肾功能不全的患者应减少剂量，以免中毒。许多抗心律失常药物有负性肌力作用（抑制左心室功能）、负性传导作用及心外不良反应。抗心律失常药物还可与其他药物发生相互作用及干扰心律失常的非药物治疗。如奎尼丁和胺碘酮可增加地高辛血浓度及增加华法林抗凝作用。奎尼丁增加心脏起搏器的起搏阈值，而胺碘酮增加植入式复律除颤器的除颤阈值。此外，抗心律失常药物治疗可导致新的心律失常或使原有的心律失常加重，称致心律失常作用（proarrhythmic effect），发生率为 5%～10%。

抗心律失常药治疗的目的主要有①终止急性发作；②预防复发；③预防未发生的致命性心律失常，改善预后。

根据其电生理作用常分为四类。一些药物有多种电生理作用（表 3-3-1）。

表 3-3-1 抗心律失常药物分类

分类	药物	通道			受体			临床作用			
		Na	Ca	K	α	β	ACh	ProA	LVFx	HR	心外作用
ⅠA	奎尼丁	++		+++	+		++	+++			++
	普鲁卡因胺	++		++				++			+++
	双异丙吡胺	++		++				+	↓↓		++
ⅠB	利多卡因	+						+			++
	美西律	+						+			++
ⅠC	普鲁帕酮	+++				+		++	↓↓	↓	+
	氟卡尼	+++						+++	↓↓		+
Ⅱ	β受体阻滞剂					+++		+	↓	↓↓	+
	索他洛尔			+++				+++	↓	↓	+
Ⅲ	胺碘酮	+	+	+++	+			+		↓	+++
	伊布利特	▲		+++				+++			+
Ⅳ	维拉帕米		+++					+	↓↓	↓	+
	地尔硫䓬		++					+		↓	+
其他	腺苷、地高辛										

注: Na, 钠离子通道; Ca, 钙离子通道; K, 钾离子通道; α, α受体; β, β受体; ACh, 乙酰胆碱受体; ProA, 致心律失常作用; LVFx, 左心室功能; HR, 心率。

Ⅰ类药物阻断细胞膜钠通道:根据其对浦肯野纤维的作用进一步分为三个亚类。ⅠA类药物中等程度阻断钠通道,可用于室上性和室性心律失常的长期口服治疗,普鲁卡因胺还可静脉注射。ⅠA类药物减慢动作电位上升速率(V_{max}),延长其时程,因而,减慢传导,延长有效不应期(包括旁道),可用于房室折返性心动过速及房室结折返性心动过速的治疗。由于ⅠA类药物减慢窦房结、心房自发放电速率,通过迷走拮抗作用增加房室结传导,因而,在治疗心房扑动时,需先用β受体阻滞剂、钙拮抗剂或洋地黄控制心室率。

ⅠB类药物缩短动作电位时程,不影响传导和不应期:可用于室性心律失常的治疗。其对窦房结、房室结作用小,对室上性心律失常无效。利多卡因最常用,对缺血相关的心律失常尤其有效。苯妥英钠是抗癫痫药,也是ⅠB类抗心律失常药,对洋地黄中毒引起的室上性或室性心律失常特别有效。这类药物对血流动力学的影响小,致心律失常作用少见。

ⅠC类药物延长 V_{max},减慢复极,因而减慢传导和延长不应期,较ⅠA类药物更明显:可用于室上性和室性心律失常的长期口服治疗,然而用氟卡尼、莫雷西嗪治疗心肌梗死后无症状的心律失常可增加死亡率,尤其是心功能不全的患者。对无器质性心脏病的患者氟卡尼仍是室上性心律失常(尤其是阵发性心房颤动)相对安全的治疗。普鲁帕酮与氟卡尼类似,但有β受体阻滞作用,因此,可加重心动过缓、传导阻滞、心力衰竭及支气管哮喘。

Ⅱ类药物为β受体阻滞剂,减慢自律性,延长房室传导,延长不应期。Ⅳ类药物为非二氢吡啶类钙拮抗剂,减慢自律性和房室传导。这两类药物的抗心律失常疗效主要与其减慢窦房结频率及减慢房室结传导有关。可有效控制心房颤动、心房扑动的心室率,但对复律无效。静脉注射可终止某些类型的室上性快速性心律失常,尤其是房室结作为折返环一部分的折返性心律失常(房室结和房室折返性心动过速)。由于这些药物选择性减慢房室结传导,可增加旁道下传速度,故禁用于预激合并房性快速性心律失常(心房扑动、心房颤动、房性心动过速)的患者。此外,这些药物负性肌力及负性频率作用较强。

Ⅲ类药物阻断钾通道,延长复极,使 QRS 增宽和延长 QT 间期。减慢自律性和传导,延长不应期。胺碘酮主要是Ⅲ类药物作用,但还有其他三类药物的作用。可用于室上性和室性心律失常的治疗,并可安全地用于左心功能不全的患者。可用于心力衰竭合并心房颤动时的治疗,预防室性心动过速或心室颤动复发的疗效优于其他药物。可减少心肌梗死后、非缺血性心力衰竭患者的心律失常死亡。索他洛尔具有Ⅲ类药物及β受体阻滞剂作用,对治疗室性快速性心律失常尤其有效,也可治疗室上性心律失常,包括心房颤动。依布利特为较新的Ⅲ类药物,可有效终止新近出现的心房颤动,提高心房颤动电复律的成功率。这些药物能延长 QT 间期,增加尖端扭转室性心动过速的危险(胺碘酮低)。

其他抗心律失常药物还有腺苷,静脉注射可减慢窦性频率,减慢房室结传导。主要用于终止阵发性室上性心动过速,疗效达 95%。不良反应包括脸红、胸痛及呼吸困难,由于其半衰期仅 6 秒,不良反应消失很快。腺苷减慢房室传导的作用还被用于快速性心律失常的鉴别诊断。洋地黄增加迷走神经张力，减慢窦性频率，减慢房室结传导，主要用于控制室上性心律失常的心室率，也可有效治疗房室结折返及房室折返性心动过速。抗心律失常药物的应用见表3-3-2。

表3-3-2 抗心律失常药临床应用

药物	剂量	清除途径	不良反应
Ⅰa类药物：作用：钠通道阻滞剂：抑制0相除极；减慢传导；延长复极			
适应证：室上性心动过速，室性心动过速，预防心室颤动，症状性室性期前收缩			
奎尼丁 （Quinidine）	静脉注射：6～10mg/kg，>20分钟（少用） 200～400mg，q4～6h 或 q8h（长效制剂）	肝脏	胃肠道不良反应，左心室功能不全，升高洋地黄血浓度
普鲁卡因胺 （Procainamide）	静脉：100mg/1～3min 至 500～1000mg；然后 2～ 6mg/min 维持 口服：50mg/（kg·d），q3～4h 或 q6h（长效制剂）	肾	SLE，过敏，左心室功能不全
丙吡胺 （Disopyramide）	100～200mg q6～8h	肾	尿潴留，口干，左心室功能损害明显
莫雷西嗪 （Moricizine）	200～300mg，q8h	肝脏	头晕、恶心、头痛、降低沙丁胺醇药浓度，损害左心功能
Ⅰb类药物：作用：缩短复极			
适应证：室性心动过速，预防心室颤动，症状性室性期前收缩			
利多卡因 （Lidocaine）	1～2mg/kg，以 50mg/min 速度静脉注射；1～4mg/min 维持	肝脏	中枢神经系统，胃肠道症状（恶心、呕吐、腹泻）
美西律 （Mexiletine）	100～300 mg，q6～12h；最大量：1200mg/d	肝脏	中枢神经系统，胃肠道症状，白细胞减少
苯妥英 （Phenytoin）	静脉：50mg/5min 至 1000mg（12mg/kg）；维持 200～ 400mg/d 口服：200～400mg q12～24h	肝脏	中枢神经系统，胃肠道症状
Ⅰc类药物：作用：抑制0相除极，减慢传导。普鲁帕酮有弱的钙拮抗作用及β受体阻滞作用，延长动作电位和不应期			
适应证：致命的室性心动过速或心室颤动，顽固性室上性心动过速			
氟卡尼 （Flecainide）	100～200mg，每日 2 次	肝脏	中枢神经系统，胃肠道症状，损害左心功能，无休止性 VT，猝死
普鲁帕酮 （Propafenone）	150～300mg，q8～12 小时	肝脏	中枢神经系统，胃肠道，损害左心功能，升高洋地黄浓度
Ⅱ类药物作用：β受体阻滞剂，减慢房室传导。注意：其他β受体阻滞剂也可能有抗心律失常作用，但未获得 FDA 批准			
适应证：室上性心动过速，可能有预防心室颤动的作用			
艾司洛尔 （Esmolol）	500 mg/kg over 1～2min；维持量。25～200mg/ （kg·min）	肝脏	左心功能降低，支气管痉挛
普萘洛尔 （Propranolol）	静脉：1～5 mg at 1 mg/min； 口服：40～320mg 分 1～4 次/d （取决于制剂）	肝脏	左心功能降低，心动过缓，房室传导阻滞，支气管痉挛
美托洛尔 （Metoprolol）	静脉：2.5～5mg 口服：50～200mg/d	肝脏	左心功能降低，心动过缓，房室传导阻滞
Ⅲ类药物作用：延长动作电位时程			
适应证：胺碘酮：顽固室性心动过速，室上性心动过速，预防室性心动过速，心房颤动，心室颤动；多非利特：心房扑动，心房颤动；索他洛尔：室性心动过速，心房颤动；溴苄胺：心室颤动，室性心动过速；依布利特：心房扑动，心房颤动			
胺碘酮 （Amiodarone）	静脉：150mg IV，随后 1mg/min.滴注 6 小时(360mg) 然后 0.5mg/min。必要时可静脉注射 150mg 口服：800～1600mg/d（7～21 天）；维持 100～400mg/d	肝脏	肺纤维化，甲状腺功能低下，甲状腺功能亢进，角膜与皮肤沉着，肝炎，升高洋地黄浓度，神经毒性，消化道症状
索他洛尔 （Sotalol）	80～160mg q12 小时（危及生命的心律失常可能要用 大剂量）	肾（肌酐清除率 <60ml/min 时延长给药 间期）	尖端扭转室性心动过速（早期），左心功能降低，心动过缓，疲劳（及其他β受体阻滞剂的不良反应）

药物	剂量	清除途径	不良反应
多非利特 （Dofetilide）	500mg，每日 2 次	肾（肾功能不全时减量）	尖端扭转室性心动过速发生率 3%；与 P-450 同工酶抑制剂相互作用
依布利特 （Ibutilide）	1mg，IV，10 分钟，随后 0.5～1mg 滴注 10 分钟	肝脏和肾	给药 3 小时内，尖端扭转室性心动过速发生率可达 5%，必须备有除颤器
溴卞铵 （Bretylium）	5～10mg/kg，5～10 分钟，IV；维持量 0.5～2mg/min；最大量 30 mg/kg	肾	低血压，恶心
Ⅲ类药物作用：钙拮抗剂 适应证：室上性心动过速			
维拉帕米 （Verapamil）	10～20mg，2～20 分钟，IV；5mg/（kg·min）维持 80～120mg q6～8 小时；240～360mg，qd（缓释剂型）	肝脏	左心功能损害，便秘，升高洋地黄血浓度，低血压
地尔硫䓬 （Diltiazem）	0.25mg/kg over 2 分钟；如无效，15 分钟后 0.35mg/kg IV；滴注速度 5～15mg/h 180～360mg/d，根据剂型分 1～3 次	肝脏代谢，肾排泄	低血压，左心功能降低
其他，适应证：室上性心动过速			
腺苷 （Adenosine）	6mg 快速 IV，如无效 1～2 分钟后 12mg IV. 如从中心静脉给药剂量减半	腺苷受体刺激，血中代谢	短暂脸红、呼吸困难、胸痛，房室传导阻滞，窦性心动过缓；沙丁胺醇降低其作用、双嘧达莫增强其作用
地高辛 （Digoxin）	0.5mg over 20 分钟，随后以 0.25 或 0.125mgIV，24 小时总量 1～1.5mg； 1～1.5mg/24～36 小时分 3～4 次；维持量 0.125～0.5mg/d	肾	房室传导阻滞，心律失常，胃肠道症状，视觉改变

注：SLE = 系统性红斑狼疮

（二）心律失常的非药物治疗

1. 经胸电复律及除颤

（1）机制：电复律（cardioversion）和电除颤仍是终止快速性心律失常最可靠的方法。通过瞬间除极全部或至少大部分可激动的心肌，可终止折返性心律失常。电复律指通过与 R 波同步放电，终止室上性心动过速或室性心动过速。电除颤（defibrillation）终止心室颤动时，无须与 QRS 同步，可在心动周期任何时间放电。

（2）方法：应除外低钾血症。血浆洋地黄浓度超逾治疗水平时，电击后发生室性心律失常的风险大，应避免电复律治疗。

如为选择性电复律，患者应空腹（至少 6 小时），建立静脉通道，准备好抢救物品，如氧气、吸引器及气管插管器械。适当镇静，以消除患者疼痛或不适感，可用短效巴比妥盐类药物如美索比妥（methohexital）、短效遗忘剂如咪达唑仑（midazolam）或短效麻醉剂异丙酚。电极板放置方式有两种：①前尖位，即一个电极板放在右侧胸骨缘第 2、3 肋间，另一个电极板放在心尖部；②前后位，即一个电极板放在胸骨左缘第四肋间，另一个电极板放背部相对应位置。两种放置电复律效果相似。

影响电复律或除颤成功率的因素包括电击的波形和强度。双向波电击成功率高于单向波。其他增大经心脏电能的技术因素包括电极加压、呼气时发放电击和反复电击等。影响电复律/除颤成功的患者方面因素包括代谢紊乱、心律失常持续时间长、某些抗心律失常药物如胺碘酮的使用及体重＞80kg 等。

由于心房颤动在电复律后可能发生血栓栓塞，故心房颤动持续 48 小时以上的患者，复律前应抗凝治疗 3 周，转复后继续抗凝治疗 4 周。如经食管超声心动图检查无心房血栓，静脉注射肝素后可进行复律，但复律后仍需抗凝 4 周，以防由于转复后心房暂时顿抑而致血栓形成。

（3）适应证：最常采用电复律/除颤治疗的心律失常是心室颤动、室性心动过速、心房颤动和心房扑动。心室颤动的治疗属急症，应尽快予以双向 200J 或单向 360J 电击。VT 复律，根据患者血流动力学情况，可以择期进行，亦可急症转复。如为择期复律，首次电击以 50J 为宜，失败者，可将电能水平提高。心房颤动的转复一般都是择期为之，初次电击以 100～150J 为宜，视患者体重酌定，必要时再以 300～360J 电击。预激合并心房颤动时，由于心室率极快，血流动力学不稳定，必须紧急复律，初次电击 200J，必要时再以 300J 电击。许多快速性心律失常初次复律后复发，可使用抗心律失常药物预防复发（表 3-3-3）。

表 3-3-3　电复律的能量选择

心律失常	初次能量
心室颤动	200～360J
心房颤动	100～150J
心房扑动	50～100J
室上性心动过速	100～150J
室性心动过速	100～200J

（4）并发症：非同步电复律可能诱发心室颤动。即使与 QRS 波同步发放的电击，偶亦可能诱发心室颤动。

复律后 ST 段可能暂时增高，一般无临床意义。短时内发放电击总能量超过 425J，偶可发生轻度心肌坏死。多次复律者可有皮肤轻度烧伤。电复律的另一罕见合并症是肺水肿，可能为左心室暂时功能失常所致。

复律后亦可出现心动过缓或心搏停顿，这是迷走张力影响或潜在的病窦综合征所致。必要时可用阿托品或作紧急经皮起搏治疗。对植入起搏器或埋藏式复律除颤器（ICD）的患者，电击电极应尽可能放在远离脉冲发生器处，复律后还要对脉冲发生器和起搏阈值再作校验。

2. 埋藏式复律/除颤器（implanted cardioverter/defibrillator，ICD）　可迅速辨别和终止威胁生命的室性心律失常。ICD 由两个基本组成部分，包括 ICD 发生器和电极系统。ICD 发生器为一微处理器，除有感知环、记忆储存功能、电容、电压增强器、遥测功能、程控功能等功能外，新一代 ICD 还有抗心动过速功能、单双腔频率应答功能、双向波除颤、心律失常检测功能等。目前的 ICD 脉冲发生器仅重 75g，可以埋藏在锁骨下区，心内膜电极可由静脉插入，与安装永久性起搏器十分类似。ICD 能发放 1～40J 的双相电击，电击能量可以程控。ICD 具有多项程控性能，能作抗心动过速和抗心动过缓（包括双腔）起搏，并提供心律失常发作期间的心电图记录。

（1）适应证：不伴急性心肌梗死的室性心动过速发作而幸免于难的患者，以及曾有过血流动力学改变的持续性 VT 的患者，ICD 已成为一线治疗方法。心脏停搏风险甚高的人，也应装置 ICD，如特发性扩张型心肌病而有原因不明晕厥者，以及冠心病，射血分数＜35%、自发非持续性 VT、电生理实验室能诱发持续性 VT 而不能被普鲁卡因胺抑制的患者。还有几项进行中的临床试验，可能会使预防性应用 ICD 的适应证更为扩大。

目前 ICD 适应证为：①非可逆性原因引起的心室颤动或血流动力学不稳定的持续室性心动过速导致的心搏骤停；②伴有器质性心脏病的自发性持续性室性心动过速，无论血流动力学稳定或者不稳定；③不明原因的晕厥，但心脏电生理检查能够诱发出临床相关的、具有明显血流动力学障碍的持续性室性心动过速或者心室颤动；④心肌梗死后 40 天以上，NYHA 心功能分级Ⅱ级或Ⅲ级，左心室射血分数（LVEF）≤35%；⑤非缺血性扩张型心肌病患者，NYHA Ⅱ级或Ⅲ级，LVEF≤35%；⑥心肌梗死后 40 天以上，NYHA Ⅰ级，LVEF≤30%；⑦陈旧性心肌梗死伴非持续性室性心动过速，LVEF≤40%，电生理检查可诱发心室颤动或者持续性室性心动过速。

（2）ICD 的程控：埋藏时即作测试以确定除颤所需能量。至少应有 10J 的安全范围，如脉冲发生器的最大输出为 32J，除颤成功的电击强度应在 22J 以下。如患者发生过 VT，应按终止 VT 的要求检查和设计抗心动过速起搏功能。放电测试前，即应对其进行适当程控。

ICD 设有 2 个 VT 区和 1 个 VF 区，可根据具体情况，治疗频率不同的室性心律失常。每一 VT 区编程都应考虑抗心动过速起搏的频率阈和不同顺序，以及高/低能电击。VF 区是高频率区带，可以发放高能电击。为减少患者的不适，减少由于心律失常发作而导致晕厥的概率，提高脉冲发生器电池寿命，防止不适当的电击，需做好编程。

（3）合并症：与埋藏操作有关的合并症如气胸、心肌穿孔、感染、囊袋血肿等，但发生率都应在 1% 以下。电极脱落、断裂及绝缘破损，可使除颤失败。导线断裂还可能产生 VF 的假象而引发不当电击。

安置 ICD 的患者，多次放电后应进行检查评估。分析储存心电图，可了解 ICD 功能情况，由 VT 或 VF 发作引起的多次电击，可能都是适当的；如无代谢紊乱和致心律失常药物等诱因，则应采用抗心律失常药物治疗和（或）导管消融，消除心律失常反复发作。心室率快的心房颤动，亦可触发放电，应对心房颤动进行处理。

既需要起搏器又需安装 ICD 的患者，要注意两者的相互影响。VF 发作时的起搏器刺激信号，可影响 ICD 对 VF 的识别；而 ICD 感知起搏刺激，则可能引起不适当放电。

3. 射频导管消融

（1）射频能量的组织效应：射频消融（radio frequency ablation）是一种经皮导管技术，可以永久性消除过去只能通过长期药物治疗进行抑制或由手术治疗的各种室上性和室性心动过速。射频能量由导管电极发放到维持心动过速的关键部位的组织。射频能量使组织阻抗产热，当组织温度达到 50℃以上时，就会产生不可逆转的破坏。由此产生的损害直径 5～6mm，深 2～3mm。慢性损害显示为境界清晰的凝固性坏死。

（2）适应证：射频消融已成为所有阵发性室上性心动过速、预激综合征和有症状必须治疗的典型心房扑动、特发性室性心动过速等患者的一线疗法。非典型心房扑动、心房颤动和不适当窦性心动过速，只有症状严重、药物治疗无效时，才可作消融治疗。

根据我国射频消融治疗快速性心律失常指南，适应证为：①预激综合征合并阵发性心房颤动和快速心室率；②房室折返性心动过速、房室结折返性心动过速、房性心动过速和无器质性心脏病证据的室性心动过速（特发性室性心动过速）呈反复发作，或合并有心动过速心肌病，或者血流动力学障碍者；③发作频繁、心室率不易控制者的典型心房扑动；④发作频繁、心室率不易控制者的非典型心房扑动；⑤发作频繁、症状明显的心房颤动；⑥不适当的窦性心动过速合并心动过速心肌病；⑦发作频繁和（或）症状重、药物预防发作效果差的合并器质性心脏病的室性心动过速，多作为ICD的补充治疗。

（3）射频消融方法：诊断性电生理检查和射频消融常一次完成。应以不同起搏技术和（或）滴注异丙肾上腺素以诱发心动过速，确定心动过速的确切发生机制。根据心动过速类型，按照标测结果确定消融靶点，或在特定解剖标识引导下进行消融。

室上性心律失常的射频消融：房室结折返性心动过速是最常见的阵发性室上性心动过速类型，可由折返径路"快径"或"慢径"的射频消融而消除。更多采用慢通道消融术，消融的靶组织位于右心房后间隔，靠近冠状窦口处。慢通道消融术成功率为98%～100%，发生高度房室阻滞的风险是0%～1.3%。

位于左侧的旁道，以逆行性主动脉或经房间隔方法消融；而位于右侧或间隔的旁道，则由静脉途径消融。通过对旁路进行标测，确定消融靶点，消融导管置于二尖瓣或三尖瓣环的心房或心室面。旁路消融的成功率是90%～98%，合并症发生率2%～3%，死亡率不到0.1%。常见的并发症包括心脏机械性穿孔所致心包压塞，间隔旁路患者可能发生高度房室阻滞。

房性心动过速大多源于右心房，可由静脉途径进行标测，但左心房心动过速则须经间隔进行标测。一侧房性心动过速消融成功率约90%，合并症罕有。

典型心房扑动起于右心房，射频消融针对右心房下部、三尖瓣环和下腔静脉间的关键峡部，消融成功率约90%，发生严重合并症的风险不到1%。

心房颤动的消融常用方法包括环肺静脉前庭消融，辅助线消融，碎裂电位消融，非肺静脉超源异位电活动的消融。对药物治疗无效、心室率难于控制的心房颤动，射频消融或房室结改良可使症状和左心室功能改善。房室结消融造成三度房室阻滞的成功率为100%，所有患者皆需安装永久性起搏器。房室结改良意在减慢心室频率而又无须使用起搏器，成功率为75%，另外25%的患者，由于房室结的有意或无意消融而需植入起搏器。射频消融或房室结改良有1%～2%的迟发猝死风险。

不适当的窦性心动过速亦可作射频消融。消融靶点是位于右心房高侧部的窦房结。成功率为90%，10%病例因逸搏频率过低而需安装起搏器。

特发性VT最常见类型是在右心室流出道，呈左束支阻滞型，电轴向上。另一种特发性VT呈右束支阻滞型图形，电轴向下，起源于左心室下尖部。这些类型的VT射频消融成功率为85%～100%，合并症罕见。

冠心病患者的VT，一般起源于左心室原梗死区附近的病变组织，由于病变是广泛而非局灶性的，而其VT可能起于多个部位，故冠心病者的VT，射频消融常难根治，更多是作为辅助疗法，结合ICD或抗心律失常的药物治疗。在冠心病的情况下，射频消融治疗VT，成功率为65%～95%，发生严重合并症的患者小于2%。

4. 心律失常外科手术 心律失常外科治疗的目的是切除、隔离参与心动过速形成、维持和传播的组织。外科治疗方法包括直接针对心律失常本身及各种间接手术方法，如室壁瘤切除术、冠状动脉旁路移植术、瓣膜置换术等。用于射频消融和ICD治疗的显著疗效，很少单独进行心律失常的外科手术。

（1）Wolf-Parkinson-White综合征：对可能发生致命性心律失常、射频消融未获成功的Wolf-Parkinson-White综合征患者，可行旁路的手术切除。手术中先作标测以确定旁路位置，再由心外膜冷冻消融，或由心内膜直接切断旁路。成功率接近100%，发生严重合并症的风险甚低。

（2）冠心病合并室性心动过速：冠心病患者的复发性持续性单形性VT，可行心内膜下切除术。这类患者的VT常起源于原先心肌梗死区周围的瘢痕组织内。根据肉眼所见，切除或冷冻消融一切显见的瘢痕组织；或在标测指导下，切除或冷冻消融参与VT发生的病灶区；可成功消除VT。心内膜下切除治疗的成功率为85%～90%，手术死亡率为5%～10%。

（3）心房颤动：外科治疗心房颤动从迷宫Ⅰ型手术发展到迷宫Ⅲ型，使迷宫手术成为外科治疗心房颤动的"金标准"。经典迷宫术采用"切和缝"的方法，术式复杂、手术时间较长，并发症相对较多，限制了它的广泛应用。为了简化手术，人们对原来的术式进行了改良，减少手术切口，用其他能源消融心房壁代替物理切开。近年来，采用胸腔镜微创技术，应用双极干式射频消融导管进行心外膜肺静脉电隔离，明显降低了血栓栓塞、肺静脉损伤、食管损伤的风险。

（三）缓慢性心律失常的治疗

1. 药物治疗 常用药物：异丙肾上腺素（isoprenaline），为 β_1-受体兴奋剂、β_2-受体兴奋剂，有提高心率、增强心肌收缩力、降低周围血管阻力和扩张支气管平滑肌等作用；肾上腺素（epinephrine），为 α-受体兴奋剂和 β-受体兴奋剂，具有兴奋心脏、收缩血管和扩张支气管等作用，是心肺复苏时常用的抢救药物；阿托品（atropine），为 M-受体拮抗剂，通过消除迷走神经对心脏的抑制作用，使窦房结自律性增高和改善房室传导等。过小剂量阿托品（小于 0.3mg），特别是皮下注射或肌内注射时可呈副交感效应，产生矛盾性心动过缓（表 3-3-4）。

表 3-3-4 常用的抗缓慢心律失常药物

药物	适应证	剂量	主要不良反应
异丙肾上腺素	高度或完全性房室传导阻滞、病窦、心搏骤停	静脉滴注 1～3μg/min（1～2mg 置入 5% 葡萄糖溶液 500ml 中滴注每分 1ml）；舌下含 3～4 小时 0～15mg	头痛、眩晕、震颤、皮肤潮红、恶心、心绞痛加重，快速心律失常
肾上腺素	高度或完全房室传导阻滞、心搏骤停	0.1% 0.3～0.6ml 静脉、肌肉、皮下或心腔注射，静脉滴注 1～4μg/min	神经过敏、面色苍白、震颤、高血压、快速心律失常
阿托品类	病窦、房室传导阻滞	阿托品 1mg 皮下、肌内或静脉注射，口服 0.3～0.6mg，3 次/天 山莨菪碱静脉注射 10～20mg/d，口服 5～10mg，3 次/天	口干、眩晕、皮肤潮红、尿潴留、青光眼加重、快速心律失常

注：病窦：病态窦房结综合征

2. 心脏起搏 人工心脏起搏通过发放一定形式的电脉冲，刺激心脏使之激动，即模拟正常传导形成和传导，用于治疗症状性缓慢性心律失常。近年来，心脏起搏已从单纯治疗缓慢性心律失常扩展到治疗快速性心律失常、心力衰竭等，对减少病死率、改善患者生活质量起到了积极的作用。

（1）起搏系统：由脉冲发生器和起搏电极构成。现代起搏器使用碘化锂电池，寿命为 7～13 年，重量常在 30g 以下。具备程控功能，可提供诊断和遥测数据等。

起搏器电极常为双极的，远端电极为阴极。单极电极应用较少。电极经锁骨下静脉穿刺或头静脉切开插入。心房导线一般置于右心耳，心室导线则在右心室心尖部。以锚状电极被动固定于心肌，或以螺旋电极主动固定。新型电极如多孔碳（porous carbon）、类固醇洗脱电极（steroid-eluting electrodes）等，使急/慢性起搏阈值降低。

（2）植入指征：起搏器植入的指征包括缓解心动过缓引起的症状及预防可能出现的症状性心动过缓。心动过缓引起的症状最常见的是头晕、晕厥或近乎晕厥、运动耐量下降、或心力衰竭的症状。由于这些症状是非特异的，在起搏器植入前必须证实症状与心动过缓的关联。如心动过缓是持续性的，如三度房室阻滞，心电图可诊断。如心动过缓是间歇性，需要其他诊断试验，如 24 小时心电图、事件记录器或电生理试验来证明心动过缓与症状的关系。

症状性心动过缓患者，在植入起搏器之前，应除外可纠正的病因。如甲状腺功能低下、洋地黄等药物的过量、电解质紊乱及使用 β-受体阻滞剂、钙拮抗剂及抗心律失常药等（表 3-3-5）。

表 3-3-5 永久性起搏的适应证

（1）获得性房室阻滞
高度或三度房室阻滞
心动过缓引起症状（包括必需用药导致的症状）
停搏≥3 秒或清醒患者逸搏频率<40 次/分
Ⅱ度房室阻滞，不论其类型与阻滞位置，有心动过缓的症状
心肌梗死后房室阻滞
持续性希–浦系统的二度房室阻滞，伴双侧束支阻滞或三度房室阻滞
暂时性二或三度结下房室阻滞并有束支阻滞
持续性症状性二或三度房室阻滞
（2）慢性双分支阻滞或三分支阻滞
间歇性三度房室阻滞
二度Ⅱ型房室阻滞
交替性束支阻滞
（3）窦房结功能障碍
有症状（包括必需用药导致的症状）
频率<40 次/分
窦房结变时功能不全
（4）颈动脉窦综合征
反复引起晕厥或先兆晕厥
在未使用任何药物的情况下，轻微压迫颈动脉窦可导致窦性停搏超过 3 秒

近年来，随着起搏技术的不断发展，起搏适应证已从单纯治疗缓慢性心律失常扩展到多种疾病的治疗，如心房颤动的防治、心衰的治疗等。

（3）起搏代码：随着起搏器工作方式或类型的不断增多，其功能日趋复杂。为便于描述和交流，目前通用北美心脏起搏电生理学会与英国心脏起搏和电生理学组专家委员会制订的起搏器代码（NGB 代码）。

起搏方式以 3～5 个字母表示。第 1 个字母表示起搏的心腔；第 2 个字母表示感知的心腔；第 3 个字母表示起搏器工作方式为抑制（I）或触发（T）；第 4 个字母表示该起搏器的程控功能及频率应答功能；第 5 个字母表示抗心动过速功能（表 3-3-6）。

表 3-3-6   NGB 起搏器代码

第一位 起搏心腔	第二位 感知心腔	第三位 感知后反应方式	第四位 程控功能	第五位 抗快速性心律失常功能
O，无	O，无		O，无	O，无
A，心房	A，心房	O，无	P，简单程控	P，起搏（抗快速性心律
V，心室	V，心室	T，触发	M，多参数程控	失常）
D，双腔（A+V）	D，双腔（A+V）	I，抑制	C，遥测	S，电击
S，心房或心室	S，心房或心室	D，T+I	R，频率应答	D，P+S

起搏器及起搏方式的选择取决于临床情况及心律失常的类型。最常用的起搏方式是 DDD（心房与心室起搏及感知，抑制与触发兼备）和 VVI（心室起搏、心室感知，自身心室信号被感知后抑制起搏器发放一次脉冲）。

起搏方式的选择应因人而异，尽可能以最简便系统，满足患者的生理需要，如慢性心房颤动患者，如有间歇症状，但无变时功能不全，则 VVI 起搏器足以敷用。但如患者有变时功能不全，则须安装 VVIR 起搏器，以恢复对运动的频率应答性能。高度房室阻滞而窦房结功能正常的患者，选用 DDD 起搏器最为适宜。合并窦房结功能障碍高度房室阻滞的患者，理想的起搏方式当为 DDDR。

对阵发性心房颤动合并高度房室阻滞的患者，没有一种简便起搏方式堪称理想。DDD 起搏是窦性心律患者较理想起搏方式，但在心房颤动时，DDD 起搏可能发生在起搏器频率上限追踪心房的情况。反之，VVIR 起搏在心房颤动时是合适的，但在窦性心律时则难以做到房室同步。具有模式转换功能的起搏器，能解决这个问题：它能在窦性心律时以 DDD 方式起搏，而在心房颤动及其他室上性心律失常时，又可自动转换为频率应答性心室起搏。

（4）起搏器的合并症：与操作有关的合并症，包括气胸、心房或心室穿孔、导线脱落、感染、起搏器囊袋腐蚀等，发生率小于 2%。10%~20%患者有锁骨下静脉血栓形成，有多条导线的更易发生，但很少引起症状。

DDD 起搏时，如心房电极感知逆行的室房传导，则可能发生起搏器介导的心动过速，引发的频率相当于该起搏器频率的上限。起搏器介导的心动过速，可通过程控一些参数来处理，如延长后室房不应期（post-ventriculoa-trial refractory period）。

起搏器综合征（pacemaker syndrome）包括乏力、头昏、运动耐量差和心悸（由于心室起搏时房室同步性的丧失）等症状。治疗为以 DDD 起搏恢复房室同步性，如房室传导尚完好，可用 AAI 模式起搏。起搏器埋藏后，长期随访期间可能发生的问题如起搏失败、夺获失败、起搏频率改变等。这些问题可能反映程序设置不尽完善、导线折断、绝缘破损、脉冲发生器功能失常、电池耗尽等情况。

（5）临时心脏起搏：临时起搏电极一般经颈内静脉、锁骨下静脉或股静脉植入，在 X 线引导下送入右心室尖，连接体外临时起搏器。临时起搏主要用于药物毒性或代谢紊乱所致暂时性症状性心动过缓，等待安装永久性起搏器的患者，或保持 85~100 次/分频率以抑制扭转型室性心动过速，直至病因消除。临时起搏还可作为预防措施，用于可能在手术中发生症状性心动过缓的患者，以及急性心肌梗死时发生高度房室阻滞的患者。临时性起搏器的最常见合并症是感染，特别是超过 48 小时者。紧急情况下，可把电极放在胸壁，进行经皮临时起搏。

第二节   缓慢性心律失常

案例 3-3-1

患者，男，60 岁，晕厥 3 次入院。

患者于 2 个月前起无明显诱因出现头晕、黑矇、晕厥 3 次。每次晕厥 2~3 分钟，无明显抽搐。有高血压病史，服用依那普利、氢氯噻嗪治疗。余无特殊。

体格检查：BP 145/80mmHg，P 47 次/分，律齐，无杂音，双肺无异常，下肢无水肿。

辅助检查：血生化正常，心电图示窦性心动过缓，心室率 47 次/分。超声心动图示左心室肥厚，轻度扩大，轻度二尖瓣反流，左心房内径 40mm，左心室功能正常。

问题：

1. 初步诊断及其依据是什么？

2. 下一步检查是什么？

3. 该患者应如何处理？

案例 3-3-2

患者，女，74岁，发现腰部活动性包块2年余入院。拟诊脂肪瘤，并准备手术切除。术前检查发现心电图异常。追问病史，患者素来健康，但近2个月疲乏无力、间有头晕，无晕厥、气促等。有高血压病史10多年，服用HCT、阿司匹林治疗。

体格检查：BP 135/85mmHg，HR 45次/分，律齐，双肺无异常。

实验室检查正常、心肌酶正常。超声心动图：左心室功能、心腔、瓣膜正常。无心肌梗死病史及证据。

问题：

1. 此患者心电图诊断是什么？
2. 其病因是什么？
3. 如何治疗？

由于窦房结的自律性最高，是正常心脏的主导起搏点，凡起源于窦房结的心律，称为窦性心律（sinus rhythm）。

正常窦性心律：定义为激动起源于窦房结，频率在60～100次/分。心电图特点：① Ⅰ、Ⅱ和aVF导联P波直立、aVR导联P波倒置；②P-R间期120～200ms；③频率60～100次/分。

一、窦性心动过缓

【心电图诊断】

当成人窦房心律频率低于60次/分即为窦性心动过缓（图3-3-4A）。窦性心动过缓常伴有窦性心律不齐。

【临床特点】

窦性心动过缓可因迷走亢进和（或）交感张力

减退、药物作用或窦房结病变所致。①生理性：无症状的窦性心动过缓常见于健康的青年人，特别是运动员。睡眠时，心率可降至35～40次/分，可伴有明显的窦性心律不齐，有时出现2秒或以上的停搏。②病理性：窦房结病变、急性下壁心肌梗死常引起窦性心动过缓，其他疾病如严重缺氧、黏液性水肿、低温、颅内肿瘤、颅内压增高、阻塞性黄疸等也可引起窦性心动过缓。③药物：应用拟副交感药物、锂、胺碘酮、β受体阻滞剂、普罗帕酮、非二氢吡啶类钙拮抗剂等。

大多数情况下，窦性心动过缓是良性心律失常，由于舒张期延长，心室充盈时间增加，有时甚至有益。

【治疗】

无症状的窦性心动过缓不必治疗。症状性窦性心动过缓的紧急处理可静脉注射阿托品（0.5～1mg）或异丙肾上腺素（1～2μg/min）增加心率，有时需要临时心脏起搏。因慢性窦性心动过缓导致充血性心力衰竭或低心排量的患者，需心脏起搏治疗。对持续性窦性心动过缓，起搏治疗比药物治疗更可取，因为按一般规律，还没有一种增快心率的药物长期使用能安全有效而无不良反应。

二、窦性停搏

窦性停搏或窦性静止（sinus pause or sinus arrest）是指窦房结不能发放冲动。心电图示在窦性心律中出现一长间歇，停顿的P-P间期与基本的P-P间期无倍数关系（图3-3-4B）。

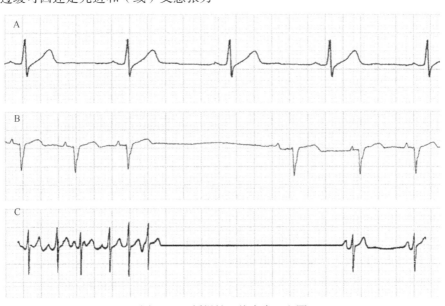

图3-3-4　缓慢性心律失常心电图

A. 窦性心动过缓；B. 窦性停搏；C. 病态窦房结综合征（心动过速-心动过缓综合征）

窦性停搏后，下位潜在起搏点（房室交界区或心室）可发放逸搏或逸搏心律控制心室。长时间无逸搏出现，可引起心室停搏，患者出现黑矇、短暂意识障碍、晕厥甚至死亡。急性心肌梗死、窦房结变性与纤维化、洋地黄中毒、脑血管意外及迷走时间张力增高等均可致窦性停搏。短暂的窦性停搏如果潜在起搏点及时出现逸搏，则本身无临床意义。有人发现，睡眠性呼吸暂停的患者有 30% 可出现窦性停搏或房室传导阻滞。

治疗同窦性心动过缓，以明显的窦性心动过缓或窦性停搏为主要表现的慢性窦房结疾患者，常需安装永久性起搏器治疗。

三、窦房传导阻滞

窦房传导阻滞（sinoatrial block，窦房阻滞）指窦房结内形成的冲动不能使心房除极，或使心房除极延迟。窦房阻滞分三度。由于体表心电图不能显示窦房结的电活动，只能通过分析 PP 间期而做出窦房阻滞的诊断。一度窦房阻滞难于用心电图诊断。二度窦房阻滞分莫氏（Mobitz）Ⅰ型和Ⅱ型，前者也称文氏（Wenckebach）阻滞。心电图表现为正常预期的 P 波不出现而形成长间歇。二度Ⅰ型窦房阻滞时，P-P 间期进行性缩短直至出现间歇，间歇期小于 2 个正常 P-P 间期。二度Ⅱ型窦房阻滞的特征是长 P-P 间期为正常 P-P 间期的整倍数。窦房阻滞后可出现逸搏或逸搏心律。三度窦房阻滞表现为 P 波全部缺如，没有窦房结心电图难以肯定诊断。

过度的迷走刺激、急性心肌梗死、心房纤维化，以及某些药物如奎尼丁、普鲁卡因胺和洋地黄均可导致窦房阻滞。窦房阻滞的治疗参见窦性心动过缓。

四、病态窦房结综合征

病态窦房结综合征（sick sinus syndrome，SSS），简称病窦综合征，是指窦房结及其周围组织病变，导致窦房结功能减退而引起的一系列症状（头晕、模糊、疲乏、晕厥及充血性心力衰竭）及显著的窦性心动过缓、窦房阻滞或窦性停搏等心电图表现。

【病因】

大多数病窦综合征为特发性，窦房结退行性纤维化是最常见的病因，随年龄增大，发生率增高。其他包括冠状动脉疾病、心肌病、淀粉样变、胶原血管病、感染性疾病等。病窦综合征时，窦房结完全或部分破坏，窦房结与心房连接区中断，窦房结周围神经和神经结炎症或退行性变及心房壁病变。出现纤维化和脂肪浸润，硬化性退行性变常累及整个传导系统。窦房结动脉闭塞也是 SSS 的病因。迷走神经张力增高、高钾血症、缺氧、某些抗心律失常药物等也可导致窦房结功能障碍，应注意鉴别。

【临床表现】

心动过缓导致心输出量减少，导致心、脑等供血不足的表现。如疲劳、发作性头晕、近乎晕厥或晕厥。如有心动过速发作，可出现心悸、心绞痛、心力衰竭等症状。

【心电图检查】

SSS 的心电图表现：①持续、显著的窦性心动过缓（清醒时 <45 次/分），非药物引起，与生理需要不适应；②窦性停搏或窦房阻滞；③窦房阻滞与房室传导阻滞并存；④阵发性规律或不规律的快速性心律失常与缓慢的心房或心室率交替出现，称心动过速-心动过缓综合征（tachycardia-bradycardia syndrome）（图 3-3-4C）。快速性心律失常包括心房扑动、心房颤动及房性心动过速。

> **案例 3-3-1**
>
> 病史特点：①患者男，60 岁；②2 个月前起无明显诱因出现头晕、黑矇、晕厥 3 次；③有高血压病病史；④心电图窦性心动过缓；⑤X 线示左心稍大，超声心动图左心室肥厚。
>
> 初步诊断为：晕厥查因：病窦综合征？原发性高血压，左心室肥厚，窦性心动过缓，心功能Ⅰ级。

【诊断】

诊断 SSS 最重要的是窦房结功能障碍的症状与心电图证据的相关。首先行心电图检查，必要时行 24～48 小时动态心电图检查。对发作不频繁的患者可采用事件记录器检查。运动试验可证实窦房结功能障碍的严重性。

对可疑为 SSS 的患者，经上述检查不能明确诊断者，下列检查有助于诊断：

（一）固有心率测定

采用药物完全阻断支配心脏的自主神经后，测定窦房结产生冲动的频率。方法：以普萘洛尔（0.2mg/kg）静脉注射后 10 分钟，再以阿托品（0.04mg/kg）静脉注射，然后测定心率。固有心率的正常值：118.1-（0.57×年龄）。如果固有心率低于预期心率，则为 SSS；如果固有心率正常，提示缓慢心律失常是自主神经障碍所致。

（二）电生理检查

对有病窦综合征症状，但经过无创检查未发现相应心律失常的患者应行电生理检查。无症状的窦性心动过缓患者不必行电生理试验。

电生理检查可应用心内电生理检查技术或经食管心房电刺激方法。通过测定窦房结恢复时间（sinus node recovery time，SNRT）及窦房传导时间（sinoatrial conduction time，SACT）来间接测定窦房结功能。

1. 窦房结恢复时间 高位右心房起搏，频率逐级增快，然后突然停止起搏，测定最后一个右心房起搏波到第一个恢复的心房波之间的时间即为 SNRT，正常不超过 2000ms。若 SNRT 减去起搏前窦性周期时限，称校正的 SNRT（corrected SNRT，CSNRT），正常不超过 525ms。

2. 窦房传导时间 测定稳定的心房率（A_1-A_1 间期或 PP 间期），然后从舒张晚期开始心房程序期前刺激（A_2），刺激周期逐渐缩短直至心房不应期（A_2 不引起 P 波），此时测量房室期前刺激（A_2）至下一心房自主搏动的间期减去基础心率的间期即为 SACT。正常值不超过 147ms。

窦房结功能障碍常与房室结传导障碍同时存在。因此，在进行窦房结功能检查时，应同时检查房室结及室内传导功能，以了解是否有其他电生理异常。

> **案例 3-3-1**
>
> 此患者应行动态心电图检查。如不能明确诊断，进一步行固有心率测定，或电生理检查（经食管或心内）。
>
> 本例，动态心电图示窦性心动过缓，心率最低 33 次/分，并见多次窦性停搏，最长停搏 4.5 秒；短暂二度 II 型房室传导阻滞。窦性停搏时患者有头晕症状。

【治疗】

无心动过缓相关症状的患者不必治疗，定期随访观察。症状性 SSS 的紧急治疗可静脉注射阿托品，或静脉滴注异丙肾上腺素（从 1μg/min 开始），或临时起搏治疗。

慢性症状性 SSS 应行永久性心脏起搏治疗。药物治疗引起的窦房结功能障碍，而该药又不能停用者也需起搏治疗。

心动过速-心动过缓综合征患者通常安置起搏器治疗心动过缓，加用抗心律失常药物治疗快速性心律失常。

> **案例 3-3-1**
>
> 根据动态心电图检查结果，晕厥的病因考虑为病态窦房结综合征。

> 治疗：植入永久性心脏起搏器，因有房室传导阻滞，起搏器类型心脏 DDD 型。继续抗高血压治疗。

五、房室传导阻滞

房室传导阻滞（atrioventricular block，AVB，房室阻滞）是指房室交界区脱离了生理不应期后，心房冲动传导延迟或不能传导到心室。房室阻滞可发生在发生传导系统的任何水平，最常见于房室结和希氏束。

【病因】

慢性房室传导延缓可见于运动员休息时，由迷走神经张力增高引起。最常见的病因是传导系统特发性纤维变性：Lenegre's 病（传导系统的原发性硬化变性）及 Lev's 病（心脏纤维支架钙化与硬化）。其他疾病包括急性心肌梗死、冠状动脉痉挛、病毒性心肌炎、急性风湿热、传染性单核细胞增多症、Lyme 病、肉样瘤病、淀粉样变及肿瘤（尤其是心脏间皮瘤）；洋地黄中毒、钙拮抗剂和 β 受体阻滞剂过量也可导致房室阻滞；房室传导阻滞可以是先天性的。

【临床表现】

一度房室阻滞常无症状。二度房室阻滞可引起心悸及漏搏感，当出现高度房室阻滞时，可产生心、脑供血不足的症状。三度房室阻滞的症状取决于心室率的快慢及伴随疾病，可出现乏力、晕厥、心绞痛、心力衰竭等心、脑供血不足的症状。当一、二度房室阻滞突然进展为三度房室阻滞时，如心室率慢导致脑缺血，可出现暂时性意识障碍，甚至抽搐，称 Adams-Strokes 综合征，严重者可猝死。

体征：一度房室阻滞时，因房室传导延缓，第一心音（S_1）减弱。二度房室阻滞可有脉搏脱漏，其中 I 型有 S_1 逐渐减弱，而 II 型 S_1 强度恒定。三度房室阻滞时，S_1 强度变化不定，间可听到大炮音（响亮的 S_1）。心房与心室同时收缩时，颈静脉出现巨大 a 波。

【心电图表现】

（一）一度房室阻滞

一度房室阻滞时 PR 间期≥0.20s。传导延迟可发生在心房、房室结及希-浦氏系统的任何水平。在 QRS 正常时，PR 间期＞0.24 秒几乎均由房室结内延迟引起。如 QRS 增宽，延迟部位可为上述任一位置（图 3-3-5A）。发生在希-浦氏系统的延迟基本都有 QRS 增宽，但可伴相对正常的 PR 间期。

（二）二度房室阻滞

二度房室阻滞心电图主要表现为部分 P 波后

QRS 波脱漏，分两种类型：

1.二度Ⅰ型房室阻滞　①PR 间期逐渐延长（通常每次延长的绝对增加值呈递减），直到一个 P 波受阻不能下传心室，最长 PR 间期与最短 PR 间期之差常超过 100ms；②相邻 RR 间期逐渐缩短，直至产生一个 P 波不能下传心室；③包含受阻 P 波在内的 RR 间期小于正常窦性 PP 间期的两倍。脱漏后，PR 间期又趋缩短，之后又复逐渐延长，如此周而复始，称为文氏（Wenckebach）阻滞（图 3-3-5B）。最常见的房室传导比率为 3：2 或 4：3，出现 2：1 阻滞时可能为Ⅰ型或Ⅱ型阻滞（图 3-3-5D）。阻滞部位多在房室结，QRS 波不增宽，阻滞位于希-浦氏系统时，QRS 波呈束支阻滞图形。很少进展为三度房室阻滞。

2. 二度Ⅱ型房室阻滞　表现为 PR 间期恒定（正常或延长），部分 P 波后无 QRS 波群（图 3-3-5C）。病变大多位于希-浦氏系统，多伴 QRS 增宽。如 QRS 时间正常，应除外希氏束内阻滞。易发展为完全性房室传导阻滞，由于逸搏起搏点位置低，心室率慢、不稳定。

3. 三度房室阻滞　又称完全性房室传导阻滞，所有冲动均不能传导到心室。心电图表现为①P 波与 QRS 波毫无关系（PR 间期不固定）；②心房率快于心室率；③心室起搏点常位于阻滞部位稍下方（图 3-3-5E）。如逸搏心律的 QRS 形态正常，频率为 40～55 次/分，阿托品和运动可增快心率，阻滞部位多在房室结。先天性房室传导阻滞多位于房室结。如阻滞在希氏束，对阿托品和运动无

反应。如逸搏心律 QRS 增宽，频率≤40 次/分，阻滞部位多在希氏束或其远端，心室律不稳定。连续出现 2 次或 2 次以上的 QRS 波群脱漏者，称高度房室传导阻滞，阻滞部位常在希-浦氏系统，也可同时有房室结阻滞。如果偶尔出现 P 波下传心室者，称为几乎完全性房室传导阻滞。

房室分离：心房和心室分别由两个起搏点控制时，产生房室分离。其本身不构成心律失常诊断，由房室或室房阻滞引起。完全性房室阻滞时，次级起搏点除极心室，此时，P 波与 QRS 波无关，P 波频率快于 QRS 波。次级起搏点频率高于窦性心律时也可出现房室分离，如非阵发性交界区性心动过速或室性心动过速时，如有室房阻滞，心房由窦房结或其他心房起搏点除极。当心房与心室以相似的频率各自控制时，称为等律性房室分离。

【诊断】

房室阻滞的诊断主要依靠心电图。对房室阻滞的患者，重要的治疗决定是确定是否需要植入心脏起搏器，为此应：①明确房室阻滞的位置；②判断进展为完全性心脏阻滞的危险性；③阻滞部位远端次级起搏点在电学或血流动力学上的稳定性。后者可能最重要，因为逸搏起搏点的频率和稳定性决定传导阻滞的症状。房室传导阻滞的逸搏起搏点常为希氏束，频率 40～60 次/分，QRS 正常。如逸搏起搏点为希-浦氏系统远端，频率 25～40 次/分，QRS 增宽，不稳定。

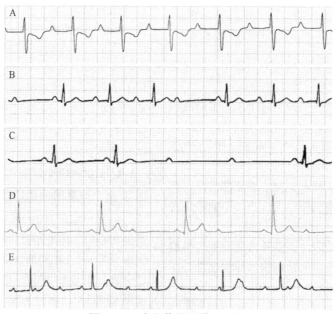

图 3-3-5　房室传导阻滞心电图

A. 一度房室传导阻滞；B. 二度Ⅰ型房室传导阻滞；C. 二度Ⅱ型房室传导阻滞；D. 2：1 房室传导阻滞；E. 三度房室传导阻滞

案例 3-3-2

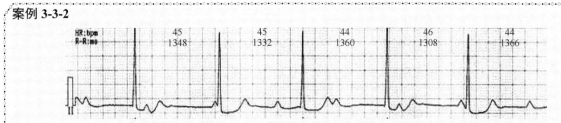

心电图示窦性心律，三度房室传导阻滞。分析心电图 P 波多于 QRS 波，P 波与 QRS 波之间无关。心室逸搏心率 45 次/分，QRS 增宽。窦性频率 85 次/分。

症状性二、三度房室阻滞的患者需要起搏治疗，因而无须行心内电生理检查。以下四种情况应行心内电生理检查：

（1）晕厥伴束支阻滞或两分支阻滞：但无证实的房室导阻滞：如证实为希氏束下阻滞，即 HV 间期明显延长（>100ms），为植入心脏起搏器的指征。完整的电生理检查有助于确定晕厥的其他病因。无症状的两分支阻滞的患者高度房室阻滞的发生率低，不必行心内电生理检查，观察为宜。

（2）2:1 房室传导的患者：心电图不能区别是二度Ⅰ型或Ⅱ型房室阻滞，需行电生理检查。阻滞部位可能在房室结、希氏束内或希氏束下，或几个部位。提示希氏束下阻滞的心电图表现为存在交替的束支传导阻滞伴 PR 间期改变。此时电生理检查发现阻滞部位总是在希-浦氏系统。运动后或使用阿托品后阻滞增加提示希氏束内或希氏束下阻滞（表 3-3-7）。无症状的二度阻滞患者，如为希氏束内或希氏束下阻滞，需植入起搏器治疗。

表 3-3-7　2:1 房室传导阻滞的位置

特征	阻滞的位置
1. QRS 宽度	束支阻滞——任意地方；正常 QRS——房室结或希氏束
2. 传导 P 波的 PR 间期	>0.30 秒——房室结；≤0.16 秒——希-浦氏系统或希氏束
3. 阿托品或运动	改善传导——房室结；恶化传导——希-浦氏系统或希氏束
4. 颈动脉窦按摩	恶化传导——房室结；改善传导——希-浦氏系统或希氏束
5. 逆向传导	有——希-浦氏系统或希氏束；无——任何地方

（3）文氏性阻滞伴束支传导阻滞：当最大 PR 间期改变超过 50ms 时，提示希氏束内或希氏束下阻滞，需起搏治疗。

（4）无症状的三度房室阻滞：电生理检查可评价房室交界区起搏点的稳定性。对运动、阿托品或异丙基肾上腺素的反应不恰当或心室起搏后交界区恢复时间延长，提示起搏点不稳定，需要起搏治疗。

案例 3-3-2

三度房室传导阻滞的病因很多，包括急性心肌梗死，药物（洋地黄、维拉帕米、β-受体阻滞剂、Ⅰ类抗心律失常药或胺碘酮），传导系统进行性纤维化；某些病例为先天性。此患者可除外药物的引起。大多数先天性房室传导阻滞尽管心室率低，多无症状，但患者常有运动耐量下降。本例近期出现症状，逸搏 QRS 宽，以获得性心脏传导阻滞的可能性大（先天性者 QRS 多不增宽），由于没有心脏病病史，以传导系统纤维化的可能性大（患者 10 个月前心电图示完全性右束支传导阻滞伴左前分支阻滞，支持这点）。

【治疗】

应针对病因进行治疗：一度房室阻滞及二度Ⅰ型房室阻滞心室率不慢者无须治疗。二度Ⅱ型及三度房室阻滞如心室率慢，患者有心、脑等供血不足表现者，应起搏治疗。

在急性情况下，对房室结内房室阻滞的患者，阿托品（0.5~2.0mg，静脉注射）或异丙肾上腺素（1~4μg，静脉滴注）对增加心率及减轻症状有用，对较低位的房室阻滞作用不大。后者应用于急性心肌梗死时应慎重。对症状明显者应尽早给予临时性或永久性起搏治疗。

案例 3-3-2

患者为三度房室传导阻滞伴症状，应植入永久性心脏起搏器。应在外科手术前植入。为保留房室顺序，应植入双腔起搏器。

六、室内传导阻滞

室内传导阻滞（intraventricular block）又称室内阻滞，指希氏束分叉以下部位的传导阻滞。传导系统在室内分为右束支和左束支，左束支又分为左前分支和左后分支。室内传导阻滞可波及左束支、右束支及左束支分支，还可分别构成不同组合的双支阻滞和三支阻滞。

室内传导阻滞发病率随年龄增加而增加，超过60岁者发病率可达2%。右束支阻滞较左束支阻滞多见；左前分支阻滞较左后分支阻滞多见。

【病因】

室内阻滞的病因与房室阻滞类似。特发性传导系统退行性改变及心肌缺血是最常见的原因。也可见于其他器质性心脏病，如风湿性心脏病、高血压、心肌病等。大面积肺梗死时可出现右束支阻滞。室内阻滞也可见于健康人。

【临床表现】

单支、双支阻滞通常无症状，间有第一、二心音分裂。完全性三分支阻滞的临床表现与房室阻滞相同。由于次级起搏点位置在分支以下，起搏频率更慢且更不稳定，预后极差。

【心电图检查】

室内阻滞分右束支阻滞（right bundle branch block，RBBB）、左束支阻滞（left bundle branch block，LBBB）、左前分支阻滞（left anterior fascicular block，LAFB）及左后分支阻滞（left posterior fascicular block，LPFB），其心电图特征见表3-3-8，图3-3-6，图3-3-7。

表3-3-8 室内阻滞的心电图特征

心电图	LBBB	RBBB	LAFB	LPFB
QRS电轴	—	—	−90°～−45°	+90°～+120°

续表

心电图	LBBB	RBBB	LAFB	LPFB
QRS时限	≥0.12秒※	≥0.12秒※	正常	正常
Ⅰ、aVL	—	—	qR	rSqR，R$_Ⅲ$>R$_Ⅱ$
Ⅱ、Ⅲ、aVF	—	—	rS	qR
V$_1$和V$_2$	rS或QS	rsR'或rSR'	—	—
V$_5$和V$_6$	R波增宽大	qRs，S波增宽	S	无Q's
ST-T	与QRS主波相反	与QRS主波相反		

※QRS时限≥0.12秒为完全性阻滞；QRS时限<0.12秒为不完全性阻滞。

双分支阻滞与三分支阻滞：双分支阻滞指右束支、左前分支和左后分支三分支中任何两分支同时发生阻滞。三分支阻滞指三分支同时发生阻滞（表现为完全性房室阻滞）或双分支阻滞与一度房室阻滞同时存在。最常见的是右束支加左前分支阻滞，6%发展为完全性房室阻滞。当RBBB与LBBB交替出现时，双侧束支阻滞的诊断可成立。

【治疗】

单纯慢性右或左束支阻滞的患者，罕有进展到高度房室阻滞者，无须治疗。双分支阻滞、不完全三分支阻滞者可进展为完全性房室阻滞，但是否一定发生及发生的时间难于预料，不必常规起搏治疗。急性前壁心肌梗死出现双分支、三分支阻滞；或慢性双分支、三分支阻滞伴晕厥或Adams-Strokes综合征发作者，应起搏治疗。交替性束支阻滞，即使无症状，也是希-浦氏系统高度阻滞的征象，需永久性起搏治疗。

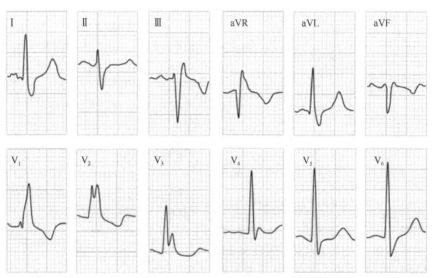

图3-3-6 完全性右束支传导阻滞

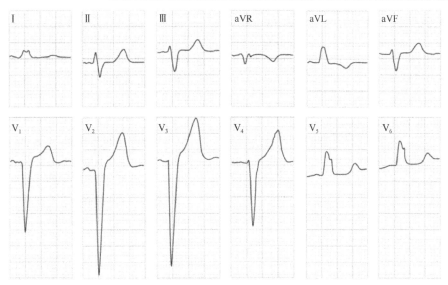

图 3-3-7 完全性左束支传导阻滞

第三节 室上性快速性心律失常

案例 3-3-3

患者，男，61 岁。因心悸 4 天，间隙胸痛入院。有高血压病史，服用依那普利及氢氯噻嗪治疗。无其他心脏病史。

体格检查：BP 150/90mmHg，P 110 次/分，R 20 次/分。甲状腺不大，无血管杂音。颈静脉不怒张，心界稍向左扩大，HR 130 次/分，心律绝对不齐，S_1 强弱不等，双肺无啰音。下肢不肿。

实验室检查：电解质正常、肝肾功能正常。胸部 X 线显示心影稍大。心电图见图 3-3-8。

问题：

1. 该患者的初步诊断是什么？

2. 该患者的心电图诊断是什么？

3. 该患者的第一个 24 小时如何处理？

4. 该患者如何长期治疗？

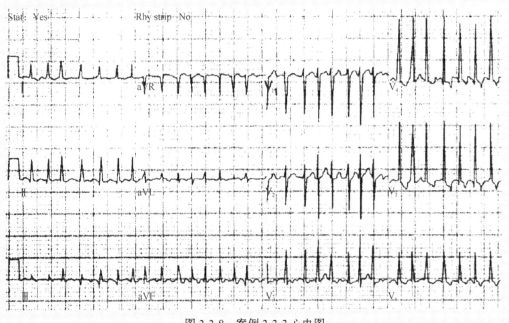

图 3-3-8 案例 3-3-3 心电图

心房和心室在电学上被解剖上房室交界区的纤维结构分隔，包括二尖瓣、三尖瓣环及室间隔的纤维部分。在没有旁路的情况下，心房传导不能跨过这个纤维间隔。因此，正常情况下，房室结和希-浦氏系统是心房和心室之间唯一的电学传导径路。在一些病人，存在额外的肌束直接连接心房与心室，绕过了正常房室传导系统，构成预激综合征的解剖基础。

任何起源于希氏束分叉之前的心律失常可归为室上性心律失常（supraventricular）。其 QRS 波形态通常正常，在有差异性传导或经旁路传导者也可增宽。室上性心律失常包括快速性与缓慢性，后者在前一节已讨论。

一、室上性期前收缩

期前收缩是指起源于窦房结以外的异位起搏点提前发出的激动，又称过早搏，是临床上最常见的心律失常。

根据异位搏动发生的部位，可分为房性、交界区性和室性期前收缩，其中以室性期前收缩最为常见（见本章第四节）。

（一）房性期前收缩

房性期前收缩可起源于心房的任何部位。60%以上的成人 24 小时动态心电图监测有房性期前收缩（premature atrial complex）。通常无症状，或有心悸。部分患者房性期前收缩可诱发阵发性室上性心动过速。

心电图特征：①提早出现的异位 P 波，其形态与窦性 P 波不同；②P'R 间期＞0.12 秒，较早的房性期前收缩可在房室交界区相对不应期时抵达，导致传导延迟，表现为早搏的 PR 间期延长。③大多数代偿间歇不完全，房性期前收缩可进入窦房结并使其发生重整，结果房性期前收缩前后两个窦性 P 波的间距小于正常 P-P 间距的两倍（图 3-3-9A、图 3-3-9B）；④异位 P'后的 QRS 波形态多为室上性，也可无 QRS 波（未下传的房性期前收缩）（图 3-3-9D）或出现增宽变形的 QRS 波（多呈右束支阻滞图形，称房性期前收缩伴室内差异性传导）（图 3-3-9D）。

大多数房性期前收缩无症状，无须治疗。当房性期前收缩引起心悸或诱发阵发性室上性心动过速时，应治疗。首先应消除房性期前收缩的诱因，如酒精、烟草、交感神经刺激等，再以适当镇静及β-受体阻滞剂治疗。

（二）交界区性期前收缩

由于房室结本身有自律性，这类期前收缩被认为起源于希氏束。较房性及室性期前收缩少见。与心脏病及洋地黄中毒有关。交界区性期前收缩可顺传到心室及逆传到心房，少见情况下两个方向都不传导。常无症状或有心悸，可引起大炮 a 波，导致颈部搏动。

心电图表现特征：①提前出现的正常形态的 QRS 波，其前无窦性 P 波；②出现逆行 P 波（P 波在Ⅱ、Ⅲ、aVF 导联倒置，aVR 导联直立），可位于 QRS 之前（P'R 间期＜0.12 秒）、之中或之后（P'R 间期＜0.2 秒）。③代偿间歇可为完全或不完全（图 3-3-9E）。

治疗同房性期前收缩。

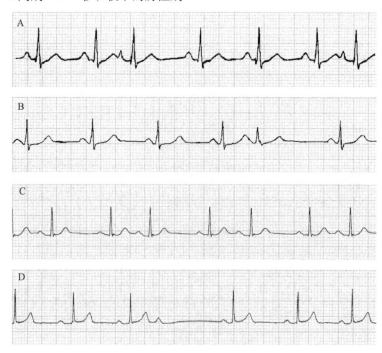

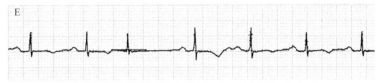

图 3-3-9　室上性期前收缩心电图

A. 房性期前收缩；B. 房性期前收缩伴差异性传导；C. 房性期前收缩（呈二联律）；D. 未下传的房性期前收缩；E. 交界区性期前收缩

二、窦性心动过速

频率超过 100 次/分的窦性心律，称为窦性心动过速。窦性心动过速的频率多在 100～150 次/分，很少超过 200 次/分（图 3-3-10A）。窦性心动过速不是原发性心律失常，常见于发热、血容量不足、焦虑、运动、甲状腺功能亢进、低氧血症、低血压和充血性心力衰竭等患者。窦性心动过速逐渐起止。刺激迷走神经可使其频率减慢，停止刺激后又逐渐恢复到原先水平。

由于大多数窦性心动过速是一种生理性反应，治疗应针对引起窦性心动过速的病因。必要时可用 β-受体阻滞剂减慢心率。充血性心力衰竭时，交感神经张力增高可恶化心力衰竭，β 受体阻滞剂可减少神经激素激活，延缓心力衰竭恶化。

三、心　房　颤　动

心房颤动是临床最常见的持续性心律失常，60 岁以上人群有 1% 患心房颤动，随年龄增加而增加，69 岁以上人群患病率达 5%。心房颤动发作可呈阵发性或持续性。

【病因】

心房颤动可见于正常人，尤其是情绪激动、外科手术后、运动、急性酒精中毒时。也可发生于心脏或肺部疾病导致急性缺氧、高碳酸血症、代谢或血流动力学紊乱时。持续性心房颤动多发生在心血管疾病的患者，最常见于风湿性心瓣膜病、非风湿性二尖瓣疾病、高血压性心脏病、房间隔缺损及其他心血管疾病。甲状腺功能亢进、慢性阻塞性肺疾病也常导致心房颤动。

【分类】

根据心房颤动发作的持续时间将心房颤动分为阵发性心房颤动（paroxysmal AF）、持续性心房颤动（persistent AF）、长程持续性心房颤动（long-standing persistent AF）和永久性心房颤动（permanent AF）（表 3-3-9）。另外基于临床诊疗需要，对首诊心房颤动（first diagnosed AF）和非瓣膜性心房颤动（non-valvular AF）进行定义。首诊心房颤动：首次检测到的心房颤动，不论其是否首次发作、有无症状、是何种类型、持续多长时间、有无并发症

等。非瓣膜性心房颤动：指无风湿性二尖瓣狭窄、机械/生物瓣膜、二尖瓣修复情况下发生的心房颤动。

表 3-3-9　心房颤动的临床分类和定义

分类	定义
阵发性心房颤动	发作后 7 天内能够自行或干预下转复
持续性心房颤动	持续时间超过 7 天
长程持续性心房颤动	持续时间超过 12 个月
永久性心房颤动	长期存在，被患者和医师共同决定放弃转复或维持窦性心律

【临床表现】

心房颤动的临床表现取决于多个因素，包括基础心脏病、心室率的快慢及心房收缩的丧失。

心室率不快时可无症状。心室率过快，可致低血压、肺淤血或心绞痛。心房收缩的丧失，心排血量较窦性时减少 25%，可致疲劳、乏力。由于心房不收缩、血液淤滞，易在左心房形成血栓，导致体循环栓塞，最常见于心瓣膜病患者，特别是风湿性二尖瓣狭窄。非瓣膜性心脏病合并心房颤动者，发生脑卒中的机会较无心房颤动者高 5～7 倍。心室率快的心房颤动持续时间长可导致心肌病（心动过速介导的心肌病）。

心房颤动患者颈静脉搏动图上 a 波消失。听诊特点：第一心音强弱不等，心律绝对不整。心室率快时可出现脉搏短绌，原因为心室搏动过弱未能使主动脉瓣开启，或动脉血压波太小，不能传导至外周动脉。

> **案例 3-3-3**
> 根据心悸病史，体格检查发现，初步诊断为快速性心房颤动。胸痛的原因可能为心绞痛，由快的心室率诱发。

【心电图特点】

心电图特点为①正常 P 波消失，代以大小不等、形状各异的颤动波（f 波），通常以 V_1 导联为最明显；②f 波的频率为 350～600 次/分；③心室律绝对不规则，QRS 波一般不增宽；若是前一个 R-R 间距偏长而与下一个 QRS 波相距较近时，易出现一个增宽变形的 QRS 波，此可能是心房颤动伴有室内差异传导，并非室性期前收缩，应注意进行鉴别（图 3-3-10B）。

心房颤动可转为心房扑动，尤在用抗心律失常药奎尼丁、氟卡尼治疗时。如心房颤动转为心房扑动，后者心房率较慢，隐匿性传导减少，可矛盾性地增加心室率。

在心房颤动时，心室率变得慢而规律（30～60次/分）提示完全性房室传导阻滞；如心室率快而规整（≥100次/分）提示交界区性或室性心动过速。洋地黄中毒是产生这两种心律失常的常见原因。

> **案例 3-3-3**
> 心电图诊断：心房颤动（心室率快）；左心室肥厚。

【治疗】

心房颤动治疗目的是减少血栓栓塞危险及控制症状。后者通过控制心室率或转复并维持窦性心律来达到。是控制心室率还是转复与维持窦性心律要个体化，应根据患者的症状是由心率快引起还是心房颤动本身（丧失房室同步及心房收缩）所致及药物的不良反应来综合考虑。无论是采用哪种策略，都应注意抗凝治疗预防血栓栓塞。

（一）急性发作的治疗

初次发作的心房颤动应积极寻找病因和诱因，如甲状腺功能亢进、二尖瓣狭窄、肺栓塞及心包炎等。根据患者的临床状况决定初始治疗，目标为控制心室率及恢复窦性心律。对突然出现的心室率快的心房颤动，如导致急性心血管失代偿，直流电复律为首选治疗。复律电能至少 200J，复律成功率超过 90%。体外电复律不成功者，可试用体内电复律，复律前使用伊布利特有利于复律。

其他患者应根据临床情况决定是否复律，要充分考虑成功复律及其后维持窦性心律的可能性。心房颤动时间及心房大小是影响复律成功率及维持窦性心律的主要因素。直流电复律在 90% 的患者可转复窦性心律，但 12 个月后仍维持窦性心律者仅 30%～50%。心房颤动小于 12 个月的患者复律后维持窦性心律的机会较大。

对不需要紧急复律的患者，可采用药物复律，成功率为 35%～75%。Ⅰa 类（奎尼丁、普鲁卡因胺）、Ⅰc 类（氟卡尼、普鲁帕酮）及Ⅲ类（胺碘酮、伊布利特）等抗心律失常药可供选择。当使用Ⅰa 类或Ⅰc 类抗心律失常药时复律时，因为拮抗迷走神经作用和（或）可能转复为心房扑动，可减少隐匿性传导，导致心室率过快。应先用 β 受体阻滞剂延长房室结不应期。

对血流动力学稳定的患者，如心室率过快，产生明显症状时，可用 β 受体阻滞剂、非二氢吡啶类钙离子拮抗剂、洋地黄类和胺碘酮控制心室率，使心室率减慢至 100 次/分以下。对合并有心功能不全的患者，首选洋地黄类药物，如心肌梗死合并有心房颤动时应选择胺碘酮。β 受体阻滞剂禁用于哮喘发作期和喘息性支气管炎发作期的心房颤动患者，慎用于合并 COPD 患者，这类患者可选择非二氢吡啶类钙离子拮抗剂。非二氢吡啶类钙离子拮抗剂禁用于合并心脏收缩功能不全的患者。预激综合征合并心房颤动禁用 β-受体阻滞剂、钙拮抗剂和洋地黄类药物控制心室率。

> **案例 3-3-3**
> 患者第一个 24 小时的处理：
> （1）应明确引起心房颤动的原因。行甲状腺功能检查、超声心动图检查、血气分析等检查明确心房颤动的原因。本例心房颤动的原因可能是高血压。
> （2）由于患者有胸痛，要了解患者冠心病的危险因素，通过系列心电图及心肌酶检查排除急性心肌梗死。
> （3）由于心房颤动超过 24 小时，治疗主要是控制心室率及抗凝治疗。

（二）长期治疗

1. 控制心室率　对于无器质性心脏病患者来说，目标是控制心室率<110 次/分，对于合并器质性心脏病视患者具体情况控制目标心室率。常用药物包括 β 受体阻滞剂、非二氢吡啶类钙离子拮抗剂、洋地黄类药物，单独或联合用药。长期治疗，洋地黄不足以控制运动时的心室率。为了解运动时心室率控制情况，可行动态心电图和（或）运动试验评价。心房颤动发作频繁、心室率很快、药物控制效果不佳或不能耐受药物者，可施行房室结消融并植入永久起搏器。

2. 维持窦性心律　转复为窦性心律的方法包括药物复律、电复律和导管消融治疗。Ⅰa 类、Ⅰc 类及Ⅲ类抗心律失常药物（胺碘酮、索他洛尔、多非利特）均可能转复心房颤动并预防复发。药物的选择主要考虑不良反应及致心律失常作用。大多数抗心律失常药可使复律后维持窦性心律的可能性从每患者年的 30%～50% 提高到 50%～70%。药物复律无效时，可使用电复律。电复律前使用几天抗心律失常药减少心房颤动再发，并可使部分患者复律。

近年来心房颤动导管射频消融地位不断上升，对于症状明显、药物治疗无效的阵发性心房颤动，可以作为一线治疗，但对于持续性心房颤动成功率仍不理想。冷冻消融是心房颤动消融的一种较新方法，通过球囊冷冻肺静脉，破坏异常的电生理性质，从而消除心房颤动的根源。外科迷宫手术可消除心房颤动，尤其是与瓣膜外科手术同时进行，成功率高。

（三）血栓栓塞的预防

心房颤动患者血栓栓塞危险性增加。对于合并瓣膜病的心房颤动患者，应用华法林抗凝。对于非瓣膜病患者，使用 CHA$_2$DS$_2$-VASC 评分对患者进行危险分层。CHA$_2$DS$_2$-VASC 评分是根据患者是否有近期心力衰竭（congestive heart failure，1 分）、高血压（hypertension，1 分）、年龄≥75 岁（age，2 分）、糖尿病（diabetes mellitus，1 分）和脑卒中史或 TIA（stroke，2 分）、血管疾病（心肌梗死、复合型主动脉斑块及外周动脉疾病）（vascular disease，1 分）、年龄 65～74 岁（age，1 分）、性别（女性）（sex category，1 分）确定心房颤动患者的危险分层。CHA$_2$DS$_2$-VASC评分≥2 者需服抗凝药物；评分为 1 分者，口服抗凝药物或阿司匹林或不进行抗栓治疗均可；无危险因素，即评分 0 分者不需抗栓治疗。

预防心房颤动患者血栓栓塞事件的药物包括抗凝和抗血小板类。经典的抗凝药物是维生素 K 拮抗剂华法林，其在心房颤动患者脑卒中一级与二级预防中的作用已得到多项临床研究肯定。新型口服抗凝药（NOAC）有用药方法简单、大出血风险少等特点。口服抗血小板药物有阿司匹林和氯吡格雷。口服华法林，使凝血酶原时间国际标准化比值（INR）维持在2.0～3.0，能安全有效预防脑卒中的发生。不适合使用华法林的患者，可使用 NOAC，无须监测凝 INR。长期抗凝治疗应个体化，严密监测出血的不良反应。对复律的患者，心房颤动时间<48 小时者复律前不需抗凝治疗，否则应连续 3 周抗凝治疗。对心房颤动时间>48 小时而未抗凝治疗者，应行经食管超声检查除外左心房血栓。复律后，抗凝治疗至少维持 4 周，直到心房机械功能恢复。紧急复律治疗采用肝素抗凝治疗。

> **案例 3-3-3**
> （1）心室率控制后，考虑是否复律。如拟复律，予华法林抗凝治疗 3 周。
> （2）复律前可先用抗心律失常药物复律。无效，可电复律。
> （3）复律后抗凝 4 周，抗心律失常药预防复发。
> （4）复律后如复发，控制心室率。
> （5）进一步检查明确胸痛的病因。

四、心 房 扑 动

心房扑动（atrial flutter）较心房颤动少见，可为阵发性或持续性。

【病因】

阵发性心房扑动可发生于无器质性心脏病的患者，常有诱发因素，如心包炎或急性呼吸衰竭等。持续性心房扑动常有基础心脏病如风湿性心脏病、缺血性心脏病、心肌病、房间隔缺损、肺梗死、二尖瓣或三尖瓣狭窄或反流、充血性心力衰竭等。能影响心脏的有毒物质或代谢性疾患如甲状腺功能亢进、酒精中毒及心包炎均可引起心房扑动。心脏外科术后一周内心房扑动（心房颤动也一样）常见。

【临床表现】

心房扑动一般不稳定，可恢复为窦性心律或转成心房颤动，有时也可持续数日甚至数年。一般来说，如果持续时间超过一周，心房扑动常转为心房颤动。

心房扑动心室率不快时，患者无症状。如心室率极快，可出现心、脑供血不足的症状，如低血压、心绞痛、充血性心力衰竭等。心房扑动时心房是有收缩的，故体循环栓塞较心房颤动少。

按摩颈动脉窦常可使心房扑动的心室率成倍数地减少，停止按摩后则以相反的方式恢复成原有的心室率，偶尔在按摩颈动脉窦后恢复窦性心律；运动时由于交感神经张力增加，副交感神经张力减少，或减少房室传导的延迟，使心室率成倍增加。

体格检查可见快速的颈静脉扑动，如果扑动波与下传的 QRS 波群的关系保持不变，则第一心音强度亦恒定不变。有时可听到心房收缩音。

【心电图检查】

心电图特征：①P 波消失，心房活动呈规律、连续的锯齿样扑动波（扑动波之间无等电位线），在 Ⅱ、Ⅲ、aVF 或 V$_1$ 导联中较清楚，心房率为 250～350 次/分。②心室率可规则或不规则。如房室传导比率固定，心室律规则；如传导比率不固定，心室律不规则。扑动波下传的比率常为偶数，即2:1 或 4:1 下传，或两者交替。如为 2:1 房室传导，其心室率为心房率的一半，即 150 次/分左右（图 3-3-10C）。使用奎尼丁等药物后（拮抗迷走作用），心房率可减慢到<220 次/分，此时可产生 1:1 传导，使心室率可突然上升。③QRS 形态正常，当出现差异性传导或原先有束支阻滞时，QRS 波可增宽。

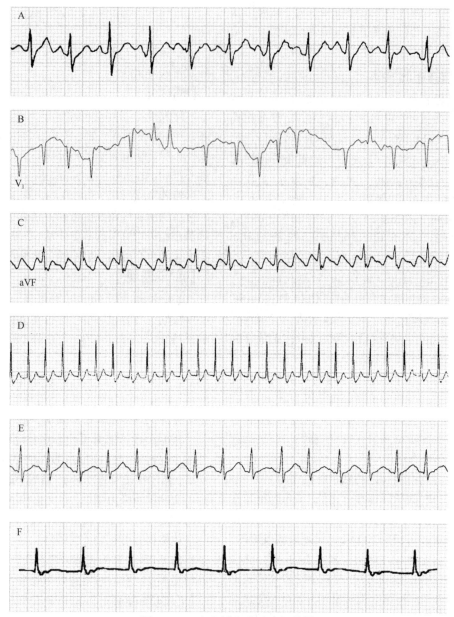

图 3-3-10　室上性心动过速心电图

A. 窦性心动过速；B. 心房颤动；C. 心房扑动；D. 室上性心动过速；E. 房性心动过速；F. 非阵发性交界区心动过速

【治疗】

（一）急性发作的治疗

治疗目的为控制心室率与恢复窦性心律。

β 受体阻滞剂、钙拮抗剂或洋地黄阻滞可快速达到控制心室率的目的。可采用维拉帕米 5～10mg 静脉注射，继以 5μg/（kg·min）的速率静脉滴注，或地尔硫草0.25m/kg 静脉滴注，或超短效 β 受体阻滞剂艾司洛尔 200μg/（kg·min）减慢滴注，随后改口服治疗。洋地黄控制心室率效果较差，并可使心房扑动转为心房颤动。用药后，心房扑动常先转为心房颤动，停洋地黄后转为窦性心律。洋地黄与 β 受体阻滞剂或钙拮抗剂合用可有效控制心室率。

心房扑动的紧急复律：采用直流电复律、快速心房起搏或药物复律。有条件时也可行射频消融治疗。

1. 直流电复律　最有效，可在轻度镇静下用低能（25～50J）复律。如低能复律导致心房颤动，可用较高能量再次复律或不预处理，后者可转成心房扑动或窦性心律。直接用较高能量（100～200J）复律，较少引起心房颤动。与心房颤动一样，如心房扑动时间超过48 小时，复律前后应抗凝治疗。

2. 快速心房起搏　如果电复律无效或有反指征，如使用大量的洋地黄以后，经食管或右心房导管快速心房起搏，能使大多数典型心房扑动，转复窦性心律或心房颤动，后者的心室率较易控制。起搏前给予Ⅰa、Ⅰc类抗心律失常药物治疗可提高转复率。

3. 药物复律 心室率有效控制后，可试用 I a、I c 类或Ⅲ类抗心律失常药物（胺碘酮、伊布利特）恢复窦性心律。在使用药物控制心房扑动的心室率之前，不要使用 I 类和Ⅲ类药物，否则，由于奎尼丁减慢扑动波频率及对抗迷走神经作用，反而使心室率增快。伊布利特可终止大多数初次发作的心房扑动，但有 3.6% 的患者出现持续性或非持续性多形性室性心动过速。

（二）长期治疗

对大多数典型心房扑动，射频导管消融极其有效，远期成功率达 90%～100%，因此，对症状明显、反复发作的心房扑动应行射频消融治疗。药物预防心房扑动发作较困难，可试用 I a 类（奎尼丁）、I c 类（普鲁帕酮）或Ⅲ类抗心律失常药物。

如果不能预防复发，心房扑动复发时治疗主要是控制心室率，此时，应停用 I 、Ⅲ类抗心律失常药物。

心房扑动患者血栓栓塞的危险性低于心房颤动，持续性心房扑动患者发生血栓栓塞的风险明显增高，应给予抗凝，方案同心房颤动。

五、房室结折返性心动过速

大多数阵发性室上性心动过速（paroxysmal supraventricular tachycardia，PSVT）由折返引起，折返可位于窦房结、心房、房室结，分别构成窦房结折返性心动过速、心房折返性心动过速及房室结折返性心动过速（AVNRT），在正常房室交界区与房室旁路之间也可构成折返，导致房室折返性心动过速（AVRT）。房室旁路也可前向传导，此时称预激综合征。当房室旁路仅具逆传功能时，称隐匿性房室旁路（concealed bypass tract），窦性心率时 QRS 波形态正常。无预激综合征时，全部 PSVTs 中，AVNRT 及 AVRT 占 90%。

AVNRT 是最常见的阵发性室上性心动过速类型。

【病因】

AVNRT 发生于各年龄，无器质性心脏病基础，女性较常见。

【电生理机制】

在大多数患者能证实在房室结内存在传导性、不应期不同的两条径路，即房室结双径路。快径路（β）表现为传导速度快，不应期长；慢径路（α）表现为传导速度慢但不应期短。正常窦性心率时，仅经快径路传导，PR 间期正常。

典型 AVNRT 时，大多数患者经慢径路前向传导到心室，经快径路逆传。发生在适当时间的房性期前刺激在快径路内阻滞（因其不应期长），只能经慢径路缓慢传导至心室（PR 间期延长）。如果慢径路传导速度足够慢，使原先处在不应期的快径路有足够的时间恢复其兴奋性，冲动经快径路返回到心房，产生一次心房折返波。如此反复折返，构成心动过速。不典型的 AVNRT，其折返方向相反，即从快径路前向，经慢径路逆传。

【临床特征】

心动过速以突然发作，突然终止为特征，发作长短时间不一。症状轻重取决于心动过速的频率、持续时间及是否伴器质性心脏病，可以从心悸、焦虑、头晕等，到晕厥、低血压、心绞痛和心力衰竭等。体检第一心音强度恒定，心律绝对规则。

【心电图表现】

心电图特征：①心率 150～250 次/分；②节律绝对规则；③逆行 P'波与 QRS 重叠或在 QRS 终末部；④QRS 形态一般正常（伴有束支阻滞或室内差异传导时，可呈宽 QRS 波）（图 3-3-10D）。⑤起始突然，通常在房性期前收缩伴 PR 间期延长后发生。

【治疗】

（一）急性发作的治疗

急性发作的治疗取决于患者基础心脏病、既往心动过速发作及患者的耐受情况。部分患者休息、安慰和镇静剂可终止发作。

1. 迷走神经刺激 包括颈动脉窦按摩、Valsalva 和 Mueller 动作、刺激咽部诱导恶心、将脸浸入冰水等方法为首选治疗。

上述治疗无效者，选用抗心律失常药物治疗。

2. 抗心律失常药 洋地黄、钙拮抗剂、β 受体阻滞剂及腺苷通常抑制房室结慢径路的前向传导，而 I a 和 I c 类药物抑制快径路的逆向传导。

首选治疗药物为腺苷（6～12mg 快速静脉注射），起效迅速，不良反应。腺苷无效者可改用静脉注射维拉帕米（首剂 5mg，无效时隔 10 分钟，再注 5mg）或地尔硫䓬（0.25～0.35mg/kg），常在 2 分钟内终止 AVNRT。上述药物疗效在 90% 左右。

洋地黄静脉注射也可终止发作，起效慢，已较少用于急性发作时的治疗，但对伴有心力衰竭的患者仍可首选。用法：毛花苷丙 0.4～0.8mg 静脉注射，以后每 2～4 小时 0.2～0.4mg，24 小时总量不超过 1.6mg。

β 受体阻滞剂可减慢和终止 AVNRT。β 受体阻滞剂须小心应用，在有心力衰竭、慢性肺疾患及有哮喘病史的患者可加重心力衰竭或引起支气管痉挛。选用超短效的艾司洛尔 50～200μg/（kg·min）静脉滴注更合适。

I a、I c 类和Ⅲ类抗心律失常药不常用于终止房室结折返。如无禁忌，应先考虑直流电复律。

3. 起搏治疗 上述药物失败时或心动过速反复复发，可经临时心房或心室起搏终止心动过速。食管心房调搏也可有效终止发作。

4. 直流电复律 患者出现严重心肌缺血、低血压、充血性心力衰竭的表现，或上述治疗无效者，应用电复律。采用 10～50J，同步复律。已使用大量洋地黄治疗的患者不能电复律。

升压药可通过使收缩压急剧升高到 180mmHg，激活颈动脉窦和主动脉的压力感受器介导的迷走反射来中止房室结折返。极少用，除非患者伴有低血压。

（二）预防复发

首先，必须确定发作的频繁程度及严重程度是否值得长期治疗。如果发作足够频繁和（或）持续时间长到需要治疗，可根据临床经验或电生理试验结果选择用药。通常，首先选用洋地黄（地高辛 0.125～0.25mg/d）、长效钙拮抗剂（缓释维拉帕米 240mg/d，长效地尔硫草60～120mg，每日 2 次）或长效 β-受体阻滞剂，因其不良反应较 I a、I c 类抗心律失常药为小。

对需要长期药物治疗的有症状的 AVNRT 患者，射频导管消融治疗是首选方法。治愈率超过 95%，并发症发生率为 1%～2%（主要是需要安置起搏器的房室阻滞）。

六、房室折返性心动过速

AVRT 时，隐匿性房室旁路是折返环的一部分。心动过速发作时，冲动从正常房室传导系统下传到心室，经隐匿性房室旁路逆传到心房。AVRT 可为房性期前收缩或室性期前收缩诱发和终止。室性期前收缩诱发 PSVT 对 AVRT 几乎是诊断性的。

心电图表现：QRS 波群正常，逆行 P 波位于 QRS 波群终结之后，落在 ST 段或 T 波的起始部。本型心动过速发作时的心室率可超过 200 次/分，心率过快时可发生晕厥。

治疗方法同 AVNRT。导管消融房室旁路安全有效，应优先选择。

七、窦房结折返性心动过速

窦房结折返性心动过速折返发生在窦房结，然后通过正常传导途径传导到心室，几乎都由房性期前收缩引发。窦房结折返性心动过速较少见，多见于器质

性心脏病患者。窦房结折返性心动过速时，P 波形态与窦性心律时相同。与窦性心动过速的区别：窦房结折返性心动过速的发作呈突发突止，PR 间期延长；而窦性心动过速逐渐起止，PR 间期趋于缩短。

窦房结折返性心动过速的治疗与 AVNRT 相似。较少需要射频消融治疗。

八、房性心动过速

房性心动过速（atrial tachycardia，AT）简称房速，包括几种起源于心房的不同类型的心动过速。实验中已区分出三种房速：自律性、折返性和触发性房性心动过速，但在临床上还不能清楚地加以鉴别。

（一）自律性房性心动过速

【病因】

自律性房性心动过速最常见于有明显器质性心脏病的患者，如冠心病（伴或不伴有心肌梗死）、肺心病（特别是合并感染）、洋地黄中毒。在服用洋地黄的患者低钾可诱发这种心律失常。也可见于无任何伴同疾病者。

【临床表现】

很多伴房室阻滞的室上性心动过速可能是自律性房性心动过速，包括洋地黄中毒引起的房速。其临床表现取决于基础心脏病。患者可有心悸，如 2：1 传导或尽管 1：1 传导，但心室率不太快时可无症状。如心室率超过 120 次/分，数月后可出现心动过速性心肌病，多见于儿童与青年人。自律性房速的心房率变异很大，休息时减慢，运动时增快。

由于房室阻滞和 PR 间期改变所引起的心律及第一心音强度改变。颈静脉见到 a 波数目超过听诊心率数。颈动脉窦按摩的反应与心房扑动相似，可使心室率逐渐减慢，但房速不终止。

【心电图检查】

心电图表现①心房率一般在 150～200 次/分；②P 波形态与窦性 P 波不同，P 波常常位于心动周期的后半部分（R-P＞P-R）。③常出现二度房室阻滞（称为房性心动过速伴阻滞），但心动过速不终止。④P 波之间等电位线仍存在（区别于心房扑动）；⑤发作开始时心率逐渐加速（图 3-3-10E）。

与其他室上性心动过速如窦房结折返（若自律性房性心动过速的 P 波与窦性 P 波相似时），房性折返性（特别是微折返所致时）的鉴别很难。

【治疗】

房速合并房室传导阻滞时，如心室率不快，无须紧急处理（病因和诱因治疗）。

如有症状，对未用洋地黄的患者，根据临床情况

可给予洋地黄、β受体阻滞剂或钙拮抗剂以减慢心室率。若房性心动过速未终止，可给予Ⅰa、Ⅰc或Ⅲ类抗心律失常药物治疗，但疗效很差。电复律和起搏治疗也无效。对使用房室结阻滞剂后心室率仍快者可行射频消融治疗。

如果房性心动过速发生在用洋地黄的患者，首先应想到这种心律失常是这种药物引起的，治疗包括停用洋地黄，如果血钾不高可口服或静脉滴注氯化钾。通常因为室率不特别快，仅仅停用洋地黄即可。

（二）折返性房性心动过速

折返性房性心动过速多见于心脏手术后、心房纤维化的患者。折返发生在心房手术瘢痕或解剖缺陷邻近部位。心电图显示P波形态与窦性不同，PR间期延长（受心动过速频率影响），发生房室阻滞不能终止心动过速。

治疗可参照AVNRT。Ⅰ类、Ⅲ类抗心律失常药物可减慢心房率，终止心动过速。药物治疗无效者，行射频消融治疗。

（三）紊乱性房性心动过速

紊乱性房性心动过速也称多源性房性心动过速。常见于慢性阻塞性肺疾病、充血性心力衰竭的老年患者，也见于洋地黄中毒、低钾血症、使用茶碱类或β-受体激动剂等。

心电图表现：连续出现三个或以上不同形态的P波，PR间期各不相同；心房率频率100～130次/分；大多数P波可传导到心室，部分P波可不下传；由于房室传导不同，心律不规则。50%～70%最终可能发展成心房颤动。

治疗针对原发病。肺部疾病者给氧、控制感染，停用茶碱类或β-受体激动剂等药物。抗心律失常药物维拉帕米和胺碘酮可能有效。补充钾和镁可抑制心动过速发作。

九、预激综合征

预激综合征(preexcitation syndrome)又称WPW综合征，是指心电图有预激表现，临床上有快速性心律失常发作。心电图的预激是指窦性心律时，心房冲动提早（早于仅从正常传导系统传导）激动心室的一部分或全部。其解剖学基础为在正常的房室结传导途径之外，还存在由工作心肌纤维组成的肌束（旁路，accessory pathway）。最常见的为连接心房与心室的纤维，称为房室旁路（Kent束），可位于房室环的任何部位。变异型的旁路包括连接心房

与房室结远端的纤维（James fibers）；连接心房与希氏束的纤维（Brechenmacher fiber）；以及连接房室结或希氏束到浦肯野纤维或心室肌的纤维（Mahaim fibers）。

旁路的传导速度快、非递减，类似于心室肌。通常旁路具有前传和逆传功能，旁路前向传导产生"显性"预激心电图改变，仅具逆传功能的旁路称隐匿性旁路（大约占所有旁路的15%）。

【病因】

预激综合征的发生率为1.5‰。大多数预激综合征的成年人其心脏正常，少部分合并Ebstein畸形、二尖瓣脱垂和心肌病。Ebstein畸形患者常有多条旁路。旁道很可能是先天性的，患者的亲属预激综合征的发生率增加，提示为获得性遗传方式。

【临床表现】

预激本身不引起症状。在有预激心电图改变者，1.8%具有确定的快速心律失常。其中80%为房室折返性心动过速，15%～30%为心房颤动，5%为心房扑动。

【心电图检查】

典型预激（房室旁路）的心电图特征：①窦性心律时P-R<0.12秒；②QRS波群增宽>0.12秒，伴有某些导联的QRS波群起始升支顿挫（δ波）而QRS终末部正常；③继发性ST-T改变。ST-T方向常与δ波及QRS主波方向相反。

根据胸导联QRS形态，将预激分为A、B两型。A型QRS主波均向上，一般为左侧旁路；B型V_1导联QRS主波向下，V_{5-6}导联QRS主波向上，大多为右侧旁路。

预激综合征发作折返性室上性心动过速，最常见的类型是心动过速是经正常传导系统前传，经旁路逆传（正向性AVRT），与前述通过隐匿性旁道所致的心动过速相同。大约5%患者心动过速时旁路前传，经正常传导系统逆传（逆向性AVRT），发生心动过速时，QRS宽大畸形，极易与室性心动过速混淆。预激综合征患者心房扑动和心房颤动多见，因为房室旁路递减特性，心室率可极快，可演变为心室颤动。

怀疑为预激综合征的患者，应行电生理检查，其目的：①证实诊断；②确定旁路的位置和数量；③确定旁路在发生心动过速中的作用；④确定心房扑动、心房颤动时的最快心室率；⑤评价治疗效果（图3-3-11，图3-3-12）。

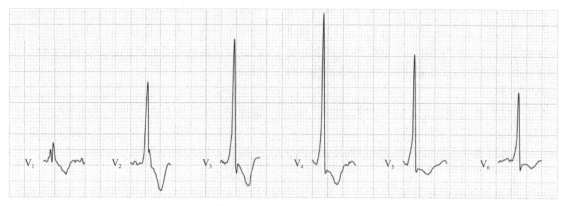

图 3-3-11　预激综合征 A 型

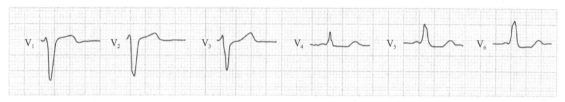

图 3-3-12　预激综合征 B 型

【治疗】

只有预激的心电图异常而无心动过速发生的患者可不需作电生理检查或治疗,然而对于那些经常发生有症状的快速性心律失常的患者则应该进行治疗。有三种治疗方法:射频或手术消融术和药物治疗。

药物治疗目的为改变折返环任一组成部分的电生理特性(传导性、不应期)。可选择具有延长房室结传导时间和不应期作用的药物,如 β 受体阻滞剂、钙拮抗剂;或主要减慢旁路传导、延长旁路不应期的药物,如 I a(奎尼丁)、I c 类(氟卡尼)抗心律失常药物。一些药物对两者都有作用,如胺碘酮及索他洛尔等Ⅲ类药物。

1. 急性发作的中止　预激综合征发作 PSVT 时,急性发作的终止措施与前述 AVRT 相同。迷走刺激后,腺苷继而以维拉帕米或地尔硫䓬静脉给药是首选的起始治疗。重要的是必须注意到给药后可能发生心房颤动,特别是腺苷,可使心室率增快。必要时应立即予以心脏电复律。

对于心房扑动或心房颤动,如心室率极快或有血流动力学障碍,电复律是首选的措施。无血流动力学障碍的患者,可静脉注射利多卡因(3～5mg/kg)或普鲁卡因胺,可在 15～20 分钟减慢心室率。伊布利特也可用于预激综合征的治疗。预激合并心房颤动时,洋地黄或静脉注射维拉帕米要小心,因其可缩短旁路不应期,增加心室率,增加患者心室颤动的危险。长期口服维拉帕米不增加这种危险。β 受体阻滞剂对控制心房颤动的心室率无效,因为经旁路的传导。心房和心室起搏可终止预激综合征的 PSVT,但可能引起心房颤动,因此,不能作为长期治疗。

2. 射频消融或手术治疗　对于有症状的患者应尽早考虑射频消融旁道。射频消融失败者可手术切断旁道。

十、非阵发性交界区性心动过速

非阵发性交界区性心动过速(nonparoxysmal AV junctional tachycardia)多由房室交界区自律性增加或触发活动所致。由于其逐渐起始,故称非阵发性。

非阵发性交界区性心动过速多发生于有器质性心脏病的患者,常见于洋地黄过量、急性下壁心肌梗死、心肌炎、内源性或外源性儿茶酚胺过多、急性风湿热或瓣膜置换术后,也可见于正常人。

随心律失常的频率和基础心脏病病因及严重程度不同,临床特征有所不同。与大多数其他心律失常一样,体征取决于 P 波和 QRS 波的关系及心房、心室发放冲动的频率。第一心音可以是稳定的或变化的,颈静脉可出现大炮 a 波。心室律可规则或不规则,通常是恒定的。

非阵发性交界区性心动过速频率为 70～150 次/分,在心率稳定前常有"温热"期,洋地黄中毒者心率较快。QRS 波正常(图 3-3-10F)。由于心动过速频率与窦性心律频率相近,易发生干扰性房室脱节,并出现各种融合波或夺获心搏。频率受自主神经张力的影响,儿茶酚胺、迷走神经拮抗剂、运动时增快,按压颈动脉窦减慢。洋地黄中毒引起者常伴房室传导阻滞和(或)房室分离。外科术后出现的,由于交感神经张力较高,常伴有逆传。

非阵发性交界区性心动过速主要针对病因治疗。

非阵发性交界区性心动过速不是慢性、反复发作的心律失常，治疗诱发因素常可奏效。因为洋地黄中毒是最常见的原因，应停药。如有洋地黄中毒的其他严重症状，如室性或房性心律失常，可用利多卡因或 β-受体阻滞剂治疗，必要时使用洋地黄抗体（Fab 片断）。不宜电复律，尤其是洋地黄中毒者。如无房室传导阻滞，心房起搏可超速抑制房室交界区起搏点，保持正常房室同步，维持正常心输出量。

第四节　室性快速性心律失常

案例 3-3-4

　　患者，男，55 岁。心悸、头晕 1 小时入院。1 小时前无诱因出现心悸、头晕等症状，无晕厥，无气促，无胸痛等。体格检查：BP 96/60mmHg，HR 220 次/分，心律齐，R 20 次/分。无心脏病病史。吸烟 20 支/天。

　　心电图：宽 QRS 波心动过速，频率 220 次/分。血胆固醇 6.6mmol/L。

问题：

　　1. 患者的鉴别诊断是什么？

　　2. 24 小时内如何治疗？

　　3. 如何长期治疗？

一、室性期前收缩

　　室性期前收缩（premature ventricular beat），简称室性早搏，是最常见的心律失常，见于有或无心脏病的患者。成年男性，40%～75%以上在 24 小时动态心电图监测时有室性期前收缩。有器质性心脏病患者室性期前收缩的数量和复杂性增加，尤其是冠心病、心瓣膜病及心肌病。室性期前收缩也可发生在药物中毒（洋地黄中毒）及电解质紊乱（低钾血症）时。

　　在无器质性心血管疾病患者，室性期前收缩不增加致残率和死亡率。陈旧性心肌梗死患者 80%以上有室性期前收缩，频发（>10 个/小时）和复杂性（如成对出现）室性期前收缩，增加死亡率。然而，这种危险性的增加集中在心功能不全患者，尽管频发和复杂的室性期前收缩是独立危险因子，其预测作用不如心功能不全那么强。此外，尽管室性心动过速和（或）心室颤动可能与这些患者的猝死有关，但室性期前收缩与室性心动过速和（或）心室颤动的因果关系并未建立。R on T 室性期前收缩较舒张晚期室性期前收缩更可能导致心室颤动或多形性室性心动过速，但这种关系较弱，限制了其预后应用。

　　心电图特征：①期前出现的宽大畸形的 QRS 波（常>0.12 秒），其前无 P 波，QRS 时限通常>0.12 秒；②T 波方向多与 QRS 的主波方向相反；③代偿间歇完全（图 3-3-13A）。

　　室性期前收缩与其前的窦性搏动之间的时距相对固定（联律间期相等）。若联律间期不相等，而室性早搏之间有共同公约数时，称室性并行心律。插入在两个相邻正常窦性搏动之间的室性期前收缩称为插入性室性早搏（图 3-3-13B）。室性期前收缩可单发，也可成组出现。两个室性早搏连续出现称为成对的室性期前收缩（图 3-3-13A）；三个或更多的室性期前收缩连续出现，频率超过 100 次/分时构成室性心动过速。室性期前收缩可散发或以二联律（一个正常搏动，一个期前收缩）（图 3-3-13C）、三联律（两个正常搏动，一个期前收缩）（图 3-3-13D）或四联律的形式出现。同一导联室性早搏形态相似者称单形性室性期前收缩，出现 2 种或 2 种以上形态时称多形性室性早搏（图 3-3-13E）。单个室性期前收缩，无论散发或以联律形式出现，有时称之为"简单"室性早搏；而将多形性室性期前收缩、R on T 室性期前收缩、成对的室性早搏及非持续性室性心动过速称为"复杂"性室性早搏。

　　室性期前收缩可引起心悸或颈部搏动，是由于早搏使心脏收缩较正常更强或感到早搏后停顿的代偿间隙。由于室性期前收缩时每搏量减少，频发室性期前收缩或二联律者偶可引起晕厥或头晕。

　　体格检查可发现期前收缩后较正常为长的代偿间期。完全性代偿间隙可与不完全性代偿间隙区别开来，因为前者并不改变基本节律的时间。期前收缩第一心音增强，周围脉搏（如桡动脉）搏动降低或消失。颈静脉可见 a 波。第二心音可有异常分裂。

【治疗】

　　由于无证据支持直接抑制室性期前收缩可降低死亡率，治疗的主要指征是缓解症状。

　　无器质性心脏病患者，无症状的室性期前收缩，无论其形态和是否频发，无须治疗。如有症状，首先解除患者的焦虑，无效者可用 β-受体阻滞剂治疗。β-受体阻滞剂无效者可考虑 I 类或 III 类抗心律失常药治疗。

　　急性心肌梗死患者头 24 小时原发性心室颤动的发生率高，过去提出所有患者均预防性使用利多卡因或普鲁卡因胺，然而，由于未能改善存活率及药物的毒性作用，明确不主张预防性使用抗心律失常药。有研究表明静脉注射 β 受体阻滞剂可减少原发性心室颤动的发生率。

　　对慢性心脏病变患者常有室性期前收缩，特别是心肌梗死后。研究表明，应用 I a 类抗心律失常药治疗心肌梗死后室性期前收缩，尽管室性期前收缩数量减少，总死亡率和猝死风险反而增加。原因是这些药物的致心律失常作用。因此，对心肌梗死后患者，应避免使用 I a 类抗心律失常药。如有频发室性期前收缩，可使用胺碘酮。β 受体阻滞剂对室性期前收缩的疗效不显著，但可降低心肌梗死后猝死发生率和总死亡率。

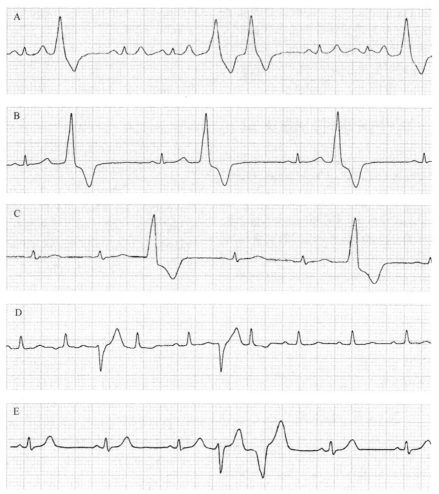

图 3-3-13 室性期前收缩心电图

A. 室性期前收缩、成对室性期前收缩；B. 插入性室性期前收缩；C. 室性期前收缩（呈二联律）；D. 室性期前收缩（呈三联律）；E. 多形室性期前收缩

二、室性心动过速

室性心动过速定义 3 个或以上室性期前收缩，心率在 100 次/分以上。持续性室性心动过速定义为室性心动过速持续超过 30 秒或由于血流动力学不稳定需要终止。非持续性室性心动过速定义为连续发作时间短于至 30 秒。

【病因】

持续性室性心动过速常见于器质性心脏病患者，最常见于陈旧性心肌梗死。也可见于心肌病、代谢紊乱、药物中毒或 QT 延长综合征，偶可见于无器质性心脏病及其他诱发因素时。非持续性室性心动过速也可见于器质性心脏病患者，但无心脏病者较持续性室性心动过速多。

【临床表现】

室性心动过速症状取决于心室率的频率、心动过速持续时间、基础心脏病的有无及其严重程度。室性心动过速可表现为短暂的、无症状的、非持续性发作；或呈持续性而血流动力学稳定的发作，常出现在速率较慢或正常心脏时；也可表现为不稳定发作，可转为心室颤动。持续性室性心动过速几乎都有症状，常导致血流动力学不稳定和（或）心肌缺血。在严重心功能不全或脑血管疾病患者，频率快的室性心动过速常导致低血压、晕厥。血流动力学稳定不能排除室性心动过速。

颈静脉可见间歇性 a 波，如心室搏动逆传并持续夺获心房时，颈静脉可见规律的 a 波。室性心动过速的节律通常规整，也可稍不整。第一心音强弱不等。

室性心动过速的预后取决于基础疾病。发生在急性心肌梗死后 6 个月内的持续性室性心动过速预后差，1 年死亡率达 75%。无器质性心脏病的单形性室性心动过速者预后好，猝死风险较低。

【心电图表现】

心电图表现：①连续 3 个或以上的室性期前收缩；②频率多在 100～250 次/分，节律可稍不齐；③QRS 波群宽大畸形，时限通常 >0.12 秒；④如能发现 P 波，并且 P 波频率慢于 QRS 频率，PR 无固定关系（室房分离），则可明确诊断；⑤偶尔心房激动夺获心室或发生室性融合波，支持室性心动过速的诊断（图 3-3-14A）。室性心动过速通常突然起始，常由室性期前收缩诱发。

根据发作时 QRS 波群形态可为单形性室性心动过速也可为多形性室性心动过速。QRS 波电轴交替的室性心动过速称双向性室性心动过速心动过速，典型的为 QRS 波群呈右束支图形，交替向上（左偏）和向下（右偏）。

区分室性心动过速与室上性心动过速伴室内差异性传导很重要，因为这两种心律失常的临床意义和治疗完全不同。室性心动过速最重要的临床预测因子是存在器质性心脏病。间歇性 a 波及第一心音强弱不等提示房室分离，支持室性心动过速。多数情况下根据心电图可诊断。静脉注射腺苷或维拉帕米进行鉴别有害，不宜采用。对比窦性心律心电图有助于鉴别，与窦性心律形态相同，提示室上性心动过速伴差异性传导。窦性心律时梗死图形的存在提示存在室性心动过速的解剖学基础。

某些心电图形态是室上性心律失常伴差异性传导的特征性表现：①心动过速起始时有提前出现的 P 波。②很短的 R-P 间期（≤0.1 秒），常需用食管导联以更好显示 P 波。③其 QRS 波群形态与频率相似的已知室上性传导一致。④P 波与 QRS 波群的节律及频率的联系表明心室的活动依赖于心房的传导（如房室文阻滞）。⑤迷走刺激可减慢或终止心动过速的发作。

提示室性心动过速的心电图特征：①未用抗心律失常药时，QRS>0.14 秒；②室房分离（伴或不伴室性融合波或心房夺获）或多变的逆传；③存在右束支传导阻滞时，QRS 电轴向上；④全部胸导联 QRS 波群主波方向一致，全部向上或向下；⑤与典型左或右束支阻滞不同的其他 QRS 形态伴 QRS 增宽。

极不规则的宽大畸形 QRS 波群心动过速提示预激合并心房颤动。同样，在未用抗心律失常药物情况下，QRS 波群时间超过 0.20 秒很少见于室性心动过速，多见于预激。电生理检查对确立室性心动过速的诊断有重要的价值。

案例 3-3-4

心电图宽 QRS 波的鉴别诊断。主要是室性心动过速与室上性心动过速伴差异性传导、原有束支传导阻滞、预激综合征相鉴别。患者 55 岁，有冠心病危险因素（吸烟、胆固醇升高），提示室性心动过速可能性大（根据心电图鉴别诊断流程，诊断为室性心动过速）。

【治疗】

首先决定是否需要治疗。一般来说，无器质性心脏病的室性心动过速预后良好，这些患者的无症状、非持续性室性心动过速不需治疗。例外是先天性长 QT 间期综合征，这些患者如不治疗，可反复发作多形性室性心动过速，猝死率高。持续性室性心动过速即使无器质性心脏病也要治疗，因为症状明显。

（一）急性发作的终止

器质性心脏患者的持续性室性心动过速，如血流动力学不稳定，或有心肌缺血、心力衰竭或中枢神经系统低灌注，应迅速电复律。如血流动力学稳定，可试用药物治疗，静脉注射利多卡因、胺碘酮或普鲁卡因胺，若有效后静脉滴注维持。利多卡因经常无效，胺碘酮、索他洛尔和普鲁卡因胺效果较好。胺碘酮的用法：先给 150mg 负荷量 10 分钟静脉注射，随后 1mg/min 静脉滴注 6 小时，0.5mg/min 静脉滴注 18 小时，必要时持续滴注几天。如室性心动过速未终止或复发，可再静脉注射 150mg。偶可产生窦性心动过缓或房室传导阻滞，低血压多与给药过快有关。洋地黄中毒的室性心动过速最好用药物治疗。

如果药物治疗无效，可采用直流电复律。同步电复律从 10～50 焦耳开始，低能量便能中止室性心动过速。当节律转为窦性后，需采取措施防止复发。

对于反复发作的患者，可通过右心室内或经皮安置起搏电极进行心室起搏治疗。此种操作方法会增加引起心室扑动或心室颤动的危险性。在心室内放置导管电极以进行同步复律法也是一种治疗法。

应积极寻找室性心动过速的引发和持续因素，并尽可能纠正它。如与心肌缺血、低血压或低血钾有关的室性心动过速可通过抗心绞痛治疗、血管加压药物或钾剂来治疗。纠正心衰能降低室性心动过速的发生频率。由于窦性心律过缓或房室阻滞所引起的心室频率减慢可导致产生室性期前收缩和室性心动过速，它们可通过使用阿托品或短暂使用异丙肾上腺素，或经静脉起搏来纠正。

（二）长期治疗

　　长期治疗的目的是预防心脏性猝死和症状性室性心动过速的复发。无症状的非持续性室性心动过速无须治疗；有症状的患者，β 受体阻滞剂常可有效预防复发。无效者可选用 I c 类、索他洛尔或胺碘酮。I c 类不能用于器质性心脏病患者，尤其是冠心病患者。索他洛尔可延长 QT 间期，导致尖端扭转性室性心动过速，要慎用。心肌梗死后，左心室射血分数低于 40% 者应行电生理检查，如可诱发室性心动过速应安置 ICD 治疗。

　　有器质性心脏病患者的持续性室性心动过速或心脏性猝死的预防，在改善存活率方面：①Ⅲ类药物优于Ⅰ类抗心律失常药；②胺碘酮经验性治疗优于电生理指导的抗心律失常药物治疗；③ICD 优于胺碘酮，特别是对左心室射血分数低于 35% 者。因此，对心脏性猝死存活者、持续性室性心动过速导致血流动力学不稳定的患者，左心室射血分数低于 35% 应安置 ICD。左心室射血分数较高者，胺碘酮疗效相当。不愿使用 ICD 者，胺碘酮是合理选择。

　　植入 ICD 患者，如室性心动过速反复发作，可合用胺碘酮减少室性心动过速发作的频率及心率，以减少 ICD 的放电次数。如胺碘酮无效，可选索他洛尔、美西律、普鲁卡因胺。当单用药失败时，联合应用不同机制的药物可能有效。

　　射频消融治疗对某些类型的特发性室性心动过速非常有效，对心肌梗死后或扩张型心肌病的室性心动过速疗效成功率较低。对器质性心脏病合并左心功能不全的室性心动过速，射频消融可作为 ICD 的辅助治疗，以减少室性心动过速发作及 ICD 放电。对心肌梗死后血流动力学稳定、左心功能好的室性心动过速，或药物治疗无效者，射频消融可作为一线治疗。

三、特殊类型的室性心动过速

（一）尖端扭转型室性心动过速

　　尖端扭转型室性心动过速（torsade de pointes）：发作时可见一系列增宽变形的 QRS 波群，围绕基线不断扭转其主波的正负方向，常伴 QT 间期延长，每次发作持续数秒到数十秒而自行终止（图 3-3-14B），但极易复发或转为心室颤动。临床上表现为反复发作心脏性晕厥或称为阿-斯综合征。QT 间期延长的原因：电解质紊乱（特别是低钾、低镁血症）；抗心律失常药物（特别是奎尼丁）；吩噻嗪及三环类抗抑郁药；液体蛋白饮食；颅内病变；以及缓慢性心律失常，尤其是三度房室传导阻滞。还有先天性长 QT 间期综合征，多在年幼时出现尖端扭转型室性心动过速（晕厥或死亡）。

　　心电图表现为多形性室性心动过速伴 QT 间期延长，常超过 0.60 秒。患者常有多次非持续性多形性室性心动过速发作，伴反复晕厥，也可导致心室颤动和猝死。

【治疗】

　　去除诱因，如纠正代谢紊乱，停用导致 QT 延长的药物。药物引起的尖端扭转型室速患者，心房或心室超速起搏及补充镁剂可有效终止和预防之。先天性长 QT 间期综合征患者，β 受体阻滞剂是主要治疗，缩短 QT 间期的药物也有用（如苯妥英）。

（二）多型性室性心动过速

　　冠心病患者由 R on T 室性期前收缩引发的 QT 间期正常的多型性室性心动过速，机制可能为折返，治疗与尖端扭转室性心动过速不同。Ⅰ、Ⅲ类抗心律失常药最有效，应足量给药。也可能由急性、严重的心肌缺血引起，仅对消除心肌缺血的治疗有效，常为冠状动脉再通术。另外一种发生在运动或其他儿茶酚胺增加时，由短配对间期室性期前收缩引发的室性心动过速，机制为触发活动，需 ICD 治疗。

（三）加速室性自主节律

　　加速室性自主节律也称"慢室速"，心室率通常在 60～120 次/分，常发生在急性心肌梗死，特别是再灌注时。也见于心脏手术、心肌病、风湿热、洋地黄中毒及无心脏病证据者。发作短暂，极少引起严重血流动力学障碍或症状。通常无须治疗，仅在房室分离导致血流动力学受损，产生症状给予治疗。大多数情况下简单地使用阿托品增加窦性心率常可抑制加速性自主心律。

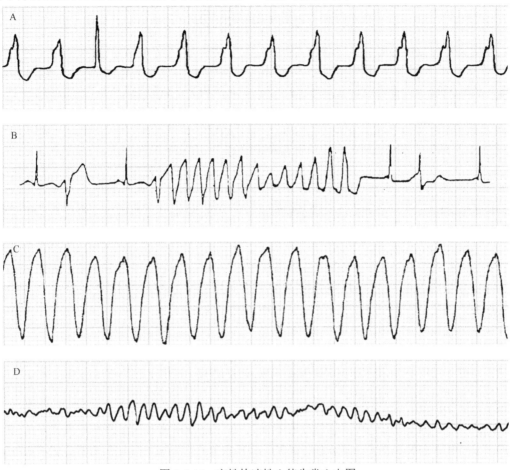

图 3-3-14　室性快速性心律失常心电图

A. 室性心动过速；B. 尖端扭转型室性心动过速；C. 心室扑动；D. 心室颤动

四、心室扑动与心室颤动

心室扑动与心室颤动最常见于缺血性心脏病。也可发生在使用抗心律失常药物，尤其是延长 QT 间期及引起尖端扭转室性心动过速者、严重缺氧和缺血者及预激合并心房颤动，心室率极快者。电击事故常由于心室颤动导致心搏骤停。这些心律失常可很快导致神志丧失。Holter 监测发现大约 3/4 的猝死由室性心动过速或心室颤动引起。

【心电图检查】

心室扑动的心电图特点：连续快速而相对规则的正弦波，频率达 150～300 次/分（图 3-3-14C）。有时不易与室性心动过速鉴别。心室颤动的心电图出现大小不等、振幅、间距极不规则的波，无法辨认 P-QRS-T 波（图 3-3-14D）。

非缺血性患者的心室颤动，常由相对晚的室性期前收缩引发短阵室性心动过速引起。急性心肌梗死或心肌缺血，常由落在 T 波上的舒张早期室性期前收缩触发室性心动过速，然后演变为心室颤动。

【临床表现】

心脏失去排血功能。临床症状包括意识丧失、抽搐、呼吸停顿甚至死亡。听诊心音消失，脉搏不能触及，血压不能测出。

发生心室颤动的临床场合很重要。大部分急性心肌梗死后 48 小时内出现原发性心室颤动的患者远期预后良好，抢救存活率高，心脏性猝死的复发率很低。而与急性心肌梗死无关的心室颤动抢救成功后，一年的复发率高达 20%～30%。

【治疗】

本病抢救见心脏性猝死相关内容。对存活者，可行电生理检查。大约 70% 有心肌梗死病史者可诱发持续性室性心动过速。部分患者可行射频消融治疗，预防复发，ICD 治疗优于胺碘酮。

（刘世明）

第四章　动脉粥样硬化和冠状动脉粥样硬化性心脏病

冠状动脉粥样硬化性心脏病（coronary athero-sclerotic heart disease）指冠状动脉粥样硬化使管腔狭窄或阻塞，导致心肌缺血、缺氧或坏死而引起的心脏病，它和冠状动脉功能性改变即冠状动脉痉挛一起，统称冠状动脉性心脏病（coronary heart disease，CHD），简称冠心病，亦称缺血性心脏病（ischemic heart disease）。

冠状动脉粥样硬化性心脏病是动脉粥样硬化导致器官病变的最常见类型，也是严重危害人民健康的常见病。冠心病是目前中国成人心脏病住院和死亡的第一原因。本病多发生在 40 岁以后，男性多于女性，随着生活水平的提高，近年来发病年龄有提前的趋势。MONICA 研究显示，我国冠心病的发病率和死亡率存在较明显的地区差异，北方省市高于南方省市，其中男性以山东青岛地区、女性以黑龙江大庆地区和福建福州地区发病率最高，前者为 108.7/10 万，后者均为39.7/10 万（1987～1989 年）。本病在欧美国家极为常见，在美国占人口死亡数的 1/3～1/2，占心脏病死亡数的 50%～75%。在我国，本病不如欧美多见，占心脏病死亡数的 10%～20%，但我国冠心病的发病率和死亡率近 30 年来逐渐升高，近年来有加速趋势。1984～1988 年，我国城市冠心病实际死亡率增长13.5%，达 41.88/10 万；农村增长 22.8%，达 19.17/10万；而到了 1999 年农村和城市男性 35～74 岁人群中，冠心病死亡率分别为 64/10 万和 106/10 万。2021 中国心血管健康与疾病报告显示：2019 年农村、城市的心血管病分别占死因的 46.74%和 44.26%；心血管病占居民疾病死亡构成居各种疾病之首，高于肿瘤及其他疾病，心血管病死亡率的上升趋势主要是由于缺血性心脏病（IHD）死亡上升所致：全国各类地区 35岁以上人群 IHD 标化死亡率均呈明显上升趋势，男性 IHD 死亡率的年增长率为 5.00%，女性为 3.65%。2002～2019 年心梗死亡率总体呈上升态势，农村增长3.5 倍、城市增长 2.66 倍，农村地区心梗死亡率于 2013年开始持续高于城市水平。

根据冠状动脉病变的部位、范围，血管阻塞程度和心肌供血不足的发展速度、范围和程度的不同，1979 年 WHO 将本病分为五型。

1. 无症状性心肌缺血型 亦称隐匿型冠心病，患者无症状，但心电图负荷或动态检查有 ST 段压低，T 波减低、变平或倒置等心肌缺血的心电图改变，有心肌灌注不足的核素心肌显像表现；病理学检查心肌可无明显组织形态改变。

2. 心绞痛型 为一过性心肌供血不足引起，有发作性胸骨后疼痛。病理学检查心肌无明显组织形态改变或有纤维化改变。

3. 心肌梗死型 症状严重，由冠状动脉闭塞致心肌急性缺血性坏死所致。

4. 缺血性心肌病型 表现为心脏增大、心力衰竭和心律失常，为长期心肌缺血或坏死导致心肌纤维化引起。临床表现与原发性扩张型心肌病类似。

5. 猝死型 因原发性心搏骤停而猝然死亡，多为缺血心肌局部发生电生理紊乱，引起严重的室性心律失常所致。

以上分类偏重于回顾性的分型方法，不能适应当前诊疗工作的需要。临床上需要结合病理变化特点进行分型，以便有预见性针对性地选择恰当的治疗方案，以提高疗效，降低死亡率，因此近年来提出两种综合征的分类：

1. 急性冠状动脉综合征（acute coronary syndro-me，ACS） 是一组综合病征包括了不稳定型心绞痛（unstable angina，UA），非 ST 段抬高型心肌梗死（non-ST-segment elevation myocardial infarction，NSTEMI）和 ST 段抬高型心肌梗死（ST-segment elevation myocardial infarction，STEMI）。它们共同的病理基础是不稳定的粥样斑块发生变化，如斑块内出血使之迅速增大，斑块破裂或表面破损，局部血小板聚集继而形成血栓，血管发生痉挛等，引起冠脉不完全或完全性阻塞所致。破裂后如血栓形成未完全阻塞冠脉则引起不稳定型心绞痛，最终可能发展到完全阻塞而发生 NSTEMI 或 STEMI。患者迅速出现胸痛等表现，需紧急处理。

2. 慢性心肌缺血综合征（chromic ischemic syndrome） 包括稳定型心绞痛、缺血性心肌病和隐匿性冠心病等。

将 UA、NSTEMI 和 STEMI 合在一起称之为急性冠状动脉综合征的这种分类，有利于提高对急性胸痛患者的重视，进行密切观察和危险分层，及时作出正确的判断和采取适当的治疗措施，降低死亡率（图 3-4-1）。

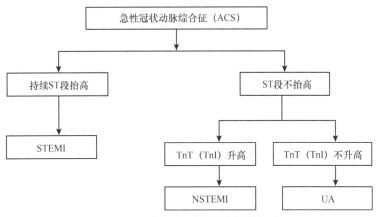

图 3-4-1 急性冠状动脉综合征的新分型

第一节 动脉粥样硬化

动脉粥样硬化（atherosclerosis）是最常见、最重要的血管病变之一，是一种可致残、致死性的全身性疾病，主要累及较大血管，首发表现往往为心脏性猝死、脑卒中或心肌梗死。近年来冠心病、心肌梗死和脑卒中由于共同的病理生理基础被合称为动脉粥样硬化性心血管疾病（athrosclerotic cardiovascular disease，ASCVD）。由于动脉内膜积聚脂质外观呈黄色粥样，故称为动脉粥样硬化。粥样硬化斑块中脂质及结缔组织的含量决定斑块的稳定性及是否易导致急性缺血事件的发生。

【病因】

本病的病因尚不完全清楚，大量的研究表明本病是多因素作用所致，这些因素称为危险因素（risk factors），主要有：

（一）血脂异常

血脂异常是动脉粥样硬化主要危险因素之一，是指循环血液中的脂质或脂蛋白的组成成分浓度异常，可由遗传基因和（或）环境条件引起，使循环血浆中脂蛋白的形成、分解和清除发生改变。血脂在血循环中以脂蛋白形式转运，脂蛋白分为乳糜微粒、极低密度脂蛋白（VLDL）、低密度脂蛋白（LDL）、中等密度脂蛋白（IDL）及高密度脂蛋白（HDL）。各种脂蛋白导致粥样硬化的危险程度不同：富含甘油三酯的脂蛋白如乳糜微粒和 VLDL 被认为不具有致粥样硬化的作用，但它们脂解后的乳糜微粒残粒和 LDL 能导致粥样硬化。现已明确 VLDL 的代谢终末产物 LDL 及脂蛋白（a）[Lp（a）]能导致粥样硬化，而 HDL 则有心脏保护作用。

（二）高血压

高血压与动脉粥样硬化的发病率直接相关，并独立于其他危险因素。60%～70%的冠状动脉粥样硬化患者有高血压，高血压患者患本病的风险较正常者高3～4倍。收缩压与舒张压增高都与本病密切相关。

（三）糖尿病

糖尿病患者中，动脉粥样硬化的发病率较非糖尿病患者高两倍。冠心病、脑血管疾病和周围血管疾病在成年糖尿病患者的死亡原因中占75%～80%。研究发现糖尿病对女性的危险性高于男性，女性糖尿病患者患心血管病变的风险是非糖尿病患者的4倍。在观察随访14年的 Rancho Bernardo 研究中，334 例 2 型糖尿病患者与 2137 例无糖尿病者比较，男性糖尿病的冠心病相对死亡危险是 1.9，女性是 3.3。

（四）代谢综合征（metabolism syndrome，MS）

代谢综合征是指以中心性肥胖为核心，合并高血压、血糖、甘油三酯升高和（或）HDL-C 降低。其中，中心性肥胖采纳腰围作为诊断标准。由于代谢综合征及其各个组分的发病机制复杂，且不明确，中心性肥胖和胰岛素抵抗（IR）被认为是引起代谢综合征的主要原因。MS 患者的动脉硬化患病率及死亡率明显高于非 MS 患者，此类人群患心血管疾病的风险也很大。表 3-4-1 为 ATP Ⅲ 美国国家胆固醇教育纲要成人教育组 2001 年制订的 MS 诊断标准。

表 3-4-1 ATP Ⅲ 的代谢综合征诊断标准

危险因素	界定值
腹部肥胖（腹围）	
男性	>102cm
女性	>88cm
甘油三酯	≥150mg/dl
HDL-C	
男性	<40mg/dl
女性	<50mg/dl
血压	≥130/85mmHg
空腹血糖	≥110mg/dl

（五）吸烟

吸烟不仅是动脉粥样硬化的独立危险因素，而且与其他危险因素有相加协同作用。被动吸烟也是危险因素。吸烟与不吸烟者相比，本病发病率及病死率增高 2～6 倍，且与每日吸烟量成正比。戒烟后心脏事件危险性迅速降低提示吸烟不仅可促进粥样硬化病变本身的发展，而且可能促进血栓形成，或促进其他一些影响斑块稳定性的因素。Framingham 心脏研究结果显示，平均每天吸烟 10 支，能使男性心血管死亡率增加 18%，女性心血管死亡率增加 31%。

（六）年龄

动脉粥样硬化始自儿童期，出现临床症状多见于 40 岁以上的中、老年人。49 岁以后进展较快，致死性心肌梗死患者中约 4/5 是 65 岁以上的老年人。高胆固醇血症引起的冠心病死亡率随年龄增大而增高。

（七）遗传因素

控制其他危险因素后，遗传因素是动脉粥样硬化较强的独立危险因素。男性发生冠心病年龄不大于 55 岁者和女性发病年龄不超过 65 岁者的，称为早发冠心病，家族中有早发冠心病者，其近亲得病的机会可 5 倍于无这种情况的家族。

（八）性别

男性的冠心病死亡率为女性的 2 倍，发病较女性平均年龄早 10 岁，但绝经期后女性的冠心病发生率迅速增加。糖尿病对女性产生的危险较大，HDL 胆固醇降低和甘油三酯增高对女性的危险也较大。

（九）其他因素

其他的一些危险因素：①从事体力活动减少、脑力活动紧张、经常有工作紧迫感者，定期体育活动可减少冠心病事件的危险，不同职业的发病率回顾性研究表明，久坐的职业与积极活动的职业相比，冠心病的相对危险增加 1.9 倍；②肥胖，以腹部脂肪过多为特征的腹型肥胖产生的冠心病危险较大；③A 型性格（性情急躁、进取心和竞争性强）的人患冠心病的危险性增加；④酒精摄入，适量饮酒可以降低冠心病的死亡率；但是大量酒精摄入可导致高血压及出血性脑卒中的发生；⑤西方饮食方式，含高热量、较多动物性脂肪和胆固醇、糖等。

近年来发现的危险因素：①一些凝血因子增高，如凝血因子Ⅶ的增加与总胆固醇浓度直接相关；②存在缺氧、抗原-抗体复合物、维生素 C 缺乏、动脉壁内酶活性降低、血液中抗氧化物浓度低，纤溶酶原激活剂抑制物-1（PAI-1）、尿酸升高等因素；③微量元素铬、锰、锌、钒、硒等的摄取减少，铅、镉、钴等的摄取增加；④血管紧张素转换酶基因过度表达；⑤血同型半胱氨酸增高；⑥高纤维蛋白原血症；⑦炎症：病毒、衣原体感染等；⑧高敏 C 反应蛋白（hs-CRP）浓度增高。表 3-4-2 总结了动脉粥样硬化的主要危险因素。

表 3-4-2　动脉粥样硬化的主要危险因素

可变性危险因素	不可变性危险因素
生活方式	年龄
吸烟	性别
性格	遗传因素
肥胖	
不运动	
药物	
脂质异常	
高血压	
胰岛素抵抗	
微量元素的缺乏	

【发病机制】

本病的发病机制尚未完全阐明，近年研究虽有进展，但仍然是以多种学说或假说从不同角度来阐述。包括脂肪浸润学说、血小板聚集和血栓形成学说、平滑肌细胞克隆学说、内皮损伤-反应学说等。其中内皮损伤-反应学说是在 1973 年首次提出，目前多数学者支持这种学说。此学说的内容涵盖了上述 3 种学说的部分论点，认为可导致本病的各种危险因素最终都损伤动脉内膜，而粥样斑块的形成是动脉对内膜损伤作出的炎症-纤维增生性反应的结果。

内皮损伤可表现为功能紊乱或解剖结构损伤，如干扰内膜的渗透-屏障作用、改变内皮表面抗血栓形成的特性、增加内膜的促凝血特性或增加血管收缩因子或血管扩张因子的释放。此外，维持内皮表面的连贯性和动脉中内皮细胞正常的低转换率，对维持内皮自身稳定状态非常重要。一旦内皮转换速度加快，就可能导致内皮功能发生一系列改变，包括由内皮细胞合成和分泌的物质如血管活性物质、脂解酶和生长因子等的变化。因此，内皮损伤可引起内皮细胞许多功能的改变，进而导致严重的细胞间相互作用，并逐渐形成动脉粥样硬化病变。图 3-4-2 中的 1～8 个步骤演示了动脉粥样硬化斑块的形成。

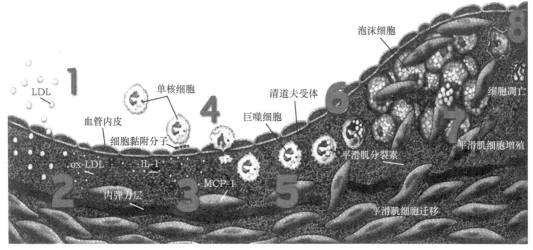

图 3-4-2 动脉粥样硬化演变过程

长期高脂血症时,增高的脂蛋白,主要是氧化修饰的低密度脂蛋白(ox-LDL)和胆固醇对动脉内膜产生功能性损伤,使内皮细胞和白细胞(单核细胞和淋巴细胞)表面特性发生改变,黏附因子表达增强、生成增多。单核细胞对动脉内皮的黏附力增强并通过趋化吸引,在内皮细胞间迁移。进入内膜后单核细胞转化成有清道夫样作用的巨噬细胞,通过清道夫受体吞噬脂质(主要为内皮下大量沉积的 ox-LDL)。现已证实 ox-LDL 是泡沫细胞形成的关键环节。巨噬细胞吞噬大量脂质后转变为泡沫细胞形成最早的粥样硬化病变脂质条纹。ox-LDL 对内皮细胞及微环境中的其他细胞有毒性作用,巨噬细胞在内膜下的积聚导致内膜进一步发生改变(图 3-4-3)。

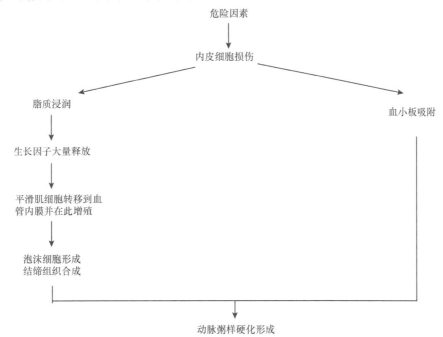

图 3-4-3 动脉粥样硬化形成示意图

巨噬细胞还能合成和分泌生长调节因子,如血小板源性生长因子(platelet derived growth factor,PDGF),成纤维细胞生长因子(fibroblast growth factor,FGF),内皮细胞生长因子样因子(EGF 样因子)和转化生长因子 β(TGF-β)。PDGF 和 FGF 刺激平滑肌细胞和成纤维细胞增生和迁移到内膜,也刺激新的结缔组织形成。TGF-β 不仅是结缔组织合成的强刺激剂,并且还是迄今所发现的最强的平滑肌增殖抑制剂。因此,平滑肌细胞的增生情况取决于 PDGF 和 TGF-β 之间的平衡。PDGF 中 TGF-β 蛋白不但使平滑肌细胞游移到富含巨噬细胞的脂肪条纹中,且促使脂肪条纹演变为纤维脂肪病变,再发展为纤维斑块。近年来的研究还发现巨噬细胞还可分泌基质金属蛋白酶(MMPs)。MMPs 是一组含锌的酶蛋白家族,迄今共发现约 20 余种。其具有如下活性：降解基膜，使平滑肌细胞迁移，促进动脉粥样硬化进展。

动脉粥样硬化病变中的平滑肌细胞 *PDGF* 基因的表达和分泌也增加，并促进病变的进一步发展，形成恶性循环。在血流动力学发生变化的情况下，如血压增高、动脉分支形成特定的角度、血管局部狭窄所产生的湍流和切应力变化，使动脉内膜内皮细胞间的连续性中断，内皮细胞回缩，从而暴露内膜下组织。此时的血小板活化因子（PAF）激活血液中的血小板，使之黏附、聚集于内膜上，形成附壁血栓。血小板可释放包括巨噬细胞释出的上述各种因子在内的许多细胞因子。这些因子进入动脉壁也对促发粥样硬化病变中平滑肌细胞增生起重要作用。

【病理解剖】

动脉粥样硬化主要病理变化为体循环系统的大型弹力型动脉（如主动脉）和中型肌弹力型动脉（以冠状动脉和脑动脉最为常见，其次为肢体动脉、肾动脉和肠系膜动脉），而肺循环动脉极少受累。病变分布多为数个组织器官的动脉同时受累。最早出现病变的部位多在主动脉后壁及肋间动脉开口等血管分支

处。其特征是动脉内膜散在的斑块形成（尽管在严重情况下斑块可以融合）。每个斑块的组成成分不同。脂质是粥样硬化斑块的基本成分。内膜增厚实际上是血管内膜对机械损伤的一种适应性反应。

正常动脉壁由内膜、中膜和外膜三层构成，动脉粥样硬化斑块大体解剖上有的呈扁平的黄斑或线（脂质条纹），有的呈高起内膜表面的白色或黄色椭圆形丘（纤维脂质性斑块）。前者（脂质条纹）见于 5～10 岁的儿童，后者（纤维脂质性斑块）始见于 20 岁以后，在脂质条纹基础上形成。

美国心脏病学会根据其病变发展过程将其分为以下 6 期（图 3-4-4）：

Ⅰ期（初始病变，initial lesion）：巨噬细胞黏附在内皮细胞表面并从血管腔面迁移到内膜，巨噬细胞吞饮脂质形成泡沫细胞。

Ⅱ期（脂质条纹期，fatty streak）：主要由成层的巨噬泡沫细胞组成，细胞外有少量脂质沉积。

Ⅲ期（粥样斑块前期，pre-atheroma）：平滑肌细胞（smooth muscle cell，SMC）被大量的细胞外脂质所形成的脂小池包围，但尚未形成脂质核心。

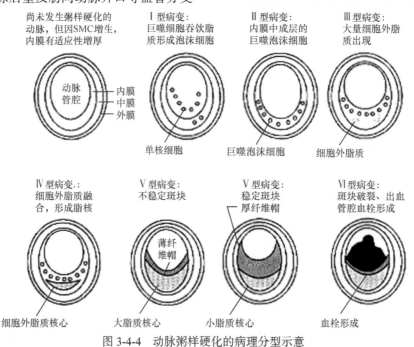

图 3-4-4　动脉粥样硬化的病理分型示意

Ⅳ期（粥样斑块期，atheroma）：病变处内皮细胞下出现平滑肌细胞，细胞外脂质池融合成脂核。

Ⅴ期（纤维斑块期，fibroatheroma）：有明显脂核和纤维帽的斑块为 Va 型病变；有明显钙盐沉着的斑块为 Vb 型病变；斑块成分主要由胶原和平滑肌细胞组成的病变为 Vc 型病变。

Ⅵ期（复杂病变期，complicated lesions）：为严重病变，此期又分为 3 个亚型。Ⅵa 型病变——斑块

破裂或溃疡，主要由Ⅳ期和 Va 型病变破溃而形成；Ⅵb 型病变——壁内血肿，是由于粥样硬化斑块中出血所致；Ⅵc 型病变——血栓形成，多由于在Ⅵa 型病变的基础上并发血栓形成导致管腔完全或不完全堵塞。

【临床分期】

根据粥样硬化斑块的发展过程在临床表现上的不同可将动脉硬化分为 4 期，但各期之间并无严格的

先后顺序，且可交替或同时出现。

1. 无症状期或隐匿期　其过程长短不一，对应于Ⅰ～Ⅲ期病变及大部分Ⅳ期和Va型病变，粥样硬化斑块已形成，但管腔尚无明显狭窄，因此无组织或器官受累的临床表现。现也有观点称之亚临床期，通过无创检查发现动脉硬化斑块。

2. 缺血期　对应于Vb、Vc、Ⅵb病变及部分Va和Ⅵc型病变，症状由于动脉管腔狭窄、器官缺血而产生。

3. 坏死期　对应于Ⅵc型病变，由于动脉管腔堵塞或血管腔内血栓形成而产生靶器官组织坏死的一系列症状。

4. 纤维化期　长期缺血导致靶器官组织纤维化、萎缩而引起症状。不少患者不经坏死期而进入纤维化期，而在纤维化期的患者也可发生缺血期的表现。

【临床表现】

（一）一般表现

一般表现为可能出现脑力与体力衰退。

（二）主动脉粥样硬化

主动脉粥样硬化大多无特异性症状。主动脉广泛粥样硬化可出现主动脉弹性降低的相关表现，如收缩期血压升高、脉压增宽等。X线检查可见主动脉结向左上方凸出，有时可见片状或弧状钙质沉着阴影。

主动脉粥样硬化最严重的后果是形成主动脉瘤，以发生在肾动脉开口以下的腹主动脉处最为多见。其次在主动脉弓和降主动脉。腹主动脉瘤多在体检时查见腹部有搏动性肿块而发现，腹壁上相应部位可听到杂音，股动脉搏动可减弱。胸主动脉瘤可引起胸痛、气急、吞咽困难、咯血、声带因喉返神经受压而出现声音嘶哑、气管移位或受压、上腔静脉或肺动脉受压等表现。X线检查可见相应部位血管影增大，主动脉造影可显示梭形或囊样的动脉瘤。二维超声、X线或磁共振成像可显示瘤样主动脉扩张，主动脉瘤一旦破裂，可因急性大量内出血，迅速致命。动脉粥样硬化也可形成动脉夹层分离（图3-4-5）。

（三）冠状动脉粥样硬化

冠状动脉狭窄导致心肌缺血可表现为心绞痛，长期缺血可导致心肌冬眠及纤维化，表现为心功能减退及心力衰竭（将在第三篇第四章第二、三节中详述）。

（四）脑动脉粥样硬化

脑动脉硬化狭窄可导致脑供血不足，表现为头痛、头晕、眩晕、呕吐、意识丧失、肢体瘫痪、偏盲或失语等。脑萎缩时可出现痴呆、精神变态、行动失常、智力和记忆力减退以至性格完全变化等。

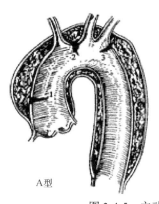
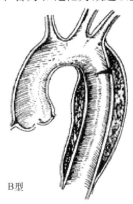

A型　　　　　B型

图3-4-5　主动脉夹层示意图

Standford 分型：凡是累及升主动脉的夹层为 A 型，仅累及降主动脉为 B 型

（五）肾动脉粥样硬化

肾动脉狭窄可引起顽固性高血压和肾功能不全（图3-4-6）。年龄在55岁以上、突然出现血压升高、且血压难以控制者，应考虑本病的可能。如形成肾动脉血栓可出现发热、肾区疼痛和尿闭等。长期慢性肾脏缺血可致肾萎缩并发展至肾衰竭。

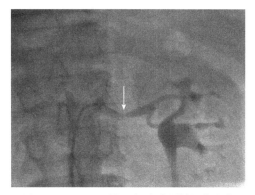

图 3-4-6　DSA 显影左肾动脉粥样硬化狭窄

（六）肠系膜动脉粥样硬化

肠系膜动脉粥样硬化狭窄可引起消化不良、肠道张力减退、便秘和腹痛等症状。血栓形成时可有剧烈腹痛、腹胀和发热。肠壁坏死时，可引起便血、麻痹性肠梗阻和休克等症状。

（七）四肢动脉粥样硬化

四肢动脉粥样硬化中以下肢较为多见。由于血供障碍，引起下肢发凉、麻木和典型的间歇性跛行，即行走时发生腓肠肌麻木、疼痛以至痉挛，休息后消失，再行走时又出现，严重时可持续性疼痛。下肢动脉尤其是足背动脉搏动减弱或消失。如狭窄段管腔完全闭塞，可导致坏疽。

【实验室及辅助检查】

1. 实验室检查 本病早期尚缺乏敏感而又特异的实验室诊断方法。部分患者有脂质代谢失常，主要表现为血总胆固醇增高、LDL 胆固醇增高、HDL 胆固醇降低、甘油三酯增高、ApoA 降低、ApoB 和 Lp（a）增高。

2. X 线检查 可见主动脉硬化、主动脉结凸出、主动脉增宽等，有时可见片状或弧状钙质沉着阴影。

3. 选择性数字减影动脉造影 可较清晰显示动脉粥样硬化病变所累及的血管如冠状动脉、脑动脉、肾动脉、肠系膜动脉和四肢动脉的管腔狭窄或动脉瘤样病变，以及病变的所在部位、范围和程度，有助于确定介入治疗或外科治疗的适应证和选择施行手术的方式。

4. 超声 将超声探头直接置于外周血管（如颈动脉、四肢动脉及肾动脉），能较好分辨血管壁和血管腔，不仅能较准确测量内膜中层厚度（intima-media thickness，IMT）和管腔直径，还能识别某些粥样硬化特征。颈动脉 IMT 是预测患者今后发生心肌梗死等心血管疾病和脑卒中及死亡率的良好指标。

5. 计算机断层扫描（CT） CT 通过产生二维或三维组织影像，使用造影剂后可用于检测大动脉，包括冠状动脉近端的粥样硬化病变。与 X 线不同，CT 还能分辨大动脉壁动脉粥样硬化病变性质，但要提供动脉斑块成分信息，目前尚有一定技术障碍。随着技术的进步，多层螺旋 CT（multislice spiral computed tomography，MSCT）的出现使空间分辨率进一步提高，而双源螺旋 CT 的出现进一步提高了时间分辨率，使得冠脉 CTA 检查可望用于无创性诊断冠状动脉粥样硬化。

6. 血管内超声显像（IVUS） IVUS 通过导管技术将微型化的超声探头送入血管内用以显示血管的横切面，直接观察粥样硬化病变本身，并根据病变的回声特性，了解病变的性质和组成，在识别粥样病变基础上的血栓形成及判断斑块稳定性方面有独特的应用。

7. 光学相干断层扫描（OCT） 是一种非接触、高分辨率的生物显微成像设备，其采用近红外光作为光源进行光干涉成像。OCT 的分辨率可达 10μm，能够清晰观察到组织内部细微结构，因其结果与病理切片检查结果高度一致，在医学界被称为"光学活检"。

8. 血管内镜 在检测和鉴别斑块、夹层分离及血栓方面有一定优势。随着血管内超声（IVUS）及光学相干断层扫描（OCT）的出现目前已较少应用。

9. 磁共振成像 对大血管分辨力高，具有任意方向直接切层的能力，从不同的角度对血流的方向、流速、流量等进行评价，可以结合对比剂增强扫描。

10. 正电子发射断层 CT（EBCT） 通过静脉注射发射正电子的放射性同位素标记的药物或糖，然后采用 γ 照相机进行成像，可准确监测并定量冠状动脉的钙化。

11. 正电子发射计算机断层显像（PET-CT） PET-CT 检查能同时提供组织解剖和功能信息，诊断冠心病的准确性可达 90%，可以检测出其他检查无法发现的早期动脉硬化。CT 冠脉造影在诊断主要血管近段及中段（直径＞2mm）狭窄病变的敏感性很好，而对于远端血管及分支血管其敏感性有所下降，而 PET-CT 对于远端血管和分支血管敏感性同样很强。因此 PET-CT 检查是目前检查冠心病的最好选择，该检查是无创检查，无痛苦，但价格昂贵。

【诊断与鉴别诊断】

本病的早期诊断相当困难。当粥样硬化病变发展到相当程度，引起管腔的狭窄甚至闭塞或血栓形成，从而导致靶器官出现明显病变时，诊断并不困难。年长患者有血脂异常，动脉造影发现血管狭窄性病变，应首先考虑诊断本病。

主动脉粥样硬化引起的主动脉变化和主动脉瘤，需与梅毒性主动脉炎和主动脉瘤鉴别；胸片发现主动脉影增宽还应与纵隔肿瘤相鉴别。其他靶器官的缺血或坏死表现需与其他原因的动脉病变所引起者相鉴别。冠状动脉粥样硬化引起的心绞痛和心肌梗死需与其他原因引起的冠状动脉病变如冠状动脉炎、冠状动脉畸形、冠状动脉栓塞、冠状动脉痉挛等鉴别。缺血性心肌病需与其他心脏病特别是原发性扩张型心肌病鉴别。肾动脉粥样硬化所引起的高血压，需与其他原因的继发性高血压相鉴别，肾动脉血栓形成需与肾结石相鉴别。四肢动脉粥样硬化所产生的症状需与多发性动脉炎等其他可能导致动脉病变的原因鉴别。

【预后】

随病变部位、程度、血管狭窄发展速度、受累器官受损情况和有无并发症的不同，预后不同。重要器官如脑、心、肾因动脉病变导致脑血管意外、心肌梗死或肾衰竭者，预后不佳。

【防治】

动脉粥样硬化的发生与发展经历一系列过程，其上游是多重危险因素，如吸烟、高血压、血脂异常、糖尿病、肥胖、代谢综合征等的流行。在未来的20～30年间，心血管疾病将成为我国社会发展的巨大负担。面对这一严峻挑战，我们必须不失时机地更新理念，从重点针对疾病下游与终末期救治转向疾病上游预防。对于已经存在血管病变危险因素的人群，应切实抓好一级预防，综合控制多种危险因素。已发生动脉粥样硬化、器官功能障碍者，应积极加强二级预防，防止病变发展、恶化并争取逆转以改善生活质量、延长寿命。二级预防的主要对策为 ABCDE 方案（A：aspirin，ACEI；B：β-blocker，blood pressure control；C：cholesterol lowing，cigarette quitting；D：diabetes control，diet；E：exercise，education）。

总之针对动脉粥样硬化的发生发展，我们需要以下五个层面的防线：①防发病，即一级预防（防患于未然），综合控制多重危险因素，预防或减少疾病的发生；②防事件：预防和减少脑卒中，急性心肌梗死（acute myocardial infarction，AMI）等可能致残或致死的主要不良心血管事件；③防后果：一旦发生 AMI 等严重事件，应尽可能挽救心肌，挽救生命；④防复发，即二级预防；⑤规范防治慢性心力衰竭。

（一）一般预防措施

（1）发挥患者的主观能动性配合治疗、改变不良生活嗜好。经过防治，本病病情可得到控制，病变可能部分消退，患者可维持一定的生活和工作能力。此外，病变本身又可以促使动脉侧支循环的形成，使病情得到改善。因此说服患者耐心接受长期的防治措施至关重要。

（2）合理的膳食

1）总热量摄入以维持正常体重为度，40岁以上者尤应预防发胖。正常体重的简单计算方法：身高(cm)−105=体重（kg）；或体重指数（BMI）=体重（kg）/身高（m^2），18.5～24kg/m^2为正常，可供参考。

2）超过正常标准体重者，应减少每日饮食的总热量，食用低脂（脂肪摄入量不超过总热量的30%，其中动物性脂肪不超过10%）、低胆固醇（每日不超过300mg）膳食，并限制摄入含糖物。

3）年过40岁者即使血脂无异常，也应避免经常食用过多的动物性脂肪和含胆固醇较高的食物，应食用低胆固醇、低动物性脂肪食物。

4）已确诊有冠状动脉粥样硬化者，严禁暴饮暴食，以免诱发心绞痛或心肌梗死。合并有高血压或心力衰竭者，应同时限制盐的摄入。

5）提倡饮食清淡，多食富含维生素 C 和植物蛋白的食物。

（3）适当的体力劳动和体育锻炼：一定的体力劳动和体育活动对预防肥胖、锻炼循环系统的功能和调整血脂代谢均有益，是预防本病的积极措施。体力活动量根据原来身体情况、原来体力活动习惯和心脏功能状态来规定，以不过多增加心脏负担和不引起不适感觉为原则。体育活动要循序渐进，不宜勉强做剧烈活动。对老年人提倡散步（每日1小时，可分次进行），做保健体操、打太极拳等。

（4）合理安排工作和生活：生活要有规律，保持乐观、愉快的情绪，避免过度劳累和情绪激动，注意劳逸结合，保证充分睡眠。

（5）提倡不吸烟、不饮烈性酒。

（6）积极治疗与本病有关的一些疾病：包括高血压、肥胖症、高脂血症、痛风、糖尿病、肝病、肾病综合征和有关的内分泌病等。

不少学者认为，本病的预防措施应从儿童期开始，即儿童也应避免摄食过量高胆固醇、高动物性脂肪的饮食，防止肥胖。

（二）药物治疗

1. 调血脂药 血脂异常的患者经上述饮食调节和进行体力活动后仍未恢复正常者，可按血脂的具体情况选用下列调血脂药物：

（1）他汀类药物（HMG-CoA 还原酶抑制剂）：他汀类药物为首选降脂药物。HMG-CoA 还原酶是胆固醇合成过程中的限速酶。他汀类药物部分结构和 HMG-CoA 结构相似，两者可竞争性与 HMG-CoA 还原酶的活性部位相结合，从而阻碍 HMG-CoA 还原酶的作用，抑制胆固醇的合成。细胞内胆固醇含量减少又可刺激细胞表面 LDL 受体合成增加，从而促进 LDL、VLDL 通过受体途径代谢降低血清 LDL 胆固醇含量。

此外，他汀类药物还具有稳定内皮细胞、抗炎、抗血栓和稳定动脉粥样斑块的调脂以外的作用。常见的不良反应有乏力、胃肠道症状、头痛和皮疹等，有少数病例出现肝毒性和肌毒性的不良反应，曾有横纹肌溶解症致死的报道。用药期间要注意监测肝功能、肾功能和肌酸激酶。常用制剂有普伐他汀（pravastatin）20～40mg，辛伐他汀（simvastatin）20～40mg，氟伐他汀（fluvastatin）40～80mg，阿托伐他汀`（atorvastatin）10～80mg，瑞舒伐他汀（rosuvastatin）5～20mg，均1次/日，宜睡前服用。一般他汀类药物的安全性高和可耐受性好，其疗效远远大于产生肌病的风险。表3-4-3为常用他汀类药物的标准剂量及降脂幅度。

表3-4-3　他汀类药物标准剂量及降脂幅度

药物	剂量（mg/d）	LDL-C下降幅度（%）
阿托伐他汀	10～80mg	39
普伐他汀	20～40	34
辛伐他汀	20～40	35～41
氟伐他汀	40～80	25～35
瑞舒伐他汀	5～20	39～45

（2）贝特类（fibrate）：又称氯贝丁酯、贝丁酸或纤维酸类。主要通过增加脂蛋白脂酶的活性、加速VLDL的降解而降低血甘油三酯。其降血甘油三酯的作用强于降总胆固醇，并使HDL增高，且可减少组织胆固醇沉积。可选用以下药物：非诺贝特（fenofibrate）100mg，3次/日，其微粒型制剂200mg，1次/日；吉非贝齐（gemfibrozil，吉非罗齐）600mg，2次/日；苯扎贝特（bezafibrate）200mg，2～3次/日；环丙贝特（ciprofibrate）50～100mg，1次/日等。这类药物有降低血小板黏附性，增加纤维蛋白溶解活性和减低纤维蛋白原浓度，削弱凝血的作用。与抗凝药合用时，要注意抗凝药的用量。少数患者有胃肠道反应，皮肤发痒和荨麻疹，以及一过性血清转氨酶增高和肾功能改变，应定期检查肝功能、肾功能。

（3）烟酸类（nicotinic acid）：有降低血甘油三酯和总胆固醇，增高HDL及扩张周围血管的作用。常用药物：烟酸，口服3次/日，每次剂量从0.1g逐渐增加到最大量1.0g。主要不良反应有皮肤潮红和发痒、胃部不适等，故不易耐受；长期应用需注意监测肝功能。同类药物有阿昔莫司（acipimox，吡莫酸），口服250mg，3次/日，不良反应较烟酸少，适用于血TG水平明显升高、HDL-C水平明显低者。

（4）胆酸螯合树脂类（bile acid sequestering resin）：为阴离子交换树脂，服后吸附肠内胆酸，阻断胆酸的肠肝循环，加速肝中胆固醇分解为胆酸，与肠内胆酸一起排出体外而使血总胆固醇下降。有考来烯胺（cholestyramine，消胆胺）4～5g，3次/日；考来替泊（colestipol）4～5g，3～4次/日等。可引起便

秘等肠道反应，近年采用微粒型制剂，不良反应减少，患者较易耐受。

（5）胆固醇吸收抑制剂：胆固醇吸收抑制剂通过选择性抑制小肠胆固醇转运蛋白，有效减少肠道内胆固醇吸收，降低血浆胆固醇水平及肝脏胆固醇储量，代表性药物有依折麦布（ezetimibe）、海博麦布，10mg，1次/日。对于单独应用他汀类药物胆固醇水平不能达标或不能耐受较大剂量他汀类药物治疗的病人，可以联合应用依折麦布或海博麦布。

（6）前蛋白转化酶枯草溶菌素9（PCSK9）抑制剂：PCSK9抑制剂增加LDL受体的再循环，增加LDL清除，从而降低LDL-C水平。PCSK9抑制剂的适应证包括杂合子家族性高胆固醇血症或临床动脉粥样硬化性心血管疾病病人，在控制饮食和最大耐受剂量他汀治疗下仍需进一步降低LDL-C的病人，其疗效显著。PCSK9抑制剂均需要皮下注射，常用制剂有：阿利西尤单抗75～150mg，每两周1次；依洛尤单抗140mg，每两周1次或420mg，每月1次。

（7）其他调节血脂药：①不饱和脂肪酸（unsaturated fatty acid）类，包括从植物油提取的亚油酸、亚油酸乙酯等和从鱼油中提取的多价不饱和脂肪酸如20碳5烯酸（EPA）和22碳6烯酸（DHA）。后两者用量为3～4g/d；②维生素类，包括维生素C（口服至少1g/d）、维生素B_6（口服50mg，3次/日）、泛酸的衍生物泛硫乙胺（pantethine，口服200mg，3次/日）、维生素E（口服100mg，3次/日）等，但其降脂作用较弱；③中草药：泽泻、何首乌、大麦须根、茶树根山楂、葛根、参三七、决明子、灵芝、玉竹、大蒜、冬虫夏草、绞股蓝等均曾报道有降脂作用。

以上调节血脂药多需长期服用，但应注意掌握好药物剂量和不良反应。

2. 抗血小板药物　抗血小板黏附和聚集的药物，可防止血栓形成，有助于防止血管阻塞性病变病情发展，用于心肌梗死后预防复发和预防脑动脉血栓栓塞。可选用：①阿司匹林：抑制TXA_2的生成而起作用，较少影响PGI_2的产生，50～300mg/d。②氯吡格雷（clopidogrel）75mg/d或噻氯匹定（ticlopidine）250mg，1～2次/日，通过ADP受体抑制血小板内Ca^{2+}活性，并抑制血小板之间纤维蛋白原桥的形成。噻氯匹定有骨髓抑制的不良反应，现已不用。新型P2Y12受体抑制剂替格瑞洛180mg首次强化，继而90mg，2次/日，抑制血小板聚集。③血小板糖蛋白Ⅱb/Ⅲa（GPⅡb/Ⅲa）受体阻滞剂，能通过抑制血小板GPⅡb/Ⅲa受体与纤维蛋白原的结合，使血小板聚集和功能受抑制，静脉注射制剂有阿昔单抗

（abciximab）0.25mg/kg，替罗非班（tirofiban），口服制剂有 xemilofiban，但口服制剂的疗效不肯定。④双嘧达莫（dipyridamole，潘生丁）50mg，3 次/日，可使血小板内环磷酸腺苷增高，抑制 Ca^{2+} 活性，可与阿司匹林合用。⑤西洛他唑（cilostazol）是磷酸二酯酶抑制剂，50～100mg，2 次/日。

3. 扩血管药物 解除血管运动障碍可用血管扩张剂（参见心绞痛）。

4. 溶栓治疗 对动脉内形成血栓导致管腔狭窄或阻塞者，可用溶栓剂，继而用抗凝药（参见第三篇第四章第四节）。

▌（三）手术治疗

手术治疗包括对狭窄或闭塞血管，特别是冠状动脉、主动脉、肾动脉施行再通、重建或旁路移植等外科手术，也可用球囊导管进行经皮腔内血管成形术、经皮腔内激光成形术、经皮腔内粥样斑块旋磨或旋切术及支架置入术等介入治疗。此外，对药物治疗无效的高胆固醇血症，可施行回肠旁路手术或血浆交换疗法，但费用昂贵。血浆净化疗法可用于去除血浆中的甘油三酯。

▌（四）基因治疗

基因治疗主要用于原发性高脂血症者，是指用特定的重组 DNA 影响靶细胞的基因表达，替换突变基因、抑制突变基因的表达，或在靶细胞中增加抗突变基因等特殊基因，以达到纠正血脂异常的目的。

第二节 稳定型心绞痛

案例 3-4-1

患者，男，74 岁，诉"间断胸闷 3 年"。

患者自诉 3 年前反复于劳累、上楼或吹冷风后出现胸闷，位于心前区，伴压迫感，持续 2～3 分钟，休息后缓解，多于情绪激动后及活动后出现，上述症状间断发作，偶有左肩背部酸胀感，给予药物治疗，具体不详，此后上述症状仍间断发作，每次均与情绪激动有关，2～3 个月发作一次，自服复方丹参滴丸可缓解，此次患者为进一步诊治前来就诊。患者 3 年前单位体检发现高血压、高血脂，有吸烟史，20 支/日。

体格检查：T 36.6℃，P 66 次/分，R 23 次/分，BP 160/90mmHg，BMI 27.5kg/m²，神志清楚，双肺呼吸音清，未闻及干、湿啰音。心尖冲动无异常，心界叩诊不大，HR 66 次/分，律齐，各瓣膜听诊区未闻及病理性杂音。腹软，无压痛及反跳痛，肝、脾肋下未触及。

发作时心电图：Ⅱ，Ⅲ，aVF 导联 T 波倒置。

问题：

1. 请问该患者的诊断是什么？
2. 诊断依据是什么？
3. 还需进行哪些检查？和哪些疾病鉴别？
4. 治疗原则是什么？

稳定型心绞痛（stable angina pectoris）是指由心肌缺血缺氧引起的典型心绞痛发作，其特点为压榨样疼痛，主要位于胸骨后部，多数患者常放射至心前区和左上肢尺侧，少数患者也可放射至右臂、颈咽部、下颌部或上腹部。临床表现在 1～3 个月内相对稳定，每周和每日疼痛发作次数大致相同，诱发疼痛的劳累和情绪激动程度相同，每次发作疼痛的性质和疼痛的部位无改变，疼痛时限相仿（3～5 分钟），用硝酸甘油后也在相近的时间内发生疗效。

本病患者男性多于女性，多数患者年龄在 40 岁以上。劳累、饱餐、精神紧张、受寒、急性循环衰竭等为常见诱因。本病多为冠状动脉粥样硬化引起，还可由冠状动脉炎、冠状动脉栓塞、先天性冠状动脉畸形、主动脉瓣病变、梅毒性主动脉炎、肥厚型心肌病、心肌桥等引起。

【发病机制】

当冠状动脉的供血与心肌的需血之间发生矛盾（图 3-4-7），冠状动脉血流量不能满足心肌代谢的需要，引起心肌急剧的、暂时的缺血缺氧时，即产生心绞痛。

心肌耗氧量的多少由心肌张力、心肌收缩强度和心率所决定，故常用"心率×收缩压"（即二重乘积）作为估计心肌耗氧的指标，心肌能量的产生要求大量的氧供，心肌细胞摄取血液氧含量的 65%～75%，而身体其他组织则摄取 10%～25%。因此心肌平时对血液中氧的摄取已接近最大量，需氧量再增大时，已难从血液中更多地摄取氧，只能依靠增加冠状动脉的血流量来提供。在正常情况下，冠状动脉循环有很大的储备力量，其血流量可随身体的生理情况而有显著的变化；在剧烈体力活动时，冠状动脉适当地扩张，血流量可增加到休息时的 6～7 倍。缺氧时，冠状动脉也扩张，能使血流量增加 4～5 倍。动脉粥样硬化而致冠状动脉狭窄或部分分支闭塞时，其扩张性能减弱，血流量减少，且对心肌的供血量相对比较固定。心肌的血液供应如减低但尚能应付心脏平时的需要，休息时可无症状。一旦心脏负荷突然增加，如劳累、饱餐、精神紧张等，使心肌张力增加、心肌收缩力增加和心率增快等致心肌耗氧量增加时，心肌对血液的需求增加，而冠状动脉供血已不能相应增加，即可引起心绞痛。这是稳定型心绞痛最常见的发病机制。

在多数情况下，劳累性心绞痛（exertional angina）常在同一"心率×收缩压"的水平上发生。产生疼痛感觉的直接因素目前认为是由于缺血缺氧，心肌内积聚过多的异常代谢产物，如乳酸、丙酮酸、磷酸等酸性物质，或类似激肽的多肽类物质，刺激心脏内自主神经的传入纤维末梢，经1~5胸交感神经节和相应的脊髓段，传至大脑，产生痛觉。这种痛觉反映在与自主神经进入水平相同脊髓段的脊神经所分布的区域，即胸骨后及两臂的前内侧与小指，尤其是在左侧，而多不在心脏解剖部位。

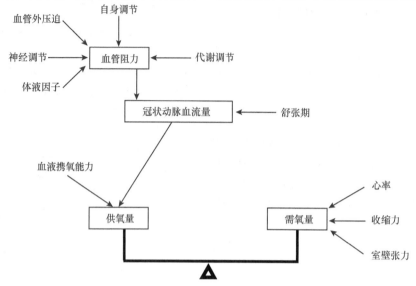

图 3-4-7　影响心肌供氧量和需氧量的各种因素

【病理和病理生理】

冠状动脉粥样硬化引起的稳定型心绞痛的病理基础是稳定的动脉粥样斑块，其斑块一般属于向心性，多为50%~75%或更严重的狭窄，斑块内含的胆固醇少，斑块内膜有比较厚的纤维化和钙化组织覆盖，斑块不易破裂。现在认为决定冠心病危险程度的关键不是冠状动脉的狭窄程度，而是动脉粥样硬化斑块的稳定性（图3-4-8）。

稳定型心绞痛发作时的病理生理变化包括缺血后心肌代谢异常；神经内分泌系统异常等（主要包括交感肾上腺素能系统和儿茶酚胺系统），尤以前者作用为主。

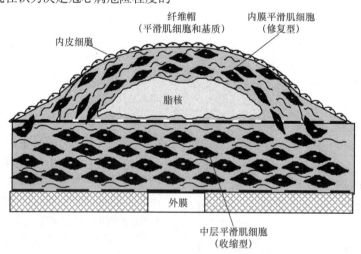

图 3-4-8　稳定的动脉粥样硬化斑块

（一）心绞痛暂时性缺血对心肌收缩的影响

1. 心肌细胞能量及离子转运改变　缺血引起的心肌代谢异常主要是缺氧的结果。在缺氧状态下，心肌无法进行正常的有氧代谢，三磷酸腺苷、肌酸磷酸或无氧糖酵解产生的高能磷酸键减少，特别是肌浆网处（影响钙离子的释放）或肌膜处（影响细胞内的钙离子浓度），从而导致依赖能源活动的心肌收缩发生障碍。此外，当心肌细胞受缺血、缺氧损害时，细胞膜钠离子的通透性增高及"钠泵"障碍，细胞内钠离子的增多，加之局部酸中毒，减少钙离子从肌浆网释放，使细胞内钙离子浓度降低并可妨碍钙离子对肌钙蛋白的结合作用，进而加重心肌收缩功能障碍。

2. 左心室功能及血流动力学改变　由于冠状动脉粥样硬化的狭窄性病变在各个动脉支的分布并不均匀，因此，心肌的缺血性代谢改变及其所引起的收缩功能障碍也常为区域性的。缺血部位心室壁的收缩功能明显减弱甚至暂时完全丧失，并受到邻近正常心肌收缩的反复牵拉，缺血区矛盾收缩扩大，左心室的射血功能降低，左心室排空不完全，舒张末期容量增加，心室充盈阻力随之增加。心室收缩及舒张障碍都可导致左心室舒张期终末压增高，最后出现肺淤血症状。

（二）心绞痛暂时性缺血对心电生理的影响

1. 电生理改变　心肌细胞受缺血性损伤时，钠离子在细胞内积聚而钾离子向细胞外漏出，使细胞膜在静止期处于低极化（或部分除极化）状态，在激动时又不能完全除极，产生所谓损伤电流。在心电图上表现为 ST 段的偏移。心室壁内的收缩期压力在靠心内膜的内半层最高，而同时，由于冠状动脉的分支从心外膜向心内膜深入，心肌血流量在室壁的内层较外层为低。因此，在血流供不应求的情况下，心内膜下层的心肌容易发生急性缺血。受急性缺血性损伤的心内膜下心肌，其电位在心室肌静止期较外层为高（低极化），而在心肌除极后其电位则较低（除极受阻）；因此，在左心室表面所测的心电图上出现 ST 段的压低。在少数病例，心绞痛发作时急性缺血可累及心包下心肌，则心电图上可见相反的 ST 段抬高。

2. 缺血性心律失常　正常心肌纤维动作电位的快速上升是由钠离子快速内流所形成。心肌细胞受缺血性损伤时，钠离子在细胞内积聚而钾离子向细胞外漏出，使细胞膜在静止期处于低极化（或部分除极化）状态，在激动时又不能完全除极，使缺血区的心肌传导受到不同程度抑制。损伤程度较轻的细胞仍能产生动作电位，传导减慢或对刺激不起反应的细胞所产生的传导障碍，可引起折返激动。此外，窦性冲动在缺血区周围的大部分区域被阻滞，可引起传导阻滞。

以上各种心肌代谢和功能障碍常为暂时性和可逆性的，随着血液供应平衡的恢复，可以减轻或者消失。有时冠状动脉暂时闭塞 15 分钟，虽不引起心肌坏死，但造成心功能障碍持续 1 周以上，包括心肌收缩、高能磷酸键的储备及超微结构不正常，称为心肌

顿抑（stunning myocardium）。如果存在有慢性持续性心肌缺血时，心肌细胞通过自身调节，暂停其收缩功能，降低其耗氧与代谢，维持心肌细胞存活在临界水平，避免心肌坏死或发生缺血症状，称为心肌冬眠（hibernating myocardium）。心肌顿抑和心肌冬眠可单独发生，也可同时存在。

【临床表现】

（一）症状

心绞痛以发作性胸痛为主要临床表现，疼痛的特点为：

1. 部位　主要在胸骨后，多在上部或中部。可波及心前区，有手掌大小范围，甚至横贯前胸，界限不很清楚。多数患者常放射至心前区和左上肢尺侧，少数患者也可放射至右臂、颈咽部、下颌部或上腹部（图 3-4-9）。如果心绞痛仅引起其他一些症状或其他神经分布部位的疼痛，称为等同心绞痛（equivalents angina），值得各科医师警惕。

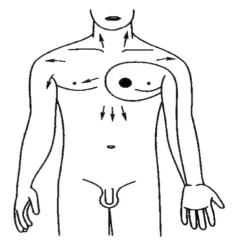

图 3-4-9　心绞痛发作时的疼痛放射范围

2. 性质　胸痛常为压榨、发闷、紧缩、烧灼感，也可有麻木感，但不尖锐，不像针刺或刀扎样痛，偶伴濒死的恐惧感。发作时，患者往往不自觉地停止原来的活动，直至症状缓解。

3. 诱因　发作常由体力劳动或精神紧张（如愤怒、焦急、过度兴奋等）所激发，饱食、寒冷、吸烟、心动过速、休克等亦可诱发。疼痛发生于劳累或激动的当时，而不是在劳累之后。典型的心绞痛常在相似的条件下发生，但有时同样的劳力只有在早晨而不是在下午引起心绞痛，提示与晨间痛阈较低有关。

4. 持续时间　疼痛出现后常逐步加重，然后在 3～5 分钟内逐渐消失，可数天或数星期发作一次，亦可一日内发作多次。

5. 缓解方式　一般在停止原来诱发症状的活动后即缓解。舌下含用硝酸甘油也能在几分钟内使

之缓解。

根据心绞痛的严重程度及其对体力活动的影响，加拿大心血管学会（Canadian cardiovascular society，CCS）建议对心绞痛程度分为Ⅳ级（表3-4-4）：

表 3-4-4 加拿大心血管学会（CCS）分级

分级	心绞痛的严重程度及其对体力活动的影响
Ⅰ级	"一般体力活动不引起心绞痛"，如行走或上楼。费力、快速或长时间用力才引起心绞痛
Ⅱ级	"日常体力活动轻度受限"，快速步行或上楼、餐后步行或上楼，或者在寒冷、顶风逆行时、情绪激动时发生心绞痛。平地行走两个街区（200～400米），或常速上相当于3楼以上的高度能诱发心绞痛
Ⅲ级	"日常体力活动明显受限"，可发生于平地行走1～2个街区或以常速上3楼
Ⅳ级	"不能无症状的进行任何体力活动"，任何体力活动或休息时均可出现心绞痛

（二）体征

稳定型心绞痛患者体检通常无特殊异常发现，但对每一位疑似冠心病心绞痛的患者必须进行全面检查。仔细体检能提供有用的诊断线索：检查是否有引起心绞痛的原发疾病，如心脏瓣膜病、贫血、甲状腺功能亢进等；检查是否有引起胸痛的其他原因，如肋软骨炎、带状疱疹、黄疸、上腹部压痛等；可发现与诊断有关的易患因素，如高血压、肥胖等；可发现与冠心病有关的体征，如心界扩大、心率增快、心律失常。有时出现第四或第三心音奔马律。缺血发作时可有暂时性心尖部收缩期杂音，是乳头肌缺血、功能失调引起二尖瓣关闭不全所致。可有第二心音逆分裂或出现交替脉。部分患者可出现肺部啰音，胸痛发作期间表情痛苦焦虑、面色苍白、皮肤湿冷或出汗。

【实验室及辅助检查】

（一）心脏 X 线检查

通常无异常发现，如伴发缺血性心肌病可见心影增大、肺淤血等征象。

（二）心电图检查

1. 常规心电图 是发现心肌缺血、诊断心绞痛最常见的检查方法。稳定型心绞痛患者静息心电图一般是正常的，所以静息心电图正常并不能排除冠心病。约50%的静息心电图正常的心绞痛患者，心绞痛发作时记录的心电图有异常改变，可出现暂时性心肌缺血引起的 ST 段移位。心内膜下心肌容易缺血，故常见 ST 段压低 0.1mV 以上，发作缓解后恢复。有时出现 T 波倒置。静息心电图 ST 段压低（水平型或下斜型）或 T 波倒置的患者，发作时可变为无压低或直立的所谓"假性正常化"，也支持心肌缺血的诊断。T 波改变虽然对反映心肌缺血的特异性不如 ST 段，但如与平时心电图比较有明显差别，也有助于诊断。

心电图诊断心肌缺血十分重要，但有一定局限性。ST-T 改变的其他原因：左心室肥大和扩张、电解质异常、神经因素、药物（包括抗心律失常药物、氯喹、锑剂等）。另外，ST-T 改变在普通人群常见，并且检出率随年龄增加；在高血压、糖尿病、吸烟者和女性的检出率也增加（图3-4-10）。

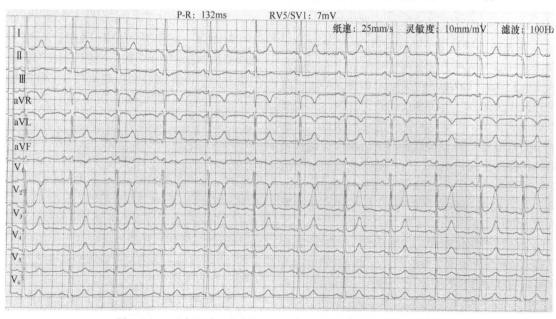

图 3-4-10 本例患者心电图：Ⅱ，Ⅲ，aVF 导联 T 波双向或倒置

2. 心电图负荷试验　负荷心电图是对怀疑有冠心病的患者给心脏增加负荷（运动或药物）而激发心肌缺血的心电图检查（表3-4-5）。

表 3-4-5　心电图负荷试验的适应证和禁忌证

负荷心电图检查的适应证	负荷心电图检查的禁忌证
临床上怀疑冠心病	急性心肌梗死
对有冠心病危险因素的患者的筛选	高危的不稳定型心绞痛
冠状动脉搭桥及心脏介入治疗前后的评价	急性心肌炎、急性心包炎
陈旧性心肌梗死患者对非梗死部位心肌缺血的监测	严重高血压[收缩压≥200mmHg 和（或）舒张压≥110mmHg]
	心功能不全
	严重主动脉瓣狭窄
	肥厚型梗阻性心肌病
	静息状态下有严重心律失常
	主动脉夹层

负荷试验终止的指标：ST-T 降低或抬高≥0.2mV；心绞痛发作；收缩压超过 220mmHg；血压较负荷前下降；室性心律失常（多源性、连续 3 个室早和持续性室性心动过速）。运动负荷试验为最常用的方法，运动方式主要为分级踏板或蹬车，其运动强度可逐步分期升级，以前者较为常见。目前国内常用的是达到按年龄预计的最大心率（HR_{max}）或 85%～90% 的最大心率为负荷目标，前者称为极量运动试验，后者称为次极量运动试验。运动中应持续监测心电图改变，运动前、运动中每

当运动负荷量增加一次均应记录心电图，运动终止后即刻和此后每 2 分钟均应重复心电图记录，直至心率恢复运动前水平。记录心电图时应同步测定血压。最常用的阳性标准为运动中或运动后 ST 段水平型或下斜型压低≥0.1mV（J 点后 60～80ms）持续 2 分钟（图 3-4-11）。

3. 动态心电图　连续记录 24 小时或以上的心电图，可从中发现心电图 ST-T 改变和各种心律失常，出现时间可与患者的活动和症状相对照。心电图中显示缺血性 ST-T 改变而当时并无心绞痛称为无症状性心肌缺血（asymptomatic myocardial ischemia）。

（三）超声心动图

1. 经胸超声心动图（trans-thoratic echocardiogram）可以观察心室腔的大小、心室壁的厚度及心肌收缩状态，另外，还可以观察到陈旧性心肌梗死时梗死区域的运动消失及室壁瘤形成。稳定型心绞痛患者的静息超声心动图大部分无异常表现，与负荷心电图一样，负荷超声心动图可以帮助识别心肌缺血的范围和程度。常用的超声心动图负荷试验包括运动负荷超声心动图试验和药物负荷超声心动图试验，后者目前多采用多巴酚丁胺和双嘧达莫两种药物。其具有其他任何诊断方法所不具备的优势：直接评价左心室的收缩，瓣膜功能和心内血流。此外，可以确认已知冠脉支配区内的左心室心肌，发现节段性室壁运动异常以明确冠脉支配区缺血损伤的危险性和已受损的心肌。

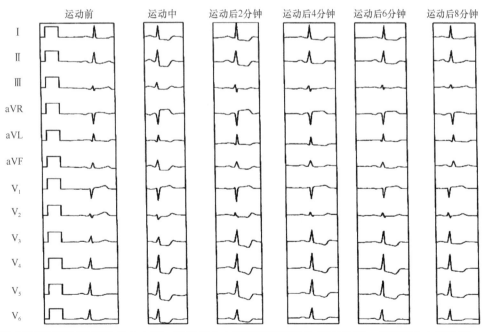

图 3-4-11　活动平板运动试验阳性的心电图：运动前心电图各导联无明显 ST-T 改变；运动时心电图除 V$_1$、aVR 导联外各导联 ST 段明显水平样压低；运动后 2 分钟、4 分钟、6 分钟和 8 分钟时记录的心电图除 V$_1$、aVR 导联外各导联 ST 段压低尚未完全恢复

2. 血管腔内影像（IVUS 及 OCT）及血流储备分数（FFR） 将微型超声探头或红外光学成像导管通过心导管送入冠状动脉，从血管腔内显示血管的横断面，不但显示管腔的狭窄情况，还能了解冠状动脉壁的病变情况。血管内多普勒血流速度测定则是采用多普勒原理，通过导管或导丝将换能器直接置入冠脉内测定血流速度的技术，能测定冠状动脉血流储备，评价微循环灌注等冠脉生理功能情况（图 3-4-12）。

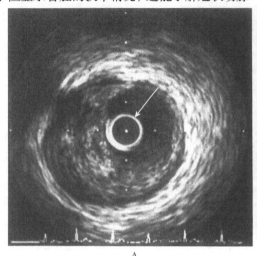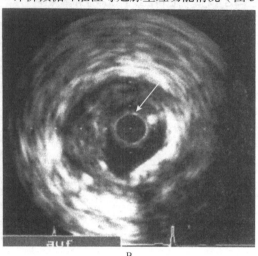

图 3-4-12　冠状动脉内超声显像图

A. 自 3 点至 12 点部位的偏心性斑块；B. 向心性斑块，自 2 点至 6 点为钙化，表现为强回声，后方有声影。箭头所指为血管内超声导管

（四）放射性核素检查

1. ^{201}TI-静息和负荷心肌灌注显像 ^{201}TI（铊）随冠状动脉血流很快被正常心肌所摄取。运动试验后"即刻"显像呈现局部放射性缺损或稀疏，但由于缺血心肌局部的 ^{201}TI 的洗脱期明显减慢，因而，3～4 小时后，其放射性活度恢复或接近正常，"延迟"显像表现为"再分布"，这是心肌缺血的特征性表现。心肌梗死后瘢痕部位运动试验后的"即刻"和"延迟"显像均表现为放射性缺损或稀疏。不能运动的患者可作双嘧达莫（潘生丁）试验，静脉注射双嘧达莫使正常或较正常的冠状动脉扩张，引起"冠状动脉窃血"，产生狭窄血管供应的局部心肌缺血，可取得与运动试验相似的效果。近年还用腺苷或多巴酚丁胺作药物负荷试验。近年用 ^{99m}Tc（锝）-MIBI 作心肌显像取得良好效果，并已推广，它在心肌内分布随时间变化相对固定，无明显"再分布"，显像检查可在数小时内进行，但静息及负荷检查需二次给药（图 3-4-13）。

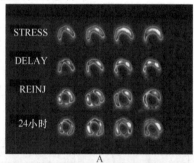

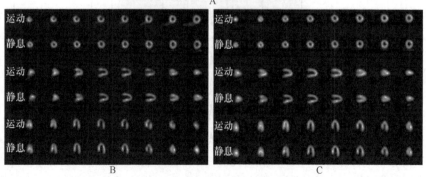

图 3-4-13　静息及运动负荷心肌灌注显像

A. 评价心肌存活，^{201}TI 再注射加延迟显像中原缺损的放射性填充；B、C. PTCA 治疗前后的显像比较，显示存活评价的意义

2. 正电子发射断层显像（PET） 利用发射正电子的核素示踪剂如 ^{18}F、^{11}C、^{13}N 等进行心肌显像，除可判断心肌的血流灌注情况外，还可了解心肌的代谢情况。通过对心肌灌注和代谢显像匹配分析可准确评估心肌的活力。

（五）无创性冠状动脉成像

1. 多层螺旋 X 线计算机断层显像（multislice spiral computed tomography，MSCT） 作为一种安全、可靠和无创的影像学方法用于冠状动脉狭窄的定量评价和介入治疗的筛选方法受到广泛关注。对于直径≥1.5mm 的冠状动脉节段，MSCT 显示冠状动脉狭窄（＞50%）的准确性很高，有助于避免冠状动脉正常或不需介入治疗（指无临床意义的冠状动脉狭窄）的患者做有创的冠状动脉造影检查。此外，MSCT 还可根据斑块的 CT 值大致判断斑块的性质，并对冠脉钙化准确评价。

2. 磁共振成像（magnetic resonance imaging，MRI） 近年来，心脏 MRI 随着磁共振硬件和软件技术的发展，已由研究阶段逐步走向临床应用阶段。但由于 MRI 是多因素物理成像，仅对冠脉近端主干可提供有参考价值的信息，尚不能满足临床应用。

（六）选择性冠状动脉造影术

选择性冠状动脉造影术（coronary angiography CAG）目前仍然是诊断冠心病最准确的方法和"金标准"。检查指征包括①不典型的胸痛，临床上难以诊断；②有典型的心绞痛症状，但心电图、运动试验、PET、或多巴酚丁胺等无创性检查无心肌缺血证据；③心电图平板运动试验阳性（ST 段改变）但无心绞痛；或心电图示束支传导阻滞、T 波低平、倒置或高耸，非特异性 ST-T 改变者；④不明原因的心脏扩大、心律失常、心功能不全者；⑤为安全或职业的特殊需要，需除外冠心病者。选择性冠状动脉造影通常将导管插入左、右冠状动脉口，注射造影剂使冠状动脉主支及其分支显影，可以准确地反映冠状动脉狭窄的程度和部位（图 3-4-14）。

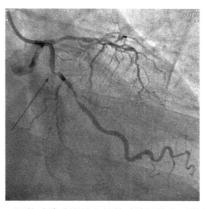

图 3-4-14 冠状动脉造影示左冠状动脉回旋支近段血管狭窄

需要指出，一些症状典型的稳定型心绞痛患者冠脉造影可能没有明显的狭窄，但病理却有显著的冠状动脉粥样硬化病变，这可能因为粥样硬化病变弥漫，导致动脉壁重构，但还未向管腔内侵入。

【诊断与鉴别诊断】

根据典型的发作特点和体征，休息或含用硝酸甘油后缓解，结合年龄和存在的其他冠心病危险因素，除外其他疾病所致的心绞痛，即可建立诊断。此外，诊断稳定型心绞痛一般指患心绞痛症状已经 1 个月以上（也有认为 2 个月或 3 个月以上者）。之所以界定 1 个月或 3 个月，主要是认为新发生的心绞痛容易发生心脏事件，病情尚不稳定，应属于不稳定型心绞痛，患病 1～3 个月后病情比较稳定。

发作时心电图检查可见以 R 波为主的导联中，ST 段压低，T 波平坦或倒置，发作过后数分钟内逐渐恢复，心电图无改变的患者可考虑作心电图负荷试验。发作不典型者，诊断要依靠观察硝酸甘油的疗效和发作时心电图的变化，如仍不能确诊，可多次复查心电图或心电图负荷试验，或作 24 小时的动态心电图连续监测，如心电图出现阳性变化或负荷试验诱发心绞痛发作时亦可确诊。诊断困难者可考虑放射性核素检查和选择性冠状动脉造影。考虑介入治疗或外科手术者必须行选择性冠状动脉造影。

胸痛患者需考虑多种疾病，稳定型心绞痛尤其需要与以下疾病进行鉴别（表 3-4-6）：

表 3-4-6 需与稳定型心绞痛相鉴别的疾病

心源性胸痛	肺部疾患	消化道疾病	神经肌肉疾病	精神性疾病
主动脉夹层	胸膜炎	反流性食管炎	肋间神经痛	焦虑性疾病
心包炎	肺栓塞	食管痉挛	肋骨肋软骨炎	过度换气
心肌病	肺炎	食管失弛缓综合征	带状疱疹	惊吓性疾病
重度主动脉瓣狭窄	纵隔肿瘤	食管裂孔疝	纤维织炎	原发性焦虑
心脏神经症	气胸	消化性溃疡	肋骨骨折	情感性疾病（如抑郁症）
心肌梗死		胰腺炎、胆囊炎、胆管炎、胆囊结石	胸锁骨关节炎	躯体性精神病
				思维型精神病（如混合型妄想）

1. 不稳定型心绞痛和急性心肌梗死 不稳定型心绞痛发病机制与稳定型心绞痛不同；急性心肌梗死临床表现更严重。应首先行鉴别诊断。下两节将详细介绍。

2. 其他疾病引起的心绞痛 包括主动脉瓣严重狭窄或关闭不全、冠状动脉炎引起的冠状动脉口狭窄或闭塞、肥厚型心肌病、X综合征等疾病均可引起心绞痛，要根据其他临床表现来鉴别。

3. 主动脉夹层 本症是血液渗入主动脉中层形成的夹层血肿，并沿主动脉壁延伸和剥离的严重心血管急症。高血压和马凡综合征是本病的易患因素。突发剧烈胸部和（或）背部的撕裂样疼痛是其最常见的初发症状。可迅速出现夹层破裂（如破入心包引起急性心包压塞）或压迫主动脉大分支的各种表现。

4. 心脏神经症 本病患者常诉胸痛，但为短暂（几秒钟）的刺痛或持久（几小时）的隐痛，胸痛部位多在左胸乳房下心尖部附近。症状多在疲劳之后出现，而不在疲劳的当时，轻度体力活动反而觉舒适，含用硝酸甘油无效或在10多分钟后才"见效"，常伴有心悸、疲乏及其他神经衰弱的症状。

5. 肋间神经痛 本病疼痛常累及1～2个肋间，但并不一定局限在胸前，为刺痛或灼痛，多为持续性而非发作性，咳嗽、用力呼吸和身体转动可使疼痛加剧，沿神经行经处有压痛，手臂上举活动时局部有牵拉疼痛，故与心绞痛不同。

6. 不典型疼痛 还需与包括胃食管反流、食管动力障碍、食管裂孔疝等食管疾病及消化性溃疡、颈椎病等鉴别。

案例 3-4-1

1. 胸痛的鉴别诊断现在已被纳入心血管科的工作范围。

2. 首先要鉴别是心源性还是非心源性胸痛，结合该患者症状、体征及心电图表现考虑为心源性胸痛。该患者无相关病史，查体也不支持，基本排除非心源性胸痛。

3. 心源性胸痛中要注意排除如主动脉夹层、肥厚型心肌病、主动脉瓣严重狭窄或关闭不全等。该患者为劳累后胸骨后压榨样疼痛，且已反复发作3年，每次性质相同，主动脉夹层可能性小；查体中未闻及病理性杂音因此可初步排除肥厚型心肌病、主动脉瓣严重狭窄或关闭不全；心脏B超、MSCT等可帮助进一步鉴别。

【治疗】

稳定型心绞痛的治疗有两个主要目的，一是预防心肌梗死和猝死以延长寿命；二是缓解心绞痛症状和发作频率以改善生活质量。

（一）治疗型生活方式改变

平时应尽量避免各种确知的诱发因素，如劳累、饱食、精神紧张等，冬天注意保暖。对患者进行4"A"治疗型健康教育指导，即 assessment（评估）、ask（询问）、advice（劝告）、arrangement（随访），包括合理膳食，禁绝烟酒，控制体重，适度运动，缓解精神压力。治疗高血压、糖尿病、贫血、甲状腺功能亢进等相关疾病。

（二）药物治疗

药物治疗首先针对预防心肌梗死和死亡，其次是缓解症状和缺血。

1. 预防心肌梗死和死亡的药物治疗

（1）抗血小板治疗（antiplatelet therapy）包括

1）阿司匹林：通过抑制血小板环氧化酶和TXA_2，抑制血小板在动脉粥样硬化斑块上的聚集，防止血栓形成，同时也通过抑制 TXA_2 导致的血管痉挛。能使稳定型心绞痛的心血管不良事件的危险性显著降低。因此，对于稳定型心绞痛患者，无论有否症状，只要没有禁忌证（过敏、出血性疾病、严重未经治疗的高血压等），宜每天常规服用阿司匹林 75～300mg。阿司匹林不良反应主要是胃肠道症状，并与剂量有关，使用肠溶剂或缓冲剂、抗酸剂可以减少对胃的作用。

2）二磷酸腺苷（ADP）受体拮抗剂：通过 ADP 受体抑制血小板内 Ca^{2+} 活性，并抑制血小板之间纤维蛋白原桥的形成。常用药物包括氯吡格雷（clopidogrel）和噻氯匹定（ticlopidine），氯吡格雷的应用剂量为75mg，1次/日；噻氯匹定为250mg，1～2次/日，噻氯匹定常见的胃肠道的不适和过敏，中性粒细胞减少等不良反应频繁发生，现已停止使用。作为新一代 ADP 受体拮抗剂的氯吡格雷不良反应少且起效快，已替代后者。对稳定型心绞痛患者一般在使用阿司匹林有绝对禁忌证时可口服氯吡格雷替代。新型 ADP 受体拮抗剂普拉格雷、替格瑞洛成为指南推荐新选择。

（2）调脂药物（lipid-lowering agents）：在治疗冠状动脉粥样硬化中起重要作用，多个试验证实，降低胆固醇与冠心病死亡率和总死亡率降低有明显关系。HMG-CoA 还原酶抑制剂（他汀类药物）还可以进一步改善内皮细胞的功能，抑制炎症，稳定斑块，使动脉粥样硬化斑块消退，显著延缓病变进展，减少不良心血管事件。目前常用的调脂药物有他汀类、贝特类、胆固醇的吸收抑制剂及 PCSK 9 抑制剂。

（3）血管紧张素转换酶抑制剂（ACEI）：能逆转左心室肥厚、血管增厚，延缓动脉粥样硬化进展，能减少斑块破裂和血栓形成，另外有利于心肌氧供/氧耗平衡和心脏血流动力学，并降低交感神经活性。在合并有糖尿病和(或)左心室收缩功能不全的患者，应用 ACEI。下述情况不应使用：收缩压<90mmHg、肾衰竭、双侧肾动脉狭窄、过敏者及妊娠者。其不良反应包括干咳、低血压和罕见的血管性水肿。

ACEI 应从小剂量口服开始，逐渐递增至最大耐受量。常用药物：第一代短效 ACEI，卡托普利（captopril）12.5～25mg，3 次/日；第二代中长效 ACEI 包括贝那普利（benazepril）10～20mg，2 次/日，依那普利（enalapril）5～10mg，2 次/日；第三代长效 ACEI 包括西拉普利（cilazapril）5mg，1 次/日；赖诺普利（lisinopril）5～20mg，1 次/日；福辛普利（fosinopril）10mg，1 次/日。

2. 抗心绞痛和抗缺血治疗

（1）硝酸酯类药物（nitrates）：这类药物除扩张冠状动脉，增加冠脉循环的血流量外，还通过对周围血管的扩张作用，减低心脏前后负荷和心肌的需氧，从而缓解心绞痛。其抑制血小板聚集的临床意义尚不明确。目前尚无证据表明硝酸酯类药物能降低心肌梗死和死亡的发生率。

1）硝酸甘油（nitroglycerin）：是最为常用的硝酸酯类药物。可即刻缓解心绞痛发作，如使用作用较快的硝酸甘油片舌下含服（口服起效慢且生物利用度低），1～2 片（0.3～0.6mg），1～2 分钟即开始起效，持续 15～30 分钟。如 10 分钟以上才起效，首要考虑药物是否过期或未溶解，还应考虑患者产生了耐药性；病变发展为急性冠脉综合征；对部分患者无效（一般小于 10%）；疼痛为其他原因所致。用 2%硝酸甘油软膏或硝酸甘油贴膜（25mg 硝酸甘油/贴）涂或贴在胸前或上臂皮肤而缓慢吸收，适用于预防夜间心绞痛发作。

2）二硝酸异山梨酯（isosorbide dinitrate，消心痛）：口服，5～20mg，3 次/日，服后半小时起作用，持续 3～5 小时，缓释制剂药效可维持 12 小时，可用 20mg，2 次/日。本药舌下含化后 2～5 分钟见效，作用维持 2～3 小时，可用 5～10mg/次。该药在空气中不易变性，便于保管和携带。

3）5-单硝酸异山梨酯（isosorbide 5-mononitrate）：为新型长效制剂，口服生物利用度高。20～40mg，2 次/日。

硝酸酯药物长期应用的主要问题是产生耐药性，其机制尚未明确，可能与巯基利用度下降、肾素-血管紧张素-醛固酮系统激活等有关。防止发生耐药的最有效方法是每天足够长（8～10 小时）的无药期。硝酸酯药物的不良反应有头晕、头胀痛、头部跳动感、面红、心悸等，偶有血压下降。长期使用突然停药会出现停药综合征。

（2）β-肾上腺素受体阻滞剂（beta-adrenergic blockers）：机制是阻断拟交感胺类对心率和心肌收缩力的刺激作用，减慢心率、降低血压，减低心肌收缩力和氧耗量，从而缓解心绞痛的发作。此外，还减低运动时血流动力的反应，使同一运动量水平上心肌氧耗量减少；使不缺血的心肌区小动脉缩小，从而使更多的血液通过极度扩张的侧支循环流入缺血区。不良反应有心室射血时间延长和心脏容积增加，这虽可能使心肌缺血加重或引起心肌收缩力降低，但其使心肌耗氧量减少的作用远超过其不良反应。β-肾上腺素受体阻滞剂能减少心脏事件的发生。第一代为非选择性 β 受体阻滞剂（兼有 β₁ 受体阻滞、β₂ 受体阻滞），如普萘洛尔（propranolol），10mg，3～4 次/日，逐步增加剂量，用到 100～200mg/d。第二代为选择性 β 受体阻滞剂（以 β₁ 受体阻滞为主），部分还具有内源性拟交感活性，其对呼吸道阻力小，使静息状态下缓慢心率加速。常用的制剂有美托洛尔（metoprolol）25～100mg，2～3 次/日；阿替洛尔（atenolol）12.5～50mg，1～2 次/日；比索洛尔（bisoprolol）5～10mg，1 次/日。第三代 β 受体阻滞剂（以 β₁ 受体阻滞为主，兼有 β₂ 受体激动或 α₁ 受体阻滞），较前两代明显降低不良反应，更适用于临床。目前的剂型有卡维地洛（carvedilol）25mg，2 次/日；地来洛尔（dilevalol）100mg，2～3 次/日；塞利洛尔（celiprolol）200～300mg，1 次/日等。

本药经常与硝酸酯制剂联合应用，比单独应用效果好。但要注意：①本药与硝酸酯制剂有协同作用，因而剂量应偏小，开始剂量尤其要注意减少，以免引起直立性低血压等不良反应；②停用本药时应逐步减量，如突然停用有诱发心肌梗死的可能；③低血压、支气管哮喘及心动过缓、高度房室传导阻滞者不用为宜；④我国多数患者对本药比较敏感，可能难以耐受大剂量。

（3）钙离子拮抗剂（calcium antagonists）：本类药物抑制钙离子进入心肌内，也抑制心肌细胞兴奋-收缩耦联中钙离子的利用。因而抑制心肌收缩，减少心肌氧耗；扩张冠状动脉，解除冠状动脉痉挛，改善心内膜下心肌的供血；扩张周围血管，降低动脉压，减轻心脏负荷；还降低血黏度，抗血小板聚集，改善心肌的微循环。

常用制剂：①二氢吡啶类：硝苯地平（nifedipine）10～20mg，3 次/日，亦可舌下含用，其缓释制剂 20～

40mg，1～2 次/日；非洛地平（felodipine）、氨氯地平（amlodipine）为新一代具有血管选择性的二氢吡啶类。同类制剂有尼群地平（nitredipine）、尼索地平（nisoldipine）、尼卡地平（nicardipine）、尼鲁地平（niludipine）、伊拉地平（isradipine）等。②苯烷基胺类：维拉帕米（verapamil）40～80mg，3 次/日或缓释剂 120～480mg/d，同类制剂有噻帕米（tiapamil）等。③苯噻嗪类：地尔硫草（diltiazem，硫氮草酮）30～90mg，3 次/日，其缓释制剂 45～90mg，2 次/日。

对于需要长期用药的患者，目前推荐使用控释、缓释或长效剂型。低血压、心功能减退和心衰加重可以发生在长期使用该药期间。该药的不良反应包括周围性水肿和便秘，还有头痛、面色潮红、嗜睡、心动过缓或过速和房室传导阻滞等。钙离子拮抗剂对于减轻心绞痛大体上与 β-受体阻滞剂效果相当，但降低心脏事件的发生尚需更多资料证实。本类药可与硝酸酯联合使用，其中硝苯地平尚可与 β-受体阻滞剂同服，但维拉帕米和地尔硫草与 β-受体阻滞剂合用时则有过度抑制心脏的危险。

3. 其他治疗

（1）葡萄糖-胰岛素-钾溶液（极化液，GIK）：作用机制有：减少对缺血心肌和细胞膜有害的游离脂肪酸的合成和利用；增加缺血心肌的能量供给；通过心肌内钾浓度增高降低心律失常的发生率；降低再灌注损伤；胰岛素激活细胞内信号旁路，抑制细胞凋亡。其临床作用有待进一步研究。

（2）中医中药治疗：目前以"活血化瘀"法、"祛痰通络"法最为常用。此外，针刺或穴位按摩治疗也可能有一定疗效。

（三）经皮冠状动脉介入治疗

经皮冠状动脉介入治疗（percutaneous coronary intervention，PCI）是指一组经皮介入技术，包括经皮球囊冠状动脉成形术（percutaneous transluminal coronary angioplasty，PTCA）、冠状动脉支架植入术、冠状动脉旋磨术（rotational atherectomy，ROTA）、定向性冠状动脉斑块旋切术（directional coronary atherectomy，DCA）、冠状动脉腔内斑块旋切术（transluminal extraction atherectomy，TEA）、经皮激光冠状动脉成形术（percutaneous laser coronary angioplasty，PLCA）等。自 1977 年首例 PTCA 应用于临床以来，PCI 成为冠心病治疗的重要手段（图 3-4-15）。

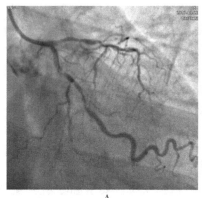
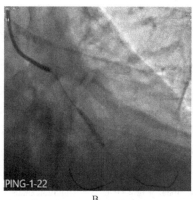
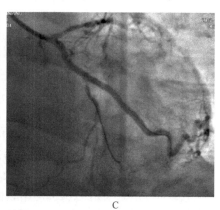

图 3-4-15　左冠近端狭窄术前（A），球囊扩张中（B）和支架植入后（C）

PCI 手术并发症及手术死亡率低，住院时间短，但是有些患者因病变特征不适合 PCI。以往的临床观察显示，与内科保守疗法相比能使患者的生活质量提高（活动耐量增加），但是心肌梗死的发生和死亡率无显著差异。随着新技术的出现，尤其是新型支架及新型抗血小板药物的应用，冠状动脉介入治疗不仅可以改善生活质量，而且可明显降低患者的心肌梗死发生率和死亡率。经皮介入治疗开始时仅应用于单支近段病变，现在已经推广至更复杂的病变，介入治疗的手术数量已超过外科旁路手术。

（四）冠状动脉旁路手术

冠状动脉旁路手术（coronary artery bypass surgery，CABG）是使用患者自身的大隐静脉或游离内乳动脉或桡动脉作为旁路移植材料，一端吻合在主动脉，另一端吻合在有病变的冠状动脉段的远端；引主动脉的血流以改善该冠状动脉所供血心肌的血流供应。术前进行选择性冠状动脉造影，了解冠状动脉病变的程度和范围，以供制订手术计划（包括决定移植血管的根数）的参考。本手术目前在冠心病发病率高的国家中已成为最普通的择期性心脏外科手术，对缓解心绞痛有较好效果。目前采用心脏不停跳的方式进行微创的冠状动脉旁路手术，并发症少，患者恢复快。

案例 3-4-1

案例 3-4-1

1. 该患者目前诊断考虑：冠心病，稳定型心绞痛。

2. 治疗原则：一是预防心肌梗死和猝死以延长寿命；二是缓解心绞痛症状和发作频率以改善生活质量。

3. 药物治疗可选择：β-肾上腺素受体阻滞剂、抗血小板药物、硝酸酯类药物、他汀类药物等。

4. 建议行冠状动脉造影，指导进一步治疗。

【预后】

心绞痛患者大多数能生存很多年，但有发生急性心肌梗死或猝死的危险，有室性心律失常或传导阻滞者预后较差，但决定预后的主要因素为冠状动脉病变范围和心功能。左冠状动脉主干病变最为严重，左主干狭窄患者第一年的生存率为 70%，三支血管病变及心功能减退的患者（LVEF＜25%）的生存率与左主干狭窄相同，左前降支近段病变较其他两支的病变严重。另外，年龄、基础状况、伴发疾病及治疗情况也在一定程度上影响预后。

第三节 不稳定型心绞痛和非 ST 段抬高型心肌梗死

案例 3-4-2

患者，男，55 岁，以"间断胸闷 3 个月，加重伴胸痛 1 个月"为主诉入院，患者自诉 3 个月前活动后开始出现胸闷，位于心前区，持续数分钟，休息后缓解，发作不频繁。患者未在意，未行任何治疗。1 个月前患者再次出现胸闷，位于心前区，呈闷痛，持续数分钟，与活动无关，休息也可出现，伴出汗，否认肩背部放射痛，否认恶心呕吐，否认腹痛、腹胀、腹泻，遂由当地医院转入自治区中医医院治疗，行冠脉 CTA 提示冠脉病变较重（未见报告），给予拜阿司匹林等药物治疗，自觉症状稍缓解后出院，今日患者活动后再次出现上述症状，故来我院，门诊以"冠心病"收住我科。

患者于 3 个月前诊断为高血压 3 级很高危组，最高血压 160/110mmHg，规律服用贝那普利，血压控制在 130/80mmHg，诊断糖尿病 16 年，血糖控制欠佳。

体格检查：T 36.8℃，P 68 次/分，R 17 次/分，BP 160/90mmHg，神志清楚，精神差，双肺呼吸音清，未闻及干、湿啰音。心尖搏动位于第 5 肋间左锁骨中线内 1cm，叩诊心界不扩大，HR 68 次/分，律齐，各瓣膜听诊区未闻及病理性杂音。

腹部未见膨隆，腹软，无压痛及反跳痛，肝、脾肋下未触及，墨菲征阴性，叩鼓音，肠鸣音 4 次/分。双下肢无水肿。

12 导联心电图示：除 Ⅱ、Ⅲ、aVF 及 V$_{4-6}$ ST 段压低伴 T 波倒置。CK、CK-MB 未见异常。TnT：阳性。

问题：

1. 该病的诊断是什么？

2. 适合的治疗方法是什么？

不稳定型心绞痛（UAP）和非 ST 段抬高型心肌梗死 NSTEMI 通常是冠脉内不稳定的粥样斑块破裂，血栓形成，血管痉挛及远端血管栓塞所导致的一组临床综合征。两者病因和临床表现相似但程度不同，主要不同表现在缺血是否严重到有足够心肌受到损害。

【发病机制】

易损斑块破裂、血小板聚集、血栓形成是造成 UAP 和 NSTEMI 的主要发病机制。

（一）易损斑块破裂

动脉粥样硬化是稳定期和不稳定期互相转变的非线性发展过程，其过程取决于斑块的易损性。易损斑块定义为易导致血栓形成或能快速发展为"罪犯"病变的所有斑块。易损斑块的破裂、血小板聚集、血栓形成造成冠脉闭塞是 ACS 的发生机制，其中动脉粥样硬化易损斑块的破裂是 ACS 发生中最重要的始动环节。研究表明易损斑块具有以下特征：①薄的纤维帽；②较大的脂核；③较多巨噬细胞浸润；④严重内皮功能不全；⑤较强的凝血功能等。斑块在循环系统或斑块内部血流动力学改变、冠脉痉挛、涡流、应切力的波动或狭窄远端血流不稳定等因素的作用下，很容易发生破裂。钙化的纤维帽因顺应性降低也容易发生破裂。破裂后如果血栓不完全阻塞冠脉则引起 UAP，最终可能发展到完全阻塞则导致 NSTEMI 或 STEMI。

（二）血小板聚集和血栓形成

血小板在损伤、溃破的内皮表面黏附、聚集导致内皮细胞进一步损伤，并促发凝血过程形成，血栓加重甚至完全阻塞冠脉管腔。在 UAP/NSTEMI 患者冠脉内血栓主要为富含血小板的"白血栓"，而 STEMI 患者冠脉内血栓则为富含红细胞和纤维蛋白的"红血栓"，这使得两者的治疗有很大的差异。血栓形成（thrombosis）通常发生在斑块破裂或糜烂处，从而导致管腔狭窄程度的急剧变化，进一步导致管腔的不完全性或完全性闭塞（图 3-4-16）。

（三）血管收缩、血管痉挛

形成血栓的血小板释放的一些强缩血管物质如血清素、血栓素 A_2（TXA_2）、5-羟色胺（5-HT）、凝血酶、血小板活化因子（platelet active factor，PAF）等，在冠脉狭窄的基础上使斑块破裂部位、远端血管及微血管发生痉挛、收缩。此外，血管内皮功能障碍促进血管释放收缩介质（如内皮素-1）或释放抑制血管舒张的物质如前列环素和内皮衍生的舒张因子，导致血管收缩，以上因素引起的血管收缩、血管痉挛是变异型心绞痛发病的主要机制（图3-4-17）。

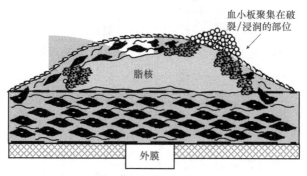

图 3-4-16　不稳定性斑块

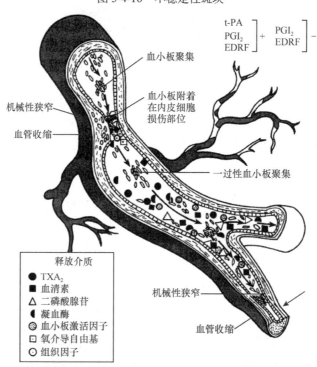

图 3-4-17　斑块溃疡和斑块裂隙处血小板黏附和聚集，释放或激活的介质促进血小板聚集和机械性阻塞

TXA_2、5-HT、凝血酶、血小板激活因子（platelet activiting factor，PAF）有缩血管的作用。二磷酸腺苷（adenosine diphosphate，ADP）、5-HT 和组织因子促进内膜增殖。前列环素 I_2（prostacyclin I_2，PGI）、组织纤溶酶激活因子（tissue-type plasminogen activator，t-PA）和内皮舒张因子（endothelium derived relaxing factor，EDRF，如一氧化氮）在损伤部位的相对缺乏导致血栓形成、血管收缩和内膜增殖

（四）炎症参与

冠状动脉斑块中存在泡沫细胞、巨噬细胞、淋巴细胞和肥大细胞，其中巨噬细胞和淋巴细胞是破裂斑块中细胞的主要成分。巨噬细胞越多，斑块越脆弱，这与巨噬细胞分泌基质金属蛋白酶、降解细胞外基质导致纤维帽变薄有关。同时，斑块破裂过程受到肿瘤坏死因子（TNF-α）、干扰素-γ（IFN-γ）、白细胞介素-1（IL-1）等多种细胞因子、组织因子的调节。

（五）心肌缺血或坏死

UAP 心肌可无坏死，但部分患者可以发现"罪犯"血管所供应区域的心肌发生不同程度的坏死，小的灶性坏死可能与反复多次的血栓栓塞有关，通常的心肌酶学检查（CK，CK-MB）不能检测到。但是心脏肌钙蛋白（cardiac troponin，cTn）T 或 CTnI 可反映有不同程度的心肌细胞坏死，血栓负荷增加，以及微小冠脉血管的栓塞，是 UAP/NSTEMI 患者危险分

层的重要评估指标。

【临床表现】

（一）症状

UAP 胸部不适的性质与典型的稳定型心绞痛相似，通常程度更重，持续时间更长，可达 30 分钟，胸痛可在休息发生。典型缺血性胸痛多为心前区或胸骨后压榨性疼痛或有窒息感，部分表现为闷痛、烧灼感。但症状不典型也不少见，尤其在老年人、女性、糖尿病患者，可能仅仅为胸闷，针刺样疼痛，无明显的放射痛，甚至可能表现为上消化道症状或胸膜刺激征。若患者疼痛持续 12 小时以上无缓解时应考虑 NSTEMI。不稳定型心绞痛临床表现见表 3-4-7。

表 3-4-7 不稳定型心绞痛的临床表现

分型	表现
静息型心绞痛	发作于休息时，持续时间通常 >20 分钟
初发型劳力型心绞痛	病程在 2 个月内新发生的心绞痛（既往无心绞痛或有心绞痛病史但在近半年内未发作过）
恶化型心绞痛	病情突然加重，表现为胸痛发作次数增加，持续时间延长，诱发心绞痛的活动阈值明显减低，按加拿大心脏病学会劳力型心绞痛分级（CCSC Ⅰ～Ⅳ）加重 1 级以上并至少达到Ⅲ级，硝酸甘油缓解症状的作用减弱，病程在 2 个月之内
梗死后心绞痛	指 AMI 发病 24 小时后至 1 个月内发生的心绞痛
变异型心绞痛	休息或一般活动时发生的心绞痛，发作时心电图显示 ST 段暂时性抬高

（二）体征

本病往往无特殊阳性体征。合并有心功能不全时或血流动力学不稳定时，可有肺部啰音、心率增快或血压下降等发现。体格检查可以发现这些潜在的加重心肌缺血的因素，并能为判断预后提供非常重要的线索，同时可以排除非心源性疾病及非心肌缺血性疾病。

> **案例 3-4-2**
>
> 患者原有 3 个月胸闷病史，此次入院系疼痛性质变化，为胸痛，且较前活动量少即发作伴出汗，无明显的放射痛，与活动、劳累无关，休息时也出现。这些症状不同于稳定性心绞痛的临床表现。
>
> 患者为中老年男性，既往有多年高血压病史且血压控制欠佳，有糖尿病病史，这些均是患冠心病的危险因素。患者血压高，加重心肌缺血。

【实验室及辅助检查】

（一）心电图

对疑诊 UAP/NSTEMI 的患者，应及时记录发作时和症状缓解后的心电图，心电图有 ST 段变化对诊断有重要价值：①动态 ST 段水平型或下斜型压低 ≥0.1mV；②变异型心绞痛，ST 段抬高（肢体导联 ≥0.1mV，胸导联 ≥0.2mV）；③若发作时倒置的 T 波呈伪性改变（假正常化），发作后 T 波恢复原倒置状态；④以前心电图正常者近期内出现心前区多导联 T 波深倒置。当发作时心电图显示 ST 段压低 ≥0.05mV 但 <0.1mV 时，仍需高度怀疑患本病。通常这些心电图变化随着心绞痛的缓解而完全或部分消失，如果心电图变化持续 12 小时以上，则提示非 ST 段抬高型心肌梗死（图 3-4-18）。少数患者可无心电图表现（图 3-4-19）。

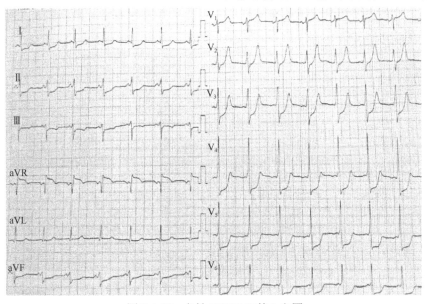

图 3-4-18 急性 NSTEMI 的心电图

图示 Ⅱ、Ⅲ、aVF、V$_3$～V$_6$ 导联 ST 段压低，T 波倒置

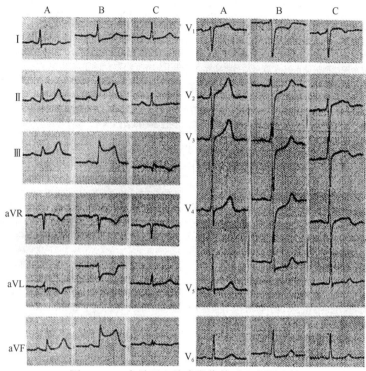

图 3-4-19　变异型心绞痛发作前后心电图比较

A. 变异型心绞痛发作前；B. 变异型心绞痛发作时 II、III、aVF 导联 ST 段抬高，I、aVL、V_1~V_6 ST 段压低；C. 症状缓解后，心电图恢复至基线

（二）心肌损伤标志物检查

心肌损伤标志物的检测主要用于心肌缺血坏死的诊断及临床预后的判断。目前临床常用的有磷酸肌酸激酶同工酶（CK-MB），肌钙蛋白（TnT，TnI）。根据 CK-MB 诊断标准，若 CK-MB≥正常上限的 2 倍，即为 NSTEMI，反之则为 UAP；若以肌钙蛋白为诊断标准，肌钙蛋白阳性支持 NSTEMI，肌钙蛋白阴性支持 UAP，至于对部分出现 CK-MB 并不升高，而肌钙蛋白超过正常上限的 ACS 患者，称之为微小心肌损伤。

（三）连续心电监护

连续监测患者心律及早识别心律失常，并在必要时监测血流动力学。连续的心电监测可发现无症状或心绞痛发作时的 ST 段变化。

（四）其他非创伤性检查

在患者病情允许的情况下可行其他非创伤性检查，其目的是判断患者病情的严重性及近、远期预后。项目包括活动平板、运动同位素心肌灌注扫描、超声心动图及药物负荷试验等。对于低危险组的 UAP 患者病情稳定 1 周以上可考虑行运动试验检查，若诱发心肌缺血的运动量超过 Bruce III 级或 6 代谢当量（METs），可采用内科保守治疗，若低于上述的活动量即诱发心绞痛，则需作冠状动脉造影检查以决定是否行介入性治疗或外科手术治疗。对于中危和高危险

组的患者在急性期的 1 周内应避免做负荷试验，病情稳定后可考虑行症状限制性运动试验。这些非创伤性检查对下一步诊治有极其重要的价值，它们可以帮助：①决定冠状动脉单支临界性病变是否需要作介入性治疗；②明确缺血相关血管，为血运重建治疗提供依据；③提供有否存活心肌的证据；④作为经皮腔内冠状动脉成形术后判断有否再狭窄的重要对比资料。

（五）冠状动脉造影和其他有创性检查

冠状动脉造影在冠心病的诊断和治疗上占重要地位，对于中危和高危组的 UAP/NSTEMI 患者，若条件允许，应作冠状动脉造影检查。冠状动脉造影的适应证见表 3-4-8：

表 3-4-8　UAP/NSTEMI 冠状动脉造影的适应证

复发静息性心绞痛
动态 ST 段改变，包括 ST 段压低≥0.1 mV
或一过性（＜30 分钟）ST 段抬高≥0.1 mV
TnI、TnT 或 CK-MB 升高
血流动力学不稳定
室性心动过速或心室颤动
早期梗死后 UAP
糖尿病

冠状动脉造影还可以帮助评价预后和指导治疗。血管病变的严重性和复杂性提示患者处于高危状态，尤其是冠脉内有血栓者，预示近期可能会发生急性冠脉闭塞事件。在冠状动脉造影正常或无阻

塞性病变的不稳定型心绞痛患者中，有些患者的心绞痛诊断可能是错误的；还有一些患者，不稳定型心绞痛由冠状动脉痉挛、冠状动脉内血栓自发性溶解、微循环灌注障碍引起，但冠状动脉造影检查时病变被遗漏而漏诊。

冠状动脉内超声显像（IVUS）的应用常可以准确地了解斑块的性质，破溃的大小及位置，斑块内有无血栓形成（图 3-4-20）。冠状动脉内镜检查能够发现斑块破裂处所形成的血栓的性质(白色血栓或红色血栓)。

> **案例 3-4-2**
>
> 患者心电图示广泛的 ST 段压低伴 T 波倒置。虽然心电图没有表现出 ST 段抬高，没有 Q 波形成，但是患者严重心肌缺血，应当继续观察心电图的动态变化。
>
> 患者胸痛加重，心肌酶阴性、TnT 为阳性，说明患者的心肌组织已发生坏死，诊断非 ST 段抬高急性心肌梗死，TnT 对于鉴别 UAP 与 NSTEMI 有极为重要的价值。

【诊断与鉴别诊断】

UAP/NSTEMI 的诊断应根据心绞痛发作的性质、特点、发作时体征和发作时心电图、心肌标志物的动态改变及冠心病危险因素等，结合临床综合判断，以提高诊断的准确性。由于 UAP/NSTEMI 和 STEMI 的治疗原则不同，因此需要进行鉴别诊断。与其他疾病的鉴别诊断参见稳定型心绞痛。

【危险分层】

UAP 的危险分层根据患者的心脏病病史、心绞痛严重程度和发作时间、心电图、心脏损伤标志物和有无心功能改变等因素作出。病史中的关键点是 1 个月来的心绞痛发作频次，尤其是近 1 周的发作情况。其内容应包括：①活动耐量降低的程度。②发作持续时间和严重性加重情况。③是否在原劳力型心绞痛基础上近期出现静息心绞痛。根据心绞痛发作状况，发作时 ST 段压低程度及发作时患者的一些特殊体征变化可将 UAP 患者分为高、中、低危险组（表 3-4-9）。

NSTEMI 早期危险评估对拟定早期最佳治疗方案是极为重要的，表 3-4-10 为 NSTEMI 的危险分层。

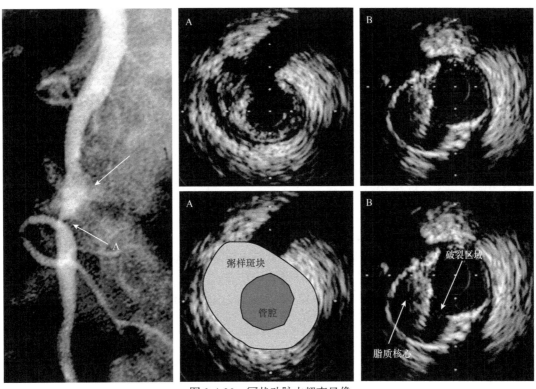

图 3-4-20 冠状动脉内超声显像

A. 血管造影显示狭窄，但 IVUS 显示此处病变高度纤维化，为较稳定斑块。此处的狭窄与患者慢性稳定性心绞痛有关，但与急性事件无关。B. IVUS 显示不稳定斑块破裂，引起急性冠脉综合征

表 3-4-9 不稳定性心绞痛临床危险度分层

组别	心绞痛类型	发作时 ST↓幅度	持续时间	肌钙蛋白 T 或 I
低危险组	初发、恶化劳力型	≤0.1mV	<20 分钟	正常
中危险组	A：1 个月内出现的静息型心绞痛,但 48 小时内无发作(多数由劳力性心绞痛进展而来)	>0.1mV	<20 分钟	正常或轻度升高
	B：梗死后心绞痛			
高危险组	A：48 小时内反复发作的静息型心绞痛	>0.1mV	>20 分钟	升高
	B：梗死后心绞痛			

①陈旧性心肌梗死患者其危险度分层上调一级,若心绞痛是由非梗死区缺血所致时,应视为高危险组;②左心室射血分数(LVEF)<40%,应视为高危险组;③若心绞痛发作时并发左心功能不全、二尖瓣反流、严重心律失常或低血压(SBP≤90mmHg),应视为高危险组;④当横向指标不一致时,按危险度高的指标归类。例如,心绞痛类型为低危险组,但心绞痛发作时 ST 段压低>0.1mV,应归入中危险组

表 3-4-10 NSTEMI 的危险性分层

分级	分组	临床特点
I	低危险组	无合并症、血流动力学稳定、不伴有反复缺血发作的患者
II	中危险组	伴有持续性胸痛或反复发作心绞痛的患者
		a.心绞痛发作时 ECG ST↓≤0.1mV
		b.心绞痛发作时 ECG ST↓>0.1mV
III	高危险组	并发心源性休克,急性肺水肿或持续性低血压

【治疗】

不稳定型心绞痛和非 ST 段抬高型心肌梗死是严重的、具有潜在危险性的疾病,治疗目的是即刻缓解缺血症状和避免严重不良后果。

可疑不稳定型心绞痛第一步关键性治疗就是在急诊室中作出恰当的检查评估,按轻重缓急送适当的部门治疗,并立即开始抗心肌缺血治疗;心电图和心肌标志物正常的低危患者在急诊经过一段时间治疗观察后可进行运动试验,若运动试验结果阴性,可以考虑出院继续药物治疗,反之,大部分不稳定型心绞痛患者应入院治疗,如血流不稳定或持续胸痛的患者,应在监护病房至少观察 24 小时。

（一）一般治疗

卧床休息,消除情绪负担和顾虑,保持环境安静,应用小剂量的镇静剂和抗焦虑药物是极其重要的。约半数患者通过上述处理可减轻或缓解静息时心绞痛。疼痛发作期或有发绀者应吸入纯氧,维持血氧饱和度在 90%以上。控制肺部感染,急性胃肠功能紊乱和严重心律失常等。应连续监测心电图,多次测定血清心肌酶 CK-MB 和肌钙蛋白。

（二）药物治疗

药物治疗主要包括以下:

1. 抗血栓治疗 包括抗凝及抗血小板治疗。

（1）抗凝剂

1）普通肝素:是最常用的抗凝剂,其作用机制是肝素与抗凝血酶Ⅲ(ATⅢ)所含的赖氨酸结合后引起 ATⅢ构象改变,使 ATⅢ所含的精氨酸残基更易与凝血酶的丝氨酸结合,从而发挥抗凝血酶作用,因此是间接的抗栓剂。对我国患者常采用先静脉注射 5000U 肝素,然后以 1000U/h 维持静脉滴注,调整肝素剂量使激活的部分凝血活酶时间(APTT)延长至对照的 1.5~2 倍(无条件时可监测全血凝固时间或激活的全血凝固时间)。静脉肝素治疗 2~5 天为宜,后可改为皮下肝素 7500U 12 小时一次,再治疗 1~2 天。停用肝素后出现可能加重胸痛的反跳现象是普通肝素的常见缺陷。这是因为停用肝素后引起继发性凝血酶活性的增高,通过逐渐停用肝素可能会减少上述现象。约 1/4 患者可引起一过性血小板降低,因此在肝素使用过程中需监测血小板。肝素对富含血小板和凝血块的血栓作用较小,并且肝素的作用可由于肝素结合血浆蛋白而受影响。

2）低分子肝素:与普通肝素相比,低分子肝素有独特优点,表现为:具有更好的抗血小板作用,防止动脉粥样硬化斑块破裂引起血栓形成;具有更强的促进纤维蛋白溶解作用;抑制动脉平滑肌增生等。低分子肝素不需凝血监测、停药无反跳、使用方便,已经成为 UAP/NSTEMI 患者首选的抗凝药物。常用药物包括依诺肝素(enoxaparin)、达肝素(dalteparin)和那曲肝素(fraxiparin 或 nadmparin)等。

3）直接抗凝血酶制剂:尚无临床试验证明水蛭素作用优于普通肝素,直接抗凝血酶制剂通过抑制多种凝血因子形成,间接抑制血栓形成,通常不用于 UAP/NSTEMI 患者的治疗。

（2）抗血小板治疗

1）环氧化酶抑制剂:阿司匹林通过不可逆抑制血小板内环氧化酶 1,阻断 TXA_2 的合成,来发挥抗血小板聚集作用。急性期阿司匹林使用剂量应在 150~300mg/d,可达到快速抑制血小板聚集的作用,3 天后可改为小剂量即 50~150 mg/d 维持治疗,除非有禁忌证,所有 UAP/NSTEMI 患者均应尽早使用阿司匹林并长期维持。

2）ADP 受体拮抗剂:以氯吡格雷和替格瑞洛为代表。作用机制为抑制血小板表面的 ADP 受体,

不影响阿司匹林阻滞的环氧化酶通路，联合应用阿司匹林可以提高抗血小板疗效。氯吡格雷 75mg，1 次/日，不良反应小，作用快，首剂可用 300～600mg 的负荷量。新型 ADP 受体拮抗剂替格瑞洛，90mg，2 次/日。

3）血小板糖蛋白Ⅱb/Ⅲa 受体阻滞剂（platelet GPⅡb/Ⅲa receptor antagonists）：激活的糖蛋白Ⅱb/Ⅲa 受体与纤维蛋白原结合，形成在激活血小板之间的桥梁，导致血小板血栓的形成。所以 GPⅡb/Ⅲa 受体被认为是血小板聚集的最后共同途径。目前临床使用的血小板 GP IIb/IIIa 受体拮抗剂有以下 3 种：①阿昔单抗（abciximab）是直接抑制糖蛋白Ⅱb/Ⅲa 受体的单克隆抗体，患者进行介入治疗时，该药多能有效地与血小板表面的糖蛋白Ⅱb/Ⅲa 受体结合，从而抑制血小板的聚集。②依替非巴肽（eptifibatide，integrilin）是一种环状七肽，含有 KGD（赖氨酸-甘氨酸-天冬氨酸）。③替罗非班（tirofiban）是纤维蛋白原 RGD（精氨酸-甘氨酸-天冬氨酸）序列的非肽类物。以上 3 种药物的静脉制剂在接受介入治疗的 ACS 患者均有肯定的疗效，在非介入治疗的 ACS 患者中疗效不能肯定。血小板糖蛋白Ⅱb/Ⅲa 受体阻滞剂目前主要在经皮冠状动脉介入治疗术中应用，往往与阿司匹林、肝素联合。

2. 抗缺血治疗 主要目的是减少心肌耗氧量（减慢心率、降低血压、减弱左心室收缩力）或扩张冠状动脉，缓解心肌缺血，防止心肌梗死的发生。目前应用的药物包括以下几种：

（1）硝酸酯制剂：这类药物最常应用的是硝酸甘油。心绞痛发作时应口含硝酸甘油。初次含硝酸甘油的患者以先含 1 片为宜，对于已有含服经验的患者，心绞痛症状严重时也可 1 次含服 2 片。心绞痛发作时若含 1 片无效，可在 3～5 分钟之内追加 1 次，若连续含硝酸甘油 3～4 片仍不能控制疼痛症状，需应用强镇痛剂以缓解疼痛，并随即采用硝酸甘油或硝酸异山梨酯静脉滴注，硝酸甘油的剂量以 5μg/min 开始，以后每 5～10 分钟增加 5μg/min，直至症状缓解或收缩压降低 10mmHg，最高剂量一般不超过 80～100μg/min，一旦患者出现头痛或血压降低（收缩压＜90mmHg）应迅速减少静脉滴注的剂量。维持静脉滴注的剂量以 10～30μg/min 为宜。对于中危和高危险组的患者，硝酸甘油持续静脉滴注 24～48 小时即可，以免产生耐药性而降低疗效。

常用的口服硝酸酯类药物还有硝酸异山梨酯（消心痛）和 5-单硝酸异山梨酯。硝酸异山梨酯作用的持续时间为 4～5 小时，故以每日 3～4 次口服为妥，对劳力型心绞痛患者应集中在白天给药。5-单硝酸异山梨酯可采用每日 2 次给药。若白天和夜间或清晨均有心绞痛发作者，硝酸异山梨酯可采用每 6 小时给药 1 次，但宜短期治疗以避免耐药性。对于频繁发作的 UAP 患者口服硝酸异山梨酯短效药物的疗效常优于服用 5-单硝类的长效药物。硝酸异山梨酯的使用剂量可以从 10mg/次开始，当症状控制不满意时可逐渐加大剂量，一般不超过 40mg/次。

（2）β-肾上腺素能受体阻滞剂：β 受体阻滞剂可用于所有无禁忌证的不稳定型心绞痛的患者，可减少心肌缺血发作和心肌梗死的发生。在已服用硝酸酯或钙拮抗剂仍发生不稳定型心绞痛的患者加用 β 受体阻滞剂可减少有症状和无症状心肌缺血发作的频率和持续时间。β 受体阻滞剂的剂量应个体化，从小剂量起逐渐增加至患者能耐受的最大剂量即安静时心率 50～60 次/分，血压不低于 90/60mmHg。对已服用 β 受体阻滞剂仍发生不稳定型心绞痛的患者，除非存在禁忌证，否则无须停药。常用药物有美托洛尔、比索洛尔等。

（3）钙离子拮抗剂：能有效地减轻心绞痛症状，可以作为治疗持续性心肌缺血的次选药物。钙离子拮抗剂为变异型心绞痛的首选药物，能有效降低心绞痛的发生率。足量 β 受体阻滞剂与硝酸酯治疗后仍不能控制缺血症状的患者口服长效钙离子拮抗剂。钙离子拮抗剂与 β 受体阻滞剂联合应用或两者与硝酸酯联合应用，可有效地减轻胸痛，减少近期死亡的危险，减少急性心肌梗死和急症冠状动脉手术的需要。大规模临床试验荟萃分析表明，钙离子拮抗剂单独应用于不稳定型心绞痛，不能预防急性心肌梗死的发生和降低病死率。对心功能不全的患者，应用 β 受体阻滞剂以后加用钙离子拮抗剂应特别谨慎。常用药物包括地尔硫草、维拉帕米等。

（4）调脂治疗：对于 LDL 水平大于 100mg/dl 或总胆固醇水平增高的患者，推荐尽早使用他汀类调脂药物。他汀类治疗的益处不仅见于胆固醇升高患者，也见于胆固醇正常的冠心病患者。不论性别、年龄（60 岁以上）、是否合并高血压、糖尿病或吸烟，患者使用他汀类治疗均可受益。长期治疗观察安全有效。在急性期应用可促使内皮细胞释放一氧化氮（NO），有类硝酸酯作用，远期有抗炎症和稳定斑块作用，能降低冠状动脉疾病的死亡和心肌梗死发生率。常用药物有辛伐他汀、普伐他汀、氟伐他汀及阿托伐他汀、瑞舒伐他汀等，其中指南推荐 ACS 患者应使用高强度他汀治疗，包括阿托伐他汀、瑞舒伐他汀等。

（5）血管紧张素转换酶抑制剂（ACEI）：ACEI类药物作用机制包括扩张血管，抑制肾素–血管紧张素–醛固酮系统，改善心室重构和心脏功能，减少心律失常等。年龄＜75 岁、前壁梗死、有明显心力衰竭或左心室收缩功能显著受损而收缩压＞100mmHg 的患者应长期服用 ACEI。可选用一种 ACEI 从小剂量开始逐渐加量到临床试验推荐的靶剂量或最大耐受量。常用药物包括卡托普利、苯那普利、雷米普利等，对于不能耐受 ACEI 类药物的患者可以换用血管紧张素受体拮抗剂（ARB）如氯沙坦、缬沙坦或替米沙坦。

（三）冠状动脉血运重建术

对于 UAP/NSTEMI，如果病变血管支配中–大区域的心肌，负荷试验显示明显心肌缺血，PCI 成功的把握性很大，危险性小，可行冠状动脉血供重建术。对 NSTEMI 紧急介入治疗是否优于保守治疗，现尚无充分证据。由于多支严重狭窄病变、陈旧性心肌梗死及合并高血压、糖尿病在 NSTEMI 患者中更常见，紧急介入治疗的风险反而大于 STEMI 患者。

目前对于药物治疗 12～48 小时后病情稳定的患者，临床处理有两种倾向：一种是早期干预，对所有的无冠状动脉血供重建术治疗禁忌的患者进行常规的冠状动脉造影检查；另一种是早期保守，对于药物治疗 12～48 小时后病情稳定的患者中反复缺血发作的患者，运动试验强阳性、左心室功能严重减低者进行冠状动脉造影检查和必要的冠状动脉血供重建术治疗。因此较为稳妥的策略应是首先对 NSTEMI 进行危险性分层，低危险度的患者可择期行冠状动脉造影和介入治疗，对于中危险度和高危险度的患者紧急介入治疗应为首选，而高危险度患者合并心源性休克时应先主动脉内球囊反搏，力求稳定高危患者的血流动力学。紧急介入性治疗的主要目标是以迅速开通"罪犯"病变的血管，恢复其远端血流为原则，对于多支病变的患者，可以不必一次完成全部的血管重建。如果冠状动脉造影显示患者为左冠状动脉主干病变或弥漫性狭窄病变不适宜介入性治疗时，则应选择冠状动脉旁路术。除以上少数 UAP/NSTEMI 患者外，大多数 UAP/NSTEMI 患者的介入性治疗宜放在病情稳定至少 48 小时后进行。冠状动脉旁路术手术最大的受益者是病变严重、往往有多支血管病变的症状严重和左心室功能不全的患者（图 3-4-21）。

UAP/NSTEMI 患者应该用抗凝血酶和阿司匹林治疗。对反复发作心绞痛的患者应该使用硝酸酯类药物。如果静脉应用 GP Ⅱ b/Ⅲ a 抑制剂，高危患者死亡和心脏缺血事件的危险性下降。需要使用足量的 β 受体阻滞剂；如果不可能应用或有使用禁忌证时，应该考虑使用钙拮抗剂。高危患者应作冠状动脉造影以期对临床适合者选择血管重建手术。如果患者病情稳定，应该留观住院，考虑进行负荷试验以诱发心肌缺血（图 3-4-22）。

> **案例 3-4-2**
>
> 患者入院后应立即抗缺血治疗，并进行危险分层，根据危险分层患者应属中危，治疗上应注意保持血流动力学稳定，因患者有进行冠状动脉造影的适应证，因此在药物治疗的基础上，在有条件的医院可选择紧急介入治疗。
>
> 在学习下一节内容后请思考患者为什么不能接受溶栓治疗？

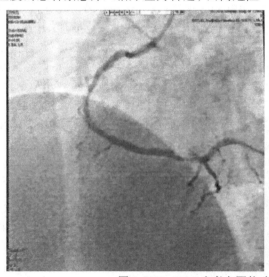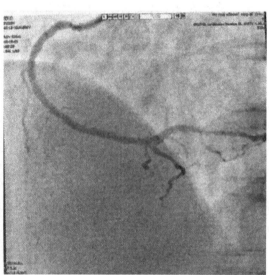

图 3-4-21　UAP 患者右冠状动脉近段局限性病变行 PTCA 术

造影显示球囊扩张前（左图）与扩张后（右图）的影像

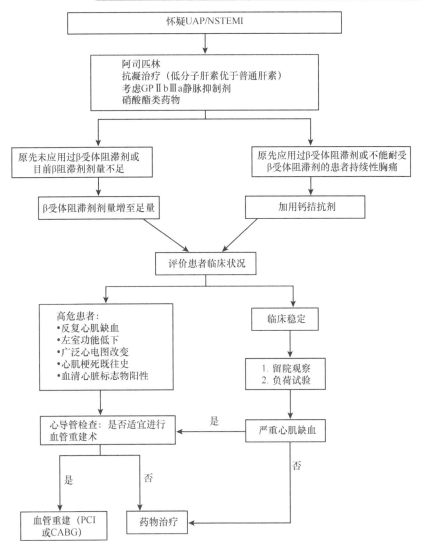

图 3-4-22　不稳定性心绞痛和 NSTEMI 患者的治疗方案

（四）出院和出院后治疗

UAP/NSTEMI 的急性期一般在 2 个月左右，在此期间发生心肌梗死或死亡的危险性最高。出院后仍需定期门诊随诊。低危险组的患者 1～2 个月随访 1次，中、高危险组的患者无论是否行介入性治疗都应 1 个月随访 1 次，如果病情无变化，随访半年即可。冠心病二级预防的 ABCDE 方案对于指导治疗有帮助：A 即阿司匹林和抗心绞痛；B 即 β 受体阻滞剂和控制血压；C 即胆固醇和吸烟；D 即饮食和糖尿病；E 即教育和运动。在冠心病的二级预防中阿司匹林和降胆固醇治疗是最重要的。其他二级预防的措施包括向患者宣教戒烟、治疗高血压和糖尿病、控制危险因素、改变不良的生活方式、合理安排膳食、适度增加活动量、减少体重等。

第四节　急性 ST 段抬高型心肌梗死

案例 3-4-3

患者，女，79 岁，以"持续胸痛 14 小时"为主诉入院，患者自诉入院当日晨 9 时无明显诱因突然出现胸痛胸闷，呈闷胀感，伴颈咽部紧缩感、左上肢酸痛及肩背部不适，伴心悸、气短、恶心、呕吐，为胃内容物，全身大汗，持续 1 小时后逐渐缓解，上述症状反复发作，自行含服丹参滴丸后症状缓解不明显，20 时急诊挂号入院，收入 CCU 监护治疗，病程中患者食欲正常，睡眠欠佳，大小便正常，体重无明显变化。

患者既往有高血压病史 30 年。

> 体格检查：T 36.5℃，P 90 次/分，R 24 次/分，BP 110/70mmHg，急性痛苦面容，双肺呼吸音清，HR 90 次/分，律齐，心音低钝，各瓣膜听诊区未闻及病理性杂音。腹部平软，无压痛及反跳痛，肠鸣音 4 次/分。
>
> 　　心电图：V_1～V_4 ST 段弓背向上抬高，T 波倒置。肌酸激酶 620.55IU，肌酸激酶同工酶 115.89IU，cTnT 2.07μg/L。
>
> **问题：**
> 1. 该患者的诊断是什么？诊断依据是什么？
> 2. 要和哪些疾病鉴别？
> 3. 进一步如何治疗？

急性 ST 段抬高型心肌梗死（ST-segment elevation myocardial infarction，STEMI）是急性心肌缺血性坏死，为在冠状动脉病变的基础上继发血栓形成导致冠状动脉血管持续、完全阻塞，发生冠状动脉血供急剧减少或中断，使相应的心肌严重而持久地缺血所致。其心电图特征性表现为新出现 ST 段抬高，在 V_1～V_3 导联≥0.2mV 或其他导联≥0.1mV。

【病理】

（一）冠状动脉病变

心肌梗死（AMI）多是在冠状动脉粥样硬化基础上，粥样斑块破裂、糜烂，血小板黏附和聚集，释放或激活的介质进一步促进血小板聚集和血管收缩，最终血栓形成，导致冠状动脉持续堵塞所致（图 3-4-23）。

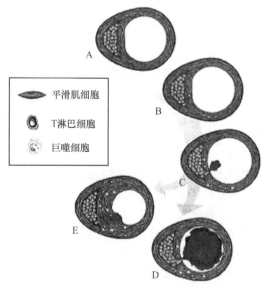

平滑肌细胞
T 淋巴细胞
巨噬细胞

图 3-4-23　冠状动脉粥样硬化基础上血栓形成示意图

（1）冠状动脉前降支闭塞，引起左心室前壁、心尖部、下侧壁、前间隔和二尖瓣前乳头肌梗死。

（2）右冠状动脉闭塞，引起左心室膈面（右冠占优势时）、后间隔、右心室梗死，并可累及窦房结和房室结。

（3）左冠状动脉回旋支闭塞，引起左心室高侧壁、膈面（左冠占优势时）和左心房梗死，可能累及房室结。

（4）左冠状动脉主干闭塞，引起左心室广泛梗死。

右心室和心房梗死少见。

（二）心肌病变

肉眼观察下，AMI 主要分为两型：透壁性梗死，此型的心肌坏死累及到心室肌全层（或接近全层）；非透壁性梗死（内膜下梗死），此型的心肌坏死累及到心内膜下和（或）中层心肌，但没有扩张到外膜。在坏死发生至少 6～12 小时以后，才能发生肉眼辨认的心肌坏死，缺血病变区的心肌起先呈现苍白、轻度肿胀，由于红细胞向病变部位集中，在梗死后 18～36 小时，心肌变成褐红色或紫红色，在透壁梗死的外膜上可有浆液纤维蛋白渗出，这些变化持续约 48 小时。梗死后 8～10 天，梗死部位的心室壁变薄，这一时期梗死切面为黄色，坏死组织有紫红色的肉芽组织条带状缠绕，持续 3～4 周，这种表现可持续 2～3 个月的时间，梗死部位逐渐变成胶状、毛玻璃状的灰色外观，最终转变成皱缩、薄而牢固的瘢痕，随时间的流逝，瘢痕变白，并更加坚固。这一过程从梗死区的边缘开始，渐渐地向中央部位移行。

电子显微镜下的病理变化出现较早，在冠状动脉闭塞后 20～30 分钟，受其供血的心肌即有少数坏死，开始了急性心肌梗死的病理过程。1～2 小时绝大部分心肌呈凝固性坏死，心肌间质则充血、水肿，伴多量炎症细胞浸润。以后，坏死的心肌纤维逐渐溶解，形成肌溶灶，随后逐渐形成肉芽组织。坏死组织 1～2 周后开始吸收，并逐渐纤维化，在 6～8 周形成瘢痕愈合，称为陈旧性或愈合性心肌梗死。

【病理生理】

心肌梗死的病理生理改变主要表现为左心室舒张和收缩功能障碍及其引起的血流动力学变化，其严重度和持续时间取决于梗死部位、程度和范围。

冠状动脉阻塞部位以下的心肌丧失收缩能力，无法完成收缩，心肌依次发生四种异常收缩形式：①运动同步失调，即相邻心肌节段收缩时相不一致；②收缩减弱，即心肌缩短幅度减小；③无收缩；④反常收缩，即矛盾运动，收缩期膨出。左心室泵功能受到损害，心输出量、每搏排血量、射血分数、血压和左心室压力曲线最大上升速度（dp/dt 峰值）降低，左心室舒张末期压增高、舒张和收缩末期容积增加。右心室梗死主要为右心衰竭的血流动力学变化,在梗死患者中较少见。

心肌梗死发生后,左心室腔大小、形态和厚度发生改变,这些改变总称为心室重构(ventricular remodeling)。主要表现为左心室体积增大、形状改变及梗死节段心肌变薄和非梗死节段心肌增厚,对心室的收缩效应及电活动均有持续不断的影响,从而反过来影响左心室功能和患者的预后。所以,目前心肌梗死治疗中日益重视对心室重构的干预。

【临床表现】

心肌梗死的临床表现与梗死的面积大小、部位、冠状动脉侧支血管情况密切相关。

(一)诱发因素

与心绞痛不同,心肌梗死诱因往往不明确,大约只有 50%的患者能查明诱因,如剧烈运动、创伤、情绪波动、急性失血、出血性或感染性休克、主动脉瓣狭窄、发热、心动过速等引起的心肌耗氧增加,都可能是心肌梗死的诱因。

(二)先兆

半数以上患者在发病前数日有乏力、胸部不适、活动时心悸、气急、烦躁、心绞痛等前驱症状。心绞痛发作较以往频繁、性质较剧、持续较久、硝酸甘油疗效差、诱发因素不明显。疼痛时伴有恶心、呕吐、大汗和心动过速,或伴有心功能不全、严重心律失常、血压大幅度波动等,同时心电图示 ST 段一过性明显抬高(变异性心绞痛)或压低,T 波倒置或增高("假性正常化"),应警惕近期内发生心肌梗死的可能。发现先兆,及时住院处理,可使部分患者避免发生心肌梗死。

(三)症状

1. 疼痛 是最先出现的症状。对于原有心绞痛的患者,疼痛发生的部位和性质常类似于心绞痛,但多无明显诱因,且程度较重,持续时间较长,可达数小时或数天,休息和含服硝酸甘油片多不能缓解。患者常烦躁不安、出汗、恐惧或有濒死感。少数患者无明显疼痛,一开始即表现为休克或急性心力衰竭,在老年人和糖尿病患者多见。部分患者疼痛位于上腹部,被误认为胃穿孔或急性胰腺炎等急腹症,部分患者疼痛放射至下颌、背部上方,被误认为骨关节痛。

2. 全身症状 有发热、心动过速、白细胞增高和红细胞沉降率增快等,由坏死物质吸收所引起,一般在疼痛发生 24~48 小时出现,程度与梗死范围常呈正相关,体温一般在 38℃左右,很少超过 39℃,持续约 1 周。

3. 胃肠道症状 可伴有频繁的恶心、呕吐和上腹胀痛,与迷走神经受坏死心肌刺激和心排血量降低、组织灌注不足等有关。下壁心肌梗死多见。

4. 心律失常 见于 75%~95%的患者,多发生在起病 1~2 天内,而以 24 小时内最多见,可伴乏力、头晕、晕厥等症状。各种心律失常中以室性心律失常最多,尤其是室性期前收缩,如室性期前收缩频发(每分钟 5 次以上)、成对出现或短阵室性心动过速,多源性或落在前一心搏的易损期时(R on T 现象),常为心室颤动的先兆。房室传导阻滞和束支传导阻滞也较多见。完全性房室传导阻滞多见于下壁心肌梗死。前壁心肌梗死如发生房室和(或)室内传导阻滞表明梗死范围广泛。室上性心律失常则较少,多发生在心力衰竭患者中。

5. 心力衰竭 主要是急性左心衰竭,可在起病最初几天内发生,或在疼痛、休克好转阶段出现,为梗死后心脏舒缩力显著减弱或不协调所致。发生率为 32%~48%。出现呼吸困难、咳嗽、发绀、烦躁等症状,严重者可发生肺水肿,随后可发生颈静脉怒张、肝大、水肿等右心衰竭表现。右心室心肌梗死者可一开始即出现右心衰竭表现,伴血压下降。

6. 低血压和休克 疼痛期血压下降常见,未必是休克。如疼痛缓解而收缩压仍低于 80mmHg,有烦躁不安、面色苍白、皮肤湿冷、脉细而快、大汗淋漓、尿量减少(<20ml/h)、神志淡漠等则为休克表现。休克多在起病后数小时至 1 周内发生,见于约 20%的患者,主要是心源性,为心肌广泛(40%以上)坏死,心排血量急剧下降所致,神经反射引起的周围血管扩张属次要,有些患者尚有血容量不足的因素参与。

根据有无心力衰竭表现及其相应的血流动力学改变严重程度,按 Killip 分级法将 AMI 的心功能分为四级(表 3-4-11)。

表 3-4-11 急性心肌梗死后心力衰竭的 Killip 分级法

分级	分级依据
Ⅰ级	无明显心功能损害证据
Ⅱ级	轻、中度心力衰竭——主要表现为肺底啰音(<50%的肺野、第三心音及 X 线胸片上肺淤血的表现
Ⅲ级	重度心力衰竭(肺水肿)——啰音>50%的肺野
Ⅳ级	心源性休克

急性心肌梗死时,重度左心室衰竭或肺水肿与心源性休克同样是左心室排血功能障碍所引起,两者可以不同程度合并存在,常统称为心脏泵功能衰竭,或泵衰竭(图 3-4-24)。在血流动力学上,肺水肿是以左心室舒张末压及左心房与肺毛细血管压力的增高为主,而休克则以心排血量和动脉压的降低更为突出。心源性休克是较左心室衰竭程度上更重的泵衰

竭，一定水平的左心室充盈后，心排血指数比左心室衰竭时更低，亦即心排血指数与充盈压之间关系的曲线更为平坦而下移。

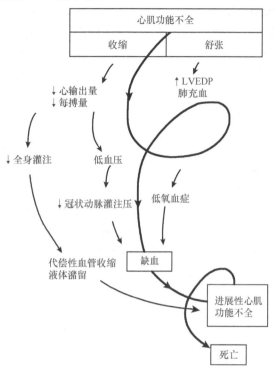

图 3-4-24 心源性休克病理生理

心肌梗死后收缩和舒张功能不全，引起肺淤血和心输出量降低。发生全身和冠状动脉低灌注使心肌缺血加重。虽然为了维持循环有大量代偿机制，但是仍有可能失代偿并使血流动力学恶化，发生心功能不全恶性循环，如果不打破恶性循环会导致死亡。LVEDP: 左心室舒张末压

Forrester 等对上述血流动力学分级作了些调整，并与临床进行对照，分为如下四类（表 3-4-12）：

表 3-4-12 Forrester 血流动力学分级

分类	分类依据
Ⅰ级	无肺淤血和周围灌注不足；肺毛细血管压力（PCWP）和心排血指数（CI）正常
Ⅱ级	单有肺淤血；PCWP 增高（>18mmHg），CI 正常[>2.2L/（min·m²）]
Ⅲ级	单有周围灌注不足；PCWP 正常（<18mmHg），CI 降低[<2.2L/（min·m²）]，主要与血容量不足或心动过缓有关
Ⅳ级	合并有肺淤血和周围灌注不足：PCWP>18mmHg，CI<2.2L/（min·m²）

在以上两种分级或分类中，都是Ⅳ级最为严重。

（四）体征

1. 心脏体征 急性心肌梗死时心脏体征可在正常范围内，体征异常者大多数无特征性。心脏可有轻至中度增大。心率多增快，少数也可减慢。在前壁心肌梗死的早期，可能在心尖处和胸骨左缘之间扪及迟

缓的收缩期膨出，是由心室壁反常运动所致，常在几天至几周内消失。心尖区有时可扪及额外的收缩期前向外冲动，伴有听诊时的第四心音（房性或收缩期前奔马律），与左心室顺应性减弱使左心室舒张末期压力升高有关。第三心音（室性）奔马律较少见，反映左心室舒张中期压和舒张期容积增高，常表示有左心室衰竭。第一心音多减弱，10%~20%的患者在起病第 2~3 天，出现心包摩擦音，为反应性纤维蛋白性心包炎所致。有乳头肌功能障碍引起二尖瓣关闭不全时，出现心尖区收缩期杂音。右心室梗死较重者可出现颈静脉怒张，深吸气时更为明显。

2. 血压 除发病极早期可出现一过性血压增高外，几乎所有患者在病程中都会有血压降低，起病前有高血压者，血压可降至正常，起病前无高血压者，血压可降至正常以下，且可能不再恢复到起病之前的水平。

3. 其他 出现与心律失常、休克或心力衰竭有关的其他体征。

> **案例 3-4-3**
> 1. 该患者既往无胸痛病史，有高血压病史。
> 2. 首次发作即表现为持续胸骨后闷痛，时间长达 1 小时，伴颈部紧缩感、左上肢酸痛及肩背部不适，心悸、气短、恶心呕吐，全身大汗胸闷、出汗，含服复方丹参滴丸不能缓解。
> 3. 请回忆我们前面所讲过的稳定型心绞痛，对比两种胸痛有什么不同。

【并发症】

1. 乳头肌功能失调或断裂（dysfunction or rupture of papillary muscle） 总发生率可高达 50%，二尖瓣乳头肌因缺血、坏死等使收缩功能发生障碍，造成不同程度的二尖瓣脱垂或关闭不全，心尖区出现收缩中晚期喀喇音和吹风样收缩期杂音，第一心音可不减弱，可引起心力衰竭。轻症者可以恢复，其杂音可以消失。乳头肌整体断裂极少见，多发生在二尖瓣后乳头肌，多见于下壁心肌梗死，心力衰竭明显，可迅速发生肺水肿。

2. 心室壁瘤 或称室壁瘤（cardiac aneurysm），主要见于左心室，发生率为 5%~20%。体格检查可见左侧心界扩大，心脏搏动较广泛，可有收缩期杂音。瘤内发生附壁血栓时，心音减弱。心电图 ST 段持续抬高。X 线透视、摄影、超声心动图、放射性核素心脏血池显像及左心室造影可见局部心缘突出，搏动减弱或有反常搏动（图 3-4-25）。很少发生破裂，但易出现快速室性心律失常和心力衰竭。

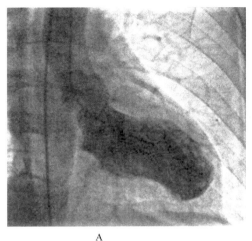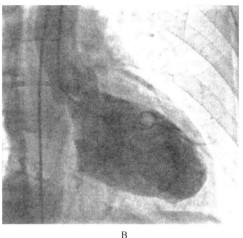

A B

图 3-4-25 室壁瘤的左心室造影

A：右前斜位片，示心脏收缩期左心缘外突，B：示心脏舒张期左心腔内充满造影剂，与收缩期比较，左心缘的变化不大

3. 心肌梗死后综合征（postinfarction syndrome）也称 Dressler 综合征，发生率约 10%，于心肌梗死后数周至数月内出现，可反复发生，表现为心包炎、胸膜炎或肺炎，有发热、胸痛、白细胞增多和红细胞沉降率增快等症状，可能为机体对坏死物质的过敏反应。

4. 栓塞 发生率为 1%～3%，见于起病后 1～2 周，如为左心室附壁血栓脱落所致，则引起脑、肾、脾、或四肢等动脉栓塞（embolism）。如下肢静脉血栓形成、部分脱落，可导致肺动脉栓塞。

5. 心脏破裂 为早期少见但严重的并发症，常在起病 1 周内出现，多为心室游离壁破裂，造成心包积血，引起心包压塞而猝死。偶为心室间隔破裂造成穿孔，在胸骨左缘第 3～4 肋间出现响亮的收缩期杂音，常伴有震颤，可引起心力衰竭和休克，而在数日内死亡。心脏破裂（rupture of the heart）也可为亚急性，患者能存活数月。

6. 左心室血栓形成 多见于前壁心肌梗死患者，而下壁心肌梗死者少见。血栓形成多位于左心室心尖部，大块活动血栓发生栓塞的风险较高。随着急性心肌梗死早期静脉溶栓治疗的广泛开展，左心室血栓形成的发生率已大大降低。

【实验室及辅助检查】

（一）心电图

大部分 AMI 患者作系列心电图检查时，都能记录到典型的心电图动态变化，帮助临床进行梗死的诊断、定位、估计病情演变和预后。

1. 特征性改变 有 Q 波心肌梗死者，在面向透壁心肌坏死区的导联上出现以下特征性改变：①宽而深的 Q 波（病理性 Q 波）。②ST 段抬高呈弓背向上型，在 V_1～V_3 导联≥0.2mV 或其他导联≥0.1mV。③T 波倒置，往往宽而深，两肢对称。在背向心肌梗死区的导联上则出现相反的改变，即 R 波增高，ST 段压低和 T 波直立并增高（图 3-4-26，图 3-4-27）。

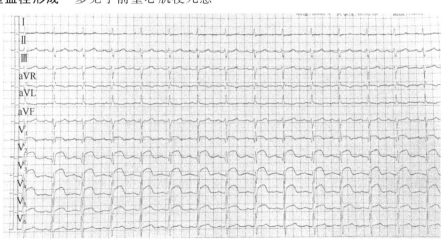

图 3-4-26 急性前壁心肌梗死的心电图

V_1～V_4 导联 QRS 波群呈 QS 型，ST 段明显抬高

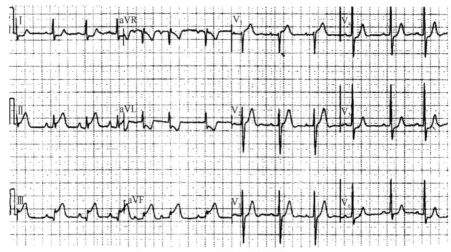

图 3-4-27　急性下壁心肌梗死的心电图

Ⅱ、Ⅲ、aVF 导联 ST 段明显抬高，Ⅰ、aVL 导联 ST 段压低

2. 动态性改变　①起病数小时内，可尚无异常，或出现异常高大、两肢不对称的 T 波。②数小时后，ST 段明显抬高，弓背向上，与直立的 T 波连接，形成单相曲线。数小时到 2 天内出现病理性 Q 波，同时 R 波减低，为急性期改变。Q 波在 3～4 天内稳定不变，以后 70%～80% 永久存在。③如不进行治疗干预，ST 段抬高持续数日至 2 周左右，逐渐回到基线水平，T 波则变为平坦或倒置，是为亚急性期改变。④数周至数月以后，T 波呈“V”形倒置，两肢对称，波谷尖锐，为慢性期改变，T 波倒置可永久存在，也可在数月到数年内逐渐恢复。

3. 定位和定范围　有 Q 波心肌梗死的定位和定范围可根据出现特征性改变的导联数来判断（表3-4-13）。

表 3-4-13　心肌梗死的心电图定位诊断

导联	前间隔	局限前壁	前侧壁	广泛前壁	下壁①	下间壁	下侧壁	高侧壁②	正后壁③
V_1	+		+			+			
V_2	+		+			+			
V_3	+	+	+			+			
V_4		+							
V_5		+	+	+			+		
V_6			+				+		
V_7			+				+		+
V_8									+
aVR									
aVL		±	+	±	−			+	
aVF					+	+	+	−	
Ⅰ		±	+	±	−			+	
Ⅱ					+	+	+	−	
Ⅲ					+	+	+	−	

①即膈面。右心室心肌梗死不易从心电图得到诊断，但 V_4R 导联的 ST 段抬高，可作为下壁合并右心室心肌梗死的参考指标。②在 V_5、V_6、V_7 导联高 1～2 肋处有正面改变。③在 V_1、V_2、V_3 导联 R 波高，同理，在前侧壁梗死时，V_1、V_2 导联 R 波也增高。“+”为正面改变，表示典型 Q 波、ST 段上抬和 T 波变化。“−”为反面改变，表示 QRS 主波向上，ST 段下降及与“+”部位 T 波方向相反的 T 波。“±”为可能有正面改变

（二）心向量图

目前临床已极少应用，可有 QRS 环的改变，ST 向量的出现和 T 环的变化。AMI 的 ECG 正确诊断率可达 75%～94%，但陈旧心肌梗死高达 80% 无 ECG 特异改变，因此对前壁异常 Q 波病因的鉴别及下壁 MI 心向量图优于心电图。

（三）放射性核素检查

利用坏死心肌血供断绝和瘢痕组织中无血管以致 ^{201}TI 或 ^{99m}Tc-MIBI 不能进入细胞的特点，静脉注射这些放射性核素进行“冷点”扫描或照相；两者均

可显示心肌梗死的部位和范围。前者主要用于急性期，后者用于慢性期。用门电路 γ 闪烁照相法进行放射性核素心腔造影（常用 ^{99m}Tc-标记的红细胞或白蛋白），可观察心室壁的运动和左心室的射血分数，有助于判断心室功能，判断梗死后造成的室壁运动失调和室壁瘤。目前多用单光子发射计算机断层显像（SPECT）来检查。新的方法正电子发射计算机断层扫描（PET-CT）可观察心肌的代谢变化，是判断有无存活心肌的"金标准"。

（四）超声心动图

根据超声心动图上所见的室壁运动异常可对心肌缺血区域作出判断，在评价有胸痛而无特征性心电图变化时，超声心动图可以帮助除外主动脉夹层，此外，该技术的早期使用可以评估心脏整体和局部功能、乳头肌功能不全和室间隔穿孔的发生，随访复查有助于判断心室功能，梗死后造成的室壁运动失调和室壁瘤（图 3-4-28）。多巴酚丁胺负荷超声心动图检查还可用于评价心肌存活性。

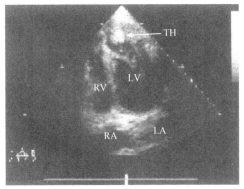

图 3-4-28　超声心动图心尖四腔心切面
前壁心肌梗死后，心尖部室壁瘤形成，室壁瘤内有附壁血栓（箭头）
LA：左心房；LV：左心室；RA：右心房；RV：右心室；TH：血栓

（五）实验室检查

1. 一般检查　在起病 24~48 小时后，白细胞可增至（10~20）×10^9/L，中性粒细胞增多，嗜酸粒细胞减少或消失，红细胞沉降率加快，均可持续 1~3 周。

2. 心脏标志物检查

（1）血肌钙蛋白增高：是反映急性心肌梗死特异和敏感的指标。cTnT 和 cTnI 在急性心肌梗死后 3~6 小时，血液中浓度很快升高。若在症状出现 6 小时内测定为阴性则 6 小时后应再复查。同时 cTn 具有相当长的诊断窗，cTnI 一般持续 7~9 天，cTnT 持续约 14 天。cTnI 和 cTnT 对 AMI 的诊断的敏感性无显著差异，都能鉴别出 CK-MB 所不能检测出的心肌损伤。因其持续时间长，对在此期间出现的胸痛，不利于判断是否有新的梗死。

（2）血清心肌酶含量增高：磷酸肌酸激酶（CK）在起病 6 小时内增高，24 小时内达高峰，3~4 天恢复正常；CK 的同工酶 CK-MB 诊断的特异性极高，前者在起病后 4 小时内增高，16~24 小时达高峰，3~4 天恢复正常，其增高的程度能较准确地反映梗死的范围，其高峰出现时间是否提前有助于判断溶栓治疗是否成功（表 3-4-14）。

（3）血肌红蛋白增高：肌红蛋白（Mb）在 AMI 开始后最初数小时就可释放到血液中。虽然肌红蛋白是 AMI 后最早升高的血清心脏标志物之一，但是缺乏心脏特异性，而且肌红蛋白快速排泄到尿中，多数在心肌梗死开始后的 24 小时内恢复正常水平。

3. 其他　血清肌凝蛋白轻链或重链、血清游离脂肪酸、C 反应蛋白、脑钠肽在急性心肌梗死后均增高。血清游离脂肪酸显著增高者易发生严重室性心律失常。高敏性 C 反应蛋白水平不仅有助于急性心肌梗死的诊断，也有助于判断心肌梗死面积、疗效及其预后。AMI 后 1~7 天，脑钠肽持续升高提示有发生心衰和死亡的危险性。此外，急性心肌梗死时，由于应激反应，血糖可升高，糖耐量可暂降低，2~3 周后恢复正常。

表 3-4-14　AMI 血清心肌标志物变化

项目	Mb	cTnT	cTnI	CK	CK-MB
出现时间（小时）	1~2	2~4	2~4	6	3~4
100%敏感度（小时）	4~8	8~12	8~12		8~12
峰值时间（小时）	4~8	10~24	10~24	24	10~24
持续时间（天）	0.5~1	5~10	5~14	3~4	2~4

> **案例 3-4-3**
>
> 1. 上述病例入院后做了心电图检查：见 $V_{1~4}$ Q 波形成，ST 段弓背向上抬高，T 波倒置。$V_{1~4}$ 导联异常提示梗死部位在前壁，结合冠脉血供分布提示可能左前降支闭塞。
>
> 2. 心电图在心肌梗死中有诊断和定位价值：定位诊断见表 3-4-13。
>
> 3. 心肌标志物也是诊断急性心肌梗死的重要实验室检查：该病例有典型的心肌标志物变化：肌酸激酶 620.55IU，肌酸激酶同工酶 115.89U/L。TnT 2.07 U/L。

【诊断与鉴别诊断】

本病主要根据典型临床表现、特征性的心电图改变及动态演变过程、实验室检查等确诊，诊断本病并不困难。诊断标准必须至少具备下列 3 条标准中的 2 条：

（1）持续性胸痛的临床病史。

（2）心电图的动态演变。

（3）血清心肌坏死标志物浓度的动态改变。

对老年患者，突然发生严重心律失常、休克、心力衰竭而原因未明，或突然发生较重而持久的胸闷和胸痛者，都应考虑本病的可能。先按急性心肌梗死来处理，并短期内进行心电图和血清心肌酶测定、肌钙蛋白测定等的动态观察，以明确诊断。

在应用心电图诊断 AMI 时应注意到超急性期 T 波改变、后壁心肌梗死、右心室梗死表现，伴有左束支传导阻滞时，心电图诊断心肌梗死困难，需进一步检查确立诊断，迅速进行血清心肌酶测定、肌钙蛋白测定等的动态观察，以明确诊断。鉴别 ST 段抬高型心肌梗死和非 ST 段抬高型心肌梗死在临床上相当重要，ST 段抬高型心肌梗死主张尽早通过药物溶栓治疗（如无禁忌证）或紧急血运重建术（如条件许可），达到快速、完全和持久开通闭塞血管的目的；而非 ST 段抬高型心肌梗死和不稳定型心绞痛不主张药物溶栓治疗。同时，二维超声心动图与核素心肌灌注显像有助于排除 AMI。

鉴别诊断要考虑以下一些疾病：

1. 心绞痛 尤其是不稳定型心绞痛。鉴别要点见表 3-4-15。

2. 主动脉夹层 胸痛一开始即达高峰，常放射到背、肋、腹、腰和下肢，但无血清心肌坏死标志物异常升高可资鉴别。两上肢的血压和脉搏可有明显差别，可有下肢暂时性瘫痪、偏瘫和主动脉关闭不全的表现。二维超声心动图检查，X 线、CTA 或 MRI 有助于诊断。

3. 急性心包炎 尤其是急性非特异性心包炎可有较剧烈而持久的心前区疼痛。但同时可伴有发热，呼吸和咳嗽时加重，早期即有心包摩擦音，后者和疼痛在心包腔出现渗液时均消失；全身症状一般不如心肌梗死严重；心电图除 aVR 外，其余导联均有 ST 段弓背向下的抬高，T 波倒置，无异常 Q 波出现。

4. 急性肺动脉栓塞 可发生胸痛、咯血、呼吸困难和休克。但有右心负荷急剧增加表现如发绀、肺动脉瓣区第二心音亢进、颈静脉充盈、肝大、下肢水肿等。心电图示 I 导联 S 波加深，Ⅲ 导联 Q 波显著，T 波倒置，右胸导联 T 波倒置等改变。D-二聚体可升高，其敏感性高但特异性差，若为阴性可除外肺动脉栓塞。肺部 X 线检查、放射性核素肺灌注扫描、X 线、CT 和必要时肺动脉造影有助于诊断。

5. 急腹症 急性胰腺炎、消化性溃疡穿孔、急性胆囊炎、胆石症等，均有上腹部疼痛，可能伴休克。通过仔细询问病史、体格检查、心电图检查、血清心肌坏死标志物测定可协助鉴别。

6. 气胸 老年人气胸多有基础肺部疾病史，大多起病急骤，突感一侧胸痛，针刺或刀割样，持续时间短暂，继之胸闷和呼吸困难，听诊呼吸音减弱，心电图无心肌梗死特殊图形改变，胸片可明确诊断。

表 3-4-15　心绞痛与心肌梗死鉴别

鉴别诊断项目	心绞痛	急性心肌梗死
一、疼痛		
1. 部位	胸骨上、中段之后	相同，但可在较低位置或上腹部
2. 性质	压榨性或窒息性	相似，但更剧烈
3. 诱因	劳力、情绪激动、受寒、饱食	不如前者常有
4. 时限	短，1~5 分钟或 15 分钟以内	长，数小时或 1~2 天
5. 频率	频繁发作	不频繁
6. 硝酸甘油疗效	显著缓解	作用较差
二、气喘或肺水肿	极少	可有
三、血压	升高或无显著改变	常降低，甚至发生休克
四、心包摩擦音	无	可有
五、坏死物质吸收的表现		
1. 发热	无	常有
2. 血白细胞增加（嗜酸粒细胞减少）	无	常有
3. 红细胞沉降率增快	无	常有
4. 血清心肌标志物增高	无	有
六、心电图变化	无变化或暂时性 ST 段和 T 波变化	有特征性和动态性变化

案例 3-4-3

1. 该患者急性 ST 段抬高型前壁心肌梗死诊断成立。

2. 诊断依据：症状＋心电图＋心肌标志物改变。

3. 需要与以下疾病鉴别：心绞痛，主动脉夹层，肺栓塞，急性心包炎，急腹症，气胸，胸膜炎等。

【治疗】

及早发现，及早住院，并加强住院前的就地处理。治疗原则是保护和维持心脏功能，挽救濒死的心肌，缩小心肌缺血范围，防止梗死面积的扩大，及时处理严重心律失常、泵衰竭和各种并发症，防止猝死，使患者不但能度过急性期，且康复后还能保持尽可能多的有功能的心肌。治疗应以血运重建包括溶栓和急诊经皮冠脉介入治疗（PCI）为主，药物治疗为辅；目标是实现闭塞的冠脉再通，发病≤3 小时者，只要无禁忌证和时间耽误，溶栓和 PCI 均可，发病＞3 小时者则宜首选 PCI；早期急救治疗应争分夺秒，时间就是心肌。筛查和处理程序见图 3-4-29。

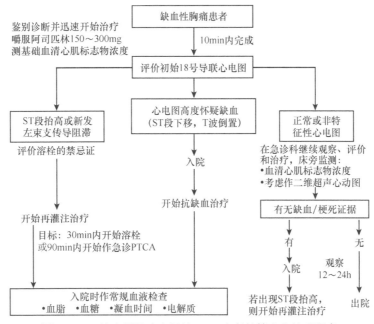

图 3-4-29 缺血性胸痛和疑诊 AMI 患者的筛查和处理程序

（一）院前急救

帮助患者安全、迅速转运到医院，以便尽早开始再灌注治疗。①停止任何主动活动和运动；②立即舌下含服硝酸甘油 1 片（0.6mg），每 5 分钟可重复使用；③拨打急救电话，随车医护人员迅速完成 12 导联心电图，进行持续心电和血压监测，吸氧，建立静脉通道，使用急救药物，为尽早给予再灌注治疗做准备。

（二）急诊室治疗

AMI 患者被送达医院急诊室后，医师应迅速作出诊断并尽早给予再灌注治疗。力争在 10～20 分钟内完成病史采集、临床检查和记录 1 份 18 导联心电图以明确诊断。对 ST 段抬高的 AMI 患者，应在 30 分钟内收住冠心病监护病房（CCU）开始溶栓，或在 90 分钟内开始行急诊 PCI 治疗。在典型临床表现和心电图 ST 段抬高已能确诊为 AMI 时，绝不能因等待血清心肌标志物检查结果而延误再灌注治疗的时间。

1. 一般治疗

（1）监测：持续心电、血压和血氧饱和度监测，及时发现和处理心律失常、血流动力学异常和低氧血症。

（2）卧床休息：可降低心肌耗氧量，减少心肌损害。对血流动力学稳定且无并发症的 AMI 患者一般卧床休息 1～3 天，对病情不稳定及高危患者卧床时间应适当延长。

（3）吸氧：AMI 患者初起即使无并发症，也应给予鼻导管吸氧，以纠正因肺淤血和肺通气/血流比例失调所致的中度缺氧。在严重左心衰竭、肺水肿和有机械并发症的患者，多伴有严重低氧血症，需面罩加压给氧或气管插管并机械通气。

（4）保持静脉通道通畅。

（5）镇痛：AMI 时，剧烈胸痛使患者交感神经过度兴奋，产生心动过速、血压升高和心肌收缩功能增强，从而增加心肌耗氧量，并易诱发快速性室性心律失常，应迅速给予有效镇痛剂。可给吗啡 3mg 静脉注射，必要时每 5 分钟重复 1 次，总量不宜超过 15mg。不良反应有恶心、呕吐、低血压和呼吸抑制。一旦出现呼吸抑制，可每隔 3 分钟静脉注射纳洛酮 0.4mg（最多 3 次）以拮抗之。

（6）硝酸甘油：AMI 患者只要无禁忌证通常使用硝酸甘油静脉滴注 24~48 小时，然后改用口服硝酸酯制剂。

（7）抗血小板药物：所有患者只要无禁忌证均应立即嚼服肠溶阿司匹林片 150~300mg，院前急救时即可开始使用阿司匹林、ADP 受体拮抗剂氯吡格雷或替格瑞洛。

（8）纠正水、电解质及酸碱平衡失调。

（9）阿托品：主要用于 AMI 特别是下壁 AMI 伴有窦性心动过缓、心室停搏和房室传导阻滞者，可给阿托品 0.5~1.0mg 静脉注射，3~5 分钟后可重复使用，总量应＜2.5mg。

（10）饮食和通便：AMI 患者需禁食至胸痛消失，然后给予流质、半流质饮食，逐步过渡到普通饮食。所有 AMI 患者均应使用缓泻剂，以防止便秘时排便用力导致心脏破裂或引起心律失常、心力衰竭、猝死。

2. 再灌注治疗 急性 ST 段抬高型心肌梗死患者，除非有明确禁忌证，均应首选药物或机械再灌注治疗，以开通病变血管，改善预后。

（1）溶栓治疗（fibrinolytic treatment）：包括静脉内溶栓和冠状动脉内溶栓。早期静脉应用溶栓药物能提高 AMI 患者的生存率，在患者症状出现后 1~2 小时开始用药，治疗效果最显著。

1）溶栓药物：①非特异性溶栓药物，对血栓部位或体循环中纤溶系统均有作用：尿激酶：150 万 U 左右于 30 分钟内静脉滴注，配合肝素皮下注射 7500~10 000U，2 次/日，或低分子量肝素皮下注射，2 次/日；链激酶：150 万 U 于 1 小时内静脉滴注，配合肝素皮下注射 7500~10 000U，2 次/日，或低分子量肝素皮下注射，2 次/日。②选择性作用于血栓部位纤维蛋白的药物：重组组织型纤维蛋白溶酶原激活剂（rt-PA）：首先静脉注射 8mg，继之在 90 分钟内静脉滴注 42mg，给药前静脉注射肝素 5000U，继之以 1000U/小时的速率静脉滴注，以 APTT 结果调整给药剂量，使其维持在 60~80 秒。③单链尿激酶型纤溶酶原激活剂（SCUPA）、甲氧苯基化纤溶酶原链激酶激活剂复合物（APSAC）。新的溶栓剂还包括 TNK-tpA 和葡激酶。

2）溶栓治疗的适应证和禁忌证见表 3-4-16。

3）溶栓再通指征（表 3-4-17）：①直接指征：冠状动脉造影观察，达到 TIMI 2、3 级者表明再通；②间接指征：间接指征出现两项或以上者，考虑再通；但第②和③两项组合不能被判定为再通。

表 3-4-16　溶栓治疗的适应证和禁忌证

适应证	禁忌证	
	绝对禁忌证	相对禁忌证
（1）胸痛符合 AMI （2）相邻两个或更多导联 ST 段抬高（胸导联≥0.2mV，肢体导联≥0.1mV），或新出现的左束支传导阻滞 （3）起病＜12 小时以内者。若 12~24 小时，患者仍有严重胸痛，并且 ST 段抬高导联有 R 波者，也可以考虑溶栓治疗	（1）任何时候发生的出血性脑卒中史，或 1 年内曾发生其他脑卒中或脑血管事件史 （2）已知的颅内肿瘤 （3）活动性内脏出血（月经除外）； （4）可疑主动脉夹层	（1）严重、没有控制的高血压[收缩压＞180mmHg 和（或）舒张压＞110mmHg] （2）既往有脑血管事件或已知的颅内病变，但不在绝对禁忌证范围内 （3）患者已在抗凝剂治疗中（INR 2~3）；已知的出血倾向 （4）近期外伤（2~4 周），包括头颅外伤、创伤性或长时间（＞10 分钟）的心肺复苏或大手术（3 周内） （5）近期（＜2 周）在不能压迫部位的血管穿刺 （6）近期（2~4 周）有内脏出血 （7）应用链激酶：既往应用过（尤其在 5 天~2 年内）或有过敏反应者 （8）妊娠 （9）活动性消化性溃疡 （10）有慢性严重高血压病史

表 3-4-17　溶栓再通的判断指标

直接指征	间接指征
冠状动脉造影检查观察血管再通情况，根据 TIMI 分级达到 2、3 级者表明血管再通	①抬高的 ST 段于 2 小时内回降＞50% ②胸痛于 2 小时内基本消失 ③2 小时内出现再灌注性心律失常（短暂的加速性室性自主节律，房室或束支传导阻滞突然消失，或下后壁心肌梗死的患者出现一过性窦性心动过缓、窦房传导阻滞或低血压状态） ④血清 CK-MB 峰值提前出现（在发病 14 小时内）

TIMI 分级定义：0 级：血管远端完全无血流灌注；1 级：血管远端部分血流灌注；2 级：血管远端完全血流灌注，但血流速度缓慢；3 级：血管远端完全血流灌注，血流速度正常

（2）介入治疗：具备施行介入治疗条件的医院：能在患者住院 90 分钟内施行 PCI；心导管室每年施行＞100 例并有心外科待命的条件；施术者每年独立施行 PCI＞30 例；急性心肌梗死直接成功率在 90% 以上；在所有送到心导管室的患者中，能完成者达 85% 以上。

1）直接 PCI：与溶栓治疗比较，梗死相关血管再通率高，达到 TIMI3 级血流者明显多，再闭塞率低，缺血复发少，心功能改善更显著，且出血（尤其脑出血）的危险性低（图 3-4-30）。

适应证：①在 ST 段抬高和新出现或怀疑新出现左束支传导阻滞的心肌梗死患者；②急性 ST 段抬高心肌梗死并发心源性休克患者；③适宜再灌注治疗而有溶栓治疗禁忌证者。

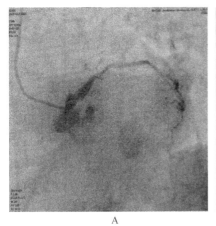 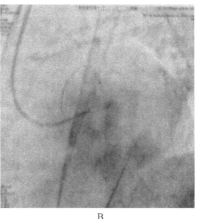 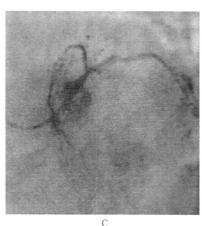

A　　　　　　　　　　　B　　　　　　　　　　　C

图 3-4-30　冠脉造影显示病变血管

A. 前降支血管闭塞；B. 导丝通过梗死血管；C. PCI 术后狭窄消失

注意事项：①急性期不应对非梗死相关动脉行选择性 PCI；②发病 12 小时以上或已接受溶栓治疗且已无心肌缺血证据者，不应进行 PCI；③直接 PCI 应避免时间延误，必须由有经验的术者进行，否则不能达到理想效果，治疗的重点仍应放在早期溶栓；④有心源性休克者宜先行主动脉内球囊反搏术，待血压稳定后再施术。

2）补救性 PCI：对溶栓治疗未再通的患者使用 PCI 恢复前向血流即为补救性 PCI。其目的在于尽早开通梗死相关动脉，挽救缺血但仍存活的心肌，从而改善生存率和心功能。对溶栓治疗后仍有明显胸痛，ST 段抬高无显著回落，临床提示未再通者，应尽快进行急诊冠状动脉造影，若 0～2 级应立即行补救性 PCI，使梗死相关动脉再通。尤其对发病 12 小时内、广泛前壁心肌梗死、再次梗死及血流动力学不稳定的高危患者意义更大。

3）溶栓治疗再通 PCI 的选择：以往对溶栓治疗成功的患者不主张立即行 PCI，建议对溶栓治疗成功的患者，若无缺血复发，应在 7～10 天后进行择期冠状动脉造影，若病变适宜可行 PCI。但随着最新指南建议无论溶栓是否成功都应尽早转运到有介入诊疗条件的医院，但溶栓的药物必须是短效和纤溶特异性的，溶栓后 PCI 的时间建议 3 小时以上，最好在 24 小时内。

4）易化 PCI：指最初药物治疗（包括全量溶栓、半量溶栓、GP Ⅱ b/Ⅲ a 抑制剂、减量的溶栓与 GP Ⅱ b/Ⅲ a 抑制剂的联合治疗）之后，有计划的即刻 PCI 策略。易化 PCI 的潜在优势包括早期再灌注，改善患者的稳定性，提高操作成功率，提高 TIMI 血流分级，改善生存率。

裸支架置入术后再狭窄发生率仍达到 20%～30%。药物洗脱支架（drug eluting stent，DES）携带抑制平滑肌细胞增殖的药物，可以抑制新生内膜的增生，从而降低了再狭窄的发生，其临床应用的结果取得显著效果，成为冠心病介入治疗新的里程碑。药物涂层球囊及生物可吸收支架是近年来冠心病介入治疗研究热点。

（3）外科冠状动脉旁路移植术：介入治疗失

败或溶栓治疗无效有手术指征者，宜紧急施行冠状动脉旁路移植术。下列患者可考虑进行急症冠状动脉旁路术：①实行了溶栓治疗或 PTCA 后仍有持续的或反复的胸痛；②心导管检查显示高危冠状动脉病变（左冠状动脉主干病变）；③合并心肌梗死并发症如室间隔穿孔或乳头肌功能不全所引起的严重二尖瓣反流；④介入治疗的严重并发症；⑤针对急性心肌梗死后内科治疗无效的心源性休克实施的抢救性外科手术。

（三）药物治疗

1. 抗血小板治疗 冠状动脉内斑块破裂诱发局部血栓形成是导致 AMI 的主要原因。在急性血栓形成中血小板活化起着十分重要的作用，抗血小板治疗已成为 AMI 的常规治疗，溶栓前即应使用。阿司匹林和噻氯匹定或氯吡格雷是目前临床上常用的抗血小板药物。

（1）阿司匹林：急性期，阿司匹林使用剂量应在 150～300mg/d，首次服用时应选择水溶性阿司匹林或肠溶阿司匹林嚼服以达到迅速吸收的目的。3 天后改为小剂量 75～150mg 维持。

（2）氯吡格雷和替格瑞洛：噻氯匹定因骨髓抑制作用已停用。氯吡格雷初始剂量为 300mg，以后剂量 75mg/d 维持。现在认为无论是否接受 PCI 治疗，氯吡格雷应与阿司匹林联合应用。阿司匹林初始剂量 150～300mg/d，1～7 天后 100mg/d（75～150mg/d）长期应用。氯吡格雷负荷剂量 300mg，然后 75mg/d。对非介入治疗患者氯吡格雷至少服用 6 个月；对行介入治疗患者氯吡格雷 75mg/d 继续应用至少 12 个月。替格瑞洛负荷剂量 180mg/次，继而 90mg，每日 2 次，非介入治疗至少服用 6 个月，介入治疗至少服用 12 个月。

（3）血小板糖蛋白 Ⅱb/Ⅲa 受体拮抗剂：在 PCI 术前和术中短期静脉给予 Ⅱb/Ⅲa 受体拮抗剂可以降低手术相关的栓塞并发症，同时可以减少肝素用量有效降低术后出血并发症。不良反应主要是出血和血小板减少症，通常在停止用药和输注血小板后可以逆转。

2. 抗凝治疗 凝血酶是使纤维蛋白原转变为纤维蛋白最终形成血栓的关键环节，因此抑制凝血酶至关重要。

（1）肝素：在急性 ST 段抬高型心肌梗死中应用视临床情况而定：①对溶栓治疗的患者，肝素作为溶栓治疗的辅助用药，一般使用方法是静脉注射 70U/kg，然后静脉滴注 15U/（kg·h）维持，每 4～6 小时测 APTT，使 APTT 为对照组的 1.5～2 倍，

一般在 48～72 小时后改皮下注射 7500U，每 12 小时一次，注射 2～3 天。溶栓制剂不同，肝素用法也不同，重组组织型纤维蛋白溶酶原激活剂（rt-PA）治疗中需充分抗凝，而尿激酶和链激酶只需溶栓治疗后行皮下注射治疗，而不需溶栓前的静脉使用。②对未溶栓治疗的患者，肝素静脉应用是否有利并无充分证据。

（2）低分子量肝素：目前临床较多应用低分子肝素，可皮下应用，不需要实验室监测，较普通肝素有疗效更肯定、使用方便的优点。

3. 硝酸酯类药物 常用的硝酸酯类药物包括硝酸甘油、硝酸异山梨酯和 5-单硝山梨醇酯。大多数心肌梗死患者有应用硝酸酯药物指征，而在下壁心肌梗死、可疑右心室梗死或明显低血压的患者（收缩压低于 90mmHg），尤其合并心动过缓时，不适合应用。

4. β-受体阻滞剂 β-受体阻滞剂治疗可以降低没有接受溶栓治疗患者的梗死范围和相关并发症的发生率；降低接受溶栓治疗患者再梗死的发生率；降低致命性室性心动过速的发生率。急性心肌梗死最初几小时，使用 β 受体阻滞剂可以限制梗死面积，并能缓解疼痛，减少镇痛剂的应用。在急性心肌梗死早期，最适合使用 β 受体阻滞剂的是有窦性心动过速和高血压的患者。目前常用口服制剂，如美托洛尔、比索洛尔、卡维地洛等。用药需严密观察，使用剂量必须个体化。

5. 血管紧张素转换酶抑制剂（ACEI） 主要作用机制是通过影响心肌重构、减轻心室过度扩张而减少充盈性心力衰竭的发生率和死亡率。除非有禁忌证，应全部选用，尤其前壁 MI 或有 MI 史、心衰和心动过速等高危患者受益更大。通常在初期 24 小时内开始给药，但在完成溶栓治疗后并且血压稳定时开始使用更理想。恢复期若患者能耐受，应给予长期治疗，使用的剂量和时限应视患者情况而定，一般从小剂量口服开始，防止首次应用时发生低血压，在 24～48 小时内逐渐达到足量。不能耐受可用血管紧张素 Ⅱ 受体阻滞剂。

6. 钙拮抗剂 二氢吡啶类钙拮抗剂在 AMI 治疗中不作为一线用药，因其反射性增加心率，抑制心脏收缩力和降低血压，对部分患者甚至有害。维拉帕米或硫氮䓬酮可以缓解或控制 MI 后无心衰、左心室功能不全或房室传导阻滞的进行性缺血或应用于快速心房颤动且 β 受体阻滞剂无效的患者。

7. 洋地黄制剂 AMI 24 小时之内一般不使用洋地黄制剂，对于 AMI 合并左心衰竭的患者 24 小时后常规服用洋地黄制剂是否有益也一直存在争议。

8. 极化液治疗 氯化钾 1.5g、普通胰岛素 8U 加

入10%的葡萄糖溶液500ml中静脉滴注每天1~2次，1~2周为一个疗程。理论上极化液可促进心肌摄取和代谢葡萄糖，促使钾离子进入细胞内，能改善缺血心肌代谢，减少心律失常发生。

住院患者应常规测定血清镁，如果降低应及时纠正，不提倡常规使用镁剂。

9. 促进心肌代谢药物 维生素C（3~4g）、辅酶A（50~100U）、肌苷酸钠（200~600mg）、细胞色素C（30mg）、维生素B_6（50~100mg）等加入5%或10%的葡萄糖溶液500ml中缓慢静脉滴注，每日1次，2周为一个疗程。辅酶Q_{10} 150~300mg分次口服。1，6-二磷酸果糖10g稀释后静脉滴注，15分钟滴完，每日2次，疗程1周。但疗效尚存在争议。

以上治疗流程参考图3-4-31。

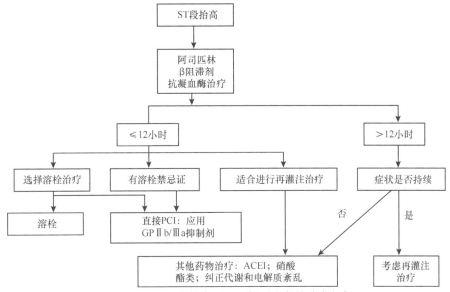

图3-4-31 ST段抬高型心肌梗死患者的治疗方案

AMI患者应该用阿司匹林、β-受体阻滞剂（在没有禁忌证的情况下）和抗凝血酶治疗（尤其应该用纤维蛋白相对特异性溶栓药）。应用链激酶的患者可能不需要合并应用其他抗凝血酶药物。发病12小时之内的患者可以进行溶栓应迅速接受这类治疗或考虑经皮腔内冠状动脉成形术治疗。如果溶栓治疗有禁忌证时，也应考虑立即行直接冠状动脉介入术。为减少直接冠状动脉入术中血栓合并症，应用静脉GP Ⅱ b/Ⅲ a抑制剂可能有益

（四）并发症治疗

1. 左心功能不全 AMI时左心功能不全由于病理生理改变的程度不同，临床表现差异很大。可表现为轻度肺淤血，或因每搏量（SV）和心排血量（CO）下降、左心室充盈压升高而发生肺水肿，当血压下降、严重组织低灌注时则发生心源性休克。AMI合并左心功能不全时临床上出现程度不等的呼吸困难、脉弱及末梢灌注不良表现。

（1）急性左心衰竭：临床上表现为程度不等的呼吸困难，严重者可端坐呼吸，咯粉红色泡沫痰。急性左心衰竭的处理：①吗啡：小剂量静脉注射(3~5mg)，注意个体化用药，但老年患者及呼吸系统慢性疾病患者慎用，可重复使用。吗啡通过镇静作用降低患者交感神经兴奋性、扩张血管，减少回心血量，扩张小动脉，降低心脏前后负荷，同时松弛支气管平滑肌，改善肺通气，起到治疗急性左心衰竭的作用。②适量利尿剂，Killip Ⅲ级（肺水肿）时静脉注射呋塞米 20mg。③静脉滴注硝酸甘油，由10μg/min开始，逐渐加量，直到收缩压下降10%~15%，但不低于90mmHg。④尽早口服ACEI，急性期以短效ACEI为宜，小剂量开始，根据耐受情况逐渐加量。肺水肿合并严重高血压是静脉滴注硝普钠的最佳适应证。小剂量（10μg/min）开始，根据血压逐渐加量并调整至合适剂量。⑤洋地黄制剂在AMI发病24小时内使用有增加室性心律失常的危险，故不主张使用。在合并快速心房颤动时，可用西地兰或地高辛减慢心室率。在左心室收缩功能不全，每搏量下降时，心率宜维持在90~110次/分，以维持适当的心排血量。⑥急性肺水肿伴严重低氧血症者可行人工机械通气治疗。

（2）心源性休克：AMI伴心源性休克时有严重低血压，收缩压<80mmHg，有组织器官低灌注表现，如四肢凉、少尿或神志模糊等。伴肺淤血时有呼吸困难。心源性休克可突然发生，为AMI发病时的主要表现，也可在入院后逐渐发生。迟发的心源性休克发生慢，在血压下降前有心排血量降低和外周阻力增加的临床证据，如窦性心动过速、尿量减少和血压升高、脉压减小等，必须引起注意。临床上当肺淤血和低血压同时存在时可诊断心源性休克。

心源性休克的处理见图3-4-32。

1）补充血容量：估计有血容量不足，或中心静脉压和肺小动脉楔压低者，用低分子右旋糖酐或5%～10%的葡萄糖溶液，输液后如中心静脉压上升＞18cmH$_2$O，肺小动脉楔压＞15～18mmHg，则应停止。右心室梗死时，中心静脉压的升高则未必是补充血容量的禁忌。

2）应用升压药：补充血容量，血压仍不升，而肺小动脉楔压和心排血量正常时，提示周围血管张力不足，可在5%的葡萄糖溶液100ml中加入多巴胺10～30mg、间羟胺10～30mg或去甲肾上腺素0.5～1mg静脉滴注。前者和后两者可以合用，也可以选用多巴酚丁胺。

3）应用血管扩张剂：经上述处理，血压仍不升，而肺小动脉楔压增高，心排血量低或周围血管显著收缩，以至四肢厥冷并有发绀时，在5%的葡萄糖溶液100ml中加入硝普钠5～10mg、硝酸甘油1mg、或酚

妥拉明10～20mg静脉滴注。

4）其他措施包括，纠正酸中毒及电解质紊乱，避免脑缺血，保护肾功能，必要时应用糖皮质激素和洋地黄制剂。

5）上述治疗无效时可用主动脉内球囊反搏术（IABP），以增高舒张期动脉压而不增加左心室收缩期负荷，并有助于增加冠状动脉灌流。然后作选择性冠状动脉造影，随即施行腔内冠状动脉成形术或冠状动脉旁路移植手术，可挽救一些患者的生命。

6）中医中药治疗：祖国医学用于"回阳救逆"的四逆汤（熟附子、干姜、炙甘草）、独参汤或参附汤，对治疗本病伴血压降低或休克者有一定疗效。患者如兼有阴虚表现时可用生脉散（人参、五味子、麦冬）。这些方剂均已制成针剂，紧急使用也较方便。

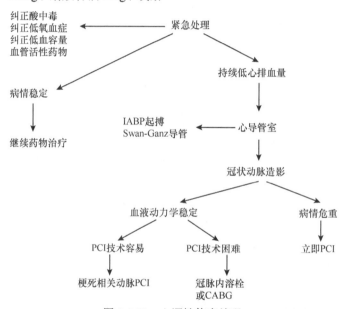

图3-4-32　心源性休克处理

2. 心律失常和传导障碍治疗　急性心肌梗死由于缺血性心电不稳定可出现多种心律失常及传导障碍。

（1）室性快速心律失常

1）心室颤动、持续性多形室性心动过速，立即非同步直流电复律。用最合适的能量（一般300J），争取一次除颤成功。

2）持续性单形室性心动过速伴心绞痛、肺水肿、低血压（＜90mmHg），应予同步直流电复律。

3）持续性单形室性心动过速不伴上述情况，可首先给予药物治疗。如利多卡因50mg静脉注射，需要时每15～20分钟可重复，最大负荷剂量150mg，然后2～4mg/min维持静脉滴注，时间不宜超过24小时；或胺碘酮150mg于10分钟内静脉注入，必要

时可重复，然后1mg/min静脉滴注6小时，再0.5mg/min维持滴注；或索他洛尔：静脉注射首剂用1～1.5mg/kg，以5%葡萄糖溶液20ml稀释，于15分钟内注入，疗效不明显时可再注射一剂1.5mg/kg，后可改用口服，剂量为160～640mg/d。

4）频发室性早搏、成对室性早搏、非持续性室性心动过速可严密观察或利多卡因治疗（使用不超过24小时）。

5）偶发室性早搏、加速的心室自主心律可严密观察，不作特殊处理。

（2）缓慢性心律失常的治疗

1）无症状窦性心动过缓，可暂作观察，不予特殊处理。

2）症状性窦性心动过缓、二度Ⅰ型房室传导阻

滞、三度房室传导阻滞伴窄 QRS 波逸搏心律，患者常有低血压、头晕、心功能障碍、心动缓慢<50 次/分等，可先用阿托品静脉注射治疗。阿托品剂量以 0.5mg 静脉注射开始，3～5 分钟重复 1 次，至心率达 60 次/分左右，最大可用至 2mg。药物无效或发生明显不良反应时也可考虑应用人工心脏起搏器。房室传导阻滞发展到Ⅱ度或Ⅲ度，伴有血流动力学障碍者，宜用人工心脏起搏器作临时的经静脉右心室心内膜起搏治疗，待传导阻滞消失后撤除。

（3）室上性快速心律失常：如窦性心动过速、频发房性期前收缩、阵发性室上性心动过速、心房扑动和心房颤动等，可选用 β-受体阻滞剂、洋地黄类、维拉帕米、胺碘酮等药物治疗。胺碘酮对终止心房颤动、减慢心室率及复律后维持窦性心律均有价值，可静脉用药并随后口服治疗。上述治疗无效时可考虑应用同步直流电复律或人工心脏起搏器复律，尽量缩短快速心律失常持续的时间。

3. 右心室梗死的处理　可以表现为无症状右心室功能不全或心源性休克，许多患者可在数周至数月恢复正常。下壁 MI 中，近一半有右心室缺血，但只有 10%～15%有明确的血流动力学异常。下壁 MI 时的低血压、无肺部湿啰音和颈静脉压升高的临床三联征，是右心室梗死的特征。右胸导联 V_4R 上 ST 段上抬 0.1mV 是右心室梗死的最特异表现。治疗措施与左心室梗死略有不同，治疗包括早期维持右心室前负荷、降低后负荷、增加右心室收缩力和早期再灌注治疗，宜补充血容量，在 24 小时内，可静脉输液 3～6L，直到低血压得到纠正，或肺毛细血管压达 15～18mmHg，如补液 1～2L，低血压未能纠正，可用正性肌力药物（尤其是盐酸多巴酚丁胺）。不宜用利尿剂和血管扩张剂。伴有房室传导阻滞时，可予临时起搏，但保证房室收缩协调对维持前负荷相当重要。

4. 机械性并发症　AMI 机械性并发症为心脏破裂，包括左心室游离壁破裂、室间隔穿孔、乳头肌和邻近的腱索断裂等。常发生在 AMI 发病第一周。临床表现为突然或进行性血流动力学恶化伴低心排血量、休克和肺水肿。药物治疗死亡率高。

（1）游离壁破裂：左心室游离壁破裂引起急性心包压塞时可突然死亡，临床表现为电机械分离或停搏。急性心脏破裂预后差，手术修补机会较小，如果患者紧急手术及时，其手术成功率和预后仍令人满意。亚急性心脏破裂在短时间内破口被血块封住，可发展为亚急性心包压塞或假性室壁瘤。症状和心电图不特异，心脏超声可明确诊断。对亚急性心脏破裂者应争取冠状动脉造影后行手术修补及血管重建术。

（2）室间隔穿孔：病情恶化的同时，在胸骨左缘第 3、4 肋间闻及全收缩期杂音，粗糙、响亮，50%伴震颤。二维超声心动图一般可显示室间隔破口，彩色多普勒可见经室间隔破口左向右分流的射流束。室间隔穿孔伴血流动力学失代偿者提倡在血管扩张剂和利尿剂治疗及主动脉内球囊反搏支持下，早期或急诊手术治疗。外科手术包括穿孔修补和（或）梗死心肌切除，合并二尖瓣反流者可行修补或瓣膜置换术，以及冠脉旁路术。如室间隔穿孔较小，无充血性心力衰竭，血流动力学稳定，可保守治疗，6 周后择期手术。经皮介入封堵术可作为一种治疗方法或为外科修补术前稳定血流动力学的过渡性治疗，以提高手术成功率。

（3）急性二尖瓣关闭不全：乳头肌功能不全或断裂引起急性二尖瓣关闭不全时在心尖部出现全收缩期反流性杂音，但在心排血量降低时，杂音不一定可靠。二尖瓣反流还可能由于乳头肌功能不全或左心室扩大所致相对性二尖瓣关闭不全所引起。超声心动图和彩色多普勒是明确诊断并确定二尖瓣流机制及程度的最佳方法。急性乳头肌断裂时突然发生左心衰竭和（或）低血压，主张血管扩张剂、利尿剂及主动脉球囊反搏治疗，在血流动力学稳定的情况下急诊手术。因左心室扩大或乳头肌功能不全引起的二尖瓣反流，应积极药物治疗心力衰竭，改善心肌缺血并主张行血运重建术以改善心脏功能和二尖瓣反流。

（五）恢复期处理

患者在院时间由患者病情决定，经过积极的血运重建治疗，没有室性心律失常、反复心肌缺血或充血性心力衰竭的患者，在 10～14 天内出院是安全的。患者出院后仍应注意休息，逐步作适当的体育锻炼，避免过重体力劳动或精神紧张，加强随访，并长期口服药物治疗。

> **案例 3-4-3**
> 1. 该患者入院后进行了急诊 PCI 手术。
> 2. 选择 PCI 手术的理由：起病时间在 6 小时内，急性 ST 段抬高心肌梗死诊断明确。
> 3. 如果当地没有条件进行急诊 PCI 术可以选择溶栓治疗，在开始溶栓治疗之前一定要了解有无溶栓治疗的适应证及禁忌证。

【预后】

本病预后与梗死范围的大小、侧支循环产生的情况及治疗是否及时有关。急性期住院死亡率过去一般为 30%左右；采用监护治疗后，降至 15%左右；血运重建（阿司匹林、药物溶栓治疗及介入治疗）后进一步降至 6.5% 左右。死亡多在第一周内，尤其是在数小时内，发生严重心律失常、休克或心力衰竭者，病死率尤高。

【预防】

心肌梗死后的患者都应采取积极的 ABCDE 二级预防措施，包括健康教育、非药物治疗（合理饮食适当锻炼、戒烟、限酒、心理平衡）及药物治疗。同时应积极治疗冠心病危险因素如高血压和血脂异常等。在冠心病一级预防和二级预防中，LDL-C＞100mg/dl 时，可使用他汀类药物，建议目标 LDL-C＜100mg/dl。冠心病等危症如糖尿病、周围动脉疾病、腹主动脉瘤、颈动脉粥样硬化等应同时采取二级预防措施。

案例 3-4-3
1. 该患者已进行了急诊 PCI 术，术后仍需长期抗栓药物治疗。
2. 维持治疗的目的：防止不良心血管事件发生。
3. 二级预防用药：他汀类调脂药、ACEI、阿司匹林、β 受体阻滞剂等。

第五节 缺血性心肌病

缺血性心肌病（ischemic cardiomyopathy）是指由于冠状动脉病变引起心肌缺血、坏死，心肌局限性或弥漫性纤维化或硬化，导致心脏逐渐扩大，发生心律失常和心力衰竭的临床综合征。心肌梗死和（或）长期慢性心肌缺血是引起缺血性心肌病的直接原因，目前认为心肌细胞坏死和（或）心肌细胞凋亡是缺血性心肌病的细胞学基础。

【病理】

心脏增大，有心力衰竭者尤为明显。心肌弥漫性纤维化伴萎缩的心肌细胞、间或有肥大的心肌细胞，病变主要累及左心室心肌和乳头肌，也累及起搏和传导系统。患者的冠状动脉多呈广泛而严重的粥样硬化，管腔明显狭窄但可无闭塞。纤维组织在心肌也可呈灶性、散在性或不规则分布，此种情况常由于大片心肌梗死或多次小灶性心肌梗死后的瘢痕形成，心肌细胞减少而纤维结缔组织增多所造成。

【临床表现】

既往有心绞痛或心肌梗死病史，常伴有高血压，但部分也可无明显的心绞痛或心肌梗死病史。其主要表现为：

1. 心脏增大 心脏逐渐增大，以左心室增大为主，可先肥厚，以后扩大，后期则两侧心脏均扩大。

2. 心力衰竭 心力衰竭的表现多逐渐发生，大多先出现左心衰竭。在心肌肥厚阶段，心脏顺应性降低，引起舒张功能不全。随着病情的发展，收缩功能也衰竭。然后右心也发生衰竭，出现相应的症状和体征。

3. 心律失常 可出现各种心律失常，这些心律失常一旦出现常持续存在，其中以期前收缩（室性或房性）、心房颤动、病态窦房结综合征、房室传导阻滞和束支传导阻滞为多见，阵发性心动过速亦时有发生。有些患者在心脏还未明显增大前已发生心律失常。

4. 栓塞 心室腔扩大，心肌收缩力减弱及持续性心房颤动，心室及心房腔内易形成血栓。血栓脱落可导致脑、肾、腹腔、四肢动脉栓塞，其中以脑栓塞多见。

【实验室及辅助检查】

1. 心电图 除可见心律失常外，还可见到冠状动脉供血不足的变化，包括 ST 段压低、T 波平坦或倒置、QT 间期延长、QRS 波群电压低、陈旧性心肌梗死图形等。

2. 超声心动图 可见心腔内径增大，以左心室增大为主，室壁节段性运动减弱或消失。早期超声多普勒检测见左心室舒张功能低下，晚期收缩功能低下左心室射血分数降低。亦可见二尖瓣、三尖瓣反流征象。

3. 放射性核素 心肌显像不佳和室壁运动异常。

4. 冠状动脉造影 可见冠状动脉狭窄或伴闭塞。

【诊断与鉴别诊断】

本病诊断主要依靠动脉粥样硬化的证据，除外可引起心脏扩大、心力衰竭和心律失常的其他器质性心脏病。选择性冠状动脉造影和血管腔内超声显像可确立诊断。

鉴别诊断要考虑与心肌病（特别是扩张型原发性心肌病、克山病等）、心肌炎、高血压性心脏病、内分泌病性心脏病等鉴别。

【治疗】

本病治疗原则是改善冠状动脉供血和心肌的营养，控制心力衰竭和心律失常。缺血性心肌病的治疗效果在某种程度上取决于存活心肌的多少，有时在坏死的纤维瘢痕组织之间，仍有大量的存活心肌，包括冬眠心肌、顿抑心肌、伤残心肌，这些心肌在恢复血流后，心功能可部分甚至全部恢复，因此，应采用多种手段，评价存活心肌的数量，以决定血管重建的价值。

缺血性心肌病的治疗应包括以下几个方面：

1. 改善心功能 ①药物治疗，可应用利尿剂、地高辛、ACEI、选择性 β 受体阻滞剂、醛固酮受体拮抗剂等；②心室减容术；③聚质网心室包绕术；④心脏再同步治疗。

2. 心律失常治疗 病态窦房结综合征和房室传导阻滞而有阿-斯综合征发作者，宜及早安置永久性人工心脏起搏器；有心房颤动的患者，如考虑转复窦性心律，应警惕其同时存在病态窦房结综合征的可能，避免转复窦性心律后心率极为缓慢，反而对患者不利。发生严重心律失常者，除药物治疗外，还可考虑用埋藏式自动复律除颤器（ICD）治疗。

3. 改善心肌能量代谢 辅酶 Q_{10}、磷酸肌酸及曲美他嗪分别作用于心肌能量代谢的不同环节，研究显示辅酶 Q_{10}、曲美他嗪可明显改善心衰患者生存率，提高 LVEF，降低空腹血糖和内皮素水平，是缺血性心肌病的一种有效辅助治疗方法。

4. 血运重建治疗 系统评价存活心肌，并预测冠脉重建的收益，可考虑血运重建治疗，主要包括冠状动脉搭桥术和 PCI。

5. 心肌再生治疗 干细胞尤其是骨髓干细胞移植可能是治疗缺血性心肌病很有前途的方法，较心脏移植更具有临床可行性。国内外学者进行了骨髓干细胞治疗急性心肌梗死的临床研究，产生了较好的效果，提示心肌梗死患者进行干细胞移植能改善心功能，是可行的。

6. 心脏移植 晚期患者常是心脏移植手术的主要对象。

总之，缺血性心肌病是终末期冠心病的一种类型，预后极差，现有的各种治疗手段都不能取得令人满意的治疗效果。通常是上述几种治疗方法的联合应用。

【预后】

本病预后不佳，5 年病死率为 50%～84%。心脏显著扩大特别是进行性心脏增大，严重心律失常和射血分数明显降低为预后不佳的预测因素。死亡原因是心力衰竭、发生心肌梗死和严重心律失常。

一、X 综合征

X 综合征（syndrome X）通常指患者具有心绞痛或类似于心绞痛的胸痛，平板运动时出现 ST 段下移而冠状动脉造影无异常发现。本病以绝经期前女性为多见，预后通常良好。

本病的病因尚不清楚，其中一部分患者在运动负荷试验或心房调搏术时心肌乳酸产生增多，提示心肌缺血。另外，微血管灌注功能障碍、交感神经占主导地位的交感、迷走平衡失调，患者痛觉阈降低，均可导致本病的发生。血管内超声及多普勒血流测定可显示有冠状动脉内膜增厚，早期动脉粥样硬化斑块形成及冠状动脉血流储备降低。冠状动脉内皮功能障碍可能是引起 X 综合征的原因之一。

【诊断标准】

（1）典型的运动或静息性胸痛。

（2）静息状态下 12 导联心电图正常。

（3）运动心电图有缺血性改变。

（4）冠状动脉造影正常。

（5）运动负荷单光子 CT 扫描见可逆性的心肌灌注异常。

（6）静息状态下心脏超声显示左、右心室功能正常。

（7）除外心脏瓣膜病和心肌肥厚。

【鉴别诊断】

本病需与心脏神经官能症、心绞痛、肋间神经痛、食管运动异常，以及其他心脏疾病引起的胸痛（如心脏瓣膜病、肥厚性心肌病等）鉴别。

【治疗】

本病无特异疗法，β 受体阻滞剂、钙离子拮抗剂和尼可地尔均能减少胸痛发作次数，硝酸甘油不能提高大部分患者的运动耐受量，但可以改善部分患者的症状，可试用。丙咪嗪，50mg/d，可能减少胸痛发作频率。ACEI 和他汀类亦可以用于 X 综合征的治疗。

二、隐匿性冠心病

隐匿性冠心病（latent coronary heart disease）是指无临床症状，但客观检查有心肌缺血表现的一类冠心病，也称无症状性心肌缺血（silent myocardial ischemia）。这类患者与其他类型冠心病患者的不同在于无临床症状，但已有心肌缺血的客观证据，它可能突然转为心绞痛或心肌梗死，亦可能逐渐演变为心脏扩大，发生心力衰竭或心律失常，个别患者也可能猝死。因其无症状不易引起重视，故危害性更大。

【发生机制】

隐匿性冠心病的发生机制尚不清楚。可能与下列因素有关：①糖尿病患者的无痛性心肌缺血及无痛性心肌梗死，可能与自主神经疾病有关；②患者的疼痛阈值增高；③患者产生大量的内源性阿片类物质（内啡肽），提高痛觉阈值；④Ⅱ型无症状性心肌缺血者，无症状心肌缺血可能是由于心肌缺血的程度较轻，或有较好的侧支循环。

【临床表现】

患者多数中年以上，无心肌缺血的症状，在体格检查时发现心电图（静息、动态或负荷试验）有 ST 段压低，T 波倒置等，或放射性核素心肌显像示心肌缺血表现。临床分型：Ⅰ型无症状性缺血，发生于冠状动脉狭窄的患者，心肌缺血可以很严重甚至发生心肌梗死，但临床上患者从无心绞痛症状，可能系患者心绞痛警告系统缺陷，该型较少。Ⅱ型无症状性心肌缺血，较常见，发生于有稳定型心绞痛、不稳定型心绞痛的患者。这些患者存在的无症状心肌缺血，常在心电监护时被发现。约 50%的心绞痛患者，有无症状心肌缺血发作，糖尿病患者可能这一比例更高。夜间出现的无症状 ST 段压低，常预示 2 支或 3 支血管病变，甚至左主干病变。

【诊断与鉴别诊断】

本病有冠心病危险因素，且静息或负荷动态心电图的检查，或放射性核素心肌显像发现有心肌缺血的表现，并能除外其他心脏疾病引起的心肌缺血，选择性冠状动脉造影可确立诊断。

鉴别诊断：心脏神经官能症、心肌炎、心包疾病、其他心脏病、电解质紊乱、内分泌和药物作用等引起的 ST 段和 T 波改变。

【治疗】

早期筛检出这类患者，可为他们提供较早治疗的机会。积极控制冠心病危险因素，促进粥样斑块稳定和消退（如他汀类和 ACEI），应用有效防止心肌缺血发作的药物（如硝酸酯类、钙离子拮抗剂、β 受体阻滞剂及抗血小板药物等），对减少或消除无症状性心肌缺血的发作有效。联合用药效果更好。有适应证的可采取 PCI 或 CABG 治疗。

三、心脏性猝死

心脏性猝死（sudden cardiac death）是指急性症状发作后 1 小时内发生的以意识骤然丧失为特征的、由心脏原因引起的自然死亡。

【病因及危险因素】

心脏病的猝死中一半以上为冠心病所引起。高危因素：以前有过心搏骤停的幸存者；有室性心动过速发作史；发生过心肌梗死；有心搏骤停的家族史；任何原因引起的左心室射血分数低下；心室肥厚；肥厚梗阻型心肌病；扩张型心肌病；长 Q-T 综合征；致心律失常性右心室发育不良；Brugada 综合征等。

【发病机制】

心脏性猝死主要为致命性心律失常所致，包括致死性快速性心律失常，严重缓慢型心律失常和心室停顿，是冠状动脉血管事件、心肌损伤、心肌代谢异常和（或）自主神经张力改变等因素相互作用引起的一系列病理生理异常的结果。非心律失常性心脏性猝死少见，常由心脏破裂、心脏流入和流出道的急性阻塞、急性心包压塞所致。

【心搏骤停的识别】

突发意识丧失，伴大动脉（颈动脉和股动脉）搏动消失，特别是心音消失，是心搏骤停的主要诊断标准。而呼吸停止，瞳孔散大是心搏骤停的较晚期的表现。

【心脏性猝死的处理】

心搏骤停发生后立即就地实施心肺复苏和尽早除颤可能挽救患者的生命。其生存率在 5%～60%。心肺复苏分为初级心肺复苏和高级心肺复苏。

1. 初级心肺复苏　即基础生命活动支持，判断为心搏骤停后，就地开始初级心肺复苏，其主要措施包括开放气道、人工呼吸和人工胸外按压。并同时呼救急救医疗系统。

2. 高级心肺复苏　即进一步生命支持，主要措施包括气管插管、除颤转复心律、建立静脉通路，并利用必要的药物尽快恢复自主心率和呼吸。值得强调的是，心搏骤停后复律的时间是心肺复苏成功最重要的决定因素，如有条件应越早进行越好。提倡在初级心肺复苏中即进行电复律治疗。

3. 复苏后处理　巩固复苏成果，保护重要脏器功能，维持内环境稳定。其中重点是脑复苏，成功的脑复苏是心肺复苏成败的标志。具体措施包括维持有效的循环和呼吸功能，预防再次心搏骤停，维持水、电解质和酸碱平衡。防治脑水肿、急性肾衰竭和继发感染等。

【心脏性猝死的预防】

心脏性猝死的预防，很关键的一步是识别高危人群。β 受体阻滞剂可预防心脏性猝死的发生。胺碘酮在心脏性猝死的二级预防中优于传统的Ⅰ类抗心律失常药，但对总死亡率无影响。埋藏式心脏复律除颤器（ICD）能改善一些有高度猝死危险患者的预后。

（马依彤）

第五章 原发性高血压

高血压是一种以动脉血压持续升高为特征的进行性"心血管综合征"，常伴有其他危险因素、靶器官损害或临床疾患，需要进行综合干预。高血压可分为原发性高血压（essential hypertension）即高血压病，继发性高血压（secondary hypertension）即症状性高血压两大类。原发性高血压占高血压的90%以上。继发性高血压指的是由某些确定的疾病和原因引起的血压升高，占高血压不到10%。

《中国高血压防治指南（2018年修订版）》指出，近50多年来高血压发病呈明显上升趋势，1959年我国成人高血压患病率仅为5%，2002年上升到18.8%，估计每年新增加1000万高血压患者。对比1991年全国高血压抽样调查和2002年全国营养调查数据，我国高血压患者的知晓率由26.3%提高到30.2%，治疗率由12.1%提高到24.7%，控制率由2.8%提高到6.1%。但与发达国家相比，高血压的知晓率、治疗率和控制率仍非常低，特别是在经济文化发展水平较低的农村及边远地区，以上情况尤为严重。

在我国高血压人群中，绝大多数是轻、中度高血压（占90%），轻度高血压占60%以上。然而，我国人群正常血压（<120/80mmHg）所占比例不到1/2。血压正常高值人群占总成年人群的比例不断增长，尤其是中青年，是我国高血压患病率持续升高和患病人数剧增的主要原因。

我国人群高血压流行有两个比较显著的特点：从南方到北方，高血压患病率呈递增趋势，可能与北方年平均气温较低及北方人群盐摄入量高有关；不同民族之间血压患病率也有一些差异，生活在北方或高原地区的藏族、蒙古族和朝鲜族等患病率较高，而生活在南方或非高原地区的壮族、苗族和彝族等患病率则较低，这种差异可能与地理环境、生活方式等有关，尚未发现各民族之间有明显的遗传背景。

【病因与发病机制】

（一）病因

高血压是一种遗传因素和环境因素相互作用所致的疾病。

1. 遗传因素 高血压有明显的遗传倾向，本病发病具有明显的家族聚集性。双亲无高血压、一方有高血压或双亲均有高血压，其子女高血压发生概率分别为3%、28%和46%。

本病属多基因复杂性状疾病，目前尚无一个基因被确定为本病的易感基因，其发病可能有众多微效基因参与，并涉及基因-基因和基因-环境的相互作用。

2. 环境因素 体重超重、低体重婴儿、膳食中高盐低钾、吸烟和中度以上饮酒，是已确定的与高血压发病密切相关的危险因素。

（二）发病机制

1. 交感神经活性亢进 交感神经活性增强是高血压发病机制中的重要环节。在高血压的形成和维持中起了重要作用。原发性高血压患者中，约 40% 循环儿茶酚胺水平升高，血管对去甲肾上腺素反应性增加，心率加快。长期精神紧张所致的应激状态及对应激的反应增强，使大脑皮质下神经中枢功能紊乱，交感神经和副交感神经之间的平衡失调，交感神经兴奋性增加，其末梢释放儿茶酚胺增多，引起小动脉和静脉收缩，外周血管阻力上升，心排量增加，还可改变正常的肾脏-容量关系，使血压升高。

2. 肾素-血管紧张素-醛固酮系统（RAAS）激活 体内 RAAS 以两种形式存在，即循环 RAAS 和局部 RAAS。经典 RAAS 为肾小球旁细胞分泌肾素，可将肝脏合成的血管紧张素原激活为血管紧张素 I（Ang I），在肺血管内皮细胞中 Ang I 被血管紧张素转换酶（ACE）转变为血管紧张素 II（Ang II）。Ang II 是 RAAS 中最重要的效应物质，作用于心脏和血管的 Ang II 的亚型 1 受体（AT_1），通过强有力的直接收缩小动脉，或通过刺激肾上腺皮质球状带分泌醛固酮而扩大血容量，或通过促进肾上腺髓质和交感神经末梢释放儿茶酚胺，均可显著升高血压。近年来发现很多组织，如心、脑、肾、肾上腺和血管壁等也有 RAAS 各种组成成分。组织 RAAS 对心脏、血管功能及靶器官的组织重构及并发症等诸多环节都有重要作用（图 3-5-1）。

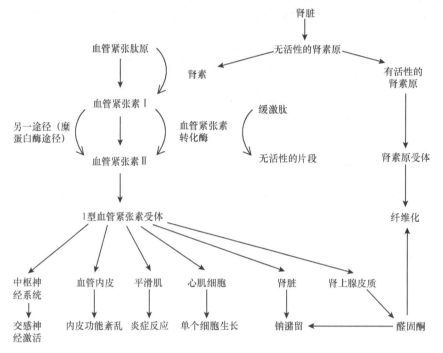

图 3-5-1　肾素-血管紧张素-醛固酮系统激活

3. 肾性水钠潴留 各种原因引起肾性水、钠潴留，增加心排血量，通过全身血流自身调节使外周血管阻力和血压升高，可以引起高血压。正常人在血压上升时，肾排钠利水增加以维持血压平衡，即压力-利钠尿现象，而高血压患者此机制减弱或丧失，导致血压增高。

还有诸多因素可引起肾性钠潴留，如交感活性增强使肾血管阻力增加；肾小球微小结构病变；肾脏排钠激素分泌减少，肾外排钠激素分泌异常，潴钠激素释放增多等。

4. 血管重构 既是高血压所致的病理变化，又是高血压维持和加剧的结构基础。血管壁具有感受和整合急慢性刺激并作出反应的能力，其结构处于持续的变化状态。高血压伴发的血管重构包括血管壁增厚血管壁腔比增加及血管功能异常等。

5. 内皮细胞功能受损 内皮细胞不仅是一种屏障结构，而且具有调节血管舒缩功能、血流稳定性和血管重构的重要作用。血压升高使血管壁剪切力和应力增加，去甲肾上腺素和 Ang II 等血管活性物质增多，均可明显损害血管内皮及其功能。内皮功能障碍可能是高血压导致靶器官损害及其并发症发生的重要原因。

6. 胰岛素抵抗 大约半数的高血压患者存在胰岛素抵抗现象。胰岛素抵抗是指机体组织的靶细胞对胰岛素作用的敏感性和（或）反应性降低的一种病理生理状态，在代谢综合征的患者中更为明显。胰岛素抵抗的高血压发病机制尚无明确解释，可能与以下因素有关：继发性高胰岛素血症使肾脏对水钠重吸收增强；交感神经活性亢进，血中儿茶酚胺水平增加，并增加内皮素释放；减少扩血管的前列环素合成，从而影响血管舒张功能。

7. 免疫因子 在高血压患者体内目前已发现的

自身抗体主要有 AT_1 自身抗体和抗 α_1 肾上腺素受体自身抗体。这些自身抗体具有与受体生理激动剂相似的生物活性，可通过激动相应受体和一系列信号转导机制而引起血管收缩、器官损害等，从而在高血压的发生和发展中发挥作用。

【高血压的血流动力学分型】

（一）中年舒张期高血压

中年高血压（代表性年龄段在 30～50 岁），最常见的形式是舒张期血压升高，而收缩期血压正常（单纯舒张期高血压）或合并升高（混合性收缩期–舒张期高血压）。单纯舒张期高血压在男性中更常见，并多与中年体重增加有关。不经过治疗，单纯舒张期高血压经常进展为混合性收缩期–舒张期高血压。基本血流动力学缺陷是系统性血管阻力增加但心输出量仍处在不适当的正常水平。阻力小血管水平的血管收缩是由于神经激素分泌增加和血管平滑肌由于血浆容量增加产生的自动调整反应。

（1）外周阻力：如果心输出量不变而外周阻力加大，则心舒张期内血液向外周流动的速度减慢，心舒张期末存留在主动脉内的血量增多，故舒张压升高；反之，当外周阻力减小时，舒张压的降低比收缩压的降低更明显。因此在一般情况下，舒张压的高低主要反映外周阻力的大小。

（2）心率：如果心率加快，而每搏输出量和外周阻力都不变，则由于心舒张期缩短，在心舒张期内流至外周的血液就减少，故心舒张期主动脉内存留的血量增多，舒张期血压升高。由于动脉血压升高可使血流速度加快，因此在心收缩期可有较多的血液流至外周，收缩压的升高不如舒张压的升高显著。相反，心率减慢时，舒张压降低的幅度比收缩压降低的幅度大。

案例 3-5-1 分析　小陈高血压特点

1. 患者男，45 岁，销售经理，工作压力大。

2. 静息心率 84 次/分，尽管很难明确界定静息心率升高的阈值，但当静息心率大于 80～85 次/分，应该予以临床重视。心率是反映交感神经亢进的重要指标。

3. 有高血压家族史，小陈的父亲、爷爷都有高血压病史。

4. 小陈的舒张期高血压机制主要是由于交感神经过度激活，外周阻力增加。

（二）老年单纯收缩期高血压

在年龄大于 55 岁的人群中，单纯收缩期高血压（收缩压＞140mmHg 和舒张压＜90mmHg）是最常见的形式。收缩压随年龄增加逐渐增高，舒张压随年龄增加逐渐下降。脉压增加提示中心主动脉僵硬和脉搏反射波从外周更快地返回导致收缩期主动脉压增加。胶原沉积（其扩张性较差）反过来影响弹性蛋白在主动脉壁的比例。

教学小贴士：

如何理解脉搏反射波从外周更快地返回导致收缩期主动脉压增加？

当动脉的压力波动传播至较小的动脉分支处，特别是微动脉时，因受到阻碍而发生折返。折返的压力波逆流而上，叠加在下行的波动上，形成一个较大的波。这个折返波叠加到接踵而至的舒张期波形或收缩期波形，构成了舒张压或收缩压的一部分。如同自然界中潮水冲击下游堤坝产生回潮，回潮叠加在接踵而至的潮头上。

年轻人动脉管壁较柔软，脉搏反搏速度（PWV）较慢，反射回来的波，叠加在主动脉压力波的舒张期，构成了舒张压的一部分，增加了冠脉和心肌在舒张期的灌注；而老年人动脉管壁较硬，PWV 较快，反射回来的波没有叠加到舒张期，反而叠加到主动脉压力波的收缩期，增加了收缩压，降低了舒张压，使得脉压增大，加重了心脏后负荷，减少了冠脉灌注。主动脉压力波形见图 3-5-2。

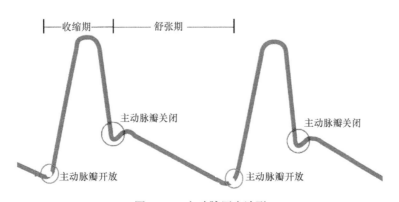

图 3-5-2　主动脉压力波形

(三)中年舒张期高血压和单纯收缩期高血压的血管重构特点

血管中膜–腔径比增加是小动脉、大动脉高血压重构的一个标志。

小动脉重构的特征是:正常的平滑肌细胞围绕着一个变小的腔径自我重排,这一过程定义为向心性正向重构,即中膜–腔径比增加,但中膜横截面面积保持不变。由于外周循环血管腔径减少,向心性正向重构增加系统血管阻力,这是舒张期高血压的血流动力学特点。

大动脉重构的特征是肥厚性基因表达,促进中膜厚度和中膜–腔径比增加。这种肥厚性重构包括血管平滑肌细胞大小的增加和细胞外基质蛋白的积聚(如胶原蛋白)。由此产生的大动脉僵硬是收缩期高血压的血流动力学特点(图3-5-3)。

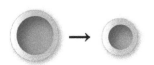
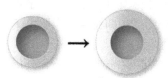

小血管正向重构 中膜-腔径比↑ 中膜横截面面积↔

大血管肥厚性重构 中膜-腔径比↑ 中膜横截面面积↑

图3-5-3 中年舒张期高血压和单纯收缩期高血压的血管重构特点

案例3-5-1分析 老陈高血压特点

1. 患者,男,70岁,发现血压升高10年,饮食口味偏重,嗜盐。

2. 脉压82mmHg,脉压增大。

3. 有高血压家族史。

4. 老陈的单纯收缩期高血压机制主要是由于大动脉僵硬,脉搏反射波从外周更快地返回,落在收缩期,导致收缩压进一步增高,而舒张压进一步下降,脉压增大。

【病理改变】

高血压病的主要病理改变是动脉的病变和左心室的肥厚。随着病程的进展,心、脑、肾等重要脏器均可累及,其结构和功能因此发生不同程度的改变。

1. 心脏 高血压的心脏改变主要表现为左心室肥厚和扩大(图3-5-4)。压力负荷增高,长期全身小动脉管腔狭窄使外周血管阻力增高,以及儿茶酚胺和心肌局部的 AT Ⅱ、醛固酮等可刺激心肌细胞肥大、间质纤维化,均为导致左心室肥厚的原因,病情进展可发生心力衰竭。舒张性心力衰竭患者中约80%有高血压病史,或其病因为高血压。高血压时易形成冠状动脉粥样硬化,促进心肌缺血而加重心脏病变。

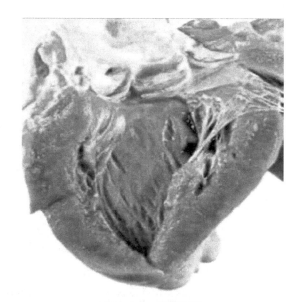

图3-5-4 心肌肥厚

2. 脑 在小动脉硬化的基础上,易于形成血栓,引起腔隙性脑梗死;如果脑中型动脉粥样硬化,可发生脑梗死(图3-5-5)。高血压也会使脑小动脉痉挛、硬化,易形成微动脉瘤,而发生脑出血(图3-5-6)。

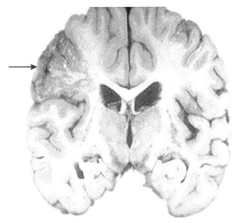

图 3-5-5 脑梗死

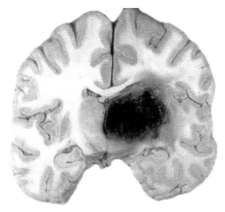

图 3-5-6 脑出血

3. 肾 高血压导致肾小动脉粥样硬化，肾功能减退使血压进一步升高，形成恶性循环，最终发展至终末期肾病。恶性高血压时，入球小动脉中层及小叶间动脉发生纤维素样坏死性炎症，短期内出现肾衰竭。图 3-5-7 为高血压肾脏，表面呈现特征性的颗粒状。

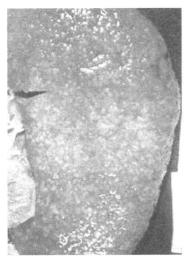

图 3-5-7 高血压肾脏

4. 视网膜 眼底视网膜血管是体内唯一可以直接看到的活体血管，是观察全身血管损伤程度的窗口。视网膜小动脉的变化，可提示全身小动脉病变程度。高血压病变早期即可出现视网膜小动脉痉挛、硬化。随着病程进展，血压急骤升高发生视网膜出血、渗出、视盘水肿等（图 3-5-8）。高血压眼底改变与病情的严重程度和预后相关。

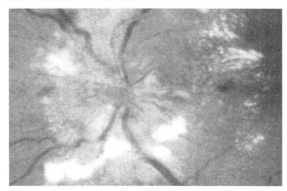

图 3-5-8 视网膜出血、渗出

【临床表现】

（一）症状

本病大多起病隐匿、缓慢、无特殊临床表现，主要可出现头晕、头痛、心悸，或有失眠、健忘、耳鸣、记忆力减退，注意力不集中，情绪波动易怒等神经症状，可与血压升高程度不一致，症状多可自行缓解。少数患者在出现心、脑、肾等器官并发症时才明确高血压的诊断。

（二）体征

高血压初期血压可波动，随病程进展，血压逐渐呈稳定增高，具有明显昼夜节律，一般夜间较低，清晨升高，并随季节、情绪等因素的影响而出现较大的波动。部分患者在家中或院外环境的血压值常低于医院或诊所血压值，称为"白大衣高血压"或"诊所高血压"。左心室肥大时心尖区可出现抬举样搏动和心尖搏动向左下移位，主动脉瓣区第二心音亢进，可闻及收缩期杂音或收缩早期喀喇音，有的患者颈部或腹部可听到血管杂音。

少数患者病情发展迅速，舒张压持续≥130mmHg，出现头痛、视力模糊、眼底出血、渗出、视盘水肿，常于数月或 1～2 年内出现严重的心、脑、肾等器官损害，称为急进型高血压。此型高血压如不及时有效降压治疗，多因尿毒症、脑卒中、心力衰竭而死亡。

【并发症】

1. 脑血管病 包括脑出血、脑血栓形成、腔隙性脑梗死、短暂性脑缺血发作等。参阅神经科教材。

2. 心力衰竭和冠心病 参阅本篇相关章节。

3. 慢性肾衰竭　参阅本篇相关章节。

4. 主动脉夹层　是主动脉内血液经主动脉内膜裂口处渗入主动脉壁中层形成血肿，使中膜分裂，并沿主动脉长轴延伸剥离而出现严重的心血管并发症。高血压是引起本病变的主要原因，患者突发剧烈疼痛，疼痛可位于胸、腹或背部。夹层如破裂入心包腔，引起急性心包压塞。如夹层压迫主动脉分支可出现相应的临床表现。

【高血压与心血管事件的关系】

血压水平与心血管病发病和死亡的风险之间存在密切的因果关系。在全球 61 个人群（约 100 万人，40～89 岁）为基础的前瞻性观察研究荟萃分析中，平均随访 12 年，诊室收缩压或舒张压与脑卒中、冠心病事件的风险呈连续、独立、直接的正相关关系。血压从 115/75mmHg 到 185/115mmHg，收缩压每升高 20mmHg 或舒张压每升高 10mmHg，心、脑血管并发症发生的风险翻倍。

在包括中国 13 个人群的亚太队列研究（APCSC）中，诊室血压水平也与脑卒中、冠心病事件密切相关；而且，亚洲人群血压升高与脑卒中、冠心病事件的关系比澳大利亚与新西兰人群更强，每升高 10mmHg 收缩压，亚洲人群脑卒中与致死性心肌梗死风险分别增加 53%与 31%，而澳大利亚与新西兰人群只分别增加 24%与 21%。

长期随访发现，随着诊室血压升高，终末期肾病（ESRD）的发生率也明显增加。在重度高血压，ESRD 发生率是正常血压者的 11 倍以上，即使血压在正常高值水平也达 1.9 倍。

我国人群监测数据显示，心脑血管死亡占总死亡人数的 40% 以上，其中高血压是首位危险因素。在临床治疗试验中，脑卒中/心肌梗死发病比值，在我国高血压人群中为（5～8）：1，在西方高血压人群约 1：1。近年来，尽管我国冠心病事件有上升趋势，但脑卒中发病率与冠心病事件的差异仍然非常明显，这提示脑卒中是我国高血压人群最主要的心血管风险。

> **案例 3-5-1 分析**
>
> 老陈父子俩并没有出现临床不适，但并不代表高血压没有危害：
>
> 1. 高血压的病理改变是动脉的病变和左心室的肥厚。随着病程的进展，心、脑、肾等重要脏器均可累及。助记口诀"大心、小肾、脑卒中"。
>
> 2. 随着血压显著升高，脑卒中及冠心病事件明显增加。
>
> 3. 高血压是心脑血管死亡的首位危险因素。

> **案例 3-5-1（续）**
>
> 在实验室检查中，老陈发现有微量白蛋白尿 150mg/24h，空腹血糖 8.0mmol/L，2 小时葡萄糖负荷 13mmol/L，TC 5.1mmol/L，LDL-C 3.1mmol/L。
>
> 小陈腹围 85cm，BMI=26.70kg/m^2，TC 5.4mmol/L，LDL-C 3.2mmol/L。
>
> 父子俩其余检查未见明显异常。
>
> **问题：**
>
> 1. 老陈父子俩都是高血压，是血压数值越高的人越危险吗？
>
> 2. 老陈不但有高血压还发现合并微量白蛋白尿及糖尿病，意味着什么？

【高血压的诊断性评估】

高血压的诊断性评估包括以下三方面内容：①确定血压水平及其他心血管危险因素；②判断高血压的原因，明确有无继发性高血压；③寻找靶器官损害及相关临床情况。从而作出高血压病因的鉴别诊断和评估患者的心血管风险程度，以指导诊断与治疗。

（一）确定血压水平及其他心血管危险因素

1. 血压测量　是评估血压水平、诊断高血压及观察降压疗效的主要手段。目前在临床和人群防治工作中，主要采用诊室血压、动态血压及家庭血压三种方法。

诊室血压由医护人员在诊室按统一规范进行测量，目前仍是评估血压水平和临床诊断高血压并进行分级的常用方法；动态血压监测（ABPM）则通常由自动的血压测量仪器完成，测量次数较多，无测量者误差，可避免白大衣效应，并可测量夜间睡眠期间的血压，因此，既可更准确地测量血压，也可评估血压短时变异和昼夜节律；家庭血压监测（HBPM）通常由被测量者自我完成，这时又称自测血压或家庭自测血压。因为测量在熟悉的家庭环境中进行，因而也可以避免白大衣效应。家庭血压监测还可用于评估数日、数周甚至数月、数年血压的长期 变异或降压治疗效应。

（1）诊室血压测量的具体要求

1）选择符合计量标准的水银柱血压，或者经过欧洲高血压协会（European society of hypertension，ESH）、英国高血压协会（British hypertension society，BHS）和美国医疗器械促进协会（American association of medical instrument，AAMI）验证的电子血压计。

2）使用大小合适的气囊袖带，气囊至少应包裹80%上臂。大多数成年人的臂围25～35cm，可使用气囊长22～26cm、宽12cm的标准规格袖带（目前国内商品水银柱血压计的气囊的规格：长22cm，宽12cm）。肥胖者或臂围大者应使用大规格气囊袖带；儿童应使用小规格气囊袖带。

3）测血压前，受试者应至少坐位安静休息5分钟，30分钟内禁止吸烟或饮咖啡，排空膀胱。

4）受试者取坐位，最好坐靠背椅，裸露上臂与心脏处在同一水平。如果怀疑外周血管病，首次就诊时应测量左、右上臂压，以后通常测量较高读数一侧的上臂血压。特殊情况下可以取卧位或站立位。老年人、糖尿病患者及出现直立性低血压情况者，应加测站立位血压。站立位血压应在卧位改为站立后1分钟和5分钟时测量。

5）将袖带紧贴缚在被测者的上臂，袖带的下缘应在肘弯上2.5cm。将听诊器探头置于肱动脉搏动处。

6）使用水银柱血压计测时，快速充气，使囊内压力达到桡动脉搏动消失后，再升高30mmHg，然后以恒定的速率（2～6mmHg/s）缓慢放气。心率缓慢者，放气速率应更慢些。获得舒张压读数后，快速放气至零。

7）在放气过程中仔细听取柯氏音，观察柯氏音第Ⅰ时相（第一音）和第Ⅴ时相（消失音）水银柱凸面的垂直高度。收缩压读数取柯氏第Ⅰ时相，舒张压读数取柯氏音第Ⅴ时相。12岁以下儿童、妊娠妇女、严重贫血、甲状腺功能亢进、主动脉瓣关闭不全及柯氏音不消失者，可以柯氏音第Ⅳ时相（变音）为舒张压。

8）血压单位在临床使用时采用毫米汞柱（mmHg），在我国正式出版物中注明毫米汞柱与千帕斯卡（kPa）的换算关系，1mmHg=0.133kPa。

9）应相隔1～2分钟重复测量，取2次读数的平均值记录。如果收缩压或舒张压的2次读数相差5mmHg以上，应再次测量，取3次读数的平均值记录。

10）使用水银柱血压计测压读取血压数值时，末位数值只能为0、2、4、6、8，不能出现1、3、5、7、9，并应注意避免末位数偏好。

（2）动态血压：使用经BHS、AAMI和（或）ESH方案验证的动态血压监测仪。测压间隔时可选择15分钟、20分钟或30分钟。通常夜间测压隔时可适当延长至30分钟。血压读数应达到应测次数的80%以上，最好每个小时有至少1个血压读数。24小时、白天与夜间血压的平均值反映不同时段血压的总体水平，是目前采用24小时动态血压诊

断高血压的主要依据，其标准包括：24小时血压≥130/80mmHg，白天血压≥135/85mmHg，夜间血压≥120/70mmHg。动态血压监测也可用于评估降压疗效。主要观察24小时、白天和夜间的平均收缩压与舒张压是否达到治疗目标，即24小时血压＜130/80mmHg，白天血压＜135/85mmHg，且夜间血压＜120/70mmHg。动态血压监测可诊断白大衣性高血压，发现隐蔽性高血压，检查顽固难治性高血压的原因，评估血压升高程度、短时变异和昼夜节律等。

（3）家庭血压：家庭血压监测需要选择合适的血压测量仪器，并进行血压测量知识与技能培训

1）使用经过验证的上臂式全自动或半自动电子血压计（ESH、BHS和AAMI）。一般情况下不推荐腕式血压计；不建议使用手指式血压计；因为需要专门训练才能分辨清楚使用汞柱血压计的柯氏音，而且汞是一种对人体有严重危害的重金属，所以不建议使用任何形式的汞柱血压计进行家庭血压监测。

2）家庭血压值一般低于诊室血压值，高血压的诊断标准为≥135/85mmHg，与诊室血压的140/90mmHg相对应。

3）一般情况下建议，每天早晨（晨起1小时内，服药前，早餐前）和晚上入睡前测量血压，每次测2～3遍，取平均值；血压控制平稳者，可每周1天测量血压。对初诊高血压或血压不稳定的高血压患者，建议连续家庭测量7天（至少3天），每早晚各1次，每次测量2～3遍，取后6天血压平均值作为参考。

4）家庭血压适用于：一般高血压患者的血压监测；白大衣高血压识别；难治性高血压的鉴别；评价长时血压变异；辅助降压疗效评价；预测心血管风险及预后等。

5）最好能够详细记录每次测量血压的日期、时间及所有血压读数，而不是只记录平均值。应尽可能向医师提供完整的血压记录。

6）对于精神高度焦虑患者，不建议自测血压。

2. 高血压分类　目前我国采用正常血压（收缩压＜120mmHg和舒张压＜80mmHg）、正常高值[收缩压120～139mmHg和（或）舒张压80～89mmHg]和高血压[收缩压≥140mmHg和（或）舒张压≥90mmHg]进行血压水平分类。以上分类适用于男、女性，18岁以上任何年龄的成人。

将血压水平120～139/80～89mmHg定为正常高值是根据我国流行病学调查研究数据的结果确定。血压水平120～139/80～89mmHg的人群，10年后心血管风险比血压水平110/75mmHg的人群增加1倍以

上；血压 120～129/80～84mmHg 和 130～139/85～89mmHg 的中年人群，10 年后分别有 45% 和 64% 成为高血压患者。

高血压的临床诊断标准是根据流行病学数据来确定的。高血压定义为在未使用降压药物的情况下，非同日 3 次测量血压，收缩压≥140mmHg 和（或）舒张压≥90mmHg。如果患者既往有高血压病史，目前正在使用降压药物，血压虽然低于 140/90mmHg，也诊断为高血压。根据血压升高水平，又进一步将高血压分为 1 级、2 级和 3 级（表 3-5-1）。

表 3-5-1 血压水平分类和定义（《中国高血压防治指南》2018 年修订版）

分类	收缩压（mmHg）	舒张压（mmHg）
正常血压	<120 和	<80
正常高值	120～139 和（或）	80～89
高血压：	≥140 和（或）	≥90

续表

分类	收缩压（mmHg）	舒张压（mmHg）
1 级（轻度）	140～159 和（或）	90～99
2 级（中度）	160～179 和（或）	100～109
3 级（重度）	≥180 和（或）	≥110
单纯收缩期高血压	≥140 和	<90

注：若患者的收缩压与舒张压分属不同级别时，则以较高的级别为准；单纯收缩期高血压也可按照收缩压水平分为 1～3 级

3. 高血压患者按心血管风险分层 高血压及血压水平是影响心血管事件发生和预后的独立危险因素，但是并非唯一决定因素。大部分高血压患者还有血压升高以外的心血管危险因素（表 3-5-2）。高血压患者的诊断和治疗不能只根据血压水平，必须对患者进行心血管风险的评估及危险分层（表 3-5-3）。高血压患者的心血管风险分层，有利于确定启动降压治疗的时机，有利于采用优化的降压治疗方案，有利于确立合适的血压控制目标，有利于实施危险因素的综合管理。

表 3-5-2 影响高血压患者心血管预后的重要因素（《中国高血压防治指南》2018 年修订版）

心血管危险因素	靶器官损害	伴临床疾患
高血压（1～3 级）	左心室肥厚	脑血管病
男性>55 岁；女性>65 岁	心电图：Sokolow-Lyon>38mm 或 Cornell	脑出血，缺血性脑卒中，短暂性脑缺血发作
吸烟	>2440mm·ms；超声心动图 LVMI：男	心脏疾病
糖耐量受损（餐后 2 小时血糖 7.8～	≥125g/m², 女≥120g/m²	心肌梗死病史，心绞痛，冠状动脉血运重建史，
11.0mmol/L）和（或）空腹血糖受损（6.1～	颈动脉超声 IMT≥0.9mm 或动脉粥样斑块	充血性心力衰竭
6.9mmol/L）	颈-股动脉脉搏波速度≥12m/s	肾脏疾病
血脂异常	踝/臂血压指数<0.9	糖尿病肾病，肾功能受损，血肌酐：男性>
TC≥5.7mmol/L（220mg/dl）或 LDL-C	eGFR 降低[eGFR<60ml/（min·1.73m²）]或血清	133μmol/L（1.5mg/dl），女性>124μmol/L
>3.3mmol/L（130mg/dl）或 HDL-C	肌酐轻度升高：男性 115～133μmol/L（1.3～	（1.4mg/dl），蛋白尿（>300mg/24h）
<1.0mmol/L（40mg/dl）	1.5mg/dl），女性 107～124μmol/L（1.2～	外周血管疾病
早发心血管疾病家族史（一级亲属发病年	1.4mg/dl）	视网膜病变
龄<50 岁）	微量白蛋白尿：30～300mg/24h 或白蛋白/肌酐比:	出血或渗出，视乳头水肿
腹型肥胖（腰围：男性≥90cm，女性	≥30mg/g（3.5mg/mmol）	糖尿病
≥85cm）或肥胖（BMI≥28kg/m²）		空腹血糖≥7.0mmol/L（126mg/dl），餐后血糖
血同型半胱氨酸升高（≥10μmol/L）		≥11.1mmol/L（200mg/dl），糖化血红蛋白>
		6.5%

注：TC：总胆固醇；LDL-C：低密度脂蛋白胆固醇；HDL-C：高密度脂蛋白胆固醇；BMI：体质指数；LVMI：左心室质量指数；IMT：颈动脉内中膜厚度；eGFR：估算的肾小球滤过率

表 3-5-3 高血压患者心血管风险水平分层（《中国高血压防治指南》2018 年修订版）

其他危险因素和病史	血压（mmHg）		
	1 级高血压 SBP 140～159 或 DBP 90～99	2 级高血压 SBP 160～179 或 DBP 100～109	3 级高血压 SBP≥180 或 DBP≥110
无	低危	中危	高危
1～2 个其他危险因素	中危	中/高危	很高危
≥3 个其他危险因素，或靶器官损害	高危	高危	很高危
临床并发症或合并糖尿病	很高危	很高危	很高危

注：SBP 指收缩压；DBP 指舒张压

（二）判断高血压的原因，明确有无继发性高血压

（1）全面详细了解患者病史：包括以下内容①家族史：询问患者有无高血压、糖尿病、血脂异常、冠心病、脑卒中或肾脏的家族史；②病程：患高血压的时间，血压最高水平，是否接受过降压治疗及其效果与不良反应；③症状及既往史：目前有无冠心病、心力衰竭、脑血管病、外周血管病、糖尿病、痛风、血脂异常、支气哮喘、睡眠呼吸暂停综合征、性功能异常和肾脏疾病等症状及治疗情况；④有无提示继发性高血压的症状：例如，肾炎史或贫血史，提示肾实质性高血压；有无肌无力、发作性软瘫等低血钾表现，提示原发性醛固酮增多症；有无阵发性头痛、心悸、多汗提示嗜铬细胞瘤；⑤生活方式：膳食脂肪、盐、酒摄入量，吸烟支数，体力活动量及体重变化等情况；⑥药物引起高血压：是否服用使血压升高的药物，例如，口服避孕药、甘珀酸、滴鼻药、可卡因、安非他明、类固醇、非甾体抗炎药、促红细胞生长素、环孢素及中药甘草等；⑦心理社会因素：包括家庭情况、工作环境、文化程度及有无精神创伤史。

（2）体格检查：仔细的体格检查有助于发现继发性高血压线索和靶器官损害情况，体格检查包括：正确测量血压和心率，必要时测定立卧位血压和四肢血压；测量体重指数（BMI）、腰围及臀围；观察有无库欣面容、神经纤维瘤性皮肤斑、甲状腺功能亢进突眼征或下肢水肿；听诊颈动脉、胸主动脉、腹部动脉和股动脉有无杂音；触诊甲状腺；全面的心肺检查；检查腹部有无肾脏增大（多囊肾）或肿块，检查四肢动脉搏动和神经系统体征。

（3）实验室检查

1）基本项目：血生化（钾、空腹血糖、血清总胆固醇、甘油三酯、高密度脂蛋白胆固醇、低密度脂蛋白胆固醇和尿酸、肌酐）；全血细胞计数、血红蛋白和细胞比容；尿液分析（尿蛋白、糖和尿沉渣镜检）；心电图。

2）推荐项目：24 小时动态血压监测、超声心动图、颈动脉超声、餐后血糖（当空腹血糖≥6.1mmol/L 时测定）、24 小时尿白蛋白定量（糖尿病患者必查项目）、尿蛋白定量（用于尿常规检查蛋白阳性者）、眼底检查、胸片、脉搏波传导速度（PWV）及踝臂血压指数（ABI）等。

3）选择项目：对怀疑继发性高血压患者，根据需要可以分别选择以下检查项目：血浆肾素活性、血和尿醛固酮、血和尿皮质醇、血游离甲氧基肾上腺素（MN）及甲氧基去肾上腺素（NMN）、血和尿儿茶酚胺、动脉造影、肾和肾上腺超声、CT 或 MRI、睡眠呼吸监测等。对有合并症的高血压患者，进行相应的脑功能、心功能和肾功能检查。

（4）排除继发性高血压：原发性高血压的鉴别诊断主要与继发性高血压相鉴别。以下几种情况应警惕继发性高血压的可能：①高血压发病年龄小于 30 岁；②重度高血压（高血压 3 级）；③降压效果差，血压不易控制；④血尿、蛋白尿或有肾脏疾病史；⑤夜间睡眠时打鼾并出现呼吸暂停；⑥血压升高伴肢体肌无力或麻痹，常呈周期性发作，或伴自发性低血钾；⑦阵发性高血压，发作时伴头痛、心悸、皮肤苍白及多汗等；⑧下肢血压明显低于上肢，双侧上肢血压相差 20mmHg 以上，股动脉等搏动减弱或不能触及；⑨长期口服避孕药者。

常见的继发性高血压有：

（1）肾实质性高血压：如慢性肾小球肾炎、慢性肾盂肾炎、糖尿病肾病等，可有反复水肿史，明显贫血，蛋白尿和低蛋白血症，病程中出现高血压，至病变终末期肾功能不全尿毒症时血压明显增高。通过详细询问病史，尿常规、尿沉渣计数，多次尿培养及肾盂静脉造影有助于慢性肾盂肾炎诊断；肾穿刺病理检查则对慢性肾小球肾炎有价值；而糖尿病肾病者均有多年糖尿病病史。

（2）阻塞性睡眠呼吸暂停：阻塞性睡眠呼吸暂停患者血浆和尿儿茶酚胺水平明显增高。由于夜间呼吸暂停反复导致缺氧，激活颈动脉体化学感受器，引起夜间突发血管收缩，重整化学感受器反射；白天清醒时虽然血氧正常，但机体误认为仍处于低氧状态，可持续产生反射性交感激活状态和高血压。多通道呼吸记录仪可以记录呼吸暂停和低通气。

（3）肾动脉狭窄：可表现为单侧或双侧狭窄。青少年患者病因多为先天性狭窄，年龄大于 50 岁多为动脉粥样硬化所致。本症血压增高明显，进展迅速，呈恶性高血压表现，药物难以控制或无效。体检可在上腹部及肋脊角闻及血管杂音，放射性核素肾图、多普勒超声有助诊断；磁共振血管成像术特异性达 90% 以上，肾动脉造影可明确诊断。

（4）嗜铬细胞瘤：位于肾上腺髓质、交感神经节和体内其他部位的嗜铬细胞瘤组织，间歇或持续分泌大量肾上腺素、去甲肾上腺素和多巴胺，导致阵发性或持续性血压增高。发作时除血压骤然升高外，伴有心动过速、头痛、恶心、出汗、面色苍白等。血和尿中儿茶酚胺及其代谢产物 3-甲基-4 羟基苦杏仁酸（VMA）测定明显增高，提示嗜铬细胞瘤。超声、放射性核素，CT 或磁共振可显示肿瘤部位，作出定位诊断。

（5）原发性醛固酮增多症：因为肾上腺皮质增生或肿瘤导致醛固酮分泌过多所致。其临床特征表现为长期高血压伴低血钾。部分患者血钾正常而忽略了对该病的诊断。典型者有烦渴、多尿、肌无力、周期性瘫痪及抽搐和手足麻痹等症状，多因电解质代谢紊乱所致，患者血压轻中度升高。实验室检查低血钾、高血钠、代谢性碱中毒、血和尿醛固酮增高、血浆肾素活性降低，超声、放射性核素、CT 可作定位诊断。

（6）库欣综合征：主要由肾上腺皮质增生或肿瘤分泌过量的糖皮质激素所致。高血压为常见临床表现，同时有向心性肥胖，满月脸，水牛背、皮肤紫纹、痤疮，毛发增多和血糖增高等表现。24小时尿中 17-羟和 17-酮类固醇增多，地塞米松抑制试验和肾上腺皮质激素兴奋试验阳性具有诊断价值。颅内蝶鞍 MRI 检查，肾上腺 CT 有助于病变部位的确定。

（7）主动脉缩窄：多数为先天性血管畸形，少数为多发性大动脉炎所引起。以上肢血压增高，下肢血压正常或降低为特征，显示上肢血压高于下肢的反常现象。在肩胛间区、胸骨旁、腋部有侧支循环的搏动和杂音，或腹部亦可听到血管杂音，CT 和磁共振血管成像术有助于诊断。主动脉造影可明确诊断。

（三）寻找靶器官损害及相关临床情况

根据表 3-5-2 中心血管危险因素、靶器官损害、伴临床疾患三方面，将高血压患者进行心血管风险的评估及危险分层（见表 3-5-3）。

> **案例 3-5-1 分析**
>
> 在实验室检查中，老陈发现有微量白蛋白尿150mg/24h，空腹血糖 8.0mmol/L，2 小时葡萄糖负荷 13mmol/L，TC 5.1mmol/L，LDL-C 3.2mmol/L。老陈有白蛋白尿的肾脏靶器官损害和糖尿病的临床疾患，因此老陈在高血压心血管风险评估中处于很高危。
>
> 小陈有高血压 1 级、吸烟这两个心血管危险因素，其余检查尚正常。因此小陈在高血压心血管风险评估中处于中危。
>
> 老陈父子俩其余检查未见明显异常，没有继发性高血压的相应证据，两人皆诊断为原发性高血压。

【高血压的治疗】

> **案例 3-5-1（续）**
>
> 医师建议小陈进行限盐、戒烟、运动等健康生活方式的改变，并在 1 个月内随访血压变化；医师

同样建议老陈进行健康生活方式的改变，并同时为老陈处方了贝那普利 10mg，每日 1 次和氨氯地平5mg，每日 1 次口服。

小陈对健康生活方式能否降压持怀疑态度。

老陈不理解为什么医师起始就处方两种不同的降压药物。

问题：

1. 老陈父子俩同为高血压，他们的降压目标有区别吗？

2. 老陈父子俩开始药物治疗的时机有区别吗？

3. 高血压非药物治疗有多大效果？

4. 为什么医师给老陈两种不同的降压药物联用？

【高血压治疗的目标】

大规模的临床降压试验结果显示，降低高血压患者血压水平，并在数年内维持于正常范围，可以显著减少靶器官的损害和心脑血管事件（脑卒中减少30%～40%，心肌梗死减少 20%～25%，心力衰竭减少＞50%），充分显示了降压治疗的重要性。治疗高血压的基本目标是最大程度地降低心脑血管并发症的发生和死亡的总体危险。

目标血压：一般高血压患者血压降至140/90mmHg 以下；老年（≥65 岁）高血压患者的血压降至 150/90mmHg 以下，如能耐受可进一步降低。伴有肾脏疾病、糖尿病或病情稳定的冠心病或脑血管病的高血压患者治疗更宜个体化，一般可以尝试将血压降至 130/80mmHg 以下。伴有严重肾脏疾病或糖尿病，处于急性期的冠心病或脑血管病患者，应按照相关指南进行血压管理。舒张压一般不宜低于 60～70mmHg，如舒张压降低幅度过大，会影响冠脉血流灌注，可出现心肌缺血相关症状。

【高血压药物治疗的时机】

高血压诊断后，均立即采取治疗性生活方式干预，中国高血压防治指南 2018 年修订版建议启动药物治疗的时机如图 3-5-9 所示。高危及很高危患者应立即启动降压药物治疗；中危、低危患者可分别随访1 个月、3 个月，多次测量血压仍≥140mmHg 和（或）≥90mmHg，考虑启动降压药物治疗。

【高血压的非药物治疗】

高血压确诊后，所有患者均应长期坚持非药物治疗（生活方式干预），大多数患者需要长期坚持降压药物治疗。前者是高血压治疗的基石，后者是血压达标的关键，两者相辅相成，缺一不可。非药物治疗的目标及具体措施，见表 3-5-4。

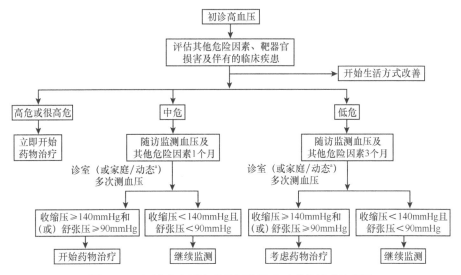

图 3-5-9 初诊高血压患者的评估及启动药物治疗流程图

注：a 动态血压的诊断标准为 24 小时平均值收缩压＞130mmHg 或舒张压＞80mmHg，或家庭自测血压平均值收缩压＞135mmHg 或舒张压＞85mmHg

表 3-5-4 非药物治疗目标及措施

内容	目标	措施
减少食盐摄入	每人每日食盐量逐步降至 6g	日常生活中食盐主要来源为烹饪用盐以及腌制、卤制、泡制的食品，应尽量减少食用上述高盐食品
		建议在烹调时尽可能用量具称量加用的食盐量，如特制的盐勺；如普通啤酒瓶盖去掉胶皮垫后水平装满可盛 6g 食盐
		用替代产品，如代用盐、食醋等
		宣传高盐饮食的危害，高盐饮食者易患高血压
合理饮食	减少膳食脂肪，营养均衡，控制总热量	总脂肪占总热量的比率＜30%，饱和脂肪＜10%，每日食油＜25g；瘦肉类每日 50～100g；奶类每日 250g
		蛋类每周 3～4 个，鱼类每周 3 次左右，少吃糖类和甜食
		新鲜蔬菜每日 400～500g，水果 100g
		适当增加纤维素摄入
规律运动	强度：中等	运动的形式可以根据自己的爱好灵活选择
	频次：每周 5～7 次；持续时间：每次持续 30min 左右，或累计 30min	步行、快走、慢跑、游泳、气功、太极拳等项目均可
		运动的强度可通过心率来反映，运动时上限心率＝170–年龄
		对象为没有严重心血管病的患者
		应注意量力而行，循序渐进
		一次运动时间不足 30min，可以累计
控制体重	BMI＜24 kg/m²	减少油脂性食物摄入
	腰围：男性＜90cm；女性＜85cm	减少总热量摄入
		增加新鲜蔬菜和水果的摄入
		增加足够的活动量，至少保证每天摄入能量与消耗能量的平衡
		肥胖者若非药物治疗效果不理想，可考虑辅助用减肥药物
		宣传肥胖的危害，肥胖者易患高血压和糖尿病
戒烟	坚决放弃吸烟，提倡科学戒烟，避免被动吸烟	宣传吸烟的危害，吸烟有害健康，让患者产生戒烟愿望
		采取突然戒烟法，一次性完全戒烟；对烟瘾大者逐步减少吸烟量
		戒断症状明显的可用尼古丁贴片或安非他酮
		避免吸二手烟
		告诫患者克服依赖吸烟的心理，及惧怕戒烟不被理解的心理
		家人及周围同事应给予理解、关心和支持
		采用放松、运动锻炼等方法改变生活方式，辅助防止复吸

续表

内容	目标	措施
限制饮酒	不饮酒；如饮酒，则少量：白酒＜50ml/d（50g/d）、葡萄酒＜100ml/d（100g/d）、啤酒＜250ml/d（250g/d）	宣传过量饮酒的危害；过量饮酒易患高血压 不提倡高血压患者饮酒，鼓励限酒或戒酒 酗酒者逐渐减量；酒瘾严重者，可借助药物戒酒 家庭成员应帮助患者解除心理症结，使之感受到家庭的温暖 成立各种戒酒协会，进行自我教育及互相约束
心理平衡	减轻精神压力，保持平衡心理	保持乐观性格、减轻心理负担、纠正不良情绪、缓解心理压力、进行心理咨询、音乐疗法及自律训练或气功等

【高血压的药物治疗】

（一）高血压药物治疗原则

（1）小剂量开始：采用较小的有效剂量以获得疗效而使不良反应最小，逐渐增加剂量或联合用药。对 2 级以上的高血压患者，起始可以用常规剂量；

（2）尽量用长效药：为了有效地防止靶器官损害，要求每天 24 小时血压稳定于目标范围内，积极推荐使用 1 天给药 1 次而药效能持续 24 小时的长效药物。若使用中效或短效药，每天须用药 2～3 次；

（3）联合用药：为使降压效果增大而不增加不良反应，可以采用 2 种或多种不同作用机制的降压药联合治疗。实际治疗过程中 2 级以上高血压或高危患者要达到目标血压，常需要降压药联合治疗；

（4）个体化治疗：根据患者的具体情况选用更适合该患者的降压药。

（二）为什么 2 级以上的高血压患者起始可采用两种或多种不同作用机制的降压药联合

钙通道阻滞剂（CCB）、血管紧张素转换酶抑制剂（ACEI）、血管紧张素 Ⅱ 受体阻滞剂（ARB）、噻嗪类利尿药、β 受体阻滞剂这五类降压药物，无论应用标准剂量，或半量标准剂量及双倍标准剂量，降压幅度大致相当。如果降压药物剂量加倍，血压的下降幅度增加有限。2015 年我国台湾地区高血压防治指南基于该荟萃分析的数据，提出降压治疗的"10 原则"与"5 原则"：基线收缩压为 154mmHg 左右时，5 大类主流降压药的降压幅度大致相当，单药标准剂量降收缩压在 10mmHg 左右，降舒张压在 5mmHg 左右。单药双倍标准剂量额外增加的血压降幅有限，收缩压仅再额外降低 2mmHg，舒张压仅再额外降低 1mmHg。因此 2 级以上的高血压患者起始可采用两种或多种不同作用机制的降压药联合，治疗效果最大化（图 3-5-10）。

> **教学小贴士：**
> "10 原则"和"5 原则"仅适用于在 2 级高血压的患者。如果是 3 级以上的高血压，单药标准剂量降收缩压远超过 10mmHg；而在 1 级高血压患者中，单药标准剂量降收缩压低于 10mmHg。

（三）常用降压药物的种类

当前常用于降压的药物主要有以下 5 类：CCB、ACEI、ARB、噻嗪类利尿药、β 受体阻滞剂。这 5 类降压药及固定低剂量复方制剂均可作为高血压初始或维持治疗的选择药物。如有必要，还可以选择 α 受体阻滞剂和其他降压药（表 3-5-5）。

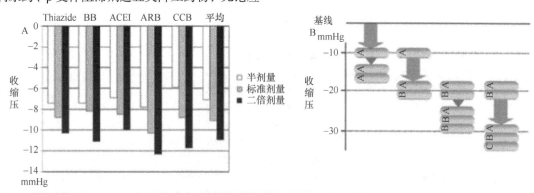

注：A：基线收缩压为154mmHg时，比较5类降压药物增加剂量的降压效果，通常标准剂量降低收缩压10mmHg（"10原则"），加倍剂量收缩压仅再降低2mmHg；B：不同种类降压药物联合应用降低收缩压较单药加倍剂量更有效，2种药物联合降低收缩压20mmHg，如要收缩压降低30mmHg，需要联合3种不同机制的降压药物；Thiazide：噻嗪类利尿药；BB：β受体阻滞剂；ACEI：血管紧张素转换酶抑制剂；ARB：血管紧张素Ⅱ受体阻滞剂；CCB：钙离子通道阻滞剂

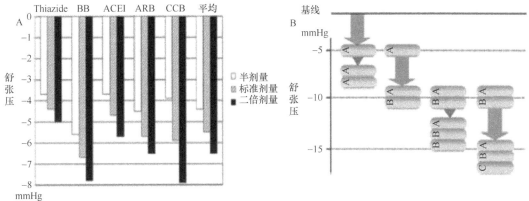

注：A：基线舒张压为97mmHg时，比较5类降压药物增加剂量的降压效果，通常标准剂量降低舒张压5mmHg（"5原则"），加倍剂量舒张压仅再降低1mmHg；B：不同种类降压药物联合应用降低舒张压较单药加倍剂量更有效，标准剂量2种药物联合降低舒张压10mmHg，如要舒张压降低15mmHg，需要联合3种不同机制的降压药物；Thiazide：噻嗪类利尿剂；BB：β受体阻滞剂；ACEI：血管紧张素转换酶抑制剂；ARB：血管紧张素Ⅱ受体阻滞剂；CCB：钙离子通道阻滞剂

图 3-5-10　降压治疗的"10原则"与"5原则"

表 3-5-5　我国常用口服降压药物表

分类	名称	每日参考剂量范围(mg/d)	分服次数	主要不良反应
钙离子通道阻滞剂（CCB）				
二氢吡啶	尼群地平	10~40	2 次/d	水肿、头痛、潮红
	非洛地平缓释片	2.5~10.0	1 次/d	
	硝苯地平	20~60	2~3 次/d	
	硝苯地平控释片	30~60	1 次/d	
	硝苯地平缓释片（Ⅲ）	30~60	1 次/d	
	硝苯地平缓释片（Ⅰ、Ⅱ）	10~40	2 次/d	
	拉西地平	4~8	1 次/d	
	氨氯地平	2.5~10.0	1 次/d	
	左旋氨氯地平	2.5~5.0	1 次/d	
非二氢吡啶	地尔硫草	90~360	1~2 次/d	抑制心脏传导及心功能
	维拉帕米	80~240	2~3 次/d	
血管紧张素转换酶抑制剂（ACEI）	卡托普利	25~150	2~3 次/d	血钾高、血管神经性水肿
	依那普利	5~40	1~2 次/d	
	贝那普利	5~80	1~2 次/d	
	雷米普利	1.25~10.00	1 次/d	
	培哚普利	4~8	1 次/d	
	福辛普利	10~40	1 次/d	
	赖诺普利	5~40	1 次/d	
血管紧张素Ⅱ受体阻滞剂（ARB）	氯沙坦	25~100	1 次/d	血钾高、血管神经性水肿
	缬沙坦	80~160	1 次/d	
	替米沙坦	20~80	1 次/d	
	厄贝沙坦	150~300	1 次/d	
	坎地沙坦	8~32	1 次/d	
利尿剂				
噻嗪类	氢氯噻嗪	6.25~25.00	1 次/d	低血钾、尿酸升高
	吲哒帕胺	1.25~2.50	1 次/d	低血钾
袢利尿剂	呋塞米	20~80	1~2 次/d	低血钾
保钾利尿剂	氨苯蝶啶	50~100	1~2 次/d	高血钾
	盐酸阿米洛利	5~10	1~2 次/d	高血钾
醛固酮拮抗剂	螺内酯	20~40	1~2 次/d	高血钾、男性乳房发育
β 受体阻滞剂	阿替洛尔	12.5~50.0	1~2 次/d	支气管痉挛、心功能抑制
	美托洛尔	25~100	1~2 次/d	
	比索洛尔	2.5~10.0	1 次/d	
	倍他洛尔	5~20	2 次/d	
	普萘洛尔	30~90	2 次/d	

续表

分类	名称	每日参考剂量范围(mg/d)	分服次数	主要不良反应
α₁ 受体阻滞剂	哌唑嗪	2~20	2~3 次/d	体位性低血压
	多沙唑嗪	2~4	1~2 次/d	
	特拉唑嗪	1~20	1~2 次/d	
β 受体+α₁ 受体阻滞剂	卡维地洛	12.5~50.0	2 次/d	支气管痉挛
	拉贝洛尔	200~400	2 次/d	支气管痉挛、体位性低血压
中枢 α₂ 受体激动剂	可乐定	0.1~0.8	2 次/d	口干、嗜睡、水钠潴留
	可乐定贴剂	0.25	1 次/周	口干、皮肤过敏
血管扩张剂	肼屈嗪	25~100	2 次/d	狼疮综合征

注：药物使用说明，如卡托普利每日 25~100mg，分 2~3 次口服；而不是每次 25~100mg，每日口服 2~3 次。

各类降压药物临床作用特点：

（1）CCB：二氢吡啶类 CCB 无绝对禁忌证，降压作用强，对糖脂代谢无不良影响。适用于大多数类型的高血压，尤其对老年高血压、单纯收缩期高血压、稳定性心绞痛、冠状动脉或颈动脉粥样硬化、周围血管病患者适用。可单药或与其他 4 类药联合应用。对伴有心力衰竭或心动过速者应慎用二氢吡啶类 CCB，少数患者可有头痛、踝部水肿、牙龈增生等不良反应。

（2）ACEI：降压作用明确，保护靶器官证据较多，对糖脂代谢无不良影响；适用于 1~2 级高血压，尤其对高血压合并慢性心力衰竭、心肌梗死后、心功能不全、心房颤动、糖尿病肾病、非糖尿病肾病、代谢综合征、蛋白尿/微量白蛋白尿患者有益。可与小剂量噻嗪类利尿剂或二氢吡啶类 CCB 合用。对双侧肾动脉狭窄、妊娠、高血钾者禁用；注意咳嗽等不良反应，偶见血管神经性水肿等不良反应。

（3）ARB：降压作用明确，保护靶器官作用确切，对糖脂代谢无不良影响；适用于 1~2 级高血压，尤其对高血压合并左心室肥厚、心力衰竭、心房颤动、糖尿病肾病、代谢综合征、微量白蛋白尿、蛋白尿患者有益，也适用于 ACEI 引起的咳嗽而不能耐受者。可与小剂量噻嗪类利尿剂或二氢吡啶类 CCB 合用。对双侧肾动脉狭窄、妊娠、高血钾者禁用；偶见血管神经性水肿等不良反应。

（4）噻嗪类利尿剂：降压作用明确，小剂量噻嗪类利尿剂适用于 1~2 级高血压或脑卒中二级预防，也是难治性高血压的基础药物之一。利尿剂对老年高血压、心力衰竭患者尤其有益。可与 ACEI 或 ARB、CCB 合用。小剂量噻嗪类利尿剂基本不影响糖脂代谢。大剂量利尿剂对血钾、尿酸及糖代谢可能有一定影响，要注意定期检查血钾、血糖及尿酸。痛风为禁忌证。

（5）β 受体阻滞剂：降压作用明确，小剂量适用于高血压伴心肌梗死后、冠心病心绞痛、快速性心律失常、慢性心力衰竭或心率偏快（心率 80 次/分及以上）的 1~2 级高血压。对心血管高危患者的猝死有预防作用。β 受体阻滞剂可与二氢吡啶类 CCB 合用。对哮喘及 II~III 度房室传导阻滞患者禁用；慎用于慢性阻塞性肺气肿、糖耐量异常者或运动员。大剂量长期使用要注意对糖脂代谢的影响，高选择性 β 受体阻滞剂对糖脂代谢影响不大。注意支气管痉挛、心动过缓等不良反应；不要突然停药，以免发生撤药综合征。

尽管五大类降压药物均可作为抗高血压的初始和维持用药，但不能简单地理解为可以不加选择地随意使用药物，或五大类药物作为首选药物的机会均等。相反，应根据患者的危险因素、亚临床靶器官损害及合并临床疾病情况，合理使用药物，优先选择某类降压药物。有时又将这些临床情况称为强适应证（表 3-5-6）。

表 3-5-6 常用降压药种类的临床选择

分类	适应证	禁忌证	
		绝对	相对
钙离子通道阻滞剂			
二氢吡啶类	老年高血压	无	快速型心律失常
	周围血管病		充血性心力衰竭
	单纯收缩期高血压		
	稳定性心绞痛		
	颈动脉粥样硬化		
	冠状动脉粥样硬化		
非二氢吡啶类	心绞痛	II~III 度房室传导阻滞	
	颈动脉粥样硬化	充血性心力衰竭	
	室上性心动过速		

分类	适应证	禁忌证	
		绝对	相对
血管紧张素转换酶抑制剂（ACEI）	充血性心力衰竭 心肌梗死后 左室肥厚 左室功能不全 心房颤动预防 颈动脉粥样硬化 非糖尿病肾病 糖尿病肾病 蛋白尿/微量白蛋白尿 代谢综合征	妊娠 高血钾 双侧肾动脉狭窄	可能怀孕的妇女
血管紧张素Ⅱ受体阻滞剂（ARB）	糖尿病肾病 蛋白尿/微量白蛋白尿 冠心病 心力衰竭 左室肥厚 心房颤动预防 ACEI引起咳嗽 代谢综合征	妊娠 高血钾 双侧肾动脉狭窄	可能怀孕的妇女
利尿剂			
噻嗪类	充血性心力衰竭 老年高血压 高龄老年高血压 单纯收缩期高血压	痛风	妊娠
袢利尿剂	肾功能不全 充血性心力衰竭	肾功能衰竭 高血钾	
抗醛固酮药	充血性心力衰竭 心肌梗死后		
β受体阻滞剂	心绞痛 心肌梗死后 快速心律失常 慢性心力衰竭	Ⅱ～Ⅲ度房室传导阻滞 哮喘	慢性阻塞性肺病 周围血管病 糖耐量低减 运动员

（四）降压药物的联合应用

临床实践已证明联合应用降压药是合理而有效的治疗措施，采用不同作用机制的药物联合使用，可从不同途径阻断血压升高，使降压效应协同增强，而单药剂量减小，不良反应减少或抵消，提高患者的耐受性和依从性。

优先推荐以下6种组合方案：①二氢吡啶CCB和ACEI；②二氢吡啶CCB和ARB；③ACEI和小剂量噻嗪类利尿剂；④ARB和小剂量噻嗪类利尿剂；⑤二氢吡啶CCB和小剂量噻嗪类利尿剂；⑥二氢吡啶CCB和小剂量β受体阻滞剂；必要时也可用其他组合，包括α受体阻滞剂、中枢作用药（如α_2受体激动剂：可乐定）、血管扩张剂组合。降压药组合是不同种类药物的组合，避免同种类降压药的组合。

推荐3种降压药的联合方案：二氢吡啶CCB和ACEI或ARB和小剂量噻嗪类利尿剂。一般不主张ACEI与ARB联合使用治疗普通高血压。

我国传统的固定配比复方制剂：①复方利血平（复方降压片）；②复方利血平氨苯蝶啶片（降压0号）；③珍菊降压片等，以20世纪50年代前常用的利血平、盐酸双屈嗪或可乐定为主要成分。此类复方制剂组成成分的合理性有争议，缺乏足够的心脑血管事件的保护证据，但因为价格低廉，在基层或经济不发达地区仍在广泛使用。

联合治疗药物选择流程：大多数高血压患者需要2种或2种以上降压药联合治疗血压才能达标。根据患者血压水平和危险程度，中国高血压防治指南2018年修订版中提出初始治疗用小剂量单药或小剂量两种药联合治疗的方案。建议血压水平<160/100mmHg，或低危、部分中危患者初始用小剂量单药治疗；对血压水平≥160/100mmHg，或血压水平高于目标血压20/10mmHg的高危患者初始用小剂量两种药联合治疗。治疗中血压未达标的，可增加原用药的剂量或加用小剂量其他种类降压药。对部分轻中度高血压患者，视病情初始可用固定低剂量复方制剂。高血压初始小剂量单药或小剂量两种药联合治疗选择流程见图3-5-11。

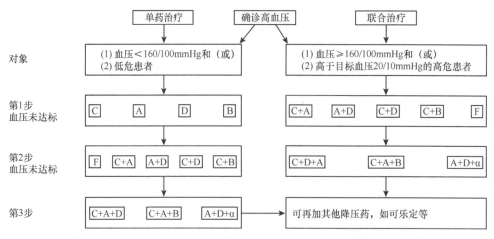

图 3-5-11　高血压初始小剂量单药或小剂量 2 种药联合治疗选用流程

注：A：血管紧张素转换酶抑制剂（ACEI）或血管紧张素 Ⅱ 受体阻滞剂（ARB）；B：小剂量 β 受体阻滞剂；C：钙拮抗剂（二氢吡啶类）；D：小剂量噻嗪类利尿剂；α：α 受体阻滞剂；F：固定低剂量复方制剂。第 1 步药物治疗后血压未达标者，可在原药基础上加量或另加一种降压药，如血压达标，则维持用药；第 2 步也是如此

案例 3-5-1 分析：

小陈为 1 级舒张期高血压，危险分层为中危，可以先通过改善生活方式，监测血压 1 个月来判断血压是否有下降。舒张压＜90mmHg 可算降压达标。如果通过健康生活方式的改善，将血压恢复至正常水平（＜120/80mmHg）则更好。

老陈年龄＞65 岁，目标血压可先降至150/90 mmHg以下，如能耐受可进一步降低。但应注意舒张压不宜低于 60～70mmHg。

老陈是 2 级高血压，危险分层为很高危，可以考虑起始小剂量两种不同作用机制的降压药物联合。糖尿病、蛋白尿是 ACEI 的强适应证；而老年单纯收缩期高血压是二氢吡啶 CCB 的适应证。ACEI 与二氢吡啶 CCB 是推荐的组合方案，相互协同。

案例 3-5-1（续）：

老陈从小区退休人群中听说了高血压的害处，开始着急起来。他想要快速降压，在原有降压药的基础上，自作主张增加氢氯噻嗪 25mg，每日 1 次，口服。正式降压治疗不到 1 周，老陈就感到头晕、乏力，去社区医院测量血压 142/66mmHg。

问题：

1. 老陈为什么会头晕乏力？

2. 为什么老年高血压患者要平稳降压？

3. 老年高血压患者的血压在多久时间内降到目标值为宜？

【为什么老年高血压患者要平稳降压】

正常血压者平均动脉压在 60～120mmHg 范围内，通过自动调节可维持稳定脑血流灌注，而高血压者则需 110～180mmHg 才能维持。图 3-5-12 中曲线右移可保护高血压患者因脑血流急剧增加所致的脑水肿。同样曲线左移当血压低于正常水平时也会使高血压者发生脑缺血。高血压患者维持稳定脑血流自动调节的平均血压底限约为 110mmHg（图 3-5-12）。逐步递进的抗高血压治疗可避免血压过快下降的相关症状。当治疗持续一段时间后，脑血流自动调剂的曲线向正常方向移动，从而使患者能耐受进一步的血压下降，而不出现不良反应。

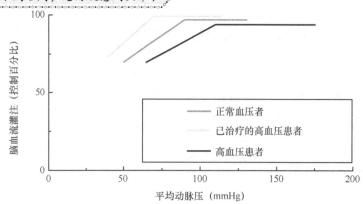

图 3-5-12　正常血压者、高血压患者及有效治疗的高血压患者平均脑血流自动调节曲线

【老年高血压患者的血压在多久时间内降到目标值为宜】

降压药物一般在 1～2 周达到最大效应的 50%～80%，若治疗 4 周后血压仍未达标，建议调整治疗。《中国高血压防治指南》（2018 年修订版）建议：根据病情在数周至数月内（而非数天）将患者血压逐渐降至目标水平。年轻、病程较短的高血压患者，降压速度可快一点；但老年人、病程较长或已有靶器官损害或并发症的患者，降压速度则应慢一点。在 1～3 个月内血压达到靶目标为宜。

【特殊人群高血压处理】

（一）老年人

65 岁以上的老年人应用降压药物时，务必从小剂量开始，根据耐受性逐步降压，应测量用药前后坐立位血压；尤其对体质较弱者更应谨慎。注意原有的及药物治疗后出现的体位性低血压。老年人有较多危险因素、靶器官损害，合并心血管病、糖尿病等情况也较多，常需多药合用。各年龄段高血压患者应用利尿剂、CCB、ACEI 或 ARB 等抗高血压药物治疗均有益。

80 岁以上的一般体质尚好的高龄高血压患者进行适度降压治疗也有好处，收缩压≥160 mmHg 者，可用小剂量的利尿剂或 CCB，必要时加小剂量 ACEI，目标收缩压＜150mmHg，降压达标时间适当延长。部分舒张压低的老年收缩期高血压患者的降压治疗有一定难度。当舒张压＜60mmHg，若收缩压＜150mmHg 则继续观察，若收缩压≥150mmHg 则谨慎用小剂量利尿剂、ACEI、CCB，舒张压低于 60mmHg 时应引起临床的密切关注。

（二）冠心病

首选 β 受体阻滞剂或长效 CCB 及长效 ACEI；改善冠心病患者心绞痛症状时选用长效 CCB；急性冠脉综合征患者选用 β 受体阻滞剂或 ACEI；心肌梗死患者用 ACEI、β 受体阻滞剂和醛固酮拮抗剂以防治心室重构。

（三）高血压合并心力衰竭

症状轻者用 ACEI 和 β 受体阻滞剂；症状重的可将 ACEI 或 ARB、β 受体阻滞剂、醛固酮拮抗剂，或与祥利尿剂合用。β 受体阻滞剂从小剂量开始，逐渐缓慢加至目标量。

（四）高血压合并糖尿病

肾功能允许（血肌酐＜265μmol/L）时，首选 ACEI 或 ARB。血压高于目标值 20/10 mmHg 可以开始联合用药，需以 ACEI 或 ARB 为基础，加用 CCB 或小剂量噻嗪类利尿剂或小剂量 β 受体阻滞剂。有糖尿病肾病需按慢性肾脏疾病的要求管理血压。

糖化血红蛋白＜7%、年龄较大、病史较长、已经发生严重大血管并发症、有严重低血糖事件史及独居者宜采取较为宽松的降糖目标值。

（五）高血压合并慢性肾脏疾病

首选 ACEI 或 ARB，有利于防止肾脏病进展；常需联合 CCB、利尿剂以及 β 受体阻滞剂。若血肌酐＞132μmol/L 须选择祥利尿剂。

用 ACEI/ARB 后血肌酐较基础升高＜30%，可谨慎使用或减量；如升高＞30%，应考虑停药。血压不达标者应积极联合长效 CCB、利尿剂；若血肌酐＞132.6μmol/L（1.5mg/dl）须选择祥利尿剂。若肾功能显著受损[如血肌酐水平＞265.2μmol/L（3mg/dl）]，此时应首选二氢吡啶类 CCB。因可增加高钾血症、肾功能恶化的风险，避免 ACEI 与 ARB 的联合。

（六）脑血管病后

急性脑卒中降压治疗有争议。如血压≥220/120mmHg 的，可考虑适度降压治疗，但应缓慢降压和密切观察患者反应。有短暂性脑缺血发作或脑卒中史（非急性期）者，进行适度的降压治疗均能减少卒中的再发。噻嗪类利尿剂、ACEI 与利尿剂合用、CCB 及 ARB 等有利于减少脑卒中再发事件。降压后头晕加重者，应注意有无颈动脉狭窄问题。如双侧颈动脉严重狭窄，则谨慎或缓慢降压。

（七）高血压急症

原发性和继发性高血压在疾病发展过程中，在某些诱因作用下，血压急剧升高，病情急剧恶化，称为高血压急症。收缩压＞220mmHg 和（或）舒张压＞130mmHg，无论有无临床症状都应视为高血压急症。常见高血压急症包括以下情况：高血压伴有急性脑卒中、高血压脑病、急性心肌梗死、急性左心室衰竭伴肺水肿、不稳定性心绞痛、主动脉夹层动脉瘤等。

高血压急症的处理原则：对于急性脑卒中，应慎重降压，注意降压的速度和幅度；对于急性心肌梗死、急性左心室衰竭伴肺水肿、不稳定性心绞痛、主动脉夹层动脉瘤等，应立即降压至安全范围。视病情考虑口服短效降压药，如卡托普利、拉贝洛尔、乌拉地尔，可乐定、硝苯地平等。在密切监测血压的情况下，有条件的可缓慢静脉滴注硝普钠、硝酸甘油、艾司洛尔；或静脉注射尼卡地平、乌拉地尔，应注意降压的速度和程度。一般情况下，初始阶段（数分钟到 1 小时内）血压控制的目标为平均动脉压的降低幅度不超过治疗前水平的 25%。在随后的 2～6 小时内将血压降至较安全水平，一般为 160/100mmHg 左右，如果可耐受这样的血压水平，临床情况稳定，在以后 24～48 小时逐步降低血压达到正常水平。降压时需充分考虑到患者的年龄、病程、血压升高的程度、靶器官损害和合并的临床状况。最初可使血压在原血压水平的基础上下降 20%～25%或降至 160/100mmHg。若为主动脉夹层动脉瘤，在患者可以耐受的情况下，降压的目标应该低至收缩压 100～110mmHg。不推荐短效二氢吡啶类 CCB 用于急性冠状动脉综合征或心力衰竭。特殊人群高血压急症的血压控制详见相关章节。

案例 3-5-1　处方及医师指导

1. 指导老陈父子俩进行生活方式的改善，减轻体重，增加体力活动，如每日坚持有氧运动半小时（步行、慢跑），使 BMI 下降至正常范围；减少钠盐摄入，建议每日食盐摄入量不超过 6g，多食富含钾和钙的饮食，减少脂肪摄入；戒烟限酒。

2. 小陈为舒张期高血压，危险分层为中危，可以先通过改善生活方式，监测血压 1 个月以判断血压是否有下降。舒张压<90mmHg 可认为降压达标。如果通过健康生活方式的改善，将血压恢复至正常水平（<120/80mmHg）则更好。

3. 老陈年龄>65 岁，目标血压可先降至 150/90mmHg 以下，如能耐受可进一步降低。但应注意舒张压不宜低于 60～70mmHg。老陈是 2 级高血压（很高危组），可以考虑小剂量两种不同作用机制的降压药物联合。糖尿病、蛋白尿是 ACEI 的强适应证；而老年单纯收缩期高血压是二氢吡啶 CCB 的适应证。ACEI 与二氢吡啶 CCB 是推荐的组合方案，相互协同。

4. 教会老陈父子俩家庭自测血压的方法及注意事项，帮助他们更好地评估降压的效果及观察血压的长期变异。

5. 告诫老陈，老年人降压要慢一点，1～3 个月达到血压靶目标即可。如果是年老体弱的患者，一般情况差，降压可以再慢点。

6. 治疗过程中，及时与患者沟通交流，了解药物的不良反应及血压波动情况，适时调整药物剂量和种类，提高患者依从性，达到长期、平稳、有效地控制血压。

（何　奔　沈　珑）

第六章　心　肌　疾　病

心肌疾病（cardiomyopathy）是指以心肌病变为主要表现的疾病，本病可分为两大类：一类为病因不明的心肌病（原发性）；另一类为病因明确或与全身疾病有关的心肌病（特异性）。

第一节　心肌病（原发性）

1995年WHO/ISF工作组将原发性心肌病（idiopathic cardiomyopathy）分为五型：①扩张型心肌病（DCM）；②肥厚型心肌病（HCM）；③限制型心肌病（RCM）；④致心律失常型右心室心肌病；⑤不定型心肌病。在我国以扩张型心肌病最多见，肥厚型次之，限制型及致心律失常型右心室心肌病少见。

此后，美国及欧洲心脏病协会多次更新心肌病的分类，2013年以表型-基因型为基础的心肌病命名被世界心脏组织提出，简称为MOGE（S）。将心肌病诊断分为5部分：M：形态功能学诊断（如扩张型心肌病）；O：器官累及诊断（如心、肾累及）；G：基因及家族遗传诊断（如常染色体遗传）；E：病因学诊断（特定的基因突变）；S：其他的功能状态（如纽约心功能分级）。

一、扩张型心肌病

案例 3-6-1

患者，男，43岁。因腹胀胸闷、活动后气促1个月，加重1周入院。

患者1个月前因牙周炎输液后出现腹胀、胸闷，伴活动后气促、少量干咳，胃纳差，排便次数多，不伴胸痛、背痛、恶心、呕吐、黑矇等不适。近1周腹胀、胸闷症状逐渐加剧，平卧2~3小时后常会憋醒，且于3天前出现双下肢水肿，于我院就诊。患者既往10年偶尔血压偏高，未服用降压药物，血压在130~145/70~90mmHg。否认糖尿病病史、胸痛病史及慢性支气管炎病史。

体格检查：T 37℃，P 100次/分，R 20次/分，BP 135/85mmHg。呼吸稍促，颈静脉充盈，双肺可及细湿啰音，心界向两侧扩大，以左侧明显，HR 100次/分，心尖部可听到第三心音奔马律及2/6级收缩期吹风样杂音，肝脏触诊于右锁骨中线肋缘下3.0cm，前正中线剑突下4.0cm，双下肢中度水肿。

辅助检查：cTnI 0.05ng/ml，ALT 110U/L，AST 72U/。心电图：窦性心动过速，T波低平（I、aVL、V_5、V_6<1/10R）。腹部超声：腹腔积液。胸片提示

心影增大，两下肺渗出，双侧胸腔积液。心脏彩超：左心增大，左心室壁收缩活动普遍减弱，LVEF 23.5%，左心室限制性充盈。重度二尖瓣反流。轻度三尖瓣反流。肺动脉压轻度增高。左心室造影和冠脉造影：左心室增大，收缩弥漫性减退，冠状动脉无明显狭窄。

问题：

1. 本病有哪些主要临床特点？
2. 该患者应考虑什么疾病？有哪些依据？
3. 需要和哪些疾病鉴别？
4. 怎样进行治疗？

扩张型心肌病（dilated cardiomyopathy，DCM）是心肌病中较常见类型，为左心室或双心室扩大、收缩功能障碍，却没有其他负荷异常（高血压、瓣膜病）或冠状动脉病变造成的整体收缩功能损害，临床表现为心力衰竭，通常为进行性，常伴心律失常、血栓栓塞及猝死，可发生于疾病的任何阶段。该病多发生于30~50岁中青年，男性多于女性，在我国发病率为13/10万~84/10万。

【病因】

本病病因不明，可能与下列因素有关：

1. 遗传因素　对DCM患者的家属行心脏筛查证实20%~35%家族发病，目前报告DCM相关的基因有50个以上，最常见的是核纤层蛋白A/C和心脏肌联蛋白（TTN）。同时DCM也可以表现为遗传性的单基因染色体显性遗传、X性连锁、常染色体隐性遗传和母系遗传方式（如Ducheme肌萎缩，线粒体病，Barth综合征）。

2. 心肌炎　是公认的致病原因。动物实验亦证明，柯萨奇B病毒感染心肌数月后，心肌发生纤维化及小灶性炎细胞浸润，最后形成心肌病，用电镜在心肌病患者心肌内可发现病毒样颗粒，说明部分心肌病是心肌炎发展的后果。如果急性炎症被治愈且病因消除（如病毒感染），那么通过活检确定的心肌炎则可能被治愈，但30%的情况下的心肌炎可最终发展为DCM。

3. 自身免疫　部分患者心肌中免疫球蛋白增多，抗病毒抗体滴定度增高，抑制T淋巴细胞功能障碍，部分人认为本病是病毒感染后机体发生自身免疫反应所致。DCM也是一种发生在易感人群中的器官特异性自身免疫疾病。无症状的亲属可能携带血清

器官特异性心肌抗体（AHA），引起轻度左心室异常并可能发展至DCM。

4. 药物和毒物　最常见的是酒精消耗过量和化疗。有报道酒精引起的左心室收缩功能障碍占21%～32%，与饮酒量相关，并且有研究认为戒酒可具有可逆性。其他一些毒素部分可立即导致左心室功能障碍，部分经长期接触可导致左心室功能障碍。药物和毒素祛除后左心室功能障碍消退，但可能以亚临床方式持续多年。

5. 围产期心肌病　其定义为妊娠末期或分娩后数月中逐渐发展成的收缩性心衰，多发生在大龄产妇、多胎生产、多次怀孕和伴有/不伴有先兆子痫高血压的人群中。病因复杂，可能与自身免疫、胎儿微嵌合体、病毒感染、压力应激因子和催乳素异常分裂产物引起的毒性有关。

【病理及病理生理】

扩张型心肌病心腔明显扩张，而心室壁增厚不明显，左右心室扩张，可致房室瓣口相对性关闭不全。本病以心肌收缩功能障碍为主，射血分数下降，每搏出量减少，心腔内残余血量增多，心室舒张末期压力增高，肺循环和体循环回流受阻，而致肺淤血和体循环淤血。本病大约1/3先有左心衰竭，晚期由于肺循环高压和肺小动脉反复栓塞，可致右心衰竭明显，有的起始即为全心衰竭。扩大的心腔易有附壁血栓形成，血栓脱落导致动脉栓塞；心内膜及心肌可见纤维瘢痕，由于心肌纤维化可累及起搏及传导系统，易引起心律失常。有部分扩张型心肌病仅表现为收缩减低但无心室腔扩大，同样会出现心律不齐或传导阻滞（图3-6-1）。

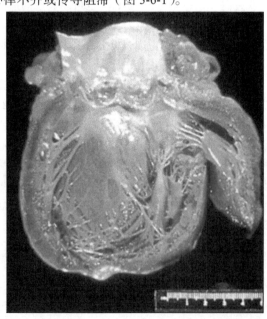

图3-6-1　扩张型心肌病（显示心腔扩大，室壁变薄）

【临床表现】

（一）症状

本病起病隐匿，早期症状轻微，渐进性或在某些诱因下出现心慌、气短、咳嗽、不能平卧等左心衰竭的表现，然后出现肝脏肿大、水肿、尿少等右心衰竭表现，亦可起病即表现为全心衰竭。可有各种类型的心律失常，可因严重心律失常而突然死亡。由于心搏出量减少，脑供血不足而头晕甚或晕厥。心腔内易形成附壁血栓，脱落可致肺、脑、肾、四肢动脉栓塞。

（二）体征

本病体检往往发现不同程度的心脏扩大和心力衰竭体征。听诊可发现心率增快，心尖冲动左下移位，心尖部第一心音减弱和各种心律失常。左心衰竭时可有第三心音、第四心音、奔马律、肺部湿啰音；右心衰竭时可见颈静脉怒张、颈静脉搏动、肝脏肿大和搏动、外周水肿和腹水。由于相对性二尖瓣关闭不全，心尖部常有收缩期吹风样杂音。心衰加重期，由于心输出量减少，患者血压常偏低；少数患者血压升高，可能与心衰时儿茶酚胺分泌增高、水钠潴留有关；心衰控制后，血压恢复正常，亦有并存高血压者。

> **案例 3-6-1**
> 1. 中年男性患者。
> 2. 缓慢起病，因一次感染输液后诱发，进行性加重1个月。
> 3. 心界向两侧扩大，以左侧明显。
> 4. 先左心衰竭后全心衰竭临床表现：劳累后心悸、气短、双肺底有细湿啰音、心尖部第三心音奔马律；颈静脉充盈、肝大伴腹水、下肢水肿。

【实验室及辅助检查】

1. X线检查　心脏扩大为突出表现，以左心室扩大为主，伴以右心室扩大，也可有左心房及右心房扩大；心脏搏动幅度普遍减弱，肺动脉轻度扩张，可见不同程度的肺淤血、肺水肿，右心衰竭时可见胸腔积液和上腔静脉扩张。

2. 心电图　可见各型心律失常，如窦性心动过速、室性期前收缩、房性心动过速、室性心动过速等较多见，也可见不同程度的房室传导阻滞及左右束支传导阻滞，心房颤动较少见。广泛ST-T改变，左心室肥大，由于心肌纤维化少数病例可出现病理性Q波。

3. 超声心动图　左心室或双心室扩大，心室收缩活动普遍减弱，未见节段性活动异常；或在没有心室扩大的患者中出现收缩功能降低（LVEF＜45%）；或左心室舒张末直径/容积＞2SD+5%；心室壁无增厚或略增厚。二尖瓣舒张期开放幅度相对较小，M型超声显示二尖瓣开放时E峰与室间隔间距增大，形成"大心腔、小开口"类似"钻石样"的特征性曲线。

多普勒超声示多瓣膜前向血流流速偏低，并出现相对性关闭不全（图3-6-2，图3-6-3）。

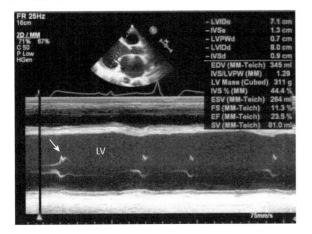

图3-6-2　扩张型心肌病胸骨旁左心室长轴切面及M型超声显示左心室（LV）舒张末内径明显增大，左心室后壁及室间隔运动幅度减退，EF23.5%；二尖瓣开放口径小，类似"钻石样"改变（箭头所指）

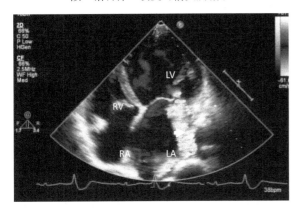

图3-6-3　扩张型心肌病心尖四腔心切面显示全心增大，并见二尖瓣重度反流（箭头所指）（RV：右心室，RA：右心房，LV：左心室，LA：左心房）

4. 心脏磁共振成像　心脏MRI上出现非缺血原因的晚期强化。其余包括心脏长轴和短轴的增大，心肌壁纤维化、信号略减低，心内膜下心肌的信号低于整个心脏壁。MRI在鉴别特殊的心肌病方面特别有价值（图3-6-4）。

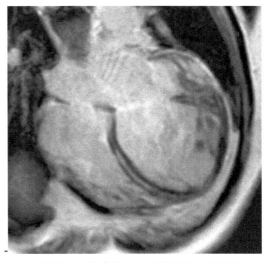

图3-6-4　扩张型心肌病的MRI显像示左心室腔增大，延迟强化图可见室间隔心肌中层瘢痕

5. 心导管和心血管造影　可见左心室舒张末压和肺动脉楔嵌压升高，严重患者常有肺动脉压增高、右心室舒张末压、右心房压和中心静脉压增高。左心室造影可见心腔扩大、室壁活动弥漫性减弱、射血分数降低、收缩末容量增加，常有二尖瓣反流，有时可见附壁血栓。冠状动脉造影示血管正常。

6. 心内膜心肌活检　非缺血性心肌异常的炎症、坏死或纤维化。心内膜心肌活检诊断本病敏感性较高，但特异性较低。

7. 血清抗体　一次或多次血清抗体检测出现器官特异性或疾病特异性AHA。

┌─────────────────────────────────
案例3-6-1　辅助检查

1. X线检查：心影增大，两下肺渗出，双侧胸腔积液。

2. 心电图：窦性心动过速，T波低平（Ⅰ、aVL、V_5、V_6＜1/10R）。

3. 心彩超：左心增大，左心室壁收缩活动普遍减弱，LVEF23.5%，左心室限制性充盈。重度二尖瓣反流，轻度三尖瓣反流。肺动脉压轻度增高。

4. 左心室造影和冠脉造影：左心室增大，收缩活动普遍减退，冠状动脉无明显狭窄。
└─────────────────────────────────

【诊断与鉴别诊断】

根据左心室和（或）双心室扩张伴收缩功能障碍的症状、体征，结合心电图、心脏超声等，可初步做出诊断，但必须排除引起心脏扩大和充血性心力衰竭的其他原因，如高血压、瓣膜病、冠心病等才能诊断扩张型心肌病；或在没有心室扩大的患者中出现收缩功能降低（LVEF＜45%）而没有其他负荷异常病因造成的整体收缩功能损害。

在鉴别时要注意排除以下疾病：

1. 冠心病　当患者有心律失常，心电图 ST-T 及 Q 波改变时，极易误为冠心病，下列特点有助于鉴别：①冠心病多发生在 40 岁以上者，扩张型心脏病多见于中青年人；②冠心病多有高血压、高血脂、高血糖等易患因素，扩张型心脏病少见；③冠心病常有心绞痛或心肌梗死病史，扩张型心脏病多无胸痛；④冠心病心脏超声常有室壁节段性活动异常，扩张型心肌病通常为心室壁普遍活动减退而无节段性异常；⑤冠状动脉造影是两者鉴别的最可靠方法，扩张型心脏病冠状动脉无狭窄。

2. 高血压性心脏病　扩张型心肌病，由于水钠潴留，血容量增多，儿茶酚胺分泌增多及动脉痉挛，可导致血压暂时性升高，但心力衰竭纠正后血压多于数日内降至正常；心脏超声有助鉴别，扩张型心脏病心腔扩大、室壁运动减退更明显，而高血压心脏病早期则以室壁弥漫性增厚为主，心肌收缩往往亢进。

3. 风湿性二尖瓣关闭不全　心肌病由于左心室扩大，发生相对性二尖瓣关闭不全可出现收缩期杂音，易被误诊为风湿性二尖关闭不全。鉴别要点：①心肌病时杂音在心衰时出现或增强，心衰纠正后杂音减弱或消失，风湿性二尖瓣关闭不全在心衰纠正后，杂音增强；②风湿性二尖瓣关闭不全在超声心动图可见二尖瓣瓣叶增厚、粘连、钙化，常合并二尖瓣狭窄。

4. 心包积液　心肌病时心脏普遍扩大，搏动极弱易误为心包积液。可据以下特点鉴别：①心包积液患者心脏浊音界随体位变化而改变，有奇脉。②超声心动图显示心包液性暗区。

5. 心肌致密化不全　临床表现类似扩张型心肌病，表现为收缩功能减退性心力衰竭、心律失常和栓塞并发症，鉴别主要依靠心脏超声，部分心肌分层且收缩末期非致密化层与致密层心肌厚度比＞2∶1 即可诊断心肌致密化不全。

6. 克山病　属地方性心肌病，在一定流行地区流行，以学龄前儿童及生育期妇女发病较多。扩张型心肌病属散发性，以中年男性居多。

　　4. 心血管造影等检查排除冠心病、肥厚性心肌病及其他心脏疾病。

【治疗】

本病病因不明，目前无特效疗法，主要包括以下措施：

（1）一般治疗：尚未发生心力衰竭的患者，应防止过度劳累，戒烟、限酒，预防和治疗心力衰竭的诱发因素如感染、贫血等；育龄期女性规律监测，对避孕和生殖进行建议。

（2）对症治疗：对发生急性心力衰竭者，可用利尿剂、血管扩张剂、强心剂。由于心肌变性、坏死、纤维化，对地高辛耐受性差，宜用小剂量维持治疗；所有扩张型心脏病患者，均应使用血管紧张素转换酶抑制剂（ACEI）治疗，当由于不良反应不能耐受 ACEI 时，可以用血管紧张素Ⅱ受体阻滞剂（ARB）替代。心衰稳定的患者可应用 β 受体阻滞剂；有心律失常者，可根据不同的心律失常选择用药，如室性心律失常可应用胺碘酮等。

（3）β 受体阻滞剂：本病患者心肌 β 受体密度下调，随着心衰程度的加重，下调更明显。为了提高心肌 β 受体密度，改善心肌的反应性，对Ⅱ～Ⅲ级心功能患者可用 β 受体阻滞剂治疗，常从小剂量开始，如美托洛尔 6.25mg，每日 2 次；比索洛尔每日 1.25mg、卡维地洛 3.125mg，每日 2 次。每 2～4 周剂量加倍，应注意血压及心率变化，达最大耐用受量或目标剂量后长期维持量。

（4）对于重症患者，合并左束支传导阻滞者可考虑植入双腔或三腔起搏器。内科治疗无效者，可进行心脏移植。

（5）抗凝治疗：心房颤动或超声心动图检测到心腔内血栓的患者或既往已有栓塞史者都必须接受抗凝治疗。

（6）猝死的预防：症状性室性心动过速伴晕厥及 LVEF≤35% 的患者都应该植入 ICD，以预防心脏性猝死。

（7）家族遗传相关的基因筛查：患有扩张型心肌病的一级亲属推荐心电图和超声心动图的筛查，在家族结构允许分离分析的情况下（如存在患扩张型心脏病患者且相关 DNA 可获取），可以考虑使用第二代测序法（NGS）分析大量基因片段，包括肌联蛋白，以早期发现、早期治疗。

每日 2～3 次。

3. 心律失常的处理：偶发室性期前收缩可不用特殊治疗，频发室性期前收缩可用胺碘酮 200mg，每日 1～3 次。

4. 肺部啰音或水肿消退后可用美托洛尔 6.25mg 每日 2 次、逐渐加量。

【预后】

患者一旦发生心衰，预后不良，死亡原因多为心力衰竭或心律失常。国外报道 5 年死亡率 50%；国内 2 年死亡率 41.2%，5 年死亡率 80%。但近年随着治疗方法的改善，存活率有一定程度提高。

二、肥厚型心肌病

案例 3-6-2

患者，女，15 岁，因活动后黑矇 2 年余入院。

患者自 2 年前出现活动后黑矇，无心悸、无胸痛、无晕厥等，查心肌酶：cTnI 0.30ng/ml（参考值＜0.3ng/ml），CK 及 CK-MB 均（－）；基因检测结果支持"MYBPC3 基因突变引起的心肌病"诊断。近 2 年多次超声心动图检查提示：室间隔、左心室后壁不对称性增厚。患者近半年来运动后黑矇发作频繁，现为进一步诊治收入院。

体格检查：T 36.8℃，P 62 次/分，R 19 次/分，BP 120/70mmHg。双肺呼吸音清，未闻及啰音，心律整齐，胸骨左缘第 3 肋间可闻及（3～4）/6 级收缩期杂音。肝脾肋下未触及，双下肢不肿。

辅助检查：心电图示：窦性心律，左心室高电压（Rv5＋Sv1≥5mV）；V$_{1～6}$ 深倒置 T 波。

超声心动图示：LVEF 70%，静息状态下室壁收缩活动未见异常。左心室壁二尖瓣腱索水平以下至心尖部各阶段显著增厚，16～18mm，回声不均匀；二尖瓣前叶瓣尖收缩期前移（SAM），左心室流出道压差 129mmHg。心脏磁共振检查示：左心室壁非对称性肥厚，最厚处位于乳头肌水平前侧壁达 18mm，SAM（＋），可见左心室流出道高速血流，心肌肥厚部位室间隔心肌中层延迟强化。

问题：

1. 患者主要的临床特点有哪些？
2. 患者的诊断是什么？有何依据？
3. 如何进行治疗？

肥厚型心肌病（hypertrophic cardiomyopathy，HCM）是指并非完全因心脏负荷异常引起的心室壁增厚，以心室肌非对称性肥厚为多见，可累及心室的不同部位，尤其以室间隔为多见，左心室容积为正常

或减少，以左心室血流充盈受阻、左心室舒张期顺应性下降为基本病理的心肌病变。根据左心室流出道有无梗阻可分为梗阻性（obstructive）和非梗阻性（non-obstructive）肥厚型心肌病。不对称性室间隔肥厚致主动脉瓣下狭窄者称特发性肥厚型主动脉瓣下狭窄（idiopathic hypertrophic subaortic stenosis，IHSS）。

【病因】

1. 遗传　HCM 是多种复杂的遗传学和非遗传学因素相互作用的结果，而遗传学因素强于非遗传学因素。目前认为遗传方式系常染色体显性遗传，家族性 HCM 的发病主要是由于编码肌蛋白的基因突变，目前发现的有分别编码 β-肌球蛋白重链、肌球蛋白结合蛋白-C、肌钙蛋白 T、肌钙蛋白 I 及编码肌球蛋白轻链的 *MYH7*、*MYBPC3*、*TNNT2*、*TNNT3*、*MYL3* 等致病基因。

2. 神经内分泌激活　研究表明，一些神经内分泌激素如去甲肾上腺素、血管紧张素 II、甲状腺素等在心肌肥厚发生过程中起重要作用。人类静脉滴注大量去甲肾上腺素可致心肌坏死；动物实验证实，静脉滴注儿茶酚胺可致心肌肥厚。因而有人认为心脏内可能有异常的儿茶酚胺受体，儿茶酚胺代谢异常与 HCM 有关。

【病理】

本病主要表现为心室肌非对称性肥厚，多累及主动脉瓣下部的室间隔和乳头肌，部分患者肥厚心肌向左心室腔隆起，致使室腔缩小狭窄，因而可形成左心室流出道梗阻。由于室间隔肥厚，乳头肌常被推移变位，可造成二尖瓣前叶收缩期前移（SAM 征象）。心肌肥厚也有突出表现在心尖部和心脏其他部位者，不引起左心室流出道梗阻。组织学特征为心肌细胞肥大，形态特异，心肌纤维排列紊乱。

【临床表现】

本病临床表现存在显著差异，患者可以多年无症状，也可在早期即出现明显的各种不适，与左心室流出道有无压力阶差及压差的程度有关。

（一）症状

1. 心悸　患者多有心慌等不适，尤其左侧卧位更明显，可能由于心律失常或心功能改变所致。

2. 呼吸困难　由于肥厚的心肌顺应性降低，左心室充盈受阻，舒张末期压力增高，进而左心房压力增高，产生肺淤血，可表现为劳力性呼吸困难、夜间阵发性呼吸困难或端坐呼吸。

3. 心绞痛　患者常有活动后胸闷、胸痛，多因劳累诱发，持续时间较长，含服硝酸甘油不但无效反而可能加重症状，可能由于肥厚的心肌耗氧量、需血量增加，冠状动脉受压致血供相对不足，而产生心肌缺血的表现。

4. 黑矇　多于突然体位改变、情绪激动或运动后发生，可自行缓解。发生的原因：①由于左心室顺应性差和流出道梗阻，造成心排血量降低，导致体循环、脑动脉供血不足所致；②体力活动或情绪激动时，交感神经的正性肌力作用增强，致使左心室顺应性进一步降低，舒张期心室血液充盈更少，左心室流出道梗阻加重，心排血量更减少，进而加重脑动脉供血不足。

5. 猝死　是 HCM 最严重的表现，且猝死常常是 HCM 的首发表现，常常发生在无任何临床症状、貌似健康的年轻个体。HCM 是年轻的竞技运动员发生猝死的最常见病因。

（二）体征

（1）心尖部收缩期搏动：由于心肌肥厚，可见搏动增强。由于左心室顺应性降低，心房收缩增强，血流撞击左心室壁，在心尖部可有收缩期前冲动，第一心音后又有第二次收缩期搏动，形成收缩期双重搏动。

（2）心脏浊音界向左下扩大。

（3）收缩期杂音：在胸骨左缘第3～4肋间或心尖内侧可闻及粗糙喷射性收缩中晚期杂音，系左心室流出道梗阻所致。在仰卧、下蹲时，左心室回心血量增多时，杂音减弱；反之如采用 Valsalva 动作、站立或使用硝酸酯类药物时，左心室回心血量减少则杂音增强；运动、使用强心药物等增强心肌收缩力或降低动脉阻力的因素，可使左心室与主动脉之间压力阶差增大，杂音增强；反之杂音减弱。

（4）额外心音：有时可闻及第四心音。

> **案例 3-6-2**
> 　1. 青年女性，主要临床表现为反复活动后黑矇。
> 　2. 查体发现胸骨左缘第3肋间可闻及（3～4）/6级收缩期杂音。

【辅助检查】

1. 心电图（ECG）　最常见的心电图异常为左心室肥厚及 ST-T 改变。由于心肌相对缺血，心肌复极异常，心电图可有 ST-T 改变，出现深而倒置的 T 波，有时类似"冠状 T"，也可在 Ⅰ、aVL 或 Ⅱ、Ⅲ、aVF 导联出现深而不宽的异常 Q 波。本病常有各种心律失常，室性期前收缩、房室阻滞及室内传导阻滞较常见，对于有心悸、黑矇、一过性晕厥等症状的患者推荐进一步做24小时动态心电图（Holter）监测（图3-6-5）。

2. 超声心动图　是目前的主要诊断手段。表现为：①左心室壁肥厚＞15mm；非对称性肥厚多见，舒张期末的室间隔厚度与左心室后壁厚度比值＞1.3∶1；可伴有右心室肥厚。②部分患者二尖瓣前叶可见收缩期向前运动（systolic anterior motion，

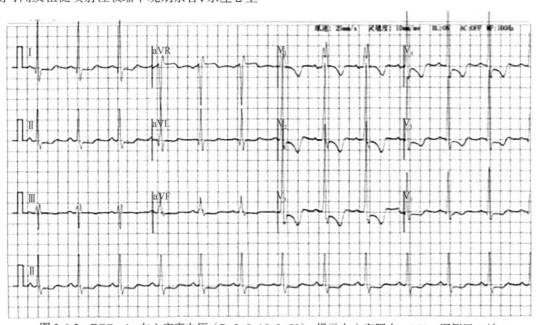

图3-6-5　ECG：1. 左心室高电压（Rv5+Sv1≥5mV），提示左心室肥大；2.V$_{1-6}$深倒置T波

SAM）。③心尖肥厚型患者心肌肥厚仅限于心尖（图3-6-6）。

3. X 线检查　心影正常或增大，以左心室肥厚为主，主动脉不增宽，肺动脉段多无明显突出，肺淤血大多较轻。

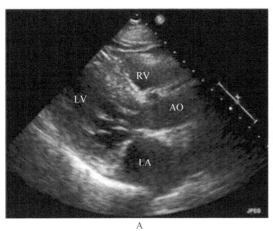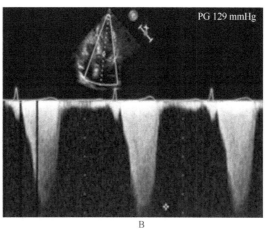

图 3-6-6 肥厚型心肌病

A. 左心室长轴切面显示室间隔上部肥厚，并可见 SAM 现象（RV：右心室，LV：左心室，LA：左心房，AO：主动脉）；B. 左心室流出道血流呈匕首样，压差 129mmHg

4. 心脏磁共振（CMR）及心脏 CT 检查 CMR 是目前最敏感、可靠的无创诊断方法，对超声心动图不能明确诊断的患者有效，不受超声声窗及扇角限制，并能提供组织学定性及定量分析等。CMR 可用以评估心脏解剖结构、心室功能，定量计算局部心肌肥厚程度、左心室流出道压差及心肌纤维化、瘢痕等组织学病变的分布。超声心动图不能明确诊断且伴有 CMR 检查禁忌证的患者可考虑行心脏 CT 检查（图 3-6-7）。

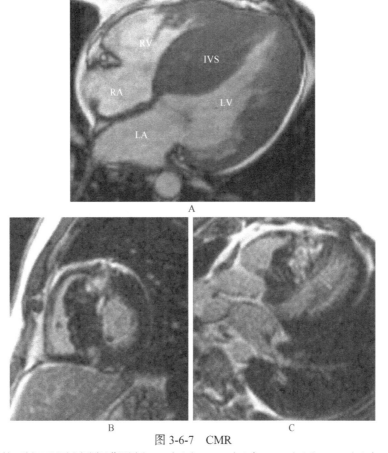

图 3-6-7 CMR

A. 肥厚型心肌病左心室长轴四腔切面显示室间隔显著肥厚（RV：右心室，RA：右心房，LV：左心室，LA：左心房，IVS：室间隔）；B~C. 肥厚心肌上可见心肌中层片状瘢痕

5. 左心室造影及左心室流出道（LVOT）测压 左心室造影示心室腔缩小变形，呈狭长裂缝样改变对诊断有意义，左心室造影还可显示不同的肥厚形态：如主动脉瓣下肥厚型、心尖肥厚型、中间部肥厚型等。

左心室流出道测压可评估 LVOT 梗阻程度。

6. 基因筛查　基因检测是 HCM 诊断的重要补充手段；携带明确致病突变基因患者的成年一级亲属建议进行基因筛查。但基因突变者，并不一定出现心肌病的临床表现。

> **案例 3-6-2**
>
> 1. 心电图示：窦性心律，左心室高电压（Rv5+Sv1≥5mV），V$_{1-6}$ 深倒置 T 波。
>
> 　提示左心室肥大。
>
> 2. 超声心动图与心脏磁共振检查均提示：左心室各壁多节段非对称性增厚，SAM（+），LVOT 可见梗阻征象。心脏磁共振提示肥厚心肌上可见心肌中层片状瘢痕。
>
> 3. 患者基因检测结果支持"*MYBPC3* 基因突变引起的心肌病"诊断。

【诊断与鉴别诊断】

青中年患者反复活动后胸痛、劳力性呼吸困难、一过性黑矇、晕厥等症状，体检于胸骨左下缘听到粗糙喷射性收缩期杂音，有类似病例家族史者，应想到本病的可能，心电图、X 线、超声心动图及心脏磁共振等检查可提供重要诊断依据。心导管检查发现左心室非对称性增厚，室腔呈狭窄裂缝样改变，测及左心室流出道压差等 LVOT 梗阻征象可证实本病。

> **案例 3-6-2**
>
> 临床特点：
>
> 1. 青年女性。
>
> 2. 主要表现为活动后黑矇。
>
> 3. 查体：胸骨左缘第 3 肋间闻及 3～4/6 级收缩期杂音。
>
> 4. 心电图：左心室高电压（Rv5+Sv1≥5mV），V$_{1-6}$ 深倒置 T 波。
>
> 5. 超声心动图显示左心室各壁多节段非对称性肥厚，SAM（+），可见 LVOT 梗阻。
>
> 6. 心脏磁共振：除超声心动图的影像学表现以外的心肌中层片状瘢痕。
>
> 7. 基因检测：支持 *MYBPC3* 基因突变引起的心肌病诊断。
>
> 　诊断：肥厚梗阻性型心肌病，左心室肥大，心功能Ⅱ级（NYHA）。

鉴别时要注意以下疾病：

1. 冠心病　鉴别要点：①冠心病患者多为中老年人；②只有心肌梗死所致室间隔穿孔、乳头肌断裂时才出现胸骨左缘杂音；③心绞痛发作时含服硝酸甘油多可缓解；④超声心动图主要表现为室壁节段性运动异常，冠脉造影可帮助明确诊断。

2. 主动脉瓣狭窄　鉴别要点：①收缩期杂音位置较高，胸骨右缘第 2 肋间为主，多伴有收缩期细震颤，杂音可向颈部传导，采用影响心肌收缩力或外周阻力的措施对杂音强度影响不大。②X 线检查升主动脉有狭窄后扩张，主动脉瓣可有钙化影。③超声心动图可发现主动脉瓣病变。④左心导管检查在左心室与左心室流出道之间无压差，而左心室与主动脉之间可有收缩期压差。

【治疗】

1. 健康宣教　注意休息，避免激烈运动、持重或屏气，减少猝死发生。

2. 一般药物治疗

（1）β 受体阻滞剂：主要作用是降低心肌收缩力，减慢心率，减轻运动时外周血管的扩张，因而降低左心室与流出道之间的压差，通过减轻左心室流出道梗阻改善左心室壁顺应性及左心室充盈，也具有抗心律失常作用。

（2）钙通道阻滞剂：维拉帕米（异搏定）或地尔硫䓬口服，以改善心室舒张功能。

3. 抗心律失常的治疗　心脏性猝死是 HCM 患者死亡的主要原因，可能源于室性心律失常，比较有效的抗室性心律失常药物是Ⅲ类的胺碘酮和索他洛尔。

4. 抑制心肌重构　目的是延缓心肌肥厚的速度，可使用血管紧张素转换酶抑制剂（ACEI）及血管紧张素Ⅱ受体阻滞剂（ARB）等。

5. 手术治疗

（1）双腔（DDD）起搏器治疗：起搏治疗不仅可以改善 HCM 的缓慢性心律失常，而且可以降低左心室流出道压差，改善血流动力学。

（2）经皮室间隔心肌化学消融术：该手术拟阻断给肥厚室间隔供血的间隔支血流，造成相应室间隔心肌的化学性心肌梗死，使室间隔上部变薄，运动减弱，从而使左心室流出道增大，缓解左心室流出道梗阻。

（3）外科手术治疗：对压力阶差＞50mmHg，药物治疗无效者可手术治疗，行肥厚肌条切除术。

> **案例 3-6-2**
>
> 治疗：
>
> 1. Ⅱ级护理，注意休息，避免激烈运动、持重或屏气。
>
> 2. 降低心率、心肌耗氧量及压力阶差：β 受体阻滞剂或钙通道阻滞剂。
>
> 3. 抑制心肌重构：ACEI 或 ARB 类。
>
> 4. 预防猝死、抗心律失常治疗。

5. 定期随访心电图、Holter、超声心动图等检查，对于左心室流出道梗阻，必要时可考虑行经皮室间隔心肌化学消融术或外科肥厚肌条切除术。

三、限制型心肌病

案例 3-6-3

患者，男，72 岁，主因反复活动后胸闷气短 20 年余，加重 2 周入院。

患者于 20 年前活动后出现胸闷、气短症状，休息后可缓解，于当地医院就诊诊断为冠心病，心功能不全。以强心、利尿、扩血管治疗改善心功能。此症状反复出现，近 2 周来明显加重，伴双下肢水肿。于当地医院行心脏超声检查示：心脏扩大，双房显著增大，三尖瓣大量反流，肺动脉高压。为查明其病因而入院。自发病以来，食欲明显减退，体重增加，大小便无异常改变。无特殊既往史。

体格检查：T 36.9℃，P 94 次/分，R 18 次/分，BP 118/76mmHg。口唇发绀，颈静脉怒张，双下肺少许湿啰音，心浊音界向左下增大，心律整齐，心尖部可闻及奔马律。肝大，移动性浊音阳性，双下肢凹陷性水肿。

入院查胸片示心脏明显增大，心腰部丰满，呈球形增大。心电图示低电压。超声心动图显示心脏扩大，双房显著增大，心室壁厚度正常，左心室减小，有明显的限制型充盈障碍，E/A＞2，伴有二尖瓣与三尖瓣中度反流。心脏磁共振提示左心室壁心肌弥漫性延迟强化图像。

问题：

1. 患者主要的临床特点有哪些？
2. 患者的诊断是什么？有何诊断依据？
3. 如何进行治疗？

限制型心脏病（restrictive cardiomyopathy，RCM）以心内膜心肌纤维化、心室壁僵硬增加、充盈受限、单或双心室舒张功能低下、心室舒张末容积降低而收缩功能与室壁厚度正常或接近正常从而引发临床右心衰竭症状为特征的一类特发性或全身性的心肌功能障碍性疾病。美国心脏病协会将 RCM 分为原发性和继发性两大类。原发性 RCM 少见，而继发性 RCM 多由浸润性疾病如淀粉样变、肉瘤样病和全身系统性疾病如血色病引起。本病多发生在热带，我国非常少见。

【病因及分类】

原发性 RCM 病因不明。在继发性 RCM 中，约一半为特发性，有家族病史，在热带地区心内膜心肌纤维化是最常见的病因，此外结节病、嗜酸性粒细胞增多症、化疗或放疗的心肌损害及肌节蛋白基因突变均可导致特发性心肌病；另一半为病因清楚的特殊类型，心肌淀粉样变性则是最常见的病因之一。

RCM 可分为以下 3 类：①非浸润性 RCM：主要包括以常染色体显性遗传或基因突变为主要特征的特发性 RCM，家族性 RCM，以纤维化为病理改变特征的硬皮病，以弹性纤维的断裂和钙化为病理改变的弹性（纤维）假黄瘤，以及糖尿病心肌病；②浸润性 RCM：以淀粉样蛋白在心脏的间质沉积导致的心肌淀粉样变性最常见，还包括非干酪样肉芽肿累及心脏的肉瘤样病，结节病，血色病，糖原储积症，Fabry 病等由异常物质或代谢产物堆积引起的疾病；③心内膜心肌病：主要包括病变累及心内膜为主，如心肌心内膜纤维化、嗜酸细胞增多综合征及类癌样心脏病和转移性癌等。

【病理及病理生理】

本病主要病变为心室内膜、内膜下或内膜心肌增厚并有纤维增生，可伴有淀粉样变、嗜酸性粒细胞增多，内膜表面有不同程度的附壁血栓，内膜可有钙化。这些改变可导致血流动力学严重障碍，心肌顺应性降低，心室充盈受限和舒张容量下降，舒张末压升高，舒张功能发生障碍，房室瓣关闭不全，心排血量减少，终致心力衰竭。

【临床表现】

本病青壮年常见，初期可无症状，部分有头昏、乏力，心悸。之后以乏力、呼吸困难和活动耐力下降为主要临床表现，严重者会出现端坐呼吸、腹胀、腹水、肝大、下肢水肿、消化道淤血等右心衰竭表现，酷似缩窄性心包炎。

体格检查可见血压偏低、脉压小、脉搏细弱、颈静脉怒张、Kussmaul 征阳性（吸气时静脉压升高）。心前区可膨隆、心尖搏动弱、心脏浊音界扩大、心律失常、心音低钝、可闻及奔马律。有时可合并有收缩期房室瓣关闭不全的杂音。双肺呼吸音减弱，可闻及湿啰音。可有肝大、移动性浊音阳性。双下肢可凹性水肿。

案例 3-6-3

1. 患者主要表现为活动后胸闷，气短，呼吸困难，腹胀，双下肢水肿。
2. 查体发现颈静脉怒张，双下肺湿啰音，心浊音界增大，肝大，腹水。

【辅助检查】

1. X 线检查　心脏轻到中度扩大，以左右心房扩大明显，伴有心包积液时，心影明显增大，可见心内膜钙化。有时可出现肺淤血和胸腔积液影像。

2. 心电图 由于心房负荷增大,可见二尖瓣型 P 波,电压降低,可见房性期前收缩、房性心动过速等房性心律失常,房室传导阻滞及束支传导阻滞及异常 Q 波(图 3-6-8)。

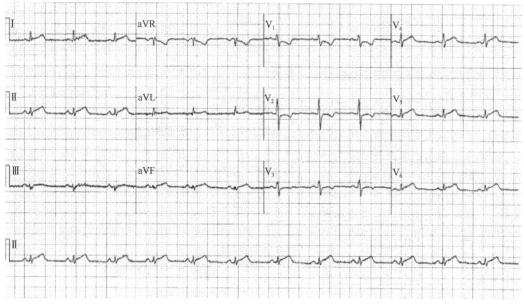

图 3-6-8 限制型心肌病患者心电图所示低电压表现

3. 心导管检查 可用来确诊及评价病情的严重程度。右心室心内膜心肌纤维化症,由于右心室顺应性降低,右心室舒张末期压力增高。右心房及腔静脉压力均增高,左心室心内膜纤维化,肺循环压力升高,心室造影可见心室腔缩小,心尖部钝角化,血流缓慢,有时可见附壁血栓及二尖瓣关闭不全。左心室外形光滑但僵硬,心室收缩功能基本正常。

与缩窄性心包炎相比,半数病例心室压力曲线可出现与缩窄性心包炎相似的典型"平方根"征改变,右心房压升高及"Y"倾斜陡峭的特点。但 RCM 的特点有:肺动脉(收缩期)压明显增高,右心室收缩压常>50mmHg;舒张压的变化较大;右心室舒张压相对较低,左、右心室舒张压差值常超过 5mmHg。

4. 超声心动图 以左右心房明显增大、心室壁厚度正常或增厚、心室大小正常或者减小为主要特征(图 3-6-9A)。多普勒血流图可见舒张功能有明显异常,典型的限制型充盈障碍,二尖瓣舒张早期充盈速度增加,而心房充盈速度降低,即 E 峰高尖、A 峰减低,E/A 比值大于 2.0(图 3-6-9B)。二尖瓣和三尖瓣反流很常见。有时可见左心室心尖部内膜回声增强,甚至血栓使心尖部心腔闭塞。可有少量心包积液。

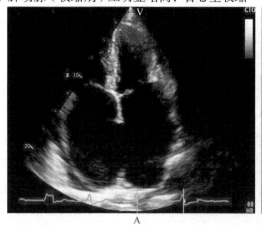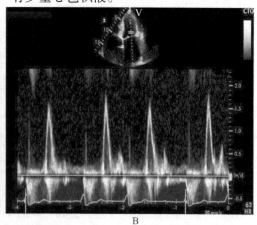

图 3-6-9 超声心动图

A. 超声心动图所示 RCM 患者双房显著增大;B. 多普勒超声示典型的限制性充盈障碍,E 峰高尖,A 峰低尖,E/A>2.0

5. CT 对于心包厚度及心包钙化敏感 RCM 心包厚度正常,小于 2mm,大多数缩窄性心包炎心包厚度超过 4mm 或者更多。

6. 心脏磁共振 能够准确测量心包厚度,是鉴别 RCM 和缩窄性心包炎的无创伤性检查手段。RCM 心包厚度正常,可见心肌弥漫延迟强化

（图 3-6-10）；大多数缩窄性心包炎心包厚度超过4mm 或者更多，心脏磁共振上可见室间隔抖动及部分病例可见心包钙化或纤维化，可支持缩窄性心包炎的诊断。

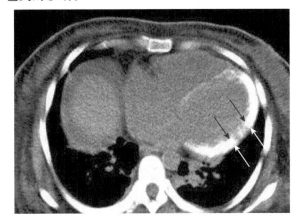

图 3-6-10　限制型心肌病 CT 所示左心室心肌弥漫延迟强化，心底至心尖侧壁尤其明显

7. 心内膜心肌活检　对确诊心肌淀粉样变性和嗜酸性粒细胞性心肌炎有重要价值。早期可见心内膜心肌纤维化，心内膜心肌活检可见血管周围嗜酸细胞浸润、空泡样或脱颗粒改变、心肌细胞溶解、变性，心内膜上有血栓覆盖；晚期心内膜心肌纤维化，或瘢痕形成，广泛增厚纤维化内膜。特发性 RCM 的典型表现是心肌细胞退变、坏死、肥大或萎缩，心内膜和心肌间质纤维化等心肌病损。浸润性 RCM 可见异常物质沉积，如淀粉样变中淀粉样物质沉积于间质、血色素沉着症中含铁血黄素沉积心肌细胞内和糖原累积症中心肌内糖原过度沉积等。

案例 3-6-3
1. 胸片示心脏明显增大，心腰部丰满，呈球形增大。
2. 心电图示低电压（图 3-6-8）。

3. 超声心动图显示心脏扩大，双房显著增大，心室壁厚度正常，左心室减小，有明显的限制型充盈障碍，E/A>2，伴有二尖瓣与三尖瓣中度反流（图 3-6-9）。
4. 心脏磁共振显示左心室心肌弥漫延迟强化（图 3-6-10）。

【诊断与鉴别诊断】

当患者以活动耐力下降，水肿及右心衰竭为主要表现，查体静脉压增高、静脉回流障碍、搏动弱、心脏扩大，超声心动图见心房明显扩大、室壁不厚或增厚，心室大小正常或者缩小、收缩功能正常而舒张功能障碍；尤其心脏磁共振未发现心包增厚，相应的，心室广泛延迟强化表现时，应考虑 RCM。

引起心肌限制性表现的病因包括淀粉样变或高嗜酸性粒细胞性心肌炎、心肌纤维化时，并结合其他可引起 RCM 的全身性疾病包括肉瘤样病、结节病、血色病、糖原储积症、Fabry 病等，心内膜心肌活检发现有助于对病因的鉴别诊断。

限制性心肌病与缩窄性心包炎有着十分相似的临床表现及血流动力学改变，因此，需与缩窄性心包炎相鉴别。缩窄性心包炎患者可有急性心包炎或心包积液、心脏手术、放疗或胸部创伤等病史，以心输出量下降和体循环淤血为主要体征，查体可有奇脉、心包叩击音，胸片 X 线可见心包钙化，超声心动图可见心包增厚、室间隔抖动征、心房呈中度增大，多普勒超声有时可见房室瓣口及静脉血流频谱随呼吸变化，但房室瓣反流少见，CT 或心脏磁共振有时可见心包厚度≥4mm，必要时辅以心导管及心内膜活检，只有结合临床症状、超声和其他检查结果，才能做出正确的判断（表 3-6-1）。

表 3-6-1　限制型心肌病与缩窄性心包炎的鉴别要点

	限制型心肌病	缩窄性心包炎
既往病史	全身性疾病累及心肌、淀粉样变性病、肉瘤样病、心脏移植	急性心包炎、心脏手术、胸部创伤放疗、全身性疾病累及心室
胸部 X 线	无钙化 心房重度增大	心包钙化（持续钙化时有价值） 心房中度增大
心电图	束支传导阻滞	复极化异常
CT 或 CMR	心包多正常	心包增厚≥4mm
MR 或 TR	常见	通常无
舒张期室间隔运动	罕见舒张早期切迹	常见舒张早期切迹
呼吸相室间隔运动	罕见吸气时朝向左心室	常见吸气时朝向左心室

续表

	限制型心肌病	缩窄性心包炎
呼吸相 E 峰变化	<15%	>25%
LVEDP-RVEDP	>5mmHg	<5mmHg
RVEDP/RVSP	<0.3	>0.33
右心室收缩压	>50mmHg	<50mmHg
心内膜心肌活检	心肌间质纤维化等	正常，或无特异

注：CMR，心脏磁共振；MR，二尖瓣返流；TR，三尖瓣返流；LVEDP-RVEDP，左、右心室舒张压差值；RVEDP/RVSP，右心室舒张末压/右心室收缩末压比值

案例 3-6-3

临床特点：

1. 患者主要表现为反复活动后胸闷、气短，腹水，双下肢水肿。

2. 心界增大，以双房增大显著，室壁不厚。

3. 颈静脉怒张，双下肺少许湿啰音。肝大，移动性浊音阳性，双下肢凹陷性水肿。

4. 超声心动图显示心脏扩大，双房显著增大，心室壁厚度正常，左心室减小，有明显的限制型充盈障碍，E/A>2，伴有二尖瓣与三尖瓣中度反流。

5. 心脏磁共振显示左心室心肌弥漫延迟强化。

诊断：①限制型心肌病；②双房增大；③心功能Ⅲ级。

【治疗】

1. 对因治疗 避免劳累，防止感染，控制及去除加重心力衰竭的诱因，治疗原发疾病。

2. 内科治疗 以针对舒张期心力衰竭的治疗为主，由于心室陡峭的压积关系及维持较高充盈压的需要，需谨慎使用利尿剂。同时需慎用血管扩张剂，因其可能影响心室充盈。心力衰竭的常规治疗效果不佳，可形成难治性心力衰竭。可应用利尿剂减轻前负荷，缓解循环淤血，但应避免循环血量过度减少，引起低血压。因心脏收缩功能正常，一般不用洋地黄类，但有心房颤动和心力衰竭时可考虑使用。

3. 外科治疗 采用心内膜剥离术加瓣膜置换术，可改善患者症状，但手术死亡率较高。病情严重者预后较差，病情较轻则相对预后较好。

4. 心脏移植 多建议在诊断明确的 RCM 患儿中早期进行心脏移植以减缓病情发展，改善预后。

案例 3-6-3 治疗

1. Ⅰ级休息。

2. 强心、利尿、扩血管、ACEI 等，根据病情随时改变用药以改善心功能。

3. 必要时行心内膜剥离术加瓣膜置换术。

四、心肌致密化不全

案例 3-6-4

患者，男，40 岁。因"反复胸闷心悸 1 年余，加重伴声音嘶哑半月余"入院。

患者 1 年前劳累后出现胸闷、气短、活动后乏力，伴有夜间阵发性呼吸困难。2 周前患者感冒后心悸乏力症状加重，伴声音嘶哑而入院。既往无烟酒嗜好。有乙肝后肝硬化病史，5 年前行脾切除手术。

体格检查：T 36.9℃，P 110 次/分，R 20 次/分，BP 105/65mmHg。呼吸稍促，口唇无发绀，颈静脉充盈，双肺底有细湿啰音，心界向两侧扩大，以左侧明显，HR 110 次/分，心律不齐，心尖部可听到第三心音奔马律及 3/6 级收缩期吹风样杂音，双下肢中度水肿。

辅助检查：血常规 WBC $8.6×10^9$/L，N 80%，L 20%。心电图示窦性心律，肢体导联低电压，左心室肥厚伴 ST-T 改变。X 线检查，全心普遍扩大，肺轻度淤血。超声心动图示左心房、左心室内径显著增大，左心室壁节段性增厚，内膜部分缺失，内膜层心肌厚度与外膜层心肌厚度的比值为 2.7∶1，累及心尖部至室间隔中段和所有游离壁。乳头肌功能不全伴重度二尖瓣反流。肺动脉高压，轻度三尖瓣反流。心脏磁共振提示心肌增厚并分层，非致密化心肌和致密化心肌在舒张末期的最大比值大于 2.0。可较清楚显示心腔内多发粗大、交错排列呈网状或海绵状的肌小梁结构，其内信号呈流空信号或显示信号不均匀。

问题：

1. 本病有哪些主要临床特点？

2. 该患者应考虑什么疾病？有哪些依据？

3. 需要和哪些疾病鉴别？

4. 怎样进行治疗？

心肌致密化不全（noncompaction of the ventricular myocardium，NVM）是以心室内异常粗大的肌小梁

和交错的深隐窝为特征的一种与基因相关的遗传性心肌病。NVM 过去被称为海绵状心肌、窦状心肌持续状态及胚胎样心肌等。因主要累及左心室也常被称为左心室心肌致密化不全（left ventricular noncompaction，LVNC）。美国心脏协会（AHA）和 WHO 将 LVNC 列为原发性心肌病中的一种，即未定型的心肌病，该疾病在成人中发病率为 0.05%～0.24%/年，儿童高于成人，男性大于女性，主要以心力衰竭、心律失常、栓塞为主要特征。

【病因】

本病病因不明，可能与下列因素有关

1. 遗传因素 近年基因学研究认为它可能与 taffazin、β-dystrobrevin（DTNA）、Cypher/ZASP（LDB3）、lamin A/C（LMNA）、SCN5A、MYH7 和 MYBPC3 等肌节编码蛋白基因和其他一些较少见基因的突变，导致胚胎期海绵状心肌致密化过程异常终止有关。类似的基因突变也存在于扩张型心肌病中，因此这可以解释为何这两种心肌病临床表现如此相似。

2. 神经肌肉疾病相关 NVM 与神经肌肉疾病密切相关，最显著的报道发现 81% 的 NVM 患者合并有神经肌肉疾病。NVM 与多种神经肌肉疾病有关，其中线粒体疾病和 Bath 综合征最为常见。

【病理及病理生理】

正常胚胎 5～8 周，海绵状心室肌逐渐致密化，肌小梁吸收，小梁间隙变为冠状动脉微循环。致密化过程从心外膜到心内膜，从基底部到心尖部。若致密化过程异常终止，则左心室内遗留多个突出于心室腔肌小梁和深陷的小梁隐窝，小梁隐窝常深达心室壁的外 1/3，使心肌呈现两层结构，外层由致密化心肌组成，为心外膜带；内层由非致密化心肌组成，为内膜带。受累心肌分布不均匀，常累及左心室心尖部、室间隔中下段、侧壁或下壁。少数累及右心室，个别报道累及双心室。致密化不全的心脏扩大，心肌重量增加，但收缩活动下降，粗大的肌小梁引起室壁弛张功能障碍和室壁僵硬度增加，顺应性下降。多个异常隆起的肌小梁对血液需求和心脏供血不匹配造成慢性缺血，微循环障碍，严重时伴有附壁血栓形成。由于心肌纤维化可累及起搏及传导系统，易引起心律失常（图 3-6-11）。

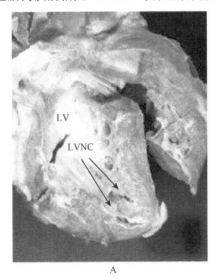

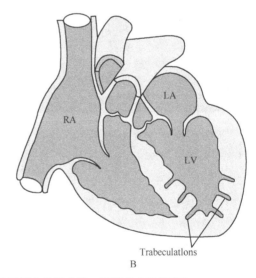

图 3-6-11 心肌致密化不全（显示粗大的肌小梁，深陷的小梁隐窝）

【临床表现】

（一）症状

本病临床表现各异，约 10% 轻者可无症状，30%～73% 患者表现为进行性心力衰竭症状，如心慌、气短、不能平卧等左心衰竭的表现，随后出现肝脏肿大、水肿、尿少右心衰竭表现，亦可起病即表现为全心衰竭。88%～94% 患者出现不同类型和程度的心律失常，甚至因严重心律失常而猝死；8.5%～38% 患者出现体循环栓塞，如脑、肾、四肢动脉、肺栓塞等。

（二）体征

心脏扩大伴或不伴心室肥厚，听诊可发现心尖部第一心音减弱、第三心音、第四心音、奔马律或心律失常。由于相对性二尖瓣关闭不全，心尖部常有收缩期杂音。

> **案例 3-6-4**
> 1. 中年男性患者。
> 2. 病史 1 年，进行性加重。
> 3. 心界向两侧扩大，以左侧明显。
> 4. 先左心衰竭后全心衰竭临床表现：劳累后

心悸、气短、乏力，双肺底有细湿啰音、心尖部第三心音奔马律；颈静脉充盈、下肢水肿。

【实验室及辅助检查】

1. X 线检查 心脏扩大为突出表现，以左心室扩大为主，伴以右心室扩大，也可有左心房及右心房扩大。心衰加重期，心脏扩大更加明显。心脏搏动幅度普遍减弱，不同程度的肺淤血表现；晚期可有肺动脉扩张，胸腔积液等。

2. 心电图 87%～94%患者出现不同类型和程度的心律失常，其中以室性心律失常（4.2%～30%）、左束支传导阻滞（21%～44%）、心房颤动（7%～29%）最多见，其他心电图异常有左心室肥厚（30%～40%）、心房扑动、房室传导阻滞、ST-T 改变、预激综合征等，部分心律失常可能出现猝死。

3. 超声心动图 心室腔内探及多个增大的肌小梁，错综排列，小梁间见大小不等的深陷间隙。彩色多普勒可探及间隙内血流与心腔相通。病变以近心尖部 1/3 节段较明显（>80%），多累及侧壁和下壁，可波及室壁中段，一般不累及基底段。心脏收缩末期同一室壁部位非致密化心肌（NC）与致密化心肌（C）厚度之比值大于 2.0，幼儿大于 1.4，是超声诊断 LVNC 的标准（图 3-6-12，图 3-6-13）。

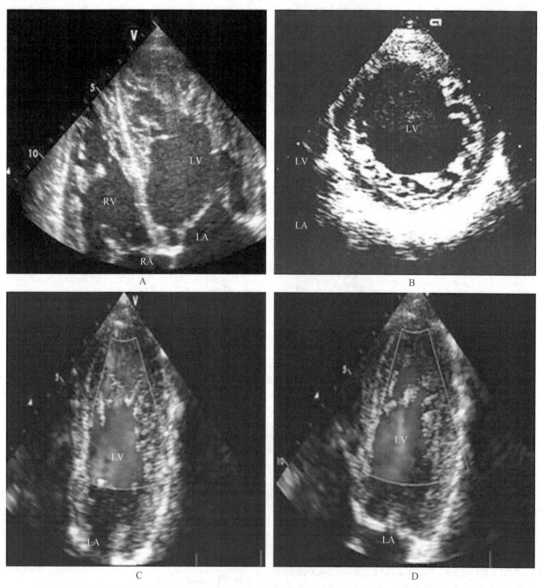

图 3-6-12　A. 心尖四腔切面示多个肌小梁和隐窝；B. 胸骨旁短轴切面示海绵状心肌；C、D. 心尖四腔心切面探及彩色间隙内血流与心腔相通

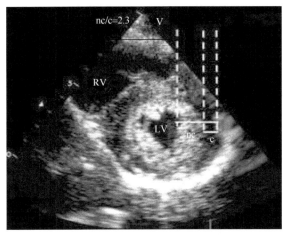

图 3-6-13　收缩末期胸骨旁短轴切面示非致密化心肌（nc）与致密化心肌（c）厚度之比值为 2.3

4. 心脏磁共振　磁共振检查可见心肌增厚并分层，非致密化心肌和致密化心肌在舒张末期的最大比值大于 2.0。可较清楚显示心腔内多发粗大、交错排列呈网状或海绵状的肌小梁结构，其内信号呈流空信号或显示信号不均匀。此外还可显示小梁隐窝内的血流信号，隐藏在肌小梁中的血栓、室壁瘢痕等（图 3-6-14）。

案例 3-6-4　辅助检查

1. X 线检查，全心普遍扩大，肺轻度淤血。

2. 心电图存在窦性心动过速，肢导联低电压，左心室肥大伴 ST-T 改变。

3. 超声心动图示左心房、左心室内径显著增大，左心室壁节段性增厚，内膜部分缺失，内膜层心肌厚度与外膜层心肌厚度的比值为 2.7∶1，累及心尖部至室间隔中下段和所有游离壁。

4. 心脏磁共振清楚显示心腔内多发粗大、交错排列呈网状或海绵状的肌小梁结构，其内信号呈流空信号或显示信号不均匀。心肌增厚并分层，非致密化心肌和致密化心肌在舒张末期的最大比值大于 2.0。

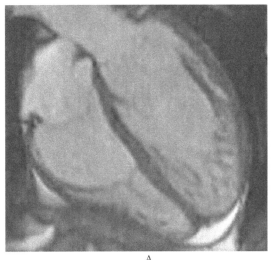
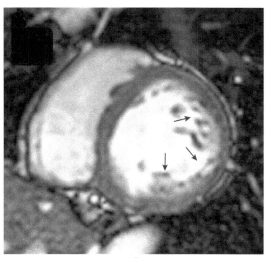

图 3-6-14　MRI 长轴观显示心肌信号不均匀，短轴观显示左心腔内多个肌小梁和隐窝

【诊断与鉴别诊断】

NVM 诊断根据临床心脏增大、心力衰竭表现和心电图改变，超声心动图（UCG）可特异性地显示心肌结构特点，是首选的影像学检查。磁共振成像（MRI）可用于 UCG 诊断不明确的情况。其他检查手段如 CT、心室造影等也能为诊断提供帮助。

在鉴别时要注意排除以下疾病：

（1）肥厚型心肌病：虽可有粗大的肌小梁，但无深陷的隐窝且可见左心室壁与室间隔不对称性肥厚。

（2）扩张型心肌病：有时心尖部下壁可见增粗的肌小梁，但数量较少，心肌无分层感，室壁较均匀，且有较明显的心腔扩大呈球形。

（3）缺血性心肌病：可有异常 Q 波，甚至可形成室壁瘤，故常误诊为缺血型心肌病，但心肌致密化不全，无典型心绞痛及心肌梗死病史，冠脉造影正常有利于鉴别。

（4）心内膜弹力纤维增生症：多见于儿童，成年人罕见，多因心功能不全死亡。表现为左心室大，心内膜增厚，以左心室流出道最明显，心室收缩功能降低，心腔内有附壁血栓时，可见血栓间的窦隙样结构，但血栓间的窦隙在收缩期不会变小或消失（可与心肌致密化不全区别）。

（5）左心室假腱索（心室内异常肌束）：近 1/3 的正常人于左心室出现直径超过 2 mm 的假腱索，但数目不超过 3 个，更无交错深陷的隐窝。

（6）左心室心尖部血栓形成：心尖部的血栓形成可被误诊为心肌致密化不全，但血栓回声密度不均，彩色多普勒血流显像可见血栓内部与心室腔无血流交通，且不能为造影剂充盈。

总之，鉴别NVM时需严格遵循诊断标准，即收缩期（UCG标准）或舒张期（MRI标准）非致密化层/致密化层≥2，其他种种原因造成的左心室肌小梁粗大都不会达到此标准。

案例3-6-4

诊断：左心室心肌致密化不全，心功能Ⅲ级，乙肝后肝硬化，脾切除术后。

诊断依据：

1. 中年男性，病史1年。

2. 进行性加重的左心衰竭为主的全心衰竭的临床表现。

3. 超声心动图提示室腔内探及增大的肌小梁，小梁间见大小不等的深陷间隙，且内膜层心肌厚度与外膜层心肌厚度的比值为＞2∶1。

4. 心脏磁共振提示心肌增厚并分层，非致密化心肌和致密化心肌在舒张末期的最大比值大于2，肌小梁结构内信号呈流空信号或显示信号不均匀。

【治疗】

心肌致密化不全病因未明，尚无有效根治方法。类似扩张型心肌病，治疗应针对心力衰竭、心律失常，并预防栓塞进行治疗。

1. 心力衰竭治疗 药物治疗可选用利尿剂、β受体阻滞剂和血管紧张素转换酶抑制剂等。急性心衰时可根据病情选用洋地黄或非洋地黄类正性肌力药，慎用或停用β受体阻滞剂；稳定期可以小剂量开始应用β受体阻滞剂，并逐渐加量至最大耐受量。还可使用辅酶Q₁₀、维生素B和曲美他嗪改善心肌能量代谢，对顽固性心力衰竭终末期患者，采用心脏移植是唯一有效方法。

2. 心律失常治疗 室性心律失常是导致猝死的重要原因，胺碘酮是相对安全有效的抗室性快速心律失常药物，反复发作的室性心动过速可安装埋藏式心脏复律除颤器（ICD）；当出现房室传导阻滞时应及时行起搏器植入，当出现左、右心室不同步或房室传导延迟时可行心脏再同步治疗（CRT），也可植入具有双心室起搏兼ICD功能的CRT-D。

3. 血栓栓塞治疗 心肌致密化不全患者发生血栓栓塞的风险较高，抗栓治疗是必需的，尤其是当患者合并其他的血栓栓塞高危因素（如心房颤动、心功能不全）时。可选用阿司匹林、华法林、低分子肝素、氯吡格雷等药物，预防血栓栓塞事件。

案例3-6-4 治疗

1. 一般治疗：卧床休息；低盐饮食。

2. 纠正心衰：氢氯噻嗪25mg，每日1次；螺内酯20mg，每日2次；急性心衰控制后（肺部啰音消失后）给予美托洛尔缓释片23.75mg，每日1次，并逐渐递增剂量；血压允许情况下加用培哚普利2～4mg，每日1次。

3. 心律失常的处理：美托洛尔控制窦性心动过速，但急性左心衰竭发作时慎用。

【预后】

心肌致密化不全的预后与病变范围的大小及发病时的心功能状态有关。若心功能正常，患者可有一段长时间的无症状期。若心肌病变范围较大且伴有严重心功能不全，则预后较差。既往文献报道38%～59%的患者死亡或行心脏移植。死亡原因以猝死、心力衰竭最常见。近年来的研究报告显示，NVM预后可能比以前预计要好。关注超声心动图对心肌致密化不全特征性病变的识别，提高本病早期诊断水平，有助于延缓患者寿命。

五、心肌淀粉样变

案例3-6-5

患者，男，61岁，因双下肢水肿伴心肌肥厚1年，加重1个月入院。

1年前患者不明原因下出现双下肢轻度凹陷性水肿，伴泡沫尿，于当地医院就诊，予肾炎康复片治疗，水肿较前明显缓解，遂停药。1个月前再次出现泡沫尿，伴乏力，心脏彩超提示心肌对称性肥厚，双下肢水肿较前加重而入院。既往体健，否认高血压、糖尿病，无烟酒嗜好，无相关家族疾病史。

体格检查：T 36.8℃，P 78次/分，R 20次/分，BP 90/60mmHg。舌不大，双肺呼吸音清，未闻及明显干、湿啰音，心律整齐，心尖部可闻及3/6级收缩期吹风样杂音。肝脏触诊于右锁骨中线肋缘下2.0cm，前正中线剑突下3.0cm，肝颈静脉回流征（＋），双下肢水肿（＋）。

实验室检查提示24小时尿蛋白总量7051.3mg/24h（正常≤150mg/24h）。肝功能示白蛋白16.0g/L（正常34～54g/L）。血脂示三酰甘油2.06mmol/L（正常＜1.7mmol/L），高密度脂蛋白1.42mmol/L（正常0.9～2.0mmol/L），低密度脂蛋白 3.61mmol/L（正常＜3.4mmol/L），胆固醇6.34mmol/L（正常 5.2～5.72mmol/L）。心电图示肢体导联低电压。超声心动图显示左心室壁对称性增厚（17mm），双心房增大，少量心包积液，LVEF 66%，限制性二尖瓣血流频谱。心脏磁共振示左心室弥漫性内膜至中层延迟钆强化。临床拟诊淀粉样变心脏累及，建议行肾脏穿刺活检术，提示肾淀粉样变性，刚果红染色（＋）。

问题

1. 患者主要的临床特点是什么？
2. 患者的诊断是什么？诊断依据是什么？
3. 如何治疗？

心肌淀粉样变（cardiac amyloidosis，CA）是淀粉样蛋白沉积在心肌细胞外基质而引起的一类疾病，淀粉样蛋白可沉积在心房、心室、心瓣膜、心脏传导系统和血管周围等部位。临床表现包括心肌病变、心瓣膜病变、心力衰竭及各种类型的心律失常。

【病因及分类】

目前研究认为淀粉样蛋白的实质是源于前体蛋白的过量产生或特定突变导致错误折叠的蛋白质，根据其来源不同，病因也包括不同类型相关病因。

（1）原发型 CA：也称为轻链型 CA，为最常见和最严重的临床类型，是由于单克隆免疫球蛋白轻链沉积在心脏所致，少部分患者合并浆细胞增生性疾病，如多发性骨髓瘤。

（2）遗传型 CA：多于 40 岁以后发病，淀粉样蛋白是由甲状腺素运载蛋白基因突变产生，除了导致心脏疾病，还造成周围神经和自主神经病变。

（3）老年型 CA：淀粉样蛋白为正常的甲状腺素运载蛋白，绝大多数表现为进展缓慢的浸润性心肌病，60 岁以下人群极其罕见，80 岁以上人群发病率可达 25%～36%，男性多见，主要累及心房，预后最好。

（4）继发型 CA：为淀粉样蛋白 A 沉积所致，临床上非常罕见，可继发于慢性炎症、恶性肿瘤或自身免疫性疾病等。

（5）β₂ 微球蛋白相关型 CA：见于尿毒症长期透析患者，通过透析不能将 β_2 微球蛋白析出，以致在体内大量沉积所致。

（6）孤立性心房型 CA：为心房壁张力增加引起心房肌细胞分泌异常的心房尿钠肽沉积所致，多见于女性和高龄患者，合并心房颤动者多见，病变局限于心房。

【病理及病理生理】

淀粉样蛋白对器官的损伤机制目前仍不能完全清楚。目前认为前体蛋白、中间产物、成熟淀粉样蛋白沉积等都可以对心脏组织有一定的损伤。前体蛋白具有一定的细胞毒性；中间产物可影响细胞凋亡机制；沉积于心肌细胞间的淀粉样蛋白可通过渗入和扩散影响心肌细胞代谢、钙离子转运、受体调节等，导致细胞水肿，造成对心脏的损伤。

【临床表现】

（一）心血管表现

本病表现多样但缺乏一定的特异性，病变程度较轻者可无症状或仅有头晕、乏力、劳累后心悸、气急等，病变程度较重者有：

1. 心力衰竭　患者可出现右心衰竭表现，如肝大、肝颈静脉回流征（＋）、双下肢水肿等。也可有胸闷气促、夜间阵发性呼吸困难等左心衰竭表现。部分患者表现为全心衰竭。

2. 心律失常　患者可表现为各种类型的心律失常，以心房颤动多见，也可表现为不同程度的房室传导阻滞，严重心律失常可致猝死。

3. 心绞痛　患者可有心前区隐痛或典型心绞痛发作，是由于心排血量降低、冠脉受侵或合并冠心病所致。

4. 进行性低血压　部分患者有此表现。

（二）全身表现

由于淀粉样蛋白可在全身组织沉积，如累及舌可有舌大，表现为舌体肥厚，舌面血泡、溃疡形成，声音嘶哑，易发生舌咬伤；也可有皮肤、关节或骨质等多组织损害表现。

案例 3-6-5

1. 老年男性患者。
2. 病史 1 年，缓慢起病。
3. 有右心衰竭临床表现：双下肢水肿、肝大、肝颈静脉回流征（＋）。

【实验室及辅助检查】

1. 实验室检查　大多数原发型 CA 患者，血清或尿蛋白电泳可发现单克隆蛋白，尿本周蛋白可呈阳性，部分患者血 κ 链或 λ 链阳性。

2. 心电图　可见不同类型的心律失常，主要表现为低电压（肢体导联≤0.5mV，胸前导联≤0.8mV）、电轴左偏及假心肌梗死图形（ECG 见病理性 Q 波而冠状动脉造影或 CT 冠状动脉重建未见阻塞性冠状动脉病变）（图 3-6-15）。

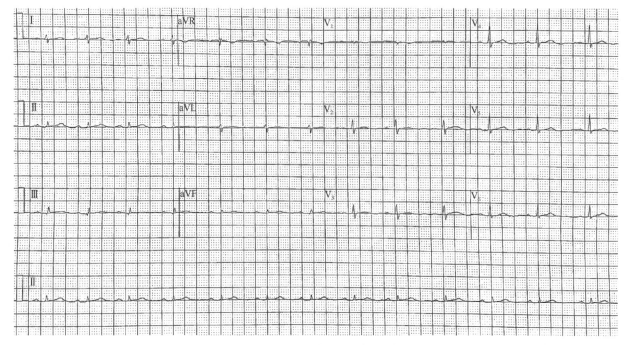

图 3-6-15 心肌淀粉样变示窦性心律，肢体导联低电压

3. X 线检查 可表现为心影正常或中度增大。

4. 超声心动图 双室壁均可对称性增厚及点状或颗粒状亮斑心肌回声（"闪耀征"），房间隔和瓣膜也可增厚；左心室腔正常或缩小；心房增大者占 60%；舒张功能异常是显著表现，可表现为伪正常化或限制性二尖瓣血流频谱；收缩功能可正常或轻度降低，疾病晚期时左心室收缩功能可显著减退；少至中量心包积液常见（图 3-6-16）。

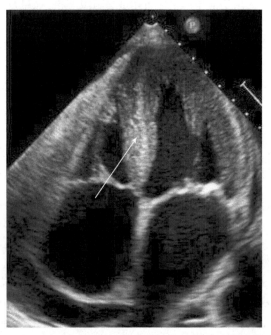

图 3-6-16 心肌淀粉样变心尖四腔心切面显示左心室壁增厚

5. 心脏磁共振 作为特征性诊断淀粉样变心脏累及的无创检查手段，除可表现为与超声类似的结构特征外，Look-locker 序列有时可见心肌、血池组织恢复时间反转或特异性表现为在心肌延迟钆强化（LGE）序列上，弥漫性心内膜下广泛心肌受累（图 3-6-17）。

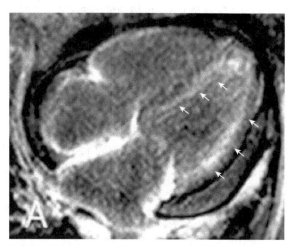

图 3-6-17 心肌淀粉样变示心室壁增厚，双心房增大，少量心包积液，双心房、心室心内膜至中膜广泛纤维化

6. 心内膜心肌活检 心内膜心肌活检刚果红染色阳性且偏光显微镜下呈苹果绿双折射为诊断淀粉样变的金标准，但属有创检查方法，取材较为困难，多数患者不易接受。如果临床和超声心动图、心脏磁共振提示有淀粉样变性，可通过心肌外组织获得淀粉样蛋白沉积物的免疫特征从而明确诊断，常见部位包括腹壁、舌、浅筋膜、肾脏、骨髓、胃及直肠黏膜等。

案例 3-6-5 实验室及辅助检查

1. 实验室检查提示肾病综合征：大量蛋白尿、低蛋白血症及高脂血症。

2. 心电图示肢体导联低电压。

3. 超声心动图显示左心室壁增厚（17mm），双心房增大，少量心包积液，限制性二尖瓣血流频谱。

4. 心脏磁共振示左心室弥漫性内膜至中层延迟钆强化，提示心肌淀粉样改变。

5. 肾脏穿刺活检术病理提示肾淀粉样变性，刚果红染色（＋）。

【诊断与鉴别诊断】

临床上出现不明原因心衰、难治性心衰，尤其是辅助检查提示限制型心肌病可能，应高度怀疑心肌淀粉样变的可能，要全面分析各检查的相关性，特别是发现 ECG 低电压、心超"闪耀征"及心脏磁共振广泛心内膜延迟强化的表现时，可做出心肌淀粉样变的初步临床诊断。如有条件取得心肌活检或者获得心肌外组织淀粉样蛋白浸润的依据则更佳。

本病应注意与肥厚型心肌病、高血压性心脏病、缩窄性心包炎、冠状动脉粥样硬化性心脏病及老年性退行性心脏改变相鉴别。

案例 3-6-5

诊断：心肌淀粉样变、心功能Ⅱ～Ⅲ级；肾病综合征，肾淀粉样变。

诊断依据：

1. 老年男性，病史 1 年。

2. 右心衰竭临床表现。

3. 肾病综合征的临床表现。

4. 心电图、超声心动图、心脏磁共振提示心肌淀粉样变。

5. 肾脏穿刺活检术病理提示肾淀粉样变性。

【治疗】

心肌淀粉样变的治疗取决于淀粉样变性的分型及疾病所处的阶段，所以准确做出诊断至关重要。强心剂，比如地高辛禁用或慎用，因其会在细胞外与淀粉样纤维结合，引起超敏反应和中毒。而钙离子拮抗剂和 β-受体阻滞剂的负性肌力作用会使左心室功能下降。胺碘酮对心房颤动有效，有症状的心动过缓和高度房室传导阻滞需安装心脏起搏器。原发型淀粉样变传统治疗是用马法仑和泼尼松（强的松）进行免疫抑制治疗。一般不推荐心脏移植，但当遗传型淀粉样变患者病情危重时可进行肝移植。

案例 3-6-5 治疗

1. 卧床休息，予对症支持处理。

2. 原发型淀粉样变传统治疗是用马法仑和强的松进行免疫抑制治疗。

3. 纠正心力衰竭。

4. 治疗相关合并症及并发症。

第二节 心 肌 炎

心肌炎（myocarditis）是一类心肌的炎症性疾病，可分为感染性及非感染性。感染性心肌炎最常见的病因为病毒感染，细菌、真菌、立克次体、锥虫等也可引起心肌炎，相对少见。非感染性心肌炎的病因可包括药物、毒物、结缔组织病、血管炎等。心肌炎的组织病理学改变可呈局限性或者弥散性，故心肌炎的临床表现与体征不具特异性。本节重点叙述病毒性心肌炎。

案例 3-6-6

患者，男，25 岁。因突发胸闷气促 1 月余入院。

患者入院前 1 月余出现胸闷不适，气促，伴端坐呼吸，低热，无胸痛、咳嗽、咳痰等症状，经休息无好转，外院就诊示心肌酶谱、肌钙蛋白水平增高，COX 病毒抗体 IgM（－），IgG（－），当时心超声心动图显示 LVEF 34%，追问患者发病前 1 周有上呼吸道感染、腹泻等病史。为进一步诊治收治我院。

体格检查：T 36.5℃，P 122 次/分，R 20 次/分，BP 132/84mmHg。双肺呼吸音清，未闻及明显干、湿啰音，未闻及哮鸣音，心律整齐，各瓣膜区未及杂音及心包摩擦音。肝脾肋下未触及，双下肢不肿。

入院后辅助检查：BNP 30.00pg/ml；肌酸激酶 87U/L，CK-MB 2.2ng/ml，肌红蛋白 22.3 ng/ml，cTnI 0.01ng/ml，血常规：WBC 7.8×10^9/L，Hb 160g/L，PLT 200×10^9/L。心电图：窦性心动过速，Ⅰ，Ⅱ，Ⅲ，aVL，aVF，V_{4-6} 导联 ST 段水平或下斜性降低，T 波负正双向。超声心动图：①左心房内径在正常上限，左心室壁收缩欠佳，LVEF 52%。②轻微二、三尖瓣反流，估测肺动脉收缩压为 28mmHg。心脏磁共振显示：①心脏各腔室大小大致正常；②左心室活动稍减弱，LVEF 50%；T_2 压脂序列及钆剂延迟显像未见明显异常信号。

问题：

1. 本病有哪些主要临床特点？

2. 该患者应考虑什么疾病？有哪些依据？

3. 怎样进行治疗？

病毒性心肌炎（viral myocarditis，VCM）是由

病毒感染引起的局限性或弥散性心肌炎性病变。疾病具有自愈性，部分可迁延而遗留有各种心律失常，少数可演变为扩张型心肌病，导致心力衰竭甚至心脏性猝死。

【病因】

几乎所有的人体病毒感染均可累及心脏，其中以柯萨奇B组病毒最为常见，占30%～50%；此外，人体腺病毒、流行性感冒、风疹、单纯疱疹、脑炎、肝炎（A、B、C型）病毒，以及EB病毒、巨细胞病毒和HIV等均能引起心肌炎。

病毒性心肌炎的发病机制：①病毒的直接作用：病毒经肠道或者呼吸道感染后，可经血液进入心肌，直接导致心肌细胞损伤、坏死和凋亡。②病毒介导的免疫损伤作用：病毒与心肌组织存在共同的抗原或免疫介导的心肌细胞损害，使一些自身抗原如心肌肌凝蛋白暴露或释放时通过激活自身反应T淋巴细胞和诱导抗心肌自身抗体产生，最终可导致心肌组织持续损伤。

【病理】

病变较重者大体检查可见心肌松弛，呈灰色或黄色，心腔扩大。病变较轻者肉眼下无明显变化，仅光镜下心肌细胞间质水肿，其间可见淋巴细胞和单核细胞浸润，将心肌分割成条索状，有的心肌断裂，伴有心肌间质纤维化等。病变可能累及心包，成为病毒性心包心肌炎。病变可累及心肌与间质，也可累及心脏的电传导系统，造成心律失常。

【临床表现】

心肌炎的临床变现取决于病变的部位与广泛程度，轻者可能无明显临床症状，危重者可能引发心源性休克，甚至可至猝死。

（一）症状

多数患者在发病前1～3周有病毒感染的前驱症状，如发热、浑身酸痛、咽痛、腹泻等症状。随后患者常诉胸闷、心前区隐痛、心悸、乏力、恶心、头晕等。临床上诊断的病毒性心肌炎绝大多数以心律失常为主诉或首见症状，少数患者可由此引起晕厥或阿斯综合征。极少数患者起病后发展迅速，出现心力衰竭或心源性休克。

（二）体征

1. 心脏增大　轻者心界不增大，也可暂时性心界增大，后可逐渐恢复。心脏增大显著者反应炎症范围广泛。

2. 心率改变　心率增速与体温不符，或心率异常缓慢。

3. 心音改变及杂音　心尖区第一心音可降低或分裂。心音呈胎心样。心尖区可能有收缩期吹风样杂音或舒张期杂音，前者为发热、贫血、心腔扩大所致，后者因左心室扩大造成相对性二尖瓣狭窄。杂音响度通常不超过3级，病情好转后可消失。

4. 心律失常　各种心律失常都可能出现，以房性与室性期前收缩最为常见，其次为房室传导阻滞；此外，心房颤动、病态窦房结综合征均可出现。心律失常是造成猝死的原因之一。

5. 心力衰竭　重症弥漫性病毒性心肌炎可出现急性心力衰竭，属于心肌泵功能障碍，通常左右心同时衰竭，引起心排血量过低，故除一般性心力衰竭表现外，易合并心源性休克。

> **案例 3-6-6**
> 1. 青年男性，主要临床表现为突发胸闷气促1月余，有气促，伴端坐呼吸，低热。
> 2. 发病前1周有上呼吸道感染、腹泻等病史。

【辅助检查】

1. 血液检查　白细胞计数可升高，急性期红细胞沉降率可增速，部分患者血清心肌标志物增高，反应心肌坏死。各种测定项目中以cTnI或cTnT、CK-MB的定量测定增高最具有诊断价值。

2. 心电图　常见ST-T改变，包括ST段轻度移位和T波倒置。合并急性心包炎的患者可有aVR导联以外的ST段广泛太高，少数可出现病理性Q波。可出现各型心律失常，特别是室性心律失常和房室传导阻滞（图3-6-18）。

3. 超声心动图　可正常，也可出现左心室扩张，伴有收缩或舒张功能异常、阶段性区域性室壁运动运动异常，心肌回声反射增强和不均匀，右心室扩张及运动异常。合并心包炎者可有心包积液。

4. X线检查　局灶性病变通常无异常变化，弥漫性及合并心包炎的患者可有心影增大，严重者可见心力衰竭征象如肺淤血或肺水肿。

5. 心脏磁共振　急性心肌炎磁共振成像T_2加权图可表现为局灶性信号增高，提示心肌组织炎症病灶和水肿；部分患者钆造影剂增强后可出现受损心肌延迟强化，部位可出现于心肌任何部位，其中多数延迟强化部位与冠状动脉血管的心肌支配区域不相符（图3-6-19）。

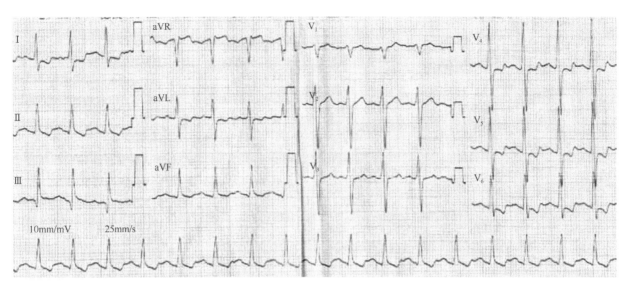

图 3-6-18　心电图示窦性心动过速，Ⅰ，Ⅱ，Ⅲ，aVL，aVF，V$_{4\sim6}$导联 ST 段水平或下斜性降低，T 波负正双向

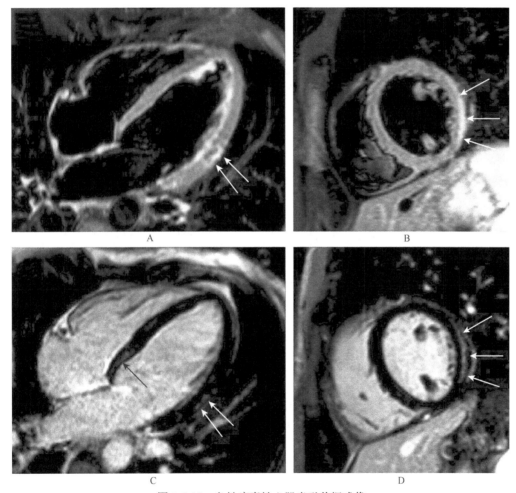

图 3-6-19　急性病毒性心肌炎磁共振成像

A、B. 显示 T$_2$ 加权左心室心肌侧壁心外膜下局灶性心肌水肿；C、D. 显示 T$_1$ 加权钆延迟增强扫描示左心室侧壁和室间隔基底部延迟增强

6. 病毒学检查　包括从咽拭子或粪便或心肌组织中分离出病毒，血清中检测特异性病毒抗体滴度，从心肌活检标本中找到特异抗原或在电镜下发现病毒颗粒，以及用 PCR 技术从粪便、血清、心肌组织中检测病毒 RNA 等。

7. 心内膜心肌活检　除本病诊断以外还有助于病情及预后的判断。因为是有创检查，本检查主要用于病情危重、治疗反应差、原因不明的患者。对于轻症患者可不进行常规检查。

> **案例 3-6-5**
>
> 　1. 外院查心肌酶谱肌钙蛋白增高，超声心动图显示 LVEF 34%。
>
> 　2. 心电图示：窦性心动过速，Ⅰ、Ⅱ、Ⅲ、aVL、aVF、V_{4-6} 导联 ST 段水平或下斜性降低，T 波负正双向。
>
> 　3. 超声心动图：①左心房内径在正常上限，左心室壁收缩欠佳，LVEF 52%。②轻微二、三尖瓣反流，估测肺动脉收缩压为 28mmHg。
>
> 　4. 心脏磁共振显示：①心脏各腔室大小大致正常；②左心室活动稍减弱，LVEF 值约为 50%；T_2 压脂序列及钆剂延迟显像未见明显异常信号。

【诊断与鉴别诊断】

　　病毒性心肌炎的诊断主要为临床诊断，根据典型的前驱感染史、相应的临床表现及体征、心电图、心肌酶学检查提示此次发病为心肌炎所致，外院一过性严重左心室收缩功能减低，入院后超声心动图、CMR 提示轻度左心室收缩功能减退，与临床症状相符，应考虑此诊断。确诊有赖于心肌活检。

> **案例 3-6-5**
>
> 　诊断：①心肌炎；②心功能Ⅲ级（NYHA）。
>
> 　诊断依据：
>
> 　1. 青年男性，主要临床表现为突发胸闷气促 1 月余。
>
> 　2. 发病前 1 周有上呼吸道感染、腹泻等病史。
>
> 　3. 外院查心肌酶谱肌钙蛋白增高，心超显示 LVEF 34%，均提示急性期心肌受损，以左心室累及为主。
>
> 　4. 入院超声心动图、心脏磁共振均提示收缩功能较前有所改善，未见心肌瘢痕及急性期水肿，提示心肌炎在恢复期。

　　在鉴别时注意排除以下疾病：

　　（1）β 受体功能亢进：多见于女性，可有心悸、胸闷、胸痛等症状，与活动无关，与精神紧张、情绪波动有关，常有神经衰弱表现，心电图 ST-T 改变多出现在Ⅱ、Ⅲ、aVF 导联，β 受体阻滞剂可迅速改善症状和心电图表现，其他检查多正常。

　　（2）甲状腺功能亢进：好发于青壮年，可有易兴奋、易怒、失眠、手震颤、多食、消瘦、怕热、多汗、皮肤潮湿、乏力、心悸、心动过速、腹泻、女性月经紊乱等，查体可有甲状腺肿大、甲状腺血管杂音及震颤，眼球突出，眼裂增宽，甲状腺功能检查及甲状腺 B 超有利于鉴别。

　　（3）二尖瓣脱垂综合征：由于二尖瓣叶在收缩期脱入左心房，导致心悸、胸痛、收缩期喀喇音等，多见于年轻女性，典型体征有收缩期喀喇音，在收缩中晚期出现，拍击样，在心尖区或内侧明显，坐位和站位较明显，多数患者还可闻及收缩晚期或全收缩期杂音，多为Ⅱ～Ⅳ级。心电图可见下侧壁（Ⅱ、Ⅲ、aVF、V_6）ST-T 改变，心脏超声检查可明确。

　　此外还有其他影响心脏功能的疾患如结缔组织病、血管炎、药物或毒物引起的心肌炎等。

【治疗】

　　本病尚无特异性治疗，应该以针对左心功能不全的支持治疗为主。患者应避免劳累、注意休息。出现心力衰竭时酌情使用利尿剂、血管扩张剂、ACEI 等。出现心律失常者，可采用抗心律失常药物。高度房室传导阻滞或窦房结功能损害而出现的晕厥或明显低血压时可考虑使用临时起搏器，必要时安置永久起搏器。

　　关于激素治疗的问题目前存在争议，多数学者认为，在发病 10～14 天内不应行常规使用，以免病灶扩散。在下述情况下使用激素不必考虑感染时间：①严重毒血症；②心源性休克；③严重心力衰竭；④高度或完全性房室传导阻滞；⑤持续性室性心动过速或其他恶性心律失常。在上述情况下运用激素可抑制抗原抗体反应，有利于局部炎症和水肿的消失，帮助患者度过危险期。

　　此外，临床上还可使用促进心肌代谢的药物如三磷酸腺苷、辅酶 A、环化腺苷、肌苷、细胞色素 C 等。暴发性心肌炎和重症心肌炎进展快，死亡率高，在药物治疗的基础上保证心肺支持系统十分重要。

> **案例 3-6-5　治疗**
>
> 　1. 完善相关辅助检查。
>
> 　2. 卧床休息。
>
> 　3. 促进心肌代谢。
>
> 　4. 提高免疫力。

（何　奔　姜　萌）

第七章　先天性心血管病

先天性心血管病（congenital cardiovascular disease）是指心脏及大血管在胎儿期发育异常引起的、在出生时病变即已存在的疾病，简称先心病。先天性心血管病是新生儿最常见的先天性缺陷，其发生率占全部活产婴儿的 0.6%～1.4%。在我国，先天性心血管病的发病率为 0.7%～0.8%，据估计，我国每年新出生的先天性心血管病患儿数量为 12 万～15 万。

先天性心血管病谱系特别广，包括上百种具体分型，其种类繁多，对血流动力学的影响大小不一，有些出生后即不能存活；有些则不手术也可存活到成人。先天性心脏病可分为发绀型或者非发绀型，也可根据血流动力学结合病理生理变化有无分流分为三类：无分流类（如肺动脉狭窄、主动脉缩窄）、左至右分流类（如房间隔缺损、室间隔缺损、动脉导管未闭）和右至左分流类（如法洛四联症、大血管错位）。过去的几十年，由于诊断技术和内外科治疗的进展极大地延长了先天性心血管病患者的寿命，越来越多患有先天性心血管病的患儿得以生活到成年阶段。本章仅对常见的可自然存活至成人的先天性心血管病作简要介绍。

第一节　房间隔缺损

案例 3-7-1

患者，女，19 岁。发现心脏杂音 2 天。患者因入学体检发现心脏杂音，近有疲劳、活动时轻微呼吸困难。无胸痛、心悸、端坐呼吸或晕厥等病史。儿童期发育、活动正常，无运动受限。既往无心血管病史，家族史无特殊。

体格检查：发育正常，皮肤、甲床、口腔黏膜无异常。BP 100/60mmHg，P 74 次/分。颈静脉不怒张。心尖搏动正常，S_1 正常，胸骨左缘第 2 肋间闻及 3/6 级收缩期杂音，S_2 固定分裂。双肺无异常，腹软，无压痛，无包块。肝脾未触及。下肢无水肿。

辅助检查：心电图：窦性心律，电轴右偏，不完全性右束支阻滞。

问题：

1. 患者的初步诊断是什么？
2. 下一步应选择什么检查方法？
3. 此患者的处理是否需要外科手术治疗？

房间隔缺损（atrial septal defect，ASD）是最常见的成人先天性心血管病之一，占成人先天性心血管病的 20%～30%，为心房间隔在胎儿期发育不全所致，在心房水平导致左至右分流。缺损的大小可从筛孔型（几个毫米）房间隔缺损到房间隔完全缺失（单心房）。女性较男性多见，男女发病率之比为 1:（1.5～3），有家族遗传倾向。

【病理解剖】

房间隔缺损一般分为原发孔缺损和继发孔缺损，前者因胚胎时心内膜垫发育异常，可致多种房室管缺陷，最常见的是房间隔下部原发孔处的缺损，常伴有二尖瓣和三尖瓣发育不良；后者为单纯房间隔缺损，又分为中央型缺损、下腔型缺损、上腔型缺损和混合型缺损，以中央型缺损最常见，亦可多个缺损同时存在（图 3-7-1）。

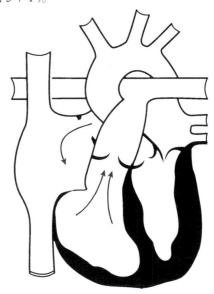

图 3-7-1　房间隔缺损示意图

【病理生理】

无并发症的房间隔缺损（即肺血管阻力正常），血液自左心房向右心房分流。分流量的大小取决于缺损的大小，还与左、右心室的相对顺应性和体、肺循环的相对阻力有关，影响左心室顺应性的疾病（如高血压、冠心病）可增加左向右分流的幅度。小的缺损，分流到右心房的血量少，无明显血流动力学改变。缺损大时，由于左向右分流量大，右心室容量负荷过重、右心房、右心室扩大。持续的肺循环血流量增加，导致肺动脉压高压，最后导致右心衰竭。大约 15% 的患者晚期可出现不可逆的肺动脉高压，使分流逆转为右向左分流而出现青紫。

【临床表现】

房间隔缺损患者在肺动脉压正常时常无症状，随年龄增大症状逐渐显现，可出现劳力性呼吸困难、心悸、气喘、乏力、咳嗽、咯血、不典型胸痛等症状，继而可发生室上性心律失常，特别是心房扑动、心房颤动而使症状加重。部分患者可因肺动脉高压和长期容量负荷过重而发生右心衰竭。大约15%的患者晚期可出现不可逆的肺动脉高压，使分流逆转为右向左分流而出现青紫，形成艾森门格综合征。

体格检查最典型的体征为肺动脉瓣区第二音亢进呈固定性分裂，胸骨左缘第2肋间可听到2/6～3/6级收缩期吹风样杂音，多不伴震颤；右心衰竭时，还有体静脉淤血的体征；出现右向左分流时，可有发绀、杵状指（趾）。

> **案例 3-7-1**
>
> 问题 1
>
> 初步诊断为：先天性心脏病，房间隔缺损。
>
> 依据：胸骨左缘第 2 肋间闻及 3/6 级收缩期杂音，S_2 固定分裂，以及患者的心电图表现。

【辅助检查】

心电图：可见电轴右偏、右心室肥大、右束支传导阻滞等表现。部分患者可出现心房颤动和心房扑动等表现。

X 线表现：可见右心房、右心室增大，肺动脉段突出及肺血管影增加。

超声心动图：剑突下心脏四腔图可显示房间隔缺损的部位及大小，还可见肺动脉增宽，右心房、右心室增大。经食管超声可更准确地测量房间隔缺损的大小和部位；彩色多普勒可显示分流方向，并可测定左、右心排血量。

心导管检查：可以测定左向右分流量、肺循环阻力，结合血管扩张试验评价肺动脉高压是动力型还是阻力型，鉴别是否合并其他畸形。

> **案例 3-7-1**
>
> 问题 2
>
> 经胸超声心动图检查，如不能确诊，行经食管超声检查，还可以行 X 线检查（超声心动图示右心房、右心室扩大，右心室容量负荷过重。无其他畸形，心功能正常）。

【诊断】

典型的肺动脉瓣区第二心音亢进呈固定性分裂和胸骨左缘第二肋间收缩中期杂音，结合心电图、胸片可提示房间隔缺损的存在，超声心动图可以确诊。

应与肺静脉畸形引流、肺动脉瓣狭窄及小型室间隔缺损等鉴别。

【治疗】

对于成人房间隔缺损患者，只要超声检查有右心室容量负荷增加的证据，应尽早关闭缺损。房间隔缺损的治疗方法包括介入治疗及外科手术治疗。

介入治疗：对于有适应证的继发孔型房间隔缺损，可采用房间隔缺损封堵术，成功率可达100%，但应注意并发症的发生。

外科手术治疗：主要适用于原发孔缺损及静脉窦型缺损、分流明显且有症状者，与内科治疗比较，手术可使存活率提高，预防心功能恶化，改善运动耐量。

> **案例 3-7-1**
>
> 问题 3
>
> 患者的 UCG 提示右心房、右心室扩大，右心室容量负荷过重，可经食管超声检查准确地测量房间隔缺损的大小和部位，明确是否适合介入治疗。

第二节　室间隔缺损

室间隔缺损（ventricular septal defect，VSD）是新生儿常见的先天性心脏畸形，占新生儿的 1/500。由于 50%左右的室间隔缺损在儿童期自然闭合，大多数较大的缺损在儿童时已经得到治疗，故成人室间隔缺损相对少见，约占成人先天性心血管病的 10%，可单独存在，亦可与其他畸形合并发生。

【病理解剖】

室间隔由膜部、漏斗部和肌部三部分组成。根据缺损的部位，室间隔缺损可分为：①膜部缺损，占 VSD 的 80%；②漏斗部缺损，又可分为干下型和嵴内型；③肌部缺损。

【病理生理】

室间隔缺损的病理生理取决于缺损的大小、肺血管床状况和分流对心内血流动力学的影响。室间隔缺损时，心室收缩期左心室压力高于右心室，故血液左向右分流。缺损小的患者，右心室大小和功能正常，肺血管阻力正常；缺损大的患者，右心室容量增加，右心室扩张，肺血流量增加。如未矫治，导致肺血管阻塞性病变，致肺动脉高压，右向左逆向分流，出现青紫（艾森门格综合征）（图 3-7-2）。

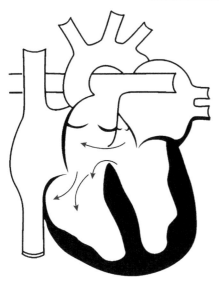

图 3-7-2 室间隔缺损示意图

【临床表现】

室间隔缺损患者的临床过程取决于缺损的大小。大多数小缺损自然闭合，或不产生明显的血流动力学异常，大的缺损可有发育不良、劳累后心悸、气喘、乏力、咳嗽、肺部感染症状，难以存活至成人，常在儿童期已手术治疗。未治疗者，成人后常有右心衰竭的症状和体征，如出现右向左分流，可有青紫、杵状指（趾）。所有室间隔缺损患者（包括术后残余分流者）感染性心内膜炎的危险性增加。

体检发现心前区搏动增强，在胸骨左缘第 3～4 肋间可闻及 Ⅳ～Ⅵ 全收缩期杂音，向胸骨右缘传导，常伴震颤。一般来说，小室间隔缺损由于左、右心室压力阶差更大，产生的杂音更响；出现肺动脉高压后，左向右分流减少，杂音减弱，P_2 亢进。

【辅助检查】

心电图：室间隔小缺损时心电图可正常或电轴左偏，较大室间隔缺损时心电图表现为左心室肥大或双心室肥大。

X 线检查：大量左向右分流时，心脏扩大，胸片可见心影扩大；无肺动脉高压时，肺血管充血，外周血管血流量过多及近端血管扩张；侧位胸片可见左心房增大；大多数小的室间隔缺损成人患者胸片正常。出现肺动脉高压时则会表现为肺动脉及其主要分支明显扩张，但在肺野外 1/3 血管影突然减少。

超声心动图：通常能确定室间隔缺损的部位和大小，判断心室肥厚及心腔大小。典型超声心动图表现为心室间隔回声的连续性中断，左心室内径扩大，右心室流出道和肺动脉增宽。运用多普勒技术可明确心室内分流及间接测量肺动脉的压力。超声心动图是确诊本病的主要无创方法。

心导管检查：可以测量心室水平的分流量及肺循环的阻力。

【诊断】

典型室间隔缺损根据临床表现及超声心动图即可确诊。应注意与三尖瓣反流、法洛四联症、瓣下型肺动脉瓣狭窄及肥厚型心肌病等疾病鉴别。

【治疗】

介入治疗：对于有适应证的肌部或部分膜部室间隔缺损、外科手术后残余分流者可行室间隔缺损封闭术。

手术治疗：中度室间隔缺损患者，Q_p/Q_s 为 1.5～2.0 者，应行外科手术修补缺损，其他适应证为反复发生感染性心内膜炎和严重的主动脉瓣反流的室间隔缺损患者。

已有艾森门格综合征者，由于肺血管阻力增高，为手术禁忌，其主要针对青紫的并发症治疗。

第三节　动脉导管未闭

动脉导管未闭（patent ductus arteriosus，PDA）是由于正常胎儿循环持续存在而导致的先天性心脏病。以早产儿、高原出生者多见，女多于男。由于多在儿童期手术治疗，成人不常见。

【病理解剖】

动脉导管在出生后几小时功能性关闭，此后 4～8 周内解剖学上关闭，如 1 岁后仍未关闭，即为动脉导管未闭。未闭动脉导管的长度、直径、形态不同，对血流动力学影响不同，预后亦各异。动脉导管未闭可伴其他先天性畸形如主动脉缩窄、室间隔缺损等（图 3-7-3）。

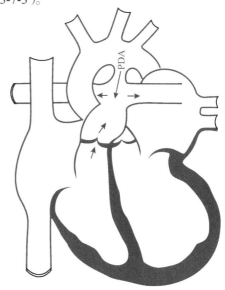

图 3-7-3 动脉导管未闭示意图

【病理生理】

动脉导管未闭，主动脉和肺动脉之间存在交通，由于收缩期和舒张期主动脉压力皆高于肺动脉，主动脉血流循压力阶差不断进入肺动脉。动脉导管未闭的血流动力学后果取决于导管的大小，导管小者血流从主动脉流入肺动脉较少，肺血管阻力正常；导管大时，通过肺循环回到左侧心脏的血流明显增多，导致左心室容量负荷过重，肺淤血。持续大的分流可致肺血管由动力性高压变为梗阻性肺动脉高压，导致艾森门格综合征。当肺血管阻力超过体循环阻力，分流从肺动脉流入主动脉，患者常有下半身青紫和杵状趾，而上半身正常，称差异性青紫，这是由于氧合差的血从肺动脉经动脉导管到左锁骨下动脉远端的主动脉，而左心室的血液（氧合好）供应头部及上肢所致。

【临床表现】

小的动脉导管未闭通常无症状及血流动力学并发症。如在儿童期未手术治疗，成人大的动脉导管未闭可出现左心衰竭的症状，出现肺血管阻塞后，有艾森门格综合征及右心衰竭的症状。

动脉导管未闭显著特征是在左第 1、2 肋间隙锁骨下区听到典型的动脉导管未闭"机器样"连续性杂音常伴震颤。大的动脉导管未闭可有左心室扩大及肺淤血的体征。随着肺动脉压力的增高，杂音的舒张期部分即渐变短。发生艾森门格综合征时，杂音可消失，出现肺动脉高压的体征。

【辅助检查】

心电图：常见的有左心房增大，左心室肥厚的改变，部分患者 PR 间期延长，有肺动脉高压时可出现右心房大，右心室肥大。

X 线检查：胸片可见肺动脉突出，肺血增多，左心房、左心室增大。透视下所见肺门舞蹈征是本病的特征性变化。严重病例晚期出现右向左分流时，可出现右心室肥大的表现，肺野外带肺血减少。

超声心动图：可显示未闭的动脉导管，并可见左心室内径增大。彩色多普勒可测得存在于降主动脉与肺动脉之间高速连续性分流，作出准确诊断。对左心扩张和肺动脉高压，也能作出定量评估和监测。

心导管检查：外科手术前，一般尚需由心导管术确定诊断，测定肺血管阻力及除外其他复杂畸形。

【诊断】

根据典型的杂音、X 线及超声心动图表现，大部分可诊断，心导管检查可进一步确定病情。动脉导管未闭需与能引起连续性杂音的病变相鉴别，如室间隔缺损合并主动脉瓣关闭不全、主动脉窦瘤破裂等疾病。

【治疗】

由于本病易合并感染性心内膜炎，且手术或介入封堵的死亡率和致残率极低，故无论动脉导管未闭大小及分流情况均应尽早治疗。存活到成人、未手术治疗的动脉导管未闭，通常在 30 岁左右出现充血性心力衰竭或肺动脉高压（有右向左分流和青紫），超过 40 岁的患者大约15%存在动脉导管钙化或瘤样扩张，增加手术难度。所有未手术的患者应预防感染性心内膜炎。

第四节　先天性二叶主动脉瓣

先天性二叶主动脉瓣（congenital bicuspid aortic valve）是成人先天性心血管病中常见的类型之一，男多于女。少数患者可合并主动脉缩窄及动脉导管未闭。

【病例解剖】

二叶式主动脉瓣在儿童期瓣膜功能正常，因而可无任何症状和体征，随年龄增大，由于瓣膜结构异常引起的非层状血流导致瓣叶损伤、增厚、钙化，可致主动脉瓣狭窄。也可由于瓣叶与瓣环发育不匹配，或因感染性心内膜炎而导致主动脉瓣关闭不全。

【病理生理】

当二叶主动脉瓣功能正常时，无任何症状与体征。在成年期发生狭窄或关闭不全时，诊断和治疗与其他类型的获得性主动脉瓣狭窄或关闭不全相同。

【临床表现】

二叶主动脉瓣早期通常无症状，一旦发展到出现明显的血流动力学异常的瓣膜狭窄时，症状与体征与获得性瓣膜病变相似，常见表现为典型的三联征：呼吸困难、胸痛和劳力性晕厥。二叶主动脉瓣的主要并发症包括猝死及感染性心内膜炎，后者导致主动脉瓣关闭不全。

体格检查：颈动脉搏动和左心室搏动正常，S_2 正常，可有收缩早期喀喇音和杂音。狭窄明显时，颈动脉搏动延迟，容量减少，收缩期喀喇音消失，出现单一 S_2 音，收缩期杂音呈递增递减型，收缩晚期最强。有主动脉瓣关闭不全时，可出现相应的杂音。

【辅助检查】

本病心电图表现为 QRS 波高电压、左心室肥厚、电轴左偏等。随主动脉狭窄加重，X 线检查可有心脏增大。超声心动图是诊断二叶主动脉瓣最直接、可靠的方法。

【诊断】

临床表现为孤立的主动脉瓣狭窄或关闭不全的成人患者应想到本病的可能，超声心动图可确诊。鉴别诊断主要为风湿性心瓣膜病及梗阻性肥厚型心肌病。

【治疗】

本病治疗与其他病因性引起的主动脉瓣狭窄相同。对瓣膜狭窄且有相应症状，跨瓣压力阶差≥50mmHg 时，可行经皮主动脉瓣瓣成形术或外科瓣膜切开术、瓣膜置换术。有进行性主动脉瓣关闭不全者，需行瓣膜置换术。

第五节　主动脉缩窄

先天性主动脉缩窄（congenital coarctation of the aorta）为局限性主动脉管腔狭窄，以躯体上半身部分高血压，下肢低血压为特征的阻塞性主动脉病变。男女比例为 2:1，25% 左右患者合并二叶型主动脉瓣，其他同时存在的病变包括室间隔缺损及动脉导管未闭等。

【病理解剖】

根据缩窄与动脉导管部位的关系，主动脉缩窄可分为导管前型及导管后型。导管前型缩窄常位于左锁下动脉与动脉导管之间，此型多合并其他先天性复杂畸形，而难于长期存活。导管后型缩窄位于左锁下动脉开口的远端，不常合并复杂畸形，活至成人者较多（图 3-7-4）。

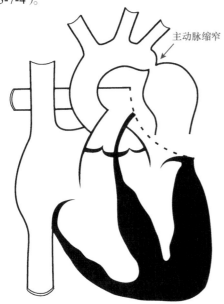

图 3-7-4　主动脉缩窄示意图

【病理生理】

主动脉缩窄导致左心室流出受阻，缩窄近端主动脉及大动脉血压高于缩窄远端主动脉及下肢动脉，腹腔脏器的供血亦减少，肾脏供血减少致肾素-血管紧张素系统激活亦是血压升高的原因之一。狭窄近端压力升高促使乳内、肩胛和肋间上动脉产生侧支血管，

到达降主动脉的肋间支，侧支循环随着年龄的增长而增多，可部分缓解缩窄以下的器官的血液供应。

【临床表现】

青年患者可无症状，而是偶尔发现高血压和下肢搏动减弱。青年男性如有原因不明的上肢高血压，都应想到此症。压力差异可致鼻出血、头痛、下肢乏力、麻木、发凉或间歇性跛行，老年患者则可有心绞痛、心衰症状和血管合并症。

体格检查可见下半身发育常不如上身，髋窄、腿短与宽肩、长臂相对。最明显的体征是上肢血压有不同程度的增高，下肢血压下降。肱动脉血压高于腘动脉血压 20mmHg 以上，右臂血压与左臂相差 30mmHg 以上，也符合左锁下动脉血流受损。颈动脉、桡动脉搏动强劲有力，而下肢股、腘、足背动脉则隆起徐缓甚至缺失。心前区触及抬举性心尖冲动，心界向左下扩大，听诊应注意二叶主动脉瓣的收缩期喷射音，缩窄本身产生的收缩期杂音在背部位于胸中部。

根据侧支循环形成的部位不同可在胸骨上、锁骨上、腋下及或上腹部闻及连续性血管杂音。

【辅助检查】

心电图：最常见的改变是左心室肥大。

X 线检查：可见左心室增大、升主动脉扩张，缩窄上下血管扩张而使主动脉弓呈所谓"3"字征。缩窄位于左锁下动脉以下时，由于肋间后动脉扩张所致两侧肋骨切迹，可在第 3～8 肋骨后看到。如缩窄位于左锁下动脉近端，则肋骨切迹只限一侧，左侧肋骨不受累及。

超声心动图：可确定左心室增大、室壁肥厚；胸骨上窝主动脉长轴可见缩窄环所在部位及其上下扩张。多普勒超声可以确定缩窄动脉上下压力阶差。

磁共振检查：是观察降主动脉解剖情况的最佳检查方法。

心导管检查和主动脉造影术：心导管检查测定血氧饱和度及进行压力测定。主动脉造影显示缩窄的部位、长度及侧支循环情况、是否存在动脉导管未闭等。

【诊断】

明显的上下肢血压差异及胸部杂音提示本病，胸片示左心室大、"3"字征、肋骨切迹，超声心动图检查可以确诊。应与多发性大动脉炎、主动脉瓣狭窄等相鉴别。

【治疗】

介入治疗：对于有适应证或暂时不能手术者，可行经皮球囊动脉扩张术及支架植入术。

手术治疗:最理想的方法是切除异常缩窄组织后行端端吻合。术后再狭窄可用经皮腔内血管成形术,可植入或不植入支架。

第六节　肺动脉瓣狭窄

先天性肺动脉瓣狭窄(congenital pulmonary valve stenosis)指肺动脉瓣、瓣上或瓣下有狭窄,是成人常见先天性心脏病之一。多数患者症状较轻,无须治疗。主要特征包括肺血流减少、右心室肥厚及在梗阻部位的杂音。常与其他先天性心脏异常并存,如房间隔缺损、室间隔缺损、动脉导管未闭等。

【病理解剖】

肺动脉瓣狭窄可分为三型:瓣膜型肺动脉狭窄为一常见畸形,表现为瓣膜肥厚、瓣口狭窄,重者瓣叶可融合成圆锥状;瓣下型为右心室流出道漏斗部和肌肉肥厚造成的梗阻;瓣上型指肺动脉主干或主要分支有单发或多发性狭窄,此型较少见(图3-7-5)。

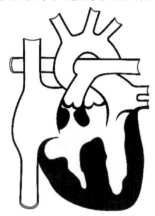

图 3-7-5　肺动脉瓣狭窄示意图

【病理生理】

右心室流出道狭窄的程度取决于瓣口的大小,活动时右心室搏出量不会有相应增加。由于右心室负荷过重,可出现右心室肥厚,如果狭窄不进行治疗,可出现右心衰竭。瓣膜性肺动脉狭窄患者,一般按右心室压力高低来判断病情轻重,如右心室收缩压阶<50mmHg 为轻型;>50mmHg 但未超过左心室收缩压为中型;超过左心室收缩压为重型。右心室压力越高表明肺动脉瓣狭窄越重,而狭窄上下压力阶差也必然越大。

【临床表现】

轻、中度肺动脉狭窄亦可无症状。重度狭窄时,除运动耐量减低外,还可有呼吸困难、胸痛、晕厥先兆、晕厥等症状,后期可出现右心衰竭。

本病典型体征是在胸骨左缘第 2 肋间听到Ⅲ级以上收缩期杂音,传导广泛,可传及颈部、整个心前区甚至背部,可伴震颤;肺动脉瓣区第二心音减弱。随着梗阻程度的不断加重,杂音长度也在增加,高峰强度则不断推向收缩后期。如发生右心室衰竭,将出现三尖瓣关闭不全和体循环淤血体征。

【辅助检查】

心电图:可见电轴右偏,右心室肥大、右心房增大,可见不完全性右束支传导阻滞。

X线检查:即使狭窄仅为轻度,胸片可见肺动脉段突出,左肺动脉扩张常较右肺动脉为甚,这是由于高速血流向左喷射所致。可见右心肥大表现。

超声心动图:可见肺动脉瓣增厚,可定量测量瓣口面积;瓣下型漏斗状狭窄也可以清楚判断其范围;应用多普勒技术可计算出跨瓣或狭窄上下压力阶差。

右心导管检查和右心室造影:确定狭窄的部位及类型,确定右心室和肺动脉的压力。

【诊断】

根据典型的杂音、X线表现及超声心动图检查可以确诊。应与原发性肺动脉扩张、室间隔缺损、法洛四联症及埃勃斯坦畸形等鉴别诊断。

【治疗】

介入治疗:对于有适应证患者首选经皮球囊肺动脉瓣成形术。

手术治疗:球囊扩张不成功或不宜行球囊扩张者,如狭窄上下压力阶差≥50mmHg 时,应采取瓣膜成形或换瓣手术治疗;对于瓣膜关闭不全,心脏进行性增大者,应考虑换瓣手术治疗。

第七节　三尖瓣下移畸形

先天性三尖瓣下移畸形较少见,也称埃勃斯坦畸形(Ebstein's anomaly),基本畸形是部分三尖瓣向下移位和一部分右心室心房化,三尖瓣隔瓣和后瓣最常受累。

【病理解剖】

三尖瓣下移畸形的特征为三尖瓣叶变形,三尖瓣隔瓣和后瓣向心尖部移位,黏附在右心室壁,前叶延长呈帆样。三尖瓣下移畸形时,右心由三个解剖区间构成:右心房本身、真右心室和两者间的右心室心房化部分。轻度三尖瓣下移畸形,三尖瓣叶限制程度甚轻,前叶仍能活动,真右心室也只稍有减小。重度三尖瓣下移畸形时,三尖瓣叶组织严重受限,真右心室变小而收缩性能减低。这类心脏畸形几乎合并继发孔房间隔缺损或卵圆孔未闭(图3-7-6)。

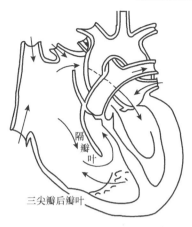

图 3-7-6　三尖瓣下移畸形示意图

【病理生理】

三尖瓣下移畸形导致三尖瓣关闭不全，因为心室收缩时三叶不能合拢。损害较重时，瓣膜关闭不全和右心室功能非同步性改变引起右心室扩张和右心衰竭。如同时有房间隔缺损，可能导致右向左分流而有青紫。

【临床表现】

由于三尖瓣叶受限程度不一，心房化右心室和真右心室相对大小不一，临床表现的轻重相差悬殊。可有呼吸困难、疲劳、心悸、右心衰竭等表现。青紫可见于约 80% 的患者，20%～25% 病例有阵发性室上性心动过速。

体格检查：右胸骨旁隆起，心界扩大，第一心音宽分裂，三尖瓣区可闻及收缩期咯喇音（三尖瓣关闭延迟引起）和三尖瓣反流的收缩期杂音，可出现第三心音和第四心音奔马律。可见颈动脉扩张性搏动及肝大伴扩张性搏动。

【辅助检查】

心电图：可见 P 波高耸，右束支传导阻滞，20%～25% 有预激综合征（右侧旁路）图形。

X 线检查：见球形巨大心影，以右心房增大为主，有发绀者肺血管影减少。

超声心动图：具有重要诊断价值，可见下移的瓣膜、巨大的右心房、右心室缩小、缺损的房间隔。

心导管检查：在右心室的房化部分可同时记录到右心室心电图和右心房压力，这种征象可确诊本病。

【诊断】

根据临床表现及超声心动图表现可以确诊本病。需要与其他青紫型先天性心脏病、扩张型心肌病、心包积液鉴别。

【治疗】

本病症状轻微者可暂时不手术，随访观察。当心功能不全或青紫加重，出现明显的房性心律失常和（或）出现脑血管意外时，应考虑手术治疗。手术选择为三尖瓣置换或成形术、房化的心室折叠、关闭房间隔缺损及切断房室旁路。

与旁道相关的室上性心动过速，可采用射频消融治疗。

第八节　主动脉窦动脉瘤

先天性主动脉窦动脉瘤（congenital aortic sinus aneurysm）为少见的先天性心脏病。在动脉瘤破裂前无任何症状，破裂后可出现严重症状。

【病理】

本病主要是主动脉窦包括左、右冠状动脉开口的窦及无冠状动脉开口的窦形成动脉瘤。随着年龄增长瘤体常逐渐增大并突入心腔中，当瘤体增大至一定程度，瘤壁变薄而导致破裂，可破裂到右心房、右心室、肺动脉、左心室或心包腔。90% 以上主动脉窦动脉瘤累及右冠状动脉窦或无冠窦。

【病理生理】

根据主动脉窦动脉瘤的部位和破入的不同腔室而有不同的病理生理改变，如破入心包，可因急性心包压塞而迅速死亡。临床上以右冠状动脉窦瘤破裂入右心室常见，导致左向右分流（图 3-7-7）。

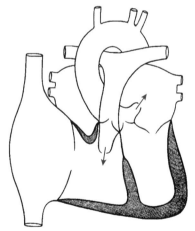

图 3-7-7　主动脉窦动脉瘤破裂示意图

【临床表现】

瘤体破裂前一般无临床症状或体征。

破裂多发生在 20 岁以后，多在运动或体力劳动后发生。当瘤体破入右心室时，患者突然感到心悸、胸痛，并迅速发展至呼吸困难等急性心功能不全症状，随后出现右心衰竭的表现。

体征为胸骨左缘第3、4肋间闻及响亮、连续性机器样杂音,常伴震颤。肺动脉瓣第二心音亢进,心界扩大。在此基础上,还可由于损伤邻近的主动脉瓣而发生瓣膜关闭不全的杂音,周围动脉收缩压增高、舒张压降低,脉压增大,有水冲脉及毛细血管搏动等周围血管征。还可出现右心衰竭的体征。

【辅助检查】

X线检查:显示左、右心室容量负荷过重,并有分流血管和肺静脉淤血征象。

超声心动图:在窦瘤破裂前可见窦体增大有囊状物膨出;破裂后可见裂口,多普勒超声可见血液分流。

磁共振检查:可清晰显示窦瘤部位大小及与周围血管腔的关系。

心导管检查:可了解未破裂的动脉瘤的解剖学变化,动脉瘤破裂后,根据造影剂的流向,可准确判断破入的部位及分流量,并可了解冠状动脉情况。

【诊断】

根据临床表现及超声心动图多能诊断本病。主动脉窦动脉瘤破裂应与急性心肌梗死、动脉导管未闭、室间隔缺损合并主动脉瓣关闭不全鉴别。

【治疗】

窦动脉瘤未破裂时可随访观察。一旦主动脉窦动脉瘤破裂应在体外循环下手术修补。随着心脏介入医学的发展,介入治疗已成为主动脉窦动脉瘤破裂治疗的另一种选择。

第九节 法洛四联症

案例 3-7-2

患者,女,14岁。晕厥4次。

患者2年前运动时出现晕厥,此后多次发作,均在运动、劳力时发作。1岁前发现心脏杂音及青紫,因故未手术治疗。由于运动明显受限,不能完成学业,喜蹲踞。一直可从事家务劳动,但最近呼吸困难及疲劳加重,行走20~30米即有呼吸困难。未用药物治疗。家族史无特殊。

体格检查:BP 120/85mmHg,P 90次/分,R 20次/分。明显青紫、杵状指,颈静脉正常,胸骨右缘抬举性搏动,S_1 正常,单一 S_2,无额外心音,胸骨左缘第3~4肋可闻及3/6级收缩期杂音。双肺无异常,腹软,无压痛,肝脾不大,下肢无水肿。

实验室检查:血常规 Hb 218g/L,Hct 61%;血气分析 PCO_2 27mmHg(正常35~45mmHg),血氧饱和度88%。

问题:

1. 初步诊断是什么?
2. 下一步检查是什么?
3. 本患者如何治疗?

先天性法洛四联症(congenital tetralogy of Fallot)是联合的先天性心血管畸形,包括肺动脉狭窄、室间隔缺损、主动脉右位(主动脉骑跨于缺损的室间隔上)和右心室肥大四种异常,是最常见的发绀型先天性心脏病。

【病理解剖】

本病的室间隔缺损80%为膜周型;肺动脉狭窄可为瓣膜、右室漏斗部或动脉型,以右心室漏斗部型为多;主动脉根部右移,骑跨于室间隔之上,故与左、右心室直接相连;右心室壁显著肥厚。本病合并房间隔缺损或卵圆孔未闭时,称法洛五联症(图3-7-8)。

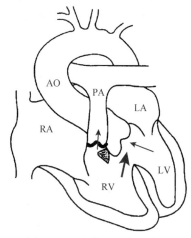

图 3-7-8 法洛四联症示意图

LV:左心室,RV:右心室,LA:左心房,RA:右心房,AO:主动脉,PA 肺动脉

【病理生理】

本病由于巨大室间隔缺损,左、右心室压力相等,由于肺动脉狭窄,进入肺动脉血流受阻,肺血流减少,右心室搏出的血液大部分进入骑跨的主动脉,使体循环血氧饱和度明显降低,出现青紫并继发红细胞增多症。

【临床表现】

未治疗的法洛四联症患者出生后即有发绀,患儿常有活动能力差、蹲踞的病史。有特征性的缺氧发作,表现为典型的乏力和青紫加重,原因可能为漏斗部痉挛,成人少见。青紫在运动时会加重,因体循环血管舒张,右向左分流所致。

体格检查可见明显青紫,常伴有杵状指(趾),右心室搏动明显,第2心音为单一成分,即主动脉瓣关闭音,肺动脉瓣成分消失或不明显。胸骨左缘第2、3 肋间可闻及收缩期喷射样杂音，为肺动脉瓣口狭窄所致。狭窄严重者，右至左分流越甚，流经狭窄的右心室流出道的血流量越少，杂音可微弱或消失。肺动脉狭窄轻而在心室水平由左向右分流者，可在胸骨左缘3、4 肋间闻及室间隔缺损引起的收缩期杂音。

> **案例 3-7-2**
> 　　问题 1　先天性发绀性心脏病最常见的原因是法洛四联症及艾森门格综合征。本例自幼有心脏杂音、青紫，活动受限、喜蹲踞，胸骨左缘收缩期杂音及单一 S_2；根据上述表现及实验室检查，初步诊断法洛四联症。

【辅助检查】

血常规检查：可见红细胞计数、血红蛋白及血细胞比容显著升高。

心电图：可见电轴右偏、右心室肥厚。

X 线检查：主要为右心室肥厚表现，当肺动脉狭窄严重，右心室增大，心尖向上翘，连同肺动脉段凹陷，形成典型的"木鞋形"。在这些患者肺血明显减少。可有肺动脉狭窄后扩张和右位主动脉弓。

超声心动图：可见右心室肥厚、室间隔缺损和主动脉骑跨，也可显示肺动脉狭窄情况。

磁共振检查：能精确测定远端肺动脉的狭窄。

心导管检查：只宜限于考虑手术或再手术者，以及须排除冠心病的患者。

> **案例 3-7-2**
> 　　问题 2　下一步的检查应完成心电图、X 线及超声心动图检查。
> 　　（心电图：窦性心律，右心室肥大。超声心动图：主动脉骑跨，大室间隔缺损，明显右向左分流，肺动脉严重狭窄，右心室肥厚）。
> 　　根据上述结果，可确诊为法洛四联症。

【诊断】

本病临床表现较具特征性，一般诊断不难，但要和其他引起青紫的先天性心脏病特别是大动脉错位合并肺动脉瓣狭窄、艾森门格综合征、三尖瓣下移畸形等鉴别。

【治疗】

法洛四联症患者如果不行姑息性外科治疗，只有少数能存活到 20 岁以上。活到 40 岁以上的只有 3%。因为肺动脉狭窄，不发生肺动脉高压，故成人法洛四联症患者均可手术治疗。近年来，随着先天性心血管病介入治疗技术的迅速发展，目前介入治疗已成为先天性心血管病治疗的重要手段，导管介入与外科手术相结合治疗法洛四联症，大大提高了患者救治的机会。未手术者感染性心内膜炎常见。

> **案例 3-7-2**
> 　　问题 3　应考虑手术治疗。主要决定因素是肺血管状态。应先行心导管检查了解肺动脉的大小和解剖，确定额外的肺血流来源。确定是否有多个室间隔缺损及冠状动脉异常起源。
> 　　外科方法包括：姑息手术，增加肺血流；根治手术完全矫治室间隔缺损，缓解流出道梗阻。如果有适应证亦可行介入治疗。

第十节　艾森门格综合征

艾森门格综合征（Eisenmenger syndrome）严格意义上并不能称为先天性心脏病，而是一组先天性心脏病发展的后果。如先天性室间隔缺损持续存在，可由原来的左向右分流，由于进行肺性动脉高压发展至器质性动脉阻塞性病变，出现右向左分流，从无青紫发展至有青紫时，即称之为艾森门格综合征。其他如房间隔缺损、动脉导管未闭等也可有类似的情况。因此，本征也可称为肺动脉高压性右向左分流综合征。在先天性心脏病手术尚未普及时临床上本征较为多见，近年来已逐渐减少。

【病理解剖】

原有的室间隔缺损、房间隔缺损、动脉导管未闭等缺损较大，右心房、右心室增大，肺总动脉和主要分支扩大，而肺小动脉壁增厚、内腔狭小甚至闭塞。

【病理生理】

由于大量的左向右分流，使肺动脉压逐渐增高，肺动脉压等于或接近体循环动脉压，右心室、右心房压也增高，左向右分流逆转为双向分流或右向左分流，出现青紫。

【临床表现】

本病临床表现轻至中度青紫，劳累后加重，劳力性呼吸困难常见，胸痛、咯血、近乎晕厥较少见。一过性菌血症可经右向左分流进入脑循环，导致脑脓肿。

体格检查：以青紫和杵状指（趾）最为突出。心血管检查发现肺动脉高压的体征最明显，可见右心室胸骨旁抬举性搏动，右心衰竭时颈静脉压增高，a 波明显，多数患者第二心音的肺动脉成分增强。可闻及三尖瓣反流的收缩期杂音和高调的肺动脉反流舒张期杂音（Graham-steele 杂音）。右心衰竭时可有肝大、腹水及下肢水肿。

【辅助检查】

心电图:见右心房增大,右心室肥厚,电轴右偏。

X线检查:胸片示右心室扩大,胸骨后间隙消失,肺动脉段突出,肺血量减少,周围肺血管纹理变细。

超声心动图:显著右心室肥厚和心房扩大。右心室功能可正常直到疾病的晚期,此时,右心房增大。左心室较小,充盈不足,室间隔向左心室偏移。二维超声结合多普勒成像和盐水对比试验可确定分流水平。晚期可证实右心压力负荷增加、肺动脉增大及三尖瓣和肺动脉瓣关闭不全。

心导管检查:特征性的血流动力学发现有肺动脉高压、肺血管阻力增加、右向左分流等,应测量残余的左向右分流程度。行心导管检查时要吸氧,以测定肺血管反应性是否持续存在,如果给氧或一氧化氮时肺循环阻力降低,并可测量到左向右分流增加,表明患者有行外科手术的适应证。

血液检查:血氧饱和度明显降低,血细胞增多时,红细胞比容增大。

【诊断】

根据病史及临床晚发青紫,结合超声心动图等辅助检查诊断不难。应与先天性青紫型心脏畸形进行鉴别。

【治疗】

艾森门格综合征患者预后差,经合理的药物治疗可延长其寿命。死亡原因包括肺梗死、心律失常性猝死、进行性右心衰竭和脑脓肿。

有顽固的肺血管病变时,禁忌修补手术。唯一有效的治疗方法是进行心肺移植或肺移植的同时修补心脏缺损。

(李国标)

第八章 心脏瓣膜病

心脏瓣膜病（valvular heart disease）是由于包括炎症粘连、纤维化、黏液瘤样变性、退行性改变、先天性畸形、缺血性坏死、钙质沉着或创伤等原因引起的单个或多个瓣膜结构（包括瓣环、瓣叶、腱索及乳头肌等）的解剖结构和（或）功能上的异常，造成单个或多个瓣膜急性或慢性狭窄和（或）关闭不全。心室和主、肺动脉根部严重扩张也可产生相应房室瓣和半月瓣相对性关闭不全。

我国的心脏瓣膜病主要是风湿性心脏病，是常见的心脏病之一，但随着生活及医疗条件的改善，风湿性心脏病的患病率正在降低，而非风湿性的瓣膜病有所增高。不同病因易及的瓣膜亦不一样，风湿性心脏病中二尖瓣最常受累，其次是主动脉瓣，而三尖瓣和肺动脉瓣较少见；老年退行性瓣膜病变以主动脉瓣病变最为常见，其次是二尖瓣病变。

第一节 二尖瓣狭窄

案例 3-8-1

患者，女，42 岁，因反复"心悸、渐进性呼吸困难 10 年，咳粉红色泡沫样痰 1 天"入院。

患者 10 年前于活动后轻度心悸，休息后可缓解，上述症状逐渐加重，时有夜间憋醒。当地医院给予地高辛、氢氯噻嗪等药物治疗后症状缓解。此后，每于劳累或"感冒"时再次出现上述症状，近半年来自觉气短较前明显，一般活动即可诱发。入院前 1 天，在散步时突然呼吸困难加重、频繁咳嗽，咳粉红色泡沫样痰而紧急来院。患者 20 年前有风湿热病史。

体格检查：T 37.5℃，P 90 次/分，R 30 次/分，BP 120/70mmHg。神志清楚，呼吸急促，端坐呼吸，周身大汗，皮肤、黏膜明显发绀，二尖瓣面容。颈静脉无怒张。双肺布满中小水泡音及哮鸣音，HR 148 次/分，心律绝对不齐，第一心音强弱不等，胸骨左缘第 2 肋间肺动脉瓣第二心音亢进伴分裂，于心尖部可听到舒张期奔马律及舒张晚期低调杂音。肝脾未触及。双下肢无水肿。

辅助检查：血常规示 WBC 5.6×10^9/L，N 0.51，L 0.47；血 K^+ 3.5mmol/L，Na^+ 120mmol/L，Cl^- 103mmol/L；心电图示 P 波消失，代之以大小不等的 f 波，RR 间期绝对不等，偶发室性期前收缩；胸部 X 线片示心脏外形呈梨形增大，肺纹理增多、模糊，两肺门可见呈放射状分布的大片云雾状阴影。

问题：

1. 根据病史及体征，初步诊断是什么？
2. 哪些辅助检查对明确本病的诊断具有决定性价值？
3. 针对本患者如何给出处理建议？

【病因和病理】

风湿热是二尖瓣狭窄（mitral stenosis，MS）的主要病因，是 A 组 β-溶血性链球菌导致的一种反复发作的急性或慢性全身性结缔组织炎症。二尖瓣病变出现于首次感染风湿热估计至少 2 年以后，通常需 5 年以上时间，亦有不少病例缺乏典型风湿热病史。风湿性心脏病患者以女性居多，约占 2/3。风湿性心脏病患者中约 25% 为单纯的二尖瓣狭窄，40% 则为二尖瓣狭窄合并二尖瓣关闭不全。主动脉瓣常同时受累。

风湿性二尖瓣狭窄主要病理改变：瓣叶纤维化、增厚、僵硬和钙化；交界处或瓣叶游离缘粘连融合；腱索或乳头肌融合、增厚和缩短，最终导致二尖瓣狭窄。若腱索发生融合短缩并向二尖瓣尖方向回收形成一个漏斗状结构时，则二尖瓣狭窄程度更加严重（漏斗形）。另可表现为瓣尖的轻度增厚、粘连形成横膈膜似鱼口形的二尖瓣狭窄（隔膜型）。长期严重二尖瓣狭窄导致左心房扩大伴附壁血栓、肺动脉壁增厚、右心室肥厚和扩张。慢性二尖瓣狭窄可引起左心房增大及因此而引起的左主支气管抬高、左房壁钙化、腔壁血栓形成、肺血管床闭塞等改变。

其他二尖瓣狭窄的少见病因：①二尖瓣环或环下钙化，是老年人常见的退行性变；②类癌瘤；③结缔组织病。有人认为病毒（特别是 Coxsackie 病毒）亦能引起包括二尖瓣狭窄在内的慢性心瓣膜病。

案例 3-8-1

1. 患者女性，42 岁，20 年前有风湿热病史。
2. 因反复"心悸、渐进性呼吸困难 10 年，咳粉红色泡沫样痰 1 天"入院。

【病理生理】

二尖瓣狭窄的血流动力学异常系由于舒张期血流流入左心室受阻。正常成人二尖瓣口面积为 4～6cm²，当减少至 1.5～2.0cm² 时，为轻度二尖瓣狭窄。随左心室流入道阻力增高，左心房发生代偿性扩张及肥厚以增强收缩，增加瓣口血流量，以延缓左心房平均压力升高，此时患者多无症状；当瓣口面积减少到 1.0～1.5cm² 时为中度二尖瓣狭窄；减少到小于 1.0cm²

时为重度二尖瓣狭窄。当瓣口面积为 1.0cm^2 时，左心房与左心室间跨膜压力差达 20～25mmHg，才能维持正常心排出量。

左心房压力的增高，使肺静脉和肺毛细血管压力相继增高，继而导致肺毛细血管扩张和淤血，产生肺间质水肿。心率增快时（如心房颤动、妊娠、感染、运动、情绪紧张或贫血时），使舒张期充盈时间缩短，右心房压力更高，进一步增加肺毛细血管压力。当肺毛细血管压力上升达 30mmHg 时致肺泡水肿，临床上出现呼吸困难、咳嗽、青紫等表现。若压力上升过快过高，则血浆及血细胞进入肺泡，临床上将发生急性肺水肿。

肺静脉的压力增高导致肺动脉的压力被动升高，长期的肺动脉高压，引起肺小动脉痉挛，最终导致肺小动脉硬化，更加重肺动脉高压。肺动脉高压使右心室后负荷增加，引起右心室肥厚扩张，终致右心室衰竭。此时肺淤血症状反而减轻。

慢性二尖瓣狭窄导致左心房扩大，引起心房颤动，快速的心室率加重血流动力学异常，导致肺循环压力进一步增加。

【临床表现】

（一）症状

一般二尖瓣口面积＜1.5cm^2 时始有明显症状。二尖瓣狭窄的主要症状是呼吸困难，大部分由肺顺应性降低引起，可伴有咳嗽和喘鸣。

1.呼吸困难　为最常见的早期症状。早期表现为劳力性呼吸困难，在劳累、情绪激动、呼吸道感染、发热、妊娠或分娩、性交、快速心房颤动时被诱发。随病情进展，可出现静息时呼吸困难、夜间阵发性呼吸困难甚至端坐呼吸。

2. 咯血　有下面几种表现。①大咯血：咯血量大，它是薄而扩张的支气管静脉破裂所致，常由于左心房压力突然升高引起。后期持续性肺静脉高压，导致肺静脉壁增厚，可使咯血减轻或消失。②痰中带血或血痰：常伴有夜间阵发性呼吸困难，与支气管炎、肺部感染、肺淤血和肺毛细血管破裂有关。③咳粉红色泡沫痰：是急性肺水肿特征性表现，由肺泡毛细血管破裂引起。④咯胶冻状暗色血液：提示肺梗死，是二尖瓣狭窄伴有心衰的晚期并发症。

3. 咳嗽　常见，表现在卧床或劳动后出现，为干咳无痰或泡沫痰，可能与支气管黏膜水肿易引起支气管炎或左心房增大压迫左支气管有关。并发感染时咳黏液样或脓痰。

4. 胸痛　约 15％的患者有胸痛，可能是肥大的右心室壁张力增高，同时心排血量降低致右心室缺血

引起，二尖瓣分离术或扩张术后可缓解。

5. 其他症状　左心房明显扩大，支气管淋巴结肿大和肺动脉扩张均可压迫左侧喉返神经，引起声音嘶哑；压迫食管可引起吞咽困难；右心室衰竭时可出现食欲减退、腹胀、恶心等症状。

（二）体征

1. 二尖瓣面容　中、重度二尖瓣狭窄常有"二尖瓣面容"——双颧呈绀红色。

2. 二尖瓣狭窄的心脏体征　①心尖搏动正常或不明显；②心尖区 S_1 亢进，是隔膜型二尖瓣狭窄的特征，若瓣膜增厚粘连严重、发生纤维化和钙盐沉积时，则瓣膜僵硬，活动能力减弱，S_1 减弱甚或消失；③二尖瓣开瓣音，在心尖区和胸骨左缘 3、4 肋间最易听到，当二尖瓣叶纤维化或钙质沉积，弹性减弱或消失时，二尖瓣开瓣音消失；④心尖区舒张中晚期低调、隆隆样、呈递增型的舒张期杂音，常伴有舒张期震颤，是二尖瓣狭窄最典型的体征。一般是狭窄越重，杂音时限越长，但严重狭窄时由于通过狭窄瓣口的血流量很少，反而听不到舒张期杂音，称"哑性二尖瓣狭窄"。

3. 肺动脉高压和右心室扩大的心脏体征　胸骨左下缘可扪及右心室收缩期抬举样搏动，提示右心室肥大，肺动脉高压时，P_2 亢进或分裂。由于肺动脉扩张，于胸骨左上缘闻及递减型高调哈气性舒张早期杂音（Graham-Steell 杂音）。右心室扩大伴三尖瓣关闭不全时，胸骨左缘第 4、5 肋间有全收缩期吹风性杂音，于吸气时增强。

【实验室检查】

1. 心电图　可见"二尖瓣型 P 波"（P 波增宽有切迹，大于 0.12 秒），提示左心房扩大，可见电轴右偏右心室肥厚改变。病程后期常见心房颤动的表现。

2. X 线检查　轻度二尖瓣狭窄时心影可正常或仅见左心耳饱满。中、重度二尖瓣狭窄左心房显著扩大，心影呈梨形，称二尖瓣型心，它是肺动脉总干、左心耳和右心室扩大所致。后前位和右前斜位可见食管受压迫而向右后移位，左前斜位可见左主支气管上抬。重者可见右心缘双心房影。中、重度肺淤血时，双侧肺门阴影加深，肺血管缘自下而上再分布，提示阻塞严重的间质水肿，在胸片上可表现为 Kerley B 线（在后前位及左前斜位可见右肺外下野及肋膈角附近有水平走向的线状影）。长期肺淤血可在肺野内有含铁血黄素沉积点状影。

3. 超声心动图（UCG）　为确定和定量诊断二尖瓣狭窄的可靠方法。M 型超声心动图典型表现是二尖瓣前叶活动曲线 EF 斜率降低、A 峰消失，前后

叶同向运动，形成"城墙样"图形（图 3-8-1）。二维超声心动图（图 3-8-2）可显示二尖瓣狭窄瓣叶增厚、缩短，瓣膜弹性和钙化、活动受限的程度，二尖瓣瓣口面积的测量有助于判断二尖瓣狭窄患者是否适宜行球囊二尖瓣成形术。连续波或脉冲波多普勒能较为准确地测定舒张期跨二尖瓣压差和二尖瓣口面积，判定狭窄的严重程度，彩色多普勒血流显像可实时观察瓣口的血流方向。经食管超声心动图显示二尖瓣图像更佳，也可鉴别左心房血栓和黏液瘤。超声心动图还可提供房室大小、室壁厚度和运动、心脏功能、肺动脉压和其他瓣膜异常等信息。

4. 心导管检查　详细超声心动图检查常可获得充分的二尖瓣狭窄定量资料来制订治疗方案，无须再行心导管检查。如准备手术，对可能合并冠状动脉病变的患者行冠状动脉造影。

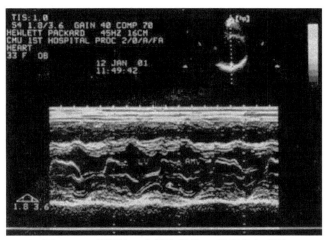

图 3-8-1　风湿性二尖瓣狭窄的 M 型超声心动图

图示二尖瓣前叶 EF 斜率减低，后叶随前叶向前运动形成"城墙样"改变，瓣口狭小（LV：左心室；AMV：二尖瓣前叶）

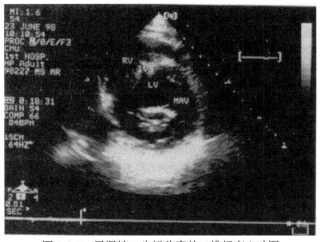

图 3-8-2　风湿性二尖瓣狭窄的二维超声心动图

二尖瓣口短轴切面示舒张期二尖瓣口面积（MVA）明显变小，呈"鱼口状"，瓣叶增厚，回声增强（RV：右心室，IVS：室间隔，LV：左心室，MVA：二尖瓣口面积）

【诊断与鉴别诊断】

青年人心尖区有舒张期隆隆样杂音伴左心房扩大，结合心电图、X 线检查，尤其是超声心动图检查多能明确诊断。

二尖瓣狭窄心尖区舒张期隆隆样杂音尚可见于一些其他疾病，应予鉴别：①经二尖瓣口血流增加：见于左向右分流的先天性心脏病、严重二尖瓣反流、重度贫血、甲状腺功能亢进时，由于左心室扩大而二尖瓣环未能相应扩张而致相对性二尖瓣狭窄。

②Austin-Flint 杂音：见于严重主动脉瓣关闭不全。③左心房黏液瘤：阻塞二尖瓣口时产生舒张期隆隆样杂音，杂音多随体位而变动。此外，二尖瓣狭窄伴肺动脉高压引起肺动脉瓣关闭不全产生的 Graham-Steell 杂音，应与主动脉瓣关闭不全相鉴别。

案例 3-8-1

根据风湿热病史，反复心悸、渐进性呼吸困难 10 年，咳粉红色泡沫样痰 1 天的病史及体格检查的发现，结合心电图及胸片检查的结果。

临床诊断：风湿性心脏瓣膜病，二尖瓣狭窄，心房颤动，急性左心衰竭。

进一步检查：超声心动图，明确诊断及定量测定，指导治疗。

【并发症】

1. 心房颤动　是二尖瓣狭窄的最常见心律失常。心房颤动时心排血量降低 20%～25%，当突然发生快速心房颤动时，可诱发加重左心房衰竭和右心衰竭，甚至诱发急性肺水肿。心房颤动发生率随左心房增大和年龄增长而增加。

2. 急性肺水肿　为重度二尖瓣狭窄的严重并发症。表现为突然严重的呼吸困难和发绀，不能平卧，咳粉红色泡沫样痰，双肺布满中小水泡音及哮鸣音，如未及时抢救，可能致死。

3. 右心衰竭　为二尖瓣狭窄晚期的并发症。

4. 血栓栓塞　20% 发生栓塞，其中有 80% 伴心房颤动。血栓栓塞以脑栓塞最常见，约占 2/3，其余依次为四肢、脾、肾和肠系膜动脉栓塞，常表现为反复发作和多处栓塞。偶见左心房带蒂球状血栓，堵塞二尖瓣口可导致猝死。

5. 感染性心内膜炎　较少见，对窦性心律伴有体循环栓塞的二尖瓣瓣膜病患者，病情加重而又无其他原因可查，应考虑感染性心内膜炎的可能。

6. 肺部感染　因肺静脉压力增高及肺淤血，常合并肺部感染，感染后常诱发和加重心力衰竭。

【治疗】

（一）一般治疗

1. 预防链球菌感染和风湿热复发　30 岁以前应持续给予长效青霉素 120 万 U 肌内注射，每月 1 次。预防感染性心内膜炎。及时、积极治疗贫血和感染。

2. 劳逸结合　避免从事紧张和劳动强度大的工作。有呼吸困难的患者应适当减少活动，限制钠盐和口服利尿剂来减轻心脏前负荷及肺淤血症状。

（二）并发症治疗

1. 急性肺水肿　治疗原则和方法与急性左心衰竭大致相似。但是需注意减轻负荷应选用扩张静脉系统、减轻前负荷为主的硝酸酯类药物；正性肌力药物对二尖瓣狭窄的肺水肿无益，仅在心房颤动伴快速心室率可用毛花苷丙（西地兰），以减慢心室率。

2. 大咯血　降低肺静脉压如使用镇静剂，取坐位，积极的利尿剂治疗等。

3. 心房颤动　心房颤动伴快速心室率可用洋地黄类药如毛花苷丙 0.4mg 静脉注射，控制心室率在 70～80 次/分，如心室率控制不满意，可加用小量 β

受体阻滞剂如艾司洛尔或美托洛尔或地尔硫草；当血流动力学不稳定时，如出现肺水肿、休克、心绞痛或晕厥者，应立即电复律。

慢性心房颤动患者应争取介入或者手术解决狭窄，在此基础上对于心房颤动病史<1 年，左心房内径<60mm，且无窦房结或房室结功能障碍者，可考虑电复律或药物复律。成功复律后需长期口服抗心律失常药物，以预防复发。复律前 3 周和复律后 4 周需口服抗凝药物（华法林）预防栓塞。如不宜复律、复律失败或复律复发，则可口服 β 受体阻滞剂、地高辛或非二氢吡啶类钙通道阻滞剂控制心室率。

4. 预防栓塞　二尖瓣狭窄合并心房颤动时，极易发生血栓栓塞。如无禁忌证，均应长期服用华法林抗凝治疗，达到 2.5～3.0 的国际标准化（INR），以预防血栓形成及栓塞事件发生，尤其是卒中的发生。

（三）经皮球囊二尖瓣成形术

经皮球囊二尖瓣成形术（percutaneous balloon mitral valvuloplasty，PBMV）是缓解二尖瓣口机械性狭窄的首选方法。指南作为 I 级推荐的适应证为：有症状的（NYHA）心功能分级 II、III 或 IV 级的中、重度二尖瓣狭窄（二尖瓣面积≤1.5cm²）者，无左心房血栓及中、重度关闭不全，且瓣膜形态有利于行经皮球囊成形术者。PBMV 免除了开胸手术的痛苦，术后症状和血流动力学立即改善，康复快，并发症少，死亡率低，其疗效与外科二尖瓣闭式分离术相仿。术后若能坚持长期应用长效青霉素预防风湿活动，则可大大减少术后再狭窄。再狭窄者，可再行 PBMV。

（四）外科治疗

NYHA 心功能分级 III 或 IV 级的中、重度二尖瓣狭窄（二尖瓣面积≤1.5cm²）的患者，若不能行经皮球囊成形术而瓣膜形态有利于修复术，尽管抗凝仍存在左心房血栓，存在非柔软或钙化瓣膜患者可行二尖瓣修补术。有中、重度二尖瓣狭窄的症状，心功能 II 级或 II 级以上，二尖瓣瓣口面积小于 1.0cm²；或有体循环栓塞史者，即使无其他症状，均应考虑二尖瓣置换术治疗。

案例 3-8-1　处方及医师指导

1. 对本患者应积极给予抢救：①吗啡注射液 3mg，即刻静脉注射；②毛花苷丙注射液 0.4 mg，呋塞米注射液 20mg，即刻缓慢静脉注射；③硝普钠 50mg，起始剂量 0.3μg／（kg·min）静脉注射，根据血压调整剂量；④高流量吸氧或采用无创呼吸机加压给氧。

2. 防止血栓栓塞：每日服用华法林抗凝治疗，INR 达到 2.5～3.0。

3. 病情稳定后，如有条件，宜及早行经皮球囊二尖瓣成形术或外科手术治疗。

【预后】

二尖瓣狭窄出现症状和发生心房颤动、慢性心力衰竭伴心脏扩大及有栓塞史者预后不良。内科治疗有症状的二尖瓣狭窄 5 年死亡率为 20%，10 年死亡率为 40%，死亡原因为心力衰竭、血栓栓塞和感染性心内膜炎。介入治疗或外科手术后死亡率与此相比成倍降低，能够显著提高患者生活质量和存活率。

案例 3-8-1 预防指导建议

1. 该患者既往有风湿热病史，应预防风湿热的复发。

2. 避免从事紧张和劳动强度大的工作。

3. 适当减少活动，限制钠盐和口服利尿剂来减轻心脏前负荷及肺淤血症状。

第二节 二尖瓣关闭不全

案例 3-8-2

患者，男，56 岁，因"心悸、气短反复发作 10 余年，加重 3 周"入院。

患者于 10 年前因搬家劳累后出现心悸、气短伴出汗，休息后症状缓解。此后患者每于劳累后出现上述症状，尚可从事日常活动。4 年前患者上二楼或做一般家务劳动后即感心悸、气短，休息仍能缓解，不伴胸闷、胸痛，偶有夜间睡眠中憋醒，坐起或下地活动可略缓解。于当地医院检查发现有心脏杂音，给予地高辛 0.25mg，每日 1 次，口服，症状好转。3 周前，患者因受凉后出现心悸、气短加重，近 3 天不能平卧。1 周来患者精神、饮食、睡眠欠佳，每日尿量约 600ml。

患者既往无明显风湿热病史，无高血压及糖尿病病史。

体格检查：T 36.7℃，P 90 次/分，R 20 次/分，BP 110/70mmHg。神志清楚，半卧位。皮肤、黏膜未见皮疹，口唇轻度发绀，颈静脉怒张，双肺底可闻及湿啰音，心界向左下扩大，HR 90 次/分，心律齐，肺动脉瓣第二心音亢进，心尖部可闻及Ⅲ/6 级收缩晚期较粗糙的吹风样杂音，向心前区传导。肝脏于右锁骨中线肋缘下 2.0cm，剑下 4.0cm 可触及，质软，轻触痛，脾脏未触及。双下肢轻度水肿，可见杵状指。

辅助检查：血常规示 RBC 3.2×10^{12}/L，Hb 93g/L，WBC 5.6×10^9/L，N 0.54，L 0.35。ESR 56mm/h。M 型超声心动图示：左心室舒张末内径 58mm，左心房内径 4.5mm，脉冲多普勒可测出收缩期二尖瓣异常反流信号，反流血流束直达心房顶部，收缩期二尖瓣反流速度为 3.0m/s。

问题：

1. 根据患者的临床特征，首先应考虑做何诊断？

2. 哪些相关的辅助检查最有利于明确诊断？

3. 针对本患者理想的治疗方法有哪些？

【病因和病理】

二尖瓣结构包括二尖瓣瓣叶、腱索、乳头肌和二尖瓣环等四个部分，这些结构中任何一个异常和左心室的任一结构异常和功能失调均可引起二尖瓣关闭不全（mitral incompetence，MI）。二尖瓣关闭不全的病因分类表如表 3-8-1 所示。

表 3-8-1 二尖瓣关闭不全病因分类

病损部位	急性或亚急性	慢性
瓣叶-瓣环	感染性心内膜炎、外伤人工瓣周漏	风湿性 结缔组织疾病 黏液样变性 瓣环钙化 先天性，如二尖瓣裂
腱索-乳状肌	感染性心内膜炎 原发性腱索断裂 继发性腱索断裂	瓣膜脱垂 乳头肌功能不全
心肌	心肌梗死 创伤	扩张型心肌病 梗阻性肥厚型心肌病 冠心病

1. 瓣叶异常 ①风湿性：最常见，风湿热反复发作的慢性炎性病变及纤维化使瓣叶缩短、变硬、变形，腱索粘连、融合、变粗等导致后叶活动受限，前叶假性脱垂，二尖瓣关闭不全；②二尖瓣脱垂：因二尖瓣原发性黏液样变性使瓣叶宽松膨大或伴腱索过长所致二尖瓣脱垂使心脏收缩时瓣叶突入左心房而影响二尖瓣关闭；③感染性心内膜炎穿通性或非穿通性创伤引起瓣叶穿孔；④肥厚型心肌病收缩期二尖瓣前叶向前运动导致二尖瓣关闭不全；⑤先天性心脏病，心内膜垫发育异常合并二尖瓣前叶裂，导致关闭不全。

2. 瓣环异常 严重的左心室重度扩张（如扩张型心脏病）引起瓣环扩张可引起二尖瓣关闭不全，二尖瓣环退行性变和瓣环钙化亦引起二尖瓣关闭不全，后者多见于老年女性。

3. 腱索异常 腱索可是先天性异常，或继发于感染性心内膜炎、外伤和风湿热，或少见于发育不良。二尖瓣后叶腱索的断裂较前叶多见，特发性二尖瓣腱索断裂者常伴乳头肌纤维化，提示乳头肌功能不全引起腱索拉长断裂。

4. 乳头肌异常　最常见病因为冠心病，前乳头肌由前降支的对角支和（或）回旋支的钝缘支供血，发生梗死较少，而后乳头肌只由后降支供血，故易发生梗死。如乳头肌缺血导致乳头肌功能不全，使其对腱索和瓣叶牵制作用减弱而引起二尖瓣关闭不全。如急性心肌梗死发生乳头肌坏死，则产生永久性二尖瓣关闭不全，乳头肌完全断裂可发生严重致命性的急性二尖瓣关闭不全。其他少见疾病包括先天畸形、乳头肌脓肿、肉芽肿、淀粉样变和结节病等。

【病理生理】

慢性二尖瓣不全时，左心室对慢性容量负荷过度的代偿机制是增加左心室舒张末容量，通过 Frank-Starling 机制使左心室心搏量增加。心肌代偿性离心性扩大和肥厚，更有利于左心室舒张末期容量的增加。此外，左心室收缩期排血入低压的左心房，室壁应力下降快，有利于左心室排空，故左心室仍可维持正常的前向心搏量。慢性二尖瓣反流时左心房顺应性增加，左心房扩大和左心室于较长时间内适应容量负荷增加，使左心房压和左心室舒张末压不致明显上升，故在相当长时期内不出现肺淤血而无临床症状。但持续严重的过度负荷，终致左心衰竭，左心室舒张末压和左心房压明显上升，肺淤血出现，晚期出现肺动脉高压导致右心室肥厚、右心室衰竭，终致全心衰竭。

急性二尖瓣不全时左室血反流到左心房，与肺静脉的前向血流于舒张期充盈左心室，致左心房和左心室容量负荷骤增。由于左心室扩张程度有限，总的左心室心搏量增加不足以代偿反流量，故前向心搏量和心排血量明显减少，导致左心室舒张末压急骤上升，继之左心房压亦急剧升高，导致肺淤血，甚至急性肺水肿。

【临床表现】

（一）症状

1. 慢性二尖瓣关闭不全　慢性二尖瓣关闭不全患者症状的性质和严重程度主要取决于二尖瓣关闭不全的严重程度、进展速度、肺动脉压水平及是否伴有其他瓣膜、心肌、冠状动脉的病变。慢性二尖瓣关闭不全患者在发生左心衰竭之前，症状常不明显，轻度二尖瓣关闭不全可终身无症状。虽然二尖瓣关闭不全也可出现咯血及体循环栓塞，但较二尖瓣狭窄为少。二尖瓣关闭不全时，发生心房颤动不利于病程，

但不如二尖瓣狭窄明显。严重反流导致心排血量低下引起倦怠、乏力是最常见的症状，肺淤血症状如呼吸困难等出现较晚。

（1）风湿性心脏病：首次风湿热到出现二尖瓣关闭不全的症状间期常超过 20 年，一旦出现明显症状时，多已有不可逆的左心衰竭。急性肺水肿、咯血和体循环栓塞较二尖瓣狭窄少见。

（2）二尖瓣脱垂：一般二尖瓣关闭不全较轻，多数无症状，或仅有心悸、乏力、体位性晕厥和焦虑等症状，可能与自主神经功能紊乱有关；严重二尖瓣反流晚期出现左心衰竭。

2. 急性二尖瓣关闭不全（acute mitral insufficiency）轻度二尖瓣反流可有轻微劳力后呼吸困难，严重急性二尖瓣反流（如乳状肌断裂）可很快出现急性左心衰竭，甚至急性肺水肿或心源性休克。

（二）体征

1. 慢性二尖瓣关闭不全

（1）心尖冲动：呈高动力型，左心室增大时向左下移位，呈抬举性搏动。

（2）心音：风湿性心脏病时瓣叶缩短，导致重度二尖瓣关闭不全时，S_1 减弱或不能闻及；二尖瓣脱垂和冠心病时 S_1 多正常。由于左心室射血期缩短，主动脉瓣关闭提前可致 S_2 分裂增宽，吸气时明显；严重反流心尖区可闻及 S_3，卧位时易听到；二尖瓣脱垂时可有收缩中期喀喇音。

（3）心脏杂音：心尖区全收缩期杂音是二尖瓣关闭不全最主要的体征，杂音响度常在 3 级或 3 级以上，全收缩期杂音伴收缩晚期增强是二尖瓣关闭不全杂音的特点。重度者，杂音出现在 S_1 之后，可掩盖 S_2。在心尖区最响，可伴震颤；前叶损害为主者，杂音向左腋下和左肩胛下区传导。风湿性二尖瓣关闭不全以后叶损害为主，杂音多向胸骨旁和主动脉区传导。二尖瓣脱垂杂音多为收缩中晚期并伴有喀喇音。冠心病乳头肌功能不全所致为早、中、晚或全收缩期杂音，腱索断裂伴连枷样瓣叶时，杂音似海鸥鸣或呈乐鸣音。严重反流心尖区可闻 S_3 后的短促舒张期隆隆样杂音。

2. 急性二尖瓣关闭不全　心尖搏动为高动力性，为抬举性心尖搏动。肺动脉瓣区第二音亢进、分裂。非扩张的左心房强有力收缩所致心尖区第四心音常见。心尖区收缩期杂音是二尖瓣关闭不全最主要的体征，心尖部可闻及Ⅲ/6 级收缩晚期较粗糙的吹风样杂音，累及腱索及乳头肌时可出现乐音性杂音。由于收缩末期左心室-左心房压差小，心尖区反流性杂音于 S_2 前终止，呈递减型，低调，不如慢性者响亮。

出现肺水肿时双肺可闻及干湿啰音。

【实验室及辅助检查】

1. 心电图 慢性二尖瓣关闭不全常有左心房扩大，重症者多有左心室肥厚伴劳损图形，心房颤动常见，少数有右心室肥厚。急性二尖瓣关闭不全心电图正常，常伴窦性心动过速。

2. X 线检查 慢性重度反流常见左心房和左心室增大，左心室衰竭时可见肺淤血和间质性肺水肿征。二尖瓣环和瓣膜的钙化在左侧位或右前斜位可见致密而粗的 C 形阴影，急性者心影正常或左心房轻度增大伴肺淤血甚至肺水肿征。

3. 超声心动图 M 型超声心动图不能确定二尖瓣关闭不全，常用于测量左心室容量超负荷改变如左心房左心室扩大，确定二尖瓣关闭不全的病因。二维超声心动图能清楚确定左心室容量负荷，评价左心室功能及确定病因。多普勒超声心动图应用脉冲多普勒可测出收缩期二尖瓣异常反流信号而确诊。多普勒彩色血流显像对二尖瓣反流极为敏感，且对二尖瓣反流进行半定量及定量诊断（图 3-8-3）。若反流血流束局限于二尖瓣环附近为轻度二尖瓣关闭不全，达左心房腔中部为中度二尖瓣关闭不全，直达心房顶部，贯通整个心房为重度二尖瓣关闭不全。定量诊断标准：轻度是指射流面积 $<4cm^2$、每次搏动的反流量 $<30ml$、反流分数 $<30\%$；中度是指射流面积为 $4\sim8cm^2$、每次搏动的反流量 $30\sim59ml$、反流分数为 $30\%\sim49\%$；重度是指射流面积 $>8cm^2$、每次搏动的反流量 $>60ml$、反流分数 $>50\%$。急性二尖瓣关闭不全，左心房-左心室压力阶差小，彩色多普勒也可能探测不到反流信号。

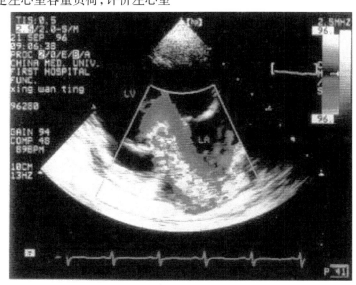

图 3-8-3 二尖瓣关闭不全的彩色多普勒血流图像

4. 核素心室造影 可测定左心室收缩、舒张末期容量和休息、运动时射血分数，以判断左心室收缩功能，并通过比较左心室和右心室容积，来确定反流程度，当两者比值 >2.5 时，提示严重反流。

5. 心导管检查和左心室造影 可发现二尖瓣关闭不全的存在和程度及提供心功能评价，并可确定大部分患者的病因，为半定量反流程度的"金标准"。还可以了解冠状动脉情况。

【诊断与鉴别诊断】

二尖瓣关闭不全的主要诊断依据是心尖区典型的收缩期杂音伴左心房室增大。结合起病缓急、发病情况、超声心动图及其他实验检查确定病因诊断。二尖瓣关闭不全的杂音应与下列情况的心尖区收缩期杂音鉴别：

1. 生理性杂音 多位于心尖区和胸骨左缘，柔和、短促，强度多为 1～2 级，杂音不传导。

2. 相对性二尖瓣关闭不全 见于各种原因所致左心室扩大，但二尖瓣本身无增厚、粘连等病变，瓣叶活动良好，杂音较柔和，多出现在收缩中晚期。

3. 室间隔缺损 为全收缩期杂音，在胸骨左缘 4、5、6 肋间最明显，不传导到腋下，常伴有收缩期震颤。心电图可有双室肥厚，胸部 X 线可示左、右心室扩大。

4. 主动脉瓣狭窄 心底部喷射性收缩期杂音，偶伴有收缩期震颤，呈递增-递减型，杂音向颈部传导。

5. 三尖瓣关闭不全 为全收缩期杂音，在胸骨左缘 4～5 肋间最明显，几乎不传导，少有收缩期震颤。右心室扩大显著时可传至心尖区，但不向左腋下传导。杂音在吸气时增强，伴有颈静脉收缩期明显搏动（V波）和肝收缩期搏动。心电图示右心室肥厚，胸部X线示右心室扩大。

以上情况有赖于超声心动图来作出明确诊断。

【并发症】

本病慢性患者表现与二尖瓣狭窄相似，但出现较晚。体循环栓塞较二尖瓣狭窄少见，而感染性心内膜炎较二尖瓣狭窄多见。急性患者和慢性患者发生腱索断裂时，短期内发生急性左心衰竭甚至急性肺水肿，预后较差。

> **案例3-8-2**
>
> 　　问题1. 患者，男，56岁。根据反复发作心悸、气短10年病史，典型的心脏体征，结合超声心动图的结果。
>
> 　　临床诊断：风湿性心瓣膜病，二尖瓣关闭不全，全心衰竭，心功能Ⅲ～Ⅳ级。
>
> 　　问题2. 本患者已经行超声心动图检查，能够明确病因及进行定量诊断。患者，男，56岁，必要时可行心导管检查了解冠状动脉情况，排除冠心病。

【治疗】

（一）慢性二尖瓣关闭不全

1. 内科治疗　①预防感染性心内膜炎，风湿性心脏病需预防风湿热，无症状、心功能正常者不需特殊治疗，但应定期随访，及时监测左心室功能的变化；②慢性心房颤动的处理同二尖瓣狭窄，如有体循环栓塞史，或心脏超声检查左心房有血栓者，应长期抗凝治疗以防血栓栓塞；③慢性心力衰竭应限制钠盐摄入，应用洋地黄和利尿剂，ACEI的使用尤为重要。

2. 外科治疗　手术适应证：①重度二尖瓣关闭不全伴NYHA心功能分级Ⅲ或Ⅳ级；②NYHA心功能Ⅱ级，伴有心脏扩大，左心室收缩末期容积指数>30ml/m²；③重度二尖瓣关闭不全，左心室射血分数（LVEF）减低，左心室收缩及舒张末期内径增大，左心室收缩末期容积指数（LVESVI）>60ml/m²虽无症状也应考虑手术。手术前应行心导管检查和心血管造影检查，以了解血流动力学情况、二尖瓣关闭不全的程度及冠状动脉病变，便于指导手术治疗。手术方法有人工瓣膜置换术和二尖瓣修复术，后者适用于非风湿性、非感染性和非缺血性病因者，如二尖瓣脱垂、腱索断裂和瓣环扩张等。二尖瓣脱垂是单纯重度二尖瓣关闭不全最常见原因，反流严重、症状不易控制者应进行二尖瓣修补术。

（二）急性二尖瓣关闭不全

内科治疗一般为术前紧急过渡措施，应予紧急处理，如急性心肌梗死时，乳头肌头部断裂，可出现急性二尖瓣关闭不全，尽可能在床旁有Swan-Ganz导管监测血流动力学时静脉滴注硝普钠，以减轻心脏前后负荷，以及应用其他血管扩张药、正性肌力药物、ACEI及利尿剂等，严重者还需应用主动脉内球囊反搏术。病情稳定后行冠状动脉造影，以采取紧急、择期或选择性手术（人工瓣膜置换术或整复术）。有手术禁忌者，可长期应用ACEI，可维持严重二尖瓣关闭不全患者临床症状改善数月甚至数年。

> **案例3-8-2**
>
> 　　问题3
>
> 　　1. 低流量吸氧，限制钠盐摄入。
>
> 　　2. 纠正心衰：可用洋地黄制剂、血管扩张剂、利尿剂等。
>
> 　　3. 宜早期手术。

【预后】

慢性二尖瓣关闭不全的代偿期较长，无症状期可长达20多年以上，一旦失代偿则病情迅速恶化。二尖瓣关闭不全经确诊后内科治疗5年存活率为80%，10年存活率为60%。若合并有二尖瓣狭窄，则症状出现比单纯二尖瓣关闭不全更早，内科治疗5年生存率为67%，10年存活率为30%。劳动力严重丧失的二尖瓣关闭不全患者，内科治疗5年生存率为45%，即使行瓣膜置换术，预后亦不佳。急性严重反流伴血流动力学不稳定者，如未及时手术治疗，极难存活。

第三节　主动脉瓣狭窄

> **案例3-8-3**
>
> 　　患者，男，52岁，因"反复胸闷3个月、晕厥2次"入院。
>
> 　　患者近3个月来反复出现胸闷，尤其是在运动或情绪激动时发生，安静后可缓解，有次与同事发生争执时，突然一过性意识不清，约30秒后清醒。1天前持物上楼时突然头晕，意识丧失约1分钟后神志转清，伴心悸，略气促，但无恶心与冷汗及头痛、肢体麻木等。
>
> 　　体格检查：T 36.4℃，P 86次/分，BP 116/84mmHg，神志清楚，口唇不发绀，颈静脉不充盈。双肺未闻及干、湿啰音。心尖区抬举性搏动，胸骨右缘第2肋间可触及收缩期震颤，心界向左下

扩大，HR 86 次/分，心律齐，胸骨右缘第 2 肋间可闻及 3/6 级粗糙的喷射性收缩期杂音，并向颈部传导，主动脉瓣第二心音消失，心尖部闻及第四心音，肺动脉瓣第二心音正常。肝脾无肿大，无双下肢水肿，双侧桡动脉、足背动脉搏动良好。

辅助检查：心电图提示窦性心律，左心室肥厚。X 线检查示左心室影增大，升主动脉扩张。M 型超声心动图示主动脉瓣回声明显增强，开放幅度12mm，瓣膜开放口径与主动脉内径之比为 46%，左心室内径 56mm，室间隔厚度 12.5mm，左心室后壁厚度 13mm；连续多普勒血流频谱显像示收缩期频谱表现为负向的单峰，峰速 3m/s；彩色血流显像示主动脉瓣口血流束变窄、流速增快，呈现出跨主动脉瓣口的红、黄、蓝相间的混叠色彩，在收缩期，于主动脉根部和升主动脉有异常血流束。

问题：

1. 该患者表现的是什么症状？引起这种症状的病因有哪些类型？

2. 根据体征，初步诊断是什么？本患者尚需行哪些进一步的检查？

3. 该患者的治疗方案是什么？

【病因和病理】

1. 风湿性主动脉瓣狭窄 风湿性炎症导致瓣膜交界处和瓣尖粘连和融合，瓣叶纤维化、钙化、僵硬和挛缩畸形，引起主动脉瓣狭窄。风湿性单纯主动脉瓣狭窄极少见，多合并主动脉瓣关闭不全和二尖瓣病变。

2. 先天性主动脉瓣狭窄 主动脉瓣的先天性畸形有单叶型、二叶型和三叶型。单叶型瓣膜可引起严重梗阻，是一岁以下儿童引起致命性狭窄的最常见畸形。先天性二叶型瓣膜在出生时即有交界处粘连而产生狭窄，但多无明显症状，常在晚年时钙化造成严重的狭窄。先天性三叶型瓣膜，瓣尖大小不一，并有部分粘连，许多瓣膜可在一生中保持正常功能，但最终引起钙化和狭窄。

3. 老年性主动脉瓣钙化 系由于钙质沉积于瓣膜基底固定线上而使瓣尖丧失活动所致，可累及主动脉和其他大动脉，常见于严重高胆固醇血症患者，是成人主动脉瓣狭窄最常见病因，无交界处融合，瓣叶主动脉面有钙化结节限制瓣叶活动，常伴有二尖瓣环钙化。明显的血流动力学障碍引起严重的向心性肥大，心衰时，左心室肥厚及两心房扩大。部分患者室间隔肥厚膨出到右心室。主动脉瓣狭窄后扩张使升主动脉增宽，甚至呈瘤样扩张。主动脉瓣钙化与冠心病相似，并与冠状动脉钙化相关性极高，高血压、血脂异常、糖尿病及吸烟是其发生的危险因素。

【病理生理】

正常成人主动脉瓣口面积 3～4cm^2。当瓣口面积减少一半时，血流动力学改变不明显。当瓣口面积≤1.0cm^2 时，左心室收缩压明显增高，左心室与主动脉之间收缩期的压力阶差显著，主动脉瓣狭窄发展缓慢，当瓣口面积缩小至正常的 1/4（<0.8cm^2）以下，左心室与主动脉之间收缩期的压力阶差>50mmHg，可出现临床症状。

主动脉瓣狭窄导致左心室射血阻力增加，加重左心室后负荷，引起左心室收缩压增高，左心室射血时间延长，左心室舒张末压增高，主动脉压力降低，左心室收缩压和容量负荷增加使左心室向心性肥厚、左心室重量增加、左心室壁顺应性降低，相继发生左心房扩大、左心房压力增高，最终引起肺静脉压、肺毛细血管楔嵌压、肺动脉压均相继升高的一系列左心衰竭的表现。同时左心室收缩压的增高，左心室重量和左心室射血时间增加使心肌耗氧量增加；左心室射血时间延长，使心肌氧耗增加；主动脉瓣狭窄时常因主动脉根部舒张压降低、左心室舒张压增高压迫心内膜下血管使冠状动脉灌注减少。上述机制导致心肌缺血缺氧和心绞痛发作，进一步损害了左心室功能，加重了左心功能不全，并可引起头晕、晕厥等脑缺血症状。

案例 3-8-3

问题 1：

1. 患者，男，52 岁。在反复胸闷 3 个月、晕厥 2 次。

2. 患者胸闷发作与运动有关，第一次晕厥发作与情绪激动有关，第二次发作时为劳累或用力时诱发。

【临床表现】

（一）症状

先天性主动脉瓣狭窄常于青少年出现症状，风湿性主动脉瓣狭窄出现症状较晚，而进行性钙化主动脉瓣狭窄则见于老年人。典型的症状是呼吸困难、运动时晕厥和心绞痛三大主症。

1. 呼吸困难 疲乏、无力和头晕是早期出现的症状，劳力性呼吸困难为晚期肺淤血引起常见首发症状，随着病情进展，可出现夜间阵发性呼吸困难和端坐呼吸，甚或急性肺水肿，其预后很差。

2. 心绞痛 是重度主动脉瓣狭窄患者最早出现也是最常见的症状。常由运动诱发，休息及含服硝酸甘油后缓解。主要由心肌缺血所致，极少数可由瓣膜的钙质栓塞冠状动脉引起。随年龄增长，发作更频繁，部分患者伴有冠心病，进一步加重心肌缺血。

3. 晕厥 约 1/4 有症状的主动脉瓣狭窄患者发

生晕厥。常发生于劳力后或身体向前弯曲时，少数在休息时发生，主要是由脑缺血引起。其发生机制有：①劳力后周围血管扩张，而心排血量未能相应增加，导致急性脑缺血；②运动后导致心肌缺血加重，使左心室泵功能突然降低，心排血量减少；③运动后即刻发生者，为突然体循环静脉回流减少，影响心室充盈，左心室心搏量进一步减少；④运动时左心室急剧上升，过度激活心室内压力感受器，通过迷走神经传入纤维兴奋血管减压反应，导致血管阻力降低；⑤休息时晕厥可由于心律失常（心房颤动、房室传导阻滞或心室颤动）导致急性血流动力学障碍，引起心排血量进一步减少。以上均引起体循环动脉压下降，脑循环灌注压降低，发生急性脑缺血。

4. 猝死 有 20%～25% 患者发生猝死，可为首发症状，可能与急性心肌缺血诱发致命性心律失常有关。

（二）体征

1. 心音 第一心音正常，轻度主动脉狭窄时第二心音亦正常，严重狭窄时左心室射血时间显著延长，可出现第二心音逆分裂。瓣膜钙化、增厚时主动脉瓣第二心音减弱甚至消失。第三心音出现预示左心功能不全，第四心音可见于中、重度狭窄。主动脉收缩早期喷射音可见于先天性主动脉瓣狭窄或瓣叶活动度良好者，在胸骨左缘第 3 肋间易听到，可向心尖区传导，为短促而响亮的单音，不随呼吸而改变。当瓣膜钙化和活动减弱时此喷射音消失。

2. 心脏杂音 在第一心音稍后或紧随喷射音开始，终止于第二心音之前，杂音呈吹风性、粗糙、响亮，3/6 级以上，多伴有震颤，呈递增-递减型；在胸骨右缘第 2 肋间和胸骨左缘 3、4 肋间最响，向颈部传导，也可沿胸骨下及心尖区传导。老年人钙化性主动脉瓣狭窄者，杂音在心底部，粗糙，但其高频成分向心尖区传导，呈乐性，在心尖区最响，可被误认为二尖瓣反流的杂音。狭窄越重，杂音越长。在左心室衰竭和心排血量减少时，杂音减轻或可消失。杂音强度随心搏量的不同而发生变化，长舒张期后（如期前收缩后或心房颤动的长间歇后）的心搏量增加而使杂音增强。

3. 其他 严重主动脉瓣狭窄后扩张可产生相对性主动脉瓣关闭不全，于胸骨左缘 3、4 肋间可闻及轻及度舒张早期吹风样递减型杂音。心界正常或轻度向左扩大，心尖区可触及抬举性搏动。脉搏细弱，收缩压降低，脉压缩小。在严重主动脉瓣狭窄患者，可发现颈动脉搏动明显延迟。

【实验室及辅助检查】

1. 心电图 重度主动脉瓣狭窄有左心室肥厚伴继发性 ST-T 改变和左心房大，房室传导和室内传导阻滞（左束支传导阻滞、P-R 间期延长）均常见，少数发生左前分支阻滞。可有心房颤动或室性心律失常。

2. X 线检查 轻度主动脉瓣狭窄心影可正常，中、重度狭窄左心室时可增大，因为主动脉瓣狭窄引起左心室后负荷过重，常呈向心性肥厚而心腔无明显扩大，故左心室影多为轻度增大，晚期左心室功能不全，可有左心室腔扩大。常见主动脉瓣钙化影及升主动脉狭窄后扩张征象，晚期可有肺淤血征象。

3. 超声心动图 为确定主动脉瓣狭窄的重要方法。主动脉瓣开口的正常范围为 3～4cm^2。M 型超声心动图诊断本病缺乏特异性。二维超声心动图通过孔径现象可探测瓣膜钙化、瓣叶轮廓、大小、增厚、瓣环大小等。有时可测定狭窄的严重程度，但不准确。多普勒超声心动图通过测量主动脉瓣口的血流速度，可计算跨瓣压力阶差和瓣口面积，其结果与心导管检查计算法有良好的相关性，从而评估狭窄程度。轻度：射流速度<3m/s，平均压力阶差 25～40mmHg，瓣口面积>1.5cm^2；中度：射流速度 3～4m/s，平均压力阶差<25mmHg，瓣口面积 1.0～1.5cm^2；重度：射流速度>4m/s，平均压力阶差>40mmHg，瓣口面积<1.0cm^2。

4. 心导管术 左心导管检查用以确定主动脉瓣狭窄的严重程度，多用于考虑人工瓣膜置换术或分离术时。最可靠的方法是用右心导管经房间隔穿刺进入左心室与另一导管逆行置于主动脉根部，同步测定左心室-主动脉收缩期压力，计算跨瓣压力阶差，若跨瓣压力阶差>20mmHg，可诊断主动脉瓣狭窄；若跨瓣压力阶差>50mmHg 或峰压差>70mmHg，则可诊断为重度狭窄。心血管造影还可判断主动脉瓣狭窄类型，即瓣下、瓣膜部和瓣上狭窄。对年龄较大的患者应行冠状动脉造影，以确定是否并存冠状动脉病变。

【诊断与鉴别诊断】

有典型主动脉瓣狭窄的杂音，一般诊断不难。超声心动图能明确诊断并对主动脉瓣狭窄作定量分析。本病常见的病因是风湿性改变，如合并关闭不全和二尖瓣损害，多为风湿性心脏病。单叶型主动脉瓣狭窄多见于婴幼儿；先天性二叶型瓣膜钙化多见于儿童期以后，或 65 岁以前；而>65 岁者，以退行性老年钙化较多见。

主动脉瓣狭窄的杂音传到胸骨左下缘和心尖区时，应与二尖瓣关闭不全、三尖瓣关闭不全和室间隔缺损的全收缩期杂音相鉴别。还应与胸骨左缘的其他收缩期喷射性杂音相鉴别。

主动脉瓣狭窄与其他左心室流出道梗阻性疾病的鉴别：①先天性主动脉瓣上狭窄的杂音在胸骨右缘第2肋间，偶闻舒张期杂音，杂音在胸骨右缘1、3肋间最响亮，无收缩期喷射音及主动脉瓣反流性杂音，因同时有肺动脉多发性狭窄，可闻及连续性杂音；②先天性主动脉瓣下狭窄常合并二尖瓣反流。由于其无收缩期喷射音，且收缩期杂音近于收缩晚期，常闻及第4心音；③肥厚梗阻性心肌病杂音以胸骨左下缘与心尖之间最响，位置较低，不向颈部和锁骨下区传导，多无收缩期震颤，无收缩期喷射音。以上疾病超声心动图检查最有诊断价值。

> **案例 3-8-3**
>
> 问题2：
>
> 根据病史特点，反复胸闷及晕厥发作病史，典型的心脏杂音及其他体征，结合超声心动图。
>
> 临床诊断：心脏瓣膜病、主动脉瓣狭窄。
>
> 进一步检查：心导管检查，患者52岁，需在外科手术前明确是否合并冠状动脉病变。

【并发症】

1. 心脏性猝死　猝死前常有晕厥、心绞痛或心力衰竭病史，也可发生于无任何症状者。

2. 心力衰竭　50%～70%的主动脉瓣狭窄患者死于进行性充血性心力衰竭，多数只发生左心衰竭，但死亡前可发生右心衰竭。

3. 心律失常　10%患者可发生心房颤动，并发心房颤动后心排血量明显减少和左心房压升高，病情发展迅速，可发生晕厥和肺水肿；尚可发生室性心律失常、房室传导阻滞而致晕厥、猝死。

4. 体循环栓塞　比较少见，常见于老年钙化性主动脉瓣狭窄，以脑栓塞最常见，亦可发生于视网膜、四肢、肠、肾和脾等部位。栓子主要与合并升主动脉或颈动脉斑块有关，可来自钙化性狭窄瓣膜的钙质或增厚的二叶瓣的微血栓。

5. 感染性心内膜炎　不常见，年轻人较轻的瓣膜畸形较老年人的钙化性瓣膜狭窄发生感染性心内膜炎的危险性大。

6. 胃肠道出血　15%～25%的患者有胃肠道血管海德综合征发育不良，可合并胃肠道出血。多见于老年患者，出血多为隐匿性和慢性。人工瓣膜置换术后出血停止。

【治疗】

（一）内科治疗

（1）无症状的轻度主动脉瓣狭窄可以不需特殊处理，但中、重度狭窄患者应避免剧烈体力活动，以防止晕厥、心绞痛和猝死发生。

（2）定期随访和检查，应包括多普勒 UCG 对狭窄的定量评估。轻度狭窄者每2年复查一次，严重狭窄者6～12个月复查一次，随访观测狭窄进展情况，为有手术指征者选择合适的手术时机。

（3）预防感染性心内膜炎和风湿性心脏病风湿活动。

（4）合并心房扑动和心房颤动者应考虑合并二尖瓣病变的可能。当发生频发房性期前收缩就应预防性应用抗心律失常药物；合并心房颤动易诱发心绞痛和心力衰竭，应及时转复为窦性心律；除非伴有心房颤动，否则应避免使用β受体阻滞剂。

（5）心绞痛可给予硝酸酯类和钙拮抗剂治疗。

（6）左心衰竭按心力衰竭处理，但应避免强烈利尿剂及血管扩张剂，以免左心室舒张末压过度下降，导致心排血量降低引起直立性低血压。β受体阻滞剂抑制心肌功能，诱发心力衰竭，故对主动脉瓣狭窄患者，即使需用，也当十分谨慎。

（二）外科治疗

人工瓣膜置换术为治疗成人主动脉瓣狭窄的主要方法，特别是重度主动脉瓣狭窄者应尽早施行，而不要考虑左心室功能。以下情况为手术指征：①反复晕厥或心绞痛发作；②有明显的左心衰竭病史；③无症状的重度狭窄患者，如伴有进行性左心室肥厚和（或）进行性左心功能不全，跨瓣压力阶差≥50mmHg；④主动脉瓣口面积＜0.6cm²；⑤无症状的重度狭窄患者，如伴有室性心律失常或运动时低血压。对于瓣膜严重钙化或先天性二叶瓣患者常需作瓣膜置换术，有冠心病者需同时作冠状动脉旁路移植，术后长期预后比二尖瓣病和主动脉瓣关闭不全瓣膜置换术好。

儿童、青少年的非钙化性先天性主动脉瓣严重狭窄，虽无症状但主动脉瓣口面积＜0.8cm²者，可在直视下施行交界处分离术。

（三）经皮主动脉瓣球囊成形术

经皮主动脉瓣球囊成形术（percutaneous balloon aortic valvuloplasty，PBAV）系单纯先天性非钙化性主动脉瓣狭窄的婴儿、青少年患者首选的治疗方法。对于成人主动脉瓣狭窄，它主要治疗对象为高龄、有心力衰竭等手术高危患者，用于改善左心室功能和症状。其主要适应证：①由于严重主动脉瓣狭窄的心源性休克者；②严重主动脉瓣狭窄需争论非心脏手术治疗，因有心力衰竭而具极高手术危险者，作为以后人工瓣膜置换的过渡；③严重主动脉瓣狭窄的妊娠妇女；④严重主动脉瓣狭窄，拒绝手术治疗的患者。

（四）经导管主动脉瓣置换术

经导管主动脉瓣置换术（transcatheter aortic valve replacement，TAVR）是指将组装好的主动脉瓣经导管置入到主动脉根部，替代原有主动脉瓣，在功能上完成主动脉瓣的置换。经导管主动脉瓣置换术的绝对适应证：①老年重度主动脉瓣钙化性狭窄：超声心动图示跨主动脉瓣血流速度≥4.0m/s，或跨主动脉瓣压力差≥40mmHg，或主动脉瓣口面积<0.8cm²，或有效主动脉瓣口面积指数<0.5cm²/m²；②患者有症状，如心悸、胸痛、晕厥，纽约心脏病协会（NYHA）心功能分级Ⅱ级以上（该症状为 AS 所致）；③外科手术高危或禁忌；④解剖上适合 TAVR，不同瓣膜系统对 TAVR 的解剖有不同要求，包括瓣膜钙化程度、主动脉瓣环内径、主动脉窦内径及高度、冠状动脉开口高度、入路血管内径等；⑤三叶式主动脉瓣；⑥纠正 AS 后的预期寿命超过 1 年。同时符合以上所有条件者为 TAVR 的绝对适应证。外科术后人工生物瓣退化也作为 TAVR 的绝对适应证。

> **案例 3-8-3**
> 问题 3：
> 1. 适当限制体力活动，防治严重心律失常。
> 2. 内科治疗。
> 3. 可考虑经皮球囊主动脉瓣成形术（PBAV）或外科手术，即直视分离术或瓣膜置换术等。

【预后】

婴幼儿的主动脉瓣狭窄预后不良，存活到 20 岁的患者 10%～20%死亡，常为猝死或进行性充血性心力衰竭所致。成人可多年无症状，直到病程相当晚期才出现症状。已有血流动力学异常者，内科治疗 5 年生存率为 64%。合并心绞痛或晕厥，平均生存 2～3 年，有充血性心力衰竭则为 1.5 年。人工瓣膜置换术可明显改善预后，手术存活者的生活质量和远期存活率显著优于内科治疗的患者，但有症状患者较二尖瓣病或主动脉瓣关闭不全的预后差。

第四节　主动脉瓣关闭不全

> **案例 3-8-4**
> 患者，男，36 岁，因"心悸、气促 10 余年，加重伴下肢水肿 2 个月"入院。
> 患者 10 年前于家务劳动时常觉心悸、气促，并逐渐加剧，2 个月前安静时也有心悸、气促，并出现双下肢水肿。于当地医院检查有"心脏杂音"，曾用
> 药治疗。为求进一步诊治来我院。发病以来无咳嗽、咳痰、胸痛，不发热，食欲尚可，大小便正常。
> 体格检查：T 36.5℃，P 96 次/分，R 20 次/分，BP 154/54mmHg。神志清楚。头部正常，颈静脉充盈，双肺呼吸音清，未闻及干、湿啰音，心前区无隆起，心前区触诊无震颤，心浊音界左缘向左扩大至左腋前线，HR 96 次/分，心律齐，心脏杂音以胸骨右缘第 2 肋间最强，可闻及收缩期杂音及高调叹气样舒张期杂音，无第二心音分裂，心尖部可闻及较柔和低音调的舒张早、中期隆隆样杂音，无第一心音亢进及开瓣音。腹软，肝肋下 2cm，质软、轻触痛，下肢轻度凹陷性水肿。周围血管征：水冲脉阳性，股动脉枪击音阳性。
> 辅助检查：①心电图示左心室肥厚劳损；②胸片显示：升主动脉扩张，左心室明显增大，呈"主动脉型"心脏，心胸比值为 0.6。
> **问题：**
> 1. 该患者主要特点是什么？考虑与哪些疾病有关？
> 2. 该患者可能的诊断是什么？需行什么检查确定诊断？
> 3. 本病如何治疗？

【病因和病理】

主动脉瓣关闭不全（aortic insufficiency）主要由主动脉瓣膜本身病变、主动脉根部疾病所致。根据发病情况又分为急性和慢性两种。

（一）急性主动脉瓣关闭不全

急性主动脉瓣关闭不全病因主要包括①感染性心内膜炎；②创伤：引起主动脉撕裂，使瓣膜交界处的支撑受损而发生主动脉瓣脱垂；③主动脉夹层分离：因夹层血肿使主动脉瓣环扩大，瓣环和瓣叶被撕裂而发生关闭不全，通常发生于马方综合征、特发性升主动脉扩张、高血压或妊娠；④瓣膜置换术后瓣周漏及瓣膜损伤。

（二）慢性主动脉瓣关闭不全

1. 主动脉瓣叶疾病　包括①风湿性心脏病：系风湿性主动脉瓣炎反复发作，使瓣叶挛缩、硬化所致。风湿性主动脉瓣关闭不全是主动脉瓣关闭不全最主要的病因，在我国占 60%～80%，常伴有不同程度的主动脉瓣狭窄和二尖瓣病变，主动脉瓣反流特别容易发生在缩短了的瓣尖处。②先天性畸形：二叶和三叶主动脉瓣叶畸形或缺陷最多见，先天性单叶瓣膜极少发生单纯性主动脉瓣关闭不全，多合并主动脉瓣狭窄；先天性室间隔缺损伴一瓣叶脱垂，先天性主动脉

瓣穿孔等。③主动脉瓣脱垂：系主动脉瓣黏液样变性致使瓣叶舒张期脱垂入左心室，偶尔合并主动脉根部中层囊性坏死，可能为先天性原因。④强直性脊柱炎：瓣叶基底部和远端边缘增厚伴瓣叶缩短。⑤感染性心内膜炎：损坏瓣叶并引起穿孔，赘生物也影响瓣膜尖的正常闭合而引起主动脉瓣关闭不全，为单纯性主动脉瓣关闭不全的常见原因。⑥退行性主动脉瓣病变：已成为老年人主动脉瓣关闭不全主要原因之一，常合并钙化性主动脉瓣狭窄。

2. 主动脉根部疾病　①梅毒性主动脉炎：系梅毒性炎症破坏主动脉壁中层，使主动脉根部扩张，瓣环扩大，而发生主动脉瓣关闭不全；②马方综合征（Marfan syndrome）：因侵犯主动脉瓣环、主动脉窦引起主动脉瓣关闭不全；③强直性脊椎炎：升主动脉呈弥漫性扩张；④重度高血压或动脉粥样硬化退行性病变；⑤特发性主动脉扩张。

【病理生理】

（一）急性

急性主动脉瓣反流时左心室容量负荷急剧增加，如反流量大，左心室急性扩张以适应容量过度负荷的能力有限，造成左心室舒张末压力急剧升高而导致左心房压升高，引起肺淤血甚至肺水肿。左心室舒张压急剧增高，可导致二尖瓣提早关闭，有助于防止左心房压过度升高和肺水肿发生，但该代偿机制有限，随急性主动脉瓣反流导致血流动力学障碍的加剧，左心房代偿性扩大有限，最终发生左心房和肺静脉压增高，出现急性肺水肿和左心衰竭。

（二）慢性

主动脉瓣反流引起左心室舒张末容量增加，使每搏量增加和主动脉收缩压增加，而有效每搏量降低；左心室舒张末容量增加，左心室重量增加，进而引起左心功能不全和衰竭；左心室收缩每搏量增加引起收缩压增加和左心室射血时间延长；左心室收缩压的增高引起舒张时间减少；舒张时间（心肌灌注时间）、主动脉舒张压和有效每搏量的降低均可减少心肌氧供。左心室心肌重量增加导致心肌氧耗的增加，心肌氧耗增加和氧供减少引起心肌缺血，这些因素进而更加重了左心室功能衰竭。因心肌氧耗增加，主动脉舒张压降低和心肌内小血管舒张储备能力降低可出现心绞痛症状。

【临床表现】

（一）症状

1. 慢性主动脉瓣关闭不全　①轻度者可多年无症状，甚至耐受体力劳动。最早的主诉为心排血量增

加和心脏收缩力增强而发生的心悸、心尖搏动强烈、左胸不适、颈部和头部动脉强烈搏动感等，一旦心功能失代偿，则病情常迅速恶化。②约 50%严重反流者可发生心绞痛，其发生机制是主动脉舒张压降低而使冠状动脉灌注减少，致心肌缺血，而左心室长期处于容量超负荷，心肌收缩力增强，心肌耗氧量增加，心肌耗氧量与心肌血供不成比例。③晚期出现左心衰竭表现。④晕厥罕见，改变体位时可出现头晕或眩晕。

2. 急性主动脉瓣关闭不全　主要与反流严重程度有关，轻者可无症状，重者可出现突发呼吸困难，不能平卧，大汗淋漓，频繁咳嗽，咳粉红色泡沫样痰，更重者可出现烦躁不安，神志模糊，甚至昏迷。

（二）体征

1. 慢性主动脉瓣关闭不全

（1）周围血管征：常见，包括 De Musset 征（头部随心搏而晃动），脉搏呈水冲脉或陷落脉、双重脉（肱动脉和股动脉易扪及）、Traube 征（股动脉枪击音）、Müller 征（收缩期悬雍垂搏动）、Duroziez 征（股动脉近端加压时闻及收缩期杂音和远端加压时闻及舒张期杂音）、Quincke 征（毛细血管搏动）等。收缩压增高，舒张压降低，脉压增大。

（2）心尖冲动：弥散且呈高动力，向左下移位。

（3）心音：S_1 减弱，系由于收缩期前二尖瓣部分关闭引起。S_2 主动脉瓣成分减弱或缺如，或表现单心音，变狭，逆分裂。A_2 轻或消失。心底部常可闻及收缩期喷射音，可能与心输出量增加引起主动脉突然扩张有关。心尖区可闻 S_3 奔马律，与左心室舒张末容量增高有关。

（4）心脏杂音：为与 S_2 同时开始的高调叹气性递减型全舒张期杂音，坐位前倾和深呼吸时易听及；轻度反流时，杂音可局限在舒张早期，呈典型的高音调和吹哨音；严重主动脉瓣反流时，杂音为全舒张期，性质粗糙。当呈现音乐性（鸽叫声）杂音时，提示主动脉瓣穿孔和外翻。由原发性瓣膜病变所致者，杂音最易在胸骨左缘第 3、4 肋间听到，若反流系升主动脉扩张所致者，杂音最易沿胸骨右缘闻及。在心底部常可闻及主动脉瓣收缩期喷射性杂音，粗糙，为 1/6～4/6 级，向颈部传导，常伴有震颤。严重主动脉瓣反流者，在心尖区可闻及舒张中和（或）晚期隆隆样杂音（Austin-Flint 杂音）。有认为系严重主动脉瓣关闭不全引起左心室舒张期压力快速增高，使二尖瓣口变狭，当血流快速前向流过二尖瓣口时产生。与器质性二尖瓣狭窄的杂音鉴别要点是 Austin-Flint 杂音不伴有开瓣音和 S_1 亢进。

2. 急性主动脉瓣关闭不全　周围血管征不明

显，通常无 Duroziez 杂音、枪击音（Fraube 征）及二重脉。心尖搏动正常。二尖瓣舒张期提前关闭致 S_1 降低或消失。P_2 亢进和 S_3、S_4 出现提示为肺动脉高压。急性主动脉瓣反流时舒张期杂音为低音调，系由于左心室舒张压增高，主动脉和左心室的压力阶差急剧下降之故。若有 Austin-Flint 杂音，多为舒张中期杂音，常为短促，在舒张期左心室压力超过左心房压力时消失。

> **案例 3-8-4**
>
> 1. 患者，男，起病缓慢，心悸、气促 10 余年，加重伴双下肢水肿 2 个月。
>
> 2. BP 154/54mmHg，颈静脉充盈。心浊音界左缘向左扩大至左腋前线，HR 96 次/分，心律齐，心脏杂音以胸骨右缘第 2 肋间最强，可闻及收缩期杂音及高调叹气样舒张期杂音，无第二心音分裂，心尖部可闻及较柔和低音调的舒张早、中期隆隆样杂音，无第一心音亢进及开瓣音；腹软，肝肋下 2cm，质软、轻触痛，下肢轻度凹陷性水肿。周围血管征：水冲脉阳性，股动脉枪击音阳性。
>
> 根据以上特点需考虑能引起主动脉瓣关闭不全的疾病。

【实验室及辅助检查】

1. 心电图　急性者，窦性心动过速和非特异性 ST-T 改变常见，可有或无左心室肥大。慢性常见左心室肥厚、室内传导阻滞、房性和室性心律失常。

2. X 线检查　急性主动脉瓣关闭不全时心脏大小正常或稍有增大，除原有主动脉根部扩大或主动脉夹层外，无主动脉扩大，常有肺淤血和肺水肿征。慢性主动脉关闭不全者心脏明显扩大，典型扩大为左心室向左下扩大，升主动脉结扩张，呈"主动脉型"心脏，即靴形心。单纯主动脉瓣关闭不全主动脉钙化不常见，严重主动脉瘤样扩张提示主动脉根部疾病，如马方综合征或中层囊性坏死。左心衰竭可见肺淤血征。

3. 超声心动图　M 型超声心动图表现舒张期二尖瓣前叶和（或）后叶出现高频率扑动、或室间隔左心室面扑动为主动脉瓣关闭不全的可靠征象；急性者可见二尖瓣在左心室收缩之前提前关闭。主动脉瓣舒张期快速扑动为瓣叶破裂的特征。二维超声心动图可更全面地观察主动脉瓣及其周围结构，有助于主动脉瓣反流不同病因的鉴别。多普勒超声心动图于左心室流出道内探及全舒张期的反流信号，为诊断主动脉瓣反流高度敏感和准确的方法，并可定量分析主动脉瓣反流程度（图 3-8-4）。轻度：射流宽度＜左心室流出道的 25%，每次搏动的反流量＜30ml，反流分数＜30%；中度：射流宽度＜左心室流出道的 25%～65%，每次搏动的反流量＜30～59ml，反流分数 30%～49%；重度：射流宽度＞左心室流出道的 65%，每次搏动的反流量＞60ml，反流分数＞50%。经食管超声有利于主动脉夹层和感染性心内膜炎的诊断。

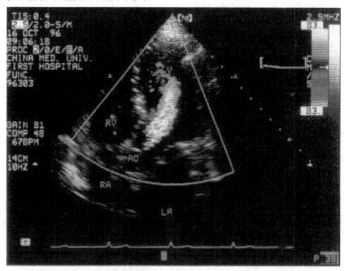

图 3-8-4　慢性主动脉瓣关闭不全彩色多普勒血流显像

心尖五腔切面示反流信号，起始于主动脉瓣对合处，较窄，向左心室中部走行（RV：左心室，LV：左心室，RA：左心房，LA：左心房）

4. 放射性核素显像　放射性核素造影测定反流分数和左心室与右心室心搏量比值能准确测定反流程度，有助于早期诊断主动脉瓣关闭不全患者左心功能受损。

5. 磁共振成像　可准确测定反流容量、左心室收缩末期和舒张容量及关闭不全瓣口的大小。在诊断主动脉疾病如夹层时极准确。

6. 主动脉造影　当无创技术不能确定反流程度，并考虑外科手术时可进行选择性主动脉造影。选择性主动脉造影可半定量反流程度，而作为外科手术的参考依据。

【诊断与鉴别诊断】

有典型主动脉瓣的舒张期杂音伴周围血管征,可诊断为主动脉瓣关闭不全。超声心动图和心导管检查能对主动脉瓣关闭不全的病因和反流程度作出定量诊断。在风湿病因合并二尖瓣病变,支持风湿性心脏病诊断。单纯主动脉瓣关闭不全者应考虑马方综合征(心脏型)。急性重度反流早期出现左心衰竭,X线心影正常而肺淤血明显。主动脉瓣舒张早期杂音于胸骨左缘明显时,应与 Graham-Steell 杂音相鉴别。Austin-Flint 杂音应与二尖瓣狭窄的心尖区舒张中晚期隆隆样杂音相鉴别,前者常紧随 S_3 后,S_1 常减弱;后者紧随开瓣音后,S_1 常亢进。

> **案例 3-8-4**
>
> 患者可能的诊断:心脏瓣膜病,主动脉瓣关闭不全,全心衰竭。
>
> 患者需行超声心动图检查,帮助病因诊断及进行定性定量,必要时行磁共振检查或心导管检查。

【并发症】

本病并发症:①感染性心内膜炎是较常见而危险的并发症,常导致瓣膜穿孔和断裂而加重主动脉瓣反流,加速心力衰竭的发生;②室性心律失常的出现预示左心功能受损,心脏性猝死较少见;③急性者多于早期出现心力衰竭,慢性者于晚期始出现。

【治疗】

(一)慢性主动脉瓣关闭不全

1. 内科治疗　①轻或中度无症状的主动脉瓣关闭不全患者,心脏大小正常或轻度增大者无须治疗。轻度或中度反流者应 1~2 年、重度反流者每 6 个月进行临床随访和超声心动图检查来评估左心室大小和射血分数。对于继发于主动脉瓣关闭不全的心脏功能储备受限制和(或)继发左心室功能不全患者,不应参加剧烈运动或重度劳力。②预防感染性心内膜炎和风湿性心脏病预防风湿活动。③无症状或发现早期心脏扩大者,虽收缩功能正常,应长期应用 ACEI 治疗,以延长其代偿期。有症状的严重主动脉瓣反流,因其他心脏疾病或非心脏因素而不能手术,或重度心力衰竭换瓣术前和术后应用 ACEI 有较好疗效。④出现心功能不全按心力衰竭处理。⑤心绞痛可试用硝酸酯类药。⑥有症状的心律失常应予治疗。

2. 外科治疗　人工瓣膜置换术为严重主动脉瓣反流的主要治疗方法,但手术时机的选择尚难做出精确判断,术前有左心功能受损症状的患者,术后症状仍可持续存在,甚至严重,因此要求在左心室发生不

可逆病变前进行手术。下列情况为指南推荐手术指征:①心功能分级Ⅲ或Ⅳ级的患者和维持的左心室收缩功能在休息时射血分数正常(EF≥50%);②心功能分级Ⅱ级有症状的患者和维持的左心室收缩功能(休息时 EF≥50%),但伴有进行性左心室扩大或在休息时射血分数下降或运动耐量下降;③心功能分级Ⅱ级和伴或不伴冠心病的严重心绞痛患者;④轻、中度休息时左心室功能不全(EF 值 25%~49%)患者有或无临床症状;⑤行冠脉搭桥手术和行主动脉或其他心脏瓣膜手术患者。对于暂时无手术指征患者,密切监测左心功能,连续 3~6 个月多次无创检查(超声心动图、放射性核素显像等)显示心功能减退和运动耐量受损,如左心室射血分数呈进行性和持续性降至 50%,左心室收缩末期内径超过 45~50mm,或左心室收缩末期容量指数>55ml/m² 时则必须手术。

手术禁忌证为左心室射血分数(LVEF)≤15%~20%,左心室舒张末内径≥80mm 或左心室舒张末容量指数>300ml/m²。术后大部分患者症状显著改善,心脏大小、心肌重量减小,左心功能有所恢复,但心功能改善程度不及主动脉瓣狭窄患者。

原发性主动脉瓣关闭不全,主要采用主动脉瓣置换术;继发性主动脉瓣关闭不全,可采用主动脉瓣成形术;部分病例(如创伤、感染性心内膜炎所致瓣叶穿孔)可行瓣膜修复术。

(二)急性主动脉瓣关闭不全

外科治疗(人工瓣膜置换或主动脉瓣修复术)为根本措施。积极的内科治疗为术前的过度治疗措施,目的在于降低肺静脉压,增加心排血量,稳定血流动力学状态,包括静脉滴注硝普钠对降低前后负荷、改善肺淤血、减少反流量和增加排血量有益,也可酌情经静脉使用利尿剂和正性肌力药物。有明显血流动力学障碍者,如严重肺水肿,应及早作瓣膜置换术;主动脉夹层即使伴轻或中度反流,也需紧急手术;创伤性或人工瓣膜功能不全者,根据病情采取紧急或择期手术。若为感染性心内膜炎所致者,轻度主动脉瓣反流,可先积极抗生素治疗,感染控制 3~6 个月再行瓣膜置换术;若严重主动脉瓣反流、病情危重者应争取在完成 7~10 天强有力抗生素治疗后手术,但不应为完成抗生素疗程而延误手术时机。但真菌性心炎所致者,无论反流轻重,几乎均需早日手术。

> **案例 3-8-4**
>
> 患者的治疗措施:
>
> 1. 卧床、吸氧,维持电解质及内环境稳定,以预防心律失常的发生。

2. 抗心力衰竭治疗。

3. 进一步检查,明确诊断,如有手术指征,尽快手术治疗。

【预后】

急性严重主动脉瓣关闭不全,一旦出现左心衰竭则早期死亡率高。故对急性者应行积极内科治疗,及时进行手术治疗。慢性者可长期无症状,但左心功能不全已在逐渐恶化,患者明确诊断后 5 年生存率为75%。一旦出现症状则病情迅速恶化,若不进行外科治疗,心绞痛者 5 年内死亡 50%,严重心力衰竭者 2 年内死亡 50%。术后存活者大部分有明显临床改善,心脏大小和左心室重量减少,左心室功能有所恢复,恢复程度和手术后长期存活率低于主动脉瓣狭窄者。

第五节　多瓣膜病变

多瓣膜病变(multivalvular heart disease)是指同时累及 2 个或 2 个以上瓣膜的疾病,也称联合瓣膜病。

【病因】

引起多瓣膜病的病因,多数为单一病因,少数为多种病因引起。

1. 同一疾病累及多个瓣膜　最常见病因为风湿热累及多个瓣膜,约 1/2 为多瓣膜受损;亦可见于感染性心内膜炎的多瓣膜受损、瓣膜黏液瘤样变性累及二尖瓣、主动脉瓣和三尖瓣多瓣膜脱垂,偶尔马方综合征同时累及主动脉瓣和二尖瓣。

2. 一个瓣膜病变致血流动力学异常导致相对性狭窄或关闭不全　如风湿性二尖瓣狭窄伴肺动脉高压导致肺动脉瓣和三尖瓣相对性关闭不全;主动脉瓣关闭不全致左心室容量负荷过度致左心室和二尖瓣环扩大,产生相对性二尖瓣关闭不全,亦可继发性产生相对性主动脉瓣或二尖瓣狭窄,即单一主动脉瓣病变导致多瓣膜功能障碍。

3. 多种病因累及不同瓣膜　如风湿性二尖瓣病变并感染性主动脉瓣炎。

【病理生理】

多瓣膜病变血流动力学的异常和临床表现取决于损害瓣膜的组合形式和瓣膜的损害程度。多瓣膜病变总的血流动力学异常往往比单瓣膜病变更为严重。瓣膜损害程度相同时,近端瓣膜对血流动力学和临床表现的影响一般比远端者大,即近端病变掩盖了远端病变的临床表现。如二尖瓣和主动脉瓣联合病变中前者临床表现较为明显。各瓣膜损害程度不等时,严重者所致血流动力学异常和临床表现突出,常掩盖轻的损害,导致临床的漏诊。

【多瓣膜病类型】

1. 二尖瓣狭窄和主动脉瓣关闭不全　为风湿性心脏病常见组合形式,约 2/3 严重二尖瓣狭窄患者伴主动脉瓣关闭不全,其中 10%有严重风湿性主动脉瓣关闭不全,但易被漏诊。严重的主动脉瓣关闭不全合并的二尖瓣狭窄可被漏诊,S_1亢进和二尖瓣拍击音提示二尖瓣狭窄的可能,要注意与 Austin-Flint 杂音鉴别。

2. 二尖瓣狭窄和主动脉瓣狭窄　较少见。严重二尖瓣狭窄和主动脉瓣狭窄并存时,前者可掩盖后者的临床表现。二尖瓣狭窄致前向心排血量减少,使跨主动脉瓣压力阶差和左心室收缩压下降,从而延缓左心室肥厚和减少心肌耗氧,心绞痛发生减少。由于心排血量明显减少,跨主动脉瓣压差降低,因而可低估主动脉瓣狭窄的严重程度。

3. 主动脉瓣狭窄和二尖瓣关闭不全　相对少见,为危险的联合瓣膜病。前者增加二尖瓣反流,而后者则减少了主动脉瓣狭窄维持左心室每搏容量必需的前负荷,结果导致前向心排血量减少,引起左心房和肺静脉高压。

4. 主动脉瓣关闭不全和二尖瓣关闭不全　非常罕见。单纯二尖瓣、主动脉瓣关闭不全在马方综合征或瓣膜松软综合征中多见。左心室承受双重容量过度负荷,左心房左心室增大明显,后者进一步加重二尖瓣反流。

5. 三个瓣膜病变　二尖瓣、主动脉瓣合并三尖瓣关闭不全。常见于晚期风心病二尖瓣狭窄伴三尖瓣和(或)肺动脉瓣功能不全。

【诊断与治疗】

诊断多瓣膜病必须仔细,超声心动图对诊断及评价心功能具有重要价值。多瓣膜病的内科治疗与单瓣膜病相同,手术治疗是主要的治疗措施,双瓣置换术较单瓣手术风险大和预后相对较差,故手术指征应严格掌握,术前确诊及明确瓣膜损害程度,应作左、右心导管检查和血管造影以确定多瓣膜病变中每个瓣膜的相对严重程度,制订手术方案。但多瓣膜手术常常在术中观察后方作出手术决策,如二尖瓣狭窄合并主动脉瓣狭窄和(或)关闭不全,手术仅纠正前者,则手术可突然增加左心室负荷发生急性肺水肿,增加手术死亡率;严重的主动脉瓣狭窄和二尖瓣关闭不全者两个瓣膜均需手术治疗;主动脉瓣反流致二尖瓣关闭不全,经主动脉瓣置换术后后者可望恢复,若后者病变严重可同时作二尖瓣环成形术。

（李国标）

第九章　心包疾病

案例 3-9-1

患者，男，27 岁，农民。因"胸部隐痛、心悸、不规则发热 1 个月，气促、双下肢水肿 10 天"入院。

1 个月前患者出现胸部隐痛、心悸、咳嗽、不规则发热，T 38℃，无关节疼痛，到本地医院诊断为肺部感染，用青霉素等药物治疗效果不佳。10 天前又感活动后气促，并出现腹胀、双下肢水肿来医院检查治疗。5 年前曾痰中带血，未做检查。

体格检查：T 37.5℃，P 96 次/分，R 20 次/分，BP 107/77 mmHg。锁骨上淋巴结、腋窝淋巴结未及肿大。颈静脉怒张，两肺呼吸音低，未闻及干湿啰音。心尖冲动弱，心浊音界向两侧显著扩大，HR 96 次/分，心音低，心律齐，心前区无心包摩擦音及杂音，桡动脉有奇脉。腹软，肝肋下 3cm 触及，脾脏不大，无腹水征。四肢关节无活动障碍。双下肢水肿。神经系统检查无异常。

问题：

1. 本患者有哪些主要临床表现？

2. 本患者考虑什么诊断？

3. 哪些辅助检查对诊断最有帮助？通过这些检查能发现哪些变化？

4. 如何进行治疗？

心包疾病常为多种原因导致的心包脏层和壁层炎症。常见原因包括感染、肿瘤、代谢性疾病、尿毒症、自身免疫病、外伤等。临床上可按病程分为急性、亚急性及慢性，按病因分为感染性、非感染性、过敏性或免疫性（表 3-9-1）。

表 3-9-1　心包炎的分类

病程分类	
急性	病程<6 周，包括①纤维素性；②渗出性（浆液性或血性）
亚急性	病程 6 周～6 个月，包括①渗出性-缩窄性；②缩窄性
慢性	病程>6 个月，包括①缩窄性；②渗出性；③粘连性（非缩窄性）
病因分类	
感染性	病毒、化脓性、结核性、真菌性、其他
非感染	急性心肌梗死、尿毒症、肿瘤、黏液腺瘤、胆固醇、乳糜性、外伤主动脉夹层、放射性、急性特发性、结节病等
过敏性或免疫性	风湿性、血管炎性、药物、心肌心包损伤后

第一节　急性心包炎

急性心包炎（acute pericarditis）为心包脏层和壁层的急性炎症性疾病，以急性起病，临床表现胸痛、心包摩擦音或心包积液为主要特征。

【病因】

西方国家以非特异性心包炎居首位。国内过去常见病因为结核、风湿热及细菌感染，近年来病毒感染、肿瘤及心肌梗死后心包炎的发病率明显增多。

（1）特发性（非特异性）。

（2）感染

1）病毒感染：柯萨奇 A、柯萨奇 B 病毒、ECHO 病毒、腺病毒等。

2）细菌感染：结核分枝杆菌、肺炎链球菌、葡萄球菌、链球菌、革兰氏阴性杆菌等。

3）真菌感染：组织胞浆菌、隐球菌、念珠菌等。

4）其他感染：弓形体、阿米巴、支原体等。

（3）自身免疫病：风湿热、系统性红斑狼疮、类风湿关节炎等结缔组织病。

（4）邻近器官疾病：胸膜炎、主动脉夹层、肺梗死。

（5）肿瘤：原发性心包肿瘤或继发于肺癌、乳腺癌、白血病、淋巴瘤等。

（6）代谢性疾病：尿毒症、痛风。

（7）放射性因素：如放射性心包炎。

（8）心肌–心包损伤：心肌梗死后综合征、心包切开术后综合征。

【病理】

本病早期表现为心包脏层和壁层炎症反应，出现含有纤维蛋白沉积和多形核白细胞聚集组成的黏稠液体，称为纤维蛋白性心包炎。随着病程的进展，渗出物中液体增加，渗液可为纤维蛋白性、浆液血性或化脓性等，称为渗出性心包炎。炎症反应常累及心包下表层心肌，少数严重者可累及深部心肌，称为心肌心包炎。急性纤维素性心包炎的渗出物，可完全溶解吸收；心包炎愈合后可残留细小斑块或遗留不同程度的粘连。

【病理生理】

正常心包腔平均压力接近于零或低于大气压，吸气时呈轻度负压，呼气时近于正压。急性纤维蛋白性心包炎不影响血流动力学，如果渗液进展缓慢，心包过度伸展,心包腔内虽容纳一定量液体而不显著增加心包内压力,这种不伴有心脏压塞的心包积液患者可以没有临床症状。如果渗液急速增多,即使仅达200ml,心包无法迅速伸展而使心包腔内压力急剧上升,可引起心脏受压,导致心室舒张期充盈减少,周围静脉压力升高,最终使心搏出量显著降低,血压下降,产生急性心脏压塞的表现。而慢性心包积液则由于心包逐渐伸展适应,积液量可达 2000ml。

【临床表现】

（一）症状

1. 胸痛 是急性心包炎最主要的症状,可因心包炎症引起,也可能与心包腔积液时心包牵张因素有关。疼痛常位于胸骨后或心前区,可放射至颈部、左肩、左臂和背部,偶可位于上腹部;多在卧位、咳嗽、深吸气时加重,前倾位时减轻。疼痛的性质和程度有较大差异,可呈顿痛或剧痛,有的与心肌梗死疼痛相似。

2. 呼吸困难 见于大量心包积液,可能因为心脏增大压迫邻近支气管、肺组织所致。患者常采取坐位,身体前倾,使心包积液向前移位以减轻其对心脏及邻近脏器的压迫,从而缓解症状。

3. 全身症状 可伴有潜在的全身疾病如结核、肿瘤、尿毒症所致的发热、出汗、咳嗽、贫血、体重下降等症状。

（二）体征

1. 心包摩擦音 为急性纤维蛋白性心包炎特异性体征,是由于炎症使心包壁层与脏层变得粗糙,在心脏活动时相互摩擦产生的声音。心包摩擦音的特点是在胸骨左缘 3~4 肋间、胸骨下段和剑突附近易听到,呈抓刮样粗糙的高频声音。典型的摩擦音可听到与心房收缩、心室收缩和心室舒张相一致的三个成分,称为三相摩擦音。身体前倾坐位、深吸气或将听诊器加压后可能听到摩擦音增强。心包摩擦音可持续数小时、数天甚至数周。当心包内出现渗液,将两层心包完全分开时,心包摩擦音消失。

2. 心包积液征 体征的出现与积液的量和速度有关。当心包积液达 200~300ml 以上或渗液迅速时出现下列表现:①心脏体征:心脏搏动减弱或消失,心浊音界向两侧扩大,心音遥远,心率快;②左肺受压迫征:大量心包积液时,心脏向左后移位,压迫左肺,引起左肺下叶不张,在左肩胛下角区出现肺实变表现,称为 Ewart 征;③心脏压塞征:大量心包积液或积液迅速积聚心包内压力超过20~30mmHg 时即可产生急性心脏压塞征,表现为低血压、心音低弱、颈静脉怒张。如积液过程缓慢,

也可产生慢性心脏压塞征,表现为静脉压显著升高、颈静脉怒张和吸气时颈静脉充盈更明显即Kussmaul 征,常伴有肝大、腹水和下肢水肿。由于动脉收缩压降低,舒张压变化不大而表现脉搏细弱、脉压减小,出现奇脉。

案例 3-9-1

问题 1,病例特点:

（1）27 岁青年男性,病史 1 个月。

（2）胸部隐痛,心悸,不规则发热,气促。

（3）心尖搏动弱,心浊音界向两侧显著扩大,心音低,桡动脉有奇脉。

（4）颈静脉怒张,肝脏增大,双下肢水肿。

【实验室及辅助检查】

1. 实验室检查 急性心包炎经常伴有非特异性炎症表现,包括白细胞增多、红细胞沉降率增快、C-反应蛋白增高。其他诊断性实验可根据患者病史及临床表现选择性进行:①结核菌素皮肤试验可用于疑为结核性心包炎者;②血培养有助于化脓性心包炎的诊断;③抗核抗体谱检测对系统性红斑狼疮等结缔组织病的诊断有一定价值;④抗链球菌溶血素 "O" 用于疑有风湿热的患者;⑤血清促甲状腺激素和 T_3、T_4 测定有助于甲状腺疾病的诊断。

2. 心电图 心包积液时,心包膜下心肌受累是心电图变化的病理基础,主要表现:①常有窦性心动过速;②除 aVR 和 V_1 外,所有导联 ST 段呈弓背向下抬高,T 波高耸直立,1 日至数日后,ST 段回到基线,T 波低平及倒置,数周后逐渐恢复正常,无病理性 Q 波;③心包积液时 QRS 低电压,大量积液时可见电交替。

3. 胸部 X 线片 当心包渗液超过 250ml 以时,可出现心影增大呈烧瓶状,心影随体位改变而变动,透视或 X 线记波摄影,可显示心脏搏动减弱或消失。心影显著增大而肺部无明显充血现象是心包积液的有力证据,可与心力衰竭相区别。X 线片对结核性或肿瘤性心包炎也可提供病因学诊断线索。

4. 超声心动图 是诊断心包积液简便、安全、灵敏和可靠的无创性方法。M 型或二维超声心动图可见心肌与心包间液性暗区。少量积液(<100ml)液性暗区常局限在房室沟及其较低部位,中量积液(100~500ml)液性暗区分布在左心室后壁及心尖处;大量积液(>500ml)整个心脏由液体包绕(图 3-9-1)。心脏压塞时的特征:右心房及右心室舒张期塌陷;吸气时右心室内径增大,左心室内径减少,室间隔左移等。超声心动图可确定穿刺部位,指导心包穿刺。

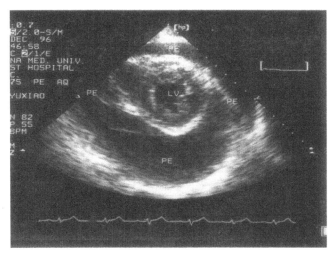

图 3-9-1 大量心包积液，可见心肌与心包间液性暗区（LV：左心室，PE：心包积液）

5. 磁共振成像 清晰显示心包积液的容量和分布情况，可分辨积液的性质，如非出血性渗液大都是低强度信号；尿毒症性、外伤性、结核性渗液内含蛋白和细胞较多，可见中或高强度信号。

6. 心包穿刺 明确有心包积液后，行心包穿刺对渗液作涂片、培养、细胞学等检查，有助于确定其性质或病因。在大量心包积液导致心包压塞时，行心包治疗性穿刺抽液减压，或针对病因向心包腔内注入药物进行治疗。

7. 纤维心包镜检查 凡有心包积液需手术引流者，可先行纤维心包镜检查。心包镜在光导直视下观察心包病变特征，并可在明视下咬切病变部位作心包活检，从而提高病因诊断的准确性。

> **案例 3-9-1**
>
> 问题 2：超声心动图是诊断心包积液的简便、安全、灵敏、准确的无创的检查方法；磁共振检查能够准确判断积液的分布及性质。
>
> 心包穿刺检查有助于确定积液的性质和病因。

【诊断与鉴别诊断】

本病临床出现胸痛、呼吸困难、心动过速和病因不明的体循环淤血或心影扩大，应考虑急性心包炎可能。在心前区听到心包摩擦音或超声心动图提示有心包渗液可确立诊断。

> **案例 3-9-1**
>
> 问题 3：根据病史特点，体检结果，心包积液、X 线、超声心动图结果，可作出如下诊断：急性结核性心包炎。

心包炎患者心影扩大应与其他原因引起的心脏扩大鉴别，如扩张型心肌病，后者无奇脉、心电图无低电压等。胸痛应与心肌梗死鉴别，后者发病年龄较

大、常有心绞痛或心肌梗死的病史、心电图有异常 Q 波和弓背向上的 ST 段抬高及 T 波倒置、有动态的心肌酶学变化等有助于诊断。若急性心包炎的疼痛主要在腹部则需与急腹症相鉴别，详细询问病史和体格检查可以避免误诊。急性心包炎诊断后，尚需进一步明确其病因，为治疗提供方向。

【治疗】

（1）病因治疗：如为结核心包炎须抗结核治疗，常用药物为异烟肼、链霉素、利福平等。

（2）对症治疗：营养较差患者，低蛋白血症患者，宜少量多次输全血、人体白蛋白、补充维生素。

（3）心包穿刺：心包积液较多的患者，应及时进行心包穿刺排液以缓解症状，并有利于心包液检查，协助诊断。

（4）非特异心包炎及结核性心包炎在其他治疗效果不佳时可考虑使用糖皮质激素。

> **案例 3-9-1**
>
> 问题 4：
>
> 1. 病因治疗：抗结核治疗，异烟肼 0.3g，每日 1 次；利福平 0.6g，每日 1 次；吡嗪酰胺 1.5g，每日 1 次。注意观察药物的毒副作用。
>
> 2. 对症支持治疗。
>
> 3. 激素治疗：泼尼松 20mg，每日 1 次，注意按期减量。
>
> 4. 如积液量大可行心包穿刺术。

第二节 慢性缩窄性心包炎

> **案例 3-9-1（续）**
>
> 该患者住院 3 周后，胸部隐痛、气促、双下肢水肿均显著好转，发热消失，要求出院。出院时嘱继续服药 1 年以上，定期门诊复查。但患者出院自

行停药，继续参加体力劳动，3个月后呼吸困难复发，又出现腹胀、双下肢水肿再次入院。

体格检查：BP 130/90mmHg，颈静脉怒张，有 Kussmaul 征，双下肺呼吸音弱，未闻及明显啰音。心浊音界稍大，HR 116 次/分，心尖区有心包叩击音，无杂音。腹膨隆，无压痛、无反跳痛及肌紧张，肝脏肋下 5cm，肝区无叩击痛，脾未扪及，腹部移动性浊音（＋），肠鸣音 3 次/分。双下肢明显凹陷性水肿。

慢性缩窄性心包炎（constrictive pericarditis）是指心脏被致密的纤维化心包所包围，使心脏舒张期充盈受限而产生一系列循环障碍的病征。

【病因和发病机制】

慢性缩窄性心包炎常因急性心包炎未得到及时有效的治疗所致，病因以结核性占首位，其次为化脓性、创伤性。近年认为非特异性、尿毒症性、系统性红斑狼疮性心包炎也可引起缩窄性心包炎，肿瘤性、放射性和心脏直视手术引起缩窄性心包炎者在逐年增多。

【病理】

慢性缩窄性心包炎的心脏外形一般在正常范围或偶有缩小，心包脏层和壁层广泛粘连，心包增厚，心包腔有时被纤维组织完全填塞成为一个纤维瘢痕组织外壳，亦可机化为结缔组织瘢痕，甚至引起心包钙化。心包病变常累及心外膜下心肌，严重时导致心肌萎缩、纤维变性、脂肪浸润。心包病理如有结核性肉芽组织或干酪样病变，提示为结核性病因。

【病理生理】

慢性缩窄性心包炎由于心包失去弹性由坚硬的纤维组织代替，形成一个固定的心脏外壳，限制心腔的舒张期充盈而使静脉压升高，出现肝大、下肢水肿、腹水和胸腔积液等。由于心室充盈异常，心排量下降，心率代偿性加快；当增加体力活动时，心排量不能适应身体需要，出现呼吸困难和血压下降。吸气时周围静脉回流增多而已缩窄的心包使心室失去适应性扩张能力，致静脉压增高，吸气时颈静脉更明显扩张，称 Kussmaul 征。

【临床表现】

1. 症状 劳力性呼吸困难为缩窄性心包炎的最早期症状，是由于心排血量相对固定，在运动时不能相应增加所致，后期可因大量的胸水、腹水使膈肌上抬和肺部淤血所致。还可有软弱乏力、体重减轻、食欲减退、上腹膨胀及疼痛等。

2. 体征 颈静脉怒张是缩窄性心包炎最重要的体征之一，可伴有 Kussmaul 征，即吸气时颈静脉更加充盈。心浊音界正常或稍增大，多数患者有收缩期心尖负性搏动，在胸骨左缘Ⅲ～Ⅳ肋间可闻及舒张早期额外音，即心包叩击音，心率较快，有时可出现心房颤动、心房扑动等异常节律，与心包钙化和心房扩大有关。有心包积液患者可发现奇脉。肝脏肿大、腹水及下肢水肿常见。

【实验室及辅助检查】

1. 心电图 多数患者有 QRS 低电压，T 波低平或倒置，部分患者有房性心律失常，如心房颤动等。

2. X 线检查 心脏摄片示心影正常或稍大、或偏小。心脏轮廓不规则、僵直，心包广泛钙化。周围肺野清晰。

3. 超声心动图 可见心包膜明显增厚或粘连，回声增强，室壁活动减弱，室间隔矛盾运动等。

4. CT 及磁共振 可明确显示心包增厚的程度，高速 CT（UFCT）更为准确。磁共振是诊断缩窄性心包炎的最佳无创性检查，可准确测量心包厚度。

5. 心导管检查 如无创性检查方法未能明确诊断时，可进一步行右心导管检查。肺毛细血管压力、右心房压力、肺动脉舒张压、右心室舒张末期压力均升高且都在同一高水平；右心房压力曲线呈 M 或 W 小型，右心室收缩压轻度升高，呈舒张早期下陷及高原形曲线。

【诊断与鉴别诊断】

患者有腹水、肝大、颈静脉怒张及 Kussmaul 征、静脉压显著增高等体循环淤血体征，而无显著心脏扩大或心瓣膜杂音时，应考虑缩窄性心包炎；结合心脏超声、X 线检查或 CT、MRI 等检查提示有心包钙化或增厚等，诊断可确定，少数不典型病例需做心导管等特殊检查方能确立诊断。

案例 3-9-1（续）

病例特点：

1. 有急性心包炎病史，治疗不足疗程。

2. 3个月后再次出现呼吸困难、颈静脉怒张、肝脏增大、腹水、双下肢水肿等体循环淤血体征。

3. 超声心动图及 CT 检查发现心脏轮廓不规则、僵直，心包广泛钙化。心包厚度增加。

临床诊断：慢性结核性缩窄性心包炎。

慢性缩窄性心包炎与限制性心肌病临床表现极为相似，鉴别甚为困难。尚需与肝硬化、结核性腹膜炎和其他心脏病引起的心力衰竭相鉴别。

【治疗】

慢性缩窄性心包炎的治疗主要是外科手术治疗，即心包剥离术或心包切除术。手术宜在病程相对早期施行，病程过久，患者营养及一般情况不佳，心肌常有萎缩和纤维变性，影响治疗效果，甚至因心肌变性，不能适应进入心脏血流的增加而发生心力衰竭。

【预后】

慢性缩窄性心包炎是心包增厚和血流动力学障碍进行性加重的慢性疾病，多因衰竭、腹水及周围水肿或严重心脏并发症而致残或死亡，如果能及早进行彻底的心包剥离手术可取得满意的效果。

（李国标）

第十章 感染性心内膜炎

感染性心内膜炎（infective endocarditis，IE）是指因细菌、真菌和其他微生物（如病毒、立克次体、衣原体、螺旋体等）循血行途径引起的心内膜、心瓣膜、邻近大动脉内膜、心内电子装置的感染，有别于由于风湿热、类风湿、系统性红斑性狼疮等所致的非感染性心内膜炎。

【流行病学】

近年来随着医疗条件的改善，抗生素广泛应用和病原微生物的变化，本病临床表现变得不典型，流行情况由于人口老年化发生变化。如因风湿热减少，患风湿性瓣膜病（风心病）所占比例降低，退行性心瓣膜病及紫绀性先天性心脏病发病率增加，发生感染性心内膜炎的平均年龄增大，男女之比约为 1.7:1，但在小于 35 岁的患者中女性发病率较男性略高。草绿色链球菌感染减少，而金黄色葡萄球菌感染增加；此外，由于对本病的警惕性提高，做到积极防治，使本病的发生率也有所降低。二尖瓣脱垂和（或）主动脉瓣脱垂、退行性的瓣膜病变、人工瓣膜、静脉药物滥用已替代了风心病成为感染性心内膜炎最常见的致病因素。日益增多的心血管病的创伤性检查和介入性治疗，各种血管内、胃肠道和泌尿生殖道内镜检查等诊断技术的应用，血液透析、安置经静脉人工心脏起搏器和心内直视手术等治疗方法的开展和人工流产手术的广泛应用，使医源性获得性感染性心内膜炎更为常见。

【分类】

根据病情、病程、感染部位及感染来源，可对 IE 进行多种分类，常见分类为急性感染性心内膜炎（acute infective endocarditis，AIE）和亚急性感染性心内膜炎（subacute infective endocarditis，SIE），前者往往由毒力强的病原体所致，心脏损害及心外器官受累进展迅速，未经治疗可在数天至数周内死亡；后者的病原体毒力较低，病情较轻，一般病程较长，除非发生细菌性动脉瘤破裂出血或血栓栓塞事件，极少迁移。根据瓣膜类型和感染来源，IE 亦可分为自体瓣膜心内膜炎（native valve endocarditis，NVE）、人工瓣膜心内膜炎（prosthetic valve endocarditis，PVE）、静脉药瘾者心内膜炎（intravenous drug abuse endocarditis，IDAE）和医院内获得性心内膜炎（iatrogenic infective endocarditis，IIE）。亦有以感染的病原体或受累部位来命名，如金黄色葡萄球菌性心内膜炎、真菌性心内膜炎及右心瓣膜感染性心内膜炎（right heart infective endocarditis，RHIE）等。

【病因和发病机制】

（一）病原微生物类型

IE 的病原微生物近几年已有明显变化。过去最主要的草绿色链球菌现已减少（<50%）；葡萄球菌、革兰氏阴性杆菌、厌氧球菌、肠球菌等所致的 IE 呈增加趋势。真菌感染引起的 IE 与心血管手术和介入性治疗、广谱抗生素及免疫抑制剂的应用有关。

亚急性感染性心内膜炎仍以草绿色链球菌最多见，D族链球菌（如肠球菌）和表皮葡萄球菌次之。AIE以葡萄球菌最为多见（尤其是金黄色葡萄球菌），少数为肺炎球菌、A族链球菌、流感杆菌和淋球菌。医源性NVE的病原体主要为金黄色葡萄球菌、凝固酶阴性葡萄球菌及肠球菌，5%～10%的NVE由HACEK组微生物所致，这是一些难于生长的非肠道革兰阴性菌，包括嗜血杆菌属、放线杆菌属、人类心杆菌属及金氏杆菌属等。PVE分为早期和晚期两种，早期（术后2个月）内的PVE多数是医源性获得，主要为金黄色葡萄球菌、凝固酶阴性葡萄球菌、兼性革兰阴性杆菌、类白喉杆菌及真菌，而晚期（术后12个月）的IE致病菌同社区获得性NVE近似，此外，68%～85%的凝固酶阴性葡萄球菌所致PVE对甲氧西林耐药。其他少见病原体有真菌、立克次体和衣原体。

心内电子装置（起搏器、ICD）相关心内膜炎多数是由金黄色葡萄球菌、凝固酶阴性葡萄球菌引起，且对甲氧西林耐药。静脉毒瘾者相关IE，金黄色葡萄球菌感染常累及三尖瓣，而左心系统受累的病原学具有多样性，如少见的假单胞菌、念珠菌属、芽孢杆菌及乳杆菌属等。

（二）发病机制

动物实验模型表明感染性心内膜炎的发病过程包括心内膜损伤→无菌性赘生物形成→短暂性菌血症→赘生物感染损害心内膜→赘生物脱落产生转移性病灶。

在正常情况下，自不同途径进入血循环中的致病微生物可被机体的防御机制所清除，而完整的内膜也有防御感染的作用。当有心血管器质性病变（如二尖瓣反流、主动脉瓣狭窄或反流、室间隔缺损及复杂性先天性心脏病）存在时，血流由正常的层流变为涡流和喷射，并从高压腔室分流至低压腔室，形成明显的压力阶差，使受血流冲击处的内膜损伤，内层胶原暴露，血小板、红细胞、白细胞和纤维蛋白积聚，从而为病原微生物的侵入创造了条件。反复发生的菌血症可使机体循环中产生抗体如凝集素，有利于病原体在损伤部位黏附，而与上述的各种成分一起形成赘生物。赘生物成为细菌的庇护处，其间的细菌受到保护，免受宿主防御机制的作用。感染的赘生物通过血小板-纤维素聚集而逐渐增大，使瓣膜破坏加重。当赘生物破裂时，赘生物碎片引起栓子，而细菌进入血流中产生菌血症和转移性播种病灶。在感染性心内膜炎患者中，免疫系统的体液和细胞调节机制均被激活。免疫系统的激活可引起关节炎、血管损害、杵状指等。

【病理】

（一）心脏

本病基本病理变化为在心瓣膜表面附着由血小板、纤维素、红细胞、白细胞和感染的病原微生物沉着而组成的赘生物。受累的瓣膜往往不止一个，以主动脉瓣和二尖瓣多见，但感染亦可发生在缺损的间隔、腱索或腔室壁内膜等部位。赘生物外观呈绿色、黄色或粉红色，愈合后变为灰色，愈合时间长者可发生钙化。赘生物下的心内膜有炎症反应和灶性坏死。以后感染病原体被吞噬细胞吞噬，赘生物被纤维组织包绕，发生机化、玻璃样变或钙化，最后被内皮上皮化。赘生物可造成瓣叶破坏、穿孔、腱索断裂及心肌脓肿。

机械瓣的感染常扩展至瓣环和环旁组织，以及二尖瓣-主动脉瓣的瓣间纤维组织，引起瓣环的脓肿、间隔脓肿、瘘管和人工瓣膜开裂，并导致瓣周漏。

（二）血管和血行播种病灶

赘生物破裂形成的碎片可栓塞脑和四肢的血管，以桡动脉、腘动脉和内脏（如肝、脾、肺）的血管多见，导致组织缺血和坏死。含有病原体的栓子堵塞动脉管腔或其滋养血管，或破坏血管壁，引起囊性扩张形成细菌性动脉瘤。病原体的血行播种可在远隔部位形成转移性脓肿。

（三）其他

IE激发的免疫机制和栓塞亦可造成机体其他脏器的病变，包括①脾肿大；②肾小球肾炎（循环中免疫复合物沉积于肾小球基底膜）；③关节炎、心包炎和微血管炎（可引起皮肤、黏膜体征如皮肤黏膜瘀点、指甲下出血、Osler结和Janeway损害等）。

【临床表现】

自身瓣膜心内膜炎患者估计在两周内产生症状。但某些人工瓣膜术中或围术期感染患者，潜伏期可长达2～5个月或更久。

（一）全身性感染表现

发热是感染性心内膜炎患者最常见的症状和体征。亚急性感染性心内膜炎患者的发热较低，很少超过39.4℃，老年人、严重衰弱、充血性心力衰竭、慢性肾衰竭及少数凝固酶阳性葡萄球菌所致患者可无发热或仅轻微发热，而急性感染性心内膜炎发热可达39.4～40℃，伴乏力、多汗、肌肉关节酸痛、食欲缺乏、贫血和体重减轻，稍后期出现脾大。70%～90%的患者有进行性贫血，有时可达严重程度。病程较长者常有全身疼痛、关节痛、低位背痛和肌痛在起病时较常见，主要累及腓肠肌和股部肌肉及踝、腕等关节，也可呈多发性关节受累。AIE常在化脓性感染基础上起病，病程多急骤凶险，往往呈急性败血症表现，中毒症状明显，伴高热寒战。PVE亦有发热，伴贫血、白细胞升高，可能会与术后切口感染、肺部感染及体外循环引起的症状相混淆。RHIE的赘生物脱落可引起肺部感染病灶，表现为反复呼吸道感染伴发热，易误为肺炎、肺梗死或肺脓肿。

（二）心脏受累表现

心脏听诊除了原有基础心脏病的各种杂音外，最具特征性的表现是新出现的病理性杂音或原有杂音的明显改变，如变得粗糙、响亮或呈音乐样。在病程中杂音性质的改变往往是由于贫血、心动过速或其他血流动力学上的改变如瓣膜损坏、腱索断裂所致。急性感染性心内膜炎初可无杂音，但85%患者后期均可出现杂音。

随病情进展瓣膜损害逐渐加重，30%～40%的患者由于瓣膜反流出现慢性心功能不全，少数心功能不全是由于心肌炎所致。瓣叶感染播散至瓣环或邻近心肌组织可引起瓣周脓肿，从而产生心内瘘道及杂音，脓肿亦可经主动脉瓣瘘道穿透引起心包炎，或穿透至室间隔上部引起心脏传导阻滞。约2%的患者可因菌栓脱落引起心肌梗死。

（三）动脉栓塞表现

全身性栓塞是IE的常见临床表现，对诊断很有帮助。栓塞可发生在机体的任何部位。脑、肺、心脏、脾、肾、肠系膜和四肢为临床常见的体循环动脉栓塞部位。脑栓塞的发生率为15%～20%，栓塞性脑卒中多累及大脑中动脉区域，可出现中枢神经系统症状和体征，化脓性脑膜炎、颅内出血多由细菌性动脉瘤破裂或出血性坏死引起，金黄色葡萄球菌感染时常出现颅内或脑脊膜脓肿。肺栓塞可突然出现咳嗽、呼吸困难、咯血或胸膜炎性胸痛，并可发展为肺坏死、空洞甚至脓气胸。脾栓塞可有左上腹疼痛、左肩疼痛和左侧胸腔少量积液。肾栓塞出现两肋和腹部疼痛，伴肉眼或镜下血尿，少数可无症状，免疫性复合物沉积于肾小球基底膜可引起低补体性肾小球肾炎。肠系膜动脉栓塞常伴腹痛、肠绞痛和大便隐血阳性。中央性视网膜动脉的栓塞性梗死可发生突发性单盲。肢体栓塞有相应部位明显缺血和疼痛。较大的血管栓塞可致左心或右心功能不全。

（四）周围体征

周围体征多为非特异性，近已不多见，包括①瘀

点：可出现于任何部位，多见于眼睑结膜、口腔黏膜、胸前和手足背皮肤，持续数天，消失后再现，其中心可发白；②指（趾）甲下线状出血：其特征呈暗红色线状的裂片状出血，远端不到达甲床前边缘，可有压痛；③Roth斑：为视网膜的椭圆形黄斑出血斑，其中心呈白色，多见于亚急性感染，有时眼底仅见圆形白点称为Roth点，此种表现也可以出现在结缔组织病和血液病及严重贫血患者；④Osler结节：是小而柔软的皮下结节，出现于指（趾）的掌面，偶见于指的较近端，持续数小时至数天，由免疫复合物介导形成，Osler结并非本病所特有，在系统性红斑性狼疮、伤寒、淋巴瘤中亦可出现；⑤Janeway结节：为手掌和足底处直径1～4mm无痛性出血红斑，为化脓性栓塞所致，偶可见于手臂和腿部，多见于AIE患者。

（五）感染的非特异性症状

1. 脾大 见于15%～50%、病程>6周的患者，急性者少见。

2. 贫血 IE时贫血较为常见，尤其多见于亚急性者，有苍白无力和多汗。主要由于感染抑制骨髓所致。多为轻、中度贫血，晚期患者有重度贫血。

> **案例 3-10-1**
> 1. 患者，男，68岁，有二尖瓣置换术史。发病前有感染因素。
> 2. 有发热等全身症状及心悸气促等心衰表现。
> 3. 贫血、Janeway损害。

【实验室检查】

（一）血培养

血培养是用于诊断IE的主要实验室方法。可疑患者于第1日至少每间隔1小时采静脉血3次作培养，如在第2～3天均阴性而临床仍被疑为IE，应再取2次以上静脉血和1次动脉血作培养，而后应用抗生素。如已用过抗生素且患者疑为亚急性感染性心内膜炎、血流动力学稳定，应在停药后1周内取3次以上静脉血作培养，培养基应作相应处理。疑为AIE的患者应抽取静脉血作培养后立即启动经验性应用抗生素治疗。采血前要严格作皮肤消毒，应至少进行3次血培养，每次刺采血点应不同，且都需同时行需氧菌及厌氧菌培养。培养基至少保留3周，并定期作革兰染色和次代培养。疑为少见微生物感染时应确定培养基内是否需补充特殊营养或采用特殊培养技术。培养阳性者培养基应保留至疗程结束。病原体确定的患者治愈率明显高于未确定者，故应尽最大努力通过血培养寻找致病微生

物。培养阳性者应作药物敏感试验，测定最低抑菌浓度（minimal inhibitory concentration，MIC）和最低杀菌浓度（minimal bacterial concentration，MBC），为抗生素的应用提供依据。

（二）一般化验检查

AIE 常有白细胞增多和中性粒细胞上升，但 SIE 的白细胞计数可正常或轻度增高。继发性贫血是本病的特点，且随病程延长而加重，但 AIE 可无贫血。几乎所有患者红细胞沉降率都加快。血小板计数通常正常，少数可减少。SIE 患者由于赘生物内微生物抗体的刺激，30%～50%患者类风湿因子阳性，循环免疫复合物出现的阳性率高达 80%～90%，C 反应蛋白增高，还可呈假阳性的梅毒血清反应。约半数患者有蛋白尿和镜检血尿，系肾脏微栓塞所致，如有肾梗死可见肉眼血尿。如伴发免疫复合物所致的肾小球肾炎，尿中出现红细胞管型和白细胞管型。肠球菌性和金黄色葡萄球菌性心内膜炎常可导致菌尿症，因此作尿培养也有助于诊断。

（三）心电图

心电图一般无特异性。如心肌受累发生心肌炎，心电图上出现非特异性 ST-T 改变，偶可呈急性心肌梗死图形。在伴有室间隔脓肿或瓣环脓肿时可出现不全性或完全性房室传导阻滞、束支传导阻滞或室性期前收缩，多见于 AIE 患者，可能需作人工瓣膜置换，且预后不良。

（四）超声心动图

超声心动图能探测到赘生物所在部位、大小、数目和形态，所有临床上疑似感染性心内膜炎的患者包括血培养阴性者，均应进行超声心动图检查。超声心动图可对感染的形态学作出诊断，并有助于确定治疗方案。经胸超声心动图（transthoracic echocardiography，TTE）可清楚显示赘生物及其大小和位置、瓣叶破裂、腱索断裂、瓣环脓肿和心肌脓肿，检出大的赘生物的敏感性达 48%～63%。经食管超声心动图（transesophageal echocardiography，TEE）更敏感，显著地优于 TTE 检查，检出率达 90%，能检出直径在 1～1.5mm 的赘生物，阴性预测值达 95%，第一次 TEE 结果阴性不能完全排除 IE，应于 7～12 天后再次复查，尤其适用于 TTE 未能检出的可疑患者、PVE、CIED 相关赘生物，有助于探测瓣膜破坏的情况、了解安置在位的人工机械瓣膜或生物瓣的状况、各种化脓性心内并发症，以及瓣膜反流的严重程度和左心室功能的评估，可作为判断预后和确定是否需要手术的参考（图 3-10-1）。

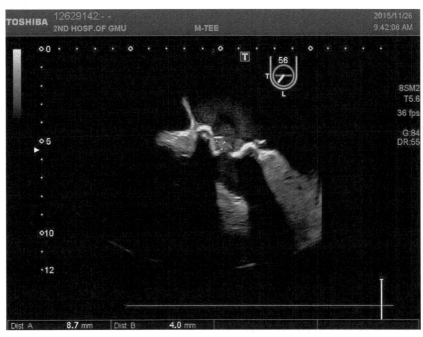

图 3-10-1 经食管超声心动图（TEE）检测瓣膜赘生物

（五）放射影像学检查

胸部 X 线检查仅对并发症如心力衰竭、肺梗死、肺不张、胸腔积液的诊断有帮助，胸部摄片可见到 AIE 合并脓毒性肺栓塞所致的多发性片状浸润性肺炎；亦可发现 RHIE 造成的肺部病灶。CT 或螺旋 CT 对怀疑有较大主动脉瓣周脓肿患者有助于诊断。磁共振成像（MRI）能发现瓣周感染的范围、主动脉根部动脉瘤和瘘管。

案例 3-10-1

1. Hb 76g/L，RBC 2.8×10^{12}/L，WBC 2.35×10^9/L，N 0.72，L 0.14，尿常规：蛋白＋＋。

2. 红细胞沉降率 69mm/h，抗"O" 73U/ml。蛋白总量 61.8g/L，白蛋白 29.5g/L，球蛋白 32.3g/L。尿素氮 17.66mmol/L，肌酐 207μmol/L。

3. 胸片示：左心增大，双肺炎症，二尖瓣置换术后改变，右侧叶间胸膜增厚。超声心动图：二尖瓣置换术后，左心增大，主动脉硬化，二尖瓣人工生物瓣内侧叶可见 0.87cm×0.43cm 赘生物形成，边界欠清，形态不规则，少量心包积液。

4. 连续 3 次血培养检查呈阴性，患者仍有发热逐抽动脉血培养，结果 2 次血培养均有金黄色葡萄球菌生长。

【诊断与鉴别诊断】

典型的 IE 并不难诊断，但由于抗生素的广泛应用，IE 的病原学发生改变，使得感染性心内膜炎的临床表现多不典型，给准确及时的诊断带来一定的困难。临床上凡遇到有下列表现的患者应怀疑本病的可能：①器质性心脏病患者出现原因不明发热 1 周以上；②新出现的心脏杂音，或原有杂音性质发生明显改变；③动脉栓塞症而无原因解释；④原因不明的心力衰竭；⑤心脏手术后伴持续性发热超过 1 周。

案例 3-10-1

1. 患者有二尖瓣置换术史，起病急，发病前有感染因素。

2. 有发热、多汗等全身症状及心衰表现。

3. 双手手掌可见直径 1~2mm 无痛性出血红斑，尿常规异常，贫血。

4. 白细胞增多，红细胞沉降率增快。

5. 血培养示金黄色葡萄球菌 2 次阳性。

6. 超声心动图示二尖瓣人工生物瓣内侧叶可见赘生物。

7. 更换抗菌药物后治疗有效。

临床诊断：二尖瓣脱垂并重度关闭不全，二尖瓣人工生物瓣置换术后，感染性心内膜炎。

根据感染性心内膜炎的临床特征、各种实验室检查及循证医学提供的证据，提出了感染性心内膜炎诊断的标准（表 3-10-1），以及对可疑的 IE 患者作出诊断性评估（表 3-10-2）。根据这些标准和评估条件，一般均可对可疑患者作出确定诊断、可能诊断或排除性诊断。RHIE 是感染性心内膜炎的较为特殊的类型，大都多见于静脉毒瘾者，其诊断标准见表 3-10-3。

表 3-10-1　感染性心内膜炎的诊断标准

主要标准	次要标准
1. 血培养阳性 两次不同的血培养标本出现同样的典型感染性心内膜炎微生物：如草绿色链球菌、α-溶血链球菌、HACEK 组菌，或社区获得性金黄色葡萄球菌或肠球菌而无原发病灶，或 持续的阳性血培养，与感染性心内膜炎相一致的细菌来自： 血培养抽取时间相隔 12 小时以上，或所有 3 次、4 次或 4 次以上的多数血培养，首次与最后一次抽取时间至少相隔 1 小时以上 2. 心内膜受累的证据 （1）阳性的超声心动图：在心瓣膜或瓣下结构、或在人工瓣膜上见有摆动的心内团块，或心内脓肿，或人工瓣膜新的部分开裂 （2）新的瓣膜反流 3. 血清学：单次血培养发现 Q 热立克次体，或其逆向 IgG 抗体滴度＞1：800	1. 基础疾病：基础心脏疾病或静脉药物滥用 2. 发热：≥38.0℃(100.4 F) 3. 血管现象：主要动脉栓塞、化脓性肺栓塞、霉菌性动脉瘤、颅内出血、结膜出血、Janeway 结节 4. 免疫学现象：肾小球肾炎、Osler 结节、Roth 点、类风湿因子 5. 细菌学依据：血培养阳性但不符合上述主要标准*，或与感染心内膜炎一致的活动性细菌感染的血清学证据 6. 超声心动图：有感染性心内膜炎的表现，但未达主要标准

表 3-10-2　感染性心内膜炎的诊断

一、感染性心内膜炎（确诊）

1. 病理学条件
（1）微生物：赘生物、栓塞性赘生物或心内脓肿进行培养或组织学检查证实有微生物
（2）病理改变：赘生物或心内脓肿经组织学证实有活动性心内膜炎

2. 临床条件
（1）符合 2 项主要标准
（2）符合 1 项主要标准加 3 项次要标准
（3）符合 5 项次要标准

二、感染性心内膜炎（可能）

有 IE 的表现，但不符合确诊标准又不能排除

三、排除感染性心内膜炎

1. 临床表现符合其他疾病的诊断
2. 临床表现在应用抗生素治疗≤4 天已完全缓解
3. 应用抗生素治疗≤4 天，外科手术或活检未发现感染性心内膜炎的病理学证据

表 3-10-3　右心感染性心内膜炎诊断标准

一、主要标准	1. 超声心动图证实三尖瓣和（或）肺动脉瓣有赘生物 2. 发热和感染征象
二、次要标准	1. 血培养阳性 2. 肺栓塞表现 3. 短期内三尖瓣或肺动脉瓣区出现杂音 4. 缺乏全身栓塞证据
三、诊断 RHIE 条件，须符合下列之一	1. 具备 2 项主要标准 2. 具备 1 项主要标准加 3 项次要标准

因感染性心内膜炎的临床表现多样化且多变，缺

少特异性，感染性心内膜炎的鉴别诊断较为复杂和广泛，AIE 应与金黄色葡萄球菌、肺炎球菌、革兰阴性杆菌所致的败血症相鉴别；SIE 则应与风湿热、结核、左心房黏液瘤、系统性红斑狼疮、淋巴瘤、肾小球肾炎等相鉴别。以发热为主要表现而心脏体征轻微者须与伤寒、结核、上呼吸道感染、肿瘤、结缔组织疾病等鉴别。以神经或精神症状为主要表现者，在老年人中应注意与脑动脉硬化所致脑血栓形成、脑出血及精神改变相鉴别。在风心病基础上发生本病，经足量抗生素治疗而热不退，心力衰竭不见好转，应怀疑合并风湿活动的可能。发热、心脏杂音、栓塞表现有时亦须与心房黏液瘤相鉴别。

【治疗】

（一）抗生素应用

1. 应用原则 抗生素治疗的疗程要足够长，剂量要足够大，选择的抗生素要考虑对病原体敏感性、感染瓣膜的类型及患者个体特征（如对药物过敏）等因素。

（1）用药要早：在连续送 3～5 次血培养后即可开始治疗。可减轻心瓣膜的损害，保护心脏功能，防止和减少合并症的发生。

（2）剂量要足：赘生物内的细菌可增殖到每克组织 10^9～10^{10} 的菌体浓度。由于隐藏于赘生物中病原体处于代谢休眠状态，不易为抗生素杀灭。在赘生物内要达到有效抗生素浓度，必须有高的血清浓度。宜大剂量和长疗程，以完全消灭藏于赘生物内的致病菌。一般需要 4～6 周，方可达到完全消除感染的目的。

（3）选用杀菌剂：抑菌剂不能杀灭细菌，停药后受抑制的细菌可重新繁殖。杀菌剂还可能穿透赘生物，杀灭隐藏于深部的病原体。

（4）联合用药：可起协同杀菌效应，以获得更为有效的治疗效果。例如，青霉素、头孢菌素、万古霉素等能抑制细胞壁的合成，促进氨基糖苷类药物进入细胞内杀灭细菌。

（5）监测血清杀菌滴度调整药物剂量：血清杀菌滴度（serum bactericidal titer，SBT）指的是体外测定患者血清所含药物杀灭细菌的活性，以杀灭 99.9%接种细菌的血清最高稀释度来表示。抗生素须静脉给药，在用药过程中应监测 SBT，要求抗生素注射后 30 分钟达到血清高峰浓度且 SBT≥1：8，否则应增加剂量。

2. 应用方法 应根据血培养和药敏试验的结果选用敏感的抗生素。

（1）青霉素敏感（MIC≤0.1μg/ml）的草绿色链球菌或牛链球菌，可采用以下治疗方案：①青霉素钠盐 200 万～300 万 U，q4h 静脉注射，疗程 4 周。老年患者应注意肾功能和第Ⅷ对脑神经损伤。②青霉素过敏者或门诊患者，可选头孢曲松钠 2g/d，静脉注射，疗程 4 周。③青霉素钠盐，剂量同上，1～2 周，加用庆大霉素 1mg/kg，q8h 静脉注射或肌内注射，1～2 周。该方案不适用于合并肾功能不全、心衰、年龄＞65 岁、第Ⅷ对脑神经损伤及人工瓣膜心内膜炎患者。④万古霉素 15～20mg/kg，静脉注射，q8h 或 q12h，疗程 4 周，可用于对 β-内酰胺类过敏患者。

（2）对青霉素相对耐药（0.12μg/ml＜MIC＜0.5μg/ml）的草绿色链球菌和牛链菌，可采用青霉素钠盐 400 万 U，q4h 静脉注射，疗程 4 周，第 1～2 周加用庆大霉素 1mg/kg，q8h 静脉注射。对 β 内酰胺类过敏患者亦可用万古霉素 15～20mg/kg，q8h 或 q12h，iv，疗程 4 周。

（3）肠球菌或对青霉素耐药的草绿色链球菌（MIC＞0.5μg/ml）：①青霉素钠盐 1800 万～3000 万 U/d 分次静脉注射，疗程 4～6 周，或氨苄西林 12g/24h 分 6 次静脉注射，再加用庆大霉素 1mg/kg，q8h 静脉注射，4～6 周。病程超过 3 个月及人工瓣膜心内膜炎者，疗程 6 周。②氨苄西林 12g/d 持续静脉滴注，或分 6 次静脉注射，合用头孢曲松钠 2g，q12h，疗程 4 周，适用于青霉素敏感、氨基糖苷类耐药的肠球菌或有潜在肾功能损伤患者。③万古霉素加庆大霉素，两者剂量和方法同前，疗程 6 周，适用于对 β-内酰胺类过敏者，以及对青霉素过敏不宜用头孢菌素者。

（4）金黄色葡萄球菌：①萘夫西林 2g 静脉注射，q4h，疗程 4～6 周；适用于甲氧西林敏感菌株。②头孢唑啉 2g 静脉注射，q8h，疗程 4～6 周。③万古霉素，剂量同前，疗程 4～6 周，适用于青霉素过敏者或 MRSA。④萘夫西林 2g 静脉注射，q4h，疗程 2 周，加上庆大霉素 1mg/kg，q8h 静脉注射，疗程 2 周。适用于无肾损伤及肺外感染，2 周疗程仅适用于静脉药瘾三尖瓣感染者。⑤萘夫西林 2g 静脉注射，q4h，＞6 周，加上庆大霉素 1mg/kg，q8h 静脉注射，2 周，再加上利福平 300mg 口服或静脉注射，q8h，＞6 周。适用于对甲氧西林敏感的人工瓣膜心内膜炎，当为 MRSA 时用万古霉素替代苯唑西林。⑥达托霉素 6mg/kg，静脉注射，口服，4～6 周，适用于右心葡萄球菌感染者。

（5）凝固酶阴性葡萄球菌：万古霉素 15～20mg/kg，静脉注射，q8h 或 q12h，疗程＞6 周，加上庆大霉素 1mg/kg，q8h 静脉注射，疗程 2 周，再加上利福平 300mg 口服或静脉注射，q8h，＞6 周。若为甲氧西林敏感可用苯唑西林替换万古霉素。

（6）HACEK 组微生物：①头孢曲松钠 2g/d，

静脉注射，疗程4周，人工瓣膜心内膜炎疗程6周。②氨基比林–舒巴坦3g，静脉注射，q6h，疗程4周，人工瓣膜心内膜炎疗程6周。

（7）非HACEK组革兰氏阴性杆菌。①肠杆菌：敏感菌株选用广谱青霉素或头孢菌素加用氨基糖苷类抗生素，疗程至少6～8周，部分菌株对第三代头孢菌素耐药，同时多数革兰阴性杆菌所致左心系统感染需行瓣膜手术治疗。②铜绿假单胞菌：大剂量妥布霉素8mf/（kg·d）静脉注射或肌内注射，维持妥布霉素血清峰浓度15～20μg/ml及谷浓度<2μg/ml，加上广谱青霉素（如替卡西林、阿洛西林、哌拉西林），或者头孢他啶、头孢吡肟、亚胺培南，疗程至少6～8周。此外，左心系统铜绿假单胞菌感染多需要早期行瓣膜手术治疗。

（8）真菌：两性霉素B 3～5mg/（kg·d），疗程6周，同时行瓣膜置换术。或者氟康唑400mg/d口服适用于可疑酵母菌感染。也可选用其他抗真菌药，如某些耐药酵母菌或霉菌可选用伏立康唑。真菌性IE药物通常难以治愈，常需长程甚至终生口服抗真菌药物。

（二）外科手术

尽管抗生素治疗方案已使本病预后改观，但外科手术治疗已成为感染性心内膜炎治疗的重要手段，可清除药物难以治愈的病原体感染病灶，还能为抗生素的选择提供直接依据；可切除受到感染且严重受损的心瓣膜，有效恢复心瓣膜的机械功能，重建稳定的血流动力学状态；可消除栓塞的来源，减少和防止严重合并症的发生，还可显著改善预后，降低病死率。正确判断外科手术的安全性和最佳手术时机，需要心脏内科、外科及感染科医师共同作出选择。

外科手术的主要指征包括①经抗生素治疗仍发生心瓣膜功能不全并导致中度以上的充血性心力衰竭；②未能控制的感染，经大剂量多种抗生素合用，血培养仍持续阳性；③真菌性或布鲁菌心内膜炎；④人工瓣膜裂开且不稳定；⑤金黄色葡萄球菌所致PVE合并心内并发症；⑥PVE经最佳抗生素方案治疗后复发。

外科手术的相对指征：①巨大的赘生物（>10mm），发生全身性栓塞的危险性很高；②左侧瓣膜（主动脉瓣、二尖瓣）金黄色葡萄球菌性IE，此种感染极难控制且死亡率高；③培养阴性的心内膜炎伴原因不明持续发热超过10天，尤其PVE患者在经验性抗生素治疗期间仍有发热；④革兰氏阴性杆菌或肠球菌经抗生素治疗有效但又复发的NVE。

治疗感染性心内膜炎的手术方式包括瓣膜修补、置换及同种移植物置换。急性感染性心内膜炎发生心功能不全时其手术时机应取决于心功能的严重程度，心功能Ⅲ或Ⅳ级、肾功能不全、年迈的患者预后差。

（三）并发症的处理

（1）心力衰竭：最常见于主动脉瓣病变，发生率达75%，二尖瓣和三尖瓣病变时分别为50%和44%。可按心力衰竭的常规治疗，如由心瓣膜机械性损害所致应及早手术。

（2）肾衰竭：发生率约50%，应作血液透析，除有利于改善全身状况外，还可使患者安然度过抗生素应用和免疫机制所致的肾脏损害阶段。

（3）血管栓塞：主要为对症处理，反复栓塞宜作手术以消除栓塞源。

（4）细菌性动脉瘤：微小的菌性动脉瘤在有效抗生素治疗后可消失；直径为1～2cm的动脉瘤即使IE治愈仍可破裂出血，应及早手术。颅内细菌性动脉瘤常为多发性，如为较大的动脉瘤或已发生过出血，且病变部位可以手术的应及早处理；未破裂的或出血较小的动脉瘤则应区别情况作相应处理。

（四）治愈标准

应用抗生素4～6周后体温和红细胞沉降率恢复正常，自觉症状改善和消失，脾缩小，红细胞和血红蛋白上升，尿常规转阴，且在停用抗生素后第1、2和6周作血培养均为阴性，可认为IE已治愈。如在治疗结束、症状改善、血培养转阴后又出现感染征象，且菌种和早期培养相同，称为复发，提示赘生物深部隐藏的细菌尚未彻底杀灭，或细菌对抗生素有耐药性，应更换抗生素进行新一轮的治疗。

> **案例3-10-1　处方及医师指导**
>
> （1）治疗原则：怀疑感染性心内膜炎时应立即进行血培养。抗生素使用原则：早期、足量、选择杀菌性抗生素联合应用，总疗程不低于4～6周，体温正常后继续给药3周以上。
>
> （2）药物选择
>
> 1）经验治疗：急性感染性心内膜炎按常见致病菌葡萄球菌的用药方案，萘夫西林2g静脉注射，q4h，4～6周。
>
> 2）根据培养结果给予相应的药物治疗：金黄色葡萄球菌心内膜炎选用头孢唑啉2g静脉注射，q8h，疗程4～6周。
>
> （3）处理并发症：选用地高辛、硝酸异山梨酯、肠溶阿司匹林等药物。

（区文超）

第十一章　心搏骤停与心脏性猝死

案例 3-11-1

患者，男，65 岁。神志丧失 30 分钟入急诊。

患者在打羽毛球时出现胸部不适，随后神志不清。其同伴随即行心肺复苏并呼 120。医务人员在 10 分种到达。用除颤器电极板快速观察见心室颤动。经两次电击后（200J，360J）恢复窦性心律，并可触及脉搏。患者转送到医院。心电图显示胸前导联 Q 波，非特异性 ST-T 改变，QT 间期正常。血清电解质正常。多次心肌酶测定正常。家属诉患者无心脏病病史。患者最初无反应，需要机械通气，48 小时后神志逐渐恢复，拔除气管插管。除轻度短暂记忆缺失外，患者恢复良好。

问题：

1. 本例患者心搏骤停最可能的原因是什么？

2. 下一步应做什么检查？

3. 针对该病例，预防心搏骤停复发的具体措施是什么？

心搏骤停（cardiac arrest）是指心搏射血功能的突然终止。心搏骤停发生后，由于脑血流的突然中断，10 秒左右患者即可出现意识丧失，经及时救治可获存活，否则将发生生物学死亡，罕见自发逆转者。心搏骤停常是心脏性猝死的直接原因。

心脏性猝死（sudden cardiac death，SCD）是指由各种心脏原因引起的、急性症状发作后 1 小时内骤然丧失意识为特征的自然死亡。无论是否知道患者有无心脏病，死亡时间和形式是不可预料的。

美国每年约有 40 万人发生心脏性猝死，占全部心血管病死亡人数的 50% 以上。北京市的流行病学资料显示，心脏性猝死的男性年平均发病率为 10.5/10 万，女性为 3.6/10 万。

【病因】

绝大多数心脏性猝死发生在器质性心脏病的患者。在西方国家，心脏性猝死中约 80% 由冠心病及其并发症引起，而这些冠心病患者中约 75% 有心肌梗死病史。心肌梗死后左心室射血分数降低是心脏性猝死的主要预测因素；频发性与复杂性室性期前收缩的存在，亦可预示心肌梗死存活者发生猝死的危险。各种心肌病引起的心脏性猝死占 5%～15%，是冠心病易患年龄前（<35 岁）心脏性猝死的主要原因。其他原因包括先天性与获得性长 QT 综合征、Brugada 综合征等（表 3-11-1）。

表 3-11-1　心脏性猝死的病因

结构性心脏病
冠心病
心肌炎
心肌病
浸润性病变（即淀粉样变，血色病，多发性硬化病）
心脏肿瘤
瓣膜性心脏病
先天性心脏病
冠状动脉起源异常
致心律失常性右心室发育不良
非结构性心脏病
长 QT 综合征
先天性
获得性
Brugada 综合征
儿茶酚胺敏感性多形性室性心动过速
尖端扭转性室性心动过速
胸壁外伤
预激综合征
特发性心室颤动

【病理】

80% 的 SCD 受害者有冠心病的病理表现。病理所见为冠状动脉慢性、广泛的动脉粥样硬化损害和不稳定冠状动脉表现，包括斑块破裂、血小板聚集、出血和血栓形成等。研究表明，75% 的 SCD 患者有 2 支或以上冠状动脉≥75% 狭窄，且在 100 例行病理研究的 SCD 患者中，95 例有斑块破裂、血小板聚集和（或）急性血栓形成。

70%～75% 的男性猝死者有陈旧性心肌梗死，而仅 20%～30% 有新近的心肌梗死，尽管存在不稳定斑块和血栓。左心室肥厚（局部或整个）可与陈旧性心肌梗死同时存在。

【病理生理】

心脏性猝死的电学机制分为快速性心律失常和缓慢性心律失常。前者包括心室颤动和室性心动过速（少见）；后者包括严重心动过缓、心脏停搏及无脉性电活动。心室颤动或室性心动过速演变为心室颤动很可能是大多数心脏性猝死的初始事件。随后，心室颤动停止，出现心脏停搏或无脉性电活动。极少数患者先出现心脏停搏或无脉性电活动，然后维持不变或出现心室颤动。在多数情况下，心脏停搏或无脉性电活动出现在心室颤动之后。

致死性快速性心律失常、严重缓慢性心律失常和心室停顿的发生是冠状动脉事件、心肌损伤、自主神经张力改变和（或）心肌代谢与电解质状态间复杂的相互作用所引起的一系列病理生理异常的结果。由这些因素相互作用产生致死性心律失常的最终机制尚无一致性假设。图 3-11-1 显示了心脏性猝死的一种病理生理模式，该模式的中心事件为潜在致命性心律失常的发生，其发生的可能性主要取决于心脏结构的异常，并受功能因素的调节。

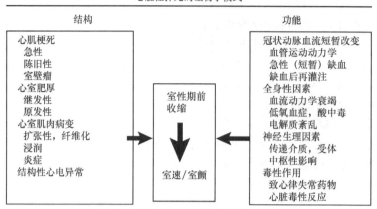

图 3-11-1　心脏性猝死的生物学模式

结构性心脏异常通常被认为是引起心脏性猝死的基础。但异常解剖基质的功能性改变也是改变心肌稳定性，引起致命性心律失常所必需的。在本模式中，结构异常与功能性调节的相互作用，影响室性期前收缩诱发心室颤动的可能性

严重缓慢性心律失常和心室停顿是心脏性猝死的另一重要原因。其电生理机制是当窦房结和（或）房室结功能异常时，次级自律细胞不能承担起心脏的起搏功能。缓慢性心律失常和心室停顿常见于严重心脏病及许多疾病（心脏病与非心脏病）的终末期。其机制部分与疾病终末期时心内膜下蒲肯野纤维的弥漫病变有关。

无脉性电活动，过去称电-机械分离（electromechanical dissociation，EMD）是引起心脏性猝死的相对少见的原因，可分为原发性和继发性两种形式。其共同特征为心脏有持续的电活动，但没有有效的机械收缩功能，常规方法不能测出血压和脉搏。继发性无脉性电活动见于突然导致心脏静脉回流停止的疾病，如大面积肺梗死、急性人工瓣膜功能异常、心室破裂、急性心包压塞等。原发性更常见，此时不存在上述机械因素，但尽管存在电活动，心室肌不能产生有效收缩，见于严重心脏病的终末期，也可见于急性心肌缺血或较长时间心搏骤停后电复苏的患者。其病理生理基础是弥漫性病变、代谢异常或普遍心肌缺血。

案例 3-11-1

患者在神志丧失前有胸部不适，因此，心肌缺血可能是初始事件。但冠心病患者出现室性心动过速时也可因心室率快导致心肌缺血，引起胸部不适。患者心电图有病理性 Q 波，但心肌酶学检查正常，提示为陈旧性心肌梗死。心肌的瘢痕可构成折返性室性心律失常的基础。

【临床表现】

心脏性猝死的临床经过可分为四个时相，即前驱症状、终末事件的开始、心搏骤停、进展到生物学死亡或存活（图 3-11-2）。

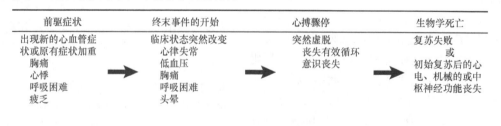

图 3-11-2　心脏性猝死的时间参照

各阶段的个体差异影响着临床表现，有的心脏性猝死没有前驱症状，开始后瞬间即进入心搏骤停；另一些心脏性猝死则在心脏停搏前，症状可持续 1 小时；有些患者在心搏骤停后，如果部有不可逆的损害，在应用了生命支持系统则在进展到生物学死亡之前可存活数周

1. 前驱（prodrome）症状　在猝死前数天至数月，有些患者可出现胸痛、气促、疲乏、心悸及其他非特异性症状。但这些症状对预测 SCD 是非特异性的。

2. 终末事件的开始　是指心血管状态出现急剧改变与心搏骤停前 1 小时内的这段时间。若心搏骤停发生是瞬间或突然发生的，其原因为心源性的可能性＞95%。在 SCD 前获得的连续心电记录证实，在猝死前数小时或数分钟内常有心电活动的改变，其中以心率加快及室性异位搏动级别增高最为常见。因心室颤动猝死的患者，常先有持续性或非持续性室性心动过速。

突然、不可预期的有效循环丧失可由心律失常事件和循环衰竭所致。心律失常事件的特征为在事件前患者多为清醒或运动，电机制多为心室颤动，终末事件常在 1 小时内发生，多见于心血管疾病患者。而循环衰竭致死者多发生在安静时，心脏停搏多于心室颤动，终末事件前时间较长，以非心脏事件作为终末疾病。

由于猝死原因不同，终末事件阶段的临床表现也各异。典型的表现：严重胸痛，急性呼吸困难，突发心悸，持续性心动过速或头晕等。

3. 心搏骤停　心搏骤停以缺乏适当的脑血流而导致意识突然丧失为特征。心搏骤停刚发生时可出现呼吸断续，呈叹息样或短促痉挛性呼吸，随后呼吸停止。皮肤苍白或发绀，瞳孔散大，可伴有局部或全身性抽搐。由于尿道括约肌和肛门括约肌松弛，可出现大小便失禁。

4. 生物学死亡　从心搏骤停进展到生物学死亡的时间过程取决于心搏骤停的机制、基础疾病的性质，以及心搏骤停至复苏开始的时间。心搏骤停发生后，大部分患者将在 4～6 分钟内开始发生不可逆脑损害，随后经数分钟进展到生物学死亡。心搏骤停发生后立即实施心肺复苏和尽早除颤，是避免发生生物学死亡的关键。心脏复苏成功后死亡的最常见的原因是中枢神经系统的损伤，其他常见原因有继发感染、低心排血量及心律失常复发等。

【心搏骤停的处理】

心搏骤停抢救成功的关键是在场者及时开始心肺复苏。然而，决定心室颤动或无脉性室性心动过速引起心搏骤停结果的最重要因素是除颤时间。如在心搏骤停 4 分钟内开始心肺复苏，并能在 8 分钟内完成气管插管、静脉注射药物及除颤等高级生命支持措施，存活率最佳。体外自动除颤器能发现心室颤动并发放高能电击，尽早使用有助于提高抢救成功率。

美国心脏协会提出了心搏骤停"生存链"（chain of survival）概念，将影响存活的关键环节有机连接形成抢救程序。心搏骤停一旦发生，应立即启动这一连贯的过程：①及早通报（early access）；②及早心肺复苏（early cardiopulmonary resuscitation，CPR）；③及早除颤复律（early defibrillation）；④及早高级生命支持（early advanced care）。

（一）识别心搏骤停

当患者意外发生意识丧失时，首先需要判断是否由心搏骤停引起。先用数秒观察患者对声音的反应、呼吸运动、皮肤颜色，并同时触诊大动脉（颈动脉和股动脉）以明确有无搏动。触诊颈动脉搏动的方法为：以患者喉结为定点标志，食指和中指沿甲状软骨向侧下方滑动 2～3cm，至胸锁乳突肌凹陷处，检查有无动脉搏动。一旦怀疑证实为心搏骤停，甚至考虑为即将发生心搏骤停时，应立即打电话或呼叫他人打电话通知急救医疗系统。

突发意识丧失，伴大动脉搏动消失，特别是心音消失，是心搏骤停的主要诊断标准。非医务人员不推荐触诊大动脉搏动，可通过意识丧失、呼吸停止、面色苍白或青紫等做出心搏骤停的诊断。

没有呼吸运动或仅有濒死的呼吸运动，结合脉搏消失可诊断心搏骤停，但呼吸运动可在停搏发生后持续存在 1 分钟或更长时间。相反，如呼吸运动消失或有严重的喘鸣而脉搏却存在时，提示原发性的呼吸停顿，将在很短时间内导致心搏骤停。后一种情况，最初的处理必须包括探查口咽部异物及采用 Heimlich 手法，即从背后抱住患者，用拳头用力挤上腹部可移除异物。

一旦心搏骤停的诊断成立，可由经适当训练的医务人员胸前区拳击复律，即从 20～25cm 高度向胸骨中下 1/3 交界处拳击 1～2 次，有时可使室性心动过速或心室颤动复律，但有使室性心动过速恶化为心室颤动的风险。因此，有人认为拳击复律应作为高级生命支持方法，即应在监护下使用，并要有除颤器。此技术的使用仍有争论。

（二）基本生命支持

一旦确立心搏骤停的诊断，应立即进行基本生命支持（basic life support，BLS）即心肺复苏。其主要目的为在肯定的治疗措施（如除颤）之前，维持中枢神经系统、心脏及其他重要脏器的生命力。具体措施包括人工胸外按压（circulation）、开放气道（airway）和人工呼吸（breathing），简称为 CAB。

1. 人工胸外按压　目的是在其他确切的治疗实行之前，维持血流（即循环），其原理是基于以下假说:胸部按压可使心脏通过其腔室的顺序排空和充盈及有效的瓣膜使血流向前流动而维持由外部驱动的泵功能。通过胸外按压可维持一定的含氧的血流,为进一步复苏创造条件。

人工胸外按压时,患者应置于仰卧位。头部不应高于心脏水平,否则由于重力的作用而影响脑血流。下肢可抬高,以促进静脉血回流。若胸外按压在床上进行,应在患者背部垫以硬板。胸外按压的正确部位是胸骨中下 1/3 交界处。用一只手的掌根部放在胸骨的下半部,另一手掌重叠放在这只手背上,手掌根部横轴与胸骨长轴确保方向一致,手指无论是伸展还是交叉在一起,都不要接触胸壁。按压时肘关节伸直,依靠肩部和背部的力量垂直向下按压,成人使胸骨压低 5~6cm,儿童为 5cm,婴儿为 4cm,并确保胸廓完全回弹,按压和放松的时间大致相等。放松时双手不要离开胸壁,按压频率为 100~120 次/分。确保胸外按压在整个心肺复苏的比例至少达到 60%(图 3-11-3)。

胸外按压的并发症主要有肋骨骨折、心包积血或心包压塞、气胸、血胸、肺挫伤、肝脾撕裂伤和脂肪栓塞。

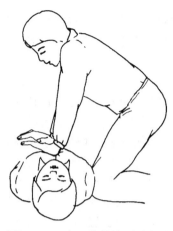

图 3-11-3　人工胸外按压示意图

2. 开放气道　保持呼吸道通畅是成功复苏的重要一步,可采用仰头抬颏法开放气道。术者一只手置于患者前额用力加压,使头后仰,另一只手的示、中两指抬起下颏,使下颏尖、耳垂的连线与地面呈垂直状态,以通畅气道。应清除患者口中的异物和呕吐物,患者义齿松动应取下。如疑为异物位于口咽部,必须采用 Heimlich 手法移除异物。

如强烈怀疑呼吸停止诱发心搏骤停,在通畅气道后,应给予第二次胸前区拳击(图 3-11-4)。

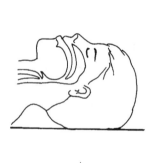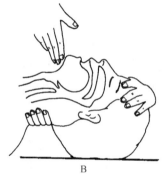

图 3-11-4　开放气道示意图

A. 意识丧失时舌后移致气道阻塞;B. 开放气道的仰头抬颏法示意图

3. 人工呼吸　开放气道后,先将耳朵贴近患者的口鼻附近,感觉有无气息,再观察胸部有无起伏动作,最后仔细听有无气流呼出的声音。若无上述表现可确定无呼吸,应立即实施人工通气,判断及评价时间不应超过 10 秒。

气管内插管是建立人工通气的最好方法。当时间或条件不允许时,口对口呼吸不失为一种快捷有效的通气方法。术者用置于患者前额的手的拇指与示指捏住患者鼻孔,吸一口气,用口唇把患者的口全罩住,然后缓慢吹气,每次吹气应持续 2 秒以上,确保呼吸时有胸廓起伏。每 30 次胸外按压连续给予 2 次通气,交替进行。上述通气方式只是临时性抢救措施,应争取马上气管内插管,以人工气囊挤压或人工呼吸机进行辅助呼吸与给氧,纠正低氧血症(图 3-11-5)。

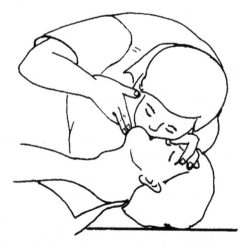

图 3-11-5　口对口人工呼吸示意图

心室颤动与心室停顿或严重心动过缓的处理参　见图 3-11-6，图 3-11-7。

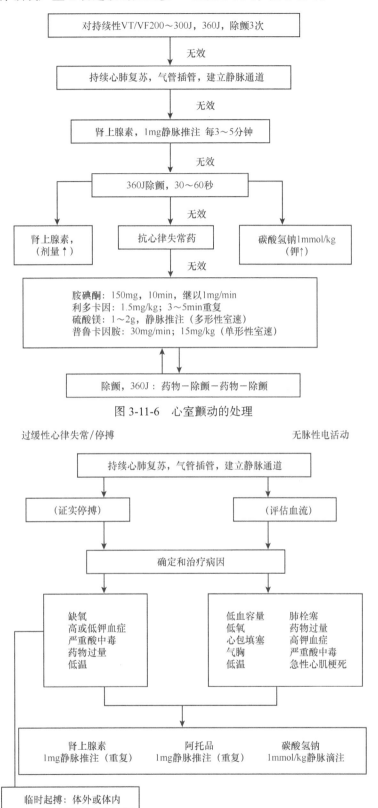

对持续性VT/VF200～300J，360J，除颤3次

↓无效

持续心肺复苏，气管插管，建立静脉通道

↓无效

肾上腺素，1mg静脉推注 每3～5分钟

↓无效

360J除颤，30～60秒

↓无效

肾上腺素，（剂量↑）　　抗心律失常药　　碳酸氢钠1mmol/kg（钾↑）

↓无效

胺碘酮：150mg，10min，继以1mg/min
利多卡因：1.5mg/kg；3～5min重复
硫酸镁：1～2g，静脉推注（多形性室速）
普鲁卡因胺：30mg/min；15mg/kg（单形性室速）

除颤，360J：药物－除颤－药物－除颤

图 3-11-6　心室颤动的处理

过缓性心律失常/停搏　　　　　　　　　　无脉性电活动

持续心肺复苏，气管插管，建立静脉通道

（证实停搏）　　　　　　　（评估血流）

确定和治疗病因

缺氧
高或低钾血症
严重酸中毒
药物过量
低温

低血容量　　肺栓塞
低氧　　　　药物过量
心包填塞　　高钾血症
气胸　　　　严重酸中毒
低温　　　　急性心肌梗死

肾上腺素　　　　　阿托品　　　　　碳酸氢钠
1mg静脉推注（重复）　1mg静脉推注（重复）　1mmol/kg静脉滴注

临时起搏：体外或体内

图 3-11-7　心室停顿或严重心动过缓的处理

（三）高级生命支持

高级生命支持也称进一步生命支持（advanced life support，ALS），是基础生命支持的延伸，主要目的为保持适当通气，控制心律失常，稳定血压和心输出量及恢复器官灌注。主要措施包括除颤/复律和（或）起搏；气管插管及建立静脉通道。

1. 除颤和复律 除颤时间是成功复苏的主要决定因素，无论对恢复自主循环或保护中枢神经系统。除颤应在气管插管或建立静脉通道之前进行，在除颤器充电时应进行 CPR。双相波电除颤可以选择 150～200J，单相波电除颤应选择 360J。如果连续 3 次除颤无效提示预后不良，应继续胸外按压和人工通气，并同时给予 1mg 肾上腺素静脉注射，随之再用 360J 能量除颤一次。如仍未成功，肾上腺素可每隔 3～5 分钟重复一次，中间可给予除颤（图 3-11-8）。

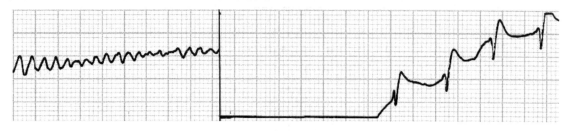

图 3-11-8　心室颤动及除颤后心电图

2. 纠正低氧血症 如患者在复律或未完全清醒，或两、三次除颤均失败，应迅速气管插管，机械通气及进行动脉血气分析。充分通气的目的是纠正低氧血症。院外患者通常用简易气囊维持通气，医院内的患者常用呼吸机，开始可给予纯氧，然后根据血气分析结果进行调整。对持续酸中毒者，可静脉注射碳酸氢钠 1mmol/kg，每 10～15 分钟重复给半量。碳酸氢钠不必常规使用，仅用于复律及气管插管后酸中毒者。

3. 药物治疗 心搏骤停患者在进行心肺复苏时应尽早开通静脉通道。周围静脉通常选用肘前静脉，手部或下肢静脉效果较差尽量不用。中心静脉可选用颈内静脉、锁骨下静脉和股静脉。

在心搏骤停时应用儿茶酚胺不仅可以获得较好的电稳定性（如使细的心室颤动转变为粗大的心室颤动，或增加缓慢心律失常时的逸搏频率），还有正性肌力及外周血管作用。首选肾上腺素，增加心肌收缩力，提高灌注压，可能使电机械分离转变为电机械偶联，提高除颤的成功率。

成功除颤后，或持续性心电不稳定的患者，应给予抗心律失常药物治疗。首选胺碘酮静脉注射（静脉注射 150mg，继以 1mg/min 静脉滴注 6 小时，然后 0.5mg/min 静脉滴注维持）。对胺碘酮无效或心搏骤停由急性心肌梗死引起者，也可用利多卡因 1mg/kg 静脉注射，无效者，2 分钟后重复给药。普鲁卡因胺可适用于持续性、血流动力学稳定的心律失常。葡萄糖酸钙不宜常规使用，仅用于急性高钾血症诱发心室颤动、存在低钙血症或钙拮抗剂过量的患者（10% 的葡萄糖酸钙 5～20ml，注射速率为 2～4ml/min）。对于一些难治性多形性室性心动过速或尖端扭转型室性心动过速，快速单形性室性心动过速或心室扑动（频率≥260 次/分）或难治性心室颤动，可试用静脉 β 受体阻滞剂。美托洛尔每次 5mg 静脉注射，直至总剂量 20mg 或艾司洛尔 0.5mg/kg 静脉注射（1 分钟），继以 50～300μg/min 静脉维持；亦可给予硫酸镁 1～2g 静脉注射。

4. 缓慢性心律失常、心室停顿及无脉性电活动 缓慢性心律失常、心室停顿引起的心搏骤停的处理不同于心室颤动。患者应迅速气管插管，持续 CPR，应设法控制低氧血症和酸中毒。可经静脉给予肾上腺素（每 3～5 分钟静脉注射 1mg）和（或）阿托品（1～2mg 静脉注射）。在无静脉通路时也可心内注射肾上腺素 1mg（1:10000 溶液 10ml）。应争取施行临时心脏人工心脏起搏，如体外心脏起搏或床旁经静脉心内膜起搏等，但预后通常很差。上述治疗的同时应积极寻找可能存在的可逆性病因，如低血容量、低氧血症、心包压塞、张力性气胸、药物过量、低体温及高钾血症等，并给予相应治疗。无脉性电活动的治疗类似于缓慢性心律失常，预后更差。唯一的例外是气道阻塞引起的缓慢性心律失常/心搏骤停，在解除气道阻塞后，常可迅速恢复。

（四）复苏后处理

对于成功复苏的心搏骤停患者，头 72 小时死亡率仍高，尤其是头 24 小时。其治疗主要为①优化心肺功能和全身灌注，特别是脑灌注；②应转入监护室持续监护至少 48～72 小时；③确定和治疗引起心搏骤停的可治原因；④预防再次心搏骤停，改善远期预后。

1. 一般处理 主要目的为重建器官和组织的有效灌注。自主循环恢复后，应查找可引起心搏骤停的原因和治疗低氧/缺血/再灌注损伤的后果。随循环恢复和适当的通气，心搏骤停导致的酸中毒大多可自行恢复。但血压的恢复和气体交换的改善不能保证存活及功能恢复。由于可出现明显的心肌顿抑和血流动力学不稳定，需要血管活性药物治疗。

对成功复苏的患者，应继续适当的呼吸支持，给氧，监测患者的生命体征和保持静脉通道。确定和治疗系统骤停的心脏、电解质、中毒、肺及神经系统诱因（6H 和 5T）：低血容量（hypovolemia），低氧血症（hypoxia），氢离子（hydrogenion，酸中毒），高/低钾血症（hyper-/hypokalemia），低血糖（hypoglycemia），低温（hypothermia）；中毒（toxins），心包压塞（tamponade），张力性气胸（tension pneumothorax），冠状动脉或肺血管血栓形成（thrombosis of the coronary or pulmonary vasculature），以及外伤（trauma）。

（1）调节体温：心搏骤停后出现的自发性低体温和主动诱导性低温在复苏后处理中有一定的作用。对血流动力学稳定的患者，心搏骤停后出现的自发性低体温（＞33℃），在复苏后不宜升温。轻度低温对神经系统有益，耐受好，无明显并发症。对心脏原因引起心室颤动的患者，复苏后昏迷但血流动力学稳定者，诱导性低温是有益的。因此，对院外心搏骤停后恢复自主循环的神志不清者，如为心室颤动所致，应减低体温到 32～34℃，持续 12～24 小时。非心室颤动所致的院内或院外心搏骤停也可能从中获益。诱导低温的方法多采用体外方法，如冷毯、冰帽等。近年来，体内方法开始使用，如冷盐水，血管内冷导管等。

复苏后，体温高于正常可引起明显的供氧和需氧不平衡，不利于大脑恢复。因此，在复苏后要仔细监测患者体温，防止体温过高。

（2）血糖控制：许多研究证明复苏后高血糖与预后差有关，因此，复苏后应严格控制血糖在正常水平。昏迷患者的低血糖的临床表现不明显，故应严密监测血糖，防治治疗过程中出现低血糖。

2. 维持呼吸　自主循环恢复后，患者可有不同程度的呼吸系统功能障碍，一些患者可能仍然需要机械通气和提高吸入氧浓度。持续低碳酸血症可减少脑血流，因此，复苏后不宜采用高通气，维持二氧化碳分压正常即可。呼气末正压通气（PEEP）对肺功能不全合并左心衰竭的患者可能很有帮助。

3. 心血管系统　心搏骤停和电除颤的缺血/再灌注可引起心肌顿抑和心功能不全，可持续数小时，血管加压素治疗有效。血流动力学不稳定常见于心搏骤停复苏后早期，多器官功能衰竭所致的早期死亡与复苏后前 24 小时持续性低心指数有关。需补充血容量和使用血管活性药物治疗。必要时行有创性监测以准确测定血压，确定最适合的药物组合，以优化血流和血流分布。仔细滴定液体量及血管活性药物（去甲肾上腺素）、正性肌力药（多巴酚丁胺）及米力农等，以维持血压、心指数及全身灌注。

尽管心脏性猝死多由心律失常引起，但不推荐常规使用抗心律失常药。然而，对复苏期使用有效的抗心律失常药，应继续静脉滴注。如无禁忌证，应使用β受体阻滞剂。

4. 中枢神经系统　心肺脑复苏的主要目标是恢复大脑功能。因此，脑复苏是心肺复苏最后成功的关键。在缺氧状态下，脑血流的自主调节功能丧失，脑血流的维持主要依赖脑灌注压，任何导致颅内压升高或体循环平均动脉压降低的因素均可减低脑灌注压，从而进一步减少脑血流。对昏迷患者应维持正常的或轻微增高的平均动脉压，降低增高的颅内压，以保证良好的脑灌注。由于高温和抽搐增加大脑需氧，故应考虑治疗性诱导性低温治疗。应通过应用冬眠药物迅速控制抽搐及降温时的寒战反应。可选用双氢麦角碱 0.6mg、异丙嗪 50mg 稀释于 5%葡萄糖溶液 100ml 内静脉滴注；亦可应用地西泮 10mg 静脉注射。

其他措施：①脱水：应用渗透性利尿剂减轻脑组织水肿和降低颅内压，有助于大脑功能恢复；通常选用 20%甘露醇（1～2g）、25%山梨醇（1～2g）快速静脉滴注（2～4 次/日）。联合使用呋塞米（首次 20～40mg，必要时增加至 100～200mg 静脉注射）、25%白蛋白（20～40ml 静脉滴注）或地塞米松（5～10mg，每 6～12 小时静脉注射）有助于避免或减轻渗透性利尿导致的"反跳现象"。在脱水治疗时，应注意防止过度脱水，以免造成血容量不足，难以维持血压的稳定。②高压氧治疗：通过增加血氧含量及弥散，提高脑组织氧分压，改善脑缺氧，降低颅内压。有条件者应早期应用。

5. 防治肾衰竭　如果心搏骤停时间较长或复苏后持续低血压，则易发生急性肾衰竭。防治急性肾衰竭时应注意维持有效的心脏和循环功能，避免使用对肾脏有损害的药物。若注射呋塞米后仍然无尿或少尿，则提示急性肾衰竭。此时可按急性肾衰竭处理。

6. 其他　及时发现和纠正水电解质紊乱及酸碱失衡，防治继发感染。对于肠鸣音消失和机械通气伴有意识障碍患者，应该留置胃管，并尽早地应用胃肠道营养。

（五）心搏骤停存活者的长期治疗

无不可逆中枢神经系统损害，血流动力学稳定的心搏骤停存活者应行全面的诊断试验及制订长期治疗方案。因为院外心搏骤停存活者前 2 年的死亡率达 25%～30%，而适当治疗可降低死亡率。

对急性心肌梗死引起的院外心搏骤停者，研究证明左心室射血分数低于 40%者，ICD 治疗可降低死亡率。对左心室射血分数 35%～40%或＞40%者，ICD 是否优于胺碘酮还无定论，但左心室射血分数＜35%

者，应采用 ICD 治疗。研究表明心电生理检查有可诱发持续性室性心动过速者增加 SCD 危险，但对左心室射血分数低的 SCD 存活者，明确不再行电生理检查，因为即使不能诱发心律失常，其 SCD 的危险仍满足于需要 ICD 治疗。

短暂心肌缺血引起的心搏骤停，尤其是左心室射血分数高者，抗心肌缺血药物或冠脉血运重建治疗是合适的。

对冠心病心搏骤停存活者的治疗策略也适应于其他心脏原因导致的 SCD。一般来说，其他心脏病心脏猝死存活者，如肥厚型心肌病、扩张型心肌病及各种少见的遗传性疾病（右心室发育不良、长 QT 间期综合征等）应考虑 ICD 治疗。

> **案例 3-11-1**
> 尽管这个患者幸存下来，其 SCD 复发的危险性仍大，因此，应确定猝死的原因并采用预防措施。本例应行冠状动脉造影了解冠状动脉情况，同时，测定左心功能。

【心搏骤停的预后】

（1）急性心肌梗死早期的原发性心室颤动，非血流动力学异常引起者，经及时除颤易获复律成功。在住院时，常不需呼吸支持或仅需要一段时间，在除颤或复律后血流动力学迅速稳定。急性下壁心肌梗死并发的缓慢性心律失常或心室停顿所致的心搏骤停，预后良好。相反急性广泛前壁心肌梗死合并房室或室内阻滞引起的心搏骤停，预后往往不良。

（2）急性心肌梗死所致的继发性心室颤动（血流动力学事件诱发潜在致命的心律失常），复苏效果较差，即时死亡率高达 59%～89%，即使成功复苏，复发率也高，难以维持稳定的血流动力学状态。其临床表现和预后取决于血流动力学不稳定的程度及治疗反应。缓慢性心律失常、心脏停搏及无脉性电活动常继发于血流动力学不稳定的患者。

（3）院外心搏骤停存活者的住院期治疗取决于特殊的临床情形。存在缺氧性脑病是住院期死亡的预测因子。

（4）非心搏患者住院期心搏骤停的后果差，在少数成功复苏者，复苏后病程取决于潜在疾病的本质。肿瘤、肾衰竭、急性中枢神经系统疾病、未控制的感染、发生院内心搏骤停后住院期存活率小于10%。而短暂的气道阻塞、电解质紊乱、药物致心律失常作用及严重代谢异常导致的心搏骤停，如能迅速复苏及维持，并纠正短暂的异常，大多数患者预后较佳。

【心脏性猝死的预测和预防】

尽管采取积极的抢救措施，心脏骤停早期院内死亡率仍达 50%～60%，院外 SCD 能幸存出院者不到4%～34%，足以说明一级预防和二级预防的重要性。

（一）心脏性猝死的预测

由于一般人群心脏性猝死的发生率只有 0.1%～0.2%。因此，只有对已确定为高危者采取预防措施才有意义。但由于 SCD 各种危险因素的敏感性、特异性和预测价值都较低，因此实用性较差。

有关危险性分层的指标多来自心肌梗死后的患者。其中，左心室射血分数（特别是<30%者）是提示 SCD 的最有力的预测指标。频发或复杂的室性期前收缩（即每小时室性期前收缩 10 个以上），常合并有心功能不全，也是 SCD 的独立危险因素。左心室功能不全与室性期前收缩对 SCD 危险有相加作用，同时有此两项者，SCD 危险高于只有其中一项者。但抑制室性期前收缩不能降低 SCD 危险。尽管如此，对缺血性心脏病，射血分数≤40%者应行动态心电图监测，其中有非持续性室性心动过速者需行电生理检查。信号平均心电图的晚电位阳性预测值低（25%），也可预测心肌梗死后患者的室性心动过速/心室颤动危险，尤其对左心室射血分数低于 40%者。其阴性预测值可达 95%。一般来说，压力感受器敏感性减低和心率变异性减低都反映迷走神经张力下降，与心肌梗死后心律失常事件增加有关。体表心电图 T 波交替也提示心律失常高危。近年研究表明，在心肌梗死后无持续性室性心律失常患者，心电生理检查出现可诱发室性心动过速与心律失常事件有强相关性。

（二）一级预防

针对 SCD 高危人群的预防措施，通常包括抗心绞痛药物和（或）冠状动脉血运重建，以减少或消除心肌缺血。无论是否有残留心肌缺血，没有禁忌证的所有患者的初始治疗应包括 β 受体阻滞剂，可降低心肌梗死存活者 SCD 和总死亡率（25%）。对能耐受 β 受体阻滞剂的心力衰竭患者也同样获益。β 受体阻滞剂预防 SCD 的作用独立于其抑制室性期前收缩作用。血管紧张素转换酶抑制剂也能使左心室射血分数≤35%的心肌梗死存活者的 SCD 及总死亡率降低。

一般来说，除胺碘酮外，抗心律失常药都有致心律失常作用，降低存活率，说明抑制室性期前收缩不是预防 SCD 的稳妥之举。相反，胺碘酮减少射血分数≤40%并有频发室性期前收缩或非持续性室性心动过速的心肌梗死幸存者因心律失常死亡的发生率。胺碘酮与 β 受体阻滞剂有协同作用，但胺碘酮并不能减少总死亡率，大约 5% 的患者因肺毒性停药。

ICD 可降低射血分数低、非持续性室性心动过速或电生理检查可诱发室性心动过速的心肌梗死幸存者的死亡率。ICD 可减少严重左心功能受损（左心室射血分数 ≤30%）患者的总死亡率。相比之下，对左心功能降低、信号评价心电图阳性的行选择性冠状动脉血流重建患者，ICD 不能降低其死亡率。

对继发于非缺血性心肌病的心力衰竭患者，胺碘酮似可降低总死亡率、SCD 及心力衰竭所致死亡。但继发于缺血性心肌病的心力衰竭，胺碘酮不能降低死亡率。

晕厥和左心功能不全的患者，SCD 和总死亡率与心搏骤停存活者相当。继发于冠心病的晕厥和左心功能不全患者，40% 以上可诱发持续性室性心动过速，这些患者与不能诱发持续性室性心动过速者相比，尽管采用 ICD 和其他治疗，预后很差。

对心肌病或少见的遗传性疾病（右心室发育不良、长 QT 间期综合征等）患者，有晕厥、证实室性快速性心律失常、SCD 家族史及其他临床或心电图标志者，应考虑 ICD 治疗。

（三）二级预防

SCD 存活者长期预后很差，前 3 年死亡率 50%。

对明确冠心病患者，如左心室功能正常、电生理检不能诱发室性心动过速，则冠状动脉血运重建是主要的二级预防策略。但对陈旧性心肌梗死瘢痕导致的持续性单形性室性心动过速，冠脉血运重建无效；对血流动力学稳定的室性心动过速患者，导管消融可能有效。研究表明血流动力学稳定的室性心动过速患者的 3 年死亡率与不稳定室性心动过速相当，因此，因强烈考虑 ICD 治疗。

继发于心室颤动/室性心动过速的 SCD 存活者或血流动力学不稳定的室性心动过速患者的二级预防，ICD 治疗较胺碘酮降低 3 年死亡率 20%～30%。尽管有治疗表明对左心室射血分数 ≥35% 的患者，胺碘酮与 ICD 的疗效相当，但抗心律失常很少考虑为二级预防的可靠方法。总之，在适当选择的患者，ICD 是 SCD 一级和二级预防最有效的治疗（图 3-11-9）。

> **案例 3-11-1**
> 1. 此病例应根据冠状动脉造影情况，考虑冠状动脉血运重建。
> 2. 可植入 ICD 治疗。
> 3. 口服药物：阿司匹林、β 受体阻滞剂、ACEI、他汀类调脂药。
> 4. 良好的生活方式。

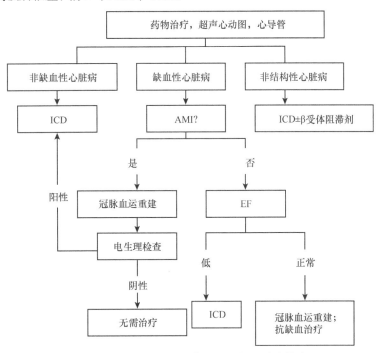

图 3-11-9　心室颤动复苏成功患者的治疗策略

（刘世明　林晓圳）

第十二章　主动脉与周围血管病

第一节　主动脉夹层

案例 3-12-1

贺某，女，44岁，因胸痛3天入院。

患者于3天前突发前胸骨后剧烈疼痛，呈撕裂性、刀割样，伴头晕、头痛、面色苍白、大汗淋漓、恶心、呕吐1次，呕吐物为胃内容物，休息后未能缓解即打"120"求救，于当地医院检查BP 180/100mmHg，予"硝酸甘油"等治疗后症状缓解不明显，转至上级医院就诊。既往高血压病史10年，平时未规律服用降压药，未监测血压情况。

体格检查：T 36.6℃，P 103分/次，R 32次/分，BP 220/124mmHg。神志尚清，精神差。一般情况差，面色苍白，乏力倦怠，平车送入病房。双肺呼吸音粗，未闻及干、湿啰音。HR 103次/分。心律整齐，未闻及杂音，腹软，肝脾未触及，上腹轻压痛，无反跳痛。

问题：

1. 该患者，首先要考虑什么诊断？

2. 结合患者病史，可作哪些相关辅助检查来明确诊断？

3. 诊断确立后，需要采取哪些治疗措施？

主动脉夹层（aortic dissection）是指主动脉腔内血液通过主动脉内膜裂口处进入主动脉中层或中层滋养血管破裂，使中层分离形成血肿，并沿主动脉壁延伸剥离导致的心血管急症。升主动脉右侧壁因受血流剪切力最大，故为夹层好发部位，另一好发部位为肺动脉韧带下方胸主动脉处。

本病起病急骤，无确切诱因，除马凡综合征外，发病年龄多在60~80岁，男女发病之比为2∶1。

【病因和发病机制】

本病病因至今未完全明了。多数患者有囊性中层坏死，虽然本病70%患者伴有高血压，但高血压并不是引起囊性中层坏死的原因，只是促其发展的因素。本病病因主要与以下因素有关：

1. 遗传缺陷性结缔组织病　多见于中青年患者，如马方综合征、埃勒斯-当洛（Ehlers-Danlos）综合征、勒斯-迪茨（Loeys-Dietz）综合征、先天性主动脉缩窄、二叶主动脉瓣等遗传缺陷性结缔组织病，通常与动脉中层囊性坏死和变性或与坏死后的纤维修复有关，继发内膜破裂形成夹层血肿。

2. 动脉粥样硬化　在老年人中夹层动脉瘤通常是由于动脉粥样硬化所致或与动脉粥样硬化有关。患者常合并高血压，高血脂和高血糖。动脉粥样硬化斑从内膜破裂形成夹层血肿。

3. 高血压　有临床及动物实验证实，血压的高度并非引起主动脉夹层的直接原因，而血压波动的幅度与动脉夹层分裂有关。约70%以上主动脉夹层患者合并高血压，长期严重的高血压增加对主动脉壁的压力，使主动脉的滋养血管受压痉挛，中层平滑肌缺血、变性、坏死、纤维化及内膜破裂；再加滋养血管亦可出血，最终形成夹层血肿。

4. 其他因素　梅毒性主动脉炎、系统性红斑狼疮、严重主动脉创伤、心血管介入治疗操作失误均可引致主动脉夹层血肿，围产期女性、举重、吸食可卡因等发生主动脉夹层风险亦较高。

【病理】

（一）病理特点及类型

主动脉夹层分为两种病理类型：穿透性动脉粥样硬化溃疡所致夹层（有内膜片）及无内膜片的主动脉壁内血肿。

主动脉壁内血肿是由于病变部位动脉中层滋养血管破裂出血，形成夹层扩张性血肿，好发于胸主动脉，病变可进展至夹层或破裂。穿透性动脉粥样硬化溃疡是因动脉粥样硬化斑块破裂，血液经内膜破裂口进入动脉中层，通常由内膜缘或环形裂开引起，可波及血管全长，导致假性动脉瘤形成或破裂，尚有部分患者，夹层远端产生另一裂口，使假腔与主动脉腔相通，血液可经假腔又回流入主动脉腔内。

夹层导致动脉管壁中层被纵行分开，该处主动脉明显扩大，呈梭形或囊状，可向近心端和（或）远心端扩展，以后者常见。病变向近心端发展，如累及主动脉瓣环可以引起主动脉瓣关闭不全，因主动脉瓣水肿、增厚亦可引起冠状动脉开口狭窄或闭塞，导致冠脉缺血，甚至发生心肌梗死。病变如向远心端发展，可从主动脉根部向远处漫延，夹层向腹主动脉扩展，达髂动脉及股动脉；或累及主动脉各分支，如头臂动脉、颈总动脉、锁骨下动脉及肾动脉等，引起脑部、内脏（胃、肠、肝、肾等）、四肢供血不足而出现相应症状，严重时甚至出现偏瘫或昏迷。部分病例外膜破裂引起大出血，血液渗入心包腔、纵隔、胸腔或腹膜后间隙，常导致患者死亡。

（二）分型及分期

Debakey 分型：Ⅰ型即内膜破裂口位于升主动脉，可扩展累及腹主动脉，此型最常见。Ⅱ型为内膜破裂口位于升主动脉，病变仅局限于升主动脉，不向远端扩展。Ⅲ型为内膜破裂口位于主动脉降部，可扩展至降主动脉或达腹主动脉。

Stanford 分型，病变累及升主动脉者为 A 型，亦称近端型；病变局限于主动脉弓部或降主动脉者为 B 型，又称远端型。

从患者管理方面看，Stanford 分型更为实用及方便。

根据本病的病程进展时间，可将其分为急性期和慢性期：起病 2 周以内为急性期，病程超过 2 周以后为慢性期。

【临床表现】

本病由于基础病变，夹层部位及累及范围不同，临床表现各异。

1. 疼痛　约 96% 以上的患者以疼痛为首发症状，夹层撕裂时患者突感疼痛，呈刀割样、撕裂样或搏动样疼痛，常剧烈难忍，呈持续性，可局限于前胸或后背，多位于肩胛间区，并可随着夹层撕裂而转移，极少数起病缓慢者疼痛不明显。

2. 血压异常　起病初期约 70% 患者均伴有高血压，临床表现为面色苍白，烦躁不安，大汗淋漓，心动过速和呼吸急促等症状，而低血压者预后不良。

3. 心血管系统症状　Stanford A 型患者可因夹层血肿扩展至主动脉瓣导致主动脉瓣关闭不全，主动脉瓣区可出现舒张期吹风样杂音，脉压增大，突发反流常引起急性左心衰竭；若冠状动脉口尤其右冠状动脉受累及可致急性心肌缺血甚至心肌梗死。夹层破裂入心包腔，出现急性心包压塞，病情恶化，甚至死亡。Stanford B 型可出现周围动脉阻塞征象，颈、肱或股动脉一侧脉搏减弱或消失，可有下肢缺血表现；夹层部位闻及杂音或有震颤。

4. 神经系统症状　主动脉夹层延展至头臂动脉或脊髓动脉，造成脑或脊髓急性缺血，引起失语、嗜睡、神志模糊、肢体麻木、晕厥、昏迷、截瘫、视力和大小便障碍等。主动脉夹层压迫喉返神经时出现声嘶。

5. 压迫症状　主动脉夹层压迫腹腔动脉及其分支时出现腹痛、恶心、呕吐、黑便等；压迫颈交感神经节引起霍纳（Horner）综合征；累及肾动脉出现急性肾衰竭；如破入气管或支气管，引起咳嗽、呼吸困难、大咯血、窒息、甚至死亡。

【实验室及辅助检查】

1. 心电图　显示非特异性 ST-T 改变。累及冠脉时出现急性心肌缺血，甚至急性心肌梗死心电图改变；破入心包时出现急性心包炎改变。

2. 胸部 X 线片　主动脉夹层患者中约 2/3 可见上纵隔增宽，且降主动脉影较升主动脉影更宽。当夹层累积降主动脉时可见左侧胸腔积液，多因主动脉壁炎性渗出所致，仅当患者伴随低血压及血细胞比容降低时胸腔积液才预示着夹层破裂出血。

3. 超声心动图　是最快捷、且可为患者提供安全监护的检查方法，对鉴别急性心肌梗死及主动脉夹层具有重要意义，可明确显示主动脉瓣关闭不全、心包积血等；经胸超声诊断主动脉夹层灵敏度为 60%～85%，尤其对 Standford A 型主动脉夹层灵敏度超过 80% 以上。另外，经食管超声对诊断升主动脉及降主动脉夹层灵敏度＞98%，特异度＞90%，但对主动脉弓夹层诊断准确性差。近年开展的血管内超声技术对全面了解主动脉夹层及辨别真假腔等较为可靠。

4. CT 和磁共振成像（MRI）　CT 及 MRI 均为敏感性、特异性很高（＞90%）的诊断主动脉夹层的显像方法。可清晰显示内膜裂口位置及动脉瘤内出血，确定夹层范围及与主动脉分支的关系，但不适宜血流动力学不稳定的患者，MRI 禁用于装有人工心脏起搏器及人工关节的患者（图 3-12-1）。

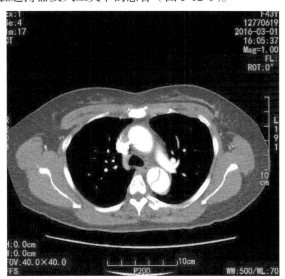

图 3-12-1　主动脉 CTA 检测主动脉夹层

5. 主动脉造影　包括选择性主动脉造影和数字减影血管造影（digital substraction angiography，DSA）两种方法，诊断率＞95%，可显示夹层真假二腔、分支血管受累的程度和范围及主动脉瓣关闭不全等情况，但急危重者主动脉造影有较大风险，需谨慎考虑，DSA 较为安全。

6. 相关实验室检查　视病变部位及累及脏器而定，可有白细胞增高，红细胞沉降率增快，心肌酶谱项目增高，肾功能异常，血淀粉酶增高，尿蛋白、红细胞及管型等改变。

案例 3-12-1

1. 心电图：窦性心动过速，ST-T 改变。
2. X 线胸片：上纵隔增宽，主动脉弓影增大，外形不规则。
3. 超声心动图：左心增大，三尖瓣反流。
4. 主动脉CTA：显示主动脉弓、胸腹主动脉至腹腔干水平多条线状影将管腔分为真假双腔，形态不规则，主动脉弓、胸腹主动脉可见多个破口，真腔较小，位于前方，假腔较大，位于后方，腹腔干、肠系膜上动脉及双侧肾动脉均起自真腔，其大小形态及分支未见异常，主动脉根部至双侧髂总动脉管腔造影剂充盈良好，未见明显充盈缺损。
5. 实验室检查：WBC $11.13×10^9$/L，尿蛋白 0.1g/L，RBC 25U/L，WBC 25U/L。血淀粉酶未见增高，CK 90.3U/L，CK-MB 18U/L，cTnI 定量 0.014µg/L，CREA 83µmol/L。胆固醇（TC）5.48mmol/L。

诊断为：主动脉夹层，Stanford B 型。

【诊断与鉴别诊断】

根据突然起病，剧烈胸痛、高血压、主动脉瓣闭不全征象和两侧脉搏不等，一侧动脉搏动减弱或消失及相关系统症状，应考虑本病的诊断，但确诊有赖于超声心动图、CT 或磁共振成像及 DSA 等检查。本症尚需要考虑与以下疾病相鉴别。

1. 急性心肌梗死（AMI） ①AMI 可有先兆表现，疼痛部位多位于心前区或胸骨后，相对较局限，哌替啶或吗啡一般均可止痛；而本病起病突然，可无先兆或诱因，疼痛更为剧烈，疼痛范围更广泛，多向后背放射，镇静止痛剂效果欠佳。②AMI 发病时双侧脉搏均等，上下肢血压对称；而本症起病时多伴有高血压，有休克征象时血压仍不一定降低，常出现双侧脉搏强弱不等，受累侧减弱或消失，上下肢血压不对称。③AMI 时心电图多呈典型规律动态变化，心肌酶谱循一定时间规律呈现异常改变；而本病时心电图及酶谱多为非特异性变化，但须警惕如本病累及冠状动脉时，即可出现心肌梗死之临床表现。

2. 急腹症 急性胰腺炎、消化性溃疡穿孔、急性胆囊炎、胆石症、肠系膜动脉栓塞等均可出现较剧烈持续的腹痛，故应与本症累及腹主动脉及其分支时的临床症状相鉴别。仔细询问病史、体格检查，结合主动脉夹层疼痛特点、脉搏血压的特征性改变，并辅以超声心动图、CT 等相关检查可资鉴别。

3. 无夹层的急性主动脉瓣关闭不全 主动脉瓣穿孔或腱索断裂、主动窦瘤破裂均可导致急性主动脉

瓣关闭不全，同时伴有突发胸痛，并时现急性左心衰竭。但这些病变的疼痛程度较轻、较局限，无主动脉夹层累及其他部位的相关表现，超声心动图等影像检查可作出鉴别诊断。

【治疗】

（一）治疗原则

对拟诊或确诊主动脉夹层的患者，应绝对卧床休息，严密监测生命体征及病情变化，除非患者有严重低血压，否则应给予减低心肌收缩力、降低外周动脉压治疗，镇静止痛，有效地延缓并终止主动脉夹层继续分离，尽力使病情趋于缓解和平稳。

（二）内科治疗

1. 紧急处理

（1）缓解疼痛：剧烈疼痛时需用吗啡或哌替啶，且用量较大（吗啡 5mg/次。哌替啶 100mg/次），以达到止痛镇静的效果。疼痛缓解常提示主动脉夹层扩展被遏制。但需注意该类药物相应的不良反应。

（2）降压处理：治疗目标是将收缩压控制在大约≤120mmHg，以达到有效稳定地终止主动脉夹层的分离，并保障重要脏器的供血。通常应静脉给予降压药，可选择血管扩张剂和β受体阻滞剂联合应用，如硝普钠每分钟 0.5～8µg/kg，拉贝洛尔在首次 2 分钟内给予 20mg 后每 10～15 分钟给予 20～80mg，直至总剂量300mg后 2～8mg/min 维持。普萘洛尔每3～5 分钟给予 1mg 静脉注射后以 20mg/h 维持泵入。美托洛尔和阿替洛尔也可静脉应用。β受体阻滞剂禁忌时可使用钙离子拮抗剂地尔硫草（首次 2 分钟内给予 20mg 后 5～15mg/h 维持）或维拉帕米等。肼屈嗪因可增加血流剪切力促进夹层进展而禁忌单独使用。

（3）抑制心肌收缩力：选择β受体阻滞剂，即使血压正常者如无禁忌均建议静脉使用 β 受体阻滞剂，使心率≤60 次/分。

2. 维持治疗 疼痛缓解，血压下降，病情平稳后可改用口服药物维持，并行相关影像检查，为后续治疗措施的拟交提供依据。

（三）介入治疗

介入性血管治疗技术近年发展很快，对于主动脉夹层患者，可采用经皮血管腔内带膜支架扩展受压的主动脉分支血管，或经皮血管内膜间隔开窗术等，取得了较好的临床效果。

（四）手术治疗

手术治疗是主动脉夹层最为有效的根本治疗措施。急性升主动脉夹层（A 型）建议立即手术治疗，

防止危及生命并发症出现,如夹层破裂、急性主动脉瓣关闭不全、心包压塞,严重低血压通常由夹层并发右冠状动脉闭塞或心包积血所致心包压塞。小型临床试验报道急性及慢性降主动脉夹层(B型)手术并未明显提高患者生存率,对于无并发症的B型主动脉夹层建议首选药物治疗。据研究报道主动脉夹层术后死亡率为15%~25%,主要死因包括心肌梗死、偏瘫、肾衰竭、心包压塞、出血及败血症。

无论是否采取手术治疗,对于主动脉夹层患者的长期管理主要在于控制血压及降低心肌收缩力,包括使用β-受体阻滞剂(如美托洛尔25~200mg,每日2次口服;阿替洛尔20~200mg/d口服)及抗高血压药物,如ACEI或钙通道阻滞剂(赖诺普利5~40mg/d,氨氯地平 2.5~10mg/d,氢氯噻氢 12.5~50mg/d),控制其收缩压≤120mmHg。

案例 3-12-1　治疗措施

1. 绝对卧床休息,密切观察生命体征及病情变化。

2. 缓解疼痛:吗啡 5mg 静脉注射,必要时适当间隔重复使用,直至疼痛缓解。

3. 降压治疗:该患者属高血压3级,选择静脉给药降压,应用硝普钠按该患者公斤体重计算剂量,以每分钟0.5~8μg/kg给予,直至血压下降并平稳(收缩压 100~120mmHg)后,改用口服药维持。

4. 选用β受体阻滞剂抑制心肌收缩力,并使心率保持在60次/分以下。

5. 疼痛缓解,血压下降,病情平稳后,进一步行相关检查,为后续治疗措施及是否手术治疗提供依据(主动脉腔内覆膜支架隔绝术)。

【预后】

总之经治疗及密切随访的主动脉夹层患者预后较好,10年生存率约60%。对于主动脉夹层患者门诊应于发病后前两年每6个月随访1次,增强CT或MR检查了解夹层的进展情况,2年后可1年复查1次。另外,马方综合征患者主动脉夹层发生并发症风险较高。

第二节　下肢动脉粥样硬化疾病

下肢动脉粥样硬化(lower extremity atherosclerotic peripheral arterial disease)是指动脉粥样硬化病变累及下肢动脉并不断发展导致动脉管腔逐渐狭窄或闭塞的疾病,可以引起动脉瘤形成、血管破裂、夹层及血栓栓塞事件。本病是全身动脉粥样硬化的一部分,近年来其发病率逐年增加,发病年龄在40岁以上,糖尿病患者发病率明显高于普通人群,男性明显高于女性。

【病因和发病机制】

本病病因尚未完全明了,但动脉粥样硬化是一种全身性疾病,其易患因素有高血压、糖尿病、高脂血症、高同型半胱氨酸血症、肥胖、吸烟等,尤其吸烟者发病率是其他患者的2~3倍,而糖尿病患者发病率则是普通患者的2~4倍。发病机制参见第三篇第七章。

【病理生理】

肢体缺血程度取决于病变的部位、病变范围的大小、狭窄形成的速度,以及是否有侧支循环的建立。

急性肢端缺血常由血栓栓塞引起,血栓多数源于急性心肌梗死后附壁血栓或者心房颤动患者心耳部,少数是源于腹主动脉瘤的胆固醇栓子,而原位血栓多数是由于股动脉或腘动脉粥样硬化斑块受湍急血流的损伤或出血引起管腔急性闭塞。

慢性肢端缺血多由动脉粥样硬化所致,病变由动脉壁内膜和中层平滑肌细胞内脂质沉着开始,继而造成内膜损伤、增生和动脉粥样硬化斑块的形成,炎症反应在动脉粥样硬化过程中起着至关重要的作用,CRP、白细胞介素-6、肿瘤坏死因子-α、血小板活化等炎症标志物相较于正常人均明显升高。血管狭窄≥60%时运动才可诱发肢体供血不足,严重者则组织出现缺血坏死性病变;血管狭窄>75%时静息状态下肢体血流均可受影响。慢性肢端缺血亦可由血栓栓塞、炎症性疾病、创伤、卡压综合征、先天性异常等引起。

在老年人或糖尿病患者,病变可先发生于较小的动脉,而后累及肢体大、中动脉。缺血肢体可出现皮肤变薄、肌肉萎缩、汗毛脱落、皮下脂肪减少或消失由纤维结缔组织代替,晚期出现缺血性坏疽。

【临床表现】

(一)症状

早期症状可较轻微,患者仅有肢体发凉、麻木或感觉异常。慢性肢端缺血患者即使检查发现脉搏搏动减弱、血管杂音或ABI指数异常,仍有50%患者无症状或40%患者有轻微的下肢乏力不适,仅有10%的患者有典型的早期症状即间歇性跛行,表现为患侧肢体"活动—疼痛—休息—缓解"规律地重复,即重复相同负荷的运动症状可重复出现,休息后又可缓解。随病情进展动脉明显狭窄甚或阻塞时,安静状态下也可出现疼痛,称静息痛,多于夜间发生,可能与夜间平卧时重力性血流灌注缺失有关,改变体位患肢下垂疼痛可减轻或缓解。病变晚期,患肢持续性疼痛,即使下垂患肢也不能缓解疼痛,最终出现缺血性溃疡和坏疽。

（二）体征

患侧肢体血管狭窄,远端动脉搏动减弱或消失,导致双侧肢体动脉搏动不一致,患肢血压降低或测不出,双侧肢体血压相差≥20mmHg,血管狭窄部位可闻收缩期吹风样杂音或连续性杂音,一旦出现杂音即表明血管腔狭窄≥70%,一般血管搏动减弱或消失部位有助于判定阻塞动脉的部位。早期尚可见肢体缺血性营养障碍,表现为皮肤苍白、变薄、发亮、皮温降低、趾甲变厚等。晚期出现发绀、坏死性溃疡、坏疽等改变。肢体从高位变换为下垂位,到出现肢体发红和静脉充盈所需的时间与动脉狭窄的程度侧支循环的好坏有关。从肢体下垂到肢体较红的时间＞10秒,表浅静脉充盈时间＞15秒,高度提示存在动脉狭窄。相反,如将肢体上抬至60°角,在不到1分钟时间内即显示肢体苍白,也提示动脉狭窄。晚期患者肢体常处于被动下垂位而出现水肿。并发缺血性神经炎时,神位反射减弱和消失。

【实验室及辅助检查】

（1）血液生化检查可有血脂、血糖、CRP升高。

（2）节段性血压测量:应用血压计可测得踝动脉收缩压和肱动脉收缩压比值。正常情况下上下肢压力基本相等,踝部血压略高于肱动脉血压。如果下肢动脉有明显狭窄,可出现下肢血压明显降低,踝动脉压与肱动脉压比值<0.9,如果比值<0.5即提示严重狭窄,常伴有休息痛。

（3）活动平板运动试验,以患者出现肢体缺血症状为终点的负荷量来客观评价患肢的功能状态。由于有量化指标,可用于患者的随访观察。

（4）彩色超声多普勒检查及腹主动脉和髂动脉造影,能显示动脉狭窄或闭塞的部位、程度、范围及侧支循环情况等。侵入性数字造影仍然是诊断及评估外周动脉疾病的"金标准"。

【诊断与鉴别诊断】

间歇性跛行症状,伴有患肢疼痛和动脉搏动减弱或消失,结合年龄、性别及冠心病、高血压、高血脂、糖尿病和吸烟等易患因素、踝/肱动脉收缩压比值<0.9等,即可诊断本病,动脉造影可明确诊断。

本病应与其他慢性动脉闭塞病变相鉴别,如多发性大动脉炎、血栓闭塞性脉管炎,后者发病年龄较轻,多在30岁以下,吸烟、病程长进展慢,伴有浅表静脉炎和雷诺（Raynaud）现象等。如患者发展至缺血性溃疡,尚需与神经性病变及下肢静脉曲张相鉴别,后两者无脉搏减弱或消失,亦常无明显疼痛。

【治疗】

本病治疗原则在于减少患者心血管疾病风险、延长行走距离、改善下肢缺血。

（一）内科治疗

1. 一般治疗　保持患肢清洁、穿松紧适度的鞋袜、避免外伤损害、选择抬高床头的斜坡床,可增加下肢血流灌注,以减少静息痛发作,防止患肢受寒或烘热。急性下肢缺血者应给予止痛药物如吗啡2mg治疗,同时预防潜在的并发症。对有间歇性跛行患者,应有规律地步行锻炼,促进侧支循环。坚持每日行走至出现跛行痛症状为止,而后休息到疼痛缓解,再重新行走,长期如此锻炼,可延长行走距离。

2. 控制相关危险因素　对导致动脉粥样硬化的危险因素应积极预防和治疗。如戒烟、控制体重、改善饮食结构等,同时治疗高血压（使血压<140/90mmHg,糖尿病患者血压<130/80mmHg）、糖尿病（糖化血红蛋白<7%）和高脂血症（LDL<100mg/dl,HDL>40mg/dl,缺血事件风险高者LDL<79mg/dl）,避免使用收缩血管的药物。

3. 抗血小板及抗凝治疗　①抗血小板药物阿司匹林对阻止动脉闭塞性病变进展有作用,但不能提高患者的运动耐受力。氯吡格雷（clopidogrel）和噻氯匹定（ticlopidine）也为抗血小板聚集药,仅用于阿司匹林不耐受者。②抗凝疗法适用于急性下肢缺血者,建议造影前予弹丸式注射普通肝素5000IU,之后以1000IU/h静脉注射。③西洛他唑为磷酸二酯酶抑制剂,研究显示50～100mg,每日2次与安慰剂对比能延长行走距离,但心衰患者不建议使用。④血运重建时血管内予重组人纤维蛋白酶原激活物0.5mg/h注射,主要适用于急性下肢动脉缺血患者。

4. 血运重建　可明显改善慢性肢端缺血患者的间歇性跛行,但采用介入还是外科手术治疗需要对患者风险-获益进行详细评估。血运重建的目的在于改善症状而非保肢。<50岁患者建议介入血管成形术,因其外科移植术成功率低。

血管内介入治疗:①经皮血管腔内成形术（PTA）用球囊导管对狭窄部位进行扩张。②激光血管成形术（laser angioplasty）,经导管引入激光光纤;切除粥样硬化斑块。③支架植入术（stent placement）,在上述治疗基础上,植入支架防止再度狭窄。一般血管内治疗仅适用于发病后14天以内,14天以后建议外科治疗。

外科治疗:大约有80%的患者需要手术治疗,手术适应证主要有病变发生于大中型动脉,病情进行性加剧内科治疗无效,可能发生缺血性溃疡或坏疽者,主要手术方式有人造血管或自体大隐静脉旁路移植术、动脉内膜剥脱术,腰交感神经切除术仅作为一种辅助治疗手段,可以增加患肢皮肤血流,促进皮肤溃疡愈合,但不增加肌肉的血供,亦不改善患者预后。

5. 对于不可逆的已丧失活力的缺血肢体、广泛肌肉坏死、静息痛合并坏疽者建议截肢。

6. 己酮可可碱、前列素、维生素 E 等药物不改善症状及行走距离,不推荐使用。

【预后】

本病病理基础是动脉粥样硬化,故其预后与重要脏器动脉硬化的程度,以及是否合并冠心病、糖尿病、脑血管病密切相关。血管造影证实,约 2/3 的本病患者同时合并有冠心病,1/4 患者合并颈动脉狭窄。据报道,外周动脉疾病患者年死亡率约 5%,有严重肢端缺血患者 1 年死亡率约 25%,但对需要截肢患者死亡率可高达 45%。另外,间歇性跛行患者 1 年死亡率为 1%～2%,急性肢端缺血患者 30 天截肢率达 40%,死亡率高达 30%。合并糖尿病患者截肢率是非糖尿病患者的 15 倍,提示积极纠正和干预动脉粥样硬化的各种易患因素,有效治疗合并疾病,对预防该病的发生及改善预后具有重要的临床意义。

第三节 血栓性静脉炎

血栓性静脉炎(thrombophlebitis)又称静脉血栓形成(venous thrombosis),是静脉的一种急性非化脓性炎症,伴有继发性血管腔内血栓形成。血栓性静脉炎分为血栓性浅静脉炎(superficial thrombophlebitis)和深部静脉血栓形成(deep venous thrombosis),病变主要累及四肢浅静脉或下肢深静脉。

【病因与发病机制】

四肢静脉系统的疾病以静脉炎及血栓形成为主,这是静脉的解剖结构及血流动力学特征所决定的。静脉血栓形成的基本要素包括三个方面:静脉血流淤滞、血管壁损伤及血液高凝状态。临床上任何促成上述三方面因素存在的情况,均可导致静脉血栓形成。且导致静脉血栓形成的机制并非是单一的,常常是综合因素共同作用的结果。

血栓性浅静脉炎的病因主要有①静脉壁损伤:静脉穿刺保留插管,长时间或反复静脉输液,特别是输入刺激性液体或药物;②静脉曲张:使血流淤滞,血管内膜缺氧变性;③某些恶性肿瘤或结缔组织病侵犯静脉血管。

深部静脉血栓形成的主要病因有①血流淤滞:手术、创伤、重病长期卧床、慢性充血性心力衰竭、腹内压增高、下肢静脉曲张或各种原因需长期静坐;②血液高凝状态:创伤、烧伤、分娩或严重脱水使血液浓缩、血细胞和血浆蛋白异常、血小板增多症、异常纤维蛋白血症、败血症、妊娠、长期口服避孕药及急性心肌梗死等;③血管壁损伤:多由各种介入性检查和治疗引起。

上述各种病因共同作用,即内皮损伤使胶原纤维暴露,引发血小板聚集及组织促凝血酶原激酶释放,在伴有静脉血液淤滞或高凝状态时,可激活凝血机制,导致血栓形成。

【病理】

目前有学者认为,血栓性浅表静脉炎和深部血栓形成是同一疾病的两个不同阶段,且两者可以相互转变。

血栓性浅表静脉炎的特点是静脉壁常有不同程度的炎性病变,使管壁增厚,血管腔内血栓形成,腔内血栓与管壁较紧粘连不易脱落。由于交通支的联系有时可同时发生深、浅静脉血栓。

深部静脉血栓形成主要是由于血液淤滞和高凝状态引起,血栓大部分由红细胞和少量纤维蛋白、血小板组成,血栓远端与血管壁有轻度粘连,近端则漂浮于血管腔内,故容易脱落形成栓子导致肺栓塞。同时因深部静脉血栓形成,肢体静脉回流障碍,使得远端组织缺氧、通透性增高、渗出、水肿,形成慢性静脉功能不全综合征。在静脉血栓形成过程中,静脉炎本身及周围的炎症可以引起患肢不同程度的疼痛。部分深静脉血栓有自溶倾向,使血流再通。

【临床表现】

血栓性浅静脉炎多发生于头静脉、贵要静脉、下肢大小隐静脉及其分支。病变部位肿胀疼痛、压痛、局部皮温增高,部分病例可有低热,沿受累静脉走行可触及条索状静脉,1～3 周后炎症逐渐消退,局部遗留硬条索状物和皮肤色素沉着、经久不退。血栓性浅静脉炎可以再复发。

深部静脉血栓形成多发生于下肢深静脉,最好发部位为小腿静脉和腘静脉,其临床表现各异,症状轻重不一,部分患者可完全无症状,而以肺栓塞为本病的首发症状。重者发热,局部疼痛、活动后加重,患肢肿胀压痛等。检查时可发现以下体征:①直腿伸踝试验(Homan 征)阳性,即嘱患者伸直下肢,使踝关节急速背屈,可因腓肠肌和比目鱼肌被牵拉而刺激小腿病变静脉出现疼痛;②Lowenberg's 阳性,将血压计袖带固定于小腿或大腿并充气加压,使病变静脉受压而出现疼痛;③静脉阻塞体征:有时可触及有压痛的条索状物,患肢凹陷性水肿、局部皮温增高,浅表静脉曲张,如出现花斑状发绀,常为患肢坏死先兆;④可伴有轻度全身症状而出现发热,心动过速;⑤下腔静脉血栓形成时可见下腹部及双下肢明显水肿，病情进展两侧腹壁、胸壁和臀部均出现浅静脉曲张。

上肢深静脉和上腔静脉血栓形成较少见。但近年由于锁骨下静脉穿刺及置管操作不断增多，上腔静脉血栓形成呈上升趋势。

【实验室及辅助检查】

1. 静脉压测定　患肢静脉压升高，直立位时足背静脉的压力（19cmH$_2$O）高于颈静脉压力（7cmH$_2$O）；平卧位时，在上下肢的相当部位，下肢静脉压比上肢稍高，正常中心静脉压为 6～12cmH$_2$O，而患者静脉压多＞20cmH$_2$O，提示测压处近心端静脉阻塞。

2. 血液检查　白细胞增高、红细胞沉降率增快。D-二聚体增高，但其阳性临床价值不大，而阴性预测值高达 97%～100%。

3. 超声检查　加压超声成像是最广泛应用的非侵入性检查方法，二维超声可直接检查大静脉内的血栓，多普勒血管超声在做各种改变静脉血液的动作时，如深呼吸或挤压腿部，可检出有阻塞的静脉，且对近端深静脉血栓形成的诊断有很高的特异性和敏感性。

4. 深静脉造影　如出现静脉充盈缺损，可判定血栓形成的部位、程度、范围和侧支循环的情况。

5. 放射性核素检查　阻抗容积描记法（IPG）和静脉血流描记法等均对深部静脉血栓形成有较高的诊断价值。

【诊断与鉴别诊断】

血栓性浅静脉炎根据存在的病因及浅表静脉区红肿、压痛性条索状物，诊断即可成立。全身性疾病长期卧床的患者，如出现下肢肿胀疼痛和压痛或肺栓塞表现时，应考虑深静脉血栓形成的诊断，多普勒血管超声、放射性核素扫描和静脉造影可明确诊断。需与腓肌断裂、急性小腿肌炎、小腿蜂窝织炎和急性动脉阻塞等疾患相鉴别。

【治疗】

（一）血栓性浅静脉炎的治疗

因局部症状体征较明显，多采取对症支持疗法，患者卧床休息，抬高患肢至超过心脏水平，局部热敷，酌情口服阿司匹林和非甾体抗炎药，止痛并防止血栓发展，对伴随急性症状的大隐静脉血栓有向近心端发展的趋势、高凝状态时，应考虑抗凝治疗，研究显示磺达肝癸钠 2.5mg/d，共 45 天可将深静脉血栓形成及肺栓塞风险由 1.3%降至 0.2%。静脉曲张可采取激光或者外科手术治疗。

（二）深部静脉血栓形成的治疗

其治疗的主要目的是预防肺栓塞，因深静脉血栓与血管壁附着不紧，且病程早期，血栓松软、极易脱落，应积极施行有效治疗措施。

1. 一般治疗　急性期卧床休息 1～2 周，以缓解疼痛，抬高患肢促进血液回流，减轻水肿。在此基础上下床活动，适应穿弹力长袜，避免用力大便使血栓脱落导致肺栓塞。

2. 溶栓治疗　研究发现溶栓并不降低肺栓塞及其他栓塞症状发生率，仅当患者由于大面积栓塞导致危及生命的肢端缺血表现时才推荐溶栓治疗。

3. 抗凝治疗　防止血栓进展并启动内源性溶栓过程，首次急性近心端深静脉血栓形成或肺栓塞应至少抗凝治疗 3 个月，应用肝素 1000～1500U/h 持续静脉滴注 7～10 天，滴注速度以 2 倍于活化部分凝血活酶时间（APTT）为参照标准，在停用肝素一周内（或与肝素同时开始）使用华林令口服，并监测国际标准化凝血酶原时间比值（INR 2.0～3.0），在此比值范围内调整华林令剂量。对于广泛髂股静脉血栓患者应使用普通肝素抗凝，其他患者可用低分子肝素或 Xa 因子抑制剂替代，其中 Xa 因子抑制剂主要应用于三类人群：即肾功能不全患者（肌酐清除率＜30ml/min）、肥胖患者及妊娠期女性，目前经批准应用于深静脉血栓形成的新型口服抗凝药仅有利伐沙班，15mg，每日 2 次，服用 3 周后改为 20mg/d，其疗效不亚于依诺肝素加华法林的治疗方案。

4. 介入或手术治疗　介入治疗可采用经皮穿刺下腔静脉内置入滤过器；慢性下肢静脉阻塞（髂静脉，下腔静脉），可进行球囊扩张并置入支架。对内科治疗无效或有溶栓禁忌证时，可考虑做静脉血栓摘除术或 Fogarty 导管取栓术，如深静脉血栓进展已至膝关节以上，可用机械性梗阻方法预防肺栓塞。

【预防】

血栓性静脉炎的预防目的是通过对各个发病环节的干预阻止肺栓塞的发生。避免输注刺激性液体，尽早拔出置入的静脉导管，有效地治疗静脉曲张，对预防血栓性浅静脉炎和深部静脉血栓形成均有一定作用。对所有可能发生深部静脉血栓的高危患者，需做盆腔或骨科大手术的患者，血液黏稠度增高的患者，在接受超过 1 小时的手术时，术前 2 小时均采用小剂量低分子肝素 5000U 皮下注射，术后每日 2 次直至可下床活动；慢性疾患长期卧床者，酌情鼓励患者在床上进行下肢自主运动，活动小腿肌肉，增加静脉回流。急性心肌梗死的肝素治疗同时对静脉血栓的预防有作用，华法林和其他同类药物也可选用。

（区文超）

第十三章　心血管神经症

病例 3-13-1

患者，女，42 岁。因胸闷心悸 1 个月入院。

1 个月前患者丈夫因工厂事故突然去世，此后患者出现胸闷心悸、失眠、多梦、焦虑，症状持续几分钟及数小时不等，与活动无明显相关，不伴气促、呼吸困难，无端坐呼吸及咳嗽咳痰。

体格检查：T 36.5℃，P 85 次/分，R 25 次/分，BP 120/75mmHg。呼吸平稳，口唇无发绀，颈静脉无怒张，双肺无啰音，心界不大，HR 85 次/分，心律齐，心脏各瓣膜区无杂音，肝脏脾脏无肿大，双下肢正常。

实验室及辅助检查：血常规：WBC 7.5×10^9/L，N 0.7，L 0.3。心电图示窦性心律，偶发室性期前收缩。X 线检查：心脏不扩大，肺野清晰。超声心动图示心内结构及瓣膜未见明显异常。

问题

1. 本病有哪些主要临床特点？
2. 该患者应考虑什么疾病？
3. 需要和哪些疾病鉴别？
4. 怎样进行治疗？

　　心血管神经症（cardiovascular neurosis）是由于神经功能失调引起的心血管系统功能紊乱，以心血管系统症状，或兼有神经症状的临床综合征，是神经症的一种特殊类型。精神因素在本病发病中起重要作用，精神刺激使调节、支配心血管系统的自主神经活动受到干扰，出现暂时性的功能紊乱。一般无器质性心脏病证据，但也可与器质性心脏病同时存在。近年来随着社会压力的增大及生活节奏加快，本病发病率明显上升，且好发于青中年，女性多见，尤其是更年期妇女。病程长，症状易反复，严重者影响生活质量。

【临床表现】

（一）症状

　　本病青壮年女性多见，患者神经较脆弱，情绪波动、精神刺激、紧张的脑力劳动是其发生的重要原因。出现心悸、气短、乏力、心前区疼痛等多种多样的心血管系统症状。胸痛部位常不固定，可数秒或持续数小时不等，疼痛发作与劳力活动无关，且多在静息时发生，含服硝酸甘油无效，常兼有失眠、多梦、焦虑、多汗等症状，时轻时重，一般无器质性心脏病证据，但可与器质性心脏病同时存在或在后者的基础上发生。

（二）体征

　　本病体格检查常无特殊发现。多呈焦虑状态或紧张表情，血压可正常或轻度升高。心脏听诊时可有心率增快、心音增强，可伴有心前区（1～2）/6 级柔和的收缩期杂音，偶出现期前收缩。

【辅助检查】

1. 心电图　常表现为窦性心动过速，部分患者出现 ST 段压低或水平性下移，T 波低平、双相或倒置，多在 Ⅱ、Ⅲ、aVF 或 V_{4-6} 导联出现，并经常发生变化，心得安试验阳性。部分患者运动试验阳性，但进行"心得安运动试验"时 ST 段和 T 波恢复正常。

2. 心脏超声检查　可排除心脏、大血管和瓣膜的结构异常。

病例 3-13-1　病史特点

1. 患者，42 岁女性，病史 1 个月。
2. 病前患者丈夫因工厂事故突然去世，受到精神打击，此后患者出现胸闷心悸、失眠、多梦、焦虑等多种症状。
3. 全身检查无异常体征。
4. 心电图、X 线、超声心动图检查未发现异常。

【诊断与鉴别诊断】

　　诊断心血管神经症要根据临床表现，采取精神学定式检查、心率变异性检查、心理评估等，同时进行心电图、心脏超声等检查，排除冠心病、心肌炎等心脏器质性心脏病变。还应注意与贫血、甲状腺功能亢进、嗜铬细胞瘤等疾病鉴别。

【治疗】

1. 心理治疗　首先医师和患者要正确认识心脏神经官能症是一种功能性疾病，建立相互信任的医患关系，与心理科协作，共同详细分析发病的因素，向患者仔细解释病情，让患者解除不必要的顾虑，行心理治疗。一般不必卧床休息，应生活有规律，去除不良生活习惯，适当参加体力活动。

2. 药物治疗　减轻症状的辅助药物包括小剂量的镇静剂，如安定、谷维素同样具有镇静、调节自主神经功能。心率较快者用 β 受体阻滞剂有效，普萘洛尔 10mg，3 次/天或美托洛尔 12.5～25mg，2 次/天，有疗效后应维持治疗 2～3 个月以上再逐渐停药，否则症状易出现反复。适当使用百忧解等抗焦虑药，以调整患者神经功能。氟哌噻吨美利曲辛可通过提高突触间隙去甲肾上腺素、多巴胺、5-HT 等神经递质而调节中枢神经系统及心脏自主神经系统功能,减轻患者的紧张、焦虑情绪。

> **病例 3-13-1　治疗**
>
> 1. 心理治疗。
> 2. 药物治疗:美托洛尔 25mg,每日 2 次;百忧解 1 片,每日 2 次,根据病情酌情加量。

（区文超）

第四篇 消化系统疾病

第一章 总 论

消化系统疾病包括食管、胃、肠、肝、胆、胰等脏器的器质性和功能性疾病。此外，腹膜、肠系膜、网膜的病变也属于消化系统疾病的范围。消化系统疾病在临床上十分常见，学习和掌握消化系统疾病的基础知识和诊治方法，可以为患者提供有效的防治手段。

【消化系统结构功能特点与疾病的关系】

消化系统的结构与其功能是相适应的，消化系统的主要生理功能是对食物进行消化和吸收。消化是指食物在消化道内被分解为小分子的过程，包括消化道肌肉舒缩的机械性消化和消化酶的化学性消化；吸收是指食物经过消化后，通过消化道的黏膜进入血循环的过程。基本过程是从外界摄取水分和食物，将之消化、分解成为小分子物质，经肝脏加工，成为体内自身物质，为机体新陈代谢提供必不可少的物质和能量来源，满足机体的需要，未被吸收的残剩物和某些代谢产物则被排出体外。

消化系统疾病主要反映为消化器官的运动功能、分泌功能和吸收功能三个方面的障碍。食管组织结构改变可诱发运动异常，而运动异常最终导致其结构改变，两者互为因果。胃的运动受胃内容物及神经、体液的调节，胃正常排空时间为 4~6 小时。小肠主要负责食糜的运输、消化与吸收，其任务的完成与小肠的运动是分不开的。任何影响胃肠运动功能的因素都有可能产生相应的临床表现，引起胃肠动力改变的相关疾病。消化道黏膜上皮含有分泌细胞，一般都能分泌黏液，黏液在消化道主要起润滑及保护屏障作用，尤其是胃的黏液具有重要的生理功能。胃壁细胞分泌盐酸及内因子，胃酸分泌过多，是消化性溃疡发生和发展的原因；胃酸分泌过少，常可产生腹胀、腹泻等消化不良的症状。食物在小肠内停留的时间一般为 3~8 小时，食物在小肠内消化主要靠胰液、胆汁和小肠液的作用。胰液含有多种消化酶，对糖、脂肪及蛋白质具有消化作用，各种因素使胰液分泌不畅，造成各种消化酶溢出胰管，发生自身消化，从而导致胰腺炎。正常情况下胆汁中胆盐和胆固醇之间的适当比例是维持胆固醇呈溶解状态的必要条件，当胆固醇分泌过多，或胆囊上皮因炎症而吸收过多的水分和胆盐时，胆固醇可以沉积，这是胆石症形成的原因之一。胃肠受到各种致病菌感染或受其他疾病的影响导致小肠局部血管通透性改变、空肠分泌增加、肠蠕动增快、吸收障碍，而发生腹泻。若肠腔内残存物停留时间过长，水分吸收过多，或胃肠道本身病变致动力减弱或梗阻，则会出现便秘。

肝脏是人体最大的消化腺，是体内物质代谢和生物转化的工厂，具有分泌胆汁、储存肝糖原及物质转化等重要功能，也是体内免疫系统的组成部分。肝脏接受双重血供：约 25% 来自含氧丰富的肝动脉血，75% 来自营养丰富的门静脉血（来自胃、肠、脾的血液）。肝脏体积的 2/3 由肝细胞构成，其余由肝巨噬细胞（属于单核-吞噬细胞系统）、星状细胞、贮脂细胞、内皮细胞、血管、胆管和支持组织构成。肝细胞在维持内环境稳定和人体健康方面起到重要作用。这些功能包括合成血浆蛋白（白蛋白、转运蛋白、凝血因子、许多激素和生长因子等），分泌胆汁，调节营养物质代谢及结合亲脂化合物（胆红素、阳离子、药物）分泌到胆汁中。临床根据各种肝功能检测指标来综合评估肝脏功能和肝脏疾病的变化。肝脏疾病的病因很多，通常可分为肝细胞性和胆管性。肝细胞性疾病，如病毒性肝炎、肝硬化或酒精性肝病，病理特点以肝细胞炎症、坏死或纤维化为主。胆管性疾病，如结石、肿瘤、梗阻，病理特点以胆管梗阻为主。自身免疫性肝病和药物性肝病兼具两者的特点。

消化系统的生理功能受到中枢神经系统直接或间接的影响和调节。例如，精神状态的变化能影响胃黏膜的血液灌注和腺体分泌，也能改变结肠的运动和分泌状态。这可以解释为何消化系统的身心疾病相当常见且有逐渐增加的趋势，如肠易激综合征。

胃肠道有丰富的淋巴组织，肝脏有肝巨噬细胞。这些组织和细胞参与机体的体液-细胞免疫功能，特别在局部的免疫功能中起相当重要的作用，参与某些疾病的发生和发展。消化道与外界相通，接纳体外的各种物质，其黏膜接触病原体、致癌物质和毒性物质的机会较多，容易发生胃肠道黏膜的感染、损伤和炎症，消化系统肿瘤发病率增高可能与此有关。食管癌、胃癌、肝癌、胰腺癌、结肠癌均是常见的恶性肿瘤。

【消化系统疾病的分类】

消化系统疾病在临床上十分常见。其他系统疾病可累及消化系统或出现消化系统的症状，反之消化系统疾病也可累及其他系统而出现相应的临床症状。消化系统疾病的分类方法很多，下面按消化系统不同器官进行疾病分类并简要说明可能出现的临床表现。

1. 食管 常见疾病有胃食管反流性疾病、食管癌、贲门失弛缓症、食管贲门黏膜撕裂综合征等，主要表现为胸骨后疼痛（非心源性）、反酸、嗳气、吞咽困难等。食管贲门黏膜撕裂综合征可出现上消化道出血。

2. 胃、十二指肠 常见疾病有消化性溃疡、胃炎、胃癌、十二指肠炎、功能性消化不良等，主要表现有上腹部不适、疼痛、厌食或早饱、恶心、呕吐、反酸及消化道出血等。

3. 小肠 常见疾病有急性肠炎、肠结核、克罗恩（Crohn）病、吸收不良综合征、急性出血坏死性肠炎等，小肠肿瘤并非罕见，主要表现有脐周疼痛、腹胀、腹泻及粪便异常等。小肠梗阻时可出现呕吐，吸收不良时可有全身营养缺乏的表现。

4. 大肠 常见疾病有肠易激综合征、溃疡性结肠炎、大肠癌、阑尾炎等，主要表现为腹泻或便秘、黏液-脓血便、腹痛，病变累及直肠时可有里急后重。

5. 肝脏 常见有各种病毒性肝炎、脂肪肝、肝硬化、原发性肝癌、肝脓肿、自身免疫性肝病等，主要表现有厌油或恶心，肝区不适或疼痛、肝大、肝区压痛、黄疸及门脉高压征象等。

6. 胆道 常见疾病有胆石症、胆囊炎、胆管炎、胆道蛔虫症、胆道肿瘤等，主要表现有右上腹疼痛、黄疸及右上腹局部压痛等。

7. 胰腺 主要疾病有急性胰腺炎、慢性胰腺炎、胰腺癌，主要表现有上腹部疼痛、黄疸、胰腺分泌障碍所致代谢紊乱等。

8. 腹膜、肠系膜 常见疾病有各种原因所致的腹膜炎、肠系膜淋巴结炎和结核、腹膜间皮瘤、转移性腹膜肿瘤等，主要表现为腹痛和腹部压痛、腹部触诊有揉面感及腹水等。

【消化系统疾病的诊断和鉴别诊断】

（一）病史

病史是诊断疾病的重要组成部分。通过询问病史可了解疾病的发生、发展情况。有些消化系统疾病仅靠病史即可大致做出诊断，如消化性溃疡。对大多数消化系统疾病尚需结合体格检查和辅助检查才能进一步确诊。医师在询问病史时，不但要具备本系统疾病的相关基础知识，对其他系统疾病的相关知识也必须有所了解。通过总结、归纳和分析，得到比较客观的资料。例如，诊断药物性肝病，详细、客观的病史资料具有重要价值。询问病史时，要有足够的耐心听取患者的描述，有计划地询问，根据患者的具体情况，使用恰当的语言，使患者容易领会并准确地回答问题。在遇到某些危重患者，如上消化道大出血时，询问病史和治疗应同时进行，问题要有重点，不能因为询问病史而延误治疗。患者的某些情况，如年龄、性别、职业、精神状态、饮食习惯、饮酒和服药史、疫水接触史及遗传因素等对某些消化系统疾病的诊断有重要意义。

（二）症状

消化系统疾病在临床上可引起许多症状，如吞咽困难、反酸、呃逆、胃灼热、食欲缺乏、恶心与呕吐、腹泻、便秘、呕血与黑便、便血、腹胀、腹痛及黄疸等，临床医师需要了解每一个具体症状的准确含义及发生机制，这对诊断消化系统疾病有重要价值。如呕血与黑便提示上消化道出血，常见疾病有消化性溃疡、肝硬化、食管静脉曲张破裂出血等，而黄疸的出现则很可能是肝胆疾病。还应当注意，其他系统疾病仍然可出现消化系统的常见和典型症状或者以消化系统的症状作为首发症状。而某些消化系统疾病的早期，可以不出现任何症状，或者以不典型症状作为首发症状。

（三）体格检查

消化系统疾病的体征不仅为消化系统疾病所特有，也可见于其他器官病变。消化系统疾病亦可累及其他器官和系统，如炎症性肠病时可有关节炎、口腔溃疡。右心衰竭时可出现肝大、黄疸、腹水等。因此，全面、系统、细致的检查十分重要，不仅要重视腹部检查，也要注意全身系统检查。检查一般包括视、触、叩、听四个方面的内容，其中以触诊最为重要。

1. 视诊 一般检查包括皮肤、营养状态、淋巴结、巩膜、口唇及口腔黏膜的检查，如皮肤视诊应观察有无黄疸、肝病面容、蜘蛛痣、肝掌等，这些都是慢性肝病的标志。腹部视诊应观察腹部外形、腹壁皮肤、呼吸运动及腹壁静脉。如腹式呼吸减弱常见于病变累及腹膜时。脐变浅或突出见于腹腔内压力降低或增高，腹壁静脉曲张表明有侧支循环建立，可通过辨别血流方向来判断是门脉高压还是腔静脉阻塞。

2. 触诊 腹部触诊十分重要。应规范手法并注意经验积累，根据触诊目的采用不同的触诊方法。腹部触诊包括腹壁紧张度、压痛和反跳痛、腹腔脏器触诊、液波震颤。压痛提示腹腔内脏器有炎性病变，压痛部位对病变脏器有提示作用；反跳痛提示腹膜炎症；腹壁紧张度增加，呈板状，见于急性弥漫性腹膜炎；腹壁柔韧感则提示有慢性腹膜炎和腹膜肿瘤可能。腹腔脏器触诊可发现脏器的相关疾病。触诊扪及腹部包块，首先应鉴别为生理性还是病理性，根据其位置、大小、形状、表面状况、硬度、活动度、触痛、搏动感等判断其来源及性质。注意不要将乙状结肠、粪块、充盈的膀胱、前凸的脊柱、腹主动脉、肾脏、妊娠子宫当作腹部包块。另外应与腹腔内其他系统的肿块如卵巢囊肿、子宫肌瘤等仔细鉴别。

3. 叩诊 脏器的叩诊可确定其界线以补充触诊的不足，确定有无腹水。如空腔脏器穿孔时，肝浊音界消失；移动性浊音阳性常提示腹水中等量。

4. 听诊 腹部听诊的主要内容有肠鸣音、血管杂音、摩擦音和搔弹音等。肠鸣音的变化对于肠梗阻及消化道的活动性出血有重要诊断价值。腹部血管杂音有时有特殊诊断价值。

（四）实验室和辅助检查

1. 实验室检查

（1）血液检查

1）食管、胃肠疾病：血常规和血生化检查对于食管及胃肠道疾病缺少特异性诊断价值，但有助于评估疾病的严重性和活动度，如胃癌时常有巨幼细胞性贫血。急性消化道出血不仅可引起贫血，还可导致肠源性氮质血症，出现尿素氮升高。红细胞沉降率可作为炎症性肠病、肠/腹膜结核的活动性指标。胃肠道激素的测定对于某些内分泌肿瘤引起的消化道症状有诊断价值，如腹泻患者血清胃泌素增高提示胃泌素瘤。某些自身抗体的检测有助于明确消化道症状的原因。肿瘤标志物如癌胚抗原检查对于结肠癌有辅助诊断价值。严重的呕吐、腹泻可出现电解质紊乱。

2）肝病：血液检查在肝病的诊断和随访中均有重要价值。肝功能试验包括反映肝脏合成功能试验（血清白蛋白、凝血酶原时间和凝血因子的水平），反映肝转运阴离子能力的试验（肝脏储备试验、胆红素代谢试验、胆汁酸代谢试验），反映肝免疫调节功

能的试验（血清 γ-球蛋白、血清免疫球蛋白），反映肝细胞损害的试验（谷草转氨酶、谷丙转氨酶、腺苷脱氢酶、乳酸脱氢酶、醇脱氢酶、谷氨酸脱氢酶），反映胆汁淤积的试验（碱性磷酸酶、血清 γ-谷氨酰转移酶、血清胆固醇和脂蛋白 X），以及反映肝纤维化的试验（胶原及其代谢产物、胶原代谢相关酶、非胶原蛋白、透明质酸）和反映肝药物代谢功能的试验（安替比林血浆清除率、半乳糖廓清试验等）。病毒性肝炎（甲、乙、丙、丁、戊型肝炎）的血清标志物检测对明确病因有益。自身抗体的检测对于自身免疫性肝病的诊断有重要价值，如抗线粒体抗体 M_2 亚型（AMA-M_2）有助于诊断原发性胆汁性胆管炎。肝癌血清标志物中最有价值的是甲胎蛋白（AFP），其他肝癌标志物包括 γ-谷氨酰转移酶Ⅱ、碱性磷酸酶同工酶Ⅰ等。

3）胰腺疾病：血常规和血生化检查有助于判断疾病及并发症的严重程度，如胰腺炎及并发胰腺脓肿时白细胞计数及中性粒细胞计数升高。血淀粉酶、脂肪酶对于急性胰腺炎的诊断有重要价值。血浆胰多肽、血清胆囊收缩素、空腹血浆胰岛素水平的测定有助于诊断慢性胰腺炎。同时测定血及尿中苯替酪胺（PABA）有助于提高苯替酪胺试验的敏感性，还可反映胰腺分泌糜蛋白酶的功能。目前尚无一种血清标志物有足够敏感性和特异性可用于筛选和发现早期胰腺癌病例，CA19-9 有一定价值。

（2）尿液检查：尿胆红素、尿胆原测定对于黄疸的诊断和鉴别诊断有初筛意义。右旋木糖吸收试验、维生素 B_{12} 吸收试验通过检测尿中的木糖或维生素 B_{12} 含量，了解小肠的吸收功能，对于小肠吸收不良和慢性胰腺炎有诊断和鉴别诊断价值。

（3）粪便检查：对胃肠道疾病的诊断有时有重要意义。粪便外观、隐血试验、显微镜检查均有重要价值。另外，粪便中寄生虫检查、细菌检测和分析、胰酶测定等有助于明确病因。

（4）腹水检查：腹水常规检查可初步判断腹水性质为渗出液还是漏出液及有无感染。腹水生化、细菌培养、结核抗体检查及脱落细胞学检查对腹水的病因有重要的诊断和鉴别诊断价值。腹水内淀粉酶的测定对于急性胰腺炎有重要诊断价值。血清腹水白蛋白梯度（serum ascites albumin gradient，SAAG）是指血清白蛋白与同天内测的腹水白蛋白之间的差值，即 SAAG=血清白蛋白–腹水白蛋白。根据 SAAG 将腹水分为两类：①高梯度性（SAAG≥11g/L）腹水为漏出液；②低梯度性（SAAG＜11g/L）腹水为渗出液。SAAG 对于腹水病因的诊断有重要价值。

（5）其他：胃液分泌功能试验、胃泌素刺激试

验对于高胃泌素血症有重要鉴别诊断价值。胰腺外分泌功能试验可通过分析十二指肠液来观察直接刺激胰腺反应，也可通过测定胰酶来观察胰腺功能的间接刺激反应，两者均可用于慢性胰腺炎、胰腺癌或胰腺功能不全的诊断。^{13}C 或 ^{14}C 呼气试验是诊断幽门螺杆菌感染的无创性手段，敏感性及特异性均高，常用于治疗后的随访。H_2 呼气试验用于检测乳糖吸收不良或蔗糖吸收不良及半乳糖转运缺陷。

2. 内镜检查 内镜应用于消化系统疾病的诊断和治疗是 20 世纪消化系统疾病革命性的重大进展，极大地扩展了消化内科医师的诊疗视野，已成为消化系统疾病的重要诊疗手段。目前应用于临床的有电子内镜、超声内镜、胶囊内镜。根据不同的检查部位分为胃镜、十二指肠镜、小肠镜、结肠镜、肛镜、腹腔镜、胆道镜和胰管镜等。近年来发展了超声内镜、放大内镜、染色内镜技术，提高了对微小病变的检出率，对消化道肿瘤的早期诊断有重要意义。应用内镜可观察消化道内腔，对炎症、溃疡、肿瘤、出血等各种病变有直观认识，还可结合黏膜活检判断病变性质和程度。利用十二指肠镜进行逆行胰胆管造影是胆系、胰管病变的重要诊疗手段。超声内镜对于黏膜下病变诊断有优势，对于胰腺疾患的诊断尤为重要。双气囊小肠镜通过经口和肛门进镜相结合的方式，可使整个小肠均得到检查。胶囊内镜利用胶囊内摄像头动态拍摄和体外无线接收技术可无创性观察整个消化道情况。腹腔镜可了解肿块性质，确定腹水病因，尤其是对肝胆疾病、结核性腹膜炎、腹膜间皮瘤的诊断和鉴别诊断有重要价值。

3. 影像学检查

（1）超声检查：因无创、方便、价格便宜，在我国是腹部疾病首选的影像学初筛诊断方法。

1）B 超：可显示肝、胆、脾、胰大小和轮廓，对肝癌、肝脓肿、胰腺癌，尤其对胆道结石有较大价值。在 B 超引导下还可进行各种经皮穿刺，如肝穿活检、胰腺脓肿穿刺引流等，从而进一步诊断、治疗。但 B 超观察受腹壁脂肪及胃肠气体的影响，尤其对腹膜后结构如胰腺影响较大。

2）彩色多普勒超声：可了解肿块血供，协助鉴别肿块的良恶性，如鉴别腹部囊性肿块与血管瘤，或动静脉瘘、血管囊状扩张等。本法可评价肿瘤栓塞（介入）治疗后效果，还可用于肝移植后移植肝血流情况的监测，包括门静脉和肝动脉的血流监测。血流紊乱和异常增快、肝门部无动脉血流信号是最早用于肝动脉血栓形成和肝动脉狭窄诊断的超声指标。RI[（收缩期峰值血流速度-舒张末期血流速度）/收缩期峰值血流速度]、SAT（肝动脉舒张期末到第一个收缩峰值的时间）和 HAAC[（收缩峰值速度-舒张期末血流速度）/SAT]是更为特异的评价移植肝血流情况的频谱多普勒指标。

（2）X 线检查

1）腹部平片：观察腹腔内有无游离气体对于诊断腹腔内空腔脏器穿孔有价值。肠腔内液气平面和肠郁张有助于诊断肠梗阻，胰腺结石、钙化有助于慢性胰腺炎的诊断。

2）钡餐和钡灌：通过观察钡剂显现的黏膜相可发现胃肠道的溃疡、肿瘤、炎症、结构畸形，对膈疝和胃黏膜脱垂的诊断优于内镜检查。采用标准餐加服固体钡条可在 X 线透视下进行胃排空试验，发现胃肠道运动异常。气钡双重造影可提高对比度，有利于发现微小病变。另外应注意，钡剂会影响其他影像学检查的结果，应放在影像学检查最后进行。

3）数字减影血管造影：是一项常用的、有价值的诊断技术，有助于评价血管的解剖和病变，对肝脏、胰腺肿瘤性质的鉴别也很有价值。在不明原因消化道出血的诊断中，选择性腹腔动脉或肠系膜动脉造影有助于出血部位的确定。在外科门腔分流和肝移植的术前评估中，经皮肝穿刺或经动脉、静脉导管门静脉造影术则有助于判断门静脉阻塞的部位、侧支开放程度。

（3）计算机断层扫描：对腹内脏器病变，尤其是肝、胆、胰占位性病变如囊肿、脓肿、肿瘤、结石等的诊断有重要作用。结合增强及延迟扫描，可对肿瘤的性质做出鉴别诊断。近年来计算机断层扫描（CT）对于急性胰腺炎的分期诊断价值已经得到公认。对于肝硬化、脂肪肝等的诊断也有重要价值。

（4）磁共振成像、磁共振胰胆管造影术及磁共振血管造影术：磁共振成像（MRI）利用人体内在强磁场释放出氢核质子磁共振信号强弱而成像，所反映出的信息较 CT 检查丰富，对发现肝脏内病灶的敏感性高于 CT，不用造影剂即可从各个层面全面观察内部结构。磁共振胰胆管造影术（MRCP）用于胰、胆管疾病的诊断，由于其无创、简便，在诊断过程中，某些情况下可替代内镜逆行胰胆管造影术（ERCP），是一项很有前途的诊断胆道、胰腺疾病的无创性检查方法。磁共振血管造影术（MRA）可清楚地显示腹腔内大血管，在诊断中一定程度上可取代有创性血管造影。

（5）正电子射线断层检查：根据示踪剂的摄取水平能将生理过程形象化和数量化，反映生理功能，还可预测和评价机体对治疗后的反应。近年来已广泛用于结直肠、肝脏、胰腺、神经内分泌系统和其他胃肠病的分析和评估，对诊断消化道肿瘤的淋巴结转移及远处转移比 CT 敏感。

（6）放射性核素检查：利用 ^{99m}Tc-PMT 标记硫胶体或植酸钠，肝脏肝巨噬细胞吞噬胶体颗粒后肝脏显影。病变时肝巨噬细胞吞噬功能降低或丧失，局部放射性减弱或缺损显示占位病变。本法可用于肝脏内恶性肿瘤、海绵状血管瘤、肝囊肿、多囊肝及肝包囊虫病等的诊断和鉴别诊断。静脉注射核素标记的红细胞对于不明原因消化道出血的诊断有独特的价值，放射性核素检查还可用于门脉高压程度和疗效的评价。

4. 消化道动力检查 食管上段压力测定是鉴别起源于中枢神经系统疾病、原发性咽部肌肉疾病和环咽部张力障碍的最佳方法。食管下段测压有助于诊断弥漫性食管痉挛、贲门失迟缓症和影响食管动力的浸润性疾病及胃食管反流病。24 小时食管 PH 测定有助于胃–食管反流的诊断。胃排空时间测定、胃电图等可了解胃的功能变化。结肠动力测定在慢性便秘的诊断中有一定意义。

5. 活组织检查

（1）肝组织活检：是许多肝脏疾病的确诊依据，是诊断慢性肝病最有价值的方法之一，也是某些肝脏疾病治疗的依据和疗效评判标准，如假小叶对于肝硬化的诊断有确诊价值。

（2）腹膜活检：对诊断腹膜疾病有重要意义。本法有助于诊断腹膜间皮瘤、结核性腹膜炎、肿瘤腹膜转移。

（3）消化道黏膜活检：内镜直视取材进行病理组织学检查是消化道疾病，尤其是消化道肿瘤的重要检出手段。

【消化系统疾病的防治】

消化系统疾病根据病因、发病机制、病变部位的不同选择不同的治疗方案。其治疗原则包括去除诱因、一般治疗、对因治疗、对症治疗。

（一）去除诱因

如药物性肝病时停用相关药物、酒精性肝病患者戒酒。去除诱因在肝性脑病的治疗中尤为重要。

（二）一般治疗

1. 饮食营养 饮食和营养在消化系统疾病的治疗中有重要意义。消化系统疾病使食物摄取、转运、消化、吸收及代谢过程受到不同程度的影响，且不当的饮食还可加重疾病过程，因而应根据疾病的部位及性质制定不同的饮食营养方案。一些特殊情况如急性胰腺炎、肠梗阻、上消化道大出血时应禁食；肝硬化腹水时应限制钠的摄入；急性胆囊炎时应给予低脂饮食。另外，消化系统疾病可导致食欲下降、呕吐、腹泻等，均可造成营养障碍及水、电解质的紊乱，此时应重视对症营养支持治疗的作用。肠内营养或肠外营养已在临床广泛应用，是很多消化系统疾病的治疗基础。

2. 生活规律，注意精神卫生 胃肠多肽的分泌受神经精神因素影响较大，胃肠道表现在身心疾病中较为常见。一些胃肠功能性疾病如肠易激综合征与精神紧张度有关，而且精神因素还可加重或诱发器质性疾病。因此，在消化系统疾病的治疗中应重视对生活规律的调整和精神心理治疗。

（三）针对病因或发病环节的治疗

1. 药物治疗 多数消化系统疾病可依靠药物治愈或缓解。发病机制明确的疾病如消化性溃疡，可针对病因采取相应治疗如抑酸、保护胃黏膜、根除幽门螺杆菌。对于发病机制复杂的疾病则可采取措施从各个环节上阻断或延缓其发展。

2. 介入治疗

（1）内镜下治疗：消化道器质性狭窄或机械性梗阻、消化道大出血、消化道息肉等均可在内镜下治疗。内镜下治疗的内容有放置支架、食管-胃底静脉曲张套扎或注射硬化剂、非静脉曲张上消化道出血止血（局部止血药物喷洒、局部药物注射、微波、激光、热凝、钛夹钳夹等）、息肉切除、内镜下早期胃癌的切除等。内镜下胆系疾病的治疗发展迅速，如十二指肠乳头括约肌切开术、胆道碎石取石术等，许多以往需要外科手术治疗的疾病如今多可行内镜治疗，拓展了消化内科医师的治疗领域。

（2）影像学引导下的介入治疗：B 超、超声内镜或 CT 引导下的脓肿穿刺、囊液引流、肝脏肿瘤的射频消融治疗等。血管介入技术在消化系统疾病的治疗中应用广泛。如肝癌发现多属晚期，失去手术机会，而肝动脉栓塞治疗以及肝动脉灌注化疗可为此类患者赢得治疗机会。血管介入对不明原因消化道出血的诊断和治疗也有一定价值。经颈静脉肝内门体静脉分流术（Tips）可用于治疗门脉高压等。

3. 外科手术治疗 是消化系统疾病治疗的重要手段。肿瘤的首选治疗是外科手术切除。内科治疗无效或疗效不佳或出现严重并发症的疾病，手术治疗往往是最终解决办法。如终末期肝病，内科治疗效果不佳，肝移植是目前最有效的治疗方法。对手术指征的掌握至关重要，与外科医师的合作将使疾病得到及时有效的治疗。

（四）对症治疗

合理的对症治疗可减轻患者痛苦、有助于基础治疗疗效的发挥。营养支持、镇痛、止吐、止泻、解痉是常用的对症治疗。但临床应用中应遵循以下原则：不要掩盖疾病的主要临床表现，如急腹症原因未明时不应用强力镇痛剂；应权衡利弊，酌情应用，避免产生并发症和影响基础治疗，如重症溃疡性结肠炎不应过强止泻，以免造成中毒性巨结肠。

【消化系统疾病的研究进展和展望】

（一）消化内镜方向

消化内镜技术的发明和发展在消化系统疾病的诊疗中作用重大，可谓是引发了消化病学的"革命性变化"。1950 年日本研制了第一代胃内照相机，是内镜史上的第一个里程碑。第二个里程碑是 1957 年美国研制了第一台纤维光学胃、十二指肠镜和 1963 年日本的纤维结肠镜用于临床。1983 年美国首先发明了电子内镜，树立了消化内镜史上的第三个里程碑。当今内镜发展日新月异，不仅在诊断技术方面有了长足进步，而且极大地延伸和丰富了治疗的领域和内容。最近推出了变焦放大电子内镜，结合色素染色，大大提高了临床对微小病变及早期肿瘤诊断的准确性。内镜与超声结合的产物——超声内镜，既可以通过内镜直接观察消化道黏膜表面，又可以进行超声扫描，获取消化道管壁各层次的组织学特征及邻近重要脏器的超声影像，因此扩大了内镜的诊断能力。仿真内镜又称 CT 胃肠道造影检查术，用以补充内镜平面图像不足，是近年来迅速发展的影像学技术，它安全、无创、效果理想。胶囊内镜是新型的电子胃肠黏膜扫描照相仪，患者只需吞下 11mm×26mm 大小的电子摄像胶囊并在体外装上接收记录仪即可得到胶囊行进过程中的消化道黏膜图像，对于小肠疾病的诊断有重要意义。双气囊小肠镜可检查小肠全长，开辟了小肠疾病诊断的新一页，也从认识上改写了小肠疾病谱。

许多以往需要外科手术治疗的疾病目前均可在内镜下治疗，各种镜下治疗拓展了消化内科的治疗领域。如非静脉曲张上消化道出血止血治疗（局部药物注射和喷洒、血管夹钳夹、电凝等）、食管胃底静脉曲张止血治疗（硬化剂注射及皮圈套扎术）、食管狭窄扩张术及支架放置术、食管癌黏膜切除术、早期胃癌切除术、大肠癌黏膜切除术，以及消化道息肉切除术、十二指肠乳头括约肌切开术、胆道碎石或取石、胆道内/外引流术、胆/胰管支架放置术、经皮内镜下胃造瘘术等，因创伤小、操作方便而广泛应用。

（二）幽门螺杆菌的发现和研究

幽门螺杆菌（*H. pylori*）的发现和研究使得人们重新认识上消化道疾病的病因。消化道疾病的重大变革意义也令幽门螺杆菌的两位发现者获得了诺贝尔生理学或医学奖。幽门螺杆菌是定植于胃黏膜并引起胃十二指肠不同疾病的革兰氏阴性细菌，关于其致病因素及与上消化道疾病的关系已得到广泛而深入的研究。已经确认幽门螺杆菌是消化性溃疡的重要病因，并已制定了根除幽门螺杆菌的有效方案。经根除幽门螺杆菌后消化性溃疡的复发率由原来的 70%～80% 下降至 10% 以下。研究表明，幽门螺杆菌也是胃黏膜相关淋巴组织淋巴瘤的重要病因和胃癌的高危因素。对幽门螺杆菌感染的预防和治疗已成为我国预防胃癌的重要策略之一。

（三）消化系统疾病谱的变化

社会经济的发展不仅带来科技的进步、环境和生活方式的改变，疾病谱也随之变化。以往的常见病或多发病由于预防及治疗措施的进步已经日渐稀少，如肠结核，而以往的少见病则逐年增加，如非酒精性脂肪性肝病、克罗恩病、慢性胰腺炎、功能性胃肠病等。酸相关性疾病的研究使人们对胃食管反流病的构成谱有了新的认识。当今环境条件下，药物性肝病也应引起重视。胶囊内镜和双气囊小肠镜的出现使得小肠疾病的检出率大为提高，改变了以往认为"小肠疾病为少见病"的观念。自身免疫性肝病逐渐增多，使得十年前在消化系统专著中都罕见的疾病成为临床工作中的新挑战。我国大肠癌、胰腺癌发病率增加已有肯定的流行病学研究报道或间接估算的相关报道。对于这些疾病的再认识和研究已成为目前消化界的研究热点。

（四）消化系统恶性肿瘤

消化系统恶性肿瘤发病率高，占人类恶性肿瘤的一半以上，对消化系统恶性肿瘤的研究一直是消化界和肿瘤界研究的重点课题。由于相关学科基础研究的发展，对消化道肿瘤病因的研究不断有新成果问世。寻找敏感和特异的血清标志物和检测手段将更加有利于肿瘤的早期诊断。治疗方面，除了常规的手术治疗、放射治疗、化学治疗、介入治疗以外，近年来探索了免疫治疗、生物靶向治疗及干细胞治疗和基因治疗。AFP 和 B 超检查对高危人群的随访有助于"亚临床肝癌"的诊断。肿瘤综合治疗的进步及器官移植技术的飞速发展，加上先进科技手段用于肿瘤的基础研究，使得人们对于消化系统恶性肿瘤的控制充满信心。

（五）肝脏疾病

肝脏疾病首先是肝脏疾病谱的改变。肝炎后肝硬化仍处于肝硬化病因的首位。肝硬化的构成中血吸虫性肝硬化减少，酒精性肝硬化和原发性胆汁性肝硬化大幅度上升。自身免疫性肝炎和药物性肝病日益增多。在诊断方面，除常规的检查手段外，肝穿刺活检的重要意义尤受重视，CT 和 MRCP 的广泛应用提高了肝胆疾病的检出率。自身抗体的检测尤其是抗线粒体 M_2 亚型使得原发性胆汁性胆管炎的漏诊率降低。在治疗方面，抗病毒治疗已成为当今乙型病毒性肝炎和丙型病毒性肝炎治疗的主流，日新月异的抗病毒药物改变了慢性病毒性肝炎的自然病程。新一代人工肝由肝细胞作为生物材料显示出一定的前景。肝移植手术技术的进步和围手术期管理水平的提高以及抗排斥药物的进展，使得肝移植成为临床常规治疗手段，为广大终末期肝病患者提供了有效的治疗方法。同时，直接抗病毒小分子药物（DAA）的出现，使得丙型病毒性肝炎能够根治；由于抗病毒方案的优化，使得肝移植后乙型肝炎复发率大大下降，扩大了肝移植的适应证，改善了大量因乙型肝炎相关终末期肝病接受肝移植患者的生活质量，有效地延长了其生存期。肝干细胞移植虽前景诱人，但仍有许多问题需进一步研究。

（六）消化系统疾病的相关基础研究

疾病的基础研究为临床诊断、治疗方案进一步改善提供理论基础和靶点。基因多态性的研究在消化系统各疾病中均受到关注，基因芯片在临床诊断、药物筛选、指导临床用药及治疗等领域带来革新性的影响。基因芯片可用于发病机制研究、疾病的早期诊断、相关毒理和药理学研究及新药的开发应用，还可用于消化系统病原微生物基因分型、毒力和耐药机制及对宿主基因表达影响的研究。干细胞的研究为人类疾病治疗带来新的希望。基因的功能由蛋白质完成，当进入"后基因时代"，蛋白组学成为基础研究的重要手段。蛋白组学的研究领域包括蛋白质大规模鉴定和转录后修饰的微特征研究、差异显示蛋白质组学及研究蛋白质间的相互作用。消化系疾病中，对幽门螺杆菌的研究采用比较蛋白组学，通过比较肿瘤细胞和正常细胞的蛋白表达差异，可鉴定出肿瘤特异性抗原或标志物，为肿瘤的早期诊断和治疗提供线索。一些生物分子如一氧化氮、一氧化碳等在消化系统疾病中的作用受到广泛关注。与其他领域相似，细胞因子仍然是基础研究中的热点，研究内容包括不同细胞因子在各种疾病发病、预后、预测及治疗中的作用。乙型肝炎病毒基因型在临床得到应用。肠道微生态在消化系疾病发病中的作用受到越来越多的重视。

（杨晋辉　唐映梅）

第二章 胃食管反流病

胃食管反流病（gastroesophageal reflux disease，GERD）是指过多胃和（或）十二指肠内容物反流入食管引起胃灼热、胸骨后疼痛等症状，可导致反流性食管炎（reflux esophagitis，RE），以及食管以外的组织如口、咽、喉、气管等的损害。本病在西方国家十分常见，人群中 7%～15% 的人有胃食管反流症状，发病随年龄增加而增加，40～60 岁为高峰发病年龄，男女发病无差异。RE 内镜下表现为食管黏膜充血水肿、糜烂、溃疡等病变。此类患者男性多于女性，为（2～3）∶1。而也有相当一部分胃食管反流病的患者内镜下可无食管炎表现，称为内镜下阴性的胃食管反流病或称非糜烂性反流病（non-erosive reflux disease，NERD）。

【病因和发病机制】

目前认为胃食管反流病是由多种因素造成的上消化道动力障碍性疾病，存在酸和（或）其他有害物质如胆酸、胰酶等的反流。其主要发病机制是抗反流防御减弱和反流物对食管黏膜攻击作用的结果。

（一）食管抗反流防御机制减弱

抗反流防御机制包括反流屏障，食管对反流物的清除及黏膜对反流攻击作用的抵抗力。

1. 抗反流屏障 指食管和胃交接处的解剖结构——食管下括约肌（lower esophageal sphincter，LES）、膈肌脚、膈食管韧带、食管与胃底间的锐角（His 角）等均具有抗反流作用，构成抗反流屏障，上述各部分的结构和功能上的缺陷均可造成胃食管反流。其中最重要的是食管下括约肌的功能异常。

LES 是指食管末端 3～4cm 长的环形肌束。正常人静息时 LES 压为 10～30mmHg，为一高压带，构成一个压力屏障，起着防止胃内容物反流入食管的生理作用。LES 部位的结构受到破坏时可使 LES 压力下降，如系统性硬化症、贲门失弛缓症手术后易并发反流性食管炎。某些激素如缩胆囊素、胰升糖素、舒血管肠肽、前列腺素 E 等可使 LES 压降低。一些食物如高脂肪、巧克力等，药物如钙拮抗药、地西泮，以及饮酒、吸烟等因素可导致 LES 压降低而诱发胃食管反流。腹内压增高如肥胖、妊娠后期、大量腹水、呕吐、负重劳动等也可引起 LES 压相对降低而导致胃食管反流。

一过性 LES 松弛（transient LES relax，TLESR）是近年研究发现影响胃食管反流的一重要因素。TLESR 是指非吞咽情况下 LES 自发性松弛，其松弛时间明显长于吞咽时 LES 松弛的时间。TLESR 既是正常人生理性胃食管反流的主要原因，也是 LES 静息压正常的胃食管反流病患者的主要发病机制。

2. 食管廓清功能障碍 正常时，吞咽后食管出现推进性蠕动。如有反流，大部分反流物通过 1～2 次食管自发和继发性蠕动，将食管内容物排入胃内，即容量清除，是食管廓清的主要方式。残留的少量酸液则由唾液中和，故食管蠕动和唾液产生的异常也参与胃食管反流病的致病过程。

3. 食管裂孔疝 是部分胃经膈食管裂孔进入胸腔的疾病，可引起胃食管反流并降低食管对酸的清除，可导致胃食管反流病。

4. 食管黏膜屏障 食管黏液层和表面 HCO_3^- 浓

度、复层扁平上皮等构成上皮屏障,以及黏膜下丰富的血液供应构成的后上皮屏障,发挥其抗反流物对食管黏膜损伤的作用。当上述屏障作用下降时,食管黏膜将不能抵御反流物的损害。因此,食管黏膜屏障作用下降在反流性食管炎发病中起着重要作用。

5. 胃十二指肠功能异常

(1)胃排空异常:胃排空延迟易使餐后反流发生频率增加,使胃内压增高,从而导致胃食管反流。

(2)胃十二指肠反流:当 LES 压和幽门括约肌张力同时降低时,十二指肠液和胃液同时反流入食管,引起食管炎。

(二)反流物对食管黏膜攻击作用

在食管抗反流防御机制下降的基础上,反流物刺激和损害食管黏膜。胃酸与胃蛋白酶是反流物中损害食管黏膜主要成分。胆汁反流中的非结合胆盐和胰酶成为主要的攻击因子,损害食管黏膜。

【病理】

存在食管炎的胃食管反流病患者,其病理组织学基本改变可有:①鳞状上皮的基底细胞增生;②黏膜固有层乳头向上皮腔面延长;③固有层内炎症细胞浸润;④糜烂及溃疡;⑤纤维组织增生、瘢痕形成;⑥胃食管连接处以上出现巴雷特食管改变。巴雷特食管是指食管与胃交界的齿状线 2cm 以上出现柱状上皮替代鳞状上皮。其组织学表现为特殊性柱状上皮、贲门型上皮或胃底型上皮。

【临床表现】

胃食管反流病的临床表现多样,轻重不一。有的症状典型,如胃灼热和反酸,有的酷似心绞痛,或以哮喘、咽喉炎为主要表现,从而忽略了对本病的诊治。其主要有四组临床表现。

1. 反流症状　反酸、反胃、嗳气等多在餐后明显或加重,平卧或躯体前屈时易出现。反胃是指胃内容物在无恶心和不用力的情况下涌入口腔。反流物多呈酸性,故称反酸,常伴有胃灼热,是胃食管反流病最常见的临床表现。

2. 反流物刺激食管引起的症状　胃灼热、胸痛、吞咽困难等常见。胃灼热是指胸骨后或剑突下烧灼感或不适,常在餐后 0.5～1 小时出现,尤其在饱餐后。躯体前曲、卧位或腹压增高时可加重。反流物刺激导致食管痉挛性疼痛,表现为胸骨后或剑突下疼痛。严重时可为剧烈刺痛,可放射到后背、胸部、肩部、颈部、耳后,此时酷似心绞痛。由于食管痉挛或功能紊乱,可有间歇性吞咽困难。而有食管狭窄者,吞咽困难可呈持续性进行性加重。有严重食管炎或并发食管溃疡者,可伴吞咽疼痛。

3. 食管以外的刺激症状　如哮喘及咽喉炎。由于反流物吸入气管,刺激支气管黏膜引起炎症和痉挛,少部分患者以咳嗽与哮喘为首发或主要表现。注意反流引起的哮喘无季节性,常有夜间喘息。可反复发生吸入性肺炎,甚至出现肺间质纤维化。反流物刺激咽喉部可引起咽喉炎症。

4. 其他　有的患者诉咽部不适,有异物感、棉团感或堵塞感,但无真正吞咽困难,此症状称为癔球症。学者认为癔球症与酸反流引起食管上段括约肌压力升高有关。

5. 并发症

(1)上消化道出血:有反流性食管炎者,因食管黏膜炎症、糜烂及溃疡,可出现消化道出血,表现为呕血和(或)黑粪及不同程度的缺铁性贫血。

(2)食管狭窄:食管炎反复发作致使纤维组织增生,最终导致瘢痕狭窄,这是严重食管炎的表现。

(3)巴雷特食管:为长期慢性胃食管反流的严重并发症。在食管黏膜的修复过程中,下段食管鳞状上皮被特殊的柱状上皮取代称为巴雷特食管。其内镜下典型表现为正常呈现均匀粉红带灰白的食管黏膜,出现胃黏膜的橘红色,分布可为环形、舌形或岛状。巴雷特食管可发生溃疡,称为巴雷特溃疡。巴雷特食管是食管腺癌的主要癌前病变,其腺癌的发生率较正常人高 30～50 倍。

案例 4-2-1

1. 患者男性,45 岁,肥胖,多年饮酒及吸烟史。

2. 以咽部不适,咳嗽伴喘息为主要表现,近 2 个月加重,夜间及卧位时出现,坐位好转。

3. 餐后饱胀,胸痛,无胃灼热、泛酸表现。

4. 按呼吸系统疾病治疗无效。

【实验室及其他检查】

1. 内镜检查　内镜检查及活检是诊断反流性食管炎最准确的方法并能判断其严重程度和有无并发症,并与其他原因引起的食管炎和其他食管病变(如食管癌等)相鉴别。镜下可见黏膜水肿、潮红、糜烂、溃疡等表现。约 50%患者有反流的症状但内镜检查正常。但内镜下无食管炎症不能排除胃食管反流病。按内镜下所见食管黏膜的损害程度,可将反流性食管炎可分 5 级:①正常,食管黏膜没有破损;②A 级,一个或一个以上食管黏膜破损,长径小于 5mm;③B 级,一个或一个以上黏膜破损,长径大于 5mm,但没有融合性病变;④C 级,黏膜破损有融合,但小于 75%的食管周径;⑤D 级,黏膜破损融合,至少达到 75%的食管周径。本分级法(洛杉矶分级法)可用于病情判断及指导治疗。

2. 24小时食管pH监测 目前已被公认为诊断胃食管反流病的重要诊断方法，但对具有典型症状的患者并非必须应用。应用便携式pH记录仪在生理状态下对患者进行24小时食管pH连续监测，常用的观察指标为监测24小时内pH＜4的总百分时间、pH＜4的次数、持续5分钟以上的次数及最长反流时间等。这些参数能帮助确定在生理活动状态下食管是否存在过度反流的客观证据，有助于鉴别酸反流与非典型症状之间的关系，如非心源性胸痛、慢性咳嗽、咽喉炎等，由于需要一定的设备且为侵入性检查，临床难以常规应用。

3. 食管阻抗-pH监测 可提高单纯pH的敏感度，且有利于甄别功能性胃灼热的患者。由于食管阻抗-pH监测可以监测弱酸及弱碱反流在内的所有非酸反流，所以建议在为使用质子泵抑制剂（proton pump inhibitor，PPI）的患者中进行单纯pH监测已明确胃食管反流病的诊断并指导治疗。若患者正在使用PPI，则需进行食管阻抗-pH监测以评估患者症状难以控制的原因。

4. 食管滴酸试验 经鼻腔置胃管至食管，从胃管内以0.1mmol/L的盐酸滴注，在滴酸过程中，出现胸骨后疼痛或胃灼热的患者为阳性，且多于在滴酸的最初15分钟内出现。

5. 食管测压 可测定LES的长度和部位、LES压、LES松弛压、食管体部压力及食管上括约肌压力等。LES静息压为10～30mmHg，如LES＜6mmHg易导致反流。结合胸痛诱发试验，对确定反流引起的胸痛有帮助。

6. 食管吞钡X线检查 对诊断反流性食管病的价值有限，不推荐用于GERD的诊断。仅对不愿接受或不能耐受内镜检查者行该检查，目的在于排除食管癌等其他食管疾病。可显示有无黏膜病变、狭窄、食管裂孔疝等，并可显示有无钡剂从胃反流至食管，因而对诊断有互补作用，但敏感度较低。

案例 4-2-1

1. 胃镜检查食管未见异常，胃窦黏膜充血水肿，局部可见红斑，诊断慢性浅表性胃炎。Hp快速尿素酶试验阳性。

2. 24小时食管pH监测：pH＜4.0为总时间为192分钟，pH＜4.0的时间百分比为13.3%，pH＜4.0的次数为14次（正常＜6次），最长酸反流时间为60分钟（正常＜18分钟），酸反流＞5分钟次数为10次（正常＜3次），Demeester评分为84分，提示中度胃食管反流。

3. 食管测压：LESP为6mmHg（正常值为10～30mmHg）。

4. 给予质子泵抑制剂（PPI）、硫糖铝及多潘立酮治疗一月症状消失，符合NERD诊断。

【诊断与鉴别诊断】

胃食管反流病的诊断要点：①有典型的胃灼热、反酸反流症状，可做出初步临床诊断GERD；②内镜下有反流性食管炎的表现并排除其他原因引起的食管病变，RE诊断成立；③有典型的反流症状而内镜阴性者，可行24小时食管pH监测，如食管过度酸反流的客观证据，胃食管反流病诊断可成立。或给予标准剂量PPI 2次/天，治疗1～2周，如症状减轻50%以上，则可判断为PPI试验阳性，并确诊为NERD。PPI试验简便、有效，可作为GERD的初步诊断方法。

虽然胃食管反流病的症状有其特点，但仍然与某些疾病的症状有相似之处，需与其他病因引起的食管动力疾病、消化性溃疡、功能性消化不良、胆道疾病等相鉴别。以胸痛为主要表现时，应与心源性、非心源性胸痛的各种病因进行鉴别，进行相关的检查。对有吞咽困难者，应与食管癌和食管贲门失弛缓症相鉴别。对内镜显示有食管炎的患者，应与药物、辐射、感染等因素引起的食管炎相鉴别。此时常需结合内镜检查、24小时食管pH监测和试验性治疗进行综合分析来做出诊断和鉴别诊断。

案例 4-2-1

本例患者症状不典型，且胃镜检查未见食管炎表现，但根据24小时食管pH监测结果，结合以PPI为主的试验治疗有效，本病诊断成立。但胃镜检查不能对食管裂孔疝做出诊断，需行食管吞钡X线检查，以鉴别此病。

【治疗】

GERD的治疗目的是减少反流物对组织的损害，增强食管的抗反流防御机制。其治疗原则是控制症状、减少复发，预防和治疗重要并发症，达到治愈的目的。

（一）一般治疗

改变生活方式与饮食习惯极其重要。减少进食量，避免睡前饮水或进食，忌烟、酒、咖啡、巧克力、过多脂肪和辛辣或酸性食物，避免餐后立即卧床，将床头抬高15～20cm。避免各种引起腹压增高因素，如肥胖、便秘、紧束腰带等。应尽可能避免服用抑制食管和胃动力的药物，如钙拮抗剂、硝酸甘油制剂、茶碱及多巴胺受体激动剂。

（二）药物治疗

主张采用一开始联合使用质子泵抑制剂和促胃肠动力药，以求迅速控制症状，快速治愈食管炎，待症状控制后再减量维持。

1. 抑酸药　是 GERD 治疗的重要手段，可减少反流物对食管黏膜的刺激，能减轻症状，治疗反流性食管炎。目前常用 PPI 和 H_2 受体拮抗剂（H_2 receptor antagonist，H_2RA）两大类。

2. 质子泵抑制剂　抑酸作用强大，其疗效优于 H_2RA，特别适用于症状重、有严重食管炎的患者，以及用 H_2RA 治疗效果不满意的患者，为首选药物。包括奥美拉唑（20mg，每天 2 次）、兰索拉唑（30mg，每天 2 次）、泮托拉唑（40mg，每天 2 次）、雷贝拉唑（10mg，每天 2 次）和埃索美拉唑（20mg，每天 2 次）。推荐疗程为 8～12 周。对个别疗效不佳者可倍量或与促胃肠动力药联合使用。对于合并食管裂孔疝的 GERD 患者及重度食管炎（LA-C 和 LA-D 级）患者，PPI 剂量通常需要加倍。

3. H_2 受体拮抗剂　能减少 24 小时胃酸分泌 50%～70%，但不能有效减少进食引起的胃酸分泌，适应于轻、中症患者的症状。常用西咪替丁（400～800mg，每天 2 次）、雷尼替丁或尼扎替丁（150mg，每天 2 次）、法莫替丁（20mg，每天 2 次）等，增加剂量可提高疗效，但会增加不良反应，1 个疗程为 8～12 周。增加剂量可提高疗效，同时也增加不良反应。

4. 促胃肠动力药　能促进食管、胃排空，增加 LES 张力，从而减轻胃食管反流及减少反流物在食管的暴露时间。这类药物种类很多，如甲氧氯普胺、多潘立酮、莫沙必利。前两者常用量为每次 10mg，后者常用量为每次 5mg，均为每天 3～4 次，1 个疗程为 8～12 周。

5 抗酸药　仅用于症状轻、间歇发作的患者作为临时缓解症状用。

6. 黏膜保护剂　硫糖铝（sucralfate）能保护受损的食管黏膜，减轻反流症状及治疗反流性食管炎。胶态次枸橼酸铋（De-Nol）可能也有一定疗效。

7. 抗抑郁药物　对于症状持续、PPI 治疗效果不好、内镜下无食管炎表现的患者。应用抗抑郁药物治疗可能有效，如三环类抗抑郁药（amitriptyline）。近年常用五羟色胺摄取抑制剂（serotonin uptake inhibitor，SSRI）治疗 GRED，取得一定效果。

（三）抗反流手术治疗

外科手术的目的是重建胃食管交界处的抗反流机制，阻止胃内容反流入食管。目前抗反流术式推荐采用腹腔镜下胃底折叠术，如同时合并食管裂孔疝，可进行裂孔修补及抗反流术。对于长期大剂量 PPI 维持治疗患者，根据其意愿可决定抗反流手术。对确诊由反流引起的严重的食管外表现，PPI 疗效欠佳者，考虑抗反流手术。

（四）内镜治疗

内镜治疗 GERD 的长期有效性有待进一步证实。目前用于 GERD 的内镜下治疗手段主要分为射频治疗、注射或植入技术和内镜腔内胃食管成形术 3 类。其中射频治疗和经口无切开胃底折叠术（transoral incisionless fundoplication，TIF）是近年来研究的热点。

（五）并发症的治疗

1. 食管狭窄　反流性食管炎并发食管狭窄导致进食困难，可行内镜下食管扩张术治疗。扩张术后予以长程 PPI 维持治疗可防止狭窄复发。而极少数严重食管瘢痕性狭窄则需行手术治疗。此外，对年轻患者也可考虑抗反流手术治疗。

2. 巴雷特食管　是 GERD 的严重并发症，有恶变的可能，因此必须使用 PPI 长程治疗。目前虽有多种清除巴雷特食管的方法，但效果不肯定，故应加强随访及内镜活检，发现重度异型增生或早期食管腺癌及时手术切除。

胃食管反流病具有慢性复发倾向，据报道停药后 1 年内复发率高达 70%～80%，其中大部分在 3 个月内复发。因此，就大多数患者而言，应用足够剂量的 PPI 维持症状的完全缓解是必要的。尤其是存在食管炎并发症如食管溃疡、食管狭窄、巴雷特食管者需要长程维持治疗。停药后很快复发且症状持续者，需要长程维持治疗。H_2RA、莫沙必利、PPI 均可用于维持治疗，其中以 PPI 效果最好。随着时间的推移，剂量会增加。20% 的患者最终需要 2～3 倍剂量的 PPI 来控制症状。

> **案例 4-2-1　治疗原则与治疗方案**
>
> 1. 改变生活方式及饮食习惯，戒烟酒，忌饱餐，减轻体重，必要时抬高床头 15～20cm 卧位。
>
> 2. 药物治疗，目前主张联合用药治疗，即 PPI、促胃动力药物及黏膜保护剂联合应用，具体处方为：奥美拉唑 20mg，2 次/天；多潘立酮 10mg，3 次/天；硫糖铝 1g，3～4 次/天，均为空腹给药，症状缓解后转入减量维持治疗。
>
> 3. 长期大剂量 PPI 维持治疗效果欠佳可由外科行抗反流手术治疗。

第三章　食　管　癌

案例 4-3-1

患者，男，65岁，因进行性吞咽困难2个月入院。

患者于2个月前无明显诱因出现吞咽困难，初始时偶在进食较粗糙食物时出现，饮水后症状可缓解，此后症状逐渐加重。近10天饮水后也出现吞咽困难，并伴有胸骨后疼痛、吞咽后呛咳等症状，曾在外院诊治，建议行胃镜检查，但患者拒绝。患者平素喜热、烫饮食。

体格检查：消瘦体型，贫血貌，浅表淋巴结未触及肿大，心、肺检查未见异常，腹平软，肝、脾未触及肿大，无压痛。

问题：

1. 此患者临床特点是什么？
2. 最可能的诊断是什么？如何确诊？
3. 最合适的治疗方法是什么？

食管癌（esophageal cancer）是指起源于食管的恶性肿瘤，其中食管鳞癌约占90%，食管腺癌约占10%。进行性吞咽困难是其典型临床表现。

食管癌在不同的国家或同一国家不同的地区发病率有很大差别，我国是食管癌高发区，年平均死亡率为14.59/10万，其中河南林州食管癌发病率在全国最高。食管癌发病男性高于女性，我国的男女之比约为（1.3～2.7）：1，发病年龄以中老年居多，约80%以上的患者年龄在50岁以上。

【病因】

本病的病因尚未完全明确，可能的病因有以下几个。

1. 亚硝胺类化合物和真菌毒素　亚硝胺是公认的化学致癌物质，国内已成功地用多种硝酸盐代谢产物诱发大鼠食管癌。我国学者通过降低食管癌高发区内食物和饮水中硝酸盐类物质的含量，降低了高发区食管癌的发病率。某些真菌如镰刀菌、白地霉菌、黄曲霉菌也有较强的致癌性。

2. 食管疾病及食物的刺激作用　反流性食管炎、食管贲门失弛缓症、腐蚀性食管灼伤等患者食管癌的发病率较一般人群高。食物粗糙、进食过烫食物等不良饮食习惯也易患食管癌。这主要是因为食管黏膜长期受上述因素的刺激易致食管上皮增生及癌变。

3. 遗传因素　食管癌的发病常有家族聚集现象，在我国有阳性家族史的食管癌患者占1/4～1/2，

其中以父系较高，母系次之。可能与患者具有共同的遗传背景有关，也可能因患者及家属共同暴露于特定的环境因素所致。

【病理】

1. 大体病理

（1）早期食管癌：按其形态特点可分为隐伏型、糜烂型、斑块型、乳头型，其中隐伏型是食管癌的最早期，多为原位癌阶段。斑块型最为常见，癌细胞分化较好。

（2）进展期食管癌：可分为髓质型、蕈伞型、溃疡型、缩窄型、腔内型，其中髓质型多见，恶性程度最高。蕈伞型属高分化癌，预后较好。

2. 组织病理　食管癌常见病理组织学类型为鳞状细胞癌和腺癌，鳞状细胞癌亚型包括基底细胞样鳞癌、疣状癌、梭形细胞鳞癌（肉瘤样癌）等；其他少见类型包括神经内分泌癌（小细胞癌、大细胞癌）、腺鳞癌、涎腺型癌（腺样囊性癌、黏液表皮样癌等来源于食管腺体）。鳞癌和腺癌根据其分化程度分为高分化、中分化和低分化。鳞状细胞癌最多，我国约占90%，腺癌少见，后者与巴雷特食管相关。鳞癌多位于食管中、上段，腺癌则多位于食管下段。

3. 扩散及转移方式　①壁内扩散；②直接浸润邻近器官；③淋巴转移；④血行转移，多见于晚期食管癌。

4. 癌前状态　食管癌前疾病（precancerous diseases）指与食管癌相关并有一定癌变率的良性疾病，包括慢性食管炎、巴雷特食管、食管白斑症、食管憩室、贲门失弛缓症、反流性食管炎、各种原因导致的食管良性狭窄等。癌前病变（precancerous lesions）指已证实与食管癌发生密切相关的病理变化，食管鳞状上皮异型增生与鳞癌发生密切相关属癌前病变，巴雷特食管相关异型增生则是腺癌的癌前病变。

【临床表现】

1. 早期症状　食管癌早期症状多不典型，症状一般较轻，发作持续时间短，时轻时重。常见症状有胸骨后不适、烧灼感或疼痛、吞咽食物时有滞留感或轻度梗阻感。

2. 中晚期症状

（1）进行性吞咽困难：是食管癌的典型症状，开始为间歇性，进行性加重，逐渐由不能进食固体食物发展到后期液体食物也不能咽下。

（2）反流：由于梗阻近段食管扩张，食物及黏液潴留，可发生食管反流，患者表现频繁呕吐黏液，并混有食物、血液等，部分患者可有呛咳及吸入性肺炎。

（3）疼痛：当食管癌向外浸润引起食管周围炎、纵隔炎时，可致胸骨后、肩胛间区或上腹部疼痛，尤以进食热或酸性食物时更加明显。

（4）其他症状：肿瘤压迫喉返神经可致声音嘶哑，侵犯膈神经可致呃逆，若并发食管-气管瘘，可于进食时出现呛咳。肿瘤侵犯大血管可因大出血而死亡。

3. 体征 早期无明显体征，晚期可因进食困难出现消瘦、贫血、营养不良、脱水及恶病质等。

> **案例 4-3-1 此患者临床特点**
> 1. 老年男性，平素喜热、烫饮食。
> 2. 进行性吞咽困难，并伴有胸骨后疼痛，进食后呛咳。
> 3. 查体呈消瘦体型，贫血外观，浅表淋巴结不肿大。

【实验室及辅助检查】

1. 内镜检查及活组织检查 是食管癌首选和最可靠的检查方法，可直接观察肿瘤的形态、大小、部位、范围，并同时取活组织检查。若辅以黏膜染色则更有助于食管癌的早期诊断。超声内镜能准确判断食管癌在食管壁内浸润的深度、肿大的淋巴结及肿瘤对周围器官的浸润情况，对食管癌的早期诊断、肿瘤分期、选择治疗方案及判断预后具有重要意义。

2. 食管黏膜脱落细胞检查 此方法简便安全，依从性好，主要用于食管癌高发区的普查，阳性率可达90%以上。

3. 食管钡餐检查 早期可见黏膜增粗、迂曲，边缘毛刺状，小充盈缺损或小龛影，管壁僵硬。晚期管腔狭窄，充盈缺损，黏膜紊乱，管壁蠕动消失。

4. 食管 CT 检查 可清楚地显示食管与邻近纵隔器官的关系，充分显示食管癌病灶的大小、肿瘤向外浸润的范围及程度，有助于确定手术方式，制定放疗计划。

【诊断与鉴别诊断】

1. 诊断 根据典型临床表现，结合内镜、X 线钡餐等辅助检查，一般能够确诊。但食管癌早期临床症状轻微，诊断较为困难。对食管癌高发区人群的普查工作及对出现进食后胸骨后停滞感或咽下困难的患者及时进行内镜或 X 线钡餐检查，有助于早期食管癌的发现。

2. 鉴别诊断 应与食管-贲门失弛缓症、食管良性狭窄、癔球症等相鉴别。

> **案例 4-3-1**
> 初步诊断：食管癌。
> 建议胃镜检查，结果见图 4-3-1。
> 诊断：食管癌。
>
>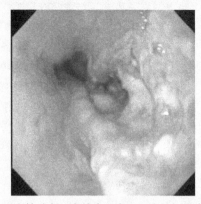
>
> 图 4-3-1 内镜诊断：食管癌（病理：鳞状细胞癌）。食管黏膜见一较大恶性溃疡，边缘不整齐，底面被覆白苔。周围黏膜不规则隆起。

【治疗】

食管癌的治疗方法包括手术、放疗、化疗、内镜下治疗、综合治疗等。

（一）手术治疗

手术切除是食管癌的首选治疗方法。早期食管癌的手术切除率为100%，5 年生存率已达 90 % 以上。影响手术治疗预后的因素主要包括切除是否彻底、有无淋巴结转移、肿瘤外侵程度等。

（二）放疗

食管癌主要是鳞癌，对放疗较敏感，对不能手术切除的患者可予放射治疗，常规放疗 5 年存活率为4.3%～17.0%。

（三）化疗

化疗通常用于不能手术或放疗的晚期病例，单药化疗有效率低，多采用联合方案，常用化疗药物有博来霉素、阿霉素、氟尿嘧啶等。

（四）内镜下治疗

1. 早期食管癌

内镜下切除治疗主要用于淋巴结转移风险低且可能完整切除的早期食管癌病变，主要包括内镜黏膜切除术（endoscopic mucosal resection，EMR）、内镜黏膜下剥离术（endoscopic submucosal dissection，ESD）等。目前国内尚无统一规范的内镜下切除适应证。下面是目前国内较为公认的早期食管癌和癌前病变内镜下切除的适应证和禁忌证，可供参考。

早期食管癌和癌前病变内镜下切除的绝对适应证：病变局限在上皮层或黏膜固有层（M1、M2）；食管黏膜重度异型增生。内镜下切除的相对适应证：病变浸润黏膜肌层或黏膜下浅层（M3、SM1），未发现淋巴结转移的临床证据；范围大于3/4环周、切除后狭窄风险大的病变可视为内镜下切除的相对适应证，但应向患者充分告知术后狭窄等风险。内镜下切除的禁忌证：明确发生淋巴结转移的病变；若术前判断病变浸润至黏膜下深层，有相当比例患者内镜下切除无法根治，原则上应行外科手术治疗；一般情况差、无法耐受内镜手术者。内镜下切除的相对禁忌证：非抬举征阳性；伴发凝血功能障碍及服用抗凝剂的患者，在凝血功能纠正前不宜手术；术前判断病变浸润至黏膜下深层，患者拒绝或不适合外科手术者。

2. 进展期食管癌

食管癌常用的内镜切除技术主要适用于不愿或不能耐受上述治疗方法的进展期患者，常用的方法有激光治疗、微波治疗、光化学治疗等，梗阻明显者可经内镜放置支架缓解症状。

（五）综合治疗

根据患者个体情况可分别采用下列方法：内镜下切除治疗及随访观察、术前或术后放疗、化疗后手术、放疗＋化疗后再手术、内镜下扩张等。

【预防】

食管癌预防包括肿瘤的一级预防（病原学预防）和二级预防（发病学预防）。我国在不少地区特别是食管癌高发地区建立防治基地，改良饮水、防霉去毒，改变不良生活习惯等。并对食管癌高发地区进行普查，对高危人群进行化学药物干预治疗。

1. 筛查对象　根据我国国情、食管癌危险因素及流行病学特征，符合下列第①条和②～⑥条中任一条者应列为食管癌高危人群，建议作为筛查对象：①年龄超过40岁；②来自食管癌高发区；③有上消化道症状；④有食管癌家族史；⑤患有食管癌前疾病或癌前病变者；⑥具有食管癌的其他高危因素（吸烟、重度饮酒、头颈部或呼吸道鳞癌等）。

2. 筛查方法　内镜及病理活检是目前诊断早期食管癌的金标准。内镜下食管黏膜碘染色加指示性活检的组合操作技术已成为我国现阶段最实用有效的筛查方法。电子染色内镜等内镜新技术在早期食管癌筛查中的应用价值尚处评估阶段。

案例 4-3-1

治疗：建议手术治疗。

第四章 胃 炎

胃炎（gastritis）是最常见的消化道疾病之一。胃炎指的是任何病因引起的与胃黏膜损伤有关的炎症，常伴有上皮损伤和细胞再生。胃病（gastropathy）则主要表现为上皮损伤和上皮细胞再生而不伴有胃黏膜炎症或炎症很轻。但目前仍将本属于"胃病"的疾病归入"胃炎"中。一般将胃炎分为三类：急性胃炎、慢性胃炎和特殊类型的胃炎。

第一节 急性胃炎

急性胃炎（acute gastritis）是由多种病因引起的急性胃黏膜或胃壁炎症，可以不限于胃，同时伴食管炎者称食管胃炎，伴肠道炎症者称急性胃肠炎。按临床表现可将其分为：急性单纯性胃炎、急性腐蚀性胃炎，急性糜烂出血性胃炎，急性感染性胃炎。按病因分类，可分为药物性、应激性、酒精性、腐蚀性、化脓性、食物中毒性、碱反流性、缺血性、放射性、机械损伤性等。本节重点讨论急性胃炎中常见的急性单纯性胃炎和急性糜烂出血性胃炎。

一、急性单纯性胃炎

案例 4-4-1

患者，男，18 岁，因发热、呕吐、腹痛、腹泻 3 天就诊。

患者于 3 天前吃火锅后 2 小时感上腹部胀痛，呕吐胃内容物 6 次。2 天前发热达 38℃，腹泻，为水样便，每天 6～7 次，伴排便前脐周痛，排便后缓解。诉口干、乏力、食欲缺乏，自服"颠茄片"及"诺氟沙星"未见好转。

体格检查：T 38℃，P 110bpm，BP 86/60mmHg，急性痛苦病容，腹软，上腹及脐周压痛，无反跳痛，肠鸣音为 8～10 次/分。

实验室检查：血常规示 WBC 13×10^9/L，N 0.87，Hb 160g/L，Hct 46%。血钾 3.2mmol/L，血钠 130mmol/L。粪便常规：白细胞 6～8 个/HP，红细胞 2～3 个/HP。

问题：

1. 本例的主要临床特点是什么？
2. 本例诊断何种疾病，依据是什么？
3. 本例的治疗方案是什么？

【病因和发病机制】

急性单纯性胃炎（acute simple gastritis）临床最多见，可由理化因素、感染病原微生物或细菌毒素等引起，以后者多见。微生物以沙门氏杆菌、嗜盐杆菌、幽门螺杆菌及某些病毒多见。细菌毒素则以金黄色葡萄球菌毒素多见。摄入被细菌或细菌毒素污染的食物可发生急性胃炎，同时累及肠道时称急性胃肠炎。急性幽门螺杆菌感染引起的急性胃炎源于幽门螺杆菌研究时，健康志愿者吞服幽门螺杆菌后的临床表现、内镜所见及胃黏膜活检病理组织学均显示出急性胃炎的特征。但临床上很难诊断幽门螺杆菌感染引起的急性胃炎，原因在于多数患者症状很轻或无症状，而且其症状多呈一过性而不为患者注意，也极少需要胃镜检查。如不予适当抗菌治疗，则因幽门螺杆菌感染的长期存在而发展为慢性活动性胃炎。药物，特别是非甾体抗炎药（NSAID）如阿司匹林、吲哚美辛等均可引起胃黏膜损伤，破坏黏膜屏障，导致胃黏膜充血、水肿、糜烂甚至出血。另外，过冷、过热、辛辣刺激和粗糙的食物也可引起胃黏膜炎症。

【病理】

急性单纯性胃炎表现为胃黏膜充血、水肿，黏液分泌增多，表面覆盖黄白色渗出物，可伴有点状出血和（或）轻度糜烂。其病变可为弥漫性，或局限于胃窦部。其组织学表现为上皮层坏死、脱落，黏膜下出血，组织中有大量炎性细胞浸润。

【临床表现】

临床上以感染或细菌毒素所致急性单纯性胃炎为多见。一般起病较急，在进食污染食物后 24 小时内发病。其症状轻重不一，主要表现为上腹不适、疼痛、恶心、呕吐、食欲下降等，因常伴发肠炎而有腹泻，为水样粪便。由沙门氏菌感染所引起者常有发热。上腹部或脐周有轻压痛，肠鸣音亢进。病程一般自限，数天内症状消失。但严重者可有脱水、酸中毒或休克等。由药物或物理因素所致急性单纯性胃炎，症状主要限于上腹部。

【诊断】

急性单纯性胃炎根据病史和临床症状一般可做出诊断。感染因素引起者末梢血白细胞计数一般有所上升，中性粒细胞比例增高。粪便检查可见红细胞、白细胞及黏液，行粪便培养可检出病原体。内镜下可见胃黏膜明显充血、水肿，偶有糜烂及出血点，黏膜表面覆盖的黏稠玻璃样炎性渗出物和黏液。

案例 4-4-1

本病例为青年男性，起病急骤，表现为发热、呕吐、腹痛、腹泻，疑有不洁食物摄入史，体检所见：体温升高，脉搏快，血压偏低，腹部压痛，肠鸣音亢进。

结合实验室检查，急性胃肠炎诊断成立，同时存在脱水及电解质紊乱。入院后行胃镜检查，见胃黏膜充血、水肿，散在糜烂及少许陈旧性出血点。符合急性胃炎诊断。

【治疗】

去除病因，卧床休息，停止一切对胃有刺激的饮食或药物，给清淡流质饮食或酌情暂时禁食。剧烈呕吐或腹泻者，必须静脉输液以纠正水、电解质紊乱和酸碱失衡。腹痛者可予解痉剂，如阿托品、溴丙胺太林、山莨菪碱等，也可应用制酸剂。有时可给予甲氰咪胍，以减少胃酸分泌，减轻胃黏膜炎症。对沙门氏菌、幽门螺杆菌和嗜盐菌感染则需应用抗生素。

案例 4-4-1

本例通过积极补液、纠正水、电解质失衡，给予抗生素及抑酸、对症治疗后病情迅速好转，康复出院。本例根据病史体征及血、便常规检查结果，诊断不难，但病情严重者可有脱水及电解质平衡紊乱，甚至休克。临床医师对此应予足够的重视，密切观察病情变化，及时做出相应处理。对严重感染的患者应在经验性使用抗生素治疗前行病原菌培养以指导用药。

二、急性糜烂出血性胃炎

案例 4-4-2

患者，男，30岁，因腹痛、呕吐3小时入院。

患者于发病前3小时饮烈性白酒约300ml，1小时后觉上腹痛，呈烧灼样，伴上腹饱胀、恶心，呕吐胃内容物多次，为食物及少许咖啡渣样物。入院前1小时呕吐红色血液及少许血块2次，总量约500ml，诉头晕、口干、心悸、出冷汗，但无发热、腹泻。过去3年内有间断性腹痛病史，每于下午餐前及夜间发作，进餐或自服"复方氢氧化铝"可缓解，未做规律治疗。

体格检查：T 37℃，P 120bpm，BP 110/70mmHg，神志清楚，颜面潮红，对答切题，皮肤未见出血点，心肺检查无异常，腹软，剑突下压痛，肠鸣音为6次/分。

实验室检查：血常规示 WBC $13×10^9$/L，N 0.89，Hct 39%。呕吐物潜血阳性。

问题：

1. 本病例该诊断那种疾病，应与什么疾病鉴别？
2. 明确诊断仍须做什么检查？
3. 主要的治疗措施是什么？

【病因与发病机制】

引起急性糜烂出血性胃炎的常见病因有以下几个。

1. 应激　包括严重感染、严重创伤、大手术、大面积烧伤、颅内病变、休克、过度紧张及其他严重脏器病变或多器官功能衰竭等。在此应激状态下，胃黏膜的微循环不能正常运行，黏膜下小血管收缩而造成黏膜缺血、缺氧，从而导致胃黏膜糜烂、出血，严重者发生急性溃疡形成并大量出血，如烧伤所致者称柯林溃疡，中枢神经系统病变所致者称库欣溃疡，为本病常见病因。

2. 药物　常见有非甾体抗炎药（nonsteroidal anti-inflammatory drug，NSAID）如阿司匹林，吲哚美辛，某些抗肿瘤药，肾上腺皮质类固醇，口服氯化钾或铁剂等。直接对胃黏膜上皮细胞造成损伤，破坏胃黏膜屏障，使黏膜通透性增加，进而引起氢离子反流，导致胃黏膜糜烂、出血。其中，NSAID 类药物还通过抑制环氧合酶的作用而抑制胃黏膜生理性前列腺素的产生，同时降低胃黏膜血流量，并影响胃黏膜细胞的更新，从而加重胃黏膜屏障功能损害。肾上腺皮质类固醇可促进胃酸和胃蛋白酶的分泌，并使胃黏液分泌减少，导致本病发生，某些抗肿瘤药如氟尿嘧啶对快速分裂的细胞如胃肠道黏膜细胞产生明显的细胞毒作用。

3. 乙醇　是常见致病因素之一，乙醇因能在胃内被迅速吸收，由于其亲酯性和溶脂能力，直接破坏胃黏膜屏障，引起氢离子反流。同时乙醇可对黏膜下血管造成损害，引起胃酸分泌增加，进一步加重了胃黏膜的损伤，最终导致胃黏膜充血、水肿、糜烂和出血。

【病理】

急性糜烂出血性胃炎的典型表现：部分或全胃黏膜多发性糜烂、点状出血、浅表溃疡形成，通常以胃底部多见。组织学表现为胃黏膜上皮失去正常柱状形态而呈立方形或四方形，细胞脱落，黏膜层多发局灶性出血坏死、炎性细胞浸润。

【临床表现】

急性糜烂出血性胃炎是上消化道出血的常见病因之一,约占所有上消化道出血病例的 20%。临床上,急性糜烂出血性胃炎患者多以突然发生呕血和（或）黑粪的上消化道出血症状而就诊。甚至因大量出血导致周围循环衰竭,甚至休克。但是,相关研究表明,对服用 NSAID 患者或进行机械通气的危重患者进行胃镜检查,多数可发现内镜下急性糜烂出血性的表现,粪便隐血试验亦多呈阳性反应。但这些患者大多症状轻微（如上腹不适或隐痛）或无症状,或症状被原发病掩盖,也不发生具临床意义的急性上消化道出血。此类患者可因病情变化而出现大出血,应予重视。24～48 小时内进行急诊内镜可见以弥漫分布的胃黏膜多发性糜烂、出血灶和浅表溃疡,应激所致病变以胃体、胃底为主,而 NSAID 或乙醇所致则以胃窦为主。

> **案例 4-4-2**
>
> 根据病史体检,本病例急性上消化道出血的诊断可成立,但必须鉴别的是出血原因源于急性糜烂出血性胃炎还是消化性溃疡,以及贲门黏膜撕裂综合征,必须在病情许可情况下尽快行急诊胃镜检查。

【诊断】

近期服药史（NSAID、肾上腺皮质类固醇、某些抗癌药物）、严重疾病状态或大量饮酒病史,呕血和（或）黑便为主的临床表现。急性糜烂出血性胃炎的诊断应予考虑,此时行急诊胃镜检查可以确诊。因为病变（特别是 NSAID 或乙醇引起者）可在短期内消失,所以强调内镜检查必须在24～48 小时内进行,超过48 小时,病变可能已不复存在,从而无法明确出血病因。

> **案例 4-4-2**
>
> 胃镜检查发现食管下段充血水肿,但无出血灶,胃黏膜广泛充血、水肿、糜烂及出血灶,以胃窦部明显,十二指肠球部及降段未见异常。据此可排除消化性溃疡,明确诊断为急性糜烂出血性胃炎。

【治疗和预防】

应积极治疗原发病,祛除致病因素。对处于急性应激状态的严重疾病患者,应常规静脉滴注 H$_2$RA 或 PPI,以抑制胃酸分泌,维持胃内 pH＞4,可明显减少出血。同时使用具有黏膜保护作用的硫糖铝口服,可显著减少出血发生率达 50%。对长期服用 NSAID 的患者应同时使用 H$_2$RA 或 PPI 或硫糖铝预防。对已发生上消化道大出血者,按上消化道出血治疗原则采取综合措施进行治疗。

> **案例 4-4-2**
>
> 本例经积极输液、抑酸、止血、保护黏膜治疗及对症处理:静脉使用奥美拉唑 40mg,1 次/天,硫糖铝 1g,口服,4 次/天,必要时甲氧氯普胺 10mg,肌内注射。病情趋向稳定,3 天后康复,复查血像,WBC 8×10^9/L,分类正常,Hb 110g/L,Hct 33%,嘱患者继续口服奥美拉唑及硫糖铝,戒烟酒及辛辣食物,有规律作息,慎用 NSAID。

第二节　慢性胃炎

> **案例 4-4-3**
>
> 患者,男,36 岁,因间歇性上腹隐痛、餐后饱胀伴嗳气、恶心 3 年就诊。
>
> 患者 3 年来反复出现上腹部隐痛,与饮食无明显关系,餐后饱胀伴嗳气,恶心,以晨间空腹时明显,无季节、气候相关性,自服"多潘立酮"及"铝碳酸镁"可缓解。未作规律治疗,食欲及大小便正常。因工作关系,常在凌晨 2 时后入睡,睡眠较差,难入睡,多梦,易醒,日间情绪易波动,常服用"苯二氮䓬类"药物帮助睡眠。
>
> 体格检查未见异常。
>
> 历年来多次查血尿常规及生化、肝功、血糖、血脂正常,腹部 B 超无异常发现。
>
> **问题:**
>
> 1. 本病应诊断哪种疾病?
> 2. 需行哪些检查以明确诊断?
> 3. 需与哪些疾病相鉴别?
> 4. 相应的措施及建议是什么?

慢性胃炎（chronic gastritis）是指各种病因引起的胃黏膜慢性炎症或萎缩性病变,实质是黏膜受到反复损伤后增生修复,导致不可逆的胃腺体萎缩乃至消失的一种慢性疾病。在接受胃镜检查的患者中绝大部分有慢性胃炎的改变,发病随年龄而增加,男性多于女性。自 2000 年起,我国以新悉尼系统（update Sydney system）的分类方法为基础制定了新的慢性胃炎分类法。此法根据病理组织学改变、病变部位、可能病因,将慢性胃炎分成浅表性（又称非萎缩性、non-atrophic）、萎缩性（atrophic）和特殊类型（special forms）三大类。根据病因学诊断和形态学描述（炎症、活动度、萎缩、肠化生）及有无幽门螺杆菌感染,按无、轻、中、重进行分级,以区分慢性胃炎的类型并了解其严重程度及明确病变所累及的部位。

慢性浅表性胃炎是指不伴有胃黏膜萎缩性改变、黏膜层以淋巴细胞和浆细胞浸润为主的慢性弥漫性胃炎。幽门螺杆菌感染是其主要病因。慢性萎缩性胃炎是指胃黏膜炎症持续，扩散至胃黏膜固有腺体内，导致胃黏膜腺体不同程度的萎缩（萎缩性胃炎）和胃固有腺体被肠腺样腺体代替（肠上皮化生）的慢性胃炎。慢性萎缩性胃炎又可再细分为多灶萎缩性（multifocal atrophic）胃炎和自身免疫性（autoimmune）胃炎两大类。前者表现为萎缩性改变在胃内呈多灶性分布，以胃窦为主，多由幽门螺杆菌感染引起的慢性浅表性胃炎发展而来，相当多的此类患者有望通过根除幽门螺杆菌的感染使胃炎得以改善或消退，相当于以往命名的 B 型胃炎。自身免疫性胃炎由自身免疫引起，相当于以往命名的 A 型胃炎，主要表现为胃体部萎缩性改变。特殊类型胃炎种类很多，临床上较少见，详见本章第三节。

【病因和发病机制】

慢性胃炎尚未完全明了，目前认为与幽门螺杆菌的长期感染、环境及饮食因素和易感体质有关。

（一）幽门螺杆菌感染

已确认幽门螺杆菌作为慢性浅表性胃炎最主要病因。此结论基于如下证据：①绝大多数慢性活动性胃炎患者胃黏膜中可检出幽门螺杆菌；②幽门螺杆菌在胃内的定植与胃内炎症分布是一致的；③根除幽门螺杆菌可使胃黏膜炎症改善或逆转；④从志愿者和动物模型中可复制幽门螺杆菌感染引起的慢性胃炎。幽门螺杆菌对胃黏膜上皮无侵袭性，但可引起强烈的炎性反应及免疫反应。其致病取决于细菌的黏附、酶的释放和机体对幽门螺杆菌抗原的免疫反应。幽门螺杆菌必须首先依靠其所具鞭毛穿过黏液层，移向胃黏膜，依靠其所分泌的黏附素贴紧上皮细胞表面方能起致病作用。其释放尿素酶分解尿素产生 NH_3 从而保持细菌周围中性环境，有利于其在胃黏膜表面定植。幽门螺杆菌通过释放尿素酶、磷脂酶、过氧化氢酶及蛋白酶等对胃上皮细胞起直接破坏作用，并导致炎症反应。此菌拥有众多抗原，如尿素酶、空泡毒素 A（Vac A）、细胞毒素相关基因（cag A）蛋白等所产生的免疫反应诱导细胞因子释放，引起强烈的黏膜炎症。其菌体胞壁还可作为抗原诱导免疫反应。这些因素的长期存在导致胃黏膜的慢性炎症从而影响腺体再生，导致部分患者发生胃黏膜萎缩和肠化生，即发展为慢性多灶萎缩性胃炎，甚至发生与胃癌有关的基因突变。

（二）饮食和环境因素

长期的不良饮食习惯，浓茶、高度酒、咖啡、辛辣和过冷、过热食物，长期作用可导致胃黏膜损害。环境因素在慢性胃炎的发病中也起重要作用，

如我国北方胃黏膜萎缩和肠化生的发生率显著高于南方地区。先前的流行病学研究显示，饮食中高盐、新鲜蔬菜和水果缺乏与胃黏膜萎缩、肠化生及胃癌的发生密切相关。

（三）药物

长期服用 NSAID、肾上腺皮质类固醇等可损伤胃黏膜屏障，导致胃黏膜糜烂和炎症。

（四）免疫因素

自身免疫性损害在部分慢性胃炎的发病中起着重要作用。自身免疫性胃炎以富含壁细胞的胃体黏膜萎缩为主。60% 患者血清及胃液中壁细胞抗体（parietal cell antibody，PCA）阳性，伴有恶性贫血者还可查到内因子抗体（intrinsic factor antibody，IFA）。本病可伴有其他自身免疫病如桥本甲状腺炎、白癜风等，提示本病属自身免疫病。本病以西方人多见。PCA 是自身抗体攻击壁细胞，使壁细胞总数减少，导致胃酸分泌减少或丧失。由壁细胞分泌的内因子生成减少，内因子与维生素 B_{12} 结合受阻，引起维生素 B_{12} 吸收障碍而导致恶性贫血。

（五）其他因素

年龄与慢性胃炎发病有关，随年龄增加，其发病率增高。幽门括约肌功能不全时含胆汁和胰液的十二指肠液反流入胃，削弱胃黏膜屏障功能的同时，增加胃酸分泌。其他因素，如吸烟，可反复损伤胃黏膜。此外，胃黏膜营养因子缺乏，其他系统疾病，如心力衰竭、肝硬化、门脉高压症和糖尿病、焦虑、抑郁等与慢性胃炎发病有关。

【病理】

慢性胃炎的过程是胃黏膜损伤与修复的一种慢性过程，主要组织病理学特征是炎症、萎缩和肠化生。其病变主要局限于黏膜层，表现为黏膜固有层以淋巴细胞和浆细胞为主的炎症细胞浸润，幽门螺杆菌引起的慢性胃炎常见淋巴滤泡形成。当见有中性粒细胞浸润时显示有活动性炎症，称为慢性活动性胃炎，多提示存在幽门螺杆菌感染。慢性萎缩性胃炎以胃黏膜固有腺体（幽门腺或泌酸腺）萎缩性病变为特征。此时胃固有腺体数量减少甚至消失，并伴炎症细胞浸润、纤维组织增生、黏膜肌增厚，严重者胃黏膜变薄。根据胃固有腺体数量减少的程度对慢性萎缩性胃炎进行分度：腺体比正常减少 1/3 为轻度，减少 1/3～2/3 者为中度，超过 2/3 者为重度。胃萎缩常伴有肠化生，即胃固有腺体为肠腺样腺体所代替（依据肠化生细胞黏液性质及有无帕内特细胞，可将肠化分成小肠型和大肠型、完全型和不完全型）。当慢性胃炎进一步发

展,胃上皮或化生的肠上皮在再生过程中可发生发育异常,表现为细胞的异型性和腺体结构的紊乱,称为异型增生(dysplasia,又称不典型增生),异型增生是胃癌的癌前病变之一。

由于大多数慢性胃炎由幽门螺杆菌感染引起,因此病理组织学检查在黏液层和胃黏膜上皮表面及小凹间多可发现幽门螺杆菌,而在肠化生和异型增生部位很少定植。

因慢性胃炎类型不同,上述病理改变在胃内的分布也不相同。幽门螺杆菌引起的慢性胃炎,炎症弥漫性分布,但以胃窦为重。在多灶萎缩性胃炎,萎缩和肠化生呈多灶性分布,多起始于胃角小弯侧,逐渐波及胃窦,继而胃体,灶性病变也逐渐融合。在自身免疫性胃炎,萎缩和肠化生主要局限在胃体部。无任何症状。

【临床表现】

多数慢性胃炎患者无任何症状,有症状者其表现无特异性,为上腹痛或不适、上腹胀、早饱、嗳气、恶心等消化不良症状,这些症状之有无及严重程度与内镜所见及胃黏膜组织病理学分级无明显相关性。自身免疫性萎缩性胃炎患者可伴有贫血,除贫血外还可伴有维生素 B_{12} 缺乏的其他临床表现。

> **案例 4-4-3**
>
> 本例为年轻患者,以上消化道症状就诊,呈慢性病程,症状反复出现,但无特异性,未作规律治疗,且全身情况良好,相关检查未提示有恶性病变的表现或"报警症状和体征",建议行胃镜检查,必要时钡餐检查以了解消化道情况。

【实验室及其他检查】

(一)胃镜及活组织检查

胃镜检查并同时取活组织用组织学病理检查是诊断慢性胃炎最可靠的方法。内镜下将慢性胃炎分为慢性非萎缩性胃炎(即旧称慢性浅表性胃炎)及慢性萎缩性胃炎两大基本类型。根据病变分布,慢性胃炎分为胃窦炎、胃体炎、全胃炎胃窦为主型及全胃炎胃体为主。特殊类型胃炎的分类与病因、病理有关,必须结合病因和病理诊断。

慢性非萎缩性胃炎内镜下可见黏膜红斑,黏膜出血点或斑块,黏膜粗糙伴或不伴水肿,以及充血渗出等基本表现,而其中糜烂性胃炎有 2 种类型,即平坦型或隆起型,前者表现为单个或多个糜烂灶;后者可见单个或多个疣状、膨大皱襞状或丘疹样隆起,顶端可见黏膜缺损或脐样凹陷,中央有糜烂。慢性萎缩性胃炎内镜下可见黏膜红白相间,白相为主,皱襞变平甚至消失,部分黏膜血管显露,可伴有黏膜颗粒或结节状表现。如同时存在平坦或隆起型糜烂、出血、黏膜皱襞粗大或胆汁反流等征象,则依次诊断为慢性非萎缩性胃炎或慢性萎缩性胃炎伴糜烂、胆汁反流等。此外,放大内镜结合染色对内镜下胃炎病理分类有一定帮助,尤其对于癌前病变具有较高的灵敏度及特异度。

慢性胃炎病理学观察内容包括 5 项组织学变化和 4 个分级。5 项组织学变化包括幽门螺杆菌感染、慢性炎性反应(主要是淋巴细胞和浆细胞为主浸润)、活动性(中性粒细胞浸润)、萎缩(固有腺体减少)、肠化(肠上皮化生)。4 个分级包括:0 提示无,＋提示轻度,＋＋提示中度,＋＋＋提示重度。

(二)幽门螺杆菌检测

幽门螺杆菌感染是慢性胃炎的主要病因,建议作为慢性胃炎病因诊断的常规检测。其检测方法分为两大类,即侵入性和非侵入性。前者需通过胃镜检查取胃黏膜活组织进行检测,包括组织涂片或切片染色镜检、快速尿素酶试验、细菌培养、聚合酶链反应等。非侵入性检查包括 ^{13}C 或 ^{14}C 尿素呼气试验、粪便幽门螺杆菌抗原检测及血清学检查。快速尿素酶检测是一种简便、快捷、价廉的首选方法。组织学切片染色或涂片可直接观察幽门螺杆菌,与快速尿素酶结合可提高诊断准确率。细菌培养是诊断幽门螺杆菌感染最可靠的方法,其检测较为复杂且费用高,适用于科研工作。^{13}C 或 ^{14}C 尿素呼气试验敏感性强,特异性高,并为非侵入性,患者易于接受,可作为根除治疗后复查的首选方法。粪便幽门螺杆菌抗原检测具有较高的敏感度和特异度,可用于幽门螺杆菌治疗前诊断和治疗后复查,但国内目前尚缺乏相应的试剂。血清学抗体检测,反应一段时间内幽门螺杆菌感染情况,不同试剂盒检测的准确性差异较大,幽门螺杆菌根除后抗体可维持数月或数年,因此不能作为幽门螺杆菌是否存在的验证试验,也不能用于治疗后复查,常用于流行病学调查。

(三)自身免疫性胃炎的相关检查

自身免疫胃炎 PCA 多呈阳性,伴恶性贫血时 IFA 也呈阳性者。对疑为该病患者应予检测,血清维生素 B_{12} 浓度测定,当低于 200μg/ml 时,提示内因子减少,有助恶性贫血诊断。空腹血清胃泌素水平明显升高而胃液分析显示胃酸分泌缺乏,常提示胃黏膜发生了明显萎缩性病变。

【诊断】

根据胃镜检查及胃黏膜活组织病理学检查结果即可确诊慢性胃炎。由于内镜所见与胃黏膜活检的结果可能不尽一致,强调诊断时应两者结合,但应以病理学诊断为标准。幽门螺杆菌检测有助于病因诊断。注意由于病灶分布的局灶性,提倡多处取材,以免漏诊。怀疑自身免疫胃炎应检测相关自身抗体及血清胃泌素等。

> **案例 4-4-3**
>
> 胃镜检查:胃黏膜充血、水肿、局部红斑,散在糜烂灶,以胃窦部为主,未见溃疡及新生物,取胃组织行幽门螺杆菌快速尿素酶定性检测,为强阳性,胃黏膜组织学提示慢性胃黏膜炎症。消化道钡餐检查未发现阳性病变。据此结果,本例可诊断为慢性幽门螺杆菌相关性胃炎。

【治疗】

对慢性胃炎的治疗,目前尚未有特殊疗法,治疗目的是缓解症状和改善胃黏膜炎性反应;治疗应尽可能针对病因,遵循个体化原则。慢性胃炎消化不良症状的处理主要是改善症状;幽门螺杆菌感染阴性的慢性非萎缩性胃炎无须特殊治疗;但对慢性萎缩性胃炎或伴有上皮内瘤变者应注意预防其癌变。

> **案例 4-4-3**
>
> 对此病例行根除幽门螺杆菌治疗(口服奥美拉唑 20mg,2 次/天;复方铝酸铋颗粒 1.3g,3 次/天,克拉霉素 0.5g,2 次/天;阿莫西林 1g,2 次/天×14 天),同时行对症治疗及抗焦虑治疗,治疗 4 周后症状基本缓解。嘱患者多运动,规律生活及调整饮食习惯,追踪观察半年未见复发,失访。

一、关于根除幽门螺杆菌

对于幽门螺杆菌引起的慢性胃炎是否应常规根除幽门螺杆菌一直存在争论。成功根除幽门螺杆菌后胃黏膜组织病理学上慢性活动性炎症会得到明显改善,因此可能预防萎缩和肠化生的发生、发展,并且随着作为胃癌 I 类致病因子的幽门螺杆菌的成功根除,胃癌的发生率将显著下降,同时也使幽门螺杆菌相关性消化性溃疡的发生率大为下降,复发率明显降低。根除幽门螺杆菌能够有效地治疗黏膜相关性淋巴组织淋巴瘤(mucosa-associated lymphoid tissue tumor, MALT 淋巴瘤)。但问题的另一方面是,我国属幽门螺杆菌高感染率国家,估计人群中幽门螺杆菌感染率为 40%~70%,因此这类疾病十分普遍且大部分为无症状者,行根除幽门螺杆菌治疗不仅造成原本有限的医疗资源大量消费,更重要的是引起细菌耐药性的产生。因此对所有幽门螺杆菌感染者进行根除治疗是不现实也是不可能的。2012 年上海慢性胃炎共识及 2012 年井冈山第四次全国幽门螺杆菌感染处理共识

报告,根除幽门螺杆菌适用于下列幽门螺杆菌感染的慢性胃炎患者:①有明显异常的慢性胃炎(胃黏膜有糜烂、中度至重度萎缩及肠化生、异型增生);②伴消化不良症状者;③长期服用 PPI;④有胃癌家族史;⑤计划长期服用非甾体抗炎药(包括低剂量阿司匹林);⑥患者个人要求治疗。对其他疾病患者则可视具体情况而定。

二、相关症状的治疗

慢性胃炎的患者其症状多无特异性,且与慢性胃炎之间并不存在明确的相关关系,此时的症状治疗事实上是治疗功能性消化不良。抑酸或抗酸药、促胃肠动力药、胃黏膜保护药、消化酶制剂均可视情应用,这些药物除对症治疗作用外,对胃黏膜上皮修复及炎症的消退可能有一定作用。

三、萎缩性胃炎的治疗

目前尚无特异治疗,以对症治疗为主,伴有恶性贫血时注射维生素 B_{12} 后贫血可获纠正。伴肠上皮化生和异型增生患者须定期随访,及时行胃镜及活组织病理学检查。由于异型增生是癌前病变,应予高度重视。但轻、中度异型增生是可逆的,应给予积极治疗。对重度异形增生予以预防性手术,切除病变胃黏膜,防止癌变发生。目前多采用内镜下胃黏膜切除术。

四、其　　他

有明显精神心理因素的慢性胃炎患者可用抗抑郁药和抗焦虑药。中医中药也可用于慢性胃炎的治疗。

第三节　特殊类型性胃炎

一、感染性胃炎

多种需氧或厌氧菌感染可以导致罕见的急性化脓性胃炎,又称急性蜂窝组织炎性胃炎。本病多发生于免疫力低下,且身体其他部位存在感染灶患者,常见致病菌为溶血性链球菌(约占 70%),其次为金黄色葡萄球菌、肺炎球菌及大肠杆菌。本病表现为胃黏膜下层和肌层的蜂窝组织炎或坏死性炎症,病情进展快速,甚至可危及生命,病死率高达 48%~60%。本病应及时发现,须行紧急胃切除术和静脉注射大量广谱抗生素治疗,能明显降低死亡率。巨细胞病毒感染常见于艾滋病(AIDS)患者和骨髓移植后或器官移植后患者。胃镜可见胃壁增厚和溃疡。真菌感染常见于免疫耐受患者。

二、肉芽肿性胃炎

慢性肉芽肿性炎症可以由多种系统性疾病，如结核、梅毒、霉菌感染、肉瘤或胃克罗恩病引起。这些病可以无症状也可以与多种胃肠道主诉相关。

三、嗜酸性胃炎

嗜酸性胃炎是一种罕见的疾病，由嗜酸细胞浸润到胃窦有时甚至浸润到邻近小肠引起的疾病。黏膜、肌层或者浆膜层都有可能被浸润。外周血嗜酸细胞显著增多。症状包括由于黏膜出血引起的贫血，腹痛，早饱，餐后呕吐等。糖皮质激素治疗在多数患者中都可奏效。

四、淋巴细胞性胃炎

又称疣状胃炎或痘疹样胃炎，淋巴细胞性胃炎是一种特发性的疾病，其特点是不规律的腹痛，恶心，呕吐。内镜可见胃体和（或）胃窦多发性小隆起，中央部位呈脐凹样改变，黏膜糜烂。组织活检可发现弥漫性的淋巴细胞性胃炎。本病与幽门螺杆菌感染关系未明，目前没有确切有效的治疗。

五、肥厚性胃病

肥厚性胃病（Ménétrier 病）也是一种特发性疾病。其特点是大部分的胃壁肥大增厚，皱襞扭曲呈脑回状。组织病理学可见黏膜层增厚明显，壁细胞和主细胞减少，胃小凹延长扭曲可见囊性扩张，慢性胃酸和胃蛋白酶分泌减少，患者常有消化不良表现如恶心、腹胀、上腹痛、体重减轻和腹泻。由于慢性的蛋白丢失（蛋白质从胃液丢失），患者常合并严重的低蛋白血症和全身水肿。本病多见于 50 岁以上男性，其发病机制暂时未明，故诊断时须注意排除胃癌、胃淋巴瘤及淀粉样变性。本病无特效治疗，仅进行对症治疗，有溃疡形成时予抑酸药，严重的低蛋白血症病例需行胃部分切除。有报道说根治幽门螺杆菌后症状可减轻，组织学上的外观改变有所改善。

第五章 消化性溃疡

案例 4-5-1

患者，男，42 岁，反复上腹疼痛 20 余年，加重 10 余天，于 2004 年 11 月 5 日入院。

患者于 20 余年前出现上腹部疼痛，秋季常见，呈隐痛或烧灼样疼痛，餐前及夜间明显，进食后疼痛明显缓解，疼痛有时向背部放射，伴恶心、嗳气、反酸及上腹饱胀，曾服用雷尼替丁症状可以缓解，未做任何辅助检查及正规治疗。10 余天前再次出现上腹部疼痛，疼痛性质同前，遂来我院就诊。

体格检查: T 为 36.5℃, P 为 82 次/分, BP 为 110/80 mmHg, 心肺无异常。腹平、软, 剑突下偏右轻压痛, 无反跳痛, 肝、脾触诊不满意, 未触及病理性包块, 移动性浊音阴性, 肠鸣音正常。

门诊化验: 大便常规未见异常, 潜血阴性。

问题:

1. 此患者临床症状有何特点?
2. 最可能的诊断是什么?
3. 如何确诊?
4. 其治疗方案是什么?

消化性溃疡（peptic ulcer）是指由于胃酸和胃蛋白酶的自我消化作用而导致胃肠道发生的黏膜缺损，缺损的深度超过黏膜肌层，溃疡常好发于胃及十二指肠，也可发生在食管下段、小肠、胃肠吻合口、梅克尔憩室等。因胃溃疡和十二指肠溃疡最常见，故一般所谓的消化性溃疡是指胃溃疡和十二指肠溃疡。

【流行病学】

消化性溃疡是一种全球多发性疾病，国外资料统计，大约 10% 的人一生中患过消化性溃疡。本病在国内的发病率尚无确切的资料。自 20 世纪 70 年代以来，西方学者统计报告表明，其发病率有下降的趋势。本病可发生在任何年龄，但以中年最为常见，男性多于女性，十二指肠溃疡多于胃溃疡，两者之比约为 3:1。消化性溃疡在不同的国家或同一国家不同地区其患病率也存在差异。我国南方患病率高于北方，城市高于农村。其发作多有季节性，秋冬和冬春之交是高发季节。

【病因和发病机制】

胃和十二指肠黏膜除长期接触高浓度的胃酸外，还经常受到胃蛋白酶、胆盐、微生物、乙醇、药物及其他有害物质的侵袭。正常情况下，胃和十二指肠黏膜能抵御这些因素的损害，保持黏膜的完整性，这都有赖于胃和十二指肠的一系列防御和修复机制: ①上皮表面的黏液/碳酸氢盐（HCO₃⁻）屏障: 此黏液层不仅对胃酸、胃蛋白酶的弥散是一道物理屏障，而且其间的碳酸氢盐使胃黏膜在高浓度的胃酸环境中始终处于中性状态。②完整的上皮细胞: 上皮细胞分泌黏液及 HCO_3^-, 保证上皮表面黏液/碳酸氢盐结构和功能的完整。同时上皮细胞顶端膜对酸反弥散起屏障作用。上皮细胞再生速度很快，可以及时替代受损死亡的细胞，以保持黏膜的完整性。③胃黏膜丰富的毛细血管网保证了胃黏膜的血液供应，并为上皮细胞旺盛的分泌及自身的不断更新提供能量物质，同时将反弥散进入黏膜的 H^+ 带走。④胃肠道自身的某些激素及生长因子，如前列腺素 E 具有保护细胞、促进黏膜血流、增加黏液及 HCO_3^- 分泌等功能。表皮生长因子具有细胞保护和促进上皮再生的作用。胃十二指肠黏膜的这一完善而有效的防御和修复机制足以抵抗胃酸/胃蛋白酶及其他有害因素的损害。某些因素削弱了这一防御修复机制，导致胃酸/胃蛋白酶侵蚀黏膜，从而发生消化性溃疡。目前认为幽门螺杆菌感染及 NSAID 是损害胃十二指肠黏膜屏障的最常见原因，而胃酸及胃蛋白酶的作用则是消化性溃疡形成的关键因素。

（一）幽门螺杆菌感染

大量的研究已经证明幽门螺杆菌感染是引起消化性溃疡的重要病因和复发因素之一: ①消化性溃疡患者的幽门螺杆菌感染率高，在排除患者检测前曾服用过抗生素、铋剂、PPI 及 NSAID 后，十二指肠溃疡患者中幽门螺杆菌检出率高达 95%～100%，胃溃疡患者也可达 85%～90%。同样，幽门螺杆菌感染者中发生消化性溃疡的危险性也显著增加。②大量研究证实，根除幽门螺杆菌可促进消化性溃疡愈合并降低溃疡复发率。常规抗酸治疗愈合的溃疡停药后一年复发率可高达 50%～80%，根除幽门螺杆菌后可显著降低溃疡的发生并减少并发症的发生，文献报道根除幽门螺杆菌后溃疡的一年复发率可降至 10% 以下。

幽门螺杆菌主要损害胃黏膜，其致病机制主要包括幽门螺杆菌在胃型黏膜内定植和诱发组织损害两个方面的作用（具体机制见胃炎一章）。此外幽门螺杆菌感染可引起高促胃液素血症，使胃酸分泌增加，其机制包括①幽门螺杆菌的尿素酶分解尿素产生氨，使局部黏膜的 pH 升高，不断刺激 G 细胞释放促胃液素，后者刺激壁细胞产生大量胃酸；②幽门螺杆菌感染引起的慢性胃炎，导致胃窦黏膜D细胞数量减少，使生长抑素分泌减少，削弱了其对G细胞释放促胃液素的抑制作用，导致G细胞大量释放促胃液素。

幽门螺杆菌作为一种重要的致病因子，损伤局部胃黏膜，增加侵袭因子促胃液素和胃酸的分泌，削弱了黏膜的防御和修复机制，最终导致氢离子的反弥散，从而形成溃疡。

（二）非甾体抗炎药

长期服用非甾体抗炎药（NSAID）是引起消化性溃疡的另一常见原因。有资料显示，服用NSAID患者发生消化性溃疡及其并发症的危险性显著高于普通人群。其发生溃疡的危险性与服用NSAID的种类、剂量、疗程的长短、患者的年龄及是否同时服用抗凝血药、糖皮质激素等因素有关。约66%的长期服用NSAID患者，胃十二指肠黏膜可出现糜烂、出血及溃疡等病变，其中胃溃疡的发生率为10%～20%，十二指肠溃疡发生率为2%～5%。NSAID损害胃十二指肠黏膜的机制有局部作用和系统作用两方面：①大多数NSAID药物属弱酸性脂溶性药物，可透过细胞膜弥散入黏膜上皮细胞内，细胞内高浓度的NSAID药物产生细胞毒作用，从而导致胃十二指肠黏膜屏障遭受破坏，发生氢离子反弥散；②NSAID可抑制环氧合酶（COX）活性。环氧合酶有两种异构体，即结构型COX-1和诱生型COX-2。前者在组织细胞内恒量表达，催化生理性前列腺素合成，参与机体生理功能的调节。COX-2主要在炎症状态下产生，促进炎症部位前列腺素的合成，使用NSAID药物的目的是抑制COX-2的合成而减少炎症反应，但由于其特异性差，在抑制COX-2的同时也抑制了COX-1，从而导致胃肠道黏膜内源性前列腺素E合成不足，影响了其维护黏膜屏障功能的作用。目前认为NSAID是引起消化性溃疡的另一个独立的危险因素。

（三）胃酸和胃蛋白酶

胃酸和胃蛋白酶对胃肠道黏膜的损害是消化性溃疡形成的直接原因。胃酸和胃蛋白酶均可引起消化性溃疡，但胃蛋白酶有赖于胃酸激活，在 pH＞4时，胃蛋白酶便失去活性。因此，胃酸的存在是消化性溃疡形成的决定性因素。事实也确实证明，抑制胃酸分泌就能促进溃疡愈合。然而胃酸的这一损害作用，只有在胃肠黏膜的防御和修复机制遭受破坏时才能发生。

十二指肠溃疡患者中，大部分的基础酸排量（BAO）、夜间酸分泌、五肽促胃液素刺激的最大酸排量（MAO）、十二指肠酸负荷等均较普通人群高。其胃酸分泌增多的原因可能与下列因素有关：①壁细胞总数增多。正常人胃黏膜壁细胞总量平均大约10亿个，而十二指肠溃疡的壁细胞平均约为19亿个，显著高于正常人群。壁细胞数量的增加可能是由于遗传因素或促胃液素的长期作用所致。②壁细胞对刺激物质的敏感性增强。十二指肠溃疡患者对食物及五肽促胃液素刺激后的胃酸分泌反应多数大于正常人。③胃酸分泌的正常反馈抑制机制发生缺陷。正常人胃液的 pH 反馈性调节胃窦部G细胞分泌促胃液素。当胃窦部的 pH 降至2.5以下时，G细胞分泌促胃液素的功能就受到明显的抑制。此外，进入十二指肠后的胃酸及食糜刺激十二指肠及小肠黏膜释放促胰液素、缩胆囊肽、肠抑胃肽、舒血管肠肽等，这些激素也具有抑制胃酸分泌的作用。正常情况下，胃酸分泌具有上述自身调节作用，而十二指肠溃疡患者存在胃窦部G细胞功能亢进及胃酸反馈抑制作用的缺陷。其中幽门螺杆菌感染使G细胞分泌促胃液素的反馈抑制受到阻断是其原因之一。④迷走神经张力增高。迷走神经释放乙酰胆碱直接刺激壁细胞分泌盐酸并刺激G细胞分泌促胃液素。

胃溃疡患者的基础及刺激后的胃酸排出量多属正常甚至低于正常，仅有部分患者的胃酸量较正常人高。

（四）其他因素

下列因素也可能与消化性溃疡的发生有一定关系。①胃十二指肠运动异常：胃排空加快，使十二指肠球部酸负荷量增大，黏膜易遭受损害而诱发十二指肠溃疡，胃排空延迟及十二指肠胃反流，影响食糜向前推进，使胃窦部张力增高，刺激胃窦中的G细胞，使促胃液素分泌增加，进而增加胃酸分泌，引起胃溃疡。此外胃十二指肠运动失调即幽门括约肌功能障碍，导致十二指肠胃反流，反流液中的胆汁、胰液及溶血磷脂酰胆碱对胃黏膜有损害作用。目前认为胃十二指肠运动障碍不太可能是原发病因，但可加重幽门螺杆菌或NSAID对黏膜的损害。②遗传因素：消化性溃疡有家族聚集现象，即消化性溃疡患者一级亲属中的发病率明显高于对照人群。③环境与饮食因素：消化性溃疡好发于秋冬及冬春之交，说明气候变化及环境改变与消化性溃疡发病有关。④吸烟：长期吸烟者本病发病率显著高于对照人群，其溃疡愈合也较不吸烟者差，这是由于长期吸烟使胃酸分泌增加、血管收缩、抑制胰液和胆汁分泌、幽门括约肌松弛，胆汁反流破坏胃黏膜屏障。⑤应激与心理因素：心理因素可影响胃酸分泌，愤怒可使胃酸分泌增加，忧郁能使胃酸分泌减少。临床观察发现长期精神紧张、过度劳累易使溃疡发作或加重。其发生机制可能是通过神经内分泌途径影响胃十二指肠运动分泌及黏膜血流调节等。⑥其他药物如糖皮质激素、抗肿瘤药物和抗凝药物也可诱发消化性溃疡，尤其应重视抗血小板药物如噻吩吡啶类药物氯吡格雷等。

总而言之，消化性溃疡的发生是多因素作用的结果，幽门螺杆菌感染及服用 NSAID 是已知的主要病因，它们使胃肠黏膜的屏障功能削弱，导致侵袭因素和防御因素失去平衡。胃酸在溃疡形成中起关键作用。

【病理】

（一）溃疡的肉眼形态特征

1. 部位　胃溃疡多发生在胃角、胃窦和胃小弯，而胃大弯及胃底溃疡少见。组织学上胃溃疡常发生于幽门腺区（胃窦）与泌酸腺区（胃体）交界处的幽门腺区一侧，随着年龄增大幽门腺区可扩大，使其与泌酸腺之交界线上移，故老年患者的胃溃疡部位一般较高。十二指肠溃疡主要发生在球部，少数位于球部以下者称球后溃疡。

2. 数目　消化性溃疡大多为单发，少数可有 2 个或 2 个以上溃疡并存，称为多发性溃疡。在球部前后壁或大小弯侧同时出现对称性溃疡者称对吻溃疡。胃和十二指肠均有溃疡者称复合溃疡。

3. 大小　十二指肠溃疡直径一般小于 1cm。胃溃疡直径一般小于 2~2.5cm。大于 2.0cm 者称巨大溃疡，此时应与恶性溃疡鉴别。

4. 形态　典型的溃疡多呈圆形或卵圆形，溃疡周围黏膜充血水肿，基底一般较光滑、清洁，常覆有因纤维素膜或纤维素脓性膜而形成的灰白或灰黄色苔。

5. 深度　溃疡深浅不一，浅者仅超过黏膜肌层，深者可贯穿肌层甚至穿透浆膜形成穿孔。

（二）溃疡的组织病理学特征

溃疡活动期镜下观察，在溃疡底部由浅入深可分为 4 层：①第一层是由急性炎性渗出物组成，包括坏死的细胞、组织碎片及纤维蛋白等；②第二层为非特异性炎性细胞、中性粒细胞所组成；③第三层为肉芽组织层，内含丰富的毛细血管及结缔组织；④第四层为瘢痕组织层，溃疡周围黏膜有明显的上皮再生和炎症性变化，并常见腺体有肠化生。

【临床表现】

消化性溃疡临床症状表现不一，上腹部疼痛是其主要临床表现，并可同时伴随有消化不良症状，个别患者可无症状而以出血、穿孔等并发症为首发症状。

（一）疼痛

消化性溃疡的主要症状是上腹部疼痛，但也有少数患者无腹痛，尤其是一些老年溃疡、维持治疗的复发性溃疡、NSAID 相关性溃疡等常无疼痛或疼痛轻微不被患者注意。疼痛的机制尚不清楚，可能的机制是：①胃酸刺激溃疡裸露的神经末梢；②胃酸引起溃疡产生化学性炎症，导致溃疡壁及基底部神经末梢痛阈下降；③病变部位肌张力增高或痉挛。

1. 疼痛的部位　多位于中上腹偏左或偏右。胃溃疡多位于中上腹部或剑突下及剑突下偏左，十二指肠溃疡多位于中上腹部偏右。胃和十二指肠后壁溃疡尤其是穿透性溃疡可放射至背部，有少数患者仅表现为背部疼痛而被误诊。

2. 疼痛的程度和性质　多呈隐痛、胀痛、钝痛、烧灼样痛或饥饿样痛。一般疼痛较轻能够忍受，偶有疼痛较重者。持续剧痛者应注意是否有溃疡穿孔或穿透的可能。

3. 疼痛的节律性　节律性疼痛是消化性溃疡的特征之一，一般与进食有关。十二指肠溃疡的疼痛多发生在餐前空腹时，持续性发作直至进食或服用制酸药后缓解，部分十二指肠溃疡患者可发生夜间疼痛，多发生在午夜或凌晨一、二点钟左右。胃溃疡疼痛多在餐后 1 小时内发生，持续 1、2 小时，待胃内容物排空后疼痛缓解，至下餐进食后再次重复出现上述节律，胃溃疡患者夜间疼痛症状少见。

4. 疼痛的周期性　反复周期性发作是消化性溃疡的另一特征，尤其是十二指肠溃疡表现更加明显，溃疡一年四季均可发病，但以秋冬及冬春相交之季较为常见。上腹部疼痛在持续数日、数周或数月后，出现较长时间的缓解期，此后又出现复发，相当一部分患者在每年的相同季节发病。一些长期反复发作患者，病情可逐渐加重，发作更频繁，持续时间更长，缓解期缩短，甚至失去原有的周期性和节律性。

（二）其他症状

除腹痛外，患者尚可出现反酸、嗳气、胃灼热、上腹饱胀、早饱、恶心、呕吐、食欲减退等消化不良症状，甚至有些患者无典型上腹疼痛，而仅表现轻重不等的上述症状。因这些症状无特异性，此时难以与慢性胃炎等其他胃部疾病相鉴别。胃溃疡患者常因惧怕进食后出现疼痛而减少进食，导致体重减轻。也有部分球部溃疡患者因频繁进食而导致体重增加。

（三）体征

发作期消化性溃疡患者上腹部可有轻压痛，十二指肠溃疡压痛点常偏右。缓解期无明显体征。伴有慢性失血者可有贫血外貌。

　　患者中年男性，主要临床表现为上腹部疼痛，具有如下特点：①慢性病程，反复上腹部疼痛 20 余年。②周期性发作，疼痛多在每年的秋季发作。③节律性疼痛：疼痛发作多在空腹或夜间，进食后可缓解。④伴有其他消化道症状，如恶心、饱胀、反酸、嗳气等。⑤服用雷尼替丁有效。

【特殊类型消化性溃疡】

　　1. 无症状性溃疡　指无明显症状的消化性溃疡，偶因健康体检或其他疾病行胃镜或 X 线检查时发现，或因出现出血、穿孔等并发症，甚至尸体解剖时发现。本病可发生在任何年龄，多见于老年人及服用 NSAID 引起的溃疡。

　　2. 老年人消化性溃疡　近 10 余年来，老年人消化性溃疡发生的比率呈增高趋势，老年消化性溃疡症状多不典型或无症状，高位或巨大胃溃疡较年轻人多见，此时需与胃癌相鉴别。

　　3. 复合性溃疡　指胃和十二指肠同时发生的溃疡，检出率占全部消化性溃疡的 5%～7%，多数是十二指肠溃疡在前，胃溃疡在后，其幽门梗阻及出血的发生率较高。

　　4. 幽门管溃疡　幽门管位于胃的远端，与十二指肠相接，长约 2cm。其症状与十二指肠溃疡相似，疼痛多较剧烈而无节律性，对药物治疗效果差，可出现畏食、呕吐等症状，较易发生幽门梗阻。

　　5. 球后溃疡　指发生在十二指肠球部以下的溃疡，多见于降部近段，具有十二指肠溃疡的临床特点，夜间痛及背部放射性疼痛多见，对药物治疗效果差，较易并发出血。

　　6. 巨大溃疡　指溃疡直径超过 2.0cm 的溃疡，疼痛常不典型，对药物治疗愈合较慢，易导致出血及穿孔，胃的巨大溃疡应与胃癌相鉴别。

【实验室及其他检查】

　　1. 内镜及黏膜活组织检查　是确诊消化性溃疡首选的检查方法。在内镜直视下不仅可确定溃疡的部位、大小、形态、数目，还可以在直视下取活组织做病理学检查及幽门螺杆菌检测，以判断溃疡的性质及寻找溃疡的致病因素。

　　内镜下溃疡多呈圆形或椭圆形，部分呈线形，边缘光整，周围黏膜充血、水肿并见皱襞向溃疡集中，底部覆盖白色或黄白色苔，根据镜下表现可将消化性溃疡分为三期，即活动期（A）、愈合期（H）和瘢痕期（S），每个病期又可分为 1 和 2 两个阶段。

　　2. X 线钡餐检查　溃疡的 X 线钡餐检查具有直接征象和间接征象两种。由于钡剂填充溃疡的凹陷部分所造成的龛影是溃疡的直接征象，具有确诊价值。而局部压痛、十二指肠球部激惹和球部变形、胃大弯侧痉挛性切迹均为间接征象，仅提示可能有溃疡的存在。

　　3. 幽门螺杆菌检测　消化性溃疡患者均应常规检查幽门螺杆菌，检测方法及评价详见本篇第四章第二节"慢性胃炎"。检测时应注意某些药物或疾病状态对检测结果产生影响，如应用抗菌药物、铋剂及某些具有抗菌作用的中药患者应在停药后至少 4 周后进行检测；应用抑酸剂应在停药后至少 2 周后进行检测；消化性溃疡活动性出血、严重萎缩性胃炎、胃恶性肿瘤可能导致尿素酶依赖的试剂假阴性；残胃者用尿素呼吸实验结果检测结果不可靠；胃黏膜肠化生组织中幽门螺杆菌检出率低；存在活动性胃炎高度提示有幽门螺杆菌感染，如活动性消化性溃疡患者排除 NSAID 或阿司匹林因素影响，幽门螺杆菌感染可能性大于 95%。因此，在上述情况幽门螺杆菌检测阴性，应高度怀疑假阴性。所以不同时间、采用不同的方法或非尿素酶依赖实验的方法检测结果更为可靠。

　　4. 胃液分析　胃溃疡患者胃酸分泌正常或低于正常，十二指肠患者胃酸分泌过高，但由于两者均与正常人有重叠现象，故胃液分析对诊断消化性溃疡意义不大，仅在疑为促胃液素瘤时作鉴别诊断用。

【诊断】

　　根据慢性病程、周期性发作和节律性上腹部疼痛的特点，可做出初步诊断，确诊有赖于胃镜检查。X 线钡餐检查发现龛影也有确诊价值。

　　初步诊断：根据上述典型上腹部疼痛的特点，诊断为十二指肠溃疡。

　　其确诊有赖于胃镜或 X 线钡餐检查。患者于入院第 2 日行胃镜检查，结果见图 4-5-1。

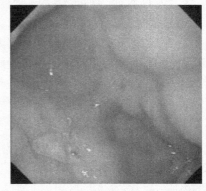

图 4-5-1　诊断：十二指肠球部溃疡，幽门螺杆菌（＋）。球部后壁见一溃疡，似三角形，周围黏膜隆起伴充血

【鉴别诊断】

1. 胃癌 两者鉴别有时比较困难，对于怀疑有恶性溃疡者应作内镜下多处活检并行免疫组化检查，必要时多次胃镜检查对比治疗前后溃疡愈合情况并取病检，长期紧密随访。两者鉴别要点见表4-5-1。

表4-5-1 良性溃疡与恶性溃疡的鉴别

	良性溃疡	恶性溃疡
临床表现		
年龄	中青年居多	多见于中年以上
病史	慢性周期性发作	进行性持续性发展
病程	长、持续多年	短，多以月计
全身表现	轻	明显，贫血、消瘦多见
制酸药	有效	无效
胃镜检查		
形态	圆形或椭圆形、部分呈线形	不规则形
边缘	光整、充血、水肿、较柔软	凹凸不平，较硬
基底苔色	白色或黄白色，洁净	污秽，常见出血及岛屿状残存
周边黏膜	柔软，可见黏膜聚合征	皱襞中断，黏膜增厚及结节状隆起
胃壁蠕动	正常	减弱或消失
X线检查		
龛影直径	<2cm	常>2.5cm
龛影形态	圆形或卵圆形	多呈不规则形
溃疡边缘	光滑	不整齐
龛影位置	胃腔外	胃腔内
周围黏膜	黏膜皱襞柔软、连续	黏膜增厚、不规则、僵硬，皱襞中断
胃壁蠕动	正常	减少或消失
其他		
粪便隐血	活动期可为阳性，治疗后转阴	多持续阳性
胃液分析	正常或偏低	多为胃酸缺乏

2. 功能性消化不良 常有上腹隐痛、恶心、呕吐、嗳气、胃灼热、上腹饱胀、早饱、食欲减退等，部分患者症状酷似消化性溃疡，内镜检查胃黏膜无明显病变，常伴有自主神经功能紊乱的其他症状。

3. 促胃液素瘤 又称佐林格-埃利森（Zollinger-Ellison）综合征，由胰腺非β细胞瘤分泌大量促胃液素，刺激壁细胞分泌大量胃酸而引起顽固性多发性不典型部位溃疡，具有难治性特点，并有高胃酸分泌及高促胃液素血症特点。

【并发症】

1. 出血 是消化性溃疡最常见的并发症，也是上消化道出血的最常见原因，它是由于溃疡侵蚀周围血管引起出血。其中十二指肠溃疡多于胃溃疡，也有部分患者以出血作为首发症状。其临床主要表现为黑粪，出血量大时可有呕血，严重可出现头昏、心悸、血压下降、昏厥甚至休克等表现。多数患者内科治疗有效，其中消化性溃疡累及局部小血管引起的上消化道出血应引起高度重视。

2. 穿孔 溃疡病灶向深部发展穿透浆膜层则并发穿孔，可分为急性、亚急性或慢性三种类型。急性穿孔最为常见，穿孔部位多为十二指肠前壁或胃前壁，穿孔后胃内容物漏入腹腔而引起急性腹膜炎，临床出现剧烈腹痛，两脚卷曲而不愿移动，伴恶心、呕吐，体检见腹肌强直，有压痛及反跳痛，白细胞和中性粒细胞计数升高，腹部X线片见膈下游离气体。慢性穿孔以十二指肠穿孔多见，尤以十二指肠后壁常见，十二指肠后壁及胃后壁溃疡穿透至浆膜层，与邻近器官、组织发生粘连，穿孔时胃内容物不流入腹腔而在局部形成包裹性积液，称为慢性穿孔，又称穿透性溃疡。这种溃疡改变了原有的腹痛规律，变得顽固而持久，疼痛常放射至背部。邻近后壁的穿孔或游离穿孔较小时，只引起局限性腹膜炎，称为亚急性穿孔，症状较急性穿孔轻而体征也较局限。

3. 幽门梗阻 多由十二指肠或幽门管溃疡所致，由于溃疡周围黏膜充血、水肿及幽门部痉挛而引起；或由于溃疡瘢痕形成，瘢痕组织收缩、粘连而引起幽门狭窄。前者属暂时性，经内科治疗后梗阻可解除。后者属永久性，多需手术治疗。梗阻发生时，由于胃排空延迟，出现上腹部胀满不适、食欲减退、嗳气、反酸，并伴恶心、呕吐。呕吐常是幽门梗阻的主要症状，呕吐量大，内含发酵宿食。由于严重呕吐可以导致失水及低钾低氯性碱中毒，并出现消瘦及营养不良等症状。体格检查见胃蠕动波及胃型，空腹时振水音阳性。

4. 癌变 少数胃溃疡可发性癌变，癌变率约为1%。十二指肠球部溃疡不会引起癌变。对中年以上慢性胃溃疡患者，近来疼痛节律性消失，顽固不愈，食欲减退，体重减轻，粪便隐血试验持续阳性，应提高警惕，积极行内镜检查，多点活检，除外癌变。同时应积极治疗，必要时定期内镜复查。

【治疗】

治疗的目的是缓解症状，促进溃疡愈合，防止复发，减少并发症。

（一）一般治疗

应适当休息，避免过度紧张及劳累，生活有规律，劳逸结合，应进食规律，进食易消化饮食，避免浓茶、咖啡等刺激性饮食、戒除烟酒。尽量避免服用或减量服用损伤胃黏膜的药物，如NSAID及肾上腺皮质激素等。

（二）消化性溃疡的药物治疗

治疗消化性溃疡的药物主要有抑制胃酸的药物和保护胃黏膜的药物两大类（表4-5-2），对伴有胃动力障碍者还可使用胃促动力药。

表 4-5-2　消化性溃疡的常用药物

药物类别	常用药物	治疗剂量	维持剂量
抑制胃酸药物			
制酸药	氢氧化铝、铝碳酸镁等		
H_2受体拮抗剂	雷尼替丁	150mg bid	150mg qn
	法莫替丁	20mg bid	20mg qn
	尼扎替丁	150mg bid	150mg qn
质子泵抑制剂	奥美拉唑	20mg bid	20mg qd
	兰索拉唑	30mg qd	30mg qd
	泮托拉唑	40mg qd	20mg qd
	雷贝拉唑	20mg qd	10mg qd
	埃索美拉唑	40mg qd	20mg qd
保护胃黏膜药物			
硫糖铝	硫糖铝	1g qid	1g qid
前列腺素类	米索前列醇	200μg qid	200μg qid
铋制剂	枸橼酸铋钾	220mg bid	220mg bid

1. 抑制胃酸药物

（1）质子泵抑制剂：作用于壁细胞胃酸分泌的终末步骤中的关键酶 H^+-K^+-ATP 酶，使其不可逆地失去活性，只有待新的 H^+-K^+-ATP 酶生成后，壁细胞才能恢复分泌功能。因此，其抑酸作用强大而持久，愈合溃疡速度较快，愈合率较高，使用推荐剂量的各种质子泵抑制剂（PPI），对消化性溃疡的疗效相仿，不良反应均较少，为首选。治疗十二指肠溃疡疗程为标准剂量4周，胃溃疡为6~8周。

（2）H_2受体拮抗剂：选择性竞争结合壁细胞 H_2受体，使壁细胞胃酸分泌减少。使用推荐剂量的各种 H_2受体拮抗剂（H_2RA）溃疡愈合率相近，不良反应发生率均低，且价格低廉，已广泛用于治疗消化性溃疡。甲氰咪胍可透过血脑屏障，偶有精神异常不良反应，能与雄性激素受体结合而影响性功

能，雷尼替丁、法莫替丁和尼扎替丁上述不良反应较少。治疗十二指肠溃疡疗程标准剂量为 8 周，胃溃疡疗程更长。

（3）制酸药：即碱性抗酸药，能中和胃酸，使胃酸降低，降低胃蛋白酶活性，缓解疼痛效果好，但愈合溃疡则必须大剂量多次服用才能奏效，由于长期大剂量抗酸药可能带来的不良反应限制了它的使用，目前多作为加强止痛的辅助治疗。

2. 保护胃黏膜药物

硫糖铝在酸性胃液中，呈糊状黏稠物附着于溃疡面上，防止胃酸、胃蛋白酶的侵袭，同时它还具有促进内源性前列腺素合成和刺激表皮生长因子分泌的作用，便秘是其常见不良反应。铋剂作用机制与硫糖铝相类似，它还有较强的抑制幽门螺杆菌作用，是抗幽门螺杆菌治疗的基础药物之一，长期服用可发生铋制剂在体内大量积蓄而引起神经毒性，应予注意。米索前列醇有抑制胃酸分泌、增加黏膜黏液/碳酸氢盐分泌、增加黏膜血流量及细胞保护等作用，常见不良反应是腹泻，因会引起子宫收缩，故孕妇忌服。

3. 胃促动力药

消化性溃疡患者常伴有恶心、呕吐及腹胀等症状，提示可能存在胃动力障碍，可同时给予促进胃动力药物，如甲氧氯普胺、多潘立酮、莫沙必利等。

（三）根除幽门螺杆菌治疗

对幽门螺杆菌感染引起的消化性溃疡，根除幽门螺杆菌治疗后不仅能有效地治疗消化性溃疡，而且能预防其复发。

1. 根除方案

应符合根除率高、无不良反应、经济、简便、无耐药发生的标准，单一药物尚难达到根除的目的，多采用联合用药方案。目前推荐采用以铋剂＋PPI＋2 种抗生素的四联治疗方案（表4-5-3），PPI 药物餐前 0.5 小时服，抗菌药物餐后即服，每个疗程均为 10 天或 14 天。青霉素过敏者的推荐方案为：克拉霉素＋左氧氟沙星，克拉霉素＋呋喃唑酮，四环素＋甲硝唑或呋喃唑酮，克拉霉素＋甲硝唑（剂量同表4-5-3）。

表 4-5-3　推荐四联方案的剂量和用法

质子泵抑制剂＋铋剂		选择两种抗菌药物	
埃索米拉唑	20 mg bid	阿莫西林	1000 mg bid ＋ 克拉霉素 500 mg bid
雷贝拉唑	10 mg bid	阿莫西林	1000 mg bid ＋ 左氧氟沙星 200 mg bid
奥美拉唑	20 mg bid	阿莫西林	1000 mg bid ＋ 呋喃唑酮 100 mg bid
兰索拉唑	30 mg bid	四环素	750 mg bid ＋ 甲硝唑 400 mg bid
泮托拉唑	40 mg bid	四环素	750 mg bid ＋ 呋喃唑酮 100 mg bid
以上任一种＋枸橼酸铋钾	220mg bid		
（或其他标准剂量铋剂）			

2. 根除幽门螺杆菌治疗后的复查　判断幽门螺杆菌是否已根除，至少应在根除幽门螺杆菌治疗结束后 4 周进行，多采用非侵入性的 ^{13}C 或 ^{14}C 尿素呼气试验较为理想。也可通过胃镜在检查溃疡是否已经愈合的同时取活组织做尿素酶试验或组织学检查。对接受高效抗幽门螺杆菌方案治疗的大多数十二指肠溃疡患者并无必要进行证实幽门螺杆菌根除的试验。对难治性或有并发症的十二指肠溃疡及胃溃疡因有潜在恶变的危险，应在治疗后适当时间做胃镜检查及幽门螺杆菌复查。

（四）非甾体抗炎药相关性溃疡的治疗及预防

对非甾体抗炎药（NSAID）相关性溃疡，应尽可能暂停使用或减少 NSAID 剂量，并同时检测是否存在幽门螺杆菌感染，若病情需要长期服用 NSAID 者，宜选用选择性 COX-2 抑制剂塞来昔布（celcexib）或罗非昔布（rofecoxib）。对停用 NSAID 者，仅用常规剂量常规疗程 PPI 或 H_2RA 治疗即可。对不能停用 NSAID 者，应选用 PPI 治疗。幽门螺杆菌阳性者应同时予以根除。对既往有消化性溃疡或有严重疾病、高龄等患者需服用 NSAID 者，可预防性服用抗溃疡药，常用的预防药有米索前列醇、PPI 及大剂量 H_2RA。

（五）溃疡复发的预防

经有效根除幽门螺杆菌及彻底停服 NSAID 能大大减少溃疡的复发。溃疡多发的原因目前尚不清楚，可能与下列因素有关：①幽门螺杆菌未被彻底根除或根除后再感染；②患者壁细胞总量较普通人群高，或壁细胞对刺激物的敏感性高；③溃疡愈合质量差，虽经抑酸等治疗，但溃疡未达全层愈合即已停药；④长期服用 NSAID 又未进行有效的预防性用药；⑤个体及遗传因素；⑥服用强效抑酸药后，患者可出现高促胃泌素血症，停药后部分患者高促胃泌素血症仍可持续较长时间。所以对每例患者应详细分析其复发的可能因素，并根据不同的原因采取不同的预防措施，如幽门螺杆菌未彻底根除者可选用高效杀死幽门螺杆菌方案，延长给药时间，并戒除烟酒等不良习惯。对原因不明者可采用维持用药方案，多采用 H_2RA 或 PPI 标准剂量的半量睡前顿服，或全量每周 2～3 次口服，其疗程视具体情况而定。

（六）外科手术指征

由于内科治疗的进展，目前外科手术仅限于少数有并发症患者：①大量出血经内科积极治疗无效；②急性穿孔；③瘢痕性幽门梗阻；④胃溃疡癌变或癌变不能除外者；⑤穿透性溃疡；⑥顽固性或难治性溃疡如幽门管溃疡、球后溃疡等。

> **案例 4-5-1　治疗方案**
> 1. 奥美拉唑 20mg，2 次/天×10 天；
> 2. 阿莫西林胶囊 1000mg，2 次/天×10 天；
> 3. 克拉霉素 500 mg，2 次/天×10 天；
> 4. 枸橼酸铋钾 220mg，2 次/天×10 天。
> 建议：疗程结束后 4 周返院行 ^{13}C 呼气试验，以明确幽门螺杆菌是否被根除。或行胃镜检查，了解溃疡愈合情况，并同时检测幽门螺杆菌。

【预后】

由于对消化性溃疡发病机制的深入研究及药物治疗的不断进展，目前内科治疗溃疡已取得良好的效果，消化性溃疡的并发症及死亡率大大降低，死亡多见于高龄或伴有其他严重器质性疾病患者，主要死亡原因是大出血或急性穿孔。

第六章　胃　癌

胃癌是消化道最常见的恶性肿瘤，其发病率与死亡率仅次于肺癌，居恶性肿瘤的第二位。胃癌的发病率有明显的地区差异，日本、中国、智利、俄罗斯等国为高发区。北美、西欧等地区，以及澳大利亚、新西兰等国为低发区。大致上有色人种比白种人易患本病，男性发病率及死亡率均高于女性，男女之比约为（2～3）：1。

我国胃癌死亡数居癌症之首，但其发病率在不同的地区也存在很大的区别，一般来说，北方高于南方，沿海高于内地，其中以青海省、宁夏回族自治区、甘肃省及东北地区高发，中南地区及西南地区低发。近年来，随着社会经济的发展及饮食习惯、饮食结构的调整，全球胃癌的发病呈下降趋势。

【病因和发病机制】

胃癌的病因尚不明确，但已有共识认为，胃癌的发生是多因素、多阶段、进行性发展的过程。目前认为下列因素与胃癌的发生有关。

（一）环境和生活饮食因素

胃癌的发病率在不同国家和地区有明显差别，有资料显示，胃癌高发区向低发区移民的第一代胃癌发生率与本土居民相似，第二代则明显下降，第三代的胃癌发病率与当地居民相似。流行病学调查及研究发现，多吃新鲜蔬菜、水果，使用冰箱及正确储藏食物可降低胃癌的发生。而经常食用霉变食物、咸菜、腌制、烟熏食品及过多摄入食盐等均可增加胃癌的发病风险。某些环境因素，如水土中某些元素含量异常或比例失调（如硒等），可能与胃癌的发生有关。其可能的发病机制：①饮食中缺乏抗癌或抑癌物质，如抗氧化维生素（维生素 C、β-胡萝卜素、维生素 A、维生素 E 等）、叶酸等；②食物中较多的硝酸盐在胃内被细菌还原成亚硝酸盐，后者与胺结合生成亚硝胺，而目前认为亚硝胺与胃癌的发生密切相关。其他如吸烟、饮酒及不良饮食习惯，地质、饮用水等环境因素也是胃癌的危险因素。

（二）幽门螺杆菌感染

流行病学及基础与临床研究表明，幽门螺杆菌感染与胃癌的发生有一定关系，1994 年世界卫生组织已宣布幽门螺杆菌是人类胃癌的 Ⅰ 类（即肯定的）致癌原。

关于幽门螺杆菌导致胃癌的机制尚不十分清楚。目前认为可能的机制：①幽门螺杆菌感染引起胃黏膜慢性炎症，刺激上皮增殖与凋亡，当细胞处于有丝分裂与 DNA 复制状态时，较正常上皮更易遭受突变因子的损害；②幽门螺杆菌感染发生的相关性胃炎易导致胃黏膜萎缩与肠化，导致胃酸分泌减少，有利于胃内细菌生长与繁殖，从而导致胃内亚硝酸盐的增加；③幽门螺杆菌产生的某些毒素激活细胞因子、氧自由基和一氧化氮释放，造成 DNA 损伤及基因突变。

（三）遗传因素

遗传因素对胃癌的发病也具有重要作用。胃癌发生具有明显的家族聚集现象，家族发病率高于普通人群的 2～3 倍，同时不同种族的发病率有较大差异，均提示有遗传因素存在。一般认为，具有遗传易感性人群对致癌物质更加敏感。

（四）基因调控

正常情况下，胃黏膜上皮细胞增殖与凋亡保持动态平衡，这种平衡有赖于癌基因、抑癌基因、某些生长因子及其受体、细胞黏附因子及 DNA 修复基因的调控,一旦失控即癌基因被激活,抑癌基因被抑制,在生长因子参与下,胃上皮细胞过度增殖,而又不能启动凋亡信号,则可能逐渐发展成胃癌。目前已明确的癌基因有 *ras*、*met*、*c-myc*、*erBb-2*、*akt-2* 等。研究表明,癌基因如 *ras*、*met* 基因过表达发生于癌变早期,而 *met*、*erBb-2* 等扩增与肿瘤快速生长、淋巴转移密切相关。抑癌基因如 *p53*、*p16*、*nm-23*、*APC* 等的失活或突变与胃癌的发生及转移关系密切,抑癌基因在细胞的增殖分化中起稳定作用,某些调节肽如表皮生长因子、转化生长因子、胰岛素样生长因子-2 等在胃癌发生过程中起调节作用。近年来,COX-2 与胃癌的关系受到关注,许多研究表明 COX-2 参与了胃癌的发生发展过程,并认为其具有促进肿瘤细胞增殖、抑制凋亡、促进肿瘤新生血管的形成及促进肿瘤细胞的转移等作用。

(五)癌前状态

1. 癌前疾病

胃癌前状态包括癌前疾病和癌前病变。前者指与胃癌相关的胃良性疾病,有发生胃癌的危险性,为临床概念,如慢性萎缩性胃炎、胃溃疡、胃息肉、手术后胃、Menetrier 病(肥厚性胃炎)、恶性贫血等;后者指已证实与胃发生密切相关的病理变化,即异型增生(上皮内瘤变),为病理学概念。

(1)慢性萎缩性胃炎:由于黏膜萎缩,胃酸分泌减少,有利于胃内细菌繁殖,导致胃内亚硝酸盐合成增多,在慢性萎缩性胃炎基础上进一步发生肠上皮化生、不典型增生而癌变。

(2)胃溃疡:癌变率为 1%~5%,国内报道还要高一些,尤其是一些胃溃疡病史较长或中年以上患者并发胃癌的可能性较大。其可能的机制:溃疡的边缘上皮层及腺体发生糜烂,在反复的破坏、再生的过程中发生上皮化生而转化为癌。

(3)胃内息肉:以炎性息肉或增生性息肉多见,一般无恶变倾向,而腺瘤性息肉的癌变率较高,尤其是直径大于 2cm 的广基息肉,其癌变率可达 15%~40%,应予以摘除。

(4)手术后胃:胃大部切除术后残胃癌的发生率较一般人群高,尤其是毕Ⅱ式切除术更易发生,多于术后 10~15 年发生,因此对于胃大部切除术后的患者主张术后 10 年应定期随访。残胃易发生癌变的机制可能是毕Ⅱ式术后胰液、胆汁、肠液等反流入胃,一方面使胃内 pH 增高,易于细菌繁殖;另一方面,由于反流使残胃炎发生率较普通人群高。胃大部切除术后残胃发生的胃癌称为残胃癌,其发生率为 2%~10%。

(5)Menetrier 病:临床上常有低蛋白血症及水肿,具有一定的癌变率,此病在我国少见。

2. 癌前病变

异型增生,也称不典型增生,所谓异型增生是指胃黏膜腺管结构及上皮细胞失去正常状态而出现的异型性改变,包括细胞异型、结构紊乱、分化异常。一般分为轻、中、重度异型增生,轻度及多数中度异型增生可以逆转为正常,少数中度者可长期存在或持续发展,需密切观察,重度不典型增生与原位癌难以鉴别,多数可在短时间内发展成癌,需密切随访复查,不能除外癌变者需手术治疗。上皮内瘤变是一种形态学上以细胞学和结构学异常、遗传学上以基因克隆性改变、生物学行为上以易进展为具有侵袭和转移能力的浸润性癌为特征的癌前病变。上皮内瘤变分为二级,即低级别(low-grade intraepithelial neoplasia,LGIN)和高级别(high-grade intraepithelial neoplasia,HGIN)。LGIN 相当于轻度和中度异型增生,HGIN 相当于重度异型增生和原位癌。

【病理】

1. 好发部位

胃癌的好发部位依次为胃窦、贲门、胃体、全胃等。

2. 胃癌分期

根据胃癌的发展进程及侵润深度可分为早期胃癌及进展期胃癌。早期胃癌是指病灶深度限于黏膜层及黏膜下层,且不论其面积大小及有无淋巴结转移。微小胃癌是微病灶最大径≤5mm 的早期胃癌,小胃癌是微病灶最大径>5~10mm 的早期胃癌。进展期胃癌是指癌组织已超过黏膜下层,其中侵入肌层者称中期,侵入浆膜层者称晚期。

早期胃癌根据其浸润的层次又可细分为黏膜内癌(M-carcinoma,MC)和黏膜下癌(SM-carcinoma,SMC)。MC 又可分为 M_1(上皮内癌和(或)黏膜内癌仅浸润固有膜表层)、M_2(癌组织浸润固有膜中层)和 M_3(癌组织浸润固有膜深层或黏膜肌层),SMC 又可分为 SM_1(癌组织浸润黏膜下层上 1/3)、SM_2(癌组织浸润黏膜下层中 1/3)和 SM_3(癌组织浸润黏膜下层下 1/3)。对于黏膜切除标本,SMl-c 是指癌组织浸润黏膜下层的深度小于 500μm。

3. 组织病理学

胃癌包括以下常见组织学类型:乳头状腺癌、管状腺癌、黏液腺癌、印戒细胞癌、腺鳞癌、鳞癌、小细胞癌、未分化癌。其中管状腺癌还可进一步分成高分化、中分化、低分化腺癌。此外尚有少见类型或特殊类型胃癌。

4. 转移方式

胃癌的扩散以直接蔓延及淋巴转移为主,晚期可出现血行播散及种植转移。

(1)直接蔓延至相邻器官,如食管、肝、胰腺、大网膜、胆总管、脾、横膈、横结肠等。

(2)淋巴转移:最常见,一般先转移至局部淋巴结，如幽门下、胃下及腹腔淋巴结，继而向远处转移。由于胃的淋巴系统与胸导管直接相连，故可转移至左锁骨上淋巴结，转移至该处时称为菲尔绍（Virchow）淋巴结。

（3）血行播散：常发生在晚期，最常转移到肝，其次是肺、骨、肾上腺、肾、脑及胰腺等。

（4）腹膜种植：癌细胞侵及浆膜层并脱落后种植于腹膜腔内，形成腹膜转移癌，在腹腔内可发生转移癌及腹水。种植于卵巢称库肯勃瘤（Krukenberg tumor），而直肠前窝种植时可触及结节状硬块。

5. 病理分期　我国胃癌的 TNM 分期方法采用 1997 年国际抗癌联盟公布的方案，详见表 4-6-1。

表 4-6-1　胃癌的 TNM 分期

原发肿瘤（T）	
Tis	限于上皮层，未侵及黏膜肌层
T_1	限于黏膜及黏膜下层
T_2	侵及肌层及浆膜下层
T_3	肿瘤穿透浆膜层，但未累及邻近器官
T_4	肿瘤侵及邻近组织或器官
淋巴结累及（N）	
N_0	无淋巴结转移
N_1	原发灶边缘 3cm 以内的胃旁淋巴结转移
N_2	累及距原发灶边缘 3cm 以外的淋巴结
远处转移（M）	
M_0	无
M_1	有

根据 TNM 分期，制定的临床分期标准，有利于治疗和判断预后，具体见表 4-6-2。

表 4-6-2　胃癌的临床分期

临床分期	TNM 分期
0 期	$TisN_0M_0$
Ⅰ 期	
Ⅰa 期	$T_1N_0M_0$
Ⅰb 期	$T_1N_1M_0$，$T_2N_0M_0$
Ⅱ 期	$T_1N_2M_0$，$T_2N_1M_0$，$T_3N_0M_0$
Ⅲ 期	
Ⅲa 期	$T_2N_2M_0$，$T_3N_1M_0$，$T_4N_0M_0$
Ⅲb 期	$T_3N_2M_0$，$T_4N_1M_0$
Ⅳ 期	$T_4N_2M_0$，$T_{1-4}N_{1-2}M_1$

【临床表现】

（一）症状

早期胃癌多无症状，有症状者也无特异性，以消化不良症状多见，如食欲减退、恶心、呕吐、腹胀、早饱、嗳气、上腹隐痛等，症状时隐时现，也

可持续存在。进展期胃癌可以出现一些较为突出的消化道症状。

1. 上腹疼痛　是胃癌常见的症状，开始时仅为上腹不适、饱胀、腹部沉重感，继而出现隐痛、胀痛、钝痛，多无节律性，进食及服用抑酸药不能缓解，极少数患者有类似消化性溃疡的疼痛特点，易被误诊。

2. 食欲减退、消瘦、乏力　常见，甚至有些患者以此症状为首发，表现为食欲不振、消瘦、贫血、水肿、发热、乏力，后期可出现恶病质。

3. 恶心、呕吐、腹胀、早饱　也是胃癌较为常见的症状，初始时多为恶心，伴有进食后饱胀及呕吐，早饱既可能是胃癌所致的胃功能障碍，也可以是由于癌细胞侵犯胃壁导致胃壁僵硬所致。当胃窦癌出现幽门梗阻时，则可出现呕吐宿食，表现为幽门梗阻症状。

4. 出血及贫血　溃疡型胃癌患者常有少量出血，多表现为粪便隐血试验阳性，部分患者可出现呕血或伴有黑便，偶有因上消化道大出血而首次就诊者。因长期出血，患者常有贫血表现。

5. 转移症状　贲门癌累及食管下段时可出现吞咽困难。转移至肝脏时可出现右上腹痛、黄疸、发热；转移至肺部可伴有咳嗽、咯血、呼吸困难等；侵犯胰腺时可出现呈腰带状放射的持续性上腹部疼痛。

> **案例 4-6-1**
> 　此患者症状特点：①中年男性患者，上腹部隐痛 3 个月，疼痛无规律性，与饮食无关；②进食后出现上腹饱胀，服用雷尼替丁、多潘立酮，症状无改善，伴食欲减退、恶心、呕吐；③症状进行性加重，并逐渐出现消瘦、乏力及贫血外观，提示病情呈进行性发展。

（二）体征

早期胃癌多无体征，随着疾病的进展可出现上腹部压痛，上腹部触及肿块。肿块的来源可以是胃壁的癌肿，也可能是腹腔内的转移癌灶。出现腹膜转移癌时，腹壁呈揉面感或因腹水而出现移动性浊音。直肠前窝种植时，肛门指检在直肠前壁可触及一板样硬块。有远处淋巴结转移时可扪及菲尔绍淋巴结，其质地坚硬，可单个，也可融合成块。

> **案例 4-6-1**
> 　此患者体征：①营养不良，睑结膜、口唇及甲床苍白；②上腹部轻压痛，无反跳痛，未触及病理性包块，肝脾未触及。上腹部压痛是胃癌常见体征，但无特异性。

（三）伴癌综合征

可伴有血栓性静脉炎、黑棘皮病、皮肌炎、膜性肾病等。

【实验室与辅助检查】

（一）实验室检查

伴有出血时，粪便隐血试验阳性。贫血常见，多为小细胞低色素性贫血，系长期失血所致。肝功能异常提示有肝转移，血清癌胚抗原（CEA）、CA19-9、CA125 等肿瘤相关抗原可升高，但其敏感性及特异性均不强，对胃癌诊断无太大价值。

> **案例 4-6-1**
> 此患者门诊实验室检查：①血常规示 Hb 为 86g/L，RBC 为 2.22×10^{12}/L，WBC 为 8.6×10^9/L，提示贫血；②大便隐血试验阳性，证实有消化道出血。

（二）胃镜检查

胃镜检查结合黏膜活检是胃癌最可靠的诊断方法，尤其是对早期胃癌的诊断内镜检查更具优势。为了提高诊断的准确率，内镜医师要仔细观察，对可疑病变都必须进行病理活检，每个病灶活检标本数量一般要求 6～7 块。

1. 早期胃癌 癌组织仅限于黏膜及黏膜下层，镜下表现黏膜呈颗粒状、粗糙不平，局部黏膜糜烂或出血、轻度隆起或凹陷、黏膜僵硬，确诊有赖于病变及周围黏膜活检。局部喷洒 0.5%亚甲蓝溶液后，病变部位将着色，有利于提高诊断率。若配合放大内镜则效果更佳。按照日本内镜学会分类，早期胃癌的分型见表 4-6-3。

表 4-6-3　早期胃癌的内镜分型（日本内镜学会）

分型	特征
I 型（隆起型）	病变隆起似无蒂小息肉
II 型（浅表型）	
II a 型（浅表隆起型）	病变稍高出黏膜面，高度不超过 0.5cm
II b 型（浅表平坦型）	病灶与黏膜等平，但表面粗糙呈颗粒状或黏膜变色
II c 型（浅表凹陷型）	最常见，凹陷不超过 0.5cm
III 型（溃疡型）	溃烂深度超过 II c 型，基底部凹凸不平，局部黏膜僵硬，皱襞中断，边缘可见结节状颗粒

2. 进展期胃癌 多数进展期胃癌内镜下肉眼即可拟诊。镜下肿瘤表现为菜花状隆起，形态不规则，表面有糜烂，伴有渗血，常覆污秽物；或为肿块中央凹陷型溃疡，形态不规则，基底及周边凹凸不平，边界不清，常见渗血及污秽物。病变部位胃壁僵硬，无蠕动，无聚合皱襞，病变周围黏膜发红、水肿、糜烂。进展期胃癌仍采用 Borrmann 分型（见表 4-6-4）。

表 4-6-4　进展期胃癌的 Borrmann 分型

分型	特征
I 型（结节型）	肿瘤呈结节状突入胃腔，表面粗糙，呈菜花状，可见糜烂及溃疡，癌肿局限，界限较清楚
II 型（溃疡型）	病变凹陷似溃疡状，基底凹凸不平，周边呈堤坝样隆起，形态不规则，但边界清楚，此型常可出现出血及穿孔
III 型（浸润溃疡型）	病灶向周边浸润，与正常胃黏膜无清晰界限，中央坏死形成溃疡，较早出现浆膜及淋巴结转移
IV 型（弥漫浸润型）	病变常位于黏膜下，并向胃壁四周浸润，黏膜表面粗糙，充血水肿，皱襞消失，胃壁增厚变硬，若累及胃窦，可造成狭窄。若累及全胃，称为皮革胃（linitis plastica）

（三）超声内镜检查

超声内镜检查（EUS）是指将超声探头引入内镜的一种检查方法，具有内镜及实时超声检查两者的优点，EUS 被认为是胃肠道肿瘤局部分期的最精确方法，常用以区分黏膜层和黏膜下层病灶。EUS 能发现直径 5mm 以上淋巴结。淋巴结回声类型、边界及大小作为主要的判断标准，认为转移性淋巴结多为圆形、类圆形低回声结构，其回声常与肿瘤组织相似或更低，边界清晰，内部回声均匀，直径>1cm；而非特异性炎性肿大淋巴结常呈椭圆形或三角形高回声改变，边界模糊，内部回声均匀。用于胃癌的诊断，主要有如下意义：①判断肿物的性质；②了解肿瘤侵犯胃壁的深度，有助于区分早期胃癌和进展期胃癌；③了解有无局部淋巴结转移，或是否侵犯相邻脏器；④超声引导对淋巴结或可疑病灶针吸活检。

（四）X 线钡餐检查

X 线钡餐是胃癌的检查方法之一，当患者有胃镜检查禁忌证时，X 线钡餐可以发现胃内溃疡及隆起性病灶，分别是龛影和充盈缺损，但难以鉴别良恶性。如有黏膜皱襞破坏、消失或中断，邻近胃黏膜僵直，则胃癌可能性大。

> **案例 4-6-1**
> 根据上述症状特点、体格检查及实验室检查结果，初步诊断为胃癌，首选胃镜检查加活检；胃镜检查后结果见图 4-6-1。

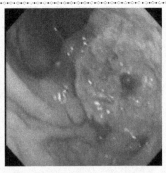

图 4-6-1　内镜诊断：胃窦癌（Borrmann Ⅲ）（病理：胃窦部中度分化腺癌）。胃窦部正常黏膜结构消失，病变部位被覆黄绿苔，可见接触性出血

【并发症】

1. 出血　常见，多表现为黑便，或仅为大便隐血阳性，少数（约 5%）可发生大出血，表现为呕血及黑便，偶以此为首发症状就诊。

2. 梗阻　病灶位于贲门时，常发生贲门梗阻，胃窦癌晚期可出现幽门梗阻。

3. 穿孔　不多见，常发生于溃疡型胃癌。

【诊断与鉴别诊断】

本病的诊断主要依赖于胃镜检查加活检或 X 线钡餐检查。但早期胃癌的诊断是根治胃癌的前提，为了达到这一目的，出现下列情况时应及早或定期进行胃镜检查，以期发现早期胃癌：①40 岁以上尤其是男性，既往无胃病史，近期突然出现上腹痛等消化不良症状者；②有胃病史，近期症状加重或失去原有规律性；③X 线检查有胃息肉或良性溃疡经正规治疗无效溃疡反而增大者；④慢性萎缩性胃炎伴肠化及不典型增生者应定期随访；⑤胃大部切除术 10～15 年后，应每年定期内镜随访。另外，对高危人群进行内镜普查也是发现早期胃癌有效途径之一。

案例 4-6-1

诊断：胃窦癌并失血性贫血。

诊断依据：①具有上腹部疼痛、恶心、呕吐、饱胀、食欲减退等消化不良症状。②具有贫血的体格检查及实验室检查依据：粪便潜血试验阳性。③胃镜检查结果具有确诊价值。

诊疗计划：①胸部 X 线片检查及腹部探查肝脏、脾脏、胰腺、双肾及肾上腺、腹腔淋巴结等了解有无邻近器官及远处转移。②加强支持治疗，包括静脉营养等，为手术或化疗创造条件。

【治疗】

早期诊断、早期治疗是提高胃癌治愈率的关键。由于胃癌早期诊断率低，大部分胃癌确诊时已处于中晚期，目前主要采用手术治疗为主，辅以内镜下治疗、化疗、放疗、中医中药及生物化学治疗的综合治疗方式。强调综合性治疗和个体化的治疗方案。

（一）手术治疗

外科手术切除加累及淋巴结清扫是目前唯一有可能根治胃癌的有效途径，除非有远处转移或不能耐受手术，均应采取手术治疗。手术方式包括根治性切除、非根治性切除、姑息性切除及改道造瘘术等，手术方式的选择及手术的效果取决于胃癌的分期、浸润的深度及扩散的范围。根治性切除是最理想的治疗方式，对无法通过手术切除达到治愈目的的患者，也应尽可能地采用部分切除等方法以达到缓解症状、解除梗阻的目的，以提高患者的生命质量，尽可能延长患者生命。

（二）内镜下治疗

1. 早期胃癌的内镜下治疗　早期胃癌的治疗方法包括内镜下切除和外科手术。早期胃癌内镜下切除术主要包括 EMR 和 ESD。与传统外科手术相比，内镜下切除具有创伤小、并发症少、恢复快、费用低等优点，且疗效相当，5 年生存率均可超过 90%。因此，国际多项指南和共识均推荐内镜下切除为早期胃癌的首选治疗方式。内镜下切除治疗主要用于淋巴结转移风险低且可能完整切除的胃癌病变。目前国内尚无统一规范的内镜切除适应证。下面是我国目前早期胃癌内镜切除适应证及禁忌证（2014 中国早期胃癌筛查及内镜诊治共识意见），可供参考。

（1）国内较为公认的早期胃癌内镜切除适应证

1）绝对适应证：①病灶大小≤2cm、无合并溃疡的分化型黏膜内癌；②胃黏膜高级别上皮内瘤变。

2）相对适应证：①病灶大小>2cm、无溃疡的分化型黏膜内癌；②病灶大小≤3cm、溃疡的分化型黏膜内癌；③病灶大小≤2cm、无溃疡的未分化型黏膜内癌；④病灶大小≤3cm、无溃疡的分化型浅层黏膜下癌；⑤除以上条件外的早期胃癌，伴有一般情况差、外科手术禁忌或拒绝外科手术者可视为 ESD 相对适应证。

（2）国内目前较为公认的内镜切除禁忌证：①明确淋巴结转移的早期胃癌；②癌症侵犯固有肌层；③患者存在凝血功能障碍。另外，ESD 的相对手术禁忌证还包括抬举征阴性，即指在病灶基底部的黏膜下层注射盐水后局部不能形成隆起，提示病灶基底部的黏膜下层与肌层之间已有粘连；此时行 ESD 治疗，发生穿孔的危险性较高，但是随着 ESD 操作技术的熟练，即使抬举征阴性也可以安全地进行 ESD。

2. 进展期胃癌的内镜下治疗　进展期胃癌不能耐受手术者也可通过内镜下微波、激光、局部注射无水乙醇、抗癌药及梗阻部位放置支架等方法解除梗阻，以提高生活质量。

（三）化学治疗

适用于手术辅助治疗及晚期胃癌不能手术者，以降低术后复发率及延长生存期。

1. 化疗药物　对胃癌有效的化疗药物有氟尿嘧啶（5-FU）、丝裂霉素（MMC）、阿霉素（ADM）、表柔比星（Epi-ADM）、顺铂（CDDP）或卡铂、亚硝脲类、依托泊苷（VP-16）等。单一使用效果差，只适用于早期需要化疗的患者或不能耐受联合化疗者。近年来，草酸铂及紫杉醇类药物应用于胃癌治疗，取得较好疗效。

2. 联合化疗　比单一化疗效果好，化疗药物可相互协同，提高抗癌效果，减少毒副作用。

3. 手术辅助性化疗　早期胃癌术后原则上无须化疗，有淋巴结转移的早期胃癌及全部进展期胃癌均需化疗，化疗方法分为术前、术中及术后三种方式，术前化疗可使癌灶局限，为手术创造更好的条件；术中化疗可减少手术播散及种植的机会，常采用丝裂霉素腹腔内留置；术后化疗可消灭残存癌灶并防止复发及转移，根据患者耐受情况，常于术后2～4周开始。

（四）其他治疗

适当的高能静脉营养可提高患者体质，有利于耐受手术及化疗，同时可辅以中医中药、放射治疗及生物治疗等。近年研究发现 COX-2 抑制剂可显著降低贲门部胃癌发生的危险性，为预防及治疗胃癌提供了一种新的途径。

胃癌根据其临床分期不同，治疗方式的选择有所区别，见表4-6-5。

表 4-6-5　胃癌治疗方式的选择

临床分期	治疗
Ⅰ期	根治性手术切除，无须辅助性化疗
Ⅱ期	根治性手术切除为主，术后常规辅以化疗，生物治疗
Ⅲ期	扩大根治性手术切除，更应强调化疗、放疗、生物治疗、中医中药治疗等
Ⅳ期	多数已无法切除原发灶及转移灶，以非手术治疗为主

【预后】

胃癌预后取决于胃壁受侵的深度、淋巴结受累范围、肿瘤生长方式、病理分期及能否采取根治性手术等诸多因素。早期胃癌只累及黏膜层且不伴有淋巴结转移者预后较好，术后5年存活率可达95%以上；如已累及黏膜下层并伴有局部淋巴结转移者预后较差。进展期胃癌若任其发展，一般从症状出现到死亡，平均约一年时间。肿瘤即使侵及肌层，但手术中未发现淋巴结转移者，5年存活率仍可达60%～70%，如已深达浆膜层而有局部淋巴结转移者则预后不佳，术后5年存活率下降至20%左右；已有远处扩散者、皮革胃及肿瘤以浸润型方式生长者预后差。

【预防】

由于胃癌的病因未明，到目前为止缺乏有效的一级预防（病因预防）措施，根据流行病学调查，多吃新鲜蔬菜水果，少吃咸菜及腌制食品、减少食盐的摄入，使用冰箱贮存食物等可降低胃癌的发病；同时，对幽门螺杆菌感染阳性的高危人群，如胃黏膜中-重度萎缩、中-重度肠化及不典型增生、有胃癌家族史者应予根除幽门螺杆菌治疗，对肠化及不典型增生者应积极观察，定期胃镜随访，对中度不典型增生治疗无效或重度不典型增生者，应予预防性手术治疗。研究发现，选择性 COX-2 抑制剂具有抑制肿瘤细胞增殖，诱导细胞凋亡，抑制肿瘤新生血管生成的作用，因此高选择性 COX-2 抑制剂有可能为恶性肿瘤预防及治疗开辟新的途径。

（马　锋　钟　健）

第七章　肠结核和结核性腹膜炎

第一节　肠　结　核

案例 4-7-1

患者，男，18 岁。因腹痛、腹泻伴发热、盗汗 4 个月入院。

患者于 4 多月前起出现腹痛，以脐周和右下腹隐痛为主，偶有间歇性绞痛，并有腹泻，大便呈糊状，偶有黏液，无脓血便，每天 3～4 次。起病以来体温波动于 37.3～38℃，下午发热明显，夜间经常盗汗。起病以来体重减轻近 10 斤，伴有头昏、疲乏等症状。患者入院前曾在外院就诊，起初拟诊"克罗恩病"予以泼尼松、柳氮磺胺吡啶治疗，病情未见好转且恶化，体温最高升至 40.8℃。近半个月来改用异烟肼、利福平、乙胺丁醇等治疗，症状有所好转，为进一步诊治而转本院。

体格检查：T 为 37.8℃，P 为 82 次/分，R 为 18 次/分，BP 为 120/70mmHg。神志清楚，精神萎靡，消瘦，贫血貌，皮肤黏膜无黄染、皮疹及出血点，浅表淋巴结不肿大，咽部轻度充血，扁桃体不大，腹部平软，肝脾肋下未及，右下腹压痛，无反跳痛，未及包块，肠鸣音正常。

问题：

1. 患者的诊断应考虑哪些疾病可能？
2. 明确诊断之前应做哪些检查？
3. 如何诊断及鉴别诊断？
4. 如何治疗？

肠结核（intestinal tuberculosis）是临床上较为常见的肺外结核病，是因结核杆菌引起的肠道慢性特异性感染。绝大多数继发于肠外结核灶，特别是开放性肺结核，少数原发于肠道。本病多见于中青年，女性发病多于男性。

【病因和发病机制】

肠结核多数由人型结核分枝杆菌引起，少数有因饮用未消毒带菌牛奶或乳制品而发生牛型结核分枝杆菌肠结核。其感染途径有以下几条。

1. 肠源性　是结核杆菌侵犯肠道的主要途径。开放性肺结核患者因经常吞咽含有结核菌的痰液，或经常与开放性肺结核患者共用餐具，饮用被结核菌污染的牛奶，均可引起感染。

2. 血源性　肠外结核病变经血行播散侵犯肠道，多主要由粟粒型肺结核血行播散而致，此途径不常见。

3. 直接蔓延　由腹腔内结核病灶如盆腔结核直接蔓延至肠道。

结核杆菌侵入肠道后是否发病取决于结核杆菌的致病力和机体的免疫力两方面因素。只有当入侵的结核杆菌数量较多、毒力较强，同时机体免疫功能低下的情况下才会发病。

肠结核可发生于十二指肠至直肠任何部位，但 85% 发于回盲部，其次是升结肠。其可能的原因有：①小肠末端及回盲部淋巴组织极为丰富，而结核杆菌易侵犯淋巴组织；②肠内容物在回盲部停留的时间较长，增加了结核杆菌与肠黏膜接触和感染的机会。

【病理】

人体对结核杆菌的免疫力、过敏反应程度、结核杆菌的数量和毒力是肠结核病理性质的决定因素。在人体免疫力高、过敏反应程度轻、结核杆菌量少的情况下，表现为增生型；而结核杆菌量多、毒力大、人体过敏反应程度重时表现为溃疡型。兼有这两种病变者称为混合型。

1. 溃疡型　多见。病变初期肠壁淋巴组织有充血、水肿及炎性渗出，随着病变加重出现干酪样坏死。病变组织同时有闭塞性动脉内膜炎，导致局部缺血，肠黏膜坏死脱落，形成溃疡。由于溃疡基底多有闭塞性动脉内膜炎，故较少发生肠出血。溃疡边缘不规则，深浅不一，可深达肌层甚至浆膜层。病变肠段常与周围组织紧密粘连，故溃疡一般不发生急性穿孔，但可形成慢性穿孔而致包裹性腹腔脓肿或肠瘘。结肠溃疡在修复过程中有大量纤维组织增生，可导致肠腔变形狭窄，严重者出现肠梗阻。

2. 增生型　少见。病变初期，病变肠段充血、水肿、淋巴管扩张，慢性期结核性肉芽组织和纤维组织增生、形成瘢痕和包块，临床上易误认为肠肿瘤。肠腔因结核性肉芽肿及纤维组织增生造成狭窄，也可导致肠梗阻。

【临床表现】

1. 腹痛　常见于右下腹，有时也可在中上腹或脐周。一般呈隐痛或钝痛，有时进餐可诱发腹痛，是由于胃回肠反射或胃结肠反射所致，疼痛随排便而缓解。体检常可发现右下腹压痛，有时可触及包块。并发肠梗阻时，常有腹绞痛、腹胀、肠鸣音亢进、肠型和肠蠕动波。

2. 腹泻与便秘　溃疡型肠结核常表现为腹泻，

增生型肠结核多为便秘。有时出现腹泻与便秘交替，这是由于肠功能紊乱所致。腹泻一般每天2～4次，如病变严重每天可多达10余次。粪便多为糊状或水样，不含黏液或脓液。因结核性溃疡常有闭塞性动脉内膜炎，故便血少见。

3. 腹部肿块　腹部肿块常位于右下腹，中等硬度，较固定，伴有轻度压痛。腹部肿块主要见于增生型肠结核，也可见于溃疡型肠结核合并局限性腹膜炎或结核性肠系膜淋巴结炎。

4. 全身症状　结核毒血症常见于溃疡型肠结核患者，表现为午后低热或不规则热型的长期发热、盗汗、倦怠、消瘦、贫血等。病情严重者有维生素缺乏等营养不良表现。增殖型肠结核一般情况较好，多无全身结核毒血症状。

5. 肠外结核与并发症　多数患者有肠外结核证据，以肺结核多见，可表现为咳嗽、咯血等。部分女性患者可同时伴有输卵管结核。晚期患者可出现肠梗阻、结核性腹膜炎、瘘管形成等。急性穿孔、肠出血少见。

> **案例 4-7-1**
> 患者青年；有发热、盗汗、消瘦、疲乏等全身症状；以腹痛、腹泻为主要症状，右下腹有压痛，提示病变在回盲部。

【实验室检查】

1. 血常规　溃疡型肠结核可有贫血，白细胞计数多正常，淋巴细胞计数相对增多。

2. 红细胞沉降率　病变活动期常增快，静止期正常。

3. 粪便结核杆菌检查　粪便浓缩找抗酸杆菌或粪便结核杆菌培养的阳性率均不高。如获阳性，也只在非开放型肺结核痰菌阴性时才有价值，因吞咽结核杆菌痰液也可出现阳性。

4. X 线检查　胃肠 X 线钡餐检查对肠结核诊断具有重要价值。

（1）溃疡型肠结核：肠黏膜皱襞紊乱、肠壁轮廓不规则、边缘呈锯齿状。其病变部分肠管由于炎症而有激惹现象，当钡剂到达病变肠段时，钡剂充盈不佳、排空迅速，形成两端正常、肠段充盈良好，中间病变肠段不充盈或少充盈，即所谓钡剂跳跃征（Stierlin 征）。病变后期出现肠腔变窄，肠段收缩变形，回盲肠正常角度丧失。并发肠梗阻的患者，不宜钡餐检查，以免加重梗阻。

（2）增生型肠结核：主要表现为病变肠段增生性狭窄缩短，钡剂充盈缺损变形，肠壁僵硬及梗阻所致的近端肠管扩张。

5. 结肠镜检查　可直接观察全结肠、盲肠及回盲部的病变，并可行活检或取样做抗酸染色或TB-DNA 检测。内镜下见病变处肠黏膜充血、水肿、糜烂、溃疡形成，尚可见多发性息肉状隆起，肠腔变窄。活检如找到干酪样坏死性肉芽肿或结核杆菌则可确诊。

> **案例 4-7-1**
> 血常规：WBC 7.03×10⁹/L，RBC 3.87×10¹²/L，Hb 93g/L，PLT 266×10⁹/L；红细胞沉降率：23mm/h；肝功能：ALT 38U/L，AST 29U/L，TBIL 30.9μmol/L，A 26.7g/L，G 25.8g/L；血培养：阴性；全胸片：两肺未见实质性病灶；大便：虫卵阴性，隐血可疑阳性，粪便找到分枝杆菌；电子结肠镜：升结肠黏膜充血、水肿，有小结节状隆起，肠腔变窄。病理见肠黏膜肌层呈重度炎症，其中见肉芽肿结节；X线钡检：回盲部及升结肠不规则肠腔狭窄，黏膜皱襞紊乱及息肉样充盈缺损。

【诊断与鉴别诊断】

（一）诊断

有如下临床表现，需考虑本病诊断：①青壮年患者有肺结核等肠外结核证据；②腹痛、腹泻、右下腹压痛和（或）包块，原因不明的低位肠梗阻，伴有发热、盗汗等结核毒血症状；③X 线钡餐检查可见回盲部跳跃征，肠管狭窄及变形等；④结肠镜检查发现回盲部黏膜炎症、溃疡、肠腔狭窄及炎性息肉；⑤PPD试验强阳性。对疑似患者可予足量抗结核治疗 2～4周，治疗有效者可做出诊断。

> **案例 4-7-1**
> 患者青年男性。临床特点有发热、盗汗、消瘦、疲乏、贫血等结核中毒症状，以腹痛、腹泻，右下腹压痛明显。辅助检查示贫血，红细胞沉降率增快，粪便找到分枝杆菌。消化道造影回肠末端及升结肠肠腔不规则狭窄，黏膜小息肉隆起。电子结肠镜升结肠黏膜充血、水肿，结节状隆起，病理见肉芽肿形成。抗结核实验治疗有效。
> 临床诊断：肠结核。

（二）鉴别诊断

1. 克罗恩病　临床表现酷似肠结核，但以下特点有助于鉴别：①本病无肺结核等肠外结核证据；②病程长，常有缓解与复发；③X 线检查可见节段性肠段受累；④瘘管和肛门直肠周围病变多见；⑤抗结核治疗无效；⑥手术探查不能发现结核证据，无干酪样坏死病灶，镜检与动物接种均不能发现结核杆菌。

2. 结肠癌　以下特点有别于肠结核：①本病发病年龄大，多在 40 岁以上；②无肠外结核及结核毒血症，但消瘦、贫血明显；③X 线钡剂灌肠检查可见局限性充盈缺损，不累及回肠；④结肠镜检查可见肿瘤新生物，活检常可确诊。

3. 阿米巴病　不同于肠结核的特点有：①既往有感染史，粪便可找到阿米巴滋养体或包囊；②X 线胃肠钡剂检查无跳跃征；③抗结核无效而抗阿米巴有效。

4. 其他　除上述疾病外，肠结核尚应与其他一些少见病如血吸虫病性肉芽肿、肠恶性淋巴瘤、耶尔森杆菌肠炎、非典型分枝杆菌病（多见于艾滋病患者）、肠放线菌病等鉴别。

【治疗】

1. 一般治疗　注意休息、加强营养可提高患者的抵抗力，以利于康复。

2. 抗结核药物治疗　肠结核的抗结核药物治疗与肺结核相同，均应强调早期、联合、足量及全程用药。其药物的用法及疗程见肺结核。

3. 对症治疗　腹泻可用止泻剂，腹痛予以抗胆碱能药物。严重腹泻时要补充液体及电解质、维持水电平衡。

4. 手术治疗　本病一般避免手术治疗。因手术可能产生更多肠粘连和瘘管形成，但并发完全性肠梗阻或急性肠穿孔或肠出血内科积极抢救出血不止者需进行手术治疗。

> **案例 4-7-1　处方及医师指导**
> 1. 休息和加强营养：充分休息，给予富含营养、易消化、少渣的饮食。
> 2. 抗结核治疗：异烟肼 0.3g，利福平 0.45g，乙胺丁醇 0.75g，吡嗪酰胺 1.5g，每天一次，顿服，连续 2 个月。其后改用异烟肼 0.3g，利福平 0.45g，每天一次，顿服，连续 4 个月。抗结核过程中需定期检查肝功能，防止药物性肝炎。
> 3. 对症治疗：腹痛、腹泻明显可予以抗胆碱能药物和止泻剂治疗。

【预后】

本病预后决定于是否得到及时诊断和治疗，如能在早期进行正规抗结核治疗，多能痊愈。

第二节　结核性腹膜炎

> **案例 4-7-2**
> 患者，女，26 岁。因发热伴腹胀、腹泻 10 天入院。
>
> 患者于 10 天前起出现午后发热，体温波动于 38~39℃之间，并感腹部胀满不适，上腹部隐痛不适，偶有腹泻为黏液稀便，无血便。夜间盗汗、乏力、食欲减少，近 2~3 个月来体重减轻约 10 斤。追问病史，近半年余患者月经失调，2~3 个月行经一次，量少。
>
> 体格检查：T 38.4℃，P 100 次/分，R 20 次/分，BP 100/74mmHg。神志清楚，精神尚可，轻度贫血貌，皮肤黏膜无黄染、皮疹及出血点，浅表淋巴结不肿大。腹部膨隆，有腹壁柔韧感，无压痛、反跳痛，移动性浊音阳性，肠鸣音正常。
>
> **问题：**
> 1. 患者的诊断应考虑哪些疾病可能？
> 2. 选择哪些检查有助于诊断？
> 3. 如何鉴别诊断？
> 4. 如何治疗？

结核性腹膜炎（tuberculous peritonitis）是由结核分枝杆菌引起的慢性腹膜感染。任何年龄均可发病，但以 20~40 岁最多见，女性较多见，男女之比约为 1：2。

【病因和发病机制】

结核性腹膜炎多继发于其他器官的结核病灶，其感染途径有两个。

1. 直接蔓延　腹腔内结核病灶的结核分枝杆菌直接蔓延至腹膜而引起的感染较多见，如溃疡型肠结核、结核性肠系膜淋巴结炎、盆腔结核等。

2. 血行播散　少数结核性腹膜炎是由腹腔外结核病灶透过血行播散到腹腔而致感染。如粟粒性肺结核、肺部原发综合征等。

【病理】

根据本病的病理特点，可分为渗出、粘连、干酪三型。

1. 渗出型　又称腹水型，最为常见。急性期腹膜充血、水肿，表面覆有纤维蛋白渗出物和无数粟粒样的灰黄结核结节。慢性期腹膜增厚，纤维组织增生，腹膜表面小结节融合粘连成大结节或斑块。腹腔内有浆液渗出，腹水少量至中等量，多呈草黄色，有时可为血性，或乳糜性。

2. 粘连型　此型腹腔内没有或仅有少量浆液性渗出液。腹腔大量纤维组织增生，腹腔与小肠、腹壁及网膜形成广泛粘连，大网膜增厚、缩短、变硬、卷缩成团块。肠袢之间相互粘连，肠管受压迫而束缚可致肠梗阻。

3. 干酪型　此型较为少见，以干酪样坏死病变为主，腹腔内肠管、大网膜、肠系膜或腹腔内其他脏器之间相互粘连，分隔成许多小房，小房腔内有混浊积液。小房可向肠壁、阴道穿破而形成内瘘，向腹壁穿破形成外瘘。

以上各型在病变发展和转归过程中可相互转化，如腹水型或干酪型好转后可转变为粘连型，而粘连型和腹水型进展恶化可变为干酪型。有时可出现两种或三种病理类型并存，称为混合型。

【临床表现】

结核性腹膜炎的临床表现主要有结核毒血症状和慢性腹膜炎症状。临床表现的轻重取决于结核病变的病理类型及机体反应性的差异。

1. 全身症状　最常见的为发热、盗汗。发热以低热与中等热为多见，少数腹水型或干酪型患者可出现弛张热或稽留热。大多数患者尚出现食欲不振、乏力、贫血、消瘦等症状。

2. 腹痛　腹痛以脐周、下腹痛常见，有时出现全腹痛。疼痛性质多为持续性隐痛或钝痛，并发不完全性肠梗阻时，有阵发性绞痛。当干酪样坏死病灶溃破或肠结核急性穿孔时，出现急性腹痛，并有腹膜刺激征表现。

3. 腹胀　腹水型患者多见，腹水引起的腹胀与腹水量多少一致。但部分腹胀可由结核毒血症及腹膜炎症所致的肠功能紊乱引起。

4. 其他表现　腹泻多见，大便不成形为糊状，每天3~4次，在干酪型并发肠瘘或溃疡型肠结核腹泻常较明显。部分患者表现为腹泻与便秘交替。这主要由肠功能紊乱所致。呕吐较为少见，可由腹膜炎症反射引起，也可因肠梗阻而致。

5. 腹部体征　腹部压痛和腹壁柔韧感是较为常见的体征。腹部压痛轻至中度，严重压痛少见往往见于干酪型患者。腹壁柔韧感系腹壁慢性炎症的典型表现，约见于半数患者。粘连型及干酪型可触及肿块，腹水型者可出现移动性浊音，但腹水量少或伴有肠粘连时移动性浊音阴性。

> **案例 4-7-2**
> 患者为青年女性；以发热、腹胀、腹泻、盗汗、体重减轻为主要症状，伴月经不调；体检有腹壁柔韧感，腹部移动性浊音阳性。可考虑为结核性腹膜炎。

【实验室及其他检查】

1. 血常规和红细胞沉降率　贫血见于半数以上患者，白细胞计数多正常，但在结核病灶播散或继发感染时常增高。红细胞沉降率多数增快，病变静止时恢复正常。

2. 结核菌素试验及 γ-干扰素释放试验　呈强阳性者对诊断本病有帮助，但部分患者为阴性。

3. 腹腔积液检查　腹水为渗出液改变，多为草黄色渗出液，少数为血性或乳糜性。常规化验比重一般超过1.018，李凡他试验阳性，蛋白质含量在30g/L以上，白细胞计数超过 500×10^6/L，以淋巴细胞为主。肝硬化腹水合并结核性腹膜炎时，腹水常规常界于漏出液与渗出液之间。腹水腺苷脱氨酶（ADA）活性测定对结核性腹膜炎诊断有重要价值，腹水 ADA＞35U/L 时常提示结核性腹膜炎，ADA 对结核性腹膜炎的诊断有很高的特异性。腹水结核分枝杆菌培养阳性率很低，腹水动物接种阳性率较高，但因费时太长，临床实用价值不大。腹水细胞学检查有助于与癌性腹水鉴别，宜作为常规检查。

4. B 超　可发现少量腹水并能准确定位进行穿刺送检。B 超还有助于了解腹腔包块的性质、有无包裹性积液等。

5. 腹腔镜　腹膜无光泽，浑浊粗糙，其表面及网膜上有散在性或密集的粟粒样黄色或白色的结节，活组织检查有很高的阳性率，具有确诊价值。腹腔镜检查主要适用于对诊断有困难的腹水型患者，对粘连型和干酪型者因腹腔注气困难，不宜行该项检查。

> **案例 4-7-2**
> 血常规：WBC 7.18×10^9/L，RBC 3.79×10^{12}/L，Hb 93g/L；红细胞沉降率：90mm/h；腹水检查：微混浊，比重为1.018，细胞数为 0.48×10^9/L，多核为30%，李凡他试验阳性，腹水 ADA 115U/L，腹水脱落细胞阴性；B 超：肠系膜根部多枚肿大淋巴结，双侧输卵管增粗，与卵巢、子宫、肠管广泛粘连，盆腔腹膜增厚，盆腔及腹腔大量包裹性积液；全胸片：两肺未见实质性病灶。

【诊断与鉴别诊断】

典型的结核性腹膜炎诊断不困难，主要依据以下特点：①中青年患者，有腹腔外结核和结核毒血症表现，如发热、盗汗、消瘦、贫血、疲乏等；②腹痛、腹胀、腹泻等胃肠道表现；③腹壁柔韧感、腹部包块及腹部移动性浊音阳性；④红细胞沉降率增快，PPD 试验呈强阳性；⑤腹水呈为渗出液性改变，腹水 ADA 活性增高；⑥B 超发现腹腔内粘连，有包裹性积液。对临床表现不典型诊断困难者可用抗结核药诊断性治疗。

> **案例 4-7-2**
> 患者为青年女性。临床特点为发热、腹胀、腹泻、盗汗、体重减轻，月经不调。体检有腹壁柔韧感。辅助检查示腹水呈渗出性改变，ADA 明显升高，腹水脱落细胞阴性。B 超示附件广泛粘连，腹膜增厚，盆腔及腹腔包裹性积液。临床诊断：结核性腹膜炎、盆腔结核。

本病需与以下疾病鉴别。

1. 腹腔和盆腔恶性肿瘤 腹膜转移癌、腹腔淋巴瘤、腹膜间皮瘤等均可引起渗出性腹水，并伴有消瘦、贫血、疲乏等症状，需与腹水型结核性腹膜炎相鉴别。腹腔及盆腔恶性肿瘤多见于年龄较大者，腹水量较多，病灶发展迅速，腹水 ADA 不增高，抗结核治疗无效，腹水中找到肿瘤脱落细胞可确诊。消化道内镜、B 超、CT 等影像学检查发现原发肿瘤病灶对鉴别诊断有重要意义。腹腔镜检查及腹膜活检有助于疑难病例的鉴别诊断。

2. 肝硬化腹水 单纯性肝硬化腹水为漏出液，有失代偿期肝硬化临床特征，鉴别不困难。但当并发自发性细菌性腹膜炎，或肝硬化并发原发性肝癌腹膜转移时则需认真鉴别。肝硬化并发自发性细菌性腹膜炎时伴有肝功能失代偿表现，腹水细菌培养有时可找到致病菌，腹水 ADA 不增高。腹腔镜检查对鉴别有重要价值。

3. 其他 腹水型者需与如结缔组织病、原发性甲状腺功能低下、巴德-吉亚利综合征、缩窄性心包炎、卵巢囊肿等鉴别；腹块需与腹部肿瘤、克罗恩病等鉴别；以发热为主要表现者需与败血症、伤寒、血液系统恶性肿瘤鉴别；以急性腹痛为主要表现者应与外科急腹症鉴别。要注意询问病史，注意结核毒血症，以避免误诊。

【治疗】

1. 一般治疗 包括注意休息、加强营养及支持治疗。充分休息、营养支持有助于疾病的康复。

2. 抗结核药物治疗 与肺结核相同。使用抗结核药物治疗疗程宜长，抗结核后腹水可很快消失，但抗结核药物治疗不能中止，需强调足量、全程，否则易导致复发。

3. 肾上腺糖皮质激素治疗 常用于腹水型患者。在有效抗结核治疗基础上，采用肾上腺糖皮质激素治疗可起到加速腹水吸收和减少腹膜粘连的作用。常用泼尼松每天 30mg，1 个疗程为 4～6 周，需逐渐减量停药。

4. 手术治疗 出现以下情况需手术治疗：①并发粘连性肠梗阻；②并发肠瘘或腹腔脓肿内科治疗差者，术后需继续抗结核治疗。

> **案例 4-7-2 处方及医师指导**
> 1) 抗结核治疗：同肠结核一节。
> 2) 泼尼松 30mg PO qd。
> 经治疗症状好转、腹水吸收后，继续予以抗结核治疗，逐渐减少泼尼松用量。

【预后】

本病的预后与是否得到及时诊断和治疗有关。早期诊断并进行正规抗结核治疗者预后良好，多能痊愈。

第八章 炎症性肠病

炎症性肠病（inflammatory bowel disease，IBD）是胃肠道慢性炎症性疾病，包括溃疡性结肠炎（ulcerative colitis，UC）和克罗恩病（Crohn's disease，CD），两者的发病机理相似，故一并叙述之。

【病因和发病机制】

IBD 的病因和发病机制至今尚未完全明确。经过大量的研究目前比较公认的学说是在一定的遗传背景下，外源性因素（如环境因素、感染）和宿主因素（如肠上皮黏膜屏障功能）共同作用，导致黏膜免疫功能失调而致病。

1. 遗传因素 IBD 患者的一级亲属的发病率是正常人群的 30～100 倍，而患者配偶的患病率并不增加。单卵双胞的发病率显著高于双卵双胞。IBD 是多基因疾病，基因组筛查结果表明候选疾病相关基因位于 16、12、7、3 和 1 号染色体。有研究发现克罗恩病的一个易感等位基因位于 16 号染色体。

2. 外源性因素 IBD 也可能是一种至今尚未分离到致病因素的感染性疾病。有三种感染因子曾受到广泛关注：副结核分枝杆菌、副黏病毒（或麻疹病毒）和螺旋菌属，但他们的致病性未能得到证实。最近有另一种观点认为，多种病原体（如沙门菌、致贺菌、弯曲菌等）可通过促发黏膜免疫系统的失控而发病。IBD 患者有可能把正常菌群识别为病原体，厌氧菌尤其是拟杆菌属可能与 IBD 发病有关，因为改变肠道菌群的药物如甲硝唑、环丙沙星对部分病例治疗有效。IBD 动物模型也支持这一观点，用转基因或敲除基因方法造成免疫缺陷的 IBD 动物模型，在肠道无菌环境下不会发生肠道炎症，但如重新恢复肠道正常菌群状态，则出现肠道炎症。

3. 免疫调节缺陷 正常人黏膜免疫系统由于存在口服耐受而处于一种抑制状态。通过口服的可溶性抗原可诱导抗原特异性耐受。口服耐受的诱导涉及多种机制，包括抗原反应性 T 细胞的克隆丢失、克隆无能，以及 $CD4^+T$ 细胞活化，后者可通过分泌抑制性细胞因子（IL 和 TGF-β）来抑制肠道炎症。口服耐受使得机体对饮食中的抗原和肠腔内的共生细菌保持无反应状态。在 IBD 患者，这种抑制炎症反应的调控状态发生异常，最终导致炎症反应的失控。利用转基因或敲除基因技术，造成某些细胞因子（IL-2、IL-10、TGF-β）或受体缺失，与 T 细胞抗原识别相关的分子缺失或影响到肠黏膜上皮屏障功能，均可导致结肠炎的发生。

4. 其他因素 IBD 的发病存在明显的地区差异，北欧和北美的发病率远高于亚洲和南美，提示环境因素在 IBD 发病中起一定作用。心理因素与临床症状恶化有关，重大生活事件（如亲属患病或死亡、夫妻离异、人际关系冲突等）均可加重 IBD 的临床症状。

第一节 溃疡性结肠炎

案例 4-8-1

患者，女，22 岁。因腹泻暗红色便 20 多天入院。

患者于 20 多天前起无诱因下出现腹泻，每天 10 次左右，为暗红色血便，量不多，伴有里急后重，便前有脐周疼痛、排便后腹痛缓解或消失。起病以来患者有发热、乏力、体重减轻等症状，体温在 37.5～38.5℃，在当地医院予以"小檗碱"、"诺氟沙星"等治疗，未见明显效果而来本院进一步诊治。

体格检查：T 38.3℃，P 120 次/分，R 20 次/分，BP 110/70mmHg。神志清楚，精神萎靡，贫血貌，皮肤黏膜无黄染、皮疹及出血点，腹软，肝脾肋下未触及，左下腹轻压痛，无反跳痛，未触及包块，移动性浊音阴性。

问题：

1. 患者有哪几种疾病可能？
2. 应做哪些检查明确诊断？
3. 需与哪些疾病进行鉴别诊断？
4. 如何治疗？

溃疡性结肠炎（ulcerative colitis，UC）是一种病因尚不十分明确的慢性直肠和结肠炎症，以溃疡形成为其病理特点。临床表现为黏液脓血便、腹痛和里急后重，病程迁延，易反复发作。本病以 20～40 岁多见，男女发病率差别不大。

【病理】

本病病变常起始于直肠，向上弥漫分布，多数在直肠乙状结肠和降结肠，严重者累及全结肠，偶尔呈节段性分布。

急性期黏膜固有层中性粒细胞、淋巴细胞、浆细胞、单核细胞浸润，在肠腺隐窝中炎症细胞浸润形成隐窝脓肿，局部组织坏死脱落，形成隐窝溃疡。肉眼见黏膜弥漫充血、水肿、变脆，常见密集的细小溃疡，黏膜表面常覆有黏液脓血。炎症一般位于黏膜层和黏膜下层，较少深达肌层，所以很少出现结肠穿孔、瘘管等并发症。少数重症患者，肠壁可全层受累，发生中毒性巨结肠，可引起急性穿孔。

慢性期由于结肠炎症反复发作，黏膜正常结构破坏，腺窝扭曲变形，隐窝分裂，数目减少，黏膜下层瘢痕形成，最后形成炎性息肉。溃疡愈合形成的瘢痕可引起结肠缩短和肠腔变窄。少数患者可发生癌变。

【临床表现】

本病多数起病缓慢，少数急性起病，常表现为发作期与缓解期交替，少数症状持续并逐渐加重。症状可因饮食失调、精神刺激、感染等诱发或加重。

1. 腹泻　腹泻是本病最常见的症状，常为血性黏液糊状便。轻者每天 2～4 次，便血少或无。重者每天可达 10～30 次，脓血便明显，部分重症患者可为血水便。有直肠炎者常有里急后重感。病变位于结肠远端如直肠炎或直乙状结肠炎患者，近端结肠传输速度减慢。

2. 腹痛　一般为轻至中度腹痛，轻度患者可无腹痛。并发中毒性巨结肠或炎症波及腹膜时有持续剧烈腹痛。腹痛多为痉挛性疼痛，部位常位于左下腹和下腹部，排便后腹痛常可缓解。

3. 消化不良　可有腹胀、食欲减退、恶心、呕吐等症状。

4. 全身表现　多出现在中重型患者，可有发热、贫血、消瘦、低蛋白血症、水与电解质平衡紊乱。

5. 肠外表现　本病可伴有多种肠外症状，如关节炎，其他包括结节性红斑、复发性口腔溃疡、虹膜炎等。国内肠外症状发生率较国外为低。

6. 腹部体征　多数患者仅有腹部压痛，以左下腹为主，有时可触及管状的降结肠和乙状结肠。重症患者出现腹部膨隆，腹肌紧张，明显压痛和反跳痛，肠鸣音减弱时应注意中毒性巨结肠及肠穿孔等并发症。

案例 4-8-1

1. 患者为青年女性，以腹泻暗红色便为主要症状，伴有发热、腹痛、里急后重、乏力、体重减轻等症状。

2. 里急后重及左下腹压痛提示病变部位在直肠和左半结肠，肛门指检阴性多能排除直肠肿瘤。

【并发症】

1. 中毒性巨结肠　是本病的一个严重并发症，多见于暴发型或重症溃疡性结肠炎，病变累及全结肠的患者。其定义是急性发作期溃疡性结肠炎患者横结肠直径大于 5～6cm，且结肠袋消失。抗胆碱能药物、抗腹泻药物阿片类制剂、钡剂灌肠、低钾及结肠镜检

查过程中注气等可诱发和加重病情。临床表现为全身情况急剧恶化，出现发热（＞38.5℃）、心率增快（＞120 次/分）、白细胞计数增高、贫血、水与电解质平衡紊乱。上腹部即横结肠部位特别膨隆，腹部压痛，可有反跳痛，肠鸣音减弱或消失。X 线腹部平片可见结肠扩大、结肠袋消失。

2. 直肠结肠炎　病变的危险性和病程长短有关，癌变多见于病程漫长者，对于溃疡性结肠炎病程在 10 年以上者要警惕癌变可能。

3. 其他并发症　包括肠出血、肠穿孔、肠梗阻等，临床上发生率很低。

【实验室检查】

1. 血液检查　失血和缺铁常引起贫血，血红蛋白下降幅度与病情轻重相关。活动期常白细胞计数增高，可出现核左移，胞质出现中毒颗粒。红细胞沉降率加快和 C 反应蛋白增高是反映病变活动的标志，重症患者常出现血红蛋白下降。

2. 粪便检查　肉眼观多为脓血便，镜检见红细胞和脓细胞，炎症明显者可见巨噬细胞。粪便需做病原学检查除外感染所致的特异性结肠炎，包括常规致病菌培养、溶组织阿米巴检查、寄生虫卵孵化等。

3. 结肠镜检查　本病病变多侵犯结肠下段，从肛端直肠向上扩展，病变呈连续性、弥漫性分布，其内镜下表现（图 4-8-1）为：①黏膜充血、水肿、粗糙呈颗粒状、血管纹理不清；②黏膜多发性小溃疡，大小不等，形态各异，附有脓血性分泌物；③慢性期见假息肉形成，息肉形状不定，可有蒂或无蒂，结肠袋消失或变钝。组织活检可见炎性细胞浸润、糜烂、溃疡、隐窝脓肿。慢性期隐窝结构紊乱，腺上皮增生，杯状细胞减少。

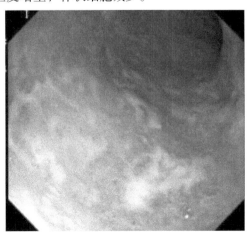

图 4-8-1　溃疡性结肠炎内镜下改变：广泛性黏膜充血、水肿、粗糙呈颗粒状、血管纹理不清；附有脓血性分泌物

4. X 线钡剂灌肠检查　①结肠黏膜呈细颗粒状

改变；②结肠袋变浅、消失，边缘毛糙，可见尖刺状和线样龛影，提示溃疡形成；③晚期表现为肠管向心性狭窄，边缘僵直、肠管缩短；④有炎性息肉时有多个小的圆形和卵圆形充盈缺损。病情严重时特别是疑有中毒性巨结肠时钡剂灌肠应属禁忌。

5. 血清标志物检查　核周型抗中性粒细胞胞浆抗体（PANCA）在溃疡性结肠炎患者中阳性率达60%～70%，而克罗恩病和正常人阳性率仅分别为5%～10%和2%～3%，因此对溃疡性结肠炎诊断和鉴别诊断有一定价值。

> **案例 4-8-1**
>
> 　　血常规：WBC $5.67×10^9$/L，N 62.7%，RBC $3.70×10^{12}$/L，Hb 77g/L，PLT $277×10^9$/L；大便常规：色红，性状稀，脓细胞（＋），红细胞（＋＋＋），黏液（＋＋），隐血（＋＋＋），吞噬细胞偶见；粪便培养：阴性；红细胞沉降率：45 mm/h；肝功能：AST25 U/L，ALT 32U/L，TBIL 15.4μmol/L，A 29.7g U/L，G 26.7 U/L；电子结肠镜：直肠至横结肠起始部广泛性黏膜充血、水肿、糜烂，溃疡形成，局部融合成片状，黏膜血管纹理不清，表面脓性分泌物附着。

【诊断与鉴别诊断】

（一）诊断

反复发作或持续黏液脓血性便、腹痛，伴或不伴有里急后重及不同程度全身症状，在除外细菌性痢疾、阿米巴痢疾、肠结核及慢性血吸虫病等感染性肠炎，以及克罗恩病、缺血性肠炎、放射性肠炎基础上，结合结肠镜或 X 线钡剂灌肠的改变特点，可得出本病的诊断。如果临床表现不典型而有典型结肠镜检查表现及黏膜活检组织学所见（或典型 X 线钡剂灌肠检查表现者）也可诊断本病。临床表现有典型症状或典型既往史而目前结肠镜或钡剂灌肠检查无典型表现者，应列为"疑诊"病例。

一个完整的关于溃疡性结肠炎的诊断应包括临床类型、病变范围、严重程度及病情分期。

1. 临床类型　①初发型；②慢性复发型；③慢性持续型；④急性暴发型。

2. 病变范围　①远端直肠型；②左半结肠型；③全结肠型。

3. 严重程度　有轻型、中型和重型之分，详见表 4-8-1。

4. 病情分期　①活动期；②缓解期。

表 4-8-1　溃疡性结肠炎病情程度分型

病情程度	特征
轻型	腹泻<4 次/日，体温正常，心率正常，体重不减轻，无贫血或仅轻度贫血，红细胞沉降率正常
中型	介于轻型和重型之间
重型	腹泻>6 次/日，明显血便，体温 37.8℃以上至少 2～4 天，心率＞90 次/分，体重明显减轻，红细胞沉降率＞30mm/h，血浆白蛋白<30g/L，病变范围广泛，多为全结肠炎

> **案例 4-8-1**
>
> 　　患者为青年女性。其病史特点示腹泻暗红色血便，伴有发热、里急后重。其临床特点示左下腹压痛，肛门指检阴性。辅助检查：血液检查示贫血、红细胞沉降率加快、白蛋白降低。便常规见脓细胞、红细胞、少许吞噬细胞，大便培养阴性。电子结肠镜见直肠至横结肠起始部广泛性黏膜充血、水肿、糜烂，多发性溃疡形成，表面脓性分泌物附着。
>
> 　　临床诊断：溃疡性结肠炎（初发型、左半结肠型、重型、活动期）。

（二）鉴别诊断

1. 慢性细菌性痢疾　常有急性细菌性痢疾病史，粪便检查可分离出痢疾杆菌，抗生素治疗有效。

2. 阿米巴痢疾　病变多在右半结肠，内镜下溃疡较深、孤立、散在，形态多呈三角形。在溃疡表面分泌物中可找到溶组织阿米巴滋养体或包囊，抗阿米巴药物治疗有效。

3. 血吸虫病　有疫水接触史，粪便中常可见到血吸虫卵，孵化毛蚴阳性。直肠黏膜活检压片或病理检查可发现血吸虫卵。

4. 克罗恩病　鉴别要点见表 4-8-2。

表 4-8-2　溃疡性结肠炎与克罗恩病的鉴别

项目	克罗恩病	溃疡性结肠炎
症状	有腹泻但脓血便少见	脓血便多见
病变分布	呈节段性	病变连续
直肠受累	少见	绝大多数受累
末端回肠受累	多见	少见
肠腔狭窄	多见、偏心性	少见，中心性
瘘管形成	多见	罕见
内镜表现	纵行或匐行溃疡，伴周围黏膜正常或鹅卵石样改变	溃疡浅，黏膜弥漫性充血水肿、颗粒状，脆性增加
病理改变	节段性全壁炎，有裂隙状溃疡、非干酪性肉芽肿	病变主要在黏膜层，有浅溃疡、隐窝脓肿、杯状细胞减少等

5. 结肠癌 中年以后发病多见，脓血便、腹痛常持续存在，结肠镜检查及 X 线钡剂灌肠检查对诊断和鉴别诊断有重要价值。

6. 肠易激综合征 黏液便但无血便，粪便常规及结肠镜检查正常。

【治疗】

本病治疗目的是控制急性发作，维持缓解和防治并发症。其治疗方法包括一般治疗，药物治疗和手术治疗，应根据具体情况确定治疗方案。

（一）一般治疗

1. 休息 活动期患者要强调充分休息避免精神和体力负担，病情好转后逐渐增加活动量。

2. 饮食 以营养丰富的少渣饮食为宜，应避免牛乳制品。重症及暴发型患者应禁食，给予全肠外营养。

3. 支持及对症治疗 重症患者有水电解质平衡紊乱应及时纠正，要防止低血钾，后者易诱发中毒性巨结肠。贫血者输血，有低蛋白血症者补充白蛋白。腹痛、腹泻患者的对症治疗要慎重，尤其在重症患者应用吗啡类镇痛药、止泻药（如地芬诺酯）及抗胆碱能药物要特别谨慎。

（二）药物治疗

1. 氨基水杨酸制剂 最常用的药物为柳氮磺胺吡啶（SASP）口服后约 75%到达结肠，偶氮键被肠内细菌分解为 5-氨基水杨酸（5-ASA）和磺胺吡啶。5-ASA 是起治疗作用的成分，磺胺吡啶则与不良反应关系较大。5-ASA 的作用机制尚未完全清楚，一般认为是通过抑制环氧化物酶，阻断前列腺素合成而控制炎症，还可能通过抑制脂质氧化酶途径减少花生四烯酸的代谢产物和白细胞介素等抑制炎症，也可通过清除氧自由基而减轻炎症反应。该药适用于轻中症患者或重症经糖皮质激素治疗已有缓解者。用法为 4g/d，分四次口服，用药 3～4 周后病情缓解可减量使用 3～4 周，然后改为维持量 2g/d，分次口服，维持 1～2 年。SASP 不良反应有头痛、恶心、呕吐、腹部不适、可逆性男性不育等 A 类药品不良反应和皮疹、发热、中性粒细胞计数减少、再生障碍性贫血或自身免疫性贫血等过敏性不良反应。服药期间须定期检查血常规。当出现红细胞减少或贫血时应停药可改用 5-ASA 治疗。目前临床上应用的 5-ASA 制剂有美沙拉嗪（mesalazine）、奥沙拉嗪（olsalazine）和巴柳氮（balsalazide），这些药物疗效与 SASP 相仿，不良反应减少，但价格昂贵。病变局限于直肠和乙状结肠者可用 5-ASA 灌肠剂治疗。

2. 糖皮质激素 适用重型及急性暴发型患者及对氨基水杨酸制剂疗效不佳的轻中型患者。糖皮质激素具有非特异性抗炎作用，对血管通透性增加、血管扩张和白细胞浸润等均有抑制作用。用法：轻中型患者口服泼尼松或泼尼松龙 0.75～1mg/（kg·d）（其他类型全身作用激素的剂量根据泼尼松剂量折算），一般用 10～14 天见效后逐渐减量。重型患者通常静脉滴注氢化可的松琥珀酸钠 300～400mg/d，急性症状控制后即改为相应剂量口服糖皮质激素治疗，并逐渐减量。注意减药速度不能过快以防反跳。糖皮质激素减量过程中，加用 SASP，并逐步用 SASP 替代糖皮质激素。治疗过程中要注意糖皮质激素的不良反应，如大剂量使用可引起低血钾，易诱发中毒性巨结肠，故需及时补充钾盐。长期使用糖皮质激素可诱发高血压、糖尿病、骨质疏松、向心性肥胖和免疫力低下等。病变局限在直肠、乙状结肠者可用琥珀酸氢化可的松或地塞米松加生理盐水或 0.5%甲硝唑溶液 100ml 保留灌肠，每天一次。病程缓解后改每周 2～3 次，1 个疗程为 1～3 个月。

3. 免疫抑制剂 硫唑嘌呤或 6-巯基嘌呤可作为糖皮质激素辅助治疗，可用于对糖皮质激素治疗效果不佳或对糖皮质激素依赖的慢性持续型病例。成人用量硫唑嘌呤为 50～100mg/d，6-巯基嘌呤 50～75mg/d，该类药物起效缓慢，一般 3 个月后才起效，维持用药一般 1～2 年。其主要不良反应有胃肠道反应、白细胞计数减少、贫血及血小板计数减少，也有发生急性胰腺炎、胆汁淤积的报道。因可透过胎盘有致畸作用，故孕妇不宜使用。肝肾功能不全者慎用。

4. 抗菌药物 甲硝唑和喹诺酮类药物对本病有一定疗效。在急性发作期或重型患者与其他药物联合短期使用，可起到增强疗效的作用。抗菌药物不宜长期应用，因久用可产生较多不良反应。

（三）手术治疗

紧急手术适应证包括中毒性巨结肠、结肠大出血、结肠穿孔、重型患者内科治疗无效、完全性肠梗阻。选择性手术适应证包括：病情持续活动，内科治疗无效；病情虽能控制，但需大量糖皮质激素维持，副作用危险大；并发结肠癌。病变肠段切除术后复发仍难解决，溃疡性结肠炎根治术包括全结肠切除加回肠造瘘，全结肠切除加回肠肛门囊袋成形术（IPAA），后者是最常用的维持排便功能的术式。IPAA 是将回肠做成囊袋样，成为新的直肠，然后回肠囊袋与肛管环周端端缝合。IPAA 并发症发生率是 10%，肠梗阻是主要并发症。5%～10%的患者回肠囊袋失败需转为永久性的回肠造瘘术。IPAA 最常见的后期并发症是囊袋炎，出现腹泻、痉挛、夜间大便溢出、发热等，抗生素治疗有效。少数患者久治不愈，需将囊袋切除。

> **案例 4-8-1 处方及医师指导**
> 1）休息，进食营养丰富的少渣饮食。
> 2）SASP 10g po qid。
> 3）氢化可的松琥珀酸钠 300mg/d，静脉滴注，症状缓解后改泼尼松口服。
> 4）0.5%甲硝唑 100ml 静脉滴注，bid。
> 5）症状控制后逐渐减少 SASP 用量至 0.5 qid 维持治疗。

【预后】

多数患者预后较好，部分患者可长期缓解。急性暴发型，出现并发症及老年患者预后欠佳。本病病程超过 10～15 年者癌变概率增加，需定期随访。

第二节 克罗恩病

> **案例 4-8-2**
> 患者，男，18 岁。因反复发热、腹泻一年余入院。
> 患者 1 年来经常发热，体温在 38℃左右，伴有腹泻，每天 2～3 次，为稀糊状大便，无脓血，排便前常有腹痛，排便后腹痛缓解。曾予以多种抗生素治疗，效果欠佳。追问病史，患者于 5 年前因"肛瘘"行手术治疗，平日经常有腰部及双下肢僵硬伴疼痛，活动后好转。
> 体格检查：T 37.8℃，P 72 次/分，R 18 次/分，BP 100/70mmHg。神志清楚，营养欠佳，贫血貌，皮肤黏膜无黄染、皮疹及出血点，腹平软，右下腹轻压痛，无反跳痛，肝脾肋下未及，移动性浊音阴性，肠鸣音正常。
> **问题：**
> 1. 应考虑哪些疾病诊断可能？
> 2. 如何做进一步检查协助诊断？
> 3. 如何进行诊断？
> 4. 如何治疗？

克罗恩病（Crohn's disease，CD）是一种胃肠道慢性炎症性肉芽肿性疾病，病因尚不十分清楚。病变可累及胃肠道的任何部位，但以末端回肠和结肠最多见，呈节段性或跳跃性分布，有纵行裂隙状溃疡、非干酪坏死性肉芽肿形成。其主要表现为腹痛、腹泻、腹块、瘘管形成、肠梗阻及发热、营养障碍等，部分患者有关节、眼、皮肤、肝等肠外表现。本病发病多为青中年，有终身复发倾向，重者迁延不愈，预后不良。

【病理】

CD 可累及从口腔到肛门的任何消化道部位。30%～40%仅有小肠病变，40%～50%同时小肠和结肠病变，15%～25%仅有结肠病变。小肠病变者 90% 累及回肠末端，结肠病变以左半结肠多见，与溃疡性结肠炎不同 CD 很少侵犯直肠，病变累及口腔、食管、胃及十二指肠者亦很少见。

CD 的大体形态特点有：①病变呈节段性分布，无连续性，与正常肠段之间分界比较清楚；②黏膜水肿，呈铺路石状隆起，在正常黏膜间有与长轴平行的匍行性纵行裂隙状溃疡；③病变累及结肠全层，常有瘘管形成，一端与肠壁溃疡相通，另一端溃破入腹腔其他器官或腹壁；④肠壁变厚、变窄、变僵，肠腔狭窄，也可形成假息肉。

CD 的组织学特点有：①早期肠壁各层炎症，黏膜下层淋巴管扩张、内皮细胞增生、炎性细胞浸润，裂隙样溃疡形成，可深达黏膜下层甚至肌层；②晚期病变部位形成非干酪坏死性肉芽肿，由类上皮细胞、多核巨细胞及单核细胞组成，并有不同程度纤维化，但有些病例无肉芽肿形成。

CD 穿壁的病损可导致肠粘连、局部脓肿及内外瘘形成等，受累肠段因纤维化及息肉样增生而狭窄，严重者可出现肠梗阻。

【临床表现】

本病大多数起病隐匿，开始症状轻微，少数呈急性起病。早期常有缓解期，随后呈进行性发展。临床表现随病变部位、病期、严重程度及有无并发症而异。

（一）消化系统表现

1. 腹痛 为最常见症状，多位于右下腹或脐周，呈间歇性发作，腹痛与肠壁炎症、痉挛、狭窄有关。轻者仅有腹部不适、肠鸣音亢进，严重者可表现为阵发性绞痛，排便或肛门排气后腹痛可有缓解。当出现肠梗阻时出现持续性腹痛和腹部压痛，发生急性肠穿孔时有腹部剧痛、腹肌紧张和反跳痛。

2. 腹泻 大多数患者出现腹泻，因病变肠段炎症渗出、吸收不良及肠蠕动增加所致。其症状开始每天 2～3 次，可自行缓解，重症或晚期患者腹泻次数增多，持续存在。多数患者为糊状稀便，无脓血，病变累及下段结肠或肛门者有里急后重和脓血便。

3. 腹块 仅 10%～20%可出现腹块，是因肠粘连、肠壁增厚、肠系膜淋巴结肿大、内瘘或脓肿形成所致，以右下腹或脐周多见。肿块中等硬度、较固定、有压痛。

4. 瘘管 约见于半数病例,因病变穿透肠壁而形成。病变穿透至腹腔其他脏器可形成内瘘,如肠与肠、膀胱、输尿管及阴道等之间的瘘管;经腹壁及肛门周围直肠可形成外瘘;也可在肠系膜、腹膜后等处形成窦道或脓肿。肠与肠之间的内瘘加重腹泻和营养不良,其他内瘘易继发感染。通向膀胱、阴道的内瘘可见粪便与气体排出。

5. 肛门直肠周围病变 约见于半数病例,局部可见脓肿、窦道及瘘管。

（二）全身表现

1. 发热 是常见症状之一,约2/3患者出现此症状,以低热或中度发热常见。少数可见弛张高热并伴有毒血症状。部分患者早期以发热为主要表现,较长时间后才出现消化道症状。

2. 营养障碍 表现为贫血、消瘦、低蛋白血症、多种维生素缺乏,青春期前患者可造成生长发育迟滞。

3. 其他 可有游走性关节疼痛、杵状指、结节性红斑、皮肤溃疡、坏疽性脓皮病、口腔黏膜溃疡、虹膜睫状体炎、葡萄膜炎、硬化性胆管炎、小胆管周围炎、慢性活动性肝炎等。

> **案例 4-8-2**
> 患者为青年男性,其症见腹痛、腹泻糊状大便;有发热、贫血等全身症状;有肛瘘病史;有腰部及双下肢僵硬伴疼痛。故考虑为"克罗恩病"。

【并发症】

1. 肠梗阻 疾病早期因肠壁水肿和痉挛可致间断性肠梗阻,常餐后症状加重。晚期由于病变肠壁的纤维性狭窄而致。

2. 腹腔脓肿 因病变穿透肠壁而致,局部可出现压痛、腹块等体征。

3. 消化道出血 以隐匿性慢性出血多见,少数患者可出现大量便血。

4. 肠穿孔 仅见于少数患者,表现为急性腹痛,有腹肌紧张、压痛、反跳痛等腹膜刺激征。

5. 癌变 直肠、结肠 CD 可发生癌变,但癌变率不如溃疡性结肠炎高,有报道显示克罗恩病患者癌变率约为 3%。

【实验室及其他检查】

（一）实验室检查

1. 血常规 贫血常见,白细胞计数常增高,红细胞沉降率加快,血清白蛋白降低。

2. 粪便检查 病原体检查阴性,大便隐血常阳性。

3. 自身抗体检查 抗酿酒酵母菌抗体（anti-saccharomyces cerevisiae antibody,ASCA）CD 阳性率为 60%～70%,而溃疡性结肠炎和正常人群阳性率分别为 10%～15% 和 5%。因此 ASCA 对 CD 诊断有一定帮助。

（二）结肠镜检查

CD 病变呈节段性分布,内镜下可见病变黏膜充血、水肿、脆性增加,有裂隙状纵行溃疡,黏膜呈鹅卵石样,可见肠腔狭窄、炎性息肉等（图 4-8-2）。病变肠段之间黏膜正常。CD 病变部位活检可发现非干酪样坏死性肉芽肿。

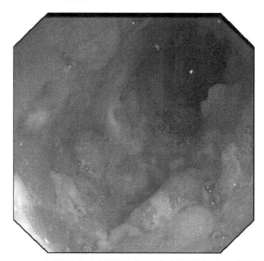

图 4-8-2 克罗恩病内镜下改变:病变黏膜充血、水肿,呈鹅卵石样改变,炎性息肉形成,肠腔狭窄

（三）X 线检查

胃肠 X 线钡餐和结肠钡剂灌肠检查可见节段性肠壁受累,常以回肠末端为主。可见病变黏膜皱襞紊乱,多呈鹅卵石样隆起,黏膜纵行性溃疡或裂沟,肠腔狭窄、假性息肉、瘘管形成等。病变部肠段钡剂不能充盈,两端健康肠段充盈良好,呈现钡剂跳跃征象。

> **案例 4-8-2**
> 血常规:WBC $8.12×10^9$/L,N 64.7%,RBC 3.85 $×10^{12}$/L,Hb 90g/L,PLT $490×10^9$/L;红细胞沉降率:55mm/h;便常规:大便隐血阳性;X 线:末端回肠及升结肠黏膜皱襞紊乱钡剂充盈不佳,呈痉挛状态;电子结肠镜:升结肠黏膜非连续性鹅卵石样改变,伴纵行溃疡形成,肠腔狭窄。

【诊断与鉴别诊断】

（一）诊断

本病的诊断主要根据临床表现(中青年患者出现慢性复发性右下腹或脐周腹痛、腹泻、腹块、发热等)

和 X 线、结肠镜所见（节段性结肠病变、鹅卵石征、瘘管形成、肠腔狭窄、假性息肉等），病理发现非干酪坏死性肉芽肿则更支持本病诊断。诊断需排除肠道感染性或非感染性炎性疾病及肠道肿瘤。

> **案例 4-8-2**
>
> 患者为青年男性，其病史特点为发热、贫血、腹痛、腹泻。其临床特点为有肛瘘形成及关节痛症状。辅助检查示大便隐血阳性，贫血，钡检回肠末端及升结肠呈痉挛状态，皱襞紊乱；电子结肠镜见升结肠黏膜非连续性鹅卵石样改变，伴纵行溃疡形成，肠腔狭窄。临床诊断：克罗恩病。

（二）鉴别诊断

1. 溃疡性结肠炎 具体见本章第一节"溃疡性结肠炎"。

2. 肠结核 好发年龄及病变部位相似，都表现为右下腹痛、腹泻及贫血、红细胞沉降率增快等症状，尤其是增生性肠结核临床上很容易与 CD 相互误诊。鉴别要点：肠结核多继发于开放性肺结核，肠道病变不呈节段性分布，瘘管少见，PPD 试验呈强阳性。对鉴别困难者可予抗结核诊断性治疗，有时需手术探查，病变肠段及肠系膜淋巴结发现干酪坏死性肉芽肿可确诊。

3. 小肠恶性淋巴瘤 两者都可有腹痛、腹泻、腹块等相似的临床表现。一般而言，淋巴瘤一般状况较 CD 差，侵犯的肠段较广泛，进展较快，腹腔淋巴结肿大，而 CD 多有裂隙样溃疡，鹅卵石征及瘘管形成。手术探查可获病理确诊。

4. 其他 如慢性细菌性痢疾、阿米巴痢疾、血吸虫病、其他感染性肠炎、结肠癌、缺血性肠炎、放射性肠炎、急性阑尾炎等，在鉴别诊断时均应予考虑。

【治疗】

本病尚无特效疗法，治疗目的是减缓病情活动和发作，以及防治并发症。

（一）一般治疗

本病一般治疗包括休息和营养补充。一般给予富于营养的流质或软食，饮食应富含维生素、叶酸及微量元素。重症者需禁食，给予全肠外营养，注意维持水电解质平衡，必要时静脉滴注白蛋白、血浆及红细胞等。

（二）药物治疗

1. 氨基水杨酸制剂 常用水杨酸柳氮磺胺吡啶（简称 SASP），有一定疗效，尤其对病变局限于结肠者疗效较好。近年来上市的 5-氨基水杨酸（5-ASA）不含磺胺吡啶，不良反应大为减少，对急性期的病情活动控制和维持缓解均有作用。详细用法同本章第一节"溃疡性结肠炎"。

2. 糖皮质激素 对控制病情活动疗效较好，是病情活动较强时的首选药物，初始剂量要足，症状控制后逐渐减量并停用。一般初始剂量成人为泼尼松 0.75～1mg/（kg·d），也可静脉滴注氢化可的松 300mg/d 或甲基强的松龙 30～60mg/d。糖皮质激素对维持期治疗无效，并不能减少复发，一旦获得临床缓解就应根据病程逐渐减量，减量速度一般每周不超过 5mg，通常在 4～5 周减至 20mg/d，但共需几个月的时间才能完全停药。对于部分糖皮质激素依赖性的患者，可加用免疫抑制剂，然后逐步过渡到用免疫抑制剂或氨基水杨酸制剂维持治疗。病变局限于左半结肠者可采用糖皮质激素保留灌肠。

3. 免疫抑制剂 硫唑嘌呤或 6-巯基嘌呤最为常见。主要用于对糖皮质激素治疗效果不佳或对糖皮质激素依赖的患者。常用剂量为硫唑嘌呤 2mg/（kg·d），6-巯基嘌呤 1.5mg/（kg·d），该类药物起效缓慢，需 3～6 个月，维持用药一般 1～2 年。需注意骨髓抑制等副作用。

4. 抗菌药物 常用药物为甲硝唑和喹诺酮类药物，多与其他药物联合使用，用于活动期病情的控制。因长期应用不良反应大，较少用于维持治疗。

5. 生物制剂 肿瘤坏死因子（TNF）是肠道炎症中关键的炎性介质和细胞因子。抗 TNF-α 的单克隆抗体如英夫利昔单抗（infliximab）是一种小鼠和人嵌合性的 TNF 单克隆抗体，可阻断血清和细胞表面的 TNF，并可使产生 TNF 的巨噬细胞和 T 细胞溶解。临床试验证明 infliximab 对传统治疗无效的活动性 CD 及顽固性肛周病变和肠皮肤瘘的患者的有效率为 65% 左右。此外，阿达木单抗（adalimumab）及其他生物制剂如维多珠单抗（vedolizumab）、乌司奴单抗等也被证实有良好疗效。

（三）手术治疗

因本病手术切除病变肠段后复发率高，故手术适应证主要针对并发症。当出现以下情况可考虑手术治疗：①自发性肠穿孔；②急性大量出血，内科治疗无效者；③完全性机械性肠梗阻，注意需排除炎症活动引起的功能性痉挛；④瘘管、窦道、腹腔脓肿久治不愈者。手术治疗后仍需予以服药维持治疗。

> **案例 4-8-2 处方及医师指导**
>
> 1. 休息，进食营养丰富的饮食，保证足够的维生素。

2. SASP 1.0g，每天 4 次，或美沙拉嗪 1.0g，每天 4 次，连续 4～8 周后根据病程逐渐减量至 0.5g，每天 3～4 次。

3. 甲硝唑 0.4g，每天 3 次，病情稳定后停药。

4. 如上述治疗效果不佳，则加用泼尼松 30mg qd，症状减轻后逐渐减量，停药。

【预后】

本病目前尚无根治手段，常反复发作，迁延不愈。出现严重并发症者常需手术治疗，本病容易复发，预后欠佳。

（瞿利帅　倪润洲）

第九章 结直肠癌

结直肠癌（colorectal cancer，CRC）是指起源于结肠、直肠肠黏膜上皮的恶性肿瘤，是我国常见的消化道恶性肿瘤之一，在西方发达国家其发病率位居恶性肿瘤的第2~3位。随着国人生活水平不断提高和饮食习惯的改变，我国结直肠癌的发病率呈明显上升趋势，位居我国常见恶性肿瘤的第3~5位，我国东南沿海地区的发病率明显高于北方地区，发病中位年龄在50岁左右。

【病因和发病机制】

结直肠癌的病因和发病机制尚未完全阐明，目前认为环境因素与遗传因素均是结直肠癌的危险因素。

1. 环境因素 研究认为，高脂食谱和食物纤维不足是结直肠癌发病的重要危险因素，其他如肠道菌群紊乱、热量摄入过多、肥胖，以及钙、维生素D摄入不足等因素也参与结直肠癌的发生。

2. 遗传因素 研究发现遗传因素在结直肠癌的发生中起了重要的作用。从遗传学观点来看，可以将结直肠癌分为遗传性（家族性）和非遗传性（散发性）。家族性腺瘤样息肉病（familial adenomatous polyposis，FAP）和遗传性非息肉病性结直肠癌（hereditary non-polyposis colorectal cancer，HNPCC）目前被确认为是遗传性（家族性）结直肠癌。非遗传性（散发性）结直肠癌主要是由环境因素诱导基因突变所引起的，但遗传因素在其中也起了重要的作用。

3. 结直肠腺瘤 一般认为大部分结直肠癌均起源于腺瘤，从腺瘤演变为结直肠癌平均历时10-15年，但也有终生不癌变的情况出现。结直肠腺瘤（colorectal adenoma，CRA）是CRC的主要癌前病变。进展期腺瘤或高危腺瘤（advanced adenoma）是指直径大于10mm的腺瘤、绒毛状腺瘤或混合性腺瘤中绒毛状结构大于25%，或者伴中重度异型增生的腺瘤（或伴高级别上皮内瘤变），满足上述条件之一即为进展期腺瘤或高危腺瘤。通常认为结直肠肿瘤主要包括CRC和CRA。

4. 炎症性肠病 溃疡性结肠炎（ulcerative colitis，UC）患者结直肠癌的发生率增高，多见于伴有原发性硬化性胆管炎或幼年起病、病程长者。

5. 其他危险因素 血吸虫病、慢性细菌性痢疾及慢性阿米巴肠病患者发生结直肠癌的概率比同龄对照人群高。这些慢性炎症在肉芽肿、炎性或假性息肉基础上发生癌变。近年来，研究发现亚硝胺类化合物、放射性损害及胆囊切除术与结直肠癌的发生有关。

【病理】

1. 好发部位 据我国有关资料分析显示，结直肠癌好发部位是直肠与乙状结肠，占75%~80%，其余依次为盲肠、升结肠、结肠右曲、降结肠、横结肠及结肠左曲。

2. 病理形态 结直肠癌可分为早期结直肠癌和进展期大肠癌。早期结直肠癌是指原发肿瘤局限于黏膜及黏膜下层者，其大体形态可分为息肉隆起型、扁平隆起型和扁平隆起伴溃疡型。其中限于黏膜层者为黏膜内癌（包括原位癌，Tis），限于黏膜下层但未侵及肌层者为黏膜下层癌（T1）。进展期结直肠癌是指癌浸润已超过黏膜下层而达肌层或更深层次者，其大体形态可分为隆起型、浸润型和溃疡型。

3. 组织病理学类型 根据组织学分类可分为以下5个组织学亚型：腺癌、腺鳞癌、梭形细胞癌、鳞状细胞癌、未分化癌，临床上以腺癌最常见，腺癌包括筛状粉刺型腺癌、髓样癌、微乳头癌、黏液腺癌、锯齿状腺癌和印戒细胞癌6种类型。多数结直肠癌细胞分化程度较高，转移发生较迟，但部分癌细胞分化程度低，易发生转移，病程进展快。

4. 转移方式 结直肠转移途径包括直接浸润、淋巴结转移、血行转移及种植转移。

5. 临床病理分期 目前临床采用结直肠癌TNM分期系统（2010年第7版），TNM分期参照美国癌症联合委员会（AJCC）/国际抗癌联盟（UICC）进行临床病理学分期。

【临床表现】

结直肠癌起病隐匿，早期结直肠癌可无明显症状，或仅有粪便隐血试验阳性，随着癌肿的增大，症状逐渐明显，可出现下列临床表现。

1. 排便习惯与粪便性状改变 这是本病最早出现的症状，多表现为排便次数增多、腹泻、便秘，或腹泻、便秘两者交替，粪便变细、里急后重、黏液便及脓血便；血便是结直肠癌突出的表现之一，便血的量和性状与肿瘤的部位密切相关，癌肿越近肛门血色越鲜艳，离肛门越远则血色越暗。

2. 腹痛或腹部不适 多表现为定位不明确的腹部隐痛，腹部不适或腹胀；因病变使胃肠反射加强，可出现餐后腹痛加重；当肿瘤侵犯到肠管及周边组织时可出现固定部位痛；发生肠梗阻时腹痛加重或阵发性绞痛。

3. 腹部包块 包块的位置取决于癌肿的位置，肿块常为质硬，结节状或条索状，不易推动，部分有压痛。固定的腹部包块多提示癌肿已进展到中晚期。

4. 肠梗阻相关症状 一般为结直肠癌晚期症状，多表现为腹胀、腹痛及便秘等低位不完全性肠梗阻表现，完全梗阻时症状加剧，如出现停止排便、排气及持续性腹痛等。

5. 全身症状 由于癌肿溃烂、慢性失血、感染等，患者可出现贫血、消瘦、乏力、低热等症状；晚期结直肠癌可出现恶病质、黄疸和腹水等肝、肺、骨转移症状。

> **案例 4-9-1**
> 此患者症状特点：老年男性患者，下腹部隐痛5个多月，疼痛无规律性，与饮食无关；其症状进行性加重，并逐渐出现乏力及贫血外观，提示病情呈进行性发展。

6. 体征 早期结直肠癌多无体征，随着疾病的进展可出现腹部压痛，腹部触及肿块。肿块的来源可以是肠壁的癌肿，也可能是腹腔内的转移癌灶。有远处淋巴结转移时可扪及左锁骨上、腹股沟淋巴结，其质地坚硬，可单个，也可融合成块。

> **案例 4-9-1**
> 此患者体征：营养不良，睑结膜、口唇及甲床苍白；下腹部压痛，无反跳痛，具有报警症状，提示恶性病变可能。

【实验室及辅助检查】

1. 实验室检查 粪便隐血试验（focal occult blood test，FOBT）对结直肠癌诊断无特异性，但方法简便易行，可作为结直肠癌初筛手段，FOBT阳性应该进一步行结肠镜检查。血清癌胚抗原（carcinoembryonic antigen，CEA）不是结直肠癌所特有的，但观察CEA动态变化对结直肠癌预后评估及术后复发的监测有一定的意义。

2. 直肠指检 可发现距肛门7～8cm以内的中下段直肠肿物，可确定肿块的部位、大小、形态、固定程度及与周边脏器的关系等。直肠指检是一项简单安全的检查方法。

3. 结肠镜检查 能直接观察肠壁、肠腔的改变，不仅能确定肿物的大小、形态、部位、活动度，还可以取活检行病理学检查以确诊肿物性质。近年来，随着结肠镜黏膜染色技术和放大内镜的迅速发展，早期结直肠癌的检出率显著提高。目前推荐超声内镜检查作为中下段直肠癌诊断和分期的常规检查。

4. X线钡剂灌肠检查 应用气钡双重造影检查可显示黏膜破坏、充盈缺损、肠壁僵硬、肠腔狭窄等征象，有助于癌肿部位和范围的确定，但其诊断价值不如结肠镜检查，且怀疑肠梗阻的患者应谨慎选择。

5. CT检查 主要用于明确病变侵犯肠壁的深度、肠外浸润及远处转移的部位，有助于进行临床病理分期以确定治疗方案，也用于术后随访。但CT检查可出现假阴性和假阳性，且对早期诊断价值有限。

6. MRI检查 主要用于直肠癌术前分期及结直肠癌肝、肝被膜及腹膜转移灶的评价。

7. PET/CT检查 可用于那些常规检查无法明确诊断的患者或中晚期结直肠癌评价有无远处转移灶，价格昂贵，不推荐常规使用。

> **案例 4-9-1**
> 此患者门诊实验室检查：血常规示 Hb 96g/L，RBC $2.22×10^{12}$/L，WBC $8.6×10^9$/L，N 0.67，L 0.33。提示贫血。粪便隐血试验阳性，提示有消化道出血。

根据上述症状特点、体格检查及实验室检查结果，初步诊断为结直肠癌，首选结肠镜检查加活检；结肠镜检查结果见图 4-9-1。

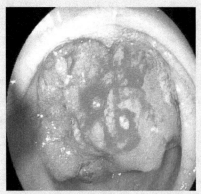

图 4-9-1　内镜诊断：直肠癌（病理报告示直肠上段中度分化腺癌）

【诊断与鉴别诊断】

（一）诊断

结直肠癌的确诊主要是通过结肠镜检查及黏膜活检行病理检测。结直肠癌早期可无症状或症状不明显，早期诊断的关键是提高对结直肠癌的警惕性，对于出现有排便习惯及粪便性状改变、腹痛及贫血等应及早行结肠镜检查。

（二）鉴别诊断

右侧结肠癌应与阑尾病变、肠结核、克罗恩病、血吸虫病肉芽肿、肠阿米巴及淋巴瘤等鉴别，左侧结肠癌应与结肠息肉、血吸虫病、溃疡性结肠炎、慢性细菌性痢疾和憩室炎等鉴别，直肠癌则需与痔疮、子宫颈癌、粪块及骨盆底部转移瘤相鉴别。

案例 4-9-1

诊断：结直肠癌。

诊断依据：老年男性患者，下腹部隐痛 5 个月，疼痛无规律性，腹痛进行性加重，并逐渐出现乏力及贫血外观。下腹部压痛，无反跳痛；具有贫血的体格检查及实验室检查依据：粪便潜血试验阳性。结肠镜检查结果具有确诊价值。

下一步诊疗计划

1）胸部 X 线检查、全腹部 CT 平扫及增强检查有助于探查肝、脾、胰腺、双肾及肾上腺、腹腔淋巴结等部位，了解有无邻近器官及远处转移。

2）加强支持治疗，包括静脉营养等，为手术或化疗创造条件。

【治疗】

结直肠癌治疗的关键是早期发现与早期诊断，从而能有手术根治机会。结直肠癌的治疗主要是根据患者和病变部位的具体情况进行评估，为可切除或潜在可切除患者争取手术治疗机会，并与术前放化疗、术中放疗、辅助放化疗等结合使用；不能切除的患者建议放化疗结合的综合治疗，重点在于改善患者的生存质量。

（一）外科手术治疗

外科手术切除加受累淋巴结清扫是目前唯一有可能根治结直肠癌的有效途径，除非有远处转移或不能耐受手术，否则均应采取手术治疗。手术方式包括根治性切除、非根治性切除、姑息性切除及改道造瘘术等，手术方式的选择及手术的效果取决于结直肠癌的分期、浸润的深度及扩散的范围。根治性切除是最理想的治疗方式，但对无法通过手术切除达到治愈目的的患者，如果患者无出血、梗阻、穿孔症状，则无姑息性切除原发灶的必要。目前主张在术后 3～6 个月行结肠镜检查以排查潜在的第二处原发性结直肠癌及术中漏掉的第二处癌肿。

（二）结肠镜治疗

目前内镜下治疗早期 CRC 的方法有高频电凝圈套法息肉切除术、热活检钳摘除术、内镜下黏膜切除术（EMR）、内镜下分片黏膜切除术（EPMR）及内镜下黏膜剥离术（ESD）。

早期 CRC 内镜下治疗的适应证包括浸润深度局限于黏膜层的黏膜内癌；浸润深度局限于黏膜下浅层（SM1）的黏膜下层癌。对进展期癌如左半结肠癌形成梗阻者，可在内镜下放置支架，解除梗阻，缓解症状，增加 I 期吻合的概率。

（三）化疗

结直肠癌对化疗药物一般不敏感，是一种辅助疗法。早期结直肠癌根治术后一般不需要化疗。化疗作为一种辅助治疗方法，以前常在术后应用。目前，对一些不能一次性切除的肿瘤患者，可先用化疗药物治疗，降低肿瘤临床分期从而达到行手术治疗，这一术前化疗被称为新辅助化疗。氟尿嘧啶类药物目前仍是结直肠癌化疗的首选药物，常与其他化疗药物联合应用。

（四）放射治疗

放射治疗主要用于直肠癌的治疗，其主要并发症是放射性肠炎。术前放疗可提高手术切除率和减少远处转移；术后放疗主要是为肿瘤局部区域复发和手术未达根治患者，晚期直肠癌放射治疗可起到止痛、止血等姑息治疗的作用。

（五）其他治疗

目前本病其他治疗包括分子靶向药物治疗、免疫治疗及中医中药等辅助治疗。

案例 4-9-1

治疗方案：患者经上述辅助检查未见邻近脏器及远处转移，适用于结直肠癌症根治性手术治疗；术后定期复查结肠镜检查。

【预后】

结直肠癌的预后取决于早期诊断与能否行手术根治性切除。影响结直肠癌预后的因素很多，其中结直肠癌临床病理分期最为重要，其他如病理类型、病灶部位、年龄及手术水平等也有一定的关系。

【预防】

注意生活方式的调整，应避免高脂食谱，多进食富有纤维食物，保持大便通畅。积极防治结直肠癌的癌前疾病，针对高危人群要开展结直肠癌的筛查工作，包括问卷调查、粪便隐血试验及结肠镜检查，对结肠腺瘤样息肉等须早行肠镜下切除。目前研究发现长期服用阿司匹林等非甾体抗炎药（NSAID）具有一定的预防作用，但长期使用应注意避免药物的不良反应，如消化道出血等。

【视窗】

结直肠肿瘤风险评估：消瘦、腹泻、排便习惯改变等报警症状对结直肠癌的预测作用有限，因此有无报警症状不能作为是否行肠镜检查的决定因素。近年来研究提示，基于人群年龄、性别、吸烟、结直肠癌家族史、BMI 和糖尿病病史的评分系统可用于预测结直肠肿瘤的风险（表 4-9-1）。目前认为积分为 3～6 分的高危患者应行结肠镜检查，积分为 2 分以下的低危患者可考虑行粪便隐血试验和血清标志物筛查。

表 4-9-1 预测结直肠肿瘤风险评分表

危险因素	标准	分值
年龄	50～55 岁	0
	56～75 岁	1
性别	女性	0
	男性	1
家族史	一级亲属无结直肠癌	0
	一级亲属有结直肠癌	1
吸烟	无吸烟史	0
	吸烟史（包括戒烟者）	1
体质指数	$<25kg/m^2$	0
	$>25kg/m^2$	1
糖尿病病史	无	0
	有	1

（杨 辉 谢婷婷）

第十章 功能性胃肠病

功能性胃肠病（functional gastrointestinal disorder）是一组以慢性反复发作的胃肠道症状为表现的综合征，以常规的诊断检查方法不能发现有结构或生化异常。功能性消化不良和肠易激综合征是最常见的功能性胃肠病。

第一节 功能性消化不良

案例 4-10-1

患者，女，32 岁，因间歇性上腹痛 1 年就诊。

患者于 1 年前出现间歇性上腹胀痛，以剑突下疼痛为主，有时牵及两胁部，不伴有吞咽困难、呕吐、腹泻等症状，食欲正常。其症状发作常与情绪有关，遇有不愉快事或工作压力大时常出现症状或症状加重。反复发作，每次持续 1～4 个月不等。曾先后作胃镜、B 超及 X 线检查未发现食管、胃肠及肝、胆、胰、脾有器质性病变。曾服用"多潘立酮""雷尼替丁""奥美拉唑""硫糖铝""铋剂"等多种药物，症状有时可缓解或消失，但易复发。

查体无异常。

问题：

1. 根据上述资料，首先应考虑何诊断？
2. 如何鉴别诊断？
3. 怎样治疗？

功能性消化不良（functional dyspepsia，FD）是指持续或反复发作的上腹痛或上腹不适（上腹胀、早饱、嗳气、恶心等）为症状而排除器质性疾病的一组临床综合征。病程一般规定超过 1 个月或 1 年内累计超过 3 个月。

【病因】

迄今未明，目前认为以下因素与本病有关。

1. 上胃肠道动力障碍 胃电图检查发现 FD 患者存在胃电节律紊乱，胃电节律异常与胃肠的运动功能障碍密切相关，近年研究表明胃肠运动障碍常与胃电活动异常并存。约有 50% 的患者存在胃排空延缓。有研究发现 FD 患者进食后食物分布异常，优先聚集在远端胃，说明餐后近端胃适应性舒张受损，导致胃内压力增加。

2. 内脏敏感性增高 FD 患者对胃球囊扩张的痛阈阈值明显降低，表明患者存在胃感觉过敏。这部分患者即使无胃排空延缓，仍会出现上腹胀满的症状。有研究发现，脂肪灌注十二指肠后，胃感觉阈值会降低，而葡萄糖灌注后无此效应，这可以解释部分 FD 患者的症状会因脂肪餐而加重。

3. 精神因素 与 FD 的关系已被确认。FD 患者存在个性异常，个体敏感性高，与正常人相比，容易焦虑、抑郁。部分患者精神因素为发病的主要因素，当解除精神顾虑后，消化道症状完全消失。但精神因素的确切致病机制尚不清楚。

4. 幽门螺杆菌感染 幽门螺杆菌与消化性溃疡、糜烂性胃炎有密切关系。研究发现在 30%～60% 的 FD 患者中存在幽门螺杆菌相关性胃炎，但在无症状的人群中幽门螺杆菌也很常见，因此尚无直接证据表明幽门螺杆菌与 FD 有明确的关系。但也有研究发现一部分 FD 患者的症状随根除幽门螺杆菌后消失，提示幽门螺杆菌对部分 FD 患者的发病可能有一定作用。

【临床表现】

本病无特异性临床表现，起病常缓慢，症状常反复发作，表现为腹痛、腹胀、早饱、嗳气、恶心、呕吐、反酸、食欲减退、胃灼热等，可出现一个或多个症状。

1. 上腹痛 常见的症状，有时为唯一的症状。疼痛多位于剑突下，大多数无规律性，少数为饥饿痛或餐后痛。

2. 腹胀、嗳气、早饱 也为常见症状，可伴或不伴有上腹痛，多于餐后症状加重。

3. 其他消化道症状 部分患者可有恶心、呕吐、反酸、胃灼热、厌食等症状，但不如上述症状常见。

4. 精神症状 不少患者伴有失眠、焦虑、抑郁等表现，部分患者有"恐癌"心理。

【诊断与鉴别诊断】

（一）诊断

功能性消化不良的诊断标准见表 4-10-1。

表 4-10-1 功能性消化不良的诊断标准

有上腹痛、上腹胀、早饱、嗳气、恶心、呕吐等症状，至少 4 周或 12 个月中累计超过 12 周
内镜检查未发现胃及十二指肠溃疡、糜烂、肿瘤，食管炎，也无上述病史
实验室、B 超、X 线检查排除肝胆胰疾病
无糖尿病、结缔组织疾病、肾脏疾病及精神病
无腹部手术史

案例 4-10-1

　　青年女性患者，间歇性上腹胀痛反复发作一年，症状持续时间最长达 4 个月。病史特点：年轻患者，间歇性上腹胀痛，反复发作，症状与情绪有关，无消瘦、贫血、呕血、黑粪、吞咽困难、黄疸、腹块等"报警症状和体征"。无糖尿病、结缔组织疾病、肾脏疾病及精神病史，无腹部手术史。辅助检查：血常规、肝功能、胃镜、B 超、X 线检查均未发现器质性病变。

　　临床诊断：功能性消化不良。

（二）鉴别诊断

　　由于 FD 的症状无特异性，易与器质性疾病相混淆，因此在确立 FD 诊断前，必须排除器质性疾病，常需与以下疾病鉴别。

　　1. 消化性溃疡　可出现上腹痛、腹胀、反酸、嗳气、恶心、呕吐等与 FD 相同的症状，活动期可有黑便或大便隐血阳性，胃镜检查能有效地进行鉴别。

　　2. 胃癌　多见于中老年患者，往往近期出现消化不良症状并进行性加重，可伴有消瘦、贫血、黑粪、腹部肿块等表现，胃镜可明确诊断。

　　3. 胆道疾病　胆石症、胆囊炎可表现为上腹或右上腹痛，疼痛程度相对较重，阵发性发作，有时伴有恶心、呕吐、黄疸等症状。B 超、CT 等影像学检查往往能明确诊断。

　　4. 其他　慢性胰腺炎、糖尿病；缺血性心脏病、胸膜及肺部疾病、反流性食管炎等也可引起上腹疼痛不适等症状，均需予以鉴别。

【治疗】

（一）一般治疗

　　消除诱因是治疗本病的关键。建立良好的生活习惯，避免烟酒及刺激性食物，消除因工作、家庭及社会因素导致的情绪波动、精神紧张及焦虑、抑郁。心理治疗对部分 FD 患者有较好疗效。建立患者对医师的信任和消除患者的疑虑对减轻 FD 症状很有帮助。

（二）药物治疗

　　1. 抑制胃酸药物　适用于上腹烧灼痛、反酸、饥饿痛等症状，可选用 H_2 受体拮抗剂或质子泵抑制剂。这类药物对以腹胀、早饱为主要症状的运动障碍型消化不良的 FD 无效。

　　2. 促胃肠动力药　适用于食后上腹胀、早饱、嗳气等症状，常用药物有多潘立酮或莫沙必利。多潘立酮是一种外周多巴胺拮抗剂，由于其通过血脑屏障能力较弱，故神经系统反应罕见，对多种类型的胃动力障碍性疾病有效，剂量为每次 10mg，每天 3 次，

餐前半小时服用。莫沙必利为选择性 5-HT_4 受体激动剂，促进乙酰胆碱释放，从而产生胃肠道的促动力作用，剂量为每次 5mg，每天 3 次，餐前半小时服用。莫沙必利为全胃肠道的促动力药，部分患者服用后可出现腹泻、腹鸣等不良反应，停药后症状即消失。甲氧氯普胺现已较少用于 FD，因其易引起锥体外系症状等不良反应。

　　3. 抗幽门螺杆菌　尽管抗幽门螺杆菌治疗能缓解部分患者的症状，但疗效并不肯定。对于幽门螺杆菌检查阳性，症状严重者可予以抗幽门螺杆菌治疗。可选用 PPI、克拉霉素、甲硝唑、阿莫西林和铋剂等三联或四联治疗。

　　4. 抗抑郁药　对于精神症状明显，伴有焦虑、失眠者可给予抗抑郁药治疗。常用三环类抗抑郁药如多塞平、阿米替林等。一种新型三环类抗焦虑和抑郁混合制剂黛力新初步报道疗效较好，常用剂量为每天 1～2 片，早晨和中午各服 0.5～1 片。

案例 4-10-1

　　处方及医师指导：劝导其保持良好的精神状态和乐观向上的态度；促进胃肠动力：多潘立酮每次 10mg，每天 3 次，饭前半小时服；精神因素明显时，服黛力新，每次 1 片，每天 1 次，早晨服。

第二节　肠易激综合征

案例 4-10-2

　　患者，女，29 岁。反复腹痛、腹泻 2 年余。

　　患者于 2 年前起经常出现腹痛、腹泻。腹痛以下腹痛为主，有时脐周疼痛，腹痛往往在便前明显，排便后缓解或消失。大便为稀水便，有时呈糊状，无脓血便，每天 3～5 次不等。症状以白天为主，不影响睡眠。症状发生有时与饮食不当情绪不好有关，有时无明显诱因。起病以来食欲正常，无贫血、消瘦、发热等全身症状。曾先后查电子结肠镜及大便常规、大便隐血均未发现异常。服用解痉剂、止泻剂后症状常能控制，但停药后又会复发，每年发作 4～5 个月。查体正常。

　　问题：

　　1. 根据以上述病史，应考虑何诊断？

　　2. 如何鉴别诊断？

　　3. 如何选择治疗措施？

　　肠易激综合征（irritable bowel syndrome，IBS）是一种以排便异常和腹痛或腹部不适症状而无肠道结构异常的功能性肠病。IBS 是最常见的一种功能性肠道疾病。患者以年轻人和中年人为主，50 岁以后

首次发病少见。女性发病率高于男性，男女比例约为1∶2。

【病因和发病机制】

IBS 的发病机制尚不清楚。目前认为，肠道运动或感觉异常、中枢神经系统功能异常、应激及肠道感染和精神心理障碍等与 IBS 发病有关。

1. 胃肠动力异常 IBS 患者的结肠肌电和运动在不受刺激的情况下基本正常，但在受到刺激时明显异常，表现为结肠运动过度。患者在进餐后直肠乙状结肠的运动可持续 3 小时以上（正常人约为 50 分钟）。腹泻型和便秘型患者有不同的肠动力学改变，腹泻型近段结肠（升结肠、横结肠）通过时间缩短，而便秘型则延长。

2. 内脏感觉异常 迷走传入神经将肠道的感觉信息传至大脑，IBS 患者以肠道感觉异常为特征。直肠和结肠的气囊充气试验表明，IBS 患者较健康人的耐受阈值降低，许多 IBS 患者主诉排便不尽感，可能与直肠敏感性增高有关。IBS 患者这种感觉异常的神经生理基础，可能是黏膜下的内脏传入神经末梢兴奋阈值降低、中枢神经系统对传入神经冲动的感觉异常，以及传出神经对传入信息的反馈抑制的调控能力减弱，从而相对增强了痛觉的信号。

3. 感染 大量研究提示部分患者 IBS 发病与肠道感染有关。约 20% IBS 患者发病之前有明确的胃肠道感染史，约有 1/8 胃肠炎患者会发生 IBS。

4. 精神神经因素 心理因素与 IBS 发病有明显关系。大多数 IBS 患者存在精神心理障碍，常有焦虑、抑郁等症状。

5. 饮食 部分 IBS 患者发病与饮食因素有关，如对乳糖不耐受或过度食用含山梨醇或果糖多的食物易诱发 IBS。

【临床表现】

IBS 症状无特异性，所有症状均可见于器质性胃肠疾病。往往起病缓慢，症状间歇性发作，病程可长达数年或数十年，精神因素和饮食因素是诱发和加重症状的常见原因。腹痛、腹泻和便秘是 IBS 最常见的症状，根据不同临床特点分为腹泻型、便秘型和腹泻便秘交替型。

1. 腹痛 慢性复发性腹痛是 IBS 的症状特征。腹痛多见于下腹部，但也可见于腹部其他部位，腹痛的性质、程度、部位、持续时间长短都可发生变化。排便后腹痛缓解，患者一般不会在睡眠中痛醒。

2. 排便异常 排便不规则是 IBS 的另一特征，表现为便秘或腹泻，或便秘和腹泻交替。便秘表现为大便次数减少、大便干结、量少、呈羊粪状，大便表面覆有黏液，排便困难等。腹泻一般每天 3～5 次，多呈稀糊状或稀水便，有时可为黏液便，但无血便。

3. 其他表现 常有腹胀感，部分 IBS 患者症状与 FD 重叠，可出现胃灼热、早饱、恶心、呕吐等。

IBS 患者常可伴有失眠、焦虑、抑郁、紧张、多虑等心理精神症状，IBS 症状也常因精神因素或应激事件而诱发加重。

4. 体征 无明显阳性体征，部分患者腹痛部位轻压痛，有时可触及肠管。

【诊断与鉴别诊断】

（一）诊断

目前国内经常采用的诊断标准为罗马Ⅳ诊断标准（表 4-10-2）。支持 IBS 诊断的症状见表 4-10-3。

表 4-10-2 IBS 的罗马Ⅳ诊断标准

反复发作的腹痛或不适症状，近 3 个月内每个月至少出现 3 天，并符合以下两点或两点以上
    （1）排便后缓解
    （2）伴随排便频率改变
    （3）伴随粪便性状的改变
诊断标准建立于患者至少在诊断前的 6 个月内出现症状，并在最近的 3 个月持续存在，在观察期间疼痛（不适）症状的频率至少每周 2 天

表 4-10-3 支持 IBS 诊断的症状

异常的排便频率
每周排便≤3 次或每天排便次数>3 次
异常的粪便形状：块状便/硬便或松散便/稀水便
排便费力
排便急迫感或排便不尽感
排出黏液
腹胀

案例 4-10-2

青年女性患者，反复腹痛、腹泻 2 年余，每年发作时间超过 12 周。其病史特点：年轻患者，腹痛腹泻反复发作，大便溏薄但无血便，排便后腹痛缓解，不影响睡眠。全身情况良好，无消瘦、贫血发热等症状。其辅助检查：血常规、便常规、电子结肠镜、X 线检查均无异常发现。

临床诊断：IBS（腹泻型）。

（二）鉴别诊断

需与 IBS 鉴别的疾病包括炎症性肠病、细菌性痢疾、肠结核、肠道肿瘤、憩室炎、乳糖酶缺乏症、肠道吸收不良综合征、甲状腺功能亢进、胃泌素瘤等。需详细询问病史，如出现以下症状需做相应检查，以免漏诊器质性疾病：老年起病，短期内症状进行性加重，症状惊扰睡眠，大便出血，伴消瘦、发

热、脱水等。

【治疗】

（一）一般治疗

寻找可能存在的促发因素并去除之。做好解释工作，建立医患互信关系，消除患者对疾病的顾虑，提高对治疗的信心。避免进食诱发症状的食物。便秘患者宜多食纤维素丰富的食物。

（二）药物治疗

根据不同的类型采用相应的药物。

1. 止泻药 腹泻明显者用洛派丁胺每次 2～4mg，每天 3～4 次，或地芬诺酯每次 2.5～5mg，每天 3～4 次。轻者可用硅碳银片每次 1～3 片，每天 3～4 次。

2. 泻药 便秘型患者可选用作用温和的泻药，首选高渗性轻泻剂，如乳果糖 15～30ml，睡前服，或容积性泻药如纤维素、车前子等。不宜长期使用大黄、番泻叶等强泻剂。

3. 解痉剂 抗胆碱药可缓解腹痛症状，可选用阿托品、654-2、溴丙胺太林等。钙离子拮抗剂也可也可用于解痉止痛，如硝苯地平每次 10mg，每天 3 次；匹维溴铵每次 50mg，每天 3 次。匹维

溴铵是对胃肠道有高度选择性解痉作用的钙拮抗剂，对心血管平滑肌细胞的亲和力很低，不会引起血压变化。

4. 胃肠动力药 腹胀便秘者可选用，莫沙必利每次 5mg，每天 3 次。

5. 抗抑郁药 精神症状明显且一般药物治疗效果不佳者可选之。如安定每次 5～10mg，睡前服，阿米替林每次 25～50mg，每天 3 次，帕罗西汀每次 20mg，每天一次。一般宜从小剂量开始，根据治疗反应增减剂量。

6. 肠道菌群调节药 如双歧杆菌、乳酸杆菌、酪酸菌等制剂，对患者改善腹泻症状有帮助。

案例 4-10-2 处方及医师指导

1. 注意生活规律，避免情绪紧张。不要饮食可诱发症状的食物。

2. 腹泻明显时可用洛派丁胺每次 2mg，每天 3 次。轻微腹泻可用硅碳银片每次 2～3 片，每天 3 次。

3. 腹痛明显时，可予以 654-2，每天 10mg，每天 3 次；或硝苯地平每次 10mg，每天 3 次。

（瞿利帅　倪润洲）

第十一章 慢性腹泻和便秘

第一节 慢 性 腹 泻

案例 4-11-1

患者,男,45岁,因腹泻1年,加重1周入院。

患者于1年前出差后出现腹泻,每天排3~5次,呈稀烂便或稀水样便,排便多在晨起、进餐后或精神紧张时发作,无排脓血便,症状反复发作,患者一直未正规治疗,1周前喝冰饮料后症状加重,每天排4~7次稀烂便,带有黏液,无脓血,间断伴有下腹隐痛不适,排便后腹痛可缓解,无发热、无里急后重、无消瘦,为明确诊断来我院就诊。

既往身体健康,不嗜烟,不嗜酒,其父于1998年死于"肠癌"。

体格检查:T 36.5℃,P 70次/分,R 18次/分,BP 116/73mmHg,营养良,腹部平坦,腹肌软,无压痛,无反跳痛,未触及包块,肝脾肋下未触及,移动性浊音阴性,肠鸣音活跃。

门诊实验室检查:血常规示 Hb 128g/L,RBC 5.22×10^{12}/L,WBC 8.6×10^9/L,N 0.67,L 0.33。大便隐血阴性。

问题:

1. 此患者症状、体征及实验室检查有何特点?
2. 为明确诊断,下一步应选用什么检查?
3. 诊断及诊断依据是什么?
4. 诊断明确后,该如何治疗?

腹泻(diarrhea)是临床上多种疾病的常见症状,如排便每天3次以上,粪便总量大于200g,粪质稀薄含水量大于85%,粪便或带有黏液、脓血或未消化食物,则可认为腹泻。腹泻可分为急性和慢性两种类型,病程超过3周者为慢性腹泻(chronic diarrhea)。

【病因和发病机制】

(一)病因

慢性腹泻病因复杂,可为多种疾病的临床表现,大致可分为以下几类。

1. 慢性萎缩性胃炎、胃大部切除术后及胃癌等 因胃酸缺乏可引起腹泻,胃-肠瘘管形成和胃空肠吻合术因食物进入空肠过快也可引起腹泻。

2. 肠道感染性疾病 如慢性细菌性痢疾、肠结核、难辨梭状芽孢杆菌肠炎、慢性阿米巴肠炎、结肠血吸虫病、钩虫病及绦虫病等。

3. 肠道非感染性疾病 如肠易激综合征、溃疡性结肠炎、克罗恩病、缺血性肠炎、放射性肠炎、嗜酸性粒细胞性胃肠炎、回盲部切除术后及吸收不良综合征等。

4. 肠道肿瘤 结肠息肉、肠淋巴瘤、结肠癌及肠神经内分泌肿瘤。

5. 胰腺疾病 慢性胰腺炎、胰腺癌及胰腺切除术后等。

6. 肝胆疾病 肝硬化、肝癌、胆管癌、慢性胆囊炎及胆管结石等。

7. 全身性疾病 甲状腺功能亢进、肾上腺皮质功能减退、类癌综合征、糖尿病、尿毒症、系统性红斑狼疮、食物过敏及药物不良反应。

(二)发病机制

正常人一般情况下经口摄入及消化道分泌液总量为9~10L/d,其中2L来自食物和饮水,其余为消化道分泌液,小肠和结肠可吸收其中的99%。在病理状态下,进入结肠的液体量超过结肠的正常吸收容量和(或)结肠的吸收容量减少时便会产生腹泻。腹泻发生机制很复杂,从病理生理角度可归纳为以下4种类型。

1. 渗透性腹泻 由于摄入难吸收物、食物消化不良及黏膜转运机制等导致肠腔内存在大量高渗食物或药物,大量液体被动进入高渗状态的肠腔而导致腹泻。禁食48小时后腹泻停止或显著减轻是渗透性腹泻(osmotic diarrhea)的重要临床特点。渗透性腹泻多见于先天性葡萄糖-半乳糖吸收不良、先天或获得性双糖酶缺乏、吸收不良综合征及肝胆、胰腺疾病导致的消化不良的患者。

2. 分泌性腹泻 是由于肠黏膜受到刺激而导致水、电解质分泌过多或吸收受到抑制而引起的腹泻。小肠黏膜的隐窝细胞顶膜有氯离子传导通道,调节氯离子的外流和分泌,其关键作用是分泌水和电解质至肠腔。当肠细胞分泌功能增强、吸收功能减弱或两者并存时,可引起水和电解质分泌增加而引起的腹泻。分泌性腹泻(secretory diarrhea)具有以下特点:每日大便量超过1L,大便为水样,无脓血,粪便的pH多为中性或碱性,禁食48小时后腹泻仍持续存在,大便量仍超过500ml/24小时。

3. 渗出性腹泻 是指由于肠黏膜的完整性受到破坏而大量渗出所致。此外,肠壁组织炎症及其他改变而导致的肠分泌增加、吸收不良及运动加速等病理生理过程在腹泻中也起到重要作用。渗出性腹泻（exudative diarrhea）可分为感染性和非感染性两类，前者的病原体可为细菌、病毒、寄生虫及真菌等，后者为炎症性肠病、自身免疫、肿瘤、放射线及营养不良等导致黏膜坏死、渗出的疾病。渗出性腹泻特点是粪便含有渗出液和血。左半结肠病变多有肉眼脓血便，小肠病变渗出物及血均匀地与粪便混在一起，一般无肉眼脓血，需在显微镜下发现。

4. 动力异常性腹泻 一些疾病、药物和胃肠道手术可改变肠道正常的运动功能，导致肠蠕动加快，使肠内容物过快地通过肠腔，与黏膜接触时间过短影响消化和吸收，从而发生腹泻。动力异常性腹泻（motility diarrhea）的特点是排稀烂便或水样便，不带渗出物，多伴有肠鸣音亢进，可伴有腹痛。

【临床表现】

慢性腹泻病程长，起病缓慢，其鉴别诊断较复杂。大便特点对诊断有帮助，如出现血液提示结直肠肿瘤、炎症性肠病或痔疮等，如出现油滴或食物残渣提示消化及吸收不良；排便与进食、禁食的关系，排便发生的时间，影响患者睡眠的夜间腹泻提示存在器质性疾病而非功能性疾病；此外还要重视其他症状，如腹痛、腹胀、发热及体重减轻等。

案例 4-11-1
此患者症状特点：中年男性患者，慢性病程；排稀烂便，无脓血，腹泻多在晨起、进餐后发作；无发热、无里急后重、无消瘦、无贫血，无报警症状和体征，提示功能性腹泻可能性大。
此患者体征：腹部平坦，腹肌软，无压痛，无反跳痛，未触及包块，肝脾触诊肋下未触及，移动性浊音阴性，肠鸣音活跃。
此患者门诊实验室检查：
血常规示 Hb 128g/L，RBC 5.22×10^{12}/L，WBC 8.6×10^9/L，N 0.67，L 0.33，无贫血；大便隐血试验阴性。

【实验室及辅助检查】

1. 粪便检查 是实验室常规检查，常用的检查有粪便隐血试验、涂片检查白细胞、寄生虫及虫卵、脂肪、粪便细菌培养及药敏。粪便检查对腹泻诊断非常重要，一些腹泻经粪便检查就能做出初步的病因诊断。

2. 血液检查 血常规、电解质、肝肾功能、血气分析、血浆叶酸和维生素 B_{12} 浓度等检查，有助于慢性腹泻的诊断与鉴别诊断。

3. 小肠吸收功能测定 粪脂测定、右旋木糖吸收试验、H_2 呼气试验、维生素 B_{12} 吸收试验及胆盐吸收试验等。

4. 血浆胃肠多态和介质测定 多采用放射免疫法检测，有助于对各种胃肠胰神经内分泌肿瘤引起的分泌性腹泻诊断。

5. 内镜检查 包括结肠镜、双气囊小肠镜、胶囊内镜和经内镜逆行性胰胆管造影术检查（endoscopic retrograde cholangiography and pancreatography, ERCP）。结肠镜检对结肠病变有重要的诊断价值。双气囊小肠镜可观察小肠病变，并可取活检及留取空肠液做培养，有助于小肠吸收不良综合征、克罗恩病和小肠淋巴瘤等的诊断。胶囊内镜检查有助于小肠病变的发现。ERCP 对肝胆胰疾病的诊断有帮助。

6. 影像学检查 X 线检查包括腹部 X 线片、钡剂、钡灌肠、CT 及选择性血管造影检查，有助于观察胃肠道黏膜形态、胃肠动力及胃肠肿瘤等。

案例 4-11-1
根据上述症状特点、体格检查及实验室检查结果，初步诊断为肠易激综合征，进一步检查：结肠镜、胃镜检查、腹部 B 超、大便培养及找寄生虫、PPD 皮试、苏丹Ⅲ染色及肿瘤相关抗原检查；胃肠镜检查及实验室检查未见异常。

【诊断与鉴别诊断】

慢性腹泻的原发疾病或病因的诊断须以病史和体格检查为基础，粪便检查为常规，重点是从起病及病程、腹泻次数及粪便性质、腹泻与腹痛的关系、伴随症状和体征、缓解及加重因素询问病史，收集临床资料。慢性腹泻应与大便失禁区别，后者为不自主排便，一般是由神经肌肉性疾病或盆底疾病所致。

案例 4-11-1
诊断：肠易激综合征。
诊断依据：①中年男性患者，慢性病程；排稀烂便，无脓血，腹泻多在晨起、进餐后发作；无发热、无里急后重、无消瘦等报警症状。②体格检查、实验室、影像学检查及内镜检查无阳性发现。

【治疗】

腹泻是症状，治疗应针对病因。但腹泻较严重的患者，需要根据其病理生理特点给予对症及支持治疗。

1. 病因治疗 根据不同的原发病选择治疗方案。感染性腹泻需要根据病原体进行治疗；炎症性肠病的治疗要根据病情、病变部位及治疗反应来选择治疗方案，治疗可选用的药物包括氨基水杨酸制剂、糖皮质激素、免疫抑制药物及生物制剂等；慢性胰腺炎可补充胰酶等消化酶；肠道肿瘤可行手术治疗等。

2. 对症处理 纠正因腹泻引起的水电解质紊乱、酸碱平衡失调及营养对症支持治疗。

3. 止泻药 非感染性腹泻可用止泻药，轻症患者可选用双八面体蒙脱石（每次 3g，3 次/天）、药用炭及次碳酸铋等，症状明显患者可选用洛哌丁胺（每 4mg，1～3 次/天），视大便次数调整剂量。

案例 4-11-1 治疗方案

1. 解痉剂：匹维溴铵 50mg，口服，每天 3 次。

2. 止泻药：洛哌丁胺 2mg，口服，每天 3 次；双八面体蒙脱石 3g，口服，每天 3 次。

3. 肠道益生菌：复方嗜酸乳杆菌片 1g，口服，每天 3 次。

第二节 便 秘

案例 4-11-2

患者，女，45 岁，因便秘 5 年余，加重 2 周入院。

患者于 5 年前因工作劳累后出现排便次数减少，排便费力，3～4 天排便 1 次，粪便干结，伴有下腹部腹胀不适，排便后腹胀不适可减轻，曾自服排毒养颜胶囊等后症状可缓解，2 周前外出旅游后症状加重，5～7 天排便 1 次，粪便呈干球状，服用排毒养颜胶囊等无效，无发热、无恶心呕吐、无消瘦、无贫血，近 2 周睡眠不佳。为明确诊断来我院就诊。

既往身体健康，无嗜烟酒，其父于 1999 年死于"胃癌"。

体格检查：T 36.5℃，P 80 次/分，R 18 次/分，BP 135/76mmHg，腹部平坦，腹肌软，全腹无压痛，无反跳痛，未触及包块，肝脾肋下未触及，移动性浊音阴性，肠鸣音正常。

门诊实验室检查：血常规示 Hb 127g/L，RBC 7.22×10^{12}/L，WBC 8.6×10^9/L，N 0.69，L 0.31。粪便常规未见异常。

问题：

1. 此患者症状、体征及实验室检查有何特点？

2. 为明确诊断，下一步应选用什么检查？

3. 诊断及诊断依据是什么？

4. 诊断明确后，该如何治疗？

便秘（constipation）是指排便困难或费力、排便不畅、粪便干结、量少、每周排便次数一般少于 3 次，多长期持续存在，临床上为常见症状。根据有无器质性病变可分为器质性和功能性便秘，便秘一般即指慢性便秘。

【病因和发病机制】

1. 病因

（1）生活规律改变或精神因素等打乱了排便习惯；食物缺乏纤维素或水分不足，对结肠运动刺激减少；便秘型肠易激综合征；动力障碍性疾病，如肠道神经/肌肉病变和先天性巨结肠。

（2）结直肠肿瘤，痔疮、肛裂、肛周脓肿等直肠肛门良性病变，各种原因引起的肠腔狭窄或梗阻。

（3）甲状腺功能减退、糖尿病、风湿免疫性疾病、脊髓损伤及帕金森病等系统性疾病。

（4）应用吗啡类药物、抗胆碱能药物、钙通道阻滞药、镇静药和抗抑郁药等。

2. 发病机制

正常的排便包括产生便意和排便动作两个过程，在这两个过程中大脑皮质和腰骶部脊髓内低级中枢调节的众多肌肉参与排便，在这些排便生理过程中出现器质性病变或功能性改变导致某一环节的障碍都可能引起便秘。

【临床表现】

本病临床表现为排便次数减少，排便费力，粪便干结，排便后仍有粪便未排尽的感觉，部分患者或因用力排坚硬粪块引起肛门疼痛、肛裂、痔疮和肛乳头炎，此外，还可伴有腹痛、腹胀、恶心、食欲下降、口臭、头晕、烦躁、焦虑、失眠等症状。体检时，常可在左下腹乙状结肠部位触及粪块。

案例 4-11-2

此患者症状特点：中年女性患者，慢性病程。排便次数减少，排便费力，排 3～4 天 1 次，粪便干结，伴有下腹部腹胀不适，排便后腹胀不适可减轻。无发热、无消瘦、无贫血，无报警症状提示功能性便秘可能性大。

此患者体征：腹部平坦，腹肌软，全腹无压痛，无反跳痛，未触及包块，肝脾肋下未触及，移动性浊音阴性，肠鸣音正常。

此患者门诊实验室检查：血常规示 Hb 127g/L，RBC 7.22×10^{12}/L，WBC 8.6×10^9/L，N 0.69，L 0.31；粪便隐血试验阴性。

【实验室及辅助检查】

1. 粪便常规检查 粪便隐血试验为常规检查，是排除肠道器质性病变的简单但非常重要的检查，有助于便秘的初步诊断与鉴别诊断。

2. 结肠镜及灌肠检查 对于贫血、体重下降等患者应行结肠镜检查以明确是否存在器质性病变。钡灌肠检查对于发现结肠扩张、乙状结肠冗长和肠腔狭窄有帮助。

3. 特殊检查 对于非器质性便秘患者经饮食调整及泻药等治疗无效的难治性便秘，应进一步行胃肠功能检查协助诊断，如胃肠传输试验、肛管直肠压力测定、气囊排出试验、排粪造影及肛门肌电图检查。

> **案例 4-11-2**
>
> 根据上述症状特点、体格检查及实验室检查结果，初步诊断为功能性便秘，进一步行结肠镜、腹部 B 超、肝肾功能、电解质及肿瘤相关抗原等检查；肠镜检查及实验室检查未见异常。

【诊断与鉴别诊断】

便秘的诊断主要基于症状，凡有排便次数减少、排便费力及粪便干结等可以诊断便秘。便秘诊断的重点是区别器质性便秘和功能性便秘，需要详细地询问粪便的性状（形状、硬度、数量及有无脓血）、排便时间、频率和有无其他报警症状（贫血、体重下降及低热等），结肠镜等辅助检查有助于便秘的诊断和鉴别诊断。

> **案例 4-11-2**
>
> 诊断：功能性便秘。
>
> 诊断依据：中年女性患者，慢性病程；主要表现为排便次数减少，排便费力，粪便干结；无发热、消瘦、贫血；体格检查、影像学检查及实验室检查无阳性发现。

【治疗】

对于明确病因的便秘者行病因治疗，功能性便秘的治疗原则是进行个体综合化治疗，包括合理的膳食结构、建立正确的排便习惯、促进胃肠动力药、泻药及盐水灌肠治疗等。

1. 一般治疗 增加膳食纤维和多饮水，膳食纤维不会被吸收，能吸附肠腔水分从而增加粪便容量，刺激结肠蠕动及排便；建立正确的排便习惯，定期参加运动等。

2. 泻药的应用 泻药主要包括刺激性泻剂（番泻叶、大黄、酚酞）、渗透性泻剂（乳果糖、聚乙二醇）、膨胀性容积性泻剂（欧车前、甲基纤维素）及润滑性泻剂（甘油）等。刺激性泻药导泻作用较强，不可长期服用，适于短期、间歇使用。长期使用时应选用膨胀性泻药较好。

3. 其他治疗 莫沙必利及伊托必利等促动力药可作用于肠肌间神经元，促进胃肠平滑蠕动导致小肠和大肠蠕动加快，可长期间歇使用。生物反馈疗法对部分直肠、肛门盆底肌功能紊乱可能有效。对严重顽固性便秘患者经上述方法治疗无效，可考虑选用手术治疗，应严格掌握外科手术适应证，手术治疗的疗效不确定。除此之外，调整患者的精神心理状态非常重要。

> **案例 4-11-2 治疗方案**
>
> 1. 指导调整饮食结构，增加膳食纤维和多饮水；建立正确的排便习惯、餐后排便等。
>
> 2. 药物治疗：泻药聚乙二醇 1 袋口服，每天 2 次；胃肠道动力剂莫沙必利 5mg 口服，每天 3 次；肠道益生菌复方嗜酸乳杆菌 1g，口服，每天 3 次。
>
> 3. 生物反馈治疗，2 次/周，并指导患者训练要领，坚持锻炼。

【视窗】

根据功能性便秘患者肠道动力和肛门直肠功能改变特点可将其分为四型：慢传输型便秘（slow transit constipation，STC）、排便障碍型便秘、混合型便秘、正常传输型便秘（normal transit constipation，NTC）。基于临床症状特点进行功能性疾病所致便秘的初步分型，一方面有助于选择经验性治疗方案，另一方面对于缺乏功能性便秘相关特异性检查（如直肠肛门测压、结肠传输试验等）的基层医院诊治功能性便秘具有提示意义。

1. 慢传输型便秘 其机制可能是肠肌间神经丛和肠神经递质的改变从而导致肠内容物从近端结肠和直肠运动的速度低于常人。其临床特点是排便次数减少、粪便干结及排便费力。

2. 排便障碍型便秘 既往称为出口梗阻型便秘或功能性出口梗阻型便秘（outlet obstructive constipation，OOC），其机制可能是盆底功能障碍导致粪便堆积于直肠内而不能顺利从肛门排出。其临床特点是排便费力、排便不尽感、排便时肛门直肠堵塞、排便时需要手法辅助排便。

3. 混合型便秘 患者存在结肠传输延缓和肛门直肠排便障碍的证据。

4. 正常传输型便秘 患者的腹痛、腹部不适与便秘相关，便秘型肠道易激综合征（IBS）多属于正常传输型便秘。

（杨 辉 谢婷婷）

第十二章 脂肪性肝病

第一节 非酒精性脂肪性肝病

案例 4-12-1

张某，男，50 岁，因转氨酶反复升高 3 月余入院。

患者 3 个月前体检发现转氨酶升高，无明显乏力、纳差，无恶心、呕吐，无腹痛、腹泻，无发热、头痛，无心慌、胸闷，现为进一步明确病因住院治疗。

既往有高血压病史 5 年，常年服用降压药物控制血压，血压控制在正常范围；有糖尿病病史 4 年，常年服用二甲双胍，未常规监测血糖，否认肝炎、结核病史，否认饮酒史，否认药物滥用及过敏史。

体格检查：T 36.4℃，P 96 次/分，R 20 次/分，BP 135/80mmHg。体型肥胖，皮肤及巩膜未见明显黄染，浅表淋巴结未及明显肿大，心肺查体未闻及明显异常，腹部膨隆，腹软，肝脾肋下未触及，无压痛及反跳痛，墨菲征阴性，移动性浊音阴性，双下肢不肿。

辅助检查：3 个月前查肝功能检查示 ALT 107U/L，AST 56U/L，ALB 40g/L，TBIL 17μmol/L，DBIL 6.5μmol/L，GGT 268U/L，AFP 阴性。B 超提示脂肪肝声像。

问题：

1. 肝功能异常的原因是什么？

2. 为进一步确诊并评估病情应做哪些相关检查？

3. 治疗方案是什么？

非酒精性脂肪性肝病（nonalcoholic fatty liver disease，NAFLD）是一种与胰岛素抵抗（insulin resistance，IR）和遗传易感密切相关的代谢应激性肝脏损伤，其病理学改变与酒精性肝病（alcoholic liver disease，ALD）相似，但患者无过量饮酒史，疾病谱包括非酒精性单纯性脂肪肝（nonalcoholic simple fatty liver，NASFL 或 SFL）、非酒精性脂肪性肝炎（nonalcoholic steatohepatitis，NASH）及其相关肝硬化和肝细胞癌。NAFLD 现已成为我国最常见的慢性肝病。

【病因和发病机制】

NAFLD 的病因较多，发病机制尚未完全明确。肥胖、2 型糖尿病、高脂血症等单独或共同成为 NAFLD 的易感因素。

"二次打击"学说可以解释部分 NAFLD 的发病机制。第一次打击主要是肥胖、2 型糖尿病、高脂血症等伴随的胰岛素抵抗，引起肝细胞内脂质过量沉积；导致脂质沉积可能与下列几个环节有关：①脂质摄入异常：高脂饮食、高脂血症以及外周脂肪组织动员增多，促使游离脂肪酸输送入肝脏增多；②线粒体功能障碍，游离脂肪酸在肝细胞线粒体内氧化磷酸化和 β 氧化减少，转化为三酰甘油增多；③肝细胞合成游离脂肪酸和三酰甘油增多；④低密度脂蛋白合成不足和分泌减少，导致三酰甘油运出肝细胞减少。上述因素造成肝脏脂质代谢的合成、降解和分泌失衡，导致脂质在肝脏的异常沉积。第二次打击是指脂质过量沉积的肝细胞发生氧化应激和脂质过氧化，导致线粒体功能障碍、炎症介质的产生，肝星状细胞的激活，从而产生肝细胞的炎症坏死和纤维化。

【病理】

NAFLD 的病理改变以大泡性或以大泡性为主的肝细胞脂肪变性，伴或不伴有肝细胞气球样变、小叶内混合性炎症细胞浸润及窦周纤维化。根据肝内脂肪变、炎症和纤维化的程度，将 NAFLD 分为单纯性脂肪性肝病、脂肪性肝炎、脂肪性肝硬化。

1. 单纯性脂肪性肝病 肝小叶内 >30% 的肝细胞发生脂肪变，以大泡性脂肪变性为主，根据脂肪变性在肝脏累及范围可将脂肪性肝病分为轻、中、重三型。不伴有肝细胞变性坏死、炎症及纤维化。

2. 脂肪性肝炎 腺泡 3 区出现气球样肝细胞，腺泡点灶坏死，门管区炎症伴（或）门管区周围炎症。腺泡 3 区出现窦周或细胞周纤维化，可扩展到门管区及其周围，出现局灶性或广泛的桥接纤维化。

3. 脂肪性肝硬化 肝小叶结构完全毁损，代之以假小叶形成和广泛纤维化，为小结节性肝硬化。根据纤维间隔有否界面性肝炎，分为活动性和静止性。脂肪性肝硬化发生后肝细胞内脂肪变性可减轻甚至完全消退。

【临床表现】

NAFLD 起病隐匿，发病缓慢，常无症状。少数患者可有乏力、右上腹轻度不适、肝区隐痛或上腹胀痛等非特异性症状。严重脂肪性肝炎可出现黄疸、食欲不振、恶心、呕吐等症状。常规体检部分患者可发现肝大。发展至肝硬化失代偿期则其临床表现与其他原因所致肝硬化相似。

【实验室检查】

血清转氨酶和 γ-谷氨酰转肽酶水平正常或轻度升高，通常以谷丙转氨酶升高为主。部分患者血脂、尿酸、转铁蛋白和空腹血糖升高或糖耐量异常。肝硬化时可出现白蛋白和凝血酶原时间异常。

【影像学检查】

1. B超　是诊断脂肪性肝病重要而实用的手段，其诊断脂肪性肝病的准确率高达 70%~80%。规定具备以下 3 项超声表现中的 2 项则为弥漫性脂肪肝：①肝脏近场回声弥漫性增强（"明亮肝"），回声强于肾脏；②肝内管道结构显示不清；③肝脏远场回声逐渐衰减。

2. CT　脂肪肝密度降普遍降低，根据肝/脾密度比值可判断脂肪性肝病的程度。肝/脾 CT 平扫密度比值<1.0。其中，肝/脾 CT 比值<1.0 但>0.7 者为轻度，≤0.7 但>0.5 为中度，≤0.5 者为重度脂肪肝。根据肝/脾密度比值可判断脂肪性肝病的程度。

> **案例 4-12-1 分析**
> 本例特点：患者为中年男性，无明显消化道症状，体检发现转氨酶升高，需分析引起肝功能损害的原因。既往有高血压、糖尿病病史，否认饮酒史，否认肝炎、结核等传染病史。体检：体型肥胖，腹部膨隆，腹型肥胖，腹部无其他阳性体征。肝脏影像学检查在疾病的诊断过程中有重要的意义，对于该病例，B超检查提示脂肪肝病变。

【诊断与鉴别诊断】

包括诊断 NAFLD 与评估肝内与肝外病情两部分内容。其中明确 NAFLD 的诊断需符合以下 3 项条件：①无饮酒史或过量饮酒史（男性饮酒折合乙醇量<30g/d，女性<20g/d）；②除外病毒性肝炎、药物性肝病、全胃肠外营养、肝豆状核变性、自身免疫性肝病等可导致脂肪肝的特定疾病；③肝活检组织学改变符合脂肪性肝病的病理学诊断标准。

鉴于肝组织学诊断难以获得，NAFLD 临床诊断标准：①肝脏影像学表现符合弥漫性脂肪肝的诊断标准且无其他原因可供解释；②有代谢综合征相关组分的患者出现不明原因的血清 ALT 和（或）AST、GGT 持续升高半年以上。符合以上两条或其中一条者，均可诊断为 NAFLD。减肥和改善 IR 后，异常酶谱和影像学脂肪肝改善甚至恢复正常者可明确 NAFLD 的诊断。

评估肝内与肝外病情，肝内病情评估指对 NAFLD 的疾病谱进一步细分；肝外病情评估指是否合并心血管疾病及程度、是否合并糖尿病及程度，必要时进行结直肠癌的筛查。

> **案例 4-12-1 分析**
> 通过完善有关辅助检查，排除自身免疫性肝炎、铜代谢异常、铁代谢障碍、病毒感染可能，而血脂全套检测到胆固醇、甘油三酯升高，高密度脂蛋白降低，低密度脂蛋白升高，空腹血糖、空腹胰岛素异常。总结本案例特点：①患者有 NAFLD 易患因素，包括肥胖、糖尿病、高脂血症；②患者无饮酒史，并排除了病毒性、药物性、铜代谢、铁代谢异常因素；③转氨酶、转肽酶升高；④影像学 B 超提示脂肪肝。NAFLD 诊断确立，肝内病情评估为非酒精性脂肪性肝炎，是否有肝纤维或者肝硬化需进一步检查明确。肝外病情评估：①高血压病，其程度需要进一步检查明确；②糖尿病，其程度需要进一步检查明确；③本例患者是结直肠癌的易患个体，有必要做粪便潜血试验、血清肿瘤指标检查，如有异常则做结直肠镜检查。

【治疗】

本病总的治疗原则是积极防治 NAFLD，其获益是心血管疾病、糖尿病、结直肠肿瘤的防治窗口前移。

1. 病因治疗　针对原发病和危险因素予以治疗，对多数单纯性脂肪性肝病和脂肪性肝炎有效。

2. 药物治疗　单纯性脂肪性肝病一般无须药物治疗。对于脂肪性肝炎可选用双环醇、多烯磷脂酰胆碱、维生素 E、还原型谷胱甘肽等，以减轻脂质过氧化。胰岛素受体增敏剂如二甲双胍、噻唑烷二酮类药物可用于合并 2 型糖尿病的 NAFLD 患者。伴有血脂高的 NAFLD 可在综合治疗的基础上应用降血脂药物，但需要检测肝功能，必要时联合护肝药物。

3. 健康宣教　改变生活方式，通过健康宣教纠正不良生活方式和行为，控制饮食、增加运动，是治疗肥胖相关 NAFLD 的最佳措施。但需注意，因体重下降过快，可能会增加肝损伤。故减肥过程应使体重平稳下降，注意监测体重及肝功能。注意纠正营养失衡，禁酒，不宜乱服药，在服降血脂药物期间，应遵医嘱定期复查肝功能。

> **案例 4-12-1 分析**
> 针对案例中患者具体情况，患者有糖尿病病史，需注意加强控制血糖水平，并做常规指标监测，针对患者血脂升高情况，首先应对患者进行健康宣教，进行饮食控制，加强运动锻炼，因现肝功能异常，暂不宜使用降脂药物；其次可予双环醇、还原型谷胱甘肽类等护肝药物降酶治疗，并定期复查肝功能。

【预后】

单纯性脂肪性肝病如积极治疗可完全恢复。脂肪性肝炎如能及早发现,积极治疗多数能逆转。部分脂肪性肝炎可发展为肝硬化,其预后与病毒性肝炎后肝硬化、酒精性肝硬化相似。

(何兴祥　李　兰)

第二节　酒精性脂肪肝

案例 4-12-2

刘某,男,35 岁,因黑便半天入院。患者于 3 小时前大量进酒后出现排黑便,共排黑便 4 次,总量约为 450g,为柏油样大便,未见鲜血便,伴有神志不清,胡言乱语,站立不稳,小便色黄。曾有饮酒 16 年,平均每天饮白酒 200～300g。无肝炎、结核、伤寒等传染病史;无药物过敏史。

体格检查:T 36℃,P 106 次/分,R 18 次/分,BP 98/62mmHg。体形消瘦,神志模糊,对答不切题,颈部及颜面部皮肤潮红,巩膜未见明显黄染。可见肝掌、蜘蛛痣,心肺未闻及明显异常,腹软,肝于剑突下 1cm,右肋下 2cm 可触及,边缘钝、质硬、有压痛,肝区叩击痛,脾肋下 2cm,移动性浊音可疑。

辅助检查:血常规示 WBC $12.3×10^9$/L,RBC $2.8×10^{12}$/L,Hb 94g/L,HCT 0.35,PLT $82×10^9$/L;肝功能检查示 ALB 32g/L,CHE 2800U/L,ALT 245U/L,AST 472U/L,TBIL 54μmol/L,GGT 568U/L;凝血常规:PT 21s,PTA 58%。AFP 阴性。

B 超提示肝硬化,脾大。

问题:

1. 消化道出血原因是什么?
2. 确诊应进一步做哪些相关检查?
3. 治疗方案是什么?

酒精性肝病(alcoholic liver disease,ALD)是由于长期大量饮酒导致的慢性肝病,初期表现为脂肪肝,进而发展为酒精性肝炎、酒精性肝纤维化和酒精性肝硬化。ALD 在欧美国家多见,近年我国的发病率也逐年上升。本病多见于男性,主要与男性饮酒者明显多于女性有关,但 ALD 在女性中较男性更严重,发生更快,引起发病的乙醇剂量更低。ALD 若合并乙型肝炎或丙型肝炎存在,更易进展为肝硬化。

【病因和发病机制】

乙醇的摄入量及时间是酒精性肝病发展过程中最重要的危险因素(表 4-12-1)。

表 4-12-1　酒精性肝病的危险因素

危险因素	说明
饮酒量	男性:40～80g/d 乙醇连续 5 年导致脂肪肝;80～160g/d,10～20 年可引起肝炎或肝硬化;2 周内>80g/d 的大量饮酒史可到酒精性肝病
性别	女性饮酒量超过 20g/d 易患酒精性肝病
丙型肝炎、乙型肝炎	合并存在时加速疾病进程,肝脏组织学改变加重,生存率下降
遗传	与乙醇脱氢酶、乙醛脱氢酶及细胞色素 P450 CYP2E1 遗传多态性的影响有关
营养不良	营养不良者肝细胞对乙醇的耐受降低,更易出现肝损伤

乙醇量换算公式:g=饮酒量(ml)×乙醇含量(%)×0.8(乙醇比重)

酒精只在胃吸收少部分,80%～90% 经小肠吸收,在肝脏代谢。经肝细胞质内的乙醇脱氢酶(ADH)代谢为乙醛,再经乙醛脱氢酶(ADLH)代谢为乙酸,进入三羧酸循环,最后生成 CO_2 和 H_2O。也可通过肝微粒体乙醇氧化酶系统(MEOS)代谢。MEOS 中细胞色素 P450 CYP_2E_1 是代谢限速酶,可由乙醇诱导而加速乙醇降解,是酗酒量增加的原因之一。在乙醇的氧化过程中,氧化型辅酶 I(NAD)转变为还原型辅酶 I(NADH),NADH/NAD 比例增加致肝内氧化、还原状态异常(图 4-12-1)。

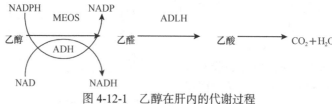

图 4-12-1　乙醇在肝内的代谢过程

乙醇造成的肝损害可能涉及以下机制:①乙醛的毒性作用:乙醇的中间代谢产物乙醛是高度反应活性分子,可与蛋白质结合形成乙醛-蛋白加合物,后者不断对细胞有直接损伤作用,而且可以作为抗原诱导细胞及体液免疫反应,导致肝细胞受免疫反应的攻击。②乙醇代谢的耗氧过程导致小叶中央区缺氧。③乙醇在肝微粒体乙醇氧化途径中产生活性氧,导致肝损伤。④乙醇被氧化时,消耗 NAD 产生大量的 NADH,导致依赖 NAD 的生化反应减弱,而依赖 NADH 的生化反应增加,这一肝内代谢紊乱可能是导致高脂血症及脂肪肝形成的原因之一。⑤肝脏微循环障碍和低氧血症,长期大量饮酒,患者血液中乙醇浓度过高,肝内血管收缩,血流减少,血流动力学紊乱,氧供减少及乙醇代谢氧耗量增加,进一步加重低氧血症，导致肝功能恶化。

【病理】

　　酒精性肝病的基本病理变化包括四个方面：①肝细胞大泡性脂肪变性，以肝腺泡 3 区为中心或弥漫分布；②肝细胞损伤，气球样变，马洛里小体巨大线粒体，灶状坏死伴中性粒细胞浸润；③窦周纤维化，终末静脉纤维化，以肝腺泡 3 区为中心的桥接纤维化；④汇管区周围炎症轻，纤维增生不明显。依据病变肝组织是否伴有炎症反应和纤维化，分为酒精性脂肪肝、酒精性肝炎、酒精性肝纤维化、酒精性肝硬化。

　　酒精性肝病是乙醇所致的肝损害，首先表现为肝细胞脂肪变性，轻者散在单个肝细胞或小叶内肝细胞受累，主要分布在小叶中央区，进一步发展呈弥漫分布。根据脂肪变性范围可分为轻、中和重度。肝细胞无炎症、坏死，小叶结构完整。

　　酒精性肝炎、肝纤维化肝细胞坏死、中性粒细胞浸润、小叶中央区肝细胞内出现马洛里小体为酒精性肝炎的特征，严重的出现融合性坏死和（或）桥接坏死。窦周/细胞周纤维化和中央静脉周围纤维化，可扩展到门管区，中央静脉周围硬化性玻璃样坏死，局灶性或广泛的门管区星芒状纤维化，严重的出现局灶性或广泛的桥接纤维化。

　　酒精性肝硬化肝小叶结构完全毁损，代之以假小叶形成和广泛纤维化，大体形态为小结节性肝硬化。根据纤维间隔有否界面性肝炎，分为活动性和静止性。

【临床表现】

　　1. 轻症酒精性肝病　肝脏生化、影像学和组织病理学检查基本正常或轻微异常。

　　2. 酒精性脂肪肝　可有轻度乏力、食欲不振、右上腹隐痛、腹泻等，常有肝大，严重者肝区疼痛、黄疸，少数因脂肪栓塞而突然死亡。

　　3. 酒精性肝炎　临床表现差异大，轻重常与组织学改变程度一致。本病常有消化道症状，如食欲缺乏、恶心呕吐；乏力消瘦，肝区疼痛，全身不适。体征以黄疸、肝大和压痛最常见，1/3 有脾大，部分患者腮腺肿大。并发症有肝功能衰竭、消化道出血、营养不良、末梢神经炎、韦尼克脑病等，易继发感染。

　　4. 酒精性肝硬化　较隐匿，男性多于女性，多在 40～50 岁出现，80% 有 5～10 年大量饮酒史，临床表现与一般肝硬化相似，以门脉高压为主要表现。

　　5. 肝外表现　酒精性胰腺炎、酒精性胃炎、酒精性心肌病、红细胞计数减少、缺铁性贫血，巨幼细胞贫血和溶血性贫血等。在临床上，上述各型可交叉、重叠出现。

【实验室检查】

　　1. 血常规　慢性酗酒者红细胞平均体积升高，可有营养不良性贫血。

　　2. 生化检查　①血清 AST、ALT 轻中度升高，很少大于 $500\mu L$，AST/ALT 常 >2。禁酒 4 周后 AST、ALT 基本复常。②血清 GGT 常升高 2 倍以上，禁酒后 4 个月明显下降。③Maddrey 判别函数（discriminant function，DF）：Maddrey 等根据血清胆红素和凝血酶原时间计算的区别指数 DF。其计算公式为：DF=4.6×[凝血酶原时间－对照值]＋总胆红素（mg/dl），可被用于评价酒精性肝炎的严重程度，当 DF>32 时，提示病情严重，2 个月内的病死率高达 50%。④血清糖缺陷转铁蛋白（carbohydrate-deficient transferrin，CDT）水平升高是长期过量饮酒的实验室标志，但目前尚未在临床上普遍应用。⑤血脂检查：20% 的 ALD 有高脂血症以胆固醇升高为主。⑥发展至肝硬化时各项检查与其他原因引起的肝硬化相似。

【影像学检查】

　　1. B 超　可见脂肪肝或肝炎改变，多伴有肝脏体积增大。有时对灶状脂肪肝难发现。具备以下 3 项腹部超声表现中的两项者为弥漫性脂肪肝；①肝脏近场回声弥漫性增强（"明亮肝"），回声强于肾脏；②肝内管道结构显示不清；③肝脏远场回声逐渐衰减。

　　2. CT　可准确显示肝脏形态改变及密度变化。重症脂肪肝密度降低明显（可参考本章第一节"非酒精性脂肪肝"）。

　　3. 磁共振　对鉴别脂肪肝或肝炎和肝硬化及肝癌效果更好。

化生化表现,为进一步评估肝脏损伤情况,可予以安排无创性 CT 检查,因凝血功能异常,暂不宜行肝穿刺活检。此外,因考虑患者存在肝硬化并门脉高压,食管胃底静脉曲张,应择期安排胃镜检查,以决定食管、静脉曲张的治疗方案。

【诊断与鉴别诊断】

（一）诊断标准

饮酒史是本病的必备依据,应详细询问饮酒的种类、量、时间、方式。诊断标准见表 4-12-2。

表 4-12-2　酒精性肝病的诊断标准

1. 有长期饮酒史,一般超过 5 年,男性折合乙醇量>40g/d,女性 ≥20 g/d;或 2 周内有暴饮史,折合乙醇量>80 g/d
2. 临床症状为非特异性,可无症状,或有右上腹胀痛、食欲不振、乏力、体重减轻、黄疸等,随病情加重,可有神经精神症状、蜘蛛痣、肝掌等表现
3. 禁酒后血清 ALT 和 AST 明显下降,4 周内基本恢复正常,即在 2 倍正常上限值（ULN）以下,AST/ALT>2。如禁酒前 ALT 和 AST<2.5 倍 ULN 者,则禁酒后应降至 1.25 倍 ULN 以下
4. 肝脏 B 超提示"脂肪肝"或 CT 肝脏密度降低
5. 除外病毒感染、代谢异常和药物等引起的肝损伤

符合第 1、2、3 项和第 5 项或第 1、2、4 项和第 5 项可诊断酒精性肝病;仅符合第 1、2 项和第 5 项可疑诊酒精性肝病。

（二）鉴别诊断

本病应与非酒精性脂肪肝、病毒性肝炎、药物性肝损害等其他肝病及其他原因所致肝硬化鉴别。

【治疗】

酒精性肝病的治疗原则是戒酒和营养支持,减轻酒精性肝病的严重程度;改善已存在的继发性营养不良和对症治疗酒精性肝硬化及其并发症。

（一）戒酒

戒酒是治疗酒精性肝病的根本措施,戒酒 4～6 周后脂肪肝可恢复正常,可使轻度和中度的酒精性肝炎临床症状、酶学和病理改变显著改善。对轻微肝纤维化可阻止其进展,降低门脉高压。对已发展到肝硬化者,则难以逆转。

戒酒过程中出现戒断症状时可减量用地西泮类药物,躁狂时可静脉给予镇静剂,但需要有效的呼吸循环功能的支持。

（二）加强支持疗法

补充高蛋白、高热量,低脂饮食,多种维生素,尤其是 B 族维生素。对有肝性脑病或先兆者,应限制蛋白饮食。中链脂肪酸甘油三酯易于氧化,可减少肝内脂肪蓄积,胆碱,蛋氨酸有助于病情恢复。

（三）药物治疗

1. 糖皮质激素　ALD 的发生有免疫因素参与,

有人提出糖皮质激素治疗,结果不一致。一般认为糖皮质激素对轻中型病例无效,对重症 ALD 可改善其短期生存率,当合并严重脑病、高胆红素血症、凝血障碍、白细胞计数减少时可能从中受益。

2. 多不饱和磷脂酰胆碱　ALD 中肝细胞线粒体磷脂有变化,补足磷脂可减轻线粒体功能障碍。含多不饱和卵磷脂的大豆提取物能提供的磷脂酰胆碱,有明显抗氧化及膜稳定作用,降低细胞色素 P450 CYP2E1 活性,抑制乙醇诱导的肝细胞凋亡,同时还可抑制星状细胞活化,促进已形成胶原降解。

3. S-腺苷-L 蛋氨酸　活化的蛋氨酸通过质膜磷脂和蛋白质的甲基化可以影响线粒体和细胞膜的流动性,而转疏基作用增加肝细胞内还原性谷胱甘肽、牛磺酸及硫酸根含量,减少氧自由基介导的肝脏损伤。

4. 抗氧化剂　还原型谷胱甘肽及其前体药物与腺苷甲硫氨酸,N-乙酰半胱氨酸,有助于改善肝细胞抗氧化能力,促进肝细胞修复。

5. 丙硫氧嘧啶　酒精诱发肝脏代谢超负荷,类似甲状腺功能亢进的高代谢状态,此药有改善高代谢状态作用,连服 2 年以上疗效更好,尤其是对继续饮酒者。

6. 其他　维生素 A、维生素 E、牛磺酸、月见草等能减少氧化应激损害脂质过氧化诱导的肝纤维化。对长期服用秋水仙碱是否可促进肝纤维化的恢复尚存在争议。中药如桃仁、丹参、当归、汉防己、枸杞有改善肝微循环,改善肝纤维化的作用。

（四）肝移植

对重症晚期患者,肝移植是唯一有效措施。移植后主要问题是继续酗酒,如移植前能戒酒 6 个月以上,提示术后继续酗酒可能性小,移植后生存率会明显提高。

案例 4-12-2 分析

　在积极治疗食管胃底静脉曲张导致的上消化道出血,待病情稳定后,治疗方案可按以下:①戒酒,高热量、高蛋白、高维生素类饮食;②多不饱和磷脂酰胆碱静脉滴注、口服均可;③还原型谷胱甘肽每次 1.2～1.8g,静脉滴注。

【预后】

戒酒后酒精性脂肪肝预后良好,配合药物治疗多数酒精性肝炎也可恢复,严重酒精性肝炎死亡率可达 70%,主要死因是肝功能衰竭。3%酒精性肝硬化并发肝癌,合并病毒感染时,发生癌变的概率更大。

（何兴祥　李　兰）

第十三章　自身免疫性肝病

自身免疫性肝病是机体自身免疫反应异常造成肝组织损伤、出现肝功能异常及相应临床表现的一组疾病，主要包括以肝炎为主型的自身免疫性肝炎（autoimmune hepatitis，AIH）、以胆系损害及胆汁淤积为主型的原发性胆汁性胆管炎（primary biliary cholangitis，PBC）[曾用名：原发性胆汁性肝硬化（primary biliary cirrhosis，PBC）]和原发性硬化性胆管炎（primary sclerosing cholangitis，PSC）。这三种疾病均可表现为肝脏病变，严重者可进展至肝硬化。但它们在病理组织学改变、临床表现、血液生化和自身抗体方面又有各自的特点，有时它们的表现不典型或相互重叠，给临床诊断和治疗带来困难。自身免疫性肝病是导致肝功能衰竭的重要病因，由于其病因和发病机制尚未完全阐明，目前治疗存在许多困难。本章将重点讨论自身免疫性肝炎（AIH）和原发性胆汁性胆管炎（PBC）。

第一节　自身免疫性肝炎

案例 4-13-1

患者，女，53 岁，因反复乏力 1 年，加重 1 个月余入院。

患者 1 年来无明显诱因反复感乏力，食欲下降，无发热、咳嗽，无呕吐、腹痛、腹泻等症状，体重无明显减轻，未诊治。近 1 个月来感上述症状加重，进食后恶心。为进一步治疗入院。有类风湿关节炎病史多年，无饮酒史。否认肝炎、结核等传染病史。无长期服药史及毒物接触史。

体格检查：T 36.6℃，P 80 次/分，R 20 次/分，BP 120/70mmHg，神志清楚，全身皮肤、双眼巩膜黄染，浅表淋巴结未触及肿大，心、肺、腹部查体阴性。双手指关节尺侧偏斜。

问题：

1. 该病例考虑哪些诊断？
2. 在明确诊断之前，应做哪些实验室检查？
3. 明确诊断后如何治疗？

AIH 是一种病因不明的、免疫介导的、累及肝实质的疾病，临床上以血清自身抗体阳性、高免疫球蛋白 G（IgG）和（或）γ-球蛋白血症、肝组织学上存在界面性肝炎为特点，男女比例为 1∶4。

【病因和发病机制】

自身免疫性肝炎的发病机制尚不明确，目前认为与遗传易感性和分子模拟机制有关。AIH 存在明显的家族聚集现象，人类白细胞抗原（HLA）作为自身免疫性肝病的遗传背景早已得到公认。1 型 AIH 与 HLA 密切相关。许多研究表明，HLA-DR3 和 HLA-DR4 是 AIH 的独立危险因子，并且 AIH 的遗传易感性存在地区及种族差异。2 型 AIH 的遗传易感性并不明显，有报道认为可能与 HLA-DR3、HLA-B14 和 HLA-DRB*07 有一定关联。

某些病毒如 HAV、HBV、HCV、麻疹病毒等感染，以及某些化学因素和环境可促发 AIH。其可能机制是通过分子模拟导致机体免疫耐受丧失，参与 AIH 的发病。AIH 的免疫病理损伤机制见表 4-13-1。

表 4-13-1　AIH 的免疫病理损伤机制

T 细胞介导的细胞毒性作用	CD4[+] T 细胞被激活后分化为细胞毒性 T 淋巴细胞，并通过释放毒性细胞因子直接破坏肝细胞
抗体依赖的细胞介导的细胞毒性作用（ADCC）	在 T 细胞的协同作用下，AIH 浆细胞分泌大量针对肝细胞抗原的自身抗体，它们与肝细胞膜上的蛋白成分反应形成免疫复合物，自然杀伤细胞（NK 细胞）通过 Fc 受体识别免疫复合物后引起肝细胞破坏

【病理】

本病主要特征为汇管区大量淋巴细胞-浆细胞浸润，肝细胞可见散在的灶性坏死和碎屑样坏死，可波及肝小叶（界面肝炎）而胆管无损害，无脂肪变和肉芽肿，肝细胞玫瑰花环样改变和淋巴细胞穿入现象等。除轻微的病例外，均有肝纤维化存在，如果不治疗，可以出现分割肝小叶的纤维带，最终进展到肝硬化，经治疗后，这些病理改变可以改善。

【临床表现】

临床上 AIH 多为慢性发病，表现为慢性肝炎。轻者可无症状，多数患者有乏力、食欲减退和不同程度的黄疸。约 25%的病例为急性起病，与急性肝炎相似，但急性肝功能衰竭少见。肝大常见，半数患者表现为脾大。和其他慢性肝病一样，若患者病情不能得到控制，可逐渐进展为肝硬化，并出现相应临床表现。

该病处于活动期时，还可出现肝外表现，如复发性、对称性、游走性关节炎；低热、皮疹、皮肤血管炎和皮下出血；出现紫纹、痤疮、多毛、女性闭经；男性乳房发育、慢性淋巴细胞性甲状腺炎、甲状腺功能亢进，糖尿病；并发类风湿关节炎、舍格伦综合征等免疫性疾病等。

AIH 主要死亡原因是肝衰竭、上消化道出血和感染。

案例 4-13-1

患者女性，53 岁，为 AIH 易患年龄。患者有乏力、食欲减退，提示可能患肝损伤。患者有类风湿关节炎病史，有自身免疫性疾病背景。患者否认病毒性肝炎病史，无服药史，无毒物接触史，无饮酒史，无遗传病史。

【实验室检查】

血清 γ-球蛋白和 IgG 升高为 AIH 患者主要特征，同时患者可出现持续性或反复性转氨酶增高，胆红素、碱性磷酸酶升高，但以转氨酶升高明显；红细胞沉降率增快，常大于 30mm/h，C 反应蛋白阳性。自身抗体检查对诊断具有重要意义，常见抗核抗体（anti-nuclear antibody，ANA）、抗平滑肌抗体（anti-smooth muscle antibody，SMA）阳性、部分患者抗肝肾微粒体抗体（anti-liver kidney microsomal antibody，抗-LKM-1）、抗肝特异性胞质抗原型 1 抗体（anti-body to liver-cytosol-type 1，抗-LC-1）、抗可溶性肝脏抗原/肝胰抗体（against soluble liver antigen and liver- pancreas antigen，抗-SLA/LP）阳性、抗中性粒细胞胞质抗体（anti-neutrophil cytoplasmic antibody，ANCA）可见于绝大多数 AIH 中，但也可见于多种疾病，不具有诊断特异性。

案例 4-13-1

肝功能检查：ALT 500μ/L，AST 460μ/L，ALP 60μ/L，TBIL 15.5μmol/L，DBIL 8μmol/L；病毒标志物：乙肝两对半、甲丙丁戊肝抗体皆阴性，CMV、EB 病毒阴性；免疫学检查：ANA、SMA 阳性，IgG 升高达 32g/L；肝穿组织学活检：汇管区大量浆细胞、淋巴细胞浸润，肝细胞点状、碎屑样坏死。免疫组化 HBcAg（－）。

【诊断】

根据临床表现结合血清转氨酶和 γ-球蛋白水平及组织学特征，并排外病毒感染、乙醇和药物所致肝损伤，以及遗传性肝脏疾病，AIH 诊断并不困难（表 4-13-2）。在不典型病例，尤其是伴有自身免疫异常的胆系疾病时，可依据美国 AIH 协作组建立并经过多次修改的评分系统（表 4-13-3）进行诊断。

表 4-13-2　AIH 的诊断标准

变量	标准	分值	备注
ANA 或 SMA	≥1∶40	1	相当于我国常用的 ANA 1∶100 最低滴度
ANA 或 SMA	≥1∶80	2	多项同时出现时最多 2 分
LKM-1	≥1∶40	2	
SLA	阳性	1	
IgG	>正常值上限	1	
	>1.1 倍正常值上限	2	
肝组织学	符合 AIH	1	界面性肝炎、汇管区和小叶内淋巴-浆细胞浸润、肝细胞玫瑰样花环以及穿入现象被认为是特征性肝组织学改变，4 项中具备 3 项为典型表现
	典型 AIH 表现	2	
排除病毒性肝炎	是	2	

=6 分：AIH 可能；≥7 分：确诊 AIH

表 4-13-3　成人不典型 AIH 的诊断积分方法

项目	因素	评分	项目	因素	评分
ALP/AST 或 ALT 比值	女	+2	同时存在其他免疫性疾病	任何肝脏以外的免疫性疾病	+2
	>3	−2			
	<1.5	+2	其他自身抗体	P-ANCA、抗 SLA/LP、抗 LC-1、抗肌动蛋白抗体	+2
γ 球蛋白或 IgG（≥正常上限的倍数）	>2.0	+3			
	1.5～2.0	+2	肝脏病理	界面肝炎	+3
	1.0～1.5	+1		浆细胞浸润	+1
	<1.0	0		玫瑰花结	+1
ANA、SMA 或抗 LKM-1 的滴度	<1∶80	+3		无上述表现	−5
	1∶80	+2		胆道改变	−3
	1∶40	+1		非典型特点	−3
	<1∶40	0	HLA	DR3 或 DR4	+1
AMA	阳性	−4	疗效	完全缓解	+2
病毒现症感染标志物	阳性	−3		先缓解后复发	+3
	阴性	+3	治疗前评分	确诊	>15
肝毒性药物	使用过	−4		疑诊	10～15
	未用过	+1	治疗后评分	确诊	>17
乙醇摄入量	<25g/d	+2		疑诊	12～17
	>60g/d	−2			

　总分评价：治疗前分值大于 15，治疗后大于 17 可确诊 AIH；治疗前分值 10～15，治疗后为 12～17 可能是 AIH

【临床分型】

　　目前根据自身抗体和临床表现等的不同将 AIH 分成两型。（见表 4-13-4）

　　1. Ⅰ型 AIH　又称经典型 AIH，ANA、SMA 均为阳性，女性多发，10～20 岁或 45～70 岁两个年龄段多发，成人病情轻，免疫抑制剂治疗有效。

　　2. Ⅱ型 AIH　ANA、SMA 均为阴性，抗 LKM-1 阳性，病情重。儿童或青少年多发，女性为主，免疫抑制剂治疗效果不佳，多发展成肝硬化。

　　原认为还有一型 AIH，表现为仅抗 SLA 阳性，女性多见，35～40 岁多发，γ-球蛋白水平高，免疫抑制剂治疗有效，较少见。现被归入 Ⅰ 型 AIH。

表 4-13-4　AIH 分型

	Ⅰ 型	Ⅱ 型
自身抗体的特点	ANA、SMA、抗 SLA/LP	抗 LKM-1、抗 LC-1
地区分布	全球	全球，南美
发病年龄	任何年龄	儿童和青少年
性别	75%为女性	95%为女性
合并其他自身免疫性疾病	常见	常见
临床严重程度	轻重不一	较重
组织学表现	轻重不等	较重
疗效	有效	效差
撤药后复发	较少	经常
维持治疗	部分需维持	近 100%需维持

案例 4-13-1

　　1. 临床特点：患者女，53 岁，乏力、食欲下降 1 年，加重 1 个月。

　　2. 病史特点：病史 1 年，加重 1 个月，发病似慢性肝炎。既往有类风湿关节炎病史，提示患者存在自身免疫性疾病背景；无饮酒史、服药史、毒物接触史和遗传病史，提示这些原因引起肝损伤基本可排除。否认病毒性肝炎病史，说明病毒性肝炎的可能性小，可行病毒标志物检查排除。

　　3. 体征：皮肤巩膜黄染，是肝炎常见体征；手指关节变形，向尺侧偏斜，符合类风湿关节炎表现。

　　4. 辅助检查：肝功提示转氨酶及 ALP 升高，肝细胞性黄疸；病毒标志物皆阴性可排外病毒性肝炎。免疫学检查 ANA、SMA 阳性，IgG 升高，符合 AIH 特征。肝穿组织学活检符合 AIH 表现，并通过免疫组化染色进一步排外乙型肝炎。

　　5. 临床诊断：自身免疫性肝炎（AIH）。

【治疗】

（一）免疫抑制剂治疗

　　AIH 主要应用免疫抑制剂治疗，以糖皮质激素为首选，或并用硫唑嘌呤治疗。

　　1. 适应证　AIH 应用免疫抑制剂治疗的适应证见表 4-13-5。

表4-13-5　AIH应用免疫抑制剂治疗的适应证

绝对适应证	相对适应证
血清AST≥正常上限值10倍	有症状（乏力、黄疸、关节痛等）
血清AST≥正常上限值5倍且γ-球蛋白≥正常上限2倍	血清AST和（或）γ-球蛋白未达到绝对适应证的标准
病理检查有桥接坏死或多小叶坏死	界面肝炎

2. 治疗方案　糖皮质激素和免疫抑制剂是主要治疗用药。成人治疗方案见表4-13-6。儿童开始治疗方案为泼尼松1～2mg/（kg·d），最大量为40mg/d，共2周，单用或与硫唑嘌呤[0.5～2mg/（kg·d）]联合应用；维持治疗方案为泼尼松在6～8周内逐渐减至2.5～5mg/d维持，硫唑嘌呤剂量不变。停药指征为肝功能正常1～2年，间隔用药期间无复发。

表4-13-6　成人治疗方案

给药时间（周）	泼尼松方案	联合治疗方案	
	泼尼松（mg/d）	硫唑嘌呤（mg/d）	泼尼松（mg/d）
1	60	50	30
1	40	50	20
2	30	50	15
维持至治疗终点	20	50	10
最适指征	红细胞减少、怀孕、活动的恶性肿瘤、病程短和硫代嘌呤甲基转移酶缺陷	绝经期后、骨质疏松或椎体压缩、糖尿病、高血压、肥胖、精神不稳定或抑郁	

3. 不良转归者的再治疗方案　肝活检是唯一确认缓解和治疗终点的评价指标。复发必须与糖皮质激素撤药相关症状做鉴别，后者没有AST水平的异常。复发后再治疗通常可再次缓解，但停药后6个月内有79%患者复发。不良转归者再治疗的标准方案见表4-13-7。

表4-13-7　不良转归者再治疗的标准方案

不良转归的类型	临床定义	治疗
治疗失败	比治疗前AST增加67%以上，腹水或肝性脑病，组织学活动性恶化	泼尼松60mg/d，或泼尼松30mg/d加硫唑嘌呤150mg/d。在临床改善时每月减量1次，直至标准疗法的维持剂量
不完全反应	有改善但长期治疗（>3年）不能达到缓解标准	低剂量的泼尼松或适量的硫唑嘌呤
药物中毒	因不能耐受而提前减量或停用	减量50%，在调整剂量后仍不能耐受者停药
复发	缓解或撤药后的疾病再现，血清AST>3倍正常值	初次复发者仍用标准方案，多次复发者用低剂量泼尼松或适量硫唑嘌呤

4. 其他免疫抑制剂　新的免疫抑制药物不断出现，环孢素A（CsA）、tacrolimus（FK506，他克莫司），以及第二代皮质类固醇激素如布地奈德（budesonide）、地夫可特（deflazacort），抗代谢药物霉酚酸酯（mycophenolate mofetil，MMF，骁悉）等一批免疫抑制剂现正用于临床。

（二）非免疫抑制治疗

熊去氧胆酸（ursodeoxycholic acid，UDCA）也可用于AIH的治疗，部分患者取得了较好的疗效。

（三）肝移植

肝移植是治疗伴肝硬化的终末期AIH的有效方法，移植后患者及移植物生存率为72%～88%，移植后10年生存率为75%，所有患者在2年内自身抗体和高丙种球蛋白血症消失。术后5年左右的复发率为17%，特别是在未能恰当运用免疫抑制剂的个体。

案例4-13-1

1. 免疫抑制剂治疗：口服泼尼松60mg/d，并逐渐减量、维持，必要时可加用熊去氧胆酸或其他免疫抑制剂。

2. 对症支持治疗，定期复查肝功能。

【预后】

AIH预后差异较大，自然缓解率低，早期诊断和治疗可获得持续缓解。免疫抑制剂和肝移植是改善预后的重要措施。AIH预后还与HLA表型相关，HLA-DR4阳性者激素治疗易缓解，较HLA-DR3阳性者预后好。

第二节　原发性胆汁性胆管炎

案例4-13-2

患者，女，60岁，因反复皮肤瘙痒3个月，伴乏力、皮肤双眼发黄2个月入院。

患者3个月来无明显诱因反复感皮肤瘙痒，无发热、皮疹，食欲下降，无恶心、呕吐、腹痛、腹泻等症状，未诊治。近2个月来感乏力，食欲下降加重，恶心，伴皮肤及双眼发黄，进行性加重，尿色呈浓茶水样，尿量减少，600ml/d。大便稀黄，有油滴，1次/天。曾在外院就诊，行保肝等治疗效果不佳（具体不详），为进一步治疗入院。否认肝炎、结核等传染病史。无饮酒史。无长期服药史及毒物接触史。无遗传病史。

体格检查：T 37℃，P 78 次/分，R 19 次/分，BP 130/90mmHg，神志清楚，面色黝黯，全身皮肤、双眼巩膜黄染，双眼睑内眦可见黄色瘤，浅表淋巴结未触及肿大。心、肺、腹部查体阴性。双下肢轻度凹陷性水肿。

问题：

1. 根据病史，临床表现，该患者可做何初步诊断？

2. 如何明确诊断？需行哪些实验室检查？

3. 怎样进行治疗？

原发性胆汁性胆管炎（primary biliary cholangitis，PBC）[曾用名：原发性胆汁性肝硬化（primary biliary cirrhosis，PBC）]是一种原因不明的慢性进行性胆汁淤积性肝脏疾病，发病以中年女性多见。本病临床有乏力、瘙痒、黄疸、肝大等表现，实验室检查示血清碱性磷酸酶（ALP）和 γ-谷氨酰转肽酶（GGT）升高，常有抗线粒体抗体（AMA）阳性。其病理特点为肝内小胆管为主的慢性非化脓性炎症，表现为伴有胆管破坏、门脉区炎症及肝实质碎屑状，最终可进展为肝硬化和肝衰竭。

> **知识窗**
>
> 欧洲肝脏病学会（EASL）和美国肝病研究会（AASLD）委员会分别于 2014 年 11 月和 2015 年 4 月批准将 PBC 的名称更改为"原发性胆汁性胆管炎"。目前，"原发性胆汁性肝硬化""原发性胆汁性胆管炎"均在使用。

【病因和发病机制】

PBC 的病因及发病机制尚不清楚，目前的观点认为与病毒或真菌感染、药物中毒、硒缺乏、遗传倾向、内分泌、免疫状况或环境因素等有关。有研究报道 PBC 患者的血清能与大肠杆菌的 PDC-E2 发生反应，由此推测 PBC 可能与大肠杆菌感染有关。另外，免疫组织化学发现，许多 PBC 患者血清对反转录病毒蛋白具反应性，提示病毒感染或人类内源性反转录病毒的激活可能是诱发 PBC 的机制之一。PBC 与 HLA Ⅱ 类基因密切相关，中国 PBC 患者中 HLA-DRBl*07 最常见，其次为 DRBl*09。

体液免疫和细胞免疫均参与 PBC 自身免疫。

PBC 患者免疫球蛋白尤其是 IgM 抗体明显升高，还可出现多种自身抗体。其中高滴度的 AMA 是 PBC 主要的血清学指标，95% 以上 PBC 患者阳性。AMA 可被分为 Ml～M9 共 9 个亚型，M2 为 PBC 特异性抗体。M2 的靶抗原为线粒体上的 2-氧酸脱氢酶复合体（2-OADC）的一些组分。约 50%PBC 患者可同时或

单独出现抗核抗体（ANA），如抗核孔膜蛋白 gp-210（Anti-GP210）及抗核小体蛋白 sp100 抗体（Anti-SP100）。

细胞毒性 T 淋巴细胞（CTL）在胆小管的损伤中起着重要作用。目前认为两种独立的溶解途径介导 CTL 的细胞毒性：①膜结合或释放 FasL（CD_{95} 配体）作用于 Fas（CD_{95}）阳性的靶细胞，导致靶细胞凋亡。②穿孔素/颗粒酶介导途径，CTL 的 T 细胞受体（TCR）与靶细胞上 MHC 呈递的抗原结合时，排出胞质颗粒，后者含有穿孔素、颗粒酶等成分。穿孔素将靶细胞膜打穿，导致颗粒酶进入胞质，后转入胞核内，促使靶细胞凋亡。另外，辅助性 T 细胞（Th）亚群，包括主要产生 IFN-γ 和 IL-2 的 Thl 和产生 IL-5 和 IL-10 的 Th2，不仅参与机体的保护机制，而且也介导不同的免疫病理过程。PBC 中的靶细胞——胆管上皮细胞能呈递抗原给 MHC Ⅱ 类限制性 T 细胞，使其成为免疫性 T 细胞攻击的目标。黏附分子 ICAM-l 能介导靶细胞与表达有淋巴细胞功能相关抗原 1（LFA-1）的淋巴细胞黏附，以增强淋巴细胞对靶细胞的杀伤效应。

【病理】

PBC 的组织病理学改变可分成 4 期，见表 4-13-8。

表 4-13-8　PBC 的组织病理学分期

分期	特征
Ⅰ期（胆管炎期）	胆管炎症损伤及坏死，胆管细胞皱缩出现空泡样变，可出现肉芽肿样病变，后者主要由淋巴细胞、浆细胞、组织细胞、嗜酸细胞及巨细胞组成。血清 IgG、IgM 升高，胆管损伤区周围有免疫复合物及 C_3 沉积
Ⅱ期（胆管增生期）	炎症由门静脉三角区向四周扩散，并出现胆汁性碎屑样坏死，表现为特征性的门脉周围肝细胞空泡样变性及巨噬细胞浸润，并出现成纤维细胞和胶原增加。其病变更广泛，正常胆管数减少，不典型胆管数增加
Ⅲ期（纤维化期）	又称为瘢痕期，表现为进展性纤维化和瘢痕，相邻门静脉之间出现桥接坏死和纤维间隔形成，此外还有胆汁淤积的证据
Ⅳ期（肝硬化期）	假小叶形成，常表现为小结节性肝硬化

【临床表现】

本病好发于 40 岁以上的中年女性，男女发病率之比为 1：9。本病起病隐匿、缓慢，症状轻重差异很大。

1. 瘙痒和乏力　瘙痒是最早期出现的症状，大多数 PBC 患者有不同程度的瘙痒，常先于黄疸数月至数年出现。瘙痒的原因认为与血清中胆汁酸盐蓄积刺激皮肤神经末梢有关。乏力是最常见的症状，2/3 患者皆有乏力，但无特异性，一经出现可长期存在。

2. 黄疸和黄色瘤 早期为轻度黄疸，可波动，随病情进展，呈进行性加深，尿色深黄，粪色变浅，皮肤有色素沉着。重度黄疸提示病情已经进入晚期，预后不良。患者眼睑内眦、手掌、颈、胸、躯干等部位还可出现黄色扁平斑块，称为黄色瘤，尤以眼睑内眦多见。本症是肝内胆汁淤积致胆固醇排泄障碍反流入血，被组织细胞吞噬沉积所形成。

3. 其他 由于长期肝内胆汁淤积导致分泌和排泄至肠腔胆汁减少，可发生脂溶性维生素吸收障碍及脂肪泻，引起患者骨质疏松和骨痛（维生素 D 缺乏），出血倾向（维生素 K 缺乏），皮肤粗糙和夜盲症（维生素 A 缺乏）等。此外，可伴舍格伦综合征、硬皮病、慢性甲状腺炎、类风湿关节炎等自身免疫性疾病，出现相应表现。

大多数患者肝大，有压痛和结节感。晚期出现腹水、脾大、食管静脉曲张破裂出血等门脉高压表现。

> **案例 4-13-2**
> 1. 起病缓慢，先出现皮肤瘙痒，后渐出现黄疸，进行性加重。一般保肝对症支持治疗效果不佳。
> 2. 体检发现面色黧黑，皮肤、巩膜重度黄染、黄色瘤，提示肝内胆汁淤积或梗阻性黄疸可能。腹膨隆，移动性浊音阳性，双下肢凹陷性水肿，提示腹水、水肿存在。

【实验室及辅助检查】

（一）生化检查

1. 血清碱性磷酸酶（ALP）和 γ 谷氨酰转肽酶（GGT）异常 是 PBC 患者最具特征性的酶学异常，在有症状或无症状的患者均呈显著升高，一般高达正常 5 倍以上。

2. 血清转氨酶（ALT、AST） 一般仅轻度升高，不超过正常 5 倍。

3. 胆红素 一般中度升高，以直接胆红素升高为主，进行性升高提示预后不良。

4. 血脂 总胆固醇随疾病进展逐渐升高，升高后降低提示预后不良。

5. 其他肝功能检查 血清胆汁酸升高、凝血酶原时间延长等。

（二）免疫学检查

1. 抗线粒体抗体 M2（AMA-M2） 最具特异性，95%以上患者阳性，滴度＞1∶100 可确诊，滴度差异与临床表现和病程无相关性。

2. 其他自身抗体 20%抗核抗体（ANA）Anti-GP210 和（或）Anti-SP100 阳性。SMA、抗胆小管上皮细胞抗体、ANCA1/3～1/2 患者阳性，类风

湿因子、抗甲状腺抗体等阳性。

3. 免疫球蛋白 70%～80%患者 IgM 增高，IgG 正常或轻度增高，血清补体 C4 下降。

（三）影像学检查

根据腹部 B 超、CT、MRI 和 ERCP 排除胆道梗阻因素、肝内淋巴瘤和转移性腺癌。

（四）组织学检查

组织学检查可帮助确诊和病理分期，尤其对 AMA-M2 阴性者更有价值。

> **案例 4-13-2**
> 1. 肝功能检查：ALB 25g/L，GP 38g/L，ALT 123U/L，AST 126 U/L，ALP 779U/L，GGT 912U/L，TBIL 155μmol/L，DBIL 80μmol/L，CHE 2500U/L。
> 2. 血脂：T-CHOL 6.8mmol/L，TG 3.3mmol/L。
> 3. 病毒标志物：乙肝两对半，甲、丙、丁、戊肝抗体皆阴性，CMV、EB 病毒阴性；
> 4. 免疫学检查：IgM 升高，为 4.3g/L，AMA-M2 阳性。
> 5. 影像学检查：上腹 MRI 提示肝硬化，门脉高压，中等量腹水；MRCP 示肝内外胆管及胰管未见异常。

【诊断与鉴别诊断】

（一）诊断

PBC 的诊断需依据生物化学、免疫学、影像学及组织学检查进行综合评估。满足以下 3 条标准中的 2 条即可诊断。

（1）存在胆汁淤积的生物化学证据（主要是 ALP 和 GGT 升高），且影像学检查排除了肝外或肝内大胆管梗阻。

（2）AMA/AMA-M2 阳性，或其他 PBC 特异性自身抗体(抗 gp210 抗体、抗 sp100 抗体)阳性。

（3）组织学上有非化脓性破坏性胆管炎和小胆管破坏的证据。

（二）鉴别诊断

本病主要与肝外胆道梗阻、原发性硬化性胆管炎（PSC）、自身免疫性肝炎（AIH）、丙型肝炎、药物性肝病、结节病、特发性成人胆管减少综合征相鉴别。

1. 原发性硬化性胆管炎（PSC） 也有梗阻性黄疸表现，但多见于中青年男性，AMA 极少阳性，行 ERCP 或 MRCP 检查可见肝内外胆管多发性狭窄，在 PBC 常提示肝外胆管正常，故 ERCP 或 MRCP 检查最有助于二者鉴别。

2. 自身免疫性肝炎 自身抗体是鉴别自身免

性肝炎（AIH）和 PBC 的重要指标。但一些患者的临床表现、生化检查和肝组织学检查均具有 PBC 的特征，而 AMA-M2 阴性、ANA 和 SMA 阳性，被称为 AMA-M2 阴性的 PBC，曾有学者把这类疾病描述为自身免疫性胆管炎（autoimmune cholangitis，AIC），此类患者可能会误诊为 AIH，但现在仍认为是 PBC 的一种特殊表现。由于 AIH 一般没有胆管破坏，因此通过肝组织学检查明确有无小胆管破坏是重要鉴别手段。

3. 结节病 累及肝脏时可出现淤胆及肉芽肿性病变，但常伴呼吸系统并发症，X 线片检查有助于鉴别。

4. 药物性肝病、丙型肝炎 通过询问服药史及行 HCV-IgM 及 HCV RNA 可明确。

> **案例 4-13-2**
>
> 　1. 临床特点：患者，女，60 岁，皮肤瘙痒 3 个月，伴乏力、皮肤双眼发黄 2 个月，感乏力，食欲减退，有脂肪泻。
>
> 　2. 体征：面色黝黯，皮肤、巩膜重度黄染、黄色瘤，提示肝内胆汁淤积或梗阻性黄疸可能。腹膨隆，移动性浊音阳性，双下肢凹陷性水肿，提示腹水、水肿存在。
>
> 　3. 辅助检查：ALB 下降，CHE 降低，GP 增高，ALT、AST 中度升高，提示肝合成功能下降，肝细胞受损，肝硬化可能。ALP 和 GGT 明显升高，重度黄疸，以直接胆红素升高为主，且有血脂升高，提示肝内胆汁淤积。MRI 及 MRCP 提示肝硬化，排外肝外胆道梗阻及肝胆系肿瘤。免疫学检查：IgM 升高，AMA-M2 阳性，提示 PBC。乙肝两对半，甲、丙、丁、戊肝炎抗体阴性，排外病毒性肝炎。无饮酒史，无近期服药史及毒物接触史，可排外这些原因导致的肝损伤。
>
> 　4. 临床诊断：原发性胆汁性胆管炎（PBC）失代偿期。

【治疗】

（一）一般治疗

本病一般治疗主要是对症支持治疗。

1. 瘙痒的治疗 可选用考来烯胺、利福平等药物。但应避免考来烯胺与其他药物相互作用；因利福平有潜在的肝毒性，建议在初次使用后（药物开始后 6 周和 12 周）和剂量增加后监测血清肝脏检查，如果观察到肝毒性，应停止该药物。对药物治疗无效或药物治疗禁忌的患者可考虑血浆置换、血浆吸附或分子吸附再循环等血液净化手段，可以明显缓解瘙痒症状。

2. 脂溶性维生素缺乏 予补充维生素 D、维生素 A、维生素 E、维生素 K。

3. 其他 同本篇第十五章"肝硬化"。

（二）特殊治疗

1. 熊去氧胆酸 目前认为口服熊去氧胆酸（UDCA）是 PBC 的标准治疗，需长期使用，无明显不良反应。其主要作用机制是促进细胞内胆酸转运出肝细胞，排入胆小管；减少细胞内疏水性胆酸水平，提高膜稳定性；调节免疫，减少肝细胞 HLA I 抗原表达、降低细胞因子产生等。若单独应用 UDCA 反应不完全的患者，与免疫抑制剂等联合应用可提高疗效。

2. 奥贝胆酸 口服奥贝胆酸（obeticholic acid，OCA）已经有条件地被批准联合 UDCA 用于对 UDCA 应答不佳的 PBC 患者，或单药用于无法耐受 UDCA 的 PBC 成人患者。欧洲肝病学会推荐该类患者中的使用剂量（初始剂量 5mg；根据 6 个月时的耐受性剂量增至 10mg）。

3. 免疫抑制剂 如泼尼松、硫唑嘌呤、环孢素等，可改善一些症状，使生化指标好转，但组织学无改善。青霉胺和秋水仙碱可减轻肝纤维化，但需注意其不良反应。

（三）肝移植

晚期 PBC 患者，内科药物治疗不理想，肝移植是目前最有效的治疗方法。

> **案例 4-13-2　治疗**
>
> 　1. 同肝硬化，注意补充脂溶性维生素。
>
> 　2. 特殊治疗：熊去氧胆酸（UDCA）13～15mg/kg，需长期使用。若疗效不佳可加用免疫抑制剂治疗。
>
> 　3. 该患者肝功能已失代偿，可考虑肝移植。

【预后】

本病预后差异大，无症状和症状轻者可存活 10 年以上。影响预后因素有年龄、黄疸程度、肝脏合成功能和组织学分期。肝移植可延长生存期。

第三节　原发性硬化性胆管炎

原发性硬化性胆管炎（primary sclerosing cholangitis，PSC）是一种进行性胆汁淤积性肝病，其特征为肝内外胆管的慢性纤维化狭窄和闭塞。它不同于胆管结石，肿瘤或胆管损伤后继发的硬化性胆管炎（或称为继发性胆管狭窄）。原发性硬化性胆管炎一般无胆石，也无胆管手术史，不少病例同时伴有溃疡性结肠炎。少数人还伴有纤维性甲状腺炎及后腹膜纤维化等疾病。发病年龄多数为 30～50 岁,男女发病比为 2∶1。病程起伏,诊断确定后经过十余年,可发生胆汁性胆管炎。8%～10%病例可并发胆管细胞癌。PSC 病因不明,可能与感染、毒素作用、缺血性损伤、遗传机制及自身免疫有关。

【病理】

PSC 早期主要为胆道系统的纤维化改变,累及整个肝内、外胆道系统,少数仅累及肝外胆道系统,肝内大胆管纤维化呈节段性分布,狭窄与扩张交替出现,胆管造影呈串珠样改变。肝内小胆管的典型改变为有的汇管区胆管增生,有的汇管区胆管减少,另一些汇管区则呈水肿,常伴有纤维性胆管炎/胆管周围炎。肝外胆管纤维增生,瘢痕形成,管壁增厚,在胆道腺体周围,有炎性细胞呈群集样浸润,这些变化为非特异性,并不能确立 PSC 的诊断。后期肝实质细胞受损,并可逐渐发展为肝硬化。

【临床表现】

本病起病隐匿,早期仅血清碱性磷酸酶升高,以后出现疲乏无力,体重下降,黄疸,瘙痒。黄疸呈波动性,可伴低热、高热和寒战,反复发作右上腹疼痛,酷似胆石症和胆道感染。和 PBC 一样,PSC 还可出现慢性胆汁淤积的并发症如骨质疏松、脂溶性维生素缺乏等。本病可见肝大、脾大,晚期有肝硬化失代偿期各种表现。

【实验室检查】

1. 血清学检查 ALP 可增高 3～5 倍甚至 10 倍以上,GGT 升高;总胆红素升高,以直接胆红素升高为主。转氨酶(ALT、AST)仅轻度升高。

2. 免疫学检查 血清免疫球蛋白 IgM 也增高。

自身抗体出现较 AIH、PBC 少。30%～80%可出现抗中性粒细胞胞质抗体(ANCA)。

3. 影像学检查 逆行胰胆管造影(ERCP)或磁共振胆管造影(MRCP)是确诊的方法。本病主要改变为肝内外胆管弥漫性或节段性狭窄,狭窄段与扩张段交替出现,扩张段呈小囊状,胆管似串珠。肝内胆管分支减少,造影剂不能充分充盈,似修剪后枯树枝外观。少数患者胆囊有结石或息肉样改变。

B 超检查可作为初筛手段,可见肝内外胆管壁弥漫性增厚,回声增强,内腔变细或粗细交替,晚期管腔闭塞呈强回声条索。

【诊断与鉴别诊断】

根据上述临床表现、实验室检查及病理特征诊断并不困难。需与其他疾病引起的继发性胆管炎及 AIH、PBC 相鉴别。

【治疗】

无症状患者只需随访观察,对慢性胆汁淤积和并发肝硬化患者应予支持治疗。对有感染的患者应予抗生素治疗。胆管显著狭窄可经肝或经内镜行扩张治疗,也可放置支架。糖皮质激素、硫唑嘌呤、青霉胺、甲氨蝶呤的疗效不一,且都有明显的不良反应。熊去氧胆酸可减轻瘙痒,改善生化指数,但未能显示可改变自然病程。肝移植术是唯一可治愈本病的方法。

【预后】

PSC 呈慢性进展性过程,其自然病程差异较大。年龄、血清胆红素、肝组织学分期及肝硬化并发症,是提示预后危险度的重要指标。

(唐映梅)

第十四章 药物性肝病

案例 4-14-1

患者，女，32岁，因眼黄、尿黄2周，加重1周入院。患者2周前自觉巩膜黄染，小便发黄，伴有乏力、食欲缺乏、腹胀，无发热、寒战，无恶心、呕吐，无胸痛、腹痛，无皮肤瘀斑及鼻出血。未予以重视，近1周来，眼黄、尿黄进行性加深，尿如浓茶样，为进一步就诊，前来住院治疗。既往否认肝炎、结核等传染病史，否认家族遗传病史，否认药物过敏史，近期（约3个月）因"月经不调"间断服用中药调理。

体格检查：T 36.2℃，R 19次/分，P 76次/分，BP 118/72mmHg。皮肤、巩膜中度黄染，浅表淋巴结未触及，心肺查体未见明显阳性体征，腹软，无压痛及反跳痛，移动性浊音阴性，墨菲征阴性，双下肢无水肿。

实验室及辅助检查：血常规示 WBC 6.8×10^9/L，N 0.64，Hb 128g/L，PLT 205×10^{12}/L。尿常规：UBG（++），BIL（+）。大便常规未见异常。肝功能：TP 70g/L，ALB 48g/L，GLB 22g/L，A/G 2.2，ALT 950U/L，AST 684U/L，TBIL 149μmol/L，DBIL 105μmol/L，IBIL 44μmol/L，ALP 303U/L。肝炎病毒血清学：抗 HAV（−），HBsAg（−），抗 HBs（+），HBeAg（−），抗 HBe（−），抗 HBc（−），抗 HCV（−），抗 HDV（−），抗 HEV（−）。B超检查提示肝脏光点增粗，结果提示：肝脏损伤声像请结合临床，胆囊、胰腺、脾脏未见异常。

问题：

1. 作为该患者的接诊医师，初步诊断应考虑什么？

2. 为了证明你的初步诊断，建议患者进一步做何种检查？

3. 根据你的初步诊断，治疗原则是什么？

药物性肝损伤（drug-induced liver injury，DILI）是指各类处方或者非处方的化学药物、生物制剂、传统中药、天然药、保健品、膳食补充剂及其代谢产物乃至辅料等所诱发的肝损伤。

药物性肝病（drug-induced liver disease，DILD）是指在治疗过程中，应用治疗剂量的药物引起的肝脏损害，是医源性疾病的最主要类型，是最常见和最严重的药物不良反应之一。临床可表现为急性肝损伤，也可表现为慢性肝损伤，甚至肝硬化。目前已知全球有 1100 多种上市药物具有潜在肝毒性，常见的包括非甾体抗炎药、抗感染药物（含抗结核药物）、抗肿瘤药物、中枢神经系统用药、心血管系统用药、代谢性疾病用药、激素类药物、某些生物制剂和草药等。

【流行病学】

在发达国家，DILD 发病率估计在 1/100 000～20/100 000 或更低水平，我国目前报道的 DILD 发病率主要来自相关医疗机构的住院或门诊患者，其中急性 DILD 约占急性肝损伤住院比例的 20%，随着药物种类的不断增加，DILD 的发生率日趋上升。常见的引起 DILD 的药物如表 4-14-1 所示。

表 4-14-1　引起 DILD 的常见药物种类及所占比例

药物	所占比例（%）
抗结核药	32.7
草药	23.4
抗肿瘤药	10.9
解热镇痛药	9.0
抗霉菌药	6.3
抗生素	6.1
心血管药	3.0
激素类药	2.6
抗病毒药	1.5
抗甲状腺及糖尿病药	1.3
其他	3.3

【发病机制】

（一）药物在肝内的代谢

药物进入体内之后，随血液到达肝脏，首先在肝脏内质网细胞色素 P450 酶系（CYP450）的作用下，进行氧化、还原、水解反应，形成一中间代谢产物，该过程称第一相反应。然后该中间产物再在尿嘧啶二磷酸葡糖醛酸转移酶（UGT）和硫酸基转移酶等的作用下，分别与葡糖醛酸或硫酸盐等共价结合，形成水溶性代谢产物，该过程称第二相反应。第二相反应形成的水溶性代谢产物随尿液或胆汁排出体外。在第一和第二相反应过程中，常形成一些活性代谢产物，以第一相反应为主，这些活性代谢产物通过免疫或非免疫机制，造成肝细胞的损伤（图 4-14-1）。

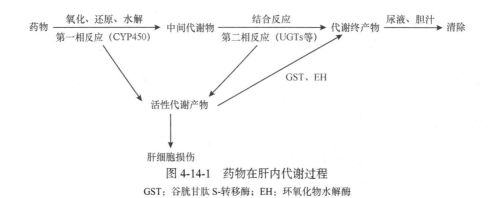

图 4-14-1　药物在肝内代谢过程

GST：谷胱甘肽 S-转移酶；EH：环氧化物水解酶

（二）发病机制

DILD 发病机制复杂，往往是多种机制先后或共同作用的结果，迄今尚未充分阐明。通常可概括为药物的直接肝毒性和特异质性肝毒性作用，药物在肝脏代谢过程中产生活性代谢产物，该产物通过免疫或非免疫机制造成肝细胞损伤。DILD 的发生有不可预测性，其发生与药物剂量无关，而与个体遗传易感性相关（图 4-14-2）。

1. 非免疫机制　①共价结合：活性代谢产物与细胞功能蛋白共价结合形成加合物，从而改变了蛋白质的功能，引起肝细胞损伤；②氧化应激：药物在肝细胞线粒体和内质网的代谢过程中产生大量的活性氧，与蛋白质、脂类、DNA 发生反应，引起细胞损伤或坏死。而在代谢过程中，还原型谷胱甘肽（GSH）耗竭，进一步加重细胞的损伤；③线粒体功能障碍：由于活性代谢产物-蛋白质加合物的形成，活性氧的产生，导致肝细胞线粒体结构破坏和功能障碍，最终引起肝损伤。

2. 免疫机制　药物或药物代谢产物与某些蛋白质结合，形成抗原物质，激发机体的体液免疫应答和（或）细胞免疫应答，导致肝细胞损伤。

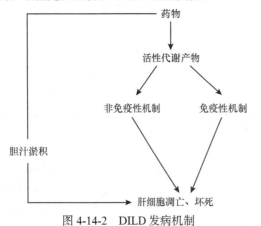

图 4-14-2　DILD 发病机制

（三）影响因素

药物进入机体后是否引起肝损伤及肝损伤的程度，常受很多因素的影响，见表 4-14-2。

表 4-14-2　引起 DILD 的影响因素

影响因素	说明
年龄	老年人和儿童由于肝细胞内微粒体酶系统活性低，对某些药物的代谢能力低下，易致药物及其代谢物在体内蓄积
性别	某些药物致肝损伤有性别差异
营养因素	
肥胖	增加某些药物对肝脏的毒性
营养不良	GSH 耗竭，不能有效清除活性代谢产物
乙醇过量摄入	促进药物对肝脏的毒性
遗传	CYP450、GST 等缺陷，体内药物代谢异常
药物相互作用	影响 CYP450，干扰药物代谢，致体内活性代谢产物增加
肝脏疾病	肝脏药物清除能力降低，体内蓄积；肝脏对药物敏感性增加

【临床表现】

临床上根据发病机制不同将 DILD 分为固有型和特异质型。根据起病的快、慢，分为急性 DILD 和慢性 DILD。慢性 DILD 定义为 DILD 病程超过 3 个月，血清 ALT、AST、ALP 及 TBIL 仍持续异常，或存在门静脉高压或慢性肝损伤的影像学和组织学证据。急性 DILD 占大多数，其中 6%～20% 可发展为慢性。急性 DILD 发病 3 个月后约 42% 的患者仍存在肝脏生化指标异常，随访 1 年约 17% 的患者仍存在肝生化指标异常。根据损伤细胞类型不同，将 DILD 分为肝细胞损伤型、胆汁淤积型、混合型和肝血管损伤型，具体见表 4-14-3。

表 4-14-3　根据受损靶细胞类型分类

DILD 分类	生化指标的变化
肝细胞损伤型	ALT≥3×ULN，且 R^*≥5
胆汁淤积型	ALT≥2×ULN，且 R^*≤2
混合型	ALT≥3×ULN，且 2<R^*<5
肝血管损伤型	发病机制尚不明确，肝窦、肝小静脉和门静脉等内皮细胞可受损

R^*=（ALT 实测值/ALT ULN）/（ALP 实测值/ALP ULN）

急性 DILD 的临床表现通常无特异性，潜伏期差异很大，可短至数天，也可长达数月。多数患者可无明显症状，仅血清 ALT、AST、ALP 及 GGT 等肝脏生化指标不同程度的升高。部分患者可有乏力、食欲减退、厌油、肝区胀痛及上腹不适等消化道症状。胆汁淤积明显者可有全身皮肤黄染、大便颜色变浅和瘙痒等。少数患者伴有发热、皮疹、嗜酸性粒细胞增多甚至关节酸痛等过敏表现，还可能伴有其他肝外器官损伤的表现。病情严重者可出现急性肝衰竭或亚急性肝衰竭。

慢性 DILD 在临床上可表现为慢性肝炎、肝纤维化、代偿性和失代偿期肝硬化、自身免疫性肝炎样表现、慢性肝内胆汁淤积和胆管消失综合征等。

【诊断与鉴别诊断】

（一）诊断要点

当前，DILD 的诊断仍属排他性诊断。首先要确认存在肝损伤，其次排除其他原因肝病，再通过因果关系评估来确定肝损伤与可疑药物的相关程度。应根据服药史、临床症状、血常规、肝功能、肝活检及停药后的效应做出综合判断。特别应注意药物剂量、疗程、有无合并用药，以及服药和出现肝损害的时间关系，是否合并其他肝外表现（皮肤、黏膜、血常规、肾、关节等）。目前推荐按以下流程进行诊断（图 4-14-3）。

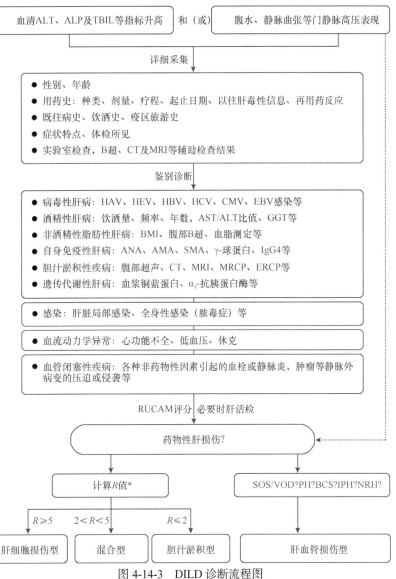

图 4-14-3 DILD 诊断流程图

HAV：甲型肝炎病毒；HBV：乙型肝炎病毒；HCV：丙型肝炎病毒；HEV：戊型肝炎病毒；CMV：巨细胞病毒；EBV：EB 病毒；GGT：谷氨酰转肽酶；BMI：体重指数；ANA：抗核抗体；AMA：抗线粒体抗体；SMA：抗平滑肌抗体；MRI：磁共振成像；MRCP：磁共振胰胆管造影；ERCP：内镜下逆行胰胆管造影；SOS/VOD：肝窦阻塞综合征/肝小静脉闭塞病；PH：紫癜性肝病；BCS：巴德–基亚里综合征；IPH：特发性门脉高压症；NRH：结节性再生性增生；RUCAM：Roussel Uclaf 因果关系评估法

（二）鉴别诊断

本病应与各型病毒性肝炎、酒精性肝病、非酒精性脂肪性肝病、自身免疫性肝病、肝豆状核变性、α1 抗胰蛋白酶缺乏症、血色病等肝胆疾病相鉴别。

案例 4-14-1 分析

1. 患者为青年女性，眼黄、尿黄 2 周，加重 1 周，伴随有乏力、食欲缺乏、腹胀等不适。

2. 患者近 3 个月因"月经不调"间断用中药调理，否认既往有肝炎、结核等传染病史。

3. 辅助检查：尿常规示 UBG（＋＋），BIL（＋）；肝功能示 TP 70g/L，ALB 48g/L，GLB 22g/L，A/G 2.2，ALT 950U/L，AST 684U/L，TBIL 149μmol/L，DBIL 105μmol/L，IBIL 44μmol/L，ALP 303U/L。B 超检查提示肝脏光点增粗，结果提示：肝脏损伤声像。请结合临床，胆囊、胰腺、脾脏未见异常。各种肝炎标志物均为阴性。

（1）综合上述结果分析，患者有肝功能损害的症状，首先考虑最常见的引起肝功能异常的原因，如病毒性肝炎、酒精性肝炎、脂肪肝等。

（2）根据生化辅助检查结果，病毒性肝炎血清学检查均为阴性，病毒性因素暂不支持。另患者无饮酒史，B 超亦不支持酒精肝、脂肪肝的诊断。患者无明显肝外表现，不支持感染、血流动力学异常、血管闭塞性疾病及代谢性疾病的诊断。结合患者既往因"月经不调"间断用中药调理，肝损伤症状出现于服药后，目前考虑药物性肝病，致肝损伤药物为治疗"月经不调"的中药。具体分型为急性肝细胞损伤型。在上述检查中，无与自身免疫性疾病相关的抗体检测，应进一步检查后排除。

【治疗】

DILD 的基本治疗原则：①及时停用可疑肝损伤药物，尽量避免再次使用可疑或同类药物；②应充分权衡停止引起原发病进展和继续用药导致肝损伤加重的风险；③根据 DILD 的临床类型选用适当的药物治疗；④ALF/SALF 等重症患者必要时可考虑紧急肝移植。

案例 4-14-1 分析

1. 治疗首要措施是立即停用可疑药物，让患者立即停服中药。

2. 本病应采用保肝、退黄治疗。选择还原性谷胱甘肽、甘草酸制剂，必要时加用糖皮质激素。

【预后】

轻症患者停用致肝损伤药物，并经药物保肝、退黄治疗，病情可迅速缓解康复。胆汁淤积、黄疸重者加用糖皮质激素也可完全康复。病情重者出现暴发性肝功能衰竭，死亡率高，需要人工肝支持，预后差。

（何兴祥 李 兰）

第十五章　肝　硬　化

肝硬化（hepatic cirrhosis）是由一种或多种病因引起的慢性、进行性、弥漫性肝病。由于持续性或反复性的肝实质广泛性炎症坏死、肝脏纤维组织弥漫性增生，继而导致正常肝小叶结构破坏，形成再生结节和假小叶，最终肝脏体积缩小，质地变硬，形成肝硬化。其临床表现为多系统损害，以肝功能减退及门脉高压为主，晚期常出现消化道出血、肝性脑病、继发感染等并发症，危及生命。在我国，肝硬化是消化系统常见疾病，后果严重。年发病率约为 17/10 万，我国肝硬化占内科总住院人数的 4.3%～14.2%，主要发生于 20～50 岁男性，男女比例为（3.6～8.1）：1。

【病因和发病机制】

（一）病因

1. 病毒性肝炎　乙型、丙型、丁型肝炎病毒所致肝炎均可进展为肝硬化，甲型、戊型病毒性肝炎不发展为肝硬化。我国肝硬化的病因主要为慢性乙型病毒性肝炎，近年来慢性丙型病毒性肝炎引起的肝硬化

也较常见。若为乙型、丙型或丁型肝类病毒的重叠感染可加速肝硬化的发展。

2. 慢性酒精中毒　慢性酒精中毒是欧美国家肝硬化最常见的原因。近年来随着我国民众生活水平提高及行为方式的改变，乙醇消耗量增加，临床上慢性酒精中毒所致肝硬化日渐增多。长期过量饮酒除引起酒精性脂肪肝（alcoholic fatty liver）、酒精性肝炎肝纤维化，最终形成肝硬化外，还能加重其他肝脏疾病如丙型病毒性肝炎、肥胖相关性脂肪肝，促进肝脏正常细胞坏死、肝纤维化，酿成更加严重的后果。

3. 胆汁淤积　各种原因引起的肝内淤胆或肝外胆管梗阻，持续超过 3 个月以上，高浓度的胆汁酸和胆红素损害肝细胞导致肝细胞变性、坏死，肝脏组织增生与纤维化，进而发展成肝硬化。可分为原发性胆汁性肝硬化（PBC）和继发性胆汁性肝硬化。

4. 药物或毒物中毒　长期服用某些药物如甲基多巴、双醋酚酊、四环素、避孕药、酮康唑等或长期接触某些化学毒物如四氯化碳、苯、磷、砷等可引起药物性或中毒性肝炎，最终演变成为肝硬化。此外，大多数中药及复方制剂都是在肝脏内进行并完成氧化、还原、羟化、水解等代谢过程，中药对肝脏有一定的损害，长期使用或滥用草药、部分保健品可引起严重肝脏疾病。

5. 循环障碍　慢性右心衰竭、缩窄性心包炎、下腔静脉和（或）肝静脉阻塞（巴德-吉亚利综合征）

等，可导致肝细胞长期淤血、缺氧，肝小叶中心区肝细胞坏死，纤维组织增生演变成瘀血性肝硬化。

6. 遗传代谢性疾病　又称代谢性肝硬化，是由于遗传或先天性缺陷，某种或某些酶缺乏致使某些物质代谢障碍而沉积于肝脏，引起肝细胞变性、坏死、纤维组织增生导致肝硬化。如铁沉积引起血色病（hemochromatosis），铜沉积引起肝豆状核变性（Wilson 氏病），α_1-抗胰蛋白酶（α_1-AT）缺乏症，半乳糖血症及肝糖原累积症等均可引起肝硬化。

7. 寄生虫病　20 世纪中期我国长江流域曾有血吸虫病流行，有报道南方地区血吸虫病引起的肝硬化占肝硬化总数的 14%～36.3%，但现在已明显减少。血吸虫或肝吸虫等虫卵沉积在汇管区，虫卵及其代谢产物的刺激可引起大量结缔组织增生，导致肝纤维化及门静脉高压。

8. 自身免疫性肝病　是一组自身免疫异常导致的肝脏疾病，目前尚未明确其发病机制，包括原发性胆汁性胆管炎（primary biliary cholangitis，PBC）、自身免疫性肝炎（autoimmune hepatitis，AIH）、原发性硬化性胆管炎（primary sclerosing cholangitis，PSC），以及这三种疾病中任意两者的重叠综合征。自身免疫性肝病是一种慢性疾病，在病理免疫对肝脏的攻击下，呈进行性发展，最终导致肝硬化、肝功能衰竭。

9. 营养不良　食物中长期缺乏蛋白质、B 族维生素、胆碱等均引起肝细胞坏死、脂肪肝，最终形成营养不良性肝硬化。慢性特异性或非特异性肠炎，可引起消化吸收不良，加之病原体在肠内产生毒素，经门静脉至肝脏，引起肝细胞变性、坏死、纤维化而致肝硬化。但目前有人否定营养失调与肝硬化的直接关系，认为长期营养失调只能使肝脏对其他致病因素的抵抗力降低，是产生肝硬化的间接因素。

10. 原因不明性　目前仍有 5%～10% 肝硬化的原因不明，称为隐源性肝硬化。近年来随着医疗技术的发展，发现其中一部分隐源性肝硬化由病毒性肝炎、自身免疫性肝病或非酒精性脂肪性肝炎发展而来。

> **案例 4-15-1**
> 　患者，男，37 岁，有乙型肝炎病毒感染病史

■ （二）发病机制

在肝脏疾病的发生发展中，各种原因引起的肝脏炎症及其所致的肝纤维化、肝硬化以及肝衰竭等是主要病理生理学和病理组织学基础，持续或反复大量肝实质细胞炎症坏死或凋亡是引起肝硬化的基本条件，而肝纤维化是各种原因引起肝硬化的共同途径。

细胞外基质（ECM）生成与降解平衡被打破，大量 ECM 沉积导致纤维化形成。研究表明，肝脏的星形细胞（hepatic stellate cell）是产生 ECM 的主要细胞，其激活是肝纤维化发生的中心环节。

肝星形细胞激活过程非常复杂，有多种细胞与因子的参与。在各种致病因素作用下，肝细胞、内皮细胞、库普弗细胞、血小板等均可通过释放各种细胞因子激活星形细胞从而产生大量的 ECM，EMC 生成与降解平衡被打破，导致大量 ECM 沉积形成纤维化。

肝硬化的演变发展过程包括四个方面：①大量肝细胞凋亡或变性坏死，肝小叶的纤维支架塌陷；②炎症坏死过程中释放大量细胞因子，引起肝细胞再生与肝星形细胞激活，而再生的肝细胞不沿原支架排列，形成不规则的结节状肝细胞团（再生结节）；③激活的肝星形细胞产生大量的 ECM，ECM 细胞外沉积、形成纤维束，自汇管区-汇管区或汇管区-肝小叶中央静脉延伸扩展形成纤维隔，包绕再生结节或将残存的肝小叶重新分割，改建为假小叶，假小叶是肝硬化典型的形态学改变；④大量 ECM 可在窦周间隔沉积，导致间隙增宽，并在血窦内皮下形成连续的基底膜，此即"血窦毛细胞血管化"，使血窦周围的微环境发生变化，肝细胞微绒毛消失，内皮细胞"窗"孔减少，阻碍了肝细胞与血窦之间的物质交换，结果造成肝细胞的合成及代谢功能发生障碍。上述病理变化造成肝内循环的紊乱，肝内门静脉、肝静脉和肝动脉三者之间失去正常关系，并相互交通吻合，导致肝脏血供中动脉血所占比例升高，造成门静脉血流中的营养物质不能提供给肝脏，且其中一些有害物质未经肝脏过滤或解毒直接进入体循环，这一系列变化不仅是形成门脉高压的病理基础，同时也加重了肝细胞营养障碍，促进肝硬化的进一步发展。

【病理】

1. 肝脏　1994 年国际肝病信息小组确定的肝硬化病理分类，按结节形态分为三类。

（1）小结节性肝硬化：包括门脉性肝硬化、酒精性肝硬化及部分缓慢发展的病毒性肝炎后肝硬化等。典型病例肝脏在肉眼下体积缩小、坚硬、重量减轻，肝包膜增厚，表面高低不平，呈弥漫性细颗粒状，结节大小相等，直径<3mm，结节间有纤细的灰白色结缔组织间隔。酒精性肝硬化因有大量脂肪浸润，病程早期肝脏增大。光镜下可见正常肝小叶（图 4-15-1）结构破坏，肝实质被纤维间隔分为圆形或类圆形肝细胞团即假小叶（图 4-15-2），中央静脉偏心、缺如或增多。

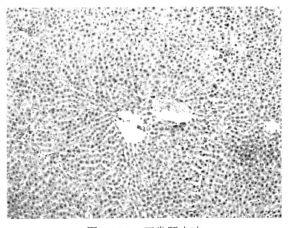

图 4-15-1 正常肝小叶

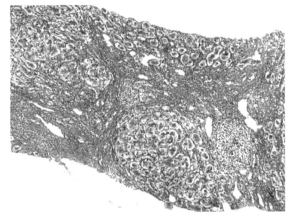

图 4-15-2 假小叶

（2）大结节性肝硬化：在大量肝实质细胞坏死基础上形成。慢性乙型肝炎、丙型肝炎基础上的肝硬化，血色病、肝豆状核变性所致肝硬化大多属于此型。肉眼观察，肝脏体积缩小变形、重量减轻、表面有大小不等结节和深浅不同的塌陷区。结节直径为 1～3cm，也可达 5cm 或以上，结节纤维间隔宽窄不一，以宽为主。大小不等、形态不规则的假小叶被宽窄不等的纤维隔所分割，结节中有时可见几个汇管区及中央静脉挤在一起，常有假胆管增生和单个核细胞浸润。

（3）大小结节混合性肝硬化：为上述两型的混合型，即大、小结节同时存在。α1-AT 缺乏症属此型，部分肝豆状核变性和肝炎后性肝硬化也属此型。

2. 脾脏 常有中度肿大。由于门静脉高压，脾脏血液回流受阻，慢性瘀血，脾索纤维组织增生从而致脾大。光镜下见脾窦扩张，窦内网状细胞增生和吞噬红细胞现象，脾髓增生，大量结缔组织形成。脾动脉扩张、扭曲，有时可发生粥样硬化；脾静脉曲张，失去弹性，常合并静脉内膜炎。

3. 胃肠道 由于门静脉高压，食管、胃底和直肠黏膜下层静脉可曲张、淤血，进而破裂致消化道出血。胃黏膜因淤血而水肿甚至糜烂，呈马赛克或

蛇皮样改变，称为门脉高压性胃病，有时可伴有慢性炎症。

4. 肾脏 慢性乙型病毒性肝炎所致肝硬化，由于血液中乙型肝炎病毒抗原-抗体复合物形成，沉积在肾小球基底膜，常造成肾脏的免疫损伤，引起膜性、膜增殖性和系膜增殖性肾小球肾炎及肾小球硬化。肝硬化形成，门静脉高压可反射性引起肾皮质血管特别是肾小球入球动脉出现痉挛性收缩，腹水形成可致有效血容量不足及外周血管扩张，进一步加重肾小球入球动脉的收缩，初期可仅有血流量的减少，但随着疾病发展可致肾小管变性、坏死。肝功能失代偿时，血胆红素水平升高，胆红素在肾小管沉积，胆栓形成，也可引起肾小管变性、坏死，严重者出现急性肾衰竭。

5. 内分泌腺 睾丸、卵巢、肾上腺皮质、甲状腺等常有萎缩及退行性变。

【临床表现】

由于病因不同可造成患者年龄与性别比例差异。例如，肝炎后性肝硬化、酒精性肝硬化及血色病所致肝硬化以中年以后男性多见，自身免疫性肝炎所致肝硬化以女性多见，原发性胆汁性胆管炎以中年女性多见，遗传代谢性肝病所致肝硬化以青少年多见。

本病的起病及发展过程一般较缓慢，可隐伏数年至数十年之久（平均 3～5 年），少数也可以因短期大片肝坏死，3～6 个月发展为肝硬化。早期无特异性症状、体征，随病情发展后期出现两大类主要症状，即肝功能减退和门脉高压症，此时可出现黄疸、腹水、消化道出血和肝性脑病等。临床上以是否出现上述表现将肝硬化分为代偿期和失代偿期，但两者界线常不清楚。

（一）代偿期

代偿期肝硬化患者无症状者占 30%～40%，常在体检或因其他疾病剖腹术时，以及尸体解剖时被发现。其他一部分患者症状无特异性，如食欲减退、乏力、恶心、消化不良、体重减轻等，临床表现上如同慢性肝炎，确诊常需依赖肝脏活检。

（二）失代偿期

失代偿期肝硬化患者症状明显，主要有肝功能减退和门脉高压症两大类临床表现，同时可有全身多系统症状。

1. 肝功能减退的临床表现

（1）一般症状：疲倦乏力为早期症状之一，常与肝病活动程度一致。其发生与食欲不振、摄入热量不足，以及蛋白质、糖、脂肪、碳水化合物等代谢障

碍和热量产生不足有关。患者可有不规则低热,可能与肝细胞坏死、炎症活动有关,或由于肠道细菌产生的内毒素等致热物质未经肝脏灭活,经侧支循环进入体循环引起;此外与肝功能减退,致热性激素灭活减少有关,有时应与并发细菌感染相鉴别。患者一般情况差,消瘦、精神不振、面色黝黯无光泽(肝病面容)、夜盲、水肿等。

(2)消化道症状:食欲不振或伴有恶心、呕吐,进食后上腹饱胀不适,腹胀常与低钾血症、胃肠胀气、腹水和肝脾肿大有关,患者对脂肪和蛋白质耐受性差,稍进食油腻食物就可引起腹泻。上述症状的产生与肝硬化门脉高压时胃肠道淤血、水肿、消化吸收障碍及肠道菌群失调等有关。患者常有肝区隐痛,这与肝脏增大累及肝包膜有关,出现脾周围炎时,可有左上腹疼痛。伴发溃疡病及胆道、肠道或腹水感染时也可引起腹痛。半数以上患者有黄疸,多为轻度,少数有中、重度黄疸,主要由于肝细胞排泌胆红素功能衰竭所致,是严重肝功能不全的表现。引起黄疸的其他因素还有溶血造成非结合胆红素升高,细菌感染如自发性腹膜炎、尿路感染等导致胆汁淤积,使血中结合胆红素升高。如在短期内出现重度黄疸,酒精性肝硬化者要考虑合并酒精性肝炎,其他患者应排外合并急性病毒性肝炎或胆道梗阻。晚期可并发消化道出血。

(3)出血倾向及贫血:由于肝功能减退、凝血因子合成减少、脾功能亢进、血小板破坏过多及毛细血管脆性增加等原因,患者常有鼻出血、牙龈出血、皮肤黏膜瘀点、瘀斑,胃肠道出血等。患者常有轻、中度贫血,除失血及缺铁因素外,叶酸缺乏、红细胞形态改变及脆性增加引起溶血、脾功能亢进红细胞破坏增多也是导致贫血的原因。

(4)内分泌系统:由于肝功能减退及肝内外分流,若干激素在肝内的摄取清除减少,雌激素在体内蓄积,通过负反馈抑制腺垂体的分泌功能,影响垂体-性腺轴或垂体-肾上腺皮质轴,使雄激素、糖皮质激素减少。由于雄、雌激素平衡失调,男性患者常有性欲减退、睾丸萎缩、乳房发育,女性患者有性欲减退、月经不调、停经、不孕等表现。雌激素增多致小血管扩张,患者在面、颈、上胸、肩背和上肢等上腔静脉引流区域出现蜘蛛痣,在手掌大鱼际、小鱼际和指端腹侧出现红斑,称为肝掌。而醛固酮和抗利尿激素在体内蓄积,导致继发性醛固酮增多和抗利尿激素增多,前者作用于远端肾小管,使钠重吸收增加,后者作用于集合管,导致水的吸收增加,钠水潴留引起尿量减少和水肿,同时也促进和加重腹水的形成。由于肾上腺皮质功能减退,患者面部和其他暴露部位可见皮肤色素沉着。

(5)糖代谢紊乱:①糖尿病,因肝及靶细胞发生胰岛素抵抗,从而发生糖耐量减低及糖尿病,系因肝功能障碍及门体分流使肝细胞胰岛素受体减少,且其生理效应降低,进而肝脏对葡萄糖的摄取减少,加之有关糖酵解的酶活性降低,终致葡萄糖利用明显降低。其临床表现为糖耐量减低、高血糖、轻度糖尿、高胰岛素血症及胰高血糖素血症,成为肝源性糖尿病。肝源性糖尿病和原发性糖尿病不易区别。前者的糖耐量曲线特点:空腹时正常,120分钟及180分钟时血糖仍明显升高;胰岛素释放增高,发生酮症及酸中毒也相对少。②低血糖,晚期肝硬化患者合并严重肝衰竭、细菌感染或肝癌时,可出现低血糖表现。

2. 门静脉高压症 正常门静脉压力为7~10mmHg(10~14cmH$_2$O)。肝硬化时肝脏结构紊乱造成门静脉阻力增加是门脉高压发生的始动因子,而肝功能减退使去甲肾上腺素等物质清除能力降低及交感神经兴奋等而致门静脉血流增加是维持和加剧门脉高压的重要因素。

门静脉高压导致脾大、侧支循环的建立和开放、腹水形成,三者是门静脉高压症的三大临床表现,其中侧支循环开放对门脉高压症的诊断有特征性意义。

(1)脾大:脾因长期淤血而肿大,多为轻中度肿大,部分可重度肿大达脐下。合并上消化道出血时脾可暂时缩小,甚至不能触及。晚期脾大常并有脾功能亢进,表现为白细胞、血小板、红细胞计数减少,为患者出血倾向的原因之一。

(2)侧支循环建立与开放:门静脉压力增高,超过20cmH$_2$O时,正常消化器官和脾回心血流经肝脏受阻,导致门静脉系统与腔静脉之间建立交通支——门-体侧支循环。这些交通支开放以后,出现血流方向的改变、静脉扩张和迂曲,此时门静脉的血可不经肝脏,通过侧支循环直接回流入右心。

主要的侧支循环:①食管下段和胃底静脉曲张,是门静脉系的胃左、胃短静脉和腔静脉系的食管静脉、肋间静脉、奇静脉等开放沟通。由于食管下段黏膜下静脉缺乏结缔组织的支持,曲张静脉突出于食管腔内,易发生破裂出血。②腹壁静脉曲张,门静脉高压时脐静脉重新开放,通过腹壁上、下静脉回流至腔静脉,形成脐周和腹壁静脉曲张。曲张静脉以脐为中心向上、下腹延伸,明显曲张者,外观呈水母头状。③痔静脉扩张,门静脉系的直肠上静脉与腔静脉系的直肠中、下静脉沟通,形成肛管直肠黏膜下静脉曲张,有时扩张形成痔核,若破裂后产生便血。此外,所有腹腔脏器与腹膜后或腹壁接触、黏着的部位均可能有侧支循环的建立。④腹膜后吻合支曲张，腹膜后门静脉与下腔静脉之间有许多细小分支成为 Retzius 静脉。门静脉高压时，Retzius 静脉增多和曲张，以缓解门静脉高压；⑤脾肾分流：门静脉的属支脾静脉、胃静脉等可与左肾静脉沟通，形成脾肾分流。

门静脉高压代偿性开放的上述侧支循环不仅可以导致曲张静脉破裂出血，导致失血性休克而死亡，同时大量异常分流还使肝细胞对各种物质的摄取、代谢及库普弗细胞的吞噬、降解作用减弱，从而使肠道进入门静脉血流的毒素直接进入体循环，引发一系列病理生理改变，如肝性脑病、肝肾综合征、自发性腹膜炎等。这些异常分流可使门静脉血流减慢，这也是形成门静脉高压的原因之一。

（3）腹水：失代偿期患者 75% 以上有腹水，是肝硬化最突出的临床表现，提示肝硬化已进入晚期。短期内出现较多量腹水者常有诱因可寻，如上消化道出血、感染、门静脉血栓、外科手术等。腹水形成的机制相当复杂，最基本的始动因素是门脉高压和肝功能不全，内脏血管扩张也有重要作用。随着疾病的发展，许多其他因素也参与其中。其主要机制包括：①门静脉压力增高，当门静脉压力超过 $30cmH_2O$，腹腔内脏血管静水压增高，组织液会吸收减少而漏入腹腔；②低白蛋白血症，白蛋白低于 $30g/L$ 时，血浆胶体渗透压降低，致使血液成分外渗，形成水肿或腹水；③淋巴液生成过多，正常时肝窦压力为 $0\sim2mmHg$，当门静脉压力增高时，肝窦静水压升高，血浆自肝窦壁渗透至窦外间隙，使淋巴液生成增多，超过胸导管引流能力，淋巴液自肝包膜和肝门淋巴管渗至腹腔形成腹水；④肾脏因素，肝硬化时由于肾脏血流动力学的明显改变，最终导致水钠潴留，从而加重腹水。原因有：①内源性扩血管物质（一氧化氮、胰高糖素等）增多及对缩血管物质的低反应性有关，造成高动力循环–内脏血管扩张，有效血容量降低，肾血流量减少，肾小球滤过率降低；②肾血流量减少可导致肾素–血管紧张素–醛固酮系统活力增强，使肾血管收缩和肾血流量再分配；③继发性醛固醇增多使肾钠的重吸收增加，而抗利尿激素增多使水的重吸收增加，钠、水潴留。

腹水患者伴胸腔积液者占 5%～10%，多为右侧，双侧者较少，单纯左侧胸腔积液者少见。其发生的原因主要是腹水通过膈淋巴管或因腹腔压力增高，膈肌腱索变薄形成孔道，腹水流入胸腔；其次可能与低白蛋白血症、胸导管扩张淤积、破裂有关。因肝硬化患者抵抗力下降，应警惕结核性胸膜炎。

（4）脾功能亢进：门脉高压致脾静脉回流受阻，使脾脏被动淤血性肿大，脾组织和脾内纤维组织增生。肠道抗原物质经门体侧支循环进入体循环，被脾脏摄取后，抗原刺激脾脏单核细胞增生，形成脾功能亢进。脾功能亢进时，患者外周血像示白细胞、红细胞、血小板计数减少，易并发感染及出血。

3. 触诊 肝脏早期肿大，晚期坚硬缩小，肋下常不易触及。35%～50%患者有脾大，常为中度。

【并发症】

1. 上消化道出血 最常见的并发症，多表现为突发大量的呕血或黑便，常引起出血性休克或诱发肝性脑病，病死率很高。经急诊内镜检查报道出血原因由食管静脉曲张破裂引起占 24%～41%，而非静脉曲张破裂出血者占 45%～76%，其中包括胃黏膜病变、消化性溃疡、反流性食管炎等。痔静脉出血为鲜血便，临床上少见。

2. 肝性脑病 是本病最严重的并发症，也是最常见的死亡原因。近年来，我国学者对于肝性脑病（HE）和轻微型肝性脑病（minimal hepatic encephalopathy，MHE）的流行病学进行了多中心研究，结果显示，我国肝性脑病的发生率较高，在住院肝硬化患者中，约39.9%存在轻微型肝性脑病，随着肝功能损害加重其发生率增加，且与病因无明显相关性。失代偿期肝硬化患者常发生肝性脑病，发生率至少为30%，其发生率也随肝功能损害增加而增加，并提示预后不良。

3. 自发性细菌性腹膜炎 肝硬化患者抵抗力低下，门静脉高压情况下肠内细菌过度繁殖，肠壁屏障系统受损，细菌自肠腔向腔外移位，进入门脉血流及体循环，引起感染。另外，最近一些研究表明，腹水感染与腹水蛋白过低有关。自发性细菌性腹膜炎（SBP）多由革兰氏阴性菌引起，一般起病急，表现为短期内腹水迅速增加，对利尿剂无反应，伴有腹痛、腹胀、腹泻、发热，严重者出现中毒性休克；起病缓慢者多为低热、腹胀或腹水持续不减，以及轻重不等的全腹压痛和腹膜刺激征。

4. 肝肾综合征 又称功能性肾衰竭，表现为顽固性腹水基础上出现少尿、无尿、氮质血症、稀释性低钠血症和低尿钠。引起肝肾综合征的关键环节是肾血管收缩，导致肾皮质血流量减少和肾小球滤过率降低。其机制可能为：①肝硬化患者内脏血管扩张及腹腔积液，导致有效循环血容量不足，反射性激活交感神经系统和肾素-血管紧张素系统，通过神经、体液机制致肾血管收缩。②门静脉压力增高，反射性引起肾血管收缩。③肝硬化晚期肾内扩血管物质如前列腺素（PGs）、一氧化氮（NO）合成减少，而缩血管因子如血栓素 A_2（TXA_2）、白三烯产生增加。④失代偿期肝硬化常有内毒素血症，内毒素有增加肾血管阻力作用。

5. 肝肺综合征 指严重肝病、肺血管扩张和低氧血症组成的三联征，临床表现为呼吸困难和低氧血症。发生的可能因素有：①肺内动静脉瘘形成；②胸腔积液、腹水压迫引起的通气障碍；③气体弥散功能下降，由于间质水肿、肺毛细血管扩张、红细胞与氧的亲和力下降，做对比增强心脏超声可协助诊断。内科治疗多无效，吸氧只能暂时改善症状但不能逆转病程。

6. 原发性肝癌 10%～25%肝硬化患者可进展为原发性肝癌，尤其是肝炎后性肝硬化患者。有下列情况应考虑合并肝癌的可能性：①积极治疗下，病情仍恶化；②进行性肝大；③无其他原因解释的肝区痛；④血性腹水；⑤无其他原因解释的发热；⑥甲胎蛋白持续性或进行性增高；⑦超声或CT等发现肝占位病变。

7. 电解质和酸碱平衡紊乱 肝硬化患者常合并低钠血症、低钾低氯血症与代谢性碱中毒。其与长期摄入不足（原发性低钠）、呕吐、腹泻、利尿或大量放腹水导致钠、钾丢失，抗利尿激素与醛固酮增多致水潴留有关。肝硬化晚期低钠血症与预后相关，有不易纠正的低钠血症者预后差，死亡率高。而低钾低氯血症与代谢性碱中毒则可诱发肝性脑病。

8. 门静脉血栓形成 肝硬化失代偿期门静脉高压致门静脉系统血流减慢、淤积甚至逆流；同时门静脉血管炎症致血管内皮损伤，激活凝血系统，致血栓易在门静脉内形成。肝硬化时，凝血功能减退，出现出血倾向，但肝功能恶化时，抗凝系统功能降低，肝硬化的凝血系统的减低程度小于抗凝系统的减低程度，体内抗凝-凝血系统失衡，促进血栓形成。

9. 肝硬化性心脏病 肝硬化性心脏病是指肝硬化患者潜在的结构和功能改变，一旦对此类患者行肝移植、外科门体分流术、经颈静脉肝内门体分流术（TIPS）等，即可诱发心力衰竭。

> **案例 4-15-1**
>
> 患者起病缓慢，症状无特异性。反复腹胀、乏力。时有腹泻，尤以进食油腻食物时明显，有消化道出血情况。
>
> 查体：慢性病容，面色灰暗，巩膜轻度黄染，颈部见蜘蛛痣，脾大，腹部移动性浊音阳性，双下肢水肿。

【实验室检查及其他检查】

（一）实验室检查

1. 血常规 代偿期多在正常范围，失代偿期由于出血、营养不良、脾功能亢进可发生轻重不等的贫血，有感染时白细胞计数可升高，脾功能亢进者白细胞计数和血小板计数均减少。

2. 尿液检查 尿常规一般在正常范围。乙肝肝硬化合并乙肝相关性肾炎时尿蛋白阳性。有黄疸时尿胆红素呈阳性。

3. 大便常规 少量出血时隐血试验阳性，出血量大时可见黑便甚至暗红色血便。

4. 肝功能试验 代偿期肝功能试验大多正常或有轻度异常，失代偿期则有较明显的改变。

（1）血清胆红素：可出现总胆红素升高，以结合胆红素为主。胆红素的持续升高是预后不良的重要指标。

（2）蛋白质代谢：肝脏是合成白蛋白及前白蛋白的唯一场所，肝功能明显减退时，白蛋白及前白蛋白合成减少，水平降低。由于肝硬化时损伤的肝细胞不能清除从肠道来的抗原，或抗原经门体分流直接进入体循环，刺激脾脏中的 B 淋巴细胞产生抗体，导致高球蛋白血症，故患者血清总蛋白可以表现为正常、降低或增高，白/球蛋白比例降低或倒置。血清蛋白电泳中，白蛋白降低，γ-球蛋白和β-球蛋白增高。

（3）凝血酶原时间：是反映肝脏储备功能的重要预后指标，代偿期可正常，晚期肝硬化及细胞严重损害时明显延长，用维生素 K 后不能纠正。

（4）血清酶学检查：①ALT 和 AST。肝硬化患者这两种转氨酶不一定升高，但病情活动时可升高。一般以 ALT 升高较显著，肝细胞严重损伤时，AST 可高于 ALT。酒精性肝硬化患者 AST/ALT≥2。②GGT：90%肝硬化患者可升高，合并肝癌时常明显升高。

（5）反映肝纤维化的血清指标：Ⅲ型前胶原氨基末端肽（PⅢP）、Ⅳ型胶原、透明质酸、层粘连蛋白等水平常增高。

（6）脂肪代谢：代偿期血中胆固醇多正常，失代偿期总胆固醇特别是胆固醇酯明显降低。

（7）定量肝功能试验：包括吲哚菁试验（ICG）、利多卡因代谢产物生成试验（MEGX）、氨基比林呼气试验等，随肝功能减退有不同程度的降低，但临床上应用较少。

5. 血清免疫学检查

（1）甲胎蛋白：肝硬化活动时甲胎蛋白（AFP）可轻度升高，多与转氨酶水平平行，合并原发性肝癌时明显升高。如 AFP 持续性、进行性升高，须怀疑原发性肝癌。

（2）病毒性肝炎标记物的测定：测定乙、丙、丁型肝炎病毒标记物以明确病因。

（3）血清抗线粒体抗体、抗平滑肌抗体、抗核抗体：据报道，前者在 PBC 患者中阳性率为 95%，后两者阳性提示自身免疫性肝炎。

6. 血氨 其测定对肝性脑病有辅助诊断的价值。

7. 血清铜蓝蛋白 肝豆状核变性时明显降低，伴尿铜增加，年龄＜40 岁的肝损伤患者应检查铜蓝蛋白排除此病。

（二）影像学检查

1. 超声检查 B 超检查可显示肝脏的大小、外形及脾脏的大小和门脉的改变。肝硬化 B 超影像（图 4-15-3）表现为肝表面不光滑或凹凸不平，呈锯齿状、波浪状或结节状，肝叶比例失调，多呈右叶萎缩和左叶、尾叶增大，肝实质回声不均匀增强，呈结节状，脾大、门静脉增宽，部分患者可探及腹水。多普勒检查可发现门腔侧支开放、门静脉血流速率降低和门静脉血逆流等改变。

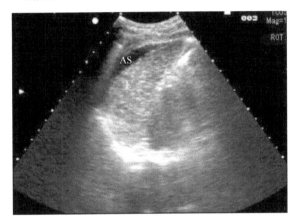

图 4-15-3　肝硬化的超声声像图

肋间探查，肝内回声增粗，表面呈锯齿状；AS：腹水；L：肝脏

2. CT 检查 肝硬化的 CT 影像学改变与 B 超检查所见相似，并不具有更好的敏感度（图 4-15-4）。

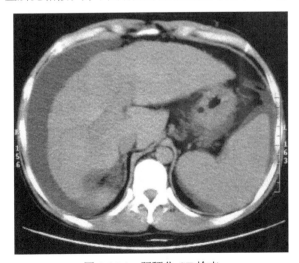

图 4-15-4　肝硬化 CT 检查

3. MRI 肝硬化 MRI 影像学改变与 B 超、CT 相似（图 4-15-5）。但磁共振血管造影（MRA）能清楚显示门脉系统，发现门静脉血栓或癌栓，可用于门静脉高压病因的鉴别及肝移植前对门脉血管的评估。

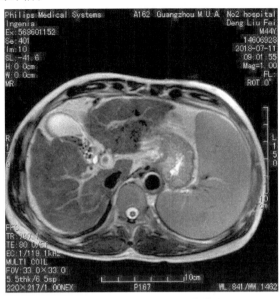

图 4-15-5　肝硬化 MRI 影像检查

4. 放射性核素显像 肝硬化时肝脏库普弗细胞摄取和吞噬核素功能有所改变，^{99m}Tc-经放射性核素扫描测定的心/肝比值能间接反映门静脉高压和门体分流程度，对诊断有一定意义。但随着 B 超及 CT 的广泛应用，肝核素扫描应用渐少。

5. 上消化道钡餐 可发现食管及胃底静脉曲张，食管静脉曲张呈虫蚀状或蚯蚓状充盈缺损，胃底静脉曲张呈菊花样充盈缺损。但诊断的敏感性不如胃镜检查。

（三）特殊检查

1. 胃镜检查 可直接观察并确定食管及胃底有无静脉曲张，了解其曲张程度和范围，阳性率较 X 线钡餐检查高（图 4-15-6）。胃镜检查还可以观察及确定有无门脉高压性胃病。

2. 肝活组织检查 对肝硬化，特别是早期肝硬化确定诊断和明确病因有重要价值。

3. 腹腔镜检查 可直接观察肝脏外形、表面及脾脏。诊断不明确时，腹腔镜检查有重要价值，并可直视下取肝组织活检。

4. 门静脉测压 经颈静脉测定肝静脉楔入压以及肝静脉游离压，两者之差为肝静脉压力梯度（HVPG），可代表门静脉压力，正常值为 5～10mmHg，肝硬化门脉高压患者一般为 20mmHg，食管静脉曲张及出血者均＞12mmHg。门静脉压力的测定是评价降门脉压力药物疗效的金标准。

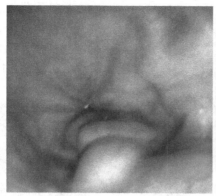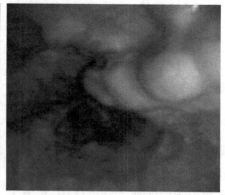

图 4-15-6　肝硬化食管静脉曲张：曲张的食管静脉呈串珠状隆起

5. 腹水检查　常可明确腹水的病因。检查内容包括：腹水的性质，如颜色、比重、蛋白含量、细胞分类，以及腺苷脱氨酶（ADA）、血及腹水 LDH。若怀疑 SBP，还应做细菌培养和药敏检查。测腹水白蛋白计算血清-腹水白蛋白梯度（SAAG），计算公式为：SAAG=血清白蛋白（g）-腹水白蛋白（g）。如 SAAG >11g/L，则提示腹水由肝硬化门静脉高压所致。

【诊断与鉴别诊断】

（一）诊断

根据上述的门静脉高压和肝功能损害两大类临床表现、结合上述各项检查，失代偿期的肝硬化诊断不难，但早期诊断困难，常依赖于肝活组织检查。完整的诊断应包括病因、病理、功能和并发症 4 个部分。

1. 病因诊断　应详细询问肝炎史、饮酒史、药物史、输血史、家族遗传病史等，常规行病毒性肝炎标记物检测，如怀疑肝豆状核变性应测定血清铜蓝蛋白、血铜、尿铜检测，必要时行肝活组织检查。

2. 病理诊断　肝活组织检查可以明确诊断并进行病理分类。

3. 肝脏功能诊断　可用 Child-Pugh 改良分级评价，见表 4-15-1。

表 4-15-1　Child-Pugh 改良分级表

变量	分数		
	1	2	3
肝性脑病（级）	无	1～2	3～4
腹水	无	轻度	中度至重度
胆红素（μmol/L）	<34	34～51	>51
白蛋白（g/L）	>35	28～35	<28
凝血酶原时间延长（秒）	<4	4～6	>6

A 级 5～6 分；B 级 7～9 分；C 级≥10 分

4. 并发症　见前述。

案例 4-15-1

1. 患者有多年乙肝病史。

2. 患者出现肝功能减退及门脉高压表现：腹胀，乏力，面色晦暗，巩膜黄染，蜘蛛痣，双下肢踝关节部轻度凹陷性水肿；脾大，腹部移动性浊音阳性。

结合病史及临床表现综合分析，首先考虑患者为乙肝肝硬化肝功能失代偿期合并上消化道出血。

（二）鉴别诊断

（1）其他原因所致的肝大，如慢性肝炎、原发性肝癌和肝脂肪浸润等。

（2）其他原因所致的脾大，特别是所谓特发性门静脉高压，其病理为肝内窦前性门脉纤维化与压力增高，临床表现为脾大、贫血、白细胞与血小板计数减少、胃肠道反复出血等。血吸虫病晚期也有窦前性肝内门静脉阻塞和高压、脾功能亢进和腹水等表现，应注意鉴别。

（3）其他原因引起的上消化道出血，尤其是消化性溃疡、胃炎等。

（4）其他原因所致的腹水症，特别是缩窄性心包炎、结核性腹膜炎、腹膜癌肿及卵巢癌。卵巢癌中特别是假黏液性囊腺癌，常以慢性腹水为主要表现，腹水也为漏出液，有时可造成鉴别诊断上的困难，腹腔镜检查对诊断很有帮助。

（5）其他原因引起的神经精神症状如尿毒症、糖尿病酮症酸中毒所引起的昏迷，须与肝性脑病相鉴别。

案例 4-15-1

患者临床上出现上消化道出血、腹水、下肢水肿，为明确上消化道出血、腹水、下肢水肿的原因，建议患者行下列检查。

1. 胃镜检查：可明确上消化道出血是来自肝硬化门脉高压食管胃底静脉曲张破裂还是消化性溃疡等其他原因。

2. 肾功能及超声心动图：排外肾功能不全或心脏原因引起的腹水和下肢水肿。

3. 腹水检查：排外腹腔恶性病变所致的腹水、有无自发性细菌性腹膜炎。

4. 肝脏病理学检查：是诊断肝硬化的金标准，发现假小叶，可明确诊断肝硬化。

【治疗】

本病无特效治疗方法，其治疗是综合性的。首先针对病因，如酒精性肝硬化者戒酒，代偿期乙型及丙型肝炎肝硬化者抗病毒治疗，同时避免使用肝损害药物。晚期针对并发症治疗。

（一）一般治疗

1. 休息 肝功能代偿期患者可参加一般轻工作。肝功能失代偿期或有并发症者，须绝对卧床休息。

2. 饮食 以高热量、高蛋白质、维生素丰富而易消化的食物为宜。严禁饮酒。脂肪尤其是动物脂肪不宜摄入过多。如肝功能显著减退或有肝性脑病先兆时应严格限制蛋白质食物的摄入。有腹水者，应予少钠盐或无钠盐饮食。有食管-胃底静脉曲张者，应避免进食坚硬、粗糙的食物。

（二）药物治疗

1. 解毒类 为肝脏提供巯基或葡糖醛酸，可以增强肝脏的氧化、还原、水解等化学反应解毒功能，或者络合重金属将有毒物质转变成为水合物，通过尿液或胆汁排出体外，减少有害物质对肝脏的损害，起到保护肝脏的作用。还原型谷胱甘肽是由谷氨酸、胱氨酸、甘氨酸组成的含巯基三肽物质，能提供巯基、半胱氨酸维护细胞正常代谢、能与毒性物质结合，起解毒作用。青霉胺能结合铜、铁、汞、铅、砷等重金属，形成稳定和可溶性复合物由尿排出，保护肝细胞，可用于治疗肝豆状核变性。

2. 利胆类 熊去氧胆酸可通过理化作用减轻胆盐毒性，减少细胞毒 T 细胞所致小叶坏死、抑制免疫球蛋白和细胞因子，有减轻和保护肝细胞作用，主要用于原发性胆汁性肝硬化。

3. 保护肝细胞膜 多烯磷脂酰胆碱通过补充人体外源性磷脂成分，结合到肝细胞膜结构中，对肝细胞再生和重构具有非常重要的作用。

4. 其他 常用的药物还有促肝细胞生成素、促能量代谢类如维生素等。

（三）腹水治疗

肝硬化合并腹水时患者常感到腹部不适，同时易发生 SBP、HRS 及水电解质紊乱等并发症，故治疗和减少腹水是必要的。治疗的目的是减少腹水及预防复发。

1. 腹水的一般治疗

（1）控制水和钠的摄入：一般每克盐可潴留体液 200ml，其中 40% 成为腹水。而有 5%～15% 的患者经卧床休息及低盐饮食，可发生自发性利尿，腹水消退，故腹水患者限制钠盐的摄入是必要的。每天钠的摄入量限制在 2.0g（5.0g 食盐）以下，应用利尿剂时，可适度增加钠摄入，以尿钠排出量为给药指导。一般每天入水量不超过 1500ml，稀释性低钠血症（<130mmol/L）患者，应限制水的摄入，每天 800～1000ml，有显著低钠血症（<120mmol/L），则应限制在 500ml 以内。

（2）利尿剂的应用：经限钠饮食和卧床休息腹水仍不消退者须应用利尿剂。首选醛固酮拮抗剂螺内酯，开始时 60～100mg/d，根据利尿反应每 4～5 天调整剂量，直到最大剂量 400mg/d。袢利尿剂呋塞米为排钾利尿剂，单独使用时应同时服用氯化钾，起始剂量为 20～40mg/d，可增加到 160mg/d。目前主张螺内酯和呋塞米联用，可起协同作用，同时减少电解质紊乱。两者比例为 100∶40 较为合适。利尿剂的使用应从低剂量开始，以每天体重下降不超过 500 g 为宜。利尿剂的不良反应有水电解质紊乱、肾功能恶化、体重减轻过度、肝性脑病、男性乳房发育等。治疗过程中应定期测定血清电解质、肾功能，以指导治疗。

低钠血症是肝硬化失代偿期常见的并发症，而低钠血症、顽固性腹水与急性肾损伤等并发症常相互关联，从源头上处理低钠血症是预防后续并发症的关键措施，目前临床上传统的补钠方法效果不佳。托伐普坦（Tolvaptan）作为精氨酸加压素 V_2 受体阻滞剂，可通过选择性阻断集合管主细胞 V_2 受体，促进自由水的排泄，目前已成为治疗低钠血症及顽固性腹水的新途径。

（3）提高血浆胶体渗透压：对于低蛋白血症患者，输注白蛋白、血浆可提高血浆胶体渗透压，可促进腹水的消退。

2. 难治性腹水的治疗 对大剂量利尿剂（螺内酯 400mg/d，呋塞米 160mg/d）缺少反应（无体重下降），腹水量大且 3 个月以上不见消退，尿钠<10mmol/24h，尿钠/尿钾<0.5 称为难治性腹水。治疗首先针对导致难治性腹水发生的一些可逆性原因：不适当的限钠、利尿，使用肾毒性药物，自发性腹膜炎，同时结合下列方法。

（1）排放腹水同时输注白蛋白：如无禁忌证，可腹腔穿刺放腹水加输注白蛋白治疗，每次放腹水 1000ml，同时补充白蛋白 8～10g/L 腹水，以维持有效血容量，防止循环紊乱。一次排放后仍有腹水者可重复进行，直至将腹水放光，排放腹水后应用螺内酯维持治疗。

（2）自身腹水浓缩回输：在严格无菌情况下，将腹水经特殊装置浓缩处理，去除腹水中水分及小分子毒性物质,剩余成分通过外周静脉或腹腔回输给患者,每次可处理腹水 5000～10000ml。但有严重心肺功能不全、近期上消化道出血、严重凝血障碍、肝性脑病者不宜行此治疗。

(3)经颈静脉肝内门体分流术:经颈静脉肝内门体分流术(transjugular intrahepatic portosystemic shunt,TIPS)通过降低门脉高压治疗难治性腹水,但远期疗效尚存争议,可诱发肝性脑病,目前不作为首选方法。

(4)肝移植:是终末期肝病的最佳治疗方法。

(四)并发症的治疗

1. 胃底食管静脉破裂出血 胃底食管曲张静脉破裂出血是肝硬化最常见并发症,也是患者主要死亡原因,一旦发生,应予以积极抢救。

(1)重症监护:卧床、禁食、保持气道通畅,迅速建立静脉通道以维持循环血容量稳定。密切监测患者血压、脉搏、呼吸、尿量、血氧、神志、皮肤色泽、温度、湿度及出血情况。定期检测血红蛋白、红细胞、白细胞、血小板计数、肝肾功能、电解质及血氨。

(2)控制急性出血:①药物治疗,生长抑素及其衍生物奥曲肽可收缩内脏血管,减少门脉血流,降低门静脉压力。目前用于临床的有十四肽生长抑素,起效快,控制急性出血成功率高,不良反应小。生长抑素拟似物人工八肽-奥曲肽半衰期较长。垂体后叶素通过收缩内脏血管,减少门静脉血流量,达到止血效果,副作用有腹痛、血压升高、心绞痛等,有心血管疾病者禁用,临床上主张合并使用硝酸甘油 0.3～0.6mg(舌下含化或静脉滴注),减少垂体后叶素副作用。其衍生物三甘氨酰赖氨酸(特利加压素)可用于静脉注射,止血率优于垂体后叶素,副作用小。②气囊压迫术,为暂时止血措施,当前只用于药物治疗无效的病例或作为内镜下硬化、结扎治疗的过渡疗法,为急救治疗赢得时间。③内镜治疗,大出血患者经抗休克和药物治疗血流动力学稳定者立即行急诊内镜检查,明确上消化道出血原因及部位,同时可经内镜套扎或注射硬化剂、组织黏合剂止血。④介入治疗,经颈静脉肝内门体分流术(TIPS),术后门脉压力下降,止血效果好,肝性脑病和支架堵塞是常见并发症。另外还可行胃冠状静脉栓塞术或经血管插管灌注缩血管药物。⑤急诊手术,上述止血措施无效,患者肝脏储备功能允许时可行断流术。

(3)预防再出血:食管曲张静脉出血经止血治疗后,易发生再出血,因此在急性出血控制后,可采用以下措施预防再出血:长期服用普萘洛尔或单硝酸异山梨醇、定期内镜下曲张静脉注射硬化剂或静脉套扎术、外科减压或断流、TIPS、肝移植。

2. 自发性细菌性腹膜炎 自发性腹膜炎后果严重,可引起败血症,甚至感染性休克导致患者死亡。如临床上怀疑自发性腹膜炎,应立即腹腔穿刺检查,并予抗生素治疗,首选头孢噻肟或头孢曲松等对革兰氏阴性菌有效的抗生素,要求早期、足量、联合用药,一般 2～3 种联用,然后根据治疗反应和细菌培养结果,调整抗菌药物。

3. 肝肾综合征 肝硬化患者一旦出现肝肾综合征预后不佳,死亡率几乎达 100%,内科疗效差,肝移植是唯一有效的方法。在积极改善肝功能前提下,可采取以下措施:①预防和消除诱发肾衰竭的因素,如感染、出血、电解质紊乱、不适当地放腹水、利尿等,避免使用损害肾功能的药物;②输注白蛋白:首日 1g/kg 体重,继以 20～40g/d,持续 5～10 天;③特利加压素 0.5～2mg/4h 静脉注射;④透析治疗;⑤肝移植。

4. 肝肺综合征 内科治疗效果不佳。在积极治疗原发疾病基础上,$PaO_2 < 80mmHg$ 时应给予氧疗,可通过鼻导管或面罩给予低流量氧(2～4L/min),必要时给予气管插管后上呼吸机同步治疗。内科治疗无效,TIPS 可改善患者症状,为肝移植创造条件。

5. 肝硬化性心肌病 治疗非特异性,主要针对左心室衰竭,肝移植为唯一治疗手段。

6. 门静脉血栓形成 新近出现或进展性门静脉血栓形成可行低分子肝素抗凝治疗;稳定的陈旧性血栓或有门静脉海绵样变,在影响肠系膜上静脉的流量并且有易栓症情况下,进行抗凝;不存在易栓症,影像学随访;若血栓进展,则抗凝治疗。肠系膜上静脉血流未受影响,常规随访,不必抗凝治疗。

> **案例 4-15-1　治疗方案**
> 1. 休息、补充足够的维生素及蛋白质。
> 2. 保肝退黄治疗。
> 3. 对症治疗:治疗腹水、食欲缺乏、腹泻等。
> 4. 治疗并发症:上消化道出血。
> 5. 完善相关检查 胃镜、腹水等检查,患者同意,可行肝脏组织活检。

【预后】

本病预后取决于患者的肝功能状况,同时还与病因、年龄、性别及营养状况有关。一般说来,病毒性肝炎引起的肝硬化预后较差。年龄大者,男性预后较差。Child-Pugh C 级患者预后较差。如出现 HRS、肝性脑病、合并食管静脉大出血、严重感染等则病情危急,预后极差。

(杨晋辉　唐映梅)

第十六章　原发性肝癌

案例 4-16-1

患者，男，42 岁，工人，因右上腹胀痛 1 个月入院。

患者于 1 个月前无明显诱因出现右上腹胀痛，呈间断性，渐加重，有时向右肩背部放射，伴食欲减退、乏力、恶心。无发热、黄疸，无呕吐、便血，无咳嗽、胸闷等。二便可，睡眠差，体重下降约 1kg。曾在家自服"雷尼替丁""硫糖铝"等，效果不佳，为求进一步诊治到我院就诊。患者 10 年前曾发现有乙肝 HBsAg（＋）、抗 HBe（＋）、抗 HBc（＋），未进行正规治疗。有饮酒史，每天约饮白酒 200g。

体格检查：T 37℃，P 82 次/分，R 18 次/分，BP 130/80mmHg，精神稍差，全身皮肤无皮疹及黄染，浅表淋巴结未扪及肿大，巩膜无黄染。腹平软，肝于右肋下 3cm 处扪及，质硬，边缘钝，表面结节感，压痛，脾肋下未触及，肝区叩击痛，双肾区无叩击痛，移动性浊音阴性，肠鸣音正常。

问题：

1. 分析以上资料，你首先应考虑什么诊断？

2. 为了明确诊断，应做哪些实验室或辅助检查？

3. 如何确诊？有哪些处理意见？

原发性肝癌（primary liver carcinoma，PLC）是指肝细胞或肝内胆管细胞发生的恶性肿瘤，简称肝癌，是全球最常见的恶性肿瘤之一，在亚洲和撒哈拉以南非洲地区最为多见。据 2015 年最新统计，全球每年新患肝癌人数为 74.8 万人，肝癌死亡者高达 69.6 万人，其发病率和死亡率分别位居全球男性和女性恶性肿瘤的第 5 位和第 7 位，而死亡原因高居第 2 位和第 6 位。全球新发肝癌病例中有 50% 发生在中国，我国的肝癌诊疗形势十分严峻。根据我国卫生和计划生育委员会统计，我国肝癌死亡率在各种癌症死亡率中居第 2 位，在城市中仅次于肺癌，农村中仅次于胃癌；广西的扶绥和江苏的启东等高发区，其肝癌的年死亡率可达 40/10 万。流行病学研究发现：沿海高于内地，东南和东北高于西北、华北和西南；男性多于女性，男女性别比在高发区为 3:1～4:1，低发区为 1:1～2:1，这可能与男性感染 HBV 概率较高有关，雄激素可以介导 DNA 损伤，氧化应激反应可加快肝癌的发生；西方国家

的发病高峰年龄在 50～60 岁之间，但在亚洲和非洲高发地区，发病年龄提前了 10～20 年。

原发性肝癌主要包括肝细胞癌（hepatocellular carcinoma，HCC）、肝内胆管细胞癌（intrahepafic cholangiocarcinoma，ICC）和肝细胞癌–肝内胆管细胞癌混合型等不同病理类型，由于 HCC 占到 90% 以上，故本规范所指的"肝癌"主要是指 HCC。

【病因和发病机制】

肝癌的发病是多因素、多环节综合作用的结果，很难用一种原因来解释其发病机制，主要与以下因素有关（图 4-16-1）。

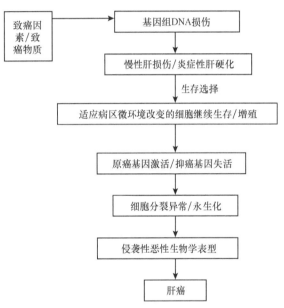

图 4-16-1　肝癌的分子发生机制

（一）病毒性肝炎

病毒性肝炎主要与乙型和丙型肝炎病毒感染有关。大量流行病学研究认为，肝癌的高发区同时也是乙型肝炎的高发区，比如在中国东南沿海肝癌高发区，慢性乙型肝炎携带者占人群的 10%～15%，而在肝癌低发区的美国，慢性乙型肝炎携带者不到 1%。乙型肝炎的发病机制十分复杂，目前认为宿主免疫系统功能紊乱是其病理损伤及发病的主要原因。乙型肝炎病毒引起肝癌的可能机制包括：①乙肝病毒 DNA 可整合到宿主肝细胞基因组 DNA 中；②乙肝病毒引起反复的肝细胞损伤和肝细胞再生，导致肝细胞遗传学上的不稳定，对其他致癌因素易感性增加；③乙肝病毒转录翻译产物，如 X 蛋白具有反式激活作用，可能具有致癌作用，同时 X 蛋白还可以干扰体细胞

DNA 的修复，导致 DNA 突变事件的累积，增加发生癌变的机会。而丙型肝炎和肝癌的病因关系证据主要来自流行病学调查，如在我国，肝癌患者中抗丙肝抗体阳性率在 10%左右，但自然人群中其阳性率仅为 3%左右。HCV 感染人群 HCC 的危险因素有：①宿主因素（年龄大于 50 岁），男性、肝癌家族史；②病毒因素（G1b，G3 HCV core、NS3、NS5、E1/2 蛋白）；③临床因素（肝纤维化、HBV 重叠感染）；④与 HCV 并存危险因素（饮酒、肥胖 HCV 感染者、NASH、糖尿病）。与乙型肝炎不同，丙肝病毒的遗传物质不与宿主 DNA 发生整合，可能通过非特异性机制致癌，如丙肝病毒的表达产物（如 HCV 核心蛋白）间接影响细胞的增殖和分化，诱导细胞恶变，具体机制尚不清楚。

（二）肝硬化

原发性肝癌大多合并肝硬化，主要与乙型肝炎病毒感染相关，同时丙型肝炎病毒感染也是一个重要原因。有研究表明，严重酒精性肝硬化患者可并发肝癌，如合并乙肝病毒、丙肝病毒感染，男性，高龄因素发生的可能性更大。

（三）黄曲霉毒素 B_1

黄曲霉毒素 B_1（aflatoxin B1，AFB1）主要存在于霉变的玉米、花生等食品中，是肝癌重要的辅助病因。乙肝病毒可提高肝细胞对黄曲霉毒素的敏感性，增加乙肝患者的肝癌发生率。流行病学调查发现，AFB1 污染严重的地区，如我国东南沿海，同时也是肝癌的好发地区。研究表明，AFB1 的摄入量与肝癌的死亡率呈正相关。这种霉菌能上调 Notch1 表达，特异诱导抑癌基因 p53 的 249 密码子发生突变，与肿瘤的发生相关。另外，AFB1 和 HBV 感染有协同作用。

（四）饮用水污染

我国流行病调查材料显示，饮用水污染和肝癌的发生有密切关系。我国南方居民饮用水污染较严重，如江苏启东地区进行的多次饮水与肝癌关系的流行病学调查显示，不同饮水类型的居民肝癌发病（死亡）率差异有显著意义。例如，饮用宅沟、浜沟、河、浅井和深井水居民的肝癌发病率分别为 141.40/10 万、72.32/10 万、43.45/10 万、22.26/10 万和 0.23/10 万，差异有极显著意义。研究发现，水中的蓝绿藻（blue-green algae）毒素与肝癌有关，其包括微囊藻毒素（microcystin，MC）和石房蛤毒素（saxitoxin）等。在多种 MC 中，目前研究较多的是 MC-LR（L 为 L-亮氨酸；R 为 L-精氨酸），其可导致大鼠 DNA

的损伤。

（五）遗传性

国内外学者很早就观察到了肝癌的家族聚集现象。遗传因素在肝癌患者中较其他肿瘤更为突出，不管是母系还是父系家族中有这种疾病发生，均视为发生本病的危险因素。这可能与肝癌患者体内的遗传物质 DNA 对致癌物质的易感性相关。

（六）其他

近年来，代谢异常与原发性肝癌的关系逐渐受到重视。与肥胖、胰岛素抵抗、2 型糖尿病相关的非酒精性脂肪性肝病和原发性肝癌密切相关，特别在无肝硬化的非酒精性脂肪性肝病中，原发性肝癌的比例远高于其他因素。影响肝脂肪代谢的 PNPLA3 基因中的 1148M 变异是影响原发性肝癌与肝纤维化进展的独立危险因素。最近的研究结果表明，罕见的载脂蛋白功能突变导致极低密度脂蛋白肝潴留和端粒酶反转录酶影响细胞衰老，也与非酒精性脂肪性肝病中原发性肝癌相关。

台湾地区大规模人群的研究结果表明，降糖药二甲双胍可抑制肝癌细胞增殖，诱导细胞周期停滞于 G_0/G_1 期，明显降低糖尿病患者发生 HCC 的风险，且呈剂量依赖性。此外，肝癌好发于男性，长期服用避孕药也可增加肝癌发生的危险性，提示激素可能起一定作用。不良生活习惯如长期饮酒等也是肝癌的危险因素，尤其是合并 HBV 感染患者。其他还有微量元素如硒缺乏，化学物质如亚硝胺类等与肝癌的发生有一定相关性。

案例 4-16-1

1. 患者，男，42 岁，是肝癌的好发人群。

2. 患者既往有乙肝病史 10 年，是肝癌的主要病因；同时有不良生活习惯——饮酒，增加了肝癌发病的危险性。

【病理】

（一）分型

1. 组织学分型

（1）肝细胞型：约占肝癌的 90%以上，大多伴有肝硬化。癌细胞具有肝细胞的分化特点，癌细胞呈多角形，核大，核仁明显，胞质丰富。癌细胞排列成巢状或索状，癌巢间有丰富的血窦，无间质成分，癌细胞有向血窦内生长的趋势。

（2）胆管细胞型：较少见，癌细胞具有胆管上皮细胞的分化特点。癌细胞呈柱状或立方体，胞质嗜碱性，无胆汁小滴，偶有黏液分泌。排列呈腺泡、囊状或乳头状，间质细胞多。较少合并肝硬化，有时继发于华支睾吸虫病。

（3）混合型：最少见。癌组织兼有以上两者的特点，或同时存在，或细胞形态介于两者之间。

2. 大体形态分型

（1）块状型：最多见。癌块直径在 5cm 以上，超过 10cm 者称为巨块型。此型可分为单块、多块和融合块状三个亚型，多为圆形，质硬，呈膨胀性生长。肿块边缘可有小的、散在的卫星结节。本型癌组织容易发生坏死，严重者可引起破裂。

（2）结节型：癌结节最大直径不超过 5cm，常伴有肝硬化。此型又可分为单结节、多结节、融合结节三个亚型。

（3）弥漫型：最少见，癌结节较小，弥漫分布于整个肝脏。

（4）小癌型：单个癌结节直径小于 3cm 或相邻两个癌结节直径之和小于 3cm，若直径小于等于 1cm 称为小肝癌。

（二）转移途径

肝癌是高转移潜能的恶性肿瘤，即使是直径较小的小肝癌，仍有一部分肝癌结节发现有微血管的侵犯。肝癌的转移包括肝内转移和肝外转移。

1. 肝内转移 肝内血行转移发生最早，也最常见，是肝癌切除术后早期复发的主要原因。癌细胞易侵犯门静脉形成癌栓，脱落后可引起肝内多发性转移灶。如门静脉主干癌栓形成可导致肝功能恶化、门静脉高压和顽固性腹水。

2. 肝外转移

（1）血行转移：肺转移最常见，其他常见部位有肾上腺、骨、肾、脑等。

（2）淋巴转移：肝门淋巴结最常见，也可转移至主动脉旁、锁骨上、胰、脾等处淋巴结。

（3）种植转移或直接浸润：肝癌细胞脱落种植于腹腔形成腹腔肿块，种植于腹膜形成血性腹水，女性还可出现卵巢转移灶。肝癌还可以直接浸润邻近的组织或器官，如膈肌、胃、十二指肠等。

【临床表现】

原发性肝癌起病隐匿，早期缺乏典型症状。因肝癌大多伴肝硬化，所以发病初期不易引起注意，早期的症状和体征易被忽视。临床上不少患者是在体检或普查中发现，这些患者无任何症状和体征，只表现为甲胎蛋白（alpha fetal protein，AFP）升高和影像学改变，称为亚临床肝癌。肝区疼痛、乏力、食欲减退、消瘦是肝癌最具特征性的临床表现，一旦出现临床症状就诊者多已处于中晚期。

1. 肝区疼痛 最常见，多为首发症状，见于半数以上患者。疼痛部位常与肿瘤位置有关，如位于肝右叶则为右季肋部疼痛，位于左叶者表现为上腹痛。疼痛呈持续性或间歇性，钝痛或胀痛，是由于肿瘤生长过快使肝包膜受牵拉所致；如肿瘤生长缓慢，则可无疼痛或轻微疼痛。当肿瘤侵犯膈肌时，疼痛可放射至右肩或右背。突然发生的肝区剧痛提示癌结节破裂出血；坏死的癌结节及血液流入腹腔，可有腹水、腹膜刺激征和休克体征。

2. 消化道表现 症状无特异性，常有食欲减退、腹胀、恶心、呕吐等。本病最常见的体征为进行性肝大，质地坚硬，表面及边缘不规则，常呈结节或巨块状，伴或不伴压痛。肝区可闻及血管杂音，原因有肿瘤本身血管丰富、癌肿压迫大血管。当肝区闻及摩擦音时提示肿瘤侵犯肝包膜。晚期患者可出现黄疸，其原因有：①肝组织广泛累及，导致肝细胞性黄疸；②肿瘤侵犯或压迫肝内或肝门附近胆管，引起梗阻性黄疸。

3. 肝硬化征象 肝癌大多伴肝硬化，可出现相应临床表现，部分腹水呈血性，系肿瘤侵犯肝包膜向腹腔破溃所致，还可以因腹膜转移引起。

4. 全身表现 有发热、乏力、消瘦、恶病质等。发热一般为低热，偶达 39℃以上，与肿瘤坏死产物吸收有关，有时由于压迫或侵犯胆管引起胆道感染所致。部分患者因肝癌本身代谢异常或癌组织对机体发生各种影响，从而引起内分泌或代谢异常，出现特殊的临床表现，称为伴癌综合征。本病常见有自发性低血糖、红细胞增多症，其他还有高血钙、高血脂、类癌综合征等。

5. 转移灶表现 肿瘤发生转移时可有相应的症状，有时为首发症状。如胸膜转移时可引起胸痛和血性胸腔积液；骨转移可致局部疼痛和病理性骨折；脊柱转移或压迫脊髓神经时，可有局部压痛或神经受压症状；颅内转移可有相应的神经定位表现。

【体征】

进行性肝大是最常见的体征之一，发生于 50%～90% 的患者中。脾大多见于肝硬化门脉高压的患者。腹水多为草黄色或血性，应行细胞学检查。慢性肝病的症状均可能出现，如黄疸、腹壁静脉曲张、肝掌、蜘蛛痣、男性乳房发育、睾丸萎缩、下肢水肿。此外，若发生转移，则会形成转移灶相应的体征。

【并发症】

本病并发症可由肝癌本身引起，也可由并存的肝硬化引起，常见于病程的晚期，是致死的主要原因。本病常见的并发症有以下 4 个。

1. 肝性脑病 常为终末期肝病的并发症，约占死因的 1/3。高蛋白饮食、大便不畅、消化道出血、大量利尿剂的使用均为其常见诱发因素。

2. 上消化道出血　合并肝硬化或有门静脉、肝静脉癌栓者，常因门静脉高压导致食管胃底静脉曲张破裂出血；也可因胃肠黏膜糜烂或凝血功能障碍引起出血。

3. 肝癌结节破裂出血　癌组织增大、坏死、液化导致自发破裂或因外力而破裂。如破裂局限于肝包膜下可有局部疼痛；如破入腹腔则出现剧烈腹痛、腹膜刺激征；出血量大者可致休克或死亡。

4. 继发感染　长期消耗、放疗或化疗等多种原因使机体抵抗力下降，易并发各种感染如肺炎、败血症、自发性腹膜炎、真菌感染等。

> **案例 4-16-1**
> 1. 起病隐匿，肝区间断性胀痛，向右肩背部放射，伴食欲减退、乏力、恶心，体重下降。其中肝区疼痛是肝癌的最常见的症状。
> 2. 肝肋下 3cm，质硬、边缘钝，表面结节感，压痛，肝区叩击痛。

【实验室及辅助检查】

（一）血液生化检查

肝癌可以出现天门冬氨酸氨基转移酶（AST）和谷氨酸氨基转移酶（ALT）、血清碱性磷酸酶（ALP）、乳酸脱氢酶（LDH）、胆红素水平的升高，而白蛋白降低等肝功能异常，以及淋巴细胞亚群等免疫指标的改变。乙型肝炎病毒血清学标记物定量检查(HBsAg、HBeAg、HBeAb 和 HBcAb）阳性和（或）丙肝抗体阳性都是肝炎病毒感染的重要标志；而 HBV-DNA 和 HCV-RNA 可以反映肝炎病毒载量。

（二）肿瘤标志物检测

1. 甲胎蛋白　是胎儿肝脏合成的一种球蛋白，存在于胎儿血清中，10～20 周时，血清含量最高，可达 3mg/ml，妊娠第 28～36 周，血中甲胎蛋白（AFP）达 500ng/ml，以后逐渐下降，分娩后 3～4 周即降至一般成人水平，至出生后两年降至 10～20ng/ml，以后至成年一直维持这种浓度。因含量极微，正常成人和一般肝病患者在血清中用一般的方法不能测出。当肝细胞恶变时，有关基因重新被激活，使原来已丧失合成 AFP 能力的细胞又重新开始合成，以致血中 AFP 含量明显升高。目前广泛用于肝细胞癌的普查、诊断、判断疗效及预测复发。AFP 多采用单克隆抗体酶免疫法（EIA）或放射免疫法（RIA）检测。两种方法灵敏、快速，无须特殊设备，适于普查。通常血清 AFP 水平与肿瘤大小相关，但个体差异较大。在生殖腺胚

胎瘤、少数转移性肝癌、孕妇、肝炎、肝硬化时，也可检测到低浓度的 AFP，如部分慢性肝炎活动期和肝硬化病例，但 AFP 升高多不超过 200μg/L，而且常先有血清 ALT 明显升高，两者呈同步关系，随病情好转，两者同步下降。如 ALT 正常，AFP 持续低浓度阳性达 2 个月或以上，应警惕亚临床肝癌的存在。在排除妊娠、肝炎和生殖腺胚胎瘤的基础上，如有以下情况可诊断为肝细胞癌：①AFP＞400μg/L 持续 4 周；②AFP 由低浓度逐渐升高不降；③AFP 在 200μg/L 以上水平持续 8 周。

AFP 异质体：原发性肝癌、继发性肝癌和良性活动性肝病均可产生 AFP，但其糖链结构不同，在与植物凝聚素反应时呈现不同的亲和性，从而可分出不同异质群。近年采用检测扁豆凝聚素（lens culinaris agglutinin, LCA）亲和双向放射免疫电泳方法将人血清 AFP 分为 LCA 结合型和 LCA 非结合型两种 AFP 异质体。肝癌患者 LCA 结合型≥25%，而良性肝病＜25%，由此可鉴别良恶性肝病，对肝癌的诊断率为 87.5%，假阳性率仅为 2.5%，且不受 AFP 浓度、肿瘤大小和病程的影响。

2. 高尔基体蛋白 73　是在正常肝组织胆管上皮细胞表达的高尔基体跨膜蛋白。高尔基体蛋白 73（GP73）平时表达甚微。在慢性肝病，尤其是肝癌中表达显著增加。Zhou 等对 8 个试验结果进行了荟萃分析，结果显示血清 GP73 和 AFP 诊断肝癌的敏感性和特异性分别为 76%∶70% 和 80%∶89%。

3. γ-谷氨酰转肽酶Ⅱ　GGT 是 γ-氨基酸循环中的关键酶之一，是一种糖蛋白，血清中 GGT 主要来自肝脏。其同工酶有三种形式，研究表明，GGT 同工酶Ⅱ诊断肝癌的敏感性和特异性高达 84.1% 及 95.1%。并且 γ-谷氨酰转肽酶Ⅱ（GGTⅡ）与 AFP 浓度无关，在 AFP 低浓度和假阴性肝癌中阳性率较高。在超声或 CT 显示异常前常显示阳性，故具有早期诊断价值。

4. 异常凝血酶原　又称 γ-羧基凝血酶原（DCP），是肝癌细胞的微粒体内维生素 K 依赖性羧化体系功能障碍，羧化酶活力下降，导致羧化不全而形成。此外，肝癌细胞自身也具有合成和释放异常凝血酶原的功能。国内用葡萄球菌凝固法和单抗基础上酶联免疫吸附法（ELISA）测定异常凝血酶原以≥250μg/L 为界，原发性肝癌患者阳性率较高，而各种良性肝病、继发性肝癌仅少数阳性，故可作为鉴别良恶性肝病的一个指标。有资料显示，在 AFP 阴性的肝癌患者也有较高的阳性率，所以联合 AFP 检测可提高诊断率。

5. α-L-岩藻糖苷酶　属溶酶体酸性水解酶类，肝癌患者血清 α-L-岩藻糖苷酶（α-AFU）活性明显高于正常人、继发性肝癌，与 AFP 水平及肿瘤大小无

关。肝细胞癌变时酶合成增加并释放入血，血清 AFU 升高。虽然其在肝硬化、慢性肝炎的假阳性率较高，但目前公认对 AFP 阴性肝癌及小肝癌有重要诊断价值，可联合 AFP 提高对小肝癌的诊断率。

6. 其他 可用于 HCC 辅助诊断的标志物还有多种血清酶，包括异常凝血酶原、5-核苷酸磷酸二酯酶同工酶、醛缩酶同工酶 A 和胎盘型谷胱甘肽 S-转移酶等，还有异常凝血酶原、铁蛋白和酸性铁蛋白等。部分 HCC 患者，可有癌胚抗原和糖类抗原 CA19-9 等异常增高。

（三）肝功能检测、乙肝、丙肝病毒标志物检测

肝功能检测、乙肝、丙肝病毒标志物检测有助于肝病背景的判断，进一步为肿瘤的诊断提供依据。

（四）超声显像

超声显像是目前肝癌最常用的诊断方法之一，临床上常结合 AFP 检测用于普查，有助于早期诊断。超声显像声像图中随肝癌逐渐增大，其内部回声由低回声向高回声、混合回声变化，从而表现出多型性和多变性的特点。其他表现还有声晕、结节中结节等。超声显像可发现直径大于 2cm 的肝癌，除作肝癌定位外，还有助于判断肝静脉、门静脉有无癌栓，了解肿块与大血管的解剖关系，有无癌肿播散及腹腔内淋巴结转移等。应用彩色多普勒血流成像在肝占位病灶基础上，分析测量进出肿瘤的血流，有利于鉴别病变的良恶性。超声显像造影是近年发展起来的一种新的超声检查技术，经肝动脉导管注入二氧化碳微泡后再行超声检查对直径小于 1cm 病灶检出率接近肝动脉造影（图 4-16-2）。

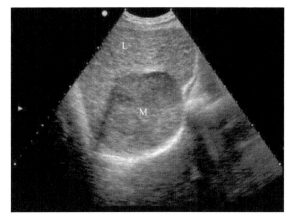

图 4-16-2 原发性肝癌的超声声像图

肝右叶低回声肿块，边界清、边缘不规则。病理：肝细胞型肝癌。L：肝脏；M：肿块

（五）计算机体层成像

计算机体层成像（CT）是目前肝癌诊断的常规方法，能反映肝癌的部位、大小、形态、数目、出血坏死等，还可了解其浸润性及门静脉有无癌栓侵犯。平扫时肝癌表现为单发或多发的低密度影，发生坏死时呈非均质性结构；动态增强扫描病灶区早期呈高密度增强，其后迅速下降至与肝组织等密度，随后继续下降为低密度；门静脉癌栓时增强图显示未强化的癌栓与明显强化的血液间差异大，表现条状充盈缺损致门脉主干或分支血管不规则或不显影；如有肺部转移胸部 CT 常有异常，比胸部 X 线片敏感。CT 可显示直径为 2cm 以上的肿瘤，如结合肝动脉造影，则对直径为 1cm 以下肿瘤检出率达 80% 以上，是目前诊断小肝癌和微小肝癌的最佳方法（图 4-16-3）。

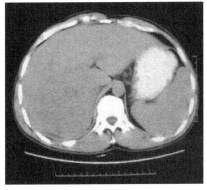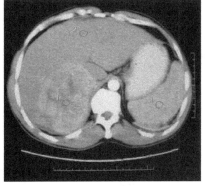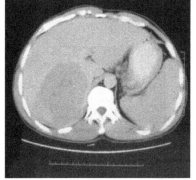

图 4-16-3 典型肝癌双期表现

（六）磁共振成像

磁共振成像（MRI）是近年发展的影像学检查方法，特别适用于显示肿瘤的血管浸润状态和癌栓定位。MRI 平扫时，肝脏的特点为：T_1 加权像表现为低信号，T_2 加权像为高信号，可显示巨块型和结节型肝癌的部位、大小和范围；而弥漫型由于肿瘤与周围肝组织分界不清，MRI 常不能显示范围。如平扫与动态增强扫描联合应用可进一步提高对肝癌病灶的检出率和诊断率。另外，MRI 对肝癌与肝血管瘤、囊肿及局灶性、结节性增生等良性病变的

鉴别价值优于 CT。此外，钆塞酸二钠（Gd-EOB-DTPA）作为 MRI 新型肝细胞特异性对比剂已用于临床影像学检查，该对比剂具有肝细胞特异性，极大提高了对小肝癌的检出率。

（七）放射性核素显像

放射性核素显像肝胆放射性核素显像采用单光子发射计算机体层仪（SPECT），因分辨率低而应用价值不大。但正电子发射型计算机断层扫描（PET）的应用，为肝癌的诊断提供了一种全新的技术。利用 ^{11}C、^{15}O、^{13}N 和 ^{18}F 等放射性核素标记的配体与相应特异性受体结合，进行组织器官和代谢分析，能更早发现组织代谢异常。PET 在监测肿瘤发展、选择治疗方案上有重要意义。

（八）肝穿刺活体组织检查

近年来在 CT 或超声引导下用细针穿刺癌结节进行组织学或细胞学检查，可取得诊断的最直接证据，适用于经以上方法仍诊断困难者。由于有出血、癌肿破裂和针道转移等并发症，需慎重确定肝穿刺活检指征。

（九）肝血管造影

肝血管造影能显示直径 1cm 以下肿瘤，对小肝癌的检出率最高，可达 95% 以上，目前最常用的是数字减影血管造影法（DSA）。肝癌的血管造影表现有：①小肝癌的特征性表现为肿瘤血管和肿瘤染色，动脉期显示肿瘤血管增生紊乱，毛细血管期显示肿瘤染色（图 4-16-4）；②较大肿瘤可显示动脉拉直、肿瘤血管湖、肿瘤包绕动脉征、门静脉癌栓等恶性特征（图 4-16-5）。除在小肝癌中的重要诊断意义外，经肝动脉注入栓塞剂和（或）化疗药物尚有治疗作用。但由于检查为有创性，故不列为首选，多在超声或 CT 检查不满意时采用。

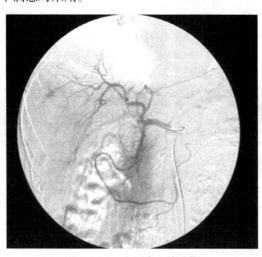

图 4-16-4　小肝癌血管造影

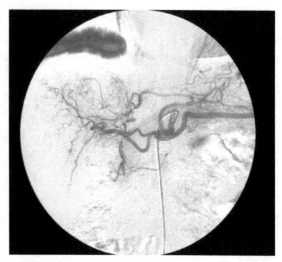

图 4-16-5　肝右叶肝癌：动脉期，肝右动脉分支弧形推移

（十）腹腔镜或剖腹探查

本病可在直视下取活检，有时可发现适合部分肝切除治疗的局限性肿瘤。但因损伤大，临床应用少。

> **案例 4-16-1　辅助检查**
>
> 1. AFP：1 356μg/L。
> 2. 乙肝两对半：HBsAg（＋），HBsAb（－），HBeAg（－），HBeAb（＋），HBcAb（＋）。
> 3. CT：平扫见肝右叶一低密度肿块，为 6.5cm×5.2cm，增强扫描肿块动脉期呈高密度增强，门脉及平衡期呈低密度。
> 4. 肝功能：白蛋白 30g/L，ALT 35U/L，AST 30U/L，TBIL 26μmol/L，DBIL 16μmol/L。

【诊断与鉴别诊断】

（一）肝癌诊断

1. 检测与筛查　肝癌的检测指标主要包括 AFP 和肝脏超声检查两项。对于 ≥35 岁的男性，具有 HBV 和（或）HCV 感染，嗜酒的高危人群，一般是每隔 6 个月进行 1 次检查。对 AFP＞400μg/L 而超声检查未发现肝脏占位者，应注意排除妊娠、活动性肝病以及生殖腺胚胎源性肿瘤；如能排除，应作 CT 和（或）MRI 等检查。如 AFP 升高但未达到诊断水平，除了应该排除上述可能引起 AFP 增高的情况外，还应密切追踪 AFP 的动态变化，将超声检查间隔缩短至 1～2 个月，必要时进行 CT 和（或）MRI 检查。若高度怀疑肝癌，建议做 DSA 肝动脉碘油造影检查。

2. 诊断

（1）有肝病背景，如乙肝、丙肝合并肝硬化，或有其他易患因素。

（2）AFP 在排除妊娠、肝炎和生殖腺胚胎瘤的基础上，如有以下情况可诊断为肝细胞癌：①AFP＞400μg/L 持续 4 周；②AFP 由低浓度逐渐升高不降；③AFP 在 200μg/L 以上水平持续 8 周。如 AFP 阴性或低浓度者可联合检测其他肿瘤标志物如 GGT Ⅱ 、AP、α-AFU。

（3）影像学标准：两种影像学检查均显示有＞2cm 的肝癌特征占位性病变；或一种影像学检查显示有 1～2cm 的肝癌占位性病变，同时伴有 AFP 升高。

（4）组织学诊断标准影像学检查尚不能确诊的疑为肝癌者应通过活体组织检查来进一步诊断。

3. 亚临床肝癌诊断 主要结合 AFP 及影像学检查，必要时通过活体组织检查进一步诊断。

（二）鉴别诊断

有典型临床表现者，诊断不难，但应注意排除以下疾病。

1. 肝硬化及活动性肝炎 因肝癌多发生在肝硬化基础上，鉴别常有困难。肝炎及肝硬化患者 AFP 一般不超过 400μg/L，少数活动性肝炎也可有升高，但通常为一过性，同时伴有转氨酶显著升高，而肝癌患者 AFP 持续升高，常超过 400μg/L，与转氨酶呈分离现象；检测 AFP 异质体也有助于鉴别，若 LCA 结合型≥25%，则考虑肝癌，若 LCA 结合型＜25%，则提示活动性肝病。另外，影像学检查有助鉴别：CT 多提示肝癌＞2cm 占位性病变，

Gd-EOB-DTPA 增强 MRI 检出小肝癌（直径＜2cm）的敏感性度高于常规对比剂增强 MRI，结合肝动脉造影则能显示直径为 1cm 以下的肿瘤。必要时通过活体组织检查来进一步鉴别。

2. 继发性肝癌 常有原发病的临床表现，以消化道肿瘤最多见，其次为呼吸道、泌尿生殖系肿瘤。与原发性肝癌相比，继发性肝癌大多无肝病背景，影像学多提示肝脏多发性结节，多可发现原发病灶，AFP 一般为阴性或轻度增高。

3. 肝脓肿 多有感染病史，常有发热、肝区疼痛、压痛明显、白细胞计数增高及中性粒细胞计数增高等（图 4-16-6）。超声检查发现液性暗区，四周见炎症反应区；如未液化时可在超声引导下做诊断性穿刺或药物试验性治疗与肝癌鉴别。

4. 肝脏其他占位性病变 如肝血管瘤、肝腺瘤、肝寄生虫病、肝脏淋巴瘤、多囊肝等，一般 AFP 阴性，鉴别主要依赖影像学检查，有时需要肝组织活检或剖腹探查才能确诊。如肝血管瘤是肝脏最常见的良性肿瘤，多无肝病背景。超声表现为高回声，呈网格状改变，彩色多普勒超声显示内部血流为静脉血流；CT 平扫时显示密度均匀一致的软组织肿块，增强扫描时在动脉期呈边缘向中心部逐步扩散的增强，在门脉期或延迟期仍为增强的高密度（图 4-16-7）。

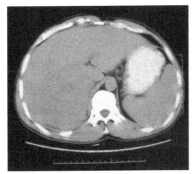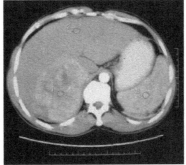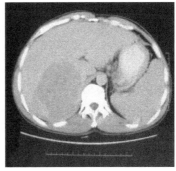

图 4-16-6 肝脓肿 CT 表现

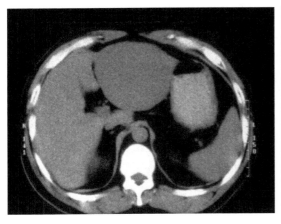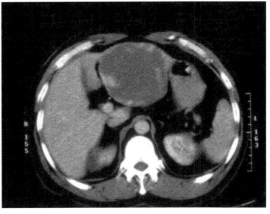

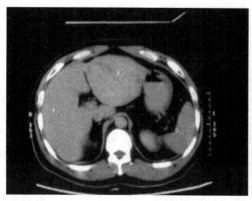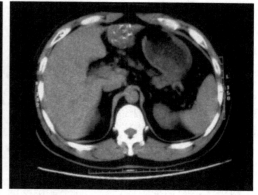

图 4-16-7　肝血管瘤 CT 表现

案例 4-16-1

1. 患者，男，42 岁，肝区胀痛 1 个月，伴食欲减退、乏力、体重下降。

2. 病史特点：患者既往有乙肝病史 10 年，是肝癌的高发人群；有饮酒不良生活习惯，增加了肝癌发病的危险性。起病隐匿，呈进行性。

3. 临床特点：肝于右肋下 3cm 处扣及，质硬，边缘钝，表面结节感，压痛，肝区叩击痛。

4. 辅助检查：AFP 1356μg/L（＞400μg/L），是肝癌最重要的诊断依据；乙肝两对半：HBsAg（＋），HBsAb（－），HbeAg（－），HbeAb（＋），HBcAb（＋），提示患者为肝癌高发人群；CT 平扫见肝右叶一低密度肿块，为 6.5cm×5.2cm，增强扫描肿块动脉期呈高密度增强，门脉及平衡期呈低密度，结合 AFP 升高，诊断为肝癌。

临床诊断：原发性肝癌。

【治疗】

早期发现和早期治疗是改善肝癌预后的最主要因素。至今为止，肝癌治疗已取得很大的进步。应根据具体病情采用不同的治疗方案，以综合治疗为主。其具体方案应视肿瘤状况、肝功能及全身状态等确定。

（一）外科治疗

1. 手术切除　肝癌的治疗方案以手术切除为首选，早期切除是提高生存率的关键。术前的选择和评估、手术细节的改进及术后复发转移的防治等是中晚期肝癌手术治疗的关键，要求患者全身状况可以耐受手术，肝脏病灶可以切除，预留肝脏功能可充分代偿。手术包括根治性肝切除局部病灶、腹腔镜肝切除术和姑息性肝切除术。

2. 原位肝移植术

（1）肝移植术的选择标准：肝移植用于无法手术切除、不能进行或微波消融和肝动脉栓塞化疗治疗及肝功能不能耐受的患者；肝癌切除后复发者，如符合肝移植准入标准，可采取抢救性肝移植。肝癌肝移

植受者的选择在国际和国内现有多个标准。

（2）肝移植术后复发的预防：一般认为肿瘤的生物学行为是决定患者预后的最主要因素。肝移植术后可以进行适当的药物治疗（包括抗病毒治疗及化疗等），有可能减少和推迟肝癌复发，改善生存。

由于肝癌本身容易发生肝内和肝外转移，同时移植术后免疫抑制剂的应用，使肝癌在肝移植术后复发率增高，故肝移植治疗肝癌的价值目前仍存在争议。多数专家认为肝癌肝移植后移植失功者，再次肝移植应审慎考虑。

（二）局部治疗

尽管外科手术是肝癌的首选治疗方法，但是在确诊时大部分患者已达中晚期，往往失去了手术机会，据统计约 20% 的患者适合手术。因此，需要积极采用非手术治疗，可能使相当一部分患者的症状减轻、生活质量改善和生存期延长。

1. 局部消融治疗

局部消融治疗是借助医学影像技术的引导对肿瘤靶向定位，局部采用物理或化学的方法直接杀灭肿瘤组织一类治疗手段。主要包括射频消融（RFA）、微波消融（MWA）、冷冻治疗（cryoablation）、高功率超声聚焦消融（HIFU）及无水乙醇注射治疗（PEI）；具有微创、安全、简便和易于多次施行的特点。影像引导技术包括 US、CT 和 MRI，治疗途径有经皮、经腹腔镜手术和经开腹手术三种。

2. 肝动脉介入治疗

（1）肝动脉介入治疗的适应证：①TACE 的主要适应证为不能手术切除的中晚期 HCC，无肝肾功能严重障碍。②肝肿瘤切除术前应用，可使肿瘤缩小，有利于二期切除，同时能明确病灶数目。③小肝癌，但不适合或不愿意进行手术、局部射频或微波消融治疗者。④控制局部疼痛、出血及栓堵动静脉瘘。⑤肝癌切除术后，预防复发。

（2）根据治疗操作的不同，通常分为以下 3 种方法。

1）肝动脉灌注化疗（TAI）：仔细分析造影表现，明确肿瘤的部位、大小、数目及供血动脉后，超选择插管至肿瘤供血动脉内给予灌注化疗。

2）肝动脉栓塞（TAE）：临床上常用，应尽可能采取超选择插管，并且注意选择合适的栓塞剂。一般采用超液化乙碘油与化疗药物充分混合成乳剂，碘油用量应根据肿瘤的大小、血供情况、肿瘤供血动脉的多寡酌情掌握，也可以选用其他栓塞剂，如明胶海绵、永久性颗粒和微球等。对于肝癌合并动静脉瘘者，应该注意首先要有效地栓堵动静脉瘘，再进行针对肿瘤的 TAE，以防止引起肺栓塞等严重并发症和保证抗肿瘤 TAE 的效果；对于重度动静脉瘘者，一般主张仅采取 TAI 治疗。

3）肝动脉栓塞化疗（TACE）：同时进行肝动脉灌注化疗和肝动脉栓塞治疗，以提高疗效。TACE 治疗肝癌主要是基于肝癌和正常肝组织血供的差异，即 95%～99% 的肝癌血供来自肝动脉，而正常肝组织血供的 70%～75% 来自门静脉，肝动脉血供仅占 20%～25%。TACE 能有效控制肝癌生长.明显延长患者生存期，使肝癌患者获益，已成为不能手术切除的中晚期肝癌首选和最有效的治疗方法。

（三）放射治疗

放射治疗虽然是肝癌综合治疗的重要手段，但在 20 世纪 90 年代以前，因其效果差且对肝脏损伤大，HCC 患者很少接受放射治疗。随着三维适形放疗和调强适形放疗等技术的成熟，在临床上逐渐被采用。研究表明，对于手术无法切除的 HCC，放疗结合介入治疗的令患者生存率显著提高。

（四）系统治疗（全身治疗）

我国大多数患者具有乙型肝炎和肝硬化背景，起病隐匿、进展迅速，确诊时往往已达晚期，不能手术、消融或 TACE 治疗的患者较多，生存期较短和预后极差。即使可以手术，术后复发率较高，长期生存率低，有必要去积极采用多种方法综合治疗。系统治疗主要适用于已经发生肝外转移的晚期患者；虽为局部病变，但不适合手术切除、射频或微波消融和 TACE 治疗，或者局部治疗失败进展者；弥漫性肝癌；合并门静脉主干癌栓和（或）下腔静脉者。

1. 分子靶向药物治疗　在控制原发性肝癌的肿瘤增殖、预防和延缓复发转移以及提高患者的生活质量等方面具有独特的优势。近年来分子靶向药物治疗肝癌受到高度关注。目前分子靶向药物主要包括：①抗表皮生长因子受体药物，如埃罗替尼、西妥昔单抗；②抗血管生成药物，如贝伐珠单抗；③信号传导通路抑制剂，如 mTOR 抑制剂依维莫司；④多靶点

抑制剂，如索拉非尼既可通过抑制血管内皮生长因子受体（VEGFR）和血小板源性生长因子受体（PDGFR）阻断肿瘤血管生成，又可通过阻断 Raf/MEK/ERK 信号传导通路抑制肿瘤细胞增殖，从而发挥双重抑制、多靶点阻断的抗原发性肝癌作用。

2. 系统化疗　是指主要通过口服、肌肉或静脉途径给药进行化疗的方式。对于没有禁忌证的晚期肝癌患者，系统化疗明显优于一般性支持治疗，不失为一种可供选择的治疗方法。适应证有：合并有肝外转移的晚期患者、不适合手术治疗和肝动脉介入栓塞化疗者、合并门脉主干癌栓者。

3. 中医药治疗　祖国医学以整体观点辨证施治在肝癌治疗方面有其独到之处，有助于减少放、化疗的毒性，改善癌症相关症状和生活质量，可能延长生存期，可作为辅助治疗。

4. 生物治疗　可改善生活质量，有助提高抗肿瘤疗效，降低术后复发率。目前国内外开展的生物治疗涉及免疫治疗（细胞因子、过继细胞免疫、单克隆抗体、肿瘤疫苗）、基因治疗、内分泌治疗、干细胞治疗多个方面。

> **案例 4-16-1　处理意见**
> 1. 先采用 TACE，结果示肝右动脉增粗，其分支迂曲、杂乱，见不规则肿瘤血管及团状肿瘤染色；超选择肝右动脉，以 5-Fu、MMC、碘化油、明胶海绵行灌注栓塞化疗，术后造影示肝右动脉主干及其分支存在，肿瘤血管闭塞，碘油沉积良好。
> 2. 拟待肿瘤明显缩小后行二期切除。
> 3. 配合生物治疗及中医中药治疗。

【预后】

本病预后主要取决于能否早期诊断和早期治疗。肿瘤体积小、包膜完整、尚未形成癌栓及转移、肝硬化程度较轻、免疫状态尚好且手术切除彻底者预后较好。如经积极综合治疗，中晚期患者生存期也可明显延长。

【预防】

目前肝癌的病因尚未完全清楚，我国肝癌与病毒性肝炎、黄曲霉毒素和饮水污染的密切联系，采取针对性的预防措施，有望改善肝癌预后。如推行乙肝疫苗以预防乙肝；对乙型或丙型肝炎患者，尤其是合并肝硬化者，定期检测 AFP 与超声检查，早期发现、早期诊断、早期治疗等措施均可有效降低肝癌的发病率和死亡率。预防食物霉变、改善饮用水水质、治疗非酒精性脂肪性肝炎也是预防肝癌的重要措施。

（唐映梅）

第十七章 肝性脑病

案例 4-17-1

患者，男，57 岁，因反复腹胀伴皮肤、巩膜黄染 3 年余，意识障碍 1 天入院。

患者近 3 年来反复出现腹胀、双下肢水肿，并伴有皮肤、巩膜黄染，曾多次住院治疗，经血生化、影像学等检查后诊断为"肝硬化失代偿期"，经保肝、退黄等治疗，上述症状好转后出院。近 2 周以来患者大便干结难解，4~5 天 1 次，呈羊粪状。1 天前患者出现言语不清、嗜睡。无二便失禁；无呕吐、黑便，无发热。为求进一步诊治家人于今天急呼"120"送入院。1 天以来，未进食，小便量少，每天 300~400ml；未解大便。患者 10 年前体检时被诊断为"乙型病毒性肝炎"，乙肝两对半示 HBsAg（＋），抗 HBe（＋），抗 HBc（＋），当时未测 HBV DNA 定量，未治疗。无烟酒嗜好，否认食物及药物过敏史。

体格检查：T 36.8℃，BP 90/56mmHg，R 23 次/分，P 102 次/分。嗜睡，呼之能应，对答不切题，定向力障碍、计算能力下降。肝病面容，皮肤、巩膜中度黄染，全身浅表淋巴结未扪及肿大。心肺无异常。腹膨隆，全腹张力高、无压痛，肝、脾触诊不满意；移动性浊音阳性，肠鸣弱，2 次/分。双下肢膝以下凹陷性水肿。扑翼样震颤阳性。生理反射存在，病理反射未引出，脑膜刺激征阴性。

问题：

1. 该病例意识障碍的病因是什么？
2. 你的诊断步骤有哪些？
3. 如何制订治疗方案？

肝性脑病（hepatic encephalopathy，HE）是指肝脏功能严重障碍和（或）门体分流引起的以代谢紊乱为基础的、轻重程度不同的神经精神异常综合征。临床表现轻者仅有性格、智力方面的改变，重者出现意识障碍、行为失常和昏迷。

【分类与命名】

肝性脑病包括门体血管分流为主的分流性脑病、肝实质损害伴门体血管分流的慢性肝性脑病和肝实质损害为主的急性肝性脑病。目前根据病因不同可将肝性脑病分 A、B、C 型三种类型，见表 4-17-1。

表 4-17-1 肝性脑病的分型

A 型：急性肝功能衰竭相关肝性脑病

B 型：门体旁路并发肝性脑病，临床少见，无内在肝脏疾病，肝活检有助于诊断

C 型：慢性肝病相关肝性脑病，临床最常见，通常发生于肝硬化或慢性肝病基础上，常有明显的门体侧支循环。包括以下亚型

（1）发作性肝性脑病：①诱发性，有明确诱因，常见的有上消化道出血、大量放腹水、感染、便秘、尿毒症、高蛋白饮食、服用镇静或麻醉药、大量排钾利尿；②自发性，无明确诱因的肝性脑病；③复发性，1 年内 2 次发作性的肝性脑病

（2）持续性肝性脑病：①轻度肝性脑病（1 级）；②重度肝性脑病（2~4 级）；③治疗依赖性肝性脑病（指停药后复发）

（3）轻微肝性脑病（minimal hepatic encephalopathy，mHE）：患者无任何临床表现，但智力测试及神经电生理检查异常

【发病机制】

肝性脑病的发病机制迄今仍未完全阐明，目前认为肝性脑病是多种因素共同作用的结果。基本机制是由于肝细胞功能衰竭和（或）存在门体分流，来源于肠道和体内的一些有害物质不能被肝脏解毒、清除而进入体循环，或通过门体分流绕过肝脏直接进入体循环，透过血脑屏障，引起脑功能紊乱。主要涉及三个环节：①肝细胞功能衰竭和（或）存在门体分流，是肝性脑病发生的必备条件，如血吸虫性肝纤维化虽然有侧支循环，但由于肝功能较好，很少发生肝性脑病；②循环毒素产生，常见的循环毒素包括氨、γ-氨基丁酸和内源性苯二氮䓬、假性神经递质及锰离子等；③循环毒素通过血脑屏障后损害脑功能。有关肝性脑病的发病机制有多种假说，均从以上三个方面阐明肝性脑病的发生过程，其中，氨中毒学说研究最多、证据最确切。多种因素可能同时存在、具有协同作用（图 4-17-1）。

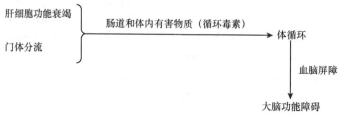

图 4-17-1 肝性脑病发生示意图

（一）氨中毒学说

氨代谢紊乱引起的氨中毒是肝性脑病尤其是门体分流性脑病的重要机制。

1. 氨的来源和代谢 血氨主要来源于肠道、肾和骨骼肌生成的氨，其中胃肠道是氨进入血循环最主要的门户。

（1）组织氨基酸及胺分解产氨：氨基酸的脱氨作用产氨是内氨的主要来源。

（2）肠道产氨：肠道吸收的氨有两个来源，即肠内蛋白质在细菌作用下产生的氨和肠道尿素经细菌尿素酶的水解产生的氨。正常人肠道每天产氨 4g。当肠内腐败作用增强时，氨的产生量增多。氨在肠道的吸收主要是以非离子型氨（NH_3）形式弥散入肠黏膜，并可透过血脑屏障，其吸收率高于离子型铵（NH_4^+）。当 NH_3 转化为离子型 NH_4^+ 则相对无毒，不能透过血脑屏障。NH_3 与 NH_4^+ 的相互转换受 pH 影响：结肠内 pH>6 时，NH_3 由肠腔弥散入血；pH<6 时，NH_3 转化为 NH_4^+，形成铵盐随粪便排出。

（3）肾脏产氨：肾小管上皮细胞分泌的氨主要来自谷氨酰胺。在谷氨酰胺酶催化下，谷氨酰胺水解成谷氨酸和氨，NH_3 分泌到肾小管腔与尿中的 H^+ 结合成 NH_4^+，以铵盐形式入尿。该过程同样受肾小管液 pH 的影响：肾小管滤液呈碱性时，大量 NH_3 被吸收入肾静脉，使血氨升高；肾小管滤液呈酸性时，大量 NH_3 进入肾小管腔与酸结合，并以铵盐形式随尿排出，是肾脏泌酸的重要机制。

2. 机体清除血氨的主要途径

（1）合成尿素：体内氨主要在肝中通过鸟氨酸循环合成尿素而解毒。

（2）谷氨酰胺的合成：在腺苷三磷酸（ATP）供能条件下，脑、肝、肾、肌肉等组织利用氨合成谷氨酸和谷氨酰胺（α-酮戊二酸＋NH_3→谷氨酸，谷氨酸＋NH_3→谷氨酰胺）。

（3）通过肾脏排出：肾脏是排泄氨的主要场所，可排出大量尿素，且在排酸同时以 NH_4^+ 的形式排出大量氨。

（4）通过肺排出：血氨过高时可从肺部呼出少量氨。

3. 肝性脑病时血氨升高的原因 血氨生成过多和代谢清除过少均可导致血氨升高。血氨生成过多包括外源性原因和内源性原因。当患者自体外摄入过多含氮的食物和药物，在肠道转化为氨，此为外源性血氨升高；而当消化道出血时，停留在肠道内的血液被分解为氨；肾前性和肾性氮质血症时，血中的尿素弥散入肠腔，转变为 NH_3 后再进入血液，均导致内源性血氨升高。肝衰竭时，胃肠蠕动和分泌减少，肠道内菌群紊乱，影响尿素的肝肠循环，外源性产氨增多；体内蛋白质分解代谢占优势，内源性产氨增多。同时，肝将氨合成为尿素的能力减弱；门体分流存在时，肠道的氨未经肝脏解毒而直接进入体循环，均导致血氨增高。

4. 影响氨中毒的因素 以下因素可通过促进毒素产生、加重肝功能损伤或增强毒素对神经系统的损伤诱发肝性脑病发生，称为肝性脑病的诱因，可影响血氨进入脑组织的量和（或）改变脑组织对氨的敏感性（表 4-17-2）。

表 4-17-2 肝性脑病的诱因

分类	诱因	机制
氨产生增多	外源性	
	高蛋白饮食	在肠道中转化为氨
	内源性	
	上消化道出血	肠腔内蛋白质分解（100ml 血液含 20g 蛋白质）
	大量放腹水、利尿、上消化道出血	低血容量致肾前性氮质血症，血中尿素弥散；缺氧时脑细胞对氨的耐受降低
	低钾性碱中毒（大量排钾利尿、呕吐、腹泻或进食过少）	细胞内外移补充过程中，H^+-K^+ 交换使细胞外液[H^+]降低，pH 上升，利于 NH_3 透过血脑屏障
	便秘	氨、胺等有毒物质与结肠黏膜接触时间延长，利于毒物吸收
	感染	促进组织分解代谢产氨，缺氧和高热增加氨在脑中的毒性作用
氨清除能力下降	低血糖	脑以葡萄糖供能，氨在脑中的解毒需耗能，低血糖时能量减少，脑内去氨活动停滞，氨毒性增加
其他	镇静、催眠药	直接抑制大脑和呼吸中枢而致缺氧，激活 GABA/BZ 复合体

5. 氨对神经系统的毒性作用 氨对脑的毒性作用主要是干扰脑的能量代谢，包括能量物质（高能磷酸化合物）的生成减少和消耗过多。其代谢产物也可引起脑功能的损害。

（1）能量物质生成减少：血氨过高可抑制丙酮酸脱氢酶活性，影响乙酰辅酶 A 的生成，干扰大脑三羧酸循环，ATP 生成减少。氨还可诱导星形胶质细胞线粒体通透性改变，导致能量合成障碍。

（2）能量物质消耗过多：由于大脑中无尿素循环，氨的解毒需与 α-酮戊二酸结合形成谷氨酸，谷氨酸被星形细胞摄取生成谷氨酰胺，该过程消耗大量 α-酮戊二酸和能量；由于 α-酮戊二酸是三羧酸循环中重要的中间产物，其减少使脑细胞能量供应不足，从而导致功能障碍。

（3）代谢产物的影响：谷氨酸是脑中重要的兴奋性神经递质，缺少时大脑抑制增加。谷氨酰胺合成酶存在于星形胶质细胞中，星形胶质细胞谷氨酰胺受体有调节神经兴奋性的作用；谷氨酰胺是强渗透剂，星形细胞中增加的谷氨酸盐同时可进入神经元，使之发生肿胀。急性肝衰竭时，如脑细胞肿胀未得到及时控制，可出现颅内高压甚至形成脑疝。

（二）假性神经递质

神经冲动通过神经递质传导。神经递质分为兴奋性和抑制性两类，正常情况下两者保持生理平衡。食物中的芳香族氨基酸如酪氨酸和苯丙氨酸在肠道（主要在结肠）经细菌脱羧酶作用后生成酪胺和苯乙胺。这些物质吸收后绝大部分在肝内被单胺氧化酶氧化分解。肝细胞功能衰竭或存在门体分流时，体循环中单胺物质明显增多，在血脑屏障通透性增高的情况下入脑增加，经脑细胞内的非特异 β 羟化酶作用生成羟苯乙醇胺和苯乙醇胺，两者的化学结构和中枢正常的神经递质去甲肾上腺素和多巴胺很相似，能被神经元摄取、储存、释放，并竞争性取代去甲肾上腺素和多巴胺，但效能只有正常递质的 1/100～1/50，使神经传导发生障碍，故称为假神经递质。

脑干网状上行激动系统中去甲肾上腺素和多巴胺被假性神经递质取代则兴奋冲动不能正常传导到皮层，引起大脑抑制。锥体外系基底神经节有抑制多巴胺神经元和兴奋性乙酰胆碱神经元，当多巴胺被假性神经递质取代后，乙酰胆碱神经元兴奋活动占优势，出现扑翼样震颤。外周交感神经末梢的去甲肾上腺素被假性神经递质取代可引起血管张力下降，小血管扩张及侧支循环开放，有效循环血量减少，引起心、脑等重要器官功能障碍。

（三）氨基酸不平衡学说

芳香族氨基酸（如酪氨酸、苯丙氨酸、色氨酸）在肝内代谢，支链氨基酸（如亮氨酸、异亮氨酸等）则多数在肝外脂肪和肌肉等组织分解代谢，两者的比值为 1：4～1：3；芳香族氨基酸和支链氨基酸在生理 pH 时由同一转运途径通过血脑屏障。肝功能受损或门腔分流时两者在互相竞争和排斥中通过血脑屏障，进入脑内的芳香族氨基酸增多，作为假性神经递

质导致神经传导障碍（表 4-17-3）。

表 4-17-3 氨基酸不平衡的机制

原因	机制	表现	后果
肝功能受损或门腔分流	胰岛素灭活下降	脂肪和肌肉组织支链氨基酸代谢增加，芳香族氨基酸在肝脏的代谢下降	氨基酸失衡，进入脑内的芳香族氨基酸作为假性神经递质，神经传导障碍
	糖原储备减少	体内蛋白分解尤其肌肉蛋白分解使支链氨基酸消耗	
	高血氨时，氨与谷氨酸、α-酮戊二酸结合而消耗增多	通过支链氨基酸降解补充谷氨酸、α-酮戊二酸而使得支链氨基酸进一步减少	
	高胰高血糖素血症促进糖异生	底物丙氨酸通过支链氨基酸提供氨基，血浆支链氨基酸下降	

（四）γ-氨基丁酸和内源性苯二氮䓬学说

γ-氨基丁酸（GABA）是脑中主要的抑制性神经递质，血液内的 GABA 主要由肠道谷氨酸经肠道细菌作用衍生而来。正常情况下 GABA 被肝脏大量摄取并分解。肝功能不全或门体分流时，GABA 血浓度增高，透过血-脑屏障。进入脑内与大脑突触后神经膜上的 GABA 受体结合激活该受体，GABA 受体、苯二氮䓬（BZ）受体和巴比妥（BARB）受体紧密相连，组成内源性苯二氮䓬（GABA/BZ）受体复合体，共同调节氯离子通道。GABA/BZ 复合体中任何一个受体的激活均可使 Cl⁻ 大量内流，神经细胞膜过度极化，抑制突触后电位和神经传导。肝功能失代偿患者脑组织 GABA/BZ 受体增多，同时内源性或天然的 BZ 含量增多（原因不清），因 BZ 为脂溶性，可迅速通过血脑屏障引起肝性脑病。

（五）锰离子

锰具有神经毒性，正常情况下由肝脏排泄至肠道，肝病时锰不能正常排出并进入体循环，在大脑中聚集产生毒性。锰可影响 5-羟色胺、去甲肾上腺素和 GABA 等神经递质的功能；影响多巴胺与多巴胺受体结合，导致多巴胺氧化，使多巴胺减少，造成震颤、僵硬等锥体外系症状。

（六）星形胶质细胞功能异常

脑星形胶质细胞在大脑中数量最多，分布于血管周围和神经元间，是跨血脑屏障物质转运及神经元间、神经元和胶质细胞间递质和能量代谢的桥梁。星形胶质细胞最早受血生化代谢改变的影响，在神经病理生理中起重要作用。高氨血症时中枢神经系统解氨毒依赖特异分布于星形胶质细胞内的谷氨酰胺合成酶。神经递质的降解、锰的聚集、氨基酸代谢异常时的跨血脑屏障转运、细胞内外电离平衡改

变、渗透压状态的调节都和星形胶质细胞密切相关。肝衰竭时血氨升高、内源性苯二氮䓬样物质增多、锰沉积及血渗透压的改变可影响星形胶质细胞能量代谢、关键蛋白表达、氨基酸递质代谢及星形胶质细胞内外环境，从而影响星形胶质细胞的功能。脑星形胶质细胞结构和功能的改变在肝性脑病的发病中起到重要作用（图 4-17-2）。

细菌感染与炎性反应时，肠道细菌氨基酸代谢产物——硫醇与苯酚产生的内源性苯二氮䓬类物质，细菌色氨酸的副产物吲哚及羟吲哚等，可抑制脑神经细胞膜 Na^+，K^+-ATP 酶，损伤星形胶质细胞功能并影响 GABA 神经递质的传递。体内蓄积时对中枢神经系统有协同毒性作用可诱发肝性脑病。

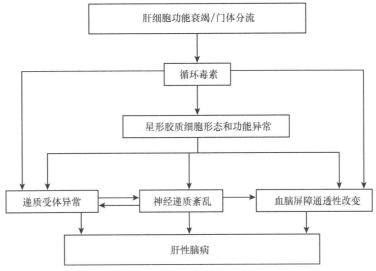

图 4-17-2　多因素协同作用导致肝性脑病发生

（七）其他

低钠血症时，星形胶质细胞发生氧化应激与氮化应激反应，诱发肝性脑病。近来在肝硬化患者和肝硬化相关肝性脑病动物模型中发现乙酰胆碱酯酶（acetylcholine esterase，AChE）活性增强，导致乙酰胆碱减少，与肝性脑病的发生有关。

【病理】

急性肝性脑病多有脑水肿，为继发性改变，以大脑皮质灰质星形胶质细胞体积增加、终足肿胀为特征的细胞性水肿为主。慢性肝性脑病时可出现大脑和小脑灰质及皮质下星形胶质细胞增生和肥大，形成 Alzheimer Ⅱ 型细胞，称为营养不良性星形胶质细胞增生。病程较长者可出现大脑皮质变薄，神经元及神经纤维消失，皮层深部有片状坏死，甚至可累及小脑和基底核。mHE 可有星形胶质细胞轻度水肿。

【临床表现】

肝性脑病的临床表现往往因原有肝病的性质、肝细胞损害的轻重缓急及诱因的不同而异。急性肝性脑病诱因不明显，迅速出现意识障碍，甚至数天内即进入昏迷直至死亡，昏迷前可无前驱症状。慢性肝性脑病多见于终末期肝硬化患者和（或）门体分流术后，常有明显诱因，以反复精神异常和意识障碍为突出表现。mHE 无明显临床表现，但可有智力和心理测试异常，人格上会有细微的变化，注意力、判断力、操作能力的下降，在驾车和高空作业时容易发生危险。

根据患者意识障碍程度、神经系统表现和脑电图改变将肝性脑病分为 0～4 级（表 4-17-4）。

表 4-17-4　肝性脑病的临床分级

分级	精神状态	扑翼样震颤	脑电图
0 级（轻微型）	没有能觉察的人格或行为变化，但在心理、智力测试有异常	−	正常 α 波
1 级（前驱期）	欣快/抑制，注意时间缩短，加法计算能力降低	+/−	三相波
2 级（昏迷前期）	倦怠、淡漠，时间或空间定向障碍，轻微人格改变，言语不清	+	三相波
3 级（昏睡期）	显著精神错乱，明显定向障碍，嗜睡，但可唤醒	+	三相波
4 级（昏迷期）	昏迷；最初对剧烈刺激有反应，随后无反应	−	σ 波

案例 4-17-1

1. **病史特点**：患者有"慢性乙型病毒性肝炎肝硬化失代偿期"基础。

2. **诱因**为便秘。

3. **临床特点**为言语不清、行为异常，嗜睡；

查体示嗜睡，呼之能应，对答不切题，定向力障碍、计算能力下降。肝病面容，皮肤、巩膜中度黄染，腹水征阳性；双下肢水肿。有扑翼样震颤。

临床诊断：肝性脑病4级。

【实验室及辅助检查】

（一）实验室检查

1. 血氨　一般认为动脉血氨测定价值高于静脉血氨。血氨升高与急性肝性脑病的程度并无明显相关性，急性肝性脑病血氨多正常；严重门脉高压患者或者门静脉分流患者可出现血氨升高。

2. 血清氨基酸测定　支链氨基酸浓度降低，游离色氨酸浓度增高有助于肝性脑病的诊断，但不作为常规检查。

3. 脑脊液检查　常规生化多正常，脑脊液中谷氨酰胺和色氨酸增多与昏迷程度密切相关。临床中不作为常规检查。

（二）辅助检查

1. 脑电图　脑电图改变与肝性脑病严重程度一致。早期节律弥漫性减慢、波幅增高，由正常的α节律变为θ节律，2～3级肝性脑病患者表现为θ波三相波，昏迷时则表现为三相波消失，出现高波幅δ波。

2. 轻微肝性脑病的检查

（1）心理智能测验：对无肝性脑病症状的患者进行注意力和操作能力的测试，以评价是否存在认知异常，有助判断患者有无mHE。方法有数字连接试验（NCT-A/B）、连续反应时间（CRT）及韦氏成人智力测验（WAIS）。

（2）神经电生理测试：包括视觉诱发电位（VEP）、脑干听觉诱发电位（BAEP）及体表感觉诱发电位（SSEP）等。

3. 神经影像学检查　CT及MRI可发现急性肝性脑病患者脑水肿，慢性肝性脑病则部分出现不同程度的脑萎缩，且有一定鉴别诊断价值。

【诊断与鉴别诊断】

（一）诊断

1. 病史　急性或慢性肝脏疾病和（或）广泛的门-体侧支分流基础；有肝性脑病的诱因。

2. 临床表现　肝性脑病各期临床表现，可有轻度精神异常到昏迷。

3. 实验室及辅助检查　可有血氨升高，脑电图检查有特异性，CT等有助于排外其他脑病。

目前对mHE无统一的诊断标准，国外报道mHE在肝硬化人群中的发生率为20%～80%。诊断mHE

的意义在于及早发现和治疗患者，避免可能发生的意外，改善患者的生活质量。对有HE发作史或慢性肝病史和门体分流的患者，临床表现和常规的精神和神经功能检查正常，进一步进行心理智力测验和诱发电位检查，有任一异常者可诊断mHE。

（二）鉴别诊断

以精神症状为唯一突出表现的肝性脑病易被误诊。本病应排除引起精神、神志异常的其他疾病。

1. 神经系统疾病　颅内出血、颅内感染、颅内肿瘤、癫痫、肝豆状核变性等。

2. 代谢性脑病　肺性脑病、尿毒症、低血糖、酮症酸中毒、电解质紊乱等。

3. 中毒性肝病　酒精中毒、酒精戒断综合征、药物中毒、重金属中毒等。

4. 精神疾病　如精神分裂症、抑郁症、动脉硬化性精神病、焦虑状态等多种器质性精神病。

案例 4-17-1

患者有严重肝病基础，以"便秘"为诱因，出现神经精神症状，扑翼样震颤阳性，初步诊断为肝性脑病。可通过实验室检查或影像学检查排外其他原因引起的脑病。

【治疗】

本病应早期治疗、消除诱因，多采用综合治疗。

（一）消除诱因

多数肝性脑病发生都有明显的诱因，消除诱因是避免肝性脑病的发生和进一步发展的基本措施。

（二）减少氨的产生

1. 营养支持　饮食疗法是肝性脑病公认有效的治疗措施，建议能量摄入应为35～40kcal/（kg·d），蛋白质摄入为1.2～1.5g/（kg·d）。mHE患者均衡混合蛋白饮食作为最佳长期饮食，但应以植物蛋白或植物混合性蛋白质为佳。1～2级肝性脑病患者应严格控制蛋白质摄入量在20g/d，病情好转后逐渐增加患者对蛋白质的耐受性，完全恢复后给予1.2g/（kg·d）蛋白质维持氮平衡；3～4级肝性脑病患者禁止从胃肠道补充蛋白质，可鼻饲或静脉注射25%葡萄糖维持营养，减少蛋白质分解。

2. 清洁肠道，减少肠道内氨的生成和吸收，促进其排泄

（1）口服不吸收双糖：可酸化肠道；促进有益菌生长，抑制产氨菌生长；引起渗透性腹泻，从而减少肠氨。乳果糖是用于治疗肝性脑病的首选药物，因治疗有效且无严重不良反应最常使用；也可用乳梨醇，它甜度低，口感好，腹胀、腹痛等不良反应比乳果糖少，更易耐受，长期低剂量乳梨醇能有效治疗mHE。两药剂量均应个体化，以保持每天2~4次软便为宜。

（2）口服抗生素抑制肠道细菌生长：可有效抑制肠道产尿素酶的细菌，减少氨的产生。本病可用新霉素，但该药有耳、肾毒性（尤其对老年人）而限制了临床使用，不宜长期使用。非氨基糖苷类抗生素利福昔明是利福霉素的衍生物，肠道几乎不吸收，可广谱、强效地抑制肠道内细菌生长，我国批准剂量为400 mg/次，每8小时口服1次。

（3）灌肠和导泻：清除肠内积食、积血或其他含氮物质，可用生理盐水、磷酸盐或弱酸性溶液灌肠；或口服、鼻饲25%硫酸镁30~60ml导泻。

3. 调节肠道微生态制剂 益生菌活制剂包括双歧杆菌、乳酸杆菌、肠链球菌等，和乳果糖有互补作用，能改善宿主肠道微生态平衡，减少内毒素的产生和吸收。

（三）降低血氨

1. L-鸟氨酸-L-天门冬氨酸（OA） 是一种鸟氨酸和天门冬氨酸的混合制剂，可激活尿素合成过程的关键酶，促进体内的鸟氨酸循环（尿素循环）而降低血氨。

2. 谷氨酸盐 可与氨结合形成谷氨酰胺而降低血氨，有谷氨酸钾和谷氨酸钠两种。应根据患者病情和血清钾、钠情况和病情酌情使用。荟萃分析认为其作用有限，并不推荐；但国内仍广泛使用，疗效有待进一步研究。

3. 锌剂 锌是尿素循环中有关酶的必需辅酶，但肝硬化患者中锌缺乏比较常见。有研究表明补给锌可使轻度肝性脑病患者血氨下降、心理智能测验积分改善，但亦有不同的研究结果。补锌治疗需进一步验证。

4. 其他 如精氨酸、苯甲酸钠等实际作用有限，限制了其临床使用。

（四）拮抗神经毒素

1. GABA/BZ复合体拮抗剂 氟马西尼是BZ受体拮抗剂，能使BZ衍生物导致的神经传导抑制得到改善。主张静脉注射，早期使用效果较明显。

2. 纠正氨基酸代谢紊乱 一般认为支链氨基酸可纠正氨基酸代谢失衡，抑制大脑中假性神经递质的形成，并能提供能量，对于不能耐受蛋白质饮食者，补充支链氨基酸有助于改善患者的氮平衡，但对门体旁路并发肝性脑病的疗效尚有争议。

3. 其他 β内啡肽拮抗剂如纳洛酮和纳曲酮，能拮抗阿片样物质对中枢的抑制，易透过血-脑屏障，

代谢快，能促使患者苏醒；左旋多巴为兴奋性递质，可以透过血-脑屏障进入脑组织，补充脑内正常的神经递质，拮抗假性神经递质，但疗效未证实。

（五）人工肝

肝脏支持系统在一定程度上能清除肝性脑病患者脑毒性代谢产物，降低颅内压，减轻脑水肿，维持患者生命，帮助其渡过难关，作为肝移植的过渡疗法或经药物治疗后肝功能得以自身恢复过程中起桥梁作用。

（六）肝移植

1. 原位肝移植 肝移植是目前治疗各种终末期肝病最有效的手段。由于移植技术的进步和抗排异的进展，近年来原位肝移植患者的生存率明显提高。

2. 肝细胞移植 肝细胞可脾内移植、通过门静脉或肝内移植，移植后的肝细胞保持正常的形态，并有合成功能，可改善肝性脑病的临床表现。目前肝细胞移植尚未能广泛应用于临床。探索有效、合理的移植方法是今后研究的方向。

（七）其他对症治疗

本病其他对症治疗如纠正水、电解质平衡失调，保护脑细胞功能、预防脑水肿等。

> **案例 4-17-1 治疗方案**
> 1. 限制蛋白质的摄入。
> 2. 口服乳果糖，保持每天2~3次大便。
> 3. 口服肠道微生态制剂。
> 4. 抗昏迷治疗：①天门冬氨酸-鸟氨酸针剂静脉滴注；②支链氨基酸静脉滴注。

【预后】

诱因明确、容易消除、肝功能较好者预后好；有腹水、黄疸、出血倾向及暴发性肝衰竭者预后差。

> **知识窗 肝性脑病的知识拓展：其他相关脑病**
>
> 1. 尿毒症脑病（uremic encephalopathy, UE）也称肾性脑病，最早在1831年被Richard Bright提出，是在排除其他因素导致的神经系统损害后，由于肾衰竭时多种代谢紊乱导致的急性或亚急性可逆性神经精神症状。尿毒症脑病的病因实际上也就是慢性肾衰竭（CRF）的病因。其发病机制如下所述。①毒素潴留：肾衰竭时，体内代谢产物尿素、尿酸、肌酸和呱类等非蛋白氮以及酚类物质的蓄积，引起神经系统病变。②电解质紊乱：由于肾功能丧失，酸性代谢产物积聚，pH下降，血脑-屏障通透性增加，脑细胞间质水分增多，产生脑水肿。尿毒症脑病的临床表现：患者

初期表现为乏力、头昏、头痛、记忆力减退、注意力不集中、睡眠障碍等，进一步可出现意识障碍、反应淡漠、言语减少。重则呈现谵妄、昏迷、扑翼样震颤，甚至出现癫痫样局限性发作或全身大发作。

2. 胰性脑病（pancreatic encephalopathy，PE）指急性胰腺炎并发中枢神经系统的损害，在1923年由 Lowell 首次在临床观察中发现，其定义于1941年由 Rothemich 提出。本病一般被认为与胰腺脂酶、磷脂酶 A_2（phospholipase A_2，PL A_2）等有关。磷脂酶 A_2 能将脑磷脂和卵磷脂转变成溶血脑磷脂和溶血卵磷脂，磷脂酶 A_2 和溶血卵磷脂具有高度的细胞毒性，能溶解细胞膜上的磷脂结构，导致脑细胞代谢障碍、水肿，局灶性出血坏死，并引起神经纤维严重的脱髓鞘改变。其他非主要因素如感染、血流动力学紊乱、血容量不足、代谢毒性物质堆积、酸碱失衡也可加速病程的进展。其主要临床表现为烦躁不安、幻觉、昏迷、弥散性头痛、头晕、颈强直、痉挛等，并可出现在颅神经麻痹、共济失调、角膜反射迟钝、运动性或感觉性失语、四肢强直肌肉疼痛、锥体束征和局灶性神经损害。

关于肝性脑病对患者影响的最新研究进展

一些研究表明，在治愈肝性脑病之后，患者依旧会产生学习能力下降，记忆力减退和反应力障碍，其中一个具体表现是在驾驶交通工具时。Bajaj 等对167例肝硬化患者进行了一年多的随访，结果发现有轻微肝性脑病的患者有22%的交通事故发生率，而没有轻微肝性脑病的患者仅有3%的交通事故发生率。另外，在其他研究中发现，仅有39%的明显肝性脑病患者和48%的轻微肝性脑病患者适合开车，而对照组则为75%。对于明显肝性脑病患者而言，最大的困难是认知缺陷和反应时间延长；对于轻微肝性脑病患者而言，最大的困难是注意力不集中。

（杨晋辉　唐映梅）

第十八章 胰 腺 炎

第一节 急性胰腺炎

案例 4-18-1

患者，男，36岁，因持续性上腹胀痛伴呕吐胃内容物10余小时入院。

患者昨晚大量饮酒，于晚上11点突感上腹胀痛，为持续性、渐进性加重，向左侧腰背部放射，伴呕吐，吐后腹痛无缓解，仰卧时腹痛加剧，前倾位时腹痛稍缓解。无发热、腹泻，无尿频、尿急、尿痛和肉眼血尿，未诊治，今至我院就诊，门诊以"腹痛原因待查"收入院。自起病以来，精神差、未进食，二便正常。既往有"胆囊炎、胆石症"病史5年，平素饮白酒300g/d。

体格检查：T 38.7℃，R 24次/分，P 110次/分，BP 90/60mmHg。急性痛苦病容，神志清楚，皮肤、巩膜轻度黄染，腹饱满、软，上腹压痛明显，无反跳痛，肝、脾肋下未及，墨菲征阳性，肝区、肾区无叩击痛，移动性浊音阴性。肠鸣音弱，未闻及异常肠鸣音。

问题：

1. 根据上述资料，首先应考虑何诊断？在明确诊断之前，应做哪些实验室检查？

2. 如何明确诊断？处理原则是什么？

急性胰腺炎（acute pancreatitis，AP）是多种病因导致胰酶在胰腺内被激活，诱发胰腺局部炎症反应，病情较重者可发生全身炎症反应综合征，并可伴有器官功能障碍的疾病。主要症状多以腹痛、腹胀、恶心、呕吐、发热及血尿淀粉酶升高为特点。不同国家急性胰腺炎发病率不同，国外流行病学调查发现急性胰腺炎发病率为4.824/10万～24/10万，多见于成年人，近年来发病率呈持续上升趋势。急性胰腺炎按病理分型可分为急性水肿型及急性出血坏死型；按严重程度分级可分为轻症急性胰腺炎（mild acute pancreatitis，MAP）、中重症急性胰腺炎（moderately severe acute pancreatitis，MSAP）和重症急性胰腺炎（severe acute pancreatitis，SAP）。临床上以轻型多见，占60%以上，以胰腺水肿为主，呈自限性，预后好；重型者占5%～10%，伴有持续（>48h）的脏器功能衰竭，SAP早期病死率高，如后期合并感染则病死率更高。

【病因和发病机制】

胰腺每天分泌1500～3000ml等渗碱性无色无味液，其中有腺泡细胞分泌的胰酶，导管细胞分泌的HCO_3^-和水分。胰液中的消化酶很丰富，其中蛋白水解酶包括胰蛋白酶、糜蛋白酶、羧基肽酶，而胰蛋白酶的含量最多。所以当出现胰蛋白酶分泌缺乏时，即使其他消化腺的分泌都很正常，机体仍然不能充分消化和吸收脂肪和蛋白，会出现一些跟脂肪代谢相关的疾病，如脂肪泻，以及脂溶性维生素A、维生素D、维生素E、维生素K的缺乏。

正常情况下，除淀粉酶、脂肪酶具有生物活性以外，胰腺各种酶进入十二指肠前大多处于无活性或微活性的酶原状态，且胰液中存在的中性胰蛋白酶、α1抗胰蛋白酶、抗糜蛋白酶等多种蛋白酶抑制剂可抑制少量激活的酶活性。腺泡细胞内存在分隔结构，可隔离胰酶原与溶酶体水解酶，如组织蛋白酶B，以免被后者激活。由于胰腺实质与胰管、胰管与十二指肠之间均存在压力差，胰液的分泌压高于胆汁分泌压，一般情况下，十二指肠液和胆汁不会反流进入胰腺。正常胰管具有黏膜屏障作用，可抵抗少量蛋白酶的消化作用。

（一）病因

我国50%以上急性胰腺炎为胆道疾病所致，而西方国家以胆道疾病（40%）和酗酒（35%）为主要病因（表4-18-1）。

表4-18-1 急性胰腺炎的病因

常见病因	少见病因
胆道疾病	医源性
胆石症	药物（硫唑嘌呤、磺胺类、噻嗪类利尿剂、雌激素、四环素、呋塞咪、丙戊酸）；经内镜逆行胰
酗酒	胆管造影（ERCP）术后，肾移植术后
急性酒精中毒	感染性

续表

常见病因	少见病因
慢性酒精中毒	流行性腮腺炎，病毒性肝炎，蛔虫病，支原体/弯曲杆菌/鸟分枝杆菌或其他细菌联合感染；巨细
高脂血症	胞病毒、柯萨奇病毒，HIV
暴饮暴食	代谢性
胰管梗阻	高钙血症（甲状旁腺功能亢进）、肾衰竭
胰管狭窄、结石、肿瘤	自身免疫性疾病
	SLE，坏死性血管炎、血栓性血小板减少性紫癜
	血管源性
	缺血-低灌注状态、动脉粥样硬化性栓塞、腹主动脉瘤/肝主动脉瘤
	其他
	先天性、特发性等

（二）发病机制

各种病因通过以下机制引起胰腺炎。

1. 胰酶原不适时提前被激活是发生急性胰腺炎的主要始动因素

（1）α1-抗胰蛋白酶、抗糜蛋白酶等多种胰蛋白酶抑制物无法充分对付酶原自体激活，导致酶蛋白原过早激活。

（2）胰液大量分泌或胰管阻塞使胰管内压力大于胰腺，十二指肠内压力大于胰管，十二指肠与胆汁反流进入胰腺，激活胰酶。

（3）胆汁中的细菌反流破坏胰管的黏膜屏障，导致胰腺被各种自身酶消化。

2. 胰酶激活引起胰腺组织炎症反应，甚至全身病理生理改变

胰酶激活过程（图 4-18-1）中最重要的是胰蛋白酶原。少量胰蛋白酶原被肠激酶激活后，自身激活的同时还催化激活胰酶、补体及激肽系统，引起胰腺组织炎症反应。病理生理变化中起重要作用的酶原有磷脂酶 A$_2$、激肽释放酶、胰血管舒缓素、弹性蛋白酶和脂肪酶。磷脂酶 A$_2$ 在少量胆酸参与下分解细胞膜中的磷脂，产生溶血磷脂酰胆碱和溶血脑磷脂，引起胰腺细胞凝固性坏死、脂肪坏死及溶血。激肽释放酶可使激肽变为缓激肽和胰激肽，使血管舒张和通透性增加，引起水肿和休克。弹性蛋白酶可溶解血管弹性纤维，引起出血和血栓。脂肪酶参与胰腺周围脂肪坏死和液化。这些消化酶共同作用，造成胰腺实质及邻近组织的病变；而细胞的损伤和坏死又促使消化酶释放，形成恶性循环。严重的可导致全身的病理生理变化，包括白细胞过度激活、微循环障碍，细菌移位等（图 4-18-2）。细菌移位指胃肠道内的细菌透过黏膜屏障进入血循环或者淋巴管途径，造成远处感染。

重症胰腺炎可由轻型发展而来，或起病时即有重症表现，或以胰外表现为首发表现。

> **案例 4-18-1**
>
> 患者在发病前大量饮酒；有"胆结石"病史及长期饮酒史。

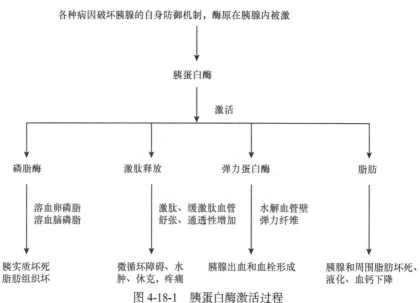

图 4-18-1　胰蛋白酶激活过程

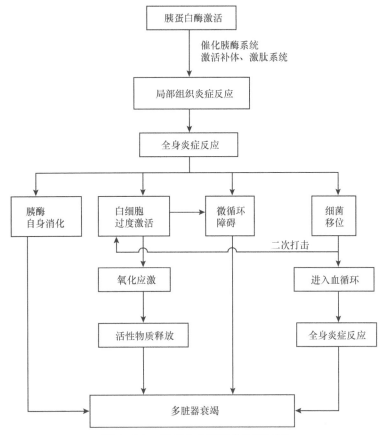

图 4-18-2 重症急性胰腺炎发病机制

【病理】

急性胰腺炎从病理上可分为两型。一般情况下，急性水肿型在临床上多为轻型，出血坏死型多为重型。

（一）急性水肿型

急性水肿型较多见，病变多局限于胰尾。胰腺外形肿大、质地变硬，间质有充血、水肿并有中性粒细胞及单核细胞等炎症细胞浸润，有时可发生局限性脂肪坏死，但无出血。少数病例可转变为急性出血坏死型胰腺炎。

（二）急性出血坏死型

急性出血坏死型少见。胰腺肿大、质软，呈暗红色。胰腺的分叶结构模糊，光泽消失。胰腺、大网膜及肠系膜等处出现散在混浊的黄白色斑点或小块状的脂肪坏死灶。镜下见基本病变为：①胰实质坏死；②血管损害引起水肿、出血和血栓形成；③脂肪坏死；④伴随炎症反应。

胰液外溢和血管损害可导致胰源性胸腔积液、胰源性腹水、心包积液，急性呼吸窘迫综合征（ARDS）时可见肺水肿、出血、肺透明带膜形成，还可出现肾小管病变、急性肾小管坏死、脂肪栓塞和弥散性血管内凝血。

【临床表现】

急性胰腺炎的临床表现轻重与病因、病理类型和诊治是否及时等因素有关。

（一）症状

1. 腹痛 是绝大部分急性胰腺炎患者的主要表现和首发症状，为突发性上腹或左上腹持续性剧痛或刀割样疼痛，阵发加剧，常在饱餐或饮酒后发生，可因进食而加重，抱膝、弯腰或前倾坐位可减轻，可波及脐周或全腹，常向左肩或两侧腰背部放射，呈束带状，不能为一般胃肠解痉药缓解。若合并胆管结石或胆道蛔虫，则有右上腹痛，胆绞痛。5%～10%患者可能无腹痛，突发休克、昏迷甚至猝死，往往是急性重症胰腺炎的终末期表现，多发生于年老体弱者，还可见于肾移植、军团菌等伴发的胰腺炎。腹痛的主要机制有胰腺的急性水肿，炎症刺激和牵拉包膜上的神经末梢；胰腺的炎性渗出液和胰液外溢刺激腹膜和腹膜后组织胰腺炎症累及肠道，导致肠胀气和肠麻痹；胰管阻塞或伴胆囊炎、胆石症引起疼痛。

2. 恶心、呕吐及腹胀 多数患者起病即有恶心、呕吐的症状，呕吐可频繁发作，呕吐物为胃内容物、胆汁甚至咖啡渣样物，呕吐后腹痛不缓解。

3. 发热 多为中度发热，一般持续3～5天。急性炎症、胰腺坏死组织继发细菌和真菌感染均可引起发热。重症胰腺炎发热重于轻症胰腺炎。发热伴黄疸者常为胆源性胰腺炎或胰头肿大压迫胆总管所致。当持续发热 1 周以上且白细胞计数升高者应考虑有无继发胰腺脓肿或合并胆道感染。

4. 黄疸　病情较轻的急性胰腺炎可无黄疸；胆道感染、胆道梗阻或肿大胰头压迫胆总管，或急性胰腺炎合并胰腺脓肿、胰腺假性囊肿压迫胆总管及合并肝脏损害等情况均可出现黄疸，不同原因的黄疸持续时间不一样。

5. 低血压或休克　见于重症胰腺炎。表现为烦躁不安，皮肤苍白、湿冷，极少数休克可突然发生，甚至猝死。其原因为血液或血浆大量渗出，以及频繁呕吐丢失体液和电解质导致容量不足性休克；缓激肽释放导致周围血管扩张、血管通透性增高或消化道出血。

6. 手足搐搦　由于磷脂酶 A 和脂肪酶被激活而产生的脂肪酸与血钙结合，大量消耗钙；另外，胰腺炎可刺激甲状旁腺分泌降钙素，导致血钙过低。

7. 并发症表现　急性重症胰腺炎常有全身多系统并发症。呼吸系统最早出现的症状为呼吸频率增快，若并发急性呼吸衰竭，患者突然出现明显气急、发绀等，常规的氧疗法不能使之缓解；心血管系统最先出现心率加快，不与体温平行，常不被重视，之后出现心律不齐，血压下降甚至休克；由于休克和血容量不足，造成肾小管坏死，患者可出现少尿、无尿；中枢神经系统方面，可在起病 3～5 天出现不同程度的神经精神异常，定向力缺乏，精神错乱，与 PLA_2 损害脑细胞，引起脑灰白质广泛脱髓鞘改变有关；急性胰腺炎时常伴有应激性溃疡及胃黏膜糜烂或胃黏膜下多发脓肿，严重时可发生呕血或黑便；血液系统出现 SAP 时，由于胰酶的活化，激肽系统和纤溶系统活化，患者的纤维蛋白原和凝血因子Ⅷ升高，凝血功能亢进，可导致 DIC。

（二）体征

本病体征与病情严重程度相关。

1. 轻症胰腺炎　腹部体征较轻，仅有上腹轻压痛，无肌紧张和反跳痛，常与主诉腹痛程度不相符，可有腹胀和肠鸣音减弱。

2. 重症急性胰腺炎

（1）本症可出现腹部压痛、反跳痛、肌紧张，可局限于左上腹，也可波及全腹。并发假性囊肿或脓肿时上腹可扪及包块；胰腺及胰周组织大量坏死渗出时可出现移动性浊音；肠鸣音减弱或消失。血性液体沿腹膜间隙与肌层渗入腹壁皮下可出现：①格雷·特纳征，血液自肾旁间隙渗到腹壁皮肤下致两侧肋腹皮肤呈暗灰蓝

色（图 4-18-3）；②卡伦征，脐周或腹壁下皮肤青紫，为腹腔大出血的征象，多提示预后差（图 4-18-4）。

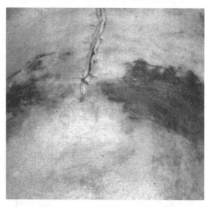

图 4-18-3　格雷·特纳征

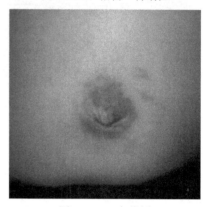

图 4-18-4　卡伦征

（2）黄疸。

（3）全身表现：以血容量不足、中毒症状为主，如血压下降、呼吸困难等。

（4）其他：如胸腔积液、腹水及下肢血栓性静脉炎、脂肪坏死小结、多发性关节炎等。

（三）并发症

1. 局部并发症

（1）胰腺坏死：胰腺实质的弥漫性或局灶性坏死伴有胰周脂肪坏死。据有无感染分为感染性坏死和无菌性坏死。增强 CT 是目前诊断胰腺坏死的最佳方法。

（2）急性液体积聚：发生于胰腺炎病程的早期，位于胰腺内或胰周，无囊壁包裹的液体积聚，通常靠影像学检查发现。影像学上为无明显囊壁包裹的急性液体积聚。急性液体积聚多会自行吸收，少数可发展为急性假性囊肿或胰腺脓肿。

（3）假性囊肿：多在急性胰腺炎起病 2 周后发生，4～6 周成熟，通常位于腹中部或左上腹（胰体尾部），有纤维组织或肉芽囊壁包裹的胰液积聚。急性胰腺炎患者的假性囊肿少数可通过触诊发现，多数通过影像学检查确定诊断。假性囊肿常呈圆形或椭圆形，囊壁清晰。大的囊肿可压迫邻近组织并

产生相应症状，囊壁穿破则导致胰源性腹水。一旦包裹性液体积聚内含有固体的坏死组织，就应诊断为包裹性坏死（walled-off necrosis，WON），而不应诊断为假性囊肿。

（4）胰腺脓肿：多在胰腺液化、坏死或假性囊肿基础上发生，常在病后 4 周内发生，包裹性积脓多位于胰腺体尾部，含少量或不含胰腺坏死组织。感染征象是其最常见的临床表现。胰腺脓肿有脓液存在，细菌或真菌培养阳性，CT 扫描可在胰腺或胰周组织内出现"气泡征"。患者高热不退、白细胞计数持续升高、腹痛加重和高淀粉酶血症时应考虑脓肿形成。

2. 全身并发症 重症胰腺炎常并发不同程度的多器官功能衰竭，包括急性呼吸衰竭、心力衰竭、心律失常、弥散性血管内凝血、消化道出血、急性肾衰竭等（表 4-18-2）。并发胰性脑病时表现为精神异常和定向力障碍。胰腺局部感染扩散至全身可出现败血症，早期以革兰氏阴性菌为主，后期常为混合菌，败血症常与胰腺脓肿同时存在，当严重病例机体抵抗力极低且大量使用抗生素时，极易产生真菌感染。少数病例可演变为慢性胰腺炎。除此，还可根据腹腔内高压（IAH）来判断重症胰腺炎的预后。当膀胱压 UBP≥20mmHg，伴少尿、无尿、呼吸困难，吸气压增高、血压降低时可诊断为腹腔间隔室综合征（ACS）。当患者出现耳鸣、复视、语言障碍、肢体僵硬，昏迷时应警惕胰性脑病。

表 4-18-2 急性胰腺炎的并发症

局部并发症		全身并发症
胰腺坏死	无菌性	肺脏：胸腔积液，肺不张，纵隔脓肿，肺炎，ARDS
	感染性	心血管：低血压、猝死，心电图类似心肌梗死非特异性 ST-T 改变，心包积液
胰腺液体聚积	胰腺脓肿	
	胰腺假性囊肿	血液系统：弥散性血管内凝血
胰性腹水	主胰管破坏	胃肠道出血：应激性溃疡、胃肠黏膜糜烂；出血性胰腺坏死侵蚀消化道血管；脾静脉或门
	胰腺假性囊肿漏	静脉血栓形成所致门脉高压静脉曲张出血
涉及邻近器官	腹腔内大出血	肾脏：少尿；氮质血症；肾动脉/肾静脉血栓形成；急性肾小管坏死
	血管栓塞（脾/门静脉）	
	肠管坏死	代谢：高血糖，高甘油三酯血症，低钙血症，普尔彻外伤性视网膜血管病变（突然失明）
梗阻性黄疸		
		中枢神经系统：精神错乱，脂肪栓塞，红斑性结节，胰性脑病
		其他：如感染，水电解质、酸碱平衡紊乱等

案例 4-18-1

1. 症状：上腹部持续性刀割样疼痛，向左肩背部放射，前倾位时腹痛稍缓解，伴恶心、呕吐胃内容物，吐后腹痛无缓解。

2. 体征：皮肤、巩膜轻度黄染，腹饱满、软，上腹压痛明显，无反跳痛，肠鸣弱。

3. 并发症：经治疗后腹痛缓解、淀粉酶下降，但起病后 4 周出现左上腹持续隐痛，且可扪到囊性包块，有压痛。经 B 超检查发现为假性囊肿，6cm×4cm 大小。

【实验室及辅助检查】

一、实验室检查

（一）淀粉酶

淀粉酶是水解淀粉的酶，可水解淀粉产生单糖和双糖等。血清中的淀粉酶由胰腺来源的 P-淀粉酶同工酶和由非胰腺组织（唾液腺、肝脏、小肠、肾脏、输卵管及一些肿瘤组织，如肺癌、食管癌、乳腺癌和卵巢癌）来源的 S-淀粉酶同工酶组成，当胰腺的外分泌功能或唾液腺分泌功能有改变时，可相应地引起同工酶的变化。检测 P-淀粉同工酶可提高胰腺炎的诊断率。但临床上目前仍未将淀粉酶同工酶归入常规检查，其原因可能是命名混乱、价格昂贵、实验方法复杂和对其临床价值意见不一。由于临床上普遍测定血清总淀粉酶，因此，虽然淀粉酶是诊断急性胰腺炎最常用的指标，但仍存在 20%～40%假阴性和假阳性，需排除唾液腺疾病、消化道穿孔或绞窄、急性腹膜炎、胆石症、胆囊炎及肠系膜血管栓塞等，但在这些情况下血淀粉酶升高一般不超过正常值的 2 倍。尿淀粉酶升高较晚，但受患者尿量的影响，不如血淀粉酶敏感。急性胰腺炎时腹水、胸腔积液中淀粉酶明显升高。

（二）血清脂肪酶

胰腺的炎症导致血脂肪酶升高，超过正常上限 3 倍有诊断价值，尤其适用于就诊较晚的患者；联合检测血淀粉酶和脂肪酶的活性对诊断更有帮助（表4-18-3）。

表4-18-3　急性胰腺炎时淀粉酶、脂肪酶变化情况

	升高时间（小时）	下降时间（小时）	持续时间（天）
血淀粉酶	6~12	48	3~5
尿淀粉酶	12~14	慢	7~14
血脂肪酶	24~72	慢	7~10

血淀粉酶持续增高要注意：①病情反复；②并发假性囊肿或脓肿；③疑有结石或肿瘤；④肾功能不全；⑤高淀粉酶血症等。

诊断中应注意以下问题：①淀粉酶升高超过10天提示存在局部并发症如假性囊肿、胰性腹水或胸腔积液；②淀粉酶并非胰腺特异性，血清淀粉酶对胰腺炎诊断的敏感性仅75%，高脂血症可影响其正常值；③淀粉酶的高低不一定反映病情的轻重，出血坏死性胰腺炎淀粉酶可以正常。

（三）其他标志物

72小时后的CRP＞150mg/L，血细胞比容（HCT）＞44%提示胰腺组织坏死。血清胰腺非酶分泌物如胰腺相关蛋白（PAP）、胰腺特异性蛋白（PSP）等可用于评估与监测急性胰腺炎的严重性。

（四）血生化检查

1. 血常规　一般白细胞计数增高，中性粒细胞细胞核左移；体液丢失导致血细胞比容增高。

2. 尿常规　部分尿糖增高，严重者可出现尿蛋白、红细胞及管型。

3. 血生化　可出现：①血糖升高；②胆红素升高，多见于胆源性胰腺炎；③血清ALT、LDH升高；④血钙降低，低血钙程度与临床严重程度平行；血钙＜1.75mmol/L则提示预后不良；⑤严重者血清白蛋白降低，尿素氮升高；⑥血甘油三酯升高。

二、辅　助　检　查

1. CT　推荐CT扫描作为诊断AP的标准影像学方法。对鉴别水肿型（图4-18-5）和出血坏死型（图4-18-6）有较大价值，必要时行增强CT或动态增强CT检查。主张在重症胰腺炎起病后1周左右进行增强CT扫描对胰腺坏死有确诊意义。Balthazar CT评级（表4-18-4）、改良的CT严重指数评分（modified CT severity index，MCTSI）（表4-18-5）常用于炎症反应及坏死程度的判断。B超及腹腔穿刺对AP诊断有一定帮助。

表4-18-4　Balthazar CT评级

A级：胰腺正常

B级：胰腺局部或弥漫性肿大，但胰周正常

C级：胰腺局部或弥漫性肿大，胰周脂肪结缔组织炎症性改变

D级：胰腺局部或弥漫性肿大，胰周脂肪结缔组织炎症性改变，胰腺实质内或胰周单发性积液

E级：广泛的胰腺内、外积液，包括胰腺和脂肪坏死，胰腺脓肿

　MRI分级同CT分级

表4-18-5　改良的CT严重指数评分（MCTSI）标准

特征	评分
胰腺炎症反应	
正常胰腺	0
胰腺和（或）胰周炎性改变	2
单发或多个积液区或胰周脂肪坏死	4
胰腺坏死	
无胰腺坏死	0
坏死范围≤30%	2
坏死范围＞30%	4
胰外并发症，包括胸腔积液、腹水、血管或胃肠道受累等	2

MCTSI评分为炎性反应与坏死评分之和；≥4分可诊断为MSAP或SAP

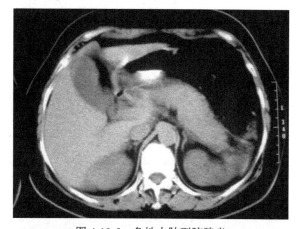

图4-18-5　急性水肿型胰腺炎

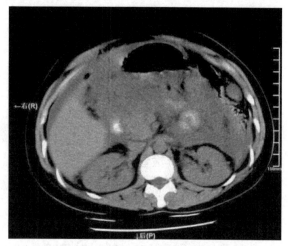

图4-18-6　急性出血坏死型胰腺炎

2. 磁共振（MR）　除了与腹部CT有类似诊断价值外，还可以通过MRCP了解有无胆管、胰

管梗阻。

3. B超　可在发病初期的1~2天内初筛，判断胰腺组织形态学变化和有无胆道疾病，可了解后期有无胰腺水肿、坏死、囊肿等，但受急性胰腺炎时胃肠道积气的影响，敏感性不如CT。

4. X线检查　可排除其他急腹症如内脏穿孔等。"哨兵祥"和"结肠切割征"为胰腺炎的间接指征。

> **案例 4-18-1**
> 　　血淀粉酶为1000U/L，尿淀粉酶为2700U/L；白细胞计数为18.0×10⁹/L；CT见胰腺体积增大，

模糊不清，胰腺实质及周围炎症改变，胰周渗出显著，实质内或胰周单个液体积聚，肾前筋膜明显增厚。

【诊断与鉴别诊断】

（一）诊断

临床上符合以下3项特征中的2项，即可诊断AP：①与AP相符合的腹痛；②血清淀粉酶和（或）脂肪酶活性至少高于正常上限值3倍；③腹部影像学检查符合AP影像学改变。对于诊断不清或入院后最初48~72小时临床无改善的患者，可行胰腺增强CT和（或）MRI扫描（图4-18-7）。

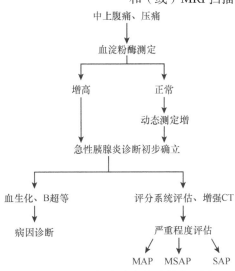

图4-18-7　急性胰腺炎的诊断流程图

AP的完整诊断应包含三方面：①急性胰腺炎的确立诊断；②急性胰腺炎的病因诊断；③急性胰腺炎的严重程度的评估。

1. 重症急性胰腺炎（SAP）　是指急性胰腺炎伴有脏器功能障碍，或出现坏死、脓肿或假性囊肿等局部并发症者，或两者兼有。SAP的Ranson标准符合3分或3分以上，APACHE II评分在8分或8分以上，BISAP评分3分或3分以上；MCTSI评分在4分或4分以上（表4-18-6）。2013年亚特兰大对AP分类进行了修订：按照严重程度分为MAP、MSAP和SAP；按患者入院后24小时内有无器官功能衰竭可区分MAP和SAP；按脏器衰竭在48小时内是否能恢复区分MSAP和SAP（表4-18-7）。器官功能衰竭的诊断标准依据改良Marshall评分系统，任何器官评分≥2分可定义存在器官功能衰竭（表4-18-8）。

表4-18-6　急性胰腺炎临床分级诊断

	MAP	MSAP	SAP
器官衰竭	无	<48h	>48h
局部或全身并发症	无	有/无	有
Ranson	<3	>3	>3
APACHE	<8	>8	>8
BISAP	<3	>3	>3
MCISI	<4	>4	>4

一部分MAP可转化为SAP-动态观察，腹腔积液，72小时CRP>150mg/L，BMI>28kg/m²

表4-18-7　AP分类的亚特兰大修订版（2013年）

轻症急性胰腺炎（MAP）	无器官功能衰竭；无局部并发症
中重症急性胰腺炎（MSAP）	局部并发症和（或）短暂性器官功能衰竭<48小时
重症急性胰腺炎（SAP）	持续性器官功能衰竭>48小时

表4-18-8　改良Marshall评分系统评分

器官或系统	评分（分）				
	0	1	2	3	4
呼吸（PaO₂/FiO₂）	>400	301~400	201~300	101~200	≤100

器官或系统	评分（分）				
	0	1	2	3	4
肾脏					
血肌酐（μmol/L）	≤134	134～169	170～310	311～439	>439
心血管（收缩压，mmHg）	>90	<90，输液有应答	<90，输液无应答	<90，pH<7.3	<90，pH<7.2
非机械通气的患者，FiO$_2$按以下估算：					
吸氧（L/min）	FiO$_2$（%）				
室内空气	21				
2	25				
4	30				
6～8	40				
9～10	50				

①既往有慢性肾衰竭患者的评分依据基线肾功能进一步恶化的程度而定，对于基线血肌酐 134μmol/L 或 1.4mg/dL 者尚无正式的修订方案；②未使用正性肌力药物，1mmHg=0.133kPa

2. 病因诊断　所有 AP 患者均应行经腹部超声检查。无胆结石和（或）大量饮酒史的患者，应检测血清甘油三酯，如>1000mg/dl 则考虑它为病因。年龄>40 岁的患者，胰腺肿瘤应考虑为 AP 的可能病因。急性特发性胰腺炎患者应限制内镜检查，这是由于在这些患者中其风险和效益尚不清楚。特发性胰腺炎患者应转诊至专门的中心就治。如病因不明和有胰腺疾病家族史的年轻患者（<30 岁）可考虑行基因检测。

（二）鉴别诊断

1. 各种急腹症　消化道空腔脏器穿孔、急性肠梗阻、高位阑尾穿孔、肾绞痛、异位妊娠破裂等均可致剧烈腹痛，血清淀粉酶升高，一般不超过正常值上限 2 倍，可通过影像学等检查鉴别。

2. 心肌梗死　多有冠心病史，突然起病，有时疼痛局限于上腹部，心电图显示心肌梗死征象，动态观察更有意义，血清心肌酶学升高、肌钙蛋白阳性；血、尿淀粉酶正常。

案例 4-18-1

临床特点：患者大量饮酒后出现腹痛，渐进性加重，伴呕吐，吐后腹痛不缓解。既往有胆结石病史和长期饮酒史。体检发现腹饱满、软，上腹压痛明显，无反跳痛。血尿淀粉酶升高，CT 发现胰腺形态改变及渗出病灶，血钙正常，无低血压、休克及胰外脏器衰竭表现。

临床诊断：急性胆源性胰腺炎，轻型。

【治疗】

本病应根据病因、病情严重程度选择合适的治疗方法。

（一）内科治疗

轻型急性胰腺炎以内科治疗为主，液体复苏、维持水电解质平衡和加强监护治疗是早期治疗的重点。

1. 一般治疗

（1）监护：由于部分轻症胰腺炎可进展为重症胰腺炎，故入院后常规监护 3 天。而重症胰腺炎则应针对器官功能衰竭及代谢紊乱采取相应的监护措施。

（2）支持治疗：入院 3～6 小时立即开始控制性液体复苏（250～500ml/h，除非心肾功能异常）。补充血容量，维持水电解质酸碱平衡，维持能量供应。复苏液首选乳酸林格液，对于需要快速复苏的患者可适量选用代血浆制剂。在补充晶体液的同时应注意输注胶体物质和补充维生素、微量元素。补液量包括基础需要量和流入组织间隙的液体量。注意监测中心静脉压、心率、血压、尿量、血细胞比容及混合静脉血氧饱和度（SvO$_2$）。入院最初 6 小时及随后的 24～48 小时，应频繁对液体需求进行再评估。

（3）止痛：疼痛剧烈时考虑镇痛治疗。在严密观察病情下，可注射盐酸哌替啶（杜冷丁）。不推荐应用吗啡或胆碱能受体拮抗剂如阿托品、654-2 等，因前者会收缩胆胰壶腹括约肌，后者则会诱发或加重肠麻痹。

2. 抑制胰液分泌

禁食和胃肠减压：轻型胰腺炎短期禁食，无须肠内或肠外营养。重症胰腺炎常规禁食，对有严重腹胀、麻痹性肠梗阻者应进行胃肠减压。在患者腹痛减轻或消失、腹胀减轻或消失、肠道动力恢复或部分恢复时可以考虑开放饮食，开始以糖类为主，逐步过渡到低脂饮食，不以血清淀粉酶活性高低作为开放饮食的必要条件。有 RCT 结果显示质子泵抑制剂对急性胰腺炎的临床进程不会产生影响。因此，除非特别的适应证出现，如消化性溃疡或上消化道出血，否则无须常规使用质子泵抑制剂。而近来的荟萃分析显示，无论是蛋白酶抑制剂，还是生长抑素或其类似物均不能降低患者的死亡风险。因此，只主张短期内使用。

3. 抑制胰酶活性

（1）抑肽酶：主要抑制胰蛋白酶活性，主张早期、足量使用。

（2）牛磺酸加贝酯：是一种非肽类蛋白酶分解抑制剂，对弹力蛋白酶、血管舒缓素和磷脂酶 A_2 均有较强的抑制作用，还可松弛胆胰壶腹括约肌。

4. 预防和治疗感染 预防性使用抗生素也不能降低胰外感染的发生率和患者的病死率。不推荐重症急性胰腺炎患者常规预防性使用抗生素治疗。不推荐无菌性坏死的患者使用抗生素以预防感染性坏死的发生。但对于胰腺坏死范围大于 50% 的患者，鉴于其较高的感染风险，可根据患者的具体情况预防性使用抗生素。至于预防性抗生素的选择，碳青霉烯类抗生素仍是首选。除此，胰腺外感染如胆管炎、导管相关性感染、菌血症、尿路感染、肺炎，应予以抗生素治疗。住院 7～10 天后恶化或无改善的胰腺或胰外坏死的患者，应考虑感染性坏死。可在 CT 引导下行细针穿刺术行革兰氏染色及培养以指导抗生素合理使用，或经验性使用抗生素。疗效不佳时需谨防真菌感染。发病后 3～4 周是坏死组织清除术的最佳时期。

5. 营养支持 重症胰腺炎是早期营养支持的指征。预期禁食超过 5～7 天应当考虑营养支持，无须考虑疾病严重程度。当存在肠内营养禁忌或不能耐受时使用肠外营养。在肠功能恢复前，可酌情肠外营养；一旦肠功能恢复，尽早肠内营养，可采用鼻空肠或鼻胃管输注。在效果和安全性上，鼻胃管和鼻肠管两种途径效果相当。使用要素配方或者整蛋白配方的耐受性皆可，且效果相当。为改善肠内营养的耐受性，可考虑中长链脂肪乳的短肽制剂。通常静脉注射脂肪乳也是安全和耐受的，除非患者基础甘油三酯高于 4.4mmol/L 且有高脂血症史。葡萄糖是最主要的碳水化合物来源，血糖控制尽可能接近正常。还可考虑添加谷氨酰胺。从开始的低热卡 20～25kcal/（kg·d）到热卡 25～35kcal/（kg·d），蛋白为 1.2～1.5g/（kg·d），从短肽型逐步过渡到整蛋白型，逐步满足机体最大营养需求量。同时，应注意患者的腹痛、肠麻痹、腹部压痛等胰腺炎症状和体征是否加重，并定期复查电解质、血脂、血糖、总胆红素、血清白蛋白水平、血常规及肾功能等，以评价机体代谢状况，调整肠内营养剂量。

肠内营养是重症胰腺炎患者营养支持的首选。肠内营养能够降低胰腺和胰腺外感染性并发症及多器官功能障碍综合征发生率，以及外科干预率和病死率。因此，只要患者的血流动力学稳定，肠内营养应尽早开展，最好在入院头 24～48 小时内就开始，除非肠内营养不能耐受。

6. 血管活性物质的应用 由于微循环障碍在急性胰腺炎，尤其是急性重症胰腺炎的发病中起重要作用，推荐应用改善胰腺和其他器官微循环的药物，如前列腺素 E1 制剂、血小板活化因子拮抗剂、丹参制剂等。

7. 免疫调节治疗 早期酌情应用免疫抑制剂以抑制机体过激的免疫反应；当免疫功能低下时适当给予免疫增强剂，重症病例可选择性应用免疫增强制剂。

8. 益生菌 可调节肠道免疫；纠正肠道内菌群失调；重建肠道微生态平衡。但对 SAP 患者是否应该使用益生菌治疗尚存争议。

9. 其他治疗 肝功能异常时使用保肝药物；弥散性血管内凝血（DIC）时使用肝素；上消化道出血时用质子泵抑制剂；促肠动力药有生大黄、芒硝、硫酸镁、乳果糖；芒硝外敷，可止痛消肿等。

（二）内镜治疗

解除胆道梗阻对胆源性急性重症胰腺炎和保守治疗中病情恶化的轻型胰腺炎有效，主张在发病后 24 小时内进行鼻胆管引流或内镜下胆胰壶腹括约肌切开术（EST）。

（三）中医中药治疗

单味中药如生大黄和复方制剂，如清胰汤、柴芍承气汤、大柴胡汤等被临床实践证明有效。中药制剂通过降低血管通透性、抑制巨噬细胞和中性粒细胞活化、清除内毒素达到治疗功效。首煎可以口服或胃管灌注之后采用灌肠。

（四）外科治疗

外科治疗主要针对胰腺炎后期局部并发症继发感染或产生压迫症状，如消化道梗阻、胆道梗阻等，以及胰瘘、消化道瘘、假性动脉瘤破裂出血等其他并发症。胰腺及胰周无菌性坏死积液无症状者无须手术治疗。但在早期，除因严重的腹腔间隔室综合征，其他均不建议外科手术治疗。胰腺感染性坏死的手术方式可分为经皮穿刺引流、微创手术和开放手术。

【预后】

急性胰腺炎的预后取决于病变程度及有无并发症。轻型胰腺炎预后好，通常在一周内恢复，不留后遗症。重症胰腺炎病情凶险、预后差，病死率高，可达 30%。经积极抢救后幸存者可遗留不同程度的胰腺功能不全，反复发作可演变为慢性胰腺炎。影响预后的因素包括年龄大、低蛋白、低氧血症、低血钙及各种并发症。

案例 4-18-1

1. 发病初期的处理和监护内容包括心电监护，血压监测，血气分析，血清电解质测定，胸部X线检查和中心静脉压测定；动态观察腹部体征和肠鸣音改变；记录24小时尿量和出入量变化；进行血、尿常规测定，粪便隐血、肾功能、肝脏功能测定和血糖测定。其血糖监测发现血糖波动极大，时而高血糖，时而低血糖。进一步胰岛功能测定发现胰岛功能极差，予清晨长效胰岛素＋餐前短效胰岛素控制血糖。

2. 发病初期予以补液，维持水、电解质及酸碱平衡。监测中心静脉压条件下给足液体及能量。

3. 减少胰液分泌、抑制胰酶活性。采用生长抑素及抑肽酶静脉持续泵入，同时质子泵抑制剂静脉输注，2次/天。

4. 抗生素治疗：患者为胆源性胰腺炎，采用甲硝唑联合喹诺酮类药物和头孢三代联合抗菌治疗。入院25天患者出现体温升高，白细胞计数为1.3×10⁹/L，腹腔引流液中培养出热带念珠菌，考虑为真菌感染，给予抗真菌药物后热退，白细胞计数恢复正常。

5. 中医中药：患者腹胀明显，初期以大承气汤内服后明显缓解；B超示胰腺囊肿，予芒硝外敷，辅以针灸治疗，1周后复查见囊肿明显缩小。

6. 外科治疗：腹腔置管引流，并予甲硝唑及生理盐水每天行腹腔灌洗。

【视窗】

1. 急性胰腺炎治疗流程图　见图4-18-8。

急性胰腺炎确诊后需找出病因，基础支持治疗的同时评估病情的严重程度，按患者入院后24小时内有无器官衰竭可区分 MAP 和 SAP；按脏器衰竭在48小时内是否能恢复区分 MSAP 和 SAP。MAP的继续支持治疗，MSAP 和 SAP 转入监护病房，进行器官支持，液体复苏，营养支持（推荐早期肠内营养），控制感染，处理腹腔间隔室综合征等。如若大于4周后，出现局部并发症：急性液体积聚、胰腺坏死、假性囊肿、包裹性坏死。根据感染发生与否，继续保守治疗或者进行穿刺抽液或坏死组织清除术干预。

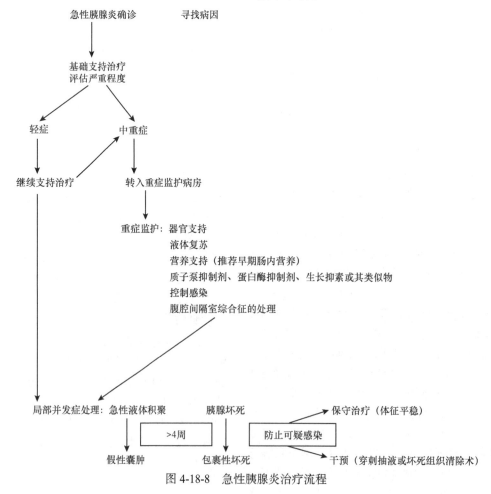

图 4-18-8　急性胰腺炎治疗流程

2. 急性胰腺炎评分表 见表4-18-9和表4-18-10。

表4-18-9 Ranson评分表

入院时
年龄>55岁，WBC>16×10⁹/L，血糖>11.1mmol/L，LDH>350U/L，AST>250U/L
入院后48小时
HCT下降>10%，血钙<2mmol/L，PaO₂<8kPa（60mmHg），碱缺乏>4mmol/L，BUN增加>1.79mmol/L，体液隔离或丧失*>6L
凡符合表中标准的，每项记1分

*体液隔离或丧失计算公式=48小时入水量-（48小时胃肠减压量+48小时尿量+48小时其他引流量）；死亡率：0~2分，<1%；3~4分，15%；5~6分；40%>6分，100%

表4-18-10 急性胰腺炎严重程度床边指数（BISAP）

参数	结果	评分
血尿素氮	≤25mg/dl	0
	>25mg/dl	1
意识障碍（格拉斯哥Glasgow昏迷量表评分）	15分	0
	<15分	1
SIRS	无	0
	有	1
年龄	≤60	0
	>60	1
胸膜渗出	无	0
	有	1

以上5项，24小时内出现1项记1分，BISAP总分为5项参数得分之和

第二节 慢性胰腺炎

案例4-18-2

患者，男，47岁，因反复腹痛伴腹泻4余年入院。

患者4年前无明显诱因反复出现左上腹疼痛，为持续隐痛，无放射，夜间疼痛明显，疼痛剧烈时伴恶心、呕吐胃内容物；每于饮酒及进食高脂餐时腹痛加剧，在前倾坐位或侧卧屈膝时疼痛缓解。食后饱胀，腹泻在进食高脂餐后出现，大便滑腻、臭、难冲刷。为求进一步诊治入院。自起病以来，精神可，进食少，小便正常，体重下降6kg。患者酗酒20余年，每天0.5kg白酒；否认"糖尿病"等病史，否认药物及食物过敏史。

体格检查：T 36.7℃，R 20次/分，P 90次/分，BP 120/87mmHg。消瘦。腹平软，肝脾未触及，全腹无包块，剑突下及左上腹轻压痛，无反跳痛、肌紧张；移动性浊音阴性，肠鸣正常。

问题：

1. 据患者病史及临床表现，考虑何诊断？
2. 为明确诊断，需行哪些检查？
3. 治疗原则是什么？

慢性胰腺炎（chronic pancreatitis，CP）是由各种不同病因引起的胰腺组织和胰腺功能持续性损害的一种慢性进行性炎症性疾病，以不可逆的形态学改变为主要特征，最终可导致胰腺内外分泌功能永久损害。其病理特征为胰腺纤维化。结构损害包括腺泡萎缩、胰腺实质钙化、胰管结石、胰腺假性囊肿形成等；胰腺内分泌功能损害可出现糖尿病，外分泌功能障碍则导致吸收不良。临床以反复发作的上腹疼痛、胰腺外分泌功能不全为主要症状，可并有胰腺内分泌功能不全。慢性胰腺炎的发病率地区间差别很大，欧美国家发病率较高。我国发病率较低，但近年来有升高趋势，目前国内尚缺乏全国性流行病学统计资料。

【病因和发病机制】

（一）慢性胰腺炎病因

病因较多,存在地区差异。我国以胆道疾病为主，详见表4-18-11。

表4-18-11 慢性胰腺炎病因

常见病因	其他病因
胆系疾病：占我国CP 36%~65%，包括急/慢性胆囊炎、胆管炎，胆石症，胆道蛔虫、胆胰壶腹括约肌功能障碍	代谢障碍：高脂血症，高钙血症（甲状旁腺功能亢进）
	遗传因素：遗传性胰腺炎（常染色体显性遗传性疾病）
慢性酒精中毒：占西方国家CP70%~90%，饮酒>70~80g/d,持续5年，或饮酒70~80g持续10年	自身免疫性疾病：自身免疫性CP，原发性硬化性胆管炎，原发性胆汁性肝硬化
	胰腺先天性异常：胰腺分裂症，囊性纤维化等
	特发性CP：6%~37.5%,病因不能明确者

（二）发病机制

慢性胰腺炎发病机制尚未阐明，其始动因素仍不十分清楚。可能与以下因素有关：①胰管阻塞：胰管内蛋白质沉淀物、蛋白栓、结石阻塞，胰管内压力增高,导致腺泡和小管破裂,破坏胰腺组织和胰管系统；②乙醇及代谢产物毒性作用直接损伤胰腺实质和胰管系统，同时刺激星状细胞分泌细胞外基质；③坏死纤维化：胰管和胰腺组织坏死后被纤维组织取代，形成慢性炎症；④基因突变：如特发性和酒精性慢性胰腺炎中发现囊性纤维化跨膜调节因子（CFTR）基因突变、特发性慢性胰腺炎中Kajal I型丝氨酸蛋白酶抑制因子（SPINK1）基因突变。但某一因素并不能

单独解释其发病机制。

【病理】

1. 早期　可见散在的灶状脂肪坏死，小叶及导管周围纤维化，胰管分支内有蛋白栓及结石形成。

2. 进展期　胰管可狭窄或扩张，主胰管内可见嗜酸性蛋白栓和结石；导管上皮萎缩、化生乃至消失，并可见大小不等的囊肿形成，甚至出现小脓肿。随着纤维化的发展，可累及小叶周围并将实质小叶分割成不规则结节状，而被纤维组织包裹的胰岛体积和数量甚至会有所增加，偶尔会见到残留导管细胞芽生所形成的类似于胚胎发生时的胰岛细胞样组织，类似于肝硬化时假小叶的形成。

3. 晚期　病变累及胰腺内分泌组织，导致大部分内分泌细胞减少，少数细胞如 A 细胞和 P 细胞相对增生，随着病变的进一步发展，多数胰岛消失，少数病例胰岛细胞显著增生，呈条索状和丛状。

【临床表现】

本病临床表现轻重不一，轻者可无临床表现或仅有轻度消化不良表现，重者可因胰腺结构破坏引起内、外分泌功能不全及并发症的表现。

（一）腹痛

腹痛是慢性胰腺炎的主要临床症状，多位于中上腹或左上腹，可放射至背部或两肋部，初为间歇性，后转为持续性，疼痛性质可为隐痛、钝痛或钻痛，疼痛剧烈时可伴恶心、呕吐。腹痛常因饮酒、饱食、高脂肪餐或劳累而诱发，平卧加重，在前倾坐位、侧卧屈膝时减轻，称为胰性疼痛体位（pancreatic posture）。随着胰腺外分泌功能不断下降，疼痛程度会减轻，甚至消失。

（二）胰腺功能不全表现

1. 胰腺外分泌功能不全　吸收不良综合征的表现包括脂肪、蛋白质、碳水化合物吸收障碍，其中脂肪吸收不良最早出现，可出现食后腹胀、食欲减退、厌食油腻、消瘦、脂肪泻（steatorrhea，大便泡沫样、恶臭、表面发油光或有油滴，镜检可见脂肪滴）。严重者伴有脂溶性维生素缺乏所致夜盲症、皮肤粗糙、出血倾向、体重减轻。

2. 胰腺内分泌功能不全　胰腺慢性炎症破坏胰岛，胰岛素分泌减少，可表现为高血糖，包括空腹血糖受损、糖耐量减低和糖尿病。

（三）体征

本病无特异性体征。多数患者仅有轻度压痛，与腹痛程度不相称。当并发巨大假性囊肿时可扪及包块；当胰头显著纤维化或假性囊肿压迫胆总管下段，

可出现黄疸。由于消化吸收功能障碍导致消瘦，也可出现与并发症有关的体征。

（四）并发症

本病并发症有胰腺假性囊肿、腹水、胰瘘、消化道梗阻，以及胰源性门脉高压症、胰腺癌、胰性脑病等。

> **案例 4-18-2**
> 1. 有酗酒史多年，白酒 500g/d。
> 2. 左上腹疼痛，与进食及体位有关，符合胰性疼痛体位性特点；食后饱胀，脂肪腹泻，符合胰腺外分泌功能不足表现。
> 3. 查体示消瘦，腹平软，剑下及左上腹轻压痛。腹部体征与腹痛程度不相称。

【实验室及辅助检查】

（一）一般实验室检查

1. 血常规　急性发作、胆道感染时白细胞计数升高。

2. 血生化　①急性期可见血清淀粉酶升高，如合并胸腔积液、腹水，其胸腔积液、腹水中的淀粉酶含量往往明显升高。②血胆红素、碱性磷酸酶有助于了解有无胆道梗阻。

3. 血清肿瘤标志物　慢性胰腺炎也可出现血清 CA19-9 增高，但升高幅度一般较小，如明显升高，应警惕合并胰腺癌的可能。

4. 粪便检查　①粪便显微镜检查可见未消化的肌肉纤维及脂肪滴，但对胰腺功能轻度不足时不敏感。②粪便脂肪定量检测：可信，但不能区分消化不良和吸收不良。③粪便氮：敏感度低，也不能区分消化不良和吸收不良。

（二）胰腺分泌功能测定

1. 胰腺外分泌功能测定　其理论上是诊断慢性胰腺炎的重要依据，但目前国内外开展的各种试验敏感性较差，轻型患者无变化，因而临床价值有限，仅有胰腺外分泌功能改变，不能诊断为慢性胰腺炎。

（1）直接试验：对轻度慢性胰腺炎的诊断有价值。指用外源性胃肠激素（促胰液素-胆囊收缩素等）刺激胰腺分泌，通过插管至十二指肠收集胰液，分析胰液分泌量及成分（碳酸氢盐浓度和淀粉酶含量）以评估胰腺外分泌功能，但因插管令患者难以接受及试剂昂贵的缘故，临床较少开展。

（2）间接试验：是通过测定胰酶观察胰腺的外分泌功能，包括以下 3 种试验。①Lundh 试验餐：试验餐（脂肪、碳水化合物和蛋白）引起胆囊收缩素释

放增加，后者引起酶分泌增多，胰蛋白酶浓度升高，用于检查胰腺外分泌功能不足。胃排空延迟时有假阴性，原发性消化道黏膜疾病和胆总管结石时有假阳性，不能确定分泌储备功能。②苯替酪胺试验（Bz-Ty-PABA）：通过测量口服一些胰酶消化底物后所产生的产物来反应胰腺分泌糜蛋白酶的能力，临床最常用。③胰月桂酰试验：反映胰腺分泌芳香酯酶的能力，由于荧光素可被胰腺弹性蛋白酶水解并吸收，测定尿中的荧光素可反映胰腺外分泌功能。

2. 胰腺内分泌功能测定

（1）血糖及空腹胰岛素水平测定：血浆胰岛素水平降低，空腹血糖受损、糖耐量减低或血糖升高。

（2）血浆胰多肽：胰多肽由胰腺 PP 细胞分泌，正常时餐后迅速升高，慢性胰腺炎时空腹及餐后均明显降低。

（3）血清缩胆囊素（CCK）：慢性胰腺炎胰酶分泌减少，对 CCK 反馈抑制作用减弱，血清 CCK 明显升高。

（三）影像学检查

1. 腹部 X 线 胰腺区域可见钙化灶或结石影。

2. 腹部 B 超 超声检查通常作为 CP 的初筛检查，可显示胰腺形态改变，胰管狭窄、扩张、结石或钙化及囊肿等征象，但敏感度和特异度较差。

3. 内镜超声（EUS） 除显示形态特征外，还可以辅助穿刺活检组织学诊断。

4. CT/MRI 检查 是 CP 诊断首选检查方法。对中晚期病变诊断准确度较高，对早期病变诊断价值有限，可见胰腺实质增大或萎缩、胰腺钙化、结石形成、主胰管扩张及假性囊肿形成等征象。MRI 诊断价值与 CT 相似。

5. 胰胆管影像学检查 主要方法有内镜逆行胰胆管造影术（ERCP）和磁共振胰胆管成像术（MRCP）。ERCP 主要显示胰管形态改变，诊断 CP 有价值，但有创伤。MRCP 可以清晰显示胰管病变的部位、程度和范围。按 MRCP 来对慢性胰腺炎进行程度分级：①轻度慢性胰腺炎：胰管侧支扩张/阻塞（超过 3 个），主胰管正常。②中度慢性胰腺炎：主胰管狭窄及扩张。③重度慢性胰腺炎：主胰管阻塞、狭窄、钙化，有假性囊肿形成。促胰液素增强 MRCP（secretin-enhanced MRCP）能间接反映胰腺的外分泌功能，有助于 CP 的早期诊断。

6. 胰管镜 可直接观察胰管内病变，同时能收集胰液、细胞刷片及组织活检等检查，对 CP 早期诊断及胰腺癌鉴别诊断有意义，有条件的单位可开展。

（四）病理学检查

手术活检可获取最理想的胰腺标本，但通常难以获得；经超声（腹部、EUS）或 CT 引导下的穿刺活检是最常用的方法。

> **案例 4-18-2**
> 血常规、血生化及 CA19-9 正常；大便镜检见脂肪滴；糖耐量减低；CT 见胰腺轮廓不规则，MRCP 见主胰管狭窄。

【诊断与鉴别诊断】

（一）诊断

诊断标准包括：①影像学特征性表现。②组织病理学特异性改变。③反复发作的上腹部疼痛。④血清或尿胰酶水平异常。⑤胰腺外分泌功能异常。⑥长期酗酒史（≥80g/d）。其中①或②任何一项典型表现，或者①或②疑似表现加③、④、⑤中任何两项即可确诊。①或②任何一项疑似表现考虑为可疑患者。③、④、⑤、⑥中任何两项加早期 EUS/MRCP 表现则可诊断为早期 CP。满足③、④、⑤、⑥中任意两项且无其他影像学或组织学表现者，建议在排除其他疾病后随访观察。

（二）鉴别诊断

慢性胰腺炎与胰腺癌的鉴别尤为重要且有一定难度。

胰腺癌指胰腺外分泌腺的恶性肿瘤，发病率近年明显上升，恶性程度高，由于胰腺血管、淋巴管丰富且无包膜，易发生早期转移，预后极差。发病年龄以 45～70 岁多见，男女比为 1.3∶1～1.8∶1。临床上主要表现为腹痛、食欲缺乏、消瘦和黄疸等。胰头癌突出表现为梗阻性黄疸；胰体尾癌则疼痛明显；当肿瘤破坏胰腺结构，可出现胰腺外分泌功能不全所致的吸收不良综合征及内分泌功能不足所致的胰源性糖尿病。重要体征为库瓦西耶征（扪及囊状、无压痛、表面光滑并可推移的肿大胆囊），腹部可扪及结节状或硬块，晚期有腹水及远处转移征象。胰腺癌应争取手术治疗，但因早期诊断困难，手术切除率低，且手术死亡率高，5 年生存率低。因此，对于年龄超过 40 岁且出现以下任何临床表现时应注意排外胰腺癌：①不明原因的梗阻性黄疸；②近期出现无法解释的体重下降＞10%；③近期出现不能解释的上腹或腰背部疼痛；④近期出现模糊不清又不能解释的消化不良症状，内镜检查正常；⑤突发糖尿病而又无诱发因素；⑥突发无法解释的脂肪泻；⑦自发性胰腺炎：B 超作为初筛；CT 是诊断胰腺癌的首选方法，可发现最小直径为 1cm 的病灶，特别是高分辨率薄层螺旋CT可获得不同时相影像,进行较精确的TNM分期;MRCP是非侵入性了解胆管和胰管的好方法;PET对于发现腹腔和远处转移病灶有优势。CA19-9敏感性、特异性均高,多种肿瘤标志物如癌胚抗原(CEA)和胰腺胚胎抗原(POA)联合检测可提高胰腺癌的诊断率。

【治疗】

CP的基本治疗原则包括去除病因、控制症状、改善胰腺内外分泌功能不全及防治并发症。

(一)一般治疗

绝对戒酒,避免暴饮暴食。发作期间应严格限制脂肪摄入,并推荐要素饮食(elemental diet,ED)疗法,其中的脂肪含量极低且易于吸收,可显著减少对胰腺的刺激。对于保守治疗无效的患者,推荐经内镜或手术治疗,必要时可给予肠外或肠内营养治疗。长期脂肪泻患者应注意补充脂溶性维生素及维生素B_{12}、叶酸,适当补充各种微量元素。

(二)内科治疗

1. 急性发作期 临床表现及治疗均与急性胰腺炎大致相同。

2. 胰腺外分泌功能不全 主要应用外源性胰酶制剂替代治疗并辅助饮食疗法,可缓解胰性疼痛。应选用含高活性脂肪酶的超微粒胰酶胶囊。此外,失代偿期HCO_3^-分泌减少,小肠上段分泌物酸化,胆汁酸和脂肪酶失活(当pH<4),导致脂肪的消化吸收障碍。因此,对于脂肪泻的患者,推荐抑酸药与消化酶制剂联合应用。

3. 伴糖尿病 一般首选二甲双胍控制血糖,必要时加用促胰岛素分泌药物。对于症状性高血糖、口服降糖药物疗效不佳者选择胰岛素治疗。CP合并糖尿病患者对胰岛素敏感,需谨防低血糖发作。循证指南重点提及了一种新型降糖药物——肠促胰岛素,主要由胰高血糖素样肽-1(glucagon-like peptide 1,GLP-1)和糖依赖性胰岛素释放肽(glucose-dependent insulinotropic peptide,GIP)组成,葡萄糖浓度依赖性地促进胰岛素分泌,还可刺激胰岛β细胞增殖和分化。

4. 疼痛的治疗 可依靠镇痛药物,遵循"三阶梯止痛原则"。初始宜选非甾体抗炎药物,效果不佳可选择弱阿片类药物,仍不能缓解甚至加重时选用强阿片类镇痛药物。但对于慢性胰腺炎的疼痛治疗,还包括以下几个方面:

(1)一般治疗:轻症患者多数情况下戒酒、控制饮食便可使疼痛减轻或暂时缓解。

(2)止痛药物:抗胆碱能药物对轻症可能达到止痛效果,疼痛严重者可用麻醉镇痛剂。

(3)抑制胰酶分泌:胰酶制剂替代治疗能缓解或减轻腹痛,生长抑素及其类似物、H_2受体拮抗剂或质子泵抑制剂对减轻腹痛有一定疗效。

(4)抗氧化剂:对于酒精性慢性胰腺炎患者,应用抗氧化剂(如维生素A、维生素C、维生素E、硒、甲硫氨酸)后可缓解疼痛。

(5)疼痛顽固剧烈、药物治疗无效者可在CT、EUS诱导下行腹腔神经丛阻滞治疗,合并有胰管狭窄、胰管结石,可在内镜下做相应治疗;如上述方法无效时应考虑手术治疗。

(三)内镜治疗

主要适用于胆胰壶腹括约肌狭窄、胆总管下段狭窄、胰管狭窄、胰管结石及胰腺假性囊肿等。治疗方法包括胆胰壶腹括约肌切开成型(EST)、鼻胆管和鼻胰管引流、胰管胆管支架植入、假性囊肿引流及EST联合体外震波碎石(ESWL)等,其远期效果较手术治疗差。

(四)外科治疗

1. 手术指征 ①保守治疗不能缓解的顽固性疼痛;②胰管狭窄、胰管结石伴胰管梗阻;③并发胆道梗阻、十二指肠梗阻、胰源性门静脉高压、胰源性胸腹水及假性囊肿等;④不能排除恶性病变。

2. 术式选择 应遵循个体化治疗原则,根据病因,胰腺、胰周脏器病变特点(炎性肿块、胰管扩张或结石、胆管或十二指肠梗阻)及术者经验等因素,主要针对各种外科并发症。

3. 手术方法 有胰管内引流、胰腺远端切除术、胰十二指肠切除术、全胰切除术、胰腺支配神经切断术及针对病因的有关手术等。

> **案例 4-18-2**
> 嘱戒酒,予低脂饮食;给予胰酶制剂及质子泵抑制剂,腹痛时加用抗胆碱能药物。

【预后】

本病预后主要取决于病因是否去除、发病时胰腺的受损程度。晚期多死于并发症。

【视窗】

慢性胰腺炎的诊断流程见图4-18-9。

(杨 辉)

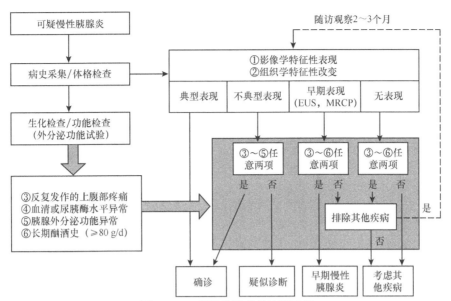

图 4-18-9 慢性胰腺炎的诊断流程

第十九章 胰 腺 癌

案例 4-19-1

患者，女，70 岁，因皮肤巩膜进行性黄染半个月入院。

患者于半个月前无明显诱因出现皮肤、巩膜持续性黄染，无腹胀、腹泻、恶心、呕吐，无胸闷、心悸。患者自行服用消炎利胆片，症状无明显缓解，遂来我院就诊，门诊以"黄疸查因：梗阻性黄疸？"收治入院。患者自患病以来，精神一般，饮食明显减少，睡眠正常，体力一般，小便黄染，大便偶有陶土色，体重明显减轻。

既往体健，否认"高血压、冠心病、糖尿病"病史，否认"肝炎、肺结核、菌痢"病史，否认手术、重大外伤史，否认药物或事物过敏史，预防接种不详。

体格检查：T 36.6℃，P 65 次/分，R 20 次/分，BP 127/73mmHg。腹软，无压痛、反跳痛，未及明显包块，肝脾肋下未触及，墨菲征阴性，双肾区无叩痛，无移动性浊音。

实验室检查：WBC 7.17×10⁹/L，HGB 108g/L，ALT 69U/L，AST 103U/L，ALP 452U/L，γ-GT 236U/L，TBIL 299μmol/L，BC 159μmol/L，BU 36μmol/L，CA19-9＞12000U/ml，AFP 2.64μg/L。

问题：

1. 此患者症状、体征及实验室检查有何特点？
2. 为明确诊断，下一步应首选哪种检查？
3. 诊断及诊断依据是什么？
4. 诊断明确后，该如何治疗？

胰腺癌（pancreatic carcinoma）是指胰腺外分泌恶性肿瘤，恶性程度高，预后极差。其临床主要表现为腹痛、食欲缺乏、消瘦和黄疸，占消化道恶性肿瘤的 8%～10%。近年来发病趋势有所上升，好发于男性，男女比例为 1.58∶1，发病年龄多在 45～65 岁。

【病因与发病机制】

具体病因不详，目前发现与下列因素密切相关。

1. 吸烟因素 吸烟可使患癌的风险增加 1.2～3.1 倍，是目前全球唯一公认的危险因素。

2. 饮食因素 高脂饮食、高胆固醇饮食、富含亚硝胺的食品可使患癌风险明显增加。

3. 职业暴露 长期接触某些化学物质如联苯胺、甲基胆蒽、亚硝基甲胺等物质。

4. 糖尿病 大部分胰腺癌患者常合并糖尿病，目前认为糖尿病是胰腺癌的危险因素。

5. 慢性胰腺炎 慢性胰腺炎可使患癌风险增加。

6. 遗传因素 遗传综合征如家族性胰腺癌、遗传性肺结节性结肠癌、林岛综合征、家族性腺瘤样息肉能够增加罹患胰腺癌的风险，叶酸代谢酶基因的变异可显著增加胰腺癌的遗传易感性。

【病理】

1. 好发部位 胰腺癌好发于胰头部，约占 60%，胰体、胰尾部约占 20%，全胰癌约占 10%。

2. 病理分类 根据胰腺癌的病理类型，可将胰腺癌分为胰腺导管细胞癌、胰腺腺泡癌、黏液性囊腺癌及胰岛细胞癌。90%的胰腺癌为导管细胞癌，形态学上表现为白色多纤维，易产生粘连，质地较硬，又称硬癌。胰腺细胞癌则较为少见，形态学上表现为易出血坏死，质地较柔软，又称髓样癌。而黏液性囊腺癌与胰岛细胞癌则更少见。

3. 转移方式 由于胰腺血管、淋巴丰富，胰腺细胞无包膜，故胰腺癌较易发生转移，转移方式有以下几种。

（1）直接蔓延：可直接侵犯到邻近器官组织，如胆总管末端、十二指肠、胃、横结肠、小肠、腹膜。直接蔓延为胰头癌常见的转移方式。

（2）血行转移：可经过门静脉转移至肝、肺、骨、肾上腺等器官，其中以肝转移最为常见。

（3）淋巴转移：发生较早，胰头癌常转移至幽门下淋巴结，也可累及胃、肝、肠系膜、主动脉周围淋巴结，也可通过肝圆韧带转移至锁骨上淋巴结。

（4）沿神经鞘转移：胰体癌常见，可压迫和侵犯腹腔神经丛引起剧烈疼痛。胰头癌可侵犯十二指肠、胰腺和胆囊周围的神经。

【临床表现】

本病起病隐匿，早期症状不典型，可表现为上腹部不适、隐痛、消化不良或腹泻。

（一）症状

1. 腹痛 常为首发症状，早期疼痛较轻，范围较广，性质较模糊，定位不清，常表现为上腹部饱胀不适、隐痛或顿痛。胰头癌常表现为右上腹痛，胰体尾癌常表现为偏左部位，腰背部疼痛明显，后期随着肿瘤侵犯腹膜后神经丛，腰背部疼痛较为剧烈，或双侧呈带状疼痛分布。经典的胰腺癌痛表现为持续性、进行性加剧的中上腹或者持续性腰背部疼痛，可有阵发性加剧，餐后加剧，仰卧于脊柱伸展式加剧，俯卧、蹲位、弯腰坐位可使胰腺癌疼痛减轻，解痉药常不能使疼痛缓解。

2. 黄疸　是胰头癌的主要表现症状，常常提示肿瘤累及或压迫胆总管下端，黄疸常呈进行性加重，可伴有皮肤瘙痒，时有减轻，不能完全缓解，部分患者可不伴有疼痛，梗阻性黄疸伴有胆囊肿大称为库瓦西耶征，是胰头癌重要临床表现。胰体尾癌只有在波及胰头时才会出现黄疸。

3. 体重减轻　90%患者在疾病后期可有明显消瘦，呈恶病质表现，消瘦原因主要是因为肿瘤消耗、食欲缺乏、焦虑、失眠、消化和吸收功能障碍。

4. 其他症状　常见有消化不良，多提示肿瘤压迫胰管与胆总管下端，消化液不能顺利到达十二指肠，引起消化不良。少数患者可因肿瘤侵入和压迫十二指肠与胃出现梗阻性黄疸；晚期患者可因胰腺外分泌功能受到严重影响，出现脂肪泻；少数患者因空腔脏器如十二指肠、胃长期受到肿瘤压迫导致溃疡并发消化道出血；多数患者可因肿瘤压迫胆道与十二指肠出现急性胆管炎症状，表现为持续性或间歇性低热；肿瘤晚期患者也可出现精神症状如焦虑、烦躁、失眠；此外，肿瘤患者可出现新发糖尿病或原有糖尿病症状加重；并发血栓性静脉炎也是胰腺炎并发症之一。

> **案例 4-19-1**
> 　　此患者症状特点：老年女性，皮肤巩膜黄染半个月，黄疸呈进行性加重；患者自发病以来食欲减退，尿黄，大便偶有陶土色；症状进行性加重，并逐渐出现消瘦、乏力，提示病情呈进行性发展。

（二）体征

本病常见的体征有消瘦、上腹部压痛和黄疸。黄疸常伴有胆汁淤积，导致肝脏肿大、质地较硬、表面光滑，同时无触痛、表面光滑，可推动的肿大胆囊，即库瓦西耶征，为诊断胰腺癌的重要体征。胰腺肿块可在上腹部触及，呈结节状或硬块。肿块多为肿瘤本身或腹腔内淋巴结，肿块位置较深、活动度差，但来自大网膜或肠系膜转移癌的肿瘤结节则具有一定的活动度。晚期患者由于肿瘤并发转移，会出现癌性腹水，多见于胰体尾癌。少数患者可有锁骨上淋巴结肿大，或直肠指检触及盆腔转移癌。

【实验室与辅助检查】

（一）影像学检查

1. B 超及彩色多普勒血流超声　B 超广泛应用于胰腺癌的筛查，目前 B 超可发现晚期胰腺癌，超声下胰腺呈局限性增大，边界回声不整齐、回声不均、声影衰减明显、胰管不规则狭窄、扩张或中断，也可见胰腺压迫周围大血管现象，对肿瘤直径＞3cm 准确

性较高。

2. CT 和 CTA（CT 血管造影）　可显示直径＞2cm 的肿瘤，可见胰腺形态变异、局限性肿大、胰周脂肪消失、胰管不规则狭窄或扩张、大血管受压、淋巴结肿大、转移瘤等现象，诊断率高达到 80%以上。CTA 是判断胰腺癌是否侵犯血管的重要检查方式，准确性可高达 95%。

3. MRI、MRCP（磁共振胰胆管显像）、**MRA**（磁共振血管造影）　MRCP 对主胰管与胆总管的病变显示效果与 ERCP 相当，但是与 ERCP 相比，MRCP 无法显示壶腹部肿瘤的情况，也无法进行内镜下治疗。MRA 在显示肿瘤与血管关系方面，则优于 CT。

4. ERCP　可以直接观察十二指肠壁和壶腹部有无肿瘤侵犯，可以显示胰管受压和充盈缺损、移位，诊断可靠性可达 90%以上。由于胰腺癌主要为导管上皮癌，ERCP 可以直接收集胰液与导管上皮细胞进行病理检查，可显著提高诊断准确率。此外，可以进行内镜下治疗，对有梗阻性黄疸患者可以放置支架，进行内引流或者外引流。

5. PET-CT　诊断正确性、敏感性可达到 92%，特异性可达到 84%，但是不作为诊断胰腺癌的首选，仅作为 CT 检查的一种补充，在显示肿瘤与周围侵犯关系的方面次于 CT 检查。

6. EUS（超声内镜检查）　包括超声胃镜与超声腹腔镜，可以更加清晰的检查胰腺与周围组织的关系，并可直接进行穿刺取组织，进行病理检查，诊断准确性可达 100%。

7. X 线钡餐造影　可显示癌的位置、大小及胃肠道受压情况，胰头癌患者中可于十二指肠降段内侧见反 "3" 征象，同时可见十二指肠曲扩张。

> **案例 4-19-1**
> 　　根据上述症状特点、体格检查及实验室检查结果，初步诊断为梗阻性黄疸，首选 CT＋ERCP 检查。

（二）组织学与细胞学检查

在超声内镜、B 超或 CT 的定位下，使用穿刺针进行病理检查，也可通过内镜检查方法，如 ERCP，直接获取胰液或者脱落上皮进行病理检查。

（三）肿瘤标志物检查

常用的肿瘤标志物约有 10 种，但对肿瘤敏感性与准确性均不理想，常用的有 CA19-9、CA242、CA50、CA125、MUC、CA494、CAM17.1。其中 CA19-9 是最有诊断价值及应用最为广泛的肿瘤标

志物，但是在肝、胆、胰良性疾病如肝硬化腹水、梗阻性黄疸中，CA19-9、CA50、CA125 也可以升高。MUC（钙黏素）是胰腺癌重要预后指标，可以反映胰腺癌侵袭转移的能力，也是鉴别胰腺癌与慢性胰腺炎的重要指标。

> **案例 4-19-1**
> 　　此患者门诊实验室检查：
> 　　肝功能示 AST 103U/L，ALP 452U/L，γ-GT 236U/L，TBIL 299μmol/L，BC 159μmol/L，BU 36μmol/L；肿瘤标志物 CA19-9＞12000U/ml。

【诊断与鉴别诊断】

（一）诊断

胰腺癌早期表现没有特异性，因此早期诊断比较困难。目前早期诊断主要依据其发病特点，应重视下列胰腺癌高危人群：①40 岁以上、上腹部非特异性疼痛伴有乏力和进行性消瘦者；②上腹部不适部位较深、范围较广、定位不清及性质不明；③有胰腺癌家族史；④慢性胰腺炎患者；⑤家族性腺瘤病患者；⑥突发糖尿病患者；⑦上腹痛或背痛伴有多发性静脉血栓或血栓性静脉炎；⑧长期吸烟、酗酒及长期接触有毒有害物质。以上标准联合肿瘤标志物及现代影像学检查有助于胰腺癌早期诊断。

（二）鉴别诊断

1. 急慢性胰腺炎　急性胰腺炎多有暴饮暴食史，病情发作急骤，血白细胞、血淀粉酶常在 6 小时后＞500U/L（somogyi 单位），尿淀粉酶常在 12 小时后＞1000U/L（somogyi 单位）。慢性胰腺炎常表现为上腹疼痛、胰腺钙化、胰腺假性囊肿、糖尿病及脂肪泻，类似胰腺癌，而胰腺深部癌压迫胰管也可以引起胰腺周围组织慢性炎症。但是慢性胰腺炎患者的胰腺部位常有钙化斑，可以用来鉴别慢性胰腺炎与胰腺癌，少数病例不易鉴别时，可以通过深部细针穿刺或胰腺组织活检，以明确具体病理类型。

2. 壶腹周围癌和胆总管癌　肝胰壶腹、胆总管、胰腺三个位置较近，在临床表现上常重叠，但是壶腹周围癌与胆总管癌的预后要明显优于胰头癌，因此鉴别这三种肿瘤变得尤为重要。壶腹癌开始为息肉样突起，癌本身质地软而有弹性，故引起的黄疸常呈波动性；腹痛不显著，常并发胆囊炎，反复寒战、发热较多见，ERCP 插管不易成功。胆总管癌较少表现为腹部肿块，十二指肠造影难以见到异常，ERCP 检查可见到胆总管梗阻与腔内充盈缺损，与胰头癌相比，上消化道出血多见于胆总管癌与壶腹癌。

> **案例 4-19-1**
> 　　诊断：胰头癌。
> 　　诊断依据：①持续性、进行性黄疸、食欲减退等消化不良症状；②具有黄疸、肿瘤。
> 　　实验室检查依据：①大便潜血实验阳性；②肿瘤标志物示 CA19-9＞12000U/ml；③CT 检查结果具有确诊价值。
> 　　下一步诊疗计划：胸部 X 线检查及 ERCP 探查胰头及十二指肠等邻近组织是否有侵犯；加强支持治疗（如静脉营养等），择期手术。

【治疗】

胰腺癌治疗方法包括外科治疗、化学治疗、放射治疗、介入治疗等，目前胰腺癌的治疗仍是争取外科手术切除为主，对不能手术治疗的患者采取综合治疗来延长患者生存和生活质量。

1. 外科治疗　因胰腺癌早期发现较为困难，因此手术切除率较低，为 21%～55%，且手术死亡率较高。

2. 内科治疗

（1）胰腺癌对化疗药物不敏感，一线药物有吉西他滨，该药毒性低、不良反应小，以吉西他滨为基础的联合化疗药物优于单一药物。其他常用药物有氟尿嘧啶、丝裂霉素、表柔比星、卡培他滨。目前认为局部灌注化疗疗效优于全身静脉化疗。分子靶向药物有贝伐单抗、西妥昔单抗、厄洛替尼。

（2）胰腺癌对放疗不敏感，但可使 30%～50% 的患者背部疼痛得到缓解，同时放疗可以使血胰屏障通透性增加，使得化疗药物更加容易进入病灶。介入治疗如 ENBD（内镜下鼻胆管引流）、ERPD（内镜下胰胆管支架术）、PTCD（经皮肝穿外引流）主要作为肿瘤晚期姑息治疗的一种方法，主要用于解除梗阻性黄疸及消化道梗阻。针对晚期癌性疼痛，可行超声内镜引导下的腹腔神经丛阻滞术，通过阻滞神经或者使神经坏死的方式达到镇痛的目的。

（3）姑息治疗对于晚期患者可以通过输入氨基酸等肠外营养达到改善营养的目的，对于脂肪泻患者可以输注中性脂肪酸、对于梗阻性黄疸的患者则可输注维生素 K 以缓解症状。

> **案例 4-19-1**
> 　　治疗方案：患者经上述检查后发现胰头癌腹腔广泛转移，决定用 PTCD 术姑息治疗；定期复查患者肝、肾功能，了解患者胆道梗阻情况及加强营养。

【预后】

胰腺癌死亡率较高，5 年生存率低于 5%，患者确诊时往往处于晚期，手术切除率只有 10%～20%，术后 5 年生存率为 5%～20%。

【视窗】

癌性黄疸鉴别见表 4-19-1。

表 4-19-1　癌性黄疸鉴别

	胰头癌	壶腹部癌	胆总管癌
发病	相对多见	少见	少见
年龄	老年、成年为主	老年	老年
病程	短，数月	长，可数年	较短
梗阻性黄疸	进行性加重，可波动 罕有完全消退	深，持续进行性加重， 少有波动，较少退尽	深，持续进行性加重，少有波动， 更少退尽
胆囊肿大	常肿大	常肿大	常肿大
腹部肿块	后期多有	可见	少见
上消化道出血	少见	多见	多见
转移	早	较晚	较晚
手术治疗	常无法根治	可能根治	可能根治
ERCP	胰管中断，梗阻断端远侧突然 变细呈鼠尾样，双管征	插管常不易成功	可见胆总管梗阻和腔内充盈缺损
超声检查	胰腺不规则肿大，光点减弱， 回声不规则	肿瘤回声区突向胆总管内，常呈 杯状凹陷或呈弧状凸起	病变部呈低回声不规则边缘，胆 囊一般增大，部分肝内胆管可 扩张
预后	很差	较差	较差

第二十章　消化道出血

消化道出血（gastrointestinal bleeding）是指从食管到肛门的消化管道出血，是临床常见急性而且严重的病症。消化道以屈氏韧带为界，其上的消化道出血称上消化道出血（包括食管、胃、十二指肠及胆胰疾病引起者；胃空肠吻合术后的空肠病变出血也属此范畴）。屈氏韧带以下的消化道出血称为下消化道出血，但也有将屈氏韧带至回盲部出血为中消化道出血，结肠、直肠的出血称之为下消化道出血。消化道急性大量出血主要表现为呕血、黑便或血便等，并可伴有血容量减少引起的急性周围循环障碍，病情严重者可危及生命。

第一节　上消化道出血

上消化道出血（upper gastrointestinal bleeding）常表现为急性大量出血，是临床常见的急症，病死率达5%～10%，尤其是高龄、合并有其他严重疾病患者死亡风险增高，临床应予以高度重视。

【病因】

上消化道本身的炎症、机械性损伤、血管病变、肿瘤及邻近器官病变和全身性疾病均可引起上消化道出血。常见的出血原因分别为消化性溃疡、食管胃底静脉曲张破裂、急性糜烂出血性胃炎、上消化道肿瘤。现将出血病因按解剖部位叙述如下。

（一）上消化道疾病

（1）食管疾病：包括食管炎（反流性食管炎、食管憩室炎）、食管溃疡、食管癌、食管贲门黏膜撕裂综合征（Mallory-Weiss syndrome）及理化因素导致的食管损伤（器械检查、异物或放射性因素引起的物理性损伤；强酸、强碱或其他制剂引起的化学性损伤）。

（2）胃、十二指肠疾病：包括消化性溃疡、急性糜烂出血性胃炎、胃癌、胃手术后病变如吻合口或残胃黏膜糜烂、残胃癌；十二指肠憩室炎、十二指肠炎、血管异常（血管瘤、动静脉畸形、胃黏膜下恒径动脉破裂又称Dieulafoy病变等），其他病变（包括平滑肌瘤或肉瘤、淋巴瘤、胃息肉、神经纤维瘤、壶腹周围癌、胃泌素瘤，以及寄生虫病如胃血吸虫病、重度钩虫病，克罗恩病、胃或十二指肠结核、嗜酸性胃肠炎、胃或十二指肠异位胰腺等）。

（3）门静脉高压引起的食管胃底静脉曲张破裂或门脉高压性胃病：包括肝硬化、门静脉炎症或血栓形成导致门静脉阻塞、肝静脉阻塞（Budd-Chiari syndrome）均可引起门静脉高压。

（4）空肠疾病：包括胃空肠吻合术后的空肠溃疡，吻合口溃疡等。

（二）上消化道邻近器官或组织的疾病

（1）胆道出血：胆道蛔虫病、胆管或胆囊结石、胆道肿瘤、胆管引流管压迫造成胆道坏死、肝癌、肝脓肿或肝血管病变破裂等均可引起出血。

（2）胰腺疾病累及十二指肠：急性胰腺炎、胰腺脓肿和胰腺癌。

（3）胸、腹主动脉瘤破裂渗血进入消化道。

（4）纵隔肿瘤或脓肿破裂进入食管。

（三）表现为消化道出血的全身性疾病

（1）血液病：白血病、血友病、再生障碍性贫血、血小板减少性紫癜及凝血机制障碍的疾病。

（2）血管性疾病：过敏性紫癜、遗传性出血性毛细血管扩张（Rendu-Osler-Weber病）、系统性红斑性狼疮、结节性多动脉炎或其他血管炎、血管瘤及弹性假黄瘤等。

（3）应激相关性胃黏膜损伤（stress-related gastric mucosal injury）：指各种严重疾病引起的应激状态下，所产生的以胃黏膜多发性糜烂乃至浅溃疡形成为特征的急性胃黏膜病变，可发生出血。

（4）急性感染性疾病：流行性出血热、登革热及钩端螺旋体病等。

（5）尿毒症。

【临床表现】

上消化道出血的临床表现除取决于出血病变的性质、部位、失血量与失血速度外，还与患者的年龄、全身状况相关。

1. 呕血、黑便和便血 是上消化道出血的特征性表现。上消化道大量出血后，均有黑便，多呈柏油样。出血量大或血液在肠道停留时间短，可为暗红乃至鲜红色粪便。急性大量出血，部位在屈氏韧带以上者常伴有呕血，表现为鲜红色或暗红色血液。

2. 周围循环衰竭 急性大量血液丢失导致循环血容量迅速减少而出现周围循环衰竭。在其发展过程中，可出现头昏、心悸、口干、黑矇、乏力及体位性晕厥等症状，及皮肤灰白、肢体湿冷、心率加快、血压偏低等体征。重症者表现为失血性休克，即上述临床表现加重，患者烦躁不安或神志不清、口唇及肢体末端发绀、呼吸急促、血压下降、脉压差变小、尿量明显减少。

3. 氮质血症 分为肠源性、肾前性及肾性氮质血症 3 种。肠源性氮质血症是指在上消化道大量出血后，血液蛋白质的分解产物在肠道被吸收，导致血尿素氮浓度增高。肾前性氮质血症则指失血性周围循环衰竭引起肾血流减少，肾小球滤过降低导致血中氮质潴留。一般情况下，出血后数小时血尿素氮开始升高，24～48 小时可达到高峰，大多不超过 14.3mmol/L（40mg/dl）；若无继续出血，低血压、休克纠正后，则在 72～96 小时内降至正常。肾性氮质血症则是因为失血性休克并发急性肾功能衰竭，或原有肾脏疾病因失血而加重，其诊断标准是在出血已停止且血容量已基本纠正的情况下，尿量仍减少，血尿素氮持续升高超过 96 小时或明显升高超过 17.9 mmol/L（50mg/dl）。

4. 血像变化 急性大量出血的早期，因存在外周血管收缩及红细胞重新分布等因素，血红蛋白浓度、红细胞计数与血细胞比容可无明显变化。失血性贫血一般出现在出血数小时后，贫血程度取决于失血量、出血前有无贫血以及出血后液体平衡状况等因素。出血后骨髓有明显代偿性增生，24 小时内网织红细胞即见增高，活动性出血者，网织红细胞可持续

升高。白细胞计数也可升高，注意肝硬化合并脾功能亢进患者，其白细胞计数可不增高，同时有血小板减少，并出现凝血功能障碍。

5. 发热 上消化道大量出血后，部分患者在 24 小时内出现低热，多在 38.5℃以下，持续数天。其原因未明，可能与血容量减少、贫血、体内蛋白质破坏、循环衰竭导致体温调节中枢的功能障碍有关。

> **案例 4-20-1 本例特点**
> 1. 本病以发热、咽痛、乏力起病，以呕血黑便入院；伴头晕，心悸，口干，出冷汗。
> 2. 体检：BP 80/60mmHg，P 110bpm，烦躁，苍白，颈部及前胸部皮肤充血，结膜、咽部充血明显，有明显的休克表现。
> 3. 相关检查示：中度贫血，白细胞总数不高，分类以淋巴细胞为主，可见异型淋巴细胞，血小板计数减少，凝血功能障碍，尿素氮升高，酸中毒。

【诊断】

（一）上消化道出血的诊断

1. 上消化道出血的诊断 特征性的临床表现：呕血、黑便的存在；实验室检查：呕吐物或粪便隐血试验呈强阳性，血红蛋白浓度、红细胞计数及血细胞比容下降，上消化道出血的诊断基本确立。

2. 排除消化道以外的出血因素 通过病史询问和局部检查，排除消化道以外的出血因素，如呼吸道出血、口腔、鼻、咽喉部出血。排除进食动物血液、炭粉、铁剂或铋剂等药物引起的黑粪。

3. 判断上消化道还是下消化道出血 根据既往病史尤其肝病、溃疡病病史，出血前服药史，以呕血、黑便为主要表现，提示出血大多来自上消化道。但须注意上消化道短时间内大量出血可仅表现为暗红色甚至鲜红色血便而无呕吐，而高位小肠乃至右半结肠出血，血在肠腔停留时间长也可表现为黑便。这种情况下不易判断出血来自上消化道还是下消化道，应行急诊胃镜检查，必要时加上肠镜检查明确出血部位。

（二）出血量的估计和周围循环状态的判断

成人每天消化道出血>5ml，粪便隐血试验即出现阳性，每天出血量大于 50ml 即可出现黑便。胃内储积血量>250ml 可引起呕血。一次出血量不超过 400ml 一般不引起全身症状。出血量在 400～800ml，可出现全身症状，如头昏、心悸、体位性晕厥等。短时间内出血量超过 1000ml，可出现周围循环衰竭表现。急性出血达 1500～2500ml 即可导致休克发生，

表现为烦躁不安或神志不清，面色苍白、四肢湿冷、口唇发绀、呼吸困难，血压下降（收缩压低于90mmHg）、脉压差缩小（＜25～30mmHg）及脉搏快弱（脉率大于120次/分钟）。失血性休克须立即抢救，若处理不当可导致死亡。

（三）出血停止的判断及出血的识别

约80%的上消化道出血为自限性，其余患者经过恰当治疗，可于短时间内止血。而肠道积血需经数天方可排尽，所以黑便不能作为活动性出血的指标。下列情况的出现应考虑活动性出血或再出血：①反复呕血，或黑便（或血便）次数增多、粪质稀薄，伴有肠鸣音亢进；②周围循环衰竭的表现经充分补液输血后无明显改善，或虽暂时好转而又恶化；③血红蛋白浓度、红细胞计数与红细胞压积持续下降，网织红细胞计数持续升高；④补液与尿量足够的情况下，血尿素氮持续或再次升高。

（四）出血的病因及部位的诊断

既往病史、症状与体征可为出血的病因提供重要线索，但明确出血的原因与部位需结合辅助检查。

1. 临床表现与实验室检查 80%～90%的溃疡病患者有慢性、周期性、节律性上腹痛病史，出血前疼痛加剧，出血后症状减轻或缓解，更有助于消化性溃疡并发出血的诊断。有使用非甾体抗炎药、激素等药物史或者患有严重疾病，多为急性糜烂出血性胃炎。既往有病毒性肝炎、血吸虫病或酗酒病史，有肝病与门静脉高压的临床表现，白细胞及血小板计数减少，肝功能试验结果异常者，需考虑肝硬化食管（胃底）静脉曲张破裂或门脉高压性胃病出血。近期出现上腹痛失去原有规律，伴有厌食、消瘦患者应警惕胃癌的可能。结合既往病史有上消化道肿瘤高危患者应排查肿瘤合并出血可能。

2. 胃镜检查 是上消化道出血病因诊断的首选方法。胃镜检查及必要时活检和胃镜随访观察也是排查上消化道肿瘤合并出血不可缺少的检查方法。可以直接观察食管至十二指肠降段，从而判断出血病变的部位、病因及出血情况。应尽早在出血后24～48小时内进行，称为急诊胃镜检查（emergency endoscopy）。在行急诊胃镜时需备好止血药物和器械，如出现心率＞120次/分，收缩压＜90mmHg或基础血压降低＞30mmHg、血红蛋白＜50g/L等循环衰竭征象时，应先迅速纠正循环衰竭，然后再行胃镜检查。胃镜检查还可根据病变的特征判断出血是否活动或估计再出血的危险，并可行内镜止血治疗及早明确病因，有利于选择更佳的治疗方案，及时做出预后评估。

3. X线钡餐检查 仅适用于出血停止和病情稳定，或有胃镜检查禁忌证的患者，并且此项检查对急性消化道出血病因诊断阳性率不高，目前已被胃镜检查所代替。但对经胃镜检查出血原因未明，疑病变在十二指肠降段以下小肠段，则有一定的价值。检查一般在出血停止数天后进行。

4. 血管造影检查 因各种原因导致胃镜检查无法进行或因积血影响视野而无法判断出血病灶，或患者处于上消化道持续严重大量出血的紧急状态，估计有功能性出血时，则可行选择性肠系膜动脉造影，该检查可能发现出血部位，并同时进行介入治疗。

> **案例 4-20-1**
>
> 本例拟急性糜烂出血性胃炎、消化道出血，失血性休克收入消化科，经紧急建立静脉通道，快速补液，配血，纠正水电解质失衡。生命体征稳定后即行急诊胃镜检查，镜下可见胃黏膜广泛充血水肿，呈弥漫性分布的针尖样出血灶，十二指肠球部及近段可见散在出血灶。检查结束后患者咯鲜血150ml，双肺湿啰音明显增多，提示合并呼吸道出血。
>
> 本病例以发热急骤起病，多器官出血的同时合并有凝血功能的障碍与肾功能的损害，考虑病毒感染性疾病可能性大，再次详细询问病史，患者在发病前一周曾在当地森林公园活动。高度疑诊流行性出血热，行相关检查。

【治疗】

急性上消化道出血，或大出血是内科急症；病情急、进展快，严重者可危及生命，应立即抢救，迅速补充血容量和抗休克治疗。

（一）一般急救措施

卧床休息，保持呼吸道通畅，吸氧。活动性出血期间禁食。密切监测患者的生命体征如心率、血压、呼吸，必要时予心电监护，观察神志变化。根据呕血与黑便情况动态监测血红蛋白浓度、红细胞计数、血细胞比容、血尿素氮浓度及统计尿量，必要时行中心静脉压测定，据此对出血情况及迅速补充血容量的效果进行评估，指导采取进一步治疗措施。

（二）积极补充血容量

立即建立有效的静脉输液通道，并查血型和配血，在配血过程中，可先输平衡液或葡萄糖盐水，遇血源缺乏时可用右旋糖酐或其他血浆代品暂时代替输血。紧急输浓缩红细胞的指征：①血压下降（收缩压低于90mmHg）；②心率加快（大于120次/分）；③血红蛋白低于70g/L或血细胞比容低于25%。输血量取决于患者的周围循环动力学、贫血程度及尿量等相关指标而定。应避免因输液过快、过多而引起肺水肿，原有心脏病患者或老年患者必要时可根据中心静脉压调节输入量。

（三）止血措施

1. 食管、胃底静脉曲张破裂出血的治疗

（1）药物止血：作用机制是通过对内脏血管的收缩作用，减少门脉血流量，降低门脉及其侧支循环的压力，从而控制食管、胃底静脉曲张出血。常用药物有生长抑素、奥曲肽、特利加压素及垂体后叶素。生长抑素及奥曲肽：可明显减少内脏血流量，降低门脉压力的同时抑制胃酸分泌，且不伴全身血流动力学改变，疗效肯定，目前为治疗食管、胃底静脉曲张破裂出血的首选药物。垂体后叶素：以 0.2～0.4U/min 持续静脉滴注，可发挥止血效果，但药物不良反应多，常见的有腹痛、血压升高、心律失常、心绞痛，严重者可发生心肌梗死，应同时使用硝酸甘油口服或静脉滴注，以减少垂体后叶素引起的不良反应，同时硝酸甘油还有协同降低门静脉压的作用。

（2）内镜治疗：目前主张经治疗大出血基本控制，患者情况基本稳定后，即进行急诊内镜检查，同时进行 EVL 或内镜下曲张静脉液态栓塞（硬化剂或组织胶）注射，达到止血目的的同时防止早期再出血，是治疗食管胃底静脉曲张破裂出血的重要手段。并发症主要有局部溃疡、出血、穿孔（异位栓塞）、瘢痕狭窄等。

（3）经颈静脉肝内门体静脉分流术（transjugular intrahepatic portosystemic stent shunt，TIPS）：通过肝脏在肝静脉放置一个或多个金属支架连接到门静脉以达到减轻门静脉系统的压力和控制急性静脉曲张破裂出血。该法尤其适用于准备肝移植的患者。

（4）三腔二囊管压迫止血：效果肯定，止血率为 50%～70%。但由于不能长期压迫（持续压迫不能超过 24 小时），停用后早期再出血率高；且患者痛苦大、并发症多（如吸入性肺炎、窒息、食管炎、食管黏膜坏死、心律失常等），已不推荐为首选止血措施。其应用宜限于药物或内镜治疗失败或无条件行内镜或 TIPS 治疗的情况。

（5）抗生素的应用：据统计约 20%肝硬化急性静脉曲张出血的患者 48 小时内可发生细菌感染，肝硬化合并糖尿病以及肝癌患者更易发生感染，因此，对肝硬化急性静脉曲张出血的患者应短期使用抗生素，首选头孢三代抗生素，其次可选用喹诺酮类抗生素，如莫西沙星、左旋氧氟沙星等，疗程一般为 5～7 天。

（6）外科手术：急性大量出血上述方法治疗无

效时，唯有进行急诊外科手术止血治疗。但并发症多、死亡率高，应尽量避免。

2. 非曲张静脉上消化道出血的治疗 其中以消化性溃疡所致出血最为常见，主要止血措施包括以下 4 种。

（1）抑制胃酸分泌的药物：血小板聚集及凝血功能所诱导的止血作用在 pH > 6.0 时能有效发挥，而且在此基础上新形成的凝血块才不会被胃蛋白酶溶解。因此，抑制胃酸分泌，提高胃内 pH 具有止血和预防出血的作用，还可以治疗消化性溃疡。临床常用的抑酸药有质子泵抑制剂（PPI）或组胺 H2 受体拮抗剂，活动性出血应常规从静脉途径给予质子泵抑制剂，以达到止血目的；而组胺 H2 受体拮抗剂对于急性出血无确切疗效。

（2）内镜治疗：急诊胃镜检查时，如见有活动性出血或暴露血管的溃疡出血应行内镜止血，包括热探头、高频电灼、激光、微波、局部注射疗法或止血夹等。其他原因引起的出血也可视情况选择上述方法行内镜止血。

（3）手术治疗：内科积极治疗仍大量出血不止者，须及时行手术治疗。

（4）介入治疗：在无法进行内镜治疗，又不能耐受手术的特殊情况下，可行选择性肠系膜动脉造影，找到出血灶的同时进行血管栓塞治疗。

> **案例 4-20-1**
>
> 本病例经积极抗休克治疗，加强支持治疗，抗病毒治疗，予利巴韦林 1g，静脉给药，1 次/天，共 5 天；抑制胃酸，予奥美拉唑 40mg，静脉给药，2 次/天，共 5 天；同时予以对症治疗，患者于 2 周后基本康复，相关检查结果示流行性出血热，IgM 抗体呈强阳性。

【预后】

据统计，80%～85%的急性上消化道出血患者除支持疗法外，无须特殊治疗，出血可在短期内自行停止。仅有 15%～20%的患者持续出血或反复出血，而这类患者主要是由于出血并发症导致死亡，并非出血本身。因此，早期识别再出血及高危患者，并予加强监护和积极治疗，是急性上消化道大出血处理的重点。提示预后不良、危险性增高的主要因素有：①高龄患者（>60 岁）；②有严重伴随病（心、肺、肝、肾功能不全、脑血管意外等）；③本次出血量大或短期内反复出血；④特殊病因和部位的出血（如食管胃底静脉曲张破裂出血）；⑤内镜下溃疡伴有活动性出血、血管暴露或溃疡面上有血痂。

第二节 下消化道出血

案例 4-20-2

患者女性，45岁，因反复腹痛3个月，加重3天，伴便血1天入院。

患者于3个月前脐周阵发性胀痛，肛门排气及排便后可缓解，大便较细，褐色，自服中药治疗，未见好转，3天前饱餐后腹胀、腹痛加重，为持续性绞痛，阵发性加重，于急诊科留观，使用罗通定、654-2等治疗症状不缓解，其间排便一次，量少，腹胀无减轻；入院当天，解血便 2 次，量约为150ml，遂以下消化道出血入院。

体格检查：急性痛苦病容，锁骨上淋巴结未触及，腹稍胀，脐周及左下腹压痛，未及肿块，肝脾未触及，肠鸣音亢进，可闻气过水音。

实验室检查：大便隐血阳性，显微镜下可见大量红细胞及少许白细胞；胸部 X 线片未见异常，腹平片见4个液气平面，肛门指检未见异常。

问题：

1. 本例的主要临床特点是什么？
2. 本例诊断何种疾病，依据是什么？
3. 为明确诊断应做哪些检查？

下消化道出血（lower gastrointestinal hemorrhage）指屈氏韧带以下的消化道出血，临床常见。其中，大肠出血多见，约占95%，小肠出血少见，但诊断较为困难。

【病因】

引起下消化道出血的病因甚多，应从患者的年龄和出血的严重程度来考虑下消化道出血的原因。据统计，国内最常见原因为大肠癌和肠息肉，肠道炎症性病变次之，痔、肛裂、血管畸形相对少见。国外急性下消化道出血以憩室病及血管畸形最多见，慢性出血以痔及恶性肿瘤最多见。约 20%为不明原因出血（obscure bleeding），是指常规内镜检查（胃镜和结肠镜）不能确定出血来源的持续或反复消化道出血，多为小肠的肿瘤、梅克尔憩室和血管病变。现将引起下消化道出血的病因列举如下。

（一）肠道原发疾病

1. 肠道新生物 包括肿瘤与息肉，各种良恶性肿瘤，有癌、类癌、恶性淋巴瘤、囊性淋巴管瘤、平滑肌瘤/肉瘤、纤维肉瘤、神经纤维瘤/肉瘤、脂肪瘤、血管瘤及黏液瘤等。这些肿瘤以癌最常见，多发生于大肠，其他肿瘤少见，多发生于小肠。息肉多见于大肠，主要是腺瘤性息肉，还包括幼年性息肉、幼年性

息肉病及黑斑息肉综合征等。良性息肉与恶性癌肿、慢性潜血或间断性直肠肛门便血相关，结肠新生物引起的出血占急性下消化道出血的 10%。约 0.3%的患者在肠镜下切除结肠息肉两周后便血。

2. 炎症性病变 ①感染性肠炎：肠结核、肠伤寒、菌痢及其他细菌性肠炎等；②寄生虫感染：阿米巴、血吸虫、兰氏贾弟鞭毛虫、钩虫或鞭虫所致的肠炎；③非特异性肠炎：溃疡性结肠炎、克罗恩病、结肠非特异性孤立溃疡等。此外还有抗生素相关肠炎、坏死性小肠炎等。感染性肠炎常表现为腹泻和血便，潜血与便血均可出现，可合并腹痛、里急后重感。

3. 血管病变 如血管瘤、毛细血管扩张症、血管畸形等，可发生于上下消化道，引起无痛性出血，黑便、血便或潜血均可能出现，占下消化道出血病因的 5%～10%。此外，门静脉高压所引起的罕见部位的静脉曲张可位于直肠、结肠和回肠末段，可引起致命性的大出血。

4. 肠壁结构性病变 如憩室病（其中小肠梅克尔憩室出血不少见），3%～5%的憩室病患者可发生出血，结肠憩室病是国外下消化道出血的主要原因，占下消化道出血的 50%。尽管憩室病常见于左半结肠，但是出血好发于右半结肠。憩室病出血常为急性、无痛，多为排大量褐红色或鲜红色血便，超过95%的患者需要输血，80%的患者出血可自行减少，但高达25%的患者可以再次诱发出血。此外肠重复畸形、肠气囊肿病（多见于高原居民）、肠套叠等也可引起出血。

5. 肛门直肠疾病 肛门直肠疾病的症状常是患者发现厕纸上有鲜血，粪便上或厕盆有血液。出血量少，明显失血少见。无痛性出血常见于内痔，出血合并排便疼痛提示肛裂。

6. 缺血性结肠炎 缺血性结肠炎常见于老年患者，且多数合并动脉粥样硬化性疾病。多数患者是由于短暂的非闭塞性局部缺血引起的肠道自发性出血。5%的缺血性结肠炎可见于腹主动脉瘤或回肠动脉手术后的患者。年轻人发生缺血性结肠炎的原因多数是血管炎症、凝血功能障碍、雌激素的使用和长跑后。缺血性结肠炎可引起血便、血性腹泻及轻微的痉挛性疼痛，多数情况下，出血轻微且呈自限性。

7. 其他 放射线性直肠炎引起的肛门直肠出血可出现于骨盆放射治疗后数月或数年，内镜可见多数的直肠黏膜毛细血管扩张。少见的下消化道出血原因还有血管炎性出血，孤立的直肠溃疡，NSAID 诱导的小肠或右半结肠的溃疡等。

（二）全身疾病及腹腔邻近脏器疾病累及肠道

疾病种类及其机制参照本章第一节"上消化道出血"。

【诊断】

（一）排除上消化道出血

下消化道出血一般为血便或暗红色大便，不伴呕血，但出血量大的上消化道出血也可表现为暗红色大便，对大便颜色的观察有助于区分出血来自上或下消化道。褐色大便或大便带有血丝提示出血来自于乙状结肠或肛门，大量的鲜血提示出血来自结肠（直肠），褐红色血便提示出血来自右半结肠或小肠，黑便提示出血接近十二指肠悬韧带。鲜血流出直肠少见于上消化道出血，若上消化道出血出现直接排出鲜血，提示急性大量出血，且多伴有休克。无痛性的大量出血常提示憩室出血或血管扩张出血。血性腹泻合并腹部绞痛，里急后重感多见于炎症性肠病、感染性结肠炎或局部缺血性结肠炎。如根据患者提供的病史，结合详细体格检查仍不能鉴别，则做胃镜检查排除上消化道出血。

（二）下消化道出血的定位及病因诊断

1. 病史与体征

（1）年龄：老年患者以大肠癌、结肠血管扩张、缺血性肠炎多见。儿童以梅克尔憩室、幼年性息肉、感染性肠炎、血液病多见。

（2）既往病史：结核病、血吸虫病、腹部放疗史可引起相应的肠道疾病。动脉硬化、口服避孕药可引起的缺血性肠炎。在血液病、风湿性疾病病程中发生的出血应考虑原发病引起的肠道出血。

（3）粪便颜色和性状：血色鲜红，附于粪表面多为肛门、直肠、乙状结肠病变，便后滴血与喷血常为痔或肛裂。右侧结肠出血为暗红色或猪肝色，停留时间长可呈柏油样便。小肠出血与右侧结肠出血相似，但更易呈柏油样便。黏液脓血便多见于菌痢、溃疡性结肠炎，大肠癌特别是直肠、乙状结肠癌有时也可出现黏液脓血便。

（4）伴随症状：伴有发热多见于肠道炎症性病变，由白血病、淋巴瘤、恶性组织细胞病及风湿性疾病等全身性疾病引起的肠出血也多伴发热。伴不完全性肠梗阻常见于克罗恩病、肠结核、肠套叠及大肠癌。上述情况往往伴有不同程度的腹痛，而息肉、未引起肠梗阻的肿瘤、无合并感染的憩室和血管病变常不伴明显腹痛。

2. 体格检查 应特别注意：①皮肤黏膜检查有无皮疹、紫癜、毛细血管扩张；浅表淋巴结有无肿大。②腹部检查要全面细致，特别注意有无腹部压痛及腹部包块。③一定要常规检查肛门直肠，注意痔、肛裂、瘘管；直肠指检有无肿物。

3. 实验室检查 常规血、尿、粪便及生化检查；疑伤寒者应做血培养及肥达试验；疑结核者应做结核菌素试验；疑全身性疾病者应做相应检查。

4. 影像学检查 除某些急性感染性肠炎如痢疾、伤寒、坏死性肠炎等之外，绝大多数下消化道出血的定位及病因需依靠影像学检查确诊。

（1）结肠镜检查：是诊断大肠及回肠末端病变的首选检查方法。其优点是诊断敏感性高、可发现出血灶、结合活检病理检查可判断病变性质，同时可以决定手术方式。

（2）X线钡剂造影：X线钡剂灌肠用于诊断大肠、回盲部及阑尾病变，一般主张进行双重气钡造影。其优点是基层医院已普及，患者较易接受。其缺点是对较平坦病变、广泛而较轻炎症性病变容易漏诊，有时无法确定病变性质。因此对X线钡剂灌肠检查阴性的下消化道出血患者需进行结肠镜检查，对已做结肠镜全结肠检查的患者则不强调X线钡剂灌肠检查。

小肠X线钡剂造影是诊断小肠病变的重要方法。X线小肠钡餐检查（口服少量钡剂，分段观察小肠），敏感性低、漏诊率高。小肠气钡双重造影一定程度提高诊断正确率，但有一定难度，要求进行插管法小肠钡剂灌肠。

X线钡剂造影检查一般要求在大出血停止至少3天之后进行。

（3）放射性核素扫描或选择性腹部血管造影：必须在活动性出血时进行，适用于内镜检查（特别是急诊内镜检查）和X线钡剂造影不能确定出血来源的不明原因出血；因严重急性大量出血或其他原因不能进行内镜检查者。可视情况选择放射性核素扫描或选择性血管造影检查，必要时可两种检查先后进行。

放射性核素扫描是静脉推注用^{99m}Tc标记的患者自体红细胞做腹部扫描，在出血速度＞0.1ml/min时，标记红细胞在出血部位溢出形成浓染区，由此可判断出血部位，且可监测出血达24小时。该检查方法简便，创伤少，患者易接受；但假阴性可达30%，而阳性病例，定位错误率达40%以上，可作为初步出血定位。本检查对梅克尔憩室合并出血有重要诊断价值，因为约90%的梅克尔憩室合并出血者有异位胃黏膜存在，而异位胃黏膜对锝有浓集作用。

对持续大出血患者则宜及时做选择性腹腔动脉造影，在出血量＞0.5ml/min时，可以发现造影剂在出血部位溢出，有比较准确的定位价值。对于某些血管病变如血管畸形和血管瘤、血管丰富的肿瘤兼有定性价值。

（4）小肠镜或胶囊内镜检查：小肠镜可直接观察十二指肠远侧段及空肠近侧段出血病变。胶囊内镜检查，患者吞服胶囊内镜后，内镜在胃肠道拍摄的图像通过无线电发送至体外接收器进行图像分析，其阳性检出率高于小肠镜检查。

（5）手术探查：各种检查不能明确出血灶，持续大出血危及患者生命，必须手术探查。有些微小病变特别是血管病变手术探查也不易发现，此时可借助术中内镜检查帮助寻找出血灶。

（三）下消化道出血的诊断步骤

多数下消化道出血有明显血便，结合临床及必要实验室检查，通过结肠镜全结肠检查，必要时配合 X 线小肠钡剂造影检查，确诊一般并不困难。诊断困难的主要是反复发作的不明原因消化道出血。多次胃镜及结肠镜检查均未能发现出血病变，多为小肠出血。在出血停止期，应对小肠做重点检查，高质量的小肠钡灌双重气钡造影是目前诊断的主要手段，小肠镜或胶囊内镜检查，或可获得更满意的结果；在出血发作期，应及时行 ^{99m}Tc 标记红细胞静脉注射腹部核素扫描或腹腔动脉造影，以期发现出血部位及病变；出血不止，危及生命者应行手术探查，探查时可辅以术中内镜检查。

> **案例 4-20-2**
>
> 　　本案例特点：中年女性，病程为 3 个月，突出表现为腹胀、腹痛、大便变细、便血，结合腹平片结果，考虑为不完全性肠梗阻，予胃肠减压、灌肠等治疗并在相应准备后行急诊肠镜检查，见降结肠肿物呈环形生长，表面有浅溃疡及自发性出血，肠腔狭窄，肠镜未能通过；行活检证实为降结肠腺癌，结肠气钡双重造影示狭窄段约 5cm。

【治疗】

下消化道出血主要是病因治疗，大出血时应积极抢救。

（一）一般急救措施及补充血容量

下消化道出血的一般急救措施及补充血容量方法详见本章第一节"上消化道出血"。

（二）止血治疗

1. 内镜下止血　急诊结肠镜检查如能发现出血病灶，可试行内镜下止血，此为下消化道出血的首选治疗手段，可选电凝、激光治疗；也可局部喷洒孟氏液、去甲肾上腺素、凝血酶治疗。

2. 动脉栓塞治疗　适用于下消化道活动性出血，尤其是常规内科止血治疗无效者，可做肠系膜上下动脉超选择性插管，在出血灶注入栓塞剂，以达到止血目的。

3. 血管活性药物应用　血管升压素、生长抑素静脉滴注可能有一定作用。如行动脉造影，可在造影完成后动脉滴注血管升压素 0.1～0.4U/min，对右半结肠及小肠出血止血效果优于静脉给药。

4. 凝血酶保留灌肠　可能对左半结肠出血有效。

5. 紧急手术治疗　经内科保守治疗仍出血不止危及生命，无论出血病变是否确认，均是紧急手术的指征。

（三）病因治疗

针对不同病因选择药物治疗、内镜治疗、择期外科手术治疗。

（杨　辉）

第五篇 泌尿系统疾病

第一章 总 论

泌尿系统由肾脏、输尿管、膀胱、尿道、前列腺（男性）及有关的血管、淋巴和神经等组成，主管机体尿液的生成和排泄功能。肾脏不仅是人体重要的排泄器官，也是一个重要的内分泌器官，对维持机体内环境的稳定起相当重要的作用。本篇主要讨论内科范畴常见的肾脏疾病。

第一节 肾脏的结构与功能特点

【肾脏的发育】

肾脏起源于中胚层，人胚肾的发生相继经过前肾、中肾和后肾阶段，后肾最终发育为成年永久肾脏。

（一）前肾和中肾

前肾发生始于妊娠第 22 天。人类胚胎发育的过程中，随着胚胎侧面体褶的形成，位于颈部体节的间叶中胚层细胞逐渐向腹侧移动，形成左右两条纵行的条索状结构，称为生肾索。生肾索头端部分细胞受诱导分化，形成数条横行小管状结构，称为前肾小管。前肾小管的外侧端部分向尾部延伸，并相互连接形成一条纵行的上皮细胞性小管，称为前肾管。前肾无任何排泄功能，并于第 4 周末开始逐渐退化，其前身管下端继续向尾侧部延伸，成为中肾管。

中肾发生始于妊娠第 24 天。在人类胚胎发育过程中，自第 4 周始，位于胸、腰部体节的间叶中胚层细胞受到邻近前肾管信号诱导，增生分化形成完整的肾单位，包括含有毛细血管丛的肾小球及其与之相连的成对排列的肾小管，又称中肾小管。成熟的远端肾小管的外侧端引流进入向尾侧延伸的中肾管，而中肾管尾侧部继续向下延伸，于第 4 周末与膀胱前体器官泄殖腔融合。中肾并无明显排泄功能，至妊娠第 3 个月末已大部分退化，遗留中肾管及小部分中肾小管（图 5-1-1）。在男性性腺区域的中肾小管分化形成输精小管，中肾管则形成附睾及部分输精管；在女性绝大部分中肾管及中肾小管完全退化，部分残留中肾小管形成卵巢冠及副卵巢。

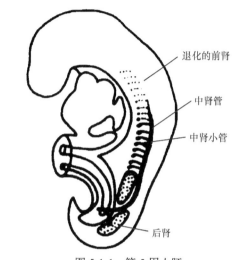

图 5-1-1 第 5 周人胚

退化的前肾
中肾管
中肾小管
后肾

（二）后肾

后肾发生于妊娠第 28 天，即中肾仍在发育之际，后肾已开始形成。成年肾脏完全是在后肾的基础上发生、发育、分化而来。初始形成的后肾由输尿管芽、生后肾间充质组织及基质细胞三部分组成。

在人类肾脏发育过程中，妊娠第九周开始形成后肾来源的肾小球，第 28 周左右输尿管芽分支即到达外周皮质部分，但新的肾单位形成一致延续至妊娠第 36～38 周，最后每侧肾脏形成 70 万～100 万个肾单位。由于后肾发生起始于中肾脊尾侧部，故肾脏的原始位置位于盆腔内。随着胚胎腹部的生长与输尿管芽分支不断延伸，尤其腰骶椎的不平衡生长，肾脏位置逐渐上升，至胎儿出生时已升至腰部。自第 10 周左右开始，人类胚胎肾脏开始产生尿液，其尿液进入羊膜腔后与羊水混合，胎儿经消化道吞咽进入体内，然后肾脏排泄而形成再循环。整个妊娠期间，母体胎盘代替肾脏行使其排泄代谢产物的功能，肾脏本身基本不具有排泄废物功能。

【肾脏的基本结构】

人体有左右两个肾脏，形似蚕豆，位于腹膜后脊柱两侧，其大小、重量随年龄、性别而异。中国成年人肾的长为 10.5～11.5cm，宽为 5.0～7.2cm，厚为 2.0～

3.0cm，男性重量为 100～140g，女性重量略轻。肾由肾单位、球旁复合体，以及肾间质、血管、神经等组成（图 5-1-2）。肾单位是肾的结构与功能单位，由肾小体和肾小管两部分组成，是制造尿液的主要场所，每个肾各有肾单位 0.4×10^6～1.2×10^6 个。球旁复合体是一组具有特殊功能的细胞群，调节肾小球小动脉阻力、肾小球滤过及控制肾素的合成与分泌。肾间质由间质细胞和细胞外基质组成，除起充填作用外，还可产生一些激素及参与吞噬功能。肾脏的血液循环来自肾动脉，肾动脉经肾门入肾后分为数支叶间动脉，在肾柱内上行至皮质与髓质交界处，横向分支为弓形动脉。弓形动脉分出若干小叶间动脉，呈放射状走行于皮质迷路内，其末端形成毛细血管网。小叶间动脉沿途向两侧分出许多入球微动脉进入肾小体，形成血管球，继而汇合成出球微动脉。浅表肾单位的出球微动脉离开肾小体后，又分支形成球后毛细血管网，分布在肾小管周围。毛细血管网依次汇合成小叶间静脉、弓形静脉和叶间静脉，它们与相应的动脉伴行，最后形成肾静脉出肾。

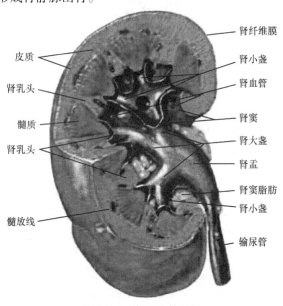

图 5-1-2 肾的大体结构

（左侧标注，自上而下）皮质、肾乳头、髓质、肾乳头、髓放线

（右侧标注，自上而下）肾纤维膜、肾小盏、肾血管、肾窦、肾大盏、肾盂、肾窦脂肪、肾小盏、输尿管

【肾脏的功能】

肾脏的生理功能是排泄代谢产物及调节水、电解质和酸碱平衡，维持机体内环境稳定。

（一）肾小球滤过功能

这是排泄代谢产物的主要形式。其中含氮废物如尿素、肌酐等多由肾小球滤过排出，部分有机酸如马尿酸、苯甲酸、尿酸及各种胺类等也有一部分经肾小球（图 5-1-3）滤过，但主要由肾小管分泌排出。

肾小体犹如滤过器，当血液流经血管球毛细血管时，管内血压较高，血浆内部分物质经有孔内皮、肾

小球基底膜（glomerular basement membrane，GBM）和足细胞裂孔膜滤入肾小囊腔，这三层结构称为滤过屏障或滤过膜。肾小球基底膜是由肾小球上皮细胞和内皮细胞产生的细胞外基质构成，它在维持正常肾小球结构、固定邻近细胞及构成滤过屏障上起着重要作用。电镜测定正常人基底膜厚度为 310～373nm，其主要成分为 Ⅳ 型胶原、纤连蛋白、层粘连蛋白和蛋白多糖等，其中阴离子的硫酸肝素蛋白多糖使 GBM 带负电荷，限制了带负电荷的白蛋白从滤过膜通过。一般情况下滤过膜仅容一定直径大小的分子物质滤过，分子量在 5200Da 以下（如菊糖）可完全滤过，分子量在 69000Da（白蛋白）以上则完全不能透过。除分子直径大小外，滤过物质分子电荷情况也影响滤过情况。若滤过膜受损害（如肾小球肾炎），则大分子蛋白质甚至血细胞均可通过滤过膜漏出，出现蛋白尿或血尿。

肾小球系膜细胞及环绕它的基质构成系膜区，肾小球系膜细胞除支撑肾小球毛细血管丛外，还有收缩功能，其上有一些血管活性物质受体，可以根据全身情况调节收缩而改变滤膜的滤过面积。此外，系膜细胞还具有吞噬功能，可以清除肾小球滤过的某些大分子物质。

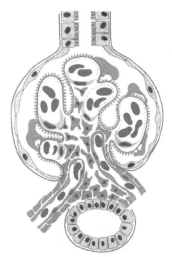

图 5-1-3 肾小球

肾小球滤过率（glomerular filtration rate，GFR）主要受肾小球内毛细血管压和肾小囊内静水压、胶体渗透压以及滤过膜的面积和毛细血管超滤分数（后两者总称为滤过系数）等因素决定。

肾血流量和 GFR 在正常情况下（平均血压在 80～180mmHg 波动时）保持相对恒定，此即肾血流量和肾小球滤过率的自身调节。这种自身调节有重要的生理意义，一方面它保证了在机体血流动力学变化时肾小球滤过仍能稳定地进行，体内代谢废物得以继续排出；另一方面又保证了体液的平衡，如在动脉压增加

时不致因滤过过多而致体液丢失。

（二）肾小管重吸收和分泌功能

正常肾小球每天滤过的原尿可达 180L，其中电解质成分与血浆基本相似。但实际上正常人每天排出尿量仅 1500ml 左右，原尿中 99% 以上的水和很多物质被肾小管重吸收。

近端肾小管主要负责滤过液的重吸收，其中滤过的葡萄糖、氨基酸 100% 被重吸收，90% 的碳酸氢根和约 70% 水、NaCl 被重吸收。近端小管虽然有如此强大的重吸收功能，但它对水和 NaCl 是等比例的重吸收，因此吸收后留下的滤过液中各电解质成分与血液中的成分依然相似，故称为等渗性重吸收。近端小管除重吸收功能外，还与有机酸排泄有关，当有机酸到达肾小管周边的毛细血管时，可被肾小管上皮细胞主动摄取使其在细胞内浓度提高，然后再分泌到管腔中随尿液排出。尿酸可从肾小球滤过，但多数在近端肾小管被重吸收，继而再分泌到管腔中。除有机酸和尿酸外，许多体外给予的药物也均以这种方式排出，所以，上述物质浓度过高时可积聚在肾小管内造成肾小管坏死继而出现肾衰竭。

髓袢薄支在逆流倍增过程中发挥重要作用，维持髓质间质的高张及尿液的浓缩与稀释。薄升支对 Na$^+$ 和 Cl$^-$ 非常容易透过而不透过水，小管腔内 NaCl 浓度降低，即滤过液被稀释，越靠近皮质浅部其浓度越低。而薄降支对水易通过，对 Na$^+$ 和 Cl$^-$ 低通过，从上升支转运出来的 NaCl 在相邻肾间质中可以把下降支的水析出，于是下降支管腔中渗透浓度升高，当下降支内的液体到达上升支时，NaCl 再次被转运出去，结果除继续稀释管腔液外，还使同一平面肾间质 NaCl 浓度更高，这样反复循环，相同间质渗透梯度由皮质到髓质不断上升，形成一个从浅部到深部依次增大的渗透梯度。并且，直小血管排列呈发夹状，与髓袢平行走向，也有逆流交换，使髓质已形成的渗透梯度不致因为水的重吸收而明显改变。精氨酸加压素（AVP）的抗利尿作用就是依赖髓质间质的渗透梯度而实现的。

远曲小管特别是集合小管是调节尿液最终成分的主要场所，这些小管上皮细胞可以重吸收 Na$^+$，排出 K$^+$，分泌 H$^+$ 和 NH$_4^+$，醛固酮可加强此作用。另外，抗利尿激素仅能使皮质部集合小管透过水而不透过尿素，这样尿素得以浓缩，而在髓质部集合小管既可使水又可使尿素通透，在间质高渗梯度的吸引下，大量水被重吸收，高浓度的尿素则也进入到间质，而后进入到髓袢下降支，再逐段循环到集合小管，此即尿素再循环。

（三）肾脏内分泌功能

肾脏还是一个重要的内分泌器官，分泌的激素可分为血管活性肽和非血管活性激素。前者除作用于全身外尚有器官局部作用，参与肾的生理功能，主要调节肾脏的血流动力学和水盐代谢，包括肾素-血管紧张素-醛固酮系统、激肽释放酶-激肽系统、内皮素、利钠肽类及类花生酸类物质等。后者作用于全身，影响其他系统的生理作用，包括 1α-羟化酶和促红细胞生成素等。

第二节　肾脏疾病的诊断

大多数肾脏病患者通过详细询问病史，体格检查，必要的实验室及辅助检查即能做出正确的肾脏疾病的诊断。

【临床表现】

常见的肾脏病临床表现包括肾脏疾病本身的表现及肾功能减退后引起的各系统并发症的表现，包括尿泡面增多、尿色异常、尿量异常、排尿异常、水肿、腰酸腰痛、乏力、贫血、高血压等。继发性肾脏疾病常见其他脏器受累，如皮疹、紫癜、关节痛、口腔溃疡等。

1. 血尿　泌尿系统任何部位出血若经尿液排出，均可引起血尿。新鲜尿液 10ml 以 3000r/min 离心 5 分钟，取沉渣做显微镜检查，红细胞＞3/HP 称为血尿。血尿可表现为肉眼可见的尿色加深、尿色发红或洗肉水样，称为肉眼血尿；也可以表现为肉眼不易察觉的，只能通过显微镜检查发现的，称为镜下血尿。

2. 尿泡沫增多　尿蛋白＞150mg/24h 称为蛋白尿。蛋白尿常以尿泡沫增多的形式被患者发现，但尿泡沫增多不仅见于蛋白尿。

3. 水肿　是肾脏疾病最常见的临床表现之一，肾性水肿多出现于组织疏松部位，如眼睑等，及身体下垂部位，如脚踝和胫前部位，长期卧床时易出现于骶尾部。

4. 高血压　是肾脏疾病最常见的临床表现之一，而肾脏疾病是高血压的重要病因。因此，所有高血压患者均有仔细检查有无肾脏病因，尤其是年轻患者。

【肾脏疾病常见综合征】

泌尿系统疾病通常会引起一组临床症状、体征和实验室表现相似的综合征。

由于导致每个综合征的病因远较其包含的个别临床症状和体征的致病原因要少，所以，识别患者属于哪一种综合征对诊断有帮助。

1. 肾炎综合征　以血尿、蛋白尿及高血压为特点的综合征，本征常伴钠水滞留。尿红细胞相差显微镜及容积分布曲线检查显示为肾小球性血尿。按病程及肾功能改变，又可分为急性肾炎综合征，急进性肾炎综合征和慢性肾炎综合征。急性肾炎综合征常指急性起病，病程不足一年者，如急性链球菌感染后肾炎；急进性肾炎综合征指肾功能急性进行性恶化，于数月内发展为肾功能衰竭者，如坏死性新月体性肾小球肾炎；慢性肾炎综合征指病程迁延一年以上者。

2. 肾病综合征 指各种原因所致的表现为大量蛋白尿（＞3.5g/d），低蛋白血症（＜30g/L），明显水肿和（或）高脂血症的综合征。肾病综合征可以分为原发性和继发性两类，前者包括微小病变、局灶节段性肾小球硬化、膜性肾病、系膜增生性和膜增生性肾小球肾炎等，后者包括糖尿病肾病、淀粉样病变和狼疮肾炎等。

3. 无症状性尿检查异常 包括单纯性血尿和（或）无症状性蛋白尿，以及不能解释的脓尿（白细胞尿）。

4. 急性肾损伤（acute kidney injury，AKI） 是指由多种病因引起的短时间（几小时至几天）内肾功能下降而出现的临床综合征。2012 改善全球肾脏病预后组织（kidney disease：improving global outcomes，KDIGO）指南对 AKI 的诊断标准为肾功能在 48h 内迅速减退，血清肌酐升高绝对值≥26.5mmol/L，或升高幅度≥50%（超过基线值的 1.5 倍，且明确或经推断其发生在之前 7 天之内），或尿量少于 0.5ml/（kg·h）≥6h。血清肌酐基线值定义为患者入院时或出现临床表现一周内的血清肌酐值。AKI 按表5-1-1 所示标准判断严重程度。

表 5-1-1　AKI 程度判断标准

分期	血清肌酐	尿量
1 期	基线值的 1.5~1.9 倍或增加≥0.3mg/dl（≥26.5μmol/L）	＜0.5ml（kg·h），持续 6~12 小时
2 期	基线值的 2.0~2.9 倍	＜0.5ml/（kg·h）≥12 小时
3 期	基线值的 3.0 倍；或血肌酐值增至≥4.0mg/dl（≥353.6μmol/L）；或开始肾脏替代治疗；或年龄＜18 岁，eGFR＜35ml/（min·1.73m²）	＜0.3ml/（kg·h）≥24 小时或无尿≥12 小时

扩展阅读

2004 年，"急性透析质量倡议（ADQI）"首次提出了急性肾功能损伤诊断和分期的 RIFLE 标准：危险、损伤、衰竭、功能丧失和终末期肾病，包括从肾功能或尿量轻微异常到终末期肾病。2007 年，"急性肾损伤网络（AKIN）"将该标准精简成 3 期。2012 年，KDIGO 的 AKI 指南将这些标准纳入最新的 AKI 定义和分期标准。目前 AKI 的定义和分期依据功能性标准包括血肌酐和尿量的变化。

5. 慢性肾脏病 慢性肾脏病（chronic kidney disease，CKD）是指：①肾脏损伤（肾脏结构或功能异常≥3 个月，伴或不伴有 GFR 下降），临床上表现为肾脏病理学检查异常或肾脏损伤（血、尿成分或影像学检查异常）。②GFR＜60ml/（min·1.73m²）≥3 个月，有或无肾损伤证据。CKD 进行性进展引起肾单位和肾功能不可逆丧失，导致以代谢产物和毒素潴留、水电解质和酸碱平衡紊乱以及内分泌失调为特征的临床综合征称为慢性肾衰竭（chronic renal failure，CRF）。CRF 常进展为终末期肾病（end-stage renal disease，ESRD），CRF 晚期称为尿毒症（uremia）。CKD 的分期见表 5-1-2。

表 5-1-2　CKD 分期

CKD 分期	eGFR 范围[ml/（min·1.73m²）]	描述
1	≥90	肾功能正常或 GFR 增加,但肾脏有损伤
2	60~89	GFR 轻度降低
3a	45~59	GFR 轻度到中度降低
3b	30~44	GFR 中度到重度降低
4	15~29	GFR 重度降低
5	＜15	ESRD

扩展阅读

2002 年，美国"肾脏病预后质量倡议（KDOQI）"发布了慢性肾脏病（CKD）指南，定义为估算肾小球滤过率（eGFR）降低伴蛋白尿持续至少 3 个月，主要根据 eGFR 形成一个 5 期分类。随后，"改善全球肾脏病预后组织（KDIGO）"发布了 CKD 评估和管理指南，修正了 CKD 分期系统，涵盖了是否出现蛋白尿以及病因。

【肾脏疾病的评估与检查】

（一）估计疾病病程

疾病是急性还是慢性，这一鉴别对疾病的诊断、治疗和预后都很重要。

（二）尿液检查

尿液检查非常重要，成为诊断有无肾脏疾病的主要依据。

1. 蛋白尿 通过测定 24 小时尿蛋白排泄或任何一次排尿的尿蛋白/肌酐比值及尿微量蛋白进行尿蛋白评估。当尿蛋白超过 150mg/24h 时尿蛋白定性阳性，称蛋白尿；当尿蛋白超过 3.5g/d 时，则称为大量蛋白尿。

产生蛋白尿的原因有多种如滤过膜的损害、所带电荷的改变和血流动力学变化等，根据蛋白尿的发生原因，一般分为以下四类。

（1）功能性蛋白尿：为生理性表现，包括剧烈运动、高热、充血性心力衰竭、交感神经兴奋、直立体位等因素引起的蛋白尿。其中直立性蛋白尿可在2%～5%的青年中出现，于直立和脊柱前凸姿势时出现蛋白尿，卧位或腹部加压时尿蛋白减轻或消失，尿蛋白总量一般不超过1g/d，发生机制尚不十分清楚，可能与静脉淤血有关。

（2）肾小球性蛋白尿：其起因可以是肾小球滤过膜的损伤，也可是滤过膜负电荷的减少。如病变仅使滤过膜上的负电荷减少，导致电荷屏障受损，那么仅有白蛋白滤过增多，称为选择性蛋白尿，尿液中出现以白蛋白为主的中分子量蛋白质。如病变使滤过膜孔径异常增大或肾小球毛细血管壁严重破坏，血管中各种分子量的蛋白质无选择性地滤出，称为非选择性蛋白尿，尿液中出现球蛋白及其他大分子蛋白。

（3）肾小管性蛋白尿：正常情况下，经肾小球滤过的中小分子蛋白质几乎全被肾小管完全吸收。当小管间质受损或各种重金属中毒时，近端小管对小球滤过的蛋白质重吸收受损，导致小分子蛋白从尿中排出，包括 β_2 微球蛋白、溶菌酶、核糖核酸酶等。由于血液中中小分子蛋白质浓度很低，所以此类患者尿蛋白总量一般不超过2g/d，有时仅数十毫克。

（4）溢出性蛋白尿：血中低分子量的异常蛋白如多发性骨髓瘤轻链蛋白、血红蛋白、肌红蛋白等增多，经肾小球滤过而未能被肾小管全部重吸收所致。

2. 血尿　分肉眼血尿及显微镜下血尿两种。肉眼血尿一般可以用三杯法粗略测出血部位：第一杯有血表明病变位于尿道及前列腺，第三杯有血表明病变在膀胱三角区或尿道（终末血尿），三杯均有血表明血来自上尿道或膀胱。正常人尿常规检查沉渣中每高倍视野不超过 3 个红细胞，若屡次超过 3个/HP，则为显微镜下血尿。引起血尿的原因大致分为以下三类。

（1）全身性疾病：如白血病、充血性心力衰竭、肾综合征出血热、系统性红斑狼疮、过敏性紫癜等。

（2）肾及尿路疾病：如各型肾炎、肾盂肾炎、多囊肾病、尿路结石、泌尿系统肿瘤等。

（3）尿路邻近器官疾病：如急性阑尾炎、急性或慢性盆腔炎、结肠肿瘤等其他疾病侵及或刺激尿路，有时可产生血尿，但并不常见。

用相差显微镜观察尿红细胞形态（图 5-1-4、图5-1-5），结合尿红细胞容积分布曲线测定对鉴别肾小球性和非肾小球性血尿有一定的价值。

3. 管型尿　尿中管型的出现表明蛋白质在肾小管内凝固，其形成与尿蛋白的性质、浓度、尿液酸碱度及尿量有密切关系，宜采集清晨尿标本做检查。

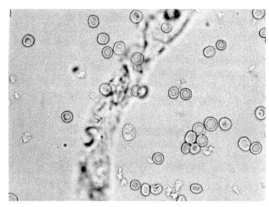

图 5-1-4　正常红细胞

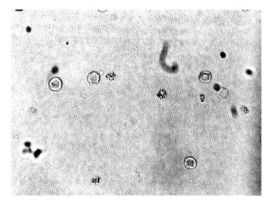

图 5-1-5　异性红细胞

管型尿可因肾小球或肾小管疾病所致，也可因炎症、药物刺激使黏蛋白分泌增多而形成，所以不一定代表肾脏有病变，但若有细胞管型或较多的颗粒管型与蛋白尿同时出现则临床意义较大。一般认为红细胞管型（图 5-1-6）常可见于肾小球肾炎的急性活动期，白细胞管型是活动性肾盂肾炎的特征，上皮细胞管型主要见于肾病综合征。

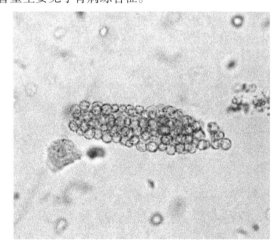

图 5-1-6　红细胞管型

4. 白细胞尿、脓尿和细菌尿　离心新鲜尿液每高倍镜视野白细胞计数超过 5 个或 1 小时新鲜尿液白细胞数超过 40 万或 12 小时超过 100 万者称白细胞尿，常见于尿路感染，也可见于急性间质性肾炎、过敏性间质性肾炎和小管间质性肾炎等。蜕变的白细胞称为脓细胞，所以白细胞尿也称脓尿。清洁外阴后无菌技术下采集的中段尿标本，如涂片每个高倍镜视野下均可见细菌，或培养菌落计数超过 10^5 个/ml 时，称为细菌尿，可诊断为尿路感染。

（三）肾小球滤过率测定

肾小球滤过率指肾在单位时间内清除血浆中某一物质的能力，通常通过清除率的测定推算出肾脏每分钟能清除多少毫升血浆中的该物质，并以标准体表面积予以矫正。一般认为菊粉清除率比较准确但操作麻烦，单纯以血肌酐反映 GFR 不够准确，故临床上常用内生肌酐清除率（同时采取血、尿标本测定肌酐值，根据公式计算肌酐清除率）的方法来反映 GFR，Ccr=尿 Cr×尿量/血 Cr，正常值在（100±20）ml/min 左右，女性较男性略低。

目前推荐根据血肌酐来计算 GFR，即 eGFR（estimated GFR）。eGFR 用于估算 GFR 的公式有多个，包括 Cockcroft-Gault 公式、MDRD 公式和慢性肾脏病流行病学合作研究（CKD-EPI）公式等，EPI 公式是目前推荐评估肾功能较为精准的方法。但在某些情况下，如年龄过老或过幼、身材大小极端、严重营养不良或体重过重、瘫痪和素食者采用公式计算 GFR 不可靠，应留血、尿测肌酐清除率来反映 GFR。

（四）血清学试验

血清学试验包括血抗核抗体，抗 DNA 抗体，抗中性粒细胞胞浆抗体，抗肾小球基底膜抗体，类风湿因子，补体，冷球蛋白，抗脱氧核苷酸酶 B 和抗链球菌溶血素 O 试验等。这些试验是非创伤性的，在各种肾脏疾病评估中常用，可帮助诊断及鉴别诊断。

（五）影像学检查

各种影像学检查已用于肾脏病的诊断中，包括超声显像、KUB 平片、静脉尿路造影、CT、CT 血管造影术、MRI、肾血管造影、放射性核素检查等。其中超声显像由于无创伤，方便，以及能可靠提供肾大小、梗阻、肿块及肾回声等特性成为最常用的影像学检查。

（六）肾活检

肾活检虽为一种创伤性检查，但在肾脏疾病的诊断中是一种非常有价值的方法，所以为了明确诊断、指导治疗或判断预后，无肾穿刺禁忌证时均可行肾穿刺活检。这对明确诊断各类原发性肾小球肾炎，继发性肾小球肾炎，移植肾出现的 AKI 或 CKD 及一些新认识的疾病等都十分有帮助。

第三节　肾脏疾病的防治

肾脏疾病依据其病因、发病机制、病变部位、病理诊断和功能诊断的不同，选择不同的治疗方案。其治疗的原则如下所述。

1. 去除诱因，一般治疗　避免肾毒性药物，生活方式的改变包括戒烟、减少盐摄食、防止超重、增加体力活动，限制饮食中蛋白质的摄入，降脂治疗及糖尿病患者控制血糖。

2. 抑制免疫及炎症反应　肾小球病理及免疫发病机制的研究，为制定合理的治疗方案创造了条件，促进了糖皮质激素、免疫抑制剂的合理应用。

新型的细胞免疫抑制剂，如亲免素调节剂和吗替麦考酚酯，通过影响细胞内信号转导旁路等途径选择性抑制 T 辅助细胞及 T 细胞毒效应细胞，不仅用于肾移植预防排斥治疗也被用于肾小球疾病的治疗。但其长期疗效、有效剂量及不良反应还有待于进一步确定。

3. 降压治疗　降压治疗在肾脏疾病中十分重要，因为肾小球病变常常伴有高血压，CRF 患者 90% 会出现高血压。持续存在的高血压是加速肾功能恶化的重要原因之一，积极控制高血压在肾脏疾病各个阶段治疗中都十分重要。2021 年 KDIGO 指南有关 CKD 降压治疗的建议为降压制定了靶目标。在关注降压靶目标的同时，在降压药的选择上应注意选择具有肾脏保护作用的药物延缓肾损害的进展，如选用血管紧张素转换酶抑制剂（ACEI）及血管紧张素 II 受体阻滞剂（ARB）既有降压作用又具有抑制 RAS 系统的作用。

4. 减少蛋白尿　近年来人们认识到蛋白尿不仅是肾脏疾病危险的标志，也是一项有用的治疗目标的标志物，因此对肾脏疾病蛋白尿，不仅要重视病因治疗以减少尿蛋白，也要重视对症治疗，直接减少尿蛋白的排泄。因为 ACEI 和 ARB 药物具有降尿蛋白的作用，所以建议不论有无高血压，在 CKD 蛋白尿的患者应采用 ACEI 或 ARB 以减少蛋白尿。

5. 刺激红细胞生成药物、活性维生素 D 及降磷药的应用　刺激红细胞生成药物（包括促红素、Darbepoetin）、低氧诱导因子脯氨酰羟化酶抑制剂（罗沙司他）活性维生素 D 及降磷药的广泛应用，已使 CKD 合并症的防治取得了明显的改善。他汀类药物降脂及抗炎作用在一些肾脏疾病治疗中也显示其独特的作用。

6. 肾脏替代治疗　肾脏替代治疗是 ESRD 患者目前唯一的有效治疗方法，适时开始透析和一体化治疗提高 ESRD 患者的存活率和生活质量。肾脏替代治疗包括以下几个方面。

（1）腹膜透析：包括连续性和间歇性腹膜透析

两种，近年来由于腹膜透析连接系统的改进，腹膜透析有关感染并发症减少，其操作简便、安全有效的特点在肾脏替代治疗中更显示了其独有的优点。

（2）血液透析：通过扩散、对流及吸附清除体内积聚的毒性代谢产物，清除体内潴留的水分，纠正酸中毒达到治疗目的。随着透析设备更趋先进，以及大量基础和临床研究的进行，治疗效果及生活质量更好，血液透析已成为使用最多的肾脏替代治疗。

（3）肾移植：成功的肾移植可以使患者恢复正常的肾功能（包括内分泌和代谢功能），但肾移植后需长期应用免疫抑制剂以防止排斥反应。近年来，随着对免疫抑制剂的认识深化及新型免疫抑制剂的应用，移植肾的存活率明显改善。

> **扩展阅读**
>
> 自动化腹膜透析是一项近年来飞速发展的腹膜透析技术，其操作过程由一台全自动腹膜透析机完成。它的优点是方便、容易操作且能使患者生活质量提高。自动化腹膜透析可以帮助腹膜透析患者解决长期治疗上的技术问题，特别是针对某些特殊患者，如残余肾功能进行性下降时，可以采用加大透析剂量，实现充分透析和改善生活质量。由于自动化腹膜透析利用患者整晚的休息时间自动进行腹膜透析，故白天，患者及助手均可不受任何约束地安排日常活动或参加力所能及的工作，使患者重返社会，为社会、家庭创造价值。

7. 中西医结合治疗 中医药的辨证施治为肾脏疾病的治疗提供了一个有效的途径，中医药有着多环节、多靶点的特点，其中大黄、雷公藤多苷、黄芪等一些效用已得到不少的基础与临床研究证实。有关某些草药如关木通具有肾毒性已得到重视。

第四节 进展和展望

肾脏病学通过众多生物医学的研究，分子细胞生物学、重组 DNA 技术、基因组学及蛋白组学在肾脏疾病研究中的应用，在肾脏疾病的发病机制等方面已经取得了长足的进展。今后将会有更快的发展。

（一）肾脏疾病的发病机制

肾脏疾病的发病机制涉及免疫、肿瘤、炎症、细胞毒性及其他途径的损伤，近年来已经得到了很好的诠释并且已经成为各种干预治疗的目标。

在各种原发性肾小球疾病中 T 淋巴细胞、单核巨噬细胞，以及它们所产生的各类细胞因子、生长因子、化学趋化因子等，不仅对肾单位的固有细胞产生损伤，同时还使固有细胞对各刺激产生增殖反应，加大

了炎症反应，使抑制炎症细胞成为各种肾小球疾病治疗的一个目标。

对肾小球基底膜包括Ⅳ型胶原结构及足细胞的分子细胞生物学研究，对各型奥尔波特综合征和肺出血-肾炎综合征有了新的认识，为以后治疗奠定了基础。

对肾小管许多转运蛋白、离子通道等分子遗传学认识的进展，使人们对肾性尿崩症、单或双侧输尿管可逆性梗阻尿液浓缩缺陷的机制有了清晰认识。

通过对足细胞结构与功能的研究及相关细胞骨架和裂隙膜蛋白的研究，对蛋白尿的形成机制会有新的认识。

（二）慢性肾脏疾病进展机制的研究

对于各种肾脏疾病慢性进展的机制研究，特别是细胞外基质的过度积聚机制的认识、肾内局部肾素-血管紧张素-醛固酮系统、脂质代谢紊乱在肾病进展中地位的重要性等的大量研究，使肾病治疗疗效大大改观。

其中认识到抑制 RAS 对肾有保护作用，其血流动力学机制和非血流动力学机制的研究为抗纤维生成、防止肾硬化开辟了广阔的前景。

对激肽释放酶-激肽系统（KKS）有了新的认识，KKS 的生理作用是调节血压血流、促进凝血和钠水排泄，KKS 异常见于糖尿病、原发性高血压、慢性肾脏病及慢性输尿管梗阻，推测 KKS 参与了这些疾病的发生和发展。

（三）慢性肾脏病的早期诊断与防治

CKD5 期肾脏替代治疗无论是腹膜透析、血液透析或肾移植，可使 ESRD 患者赖以生存，人体各器官衰竭中肾脏成为非常突出的一个替代最为成功的器官。但替代治疗仍是一种死亡率较高、生活质量不够理想和高花费的治疗，每年全世界肾脏替代治疗人数持续增长，血透人数已超过百万。

为了减轻沉重的医疗负担，认识到 CKD 是一项公众健康问题，应重视 CKD 的早期识别，防治 CKD 的发生和发展，减少 ESRD 的发生。

应对糖尿病、原发性高血压和肾小球肾炎病史患者进行 CKD 筛查，最简单的筛查办法是蛋白尿、镜下血尿的检测和血肌酐测定以计算 GFR。

现在国际肾脏病学界已经开始寻求启动和发展国际合作，建立来自循证医学根据的、适合各国的临床实践指南。我国是一个人口众多的发展中国家，在这方面任务更加艰巨，我国学者应该提高认识结合我国患者特点，认真严谨地制定出适合我国的 CKD 临床防治指南，以期进行 CKD 的早期诊断与防治。

第二章 肾小球疾病概述

肾小球毛细血管形态和（或）功能性的损伤即肾小球疾病，临床上具备以下特点：①肾小球对蛋白及细胞通透性改变：肾小球性蛋白尿（以白蛋白为主）伴（或无）管型尿和（或）肾小球源性血尿；②肾脏对水、电解质、酸碱平衡及血压调节能力障碍：肾外表现为高血压及水肿；③肾小球滤过功能损害先于并重于肾小管功能障碍。

肾小球疾病不是单一的疾病，而是由多种病因和多种发病机制引起，是一组以血尿、蛋白尿、水肿和高血压等为临床表现的肾脏疾病。病因、发病机制、病理改变、病程和预后不尽相同，病变主要累及双肾肾小球。

【肾小球疾病的病因分类】

根据病因可分为原发性、继发性和遗传性三大类。

1. 原发性肾小球疾病 常病因不明，多数学者认为免疫反应介导的炎症损伤在肾小球的发病机制中发挥重要作用。

2. 继发性肾小球疾病 是指继发于全身性疾病的肾脏损害，原因包括糖尿病、高血压、系统性红斑狼疮、系统性血管炎、淀粉样变、感染（链球菌、乙型肝炎病毒、HIV 等）、肾毒性药物等。

3. 遗传性肾小球疾病 是指遗传基因突变所致的肾小球疾病，如奥尔波特综合征等。

本章主要讨论原发性肾小球疾病，它占肾小球病中的大多数，是我国引起尿毒症的首位病因。

【原发性肾小球疾病的分类】

常用的分类方法是根据临床表现和肾脏活检病理改变进行分类。

1. 原发性肾小球疾病的临床分类 ①急性肾小球肾炎（acute glomerulonephritis）；②快速进展性肾小球肾炎（rapidly progressive glomerulonephritis）；③慢性肾小球肾炎（chronic glomerulonephritis）；④肾病综合征（nephrotic syndrome）；⑤无症状性血尿和（或）蛋白尿（asymptomatic hematuria with or without proteinuria）；原发性肾小球疾病的临床分型力求简单、明确、实用，但常会出现界限模糊之处，具有一定的局限性。

2. 原发性肾小球疾病的病理分类 肾小球疾病病理分类的基本原则是依据基本病变性质和病变累及的范围，后者首先按照病变累及的肾小球比例分为局灶和弥漫。局灶指病变肾小球数占总肾小球数的比例<50%，弥漫指病变累及 50%以上肾小球；然后按照病变累及的毛细血管祥比例分为节段和球性，节段指病变血管祥占某个肾小球血管祥总数的比例<50%，球性指病变累及某个肾小球 50%以上的血管祥。

（1）肾小球病变轻微（minor glomerular abnormalities）包括微小病变性肾病（minimal glomerular abnormalities）。

（2）局灶性节段性肾小球肾炎（focal segmental glomerulonephritis）。

（3）弥漫性肾小球肾炎（diffuse glomerulonephritis）。

1）膜性肾病（membranous nephropathy）。

2）增生性肾炎（proliferative glomerulonephritis）：①系膜增生性肾小球肾炎（mesangial proliferative glomerulonephritis）；②毛细血管内增生性肾小球肾炎（endocapillary proliferative glomerulonephritis）；③系膜毛细血管性肾小球肾炎（mesangiocapillary glomerulonephritis）；④致密沉积物性肾小球肾炎（dense deposit glomerulonephritis）；⑤新月体性肾小球肾炎（crescentic glomerulonephritis）。

3）硬化性肾小球肾炎（sclerosing glomerulonephritis）。

（4）未分类的肾小球肾炎（unclassified glomerulonephritis）。

肾小球疾病的临床表现和病理改变之间有一定的联系。同一临床表现可呈现为多种病理类型，如急性肾炎综合征可以表现为毛细血管内增生性肾小球肾炎、系膜毛细血管性肾小球肾炎、新月体性肾小球肾炎等。同样同一病理类型又可呈现多种临床表现，如系膜毛细血管性肾小球肾炎可以表现为急性肾炎综合征、慢性肾炎综合征和肾病综合征等。因此，肾活检是确定肾小球病理类型和病变程度的必需手段，而正确的病理诊断又必须与临床密切结合。

【发病机制】

多数学者认为免疫反应介导的炎症损伤在肾小球的发病机制中发挥重要作用，在肾小球疾病的慢性化进程中非免疫因素也发挥重要作用，此外，遗传因素在肾小球肾炎的易感性、疾病的严重性和治疗反应上的重要性近年来也已受到关注。

（一）免疫反应

肾小球疾病的免疫反应主要包括体液免疫反应和细胞免疫反应，前者在肾小球肾炎的发病机制中的作用已被公认，后者在某些类型的肾小球肾炎发病机制中的作用也得到了许多学者的证实和肯定。

1. 体液免疫反应 是指循环免疫复合物或原位免疫复合物激活机体的一系列炎症反应导致肾脏损伤。

（1）循环免疫复合物的沉积：外源性抗原或内源性抗原刺激机体产生相应的抗体，循环中的抗原与抗体结合形成免疫复合物，在一定的情况下，如单核巨噬细胞功能低下、肾小球系膜细胞清除功能减弱、补体成分功能缺陷等，免疫复合物易在肾小球沉积，激活有关的炎症介质系统导致肾小球的损伤，循环免疫复合物沉积是肾脏免疫损伤中最常见的免疫复合物形成机制。免疫复合物在肾脏的沉积主要位于内皮下及系膜区，典型的肾脏疾病有急性肾小球肾炎、膜增生性肾炎等。

（2）原位免疫复合物形成：指血循环中游离抗体（或抗原）与肾小球固有抗原或已种植于肾小球的外源性抗原（或抗体）相结合，在肾局部形成免疫复合物并导致肾脏损伤。原位免疫复合物沉积主要位于肾小球基底膜上皮细胞侧，典型的肾脏疾病有抗肾小球基底膜肾炎、海曼肾炎等。

2. 细胞免疫反应　在肾小球肾炎的发病机制中的作用已为许多学者所重视，近年来肾炎动物模型及部分人类肾小球肾炎均提供了细胞免疫的证据，故细胞免疫在某些类型肾炎发病机制中的重要作用得到认可。但细胞免疫是否直接诱发肾炎，长期以来一直未得到肯定回答，其主要原因有以下两种。

（1）缺乏为大家公认的应用致敏的 T 细胞传输诱发的肾小球肾炎模型。

（2）用单克隆抗体检查人类多数不同类型肾小球肾炎的肾小球，往往不能发现或仅有数量甚微、一过性的 T 细胞。

（二）炎症反应

免疫反应引起的肾脏损伤均需炎症反应的参与，在炎症反应中起主导作用的是炎症细胞和炎症介质。炎症细胞可产生炎症介质，炎症介质又可趋化激活炎症细胞，各种炎症介质间又相互促进或制约，形成一个十分复杂的网络关系，因此炎症反应持续存在，不断放大。

1. 炎症细胞　主要有中性粒细胞、致敏 T 淋巴细胞、单核巨噬细胞、嗜酸性粒细胞及血小板等。近年来，人们进一步认识到肾脏固有细胞如肾小管上皮细胞、血管内皮细胞和系膜细胞也被认为具有炎症细胞的功能。

（1）中性粒细胞不仅是炎症细胞也是具有免疫功能的免疫活性细胞，通过受体介导的免疫黏附作用在肾小球受损处聚集，造成肾脏损伤。

（2）淋巴细胞：参与肾炎发生发展的细胞类型主要是 CD4+ 及 CD8+细胞，他们通过细胞毒作用直接杀伤细胞，或者通过趋化或激活单核巨噬细胞和自然杀伤细胞，诱导迟发型变态反应造成肾脏损伤。

（3）单核巨噬细胞：一旦定位于肾内，可以通过释放细胞因子等炎症介质造成肾脏损伤，通过改变或影响肾脏固有细胞的生理功能，导致细胞增殖和细胞外基质积聚。

（4）肾脏固有细胞：近年来研究显示，肾脏固有细胞在免疫介导的肾脏损伤中不仅单是被动的受害者，而且是免疫反应的主动参与者。

2. 炎症介质　免疫反应激活炎症细胞，使之释放炎症介质和细胞因子而造成肾脏损害，引起肾组织损伤的炎症介质种类繁多。

（1）影响肾小球血流动力学及肾小球毛细血管通透性：如前列腺素类、血小板激活因子、一氧化氮等。

（2）影响循环炎症细胞的趋化、黏附及活化：如前列腺素类、白细胞介素、巨噬细胞趋化蛋白等。

（3）影响肾脏固有细胞活化和增殖：如 TGF-β、TNF-α、前列腺素类等。

（4）参与肾小管损伤和间质纤维化：如血小板衍生生长因子、成纤维细胞生长因子、TNF-α 等。

（5）影响凝血与纤溶系统：前列腺素类、凝血及纤溶系统因子等。

（6）直接损伤肾脏细胞：活性氧、一氧化氮、TNF-α 等。

（三）非免疫因素

免疫介导的炎症反应在肾小球病致病中起主要作用和（或）始初反应，在慢性进展过程中存在着非免疫因素的参与，有时成为病变持续、恶化的重要因素。在肾小球疾病的慢性进行性发展过程中，高血压、大量蛋白尿、高脂血症等非免疫因素发挥着非常重要的作用。

1. 高血压　尤其是肾内毛细血管高血压可能是加重肾脏损害的最危险因素。

2. 蛋白尿　基础及临床研究证实，尿蛋白可作为独立因素与肾功能损害及慢性肾脏患者的预后密切相关，实验证明，尿蛋白在肾间质炎症细胞浸润，以及细胞外基质降解和重塑中发挥重要作用，促进小管间质纤维化过程。

3. 高脂血症　无论病因如何，大多数慢性肾脏疾病患者几乎都有脂质代谢异常。许多学者认为，高脂血症是诱发和（或）加重肾小球损伤的重要因素之一。

【临床表现】

（一）蛋白尿

肾小球滤过屏障包括以下两种。①分子屏障：肾小球滤过膜仅允许一定大小的蛋白分子通过；②电荷屏障：内皮细胞及上皮细胞膜含涎蛋白，基底膜含硫酸乙酰肝素，共同组成肾小球滤过膜的负性电荷屏障，同性电荷相斥，阻止含负电荷的血浆蛋白滤过。

上述任何一屏障损害，均可出现蛋白尿。当分子屏障被破坏时，尿中往往出现较多的大分子血浆蛋白，为非选择性蛋白尿，提示肾小球滤过膜有较严重的损伤。

（二）血尿

血尿是肾小球疾病常见的临床表现，多为无痛性、全程性血尿，可呈镜下或肉眼血尿，持续或间歇性发作。如血尿伴有大量蛋白尿和（或）管型（特别是红细胞管型），多提示为肾小球源性血尿。

目前多用以下两项检查来区分血尿来源。

1. 新鲜尿沉渣相差显微镜检查　变形的红细胞血尿为肾小球源性，均一形态正常的红细胞尿为非肾小球源性。

2. 尿红细胞容积分布曲线　肾小球源性血尿呈非对称曲线，其峰值红细胞容积小于静脉红细胞分布曲线的红细胞容积峰值；非肾小球源性血尿呈对称曲线，其峰值红细胞容积大于静脉红细胞分布曲线的红细胞容积峰值；混合性血尿同时具备以上两种曲线特征，呈双峰。

以上两种鉴别血尿来源的方法有一定互补性，临床上可以配合使用。

肾小球源性血尿产生的主要原因为肾小球基底膜断裂，红细胞通过该裂隙时受血管内压力挤出时受损，受损的红细胞通过肾小管各段时又受不同渗透压和 pH 作用，呈现变形红细胞血尿，红细胞容积变小甚至破裂。

（三）水肿

水肿的基本病理生理改变是水钠排泄障碍，水钠潴留。肾性水肿分为以下两大类。

1. 肾炎性水肿　由于肾小球滤过率下降，肾小管重吸收功能基本正常造成"球–管失衡"和肾小球滤过分数下降，导致水钠潴留。由于水钠潴留，血容量常为扩张，肾素–血管紧张素–醛固酮活性抑制，抗利尿激素分泌减少，血压增高。此外，毛细血管通透性增高可进一步加重水肿。肾炎性水肿，组织间隙蛋白含量高，水肿多从眼睑、颜面部开始。

2. 肾病性水肿　由于大量血浆蛋白从尿中丢失，血浆胶体渗透压降低，液体进入组织间隙，产生水肿。此外，由于有效循环血容量减少，刺激肾素–血管紧张素–醛固酮系统，抗利尿激素分泌增多，肾小管重吸收水钠增多，进一步加重水肿。肾病性水肿，组织间隙蛋白含量低，水肿多从下肢部位开始。

（四）高血压

肾小球疾病常伴有高血压的出现，CKD5 期患者高血压发生率高达 90%。高血压的持续存在会加速肾功能的恶化，其发生机制包括以下三个方面。

1. 水钠潴留　各种原因引起水、钠排泄减少，血容量增多，血压升高，引起容量依赖性高血压。

2. 肾素–血管紧张素分泌增多　肾小球疾病时，由于肾脏缺血，刺激球旁细胞肾素分泌增多，通过肾素–血管紧张素系统的作用，导致全身小动脉收缩、外周血管阻力增高，引起高血压。

3. 肾内降压物质分泌减少　肾实质损害时，肾内前列腺素系统、激肽释放酶–激肽系统等降压物质分泌减少，引起高血压。

肾小球病所致的高血压多数为容量依赖性高血压，少数为肾素依赖性高血压，但两型高血压常常混合存在。

（五）肾功能损害

肾脏疾病如果没能得到良好的控制，持续发展均会导致肾功能损害，最终发展为 ESRD。急进性肾小球肾炎常导致 AKI，肾病综合征可有一过性肾功能损害或 AKI，慢性肾小球肾炎及尿蛋白控制不好的肾病综合征随着病程的进展至晚期常发展为尿毒症。

【检查方法】

（1）尿蛋白检查（包括定量及组成成分、特殊成分，如轻链蛋白的测定）。

（2）尿红细胞的数量及形态检查及管型形态学检查。

（3）肾小球滤过功能检查及肾小管功能检查。

（4）肾脏超声等影像学检查。

（5）肾活检病理学检查。

（6）基础疾病的检查，特别是相关的免疫血清学检查。

（7）应用高新技术进行肾小球疾病有关的诊断、病情、预后及生物学标志物及其临床应用，目前尚处于研究阶段。

第三章 肾小球肾炎

第一节 急性肾小球肾炎

急性肾小球肾炎（acute glomerulonephritis）简称急性肾炎（AGN），是以急性肾炎综合征为主要临床表现的一组疾病。其临床特点为急性起病，是以血尿、蛋白尿、水肿和高血压为特征的肾脏疾病，并可伴有一过性肾功能损害。临床上常见于链球菌感染后，而其他细菌、病毒及寄生虫等感染也可引起。本节主要介绍最常见的急性链球菌感染后肾炎。

> **案例 5-3-1**
>
> 患者，男，13 岁，因"水肿伴肉眼血尿 2 天"入院。
>
> 患者于 2 天前无明显原因晨起出现双眼睑水肿，手足肿胀感明显，尿液呈红棕色，尿量减少，每天 600ml 左右。无发热、咳嗽、咳痰，无头痛、呕吐，无尿频、尿急、尿痛等，未经任何治疗而来院。患者于 2 周前出现过发热及咽痛，经对症处理后，目前已痊愈。既往史及个人史无特殊。
>
> 体格检查：T 36.5℃，P 85 次/分，R 20 次/分，BP 150/90mmHg。发育正常，营养中等，神志清醒，精神可。全身皮肤、黏膜未见黄染及出血点，浅表淋巴结无肿大。双眼睑水肿，咽部稍红，扁桃体不大。颈软、无抵抗。胸廓对称无畸形，双肺呼吸音清晰，心律规整，心率 85 次/分，心音有力，未闻及杂音。腹部平软，肝脾肋下未触及，双肾区无叩击痛。脊柱四肢无畸形，活动自如。双下肢轻度凹陷性水肿。生理反射存在，病理反射未引出。
>
> **问题：**
>
> 1. 作为一个医师，你首先应考虑做何诊断？
> 2. 在明确诊断之前，应做哪些实验室检查？
> 3. 如何明确诊断？如何给出处理建议？

【病因和发病机制】

本病常因 β 溶血性链球菌"致肾炎菌株"（常为 A 组链球菌中的Ⅻ型）感染后所致，常在上呼吸道感染（多为扁桃体炎）、皮肤感染（多为脓疱疮）、猩红热等链球菌感染后发生。感染的严重程度与急性肾炎的发生和病变程度并不一致。本病主要是感染所诱发的免疫反应引起，致病抗原目前多认为是链球菌胞质或分泌蛋白的某些成分。其发病机制有：①循环免疫复合物沉积于肾脏；②抗原原位种植于肾脏，再结合循环中的特异抗体形成原位免疫复合物而致病；③改变肾脏正常抗原，诱导自身免疫反应。肾小球内的免疫复合物导致补体激活，中性粒细胞及单核细胞浸润，导致肾脏病变。

【病理】

急性期肾脏体积可较正常增大，病变主要累及肾小球，呈弥漫性。病理类型为毛细血管内增生性肾小球肾炎。光镜下通常为弥漫性肾小球病变，以内皮细胞及系膜细胞增生为主要表现，急性期可伴有中性粒细胞和单核细胞浸润（图 5-3-1、图 5-3-2）。免疫荧光检查可见沿毛细血管壁和系膜区有弥漫粗颗粒免疫复合物沉积，其主要成分是 IgG 和 C₃（图 5-3-3）。病变严重时，增生和浸润的细胞可压迫毛细血管襻使管腔狭窄或闭塞，临床上常表现为一过性的肾功能损害。电镜检查可见上皮细胞下有"驼峰状"电子致密物沉积（图 5-3-4）。

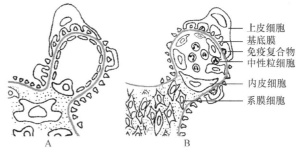

上皮细胞
基底膜
免疫复合物
中性粒细胞
内皮细胞
系膜细胞

图 5-3-1 毛细血管内增生性肾小球肾炎

A. 正常肾小球；B. 病变肾小球

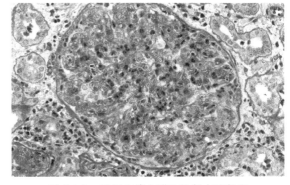

图 5-3-2 毛细血管内增生性肾小球肾炎

可见弥漫的小球性渗出性、增生性病变，以毛细血管内皮细胞增生为主，伴大量中性粒细胞浸润，肾小管间质周围可见炎症反应（PAS，×400）

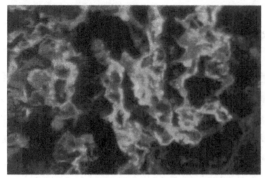

图 5-3-3 毛细血管内增生性肾小球肾炎

图示广泛的花环样沉积，清晰地显示了连续的外围毛细血管瓣沉积物，同时偶见系膜区小沉积物（抗 C_3 免疫荧光染色，×400）

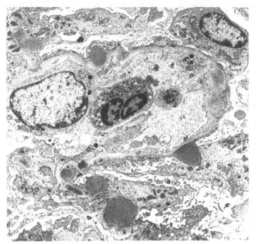

图 5-3-4 毛细血管内增生性肾小球肾炎

毛细血管腔内可见中性粒细胞、血小板，毛细血管内增生，伴散在的基底膜内的粗大的驼峰状沉积物，无周围基底膜反应（TEM，×3000）

【临床表现】

本病多见于儿童，高峰年龄为 2～6 岁。男性多于女性。疾病发作前常有前驱感染，潜伏期为 7～21 天，一般为 10 天。皮肤感染引起者，潜伏期较呼吸道感染稍长。潜伏期相当于致病抗原初次免疫后诱导机体产生免疫复合物所需的时间。本病起病较急，病情轻重不一，轻者可无明显临床症状，仅表现为镜下血尿及血 C_3 的规律性变化；典型者呈急性肾炎综合征表现，为突发的血尿、蛋白尿、高血压、水肿，部分患者可出现一过性氮质血症；重症者表现为 AKI。

本病典型者具有以下表现。

1. 尿检异常 几乎全部患者均有肾小球源性血尿，约 40%患者可有肉眼血尿，常为起病首发症状和患者就诊原因。常有尿量减少，但很少发生无尿。

2. 水肿 90%患者可发生水肿，常为起病的初发表现，水肿的原因是"球–管失衡"和肾小球滤过分数下降造成的水、钠潴留。典型表现为晨起眼睑水肿或伴有双下肢水肿，严重者可有全身水肿。

3. 高血压 约 80%患者出现高血压，常为轻、中度。与水、钠潴留有关，经利尿治疗后可很快恢复正常。少数患者可出现严重高血压，甚至高血压脑病。

4. 肾功能异常 患者起病早期可因肾小球滤过率下降，水、钠潴留而尿量减少（常在 400～700ml/24 小时），少数患者甚至少尿（<400ml/24 小时）。肾功能异常多呈一过性氮质血症。多数患者于利尿消肿数日后恢复正常。仅极少数患者可表现为 AKI，易与急进性肾炎相混淆。

5. 心力衰竭 可表现为急性左心功能不全，是临床工作中需紧急处理的急症。

【实验室检查】

1. 尿液检查 几乎所有患者均有血尿，为肾小球源性血尿。患者常有蛋白尿，多为轻、中度，少数患者出现过肾病综合征范围的大量蛋白尿。尿沉渣除红细胞外，早期尚可见白细胞和上皮细胞，并可有颗粒管型和红细胞管型等。血尿和蛋白尿会持续数月，常于一年内恢复。若蛋白尿持续异常，则提示患者为慢性肾炎。

2. 血常规检查 可有轻度贫血，常与水、钠潴留致血液稀释有关。白细胞计数可正常或升高。红细胞沉降率在急性期常加快。

3. 肾功能检查 部分患者可表现为一过性氮质血症；极少数患者出现 AKI，表现为血肌酐和尿素氮进行性升高，内生肌酐清除率下降。

4. 免疫学检查 动态观察血清 C_3 的变化对诊断本病非常重要。疾病早期，血清 C_3 及总补体下降，8 周内逐渐恢复到正常水平。若患者有持续的低补体血症，常提示其他疾病的存在，如膜增生性肾炎、狼疮肾炎或先天性低补体血症。抗链球菌溶血素"O"（ASO）试验滴度可升高，提示近期内有过链球菌感染。在诊断价值上，ASO 滴度的逐渐上升较单纯的滴度高水平更有意义。

> **案例 5-3-1**
>
> 1. 尿常规：红细胞（＋＋＋），蛋白（＋＋）。24 小时尿蛋白定量为 2.0g。
>
> 2. 血常规：Hb 为 120g/L，WBC 为 $8.2×10^9$/L，N 0.7。
>
> 3. 肾功能：血肌酐（Scr）为 140μmol/L，内生肌酐清除率（Ccr）为 60ml/min。
>
> 4. 血清 C_3 0.30g/L（正常值为 0.85～1.93g/L），ANA、抗 dsDNA、抗 ENA 抗体均（－），ASO 为 700IU/ml（正常值为<200IU/ml，RF（－）。
>
> 5. B 超：双肾大小正常。

【诊断】

患者咽峡、皮肤等处链球菌感染后 1～3 周出现血尿、蛋白尿、水肿和高血压等典型临床表现，伴血清 C_3 的典型动态变化即可做出临床诊断。若起病后 2～3 个月病情无明显好转，仍有高血压或持续性低补体血症，或肾小球滤过率进行性下降，应及时做肾活检明确诊断。

> **案例 5-3-1**
>
> 1. 患者男性，13 岁，水肿伴肉眼血尿 2 天。
>
> 2. 临床特点：青少年男性，起病急，发病前 2 周有上呼吸道感染史，突发的血尿、蛋白尿、水肿、高血压及轻度氮质血症，低补体血症。
>
> 3. 辅助检查：尿常规提示血尿、蛋白尿，肾功能示氮质血症，血清 C_3 下降，ASO 为 700IU/ml。B 超示双肾大小正常。
>
> 临床诊断：急性链球菌感染后肾小球肾炎。

【鉴别诊断】

1. 其他病原体感染后急性肾炎　其他细菌、病毒及寄生虫等感染均可引起急性肾炎，目前较多见于多种病毒（如水痘、带状疱疹病毒、EB 病毒、流感病毒等），症状常于感染极期或感染后 3～5 天出现，临床表现常较轻，血清补体多正常，水肿和高血压少见，肾功能一般正常，临床过程自限。

2. 系膜增生性肾小球肾炎（IgA 肾病及非 IgA 系膜增生性肾小球肾炎）　部分患者有前驱感染，但潜伏期较短，多于前驱感染后 1～2 日内出现急性肾炎综合征症状，以血尿为主，常呈肉眼血尿，可反复发作，血清 C_3 正常。IgA 肾病患者的血尿发作常与上呼吸道感染有关。

3. 膜增生性肾小球肾炎　又称系膜毛细血管性肾小球肾炎，临床表现类似急性肾炎综合征，但蛋白尿明显，可呈肾病综合征范围的大量蛋白尿，血清 C_3 水平持续低下，病变持续发展，无自愈倾向。

4. 急进性肾小球肾炎　起病过程与急性肾炎相似，临床表现常较重。早期出现少尿、无尿，肾功能进行性下降。重症急性肾炎与该病鉴别困难时，应尽快作肾活检明确诊断。

5. 全身系统性疾病肾脏损害　系统性红斑狼疮、过敏性紫癜、系统性血管炎等均可引起肾脏损害，常呈急性肾炎综合征表现，但伴有其他系统受累的典型表现和实验室检查，可资鉴别。

当临床诊断困难时，急性肾炎综合征患者需考虑进行肾活检以明确诊断、指导治疗。肾活检指征为：①少尿 1 周以上或进行性尿量减少伴肾功能恶化者；②病程超过 2 个月而无好转趋势者；③急性肾炎综合征伴肾病综合征者。

【治疗】

本病治疗以休息及对症治疗为主，同时注意防治并发症和保护肾功能。

1. 一般治疗　急性期应卧床休息，直到肉眼血尿消失，水肿消退及血压恢复正常。水肿不伴低钠血症者及高血压者应限制饮食中的水和钠的摄入。有氮质血症时应限制蛋白质摄入。明显少尿的 AKI 患者应限制液体入量。

2. 治疗感染灶　有链球菌感染病史者，应选用无肾毒性抗生素治疗，如青霉素等。与病情相关反复发作的慢性扁桃体炎，待病情稳定后应考虑作扁桃体摘除，术前、术后 2 周使用抗生素。

3. 对症治疗　经卧床休息及限制水、钠摄入，水肿仍明显者，应适当使用利尿剂治疗。经限制水、钠摄入及利尿治疗后血压控制仍不满意者，应给予降压药物，以防止心脑并发症的发生。

4. 透析治疗　少数发生 AKI 而又有透析指征者，应及时给予透析治疗，以帮助患者度过急性期。由于本病呈自愈倾向，肾功能多可逐渐恢复，一般不需维持性透析治疗。

> **案例 5-3-1　处方及医师指导**
>
> 1. 卧床休息，直到肉眼血尿消失、水肿消退、血压恢复正常。限制水、钠摄入，适当限制蛋白质入量。
>
> 2. 清除感染灶：可给予青霉素静脉点滴，疗程在 2 周左右。
>
> 3. 经卧床休息，限制水、钠摄入后水肿仍不消退者，可给予利尿剂，如氢氯噻嗪 12.5～25mg，每天 2 次，也可联用螺内酯 20mg，每天 2 次。
>
> 4. 经利尿、消肿处理，血压仍高者应给予降压药物，如钙离子拮抗剂氨氯地平 5mg，每天 1 次。血管紧张素转换酶抑制剂，一般不需要用。
>
> 5. 透析治疗：若患者肾功能继续恶化有透析指征时，应及时给予透析治疗以帮助其渡过急性期。
>
> 6. 注意观察尿量，监测血压，定期复查尿常规、血 C_3、肾功能。符合肾活检指征时，及时行肾活检，以尽快明确诊断，指导治疗。

【预后】

由于本病呈自愈倾向，绝大多数患者预后良好，尤其是儿童患者，常于 1～4 周内出现利尿、消肿、肉眼血尿消失、血压恢复正常。少部分患者轻度镜下血尿及微量白蛋白尿有时可迁延半年至 1 年才消失。

多数患者的远期预后良好，仅有少部分患者遗留尿异常和（或）高血压而转为慢性。也有些患者在"临床痊愈"多年后又出现蛋白尿、高血压和肾功能损害。

本病预后影响因素总结见表 5-3-1。一般认为老年患者，有持续性大量蛋白尿、高血压和肾功能损害者预后可能较差；散发者较流行者预后可能较差；肾组织增生病变重，有广泛新月体形成者预后差。

表 5-3-1　与急性链球菌感染后肾炎预后有关的因素

有关因素	无关因素
发病（流行发病预后较散发者好）	前驱感染史及严重程度
年龄（少年儿童预后好，老年预后差）	肉眼血尿的严重程度
严重而持续的高血压、肾病综合征及肾功损害（预后差）	血补体下降程度
光镜下广泛大新月体；电镜下不典型驼峰；荧光呈花环状改变（预后差）	血 ASO 滴度上升程度

案例 5-3-1　预防指导建议

1. 注意避免受凉、劳累。
2. 避免应用肾毒性药物，如氨基苷类抗生素等。
3. 定期测量血压，定期复查尿常规、肾功能，如有异常，及时就诊。

案例 5-3-1　小结

患者，男，13 岁，突发肉眼血尿、蛋白尿、水肿和高血压，起病前 2 周有上呼吸道感染，ASO 为 700IU/ml，血清 C_3 下降（8 周后复查恢复正常），临床诊断急性链球菌感染后肾小球肾炎。从本病例可以看出诊断急性链球菌感染后肾小球肾炎的依据在于 3 个方面：①前驱感染史，潜伏期 1～3 周；②存在急性肾炎综合征（急性起病的血尿、蛋白尿、水肿和高血压）；③血清 C_3 的动态变化。

第二节　快速进展性肾小球肾炎

快速进展性肾小球肾炎（rapidly progressive glomerulonephritis，RPGN）又称急进性肾小球肾炎，是一组以急性肾炎综合征为临床表现，肾功能急剧恶化，常伴少尿或无尿的临床综合征。病理改变特征为肾小囊内细胞增生、纤维蛋白沉积，又称新月体性肾炎（crescentic glomerulonephritis）。我国目前的诊断标准为肾穿刺标本中 50%以上的肾小球有大新月体（新月体占肾小囊面积 50%以上）形成。

案例 5-3-2

患者，女，34 岁，因血尿 2 周、水肿伴尿少 1 周入院。

患者 2 周前无明显诱因出现血尿，尿色呈洗肉水样，伴腰酸、乏力，无水肿，血压正常。于当地县医院就诊，尿常规示蛋白（＋＋＋）、红细胞（＋＋），肌酐为 220μmol/L，当地医院诊断为"急性肾炎"，予头孢菌素治疗 10 天，症状无好转。1 周前出现尿量明显减少，为 500～600ml/d，伴头痛、恶心、呕吐、胸闷，无发热、咯血，无皮疹、脱发及关节痛等。为进一步诊治，遂转来我院。既往史及个人史无特殊。

体格检查：T 36.8℃，P 90 次/分，R 21 次/分，BP 180/100mmHg。发育正常，营养中等，神志清醒，精神可。贫血貌，全身皮肤、黏膜未见黄染及出血点，浅表淋巴结无肿大。双眼睑水肿，颜面水肿咽部无充血，扁桃体不大。颈软、无抵抗。胸廓对称无畸形，双肺呼吸音粗，双下肺可及湿啰音，心律规整，心率为 90 次/分，心音有力，未闻及杂音。腹部平软，肝脾肋下未触及，双肾区叩击痛。脊柱四肢无畸形，活动自如。双下肢中度凹陷性水肿。生理反射存在，病理反射未引出。

问题：

1. 作为一个医师，你首先应考虑做何诊断？
2. 在明确诊断之前，应做哪些实验室检查？
3. 如何明确诊断？如何给出处理建议？

【病因】

引起快速进展性肾小球肾炎的疾病主要分为 3 类：①原发性快速进展性肾小球肾炎；②继发于全身性疾病（如系统性红斑狼疮等）的快速进展性肾小球肾炎；③在原发性肾小球疾病（如膜增生性肾小球肾炎）的基础上形成的新月体性肾小球肾炎。本节主要讨论原发性快速进展性肾小球肾炎。

【病理分型】

快速进展性肾小球肾炎根据免疫病理可分为 3 型。

1. Ⅰ 型　抗肾小球基底膜型肾小球肾炎，抗肾小球基底膜抗体沿肾小球基底呈线样沉积。

2. Ⅱ 型　免疫复合物型，可见免疫复合物沿基底膜或系膜区呈"颗粒状"沉积。

3. Ⅲ 型　非免疫复合物型，此型通常是系统性血管炎的肾脏表现，大部分患者血循环中抗中性粒细胞胞质抗体（ANCA）阳性。

也有学者根据患者血清 ANCA 的检测结果将本病分为 5 型：在原 Ⅰ 型中约有 30%患者发现 ANCA 呈阳性，被归为Ⅳ型；在原Ⅲ型中有 20%～50%患者的 ANCA 呈阴性，被归为Ⅴ型。两种分型的关系见表 5-3-2。

表 5-3-2　快速进展性肾小球肾炎两种分型的关系和免疫病理特点

三型分类法	免疫病理特点	血清学自身抗体检测	五型分类法
Ⅰ 抗 GBM 抗体型	IgG、C₃ 沿肾小球毛细血管襻呈线条样沉积	抗 GBM 抗体阳性，ANCA 阴性	Ⅰ
		抗 GBM 抗体阳性，ANCA 阳性	Ⅳ
Ⅱ 免疫复合物型	免疫球蛋白和补体成分呈颗粒样或团块样沿肾小球毛细血管襻和系膜区沉积		Ⅱ
Ⅲ 寡免疫复合物型	无明显免疫球蛋白成分沉积	ANCA 阳性	Ⅲ
		ANCA 阴性	Ⅴ

【病理】

　　肾脏体积通常增大。病理类型为新月体肾小球肾炎。光镜下，以广泛（50%以上）的肾小球囊腔内有大新月体形成（占据肾小球囊腔的 50% 以上）为主要特征，病变早期为细胞新月体，后期为纤维新月体（图 5-3-5、图 5-3-6）。另外，Ⅱ型常伴有肾小球内皮细胞和系膜细胞增生，Ⅲ型常可见肾小球节段性纤维素样坏死。免疫病理学检查是分型的主要依据，Ⅰ型 IgG 及 C₃ 沿肾小球基底膜呈线样沉积；Ⅱ型 IgG 和 C₃ 在系膜区或沿毛细血管壁呈颗粒状沉积；Ⅲ型肾小球内无或仅有微量免疫复合物沉积。电镜检查可见 Ⅱ 型在系膜区和内皮下有电子致密物沉积，Ⅱ型和Ⅲ型无电子致密沉积。

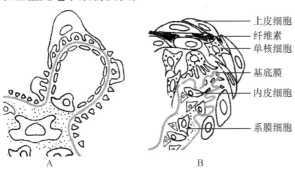

　　　　　　　　　　　　　　上皮细胞
　　　　　　　　　　　　　　纤维素
　　　　　　　　　　　　　　单核细胞
　　　　　　　　　　　　　　基底膜
　　　　　　　　　　　　　　内皮细胞
　　　　　　　　　　　　　　系膜细胞

图 5-3-5　新月体肾小球肾炎

A. 正常肾小球；B. 病变肾小球

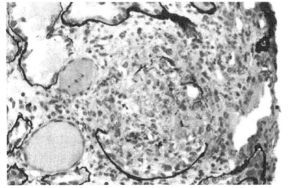

图 5-3-6　新月体肾小球肾炎

毛细血管和肾小囊基底膜均断裂，新月体形成（PASM ×400）

【临床表现】

　　患者可有前驱呼吸道感染，起病较急，病情急骤进展。临床主要表现为急性肾炎综合征的症状，如血尿、蛋白尿和高血压等，多早期出现少尿或无尿，肾功能在短时间内进行性恶化并发展至尿毒症。

　　Ⅱ型患者常伴肾病综合征，Ⅲ型患者常有不明原因的发热、乏力、关节痛或咯血等系统性血管炎的表现。

　　Ⅰ型好发于青、中年，Ⅱ型及Ⅲ型常见于中、老年患者，男性居多。我国以Ⅱ型多见。

【实验室检查】

　　1. 尿液检查　尿蛋白阳性，红细胞及白细胞计数增多，可见红细胞管型。

　　2. 肾功能　血肌酐及尿素氮进行性上升，内生肌酐清除率进行性下降。

　　3. 免疫学检查　Ⅰ型抗 GBM 抗体阳性；Ⅱ型血循环免疫复合物及冷球蛋白可呈阳性，并可伴血清 C₃ 降低；Ⅲ型 ANCA 阳性。

　　4. B 型超声检查及其他影像学检查　可见双肾增大。

案例 5-3-2

　　患者的实验室检查结果如下所述。

　　1. 尿常规：蛋白（＋＋＋＋）、红细胞（＋＋＋）；24 小时尿蛋白定量为 3.8g。

　　2. 血常规：Hb 79g/L；血肌酐（Scr）1015μmol/L，尿素氮（BUN）30.23mmol/L；eGFR 3.85ml/（min·1.73m²）；C₃ 1.05g/L（正常值 0.85～1.93g/L）；抗 GBM 抗体 150%（正常值 <16%），ANCA（－）。

　　3. B 超：左肾 13cm×6.2cm×5.1cm，右肾 12.7cm×6.1cm×5.0cm。肾实质回声稍增强，皮髓质分界清。

　　4. 肾活检病理：免疫荧光示 IgG（＋＋）、C₃（＋＋），线条样沿肾小球毛细血管襻沉积。光镜：18 个肾小球，肾小球毛细血管严重破坏，12 个肾小球有细胞性新月体形成，其中 6 个肾小球为大细胞性新月体，6 个肾小球为小细胞性新月体，5 个肾小球有细胞纤维性新月体。肾小管灶状萎缩。肾间质灶状淋巴和单核细胞浸润。小动脉无明显病变。电镜：肾小球毛细血管基底膜大部分皱缩，上皮细胞足突广泛融合，肾小囊可见大量细胞增生，形成细胞性新月体。结论：符合抗 GBM 抗体型肾小球肾炎。

【诊断】

凡急性肾炎综合征伴肾功能急剧恶化（几天到几周），应高度注意本病的可能，并尽快做肾活检以明确诊断。若病理证实为新月体肾小球肾炎，根据临床和实验室检查能除外继发性肾脏疾病，诊断可成立。

案例 5-3-2

1. 患者，女，34 岁，血尿 2 周、水肿伴尿少 1 周。

2. 病史特点：青年女性，无前驱感染史，突发血尿、水肿、尿少、高血压，肾功能快速恶化。

3. 临床特点：高血压，贫血貌，眼睑及双下肢水肿。

4. 辅助检查：尿常规示蛋白尿、血尿，血常规示中度贫血，肾功能快速恶化，免疫学检查抗 GBM 抗体阳性、ANCA 阴性，超声提示肾脏偏大，肾活检病理符合抗 GBM 抗体型肾小球肾炎。

临床诊断：快速进展性肾小球肾炎（RPGN）I 型。

【鉴别诊断】

1. 急性肾小管坏死　常有引起本病的明确病因，如肾缺血或使用肾毒性药物的病史，临床上以肾小管功能损害为主（如尿钠增加、低比重尿及低渗透压尿），一般无急性肾炎综合征的表现。

2. 急性过敏性间质性肾炎　常有明确的用药史及全身过敏反应如发热、皮疹、关节痛等，血和尿嗜酸性粒细胞增加。必要时需肾活检以明确诊断。

3. 引起急进性肾炎综合征的其他原发性肾小球肾炎　如重症毛细血管内增生性肾小球肾炎或重症系膜毛细血管性肾小球肾炎等，病理上并无新月体形成，但病变较重和（或）持续。临床上鉴别常较为困难，需做肾活检协助诊断。

4. 继发性急进性肾炎　如系统性红斑狼疮、过敏性紫癜等引起的急进性肾炎综合征，依据典型的临床表现及特殊的实验室检查可资鉴别。

5. 血栓性微血管病　如溶血性尿毒症综合征、血栓性血小板减少性紫癜等，有微血管病性溶血及血小板减少。

6. 梗阻性肾病　突然发生的少尿或无尿，无急性肾炎综合征表现，影像学（如 B 超、CT）或逆行尿路造影检查可明确诊断。

【治疗】

治疗包括针对急性免疫介导性炎症性病变的强化治疗及针对肾脏病变后果（如水钠潴留、高血压、尿毒症及感染等）的对症治疗。

1. 强化血浆置换疗法　主要用于：①I 型；②对肺出血–肾炎综合征（Goodpasture 病）和原发性小血管炎所致急进性肾炎（III 型）伴有威胁生命的肺出血作用较为肯定、迅速，应首选。方法是应用血浆置换机分离患者的血浆和血细胞，弃去血浆，以等量的正常人的血浆（或血浆白蛋白）和患者血细胞重新输入体内。通常每天或隔天 1 次，每次置换血浆 2～4L，直到血清抗体（如抗 GBM 抗体、ANCA）或免疫复合物转阴，一般置换 10 次左右。同时应联合糖皮质激素及细胞毒药物，累积量不超过 6～8g。该疗法需早期施行（血肌酐值＜530μmol/L），方有较好的疗效。

2. 甲泼尼龙冲击伴环磷酰胺治疗　为强化治疗之一。甲泼尼龙 0.5～1.0g，3 次为一个疗程。必要时间隔 3～5 天方可进行下一个疗程，一般不超过 3 个疗程。甲泼尼龙冲击疗法也需辅以泼尼松及环磷酰胺口服治疗，方法同前。该疗法主要适用于 II、III 型。用甲泼尼龙冲击治疗时，应注意继发感染和水、钠潴留等不良反应。

3. 对症治疗　包括降压、控制感染和纠正水、电解质酸碱平衡紊乱等。

4. 肾脏替代治疗　凡急性肾损伤已达透析指征者，应及时透析。对强化治疗无效的晚期病例，则需维持性透析治疗。病情稳定 6～12 个月，血清抗 GBM 抗体阴性者，可考虑肾移植。

案例 5-3-2　处方及医师指导

1. 给予强化血浆置换治疗：每天或隔天 1 次，每次 2000ml，一般 10 次左右，视病情而定。

2. 甲泼尼龙冲击伴环磷酰胺治疗：甲泼尼龙 1.0g 静脉滴注，每天 1 次，3 次为一个疗程。环磷酰胺 2～3 mg/（kg·d）口服，累积量不超过 6～8g。

3. 口服泼尼松：剂量 1mg/（kg·d），2～3 个月后渐减。

4. 对症治疗：控制血压，该患者目前肾小球滤过率仅有 2.1ml/min，利尿剂基本不起作用，可通过透析脱水降低血容量，必要时可选用硝普钠。注意预防感染、及时处理水、电解质和酸碱平衡紊乱。

5. 透析治疗：患者目前已达透析指征，可予以常规血液透析，每天或隔天 1 次。是否需要维持性透析治疗，依病情及冲击治疗效果决定。

【预后】

影响患者预后的因素主要有：①治疗是否及时是成功的关键，如在血肌酐值＜530μmol/L，病理尚未显示有不可逆病变（纤维性新月体、肾小球硬化或间质纤维化）时开始治疗效果较好，否则预后差。②免疫病理类型：Ⅲ型较好，Ⅱ型其次，Ⅰ型较差；③老年患者预后相对较差。

> **案例 5-3-2**
>
> 预防指导建议：本组疾病病因不明，预后取决于治疗是否及时和病理类型。
>
> 小结
>
> 患者，女，34 岁，血尿 2 周、水肿伴尿少 1 周。短时间内出现少尿和肾功能进行性恶化，AKI 同时并发贫血，B 超示双肾体积增大，抗 GBM 抗体阳性，病势发展迅猛，病情凶险。因此，急性肾炎综合征患者短期内出现肾功能急剧恶化，应及时肾活检以明确诊断，以免延误治疗。对于快速进展性肾小球肾炎的预后，早诊断，早治疗是关键。

第三节　慢性肾小球肾炎

> **案例 5-3-3**
>
> 患者，女，40 岁，因发现蛋白尿 2 年，加重伴水肿 1 周入院。
>
> 患者 2 年前体检时发现蛋白尿＋＋，无血尿，血压正常，未特殊治疗。2 年来，蛋白尿时轻时重，波动在（＋～＋＋）。1 周前感冒后第 2 天出现水肿，症状渐加重，无头痛、恶心、呕吐，无皮疹、关节痛及脱发等。门诊化验尿常规尿蛋白（＋＋＋）。为进一步诊治，收入院。既往史及个人史无特殊。
>
> 体格检查：T 36℃，P 75 次/分，R 20 次/分，BP 130/70mmHg　发育正常，营养中等，神志清醒，精神可。全身皮肤、黏膜未见黄染及出血点，浅表淋巴结无肿大。双眼睑水肿，咽部无充血，扁桃体不大。颈软、无抵抗。胸廓对称无畸形，双肺呼吸音清晰，心律规整，心率为 75 次/分，心音有力，未闻及杂音。腹部平软，肝脾肋下未触及，双肾区无叩击痛。脊柱四肢无畸形，活动自如。双下肢轻度凹陷性水肿。生理反射存在，病理反射未引出。
>
> **问题：**
>
> 1. 作为一个医师，你首先应考虑做何诊断？
> 2. 在明确诊断之前，应做哪些实验室检查？
> 3. 如何明确诊断？如何给出处理建议？

慢性肾小球肾炎（chronic glomerulonephritis）简称慢性肾炎，是一组以血尿、蛋白尿、高血压和水肿为基本临床表现的肾小球疾病，可有不同程度的肾功能减退。由于本组疾病的病理类型及病期不同，主要临床表现可各不相同，疾病表现呈多样化。临床特点为病程长，病变缓慢进展，最终致 ESRD。

【病因和发病机制】

绝大多数慢性肾炎患者的病因尚不清楚，由多种病因、不同病理类型的原发性肾小球疾病发展而来，仅有少数由急性链球菌感染后肾小球肾炎发展而来。其发病机制主要与原发病的免疫炎症损伤有关。此外，其慢性化进程还与非免疫非炎症因素（如高血压、大量蛋白尿、高血脂等）有关。

【病理】

慢性肾炎的病理类型多样，常见类型有系膜增生性肾小球肾炎（包括 IgA 肾病和非 IgA 系膜增生性肾小球肾炎）、系膜毛细血管性肾小球肾炎、膜性肾病及局灶性节段性肾小球硬化等。随着病情的进展，所有各种病理类型均可转化为程度不等的肾小球硬化，相应肾单位的肾小管萎缩、肾间质纤维化。疾病晚期肾脏体积缩小、肾皮质变薄，发展为硬化性肾小球肾炎。

【临床表现】

慢性肾炎可发生于任何年龄，但以青中年为主，男性多见。多数患者起病缓慢、隐匿。临床表现以血尿、蛋白尿、高血压和水肿为基本症状，可有不同程度的肾功能减退。病情迁延，渐进性发展为 ESRD。

早期患者可有体倦乏力、腰膝酸痛、食欲缺乏等，水肿时有时无，病情时轻时重。随着病情的发展可渐有夜尿增多，肾功能有不同程度的减退，最后发展至 ESRD。多数患者有轻重不等的高血压，少数患者以高血压为突出表现，甚至出现高血压脑病和高血压心脏病，这时患者多有眼底改变（如出血、渗出，甚至视盘水肿）。

慢性肾炎患者有急性发作倾向。常见的加重病情发展的因素有感染、过度疲劳、肾毒性药物的使用等。在这些加重因素的作用下，可出现明显的高血压、水肿和肾功能急剧恶化。经及时去除诱因和适当治疗后，病情可有一定程度的缓解，但也可能因此而进入不可逆的 ESRD。晚期则主要表现为 ESRD 症状。

慢性肾炎临床表现呈多样性，个体间差异较大，故要特别注意因某一表现突出，而易造成误诊。如慢性肾炎高血压突出时易误诊为原发性高血压，增生性肾炎（如 IgA 肾病、系膜毛细血管性肾小球肾炎等）感染后急性发作时易误诊为急性肾小球肾炎。

【实验室检查】

慢性肾炎患者早期可表现为程度不等的蛋白尿和（或）血尿，尿蛋白常在 1～3g/d，部分患者可出现大量蛋白尿（尿蛋白定量＞3.5g/24h），可有红细胞管型。多数患者早期血常规检查正常或有轻度贫血，白细胞和血小板计数多正常。

多数患者可有较长时间的肾功能稳定期。随着病情的进展，晚期可出现尿浓缩功能减退，血肌酐升高和内生肌酐清除率下降。

B 型超声波检查早期肾脏大小正常，晚期出现双侧对称性缩小，皮质变薄。

肾脏活体组织检查可表现为原发病的各种病理类型，对于指导治疗、判断病情和估计预后具有重要价值。

案例 5-3-3

患者的实验室检查结果如下所述。

1. 尿常规：蛋白（＋＋＋），尿沉渣镜检示红细胞满 10～20 个/高倍镜视野，可见颗粒管型；24 小时尿蛋白定量 2.5g。

2. 血常规：Hb 120g/L；红细胞沉降率为 15mm/h；血肌酐（Scr）105μmol/L，尿素氮（BUN）4.2mmol/L；内生肌酐清除率（Ccr）110ml/min；C_3 0.95g/L（正常值为 0.85～1.93g/L）；血清白蛋白（Alb）42g/L；ANA、抗 dsDNA、ENA 抗体谱均（－），ASO 100IU/ml（正常值＜200IU/ml），RF（－）；血糖为 5.2mmol/L；肝功能检查正常；血清乙肝标志物监测均（－）；血脂检查总胆固醇 5.6mmol/L，甘油三酯 2.6mmol/L。

3. B 超：左肾为 10.5cm×5.3cm×4.0cm，右肾为 10.2cm×5.1cm×3.5cm；心电图检查示正常心电图表现。

【诊断】

凡尿检异常（蛋白尿、血尿、管型尿）、水肿及高血压病史达一年以上，无论有无肾功能损害均应考虑此病，在除外继发性肾小球肾炎及遗传性肾小球肾炎后，临床上可诊断为慢性肾炎。

案例 5-3-3

1. 患者，女，40 岁，发现蛋白尿 2 年，加重伴水肿 1 周。

2. 病史特点：中青年女性，慢性病程，急性加重。

3. 临床特点：临床上呈慢性肾炎综合征表现（蛋白尿、血尿、水肿、管型尿），本次病情加重与感染有关。

4. 辅助检查：尿液检查示中度蛋白尿、镜下血尿、管型；肾功能正常；血红蛋白正常；补体 C_3 正常；ANA、抗 dsDNA、ENA 抗体谱均（－）；B 超示双肾大小正常。

临床诊断：慢性肾小球肾炎。

【鉴别诊断】

（一）继发性肾小球疾病

继发性肾小球疾病常见有以下几类。

1. 狼疮肾炎 好发于育龄期女性，有相应的实验室检查异常，肾脏活检有助于明确诊断。

2. 糖尿病肾病 较长时间的糖尿病病史，无或轻度镜下血尿，常伴高血压，肾功能损害时仍有大量蛋白尿等有助于诊断，眼底检查提示糖尿病视网膜病变。

3. 原发性高血压肾损害 即良性小动脉性肾硬化，多有较长时间的高血压病史，然后才出现肾功能损害的表现。肾小管功能损害（如尿浓缩功能减退、比重降低和夜尿增多）早于肾小球功能损害，尿改变较轻（蛋白尿常＜2.0g/24h，以中、小分子蛋白为主，可有镜下血尿及管型），常伴有高血压其他靶器官的损害（如心脏扩大和眼底改变）。

4. 其他 此外，尚需与痛风肾、多发性骨髓瘤肾损害、肾淀粉样变性等鉴别。

（二）其他原发性肾小球疾病

1. 隐匿性肾小球肾炎 主要表现为无症状性血尿和（或）蛋白尿，无水肿、高血压及肾功能损害。

2. 感染后急性肾炎 慢性肾炎急性发作多在短期内（数日）病情急骤变化，感染后潜伏期短于急性肾炎潜伏期。血清 C_3 一般无动态变化。此外，疾病的转归不同，慢性肾炎无自愈倾向，相反呈慢性进展。

（三）慢性肾盂肾炎

该病晚期可有较大量的蛋白尿和高血压。慢性肾盂肾炎多见于女性患者，多有反复发作的尿路感染病史，尿细菌学检查呈阳性，B 型超声波检查或静脉肾盂造影示双侧肾脏不对称缩小则更有诊断价值。

（四）遗传性肾小球肾炎

如奥尔波特综合征，常于青少年起病（多在 10 岁之前），患者有眼（球形晶状体等）、耳（神经性耳聋）、肾（血尿、轻–中度蛋白尿及进行性肾功能损害）

异常，并有阳性家族史（多为性连锁显性遗传）。

【治疗】

慢性肾炎的治疗以防止或延缓肾功能进行性恶化为目标，同时兼顾改善或缓解临床症状及防治严重并发症。

（一）低蛋白饮食和必需氨基酸治疗

根据肾功能的状况，对于 CKD 3 期以上的患者给予优质低蛋白饮食（每天 0.6～0.8g/kg），同时控制饮食中磷的摄入。在低蛋白饮食 2 周后可使用必需氨基酸或 α-酮酸（每天 0.1～0.2g/kg）。极低蛋白饮食者（0.3g/kg），应适当增加必需氨基酸或 α-酮酸的摄入（8～12g/d）。

（二）糖皮质激素和细胞毒药物

鉴于慢性肾炎为一临床综合征，病因不尽相同，此类药物是否应用应区别对待，一般不主张积极应用。但对于患者肾功能正常或仅轻度受损，肾体积正常，病理类型较轻（如轻度系膜增生性肾炎、早期膜性肾病等），如无禁忌者可试用，无效者逐步撤去。

（三）抗凝和抗血小板聚集

主要适用于临床有低白蛋白血症（＜20g/L）、血液黏滞度增高和某些引起高凝状态的肾脏病理类型（如膜性肾病、膜增生性肾炎）及轻、中度 ESRD 患者。抗凝药物可选用肝素钠 1875～3750U 皮下注射，每 6 小时 1 次（或选用低分子肝素），维持凝血时间于正常一倍；也可服用华法林或其他香豆素类药物。抗血小板黏附药物可用双嘧达莫（300～400mg/d）或阿司匹林（40～300mg/d）。

（四）针对参与及加重本病的非免疫非炎症因素的治疗

1. 控制高血压 高血压是加快肾小球硬化、促进肾功能恶化的重要因素，积极控制血压是十分重要的治疗措施。治疗目标：①蛋白尿≥1g/d 者，血压应控制在 125/75mmHg 以下；②蛋白尿＜1g/d 者，血压控制在 130/80mmHg 以下。药物治疗一般多选用血管紧张素转换酶抑制剂（ACEI），如卡托普利 12.5～50mg，每 8 小时 1 次；贝那普利 10～20mg，每天 1 次；或血管紧张素 Ⅱ 受体阻滞剂（ARB），如氯沙坦 50～100mg，每天 1 次。临床与实验研究结果均证实，ACEI 或 ARB 类药物具有降低肾小球毛细血管压，减少蛋白尿及保护肾功能的作用。应用 ACEI 时应注意其可引起高血钾（特别是肾功能不全者），其他的不良反应有皮疹、持续性干咳和较为罕见的粒细胞减少等。ARB 具有与 ACEI 相似的肾保护作用和减少尿蛋白作用，不引起持续性干咳。此外，可用钙通道

阻滞剂，如氨氯地平 5～10mg，每天 1 次。也可选用 β 受体阻滞剂，如阿替洛尔 12.5～25mg，每天 2 次；一般此类药物不单独应用，常与其他药物联合应用。血压控制欠佳时，可联合使用不同类型降压药物，力争将血压控制到靶目标值。

2. 降脂治疗 近年来研究证实慢性肾炎患者存在脂质代谢异常，而其又可加重肾脏损害。故高血脂的治疗也是一个重要的环节。常选用降胆固醇为主的羟甲基戊二酸单酰辅酶 A（HMG-CoA）还原酶抑制剂（又称他汀类他调脂药），如阿托伐他汀 20mg，每天 1 次。或以降三酰甘油为主的纤维酸衍生物类（又称贝特类调脂药），如非诺贝特 100mg，每天 3 次。

3. 其他 此外，对高血糖、高尿酸血症者均应及时予以适当治疗，防止其加重肾脏损害。

（五）对症治疗

预防感染、防治水、电解质和酸碱平衡紊乱、避免使用有肾毒性的药物。

> **案例 5-3-3 处方及医师指导**
>
> 1. 一般治疗：本患者肾功能正常，可予以正常量蛋白质的饮食；目前有水肿，可适当限盐。
> 2. 应用血管紧张素转化酶抑制剂：患者目前呈中等量的蛋白尿（24 小时尿蛋白达 2.5g），血压为 130/70mmHg。根据本节所述，应努力将血压控制在 125/75mmHg 以下。具体药物可选用：卡托普利 12.5～50mg，每 8 小时 1 次；或贝那普利 10～20mg，每天 1 次，等；或血管紧张素 Ⅱ 受体拮抗剂（ARB），如氯沙坦 50～100mg，每天 1 次。
> 3. 抗感染：本患者此次急性发作与感染有关。可选用无肾毒性的抗生素，如青霉素及头孢霉素等。
> 4. 降脂治疗：患者存在高甘油三脂血症，可选用贝特类调脂药，如非诺贝特 100mg，每天 3 次。
> 5. 抗血小板黏附：患者有高甘油三脂血症及慢性肾炎，需注意预防冠心病，可应用双嘧达莫（300～400mg/d）或阿司匹林（40～300mg/d）。
> 6. 注意定期追踪复查尿常规、肾功能及免疫学指标等；监测血压。

【预后】

慢性肾炎病情迁延，病变持续进展，最终发展至 ESRD。病变发展的速度主要取决于肾脏病理类型，但也与治疗是否恰当及患者的重视保护程度有关。

案例 5-3-3

预防指导建议：患者未行肾活检，病理类型不明。从起病至今已 2 年肾功能尚正常，估计病理类型较轻，但不可掉以轻心，需坚持治疗，注意定期追踪复查，必要时行肾活检以明确病理类型。

小结

患者，女，40 岁，发现蛋白尿 2 年，加重伴水肿 1 周。临床上呈慢性肾炎综合征表现（蛋白尿、血尿、水肿、管型尿）。慢性病程，急性加重，本次病情加重与感染有关。补体 C_3 正常；ANA、抗 dsDNA、ENA 抗体谱均（—）；临床诊断慢性肾小球肾炎明确。对于一个慢性肾炎患者来说，要注意两点：①诊断时要注意仔细询问病史，感染后潜伏期的长短对于初步判断急、慢性肾炎至为重要；②治疗上要注意保护患者的肾功能，防止治疗过度，以免造成不必要的肾脏损害。

第四节　无症状蛋白尿和（或）血尿

案例 5-3-4

患者，男，34 岁，因发现蛋白尿 2 个月入院。

患者 2 个月前体检时发现尿蛋白（++），无血尿、水肿和高血压，无尿频、尿急、尿痛，无发热、皮疹及关节痛。2 个月来反复检查尿常规均有蛋白尿，呈（+~++），无长期服用药物及吸食毒品史。

体格检查：T 36℃，P 70 次/分，R 20 次/分，BP 120/70mmHg 发育正常，营养中等，神志清醒，精神可。全身皮肤、黏膜未见黄染及出血点，浅表淋巴结无肿大。双眼睑无水肿，咽部无充血，扁桃体不大。颈软、无抵抗。胸廓对称无畸形，双肺呼吸音清晰，心律规整，心率为 70 次/分，心音有力，未闻及杂音。腹部平软，肝脾肋下未触及，双肾区无叩击痛。脊柱四肢无畸形，活动自如。双下肢无水肿。生理反射存在，病理反射未引出。

问题：

1. 该病例首先应考虑做何诊断？
2. 在明确诊断之前，应做哪些实验室检查？
3. 如何给出处理建议？

无症状性血尿和（或）蛋白尿（asymptomatic hematuria and/or proteinuria），是指存在肾小球源性血尿或（和）轻至中度蛋白尿，而无水肿、高血压及肾功能损害的一组肾小球病，可见于多种原发性肾小球疾病，如肾小球轻微病变、轻度系膜增生性肾炎、局

灶增生性肾炎和 IgA 肾病等。

【病理】

本组疾病可见于多种原发性肾小球疾病，但病理改变多较轻。如可见于轻微性肾小球病变（肾小球中仅有节段性系膜细胞及基质增生）、轻度系膜增生性肾小球肾炎及局灶性节段性肾小球肾炎（局灶性肾小球病，病变肾小球内节段性内皮细胞及系膜细胞增生）。根据免疫病理表现，又可将系膜增生性肾小球肾炎分为 IgA 肾病和非 IgA 系膜增生性肾小球肾炎。

【临床表现】

本病临床多无症状，多因肉眼血尿发作或体检有镜下血尿和（或）蛋白尿而发现。反复发作的单纯性血尿（仅有血尿而无蛋白尿），尤其是和上呼吸道感染密切相关者应注意 IgA 肾病的可能。

【实验室检查】

1. 尿液检查　肾小球源性血尿和（或）蛋白尿（尿蛋白 >0.5g/24h，但常 <2.0g/24h，以白蛋白为主）。

2. 血常规及肾功能检查　均正常。

3. 免疫学检查　抗核抗体、抗双链 DNA 抗体、免疫球蛋白、补体等均正常；部分 IgA 肾病患者可有血 IgA 的升高。

4. 影像学检查　如 B 超、静脉肾盂造影、CT 等，常无异常发现。

5. 肾活检　对于无症状性血尿和（或）蛋白尿的诊断非常重要。

如果追踪过程中发现有血尿和（或）蛋白尿加重，或肾功能恶化，应尽快做肾活检以明确诊断。

案例 5-3-4

1. 尿液检查：尿常规示蛋白（+），潜血（—）；24 小时尿蛋白定量为 0.6g；尿蛋白电泳示以中分子为主。

2. 血常规及肾功能检查均正常；C_3 1.05g/L（正常值 0.85~1.93g/L）；血清白蛋白（Alb）为 45g/L；ANA、抗 dsDNA、ENA 抗体谱均（—）；血糖为 5.9mmol/L；肝功能检查正常，血清乙肝标志物监测均（—）。

3. B 超：①双肾大小正常，皮、髓质界限清楚；②未见左肾静脉受压征象。

【诊断】

患者持续存在或反复发作的无症状性血尿和（或）蛋白尿，临床上无水肿、高血压、肾功能损害者，即应考虑本病。

案例 5-3-4

1. 患者，男，34 岁，持续蛋白尿 2 个月。

2. 病史特点：青年男性，起病隐匿，病程短。

3. 临床特点：持续蛋白尿，无血尿、水肿和高血压，肾功能正常。

4. 辅助检查：尿液检查示轻度蛋白尿，无血尿；尿蛋白电泳示肾小球性蛋白尿；无低补体血症；ANA、抗 dsDNA、ENA 抗体谱均（－）；B 超提示无胡桃夹现象（除外体位性蛋白尿）。

临床诊断：无症状性蛋白尿。

【鉴别诊断】

1. 生理性蛋白尿　多有明确的诱因如剧烈运动、寒冷、发热等，且为一过性蛋白尿，蛋白尿较轻，诱因去除后蛋白尿消失。体位性蛋白尿多见于青少年，直立时出现，卧床后消失。

2. 非典型的急性肾炎恢复期　急性肾炎恢复期镜下血尿和微量白蛋白尿可迁延 6～12 个月才消失，注意询问病史，密切追踪。

3. 其他继发性肾脏疾病　如狼疮肾炎、紫癜性肾炎，可根据临床表现及特殊的实验室检查进行鉴别。

4. 遗传性疾病　奥尔波特综合征的早期和薄基底膜肾病，多有阳性家族史，必要时需依赖肾活检明确诊断。

【治疗】

无症状性蛋白尿和（或）血尿无须特殊疗法。以定期追踪复查（至少每 3～6 个月 1 次）为主。注意避免感染和劳累；避免肾毒性药物的使用及不必使用过多的草药，以免用药不慎反而导致肾功能损害。

案例 5-3-4　处方及医师指导

1. 该患者仅有轻度的蛋白尿，不需特殊治疗。

2. 注意避免感染和劳累，避免肾毒性药物的使用。

3. 定期追踪复查（至少每 3～6 个月 1 次）尿常规、血常规、肾功能及 B 超等。

【预后】

大多数患者的肾功能可长期维持正常，血尿和（或）蛋白尿可长期迁延，也可呈间歇性或时轻时重。少数患者可自愈或蛋白尿加重，出现肾功能损害，转为慢性肾小球肾炎。

案例 5-3-4

预防指导建议：定期追踪复查，如出现蛋白尿加重或出现血尿或肾功能损害，则应及时肾活检以明确诊断，正确指导治疗。

小结：患者，男，34 岁，持续蛋白尿 2 个月。患者起病隐匿，病程短，无血尿、水肿和高血压，肾功能正常，临床诊断无症状性蛋白尿。对于无症状性蛋白尿来说，诊断上应着重除外生理性蛋白尿。特别应注意青年人的体位性蛋白尿，以免误诊，给患者带来不必要的身心负荷。另外，因无特殊治疗，对患者的健康宣教就显得尤为重要，这有助于患者肾功能的长期稳定。

（倪兆慧）

第四章 肾病综合征

案例 5-4-1

患者，女，21 岁，因水肿伴尿检异常 1 个月，于 2015 年 8 月 9 日入院。

患者缘于 1 个月前感冒发热 2 天后出现颜面部及双下肢水肿，尿量减少，每天 700~800ml，无颜面皮疹，无关节疼痛，无肉眼血尿，无腰痛，无尿频、尿急、尿痛。1 周前就诊于当地医院，查尿蛋白（＋＋＋），血清白蛋白为 22g/L，诊断"肾病综合征"，住院期间给予右旋糖酐-40（低分子右旋糖酐）及丹参注射液静脉滴注，颜面及双下肢水肿无明显减轻，未服用激素药物。既往无肾炎、肝炎、糖尿病、高血压等病史。无遗传病家族史。

体格检查：T 36.6℃，P 80 次/分，R 20 次/分，BP 100/70mmHg，发育正常，营养中等，神志清楚。全身皮肤未见皮疹及出血点，浅表淋巴结无肿大。颜面水肿，咽稍充血，扁桃腺不大，颈软，气管居中，甲状腺不大。胸廓对称无畸形，双肺呼吸音清，未闻及干、湿性啰音。心率为 80 次/分，律齐，未闻及杂音。腹平软，无静脉曲张，肝脾肋下未触及。双下肢压陷性水肿，各关节无红肿。

问题：

1. 本病最可能的诊断是什么？
2. 进一步诊断需做哪些实验室检查？
3. 有何治疗建议？

肾病综合征（nephrotic syndrome，NS）不是一个独立的疾病，而是由多种病因和多种病理类型引起的肾小球疾病中的一组临床综合征，以大量蛋白尿（＞3.5g/d）、低白蛋白血症（血浆白蛋白＜30g/L）、水肿及高脂血症为基本特征。大量的血浆蛋白流入尿中是导致上述表现的直接或间接原因。

【病因和分类】

肾病综合征可分为原发性肾病综合征和继发性肾病综合征两类。原发性是指原发于肾小球病变引起者，一般要除外继发性才能诊断原发性；而继发性是指继发全身性疾病引起者（表 5-4-1），本节仅讨论原发性肾病综合征。

表 5-4-1　肾病综合征的分类和常见病因

一、原发性肾病综合征

为多种病理类型的原发性肾小球肾炎，主要包括：①微小病变型肾病；②系膜增生性肾小球肾炎；③局灶性节段性肾小球硬化；④膜性肾病；⑤系膜毛细血管性肾小球肾炎

二、继发性于其他疾病

1. 各种感染：细菌感染（链球菌感染后、先天性和二期梅毒、感染性心内膜炎、分流性肾炎）；病毒感染（乙肝、丙肝、HIV 感染，传染性单核细胞增多症，巨细胞病毒感染）；寄生虫（疟疾，弓形体病，血吸虫病，丝虫病）
2. 药物：金，汞，重金属；青霉胺，非甾体抗炎药，造影剂，卡托普利，丙磺舒，海洛因等
3. 各种肿瘤：淋巴瘤或实体肿瘤性肾病、骨髓瘤性肾病，黑色素瘤
4. 多系统疾病：系统性红斑狼疮肾炎、肾淀粉样变性、过敏性紫癜肾炎，血管炎，皮肌炎
5. 家族遗传性和代谢性疾病：糖尿病肾病，先天性肾病综合征，镰状细胞病，奥尔波特综合征，法布里病
6. 其他：妊娠高血压综合征，移植物排斥反应

【病理生理】

（一）大量蛋白尿

大量蛋白尿是肾病综合征最主要的诊断依据。大量蛋白尿是指每天从尿中丢失蛋白质超过 3.5 克。正常生理情况下，肾小球滤过膜具有分子屏障和电荷屏障，能有效阻止绝大部分血浆蛋白从肾小球滤过，每天尿蛋白的排出量不超过 150 毫克。很多疾病包括免疫功能失调、代谢异常、中毒损伤等均可导致肾脏滤过膜的正常电荷屏障和分子屏障功能发生障碍，肾小球对血浆中蛋白质的通透性增加，当原尿中蛋白含量超过近端小管的重吸收能力时，蛋白从尿中大量流失，形成蛋白尿。此外，肾小球血流动力学改变也能影响肾小球滤过膜的通透性，凡能增加肾小球内压力及引起高灌注、高滤过的因素（高血压、输注血浆蛋白、高蛋白饮食等）均可加重尿蛋白的排出。故肾病综合征是一系列损伤肾小球滤过膜通透性疾病的常见结果，而肾病范围蛋白尿是其标志。

（二）低血浆白蛋白血症

肾病综合征时尿液中丢失大量血浆白蛋白，同时，蛋白分解代谢增加，当肝脏的代偿性蛋白合成不足以克服丢失和分解时，则导致低血浆白蛋白血症。而消化道黏膜水肿导致食欲减退，蛋白摄入不足，进一步加重低血浆白蛋白血症。除血浆白蛋白丢失外，血浆的某些免疫球蛋白（如 IgG）和补体成分也可减

少，由于免疫球蛋白和补体成分的丢失，对细菌的调理作用减弱，肾病综合征患者的抵抗力降低，易患感染。长期大量的蛋白丢失会导致患者营养不良和生长发育迟缓。

由于低白蛋白血症，药物与白蛋白的结合会有所减少，因而血中游离的药物水平升高（如激素约90%与血浆蛋白结合而具有生物活性的部分仅占10%左右），此时，即使常规剂量也可产生毒性或不良反应。

（三）水肿

低白蛋白血症引起血浆胶体渗透压下降，水分从血管腔内进入组织间隙，是造成肾病综合征水肿的重要原因。血浆胶体渗透压恢复正常时，水肿消退，进一步支持低白蛋白血症是产生水肿的重要原因。

另外，为了纠正有效循环血容量的不足，机体启动了一系列的调节机制，包括肾素–血管紧张素–醛固酮系统的激活，导致肾小管对钠重吸收的增加，继而出现水、钠潴留，出现持续性水肿。但也有研究发现，部分肾病综合征患者的血容量并不减少甚或增加，血浆肾素水平正常或下降，提示肾病综合征患者的水、钠潴留并不依赖于肾素–血管紧张素–醛固酮系统的激活，原发于肾内的水、钠潴留因素在肾病综合征水肿发生中起一定作用。

（四）高脂血症

表现为高胆固醇血症和（或）高甘油三酯血症并可伴有低密度脂蛋白（LDL）及极低密度脂蛋白（VLDL）的升高，常与低血浆白蛋白血症并存。高脂血症发生的主要原因是肝脂蛋白合成的增加和外周利用及分解减少，从尿中流失大量的调节脂蛋白合成分解的血浆蛋白因子也是导致高脂血症的原因。高胆固醇血症发生的原因是肝产生过多富含胆固醇和载脂蛋白 B 的 LDL、LDL 受体活性和数目改变导致LDL 清除障碍。高甘油三酯血症在肾病综合征中也常见，其产生的原因更多是由于分解减少而不是合成增多。

【原发性肾病综合征的病理类型和临床特点】

导致原发性肾病综合征的肾小球病主要病理类型有微小病变型肾病、系膜增生性肾小球肾炎、系膜毛细血管性肾小球肾炎、膜性肾病及局灶性节段性肾小球硬化。它们的病理及临床特征如下所述。

（一）微小病变型肾病

微小病变型肾病（minimal change nephropathy）好发于儿童（占儿童肾病综合征的 80%左右），发病

高峰在 2～8 岁。在成人中也不少见（占 16 岁以上原发性肾病综合征患者的 15%～20%），男性略多，老年人发病率呈增高趋势。临床主要表现为突发的大量蛋白尿和低蛋白血症，可伴有高脂血症和水肿。儿童病患者其蛋白尿呈高度选择性，成人则表现不一。血尿和高血压少见。60 岁以上的患者中，高血压和肾功能损害较为多见。大部分患者突然起病而无任何诱因，部分患者有过敏体质（如对牛奶、花粉过敏）和有近期免疫接种史或上呼吸道感染史。

光镜下肾小球没有或仅见轻微病变，近端肾小管上皮细胞可见空泡变性和脂肪变性。免疫荧光检查一般无免疫沉积物。电镜下有弥漫的肾小球脏层上皮细胞足突融合（图 5-4-1），为本病的特征性改变和主要诊断依据。

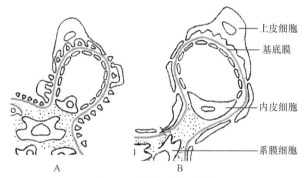

图 5-4-1　微小病变型肾病
A. 正常肾小球；B. 病变肾小球

本病 30%～40%病例可能在发病后数月内自发缓解或反复发作，90%病例对糖皮质激素治疗敏感，治疗后 2 周左右开始利尿，尿蛋白可在数周内迅速减少至阴性，血浆白蛋白逐渐恢复正常水平，最终可达临床完全缓解。但本病容易复发，长期反复发作或大量蛋白尿未能控制，则需注意病理类型的改变，如系膜增生性肾小球肾炎或局灶性节段性肾小球硬化。一般认为，成人的治疗缓解率和缓解后复发率均较儿童低。5%左右的儿童患者会表现为激素抵抗，应积极寻找抵抗的原因并调整治疗方案。

（二）系膜增生性肾小球肾炎

系膜增生性肾小球肾炎（mesangial proliferative glomerulonephritis）是我国原发性肾病综合征中常见的病理类型，约占 30%，显著高于欧美国家（约占10%）。本病好发于青少年，男性稍多于女性。30%～40%患者起病前有上呼吸道感染等前驱感染症状，可呈急性起病，甚至表现为急性肾炎综合征，约 30%表现为肾病综合征。此外多为隐匿起病，临床主要表现为蛋白尿和（或）血尿，血尿发生率较高，约 70%以上常为镜下血尿，30%为反复发作性肉眼血尿。蛋

白尿多寡不一，可伴有单侧或双侧腰痛，特别是IgA肾病更常见。随着肾病变程度由轻至重，肾功能不全及高血压的发生率逐渐增加。

病理特征是光镜下可见肾小球系膜细胞和系膜基质弥漫增生（图5-4-2），依其增生程度可分为轻、中、重度。根据免疫荧光结果可将其分为IgA肾病（单纯IgA或以IgA沉积为主）和非IgA系膜增生性肾小球肾炎（以IgG或IgM沉积为主），常伴有C_3在肾小球系膜区或沿毛细血管壁呈颗粒状沉积。电镜下可见系膜区有电子致密物沉积。

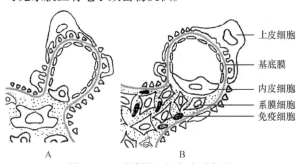

上皮细胞
基底膜
内皮细胞
系膜细胞
免疫细胞

A   B

图5-4-2 系膜增生性肾小球肾炎
A. 正常肾小球右；B. 病变肾小球

本组疾病呈肾病综合征者，对糖皮质激素及细胞毒药物的治疗反应与其病理改变轻重相关，病理改变轻者疗效较好，病理改变重者则疗效较差。

（三）局灶性节段性肾小球硬化

局灶性节段性肾小球硬化（focal segmental glomerulosclerosis）可发生于任何年龄，占我国肾病综合征的5%～20%，以青少年多见，男性多于女性。起病较为隐匿，部分病例可由微小病变肾病或系膜增生性肾小球肾炎转变而来。约60%临床表现为大量蛋白尿或肾病综合征。多数患者伴有血尿，部分患者出现肉眼血尿；病情较轻者也可表现为无症状蛋白尿和（或）血尿。上呼吸道感染或其他诱发因素可使临床症状加重。多数患者确立诊断时常伴有高血压和肾功能损害，且随着病情的进展而加重。部分患者可伴有肾性糖尿、氨基酸尿及磷酸盐尿等近曲小管功能障碍。

病理特征是光镜下部分肾小球硬化、透明样变（即局灶性）且受侵犯的肾小球中也仅有一部分区域出现硬化（即节段性），而未硬化处相对正常。硬化区的典型病变为系膜基质增多、毛细血管闭塞、球囊粘连等，同时伴有相应肾单位肾小管萎缩和肾间质纤维化。免疫病理可见IgM和C_3在肾小球硬化节段呈团块状沉积。电镜下可见系膜基质增多，病变部位电子致密物沉积，肾小球上皮细胞广泛足突融合。根据硬化部位及细胞增殖的特点，局灶阶段性肾小球硬化可分为以下五种亚型。①经典型：硬化部位主要位于血管极周围的毛细血管袢；②塌陷型：外周毛细血管袢皱缩、塌陷，呈节段或球形分布，显著的足细胞增生肥大和空泡变型；③顶端型：硬化部位主要位于尿极；④细胞型：局灶性系膜细胞和内皮细胞增生同时可有足细胞增生、肥大和空泡变性；⑤非特殊型：无法归属上述亚型，硬化可发生于任何部位，常有系膜细胞及基质增生，其最为常见，占半数以上。

本病对糖皮质激素和细胞毒药物治疗的反应性较差，疗程要较其他病理类型的肾病综合征适当延长，但激素治疗无效者达60%以上。本病的预后与激素治疗的效果及蛋白尿的程度密切相关。激素治疗反应性好者，预后较好。

（四）膜性肾病

膜性肾病（membranous nephropathy）好发于中老年人，男性多见，发病的高峰年龄是50～60岁，占我国原发性肾病综合征的25%～30%。膜性肾病起病较隐匿，进展缓慢，可无前驱感染史。膜性肾病可发生于系统性红斑狼疮、某些慢性感染（如疟疾、乙型肝炎）、实体肿瘤（如黑色素瘤、肺癌、结肠癌）或重金属（金、汞）或药物（青霉胺、卡托普利）接触者。对每例膜性肾病都要找上述原因。70%～80%的患者表现为肾病综合征，约30%可伴有镜下血尿，一般无肉眼血尿。大多数患者肾功能正常，常在发病5～10年后逐渐出现肾功能损害。动静脉血栓的发生率较高，其中尤以肾静脉血栓最常见（可达40%～50%）。

膜性肾病光镜下的特征性表现是肾小球上皮下免疫复合物沉着，进而有钉突形成（嗜银染色），基底膜弥漫性增厚，系膜细胞及内皮细胞未见增生。晚期可出现系膜硬化，小管间质萎缩及血管病变（图5-4-3）。免疫病理特征表现是免疫球蛋白和补体围绕毛细血管壁或基底膜弥漫细颗粒状沉积，其中以IgG的强度最高，也可有IgA和IgM的沉积。电镜下可见基底膜上皮下或基底膜内有分散或规则分布的电子致密物沉积，上皮细胞广泛足突融合。

部分膜性肾病患者有自然缓解倾向，在成人中有20%～40%患者会在5年内自然缓解，一般主张保守治疗。激素和细胞毒药物治疗可使部分患者缓解，但长期和大剂量使用激素和细胞毒药物有较多的毒副作用，因此必须权衡利弊，慎重选择。

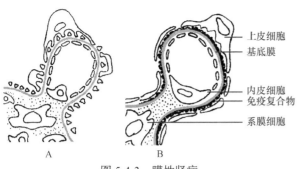

图 5-4-3　膜性肾病

A. 正常肾小球；B. 病变肾小球

（五）系膜毛细血管性肾小球肾炎

系膜毛细血管性肾小球肾炎又称为系膜增生性肾小球肾炎（membranoproliferative glomerulonephritis），约占我国原发性肾病综合征的 10%。本病好发于青少年，男性稍多于女性，老年人很少见。半数患者有上呼吸道的前驱感染病史。50%的患者表现为肾病综合征，20%～30%的患者表现为急性肾炎综合征。几乎所有患者均伴有血尿，其中少数为发作性肉眼血尿；其余少数患者表现为无症状性血尿和蛋白尿。高血压、贫血及肾功能损害常见，常呈持续进行性发展。50%～70%的患者有持续性低补体血症，是本病的重要特征。

本病的病理特点是光镜下可见系膜细胞及系膜基质的弥漫重度增生，广泛插入肾小球基底膜和内皮细胞之间，肾小球基底膜呈分层状增厚，毛细血管袢呈现"双轨征"（图 5-4-4）。免疫病理检查可见 IgG，和 C_3 呈颗粒状沿毛细血管壁和系膜区沉积。电镜下可见内皮下和系膜区电子致密物沉积。

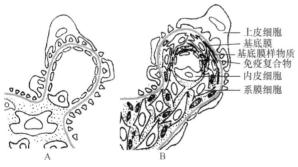

图 5-4-4　系膜毛细血管性肾小球肾炎

A. 正常肾小球；B.病变肾小球

本病目前尚无有效的治疗方法，激素和细胞毒药物仅在部分儿童病例有效，在成年人效果不理想。本病预后较差，病情持续进行性发展，约 50%的患者在10 年内发展至 ESRD。

【并发症】

（一）感染

感染是肾病综合征患者常见并发症，与尿中免疫球蛋白的大量丢失、免疫功能紊乱、蛋白质营养不良、激素和细胞毒药物的使用等有关。感染发生的常见部位有呼吸道、泌尿道、皮肤和自发性腹膜炎等。感染也是导致肾病综合征复发、激素抵抗的重要原因之一。一般不主张常规使用抗生素预防感染，但一旦发生感染应选择无肾毒性的有效抗生素进行治疗，并根据感染严重程度，减量或停用激素和免疫抑制剂。

（二）血栓和栓塞

多种因素如某些蛋白质从尿中丢失，及肝代偿性合成蛋白增加，引起机体凝血、抗凝和纤溶系统失衡、高脂血症、血液浓缩等可使血液黏滞度升高。加之肾病综合征时血小板功能亢进、应用利尿药和糖皮质激素等均进一步加重高凝状态。因此，血清白蛋白非常低（<20g/L 的肾病综合征患者发生血栓、栓塞并发症的危险性增加，其中以肾静脉血栓形成（RVT）最为常见（发生率为 10%～50%，其中 3/4 病例因慢性形成，临床并无症状），可单侧也可双侧发生；此外，肺血管血栓、栓塞，下肢静脉、下腔静脉、冠状血管血栓和脑血管血栓也不少见。血栓、栓塞并发症是直接影响肾病综合征治疗效果和预后的重要原因。

（三）急性肾损伤

急性肾损伤为肾病综合征最严重的并发症，急性肾损伤的概念系指患者在 48 小时内血清肌酐绝对值升高 26.5μmol/l（0.3mg/dl），或较原先值升高 50%；此外，每小时尿量<0.5mg/kg，且持续 6 小时以上。急性肾损伤常无明显诱因。有效循环血容量的严重不足导致肾脏血流量下降，尤其是严重水肿的肾病综合征患者给予强力利尿治疗时易诱发肾前性氮质血症，经扩容、利尿后可得到恢复。少数病例可出现急性肾损伤，尤以微小病变型肾病者居多，发生多无明显诱因，表现为少尿甚或无尿，扩容利尿无效，机制不明，肾活检病理检查肾小球常无明显改变，肾间质水肿显著，肾小管正常或有少数细胞变性坏死。推测与肾脏间质高度水肿压迫肾小管、肾小管管腔内蛋白管型堵塞、肾静脉血栓形成、药物等因素有关。上述变化形成肾小管腔内高压，引起肾小球滤过率骤然减少，又可诱发肾小管上皮细胞损伤、坏死，从而导致急性肾损伤。

（四）蛋白质和脂肪代谢紊乱

长期低蛋白血症可导致营养不良、机体抵抗力下降、小儿生长发育迟缓；金属结合蛋白丢失可使微量元素（铁、铜、锌等）缺乏；尿中转铁蛋白流失增加导致耐铁的小细胞低色素性贫血；内分泌素结合蛋白不足可诱发内分泌紊乱（如低 T3 综合征等）；25-羟胆骨化醇结合蛋白流失增加，则可导致维生素 D 缺乏及继发性甲状旁腺功能亢进，继而引起低钙血症、转移性钙化、骨质疏松；低蛋白血症还可导致药物与蛋白结合减少，游离药物增多，影响药物的疗效；同时，还可能增加部分药物的毒性作用。

高脂血症是肾病综合征患者肾功能损害进展的危险因素，高脂血症会促进肾小球的硬化和肾小管-间质病变的发生。越来越多的报道显示，肾病综合征患者并发冠状动脉粥样硬化、心肌梗死的危险性增高。肾病综合征患者合并高甘油三酯血症是发生冠心病的独立危险因素。

> **案例 5-4-1**
>
> 1. 血常规：WBC 12.11×10^9/L，RBC 4.54×10^{12}/L，HB 142g/L，PLT 317×10^9/L。
> 2. 尿检：24 小时尿蛋白定量为 4.9g，尿蛋白（＋＋＋）。
> 3. 血液生化：尿素氮 4.4mmol/L，肌酐 78μmol/L，尿酸 392μmol/L，白蛋白 20g/L，胆固醇 14.62mmol/L，甘油三酯 3.36mmol/L。
> 4. 凝血功能：纤维蛋白原为 4.72g/L。
> 5. 免疫学检查：血 ANA（－），抗 ds-DNA（－），ENA 抗体谱（－）。
> 6. 腹部 B 超：肝、胆、脾未见异常，双肾大小正常，皮髓质分界清晰。
> 7. 肾穿刺活检：光镜下可见肾小球系膜细胞和系膜基质弥漫增生；免疫荧光示 IgG 沉积为主，伴有 C_3 在肾小球系膜区呈颗粒状沉积；电镜下可见系膜区有电子致密物沉积。

【诊断与鉴别诊断】

（一）明确肾病综合征的诊断

①大量蛋白尿（＞3.5g/d）；②低蛋白血症（血浆白蛋白＜30g/L）；③水肿；④高脂血症，其中前两者为诊断的必备条件。

（二）须除外继发性肾病综合征

须除外继发性肾病综合征，才能诊断为原发性肾病综合征。最好进行肾活检，据此做出精确病理诊断并制订合理的治疗计划。

（三）判定有无并发症

需进行鉴别诊断的继发性肾病综合征病因主要包括以下疾病。

1. 过敏性紫癜肾炎 好发于青少年，有皮肤紫癜、关节痛、腹痛等临床表现，血尿和（或）蛋白尿多发生在皮疹出现后 1～4 周，典型皮疹有助于鉴别诊断。

2. 系统性红斑狼疮 好发于青少年和中年女

性，依据多系统受损的临床表现和免疫学检查之异常表现，一般不难明确诊断。

3. 乙型肝炎病毒（HBV）相关性肾炎 多见于儿童及青少年，以蛋白尿或肾病综合征为主要临床表现，常见的病理类型为膜性肾病，其次为系膜毛细血管性肾小球肾炎等。诊断主要依据以下三点进行诊断：①血清 HBV 抗原阳性；②有肾小球肾炎临床表现，并可除外狼疮肾炎等继发性肾小球肾炎；③肾活检切片中找到 HBV 抗原。

4. 糖尿病肾病 好发于中老年，肾病综合征常见于病程 10 年以上的糖尿病患者。糖尿病病史及特征性眼底改变有助于鉴别诊断。

5. 肾淀粉样变性 好发于中老年，肾淀粉样变性是全身多器官受累的一部分。肾受累时体积增大，常呈肾病综合征，肾淀粉样变性常需肾活检确诊。

6. 骨髓瘤性肾病 多发性骨髓瘤累及肾小球时可出现肾病综合征。本病好发于中老年男性，多发性骨髓瘤的特征性临床表现如骨痛、血清单株免疫球蛋白增高、蛋白电泳有 M 蛋白、尿本周蛋白阳性及骨髓显像显示浆细胞异常增生（占有核细胞的 15%以上）等有利于鉴别诊断。

> **案例 5-4-1**
>
> 1. 青年女性，水肿伴尿检异常 1 个月。
> 2. 有"三高一低"的临床特征：水肿、大量蛋白尿、低蛋白血症、高脂血症。
> 3. 未发现引起继发性肾病综合征的病因如糖尿病、系统性红斑狼疮、多发性骨髓瘤等。
> 4. 肾穿刺病理活检符合"系膜增生性肾小球肾炎"。
>
> 诊断：原发性肾病综合征。

【治疗】

（一）一般治疗

肾病综合征患者凡有严重水肿、低白蛋白血症者需卧床休息。水肿消失、一般情况好转后，可起床活动。病情稳定者适当活动是必需的，以防止静脉血栓形成。

肾病综合征患者大多有水肿，水肿时应低盐（＜3g/d）饮食。为减轻高脂血症，应少进富含饱和脂肪酸（动物油脂），而多吃富含多聚不饱和脂肪酸（如植物油、鱼油）及富含可溶性纤维（如燕麦、米糠及豆类）的饮食。

肾功能良好者不必限制蛋白的摄入，给予正常量 0.8～1g/（kg·d）的优质蛋白（富含必需氨基酸的动物蛋白如牛奶、鸡蛋、鱼、肉等）饮食。热量要保证充分，每天每公斤体重不应少于 126～147kJ（30～

35kcal）。尽管患者丢失大量尿蛋白，但不建议为了纠正低蛋白血症而进食高蛋白饮食，因为增加饮食蛋白最终主要增加了尿蛋白的排泄，促进肾脏病变的进展，而对血浆蛋白的影响较小，且高蛋白饮食难以同时限盐。因此，多数学者不主张肾病综合征患者进食过高蛋白饮食。肾功能不全的患者，则应适当限制蛋白质摄入。

（二）利尿消肿

一般患者在使用激素后，经过限制水、盐的摄入可达到利尿消肿目的。对于水肿明显，限钠、限水后仍不能消肿者可适当选用利尿剂。利尿剂根据其作用部位可分为以下几种。

1. 渗透性利剂 常用的有甘露醇、低分子右旋糖酐、高渗葡萄糖等。主要通过一过性提高血浆渗透压，使组织中水分回吸收到血管内，同时在肾小管腔内造成高渗状态，减少水、钠的重吸收而达到利尿目的。对无明显肾功能损害的高度水肿患者可间歇、短程使用甘露醇，但在少尿的患者（400ml/d）应慎用甘露醇，以免由于尿量减少，甘露醇在肾小管腔内形成结晶造成肾小管阻塞，并由于其高渗作用导致肾小管上皮细胞变性、坏死，诱发"渗透性肾病"，导致急性肾损伤。

2. 噻嗪类利尿剂 常用的有氢氯噻嗪（50～100mg/d，分2～3次服用）。主要作用于髓袢升支厚壁段和远曲小管前段，通过抑制钠和氯的重吸收，增加钾的排泄而利尿。长期使用应注意低钠血症和低钾血症的发生。

3. 袢利尿剂 常用制剂有呋塞米（速尿）20～120mg/d，口服或静脉注射，严重者可用100～400mg静脉点滴；布美他尼（丁脲胺）1～5mg/d，分次口服或静脉注射，在渗透性利尿药应用后随即给药效果更好。主要作用于髓袢升支，抑制钠、钾和氯的重吸收。长期使用应注意低钠血症、低钾血症和低氯血症的发生。

4. 潴钾利尿剂 常用的有氨苯蝶啶（150～300mg/d，分2～3次服用）和醛固酮拮抗剂螺内酯（20～120mg/d，分2～3次服用）。主要作用于远端小管后段，抑制钠和氯的重吸收，但有潴钾作用，因而适用于有低钾血症的患者。此类药物单独使用效果欠佳，与排钾利尿剂合用可增强利尿效果，并减少电解质紊乱；长期使用注意高钾血症的发生，肾功能不全患者应慎用。

5. 血浆或白蛋白 可提高血浆胶体渗透压，促进组织间隙中的水分回吸收到血管而发挥利尿作用，多用于低血容量或利尿剂抵抗、严重营养不良的患者。由于静脉使用的白蛋白会在24～48小时内排泄掉，其提高血浆胶体渗透压的作用极为短暂，且频繁静脉输注白蛋白可增加肾小球高滤过和肾小管上皮细胞损伤、促进肾间质纤维化，轻者影响糖皮质激素疗效，延迟疾病缓解，重者可损害肾功能。故应严格掌握适应证：①血浆白蛋白浓度低于25g/L伴全身水肿，或胸腔积液、心包腔积液；②有严重的体位性症状或使用呋塞米利尿后，出现有效血容量不足的临床表现者；③因肾间质水肿引起AKI者。但也要避免过频过多使用。

（三）减少尿蛋白

持续性大量蛋白尿本身可导致肾小球高滤过、加重肾小管-间质损伤、促进肾小球硬化，是影响肾小球病预后的重要因素。已证实减少尿蛋白可以有效延缓肾功能的恶化。血管紧张素转化酶抑制剂（ACEI）如贝那普利或福辛普利10～20mg，每天1次、血管紧张素Ⅱ受体拮抗剂如氯沙坦50～100mg，每天1次或缬沙坦80～160mg、长效二氢吡啶类钙拮抗药（如氨氯地平5mg，每天1次）等，均可通过其有效的控制高血压作用而显示出能不同程度地减少尿蛋白。

此外，ACEI通过降低肾小球内压和直接影响肾小球基底膜对大分子的通透性，可有不依赖于降低全身血压的减少尿蛋白作用。血管紧张素Ⅱ受体阻滞剂也具有相似的作用。

（四）免疫抑制治疗

糖皮质激素和细胞毒药物仍然是治疗肾病综合征的主要药物，原则上应根据肾活检病理结果选择治疗药物及疗程。

1. 糖皮质激素 主要是通过抑制炎症反应、抑制免疫反应、抑制醛固酮和抗利尿激素分泌，影响肾小球基底膜通透性等综合作用而发挥其利尿、消除尿蛋白的作用。激素的使用原则为以下几点。①起始剂量要足：常用药物为泼尼松1mg/（kg·d）；②疗程要足够长：连用8周，部分患者可根据具体情况延长至12周；③减药要慢：足量治疗后每2～3周减原用的量的10%，当减至20mg/d时病情易复发，应更加缓慢减量；④小剂量维持治疗：常复发的肾病综合征患者在完成8周大剂量疗程后，逐渐减量，当减至0.4～0.5mg/（kg·d）时，则将2天剂量的激素隔天晨顿服，维持6～12个月，然后再逐渐减量。激素的维持量和维持时间因病例不同而异，以不出现临床症状而采用的最小剂量为度，以低于15mg/d为满意。片剂为最常用的剂型，目前常用的激素是泼尼松。肝功能损害或泼尼松治疗效果欠佳时可选用等剂量泼尼松龙口服或静脉滴注。地塞米松由于半衰期长，不良反应大，现已少用。

糖皮质激素对肾病综合征的疗效反应在很大程度上取决于其病理类型，一般认为只有微小病变肾病的疗效最为肯定；对增生明显的病理类型已有一定的疗效；对伴有肾间质各种炎性细胞浸润也有抑制作用。根据患者对糖皮质激素的治疗反应，可将其分为"激素敏感型"（用药 8～12 周内缓解）、"激素依赖型"（激素减量到一定程度即复发）和"激素抵抗型"（激素治疗无效）三类，其各自的进一步治疗有所不同。

长期应用激素可产生很多不良反应，激素导致的蛋白质高分解状态可加重氮质血症，促使血尿酸增高，诱发痛风和加剧肾功能减退。还可能出现感染、药物性糖尿病、骨质疏松、股骨头无菌性缺血性坏死和白内障等，因此需加强监测，及时处理。

2. 细胞毒药物 主要用于"激素依赖型"或"激素无效型"，协同激素治疗。可供临床使用的药物主要有环磷酰胺、氮芥等。

（1）环磷酰胺是国内外最常用的细胞毒药物，在体内被肝细胞微粒体羟化，产生有烷化作用的代谢产物而具有较强的免疫抑制作用。应用剂量为每天每公斤体重 2mg，分 1～2 次口服；或 200mg，隔天静脉注射，累积量达 6～8g 后停药。主要不良反应为骨髓抑制及中毒性肝损害，并可出现性腺抑制（尤其男性）、脱发、胃肠道反应及出血性膀胱炎。

（2）氮芥是临床上使用较早的治疗肾病综合征的细胞毒药物，疗效较好，但由于其不良反应较多如注射部位血管炎或组织坏死、严重的胃肠道反应及骨髓抑制等而在临床上使用较少。苯丁酸氮芥、硫唑嘌呤等由于疗效较弱而少用。

3. 钙调神经蛋白抑制剂（calcineurin inhibito, CNI） 可用于激素抵抗和细胞毒药物治疗无效的肾病综合征病者。临床常用的有环孢素 A（CsA）和他克莫司（FK506）。CsA 可通过选择性抑制 T 辅助细胞及 T 细胞毒效应细胞而起作用。起始剂量为每日 3～5mg/（kg·d），分两次口服，然后根据血 CsA 浓度（应维持其血清谷浓度在 100～200ng/ml）进行调整。服药 2～3 个月后缓慢减量，疗程至少 1 年。长期使用有肝肾毒性，并可引起高血压、高尿酸血症、牙眼增生及多毛症等。停药后易复发且费用昂贵限制了其临床使用。FK506 也属钙调神经蛋白抑制剂，但肾毒副作用小于 CsA。成人起始治疗剂量为 0.05mg/（kg·d），血药浓度保持在 5～8ng/ml，疗程为半年至 1 年，但价格昂贵。

4. 麦考酚酸酯（mycophenolate mofetil，MMF）是一种新型有效的免疫抑制剂，在体内代谢为霉酚酸，后者为次黄嘌呤单核苷酸脱氢酶抑制剂，抑制鸟嘌呤核苷酸的经典合成途径，主要是选择性地抑制 T、B 淋巴细胞增殖，此外对肾小球系膜细胞亦有抑制作用。可用于激素抵抗及细胞毒药物治疗无效的肾病综合征患者。推荐剂量为 1.5～2.0g/d，分 1～2 次口服，维持剂量 0.5～1.0g/d，疗程为 3～6 个月或更长。MMF 不良反应相对较少，如感染、腹泻、恶心、呕吐等，偶尔有骨髓抑制作用。

（五）并发症防治

肾病综合征的并发症是影响患者长期预后的重要因素，应积极防治。

1. 蛋白质及脂肪代谢紊乱 高脂血症可加速肾小球疾病的发展，增加心、脑血管疾病的发生率，因此，肾病综合征患者合并高脂血症应使用调脂药治疗，尤其是有高血压及冠心病家族史、高 LDL 及低 HDL 血症的患者更需积极治疗。常用药物包括：①羟甲基戊二酸单酰辅酶 A（HMG-CoA）还原酶抑制剂，如洛伐他汀（lovastatin，20～60mg/d）、辛伐他汀（simvastatin，20～40mg/d）。②纤维酸类药物（fibric acid），如非诺贝特（fenofibrate，每次 100mg，每天 3 次）等。如果肾病综合征缓解后高脂血症自行缓解则不必使用调脂药。

2. 血栓及栓塞并发症 肾病综合征患者由于凝血因子的改变及激素的使用，常处于高凝状态，有较高的血栓并发症的发生率，尤其是在血浆白蛋白低于 20g/L 时，更易有静脉血栓的形成。因此，有学者建议当血浆白蛋白低于 20g/L 时应常规使用抗凝剂，可使用肝素钠或低分子肝素，维持凝血酶原时间在正常的 2 倍。此外，也可使用口服抗血小板药如双嘧达莫 300～400mg/d，分 3～4 次口服；阿司匹林 50～200mg/d。至于肾病综合征患者是否需要长期使用抗凝剂尚需要更多临床资料的证实。如已发生血栓形成或血管栓塞的患者应尽快行溶栓治疗，可给予尿激酶或链激酶静脉滴注，同时辅以抗凝治疗。治疗期间应密切观察患者的出凝血情况，避免药物过量导致出血并发症。

3. 感染 通常在激素治疗时无须应用抗生素预防感染。免疫增强剂（如胸腺素、转移因子及左旋咪唑等）能否预防感染尚不完全肯定。长期使用激素时的感染症状有时可不明显，特别容易延误诊断，使感染扩散。一旦发现感染，应及时选用对致病菌敏感、强效且无肾毒性的抗生素积极治疗，有明确感染灶者应尽快去除。严重感染难控制时应视患者的具体情况考虑减少或停用激素。

4. 急性肾损伤 肾病综合征并发 AKI 若及时给

予正确处理,大多数患者可望恢复。急性肾损伤可采取以下措施。①袢利尿药:对袢利尿药仍有效者应予以较大剂量,以冲刷阻塞的肾小管管型。肾病综合征伴急性肾衰竭有严重低蛋白血症者,在未补充血浆蛋白就使用大剂量利尿剂时会加重低蛋白血症和低血容量,肾功能更趋恶化。因此应在补充血浆白蛋白后再使用利尿剂。②碱化尿液:可口服碳酸氢钠碱化尿液,以减少管型形成。③血液透析:利尿无效,并已达到透析指征者,应予血液透析以维持生命,并在补充血浆制品后适当脱水,以减轻肾间质水肿。④原发病治疗:因其病理类型多为微小病变型肾病,应予以积极治疗。

（六）中医中药治疗

单纯中医、中药辨证施治治疗肾病综合征疗效出现较缓慢,一般主张与激素及细胞毒药物联合应用。

1. 拮抗激素及细胞毒药物不良反应 久用大剂量激素常出现阴虚内热或湿热,给予滋阴降火或清热祛湿的方剂,可减轻激素不良反应;激素减量过程中辅以中药温补脾肾方剂,常可减少病情反跳、巩固疗效;应用细胞毒药物时配合补益脾肾及调理脾胃的中药,可减轻胃肠道反应及骨髓抑制的不良反应。

2. 雷公藤多苷 有降尿蛋白作用,可配合激素应用。国内研究显示该药具有抑制免疫、抑制肾小球系膜细胞增生的作用,并能改善肾小球滤过膜通透性。主要不良反应为性腺抑制、肝功能损害及外周血白细胞减少等,及时停药后可恢复。

【各种病理类型原发性肾病综合征的治疗】

（一）微小病变型肾病

本型大多数对糖皮质激素治疗反应较好,初治者可单用激素治疗。因感染、劳累而短期复发者去除诱因后不缓解可再使用激素,疗效差或反复发作者应在低剂量激素的基础上加用细胞毒药物,力争达到完全缓解。近年来不少学者使用 MMF 或 CNI 治疗激素依赖或无效的肾病综合征患者,初步疗效尚可。微小病变型肾病引起的肾病综合征经上述积极治疗不能缓解时,必须注意有无隐匿性感染灶、肾静脉血栓形成等情况。

（二）系膜增生性肾炎

（1）病变较轻,系膜细胞增生较少者,可按微小病变型肾病激素治疗方案进行,但疗程需适当延长。对其中疗效不佳或仅部分缓解的患者或反复发作的患者,可加用细胞毒类药物。

（2）病变较重,肾活检示中度至严重弥漫性系膜细胞增生伴局灶节段性肾小球硬化表现时,常对激素治疗反应性较差,倾向于持续性蛋白尿并缓慢进展为肾功能不全。需加用细胞毒药物,约 60% 的患者使用细胞毒药物后可减少复发。

（三）局灶性节段性肾小球硬化

因缺少前瞻性对照研究,故仍是经验性的治疗。多数学者观察到,本病给予长程激素治疗,疗效较好,肾功能稳定。一般建议使用泼尼松 lmg/（kg·d）,疗程 8～12 周甚至更长,然后逐渐减量至 0.5mg/（kg·d）,隔天顿服,维持 6～12 个月。激素治疗是否有效,应使用激素治疗 6 个月以上才能确定。临床观察结果表明,激素治疗效果好者,预后较好。激素效果不佳者可试用 CNI。对于频繁复发的激素依赖性患者,可加用 CNI。激素抵抗性患者,加用环磷酰胺或 CNI 可能有一定效果。CsA 治疗 FSGS 有较多的证据支持。一般常用 CsA 剂量为 5～6mg/（kg·d）口服,大部分患者于 1 个月内起效,但 75% 的患者在减量或停用时复发。肾功能异常者起始剂量宜为 2.5mg/（kg·d）,血肌酐在 221μmol/L（2.5mg/dl）以上者忌用,若 4～6 个月后仍无反应,应予停药。通常在 CsA 治疗获得缓解后 12 个月以上缓慢减量,以减少复发。

（四）膜性肾病

由于膜性肾病病程长,进展缓慢,约 30% 病例可自行缓解,对于本病的治疗目前有较大的争议。根据循证医学已有以下共识:①单用激素无效,必需激素联合烷化剂（常用环磷酰胺、苯丁酸氮芥）。不愿接受激素和烷化剂治疗或存在治疗禁忌证的患者,推荐应用 CNI 治疗至少 6 个月,建议 CNI 剂量在治疗 4～8 周内减至起始剂量的 50%,达到缓解且无治疗相关的肾毒性出现,可持续治疗至少 12 个月,也可使用利妥昔单抗治疗。②早期膜性肾病疗效相对较好;若肾功能严重恶化,血肌酐＞354μmol/L 或肾活检示有严重间质纤维化者则不应给予上述治疗。③激素联合烷化剂治疗的对象主要为有病变进展高危因素的患者,如严重、持续性肾病综合征,肾功能恶化和肾小管间质较重的可逆性病变等,应给予治疗。反之,则提议可先密切观察 6 个月,控制血压和用 ACEI 降尿蛋白,病情无好转再接受激素联合烷化剂治疗。另外,膜性肾病血栓栓塞并发症发生率较高。因此,在治疗肾病综合征的同时,应加强抗凝治疗,可用双嘧达莫、阿司匹林口服或其他抗凝药。

KDIGO 指南对膜性肾病进行危险分级:①低度危险患者:肾功能正常,6 个月内蛋白尿＜4g/24h。对于低度危险患者,一般采用 ACEI 或 ARB 降低蛋白尿，随访肾功能、血压和蛋白尿变化，定期评估危险度；②中度危险患者：肾功能正常，6个月内蛋白尿＞4g/24h，但小于8g/24h，对于此类患者，可采用激素加用细胞毒药物或环孢素等治疗；③高度危险患者：肾功能不全或肾萎缩，蛋白尿＞8g/24h。对于高危患者要视情况应用免疫抑制剂。

（五）系膜毛细血管性肾小球肾炎

目前没有激素和细胞药物治疗有效的证据。临床研究仅发现口服6～12月的阿司匹林（325mg/d）和（或）双嘧达莫（50～100mg，每天3次）可以减少尿蛋白，但对延缓肾功能恶化无作用。因此，肾功能正常而无大量蛋白尿者，无须特殊治疗，但应密切随访。儿童患者蛋白尿明显和（或）肾功能下降者，可试用糖皮质激素治疗，无效则停用，并继续随访和对症处理如控制血压、降低蛋白尿等。

案例5-4-1　处方及医师指导

1. 卧床休息，去除感染等诱因，低盐优质蛋白饮食，蛋白质量按1g/（kg·d）给予。热量充足。

2. 对症治疗：予呋塞米等消肿利尿，必要时使用白蛋白。

3. 降脂、抗血小板、降蛋白（ACEI）等。

4. 激素治疗：给予甲泼尼龙片40mg，口服，每天1次免疫诱导治疗。

5. 如激素依赖或无效，可考虑加用环磷酰胺、MMF或CNI。

【预后】

肾病综合征预后的个体差异很大。影响肾病综合征预后的因素主要有以下几种。①病理类型：微小病变肾病和轻系膜增生性肾小球肾炎预后较好，系膜毛细血管性肾炎、局灶性节段性肾小球硬化及重度系膜增生性肾小球肾炎预后较差。早期膜性肾病也有一定的缓解率，晚期则难于缓解。②临床因素：大量蛋白尿、严重高血压、高血脂及肾功能损害者，如长期得不到控制，则预后较差。③激素治疗效果：激素敏感者预后相对较好，激素抵抗者预后差。④并发症：反复感染导致肾病综合征经常复发者预后差。

案例5-4-1　小结

1. 患者青年女性，以大量蛋白尿（4.9g/d）、低血浆白蛋白血症（20g/L）、水肿、高脂血症（胆固醇为14.6mmol/L，甘油三酯为3.36mmol/L）为临床特征。

2. 排除了过敏性紫癜肾炎、系统性红斑狼疮、糖尿病肾病等继发性疾病。

3. 肾穿刺活检提示"系膜增生性肾小球肾炎"。

4. 临床诊断为"原发性肾病综合征，系膜增生性肾小球肾炎"。

5. 治疗主要用糖皮质激素，必要时加用环磷酰胺、MMF或CNI等免疫抑制剂。

第五章　IgA 肾病

案例 5-5-1

患者，男，20 岁，因"血尿 4 天"于 2014 年 9 月 16 日入院。

患者主诉 4 天前因发热、咽痛后出现解肉眼血尿一次，尿色呈洗肉水样，无尿频尿急尿痛，后体温正常，血尿自行消失，当时未引起重视。今晨起床再解肉眼血尿一次，性状同前，病程中无颜面皮疹、脱发、关节疼痛，无皮肤出血点，无水肿、少尿、无腰痛、尿频、尿急、尿痛等不适，未行任何治疗而来院。起病以来，精神、食欲好，睡眠可，大便正常。既往史、个人史、家族史无异常。

体格检查：T 36.5℃，P 74 次/分，R 20 次/分，BP 120/70mmHg，神志清楚，全身皮肤巩膜无黄染，无皮疹、出血点，浅表淋巴结不大。咽部充血，双侧扁桃体Ⅰ度肿大。颈软，胸廓对称无畸形，双肺呼吸音清晰。心率为 74 次/分，律齐，未闻及杂音。腹部平软，肝、脾肋下未触及，双肾区无叩痛，输尿管行程无压痛，双下肢无水肿。

问题：

1. 该病例首先应考虑做何诊断？

2. 在明确诊断之前，应做哪些实验室检查？

3. 如何明确诊断？如何给出处理建议？

以 IgA 为主的沉积于肾小球系膜区的肾小球疾病，称为 IgA 肾病（IgA nephropathy）。IgA 肾病是一种免疫病理诊断的肾小球疾病。本病的病理特点是肾小球系膜细胞和系膜基质弥漫性增生，伴有以 IgA 为主的免疫复合物沉积。临床上以反复发作性血尿为主要特点，可呈现无症状性血尿到急进性肾炎的各种表现。IgA 肾病既可以见于各种原发性肾小球疾病，也可合并存在于多种疾病之中，如过敏性紫癜性肾炎、HIV 感染、克罗恩病、肝病、某些肿瘤、免疫性血小板减少症等，称为继发性 IgA 肾病。

世界各地报道的 IgA 肾病发病率有很大差别。亚洲地区发病率最高，达肾活检病例的 30%~40%，其中日本可占 50%，我国占 26%~34%，欧洲约占 20%，北美仅 10%。本病好发于儿童和青少年，男女发病率之比为（2~6）：1，部分 IgA 肾病患者具有家族聚集现象，提示遗传因子可能参与 IgA 肾病的发病及进展。目前认为本病约 40% 最终进展为终末期肾病。

【病因及发病机制】

IgA 肾病的发病机制迄今仍未完全阐明，有以下几种观点。

1. 循环免疫复合物沉积　IgA 肾病免疫病理提示沉积在肾小球系膜区的 IgA 主要是多聚 IgA_1，多聚 IgA_1 主要源自黏膜免疫系统。许多 IgA 肾病患者起病时常有呼吸道或胃肠道症状，血液和肾小球中可以检出多种病毒、细菌和食物抗原的 Ig 抗体，在呼吸道或胃肠道感染时血尿亦常迅速增多。

2. IgA 结构异常　最近的研究提示，IgA_1 的结构异常，尤其是 IgA_1 铰链区的 O-糖基化减少可能在 IgA_1 沉积到肾小球系膜中起着重要的作用。IgA_1 的结构异常，使其转变成自身抗原，诱导抗体产生，形成抗原-抗体复合物，沉积在肾小球系膜上。正常情况下，循环的 IgA_1 通过肝唾液酸糖蛋白受体（ASGP-R）被清除，这些 IgA_1 的缺陷，不仅可能导致清除减少，而且导致肾内多聚 IgA_1 的结合增加。

有人认为 IgA 肾病患者的肾小球系膜细胞有特殊的 IgA 受体，有人则认为血内单核细胞和粒细胞有 IgA 的 Fc 段 α 受体，它们浸润于肾小球时，起到了载体作用。

【病理】

IgA 肾病主要累及肾小球，病理类型多种多样，无固定形式，可呈现各种类型肾小球疾病的病理改变，如轻微病变型、系膜增生型、局灶节段型、新月体型、毛细血管内增生型及硬化型，甚至膜性病变等，其中系膜增生型肾小球肾炎是其主要的基本的病理类型。肾间质和小管病变与肾小球病变相对应。

荧光免疫检查是最具有诊断价值的检查。特征性的改变是 IgA 在肾小球系膜区、系膜旁区呈弥漫性或节段性分布，呈团块状或颗粒状沉积。除 IgA 沉积外，C_3 经常合并存在，而 C_{1q} 和 C_4 则较少或缺如。也可以伴其他免疫球蛋白如 IgG 和 IgM 的沉积，分布与 IgA 分布相类似。部分患者的毛细血管壁可有 IgA 沉积。

电镜下见可见高密度电子致密物沉积于系膜区，有时呈巨大团块样，具有重要辅助诊断价值。上皮细胞足突多正常，有大量蛋白尿时可见足突融合。进行性病例可见球囊基底膜变形、裂解，小球基底膜"熔解"。

1982 年 Lee 氏分级标准因简单而易于在日常临床实践中应用。其具体病理组织学分级如下所述。Ⅰ级：绝大多数肾小球正常，偶见轻度系膜增宽（节段）伴或不伴细胞增殖；Ⅱ级：半数以下肾小球局灶节段性系膜增殖或硬化，罕见小的新月体；Ⅲ级：轻至中度弥漫性系膜细胞增殖或系膜基质增宽,偶见小新月体和球囊粘连;Ⅳ级:重度弥漫性系膜细胞增殖和基质硬化,部分或全部肾小球硬化,可见新月体(<45%);Ⅴ级:病变性质类似Ⅳ级,但更严重,>45%肾小球伴新月体形成。

【临床表现】

IgA 肾病可包括原发性肾小球病的各种临床表现,但几乎所有患者均有血尿。IgA 肾病是原发性肾小球病中呈现单纯性血尿的最常见的病理类型。

多数患者起病前有上呼吸道(50%)或消化道感染(10%)等前驱症状,主要表现为感染后数小时至 3 天内出现发作性肉眼血尿或镜下血尿,可持续数小时至数天,个别达 1 周。肉眼血尿发作后,尿红细胞可消失,也可转为镜下血尿。肉眼血尿可反复发作。肉眼血尿发作时可有全身轻微症状,如低热、腰痛、全身不适等,尿痛有时很显著。可伴有少量蛋白尿。30%左右患者起病隐匿,表现为无症状性尿异常,往往体检时才发现,呈持续性或间发性镜下血尿,可伴或不伴轻度蛋白尿。

10%~15%患者呈现血尿、蛋白尿、高血压、水肿、尿量减少等急性肾炎综合征的表现。

部分患者临床表现为"三高一低"典型肾病综合征症状体征,其病理改变以单纯轻度系膜增生为主,一般无肾小球硬化性及明显的间质改变;有部分大量蛋白尿患者,水肿并不明显,常伴夜尿增多,俗称"干性肾病",其肾脏病理检查可见肾组织中有广泛肾小球硬化及间质纤维化等慢性化改变,此类型患者病程往往迁延较长,预后不良。

少数 IgA 肾病患者(<10%)可呈现急性肾功能不全表现,部分伴严重腰痛、少尿甚至无尿,肾活检示急性肾小管坏死、部分小新月体形成,一般可逆;20%左右患者呈弥漫性新月体形成,肾功能进行性恶化,需要透析治疗,肾功能多难以恢复,预后差。

IgA 肾病早期高血压并不常见,随着病情进展而增多,年龄超过 40 岁的 IgA 肾病患者高血压的发生率为 30%~40%。少数可出现恶性高血压,病理检查常为局灶节段性肾小球硬化或全肾小球硬化及广泛的间质纤维化,预后较差。

【实验室及辅助检查】

尿液检查可表现为镜下血尿或肉眼血尿,尿红细胞位相检查以畸形红细胞为主,提示肾小球源性血尿。60%患者伴少量蛋白尿(尿蛋白<1.0g/24h),部分可表现为肾病综合征。30%~50%患者血 IgA 升高,与病情活动无关,10%~15%患者血中 IgA 循环免疫复合物增高,血 C_3 正常,32%患者有 IgA 类风湿因

子水平增高。部分患者可有肾功能受损的表现。

肾活检免疫荧光检查可见系膜区 IgA 沉积为主,C_3 经常合并存在,电镜下系膜区可见高密度电子致密物沉积。部分患者前臂皮肤活检可见毛细血管内有 IgA 和 C_3 沉积。

案例 5-5-1

1. 血常规:Hb 132g/L,WBC 9.33 ×10^9/L,PLT 242×10^9/L, N 0.607。

2. 尿常规:尿蛋白(+),尿红细胞(+++)。

3. 尿红细胞位相:畸形红细胞>80%。

4. 24 小时尿蛋白定量:0.8g。

5. 血生化:血肌酐 71μmol/L,白蛋白 41g/L,胆固醇 3.81mmol/L。

6. 免疫学检查:血 ANA(-),抗 ds-DNA(-)。

7. 肾脏病理:免疫荧光示 6 个肾小球,IgG(-),IgA(++++),IgM±C_3(++),C1q(-),FRA(-),系膜区沉积。光镜:全片可见 13 个肾小球,肾小球系膜细胞、系膜基质轻度弥漫性增生;Masson 染色系膜区可见嗜复红蛋白沉积;肾小管、肾间质、小动脉无明显病变。电镜:系膜区可见高密度电子致密物沉积,未见足突融合。结论:轻度系膜增生型 IgA 肾病。

【诊断】

IgA 肾病的诊断依赖于肾活检标本的免疫病理学检查。对于临床疑诊 IgA 肾病患者,应尽早行肾活检,早诊断、早治疗,以便维持稳定的肾功能。

案例 5-5-1

1. 年轻男性,血尿 4 天。

2. 临床特点:起病急,有前驱感染史,潜伏期短(一般不超过 2 天),血尿为主要症状,伴蛋白尿。咽部充血,双侧扁桃体Ⅰ度肿大。

3. 辅助检查:尿常规、尿红细胞位相提示肾小球源性血尿,轻度蛋白尿。血清免疫球蛋白 IgA 升高。肾脏病理:轻度系膜增生型 IgA 肾病。

临床诊断:①IgA 肾病;②急性上呼吸道感染。

【鉴别诊断】

原发性 IgA 肾病主要应与下列疾病鉴别。

(一)链球菌感染后急性肾小球肾炎

此病潜伏期较长,一般为 7~14 天,有自愈倾向;IgA 肾病潜伏期短,病情反复,结合实验室检查(如血 IgA、C_3、ASO 尤其是肾活检)。

(二)薄基底膜肾病

薄基底膜肾病临床表现为持续性镜下血尿,常有

阳性家族史,肾活检免疫荧光检查 IgA 阴性,电镜可见肾小球基底膜弥漫变薄。

(三)继发性 IgA 沉积为主的肾小球疾病

1. 过敏性紫癜性肾炎　肾脏病理及免疫荧光与 IgA 肾病相同,但前者常有典型的肾外表现,如皮肤紫癜、关节疼痛、腹痛、黑便等等,可资鉴别。

2. 慢性酒精性肝硬化　50%～90%的酒精性肝硬化患者肾组织可显示以 IgA 为主的免疫球蛋白沉积,但仅很少数患者有肾受累的临床表现。两者的鉴别主要是肝硬化的存在。

3. 狼疮肾炎　其病理改变大多与 IgA 肾病有明显差别。其免疫病理特点为"满堂亮"(各种免疫球蛋白及补体均阳性),且 C_{1q}、C_4 呈强阳性。少数免疫病理相似者可因其具备全身多系统损害表现而区别。

【治疗】

由于 IgA 肾病的发病机制尚不明确,因此至今尚无治疗满意的治疗方案。目前 IgA 肾病治疗的指征无统一认识,多数认为治疗应结合临床表现与病理改变合理治疗,重点在于减少蛋白尿、控制血压、延缓 IgA 肾病的进展。

(一)急性期治疗

(1)有上呼吸道感染的患者,应选用无肾毒性的抗生素控制上呼吸道感染,如青霉素、红霉素、头孢菌素等。

(2)急进性肾小球肾炎:如果肾活检提示为细胞性新月体肾炎,应按照急进性肾小球肾炎治疗方案及时给予大剂量激素和细胞毒药物强化治疗。

(二)慢性期治疗

1. 感染的预防及治疗　对于反复上呼吸道感染后发作性肉眼血尿或镜下血尿的患者,控制急性感染后,可考虑扁桃体摘除,手术前后 2 周需使用抗生素。

2. 单纯性血尿或(和)轻度蛋白尿(<1g/24h)　一般无须特殊治疗,避免劳累,避免使用肾毒性药物,预防感冒,定期复查,密切观察病情变化。对于轻度蛋白尿(<1g/24h)者,可选用 ACEI 或 ARB 类药物治疗以降低蛋白尿。此类患者预后较好,肾功能一般能较长期维持在正常范围。

3. 大量蛋白尿或肾病综合征　如病理改变轻,仅为单纯轻度系膜增生,可选用糖皮质激素治疗(详见本篇第四章"肾病综合征"),效果常较好。如果病理改变重,尤其是肾组织中有较广泛肾小球硬化及间质纤维化等慢性化改变患者,病变常呈持续进行性发展,预后差。

4. 高血压　积极控制高血压,可以防治肾脏病变的进展,对于尿蛋白<1g/d 的 IgA 肾病患者,血压应<130/80mmHg,而对于尿蛋白>1g/d 的患者,血压应<125/75mmHg。大量临床试验证实,用 ACEI 或 ARB 阻断血管紧张素系统,除了有利于控制血压,还有助于减少 IgA 肾病等肾小球疾病患者的蛋白尿,延缓肾脏病的进展。

5. 慢性肾功能不全　按 CKD 处理。

6. 饮食治疗　IgA 肾病的发生可能与某些食物如肉、蛋、奶、麸类等引起的黏膜免疫反应有关,因此应避免此类食物的摄入。有学者认为鱼油富含 ω-3,是多聚不饱和脂肪酸,能竞争性抑制花生四烯酸,减少前列腺素、血栓素和白三烯的产生,从而减轻肾小球和肾间质的炎症反应,保护肾脏。

2012 版《改善全球肾脏病预后组织(KDIGO)指南》中指出:对于经 3～6 个月合适支持治疗(ACEI 或 ARB 治疗,血压控制良好),GFR>50ml/(min·1.73m^2)、尿蛋白≥1g/d 的 IgA 肾病患者,可以接受为期 6 个月的糖皮质激素。近年来一项较大样本随机对照研究证实糖皮质激素治疗尿蛋白>1.0g/24h 的 IgA 肾病患者有效。大剂量糖皮质激素冲击治疗(第 1、3、5 个月的月初应用甲泼尼龙1.0g/d,连续 3 天后改为泼尼松 0.5mg/kg 隔天口服维持,共治疗 6 个月),不仅可以降低尿蛋白,还可以改善肾功能,而小剂量激素口服治疗虽然可以减轻患者蛋白尿,但不足以保护肾功能。糖皮质激素联合 ACEI 治疗 IgA 肾病优于单用激素治疗。KDIGO 指南建议除新月体型 IgA 肾病、肾功能快速减退的患者外,对 IgA 肾病患者不建议糖皮质激素联合环磷酰胺或硫唑嘌呤治疗,但是在中国人群,可考虑激素联合麦考酚酯治疗。其他一些免疫抑制剂如来氟米特、咪唑立宾、FK506 治疗 IgA 肾病的疗效尚有待进一步的证实。

案例 5-5-1　处方及医师指导

1. 患者目前有感染的症状和体征,属于急性期,应注意休息,选用无肾毒性的抗生素控制上呼吸道感染,如青霉素、红霉素、头孢菌素等。

2. 感染控制后,复查血尿及蛋白尿情况,如果仍有轻度蛋白尿,可选用 ACEI 或 ARB 类药物治疗以降蛋白尿;如果血尿、蛋白尿消失,则无须特殊治疗,避免劳累及使用肾毒性药物,预防感冒,定期复查,密切观察病情变化。

【预后】

影响 IgA 肾病预后的因素很多,目前一致认为大量蛋白尿、高血压和受损的肾功能是 IgA 肾病预后不良的临床指标。而球性肾小球硬化、肾小管萎缩和间质纤维化等则被公认为是 IgA 肾病预后不良的病理指标。除了临床和病理指标以外,还有遗传和治疗因素也影响 IgA 肾病预后,而且 IgA 肾病的病理改变是动态的,因此,在推测和判断 IgA 肾病的预后时,需要综合考虑。

肾移植是 IgA 肾病进展至终末期肾病患者的有效治疗方法,约 30% 的患者肾移植后 5～10 年 IgA 肾病再发,不过,再发的 IgA 肾病很少导致移植肾衰竭。

案例 5-5-1

预后:目前患者仅为血尿和轻度蛋白尿,肾脏病理较轻,预后较好。

案例 5-5-1

小结:患者为年轻男性,20 岁,发作性肉眼血尿,无水肿、高血压,起病前 2 天有前驱感染,尿常规检查提示肾小球源性血尿,伴轻度蛋白尿,肾活检免疫荧光提示系膜区 IgA 沉积为主,临床诊断 IgA 肾病。从本病例可以看出诊断 IgA 肾病的依据在于 3 个方面:①前驱感染史,潜伏期短;②存在肾小球源性血尿、蛋白尿;③肾活检免疫荧光提示系膜区 IgA 沉积为主。其中第三点是确诊的必备条件。

知识拓展

近年来基于循证的 IgA 肾病牛津分类（MEST 评分）显示系膜细胞增生、内皮细胞增生、节段性肾小球硬化和肾小管萎缩或间质纤维化是预测肾脏结局的独立病理指标,且系膜细胞增生、节段性肾小球硬化和肾小管萎缩或间质纤维化可预测预后。其分类见表 5-5-1。

表 5-5-1 IgA 肾病分类

病理学参数	定义	评分
系膜细胞增生	肾小球系膜区系膜细胞超过 4 个	M0:肾小球系膜细胞增生<50% M1:肾小球系膜细胞增生>50%
内皮细胞增生	肾小球毛细血管腔细胞数目增加所致的增生	E0:没有内皮细胞增生 E1:任意肾小球呈内皮细胞增生
节段性肾小球硬化	部分而不是整个肾小球毛细血管丛粘连或硬化（基质致毛细血管腔闭塞）	S0:没有 S1:任意肾小球有
肾小管萎缩或间质纤维化	估计呈现肾小管萎缩或间质纤维化的皮质区百分比,以较高者为准	T0:0～25% T1:25%～50% T2:50%

第六章 继发性肾病

继发性肾脏疾病是指人体由于肾脏之外原因导致的肾脏损害，包括狼疮肾炎、糖尿病肾病、紫癜性肾炎、类风湿关节炎肾损害、高血压肾病、原发性小血管炎性肾损害等。其中不少继发性肾脏疾病发病率高，预后差，对人类健康危害大。随着社会经济发展、环境因素和生活习惯的改变以及人口老龄化，尤其是临床医师对疾病认识和诊断水平的不断提高，继发性肾脏疾病的发病率呈现出逐年上升的趋势。在西方国家，糖尿病、高血压已成为终末期肾病的首位病因。在我国继发性肾脏疾病的发病率也逐年升高，大有超越原发性肾脏疾病之势。

第一节 狼疮肾炎

案例 5-6-1

患者，女，24 岁，因"面部红斑，双下肢水肿 4 月余"入院。

患者 4 个月前产后 1 个月出现面部红斑、无瘙痒，阳光照射后加重，并出现双下肢水肿，为凹陷性，无发热，无口腔溃疡，无关节疼痛，无尿频、尿痛，无胸闷、心悸，无腹痛、腹泻。于当地医院查尿蛋白（＋＋），尿红细胞（＋＋＋），予"活血通脉、复方肾炎片、醋酸泼尼松"治疗，面部红斑有所减轻，但双下肢水肿反复发作，今为进一步治疗，而转入我院，门诊拟"慢性肾炎"收入科。既往史无特殊。

体格检查：神志清楚，颜面可见蝶形红斑，咽部无充血，扁桃体无肿大。心肺未见异常。腹平软，无压痛，肝、脾肋下未触及，双肾区无叩痛，双下肢凹陷性水肿，各关节无肿胀。

问题：

1. 该病例首先应考虑做何诊断？
2. 在明确诊断之前，应做哪些实验室检查？
3. 如何明确诊断？如何给出处理建议？

狼疮肾炎（lupus nephritis，LN）是系统性红斑狼疮（systemic lupus erythematosus，SLE）的肾脏损害。约 50% 以上 SLE 患者有肾脏损害的临床表现，肾活检显示肾脏受累几乎为 100%。临床上常会低估 SLE 的肾脏损害，因为部分患者尽管肾脏已有明显的病理学异常，但临床却无肾脏受损表现，肾脏损害在 SLE 全部病程中居重要地位。ESRD 是 SLE 患者死亡的常见原因。

【发病机制】

LN 是机体对内源性（自身）抗原所发生的免疫复合物性疾病。SLE 患者 B 细胞高度增殖活跃，产生多种自身抗体，如抗核抗体，抗单链、双链 DNA 抗体、抗组蛋白抗体、抗 RNP 抗体、抗 Sm 抗体等。以上均属抗细胞核物质（抗原）的抗体。其他尚有抗细胞质抗原抗体，如抗核糖体抗体、抗血细胞表面抗原的抗体、抗淋巴细胞毒抗体、抗红细胞抗体、抗血小板抗体等。这些抗原和抗体形成免疫复合物病，沉积在全身各个组织，引起免疫反应，损伤各个组织器官。SLE 是一种异质性疾病，不同患者的免疫异常可能不尽相同。沉着于肾小球的免疫复合物，通过经典途径激活补体，引起炎性细胞浸润，浸润的白细胞、血小板及肾脏固有细胞处于炎症状态时，可以产生多种细胞因子进一步介导炎症损伤。

【病理】

LN 的组织病理变化广泛多样。其多样化体现为病变不仅在患者和患者之间不同，而且同一患者的肾小球之间甚至同一肾小球的不同节段之间的病变也不同。多变性还可表现在同一患者的肾脏病理在不同时间会发生变化，2003 年国际肾脏病协会（ISN）及肾脏病理学会工作组（RPS）进行了 LN 的病理分型。

1. Ⅰ型 系膜轻微病变性 LN，光镜下正常，免疫荧光及电镜下可见系膜区免疫复合物沉积，此型代表了最早期和最轻度的肾小球累及。

2. Ⅱ型 系膜增生性 LN，光镜下系膜细胞增生伴系膜区免疫复合物。

3. Ⅲ型 局灶性 LN（累及＜50%肾小球），可分为以下 3 个亚型。Ⅲ（A）型，活动性病变，局灶性增生性 LN；Ⅲ（A/C）型，活动性慢性病变，局灶增生和硬化性 LN；Ⅲ（C）型，慢性非活动性病变伴有肾小球硬化，局灶性硬化性 LN。

4. Ⅳ型 弥漫性 LN（累及≥50%肾小球），活动性或非活动性病变，呈弥漫性球性或节段性分布，毛细血管内或毛细血管外增生性病变均可出现，伴弥漫性内皮下免疫复合物沉积，伴或不伴系膜增生性病变。此型又根据累及小球的范围（球形或节段性）、病变的活动性与否分为以下几个亚型。S（A）：活动性病变，节段增生性；G（A）：活动性病变，球性增生性；S（A/C）：活动性和慢性病变，节段增生和硬化性；G（A/C）：活动性和慢性病变，球性增生和硬化性；S（C）：慢性非活动性病变伴有肾小球硬化，节段硬化性；G（C）：慢性非活动性病变伴有肾小球硬化，球性硬化性。

5. Ｖ型：膜性 LN，可以合并发生Ⅲ型或Ⅳ型，也可伴有终末期硬化性 LN。

6. Ⅵ型：终末期硬化性 LN，≥90%肾小球呈球性硬化，不再有活动性病变。

LN 除累及肾小球外，肾小管-间质和血管也常受累。有间质或血管病变的患者肾脏受损一般较重，且预后较差。LN 患者典型的肾小球免疫病理表现为 IgG、IgA、IgM、C_3、C_4、C_{1q} 均阳性，称为"满堂亮"（full house）。当镜下肾小球毛细血管袢呈铁丝圈样时，又称"白金耳"现象（wire loops）。血管袢坏死也是本病的常见病变，有时染色呈纤维素样，又称为纤维素样坏死。LN 自身病变的进展或经适当治疗后可发生病理类型的改变。

【临床表现】

肾外表现详见 SLE 章节。LN 的肾脏表现有很大的差异，特点为病程迁延、病情反复。可为无症状性蛋白尿和（或）血尿，或表现为高血压、肾病综合征、急进性肾炎综合征等，病情可逐渐进展，晚期发生尿毒症，个别患者首诊即为 ESRD。一般随着肾功能的减退，SLE 的活动性亦逐渐减退，但也有 SLE 患者在接受维持性透析治疗同时仍有肾外活动的表现。

【实验室及辅助检查】

详见系统性红斑狼疮章节。补体水平、尿蛋白及尿红细胞的变化、一些自身抗体滴度与 LN 的活动和缓解密切相关。肾活检病理改变及活动性评价（表 5-6-1）对 LN 的诊断、治疗和判断预后有较大价值。

表 5-6-1　LN 病理改变的活动性评价

病变部位	活动性病变	慢性化病变
肾小球病变	细胞增生	肾小球硬化
	纤维素样坏死	陈旧性球囊粘连
	多形核细胞浸润/核碎裂	纤维性新月体
	细胞性新月体	
	微血栓	
	白金耳样改变	
	苏木素小体	
肾小管-间质病变	单个核细胞浸润	间质纤维化
	肾小管坏死	肾小管萎缩
	水肿	
血管病变	纤维素样坏死	血管硬化

案例 5-6-1

1. 彩超：①心包少量积液；②双侧胸腔少量积液。

2. 尿常规：尿蛋白（＋＋＋），尿红细胞（＋＋）。

3. 补体 C_3 0.35g L，补体 C_4 0.084g/L。

4. 血生化：尿酸 319μmo1/L，尿素 8.1mmo/L，肌酐 105μmol/l，总蛋白 54g/L，白蛋白 31g/L。

5. 血常规：WBC $3.21×10^9$/L，RBC $2.79×10^9$/L，Hb 72.0g/L，PLT $69×10^{12}$/L。

6. ANA、抗 ds-DNA 抗体、抗 Sm 抗体阳性、ANCA 阴性。

7. 肾活检提示狼疮肾炎Ⅳ-G（A/C）型。

【诊断与鉴别诊断】

在确诊为 SLE 的基础上，同时伴有肾脏损害表现，如持续性蛋白尿（>0.5g/d，或>＋＋＋）或管型（可为红细胞、血红蛋白、颗粒等），即可诊断为 LN。部分 LN 患者（特别是膜性 LN 患者）起病完全类似原发性肾病综合征，若干月后才逐渐出现全身系统性受累，尤应警惕。LN 炎肾功能突然恶化时，不仅应考虑本病转型、病变活动等因素，也应考虑本病的发展及治疗过程中引起急性肾小管坏死及急性间质性肾炎的可能性，应及时做肾活检，以明确肾脏病变的情况和有助于深入了解可能恶化的因素，再予以有针对性的治疗。LN 易误诊为原发性肾小球疾病，通过认真检查有无多系统、多器官受累表现，多次检查血清 ANA、抗 dsDNA 抗体等可资鉴别。

1. 首次肾活检指征　只要有肾脏受损的表现，蛋白尿≥0.5g/24h，尤其是伴肾小球性血尿、管型尿的患者，均应进行肾活检。需要临床、血清学或实验室检查与病理学共同评价。另外，持续性单纯血尿、单纯白细胞尿（排除感染和药物所致）以及少见的仅有肾功能不全而无尿异常者，均应进行肾组织病理检查。除非有禁忌，活检应当在发病后第 1 个月内，并尽可能在应用免疫抑制治疗之前进行。即使不能及时进行肾活检，亦应尽快使用大剂量糖皮质激素的治疗。

2. 重复肾活检指征　如疾病恶化或对免疫抑制剂或生物治疗无效[蛋白尿减少不能达到≥50%，持续蛋白尿超过 1 年和（或）肾小球滤过率（glomerularf iltration rate，GFR）恶化]或复发，应进行重复肾活检，以明确病理类型改变或进展情况。

案例 5-6-1

1. 患者，女，24 岁，面部红斑，双下肢水肿 4 月余。

2. 临床特点：青年女性，妊娠后 1 个月出现面部红斑，伴双下肢水肿。

3. 辅助检查：ANA、抗 ds-DNA 抗体、抗 Sm 抗体均阳性，尿蛋白（＋＋＋），有浆膜炎表现，血常规三系均偏低下，肾活检提示狼疮肾炎Ⅳ-G（A/C）型。

　　临床诊断：系统性红斑狼疮；狼疮肾炎。

【治疗】

目前 LN 尚无统一的治疗方案，主要目的为控制狼疮活动、阻止肾脏病变进展、最大限度地降低药物治疗的不良反应。应根据病理特征、临床表现及疾病的活动程度制定个体化治疗方案。

1. LN 的治疗原则　①根据不同的病理类型制订相应的治疗方案。②一般分为诱导治疗和维持治疗两阶段（除少数轻型病例外）。诱导治疗的目的是迅速控制免疫炎症反应和临床症状，减少组织损伤及随后的纤维化，此期免疫抑制治疗药物剂量较大，作用较强。维持治疗的目的是稳定病情，防止复发，力求用最小有效剂量控制病情，以降低长期治疗的不良反应。诱导治疗的时间一般为 6～9 个月，但有时诱导治疗和维持治疗并没有明显的界限。③LN 往往需要长期甚至终身的治疗，切忌在病情稳定阶段贸然减药或停药。在维持阶段的后期，可以在密切观察临床和实验室指标的前提下极缓慢地小量减少剂量，除少数极轻型 LN 外，一般需要低剂量糖皮质激素和免疫抑制剂维持。④在应用免疫抑制治疗时，须密切观察治疗中的近期、中期和远期不良反应。不同治疗方案、疗程中可能发生的不良反应各有特点。

2. 轻度肾脏损害　尿蛋白<1g/d，尿沉渣无活动性变化，血压、肾功能正常，病理表现为Ⅰ型或Ⅱ型者无须特殊处理，仅给予对症治疗，但要注意肾外狼疮病变活动的控制。

3. 局灶增生性 LN　无临床和严重组织学病变活动的Ⅲ型患者，给予低剂量糖皮质激素和（或）环磷酰胺，以控制 LN 活动，同时给予对症治疗。若有弥漫节段性肾损害、大量蛋白尿、活动性尿沉渣（主要指明显血尿）和血肌酐升高者，治疗与弥漫增殖性 LN 相同。

4. 膜性 LN（Ⅴ型）：系统性红斑狼疮接受肾活检的病例中 25% 为膜性狼疮肾炎，当表现为无症状蛋白尿、肾功能稳定时，给予对症治疗以控制肾外表现；若表现为肾病综合征，则需大剂量糖皮质激素 1mg/（kg·d）联合免疫抑制剂如环磷酰胺治疗。环孢素 A 和他克莫司也可用于膜性 LN 治疗。

5. 重度局灶增殖性（Ⅲ型）和弥漫增殖性（Ⅳ型）LN　应积极给予治疗，其治疗可分为两个部分：诱导缓解阶段和维持阶段。对处于急性期且病情明显

活动的患者，先给予诱导疗法，使炎症状态尽快缓解，尽可能减少肾实质受损，待病情稳定且疾病活动得到控制后转入维持治疗。活动性Ⅳ型 LN 伴近期内肾功能显著恶化者，可使用甲泼尼龙 15mg/（kg·d）静脉滴注冲击治疗，1 次/天，3 次为一个疗程，一般不超过 3 个疗程。冲击后常规激素治疗，泼尼松 1mg/（kg·d）×8 周，此后逐渐减量，直至 5～10mg/d 维持。目前认为，环磷酰胺冲击（每个月 0.5～1g/m^2，共 6 个月）联合静脉应用甲泼尼龙（1g/m^2）是治疗重症 LN，防止进展至 ESRD 的最佳治疗方案。对大剂量激素及环磷酰胺治疗无效或不能耐受的患者，可用环孢素或吗替麦考酚酯，常与中小剂量泼尼龙联合使用。吗替麦考酚酯（1.5～2.0g/d，分 2 次口服）诱导重症 LN 缓解同样有效。6 个月诱导阶段后，维持治疗采用吗替麦考酚酯（0.5～1.0g/d，分 2 次口服）或硫唑嘌呤[1～3mg/（kg·d）]，比持续静脉应用环磷酰胺药物毒性较小。

此型中临床表现较轻者是否给予免疫抑制治疗意见尚未统一，一般认为低剂量糖皮质激素和（或）细胞毒药物可防止肾功能进一步受损。各种免疫抑制剂的作用和不良反应见表 5-6-2。

表 5-6-2　各种免疫抑制剂的作用和不良反应

免疫抑制剂	作用	不良反应
泼尼松龙	高效	免疫力低下，糖尿病，高血压，高血脂，库欣综合征，骨质疏松，股骨头坏死，消化性溃疡，情绪易激动，青光眼，肌病，体重增加
环磷酰胺	高效	免疫力低下，脱发，肝功能损伤，骨髓移植，性腺毒性，出血性膀胱炎，致畸，肿瘤发生率增加
硫唑嘌呤	有效，耐受性好	免疫力低下，骨髓抑制，胃肠不适，肝功能异常
霉酚酸酯	高效，耐受性好	免疫力低下，胃肠道不适，贫血，严重感染
环孢素	对蛋白尿较有效	免疫力低下，高血压，肾毒性，神经毒性，上肢震颤，牙龈增生，高血钾，高脂血症

案例 5-6-1　处方及医师指导

　　治疗给予甲泼尼龙（40mg，静脉滴注，1 次/天）免疫诱导治疗；霉酚酸酯（1.5g/天），羟氯喹（100mg，2 次/天）免疫抑制；呋塞米及螺内酯利尿消肿。

【预后】

LN 病程长久，又称终身性疾病，其预后与病理分类及程度、临床表现、有无中枢神经系统及心脏累

及等相关。早期诊断和适宜的治疗对获得良好的长期预后十分重要，治疗后虽能缓解，但易复发，且病情有逐渐加重的趋势。近年来由于对 LN 诊断水平的逐步提高，轻型病例的早期发现以及药物的合理应用，预后改善明显。

案例 5-6-1　小结

本例患者为青年女性，妊娠后 1 个月出现面部红斑，双下肢水肿。检查提示 ANA、抗 ds-DNA 抗体、抗 Sm 抗体等体内多种自身抗体阳性，尿蛋白（＋＋＋），有浆膜炎表现，血常规三系均偏低下，肾活检提示狼疮肾炎Ⅳ-G（A/C）型。系统性红斑狼疮；LN 诊断明确。及早进行免疫抑制治疗是关键，可有效地控制狼疮活动，减轻肾损害，直接影响患者预后。

知识拓展：

LN 患者能否妊娠？

妊娠妇女有 LN 病史，如果目前无证据显示肾脏疾病处于活动期，无须肾脏药物进行治疗。若孕妇有轻微狼疮活动使用羟氯喹（hydroxychloroquine，HCQ）进行治疗，可降低妊娠期 SLE 的活动性。如果临床显示存在肾炎活动，或有大量活动性肾外疾病，临床医师使用糖皮质激素（glucocorticoids，GC）控制疾病的活动性，必要时可联合硫唑嘌呤（azathioprine，AZA）治疗。但使用高剂量糖皮质激素可增加妊娠并发症的风险，如高血压、糖尿病。霉酚酸酯、环磷酰胺和甲氨蝶呤存在致畸作用，因此在妊娠过程中禁止使用。尽管 AZA 被列为妊娠 D 类药物，但横断面研究显示其造成胎儿异常的风险较低，产妇用量不可超过 2mg/kg。曾有Ⅲ、Ⅳ级新月体性肾小球肾炎病史患者，如发生持续活动性肾炎，则于 28 周后考虑终止妊娠（表 5-6-3）。

表 5-6-3　Ⅲ、Ⅳ、Ⅴ型妊娠 LN 患者的治疗

LN 病情	治疗
无疾病活动证据	无须治疗
轻度疾病活动	HCQ（200～400）mg/d
临床活动期 LN	GC（可控制疾病活动的泼尼松剂量），避免使用氟化 GC（地塞米松、倍他米松），若要减少 GC 剂量联合 AZA，若控制 LN 联合 AZA

第二节　糖尿病肾病

案例 5-6-2

患者，男，67 岁，已婚，农民。因多尿、口干、多饮 13 年，双下肢水肿 3 个月入院。

患者缘于 2013 年无明显诱因出现多尿、口干、多饮，查空腹血糖 17mmol/l，诊断为"2 型糖尿病"，予"瑞格列奈（诺和龙）、阿卡波糖（拜糖苹）"等降糖药控制血糖，平时不规律服用降糖药，血糖控制情况不详。3 个月前出现双下肢凹陷性水肿。

体格检查：T 36.6℃，P 80 次/分，R 21 次/分，BP 117/80mmHg，神志清楚，全身皮肤巩膜无黄染，浅表淋巴结不大。双肺呼吸音清晰。心率为 80 次/分，律齐，未闻及杂音。腹平软，肝、脾肋下未触及，双肾区无叩痛，双下肢凹陷性水肿。

问题：
1. 该病例首先应考虑做何诊断？
2. 在明确诊断之前，应做哪些实验室检查？
3. 如何明确诊断？如何给出处理建议？

糖尿病肾脏病（diabetic kidney disease，DKD）是糖尿病患者最常见的微血管病变之一，也是导致 ESRD 的重要原因。DKD 是指临床上考虑由糖尿病引起的肾脏病变，如果肾脏穿刺活检病理检查证实则称为糖尿病肾小球病变（diabetic glomerulopathy）。不管是 1 型还是 2 型糖尿病，都会有 30%～40% 的患者可出现肾脏损害，而在 2 型糖尿病中约有 5% 的患者在被诊断为糖尿病的同时就已经发现有糖尿病的肾脏损害。

【发病机制】

（一）糖代谢异常

越来越多的证据表明，高血糖导致的代谢异常是糖尿病肾病发生发展的最重要因素。血糖过高主要通过肾脏血流动力学改变以及代谢异常引起肾脏损害，其中代谢异常导致肾脏损害的机制主要有肾组织糖代谢紊乱。糖尿病状态下存在肾组织局部糖代谢活跃。表现为：①肾细胞葡萄糖转运体 1（Glut1）活性会有所增强及肾组织细胞胰岛素受体的数目及亲和力会增加；②细胞内高糖状态会使得各种损伤介质产生过多，例如 IGF-1、TGF-β1、AngⅡ，而且促进 Glut1 活性增强，将使得更多的葡萄糖进入到细胞内；③高血糖会导致活性氧的产生增加；④多元醇途径的活化，二酰甘油-蛋白激酶 C（PKC）途径的激活，氨基己糖途径的改变；⑤蛋白质非酶糖基化（蛋白质糖基化终末产物）增加。以上各个方面共同参与促进了糖尿病肾病及其他微血管病变的进展。

（二）肾脏血流动力学改变

糖尿病者 GFR 上升及肾血浆流量过高显然对于肾脏病的进展有重大影响。肾小球高灌注、高压力和高滤过在糖尿病肾病的发生中起关键作用。当患者血糖控制欠佳时，会出现肾小球体积增大、毛细血管表面积增加。产生高滤过的原因有：①入球微动脉与出球微动脉的扩张成不同比例，能够扩张入球微动脉的活性物质如前列腺素（PG）、一氧化氮（NO）、心房钠尿肽作用过强或过多；②球管反馈（TGF）失常；③肾髓质间质压力过低。高滤过可导致肾小球血流量及毛细血管压力升高、蛋白尿生成。PKC、肾脏局部RAS 兴奋、血管内皮生长因子（VEGF）激活进一步加重了疾病的发展。

（三）氧化应激

机体处于糖尿病状态时，过多的葡萄糖自生氧化，造成线粒体功能改变，反应性氧化物质（ROS）产生过多；另外一方面机体抗氧化能力下降，细胞NADPH 量不足，两者使 ROS 过多积聚在体内，对多种蛋白质、脂质、核酸均具有损害作用。ROS 尚可使细胞内 NF-κB 活，诱导多种损伤介质如 ET-1、MCP-1、TNF-α 及 IL-1 等基因转录，进一步促进肾组织损伤。目前还有人认为长期血糖过高使得线粒体功能改变，从而使 ROS 的产生上调到一定程度，这种改变有一定"记忆功能"，以致后来血糖正常后，组织中 ROS 产生仍然增多，这也解释了部分糖尿病患者即便血糖相对正常，其并发症依然会进展的现象。

（四）细胞因子的作用

细胞因子参与糖尿病的发生发展通过了多条途径，例如自分泌、旁分泌和内分泌途径。如结缔组织生长因子（CTGF）、转化生长因子 β1（TGFβ1）、血管紧张素 Ⅱ、内皮素（ET）、VEGF、前列腺素及一氧化氮等。因为上述因子也参与了非糖尿病肾脏疾病的发病，所以它们并非为糖尿病肾病所特有。

（五）遗传因素

目前认为糖尿病肾病是一个多基因病，许多证据表明遗传因素在 DKD 发病中起重要作用：①DKD 的发病具有相当高的家族聚集性，当 1 型糖尿病患者有兄弟或姐妹罹患糖尿病肾病时，该患者出现糖尿病肾病的概率将超过 70%；②DKD 与家族性高血压、心血管疾病密切相关；③DM 患者肾脏累及存在种族差异性；④患 DKD 的 1 型糖尿病患者红细胞 Na^+-Li^+交换及白细胞 Na^+-H^+ 交换明显增强，提示存在基因过度表达。DKD 并非发生于所有糖尿病患者，遗传因素在决定 DN 易感性方面起着重要作用，特别是基因多态性。

【病理】

早期（微量蛋白尿期）光镜下可见肾小球的毛细血管球肥大，肾小球基底膜轻度增厚，系膜轻度增生。进展期，肾小球毛细血管基底膜弥漫增厚，系膜基质增生，进而病变肾小球的系膜基质重度增生，形成结节状硬化，该结节在 PASM 染色下，呈现典型的 K-W（Kimmelstiel-Wilson）结节，称为结节性肾小球硬化症。然而有部分患者无明显结节，则称为弥漫性肾小球硬化症。常可以见到内皮下纤维蛋白帽、小动脉透明样变、球囊滴，而且伴有肾小管的萎缩、近端肾小管上皮细胞空泡变性、间质炎症细胞浸润、肾乳头坏死等。

免疫荧光检查可见 IgG 沿肾小球毛细血管基底膜细线状沉积，还可以伴有 IgM、补体 C_3 等沉积。系膜区及 K-W 结节中罕见 IgG、IgM 或 C_3 沉积。

电子显微镜下，早期可见肾小球基底膜不规则增厚，基质增多，系膜区扩大，晚期则形成结节状，这也吻合光镜下见到的 K-W 结节。当有渗出性病灶时，可以表现为微细颗粒状电子致密物，还可以见到足突融合等。

【临床表现与分期】

糖尿病肾病的临床表现有所差异，疾病所处不同阶段有不同表现，主要表现有不同程度的蛋白尿以及肾功能的进行性减退。因为 1 型糖尿病发病起始较明确，所以与 2 型糖尿病相比，高血压、动脉粥样硬化等并发症较少，目前分期还是根据 1 型糖尿病的临床过程。具体分期如下所述。

1. Ⅰ期 临床无肾病的表现，仅仅有血流动力学改变，肾小球滤过率升高，肾脏体积有所增大，小球和小管均肥大，可伴有一过性微量蛋白尿，特别是在运动、血糖控制不佳、应激等情况下出现。1 型糖尿病可以没有高血压，而 2 型糖尿病则可以出现高血压。

2. Ⅱ期 出现持续性微量白蛋白尿（>30mg/24h），大多数患者肾小球滤过率正常或者稍有升高，患者一般无明显自觉症状。而肾脏病理已经出现了肾小球/肾小管基底膜增厚、系膜区增宽等。由于高血压本身也可导致微量白蛋白尿，与 2 型糖尿病相比，1 型糖尿病患者中微量白蛋白尿更多为糖尿病肾病所致。

3. Ⅲ期 此期已经有明显的临床表现，如蛋白尿/白蛋白尿明显增加（尿白蛋白排泄率>200mg/24h，蛋白尿>500mg/24h），有部分患者可出现轻度血压升高，GFR 则开始下降，但是血肌酐在正常范围之内。肾脏病理则出现局灶/弥漫性硬化，

K-W 结节、入/出球微动脉透明样变等。

4. Ⅳ期 本期即为显性蛋白尿期或显性糖尿病肾病期，可出现大量蛋白尿，到达肾病综合征程度并出现相关的症状：GFR 逐渐下降，糖尿病起病 10～15 年进入该期。

5. Ⅴ期 终末期肾病期，尽管肾衰竭，蛋白尿常无明显减少，高血压常见。

2 型糖尿病肾损害的过程与 1 型糖尿病基本相似，不同点在于高血压出现更早、发生率更高，其他并发症更多。

糖尿病肾病的其他临床表现还可有Ⅳ型肾小管酸中毒，特别是在 RAS 抑制的情况下；容易发生尿路感染；单侧/双侧肾动脉狭窄；梗阻性肾病（神经源性膀胱）；肾乳头坏死等。

> **案例 5-6-2**
> 1. 血常规：WBC 7.19×10^9/L、Hb 108.0g/L，PLT 174.0×10^9/L。
> 2. 尿常规：蛋白（＋＋＋），24h 尿蛋白定量为 4.38g。
> 3. 血生化：肌酐 79μmol/L，尿素氮 4.6mmol/L，尿酸 384μmol/L，白蛋白 25g/L，空腹血糖 8.6mmol/L，餐后 2 小时血糖 11.6mmol/L，总胆固醇 8.16mmol/L。
> 4. 糖化血红蛋白 7.0%。
> 5. 胸部 X 线正位片未见异常。
> 6. 心电图：完全性右束支传导阻滞，部分导联 T 波改变。
> 7. 心脏彩超：二尖瓣、三尖瓣及主动脉瓣轻度反流，左心室舒张功能降低。
> 8. 眼底检查：糖尿病眼底改变。
> 9. 肾活检：糖尿病肾病结节性硬化。

【诊断与鉴别诊断】

糖尿病肾病的国外诊断标准有美国肾脏基金会（NKF）肾脏病预后质量倡议（K/DOQI）指南标准（2007 年）和英国国民医疗服务（NHS）标准（2010 年）。我国目前仍无统一的糖尿病肾病诊断标准，本共识推荐采用表 5-6-4 诊断标准，符合任何一项者可考虑为糖尿病肾脏病变（适用于 1 型及 2 型糖尿病）。

如果出现下列情况，虽然有明确的糖尿病史，也应考虑糖尿病合并其他慢性肾脏病的可能：①无糖尿病视网膜病变；②肾小球滤过率在短期内快速下降；③短期内蛋白尿明显增加，或表现为肾病综合征；④难治性高血压；⑤尿沉渣镜检可见红细胞（畸形红细胞、多形性细胞管型）；⑥存在其他系统的症状和体征。肾穿刺病理检查有助明确诊断。

表 5-6-4 糖尿病肾病诊断标准

美国肾脏基金会（NKF）肾脏病预后质量倡议（K/DOQI）指南标准	在大部分糖尿病患者中，出现以下任何一条要考虑其肾脏损害是由糖尿病引起的（1）大量白蛋白尿（2）糖尿病视网膜病变伴微量白蛋白尿（3）在 10 年以上糖尿病病程的 1 型糖尿病中出现微量白蛋白尿
中华医学会糖尿病学分会微血管并发症学组工作建议	（1）大量白蛋白尿（2）糖尿病视网膜病变伴任何一期慢性肾脏病（3）在 10 年以上糖尿病病程的 1 型糖尿病中出现微量白蛋白尿

> **案例 5-6-2**
> 1. 老年男性，多尿、口干、多饮 13 年，双下肢水肿 3 个月。
> 2. 临床特点：起病慢，有糖尿病史 10 余年，治疗不规范。
> 3. 辅助检查：尿蛋白定量提示大量蛋白尿，眼底检查示糖尿病眼底改变，肾活检提示糖尿病肾病结节性肾小球硬化。
> 临床诊断：2 型糖尿病，糖尿病肾病。

【治疗】

糖尿病肾病治疗宗旨：综合防治，延缓进展。主要包括早期干预各种危险因素及终末期肾病的肾脏替代治疗。

（一）饮食治疗

糖尿病肾病早期应该控制蛋白质摄入量。对于肾功能正常患者来说，蛋白质控制在 0.8g/（kg·d）。对于已经出现大量蛋白尿、水肿、肾功能不全的患者蛋白质则控制在 0.6g/（kg·d），并以动物蛋白质为主。需要特别指出的是透析患者、儿童及孕妇，不宜过度限制蛋白质摄入。是因为需要防止营养不良，而且应保证足够的热量。

（二）控制血糖

DKD 患者 HbA1C（糖化血红蛋白）尽量应控制在 7% 以下。DN 的早期预防主要集中在血糖的控制上，控制血糖后至少对以下几点有益：①部分改善异常的肾血流动力学；②已证实在 1 型糖尿病中可延缓微量白蛋白尿的出现；③可以减少已有微量白蛋白尿者转变为明显蛋白尿；④在胰岛移植的少部分病例观察到血糖完全恢复正常后，肾脏病变可以逆转，但需要相当长时间。

临床常用的口服降糖药物包括八大类：①磺酰脲类；②双胍类；③噻唑烷二酮类；④α-葡糖苷酶抑制剂；⑤格列奈类药；⑥二肽基肽酶 4 抑制剂；⑦SGLT2i 类；⑧GLP-1RA 类。对于肾功能正常的患者，降糖药的使用主要根据患者胰岛的功能、血糖增高的特点及是否存在肥胖来选择。当出现肾功能异常时，避免使用磺酰脲类和双胍类药物，应选用较少经肾排泄的药物，如阿卡波糖、吡格列酮等，但磺酰脲类中的格列喹酮仍可使用。中晚期患者建议停用所有口服降糖药，使用胰岛素。

（三）控制血压

DKD 中不仅高血压常见，也是导致 DKD 发生发展重要因素。血压需控制在≤130/80mmHg。降压药物中首选血管紧张素转换酶抑制剂（ACEI）或血管紧张素Ⅱ受体阻滞剂（ARB）。因其降低肾小球滤过率、改善肾内血流动力学，抑制有害细胞因子产生，抑制系膜细胞、成纤维细胞和巨噬细胞活性，改善滤过膜通透性、减少尿蛋白排出。如果患者血压控制不佳，则可以加钙通道阻滞剂（CCB）、利尿剂、β-受体拮抗剂等。在使用 ACEI、ARB 等药物时需要密切观察患者肾功能，血清钾及血容量的变化。需特别指出的是伴有肾动脉狭窄的患者要慎用或禁用 ACEI 及 ARB。

（四）调脂治疗

糖尿病患者常有脂质代谢紊乱，表现为血胆固醇、三酰甘油、低密度脂蛋白和载脂蛋白 B（apo B）升高，高密度脂蛋白和 apo A$_1$ 降低或正常，DN 时上述异常更明显。合理的调脂治疗目标为：总胆固醇<4.5mmol/L，TG<1.5mmol/L，LDL<2.5mmol/L，高密度脂蛋白胆固醇>1.1mmol/L。以血清总胆固醇增高为主的高脂血症，他汀类降脂药物作为首选。三酰甘油增高为主的患者则首选纤维酸衍生物类药物。药物治疗需配合饮食治疗，如少食动物脂肪，多食富含多聚不饱和脂肪酸的食物。

（五）并发症治疗

已经并发高血压、心脑血管病、动脉粥样硬化、其他微血管病、神经病变和营养不良的患者需给予相应的处理，保护肾功能。更应尽量避免使用损害肾功能的药物。

（六）透析和移植

当患者肾小球滤过率<15ml/min 时，或者伴有不易控制的心力衰竭、高血压、严重胃肠道症状等，此时需选用透析（包括血透或腹透）、肾移植或胰肾联合移植。

案例 5-6-2 处方及医师指导

给予低盐优质蛋白糖尿病饮食；精蛋白生物合成人胰岛素注射液（诺和灵 30R）餐前皮下注射，2 次/天；呋塞米片 20mg，3 次/天；螺内酯片 20mg，3 次/天；氯沙坦钾片 50mg，2 次/天；辛伐他汀 40mg，1 次/晚。

【预后】

糖尿病肾脏疾病是糖尿病患者的一个严重的并发症，其预后不佳。影响其预后的因素主要包括遗传、种族差异、糖尿病的类型、蛋白尿的程度、高血压、血糖控制、高血脂，以及患者合并出现的动脉粥样硬化、眼底病变等的严重性。其他如胰岛素耐受、高胰岛素血症、血小板聚集功能异常也是重要的独立危险因素。近年证实吸烟对 DKD 也是一个危险因素。

案例 5-6-2 小结

本例患者为老年男性，多尿、口干、多饮 13 年，双下肢水肿 3 个月。辅助检查提示血糖高，大量蛋白尿，糖尿病眼底改变，肾活检提示糖尿病肾病结节性肾小球硬化。临床诊断 2 型糖尿病，糖尿病肾病明确。因糖尿病肾病至今尚无特效治疗，但早期积极控制糖尿病是治疗的关键，也是避免发生肾脏病变以致出现肾功能衰竭的有效措施之一，应予高度重视。同时给予降尿蛋白，调脂及并发症的防治等措施。

知识拓展

表 5-6-5 尿白蛋白排泄异常的定义

尿白蛋白排泄	单次样本	24h 样本	某时段样本
	ACR（mg/g）	24h UAE（mg/24h）	UAE（μg/min）
正常白蛋白尿	<30	<30	<20
微量白蛋白尿	30～300	30～300	20～200
大量白蛋白尿	>300	>300	>200

ACR 尿白蛋白/肌酐比值；UAE 尿白蛋白排泄率

（房向东）

第七章　间质性肾炎

第一节　急性间质性肾炎

急性间质性肾炎（acute interstitial nephritis，AIN），因病变主要发生在肾小管和肾间质，所以又称急性肾小管-间质性肾炎。AIN是一组由多种病因导致短时间内发生肾间质炎症细胞浸润、间质水肿、肾小管不同程度受损伴肾功能不全为特点的临床病理综合征。其病理改变主要是：炎症细胞浸润间质和肾小管、肾小管细胞发生变性（甚至坏死）。依据病因，分为感染相关性、药物过敏性及特发性三类。以药物过敏性最为常见。本节以药物过敏性急性间质性肾炎为例讲解。

【病因和发病机制】

部分抗生素、非甾体抗炎药物、磺胺类等多种药物，以半抗原的形式进入体内，与体内载体蛋白质结合成全抗原，诱发细胞免疫和体液免疫共同参与超敏反应，使肾小管和间质发生急性非感染性炎症。部分药物在引起肾小管、间质急性炎症的同时，还能损害肾小球。

【病理改变】

肾脏外形增大，光镜下间质水肿，淋巴细胞、单核细胞、嗜酸性粒细胞弥漫广泛浸润肾脏间质、肾小管。肾小管上皮细胞混浊、肿胀、变性甚至出现坏死，而肾小管基底膜一般是完整的。

【临床表现】

1. 全身过敏表现　如皮肤出现药物疹、低热、关节痛、淋巴结肿大。外周血嗜酸性粒细胞增加。个别患者出现胸闷、气急等过敏症状。此外，个别患者出现心动过缓、室性期前收缩、房室传导阻滞等心律失常。

2. 泌尿系统表现　部分患者因肾脏水肿、胀大，肾包膜受到牵拉而出现腰痛。部分出现少尿性急性肾功能不全。

3. 尿液检查　尿常规检查常出现含嗜酸性粒细胞的白细胞，但尿培养阴性；蛋白尿、镜下血尿，多为轻度至中度蛋白尿（蛋白尿多小于1g/d，很少超过2g/d），少数患者发生大量蛋白尿，甚至发生肾病综合征。

对尿量没有明显减少的患者，主要表现为肾小管的浓缩稀释功能下降，重吸收功能受损。尿比重下降，尿渗透压降低，尿 pH 升高，糖尿，氨基酸尿、硫酸盐尿及近端肾小管性酸中毒等。

4. 血常规化验　常有嗜酸性粒细胞计数增多或白细胞计数增多。药物过敏所致者有血 IgE 升高。

5. 肾功能检查　部分尿量减少的患者表现为血肌酐轻度升高。少尿、无尿的患者血肌酐明显升高，出现代谢性酸中毒等肾衰竭的表现。

6. 影像学检查　B超可见双肾呈正常大小或体积增大，皮质回声增强。

【诊断】

感染或药物应用史、临床表现、一些实验室与影像学检查有助于诊断，特别是出现不明原因的急性肾功能不全要考虑急性间质性肾炎的可能。肾活检组织病理是诊断急性间质性肾炎的金标准。

急性间质性肾炎要与急性肾小球肾炎、急进性肾小球肾炎、其他原因导致的 AKI 相鉴别。鉴别困难时及时考虑肾活检。

案例 5-7-1

1. 患者有近期内用利巴韦林史。
2. 有皮肤过敏表现：瘙痒、皮疹。
3. 肾损害所致的无尿表现，每天尿量为 86ml。
4. 腰痛、肾区压痛、叩击痛。
5. 尿液化验异常，尿常规：尿蛋白（＋＋），红细胞（＋＋）。
6. 肾功能异常，血肌酐 906μmol/L，二氧化碳结合力 15mmol/L。
7. 双肾影像学异常，B 超显示双肾增大，回声异常。

【治疗】

（1）去除病因，停用致病药物，控制感染，部分轻症患者可自行缓解。

（2）支持治疗，对于急性肾功能不全的患者维持水、电解质、酸碱的平衡，改善症状。

（3）使用糖皮质激素，一般使用泼尼松 0.5～1.0mg/（kg·d）口服，在 4～6 周内减量直至停用，不宜长期使用。

（4）对于出现无尿、肾功能明显异常的患者，需要进行血液透析治疗。

案例 5-7-1

1. 予甲强龙针 40mg iv qd×3 天（患者体重为 50kg），后改为 24mg qd 口服。
2. 胃黏膜保护，骨化三醇和钙剂预防骨质疏松。
3. 必要时做血液透析治疗。

第二节 慢性间质性肾炎

案例 5-7-2

患者，男，64 岁，游走性拇趾关节肿痛 10 余年，多尿、夜尿增多 2 年来诊。

患者 10 年前在酗酒后夜间突感左侧拇趾关节疼痛难忍，并发现局部红肿。在当地医院按"关节炎"给予青霉素静脉点滴 1 天后，症状缓解。以后多次出现左侧或者右侧拇趾关节肿痛，偶有一侧膝关节肿痛。5 年前一次拇趾关节肿痛发作时到某医院就诊，发现血尿酸明显高于正常，拟诊为"痛风"，给予吲哚美辛治疗后症状在数小时内缓解。此后每逢发生拇趾关节、膝关节肿痛即服吲哚美辛，多能在数小时内缓解。2 年前开始患者感到尿量明显增多，每天总尿量约为 3500ml，而且夜间尿量也明显增多，每夜排尿 3～4 次，超过昼尿量。近半年来尿量进一步增加，每天达 4000～5000ml，每夜排尿 4～5 次，影响睡眠。

体格检查：T 36.9℃，P 87 次/分，R 16 次/分，BP 170/100mmHg。右侧膝关节外侧有一直径为 1.5cm 痛风结石。两侧拇趾关节通风石直径 2cm，轻度外翻畸形。

问题：

1. 患者尿量增多的原因是什么？
2. 还应做哪些检查以明确诊断？
3. 如何治疗？

慢性间质性肾炎（chronic interstitial nephritis，CIN），又称慢性肾小管-间质性肾炎，是以慢性肾小管-间质性损害为主的肾间质疾病，其特征性改变是肾间质纤维化、肾小管萎缩和纤维化。

【病因和发病机制】

慢性间质性肾炎的病因多种多样，常见的有自身免疫性疾病，如干燥综合征、系统性红斑狼疮、冷球蛋白血症、慢性移植排斥反应等；代谢性疾病，如尿酸性肾病、高钙血症肾病、低钾性肾病等。但是临床上更为常见的是药物、毒物所致的慢性间质性肾炎。如含有马兜铃酸的中药关木通、广防己等。有些肾病患者，相信中草药能根治肾病，长期服用草药，结果在原发性肾脏病的基础上又增加了慢性间质性肾炎。西药镇痛药也可引起慢性间质性肾炎，但在我国发生率明显少于西方国家。此外，重金属铅、镉、砷等都可引起慢性间质性肾炎。个别患者不能明确慢性间质性肾炎的病因。慢性间质性肾炎的发生机制各不相同，有免疫反应的局部作用，有药物、毒物的局部直接损害，还有与炎症细胞在局部释放炎症介质引起成纤维细胞增生有关。总之，最后的结果是正常的间质、肾小管细胞减少或消失，纤维细胞大量增生。

【病理改变】

大体上肾脏外观缩小，表面呈瘢痕状。光镜下肾间质纤维化，可伴淋巴及单核细胞浸润，肾小管萎缩、变性、管腔扩大，肾小管基膜肥厚，肾小球出现缺血性皱缩或硬化。免疫荧光检查阴性。电镜检查肾间质可见大量胶原纤维束。

【临床表现】

本病起病缓慢、隐匿，患者往往不能说清起病的时间。多数患者首先出现肾小管浓缩稀释、排泌功能障碍，如多尿或夜尿增多，逐渐发展为肾小球滤过功能障碍。本病常由于肾小管功能异常引起注意，也可能是因为在体格检查时发现尿中蛋白引起注意，还有少数患者发现时已经有了肾小球滤过功能异常的临床表现，如因代谢性酸中毒出现全身乏力、呼吸困难等就诊被发现。个别患者因肾小管排泌功能障碍发生严重高血钾、心律失常就诊被发现。贫血程度轻重不一，血压常轻、中度升高。

> **案例 5-7-2**
>
> 1. 前 10 年主要表现为原发病"痛风"的表现，游走性拇趾关节肿痛。
>
> 2. 以后出现多尿、夜尿增多，而且逐渐加重。即肾小管功能障碍越来越重。
>
> 3. 血压：170/100mmHg。
>
> 4. 右侧膝关节外侧有一直径为 1.5cm 痛风结石。两侧拇趾关节痛风石直径为 2cm，轻度外翻畸形。

【实验室检查】

（1）尿液检查：尿常规可出现尿蛋白，多为 +～++，大量蛋白尿者少见，也可出现白细胞、红细胞，多为轻度。

（2）肾小管功能检查：尿比重降低，比重固定；尿渗透压下降；尿糖、尿氨基酸可为阳性；尿 pH 升高。

（3）双肾 B 超：双肾皮髓质分界不清，双肾萎缩。

> **案例 5-7-2**
>
> 1. 尿常规：蛋白（＋），WBC（＋）。
>
> 2. 尿比重为 1.010。
>
> 3. 双肾 B 超：双肾皮髓质分界不清。
>
> 4. 血常规：Hb 为 79g/L，RBC 为 2.67×10^{12}/L。
>
> 5. 血生化：K^+ 为 5.6mmol/L，二氧化碳结合力 16mmol/L，肌酐 256μmol/L，尿酸 760μmol/L。
>
> 6. 肾脏病理：肾小管上皮细胞萎缩，间质纤维化并有淋巴细胞浸润，部分肾小球硬化。

【诊断】

本病应根据病史、尿液及其他检查初步诊断，结合肾脏病理检查能确定诊断。主要与高血压肾损害、慢性肾小球肾炎、糖尿病肾病等疾病鉴别。

【治疗】

早期治疗原发病，在治疗过程中避免使用损害肾脏的药物至关重要。出现肾小管、肾小球功能损害后，根据表现和实验室检查对症治疗，如纠正代谢性酸中毒、降压、纠正贫血、纠正低血钾或者高血钾等。已发展为 ESRD 患者予透析或肾移植治疗。

> **案例 5-7-2**
>
> 1. 忌酒、低嘌呤饮食、低钾饮食。
>
> 2. 氨氯地平 5mg，1 次/天。
>
> 3. 碳酸氢钠注射液 125ml 静脉点滴。
>
> 4. 促红细胞生成素 3000U，皮下注射，2 次/周。
>
> 5. 尿毒清 5.0g，4 次/天。

第八章 尿 路 感 染

案例 5-8-1

患者，女，46 岁，因间歇性右侧腰痛 3 年，加重伴发热 2 天入院。

患者于 3 年前无诱因出现右侧腰痛，呈胀痛，无放射，间歇发作，在某诊所诊断为"腰肌劳损"，未做特殊检查及治疗。2 天前劳累后出现体温升高，最高达 40.2℃，伴有寒战、尿频、尿急、尿痛、头痛、恶心、呕吐、全身乏力，右侧腰部疼痛加剧，无放射，与体位转动无关。无抽搐、昏迷，无二便失禁，无排肉眼血尿及泡沫样尿，无咳嗽、咳痰。既往有"过敏性鼻炎"病史，无肝炎、结核等病史。

体格检查：T 38.5℃，P 100 次/分，R 24 次/分，BP 92/60mmHg，发育正常，营养中等，查体合作。全身浅表淋巴结未及肿大。胸廓对称无畸形，双肺呼吸运动对称，叩诊清音，双肺呼吸音粗，未闻干湿性啰音。HR 为 100 次/分，律齐，各瓣膜听诊区未闻杂音。腹平，右侧上、中输尿管点压痛（＋），无反跳痛，墨菲征（－），麦氏点压痛（－），右肾区叩痛（＋），左肾区无叩痛，右侧肋脊点、肋腰点压痛，双下肢无水肿。

问题：
1. 该病例的诊断是什么？
2. 为了明确诊断，应做哪些实验室检查？
3. 如何处理？

尿路感染（urinary tract infection，UTI）是指各种病原微生物侵犯泌尿系统黏膜或组织所致的尿路急、慢性炎症，多见于育龄女性、老年人、免疫功能低下、肾移植和尿路畸形者。根据感染发生的部位，临床可分为上尿路感染（主要是肾盂肾炎）和下尿路感染（主要是指膀胱炎与尿道炎），有时两者临床表现极相似，鉴别不容易，故统称尿路感染（简称尿感）。

【病原微生物】

尿路感染的病原微生物主要是细菌，极少数为病毒、真菌、衣原体、支原体及滴虫等。单纯性尿路感染与复杂性尿路感染的病原菌谱有所差异。单纯性尿路感染病原菌谱中，75% 为大肠杆菌，25% 局限于表皮葡萄球菌、肺炎克雷伯菌、铜绿假单胞菌及粪肠球菌。复杂性尿路感染的病原菌谱中，大肠杆菌不足 50%，葡萄球菌属、克雷伯菌属、假单胞菌属、沙雷菌属和肠杆菌属的细菌明显增多。临床上尿路感染常常为单一细菌感染，但在长期使用抗生素或免疫抑制剂治疗、长期留置导尿管或输尿管插管及机体抵抗力差、泌尿器械检查者，可见多种细菌混合感染、厌氧菌及真菌感染。

【发病机制】

（一）感染途径

1. 上行感染 绝大多数尿路感染由细菌上行感染引起，即病原菌由尿道、膀胱、输尿管上行至肾脏引起感染性炎症，可累及单侧或双侧。正常人前尿道、尿道口周围及女性阴道前庭有链球菌、葡萄球菌和乳酸杆菌等细菌存在，但一般不引起感染。能否发生感染取决于菌株的致病性、进入膀胱细菌的数量和宿主局部及全身防御机制之间的相互作用。尿道插管、尿路器械检查及性生活引起尿道损伤、排尿终末时后尿道尿液反流等因素有可能导致细菌进入膀胱而引起感染，全身抵抗力低下及反流不畅者更易发生。

2. 血行感染 仅占尿路感染的 3% 以下。肾脏血流量占心搏量的 25%～30%，因此在全身败血症或菌血症时，病原菌很容易经血液循环到达肾脏。血行感染多见于金黄色葡萄球菌、假单胞菌属、沙门菌属、白假丝酵母菌属及结核分枝杆菌等。正常肾脏能抵御血源性大肠杆菌等尿感常见致病菌的侵袭，但当肾脏结构或功能受损时，则易感性明显增加。

3. 淋巴道感染 如患者有盆腔器官炎症、阑尾炎或结肠炎时，细菌可能通过淋巴道进入肾脏，但极罕见。

（二）细菌的致病力

不是所有的大肠杆菌都同样能感染完整无损的泌尿道，仅能在尿路上皮固定、繁殖的细菌才能引起尿路感染，尿路感染发病的第一步是细菌黏附于尿路上皮，而细菌黏附是通过细菌的黏附素（adhesin）来完成的。

1. 细菌黏附的方式 细菌能特异性和非特异性地黏附于其生存环境中的各种物质。特异性黏附是指细菌体表面存在的特定物质（黏附素）与存在于宿主细胞表面或构成间质成分的糖蛋白/糖脂的特定部位（受体）之间的特异性结合。而黏附于导管等人工材料表面的细菌，其黏附方式是非特异性的；受细菌体、人工材料表面及周围体液或组织内的电解质、蛋白成分的亲水性和电荷的影响。

2. 细菌菌毛 细菌的菌毛有 7 种，而大肠埃希杆菌的菌毛主要有 I 型菌毛、P 菌毛和 S 菌毛。I 型菌毛为 MS 菌毛，与急性单纯性膀胱炎的发病相关；

P菌毛为MR菌毛,主要与肾盂肾炎的发病密切相关,尿路上皮细胞上具有 P 菌毛大肠埃希氏杆菌的受体越多,越易发生肾盂肾炎。

3. 细菌抗原 细菌的抗原成分也是细菌的重要致病因素。细菌荚膜（K）抗原具有抵抗多核白细胞的吞噬和血清的杀菌作用,可促进尿路感染的发生、发展。富含 K 抗原的大肠埃希杆菌易于引起肾盂肾炎。细菌细胞壁（O）抗原主要成分为脂多糖,具有细胞毒性和免疫原性,可引起机体的炎症反应,除与感染灶的形成、进展相关外,还与炎症的慢性化密切相关。

（三）机体的防御机制

正常机体具有多种防止尿路细菌感染发生的机制（表5-8-1）。当防御机制减弱时,容易发生尿路感染。

表 5-8-1　正常机体防止尿路细菌感染的机制

抗黏附因素	作用
尿道口、外阴分布的正常菌群	抑制病原菌生长
排尿、尿流	机械性冲洗
尿中 T-H 蛋白抑制细菌与尿路上皮上的受体结合	阻止细菌黏附于上皮
尿中低聚糖、低 pH、有机酸、溶菌酶	抑制细菌生长
尿中免疫球蛋白	杀伤细菌
膀胱表面的黏多糖	阻止细菌黏附
膀胱壁的多形核白细胞	抗菌作用
前列腺液	清除细菌

（四）易感因素

尿路感染按其是否伴有基础疾病/易患因素分为单纯性（非复杂性）尿路感染和复杂性尿路感染。单纯性尿路感染不伴有基础疾病/易患因素;而复杂性尿路感染均伴有某些基础疾病/易患因素。常见的基础疾病/易患因素见表5-8-2。

表 5-8-2　尿路感染的基础疾病/易患因素

畸形	多囊肾病、肾囊肿
	肾盂输尿管移行部位狭窄
	输尿管膀胱移行部位狭窄
	膀胱憩室
肿瘤	肾、肾盂、输尿管、膀胱、前列腺、尿道
结石	肾盂、输尿管、膀胱、尿道
其他	肾乳头坏死
	神经性膀胱
	膀胱输尿管反流
	糖尿病
	免疫功能不全
医源性	留置导管
	逆行性操作（导尿、膀胱镜、输尿管插管）

1. 尿路梗阻 各种原因（畸形、肿瘤、结石、异物等）引起的尿路梗阻是尿路感染的最易感因素,合并尿路梗阻者尿路感染发生率是正常人的 12 倍。此外,膀胱输尿管反流、前列腺肥大、妊娠时增大子宫压迫和分泌增多的黄体酮抑制输尿管蠕动引起的尿流排泄不畅等也是引起的尿路梗阻的主要原因。

2. 医疗器械操作 导尿、留置导管、膀胱镜、输尿管插管及逆行肾盂造影等均可以损伤泌尿道黏膜,并可将病原菌直接带入而引起尿路感染。10%～20%的住院持续导尿患者发生细菌尿。据统计,1 次导尿后持续性菌尿的发生率为1%～2%;留置导管 4 天以上则持续性菌尿的发生率高达 90%。即使严格地管理导尿管及预防性给予抗生素,留置导尿 1 个月以上者,约 90%并发尿路感染。其主要原因是留置导管后细菌黏附其上,并分泌糖蛋白;进而细菌在糖蛋白中分裂、繁殖形成微小菌落;微小菌落增多、融合,形成细菌生物膜。由于细菌生物膜内的细菌营养和氧的摄取困难,导致细菌外膜构造发生变化,降低了对药物的敏感性;而宿主的特异性和非特异性感染防御机制中的吞噬细胞、抗体也同样难以作用于生物膜菌。临床上往往不去除导管,尿路感染难以控制。

3. 机体抵抗力低下 合并糖尿病等慢性疾病、免疫功能不全或长期服用免疫抑制剂容易发生尿路感染。而长期高血压、高尿酸血症、高钙血症等造成肾间质损伤,局部抵抗力低下者也易发生尿路感染。女性因尿道长度短（4cm）、尿道括约肌作用弱及尿道口与阴道口距离近而更易发生尿路感染。当性交时作尿道按摩引起细菌进入膀胱,过度地使用子宫帽和杀精剂能改变正常尿道口的菌群,也增加了尿感的危险性。成年女性尿路感染的发生率为男性的 8～10 倍。

4. 神经性膀胱 支配膀胱的神经发生功能障碍,如患脊髓损伤、脊髓痨、多发性硬化、糖尿病或其他疾病,这些患者由于尿液在膀胱停留过久、常因使用导尿管引流、长期不活动等原因易发生尿路感染。

5. 尿道内或尿道口周围炎症病灶 如妇科炎症、细菌性前列腺炎等均易引起尿路感染。细菌性前列腺炎是青年男性患者最常见的易感因素。

6. 遗传因素 越来越多的证据提示基因因素影响尿路感染的发生。反复发作尿路感染妇女,其尿路感染的家族史显著多于对照组。尿路上皮细胞 P 菌毛受体的数目增加,可增加尿路感染的易感性。

【流行病学】

在流行病学上,尿路感染可再分为与导管相关的（或医院获得性）感染和与导管无关的（社区获得性）感染。尿路感染以女性居多,20%～30%的妇女在其一生中曾患过尿路感染。未婚少女发病率为 2%，已婚女性增加至 5%，孕妇细菌尿的发生率为 7%。男性极少发生尿路感染，50 岁以后因前列腺肥大，才较多发生。老年男女的尿路感染发生率可高达 10%。

【病理】

急性膀胱炎（acute cystitis）的膀胱黏膜充血、潮红、上皮细胞肿胀，黏膜下组织充血、水肿和炎细胞浸润。严重者可见点状或片状出血、黏膜糜烂。急性肾盂肾炎（acute pyelonephritis）病变可为单侧或双侧，局灶或弥漫性肾盂黏膜充血、水肿，黏膜下组织炎细胞浸润，并可形成微小脓肿；肾小管上皮细胞肿胀、坏死、脱落，肾小管管腔中可见脓性分泌物、炎性细胞、脱落的肾小管上皮细胞以及由此形成的管型；严重者可见肾锥体和肾乳头坏死；肾间质水肿和炎细胞浸润。

【临床表现】

（一）急性膀胱炎

患者通常有尿频、尿急、尿痛及下腹部疼痛。尿液常混浊；30%可见血尿，偶可见肉眼血尿，尿后尿道滴血是较为特征性症状。体检可能只有耻骨上区域压痛。大部分患者的尿液中可检测到白细胞和细菌，其致病菌多为大肠杆菌，占 75%以上。其他致病原包括沙眼衣原体、淋球菌、毛滴虫、念珠菌和单纯疱疹病毒等。一般无 38.5℃以上发热、恶心、呕吐及末梢血白细胞增多等全身感染表现。

（二）急性肾盂肾炎

起病急骤，一般在发病数小时或 1 天后快速出现症状。主要有以下症状。①全身感染症状：发热、寒战、体温升高达 38～39℃，甚至高达 40℃，伴有头痛、恶心、呕吐、心率加快及肌肉酸痛等。患者末梢血白细胞升高、红细胞沉降率增快；严重者可出现革兰阴性杆菌败血症表现。②泌尿系统症状：尿频、尿急、尿痛、腰痛和（或）下腹部疼痛。体检时肋脊角区和季肋点压痛阳性，和（或）肾区叩痛阳性，常有输尿管点压痛阳性。

（三）慢性肾盂肾炎

慢性肾盂肾炎（chronic pyelonephritis）表现有：①尿路感染表现不明显，可有乏力、低热、厌食等，间歇性出现腰酸、腰痛等肾盂肾炎症状，可伴有尿频、尿急、尿痛等下尿路感染症状，可表现为间歇性无症状性菌尿。②慢性间质性肾炎表现如尿浓缩能力下降，可出现多尿、夜尿增多，易发生烦渴、脱水；肾小管重吸收能力下降可表现为低钠、低钾血症，肾功能不全时也可出现高钾血症；肾小管酸中毒常见。慢

性肾盂肾炎表现以肾小管功能损害表现为主，往往比肾小球功能损害更为突出。③慢性肾功能不全发展至终末期可出现肾功能不全，可有水肿、乏力、食欲缺乏、贫血等表现。

（四）无症状性细菌尿

无症状性细菌尿（asymptomatic bacteriuria）指患者有真性细菌尿（不同天的 2 次以上清洁中段尿培养菌落计数均 $\geqslant 10^5$/ml，且为同一菌种）而无任何尿路感染症状。其发生率随年龄增长而增加，常见于女性、老人、留置尿管、尿道器械操作后。

【实验室及辅助检查】

（一）尿液检查

1. 尿常规检查 尿液外观可混浊伴腐败味；尿比重低下；尿蛋白阴性或微量；肉眼和（或）镜下血尿，尿中红细胞呈均一正常形态；尿白细胞计数增多，凡新鲜清洁中段尿沉渣每高倍视野超过 5 个白细胞称为脓尿，脓尿对尿路感染诊断有一定帮助；白细胞颗粒染色（氯乙酸醋染料）白细胞酯酶阳性；亚硝酸还原试验阳性。可见白细胞管型和（或）上皮细胞管型，偶见颗粒管型。如发现白细胞管型，有助于肾盂肾炎的诊断。

2. 尿白细胞排泄率 艾迪斯计数（Addis count）尿中白细胞<20 万个/小时为正常，>30 万个/小时为阳性，20 万～30 万个/小时为可疑。但该方法存在假阳性和假阴性，不能独立作为诊断依据。

（二）细菌学检查

细菌学检查是诊断尿感的关键性手段。必须按操作规程收集尿标本，特别要避免白带污染。采用清洁中段尿作细菌定量培养其结果才可靠。膀胱穿刺尿做细菌定性培养是诊断尿感的金指标，但操作复杂和费时，只能用于科学研究。

1. 细菌定性检查 尿沉渣镜检细菌，如平均每个视野 $\geqslant 20$ 个细菌（包括活动或不动的），即为有意义的细菌尿。

2. 细菌定量检查 有症状的患者，新鲜清洁中段尿细菌培养计数 $\geqslant 10^5$/ml；无症状的患者，两次连续的新鲜清洁中段尿液标本，细菌培养计数均 $\geqslant 10^5$/ml，且为同一菌种；耻骨上膀胱穿刺的尿标本出现任何程度的菌尿或从导管获得的尿液标本细菌含量 $> 10^5$/ml 均提示存在尿路感染。

尿细菌培养假阳性主要见于：①收集尿液标本时无菌操作不严格、细菌污染；②尿液标本超过 1h 后才接种；③培养基或接种操作不严格、细菌污染。

假阴性主要见于：①留取尿液标本 1 周内患者使

用过抗生素；②尿液在膀胱停留少于 6 小时；③无菌操作过程中消毒液混入尿液；④感染病灶与尿路不相通；⑤细菌丢失部分或全部细胞壁转变为原浆型（L 型）菌株、厌氧菌或结核杆菌感染而未做相应特殊培养；⑥尿液中排菌为间歇性。

（三）其他实验室检查

急性肾盂肾炎血白细胞计数升高，中性粒细胞核左移。红细胞沉降率可增快。偶有尿浓缩功能障碍，但治疗后可恢复。

（四）影像学检查

在复杂性尿路感染、尿路感染反复发作及尿路染治疗效果不佳时，为明确有无尿路感染的易患因素或并发症的存在，需要实施影像学检查。

（1）超声检查：是目前应用最广泛、最简便的方法，能较好地显示肾脏形态、轮廓、大小及内部结构，对多囊肾、肾结石、肾积水、输尿管扩张、肾结核、肾脓肿及周围脓肿，泌尿道畸形及前列腺增生有较好的诊断价值，但对尿路感染本身无诊断价值。

（2）静脉肾盂造影和逆行肾盂造影：对肾盂、肾盏及输尿管解剖结构显示较好，有助于尿路梗阻和结石、结核、畸形、肿瘤及膀胱输尿管反流的诊断。静脉肾盂造影尚可反映肾脏功能，但对肾功能不全者，显像不清晰，且加重肾负担。而逆行肾盂造影有使下尿路感染向上尿路扩散的危险。

（3）同位素肾图检查：可了解分肾功能、尿路梗阻、膀胱输尿管反流及膀胱残余尿情况。

> **案例 5-8-1**
> 1. 血常规：WBC 12.8×10^9/L，N 0.86，Hb 132g/L。
> 2. 尿液检查：SG 1.012，白细胞酯酶（＋＋＋），NIT（＋），Pro 0.3g/L；沉渣镜检：脓细胞满视野，RBC 为 3～5 个/HP。尿 β_2 微球蛋白为 2.7mg/L，尿 NAG 酶为 40.2U/（g·cr）。
> 3. 细菌学检查：清洁中段尿细菌培养见大肠杆菌生长，定量＞105/ml，血细菌学培养（－）。
> 4. 辅助检查：B 超检查提示"右输尿管上段 0.5cm×0.8cm 结石，右输尿管上段轻度扩张"。胸片示"心、肺未见异常"。

【诊断与鉴别诊断】

（一）尿路感染的诊断流程

1. 确诊尿路感染的存在 尿路感染确诊依赖于细菌学检查证实尿路中细菌存在。凡是有真性细菌尿者，均可诊断为尿感。真性细菌尿是指：①新鲜清洁中段尿细菌定量培养≥10^5/ml；如临床上无症状，则要求两次细菌培养计数均≥10^5/ml，且为同一菌种；②膀胱穿刺尿细菌定性培养阳性。但女性有明显尿频、尿急、尿痛，且尿白细胞计数增多，便可疑为尿路感染，如尿细菌定量培养＞10^2/ml，且为尿路感染常见致病菌则可拟诊为尿路感染。

2. 尿路感染的定位诊断 符合下列指标之一者均提示肾盂肾炎：①明显的全身感染症状，如发热、寒战、体温升高、恶心、呕吐、肌肉酸痛及末梢血白细胞显著升高等；②明显腰痛和肋脊角压痛、叩击痛；③尿中白细胞管型和（或）颗粒管型；④尿 β_2 微球蛋白含量升高；⑤尿液 NAG 酶升高；⑥肾小管功能损伤，如夜尿增多、低渗尿、低比重尿及肾性糖尿等；⑦AKI、肾周围脓肿、肾乳头坏死等并发症；⑧3 天疗法多不能治愈；⑨复杂性尿路感染和致病菌为铜绿假单胞菌、变形杆菌者；⑩影像学检查提示肾盂病变。

3. 判断是急性还是慢性肾盂肾炎 肾盂肾炎患者存在反复尿路感染病史，合并肾小管功能损害或肾脏形态异常之一者，可诊断为慢性肾盂肾炎。肾脏形态是指影像学检查提示：①肾盂形态异常：肾盂畸形、斑痕；②肾脏表面不光滑、萎缩及双侧大小不一。

4. 明确有无合并症 肾盂肾炎常见的并发症包括①肾结石和尿路梗阻、肾盂积液；②肾乳头坏死；③肾周围脓肿；④革兰氏阴性杆菌败血症。

（二）尿路感染的鉴别诊断

1. 尿道综合征 患者出现尿频、尿急及尿痛症状，多次尿细菌、真菌、厌氧菌培养阴性，并排除结核感染，临床上可诊断为急性尿道综合征（acute urethral syndrome）。但应注意区别：①感染性尿道综合征是一种性传播性疾病，患者常伴有不洁性交史，由支原体、沙眼衣原体或单纯疱疹病毒等引起，常伴有白细胞尿。②非感染性尿道综合征常见于中年妇女，病因未明，可能与神经焦虑、抑郁有关，无白细胞尿，病原体检查也呈阴性。

2. 泌尿系结核 是由结核分枝杆菌引起的特殊类型尿路感染。其特点：①肾外（肺、附睾等）结核病灶存在；②午后潮热、盗汗、食欲减退及体重减轻等结核中毒症状；③明显的膀胱刺激症状；④反复多次尿培养或尿沉渣镜检可发现结核分枝杆菌；⑤影像学检查可见肾盂、肾盏虫蚀样缺损或挛缩膀胱；⑥尿频、尿急、尿痛更突出，一般抗生素治疗无效。

3. 前列腺炎 50 岁以上的男性因有前列腺增生、肥大等易患此病。前列腺炎常出现尿急、尿痛及下腹痛症状，需与膀胱炎、尿道炎相鉴别。急性细菌性前列腺炎常以发热、寒战、尿痛、前列腺疼痛为特征，挤压或按摩前列腺获得的脓性分泌物培养到大量细菌，可得以确诊。慢性细菌性前列腺炎除尿检异常外临床症状多不明显，有时可出现梗阻症状或会阴部疼痛。前列腺按摩得到的前列腺液中白细胞数＞10个/HP及前列腺B超有助于鉴别诊断。非细菌性前列腺炎可能与支原体、沙眼衣原体有关，尿细菌培养阴性。

4. 无菌性脓尿（sterile pyuria）　尿白细胞增多，但反复多次尿细菌培养阴性，称之为无菌性脓尿。常见于：①非细菌性感染，如沙眼衣原体、解脲支原体、结核杆菌或真菌等；②结石、解剖异常、肾钙化症、膀胱输尿管反流、间质性肾炎或多囊肾等非感染性疾病。此外，急性肾小球肾炎、狼疮肾炎和间质性肾炎也常可见到白细胞计数增多，特别是当这些疾病水肿、蛋白尿不明显时更要加以鉴别。

> **案例 5-8-1**
> 　　1. 中年女性，右腰胀痛 2 年余，劳累后加重伴畏寒、发热 2 天。
> 　　2. 有腰痛、尿频、尿急、尿痛、右肾区叩击痛、右上、中输尿管点压痛。
> 　　3. 血 WBC 总数及中性分叶核细胞比例均升高，尿检见脓细胞，少许红细胞，微量蛋白尿；尿 NAG 酶升高，β_2 微球蛋白升高，尿有真性细菌尿。
> 　　4. B超提示"右输尿管上段结石并轻度扩张"。
> 　　临床诊断：①急性肾盂肾炎；②右输尿管上段结石并积液。

【治疗】

尿路感染的治疗目的在于预防或治疗全身败血症，缓解症状，清除感染灶，消灭尿路病原体、预防复发和长期并发症。应根据尿路感染的部位和类型分别给予不同的治疗方案。

（一）治疗原则

尿路感染的治疗应遵循以下原则：①鼓励患者多饮水、勤排尿，以降低肾髓质渗透压，提高机体吞噬细胞的功能，并促进细菌和炎性分泌物从尿中排出；②尽可能纠正梗阻、结石等易感因素；③抗感染治疗最好在尿细菌定量培养及药敏试验指导下进行；④临床症状缓解并不意味着细菌学治愈；⑤治疗方案完成后应进行评估和随访；⑥普通抗生素治疗无效应考虑厌氧菌、L 型细菌、结核分枝杆菌或支原体、沙眼衣原体及单纯疱疹病毒等所致的尿路感染。

（二）急性膀胱炎

急性单纯性膀胱炎，90%～95%是由大肠杆菌或腐生葡萄球菌引起，一般选用短疗程（3 天）抗菌疗法：用药 3 天，给予复方磺胺甲基异噁唑 2 片，每日 2 次，或氧氟沙星 0.2g，每日 2 次，或环丙沙星 0.25g，每日 2 次，或阿莫西林 0.5g，每日 4 次。3 天后，约 90%尿路感染可治愈。男性患者、孕妇、糖尿病的患者、复杂性尿路感染、或拟诊为肾盂肾炎者，均不宜用 3 天疗程。

为了确知细菌尿是否已被肃清，应嘱患者于 3 天疗程结束后，即使症状消失，也需要在停药后 7 天再次行清洁中段尿细菌定量培养，如无细菌生长，可作为临床治愈；短疗程疗法结束后，症状没有缓解，并伴有白细胞尿和（或）菌尿，则继续长疗程治疗 10～14 天；如果伴有白细胞尿，但无菌尿，则应考虑有无厌氧菌、结核分枝杆菌或支原体、沙眼衣原体及单纯疱疹病毒感染的可能。如果没有细菌尿，也没有白细胞尿，但仍有尿频和排尿不适，则很可能是非感染性尿道综合征。

（三）急性肾盂肾炎

1. 轻型急性肾盂肾炎　经 3 天疗法治疗失败的尿感，或有轻度发热和（或）肾区叩痛的肾盂肾炎，宜口服有效抗生素药物 14 天治疗，以喹诺酮类药为首选。可选用氧氟沙星 0.2g，每天 3 次口服，或环丙沙星（ciprofloxacin）0.25g，每天 2 次口服；或第二、三代头孢菌素口服给药治疗；如用药 72 小时仍未显效，应按照药物敏感试验结果更改抗菌药物。

2. 中等度严重的肾盂肾炎　发热＞38℃，血白细胞升高等全身感染症状较明显的急性肾盂肾炎，应选择静脉给药治疗。在未有药敏结果前，可选用环丙沙星 200～400mg，每 12 小时 1 次，或氧氟沙星 200～400mg，每 12 小时 1 次，或氨苄西林 1～2g，每 4 小时 1 次。在获得药敏报告后，可酌情改用肾毒性小的抗菌药物。静脉用药至患者热退 72 小时后，可改用口服有效抗菌药物，完成 2 周疗程。

3. 重症急性肾盂肾炎　这些患者多是复杂性肾盂肾炎，伴有严重的全身感染中毒症状，致病菌常为耐药革兰氏阴性杆菌，可选用第三代头孢霉素如头孢曲松钠（ceftriaxone）1～2g/d，或头孢哌酮钠（cefoperazone）2g，每 8 小时 1 次。半合成的广谱青霉素如哌拉西林 3g，每 6 小时 1 次。获得尿细菌培养结果后，可参考药物敏感实验结果调整抗生素。患者全身感染症状消退、体温恢复正常 72 小时后，可改用口服有效抗生素以完成 2 周疗程。

4. 随访和疗效评估 疗程结束时如临床症状消失、尿白细胞和细菌检查阴性，应在停药后第 2、6 周再行尿细菌培养。如 2 次尿培养均为阴性，则可视为临床治愈。如果静脉抗生素治疗 3～5 天，临床症状仍无明显好转，应注意混合感染或/和并发症的存在。而疗程结束时仍有膀胱刺激症状、尿白细胞数增多，应考虑结核分枝杆菌感染的可能。妊娠妇女即使临床治愈，也应每月均进行尿培养，直到分娩。

（四）慢性肾盂肾炎

慢性肾盂肾炎致病菌常较复杂，最好通过尿细菌培养确定菌型，在药物敏感试验指导下进行抗生素治疗。有发热等全身感染症状应卧床休息。积极治疗诱发因素，如肾结石、输尿管畸形、反流性肾病等。合并慢性间质性肾炎和 ESRD 要同时治疗。

（五）再发性尿路感染

尿路感染经临床治疗后，细菌尿转阴，但以后再次发生细菌尿称为再发性尿路感染，分为复发和重新感染。

复发指治疗后菌尿转阴，但在停药后 1 个月内再发，且致病菌与先前感染的细菌完全相同。复发的常见原因有：①尿路解剖或功能异常，引起尿流不畅，可通过静脉肾盂造影或逆行肾盂造影确诊；②抗菌药物选用不当或剂量和疗程不足；③由于病变部位瘢痕形成，血供差，病灶内抗菌药物浓度不足。

重新感染是指另一种新的致病菌侵入尿路引起的感染，表示尿路防御感染的能力差，并不是由于治疗不当而失败，故应重视尿路感染的预防，同时全面检查有无易感因素存在，予以去除。一年内尿路感染发作在 3 次或 3 次以上者应考虑用长程低剂量抑菌疗法作预防性治疗。一般选用几种不同种类的抗菌药（如磺胺、喹诺酮、头孢菌素、大环内酯等）排列组合，每种抗菌药服用 2～3 周后服用下一种抗菌药，几种抗菌药组成一个疗程。每晚睡觉前排尿后，服用单剂量抗菌药。一个疗程结束后可连续进行下一个疗程，服药时间可 6 个月、1～2 年，甚至更长。

（六）无症状性细菌尿

大多数情况下，尤其是老年患者的无症状性细菌尿，一般没有必要抗感染治疗；否则会促使大部分患者出现耐药菌株。对发生显性感染风险甚高和有合并症的患者，应建议治疗。这类患者包括糖尿病、多囊肾病、解剖或神经性病变及拟行泌尿科检查的患者。孕妇常易发展为急性肾盂肾炎而导致败血症，故妊娠早期应积极治疗无症状性细菌尿。

> **案例 5-8-1**
> 1. 中年女性，有劳累诱因，有右输尿管上段结石并梗阻的易感因素。
> 2. 临床表现为全身症状（畏寒、发热等）、泌尿系统症状（尿频、尿急、尿痛等）。
> 3. 体格检查有右肋脊点压痛和右肾区叩痛、右上、中输尿管点压痛。
> 4. 实验室检查见脓细胞、真性细菌尿。
> 5. 临床诊断为急性肾盂肾炎。
> 6. 治疗采用 2 周抗生素疗程，并去除易感因素。

【并发症】

尿路感染一般经积极、有效治疗很少出现并发症，但如果治疗不当、复杂性尿路感染及机体抵抗力低下时，可出现多种并发症。

（1）肾乳头坏死：肾乳头及其邻近肾髓质的缺血性坏死，常发生于患有糖尿病、止痛剂性肾病及痛风性肾病等基础疾病的尿路感染患者；临床出现寒战、高热、剧烈腰痛和血尿；尿中有坏死组织排出，阻塞输尿管可引起肾绞痛；常合并败血症和肾功能急剧恶化。静脉肾盂造影可见特征性肾乳头环形征。宜加强抗菌药物治疗和解除尿路梗阻。

（2）肾周围脓肿：重症急性肾盂肾炎直接扩展至肾周组织引起的化脓性炎症，常并发于糖尿病、尿路梗阻的患者。临床出现持续性高热和明显的单侧腰痛，向健侧弯腰时疼痛加剧。超声、腹部平片、CT 及磁共振检查有助于诊断。宜使用强力的抗菌药物治疗，加强支持疗法，必要时考虑切开引流。

（3）革兰氏阴性杆菌败血症：常见于复杂性尿路感染患者，偶见于严重的单纯性肾盂肾炎患者。病情急剧、凶猛，患者出现寒战、高热及休克。预后不良，病死率高。

（4）肾结石和尿路梗阻。

【预后】

> **案例 5-8-1 处理**
> 1. 卧床休息，多饮水，多排尿，适当碱化尿液。
> 2. 抗生素治疗：予第三代头孢菌素类，如头孢曲松钠或头孢派酮钠，疗程为 2 周。
> 3. 急性期过后行静脉肾盂造影检查，明确诊断并考虑排石治疗，解除梗阻。

本病的预后为：①单纯性膀胱炎或肾盂肾炎的患者经过治疗可痊愈；成年急性单纯性肾盂肾炎进展为肾功能损伤、慢性肾脏疾病罕有发生。②复杂尿路感染如不对其内在缺陷进行矫治，或对异物进行清除，要想根治感染是极为困难的。复杂尿路感染患者更易发生严重肾损害、菌血症和败血症，病死率也更高。治疗关键除须选用有效抗菌药物外，尚需解除梗阻，清除异物。③不伴有泌尿系疾病和梗阻的儿童及成年人的无症状性菌尿，可使症状性尿路感染的事件增加，但一般不导致肾损害。

【预防】

预防措施为：①多饮水，每 2～3 小时排尿 1 次，是最有效的预防措施。②保持会阴部清洁。③尽可能避免使用尿路器械检查。④性生活后排尿也是有效的预防方法。⑤频发的尿路感染（＞3 次/年）可在全量治疗清除菌尿之后，长期给予低剂量抗生素预防复发。⑥对于留置导尿的患者，投予抗生素可以推迟尿路感染的发生，但留置导尿超过 3 天后，药物预防无效。⑦有膀胱-输尿管反流的患者要养成"二次排尿"的习惯，即每一次排尿后数分钟，再排尿 1 次。

第九章 肾小管疾病

第一节 肾小管酸中毒

肾小管酸中毒由于各种病因导致肾小管排泌氢离子（H^+），或者重吸收碳酸氢盐离子（HCO_3^-）障碍而导致的酸中毒称为肾小管酸中毒（renal tubular acidosis，RTA）。

一、Ⅰ型（远端）肾小管性酸中毒

案例 5-9-1

患者，女，36 岁，因全身乏力 3 年，心悸 1 年，活动后胸闷、气急半年来诊。

患者于 3 年前开始出现全身乏力，以双下肢为重，因多次双下肢酸软无力而跌倒，多经坐位休息 10～30 分钟后自行部分缓解。自去年开始出现心悸，时有阵发性加重。加重期间停止活动自行缓解。每次持续 3～5 分钟。半年前开始步行 100 米左右出现胸闷、气急，入院前步行 30 米即可感到胸闷、气急。自发病以来，食欲正常，体重变化不大，每天平均排尿 6 次，其中夜尿 3～4 次，每天尿量约为 3000ml。

体格检查：T 36.8℃，P 109 次/分，R 14 次/分，BP 130/65mmHg，神志清楚，营养发育正常。皮肤黏膜红润。两肺呼吸音正常，心率为 109 次/分，心律不齐，心音低钝，无杂音。四肢肌力约Ⅳ级。腱反射迟钝，病理反射未引出。

问题：

1. 如何考虑诊断？

2. 患者双下肢无力，首先考虑神经性疾病还是肌肉病变？为什么？

3. 进一步要做哪些检查？

【病因和发病机制】

该型肾小管酸中毒是由于远端肾小管向肾小管腔排泌 H^+减少，使肾小管腔内与肾小管周围不能形成 H^+浓度差。肾小管周围的 H^+不能按照浓度梯度，从小管周围源源不断地进入小管腔被从尿中排出。主要机制有：①肾小管上皮细胞膜 H^+泵结构或者功能缺陷，不能主动向管腔排泌 H^+；②肾小管上皮细胞通透性异常，不能有效阻止管腔内的 H^+反弥散入肾小管上皮细胞。

引起本型肾小管异常的原因分为继发和原发两类。继发性患者常能找出肾小管损害因素，如长期服用损害肾小管的药物，如中药木通，镇痛药等；与肾钙化有关的疾病，如甲状旁腺功能亢进症，维生素 D 中毒等；患有损害肾小管的疾病，如自身免疫性疾病等；其他，如慢性肾盂肾炎、高草酸尿症等。原发性患者肾小管功能多有先天性缺陷，大多呈常染色体隐性遗传。

【临床表现】

1. 慢性高氯性代谢性酸中毒的表现 无论是肾小管上皮细胞泌 H^+障碍还是管腔内 H^+反弥散入肾小管上皮细胞，患者都表现为尿液酸度下降。具体表现为尿中 NH_4^+减少，尿 pH 值升高（始终 pH ＞6），因尿液排酸减少，血液酸度升高，表现为血 pH 下降、酸中毒。酸中毒是引起患者全身无力的原因之一。

2. 低钾血症 因肾小管腔内 H^+减少，肾小管上皮细胞 H^+-Na^+交换减少，K^+-Na^+交换增加，更多的 K^+被交换入肾小管腔而排出。所以出现低钾血症，但是常常伴有血 Cl^-升高。低钾血症不仅引起全身无力，严重者可以引起胃肠胀气、心律失常及低钾性肾病，即由于肾小管上皮细胞变性表现为肾小管浓缩稀释功能障碍。

3. 钙磷代谢异常的骨病表现 血钙、血磷降低，血碱性磷酸酶水平升高。严重代谢性骨病者可出现病理性骨折、骨盆畸形等。

4. 高尿钙、泌尿系统结石或肾钙化 易继发感染或梗阻性肾病。

案例 5-9-1

1. 患者全身乏力 3 年。

2. 心悸、阵发性加重 1 年。

3. 活动后胸闷、气急。

4. 夜尿增多。

5. 心率加快，为 109 次/分，心律失常，心音低钝，四肢肌力下降，腱反射反应迟钝。

【实验室检查】

1. 血生化 二氧化碳结合力下降、血 pH 下降，但阴离子间隙 AG 正常；血钾降低、血氯升高；可有低血钙、低血磷。

2. 尿液 尿 pH＞6，尿 NH_4^+减少；可出现尿比重下降、尿渗透压下降。

3. 氯化铵负荷试验 对怀疑不完全远端肾小管酸中毒者，可在停用碱性药物 2 天后给予口服氯化铵，尿 pH 不能下降至 5.5 以下为阳性。有肝病者，可改服氯化钙。

4. 影像学检查 泌尿系统可出现结石阴影；可出现骨质疏松影像改变。

> **案例 5-9-1**
>
> 1. 血生化：CO_2CP 16mmol/L，血 pH 7.32，K^+ 2.7mmol/L，Cl^- 110mmol/L，Ca^{2+} 1.86mmol/L。
> 2. 尿液化验：尿 pH 为 7.6。
> 3. B 超：左肾盂结石大小为 9mm×6mm；右侧输尿管中上段结石大小为 8mm×7mm，右侧肾盂轻度积水。
> 4. 心电图：窦性心动过速，频发室性期前收缩。

【诊断】

高氯性代谢性酸中毒、AG 正常、伴有低血钾、尿 pH＞6，排除慢性肾脏病变所致的肾小管损害、甲状腺功能亢进等疾病，可考虑远端肾小管酸中毒。如同时伴有低血钙、低血磷、骨病、尿路结石则更有利于诊断。

【治疗】

祛除病因对于继发性患者尤为重要。对症治疗措施如下所述。

1. 纠正酸中毒 补充碱性药物。如碳酸氢钠，口服，酸中毒严重患者可先静脉注射后改为口服。具体剂量应根据患者的酸中毒程度和病情决定。

2. 补钾 因患者多伴有高氯血症，口服氯化钾能使血氯进一步升高。为了避免此不良反应，选择枸橼酸钾最为合适。同时，使用枸橼酸＋枸橼酸钾制成合剂（枸橼酸 98g＋枸橼酸钾 140g，加水 1000ml），每天 60～100ml，分次服，也能纠正酸中毒，减少泌尿系统结石形成。起到一药多效的作用。

3. 补充 1, 25(OH)₂D₃（骨化三醇） 对已经存在骨病的患者，可给予骨化三醇 0.25μg，每日 1 次，并补充钙剂。

> **案例 5-9-1**
>
> 1. 5% 碳酸氢钠注射液 125ml，静脉点滴。
> 2. 枸橼酸钾合剂 10ml，每天 3 次。
> 3. 碳酸钙 1.0g，每天 3 次。

二、Ⅱ型（近端）肾小管酸中毒

> **案例 5-9-2**
>
> 患者，女，27 岁，服草药 2 年，心悸、气急、乏力 5 个月，晕倒 3 小时来诊。
>
> 患者于 2 年前因"不孕症"在当地门诊部就诊，给以中草药长期治疗（具体成分不详），治疗 2 年仍未妊娠。自 5 个月前开始出现持续心悸、气急、全身乏力并持续加重，活动后更明显。3 小时前，患者在步行过程中突然晕倒。半年来食欲较前有所下降。
>
> 体格检查：T 36.4℃，P 116 次/分，R 16 次/分，BP 90/50mmHg。皮肤黏膜无异常。胸式呼吸增强，三四征阴性，两肺呼吸音正常，心率为 116 次/分，心律不齐，心音低钝，无杂音。四肢肌力约Ⅲ-Ⅳ级。腱反射迟钝，病理反射未引出。
>
> **问题：**
> 1. 应该如何考虑诊断？
> 2. 首先考虑神经性疾病还是肌肉病变？为什么？
> 3. 你首先做什么？其次做什么？

【病因和发病机制】

病变发生在近端肾小管。主要是近端肾小管对 HCO_3^- 重吸收障碍，大量 HCO_3^- 自尿中丢失。主要机制：①肾小管上皮细胞腔面膜 Na^+-H^+ 交换障碍，使 HCO_3^- 重吸收失去动力，肾小管腔内 HCO_3^- 重吸收减少；②肾小管上皮细胞基底膜侧 Na^+-HCO_3^- 协同转运故障，肾小管上皮细胞内的 HCO_3^- 不能及时转运到管周积聚在肾小管上皮细胞内影响管腔内 HCO_3^- 的进一步转运。

近端肾小管酸中毒也分为继发性和原发性两种。原发性多为常染色体显性遗传或散发性。继发性包括药物、中毒、多发性骨髓瘤和肾小管间质性疾病等。

【临床表现】

1. 代谢性酸中毒的表现 肌肉酸软、食欲不振、胸闷气急甚至出现呼吸困难（酸中毒大呼吸）、精神不振、反应迟钝。

2. 低血钾的表现 全身无力，心悸，心律失常，低钾性肾病，主要表现为多尿、夜尿增多。严重患者甚至发生呼吸肌麻痹。

与远端肾小管酸中毒相比，近端肾小管酸中毒患者尿中 HCO_3^- 明显增多。尿液 pH 多在 5.5 以下。血钙、血磷轻度降低甚至正常。泌尿系统结石很少见。

【实验室检查】

1. 血生化 二氧化碳结合力下降、血 pH 下降，阴离子间隙 AG 正常，血钾降低，血钙、血磷轻度降低或者正常。

2. 尿 HCO_3^- 明显增高，尿 pH 一般＜5.5，尿 NH_4^+ 浓度正常。

1. 血生化: CO_2CP 13mmol/L, HCO_3^- 18mmol/L, 血 pH 7.29, K^+ 2.3mmol/L, Cl^- 109mmol/L。

2. 尿 pH 为 5.3。

3. 心电图: 窦性心动过速, 频发室性期前收缩成二联律。

【诊断】

根据病史、临床表现、代谢性酸中毒, 低血钾、尿中 HCO_3^- 明显增高可考虑近端肾小管酸中毒。结合碳酸氢钠重吸收试验 (口服或者静脉注射碳酸氢钠后, 测定尿排泄 HCO_3^- 的比率) 可确定诊断。

【治疗】

继发性患者首先进行病因治疗。对症治疗如下所述。

(1) 纠正酸中毒, 因为本型患者酸中毒主要是由于自尿中丢失 HCO_3^- 所致, 所以补充碳酸氢钠是最直接的纠正酸中毒的治疗方法。碳酸氢钠 6～12g/d, 分次口服, 可根据患者碳酸氢钠排泄分数确定每天剂量。

(2) 补钾, 因为本型患者同样存在高氯血症, 所以补充氯化钾能加重高氯血症。一般选用枸橼酸钾口服液。

(3) 碳酸氢钠排泄分数高者, 可给予低剂量氢氯噻嗪。

(4) 严重骨病患者可使用活性维生素 D_3 制剂。

1. 5% 碳酸氢钠注射液 125ml, 静脉点滴。

2. 碳酸氢钠 2g, 每天 3 次。

3. 枸橼酸钾口服液 10ml, 每天 3 次。

4. 氢氯噻嗪 25mg, 每天 3 次。

三、Ⅲ型 (混合型) 肾小管酸中毒

该型肾小管性酸中毒在发病机制、临床表现上兼有Ⅰ型和Ⅱ型肾小管性酸中毒的特点。其远端小管酸化障碍较Ⅰ型重, 尿中排出的 HCO_3^- 也多, 故酸中毒程度比前两型重, 并发症也较多。

四、Ⅳ型肾小管酸中毒

当醛固酮分泌过少或远端小管病变使其对醛固酮的作用反应减弱时, 可导致远端小管泌氢减少, 出现Ⅳ型肾小管性酸中毒。

临床上以下列五类原因多见: ①原发性盐皮质激素缺乏; ②低肾素低醛固酮血症; ③危重患者中的选择性低醛固酮血症; ④醛固酮耐受; ⑤继发性肾脏疾病伴肾小管分泌障碍和 (或) 高钾血症。

临床表现主要为高氯性酸中毒及血钾增高。其酸中毒程度一般不如Ⅰ、Ⅱ型肾小管酸中毒严重, 尿 pH 一般 <5.5, 可出现不同程度的钠丢失及相关症状。

治疗上应明确与治疗病因, 控制高钾血症, 可联合使用补碱、祥利尿剂及低钾饮食。对醛固酮低下或缺乏者可适当补充。

患者, 男, 55 岁, 因口渴、多饮、多尿 11 年, 双下肢水肿 1 年, 心悸 6 个月来诊。

患者于 11 年前无明显诱因出现口渴难忍、多饮, 每餐之间至少饮水 5～6 次, 每天饮水 5～6kg。多尿, 每天尿量为 4000～5000ml。在当地医院就诊, 经血、尿化验及糖耐量试验诊断为 2 型糖尿病。前 4 年服用消渴丸治疗, 症状有所减轻, 但血糖控制不理想。后改服草药 3 年, 未做血糖化验。4 年前因视物不清在当地医院就诊, 发现血糖明显高于正常, 开始皮下注射胰岛素治疗。血糖控制较好。1 年前开始出现双下肢水肿, 在当地医院尿液化验发现尿中蛋白, 诊断为糖尿病肾病, 给予卡托普利治疗。6 个月前开始出现持续心悸。

体格检查: T 36.2℃, P 49 次/分, R 16 次/分, BP 170/110mmHg, 体重为 56kg。神志清, 精神差, 营养发育良好。双肺呼吸音正常, 心率为 49 次/分, 心律齐, 心音基本正常, 无杂音。双下肢轻度凹陷性水肿, 神经反射正常。

问题:

1. 应该如何考虑诊断?

2. 你首先做什么? 其次做什么?

高血钾型肾小管酸中毒在临床上比较常见, 由于患者往往是在慢性肾脏病变, 如糖尿病肾病、慢性间质性肾炎、慢性肾小球肾炎等肾脏病的基础上发生, 而且患者此时已经存在肾功能不全, 高血钾型肾小管酸中毒容易被忽视。本型患者的突出表现是肾小球滤过功能损害轻, 肾小管排泄功能损害重。也就是血肌酐仅轻度升高, 高血钾和酸中毒却很严重。

【病因和发病机制】

本病的发生机制尚未完全阐明, 可能与醛固酮分泌减少或者远端肾小管对醛固酮的反应减弱有关, 这种情况下肾小管排泄 H^+、K^+ 减少, 故而出现高血钾和酸中毒。也可能是由于慢性肾脏病患者肾小管与肾小球的损害不相匹配有关, 即肾小管的损害相对重, 而肾小球的损害相对轻。临床上经常见到一些慢性肾小球肾炎 (或其他慢性肾病) 患者长期服用草药治疗, 血肌酐仅仅轻度升高, 但是血钾明显升高、酸中毒已

经比较严重。

【临床表现】

1. 酸中毒的表现　食欲减退、恶心、呕吐，肌肉酸软无力，胸闷气急、呼吸困难。

2. 高血钾表现　心动过缓、传导阻滞，严重者甚至心脏停搏。

【实验室检查】

1. 血生化　血肌酐轻度升高甚至正常，高血钾，二氧化碳结合力明显下降，血 pH 下降，血氯升高。

2. 尿液检查　尿钾减少；尿 NH_4^+ 减少。

3. 内分泌检查　部分患者血醛固酮水平下降。

案例 5-9-3

　1. 血生化：血钾 6.8mmol/L，血氯 114mmol/L，血肌酐 149μmol/L，血 pH 7.30，CO_2CP 12mmol/L。

　2. 24 小时尿钾为 11mmol/L。

　3. 心电图：窦性心动过缓，Ⅰ度房室传导阻滞。

　4. 双肾 B 超：双肾形态基本正常，双肾皮质回声轻度增强。

【治疗】

祛除病因至关重要，否则患者可能需要提前进入透析维持生命阶段。对症治疗如下所述。

1. 纠正酸中毒　碳酸氢钠口服或者静脉点滴，根据患者代谢性酸中毒的程度决定剂量、给药方式和疗程。

2. 降低血钾　轻、中度高血钾可以通过控制钾的摄入量、补充碳酸氢钠、利尿、口服离子交换树脂等治疗。严重高血钾患者（＞6.5mmol/L）需要及时进行透析治疗。

3. 纠正低醛固酮血症　对证明存在低醛固酮血症的患者，可每天给予氟氢可的松 0.1mg 口服；肾小管抵抗醛固酮的者，应每日服用氟氢可的松 0.3～0.5mg。

案例 5-9-3

　1. 低钾饮食。

　2. 5%碳酸氢钠注射液 125ml 静脉点滴。

　3. 碳酸氢钠片 1.0g，每天 3 次。

　4. 血液透析。

　5. 定期复查血生化。

第二节　范科尼综合征

本病是一种近端肾小管的多功能缺陷性疾病。

成人发病多继发于肾小管损害，与药物、毒物、风湿性疾病等因素有关。

临床主要表现为近端肾小管的重吸收功能障碍，一些本不应该出现在尿液中的成分，由于肾小管重吸收障碍，在尿中出现。尿中可检出葡萄糖(血糖正常)、氨基酸、磷酸盐、尿酸盐、碳酸盐等。

如在尿中检出葡萄糖（血糖正常）、氨基酸、磷酸盐、尿酸盐、碳酸盐等可拟诊，进一步排除其他因素所致可以确诊。

本病的治疗主要是祛除病因、对症治疗。

第十章　肾血管疾病

第一节　肾动脉狭窄

【病因】

肾动脉狭窄（renal artery stenosis）常由动脉粥样硬化、纤维肌性发育不良和大动脉炎等引起。青年患者以后两种病因多见；老年患者则以前者为主。肾动脉狭窄是引起肾血管性高血压（renal vascular hypertension）的重要原因。

【发病机制】

肾动脉狭窄引起的高血压与肾动脉狭窄程度成正比，肾动脉狭窄大于50%时，才会影响肾脏的血流灌注；大于70%才会明显减少肾血流量，激活肾素-血管紧张素系统，导致外周血管阻力升高，水、钠潴留，动脉血压升高。此外，部分动脉粥样硬化所致的肾动脉狭窄患者可引起缺血性肾脏病，导致肾小球硬化、肾小管萎缩及肾间质纤维化。

【临床表现】

（一）肾血管性高血压

肾动脉狭窄所致高血压的特点是病程进展迅速，舒张压升高明显（常超过110～120mmHg）。对于家族史阴性、新近起病的年轻高血压患者，要高度怀疑纤维肌性发育不良的可能。对于中年起病的患者，尤其是合并有其他器官动脉粥样硬化病变表现，应该怀疑动脉粥样硬化性肾血管性高血压。有时患者腹部（或腰部）可闻及收缩期或双期血管杂音。实验室检查尿常规可正常或有轻度蛋白尿，少量红细胞及管型。部分患者因血浆醛固酮增多而出现低钾血症。B超患侧肾缩小。

（二）缺血性肾病

对有动脉粥样硬化的老年患者（伴或不伴高血压），出现不明原因的肾功能进行性减退，并伴有轻度的尿检查异常（蛋白尿<1g/d、少量红细胞及管型），要高度重视本病的可能。有学者发现，有上述表现者，半数以上患者有明显的肾动脉狭窄，且抗高血压治疗尤其是使用ACEI类药物会进一步加重肾功能损害。

【诊断与鉴别诊断】

有下列情况者需注意肾动脉狭窄的可能：顽固性高血压，老年患者新患高血压，严重高血压（舒张压>120mmHg）合并进行性肾功能减退，尤其是有吸烟或（和）血管栓塞史者；高血压患者伴有原因不明的血肌酐升高或由ACEI诱导的可逆性血肌酐上升；

中、重度高血压伴有双肾大小不等。及时诊断有赖于临床医师对本病的警惕及相关检查。

（一）超声检查

腹部超声波检查是一项简便无创的筛选方法。双侧肾脏大小不等（两肾长径相差1.5cm以上）提示小肾可能存在肾动脉狭窄。可进一步行多普勒血管超声检查，若发现肾动脉狭窄处血流加速改变，则诊断价值更大。

（二）血浆肾素活性测定

肾血管性高血压患者中有约75%有血浆肾素活性水平增高。如卡托普利试验阳性（口服卡托普利25～50mg，分别测定服药前及服药后1小时血浆肾素活性，如果服药后血肾素活性明显升高为阳性），则诊断意义更大。

（三）放射性核素肾显像

仅做核素肾显像意义不大，阳性率极低。如能配合卡托普利肾显像检查（服卡托普利25～50mg，比较服药前后肾显像结果）可以提高本病诊断的敏感性和特异性。

（四）肾动脉造影

肾动脉造影是诊断肾动脉狭窄的"金指标"。可以准确显示肾动脉狭窄的部位、病变的范围、狭窄的程度及侧支循环形成情况。同时可以间接提示肾动脉狭窄的病因。肾动脉造影可引起AKI、出血或血栓形成等并发症，应严格掌握适应证及做好预防措施。

（五）磁共振成像或螺旋CT血管造影

磁共振成像或螺旋CT血管造影能清楚显示肾动脉狭窄，敏感性及特异性均高。不过它们显示的肾动脉狭窄程度常有夸张。

【治疗】

肾动脉狭窄的治疗目的为控制血压和增加缺血肾的血流量，方法主要有血管成形术、外科手术治疗和内科药物治疗。现已肯定手术治疗优于内科治疗。

（一）血管成形术

此方法包括经皮肾动脉腔内球囊扩张和支架安放。由于此方法安全可靠，已成为首选的治疗方法。适用于各种病因引起的肾动脉狭窄，尤其是纤维肌性发育不良患者。

（二）外科手术治疗

外科手术治疗适用于肾动脉狭窄介入治疗无效、多分支狭窄或狭窄远端有动脉瘤形成等情况。手术治疗包括血管重建、动脉内膜切除、自身肾移植等。如上述治疗无效，可作病肾切除术。

（三）内科药物治疗

药物治疗不能改善肾动脉狭窄导致的患肾缺血，仅能帮助控制高血压。适用于单侧肾动脉狭窄伴血浆肾素水平增高的患者，常选用 ACEI 或 ARB。使用时必须从小剂量开始，逐渐加量，并密切观察血压及肾功能的变化。双侧肾动脉狭窄者使用 ACEI 类药物需慎重。

第二节 肾动脉栓塞和血栓形成

【病因和发病机制】

肾动脉栓塞（renal artery embolism）的栓子主要来源于心脏。如风湿性心脏病合并心房颤动、心肌梗死时的附壁血栓、换瓣术后血栓、感染性心内膜炎等；此外，尚有来源于心脏外的栓子如肿瘤栓子、脂肪栓子等。

肾动脉血栓形成（renal artery thrombosis）主要在肾动脉创伤性检查或治疗（如经皮肾动脉造影、肾动脉内球囊扩张）、肾动脉病变（如肾动脉粥样硬化、炎症、动脉瘤等）的基础上形成。此外，血液高凝状态（肾病综合征尤其是膜性肾病）等也可有肾动脉血栓形成。

【临床表现】

肾动脉栓塞和血栓形成的临床症状及轻重程度取决于肾动脉阻塞的程度、部位及范围。局部细小血管的栓塞临床上常无症状；肾动脉或较大的分支阻塞，常导致肾梗死，患者有突发剧烈的腹痛或腰痛，可伴有恶心、呕吐。部分患者出现轻度蛋白尿、血尿。约 60% 患者可因肾缺血肾素释放出现高血压，高血压经常是暂时性但也可能是持续性的。广泛双侧肾动脉栓塞或孤立肾动脉栓塞常导致 AKI。单侧肾动脉渐进性闭塞（如动脉粥样硬化）可不被觉察，临床表现不明原因的进行性肾功能减退。

【诊断与鉴别诊断】

有肾梗死致病因素的患者，突然出现持续性腰痛应注意本病的可能，并尽快做相应的检查。如静脉肾盂造影或核素肾显像发现节段性肾脏低灌注区域或肾脏无灌注，常提示本病的可能；增强的 CT 和 MRI 检查可显示增强减低的梗死区。肾动脉栓塞的确诊有赖于选择性肾动脉造影。一般典型病例无须行肾动脉

造影，仅限于需行手术治疗的患者。

【治疗】

肾动脉栓塞或血栓形成诊断确立后应尽快给予抗凝治疗，以恢复肾脏血流灌注。具体措施包括：①肾动脉内灌注溶栓治疗；②全身抗凝治疗；③引起肾动脉栓塞或血栓形成原发病的治疗；④外科手术取栓治疗。治疗选择取决于患者耐受手术的能力，以及肾血管闭塞的范围、肾脏受侵犯的程度。

第三节 小动脉性肾硬化症

小动脉性肾硬化（arteriolar nephrosclerosis）主要是指弓形动脉、小叶间动脉、入球微动脉的硬化。在西方国家较常见，是 ESRD 的第二位病因。根据其临床表现、病理改变及预后又可分为良性小动脉性肾硬化症（benign arteriolar nephrosclerosis）和恶性小动脉性肾硬化症（malignant arteriolar nephrosclerosis）。

一、良性小动脉性肾硬化症

本病由长期未控制好的良性高血压引起。高血压持续 5～10 年即可出现良性小动脉性肾硬化症的病理改变，10～15 年即可能出现临床表现。

【病理】

早期肾脏大小正常，晚期缩小。肾脏入球微动脉玻璃样变，小叶间动脉、弓形动脉内膜增厚，管腔狭窄，肾脏供血减少，进而发生缺血性肾实质损害，致肾小球硬化、肾小管萎缩和间质纤维化。

【临床表现】

本病多见于 50 岁以上中老年人，有多年（10～15 年）缓慢进展的高血压史。随着病程发展，肾功能逐渐减退，由于肾小管对缺血敏感，故临床首先出现夜尿增多、多尿等肾小管功能受损表现，晚期可出现肾小球功能渐进性损害。尿常规检查仅有轻度尿异常，可有少量红细胞及管型，部分患者有少量蛋白尿（多<1.5g/d），以小分子蛋白为主。患者可同时出现视网膜血管改变（小动脉狭窄和（或）火焰状出血）、心脏肥大、充血性心力衰竭等肾外改变。

【治疗】

积极稳妥地控制高血压是防治肾小动脉硬化的关键。高血压的良好控制可有效地防止老年患者发生高血压肾损害和良性小动脉性肾硬化所致的 ESRD 的发生率。同时戒除一些不良生活习惯，如吸烟、酗酒等。一旦发生肾衰竭，则按 ESRD 处理。

二、恶性小动脉性肾硬化症

恶性小动脉性肾硬化症是由于急进性高血压或恶性高血压引起肾小动脉弥漫性病变,肾功能急剧恶化发展而来。

【病理】

本病除了有良性小动脉性肾硬化(缺血性肾病)的改变外,其特征性病理改变是入球小动脉、小叶间动脉和弓状动脉发生纤维素样坏死;此外,小叶间动脉和弓状动脉内膜和表层平滑肌细胞增厚(高度增生的基质及细胞呈同心圆排列,使血管切面呈"洋葱皮"样外观),肾小动脉腔高度狭窄,甚至闭塞。

【临床表现】

肾损害的表现是恶性高血压的一部分,临床表现除了有神经系统症状(头晕、头痛、视力模糊、神志改变、局部性或全身性癫痫发作)、心力衰竭等恶性高血压的肾外表现外,患者出现蛋白尿(约1/3患者呈现大量蛋白尿),肉眼血尿(约1/5)或镜下血尿,可有红细胞管型、颗粒管型和少量蛋白管型。肾功能急剧恶化,血肌酐、尿素氮迅速升高,常于发病后数周或数月进入 ESRD。

【治疗】

恶性高血压是内科危急重症之一,如不及时治疗,预后不佳,可于短期内死于肾衰竭、脑卒中或心力衰竭。迅速有效地降低血压,是保护靶器官功能的关键。一般首选静脉用药迅速控制血压,然后口服降压药维持。治疗过程中应密切观察血压,避免血压下降过快、过低,以免导致心、脑、肾等重要器官供血不足。血压不能控制的恶性高血压患者,预后极差。已发生 ESRD 的患者应及时透析治疗。

第四节　肾静脉血栓形成

肾静脉血栓形成(renal vein thrombosis,RVT)发生的主要原因有全身高凝状态(如肾病综合征尤其是膜性肾病)、肾静脉受压(如腹膜后纤维化、肿瘤或脓肿等)、血管壁受损(如肾癌侵袭肾静脉、外伤等)、妊娠或服用避孕药等情况。此外,其他一些因素也促进肾静脉血栓的形成,如高度水肿导致有效循环血容量不足、强烈利尿治疗、激素使用等。

【临床表现】

本病的临床表现取决于被阻塞静脉的大小、血栓形成的速度、血流阻塞的程度、侧支循环的建立等。慢性小分支静脉血栓,尤其侧支循环建立良好者常无明显临床症状。急性 RVT 的典型临床表现为:①患侧腰肋痛或腹痛、恶心、呕吐;②尿异常,出现血尿(镜下血尿或肉眼血尿)和蛋白尿(原有蛋白尿增多);③病侧肾脏增大(影像学检查证实);④肾功能损害,尤其是双侧肾静脉血栓形成时,可导致显著的少尿和 AKI。慢性 RVT 多有持续腰背疼痛及肾小管功能的异常,如肾小管性酸中毒、肾性糖尿、氨基酸尿、磷酸盐尿等。此外,肾静脉血栓常可脱落引起肺栓塞。

【诊断】

本病的确诊有赖于选择性肾静脉造影检查。肾静脉腔内充盈缺损或静脉不显影等都有助于 RVT 的诊断。其他非侵入性检查如 CT、MRI、B 超及彩色血管多普勒检查等由于敏感性欠佳,临床实际应用价值有限。

【治疗】

RVT 确诊后应尽早给予局部或全身溶栓及抗凝治疗,包括链激酶或尿激酶、肝素等。急性 RVT 伴 AKI 可考虑溶栓治疗,而抗凝治疗则广泛用于急慢性 RVT,最为广泛认可的治疗方法即肝素抗凝,5~7 天后可以改为华法林或利伐沙班口服,并长期维持。治疗一般至少持续 1 年。复发性病例或风险因素持续存在者,抗凝治疗可能需无限期延续。外科手术取栓主要用于双侧肾静脉血栓形成,抗凝溶栓治疗无效,反复发生肺栓塞的患者。

(肖　洁)

第十一章 遗传性肾脏疾病

第一节 奥尔波特综合征

奥尔波特综合征（Alport syndrome，AS）是常见的遗传性肾脏病，是一种具有遗传异质性的肾小球基底膜疾病，由于编码肾小球基底膜主要胶原成分——Ⅳ型胶原基因突变而产生。主要表现为血尿、肾功能进行性减退、感音神经性耳聋和眼部异常。虽然目前尚无人群中确切发病率的报道，但来自美国部分地区的资料显示发生奥尔波特综合征的基因频率为 1：10000～1：5000。

> **案例 5-11-1**
>
> 　　患者，男，9 岁，因反复水肿伴听力进行性下降 2 年余入院。
>
> 　　患者于 2 年前无明显诱因反复出现双眼睑水肿，伴听力进行性下降。无发热、咽痛，无尿频、尿急、尿痛，无尿量减少等，未予诊治。其母亲及妹妹均有蛋白尿史。
>
> 　　体格检查：T 36.6℃，P 85 次/分，R 19 次/分，BP 101/55mmHg。发育正常，营养中等，神志清楚，精神可。全身皮肤、黏膜未见黄染及出血点，浅表淋巴结无肿大。双眼睑水肿。双耳听力粗测障碍。颈软、无抵抗。胸廓对称无畸形，双肺呼吸音清晰，心律齐，心率 85 次/分，心音有力，未闻及杂音。腹部平软，肝脾肋下未触及，双肾区无叩击痛。双下肢无水肿。生理反射存在，病理反射未引出。
>
> **问题：**
> 　　1. 作为一名医师，你首先考虑何诊断？
> 　　2. 在明确诊断之前，应做哪些检查？
> 　　3. 如何明确诊断？给出何处理建议？

【病因和发病机制】

奥尔波特综合征的致病基因均为编码基底膜Ⅳ型胶原不同 α 链的基因。Ⅳ型胶原 6 条 α 链聚合成 3 条三股螺旋分子结构称为单体，单体聚合形成二聚体或四聚体，再相互绞连形成胶原网状结构。奥尔波特综合征现已证实了三种遗传方式，即 X 连锁显性遗传、常染色体隐性遗传和常染色体显性遗传。其中，X 连锁显性遗传最常见，占 80%～85%，因 *COL4A5* 基因突变或 *COL4A5* 和 *COL4A6* 两个基因突变所致。此种遗传类型奥尔波特综合征男女均可患病，但男性较女性患者病情重；男性患者的女儿都将发病，儿子都正常，即没有父传子现象。此外，有些学者推测约有 18% 的奥尔波特综合征来自于新的突变，即这部分患者没有血尿、肾功能不全等肾脏疾病的家族史。

【病理】

无论是 X 连锁遗传的男性患者还是女性携带者，在疾病的早期光镜下的表现都不明显。在晚期阶段，X 连锁遗传的男性患者或常染色体遗传的男女患者都可以见到典型的继发性非特异性的肾小球硬化、间质纤维化和显著的间质内泡沫细胞浸润（图 5-11-1）。泡沫细胞、浸润并不是该病的特异性表现，它可以见于很多有蛋白尿的状态下。常规免疫荧光学检查无特异性变化，有时甚至完全阴性。可见到免疫荧光染色多为系膜区及沿肾小球基底膜节段性或弥漫性颗粒状 C_3 和 IgM 沉积。由于节段性硬化、玻璃样变，可有内皮下 IgM、C_3、备解素及 C_4 的沉积。特征性的病理改变只有在电子显微镜下才可以观察到，典型病变为肾小球基底膜出现广泛的增厚、变薄及致密层分裂的病变（图 5-11-2）。

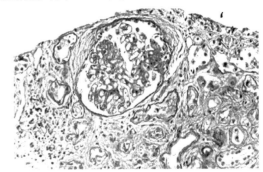

图 5-11-1　奥尔波特综合征光镜表现

肾小球周围纤维化，肾小管萎缩及间质纤维化。典型 X 连锁的奥尔波特综合征患者在 20～30 岁时，出现继发性节段性分布的肾小球硬化（PAS，×100）

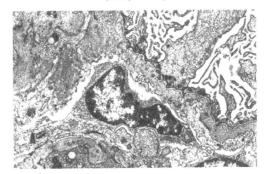

图 5-11-2　奥尔波特综合征电镜表现

肾小球基底膜不规则增厚伴有疏松"网格"状改变，表面的足突变钝，部分消失（TEM，×17 125）

【临床表现】

1. 肾脏表现 以血尿最为常见，几乎存在于所有患者，出生后即可出现，呈间歇性或持续性，发作性肉眼血尿也不少见，常与上呼吸道感染有关。蛋白尿在疾病早期常无或仅少量，但随疾病进展逐渐增多，少数出现大量蛋白尿。几乎所有男性患者均发展至 ESRD，而女性患者常无肾功能受累或出现较晚。

2. 听力障碍 高频感音神经性耳聋是奥尔波特综合征最常见的肾外表现。听力下降，多在 2000～8000Hz，两侧耳聋程度可以不完全对称，为进行性的，耳聋将渐及全音域。

3. 眼部病变 对奥尔波特综合征具有诊断意义的眼部病变为前圆锥形晶状体、黄斑周围点状和斑点状视网膜病变及视网膜赤道部视网膜病变。

4. 血液系统异常 目前认为 AMME 综合征是伴有血液系统异常奥尔波特综合征，该综合征表现为奥尔波特综合征表现，以及精神发育落后、面中部发育不良及椭圆形红细胞增多症。

5. 弥漫性平滑肌瘤 某些青少年型奥尔波特综合征家系或患者伴有显著的平滑肌肥大，受累部位常为食管、气管和女性生殖道，并出现相应症状，如吞咽困难、呼吸困难等。

【实验室检查】

1. 尿液检查 患者常有血尿，为肾小球源性血尿。患者可有蛋白尿，多为轻、中度，少数患者出现肾病综合征范围的大量蛋白尿。

2. 肾功能检查 部分患者可表现为进行性肌酐上升。

> **案例 5-11-1**
> 1. 尿常规：红细胞 54/HP，蛋白（＋＋）。24小时尿蛋白定量为 1.1g/24h。
> 2. 肾功能：血肌酐（Scr）为 146μmol/L，估算肾小球滤过率（eGFR）为 65.36ml/（min·1.73m^2）。
> 3. B超：双肾大小正常。
> 4. 听力计：双侧高频感音神经性耳聋。
> 5. 肾活检病理：光镜下见间质纤维化和显著的间质内泡沫细胞浸润。电镜下见基底膜网格状改变。

【诊断】

1996 年，格里高利（Gregory）等提出了诊断奥尔波特综合征的 10 条标准：①肾炎家族史，或先证者的一级家属或男性家属中有不明原因的血尿；②持续性血尿，无其他遗传性肾病的证据，如薄基底膜肾病、多囊肾或IgA肾病；③双侧2000～8000Hz的感音神经性耳聋，耳聋呈进行性，婴儿早期正常，

但多在 30 岁前出现；④COL4An（n=3、4 或 5）基因突变；⑤免疫荧光检查显示肾小球和（或）皮肤基底膜完全或部分不表达奥尔波特抗原决定簇；⑥肾小球基底膜的超微结构广泛异常，尤其是增厚、变薄和分裂；⑦眼部病变，包括前圆锥形晶状体、后囊下白内障和视网膜斑点等；⑧先证者或至少两名家系成员逐渐发展为终末期肾病；⑨巨血小板减少症，或白细胞包涵体；⑩食管和（或）女性生殖道的弥漫性平滑肌瘤。

判断奥尔波特综合征家族中家族成员是否受累；若该个体符合相应遗传型，再符合标准②～⑩中一条，可拟诊，符合 2 条便可确诊。对于无家族史个体的诊断，至少应符合上述指标中 4 条。

> **案例 5-11-1**
> 1. 患者，男，9岁，反复水肿伴听力进行性下降 2 年余。
> 2. 临床特点：儿童期男性，缓慢起病，反复水肿伴听力进行性下降，其母亲及妹妹均有蛋白尿史。
> 3. 辅助检查：尿常规提示血尿、蛋白尿，肾功能示氮质血症，听力测试双侧高频感音神经性耳聋，B超示双肾大小正常，肾活检病理光镜下见间质纤维化和显著的间质内泡沫细胞浸润；电镜下见基底膜网格状改变。
> 诊断：奥尔波特综合征。

【鉴别诊断】

（1）原发性肾小球肾炎或继发性肾小球肾炎，如 IgA 肾病、系统性红斑狼疮、局灶节段肾小球硬化或微小病变型肾病：多数疾病能通过临床以及肾活检明确诊断，但一旦合并眼或耳其他肾外表现时，需首先考虑奥尔波特综合征。

（2）薄基底膜肾病：奥尔波特综合征与薄基底膜肾病不同，临床表现较薄基底膜肾病预后差，电镜下奥尔波特综合征患者肾小球基膜不规则增厚与变薄交替存在，致密层呈撕裂、分层改变伴高电子密度颗粒。使用抗Ⅳ胶原 α 链 NC1 区的单克隆抗体对肾组织冷冻切片染色，显示 α3、α4、α5 缺失，或呈间断分布，而薄基底膜肾病则显示分布正常。近年来国内外的研究显示，薄基底膜肾病患者皮肤活检表皮基膜Ⅳ胶原 α 链免疫荧光结果与肾小球基膜相似，有助于奥尔波特综合征的鉴别诊断。

【治疗】

1. 药物治疗 目前尚无对奥尔波特综合征的特异性治疗方法。近年来有报道环孢素和血管紧张素转化酶抑制剂对于减少奥尔波特综合征患者尿蛋白、延

缓肾脏病变发展至终末期肾病的进程方面均有积极的作用。醛固酮受体阻断剂及血管紧张素受体阻滞剂可以减少奥尔波特综合征患者的尿蛋白,但其疗效尚无定论。

2. 肾脏替代治疗　对于奥尔波特综合征进展至ESRD的患者,可行透析或肾移植治疗。肾移植是该病有效的治疗措施,但已有许多报道表明,奥尔波特综合征患者在肾移植后体内对被移植肾的正常肾小球基膜产生抗体,进而发生抗肾小球基底膜肾炎,致使移植失败。此外,还有报道因移植后发生抗肾小球基膜肾炎、移植失败者再移植仍可再次发生抗肾小球基底膜肾炎。

3. 基因治疗　尽管近年来已确定了各种遗传型奥尔波特综合征的突变基因,且对奥尔波特综合征动物模型的基因治疗取得了一定的结果,但目前基因治疗仍存在一系列问题,如基因转染效率不高、靶基因的导入途径、导入时间/时机的选择、体内生存时间、病毒等载体的安全性及靶基因导入后调控等问题都未能很好解决,因此奥尔波特综合征的基因治疗用于临床尚需待以时日。

> **案例 5-11-1**
>
> 处方及医师指导:
>
> 1. 注意休息,避免劳累。
>
> 2. 可尝试加用 ACEI/ARB 类药物,同时注意观察尿量、监测血压,定期复查尿常规、肾功能等,随时调整药物。
>
> 3. 透析治疗:若患者肾功能继续恶化有透析指征时,应及时给予透析治疗以帮助其度过急性期。
>
> 4. 条件允许时可予肾移植治疗。
>
> 小结:
>
> 患者,男,9岁,反复水肿伴听力进行性下降,其母亲及妹妹均有蛋白尿史。尿常规提示血尿、蛋白尿,肾功能示氮质血症,听力测试双侧高频感音神经性耳聋,肾活检病理光镜下见间质纤维化和显著的间质内泡沫细胞浸润;电镜下见基底膜网格状改变。根据奥尔波特综合征诊断标准,本病例符合奥尔波特综合征。治疗以延缓肾脏疾病进展为主,有条件时行肾移植治疗。

第二节　薄基底膜肾病

薄基底膜肾病（thin basement membrane nephropathy, TBMN）又称良性家族性血尿（benign familial hematuria）,临床表现为持续性肾小球源性镜下血尿,部分患者可表现为肉眼血尿,多在感染后出现,极少数患者血尿可消失,同时可伴有轻微蛋白尿。薄基底膜肾病的发病率尚无统一定论,不同研究报道为5%～9%,是仅次于IgA肾病和奥尔波特综合征导致小儿和成人持续性血尿最常见的病因。

> **案例 5-11-2**
>
> 患者,男,16 岁,因反复尿色加深 4 年余,肉眼血尿 2 天入院。
>
> 患者于 4 年前起无明显诱因反复出现尿色加深,未予重视,2 天前出现肉眼血尿,病程中无发热、咳嗽、咳痰,无尿频、尿急、尿痛,无尿量减少,无双下肢及眼睑水肿,无听力、视力下降。母亲及舅舅有镜下血尿史,未予治疗。
>
> 体格检查:T 36.5℃,P 80 次/分,R 20 次/分,BP 119/70mmHg。发育正常,营养中等,神志清楚,精神可。全身皮肤、黏膜未见黄染及出血点,浅表淋巴结不肿大。双眼睑无水肿,咽稍红,扁桃体不大。颈软、无抵抗。胸廓对称无畸形,双肺呼吸音清晰,心律齐,心率为 80 次/分,心音有力,未闻及杂音。腹部平软,肝脾肋下未触及,双肾区无叩击痛。脊柱四肢无畸形,活动自如。双下肢无水肿。生理反射存在,病理反射未引出。
>
> 问题:
>
> 1. 作为一个医师,你首先考虑何诊断?
>
> 2. 在明确诊断之前,应做哪些检查?
>
> 3. 如何明确诊断? 给出何处理建议?

【病因和发病机制】

约2/3的薄基底膜肾病患者至少有另一位血尿的家族成员,这些家庭血尿的遗传方式为常染色体显性遗传,另一些薄基底膜肾病患者伴有明显散发性可以解释为新生的突变和非外显性血尿。薄基底膜肾病与 *COL4A3/COL4A4* 基因连锁,与奥尔波特综合征具有相似的遗传位点,但蛋白表型差异巨大,其机制尚未完全阐明。

【病理】

在光镜下无特异病变,标准的免疫荧光标记结果也是阴性。薄基底膜的诊断是以电子显微镜下的形态学测量为依据,它可以显示出肾小球基底膜致密层显著变薄（图 5-11-3）。诊断基底膜变薄要考虑该病进展与年龄大小相匹配的因素,因为肾小球基底膜通常随着年龄的增加而变厚。

【临床表现】

本病多见于儿童,高峰年龄为 2～6 岁。男性多于女性。疾病发作前常有前驱感染,潜伏期为 7～21天,一般为 10 天。皮肤感染引起者,潜伏期较呼吸道感染稍长。潜伏期相当于致病抗原初次免疫后诱导机体产生免疫复合物所需的时间。本病起病较急，病情轻重不一，轻者可无明显临床症状，仅表现为镜下血尿及血 C_3 的规律性变化。

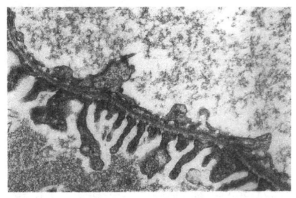

图 5-11-3　薄基底膜肾病

薄基底膜肾病。当薄基底膜与良性家族性血尿病、奥尔波特综合征携带者或奥尔波特综合征的早期相关时，病变是弥漫性或小球性的，可以出现非特异性的节段性基底膜变薄（TEM，×9750）

【实验室检查】

绝大部分患者表现为血尿，可发生于任何年龄，儿童期起病多见。多数患者（尤其成人）为持续性镜下血尿。上呼吸道感染期间或感染后，偶尔在剧烈运动后部分患者可呈现肉眼血尿。儿童期以无症状单纯性血尿多见，成人患者中 45%～60% 的患者合并有轻度蛋白尿。患者肾功能正常，无眼、耳受累。

案例 5-11-2

1. 尿常规：红细胞（＋＋＋＋），蛋白（＋）。24 小时尿蛋白定量为 0.4g/24h。

2. 血常规：Hb 120g/L，WBC 6.0×10^9/L，N 0.52。

3. 肾功能：血肌酐（Scr）为 76μmol/L。

4. 血 C_3、ANA、抗 dsDNA、抗 ENA 抗体、ASO、RF 均（－）。

5. 尿红细胞相差显微镜检查：肾小球源性红细胞。

6. B 超：双肾大小正常。

7. 听力、视力检查正常。

【诊断】

我国提出的薄基底膜肾病诊断标准如下所述。

（1）临床、家族史、实验室检查（包括可疑患者的电测听和眼科检查）和病理学检查（包括Ⅳ型胶原 α 链的免疫荧光或免疫组化检测），排除继发性肾小球病、泌尿外科疾病和奥尔波特综合征，属原发性肾小球病患者。

（2）GBM 弥漫性变薄，少数或个别肾小球 GBM 变薄，少数或个别肾小球 GBM 变薄范围至少≥50%；

GBM 仅可在局部和孤立的区域存在有分层或增厚，并无发展趋势。

（3）GBM 的平均厚度≤280nm（对照组 GBM 厚度均值减去 3 倍标准差为限）。

案例 5-11-2

1. 患者，男，16 岁，反复尿色加深 4 年余，肉眼血尿 2 天。

2. 临床特点：青少年男性，缓慢起病，反复出现的血尿。母亲及舅舅有镜下血尿史。

3. 辅助检查：尿常规提示血尿、轻度蛋白尿，尿红细胞相差显微镜检查提示肾小球源性红细胞。肾功能正常。抗核抗体、dsDNA、抗 ENA 抗体、C_3、ASO、RF 均（－），B 超示双肾大小正常。听力、视力正常。

临床诊断：薄基底膜肾病。

【鉴别诊断】

1. 外科性血尿　需详细询问病史，根据需要选择尿红细胞形态学、泌尿系统超声、腹部平片等进行鉴别。

2. IgA 肾病　不少 IgA 肾病患者也以单纯血尿为主要临床表现，与薄基底膜肾病相似。但肾穿刺免疫荧光病理显示 IgA 或以 IgA 为主的免疫球蛋白在肾小球系膜区沉积。

3. 奥尔波特综合征　奥尔波特综合征也是一种以血尿为主要临床表现的遗传性肾脏病。可合并蛋白尿、ESRD，可伴有眼部病变或感音神经性耳聋，预后差。与薄基底膜肾病 GBM 弥漫变薄不同，电镜下奥尔波特综合征患者 GBM 不规则增厚或变薄交替存在，致密层呈撕裂、分层状改变伴高电子密度颗粒。

【治疗】

极少数薄基底膜肾病患者可有大量蛋白尿或肾病综合征者，可用激素治疗。合并高血压者要控制血压在正常范围。如已有慢性肾功能不全应按慢性肾功能不全原则处理。对于仅表现为血尿、血压正常，肾功能正常的患者，无须特殊药物治疗，应避免剧烈运动，定期监测血压和肾功能，避免不必要的治疗和肾毒性药物，无疑对疾病是有益的。

案例 5-11-2　处方及医师指导

1. 注意休息，避免劳累。

2. 避免剧烈运动；避免滥用肾毒性药物。

3. 监测血压，定期复查尿常规、肾功能；如病情进展符合肾活检指征时，及时行肾活检，以尽快明确诊断，指导治疗。

【预后】

绝大部分患者预后良好,肾功能可长期维持在正常。但有报道证实少数患者可出现氮质血症。

第三节　常染色体显性遗传型多囊肾

常染色体显性多囊肾(autosomal dominant polycystic kidney disease,ADPKD)是常见的遗传性肾脏病,全世界的发病率为 1/1000～1/400,主要病理特征在是双肾广泛形成囊肿,囊肿进行性增大,最终破坏肾脏结构和功能。除累及肾脏外,常伴有肾外囊肿,如肝囊肿、胰腺囊肿、脾囊肿等。

【病因和发病机制】

目前已发现 2 个常染色体显性遗传性多囊肾致病基因,即 adpkd1 和 adpkd2。分别定位于 16 号染色体的短臂(16p13.3)和 4 号染色体的短臂(4q21-23),其编码蛋白产物为多囊蛋白-1 和多囊蛋白-2。其中 adpkd1 突变导致的常染色体显性遗传型多囊肾患者占 85%,而其余大多为 adpkd2 突变所致。adpkd2 所致多囊肾较 adpkd1 起病较晚,发生 ESRD 较迟。此外,部分患者无明确家族遗传史,提示其基因突变可能与环境等因素有关。

【病理】

常染色体显性遗传性多囊肾,肾脏体积增大,弥漫地囊性变(图 5-11-4)。尽管看上去囊肿累及了整个肾脏,但是在全部肾单位中只有一部分发生了囊性变(图 5-11-5)。囊肿大小不一,直径从仅能辨认至几厘米。显微切割研究发现囊肿呈球形扩张或凸出于所在的肾小管表面。随着囊肿的增大,逐渐地与它起源的肾小管分离开来。在疾病的早期阶段,未发生囊性变的实质部分保持正常,但是随着囊肿数量增加和体积增大,残留的正常组织开始萎缩,丧失功能,逐渐发展成为终末期肾病。本病是系统性疾病,在其他器官包括肝脏、胰腺、肺等都可以形成囊肿。

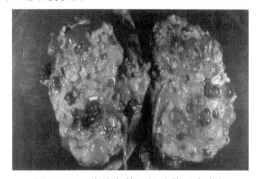

图 5-11-4　常染色体显性遗传型多囊肾

【临床表现】

常染色体显性遗传型多囊肾病程较长,进展相对缓慢,一般在 35 岁以后出现症状。临床表现多种多样,主要包括肾脏和肾外表现。部分患者可能终生无明显症状,最后通过尸检诊断。

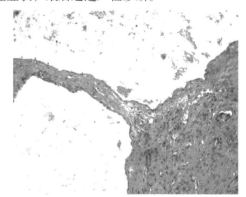

图 5-11-5　常染色体显性遗传型多囊肾

镜下示囊肿被覆扁平上皮,间质富含纤维组织,其内可见毛细血管和萎缩的肾小管(HE,×400)

（一）肾脏表现

1. 肾脏结构异常 肾脏的主要结构改变即囊肿形成。随着囊肿不断增多、增大，肾脏的体积也逐渐增大，双侧肾脏大小可不对称。

2. 腹部肿块 当肾脏增大到一定程度，可在腹部扪及。触诊质地较坚实，表面可及结节状，合并感染时可有压痛。

3. 疼痛 背部或肋腹部疼痛，性质可为钝痛、胀痛、刀割样或针刺样。急性疼痛或突然疼痛加剧常提示囊肿破裂出血、结石或血块引起尿路梗阻或合并感染。

4. 出血 肉眼血尿或镜下血尿，多为自发性，也可发生于剧烈运动或创伤后。原因有囊肿壁血管破裂、结石、感染或癌变。

5. 感染 泌尿道或囊肿感染是多囊肾患者发热的首要原因。致病菌多为大肠埃希菌、肺炎克雷伯菌、金黄色葡萄球菌和其他肠球菌，逆行感染为主要途径。

6. 结石 大多数结石的成分是尿酸和（或）草酸钙。

7. 蛋白尿 一般为持续性蛋白尿，定量多 $<1g/24h$，是促进肾功能恶化的危险因素，应予积极有效治疗。

8. 高血压 是 ADPKD 最常见的早期表现之一，是促进肾功能恶化的危险因素之一。

9. ESRD 从肾功能受损发展到 ESRD 的时间约为 10 年，其中存在较大的个体差异。

（二）肾外表现

肾外表现以肝囊肿最为常见，约占总数的 50%，由迷路胆管扩张而成。胰腺、脾、卵巢等也可发生囊肿，部分患者可合并血管瘤。非囊性病变包括心脏瓣膜异常、结肠憩室、颅内动脉瘤等。

【实验室检查】

1. 尿液检查 可有镜下血尿、蛋白尿，极少数可见肾病范围蛋白尿合并感染时可见白细胞。

2. 血常规检查 未进展至 ESRD 的患者通常无贫血，有持续性血尿的患者可有轻度贫血。

3. 肾功能检查 随着疾病进展血肌酐和尿素氮进行性升高。一旦肾小球滤过率$<50ml/（min \cdot 1.73m^2）$，其下降速度每年约为 $5.0\sim6.4 ml/（min \cdot 1.73m^2）$。

4. 超声 肾脏超声可见双肾增大，外形呈分叶状，有多个充满液体的薄壁囊肿。可合并有肝脏、胰腺、脾脏多发囊肿。

案例 5-11-3

1. 尿常规：红细胞（＋＋＋），蛋白（＋）。

2. 血常规：Hb 125g/L，WBC 6.3×10^9/L，N 0.612。

3. 肾功能：血肌酐 190μmol/L，eGFR 36.4ml/（min·1.73m²）。

4. B 超：双肾增大，双肾多发囊肿，肝脏多发囊肿。

5. 中段尿培养阴性。

【诊断】

ADPKD 诊断标准分为主要诊断标准和次要诊断标准。只要符合主要诊断标准和任意一项次要诊断标准即可诊断。

1. 主要诊断标准 ①肾皮、髓质布满多个液性囊肿；②明确的 ADPKD 家族史。

2. 次要诊断标准 ①多囊肝；②肾功能不全；③腹部疝；④心脏瓣膜异常；⑤胰腺囊肿；⑥颅内动脉瘤；⑦精囊囊肿。

案例 5-11-3

1. 患者，男，43 岁，腰区疼痛进行性加重 4 年余。

2. 临床特点：中年男性，缓慢起病，进行性加重的腰区疼痛，既往有高血压史。父亲有多囊肾、多囊肝史。

3. 辅助检查：尿常规提示血尿、蛋白尿，肾功能示氮质血症，B 超示双肾增大，双肾多发囊肿，肝脏多发囊肿。

临床诊断：常染色体显性遗传型多囊肾。

【鉴别诊断】

1. 多囊性肾发育不良 多囊性肾发育不良是婴儿最常见的肾囊肿性疾病。双侧病变婴儿不能存活，存活者多为单侧病变。与 ADPKD 鉴别较易，发育不良一侧肾脏布满囊肿，无泌尿功能，对侧肾脏无囊肿，常代偿性肥大。

2. 单纯性肾囊肿 单纯性肾囊肿的发病率随年龄上升。与 ADPKD 的鉴别要点包括无家族史，肾脏体积正常，典型肾囊肿为单腔，位于皮质，囊肿周围通常无小囊肿分布，无肝囊肿等肾外表现。一般无症状，通常无须治疗。

3. 获得性肾囊肿 获得性肾囊肿见于长期血透患者，透析时间 10 年以上者 90%并发肾囊肿，无家族史，一般患者无临床症状。需警惕获得性肾囊肿并发恶性肿瘤。

【治疗】

常染色体显性遗传型多囊肾目前尚无特效治疗

药物。治疗原则主要为对症处理、预防和治疗并发症、尽可能延缓肾功能进行性恶化。进入 ESRD 期时，则进行肾脏替代治疗或肾移植。

1. 一般治疗 注意休息，囊肿较大时避免剧烈体力活动和腹部受创。避免应用非甾体抗炎药和肾毒性药物。定期随访。

2. 对症治疗 腰部胀痛需根据不同原因分别处理，包括卧床休息、镇痛、囊内穿刺或引流减压，必要时手术减压或肾脏切除。囊肿并发感染时，应静脉应用敏感抗生素。严格控制高血压，首选药物为 ACEI/ARB 和钙拮抗剂，但需注意 ACEI/ARB 的适用范围和副作用。

3. 托伐普坦是唯一被批准用于 ADPKD 的药物。

4. 肾脏替代治疗 患者进入终末期肾病时需开始肾脏替代治疗，有条件时可行肾移植。感染是肾移植后主要的并发症之一。移植后应对感染，尤其是尿路感染进行监测和早期治疗。

> **案例 5-11-3　处方及医师指导**
>
> 1. 注意休息，避免剧烈体力活动和腹部受创。避免应用非甾体抗炎药和肾毒性药物。
> 2. 降压治疗，结合患者肾功能应选用钙拮抗剂。
> 3. 监测血压、尿量，定期复查尿常规、肾功能、腹部超声等。必要时行囊内穿刺或手术减压。

> 4. 并发感染时及时使用敏感抗生素治疗感染。
>
> 5. 透析治疗：若患者肾功能继续恶化有透析指证时，应及时给予透析治疗。有条件时可行肾移植治疗。

【预后】

60 岁的 ADPKD 患者 50% 进入终末期肾病阶段。男性肾衰竭进展较女性快，开始肾脏替代治疗较女性早。影响 ADPKD 预后的因素包括基因型、年龄、性别、发病时间、高血压、血尿、蛋白尿、尿路感染、肾脏及囊肿大小妊娠、激素等。对于其中的可变因素应予以积极预防、治疗，从而延缓病程进展，改善患者预后。

> **案例 5-11-3　小结**
>
> 患者，男，43 岁，腰区疼痛进行性加重 4 年余。既往有高血压史。父亲有多囊肾、多囊肝史。尿常规提示血尿、蛋白尿，肾功能示氮质血症，B 超示双肾增大，双肾多发囊肿，肝脏多发囊肿。本病例临床诊断为常染色体显性遗传型多囊肾，无特异治疗方法，可通过积极预防、治疗并发症延缓病程进展，改善患者预后。

（倪兆慧）

第十二章　急性肾损伤

案例 5-12-1

患者，女，32 岁，分娩后阴道大出血 3 天，无尿 24 小时。

3 天前患者在预产期内分娩出现难产，产程 30 小时左右。在当地卫生部门的协助下产出一名健康男婴。分娩刚刚结束后阴道开始出血，第 1 个小时出血约 100ml，第 2 个小时内出血约 50ml，第 3 个小时出血约 30ml，第 4 个小时仅有 10ml 出血。出血量逐渐减少，未予重视。2 天前患者在家中又有阴道出血，4 小时内出血约 500ml。就诊途中突然出现阴道持续、大量出血约为 1800ml，到达本医院时收缩压在 40mmHg 以下，神志模糊、大小便失禁。给予紧急输血 1000ml、输液 2000ml、催产素静脉点滴后，阴道流血逐渐停止，血压逐渐回升至 120/60mmHg，神志已经基本恢复正常。在继续治疗过程中，发现已有 24 小时无尿（共排尿 70ml）。为进一步救治入院。

体格检查：T 36.6℃，P 96 次/分，R 16 次/分，BP 160/105mmHg。神志清楚，精神差，能对答。营养发育良好。皮肤黏膜苍白，无出血点。睑结膜苍白、轻度水肿，无黄染。浅表淋巴结无肿大。两肺呼吸音正常，两肺底有少许湿啰音，心率为 98 次/分，心律齐，心音亢进，无杂音。肝脾无肿大，下腹部有轻压痛，无反跳痛。双下肢凹陷性水肿，无病理反射。

急性肾损伤（acute kidney injury，AKI）是肾小球滤过率在短时间内（几小时至几天）迅速下降，以血液中的毒素、水电解质排泄或代谢障碍为特征的临床综合征。既可发生于原有肾脏病的基础上合并急性肾功能下降，也可发生于既往无肾脏病的患者。AKI 常常以少尿或无尿为主要临床表现，但是约 50% 的患者尿量多于 400ml/d。在发生 AKI 的早期，患者常常没有症状或者仅表现为原发病的症状。

【病因与分类】

AKI 的病因分为 3 类。

1. 肾前性 AKI　肾脏血流灌注不足导致，该类患者临床上最为常见，约占 55%，常见病因包括：①有效血容量不足；②心排血量下降；③全身或肾脏血管阻力异常；④肾脏自我调节反射损害所致的肾脏灌注不足；⑤高黏滞综合征。

2. 肾性 AKI　该类患者约占 40%，可分为小球性、小管性、间质性和血管性。

3. 肾后性 AKI　该类比较少见，约占 5%。双侧尿路梗阻或孤立肾单侧尿路梗阻可发生 AKI。

具体原因举例见表 5-12-1。

表 5-12-1　AKI 的常见病因

肾前性 AKI

　有效血容量不足

　　出血、烧伤、脱水

　　经胃肠道失液：呕吐、外科引流、腹泻

　　经肾脏失液：利尿、渗透性利尿、肾上腺机能减退

　　体腔（胸腔、腹腔）内大量积液：胰腺炎、腹膜炎、创伤、烧伤、严重低蛋白血症

　心排血量下降

　　心肌病、瓣膜或心包疾病、心律失常

　　其他：肺动脉高压、广泛肺栓塞、正压机械通气

　全身或肾脏血管阻力异常

　　全身性血管扩张：脓毒血症、麻醉、过敏反应

　　肾脏血管收缩：高钙血症、使用药物，如去甲肾上腺素、肾上腺素、环孢素、他克莫司、两性霉素 B 等

　　肝肾综合征

　肾脏自我调节反射损害所致的肾脏灌注不足

　高黏滞综合征：多发性骨髓瘤、红细胞增多症、巨球蛋白血症

续表

肾性 AKI
　肾血管栓塞
　　肾动脉阻塞：粥样硬化斑块、血栓形成、栓塞、夹层动脉瘤、血管炎
　　肾静脉阻塞：血栓形成、压迫
　肾小球疾病或肾微血管病变
　　肾小球肾炎、血管炎
　　溶血尿毒综合征、血栓性血小板减少性紫癜、DIC、放射性肾炎、SLE、硬皮病
　急性肾小管坏死
　　缺血性：肾脏灌注下降，如血容量不足、心排血下降、肾血管收缩、全身血管扩张；产科并发症，如胎盘早脱、产后出血
　　中毒：①外源性毒素，如环孢素、抗生素、化疗、对乙酰氨基酚；②内源性毒素，如横纹肌溶解、溶血、尿酸、草酸盐
　间质性肾炎
　　过敏性：抗生素、非类固醇类消炎药、利尿剂、卡托普利
　　感染：细菌性、病毒性、真菌性
　　浸润性：淋巴瘤、白血病、结节病
　　特发性
　小管内沉积物或阻塞
　　骨髓瘤球蛋白、尿酸、草酸盐、阿昔洛韦、甲氨蝶呤、磺胺类药
　移植肾排斥反应
肾后性 AKI
　输尿管梗阻：结石、血凝块、坏死的乳头、癌栓、压迫
　膀胱性梗阻：神经源性膀胱、前列腺肥大、结石、癌症、血凝块
　尿道性梗阻：尿道狭窄、先天性瓣膜、包茎

【发病机制】

肾前性 AKI 是由于血容量不足、肾脏血流灌注减少、肾脏血流动力学改变所致的肾小球滤过率下降。如果及时补足血容量、增加肾脏灌注，使肾脏血流动力学改变能得到及时纠正，肾小球滤过率可恢复正常。如不能及时纠正肾脏灌注不足，肾小管将发生坏死。肾后性 AKI 也是如此，如果不能及时解除梗阻，肾小管也会发生坏死。

下面以肾脏灌注（血流量）不足所致的急性肾小管坏死为例说明其发病机制。

（1）肾脏血流动力学异常：肾脏缺血、灌注不足时肾脏的血流重新分布，具体变化是肾皮质血流减少、髓质血流相对增加。这些改变主要是由下列因素引起，一方面肾脏收缩血管因素增加，如具有收缩血管作用的交感神经兴奋性增强、肾素-血管紧张素系统活动性增强、血栓素 A_2 及肾脏血管内皮素合成增加，另一方面具有舒张血管作用的因素减弱，如 PGI_2、PGE_2、一氧化氮等减少。这些变化造成肾脏血流动力学异常，肾小球滤过率下降。

（2）肾小管上皮细胞损害：①能量缺乏，细胞膜离子泵活动障碍，导致上皮细离子异常分布、胞内水肿。②上皮细胞内氧自由基产生增加，氧化应激损害增加。③上皮细胞膜损害导致功能障碍。④上皮细胞内酸中毒，最终引起肾小管上皮细胞功能障碍、肿胀、变形、坏死。

（3）肾小管内管型形成：坏死的上皮细胞、分泌物质等，在肾小管形成管型阻塞肾小管，肾小球滤过液反流使局部水肿进一步加重。其发生机制和过程如图 5-12-1 所示。

【病理改变】

由于引起 AKI 的病因不同，导致病理改变存在很大差异。典型的 AKI 的肾脏外观表现为肾脏增大、表面苍白，切开实质多见皮质肿胀苍白、髓质充血暗红。肾小管的病理改变也由于病因不同，病理改变存在明显差异。肾前性 AKI 所致的急性肾小管坏死，其肾小管表现为小管上皮细胞肿胀、坏死、脱落。坏死可呈点状、片状、段状、灶性，可同时存在肾小管基底膜的破坏。管腔内有细胞碎片、坏死物质、蛋白等组成的管型存在。一般说来，感染、缺血所致的急性肾小管坏死病理改变中，常伴有部分肾小管基底膜破坏。药物所致者病理改变主要集中在近曲小管，而且多为点状，常不伴基底膜破坏。所以药物所致常比感染、缺血所致恢复所需时间短，而且恢复后一般不遗留肾小管浓缩、重吸收功能障碍。肾小球的病理改变存在很大差异，严重出血患者可能发生广泛肾小球坏死。但一般表现为肾小球水肿、肿大、炎症细胞浸润、有时伴有毛细血管断裂。

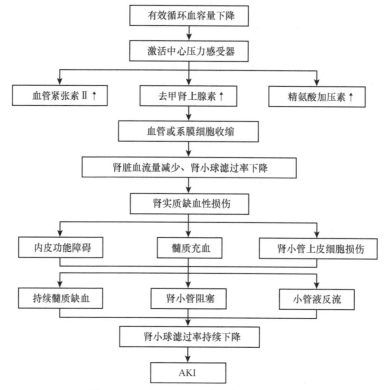

图 5-12-1　有效血容量不足致 AKI 的机制

【临床表现】

不同病因所致的 AKI，临床表现、病程、转归都存在差异。即便是相同病因所致的 AKI 也存在病情、病程、转归差异。临床上就诊的 AKI 患者，最常见的表现形式为急性肾小管坏死。而且急性肾小管坏死的临床表现典型、颇具代表性，下面着重讲述急性肾小管坏死的临床表现。

1. 起始期　常存在已知的肾脏损害因素，如大出血导致低血压休克、严重挤压伤、急性感染及服用某种药物等。但是由于患者的全身病变表现突出，肾脏损害尚未充分表现出来，很容易被医师忽视。但是此时常已经有尿量、尿液成分的变化，如尿量减少、尿蛋白、尿红细胞等。及时去除肾脏损害因素、及早采取相应措施，部分患者可以避免进一步发展。

2. 少尿期　典型患者此期持续 1～2 周，但是也可短至 2～3 天，或者长至 6 周。大部分患者最突出的表现是少尿，每天尿量少于 400ml。也有少部分患者尿量超过 400ml。一般情况下，少尿期尿量越多，恢复越快。由于少尿及非少尿期患者肾功能减退，毒素排泄及水分清除障碍，患者表现出一系列以下临床症状。

（1）AKI 少尿常出现的异常

1）代谢性酸中毒：主要由于肾脏排泄酸性代谢产物障碍，再加上机体的高分解代谢状态所致。

2）高血钾：肾脏排钾障碍、高分解代谢、酸中毒是产生高血钾的主要原因。对严重高分解代谢的患者，血钾上升速度快，是威胁 AKI 患者生命的重要因素之一。

3）水钠潴留：主要为血钠降低，但是机体总钠量增加。由于水潴留多于钠潴留，所以出现稀释性低血钠。

（2）系统并发症的临床表现

1）呼吸系统：主要是由于血容量过多，肺淤血而影响气体交换所致。主要表现为咳嗽、咳痰，痰量增加，多为白色泡沫痰。胸闷、气促、呼吸困难。发生急性肺水肿时，咳血痰或粉红色泡沫痰。患者容易并发呼吸道感染，可因此进一步加重感染。

2）循环系统：主要表现为血压升高、心力衰竭、端坐呼吸、咳白色稀薄痰或粉红色泡沫痰等肺水肿症状。两肺可有湿啰音。少数患者出现室性期前收缩、心房颤动、室上性心动过速等心律失常症状。

3）消化系统：食欲缺乏、恶心、呕吐、腹胀、腹泻，不少患者有轻度消化道出血，表现为大便潜血阳性，少数患者出现黑便。个别患者消化道出血量大，成为威胁生命的主要因素。部分患者出现肝脏损害的症状体征。

4）神经系统：头痛、头晕，神志淡漠、反应冷淡，甚至出现嗜睡、昏迷，少数患者出现抽搐、烦躁不安等。个别患者出现脑水肿的症状体征。该期患者常发生水电解质、酸碱平衡紊乱、感染等并发症。AKI 患者一旦并发严重感染、消化道大出血等并发症，可导致多器官功能衰竭，死亡率明显增加。

3. 多尿期 持续 1～3 周甚至更长时间。多尿期开始的标志是每天尿量超过 500ml，尿量逐渐增加或者迅速增加，有时 24 小时尿量高达 10000ml 以上。产生多尿的原因：一方面是肾小管上皮细胞再生，肾小管内的管型、细胞碎片等被尿液冲出致管腔通畅，但是浓缩功能尚未恢复；另一方面是血液中积聚的代谢产物产生渗透性利尿作用。该期由于产生大量尿液，仍易产生水电解质、酸碱平衡紊乱。同时可因尿量过多、血容量不足而发生肾前性肾损害，加重肾脏病变或延迟恢复。该期患者抵抗力低下，仍然易于并发感染。

4. 恢复期 主要是肾小管浓缩稀释、重吸收功能的恢复。一般需要数月时间，少数患者肾小管功能始终未能完全恢复，表现为多尿、夜尿增多、尿糖等异常。

> **案例 5-12-1**
> 1. 大出血、休克后经输血、输液，血压恢复正常，神志恢复。
> 2. 大出血、休克抢救成功。发现已经 24 小时无尿，患者血压逐渐升高，达 160/105mmHg。而且睑结膜轻度水肿，两肺底少许湿啰音，心音亢进，双下肢凹陷性水肿。患者已经发生 AKI 伤，出现血容量过多。

【实验室检查】

1. 血常规检查 由于大出血所致的 AKI，是否贫血，以及贫血程度取决于出血量和输血量。

2. 血生化 血肌酐、尿素氮、血钾明显升高。而且每日都有增高。血肌酐平均每天升高 44.2μmol/L，高分解代谢者升高速度更快。代谢性酸中毒，血 pH < 7.35，HCO_3^- < 20mmol/L。血钠降低。

3. 尿液检查 可见尿蛋白＋～＋＋、上皮管型、颗粒管型、比重固定在 1.015 以下，尿渗透压低于 350mmol/L。

4. 影像学检查 B 超检查发现双肾大小正常或轻度增大，实质回声改变。肾后性者可发现结石、肾盂积水等。肾脏 ECT 检查对明确肾脏功能、排除梗阻结石等很有价值。

> **案例 5-12-1**
> 1. Hb 78g/L，WBC 10.2×10⁹/L，RBC 3.32×10¹²/L，PLT 106×10⁹/L。
> 2. 血 Cr 657μmol/L，BUN 28.8mmol/L，HCO_3^- 12.4mmol/L，K^+ 6.8mmol/L，Na^+ 133mmol/L，Ca^{2+} 1.86mmol/L，血渗透浓度 340mmol/L。
> 3. 尿液化验：尿蛋白（＋＋），颗粒管型（＋＋），尿比重为 1.013，尿渗透浓度为 336mmol/L，

> 尿钠为 31.3mmol/L，尿肌酐为 70.2μmol/L。
> 4. 滤过钠分数：2.2。
> 5. B 超：双肾轻度增大，实质回声增强。

【诊断与鉴别诊断】

2012 改善全球肾脏病预后组织（kidney disease improving global outcomes，KDIGO）指南 AKI 的诊断标准为肾功能在 48 小时内迅速减退，血清肌酐升高绝对值 ≥26.5mmol/L，或升高幅度 ≥50%（超过基线值的 1.5 倍，且明确或经推断其发生在之前 7 天之内），或尿量少于 0.5ml/（kg·h）持续 6 小时以上。AKI 的分期见表 5-12-2。

表 5-12-2　AKI 的分期标准

分期	血清肌酐	尿量
1	较基础值升高 1.5～1.9 倍；或升高 ≥0.3mg/dl（≥26.5μmol/L）	<0.5ml/（kg·h），持续 6～12 小时
2	较基础值升高 2.0～2.9 倍	<0.5ml/（kg·h），≥12 小时
3	较基础值升高 3.0 倍；或升高 ≥4.0mg/dl（≥353.6μmol/L）；或需要进行肾脏替代治疗；或年龄 < 18 岁，eGFR<35ml/（min·1.73m²）	<0.3ml/（kg·h），≥24 小时；或无尿 ≥12 小时

对于急性肾小管坏死的诊断多不困难，对于病因不明者、大量蛋白尿、病程 4 周仍然没有恢复征象者应及时行肾活检明确 AKI 的原因。例如，个别急进性肾小球肾炎酷似 AKI，及时肾活检明确诊断、及早采取措施有利于预后。在慢性肾损害的基础上发生 AKI 容易被忽视，需要特别注意。AKI 的原因诊断尤为重要。

肾前性 AKI 是否已经发展到了急性肾小管坏死需要进行如下鉴别。

血容量不足所致的肾前性少尿，有体液丢失，有脱水、血容量不足的体征，血压下降或者低于正常。对于不能排除且没有心脏病变者，在做好透析的前提下，可先给以 5% 的葡萄糖溶液 500ml 后观察尿量和血压。如尿量增加，可考虑血容量不足。如尿量不增加，可使用呋塞米 40mg 静脉注射再观察尿量。确定是否由于血容量不足导致少尿。下列指标有助于两者鉴别（表 5-12-3）。

表 5-12-3　肾前性少尿与肾实质性肾损伤的尿液诊断指标

诊断指标	肾前性少尿	肾实质性肾损伤
尿比重	>1.020	<1.015
尿渗透浓度（mmol/L）	>500	<350
尿钠（mmol/L）	<20	>20
肾衰竭指数*	<1	>1
滤过钠分数**	<1	>1
尿液化验		颗粒管型

*尿钠/（尿肌酐或血肌酐）；**（尿钠或血钠）/（尿肌酐或血肌酐）

此外，尿路梗阻所致的尿量减少、尿闭，也需要与急性肾小管坏死鉴别。通过尿路系统的影像学检查，鉴别不难。对于尿路梗阻是否发展到了肾小管坏死，解除梗阻预后如何有时评估比较困难。

【治疗】

（1）针对引起急性肾小管坏死的原发病治疗。

（2）饮食治疗，给予高热量饮食，少尿期以碳水化合物为主，适当控制蛋白摄入量。高分解代谢患者适当增加蛋白、热量。控制钠、钾摄入。

（3）维持水电解质酸碱平衡。①水平衡，参考血压、体重变化、尿量、出汗量、体温、皮肤弹性、有无水肿等体征确定补液量，液体入量过多可引起心衰，液体入量不足可加重肾损害。②高血钾的治疗，血钾超过 6.5mmol/L 者，要及时给予如下处理：做好透析准备；10%葡萄糖酸钙 10ml＋50%葡萄糖 20ml 缓慢静脉注射；5%碳酸氢钠 125ml 静脉点滴；50%葡萄糖 50ml＋速效胰岛素 10U 静脉注射。尽快透析。③代谢性酸中毒，HCO_3^-<15mmol/L 时，给予 5%碳酸氢钠 125ml 静脉注射。透析治疗最为有效。

（4）感染，是急性肾小管坏死患者的主要死亡原因之一。应尽早选择无肾毒、敏感抗生素治疗。在使用抗生素过程中，要考虑到肾功能衰竭对药物代谢的影响，也要考虑到血液透析对抗生素的清除作用。

（5）心力衰竭，是急性肾小管坏死的主要死亡原因之一。尽早进行透析治疗有利于恢复。

（6）透析治疗，适应证如下：①急性肺水肿；②高血钾，血钾≥6.5mmol/L，或心电图提示高血钾；③高分解代谢，每天尿素氮上升≥14.3mmol/L、肌酐上升≥177μmol/L、血钾上升≥1mmol/L、HCO_3^-下降≥2mmol/L；④少尿或者无尿 2 天以上、血肌酐≥442μmol/L、尿素氮≥21.4mmol/L、二氧化碳结合力≤13mmol/L；⑤出现尿毒症症状，如恶心、呕吐、意识障碍等。可以选择腹膜透析，也可以选择血液透析。对于病情严重、心血管功能不稳定、低血压或者血压波动大、特别是有严重感染者、多脏器衰竭者，选择连续性肾脏替代治疗尤为合适，其具有血流动力学稳定、静脉内补充营养、清除炎症介质等优点。

案例 5-12-1　少尿期治疗

1. 计出入量。
2. 低盐、低钾、低蛋白饮食。
3. 5%碳酸氢钠 125ml，静脉点滴。
4. 10%葡萄糖酸钙 10ml＋50%葡萄糖 40ml，静脉注射。
5. 血液透析。
6. 定期复查血生化指标。

（7）多尿期主要是防止水电解质平衡紊乱，预防感染发生。肌酐、尿素氮恢复正常后应增加蛋白摄入量。

案例 5-12-1

发病第 21 天，经过 9 次血液透析治疗。

1. 24 小时尿量为 3300ml。
2. 血钾 3.8mmol/L，血肌酐 328μmol/L，血尿素氮 16.5mmol/L。
3. Hb 115g/L，WBC 9×10^9/L，血小板 234×10^{12}/L。
4. 尿液化验：比重 1.012，蛋白阴性，尿渗透浓度 327mmol/L，尿钠 22.5mmol/L，尿肌酐 66.7μmol/L。

多尿期治疗

1. 血生化检查。
2. 根据生化决定是否需要继续血液透析，是否需要纠正水电、酸碱失衡。

多尿期患者，由于肾小管的浓缩吸收功能尚未完全恢复，此期的患者仍然易发水电解质酸碱平衡紊乱。如果补液不足（或者饮水不足），容易出现脱水、血容量不足，严重时甚至再次发生肾前性血容量不足，使肾小管再次受损，恢复延迟。补液过多，可发生水肿甚至心力衰竭。既可因为尿量增加，尿钾排出增多而能发生低血钾，亦有可能因为补钾过量肾脏不能增加排出量而发生高血钾。血钠也是如此。所以，及时、适量地纠正水电解质紊乱是这一时期的重要任务。经过了少尿、无尿期和透析等治疗，再加上患者摄入减少、营养不良，患者抵抗力明显下降。此时易发感染。所以防止感染也是该期的重要任务。

（8）恢复期，部分患者在 AKI 后 1～2 年甚至更长时间有多尿、夜尿增多等肾小管受损的表现，少数患者因肾小管受损严重，长期血肌酐轻度高于正常值。

（梁剑波）

知识拓展

AKI 开始透析时间存在争议，可以参考相关文献，如 Gaudry S, Hajage D, Schortgen F, et al, 2016. Initiation Strategies for Renal-Replacement Therapy in the Intensive Care Unit. N Engl J Med, 375（2）：122-133.

第十三章 慢性肾脏病

案例 5-13-1

患者，男，35 岁，因间歇性水肿 8 年，夜尿增多 2 年，恶心呕吐 3 个月，于 2003 年 10 月 9 日入院。

患者于 8 年前无明显诱因出现面部及双下肢水肿，晨起时面部水肿较为明显，下肢下午水肿较为突出，压之凹陷。每天尿量约为 2000ml，尿色淡黄，泡沫多，而且久置难消，气味无异常。到当地卫生部门就诊，发现血压升高、尿有蛋白，诊断为"慢性肾小球肾炎"。给予呋塞米片 20mg，每天 3 次，水肿消失，血压有所下降。此后每逢感冒、劳累即出现面部和双下肢水肿，皆经利尿治疗症状消失。2 年前出现全身乏力，夜尿增多，每夜平均排尿 4 次，夜尿量明显超过昼尿量，每天总尿量也有所增多，达 3000ml 左右。到当地医院就诊，经血液化验诊断为"慢性肾功能不全"。给予卡托普利每次 1 粒，每天 3 次；大黄碳酸氢钠片每次 3 粒，每天 3 次治疗；间断服用草药治疗。全身乏力有所好转，其他症状无明显改变。3 个月前出现恶心、呕吐、食欲缺乏、全身乏力加重。

体格检查：T 36.5℃，P 89 次/分，R 17 次/分，BP 160/100mmHg，呼出气体有尿素味，贫血貌，精神不振，面部水肿，睑结膜、口腔黏膜苍白，全身皮肤黏膜无出血点、蜘蛛痣。双肺呼吸音清，肺底无湿啰音。心音有力，心率为 89 次/分，心律规整，心尖部可闻及收缩期吹风样杂音。肝脾肋下未触及，肝区无叩击痛。甲床苍白，双下肢中度凹陷性水肿。生理反射存在，病理反射未引出。

问题：
1. 针对该病例，应做出哪些考虑？
2. 诊断思路是什么？
3. 第一步应该做什么？

慢性肾脏病（chronic kidney disease，CKD）是指：①肾脏损伤（肾脏结构或功能异常≥3 个月，伴或不伴有 GFR 下降），临床上表现为肾脏病理学检查异常或肾脏损伤（血、尿成分或影像学检查异常）。②GFR＜60ml/（min·1.73m²），≥3 个月，有或无肾损伤证据。CKD 进行性进展引起肾单位和肾功能不可逆丧失，导致以代谢产物和毒物潴留、水电解质和酸碱平衡紊乱及内分泌失调为特征的临床综合征称为慢性肾衰竭（chronic renal failure，CRF）。CRF 常进展为终末期肾病（end-stage renal disease，ESRD），CRF 晚期称为尿毒症（uremia）。CKD 的分期如表 5-13-1 所示。

表 5-13-1 CKD 分期

CKD 分期	eGFR 范围[ml/（min·1.73m²）]	描述	症状
1	≥90	肾功能正常或 GFR 增加，但肾脏有损伤	贫血 4%；高血压 40%；5 年死亡率 19%
2	60～89	GFR 轻度降低	贫血 4%；高血压 40%；5 年死亡率 19%
3a	45～59	GFR 轻度到中度降低	贫血 7%；高血压 55%；5 年死亡率 24%
3b	30～44	GFR 中度到重度降低	贫血 7%；高血压 55%；5 年死亡率 24%
4	15～29	GFR 重度降低	高磷血症 20%；贫血 29%；高血压 77%；5 年死亡率 46%
5	＜15	ESRD	高磷血症 50%；贫血 69%；高血压＞75%；3 年死亡率 14%

案例 5-13-1

1. 患者间歇性水肿多年、血压升高、有蛋白尿，考虑慢性肾小球肾炎。
2. 数年后出现了多尿、夜尿增多进入肾衰竭早期。
3. 进一步出现消化道症状进入尿毒症阶段。

【病因】

任何疾病或任何原因引起肾脏的正常结构破坏都有可能导致 CKD 的发生。常将这些原因分为原发性、继发性、遗传性肾脏疾病三类。原发性肾脏疾病如原发性肾小球肾炎（IgA 肾病、局灶节段性肾小球肾炎、膜增生性肾小球肾炎、膜性肾病等）；继发性肾脏疾病如糖尿病肾病、高血压性肾硬化、梗阻性肾病、狼疮肾炎、痛风性肾病、HIV 相关性肾病、乙肝相关性肾炎、肾脏淀粉样变、肾动脉狭窄等；遗传性肾脏疾病如常染色体显性遗传性多囊肾、髓质囊性病、奥尔波特综合征等。国内外引起 CKD 的原因排序存在差异。西方国家一般排序为：糖尿病、原发性高血压、肾小球疾病、多囊肾病等。到目前为止，在我国公认的最常见原因是肾小球肾炎。局部统计结果是糖尿病肾病或原发性高血压第二位，但是多囊肾病、梗阻性肾病并不少见，特别是一些经济欠发达地区，常见到由于尿路梗阻不能及时解除而导致的慢性肾衰竭。有些患者由于起病隐匿，到肾衰竭晚期才来就诊，此时双肾已经萎缩，往往不能确定其病因。

【发病机制】

（一）CKD进展的机制

CKD进展与基础疾病的活动性无疑相关，但是其机制目前尚未完全弄清楚。目前有以下几种学说。

1. 健存肾单位"三高"学说　当原发疾病肾脏破坏到达一定程度时，如GFR已经下降到正常值的25%以下，即使基础疾病已经停止活动肾功能仍然不停地减退，直至出现尿毒症，其减退是通过一个共同的途径。这一点在动物实验得到了证实，将大鼠的一侧肾脏切除，另一侧肾脏切除2/3，大鼠将逐渐发展为肾功能不全。一些尿路梗阻（如双侧尿路结石或者前列腺肥大患者），当肾脏损害达到一定程度后，解除尿路梗阻后，肾功能仍然持续恶化。目前多数学者认为，当肾单位破坏至一定数量，剩下的"健存"肾单位因排泄废物的负荷加重，因而发生肾小球毛细血管的高灌注、高压力、高滤过（肾小球内"三高"）。而肾小球内"三高"可引起：①肾小球上皮足突融合，系膜细胞和基质显著增加，肾小球肥大；②肾小球内皮细胞损伤，诱发血小板集聚，导致微血栓形成，损害肾小球而促进硬化；③肾小球通透性增加，使尿蛋白增加而损害肾小管间质。上述过程不断进行，形成恶性循环，使肾功能不断进一步恶化。这就是一切慢性肾脏病发展至尿毒症的共同途径。血管紧张素Ⅱ（angiotensin，AngⅡ）在肾衰竭进行性恶化中起着重要作用。在肾小球内"三高"时，肾素、血管紧张素轴的活动增高，而血管紧张素Ⅱ是强有力的血管收缩物质，不论是全身循环血管紧张素Ⅱ增多引起高血压，还是肾脏局部血管紧张素Ⅱ增多，均可导致肾小球毛细血管压力增高，引起肾小球肥大，继而引起肾小球硬化。此外，残存肾单位的肾小管代谢亢进使得肾小管萎缩、间质纤维化，反过来又加重了肾小球的损害。

2. 肾小球系膜细胞、肾小球或者肾小管上皮细胞表型转化学说　近年来发现，肾小球系膜细胞、肾小管或肾小球上皮细胞的表型转化，在肾脏组织病变加重、肾功能恶化过程中也起重要作用。某些生长因子及细胞因子，如TGF-β1能诱导上述肾实质细胞转化为成纤维细胞等异常细胞。

3. 细胞因子、生长因子的作用　转化生长因子β1（TGF-β1）、血小板衍生生长因子（PDGF）、白细胞介素-6（IL-6）、血小板活化因子（PAF）、血栓素A2（TXA2）等生长因子，以及白细胞介素-1、肿瘤坏死因子（TNF-α）等细胞因子和纤维化因子的表达，而TGF-β1是肾脏ECM合成和纤维化的决定性介质，能促进肾小球纤维化。慢性肾脏病患者肾脏组织中上述因子都表达增加。

4. 基因多态性　近年来发现某些基因，如血管紧张素转换酶等基因的类型患者更易发展为慢性肾功能不全。

（二）尿毒症各种症状的发生机制

1. 有些症状主要与水、电解质和酸碱平衡失调有关　如水肿、血压升高、呼吸困难等。

2. 有些症状与尿毒症毒素有关　部分症状、体征是小分子毒素积聚所致，如高血磷可引起或者加重皮肤瘙痒；血尿素氮和氰酸盐堆积引起：乏力、头痛、嗜睡、抑郁、瘙痒、恶心、呕吐，以及软弱、腹泻、体温下降等；胍类物质聚积可引起胃十二指肠溃疡和出血、抽搐和意识障碍。近年来中大分子毒性物质的危害受到重视，如甲状旁腺素是重要的尿毒素，甲状旁腺素积聚是肾性骨病发生的重要原因，甲状旁腺素升高还可引起广泛的转移性钙化、周围神经病变、贫血加重、皮肤瘙痒、软组织坏死等。

3. 肾脏内分泌功能障碍，肾脏产生的激素减少，肾脏降解的物质减少　如肾脏产生红细胞生成素（EPO）减少是引起肾性贫血的主要原因；肾脏1羟化酶活性下降，骨化三醇产生减少，是肾性骨病的重要原因。此外，肾脏降解胃泌素减少，血液胃泌素水平增高，胃酸分泌增加，消化性溃疡发生率增加。

4. 矫枉失衡学说　肾功能不全引起机体某些代谢失衡，可引起机体的适应性变化来代偿和纠正这种失衡；但此适应性变化可导致新的失衡，造成机体损害，称为矫枉失衡学说。例如，低血钙可以刺激机体甲状旁腺素（PTH）分泌，进而PTH促进肾小管磷的排泄来纠正高血磷，这是机体的适应性代偿机制。但在肾功能明显损害时，肾小管对PTH反应低下，PTH不仅不能减轻血磷升高，而且可引起转移性钙化，肾性骨病加重机体损害。

【临床表现】

早期常出现尿量变化，如多尿或尿量减少，夜尿增多。血压升高、贫血、全身乏力。由于起病缓慢，上述症状有时被忽视。以后症状逐渐加重，出现明显的全身症状或者严重影响生活的症状，方引起患者自己的注意。分析肾衰竭就诊病例大致分为以下几种。

一种是案例 5-13-1 类型，从慢性肾脏病逐渐发展到肾衰竭。还有一种病例既往病史不明确，来诊时已经发展到肾衰竭阶段，如案例 5-13-2。

案例 5-13-2

患者，男，46 岁，因夜尿增多半年，食欲缺乏 3 周，恶心、呕吐 1 周于 2004 年 12 月 24 日来诊。

患者半年前出现夜尿增多，平均每夜排尿 3 次，明显多于昼尿量。每天平均尿量约为 2000ml。当时未引起重视。3 周前感觉食欲缺乏，未予诊治。近 1 周来出现反复恶心、呕吐不能进食。来我院消化科就诊，内镜检查发现胃黏膜轻度充血，诊断为慢性浅表性胃炎。血液化验发现贫血、肾功能异常。

也有患者以上感、肺炎久治不愈开始就诊，少数患者因为心力衰竭、酸中毒，表现为呼吸困难来诊。这些患者由于没有明确的既往病史，以某一系统或者几个系统症状、体征为主要表现，容易误诊。

（一）水、电解质和酸碱平衡紊乱

1. 水、钠失衡 常表现为水钠潴留、血容量增加所致的水肿，血压升高、心力衰竭。由于水的潴留，患者一般血钠不高。在就诊过程中如果输入盐水，可引起患者水肿、高血压、心力衰竭加重。患者病肾对水钠、血容量的调节功能下降，即便是出现了血容量不足，肾小管的浓缩功能下降，未必出现尿量减少。一旦发现尿量减少时患者可能已经发生了肾前性肾衰竭。

2. 血钾失衡 血钾主要来源于食物、组织分解，主要通过肾脏排泄，肠道也部分排泄。CKD 患者进展至 ESRD 最常见的是高血钾，其主要原因为：①肾脏排钾减少；②一些药物影响了钾的排泄；③摄入含钾较高的食物或者输血；④代谢性酸中毒；⑤组织分解增加，合成减少；⑥消化道出血。高血钾可导致严重心律失常甚至心脏骤停。有时也出现低血钾，如腹膜透析患者、慢性间质性肾炎所致的肾衰竭或出现慢性腹泻的肾衰竭患者。

3. 代谢性酸中毒 绝大多数 CKD 患者进展至 CRF 出现代谢性酸中毒，其主要原因是肾脏排泄酸性物质障碍，肾小管排泌氢离子能力下降所致。代谢性酸中毒是引起食欲缺乏、恶心、呕吐、全身无力、呼吸困难、心力衰竭、循环障碍的重要因素。

4. 钙、磷代谢异常 患者常出现低钙、高磷血症。低钙的主要原因与肠道对钙的吸收减少有关。钙首先与肠黏膜钙结合蛋白结合才能被吸收。钙结合蛋白的基因转录，需要骨化三醇。ESRD 时，骨化三醇减少，钙结合蛋白合成减少，钙吸收障碍。高磷血症与肾小球对磷的排泄障碍有关。

5. 镁代谢异常 主要表现为高镁血症。

（二）各个系统的表现

1. 心血管和呼吸系统 心血管系统主要表现为高血压、心力衰竭、心律失常、心包炎、冠状动脉粥样硬化所致的心脏病变。大多数 CKD 患者进展至 CRF 血压升高，如果患者血压正常需细致分析：原发病是慢性间质性肾炎、多囊肾病，或者是血容量不足、并发低钠血症或降压药过多等情况；心力衰竭的原因有高血压、贫血、代谢性酸中毒、血容量过多所致的心脏负荷加重、毒素对心肌的毒性作用、动脉粥样硬化等。心力衰竭是尿毒症患者最常见的死亡原因；尿毒症患者心包炎有尿毒症性心包炎和透析相关性心包炎两种；由于尿毒症患者无论透析与否，血液中炎症介质，如白细胞介素-6、肿瘤坏死因子等明显升高，同时血脂代谢异常较为常见，导致患者动脉粥样硬化比健康人群更为常见。呼吸系统主要表现为呼吸困难。部分患者与代谢性酸中毒有关，但是少数患者呼吸困难既没有酸中毒，也没有发现肺部影像学异常。

2. 血液系统改变

（1）贫血：贫血产生的原因主要有：①肾脏产生促红细胞生成素减少；②缺铁和其他营养物质，如叶酸；③失血：血液透析失血、肠道出血、频繁抽血化验、月经过多；④红细胞生存时间缩短；⑤毒素对骨髓造血抑制；⑥血液透析铝中毒；⑦甲状旁腺功能亢进；⑧慢性感染。

（2）出血倾向：表现为皮肤瘀斑、鼻出血、月经过多、消化道出血。出血倾向的原因可能与血小板功能障碍、毒素对凝血影响、与凝血相关的物质如维生素 K、维生素 B_6 等缺乏，血管脆性异常等有关。

3. 神经、肌肉系统病变 早期主要表现为疲乏无力、失眠、注意力不集中。逐渐出现肌肉兴奋性增加、对外界反应冷淡。长期存活患者甚至出现不宁腿综合征、肢体麻木或者烧灼感等异常感觉。血液透析患者，特别是首次透析患者，可能出现恶心、呕吐、头疼、头晕甚至抽搐，称为透析失衡综合征。其发生机制可能由透析迅速清除血中毒素，使血液渗透压迅速下降，而脑脊液中毒素清除少渗透压高，水分从血液进入脑组织所致。长期透析患者痴呆发生率明显增加，可能与铝中毒有关，也可能与老年患者在透析期间反复出现低血糖有关。

4. 胃肠道症状 主要表现为食欲缺乏、恶心、呕吐。患者消化性溃疡发生率比正常人高。常常有少量或者微量消化道出血。此外，患者的乙型肝炎发生率明显高于正常人群。

5. 皮肤症状　皮肤瘙痒最为常见，有时难以忍受，影像生活睡眠。可能与毒素刺激、甲状旁腺功能亢进、高血磷、中枢神经病变和周围神经病变等因素有关。

6. 矿物质骨异常　在 2006 年，慢性肾脏病-矿物质和骨营养不良（CKD-mineral and Bone Disorder，CKD-MBD）这一概念被提出，并于 2017 年进行了更新，用于描述在慢性肾脏病的发展过程中，血生化指标异常、骨骼异常及骨外钙化三者之间代谢紊乱的关系，代替既往的肾性骨病的概念。CKD 出现的骨矿化和代谢异常称为肾性骨营养不良。发生肾性骨营养不良的原因是有继发性甲状旁腺功能亢进、代谢性酸中毒、骨化三醇缺乏、高血磷、低血钙、营养不良、铝中毒等。骨病理表现为纤维素性骨炎、肾性骨软化、骨质疏松症、肾性骨硬化症。临床表现为骨疼、行走困难、病理性骨折或者自发性骨折。最可靠的诊断方法是骨活检，但是因其创伤性难以广泛应用。一般常根据血液化验、骨骼 X 线检查做出临床诊断。肾性骨病按照发生原因分为高转运性、低转运性骨病、铝中毒性骨病。

7. 内分泌功能紊乱　主要表现为肾脏产生骨化三醇、促红细胞生成素减少；肾脏降解胰岛素、高血糖素、胃泌素减少，以及甲状旁腺素分泌增加导致血浆水平升高。无论男性、女性，总体来说性激素水平降低，性功能下降。

8. 易于发生感染　可能与营养不良、酸中毒、毒素对免疫系统的抑制作用、贫血等多种因素有关。对尿毒症患者进行胸部 X 线检查发现，部分没有临床表现的患者也有轻度肺部感染。其感染发生率明显高于正常人群，这也是尿毒症死亡的第二位原因。此外尿毒症患者乙型肝炎的发生率明显高于正常人群，特别是血液透析患者，更易发生乙型肝炎病毒感染。在正常人群很少见的带状疱疹病毒感染，在腹膜透析患者也比较常见。

9. 其他代谢紊乱　如体温低于正常，多发生在女性患者、老年患者，特别是透析不充分的女性、老年患者。患者常自感全身发冷、畏寒，特别是在血液透析期间。糖耐量异常，部分患者易发低血糖，老年透析患者更易发生低血糖，透析期间反复发生低血糖，患者中枢神经会受到一定影响。高尿酸血症很常见，但是发生痛风者较少。

【诊断与鉴别诊断】
根据病史及实验室检查结果，慢性肾衰竭诊断通常

案例 5-13-2
1. 血常规：Hb 69g/L，RBC 2.26×10^{12}/L，PLT 153×10^{9}/L，WBC 7.2×10^{9}/L。
2. 尿常规：尿蛋白（＋＋），RBC（＋）。
3. 血生化：Cr 1104μmol/L，BUN 34mmol/L，K^{+} 5.9mmol/L，CO_2CP 12mmol/L，P^{5+} 3.2mmol/L，Ca^{2+} 1.6mmol/L，尿酸 560μmol/L，ALB 33g/L。
4. B 超：双肾萎缩，右肾大小为 8.5cm×3.6cm，左肾大小为 7.3cm×3.8cm，肾实质回声增强，皮质与髓质分解不清。

不难。对于病史不明确、贫血不明显、双肾形态没有明显改变者应该进行肾活检明确诊断。确定 CKD 诊断后，应尽量明确原发病。但是部分 CKD 晚期就诊患者原发病难以确定。

案例 5-13-2　资料总结
1. 病史：长期慢性肾小球肾炎史，病情逐渐加重。
2. 多尿、夜尿增多，食欲不振、恶心呕吐等临床表现。
3. 高血压、贫血、双下肢水肿体征。
4. 血常规化验示贫血，尿常规化验示血尿、蛋白尿，血生化示血肌酐、尿素氮升高，血磷、血钾升高，酸中毒、低血钙，B 超示双肾萎缩。

确定了 CKD 诊断和原发病诊断后，进一步分析促使患者肾功能恶化的因素。常见的因素有以下 10 个。①肾毒性药物：如某些抗生素。②血容量不足：可使患者在慢性肾脏病变的基础上发生急性肾损害，一些慢性肾脏病变患者，是否存在血容量不足，不能单纯观察尿量、血压。由于患者肾小管病变，尿液浓缩发生障碍，即便已经发生了血容量不足，未必出现尿量减少，由于患者平时患者血压高于正常，血容量不足血压并不能及时降低。此时，要结合患者体重变化、皮肤弹性、血生化检查结果等确定是否存在血容量不足。③感染：是肾功能恶化的常见因素。④尿路梗阻：尿路结石、前列腺肥大是常见因素，应该及时解除，拖延解除不仅加速肾功能损害，而且晚期会失去解除治疗的意义。⑤心力衰竭及严重的心律失常，使肾淤血、缺血，都能加重肾脏损害。⑥高血压：是最常见的肾损害因素。临床观察发现，没有高血压的 CKD 患者的肾功能恶化速度明显慢于有高血压的患者，恶性高血压患者的肾功能恶化相当迅速，有时在数日内就发展到需要透析的地步。⑦高蛋白饮食：对

于尚未进入透析阶段的患者来说，有足够的证据表明，高蛋白饮食能加速肾功能恶化。⑧高血钙、高血磷：对于 CKD 来说适量补充钙是应该的，但是临床上发现，患者总是担心缺钙，在没有医师的指导下过量补钙，结果发生转移性钙化，特别是肾脏转移性钙化，患者肾功能很快恶化。磷对于 CKD 患者的毒性作用已经得到肯定，高血磷能促进肾功能恶化。⑨透析特别是血液透析，有可能加速肾功能恶化。⑩急性应激状态：如创伤、大手术等都有可能加速肾功能恶化。

【治疗】

1. 原发病治疗 去除肾功能恶化因素，对于 CKD 患者来说，这是最有效、最积极的治疗。某些原发病有一定的可逆性，经过治疗这些可逆因素，肾功能可能有所好转，临床中常见到一些患者入院时血肌酐已经达到了透析水平，经过对原发病合理有效的治疗，血肌酐明显下降，一段时间不需要透析。这样的情况多见于继发性肾脏病，如系统性红斑狼疮。对于原发性肾脏病则较少可逆因素。所以强调积极寻找、认真分析促使肾脏恶化的因素，尽可能加以去除。

2. 饮食治疗 ①有水肿、高血压的患者要低盐饮食，每日食盐摄入量要低于 3 克。很多地区长期以来习惯于高盐饮食，改正这种不良习惯进行低盐饮食，较长一段时间会影响患者食欲，可以通过增加辣味、甜味、苦味等方法刺激食欲。水的摄入量需要根据尿量确定。②尚未进行透析治疗者要优质低蛋白饮食。蛋白摄入量需要根据患者的肾小球滤过率进行调整。GFR＜20ml/min，建议每日蛋白摄入量为 0.6g/kg。尽量选用优质蛋白，如瘦肉、鱼、蛋、奶等富含优质蛋白食物，同时也建议适当摄入植物蛋白。为了减轻营养不良，应给予高热量（碳水化合物为主）饮食，根据患者体重、活动量，决定热量摄入量。更有效的方法是低蛋白饮食＋高热量饮食＋α-酮酸。对于已经开始透析（无论是血透还是腹透），都要求高蛋白饮食[1.2g/（kg·d）]以防营养不良。③补充微营养，特别是透析患者，常缺乏各种维生素、微量元素。④CKD 早期，每天尿量＞1000ml 而且血钾正常者可以不控制钾的摄入量，但是已经有明显肾功能障碍伴少尿者需要低钾饮食，血液透析患者更应低钾饮食。腹膜透析患者应根据情况适当增加富含钾的食物。⑤低磷饮食，是减轻肾脏负担延缓肾功能恶化的措施，每日磷的摄入量应该少于 0.6 克。⑥对严重肾功能损害患者控制水的摄入量，控制水摄入的前提是低盐饮食。部分患者饮食过程中习惯伴随较多水的摄入，是需要

改正的习惯。在低盐饮食的前提下控制饮水有利于减轻水肿、降低血压、减轻心脏负担。

3. 水、电解质、酸碱平衡紊乱的治疗

（1）水钠潴留：低盐饮食，控制水的入量最为有效。在 CKD 早期，使用利尿剂也有一定效果，即使再透析患者也要控制水盐的摄入量。临床上经常看到尿量多的透析患者自以为尿量多不控制食盐摄入，结果是比尿量少或者无尿的透析患者更早出现心力衰竭。

（2）高血钾与低钾血症：对于高血钾患者应该首先分析产生高钾的原因，总体上说，CKD 进展至 CRF 产生高钾最主要的原因是肾脏排泄钾减少，其次是酸中毒、含钾较高的食物、药物、输库血等。长期大量服用草药的患者会导致肾小管损害加重，患者血肌酐虽然轻度升高，血钾升高却很突出，成为患者的致命问题。CKD 早期，小部分血钾轻度增高的患者去除高钾原因后，血钾能够恢复正常，无须额外治疗措施。更多的高血钾患者需要治疗。如果血钾＞6.5mmol/L，或者出现高血钾的临床表现，应该尽快给予治疗，包括 10%葡萄糖酸钙稀释后静脉注射、5%碳酸氢钠注射液静脉注射、10%葡萄糖＋胰岛素静脉注射。在上述处理过程中做好透析准备并及时透析。

（3）代谢性酸中毒：轻、中度代谢性酸中毒可以通过口服碳酸氢钠予以纠正，如碳酸氢钠 1～2 克，每天 3 次。由于长期酸中毒，即便是轻度酸中毒也对患者的营养状况、骨骼系统、心血管系统产生不利影响，所以需要认真对待。较重的代谢性酸中毒需要静脉注射碳酸氢钠治疗。如 5%碳酸氢钠 125ml 静脉点滴。在点滴过程中，可能会引起低钙性搐搦，可给予 10%葡萄糖酸钙 10ml 稀释后静脉注射。

（4）钙磷异常与肾性骨营养不良的治疗：①血磷的控制，低磷饮食、不输血或浓缩红细胞，仍然不能达到目的者使用磷结合剂，如碳酸钙口服，也可短期使用氢氧化铝凝胶。对于血钙已经较高者或已经存在转移性钙化者，可选用新型不含钙的磷结合剂盐酸司维拉姆、碳酸镧等。如果饮食控制、一种磷结合剂不能将血磷控制在正常范围以内，可联合两种磷结合剂。血磷＞2.26mmol/L 者，需要通过增加透析频率、透析滤过、血液灌流、短期联合应用铝结合剂等措施降磷治疗。②低钙患者需要口服或者静脉补钙，长期血液透析患者，少数患者血钙高于正常，钙磷乘积＞55mg²/dl² 者，不可补钙，甚至需要低钙透析。对于低钙者，每天补钙量不应超过 2.0 克。③甲状旁腺功能亢进的治疗，首先需要控制高磷血症，维持血钙水平达标，然后合理使用

活性维生素 D 及其类似物，治疗过程中需要监测血钙、磷、PTH 浓度，建议对于透析患者，iPTH 的水平应该维持于正常上限的 2～9 倍。④钙敏感受体促进剂，能降低血浆 iPTH 水平。⑤甲状旁腺次全切除，适用于药物不能控制的严重甲旁亢患者。⑥低转化性骨病，补充 1,25-(OH)$_2$D$_3$ 磷治疗，铝中毒者给予去铁胺治疗。⑦铝中毒性骨病，要停止使用铝剂，去铁胺每次 5mg，每周 1 次于透析结束时静脉注射，疗程为 3 个月。

4. 心血管并发症的治疗

（1）高血压的控制，大多数患者高血压是容量依赖性的，控制钠的摄入量，减少水的入量对控制血压有效。早期，也可使用利尿剂利尿降压。但是对尿量明显超过正常或者尿量已经有所减少者不宜使用。一般降压药物首选 ACEI，需要注意 ACEI 类引起血钾升高的不良作用。尽量将血压控制在目标值。对于老年伴有肾动脉硬化者要密切观察尿量变化，尿量减少、血肌酐明显升高者，要及时停药。如单用 ACEI 血压控制不理想，应联合 ARB、钙离子通道阻滞剂、β 受体阻滞剂等。

（2）心力衰竭的治疗，控制钠水入量、充分血液透析、保持理想的体重、控制血压是治疗心力衰竭有效的方法。

5. 贫血的治疗

（1）给予充足的促红细胞生成素（EPO），透析前每周 50～150U/kg，血液透析时期剂量为每周 100～200U/kg。开始治疗阶段，每 2 周检查 Hct1 次，将其上升速度控制在每周上升 1% 为宜。当 Hb 达到目标水平后，EPO 减少剂量 1/3 长期维持，每个月查血 1 次。EPO 可引起血压升高、癫痫发作、高凝倾向等不良反应。罗沙司他是口服小分子低氧诱导因子脯氨酸羟化酶抑制剂（HIF-PHI）类治疗肾性贫血的药物。

（2）补充铁剂，补充铁剂对体现 EPO 的疗效至关重要。口服要求每天补铁 0.6～1.2g。很多情况下，血液透析患者口服铁剂不能完全满足需要，最好静脉补铁，使铁蛋白＞100μg/L 和转铁蛋白饱和度＞20%。

（3）纠正贫血加重因素，如出血、感染、严重甲状旁腺功能亢进。

（4）其他贫血辅助治疗，如左旋肉毒碱、维生素 B$_6$、叶酸。

6. 替代治疗

（1）血液透析：是目前最为常用的替代治疗方法。将患者的血液从动脉引出，通过由半透膜制成的透析器，毒素进入透析液中。一般要求每周透析 2～3 次。但是血肌酐不会降到正常。不少患者靠血液透析维持治疗存活超过 20 年，生存质量也有很大改观。

（2）腹膜透析：在腹部置管，将透析液灌入腹腔，利用腹膜作为透析膜实现交换。其优点是：无须特殊设备、在家自行操作、没有穿刺血管的痛苦。

（3）肾移植：成功率已经有明显提高，移植肾 1 年存活率为 85%，5 年存活率为 60%。患者的生存质量明显优于透析患者。

> **案例 5-13-2**
>
> 1. 低盐、低磷饮食。
> 2. 厄贝沙坦 80～160mg，每天 1 次。
> 3. 每周血液透析 2 次。
> 4. EPO 3000U 皮下注射，每周 3 次。
> 5. 右旋糖酐铁 125mg＋生理盐水 100ml 静脉点滴，每周 2 次。
> 6. 碳酸钙 0.5，每天 3 次。
> 7. 1,25-(OH)$_2$D$_3$ 0.25μg，每天 1 次。

第十四章　肾脏替代治疗

第一节　血液透析

案例 5-14-1

　　患者，男，76岁，因反复多饮多食8年，水肿1年，气促1周于2016年2月入院。患者8年前出现烦渴、多饮、多食、消瘦，体重下降约10斤，至当地医院就诊，发现血糖升高，最高达23.0mmol/L，诊断为"2型糖尿病"，予"诺和锐、二甲双胍"等降糖治疗，血糖控制不详。1年前开始出现双下肢间断的对称性凹陷性浮肿，未接受诊治，近一周出现气促，活动后加重，到本院就诊，测血肌酐为1025μmol/L，BUN为29.9mmol/L，遂收治入院。

　　体格检查：T 36.7℃，P 110次/分，R 20次/分，BP 140/90mmHg。发育正常，营养中等，神志清醒，精神差。端坐呼吸，慢性肾病面容，浅表淋巴结无肿大。双眼睑无水肿，咽部无充血，扁桃体不大。颈静脉充盈。胸廓对称无畸形，双肺呼吸音粗，心律规整，心率为110次/分，心界左下扩大，心音有力，未闻及杂音。腹部平软，肝脾肋下未触及，双肾区无叩击痛。脊柱四肢无畸形，活动自如。双下肢重度凹陷性水肿。生理反射存在，病理反射未引出。

　　入院后相关检查：Hb 69g/L，BUN 29.6mmol/L，Scr 1066μmol/L，血 K^+ 7.2mmol/L，Ca^{2+} 1.88mmol/L，P 1.93mmol/L，pH 7.0mmol/L。

问题：

1. 该病例的诊断思路是什么？
2. 应该采取什么治疗措施？
3. 后续的治疗是什么？

　　终末期肾脏病（ESRD）的病因主要有糖尿病肾病、高血压引起的良性小动脉肾硬化症、原发性与继发性的慢性肾小球肾炎、肾小管间质性炎症、肾血管性疾病和遗传性肾病等。糖尿病肾病是美国及欧洲等发达国家最常见引起 ESRD 的疾病；而在亚洲，日本、韩国、我国的台湾及香港地区，糖尿病占到 ESRD 的病因的40%以上。

　　按照美国国家肾病基金会的"肾脏病生存质量指导"（K/DOQI）将慢性肾脏病分成5期，按照肾小球滤过率（GFR）进行分期，CKD5 期为 GFR<15ml/（min·1.73m²）（具体参考本篇第十三章"慢性肾脏病"）。临床上通常使用内生肌酐清除率（Ccr）计算肾小球滤过率，其使用的计算公式有以下几个。

（1）Cockroft-Gault 公式

1）$Creatinine\ clearance(Ccr,ml/min) = \dfrac{(140-年龄)×体重(kg)}{72×血肌酐浓度(mg/dl)^*}(男性)$

2）$Creatinine\ clearance(Ccr,ml/min) = \dfrac{(140-年龄)×体重(kg)}{85×血肌酐浓度(mg/dl)}(女性)$

（2）MDRD公式：$eGFR(ml/min/1.73m^2)$
$= 186×血肌酐浓度(mg/dl)-1.154×年龄-0.203×(0.742女性)×(1.233中国人)$

（3）CKD-EPI 公式见表 5-14-1。

表 5-14-1　CKD-EPI 公式

种族和性别		血肌酐（μmol/L）
黑色人种		
女	≤62	GFR = 166（Scr/0.7）$^{-0.329}$×（0.993）年龄
	>62	GFR = 166（Scr/0.7）$^{-1.209}$×（0.993）年龄
男	≤80	GFR = 163（Scr/0.7）$^{-0.411}$×（0.993）年龄
	>80	GFR = 163（Scr/0.7）$^{-1.209}$×（0.993）年龄

续表

---

*1mg/dl=88.4μmol/L

种族和性别		血肌酐（μmol/L）
其他人种		
女	≤62	GFR = 194（Scr/0.7）$^{-0.329}$×（0.993）年龄
	>62	GFR = 144（Scr/0.7）$^{-1.209}$×（0.993）年龄
男	≤80	GFR = 141（Scr/0.9）$^{-0.411}$×（0.993）年龄
	>80	GFR = 141（Scr/0.9）$^{-1.209}$×（0.993）年龄

案例 5-14-1

1. 患者有糖尿病 8 年，血糖控制不良，考虑是糖尿病肾病。

2. 1 年前出现水肿，1 周前气促，基于血肌酐计算 Ccr<10ml/min，已经进入到 CKD 5 期（尿毒症期）。

3. 患者端坐呼吸，颈静脉充盈，HR 为 110 次/分，双下肢浮肿，存在急性心力衰竭。

4. 患者 Hb 为 69g/L，是慢性肾病性贫血。

5. 血钾为 7.2mmol/L，存在高钾血症。

一、血液透析现状

根据美国 USRDS 的数据，到 2008 年为止，美国有 535 166 名 ESRD 患者，其中有 30%的患者进行了肾移植，剩余的 ESRD 患者有 92%接受血液透析治疗。ESRD 的年发病率（incidence）是指在一年内，在某一特定人群中第一次接受肾脏替代治疗的 ESRD 人数，常以每年每百万（pmp）正常人口中肾脏替代治疗的人数表示，可以统计总的肾脏替代治疗的发病率，也可以统计 3 种肾脏替代治疗（血液透析、腹膜透析和肾移植）各自的发病率。ESRD 患病率（prevalence）是指新接受和已接受肾替代治疗的 ESRD 人数，也是以 pmp 表达，也可以分成总患病率和各种替代治疗的患病率。2008 年为止，在已有透析登记系统的国家和地区中，墨西哥的 ESRD 发病率最高，为 557pmp，美国为 362pmp，我国的台湾地区为 384pmp。而患病率最高的是我国台湾，为 2311pmp，随后是日本和美国，分别为 2126pmp 和 1752pmp。而根据中国血液净化病例信息登记系统 2012 年的统计数据，2012 年我国接受血液透析的患者人数为 248 016 人，北京的血液透析患病率为 486pmp，上海的血液透析患病率为 552pmp。目前我国尚缺乏全国范围内的发病率及患病率。

二、血液透析原理

血液透析是根据半透膜两侧不同浓度的溶质自由扩散原理而设计。半透膜两侧不同浓度的物质，通过弥散作用从浓度高的一侧向浓度低的一侧扩散。人体内的代谢产物经过透析器在透析膜（半透膜）两侧进行溶质交换，经交换后代谢产物浓度下降，然后重新进入体循环。弥散的效率和以下几个方面相关：①膜两侧浓度梯度的大小；②膜的表面积；③膜的通透性。膜的通透性取决于膜孔径的大小、膜的厚度、溶质分子量的大小及膜两侧流量的大小。根据渗透性原理，分子量越大的物质，其转运速率越慢，如尿素氮（Urea，60Da）的清除速率远高于肌酐（Cr，113Da）。对流是溶质清除的另外一种方式，溶质从压力高的一侧向压力低的一侧移动，这种方式主要用于分子量大于透析膜滤过孔径的大分子的清除。普通透析时以弥散作用为主，而在血液滤过时以对流作用为主。在溶质清除的同时，水分子在超滤的作用下从体循环进入到透析液中，从而达到水分的清除。

血液透析中有三个重要的组成部分：透析器、透析液供给系统和血液循环系统（图 5-14-1）。透析器是一个塑料容器，能够同时充盈血液及透析液。中空纤维透析器是目前最常用的透析器，这种透析器中包含了大量的平行的中空纤维束，血液在纤维束内腔流动，而透析液在纤维束外流动。透析器使用的透析膜分成纤维素膜和合成膜，最常使用的透析膜是"组织相容性"聚砜膜。

透析液使用碳酸盐缓冲液，含有钾、钙、钠等离子和葡萄糖等物质。钾离子的浓度为 0~4mmol/L，根据患者透析前体内血清钾离子的浓度选择使用。常用透析液中钙离子浓度为 1.25mmol/L，但有低钙血症的患者可以选用高钙透析液（Ca^{2+}浓度为 1.75mmol/L）。钠离子浓度为 136~140mmol/L。在每次的透析治疗过程中，患者大概要进行 120L 容量的交换，透析用水必须经过滤过、软化、去离子化，而且要经过反渗装置去除微生物污染及溶解于水中的离子。

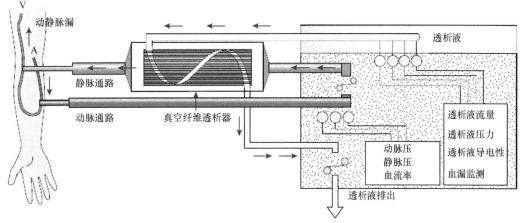

图 5-14-1　血液透析示意图

■ 动脉；■ 静脉；□ 透析液

三、适 应 证

肾脏替代治疗在 GFR<10ml/min 时开始进行，尤其是出现严重的水、电解质平衡紊乱并且不能使用药物纠正时；对于糖尿病患者，GFR<15ml/L 可以开始透析治疗。其他透析指征参照表 5-14-2。血液透析还可以用于急性药物中毒或农业毒素等中毒的治疗，对于分子量低、水溶性高、蛋白结合率低的毒物药物，血液透析效果明显。

表 5-14-2　慢性肾脏病透析指征

尿毒症性脑病或尿毒症相关神经病变
心包炎或胸膜炎
尿毒症引起的出血倾向
利尿剂不能纠正的容量过多
药物不能控制的高血压
药物不能控制的持续性高钾血症、代谢性酸中毒、高钙血症、低钙血症、高磷血症
持续性的恶心或呕吐

> **案例 5-14-1**
>
> 经过紧急血液透析后，血生化示 K^+ 5.4mmol/L，BUN 18.5mmol/L，Scr 652μmol/L，Ca^{2+} 1.98mmol/L，P 1.54mmol/L，pH 7.24mmol/L。

四、治 疗

1. 抗凝治疗　在透析过程中血液凝固会导致患者血液丢失及影响溶质的透析效率，为防止血液凝固，抗凝剂在血液进入透析器之前，通过输液泵或者是蠕动泵将其与血液混合以发挥抗凝效果。肝素是最常使用的抗凝剂，开始透析时给予首剂量为 0.3～0.5mg/kg，然后每小时追加 5～10mg，直到透析结束前 15 分钟～1 小时。如果患者存在出血倾向，可以采用低分子肝素、局部抗凝或无肝素透析。

2. 透析剂量及充分性评估　透析的剂量指的是单一次透析能够清除的尿素量。透析剂量与患者的体表面积、残存肾功能、蛋白质的摄入量、合成代谢及分解代谢水平等有关。大部分的血液透析患者，每周需要 9～12 小时的透析时间，平均为 3 个间期，如一周透析 3 次，每次 4 小时。目前临床上使用尿素清除指数（Kt/V）评估透析的充分性，K 代表透析器的尿素清除率（L/min），t 代表透析的时间（min），V 代表尿素分布容积（L）。Kt/V 维持在 1.2～1.4 较为理想。

3. 建立血管通路　动静脉瘘、血管移植或深静脉导管是血液透析常用的血管通路。自体动静脉内瘘的建立是将患者的动脉和静脉进行连接，一般选择桡动脉或肱动脉与头静脉或贵要静脉吻合，"端侧吻合"或"侧吻合"，使得前臂静脉"动脉化"，更利于使用大号穿刺针进行血管穿刺，保证透析的血流量。一般手术 3 周后，待静脉扩张、搏动触及时可以使用。血管移植分为自体血管移植（一般选用自体大隐静脉）或人造血管移植，通常在高龄、高血压动脉硬化、肥胖、反复穿刺静脉狭窄、继发性甲状旁腺功能亢进伴血管钙化、糖尿病血管病变等不能建立自体动静脉瘘时采用。

深静脉导管在急、慢性肾衰竭时均可使用。对维持性血液透析患者，深静脉导管通常在动静脉瘘或移植血管失败后，或者患者的血管情况不满足前两者的使用条件。深静脉置管通常选择颈内静脉、股静脉或锁骨下静脉。深静脉导管的感染和血栓形成的发生率较高。

> **案例 5-14-1**
>
> 1. 低盐、低磷饮食。
>
> 2. 缬沙坦 80mg，每天 1 次；托拉塞米 40mg，每天 2 次。

3. 每周血液透析 3 次。

4. EPO 3000U 皮下注射，每周 2 次。

5. 1, 25-(OH)₂D₃ 0.25μg，每天 1 次。

6. 择期建立血管通路。

7. 每 3 个月进行血色素，钙，磷，甲状旁腺素水平评估。

8. 每隔半年进行一次 Kt/v 评估，及时调整透析方案。

4. 连续性肾脏替代治疗　连续性肾脏替代治疗（Continuous renal replacement therapy，CRRT）不仅可用于 AKI、ESRD、药物中毒等治疗，而且还可用于脓毒血症、感染性休克、多器官功能衰竭、充血性心力衰竭、急性重症胰腺炎的治疗，是 ICU 中使用最多的肾脏替代治疗手段。CRRT 适用于不能耐受间歇性血液透析患者，特别是血流动力学不稳定的患者。CRRT 与常规血液透析相比，CRRT 能够提供稳定的血流动力学，能够更好地控制容量，临床耐受性好，能够以较为平稳、持续、缓慢的方式清除水分及体内代谢产物。有随机对照的研究发现，与血液透析相比，CRRT 能够减少重症患者的死亡率。

CRRT 的透析方式有多种，包括缓慢持续超滤（slow continuous ultrafiltration，SCUF）、持续性动脉/静脉-静脉血液滤过（continuous arterio/veno-venous hemofiltration，CA/VVH）、持续性动脉/静脉-静脉血液透析（continuous arterio/veno-venous hemodialysis，CA/VVHD）和持续性动脉/静脉-静脉血液透析滤过（continuous arterio/veno-venous hemodiafiltration，CA/VVHDF）。

第二节　腹膜透析

案例 5-14-2

患者，女，54 岁，因头晕、头痛 10 年，夜尿增多 2 年，浮肿 6 个月，于 2016 年 5 月 25 日来诊。患者 10 年前出现头晕、头痛，到当地医院就诊发现血压升高，达 190/100mmHg，规律服用"拜新同"降压治疗，血压多波动于（140~170）/（70~90）mmHg。2 年前开始出现夜尿增多，4~5 次/晚，当时体检查血肌酐为 233.5μmol/L，未予重视。近 6 个月反复双下肢轻度水肿，凹陷性。到本院门诊就诊，查血肌酐为 738μmol/L，双肾输尿管膀胱 B 超示：双肾缩小，符合慢性肾病声像。为进一步诊治，收入院。

体格检查：BP 152/96mmHg，慢性肾病面容，浅表淋巴结无肿大。双眼睑无水肿，咽部不充血，扁桃体不大。颈软、无抵抗。胸廓对称无畸形，双肺呼吸音清晰，心律规整，心率 85 次/分，心界左下扩大，心音有力，未闻及杂音。腹部平软，肝脾肋下未触及，双肾区无叩击痛。脊柱四肢无畸形，活动自如。双下肢轻度凹陷性水肿。生理反射存在，病理反射未引出。

入院后相关检查：Hb 79g/L，BUN 23.6mmol/L，Scr 856μmol/L，血 K⁺ 5.2mmol/L，Ca²⁺ 1.92mmol/L，P 2.01mmol/L。

问题：

1. 该病例的诊断是什么？

2. 应该采取什么治疗措施？

3. 该患者的后续治疗？

根据美国 USRDS 的资料，导致 ESRD 的病因中，糖尿病肾病占 37.6%，高血压肾病占了 24.6%，肾小球肾炎占了 15.2%，高血压和肾小球肾炎是除了糖尿病外，引发肾衰竭最主要的病因。而我国及一些发展中国家，原发性肾小球肾炎是导致 ESRD 最主要的原因，其后分别是糖尿病肾病及高血压肾病。近年来，随我国经济水平的发展，后两者导致的 ESRD 也逐渐增加。

案例 5-14-2

1. 患者有高血压 10 年，血压控制不佳，是高血压肾小动脉硬化。

2. 2 年前出现夜尿增多，当时血肌酐为 233.5μmol/L，已经出现慢性肾功能不全。

3. 6 个月前出现双下肢水肿，入院后查血肌酐为 856μmol/L，计算 Ccr<10ml/min，诊断为 CKD 5 期（尿毒症期）。

4. 患者 Hb 为 79g/L，是慢性肾性贫血。

一、腹膜透析原理

腹膜透析是 ESRD 肾脏替代治疗的手段之一，通常由患者或患者家属在家中自行操作。腹膜透析主要由腹膜透析管、连接系统、透析液组成。通过腹膜透析置管术将腹膜透析管置入患者的膀胱直肠窝或子宫直肠窝，体外段行走于患者的腹壁皮下，由两个涤纶袖套将透析导管固定及预防感染。透析时向腹腔中灌注腹膜透析液，利用患者腹膜的半透膜性质，将体内的代谢产物从患者的毛细血管交换入腹膜透析液，同时能够清除水分并维持电解质和酸碱平衡（图 5-14-2）。

腹膜由脏腹膜、腹膜间质和肠系膜毛细血管网组成，对溶质的清除主要依赖弥散。不同的溶质在腹膜两侧存在浓度差，该溶质会顺着浓度梯度由浓度高的地方向浓度低的方向移动。除了与浓度相关，在腹膜透析中，某种物质清除的效率还与溶质分子量大小、腹膜面积、腹膜厚度、透析液的种类、透析液交换量、透析液的停留时间等相关。水分的清除主要通过超滤实现，超滤的速度在腹膜透析液进入腹腔的初期最佳，因为这时透析液和血液的渗透压梯度最大。

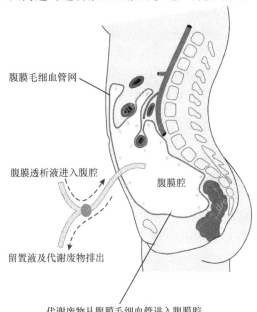

图 5-14-2　腹膜透析示意图

腹膜透析液主要由三部分构成，渗透剂、缓冲液和电解质。葡萄糖是目前临床上最常用的渗透剂，分为 1.5%、2.5%、4.25%，浓度越高，超滤效果越好，但一般从低浓度开始使用，高浓度的腹膜透析液会对腹膜造成损伤。除了葡萄糖作为渗透剂，还有氨基酸和艾考糊精等腹膜透析液。缓冲液（醋酸盐、乳酸盐、碳酸氢盐）用于纠正机体的酸中毒。电解质成分与正常人血浆成分相近，含有钠、钙、镁和氯离子。

二、适　应　证

腹膜透析适用于 AKI 或 ESRD 等情况（具体见本章第一节"血液透析"）。腹膜透析有其自身的特点，腹膜透析不需要建立血管通路，比较适用于婴幼儿；对血流动力学影响较小，有心脑血管疾病如心绞痛、心肌梗死、严重心律失常、脑血管意外等患者也适宜采用腹膜透析；腹膜透析还适用于血管条件不佳、凝血功能障碍伴出血倾向患者或患者残存肾功能较好，需要白天工作、上学者。

案例 5-14-2

　　经过腹膜透析后，血生化示血 K^+ 4.35mmol/L，BUN 17.2mmol/L，Scr 542μmol/L，Ca^{2+} 2.08mmol/L，P 1.34mmol/L。患者症状好转出院，每天自行换液，保持日常工作。

三、治　　疗

1. 透析处方　目前比较常用的腹膜透析方式有持续非卧床腹膜透析（continuous ambulatory peritoneal dialysis，CAPD），间歇性腹膜透析（intermittent peritoneal dialysis，IPD），夜间间歇性腹膜透析（nocturnal intermittent peritoneal dialysis，NIPD），持续循环腹膜透析（continuous cycling peritoneal dialysis，CCPD），潮式腹膜透析（tidal peritoneal dialysis，TPD）等。如果由自动循环腹膜透析机进行换液等操作时，又称为自动腹膜透析（automated peritoneal dialysis，APD）。在以上腹膜透析方式中，CAPD 最为常用，一般常规 CAPD 每天换液 3～5 次，每次使用透析液 1.5～2L，透析白天每次留腹时间为 4～6 小时，晚上留腹袋，留腹时间为 10～12 小时。白天，患者在更换透析液的短暂时间内不能自由活动，而其他时间可以自由活动或从事日常工作，每天 24 小时腹腔内均留置腹膜透析液，进行持续性的溶质交换。

2. 腹膜转运功能评估　腹膜平衡试验（peritoneal equilibrium test，PET）是用于评估腹膜转运特性的标准方法，用于评估腹膜对肌酐和葡萄糖等溶质的转运效率。标准 PET 通过测定血清和腹膜透析液中尿素氮、肌酐和葡萄糖比值而判断腹膜转运特性。根据 PET 的结果，将腹膜转运特性分成低转运、低平均转运、高平均转运、高转运 4 种转运类型。高转运者容易吸收葡萄糖导致有效超滤量减少，容易出现容量负荷过多，而且大分子蛋白例如白蛋白，容易通过腹膜进入到透析液导致蛋白丢失。高转运者可缩短留腹时间或者采用 APD 增加超滤。低转运者和高转运相反，容易出现溶质清除不足，应该增加透析剂量增加溶质清除。而高平均和低平均转运对肌酐和水分的清除比较适中，适宜进行 CAPD 治疗。

3. 透析充分性评估　腹膜透析充分的患者身心安泰、食欲良好、体重增加、体力恢复、慢性并发症减少，尿毒症毒素清除充分。目前公认的透析充分性指标为 CAPD 每周尿素清除指数（Kt/V）≥1.7，每周肌酐清除率（Ccr）≥50L/1.73m²。

案例 5-14-2

　　1. 低盐、低磷饮食。

　　2. 缬沙坦 80mg，每天 1 次；氨氯地平 10mg，每天 1 次；托拉塞米 20mg，每天 2 次。

　　3. 行 CAPD 治疗，夜间腹透液留腹。

　　4. EPO 3000U 皮下注射，每周 1 次。

　　5. 1,25-$(OH)_2D_3$ 0.25μg，每天 1 次。

6. 透析 1 个月后，行 PET 检查，确定腹膜转运特性。

7. 每 3 个月进行血色素，钙，磷，甲状旁腺素水平评估。

8. 每半年进行一次 Kt/v 评估，及时调整透析方案。

知识拓展

透析患者会面临透析方式选择问题：有个体差异，生活方式，生活质量等考虑，如何选择，可以参考：Canadian Agency for Drugs and Technologies in Health.First initiative peritoneal dialysis versus hemodialysis for the treatment of renal failure：a review of clinical effectiveness and guidelines. 2016 Feb.

第三节 肾 移 植

世界上首例成功的肾移植是 20 世纪 50 年代，由美国波士顿 Peter Bent Brigham 医院的 Murray 医师在同卵双生子之间移植成功。肾移植是 ESRD 患者首选的治疗方式，成功的肾移植患者将获得较高的生命质量，肾功能能够恢复正常，能够从事正常的生活和工作，而且维持阶段的治疗费用较低。尽管肾移植患者的预期寿命比正常人群短，但与维持性透析患者或等待肾移植的患者相比，其 5 年生存率是这些患者的两倍（图 5-14-3）。

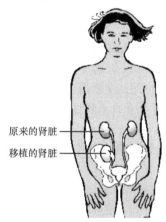

图 5-14-3 肾移植示意图

一、肾移植供、受体的选择与准备

肾移植的供体有活体供肾及尸体供肾，活体供肾需要保证供体的肾功能正常，进行肾切除术的风险足够低，而且供体并没有相关的疾病会增加以后肾脏疾病的风险。尸体供肾是以脑死亡作为供体的条件，尸体肾是目前世界上大多数国家采用的供肾来源，我国的肾移植也绝大多数是尸体供肾。无论是活体供肾还是尸体供肾，均应该排除可能传染给受者的感染性疾病和恶性肿瘤，并详尽评估肾脏的解剖和功能状态。

肾移植适应于各种原因导致的 ESRD 患者。所有的受体在进行手术前均应该进行风险/获益比评估。手术前均应评估心肺功能、是否合并活动性/潜有性感染（病毒性肝炎、结核、HIV 感染）、新发或复发性恶性肿瘤、活动性消化道溃疡、进展性代谢性疾病。大多数的移植中心将 HIV 感染和活动性肝炎作为肾移植的绝对禁忌证，因为明显增加术后供肾感染。

二、免疫抑制治疗

肾移植受者需要常规接受免疫抑制治疗。目前的免疫抑制剂会全面抑制人体内的免疫反应，包括细菌、真菌甚至肿瘤。临床上所有的免疫抑制剂均针对初始免疫反应而较少干预免疫记忆系统。抑制免疫反应的药物分为诱导缓解药物及维持性药物。诱导方案在移植的早期阶段立即采用预防性的抗淋巴细胞药物，大大减少早期急性排斥反应及减少了激素或神经钙调抑制剂（例如环孢素）的使用，减少了他们的毒性反应。除了同卵双生供受体外，所有肾移植患者均要接受维持性治疗，维持性治疗通常采用三联疗法：泼尼松、神经钙调抑制剂和一种抗代谢性药物。mTOR 可以代替后两种药物的其中之一种。

抗排斥反应的治疗，通常使用甲基强的松龙、抗胸腺细胞球蛋白（ATG）或抗淋巴细胞球蛋白（ALG）、抗 CD3 单克隆抗体（OKT3）等冲击治疗。

三、预 后

肾移植手术一年期存活率接近 91%，而 10 年期存活率稍低于 50%。如果是活体肾移植，一年前存活率超过 96%，而 10 年期存活率超过 60%。与维持性血液透析或腹膜透析相比，肾移植的存活率明显增加。其死亡的主要原因是心血管并发症、感染或肿瘤等。

知识拓展

目前 EPO 使用大约是一周一次，但也已经有长效制剂，可以参考：AMGEN ANAEMIA ADVISORY GROUP, 2002. Darbepoetin alfa: A new erythropoietic drug for the treatment of renal anaemia. NEPHROLOGY, 7, S173-180.

（梁剑波）

第六篇 血液系统疾病

第一章 总 论

血液学的主要研究对象是血液和造血组织，包括它们的生理、病理和临床等方面。而血液系统疾病，指的是原发或主要累及血液和造血器官的疾病。

【血液系统】

血液系统由血液和造血器官组成。血液由血浆和悬浮于其中的血细胞组成。造血器官（或造血组织）是指能够生成并支持血细胞分化、发育成熟的组织器官，出生后主要包括骨髓、胸腺、脾和淋巴结。造血器官的主要功能是造血，造血（hematopoiesis）即指血液中有形成分的生成过程。

（一）造血器官

1. 骨髓 是出生后的主要造血器官。骨髓组织是一种海绵状、胶状或脂肪性的组织，位于坚硬的骨髓腔内。骨髓分为造血组织的红髓和脂肪组织的黄髓两部分。出生时，全身的骨髓腔内均是红髓，随着年龄的增长，部分红髓转变为黄髓，至青春期后期，红髓仅集中在颅骨、椎骨、肩胛骨、肋骨、胸骨、髂骨、肱骨和股骨的近心端骨骺。成人脂肪组织约占骨髓空间的 50%。如果存在长期造血增长的需要，如溶血性贫血时，黄髓也能转化为红髓造血。

骨髓组织主要由造血细胞、非造血细胞、血窦、血管和神经组成。造血细胞包括红细胞系、粒单细胞系、巨核细胞系和淋巴细胞系，分布在网状细胞和网状纤维构成的网状支架中，不同阶段的造血细胞在骨髓中的分布有一定的规律性，这与其所需微环境的不同有关。非造血细胞包括内皮细胞、网状细胞、巨噬细胞、脂肪细胞、成纤维细胞及未分化的间充质细胞等，它们与血窦、骨内膜细胞、成骨细胞、破骨细胞及与血管伴行的神经纤维共同构成造血微环境，构筑造血细胞所在的场所，并支持、营养造血细胞的分化发育。

2. 淋巴器官 分为中枢淋巴器官和外周淋巴器官。中枢淋巴器官指骨髓和胸腺。骨髓是所有淋巴祖细胞寄居并开始分化的场所，且 B 淋巴细胞在骨髓内分化、成熟。胸腺是 T 淋巴细胞分化发育的

场所。外周淋巴器官包括淋巴结、脾脏和皮肤黏膜淋巴组织，是成熟淋巴细胞定居的场所。在这里，淋巴细胞相互作用并与非淋巴细胞作用，对抗原产生免疫应答。

（1）胸腺：外有结缔组织被膜，内为实质，被膜的结缔组织深入实质将胸腺分隔成若干胸腺小叶。胸腺小叶外层为皮质，分为被膜下浅皮质区和深皮质区，小叶内部为髓质。青春期后，胸腺皮质开始退化，随着年龄增大，皮质部分可能完全萎缩，而髓质的残余部分可终生保存。胸腺内含有两类细胞，即胸腺细胞（正在发育的淋巴细胞）和胸腺基质细胞。胸腺基质细胞包括上皮细胞、巨噬细胞及树突状细胞等。胸腺基质细胞相互连接成网状结构，形成胸腺微环境。胸腺是 T 淋巴细胞分化成熟的场所，来源于卵黄囊、胚肝（胚胎期）或骨髓的 T 淋巴祖细胞迁入胸腺皮质，并从皮质逐渐内移到髓质，这一内移过程即为 T 淋巴细胞在胸腺微环境中逐步分化成熟的过程。成熟的 T 淋巴细胞离开胸腺，通过血流进入外周淋巴器官。胸腺还有免疫调节的功能。

（2）脾：是人体最大的外周淋巴器官，是对血源性抗原免疫反应的主要场所。脾脏由白髓、红髓及边缘区组成。白髓由围绕中央动脉聚集的淋巴细胞构成，动脉周围由 T 淋巴细胞包围成淋巴鞘，是 T 淋巴细胞聚居区。鞘内的淋巴小结为初级淋巴滤泡，受抗原刺激后形成生发中心，为 B 淋巴细胞聚居区。淋巴鞘和滤泡周围围绕着淋巴细胞和巨噬细胞，为边缘区。边缘区的细胞形成一个细网眼滤过床，是大量流经脾脏血液的通道。边缘区围绕着白髓，并逐渐融入红髓中。红髓分布在白髓的周围，由脾索和血窦（脾窦）组成，脾索是 B 淋巴细胞的聚居区，也有许多树突状细胞和巨噬细胞。血窦由脾索围成，内为血液。脾窦具有与邻近组织进行物质交换和血细胞出入的特殊结构。脾脏具有滤血、免疫、储血和造血等功能。

（3）淋巴结：是大量网状细胞形成的网状支架及由骨髓或胸腺迁移来的淋巴细胞填充其中形成的淋巴网状组织，分为皮质和髓质两部分。淋巴结是对

组织抗原免疫应答的主要场所。

皮质由淋巴滤泡、副皮质区和淋巴窦构成。淋巴滤泡位于外层皮质，主要由B淋巴细胞聚集而成。未受抗原刺激的初级淋巴滤泡内多是成熟静止的B淋巴细胞，无生发中心。初级淋巴滤泡经抗原刺激后形成生发中心，内含大量增殖分化的B淋巴母细胞，此细胞向内迁移至髓质转化为浆细胞，可产生与抗原有高度亲和力的抗体。副皮质区亦称为胸腺依赖区，位于淋巴滤泡之间和深皮质区，为T淋巴细胞聚集区。

髓质由髓索及其间的淋巴窦组成。髓索内主要为B细胞、浆细胞和巨噬细胞。淋巴窦接受皮质区淋巴窦里的淋巴液，并经输出淋巴管到下一站淋巴结。

淋巴结是产生和储存淋巴细胞的场所，又是淋巴液的生物滤器，还对外来抗原产生反应。

3. 单核巨噬细胞系统 该系统的细胞起源于骨髓的粒、单系祖细胞，是血液系统的延伸，相当于以前 Aschoff 所称的"网状内皮系统"。包括骨髓内的原、幼单核细胞，血液中的单核细胞，淋巴结、脾和结缔组织中固定和游走的组织细胞和巨噬细胞，肝的库普弗细胞及神经系统的小神经胶质细胞等。单核巨噬细胞系统的细胞具有趋化作用、运动和黏附作用、吞噬功能、启动和调节免疫反应、细胞毒作用及合成细胞因子等功能。除参与免疫过程外，还参与铁、脂肪和蛋白质的代谢，并通过清除激活的凝血因子而成为抗凝系统的一部分。单核巨噬细胞系统的细胞虽然具有共同的起源和功能特征，但在不同组织中其作用不尽相同，因此，这些细胞在不同的阶段及不同的部位发育异常所引起的疾病亦不同。

4. 胚胎及胎儿造血组织 在胚胎的9～10天，中胚层开始出现造血位点，以后逐步发育成卵黄囊中的血岛。血岛外周的细胞分化为血管壁的内皮细胞，中间的细胞分化为最早的血细胞，称为原始血细胞，只能合成胎儿血红蛋白。胚胎肝于第5周开始有造血功能，3～6个月时成为主要的造血场所，主要产生红系细胞，其次产生粒系细胞，巨核细胞最少。在胎儿2个月以后，胚胎脾也短暂参与造血，主要生成淋巴细胞和单核细胞。约于胎儿的第5个月时骨髓腔形成并开始造血，主要产生粒系细胞和红系细胞，随着胎儿的发育，还生成巨核细胞，并于妊娠后期及出生后成为主要的造血器官。

（二）血细胞生成与发育

血细胞的发育是一个连续的过程，由造血干细胞经过一系列的增殖（proliferation）、分化（differentiation）、成熟（maturation）和释放（release）的过程，最终演变为具有特定功能的终末细胞。

1. 造血干细胞（hematopoietic stem cell，HSC）由胚胎中胚层的细胞分化而来，是各种血细胞和免疫细胞的起始细胞。HSC 具有不断自我更新与多向分化增殖的能力。自我更新指的是产生具有相同特性子代细胞的能力；多向分化增殖是指具有分化增殖为全血细胞的能力。HSC 在体内形成 HSC 池，其自我更新与多向分化之间维持着动态平衡，所以 HSC 数量是相对恒定的。此动态平衡的实现，可能与 HSC 的不对称分裂及细胞因子调节有关。HSC 在分裂为两个细胞时，其中一个保持了干细胞原有的特性，另一个则具有了相对成熟的特性，并能向各系细胞分化增殖。HSC 从自我更新状态进入分化增殖时，自我更新能力下降，HSC 由多向分化向定向分化发展时，已过渡成为祖细胞（progenitor）。祖细胞的自我更新能力减弱，只能短期维持造血，长期造血的维持依赖于 HSC。

HSC 是具有长期再生造血能力的单个核细胞，可根据表面抗原特征来识别。用细胞分化群（cluster of differentiation，CD）来识别 HSC，则 HSC 表达 CD34 抗原，但各系细胞（髓系和淋系）特有的抗原（Lin 抗原）均缺乏，即 HSC 为 CD34+、CD33−、CD38−、HLA-DR−、Lin−。HSC 存在于骨髓和血液中，CD34+ 细胞约占骨髓有核细胞的 1%，外周血中仅占 0.05% 左右。

目前通常使用动物实验和细胞培养的方法来研究 HSC 和祖细胞。通过 HSC 在鼠体内形成脾集落形成单位（colony-forming unit-spleen，CFU-S）或重建造血的异种移植，可观察 HSC 的造血功能。干/细胞可在体外半固体培养时通过观察集落形成细胞（colony-forming cell，CFC）或集落形成单位（colony-forming unit，CFU）来了解。CFU-S 可形成髓系的粒系、红系、单核系、巨核系集落形成单位（colony-forming unit of granulocyte, erythrocyte, monocyte, megakaryocyte, CFU-GEMM）和淋巴系集落形成单位（colony-forming unit of lymphocyte，CFU-L）。CFU-GEMM 可进一步形成定向的祖细胞，即粒-单系集落形成单位（CFU-GM）、红系集落形成单位（CFU-E）和巨核系集落形成单位（CFU-Meg）。各系祖细胞增殖分化为形态学可辨认的造血前体细胞，后者进一步发育为各系成熟的终末血细胞。

2. 细胞因子（cytokine，CK） 是指体内多种细胞产生的一组调控细胞生物活性的蛋白，具有多种重要的生理效应，如介导细胞的相互作用，促进和调节细胞的活化、增殖、分化和效应功能等，也与相关疾病的病理生理变化有关。

HSC 主要存在于骨髓的造血微环境中。造血微环境中的细胞因子调控着 HSC 的存活、自我复制、增殖与分化。这种调控与细胞因子的种类、数量以及各种细胞因子的相互作用有关。如粒系集落刺激因子（granulocyte colony-stimulating factor，G-CSF）促进中性粒细胞分化、成熟；粒单系集落刺激因子（granulocyte-monocyte colony-stimulating factor，GM-CSF）促进粒单系祖细胞分化成熟为中性粒细胞和单核细胞；促红细胞生成素（EPO）则促进红系细胞的分化、成熟等。

3. 造血微环境　造血细胞和支持造血细胞生长发育的造血微环境是构成骨髓的两大基本成分。造血微环境是造血细胞赖以生存的场所。造血微环境中的基质细胞、细胞因子和细胞外基质对造血细胞的分化、发育发挥了重要作用。基质细胞是指骨髓中的非造血细胞，它们为造血细胞的发育提供了所需要的营养。由基质细胞所产生的细胞外基质指骨髓中的胶原、蛋白多糖和糖蛋白。胶原形成支架，构筑造血空间；蛋白多糖在细胞间相互作用、细胞因子提呈和细胞分化中发挥作用；糖蛋白则促进细胞黏附，调节细胞的迁移。

【血液系统疾病】

（一）血液系统疾病的定义和特点

血液系统疾病指原发于血液系统（如白血病）或主要累及血液系统（如缺铁性贫血）的疾病。

血液以液体状态存在，不构成定形的实质器官；它是功能各异的血细胞和血浆成分的组合体，执行着多种重要的生理功能；它灌注着每一个组织器官的微循环，与机体组织器官有着密切的联系。血液的这些特性决定了血液病的下列特点。

1. 血液病的症状和体征常缺乏特异性　血液病的病种较多，但血液病常见的症状和体征主要是受累血细胞或血浆成分功能障碍的表现，如贫血、出血、发热、易感染、淋巴结及肝脾肿大等，可以是多种血液病的共同表现，也可是其他系统疾病的临床表现。这就要求临床医师要熟悉和掌握这些症状和体征在不同血液病及其他非血液病中的细微差别，为实验室检查提供线索或依据。

2. 继发性血液学异常多见　许多全身性疾病都能引起血像的改变，有的甚至可引起严重或持久的继发性血液学异常，如各种感染、炎症，以及肝、肾、内分泌疾病和肿瘤等，均可出现贫血、出血等症状。有时甚至原发疾病的表现不明显，而继发性血液学异常的表现突出。因此，明确原发病，给予针对性的治疗，是治疗成功的关键。

3. 实验室检查在血液病的诊断中占有突出的地位　很多血液病都需要实验室检查以确诊，疗效的观察也离不开实验室检查。

（二）血液病的分类

血液病的分类见表 6-1-1。

表 6-1-1　血液病的分类

1. 红细胞疾病
各类贫血和红细胞增多症等
2. 粒细胞疾病
粒细胞缺乏症、中性粒细胞分叶功能不全（Pelger-Huet 畸形）、惰
性白细胞综合征、类白血病反应等
3. 单核细胞和巨噬细胞疾病
恶性组织细胞病等
4. 淋巴细胞和浆细胞疾病
淋巴瘤、淋巴细胞白血病、多发性骨髓瘤等
5. 造血干细胞疾病
再生障碍性贫血、阵发性睡眠性血红蛋白尿、骨髓增生异常综合征、
急性非淋巴细胞白血病、骨髓增殖性疾病等
6. 脾功能亢进
7. 出血性及血栓性疾病
血管性紫癜、血小板减少性紫癜、凝血障碍性疾病、弥散性血管内
凝血、血栓性疾病等

（三）血液病常见症状与体征

详细的病史询问和体格检查是血液病诊断的重要线索，血液病常表现出下列症状和体征。

1. 贫血　是血液病最常见的症状。贫血时由于红细胞减少，血液的携氧能力降低，使各组织器官发生缺氧。临床上一般表现为皮肤黏膜苍白，以观察指（趾）甲、手掌、口唇黏膜和睑结膜等部位较可靠。贫血依其程度、发展速度和机体代偿能力的不同，可表现为乏力、头昏、眼花、黑矇、心悸、气促、消化功能减退、注意力涣散、记忆力下降、倦怠等，重者可有呼吸功能和心功能的障碍。

2. 出血倾向　血液病的出血是凝血和止血机制障碍所致，多是全身性的，可发生于身体的任何部位。其特点是容易出血，常无诱因，或诱因与出血的程度不成比例，出血不易控制，对常用的止血药治疗反应不佳。

3. 发热　血液病常有发热，尤其是恶性血液疾病。大多数情况是合并感染所致。感染的基本原因是机体的防御功能下降，表现为反复发生感染，尤其是口腔、肛周、皮肤和软组织、呼吸系统等部位。临床上可有发热和感染的表现，也可只表现为发热。病原菌可是细菌、真菌、病毒等。血液病合并的感染不易控制，对常用剂量的抗感染药物治疗反应差，易发生败血症。非感染性发热是由于病变细胞生长和破坏致蛋白分解增加、基础代谢率增高、坏死物质吸收等原因所致。

4. 黄疸　血液病的黄疸主要是溶血性黄疸，可见于溶血性贫血和巨幼细胞贫血。黄疸的程度与红细胞破坏的程度及肝功能有关。某些血液肿瘤如恶性组织细胞病、淋巴瘤等在疾病的晚期也可出现肝细胞性或胆汁淤积性黄疸。

5. 淋巴结肿大　血液病的淋巴结肿大多为无痛性肿大，可表现为局部淋巴结肿大，也可表现为全身淋巴结肿大。本病常见于血液肿瘤性疾病，如白血病、淋巴瘤等。

6. 肝脾肿大　脾大常见于溶血性贫血、传染性单核细胞增多症、真性红细胞增多症、原发性骨髓纤维化、白血病、淋巴瘤、巨球蛋白血症及脾功能亢进等。脾肿大时也可伴有肝脏的肿大，但其特异性常不及脾大。

7. 骨痛　常由于骨髓腔内肿瘤细胞增殖，使腔内压力增加所致，也可是肿瘤细胞引起广泛骨质疏松或局部骨质破坏所致。骨痛可见于多发性骨髓瘤、白血病、骨髓转移癌等。

8. 皮肤表现　霍奇金病可有皮肤瘙痒，塞扎里综合征时可见淋巴细胞浸润皮肤引起脱屑性红皮症，可合并水肿、角化过度。急性白血病发生皮肤浸润时可有皮肤结节、肿块等。某些血红蛋白病可出现发绀。真性红细胞增多症常常表现为皮肤紫红色。出血性疾病时可有皮肤的瘀点、瘀斑、皮下血肿等。

（四）血液病的实验室检查和辅助检查

实验室检查是血液病明确诊断的重要依据，但血液病的实验室检查及辅助检查项目繁多，应综合分析，全面考虑，重点选择，从中选出恰当的检查以达到明确诊断的目的。

1. 血常规检查　周围血细胞质和量的改变，常可反映骨髓造血的病理变化。准确的血常规检查，可为临床医师提供进一步检查的线索，有时可为某些血液病的诊断提供重要依据。因此，血常规检查是最基本的诊断方法。目前应用的血液分析仪可同时测定红细胞数（RBC）、红蛋白含量（Hb）、红细胞比容（Hct）、平均红细胞体积（MCV）、平均血红蛋白含量（MCH）、平均血红蛋白浓度（MCHC）、红细胞体积分布宽度（RDW）、白细胞数（WBC）、白细胞分类计数（DC）、血小板数（PLT）、平均血小板体积（MPV）、血小板体积分布宽度（PDW）等，有的仪器尚可检出网织红细胞数（Ret）。血细胞的形态变化仍应通过血涂片观察确定。

2. 骨髓检查　包括骨髓穿刺细胞学及骨髓组织病理检查。骨髓穿刺细胞学检查是多数血液病诊

断中必不可少的步骤，用于了解造血细胞生成的质和量的变化。对于急性白血病、多发性骨髓瘤、再生障碍性贫血、巨幼细胞贫血等疾病具有确诊价值，还可用于诊断骨髓转移癌及某些真菌和原虫的感染（如组织胞浆菌病可找到组织胞质菌，疟疾可找到疟原虫等）。对于某些代谢性疾病，如戈谢病、尼曼匹克病等，在骨髓中找到特殊细胞可确诊。骨髓组织病理检查对再生障碍性贫血、骨髓纤维化、骨髓增生异常综合征、骨髓转移癌等疾病的诊断有较大的帮助。

3. 其他实验室检查及辅助检查

（1）出凝血的检查：出血性及血栓性疾病的诊断，常需要根据病情选择性地进行各种凝血试验、凝血因子测定、抗凝系统检查、纤溶及抗纤溶系统检查等。

（2）溶血性贫血的检查：为溶血性贫血的诊断所必须。

（3）铁代谢指标的检查：用以了解体内储存铁和铁代谢的情况。

（4）血液免疫学的检查：如白血病免疫分型、抗血细胞抗体、血清蛋白电泳、免疫球蛋白定量和免疫电泳、造血细胞调节因子及其受体的测定等。

（5）细胞遗传学及分子生物学检查：染色体的检查对于白血病的诊断、预后判断及治疗均有重要意义。某些血液病可进行基因诊断，这不仅可确诊疾病，还可对疾病的发病机制、疾病的进程、预后及治疗进行研究。

（6）造血细胞培养：对某些血液病，如再生障碍性贫血等的诊断有帮助，并可检测药物对造血细胞的影响。

（7）病理检查：淋巴结和肿块的病理检查是淋巴瘤等疾病的确诊依据。

（8）影像诊断及放射性核素检查：超声显像、计算机体层成像（CT）、磁共振成像（MRI）及正电子发射体层成像（PET）等，对血液病的诊断也有很大的帮助。放射性核素可测定红细胞寿命、脾、淋巴结及骨显像扫描等对不同的血液病均有相应的诊断意义。

【血液病的治疗】

（一）去除病因

应使患者脱离致病因素的作用，如某些化学物质（如苯）、电离辐射、某些药物等。但目前仍有部分血液系统疾病的病因难以明确或无法避免，使治疗效果受到影响。因此应加强病因方面的研究。

（二）保持正常血液成分及其功能

1. 补充造血原料　如缺铁性贫血补充铁剂；巨

幼细胞贫血补充叶酸和（或）维生素 B_{12} 等。

2. 刺激造血 如慢性再生障碍性贫血时用雄激素刺激骨髓造血。

3. 细胞因子 如肾性贫血用促红细胞生成素（erythropoietin，EPO）治疗，化疗后粒细胞减少可用粒系集落刺激因子（G-CSF）或粒–单系集落刺激因子（GM-CSF）加速粒细胞的恢复等。

4. 脾切除 去除体内最大的单核–巨噬细胞系统的器官，可减少血细胞的阻留和破坏，减少抗血细胞抗体的产生，使血细胞寿命延长。如遗传性球形红细胞增多症的患者脾切除有确切的疗效，部分自身免疫性溶血性贫血和原发性免疫性血小板减少症患者也可应用脾切除治疗。

5. 成分输血及抗生素的应用 严重贫血或急性失血时应输注红细胞，血小板减少有出血危险时应输注血小板，血友病 A 有活动性出血时应补充因子Ⅷ。中性粒细胞减少合并感染时应使用有效的抗生素治疗。

（三）去除异常的血液成分和抑制异常功能

1. 化疗 各种化疗药物合理地联合使用可杀灭血液病的病变细胞。

2. 放疗 利用 γ 线、X 射线等电离辐射杀灭白血病及淋巴瘤细胞，常用于肿瘤比较局限或化疗药物不易达到的部位。全身放疗或全淋巴结照射对机体影响较大，仅用于造血干细胞移植时白血病和播散性淋巴瘤的治疗。

3. 诱导分化治疗 如全反式维 A 酸和三氧化二砷对急性早幼粒细胞白血病有确切的疗效，两者可诱导白血病细胞向正常终末细胞分化和诱导白血病细胞凋亡。这是去除白血病细胞的新途径。

4. 治疗性血液成分单采 是应用血细胞分离机，选择性地去除血液中病变成分的治疗方法。如高白细胞性白血病时用细胞去除术去除白细胞，巨球蛋白血症时用血浆置换术去除病变的球蛋白，血浆置换也用于自身免疫性疾病、血栓性血小板减少性紫癜的治疗。

5. 免疫抑制剂治疗 如应用糖皮质激素、环孢素、抗胸腺细胞球蛋白/抗淋巴细胞球蛋白等免疫抑制剂，使具有异常功能的淋巴细胞数量减少，并抑制其异常的功能。可用于治疗再生障碍性贫血、自身免疫性溶血性贫血、原发性免疫性血小板减少症等。

6. 免疫治疗 如应用单克隆抗体利妥昔单抗（抗 CD20）治疗 B 细胞淋巴瘤取得了非常显著的临床疗效，新兴的嵌合抗原受体 T 细胞(chimeric antigen receptor T cell，CAR-T）技术对于急性淋巴细胞白血

病的治疗研究已经取得了很好的进展。

7. 抗凝及溶栓治疗 如弥散性血管内凝血（DIC）时为防止凝血因子进一步消耗，可应用肝素治疗。血小板增高时为防止血栓形成，可使用阿司匹林等抗血小板药物。血栓形成时用尿激酶、组织型纤溶酶原激活物（t-PA）等溶栓治疗。

（四）造血干细胞移植

造血干细胞移植（hematopoietic stem cell transplantation，HSCT）是应用大剂量的放化疗，去除肿瘤细胞及其他病变细胞，再植入健康的造血干细胞，以重建造血系统和免疫系统。这是一种可能根治部分血液系统疾病的治疗方法。

【血液病学的进展和重要性】

血液病学是一门进展较快的医学学科。20 世纪初发现了红细胞血型，解决了输血安全问题。1936 年放射性核素 ^{32}P 人工生产后，首先应用于慢性中幼粒细胞性白血病的治疗，后又用于真性红细胞增多症的治疗。20 世纪 60 年代用 MOPP 治疗霍奇金淋巴瘤，使部分患者获得长期无病生存，开创了化疗治愈肿瘤的先河。40 年代对镰状细胞贫血的研究，发现了其血红蛋白成分与正常的不同。人类白细胞抗原（HLA）的研究，促进了骨髓移植和器官移植的发展。近年来，由于单克隆抗体、重组 DNA 技术、细胞遗传学和分子生物学的理论和实验技术的进展，使血液病的病因、发病机制的研究有了很大的发展，也使血液病的诊断和治疗有了进一步的提高。恶性血液病的治疗已从既往的化疗、放疗、骨髓移植治疗扩展到诱导分化治疗、生物治疗、免疫过继治疗、多种来源的造血干细胞移植治疗和靶基因治疗等。对凝血和止血分子的研究和红细胞膜结构、成分及功能的研究，都取得了卓有成效的进展。现代血液病学的研究，也促进了细胞学、生物化学、分子生物学、生物物理学、免疫学和遗传学等学科的进展。

我国血液病学家也对血液病学的发展做出了自己的贡献。1986 年首先应用全反式维 A 酸（ATRA）诱导分化治疗急性早幼粒细胞白血病，使这一型白血病治疗的安全性明显提高，而且达到很高的缓解率。1992 年又用三氧化二砷诱导凋亡治疗急性早幼粒细胞白血病，获得了很高的缓解率，并对全反式维 A 酸治疗缓解后复发患者的治疗取得了很好的疗效。这些治疗方法为肿瘤的治疗开辟了新的途径，得到了国际血液及肿瘤学界的承认和高度的评价。

（闫金松）

第二章 贫血概述

案例 6-2-1

患者，女，38 岁，因乏力、面色苍白 2 个月入院。

患者近 7 年来月经过多，曾服用中药治疗效果欠佳。2 个月前无明显诱因渐感乏力、面色苍白，活动后心悸、气促。未曾就医，上述症状逐渐加重。病程中睡眠差，食欲缺乏，无发热。二便正常。家族中无特殊病史。

体格检查：T 36.7℃，P 92 次/分，R 18 次/分，BP 100/70mmHg。一般情况可，神志清楚。皮肤黏膜苍白，浅表淋巴结不大。

问题：

1. 你认为该患者的初步诊断是什么？
2. 为明确诊断应做哪些实验室检查？
3. 如何给出治疗建议？

贫血（anemia）是指全身循环血液中红细胞容量减少，低于正常范围，不能运输足够氧气至组织中，从而出现的一组临床综合征。但血液红细胞容量的测定复杂且费时，因此在临床实际工作中，诊断有无贫血时，常用血红蛋白（hemoglobin，Hb）浓度来替代。国内海平面地区成人诊断贫血的标准（表 6-2-1）与国外有所不同（表 6-2-2）。

表 6-2-1 国内贫血诊断标准

指标	标准		
	男性	非妊娠女性	妊娠女性
Hb（g/L）	<120	<110	<100

表 6-2-2 国外贫血诊断标准（1972 年，WHO）

人群	Hb（g/L）
6 个月~6 岁	<110
6~14 岁	<120
成人男性	<130
成人女性（非妊娠）	<120
妊娠女性	<110

在评价贫血的实验室指标中，以 Hb 量最为常用和可靠。Hb 的降低一般都伴有红细胞计数（red blood cell，RBC）及红细胞比容（hematocrit，Hct）的减少，但有时其变化可不一致，如在某些轻度的缺铁性贫血和血红蛋白病的早期，可只有 Hb 的降低，而 RBC 和 Hct 可在正常范围。此外，单位容积血液中的 Hb 量受年龄、性别、居住地区海拔、妊娠和吸烟等因素的影响。婴儿、儿童及妊娠妇女的 Hb 浓度较成人低，长期居住高海拔地区居民或吸烟者的 Hb 浓度较高。在妊娠、低蛋白血症、充血性心力衰竭、脾大及巨球蛋白血症时，血浆容量增加，Hb 浓度可因血液稀释而降低；在脱水等循环血容量减少时，Hb 浓度又可因血液浓缩而增高。因此，在判定有无贫血及其程度时，应考虑上述影响因素。

贫血是一种常见的临床症状，不是一个具体的疾病。血液系统疾病会引起贫血，其他系统的疾病也会导致贫血，所以在临床工作中，导致贫血的病因分析显得更为重要。

【分类】

根据临床特点的不同，贫血有不同的分类。如按贫血进展速度分急性贫血和慢性贫血；按红细胞形态分大细胞性贫血、正常细胞性贫血和小细胞低色素性贫血（表 6-2-3）；按血红蛋白浓度分轻度、中度、重度和极重度贫血（表 6-2-4）；依据病因和（或）发病机制又可分为红细胞生成减少性贫血、红细胞破坏过多性贫血及失血性贫血等（表 6-2-5）等。不同的分类对诊断和治疗均有一定的意义，但亦有一定的局限性。如贫血的形态学分类虽过于简单，但容易掌握，并可为临床诊断提供线索，小细胞低色素性贫血以缺铁性贫血为多见，而大细胞性贫血则可能为叶酸和维生素 B_{12} 缺乏所致。但某种贫血的形态学表现不是固定不变的，如再生障碍性贫血多是正细胞性的，但部分患者可为大细胞性的；溶血性贫血有正细胞性的，也有小细胞性的，还可有大细胞性的。多种分类中以病因和发病机制分类更能反映贫血的病理本质。

表 6-2-3 贫血的形态学分类

类型	MCV（fl）	MCHC（g/L）	常见疾病
大细胞性贫血	>100	320~360	巨幼细胞贫血、伴网织红细胞大量增生的溶血性贫血、骨髓增生异常综合征、肝脏疾病贫血
正常细胞性贫血	80~100	320~360	再生障碍性贫血、纯红细胞再生障碍性贫血、溶血性贫血、骨髓病性贫血、急性失血性贫血
小细胞低色素性贫血	<80	<320	缺铁性贫血、铁粒幼细胞性贫血、血红蛋白病

MCV：红细胞平均体积；MCHC：红细胞平均血红蛋白浓度

表 6-2-4　贫血的程度分类

Hb（g/L）	贫血严重程度
＞90	轻度
60～90	中度
30～59	重度
＜30	极重度

表 6-2-5　贫血的病因和发病机制分类

1. 红细胞生成减少
（1）造血干/祖细胞和造血微环境异常
　　　再生障碍性贫血、纯红细胞再生障碍性贫血、骨髓增生异常综合征、肾性贫血、内分泌病贫血
（2）红系造血调节异常
　　　慢性肾功能不全、垂体或甲状腺功能低下、肝病等
（3）造血原料不足或利用障碍
　　　DNA 合成障碍
　　　　巨幼细胞贫血
　　　血红素合成障碍
　　　　缺铁性贫血、铁粒幼细胞贫血、铅中毒
（4）骨髓被异常组织或细胞浸润
　　　白血病、多发性骨髓瘤、恶性组织细胞病、骨髓纤维化、骨髓转移癌等
2. 红细胞破坏过多（溶血性贫血）
　　详见本篇第六章
3. 失血
　　急性失血
　　　急性失血后贫血
　　慢性失血
　　　缺铁性贫血

【病因和发病机制】

红细胞起源于造血组织中的造血干细胞。造血干细胞在特定的造血微环境中分化为红系祖细胞，在促红细胞生成素（erythropoietin，EPO）作用下，红系祖细胞增殖分化为红系前体细胞，再经多次分裂增殖后，生成终末成熟红细胞。成熟红细胞生存约 120 天后在单核巨噬细胞系统内被破坏。红细胞数量的恒定有赖于红细胞生成与破坏的动态平衡状态。任何因素导致此平衡状态的失衡，使红细胞容量减少，均可发生贫血。

（一）红细胞生成减少

红系的正常造血需要骨髓造血干细胞、造血微环境和红系造血调节的正常（如肾脏产生正常的 EPO 等），并需要充足的造血原料。这些关键因素的任一环节出现问题均可发生红细胞生成减少性贫血。主要引起红细胞生成减少性贫血的机制有以下 4 个。①造血干/祖细胞和微环境异常：各种致病因素损伤造血干细胞和造血微环境，使骨髓造血功能衰竭，致外周血全血细胞减少，则发生再生障碍性贫血。如果各种病因主要损伤红系造血，引起单纯红细胞生成减少，而粒系及血小板基本正常，则为纯红细胞再生障碍性贫血。骨髓增生异常综合征时，

由于造血干细胞的异常克隆在骨髓中增殖，可抑制正常红系造血，并出现无效造血增加而发生贫血。②红系造血调节异常：如慢性肾功能衰竭时，肾脏合成 EPO 减少。内分泌系统疾病引起的贫血亦可能与造血调节异常有关。③造血原料不足或利用障碍：叶酸和（或）维生素 B_{12} 是细胞 DNA 合成所必需的物质，其缺乏可引起巨幼细胞贫血。铁是合成血红蛋白的重要物质，铁缺乏可导致缺铁性贫血。铁不缺乏，但由于某些机制引起铁利用障碍，也可发生贫血，如铁粒幼细胞性贫血、慢性病贫血等。④骨髓被异常组织或细胞浸润：血液系统恶性肿瘤、骨髓纤维化、血液系统外肿瘤发生骨髓转移等，均导致正常造血受抑制而发生贫血。

（二）红细胞破坏过多

红细胞破坏过多引起的贫血，称为溶血性贫血。详见本篇第六章。

（三）失血

失血是临床上最常见的贫血病因之一，分为急性失血和慢性失血。急性失血时临床表现以低血容量为主，患者的主要问题是低血压和器官灌注减少，而不是贫血。慢性失血性贫血的实质是缺铁性贫血。

贫血的发病机制常常是多因素的,如恶性肿瘤引起的贫血涉及骨髓浸润(骨髓病性贫血)、失血、溶血、营养障碍引起的造血原料缺乏、造血调节异常(如 EPO 减少等)、化放疗引起的造血抑制等多种机制;在巨幼细胞贫血的发生中,细胞 DNA 合成障碍与无效造血增加等因素都参与其中。

【临床表现】

贫血时由于血红蛋白减少,血液携氧能力降低,使机体组织器官发生缺氧性的变化,而引起一系列的临床表现。贫血临床表现的有无及轻重与下列因素有关,即贫血的病因(包括引起贫血的相关疾病),贫血的发生速度及程度,贫血时血容量下降的程度及机体的代偿能力等。

(一)皮肤黏膜

由于皮内毛细血管缺血引起的皮肤黏膜苍白是贫血最常见的体征。皮肤黏膜的颜色受多种因素影响,如皮肤色素、皮肤血管的分布及扩张程度、皮下组织液体含量等。临床上以观察指(趾)甲、手掌、口唇黏膜和睑结膜等处较可靠。贫血时皮肤的光泽、弹性及张力均可降低。

(二)呼吸系统

当机体缺氧及二氧化碳增高时,可刺激呼吸中枢而引起呼吸加快加深。重度贫血,或在引起缺氧加重的诱因下,如活动或情绪激动时,均可出现气促甚至端坐呼吸。

(三)循环系统

贫血引起代偿性心率加快,患者常有心悸的症状,体力活动时尤为明显。贫血可引起脉压加大,血黏度降低、循环时间加快和每搏输出量增加等,在肺动脉瓣区和心尖区可听到中等强度的收缩期吹风样杂音。长期严重的贫血可导致贫血性心脏病,甚至可出现心力衰竭及心绞痛。但严重的心脏事件常常发生于有器质性心脏疾病的贫血患者中。病情较重的贫血患者,心电图可有窦性心动过速、窦性心律不齐、ST 段降低和 T 波低平或倒置等非特异性改变。

(四)神经肌肉系统

乏力和易疲劳是贫血最常见的症状,是肌肉组织缺氧的结果。严重贫血常有头晕、头痛、耳鸣、晕厥、倦怠、注意力不集中和记忆力减退等神经系统表现,与脑缺氧有关。

(五)消化系统

贫血可影响消化系统的功能,出现食欲缺乏、恶心、腹胀、腹部不适、便秘或腹泻等表现。维生素 B_{12} 缺乏所致的巨幼细胞贫血和恶性贫血可有舌炎和舌乳头萎缩,缺铁性贫血可有吞咽异物感。口腔黏膜炎或溃疡见于再生障碍性贫血和急性白血病,是粒细胞减少所致。慢性溶血性贫血可有黄疸、脾大,可合并胆道结石等。

(六)泌尿生殖系统

贫血患者因肾小球滤过和肾小管重吸收功能障碍,从而引起多尿和低比重尿,严重者可有轻度蛋白尿,血管内溶血出现血红蛋白尿和含铁血黄素尿,重者甚至可发生游离血红蛋白堵塞肾小管,出现少尿、无尿、急性肾衰竭。长期贫血可影响睾酮、雌激素等性激素分泌,男性患者可出现男性特征减弱,育龄期女性患者可出现月经周期紊乱,月经量异常等。严重贫血者可出现性功能减退。

(七)其他

贫血患者时有低热,可能与贫血的基础代谢升高有关。可有毛发枯细,指甲薄脆,缺铁性贫血时,指甲可呈反甲或匙状甲。

> **案例 6-2-1**
> 1. 患者,女,38 岁。起病缓慢,乏力、面色苍白、活动后心悸、气促、食欲缺乏 2 个月。既往有月经过多史 7 年。
> 2. 体检见皮肤黏膜苍白。
> 上述临床表现提示患者可能有慢性贫血,其原因可能与月经过多慢性失血有关。应予血常规、骨髓、叶酸、维生素 B_{12}、铁蛋白等检查明确贫血的诊断,并行贫血病因的相关检查。

【诊断】

贫血的诊断要明确:①贫血及其程度的确定;②贫血的类型(形态学特点);③贫血的原因。根据临床表现和实验室检查结果,对贫血不难做出诊断,但贫血只是一种症状,所以贫血的最终诊断是要查明引起贫血的病因。在明确病因之前,除支持治疗外,不应滥投药物,以免延误正确的诊断。

(一)病史

详细的病史资料可为贫血的病因诊断提供重要线索。除常规病史内容外,应有目的地询问与贫血有关的信息,如发病形式、时间及病程、饮食习惯,既往疾病及用药情况,出血史、慢性系统性疾病史、月经史、生育史、射线、毒物或化学物质接触史、职业、民族、家族遗传史等,并结合患者情况对各项内容的重要性进行评估和综合分析。

(二)体格检查

全面的体格检查对贫血的病因诊断也必不可

少。体检中应注意贫血的体征，如皮肤黏膜苍白的程度，以及呼吸、心率和心律的变化及指甲和毛发的改变等。还应注意贫血的伴随症状，如皮肤黏膜瘀斑、瘀点、皮疹、黄疸、淋巴结肿大、胸骨压痛、肝脾肿大等。还应注意引起贫血的基础疾病的相应体征。

（三）实验室检查

1. 血常规检查　Hb、RBC、Hct 为诊断贫血提供依据并可判断贫血的程度，红细胞指数（MCV、MCH、MCHC）有助于明确贫血的形态类型。网织红细胞（reticulocyte，Ret）计数间接反映骨髓红系增生的情况。白细胞（WBC）计数和血小板（PLT）计数也有助于为贫血的病因诊断提供线索。外周血涂片检查可观察红细胞、白细胞、血小板的数量和形态，有无异常细胞和疟原虫等。

2. 尿液及粪便检查　尿液应注意胆红素代谢产物和隐血。血尿可能是肾脏或泌尿道疾病的表现，也可能由血小板减少或凝血障碍所致。尿胆原增高提示可能有溶血，而血红蛋白尿和含铁血黄素尿是血管内溶血的证据。大便隐血阳性提示消化道出血，大便钩虫卵阳性表明有钩虫病，是缺铁性贫血的常见病因之一。

3. 骨髓检查　包括穿刺涂片和活检。骨髓检查是贫血诊断过程中的重要内容，能为贫血患者的骨髓造血功能和病因提供直接的依据。再生障碍性贫血的骨髓造血功能低下，造血细胞减少，非造血细胞增多。溶血性贫血的红系造血明显活跃，粒细胞/红细胞比例可倒置。血液系统恶性肿瘤和骨髓转移癌的骨髓中出现相应的肿瘤细胞，正常造血受到抑制。骨髓纤维化时骨髓中纤维组织增生。骨髓铁染色是评价机体储存铁的可靠指标，缺铁性贫血时细胞外铁缺如，细胞内铁减少或消失；骨髓增生异常综合征或铁粒幼细胞贫血（sideroblastic anemia）时可见环形铁粒幼细胞。

4. 贫血的病因和发病机制检查　将在"贫血"各论中描述。

> **案例 6-2-1**
>
> 1. 实验室检查
>
> （1）血常规：WBC 6.5×10⁹/L，RBC 3.89×10¹²/L，Hb 73g/L，MCV 69.7fl，MCH 18.8pg，MCHC 269 g/L，PLT 214×10⁹/L，Ret 15×10⁹/L。
>
> （2）骨髓显像：增生明显活跃，以红系增生为主，有血红蛋白形成不良的"核老浆幼"现象，铁染色示细胞内铁、外铁均为阴性。
>
> （3）B超：子宫肌瘤。

> 2. 临床特点
>
> （1）病史及体征：患者，女，38岁，起病缓慢，头昏、乏力、面色苍白、活动后心悸、气促、食欲缺乏2个月，查体皮肤黏膜苍白。
>
> （2）实验室及辅助检查：小细胞低色素性贫血，Hb 为 73g/L；骨髓增生明显活跃，红系增生为主，呈"核老浆幼"改变，铁染色阴性；腹部B超示子宫肌瘤。
>
> 3. 临床诊断
>
> （1）缺铁性贫血；（2）子宫肌瘤。

【治疗】

一般情况下，贫血的治疗原则是在确诊后进行治疗。但迅速进展的严重贫血患者、老年人或合并心肺功能不全患者在确诊前常需要输注红细胞改善贫血。

（一）病因治疗

去除贫血的病因或治疗引起贫血的原发病，是治疗贫血的根本措施，病因治疗的难易决定了贫血治疗的效果。

（二）补充造血原料

因缺乏造血原料所致的贫血，在合理补充后可取得良好的疗效，如缺铁性贫血补充铁剂、巨幼细胞性贫血补充叶酸和维生素 B_{12} 后，可迅速改善病情。维生素 B_{12} 及铁在正常机体有一定的储备，只有在其耗竭后才发生贫血。因此，治疗此类贫血时应注意补足储备，以免复发。

（三）造血生长因子或造血刺激药物

肾性贫血有红细胞生成素的减少，应用重组人红细胞生成素（rHuEPO）治疗有显著的疗效。此外，rHuEPO 治疗某些慢性病贫血也有一定的疗效。雄激素有刺激骨髓造血的效应，对部分非重型再生障碍性贫血有效。

（四）免疫抑制剂

免疫抑制剂适用于发病机制与免疫有关的贫血。如糖皮质激素是自身免疫性溶血性贫血的主要治疗药物。抗胸腺细胞球蛋白（antithymocyteglobulin，ATG）或抗淋巴细胞球蛋白（antilymphocyteglobulin，ALG）和环孢素用于重型再生障碍性贫血的治疗，可获得较好的疗效。免疫抑制剂也可用于其他免疫性贫血。

（五）异基因造血干细胞移植

异基因造血干细胞移植适用于骨髓造血功能衰竭或某些严重的遗传性贫血如重型再生障碍性贫血、地中海贫血及镰状细胞贫血等。干细胞来源于人类白细胞抗原相合供者的外周血或骨髓。

（六）脾切除

脾是红细胞破坏的主要场所,也是产生抗体的器官。某些贫血可进行脾切除治疗。遗传性球形红细胞增多症和脾功能亢进引起的贫血,脾切除治疗有显著的疗效。某些内科治疗无效的自身免疫性溶血性贫血亦可脾切除治疗。部分血红蛋白病患者脾切除治疗后可缓解病情。

（七）支持治疗

输血是贫血的对症治疗措施之一,但因不良反应和并发症较多,故应严格掌握适应证。慢性贫血 Hb <60g/L 是输血的指征。急性大量失血引起的贫血必须输血治疗。某些难治和严重的贫血,输血治疗可获得暂时的疗效。而缺铁性贫血、巨幼细胞贫血和多数自身免疫性溶血性贫血给予适当的治疗后,血红蛋白均可逐渐恢复,除非有极严重的贫血或短期需要紧急手术者,一般不必输血治疗。输血应采用成分输血。其他的支持治疗包括纠正患者的一般情况及有效控制感染和出血等。

> **案例 6-2-1　治疗建议**
> 1. 去除病因:可考虑子宫肌瘤手术治疗。
> 2. 对症治疗:患者长期慢性失血,可考虑补充造血物质如铁剂等,同时注意调节饮食结构,补充富含铁剂的食物。

第三章 缺铁性贫血

铁是合成血红蛋白必需的元素，也是保证机体细胞功能正常的重要物质。铁缺乏是指体内铁含量低于正常的一种状态，最初引起体内贮存铁消耗，即为储铁缺乏期（iron depletion，ID）；继之红细胞内缺铁，影响血红蛋白的合成，进入缺铁性红细胞生成期（iron deficient erythropoiesis，IDE）；最终引起血红蛋白下降，发展为缺铁性贫血（iron deficient anemia，IDA）。铁缺乏症包括 ID、IDE 和 IDA 三个阶段，而 IDA 是铁缺乏症的最终阶段，表现为缺铁引起的小细胞低色素性贫血及其他异常。

【流行病学】

铁缺乏症和 IDA 是全世界最常见的营养性和血液学疾病，全球约有 1/3 的人群有铁缺乏，在发展中国家及经济不发达的地区尤为明显。婴幼儿、儿童和育龄期妇女为高危人群。上海地区人群调查显示：铁缺乏症的发病率在 6 个月～2 岁婴幼儿为 75.0%～82.5%、妊娠 3 个月以上妇女为 66.7%、育龄妇女为 43.3%、10～17 岁青少年为 13.2%；以上人群的 IDA 患病率分别为 33.8%～45.7%、19.3%、11.4%、9.8%。

【铁代谢】

铁虽是机体必需的微量元素，但高铁负荷通过产生过量的氧自由基对机体造成损害。因此，机体通过严格的调节机制维持铁平衡。

正常成人含铁量男性为 50～55mg/kg，女性为 35～40mg/kg，其中血红蛋白铁约为 67%，储存铁约为 27%，肌红蛋白铁约为 3.5%，转运铁约为 0.1%，组织铁约为 0.2%，易变池铁约为 2.2%。组织铁存在于细胞色素和其他的含铁酶中，数量虽小却是维持生命不可缺少的。易变池铁是指铁离开血浆进入组织或细胞间，结合于细胞膜或细胞间蛋白的短暂期间的铁容量。储存铁以铁蛋白（ferritin）和含铁血黄素（hemosiderin）的形式主要储存于单核巨噬细胞系统内。正常人每天造血需铁 20～25mg，主要来自衰老破坏的红细胞。

人体的铁代谢是在一个近似"封闭"的系统内进行，铁可反复利用，因此，正常的成年男性和绝经女性一般不会发生缺铁性贫血。铁补充主要来源于饮食，正常人每天从食物中摄取铁 1～1.5mg，孕妇及哺乳期妇女 2～4mg，以补充每天少量的排泄。正常每天饮食含铁 10～15mg，其中 5%～10% 可被吸收。铁的生物利用度受食物种类的影响，铁缺乏症时动物食品中的血红素铁吸收率可达 20%，而植物食品中的非血红素铁只有 5%～10% 可吸收。铁主要在十二指肠和空肠上段被吸收。铁由肠道吸收入血浆需要多种转运蛋白及酶的参与。铁的吸收受多种因素的影响，如食物中铁的状态（三价或二价铁、铁复合物的成分等）、胃肠道的功能（酸碱度、转运蛋白与酶的正常等）、体内储存铁量、骨髓红系造血状态等，均会影响铁的吸收。食物成分（包括药物）也会影响铁的吸收，动物性蛋白及人乳促进非血红素铁的吸收。草酸盐、植酸盐、磷酸盐和鞣酸等，可与铁形成复合物阻止其吸收；多酚（含于茶叶、咖啡和某些豆科植物）也可抑制铁吸收；还原性物质，如维生素 C、乳酸盐、丙酮酸盐、琥珀酸盐、果酸等可增加铁的吸收。肠道内铁浓度过高时（如儿童误服大量铁剂），铁吸收增加并超过转铁蛋白的结合能力，导致游离铁损伤组织器官，发生急性铁中毒。

吸收入血的二价铁经铜蓝蛋白氧化为三价铁后，与转铁蛋白结合运输到骨髓幼红细胞，与细胞膜上的转铁蛋白受体（transferrin receptor，TfR）结合进入细胞内以合成血红蛋白，其余的铁以铁蛋白和含铁血黄素形式储存在肝、脾、骨髓等器官的单核巨噬细胞系统内。在单核巨噬细胞系统内，衰老的红细胞被破坏和血红蛋白降解，释放出的铁与转铁蛋白结合并重新分布，约 80% 再用以合成血红蛋白，剩余的铁进入储存池。

正常成年男性每天排铁 0.5～1.0mg，育龄期女性为 1.0～1.5mg，铁主要通过脱落的上皮细胞经消化道、皮肤、泌尿生殖道而丢失，育龄女性可因月经、妊娠、哺乳等情况而增加铁的消耗。

【病因和发病机制】

（一）病因

1. 铁丢失过多 慢性失血是成人 IDA 最常见的病因，慢性失血实质就是失铁。成年男性最常见的缺铁原因是慢性胃肠道失血，包括压疮、消化性溃疡、食管裂孔疝、消化道息肉、胃肠道肿瘤、寄生虫感染、食管或胃底曲张静脉破裂等疾病引起的出血。IDA 常是胃肠道肿瘤的首发表现，农村钩虫病感染是 IDA 发生的重要原因。女性常见的缺铁原因是月经过多，可由宫内放置节育环、子宫肌瘤及月经失调等妇科疾病所致。引起铁丢失的其他原因有反复咯血（如肺结核、支气管扩张、肺癌、肺含铁血黄素沉着症、肺出血-肾炎综合征等）、反复发作的血红蛋白尿（如阵发性睡眠性血红蛋白尿、人工心脏瓣膜、行军性血红蛋白尿等）、慢性肾衰竭行血液透析及多次献血等。

2. 铁需要量增加而摄入不足 我国的饮食结构以谷物和蔬菜为主，食物中的铁主要是非血红素铁，吸收率较低。当生理性铁的需要量增加时，如婴幼儿、青少年、育龄女性等，容易发生营养性的缺铁性贫血。婴幼儿及青少年由于快速的生长发育而对铁的需要增加。女性一次正常月经平均失血 40～60ml（相当于铁 20～30mg），所以女性的日需铁量多于男性。一次正常妊娠（胎儿需要、分娩失血及哺乳）丢失铁约900mg，妊娠中晚期需铁量达 4～6mg/d，仅从饮食补充是不够的。

3. 铁吸收障碍 常见于胃大部切除术后，胃酸分泌不足且食物快速进入空肠，使铁吸收减少。此外，多种原因造成的胃肠道功能紊乱，如长期不明原因腹泻、慢性肠炎、克罗恩病等均可因铁吸收障碍而发生 IDA。

（二）发病机制

1. 缺铁对铁代谢的影响 缺铁性贫血时，储铁指标（血清铁蛋白、骨髓可染铁）降低，血清铁和转铁蛋白饱和度减低，总铁结合力和未结合铁的转铁蛋白升高，组织和红细胞内缺铁。在机体细胞中，转铁蛋白受体较多地表达于红细胞膜表面，并可释放入血循环成为血清可溶性转铁蛋白受体（sTfR）。机体缺铁时转铁蛋白受体的表达量增加，释放入血的 sTfR 量亦增加。

2. 缺铁对造血系统的影响 原卟啉是血红素合成的中间产物，IDA 时血红素合成障碍，原卟啉（游离原卟啉或与锌结合的锌原卟啉）聚集在红细胞中。血红蛋白生成减少，形成小细胞低色素性贫血。

3. 缺铁对组织细胞代谢的影响 组织缺铁，细胞色素及其他含铁酶的活性降低，进而影响患者的精神、行为、体力、免疫功能及患儿的生长发育和智力等；缺铁可引起黏膜组织病变和外胚叶组织营养障碍。

【临床表现】

（一）缺铁原发病表现

依原发病的不同而临床表现各异。如消化性溃疡、胃肠道肿瘤导致的腹痛、黑便、痔疮的便血、妇女的月经过多、血管内溶血的血红蛋白尿等。

（二）贫血表现

贫血常表现为慢性贫血的症状，如乏力、疲倦、头晕、头痛、眼花、耳鸣、心悸、气促、食欲减退、皮肤黏膜苍白、心率增快等。

（三）组织缺铁表现

精神行为异常，如烦躁、易怒、注意力不集中、异食癖；儿童可有生长发育迟缓、智力下降；口腔炎、舌炎、口角炎、吞咽困难（Plummer-Vision 综合征）；毛发干枯、皮肤干燥、指（趾）甲缺乏光泽、变平，重者呈反甲（图 6-3-1）。

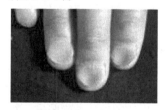

图 6-3-1 反甲

【实验室检查】

1. 血常规 呈小细胞低色素性贫血（MCV<80fl，MCH<27pg，MCHC<32g/L，（图 6-3-2）。血片中成熟红细胞大小不一、体积小、中央淡染区扩大，

红细胞体积分布宽度（RDW）增高。网织红细胞计数多正常或轻度减低。白细胞计数正常或减少。血小板计数多数正常，也可减低或增高。

2. 骨髓显像　增生活跃或明显活跃；以中、晚幼红细胞增生为主，幼红细胞体积较小、核染色质致密、胞质少、边缘不规则，血红蛋白生成减少，呈"核老

浆幼"现象；粒系、巨核系无明显异常。骨髓储存铁的缺乏是评价 IDA 敏感而可靠的指标，IDA 时骨髓铁染色显示骨髓小粒中无深蓝色的含铁血黄素颗粒（细胞外铁阴性）；幼红细胞内铁小粒（细胞内铁）减少或消失，铁粒幼细胞（含铁颗粒的幼红细胞）少于 10%。

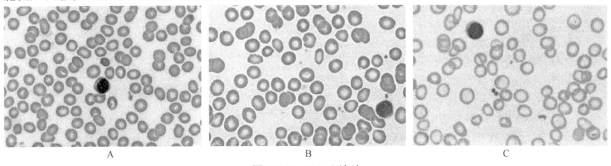

图 6-3-2　IDA 血涂片

A. 正常红细胞，B. 轻度 IDA 时红细胞形态改变，C. 重度 IDA 时红细胞形态改变，呈典型小细胞低色素性

3. 血清铁和总铁结合力　血清铁是指与转铁蛋白结合的循环铁量，总铁结合力是指循环血液中的转铁蛋白数量，转铁蛋白饱和度是指血清铁占总铁结合力的百分比。IDA 时血清铁降低，$<8.95\mu mol/L$，总铁结合力升高，$>64.44\mu mol/L$，转铁蛋白饱和度降低，$<0.15\%$。血清铁不是评价 IDA 的敏感可靠指标，其受多种生理或病理因素的影响，如有昼夜节律（午后及夜间降低），月经期、炎症、感染、肿瘤或急性心肌梗死后血清铁水平均降低。

4. 血清铁蛋白　血清铁蛋白与机体的储存铁相关性很好，可作为评价储存铁的敏感指标，IDA 时血清铁蛋白$<12\mu g/L$。但应注意，在某些感染、炎症、风湿性疾病、肝脏病和肿瘤时，血清铁蛋白会升高。

5. 红细胞原卟啉和血液锌原卟啉　IDA 时红细胞游离原卟啉（FEP）及血液锌原卟啉（ZPP）均增高，$FEP>0.9\mu mol/L$（全血），$ZPP>0.96\mu mol/L$（全血），$FEP/Hb>4.5\mu g/gHb$。

6. 血清可溶性转铁蛋白受体（sTfR）　是反映缺铁性红细胞生成较好的指标，IDA 时 sTfR 浓度增高，一般$>26.5\mu mol/L$ 时可考虑缺铁。

> **案例 6-3-1　实验室检查**
> 1. 血常规：WBC $4.7\times10^9/L$，N 0.63；Hb 65g/L，RBC $2.38\times10^{12}/L$；MCV 69fl，MCH 18.9pg，MCHC 273g/L，RDW-CV 0.22%；PLT $120\times10^9/L$；Ret $0.012\times10^{12}/L$。成熟红细胞大小不均，小细胞多见，中心淡染区扩大。
> 2. 大便：隐血（＋），钩虫卵（＋）。

> 3. 骨髓显像：增生明显活跃（Ⅱ级），红系明显增生，占 49.5%，G∶E＝0.84；以中、晚幼红为主，部分幼红细胞体积小、浆少蓝色，呈血红蛋白合成不良，成熟红细胞大小不均，小细胞多见，部分中心淡染区扩大。骨髓铁染色：细胞外铁（－），铁粒幼细胞（－）。
> 4. 铁蛋白：3.5μg/L。

【诊断与鉴别诊断】

（一）诊断

IDA 是一个渐进发展的过程，在 ID 时患者仅有储铁指标血清铁蛋白和骨髓可染铁的减少；疾病进展到 IDE 时可有转铁蛋白饱和度降低和红细胞游离原卟啉增高；进一步发展为 IDA 时有明显的小细胞低色素性贫血。根据缺铁的病因、临床表现、典型的小细胞低色素性贫血和缺铁指标的阳性，不难做出 IDA 诊断。IDA 的诊断确定后，明确病因或原发病的诊断亦非常重要。

（二）鉴别诊断

IDA 应与下列小细胞性贫血鉴别。

1. 血红蛋白病　属遗传性溶血性贫血，有家族史，可有黄疸、肝脾肿大、胆囊结石等慢性溶血的临床表现。血片中可见靶形红细胞，血红蛋白电泳可出现异常。血清铁蛋白、骨髓可染铁、血清铁和转铁蛋白饱和度不低且常增高。

2. 慢性病性贫血　是指因慢性炎症、感染或肿瘤等引起的铁代谢异常性贫血。贫血多为正细胞性，部分患者为小细胞低色素性贫血。临床有原发疾病表现，血清铁降低，总铁结合力不增高，骨髓细胞外铁

增多而细胞内铁减少，血清铁蛋白可增高。

3. 铁粒幼细胞性贫血　是遗传或不明原因导致的红细胞铁利用障碍性贫血。表现为小细胞性贫血，但血清铁蛋白浓度增高、骨髓细胞外铁增多、铁粒幼细胞增多，并出现环形铁粒幼细胞。血清铁和铁饱和度增高，总铁结合力不增高。

> **案例 6-3-1**
>
> 1. 临床特点
>
> （1）病史及体征：患者，男，36 岁，农民，有食欲减退、乏力、心悸、气促、劳动力下降等症状。查体有皮肤黏膜及面色苍白等体征。
>
> （2）实验室和辅助检查：重度小细胞低色素性贫血；骨髓红系增生，有血红蛋白合成不良；骨髓铁染色示细胞内外铁（-）；大便隐血（+），钩虫卵（+）；铁蛋白 3.5μg/L。
>
> 2. 临床诊断：缺铁性贫血；钩虫病。

【治疗】

IDA 治疗的原则是根除病因，补足储存铁。

（一）病因治疗

去除缺铁的病因，IDA 才有可能根治。IDA 单纯补铁治疗虽可缓解病情，但若不去除病因，贫血难免复发并可延误原发病的治疗。

（二）补铁治疗

首选口服铁剂治疗，常用的口服铁剂有硫酸亚铁（每片 0.3g，含元素铁 60mg）、富马酸亚铁（每片 0.2g，含元素铁 66mg）、葡萄糖酸亚铁（每片 0.3g，含元素铁 34.5mg）、右旋糖酐铁（每片 25mg，含元素铁 35%）、10% 的枸橼酸铁胺（每毫升含元素铁 20mg）、多糖铁复合物（每片含元素铁 150mg）等。每天剂量以 150～200mg 元素铁为宜，分 3～4 次口服。口服铁剂治疗可出现胃肠道反应，但多数患者可耐受。铁剂在餐时或餐后服可减少消化道反应，但吸收也减少。应注意，进食谷类、乳类和茶等会抑制铁剂的吸收，鱼、肉类、维生素 C 可增加铁剂的吸收。铁剂治疗有效者网织红细胞于服药后 3～4 天开始升高，7～10 天达高峰，随后血红蛋白浓度上升，一般 2 个月左右血红蛋白恢复正常。铁剂治疗应在血红蛋白恢复正常后至少持续 4～6 个月，以补足储铁。

注射铁剂不良反应较多，仅用于口服铁剂不能耐受、有消化道疾病口服铁剂可加重病情、消化道吸收障碍或不易控制的慢性失铁量超过消化道吸收铁量等情况。常用蔗糖铁注射液 100～200mg/次，加入 0.9% 的氯化钠注射液 100ml 溶解后立即静脉滴注，100mg 蔗糖铁滴注时间≥15 分钟，防止药物血管外渗漏。注射铁剂的总剂量按公式计算：补铁总剂量 =[正常血红蛋白浓度（g/L）-患者的血红蛋白浓度（g/L）]×0.33×患者体重（kg）。

> **案例 6-3-1　治疗建议**
>
> 1. 去除病因：驱钩虫治疗（可予阿苯达唑 400mg 顿服，10 天后重复一次）；改善饮食，补充富含铁的食物。
>
> 2. 补铁治疗：予多糖铁复合物 150mg，每天 1 次口服；同时予维生素 C 0.2g，每天 2～3 次口服。
>
> 3. 对症治疗：患者重度贫血，可适当予悬浮红细胞输注，纠正贫血。

【预防】

主要针对高危人群，如婴幼儿、青少年和妇女的营养保健，合理饮食。积极防治引起 IDA 的病因或原发疾病。

【预后】

预后取决于 IDA 的病因及原发疾病的性质。如单纯营养不足者，易恢复正常；若继发于恶性肿瘤者，则根治较困难。

（杨　凌）

第四章 巨幼细胞贫血

案例 6-4-1

患者，男，66 岁。因"乏力、面色苍黄、食欲缺乏 2 个月，加重半个月"入院。

患者于 2 个月前即感乏力、头晕、面色苍黄，易疲劳，活动后心悸、气促，食欲缺乏，时有恶心及腹胀。症状进行性加重，近半个月尤为明显，记忆力减退，手足麻木，饮食明显减少。病程中无发热，无酱油色尿，无鼻出血、牙龈出血、皮肤瘀斑瘀点及黑粪史，无行走不稳、性格改变及幻觉等。近半年素食，体重下降约 4 公斤，无特殊药物使用史，既往高血压病史，长期服药治疗，血压可控制在正常范围。家族中无特殊病史。

体格检查：T 36.5℃，P 96 次/分，R 20 次/分，BP 120/76mmHg 面色苍白，皮肤黏膜苍白、黄染，未见淤血，浅表淋巴结未触及。巩膜黄染。胸骨无压痛，双肺呼吸音清，心率为 96 次/分，律齐，心尖区局限性 Ⅱ/6～Ⅲ/6 级收缩期吹风样杂音。腹软，肝脾未触及，无异常包块。四肢远端痛觉减退。

问题：

1. 该患者应首先考虑做何诊断？
2. 在明确诊断之前，应做哪些实验室检查？
3. 如何给出治疗建议？

巨幼细胞贫血（megaloblastic anemia，MA）是一组因 DNA 合成障碍所致的疾病，常由叶酸和（或）维生素 B_{12} 缺乏所致，其共同的形态学特征是骨髓中出现核浆发育不平衡的巨幼细胞。叶酸和维生素 B_{12} 参与细胞核 DNA 的合成，缺乏时可致细胞核发育障碍，是一种全身性疾病。但最先受累的是那些更新较快的细胞，尤其是造血前体细胞和胃肠道上皮细胞。因此，临床上常表现出贫血和消化道症状，维生素 B_{12} 缺乏者还有神经系统异常。

国内巨幼细胞贫血以营养性叶酸和（或）维生素 B_{12} 缺乏多见，其中又以叶酸缺乏为主，全国各地均可发病。由内因子缺乏引起的恶性贫血在西方国家多见，而国内少见。

【叶酸和维生素 B_{12} 的代谢及功能】

叶酸的代谢和功能

叶酸属维生素 B 族，由蝶啶、对氨基苯甲酸及 L-谷氨酸组成。叶酸主要来源于新鲜绿色蔬菜、水果、酵母、动物肝等组织中。食物中的叶酸很不稳定，烹饪时间过长可使其破坏。叶酸的每天需要量约为 200μg，生长期的儿童、孕妇及哺乳妇女的需要量增加。空肠近端是叶酸吸收的主要部位。食物中多聚谷氨酸型的叶酸在肠道黏膜上皮细胞的刷状缘处，经解聚酶水解为单谷氨酸型或双谷氨酸型的叶酸而被吸收，吸收方式为主动吸收，也有被动弥散。吸收入肠细胞的单谷氨酸型叶酸进一步转化为 N^5-甲基四氢叶酸经门静脉入肝，其中一部分经胆汁排泄到小肠后再重吸收，形成叶酸的肠肝循环。叶酸以单谷氨酸型的 N^5-甲基四氢叶酸形式与白蛋白结合运输到机体各组织，通过组织细胞的叶酸受体而进入细胞内。在细胞内 N^5-甲基四氢叶酸转变为四氢叶酸，并在多聚谷氨酸叶酸合成酶的作用下转变为多聚谷氨酸型叶酸在细胞内储存和发挥作用。人体的叶酸储存量为 5～10mg，其中 1/2 在肝脏。叶酸主要从尿中排泄（2～5μg/d），少量从粪便排泄。

叶酸的功能形式为四氢叶酸（FH_4），FH_4 是一碳基团的运载体（即一碳基团代谢的辅酶），接受来自丝氨酸等氨基酸的一碳基团，用于嘌呤、胸腺嘧啶核苷酸和甲硫氨酸的生物合成。胸腺嘧啶核苷酸是 DNA 合成所必需的。在胸腺嘧啶核苷酸的合成过程中 FH_4 被氧化为二氢叶酸（FH_2），FH_2 在 FH_2 还原酶作用下还原为 FH_4 继续参与一碳基团代谢（图 6-4-1）。因此，叶酸缺乏时可因胸腺嘧啶核苷酸合成障碍而导致 DNA 合成障碍。

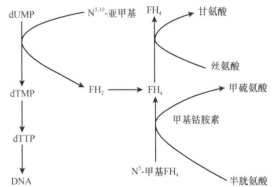

图 6-4-1 叶酸和维生素 B_{12} 在 DNA 合成中的作用

dUMP：一磷酸脱氧尿苷；dTMP：一磷酸脱氧胸苷；dTTP：三磷酸脱氧胸苷；DNA：脱氧核糖核酸；FH_2：二氢叶酸；FH_4：四氢叶酸

维生素 B_{12} 又名钴胺素，是类咕啉化合物。人体不能合成钴胺素，正常成人维生素 B_{12} 每天需要量为 2～5μg，主要来源于动物性食物，如肉类、肝、肾、鱼、蛋类和乳制品等。食物中的维生素 B_{12} 与蛋白质结合，经胃蛋白酶消化后在胃内释放出来。释放出来的维生素 B_{12} 与胃壁细胞合成的 R 结合蛋白结合为

R-B₁₂复合物，其进入十二指肠，在胰蛋白酶作用下R结合蛋白降解，维生素B₁₂又与胃壁细胞分泌的内因子（IF）结合为IF-B₁₂复合物。IF-B₁₂复合物能抵抗消化道的消化作用，到达回肠末端，经此处肠黏膜细胞刷状缘的IF-B₁₂受体胞饮吸收。进入血液的维生素B₁₂与转钴胺蛋白Ⅱ结合运输至各组织（图6-4-2）。维生素B₁₂也有肠肝循环，即吸收入肝的维生素B₁₂可经胆汁排入肠道后再重吸收。人类血液中维生素B₁₂的主要形式为甲基钴胺素。人体内的储存量为2～5mg，大部分储存于肝。维生素B₁₂主要经粪便和尿液排泄。

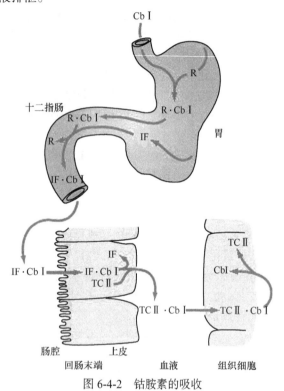

图6-4-2 钴胺素的吸收

CbⅠ：钴胺素；R：R结合蛋白；IF：内因子；TCⅡ：转钴胺蛋白Ⅱ

维生素B₁₂是人体两种酶——甲硫氨酸合成酶和甲基丙二酰辅酶A合成酶的辅酶。维生素B₁₂主要有两种功能形式，即甲基钴胺素和腺苷钴胺素。甲基钴胺素是甲硫氨酸合成酶的辅酶，催化半胱氨酸向甲硫氨酸转化，此步反应所需要的甲基来自血液中新摄取的N⁵-甲基四氢叶酸，而N⁵-甲基四氢叶酸给出一个甲基后转化为FH₄（图6-4-1）。当维生素B₁₂缺乏时，胸腺嘧啶核苷酸合成所需的FH₄减少，从而影响了DNA的合成。腺苷钴胺素是甲基丙二酰辅酶A合成酶的辅酶，催化甲基丙二酰辅酶A形成琥珀酰辅酶A进入三羧酸循环代谢。当维生素B₁₂缺乏时，甲基丙二酰辅酶A堆积，影响神经髓鞘的形成而产生神经系统症状。

【病因和发病机制】

（一）病因

1. 叶酸缺乏

（1）摄入不足：主要是饮食不当，如食物结构不合理、食物加工不当、营养不良、酗酒等。

（2）需要增加：儿童、孕妇、哺乳；接受血液透析的患者；细胞更新加速性疾病，如慢性溶血性贫血、剥脱性皮炎等；代谢增高性疾病，如甲状腺功能亢进、肿瘤等。

（3）吸收障碍：非热带口炎性腹泻、热带口炎性腹泻、小肠的广泛切除或疾病等。

（4）药物影响：影响叶酸代谢，如甲氨蝶呤。DNA合成抑制剂，包括嘌呤类似物，如巯嘌呤、硫唑嘌呤等；嘧啶类似物，如氟尿嘧啶、阿糖胞苷等；其他影响DNA合成的药物，如羟基脲、丙卡巴肼等。某些药物可影响叶酸的吸收，如抗癫痫药等。

2. 维生素B₁₂缺乏

（1）摄入不足：如素食者。

（2）吸收障碍：为维生素B₁₂缺乏的常见原因。①胃源性：胃切除、严重的胃黏膜萎缩、恶性贫血、佐林格-埃利森综合征等；②肠源性：回肠的切除或疾病、盲襻综合征、阔节裂头绦虫病、腹泻；③胰腺疾病，如胰腺功能不全等。

（3）药物影响：如对氨基水杨酸、二甲双胍、秋水仙碱等可影响钴胺代谢。

（4）其他：先天性转钴胺蛋白Ⅱ缺乏症等。

（二）发病机制

叶酸是一碳基团代谢的重要辅酶。当叶酸缺乏时，使dUMP甲基化形成dTMP减少，dTTP也生成减少，最终导致DNA的合成障碍（图6-4-1），维生素B₁₂缺乏使N⁵-甲基形成FH₄减少，继之N^{5,10}-亚甲基FH₄减少，后者是dUMP形成dTTP的甲基供体，故也导致DNA合成障碍（图6-4-1）。而叶酸与维生素B₁₂缺乏均对RNA合成影响不大。结果是受累细胞发育不平衡，胞核发育落后于胞质，形成巨幼变。病变累及骨髓红、粒、巨核三系细胞，引起全血细胞减少。病变细胞成熟障碍，在骨髓中被破坏，使无效造血增加。维生素B₁₂缺乏还使甲基丙二酰辅酶A堆积，影响神经髓鞘的形成，表现出神经系统症状。DNA合成障碍也波及消化道上皮细胞，表现出消化道症状。

巨幼细胞贫血时，由于大量的巨幼变细胞生成，这些细胞释放入血循环之前在骨髓内大量被破坏。因此，无效造血增多是巨幼细胞贫血的特征之一。临床上可引起黄疸、非结合胆红素增高、乳酸脱氢酶增高等。

药物亦通过影响 DNA 的代谢引起巨幼细胞贫血。如甲氨蝶呤是极强的 FH_2 还原酶抑制剂，可阻止 FH_2 还原为 FH_4 影响一碳基团代谢，从而影响 DNA 的合成。

案例 6-4-1

1. 患者，男，66 岁，老年患者。

2. 素食后发病，提示有营养不良性摄入不足的情况。

【临床表现】

（一）血液系统表现

本病起病缓慢，主要为慢性贫血的症状，如乏力、头昏、耳鸣、心悸、气促、易疲劳、面色及皮肤黏膜苍白，部分患者可有轻度的黄疸。多数患者可同时有白细胞及血小板计数的减少，但临床上由此引起的感染及出血情况少见。

（二）非血液系统表现

1. 消化系统表现　患者就诊时常有明显的消化系统症状，常见为食欲缺乏、恶心、腹胀、腹泻或便秘等。部分患者可有舌炎，表现为舌痛、舌质绛红如"牛肉样舌"。

2. 神经系统表现和精神症状　主要见于维生素 B_{12} 缺乏患者，可无贫血而单独发生，病情进展到一定程度以后则不能为治疗所逆转。早期为周围神经病变，表现为远端肢体麻木、深感觉障碍等。疾病进展可发生脊髓侧索和后索脱髓鞘病变，表现为共济失调等。患者可有精神症状，如记忆力减退、抑郁等，重者可有幻觉、谵妄甚至精神错乱等。

案例 6-4-1

1. 起病缓慢，素食后出现乏力、头昏、面色苍黄，易疲劳，活动后心悸，气促，食欲缺乏、恶心及腹胀，记忆力减退，手足麻木，体重下降。

2. 面色及皮肤黏膜苍白、黄染，心尖区局限性 Ⅱ/6～Ⅲ/6 级收缩期吹风样杂音，四肢远端痛觉减退。

患者有慢性贫血、黄疸、消化系统及神经系统等症状表现，提示可能有巨幼细胞贫血。

为明确诊断，应行血常规、骨髓检查，有条件时行血清叶酸和维生素 B_{12} 测定检查。

【实验室检查】

（一）血常规

本病血常规检查示大细胞性贫血（MCV 和 MCH 增高），若合并有铁缺乏，则大细胞不明显，网织红细胞多正常。血片上红细胞大小不均，可见大卵圆形红细胞是其特征，也可见嗜碱点彩红细胞及有核红细胞。多数有白细胞及血小板计数减少，中性粒细胞核分叶过多（5 叶＞5%或有 6 叶者）也为特征性改变（图 6-4-3）。

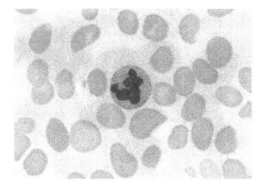

图 6-4-3　巨幼细胞性贫血外周血涂片

大卵圆形红细胞和分叶过多的中性粒细胞

（二）骨髓

本病骨髓检查示增生活跃，红系增生为主，各系细胞均有巨幼变。有核红细胞体积增大，胞核发育落后于胞质，核染色质疏松，呈蚕食样改变，是巨幼细胞贫血红系造血的特征性改变（图 6-4-4）。红系细胞可见异常分裂象、Howell-Jolly 小体或卡波环。粒系也有巨幼变，细胞体积增大，有巨晚幼粒细胞和巨杆状粒细胞。巨核细胞体积增大，分叶过多，胞质内颗粒减少。

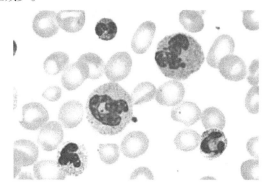

图 6-4-4　巨幼细胞性贫血骨髓涂片

（三）生化

（1）血清叶酸＜6.91nmol/L（＜3ng/ml），红细胞叶酸＜227nmol/L（＜100ng/ml），可诊断叶酸缺乏；血清维生素 B_{12}＜74pmol/L（＜100pg/ml），可诊断维生素 B_{12} 缺乏。维生素 B_{12} 缺乏患者应进一步做维生素 B_{12} 吸收（Schilling）试验，有助于判断维生素 B_{12} 缺乏的原因。

（2）其他：因无效造血，红细胞在骨髓中被破坏，故血清非结合胆红素增高；血清乳酸脱氢酶增高。

案例 6-4-1　实验室检查

1. 血常规：Hb 64g/L，RBC $1.52×10^{12}$/L；WBC $2.25×10^9$/L，N 0.61，L 0.35，M 0.04；PLT $56×10^9$/L；MCV 122.4fl，MCH 42.1pg，MCHC 350g/L；Ret 0.013。血片：成熟红细胞大小不均，部分体积大，可见大卵圆形红细胞；白细胞减少，5 叶核中性粒细胞 9%；血小板少。

2. 血生化：丙氨酸氨基转移酶（ALT）50U/L，天门冬酸氨基转移酶（AST）73U/L；总胆红素 37.2μmol/L，结合胆红素 6.5μmol/L，非结合胆红素 30.7μmol/L；乳酸脱氢酶（LDH）750U/L。

3. 骨髓：有核细胞增生明显活跃（Ⅱ级），粒：红=1.2；红系明显增生占 38%，大部分幼红细胞体积明显增大，染色质疏松，呈明显巨幼变，成熟红细胞内可见 Howell-Jolly 小体和卡波环；粒系增生相对减低，有巨晚幼粒细胞和巨杆状粒细胞；巨核细胞不少，体积增大，分叶过多。

铁染色：外铁（＋＋），铁粒幼细胞 40%。

【诊断与鉴别诊断】

（一）诊断

本病病史有饮食不当、特殊药物服用史或其他相关病史；临床有贫血、消化系统表现；实验室检查为大细胞性贫血，中性粒细胞核分叶过多，骨髓造血细胞巨幼变，血清叶酸、维生素 B_{12} 降低，诊断可以确立。若无条件测定血清叶酸、维生素 B_{12}，而临床符合巨幼细胞贫血者，可行诊断性治疗。予叶酸或维生素 B_{12} 治疗一周，网织红细胞上升，也可诊断本病。

（二）鉴别诊断

本病主要应与具有全血细胞减少、骨髓造血细胞巨幼变的其他疾病鉴别，前者如再生障碍性贫血，后者有骨髓增生异常综合征、红白血病等。此外，本病有黄疸、血清非结合胆红素增高、血清乳酸脱氢酶增高，应与溶血性贫血鉴别。鉴别要点为此类疾病用叶酸和维生素 B_{12} 治疗无效或不能完全纠正贫血。

案例 6-4-1　临床特点

1. 病史及体征：患者，男，66 岁，有素食史。起病缓慢，有乏力、头昏、体力下降，活动后心悸、气促、食欲缺乏、恶心、腹胀、记忆力减退、手足麻木等症状；体检有面色及皮肤黏膜苍白、黄染、心尖区局限性Ⅱ/6～Ⅲ/6 级收缩期吹风样杂音、四肢远端痛觉减退等体征。患者有贫血、消化系统及神经系统表现。

2. 实验室检查：中度贫血，大细胞性；白细胞及血小板计数减少，成熟红细胞大小不均，有大卵圆形红细胞；中性粒细胞有核分叶过多。非结合胆红素增高，LDH 增高。骨髓红系增生，红系、粒系和巨核系均有巨幼变，骨髓铁不少。符合巨幼细胞贫血特点。

临床诊断：营养性巨幼细胞贫血。

【治疗】

（一）病因或原发病的治疗

有原发病者应积极治疗原发病，无原发病者应根据不同的病因给予纠正，如合理饮食，药物影响者酌情停药等。

（二）叶酸、维生素 B_{12} 治疗

1. **叶酸治疗**　口服叶酸 5～10mg，每天 2～3 次。严重吸收障碍者可用四氢叶酸钙注射剂，3～6mg 肌内注射，每天 1 次。用至血像恢复正常，若无原发疾病者，不必维持治疗。同时有维生素 B_{12} 缺乏者，应同时补充维生素 B_{12}，否则会加重神经系统症状。

2. **维生素 B_{12} 治疗**　肌内注射维生素 B_{12}，每次 500μg，每周 2 次，至血像恢复正常。有神经系统症状者，血像正常后应维持治疗 6 个月。恶性贫血或全胃切除者，需终身替代治疗，肌内注射维生素 B_{12}，每个月 1000μg。

【预防】

加强营养知识教育，合理饮食。高危人群，如儿童、孕妇、老年人或有相关疾病者，可适当补充叶酸和维生素 B_{12}。

案例 6-4-1　治疗建议

1. 合理饮食，食谱应广，应有肉类、蔬菜和水果，蔬菜烹饪时间不宜过长。

2. 叶酸和维生素 B_{12} 治疗：口服叶酸 5～10mg，每天 2 次；肌内注射维生素 B_{12}，每次 500μg，每周 2 次。

3. 治疗一周后行血常规检查，若网织红细胞增高，则表明治疗有效，继续治疗至血像恢复正常。血像正常后可停用叶酸，肌内注射维生素 B_{12} 再维持治疗 6 个月。

预防：合理饮食。

【预后】

多数患者预后良好。

案例 6-4-1

患者用叶酸和维生素 B_{12} 治疗 1 周时网织红细胞为 $0.09×10^{12}$/L，2 周后血红蛋白开始上升，2 个月后血红蛋白正常，继续维生素 B_{12} 维持治疗。

（王　伟）

第五章　再生障碍性贫血

再生障碍性贫血（aplastic anemia，AA，简称再障）是由于获得性骨髓造血功能衰竭，导致骨髓增生低下、外周血全血细胞减少、临床上出现贫血、感染、出血等表现的一种临床综合征。

再障呈世界性散发分布，其发病率估计每年（0.2～0.5）/10 万人口。工业化国家发病率约每年（0.5～1）/10 万人口。我国的发病率每年 0.74/10 万人口。各年龄段均可发病，中青年和老年居多，男女发病率无明显差异。

【病因和发病机制】

（一）病因

发病无明确原因可寻的，称为原发性再障，占半数以上。继发性再障的发病则与某些原因有关，以下为可能引起再障的常见原因。

1. 化学物质　苯是最早发现的与再障有关的化学物质。其他如与苯有关的杀虫剂、甲苯、含氯的碳氢化合物、有机磷酸盐化合物、染发剂等均有引起再障的报道。最早引起注意的引起再障的药物是氯霉素。抗肿瘤药物可引起暂时性的再障，白消安在少数患者可引起持续性的再障。其他可引起再障的药物有非甾体抗炎药（如保泰松等）、重金属（如金等）、抗癫痫药（如卡马西平等）、磺胺类药、某些抗甲状腺药和降糖药等。化学物质引起再障可以是剂量依赖性的，也可以是体质性的反应。

2. 放射线　长期反复接受低剂量或短时间接受大剂量的放射线均有可能引起再障。放射线可引起造血细胞和造血组织的 DNA 损伤，人体接受放射线总量为 1～2.5Gy 时造成可逆性的骨髓增生不良，4.5Gy 时导致的骨髓衰竭可使半数患者死亡，10Gy 时全部患者将不可逆地死亡。

3. 病毒感染　病毒感染与再障的发病有关，其中最重要的是病毒性肝炎。肝炎相关性再障（hepatitis associated aplastic anemia，HAAA）多继发于非甲非乙型肝炎，常在肝炎后 1～2 个月发病，多见于青年男性。发病机制可能与病毒抑制造血细胞或免疫因素有关。其他可能与再障有关的病毒感染有 EB 病毒、微小病毒 B19、HIV 等。

4. 其他　妊娠使部分人出现再障，妊娠终止后再障消失，而以后再次妊娠时再障可复发。某些疾病可引起再障，如系统性红斑狼疮、类风湿关节炎、干燥综合征等风湿性疾病，以及阵发性睡眠性血红蛋白尿（PNH）、胸腺肿瘤、嗜酸性筋膜炎、低免疫球蛋白血症、获得性免疫缺陷综合征等。

（二）发病机制

再障的发病机制仍未完全阐明，在某些同样的致病条件下仅有少数人发病，不同患者其疾病的过程及治疗反应亦可不同，表明其发病机制有异质性。一般认为再障可能通过下列机制发病。

1. 造血干细胞缺陷　造血干细胞缺陷包括量的减少和质的异常。在体外培养中证实，再障患者的 CD34+ 细胞、CFU-GM 和 BFU-E 的数量明显减少，表明造血干细胞的减少是异常血细胞生成中的主要缺陷。

2. 免疫功能紊乱　再障患者常见活化的细胞毒 T 淋巴细胞数量增加及 CD4＋/CD8＋细胞比例倒置，经免疫抑制剂治疗病情好转后可恢复。研究发现再障患者的 Th1 细胞免疫反应占优势，使某些造血负调控因子如 γ-干扰素、IL-2、肿瘤坏死因子增高。γ-干扰素和肿瘤坏死因子可诱导 CD34＋细胞表达 *Fas* 基因，导致凋亡。骨髓存在的活化 T 淋巴细胞，在局部产生可溶性细胞因子，也可致造血干细胞损伤。免疫功能紊乱既可损伤造血干细胞，又可损伤造血微环境。临床上免疫抑制剂治疗再障有明确的疗效。因此，免疫功能紊乱在再障的发病中起着重要的作用。但再障早期是如何启动病理性免疫反应的，仍不清楚。

3. 造血微环境缺陷 部分再障患者骨髓基质细胞体外研究有生长及功能的缺陷。此外，由骨髓基质细胞产生的造血因子在再障患者中多有异常。但目前研究表明，造血微环境缺陷不是再障患者发病的决定因素。

> **案例 6-5-1**
>
> 1. 患者，男，32 岁。
> 2. 1 月余前曾患急性黄疸型戊型病毒性肝炎，治疗后好转。近 1 周出现下肢瘀斑、瘀点，牙龈出血。3 天来发热、咳嗽、口腔疼痛。
> 3. 血常规：Hb 110g/L，WBC 1.0×10^9/L，PLT 7×10^9/L。
>
> 患者全血细胞减少的病因可能与病毒性肝炎相关。

【临床表现】

根据患者的病情、血常规、骨髓和预后的不同，国外将再障分为重型再障（SAA）和非重型再障（NSAA），重型再障中又分出极重型再障；国内则分为慢性再障和重型再障，慢性再障相当于非重型再障，重型再障中起病即为重型再障者称为重型再障Ⅰ型，由慢性再障发展来的重型再障称为重型再障Ⅱ型。

（一）重型再障

重型再障（SAA）可为急性起病，也可由非重型再障进展而来。此型患者进展快，病情重。患者呈进行性贫血，常以突出的出血、感染而就诊。感染多见于呼吸道、皮肤黏膜、消化道、泌尿生殖系统等部位，常伴有难以控制的发热及败血症。病原菌以细菌为主，亦有真菌感染。患者常见明显的皮肤黏膜出血，可有内脏出血，颅内出血常危及生命。

（二）非重型再障

非重型再障（NSAA）起病和进展较缓慢，病情较重型轻。患者多以贫血症状就诊。其表现为苍白、乏力、头昏、活动后心悸、气促等，感染较轻，多为上呼吸道感染；出血倾向也轻，常为皮肤、黏膜出血，如皮肤瘀斑、瘀点、牙龈出血、月经过多等。

> **案例 6-5-1**
>
> 1. 患者起病急，进行性增多的双下肢皮肤瘀斑、瘀点 1 周，发热、咳嗽、口腔疼痛 3 天。体检有高热、下肢皮肤瘀斑及瘀点、口腔溃疡、咽充血，双肺可闻干啰音，无淋巴结及肝脾肿大。一个多月前患急性黄疸型病毒性肝炎，治疗后病情好转。
> 2. 血常规：Hb 110g/L，WBC 1.0×10^9/L，PLT 7×10^9/L。
>
> 患者有出血及感染征象，全血细胞减少，符合再生障碍性贫血表现。应进一步监测血常规，行骨髓穿刺及骨髓活检、胸部 X 线或 CT 等检查，以明确诊断。

【实验室检查】

（一）血常规

血常规检查示不同程度的全血细胞减少，网织红细胞减少；贫血多是正细胞正色素性的，也可为大细胞性。部分患者早期可仅有一系或两系细胞的减少。

（二）骨髓

骨储穿刺涂片外观骨髓小粒减少，脂肪滴增多。有核细胞增生减低，三系造血细胞均减少，早期细胞缺乏，小粒空虚，淋巴细胞及非造血细胞如浆细胞、肥大细胞、吞噬细胞可相对增多。无明显病态造血。非重型再障可穿刺到残存的造血增生灶，表现为有核细胞增生良好，但巨核细胞减少。骨髓活检对于再障的诊断是必要的，主要特点为骨髓脂肪变，造血组织减少（图 6-5-1）。

（三）其他检查

①体外造血祖细胞培养：细胞集落明显减少；②T 淋巴细胞亚群：CD4＋/CD8＋细胞比例倒置；③细胞 CD59 和 CD55 测定：部分再障患者体内有 PNH 细胞克隆，CD59 和 CD55 可减少；④中性粒细胞碱性磷酸酶活性增高；⑤MRI：可测定骨髓容量，有助于再障和骨髓增生异常综合征的鉴别。

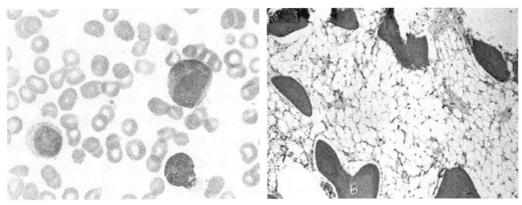

图 6-5-1　再生障碍性贫血骨髓细胞学涂片、骨髓活检

案例 6-5-1　实验室检查

1. 血常规

（1）入院后第 2 天：Hb 94g/L，RBC 2.89×10^{12}/L；WBC 0.9×10^9/L，N 0.35，L 0.63，M 0.02；PLT 2×10^9/L；MCV 89.6fl，MCH 32pg，MCHC 340g/L；Ret 0.0016，Ret 绝对值为 4.6×10^9/L[参考值为（24~84）×10^9/L]。

（2）入院后第 5 天：Hb 79g/L，RBC 2.37×10^{12}/L；WBC 0.5×10^9/L；PLT 6×10^9/L。

（3）入院后第 10 天：Hb 56g/L，RBC 1.75×10^{12}/L；WBC 0.2×10^9/L，ANC 0.06×10^9/L；PLT 7×10^9/L；Ret 0.001，Ret 绝对值为 2.3×10^9/L。

2. 骨髓

（1）穿刺涂片：外观未见骨髓小粒，脂肪滴增多。有核细胞增生极度减低（Ⅴ级），分类以成熟淋巴细胞为主，其次为中性分叶核细胞，嗜酸性粒细胞可见，可见成熟浆细胞及单核细胞，形态均无异常。粒系增生减低，红系及巨核细胞系增生重度减低（二系细胞增生为 0），散在的血小板罕见。

（2）活检：骨髓增生极度减低，全片未见巨核细胞，骨髓腔内几乎全为脂肪组织，可见散在淋巴细胞，其余细胞少见。未见纤维组织增生。

3. 大便隐血阳性。

4. 病毒性肝炎抗原抗体：抗 HAV-IgG（-）；HBsAg（-），HBsAb（+），HBeAg（-），HBeAb（-），HBcAb（-）；抗 HCV（-）；抗 HDV（-）；抗 HEV IgG（-）。

5. 肝功能：总蛋白 59.8g/L，白蛋白 41.7g/L，球蛋白 18.1g/L，ALT 52U/L，AST 63U/L，总胆红素 33.2μmol/L，结合胆红素 18.9μmol/L，非结合胆红素 14.3μmol/L。

6. 其他：红细胞 CD55 和 CD59 测定示 CD55 为 25.4%（参考值>23.5%），CD59 为 96.7%（参考值>93.6%）。

7. 辅助检查：胸部 X 线片示右上肺及左肺片状致密阴影，考虑肺部感染。

【诊断与鉴别诊断】

（一）诊断和分型

1. 诊断　AA 的诊断标准见表 6-5-1。

表 6-5-1　AA 的诊断标准

1. 全血细胞减少，网织红细胞绝对值减少
2. 一般无肝脾肿大
3. 骨髓多部位增生减低或重度减低，造血细胞减少，非造血细胞比例增高；骨髓增生活跃者须有巨核细胞减少；骨髓活检示造血组织减少，脂肪组织增加
4. 除外引起全血细胞减少的其他疾病

2. 分型　分型诊断见表 6-5-2。

表 6-5-2　再生障碍性贫血的分型诊断

	非重型再障	重型再障
临床表现	贫血明显，感染、出血较轻	进行贫血，感染、出血较重
血常规（具备以下三者之二）		
Ret（校正后）	>0.01	<0.01
ANC（×10^9/L）	>0.5	<0.5
PLT（×10^9/L）	>20	<20
骨髓	增生减低，增生活跃者有巨核细胞减少	增生重度减低，造血组织减少
预后	较好	差

Ret：网织红细胞；ANC：中性粒细胞绝对计数；PLT：血小板；极重型再障（VSAA）：重型再障中若 ANC<0.2×10^9/L，称为极重型再障，预后极差。

（二）鉴别诊断

1. 骨髓增生异常综合征（MDS）　再障要与低增生性 MDS 相鉴别，尤其是老年患者。MDS 是一种造血干细胞克隆性疾病，外周血表现为一系、两系或全血细胞减少，骨髓有病态造血和（或）原始细胞增多有助于 MDS 的诊断。

2. 急性造血功能停滞　是在某些发病因素的作用下,突然出现骨髓停止造血,表现为全血细胞尤其是红细胞骤然减少。本病常见的发病因素有感染、药物等。骨髓可表现为增生低下,但涂片周边可找到巨大的原始红细胞。在积极的病因治疗及支持治疗下,本病呈自限性,数周后可恢复。

3. 阵发性睡眠性血红蛋白尿(PNH)　是获得性的造血干细胞克隆性溶血性疾病,与再障关系密切,可互相转化,再障患者的血液中也可以存在PNH克隆细胞。典型的PNH有发作性的血红蛋白尿,PNH克隆细胞的酸溶血试验阳性、CD59和CD55阴性表达。

4. 其他全血细胞减少的疾病　如某些急性白血病、恶性组织细胞病等,均可表现为全血细胞减少,但骨髓中有特征性的白血病细胞或异常组织细胞,有助于鉴别。

5. 遗传性骨髓衰竭综合征　某些遗传性疾病,如范科尼贫血、先天性皮肤角化不良、Shwachrnan-Diamond综合征(胰腺功能不全伴中性粒细胞减少症)、无巨核细胞性血小板减少症等,可表现或发展为再障,但这些疾病常有其他器官和部位的发育异常,可资鉴别。

> **案例 6-5-1　临床特点**
> 1. 病史及体征:患者,男,32岁。起病急,逐渐增多的双下肢皮肤瘀斑瘀点、牙龈出血、畏寒、发热、咳嗽、口腔疼痛。发病前1个月余有急性黄疸型戊型病毒性肝炎病史,当时血常规正常。既往无特殊药物及化学物质接触史。体检:T为39.3℃,双下肢皮肤瘀斑点;口腔黏膜溃疡,咽充血;双肺干啰音;浅表淋巴结及肝脾无肿大。肝炎恢复时出现出血、感染等表现。
> 2. 实验室及辅助检查:进行性贫血,WBC 0.2×10⁹/L,ANC 0.06×10⁹/L;PLT 7×10⁹/L;Ret 0.001,Ret绝对值2.3×10⁹/L;骨髓穿刺涂片及活检均示增生重度降低,无巨核细胞;肝功能轻度损伤;红细胞CD55和CD59测定正常。符合极重型再障的实验室改变。胸部X线片示右上肺及左肺片状致密阴影,多考虑肺部感染。
> 临床诊断:肝炎相关性极重型再生障碍性贫血并肺部感染。

【治疗】

再障的治疗应为综合治疗,首先应去除诱因或积极治疗原发病,并根据分型及年龄早期进行规范的治疗。再障患者治疗有效后,应维持治疗,以减少复发。

(一)支持治疗

支持治疗对于所有的再障患者都是重要的。

1. 防护　保持个人及环境的卫生,重型再障患者应进行保护性隔离,以减少感染机会。应注重洗手,因洗手(包括医护人员及护理人员)是最简单有效的防止感染传播的方法。避免外伤和剧烈活动,以防止出血。避免接触各种有害因素(如药物等)。

2. 对症治疗

(1)输血治疗:严重贫血(Hb<60g/L)的患者应输注浓缩红细胞以纠正贫血;有活动出血或血小板计数明显减少(<10×10⁹/L)有发生内脏出血风险时,可输注血小板,防止致命性颅内出血的发生。

(2)控制感染:患者一旦有感染征象,应立即取可疑感染部位的分泌物、排泄物或血液进行培养,并及时使用有效抗生素治疗。

(3)保肝治疗:再障可合并肝功能损害,且治疗再障的药物中多数有肝功能损伤的不良反应。因此,应酌情给予保护肝脏的治疗。

(二)针对发病机制的治疗

1. 重型再障

(1)异基因造血干细胞移植:异基因造血干细胞移植可替代患者缺失的造血细胞和重建免疫系统而获痊愈。年轻(<30~35岁)患者如有匹配的同胞供者。异基因造血干细胞移植是首选治疗,粒细胞严重缺乏的患者也应考虑移植治疗。>30~35岁的患者在强烈免疫抑制治疗无效时,可考虑造血干细胞移植作为挽救性治疗。儿童患者的移植疗效优于成人。影响异基因造血干细胞移植疗效的主要因素是排斥反应和移植物抗宿主病。患者在移植前,应尽量避免输血,以免使移植成功率下降。

(2)免疫抑制治疗:对于年龄较大(>30~35岁)的患者,免疫抑制治疗常为首选治疗。常用药物为抗胸腺细胞球蛋白(ATG)、抗淋巴细胞球蛋白(AIG)、环孢素等。ATG/AIG有抑制细胞毒T淋巴细胞的作用。单用ATG或ALG,使约50%的患者获血液学恢复,联合使用环孢素,可使有效率增加到70%~80%,尤其可改善儿童和严重中性粒细胞缺乏患者的预后。常用方案为马ATG为10~20mg/(kg·d),连用4~5天;或兔ATG为3.5mg/(kg·d),连用5天;联合环孢素剂量为3~7mg/(kg·d)[国外初始剂量常用到12mg/(kg·d)],分2~3次服用,以后根据血常规情况及血药浓度调整剂量。对于再障的免疫抑制治疗,现在还没有关于药物合理剂量的应用指南。因此,临床应用中,应根据患者的具体情况进行调整。ATG 可加速血细胞的破坏,因此,在治疗过程中血小板和粒细胞数可进一步下降,应加强防护和支持治疗。ATG/ALG 的近期不良反应为过敏反应和血清病等。在使用前应做过敏试验,治疗中同时使用类固醇治疗 ATG/ALG 所致的血清病。应用 ATG/ALG 治疗后长期生存的患者中有部分发生 MDS 或白血病转化的报道。

目前 ATG 与环孢素联合的强烈免疫抑制治疗是大多数重型再障的标准治疗方案,对此联合治疗有反应的患者具有较好的生存率,无反应的患者属难治性病例,生存率较低。其他的新型免疫抑制剂,如麦考酚吗乙酯、抗 CD3 单抗、塞尼哌(抗 IL-2 受体单抗)等亦有用于治疗再障,其疗效有待于积累资料后做出评价。

(3)造血细胞因子:常用药物有粒细胞集落刺激因子(G-CSF)或粒-单细胞集落刺激因子(GM-CSF)、红细胞生成素(EPO)、IL-11 等,对相应细胞系列有促生长作用。造血细胞因子单独应用作用有限且短暂,常与免疫抑制治疗联合使用。

(4)其他治疗:也有用大剂量丙球静脉注射、大剂量环磷酰胺、大剂量甲泼尼龙治疗再障有效的报道。

2. 非重型再障 非重型再障患者中,有部分是慢性非进展性的轻度红细胞减少的患者,预后较好,可以暂不必治疗。其他患者可根据个体情况选择下列治疗。

(1)雄激素:有刺激骨髓造血的作用,常与环孢素联合应用。国内常选用雄激素治疗非重型再障,部分患者有效。常用药物有司坦唑醇(康力龙)每天 6～12mg,分 3 次口服;十一酸睾酮每天 120～160mg,分 2 次口服,或 250mg 每周 1 次肌内注射;达那唑每天 200～400mg 口服,丙酸睾酮 100mg 每天或隔天肌内注射等。主要不良反应为男性化、肝功能损害等。疗程和剂量应视疗效和不良反应调整。

(2)环孢素:通过抑制 T 淋巴细胞而发挥作用。剂量为 3～7mg/(kg·d)[国外初始剂量常用到 12mg/(kg·d)],分 2～3 次口服,应根据患者个体的情况和血药浓度调整剂量。不良反应主要为肝肾功能损害、牙龈增生等。

(3)其他:造血细胞因子也可与雄激素和环孢素联合应用于非重型再障的治疗。此外,国内常应用中医中药和某些改善微循环(如莨菪类等)药物作为非重型再障的辅助治疗,可能有助于改善疗效,但由于常与雄激素和环孢素合用,且缺乏严格的前瞻性随机病例对照研究,故其确切疗效有待进一步证实。

案例 6-5-1 治疗建议

1. 支持治疗

(1)防护:应进行隔离,加强护理,保持患者个人、饮食及环境的卫生。卧床、避免情绪激动及过度活动,防止出血。

(2)输血:输注浓缩红细胞纠正贫血,输注血小板防止出血。

(3)抗感染:应立即取血和痰进行培养,立即使用广谱强效抗生素治疗。待培养及药敏结果出来后,选用针对性的抗生素治疗。如果抗细菌感染治疗无效,应警惕真菌感染,必要时加抗真菌治疗。

2. 免疫抑制治疗:应用 ATG/ALG 及环孢素进行治疗。

3. 可应用造血细胞因子治疗,如 G-CSF、GM-CSF、EPO、IL-11 等。

【预后和预防】

1. 预后 非重型再障预后较好,多数患者治疗后可获缓解,甚至可治愈。重型再障预后差,治疗费用高。中性粒细胞绝对计数是再障判断预后最重要的指标,未经治疗的重型再障可存活 3～6 个月,仅有 20% 可存活超过 1 年。极重型再障预后极差。近 10 年来由于治疗方法的改进,使重型再障的预后有了明显的改善。

2. 预防 提高防护意识,加强工作和生活环境的保护,避免接触或暴露于有害因素。

（王　伟）

第六章 溶血性贫血

第一节 概　述

案例 6-6-1

患者，女，55 岁。因"发热、腹痛 2 天，腰背及双下肢痛、酱油色尿 1 天"入院。

患者发病前因关节痛，自服"草药及止痛药"（具体不详）治疗，关节痛有所好转。但于前天晨起突然出现畏寒、发热，体温最高达 39℃，下午出现腹痛，到厂医务室就诊，予对症治疗后（具体不详），腹痛有所缓解。当天夜间又出现腰背部、双下肢及全身酸痛，伴呕吐胃内容物 2 次，每次量不多，无咖啡渣样物，无腹泻，小便酱油色。家族中无特殊病史。

体格检查：T 38.8℃，P 100 次/分，R 20 次/分，BP 122/80mmHg。急性痛苦面容，面色苍白，神志清楚。皮肤苍白、黄染，未见皮疹和出血点，浅表淋巴结未触及。巩膜黄染，双肺呼吸音清晰，未闻干湿啰音，心率 100 次/分，律齐，未闻杂音。腹平软，无明显压痛，莫菲征阴性，肝脾未触及。

问题：

1. 该患者应考虑的初步诊断是什么？
2. 为明确诊断应做哪些实验室检查？
3. 如何给出处理建议？

正常红细胞在血循环中的寿命约为 120 天，一些疾病可使红细胞寿命缩短。溶血是指红细胞提前被破坏，寿命缩短的过程。溶血超过骨髓造血代偿能力时出现的贫血即为溶血性贫血（hemolytic anemia，HA）。溶血发生而骨髓能够代偿时（骨髓有 6～8 倍的红系造血代偿能力）可以不出现贫血，称为溶血状态（hemolytic state）。溶血性贫血是由不同病因引起的一组异质性疾病。

【临床分类】

溶血性贫血有多种分类方法，可分为遗传性和获得性；按起病的形式及病情的程度分为急性和慢性溶血；按溶血的部位分为血管内溶血和血管外溶血；临床上多按病因及发病机制进行分类（表 6-6-1）。

表 6-6-1　溶血性贫血的分类

（一）红细胞自身异常所致的溶血性贫血

1. 红细胞膜缺陷
（1）遗传性红细胞膜缺陷
遗传性球形红细胞增多症（HS）
遗传性椭圆形红细胞增多症（HE）
遗传性口形红细胞增多症（HSt）
（2）获得性红细胞膜缺陷
阵发性睡眠性血红蛋白尿（PNH）
2. 遗传性红细胞酶缺陷
（1）磷酸戊糖途径酶缺陷：如葡萄糖-6-磷酸脱氢酶（G-6-PD）缺乏症等
（2）无氧酵解途径酶缺陷：如丙酮酸激酶缺乏症等
3. 遗传性珠蛋白异常（血红蛋白病）
（1）珠蛋白肽链量的异常：海洋性贫血
（2）珠蛋白肽链结构的异常：异常血红蛋白病

（二）红细胞外部异常所致的溶血性贫血

1. 免疫性溶血性贫血
（1）自身免疫性溶血性贫血（AIHA）：温抗体型或冷抗体型
（2）同种免疫性溶血性贫血：如血型不符的输血反应、新生儿 HA 等
2. 血管性溶血性贫血
（1）血管壁异常：心瓣膜病、人工瓣膜、血管炎病等
（2）微血管病性溶血性贫血
血栓性血小板减少性紫癜（TTP）/溶血尿毒综合征（HUS）
弥散性血管内凝血（DIC）
（3）血管壁受到反复挤压：行军性斑红蛋白尿
3. 生物因素
蛇毒、蜂毒、疟疾、黑热病、支原体肺炎等
4. 理化因素
大面积烧伤、砷化氢、苯肼、氯酸盐类、亚硝酸盐类、毒蕈等中毒
5. 脾功能亢进

【病因和发病机制】

（一）红细胞易受破坏而寿命缩短

1. 红细胞膜缺陷　红细胞膜的正常结构是保持红细胞的变形性和稳定性的重要条件，所以红细胞膜缺陷是发生溶血性贫血的重要机制之一。红细胞膜骨架与红细胞的形态、变形性和稳定性密切相关。红细胞膜骨架蛋白缺陷时红细胞形态即发生改变，如遗传性球形红细胞增多症、遗传性椭圆形红细胞增多症和遗传性口形红细胞增多症等。红细胞膜化学成分的改变也影响红细胞的形态、变形性和稳定性，如无 β 脂蛋白血症时，因红细胞膜胆固醇含量增加而磷脂酰胆碱含量降低，从而使红细胞呈棘形。上述各种异形红细胞脆性增加，在脾脏被截留后为巨噬细胞所吞噬破坏，致寿命缩短。阵发性睡眠性

血红蛋白尿时，红细胞膜的糖化肌醇磷脂锚链膜蛋白有缺陷，使红细胞对补体的敏感性增高，发生补体介导的溶血。

2. 红细胞酶缺陷 正常的红细胞酶和能量代谢对维持红细胞膜的变形性和稳定性是不可或缺的。红细胞内葡萄糖磷酸戊糖代谢途径产生还原性物质使血红蛋白免受氧化损伤，当此途径的酶缺陷时，血红蛋白易受氧化损伤而沉淀，形成海因小体（Heinz body），使红细胞膜的稳定性及变形性下降而发生溶血，如葡萄糖-6-磷酸脱氢酶缺乏症等。葡萄糖无氧酵解代谢途径为红细胞提供了行使各种生理功能所需要的能量，丙酮酸激酶是该代谢途径的限速酶之一，当丙酮酸激酶缺乏时，红细胞膜对阳离子的通透性发生改变，红细胞内 K^+ 漏出和 Na^- 渗入增加，使红细胞膜的稳定性破坏而发生溶血。

3. 血红蛋白异常 包括珠蛋白肽链合成量的异常（海洋性贫血）和珠蛋白肽链分子结构的异常（异常血红蛋白病）。异常的血红蛋白易发生聚集、结晶或形成包涵体，使红细胞硬度增加，在通过直径比它小的微循环时被阻后为单核-吞噬细胞所吞噬。不稳定血红蛋白病的血红蛋白也因易受氧化损伤，使红细胞膜的变形性下降而被单核-吞噬细胞吞噬。

4. 红细胞外异常

（1）在自身免疫性溶血性贫血时，红细胞膜吸附凝集抗体、不完全抗体或补体，使红细胞易被单核-吞噬细胞系统吞噬。

（2）机械因素所引起的溶血性贫血见表6-6-2。

表 6-6-2 机械因素所致溶血性贫血

创伤性心源性溶血性贫血
  系病理性瓣膜（钙化性主动脉瓣狭窄等）、人工机械瓣膜等对红细胞的机械性损伤
微血管病性溶血性贫血
  在弥散性血管内凝血、血栓性血小板减少性紫癜/溶血尿毒综合征时，微血管内形成纤维蛋白条索，当循环的红细胞在血流的不断冲击下通过这些纤维蛋白条索时，发生破裂溶血
行军性血红蛋白尿
  足掌受到反复撞击引起红细胞机械性破坏而发生血管内溶血

（3）脾功能亢进时大量的红细胞被脾阻留并为巨噬细胞所吞噬破坏。

（4）某些生物及理化因素可通过下列机制或目前未知的机制引起红细胞破坏，这些机制有：微生物直接寄生在红细胞内（如疟疾）；细菌毒素直接破坏红细胞（如某些产气荚膜梭菌）；细菌本身或其毒素刺激免疫反应，促使巨噬细胞识别和吞噬红细胞（如支原体肺炎）；某些化学物质或是作用于巯基（如砷），或是导致高铁血红蛋白和海因小体形成（如氯酸盐类或其他氧化物质），或是通过免疫机制（如某些药物）使红细胞破坏；烧伤时的红细胞破坏可能与高热有关。

（二）红细胞破坏场所及血红蛋白降解途径

1. 血管内溶血 见于血型不合的输血、输注低渗溶液、阵发性睡眠性血红蛋白尿、微血管病性溶血和某些酶缺陷症。此时红细胞在血循环中被破坏，形成血红蛋白血症。正常血浆中仅有微量的血红蛋白（<50mg/L），血管内溶血时，血浆中游离血红蛋白增高。血液中的结合珠蛋白能与游离的血红蛋白结合。结合珠蛋白由肝脏产生，是一种 α 球蛋白，正常血清含量为 0.5~1.5g/L。游离的血红蛋白与结合珠蛋白结合形成复合物运输，由于其分子量较大，不能通过肾小球滤过排出，被单核-吞噬细胞系统清除，清除速度每小时约0.13g/L。急性溶血停止后3~4天，血浆结合珠蛋白浓度才恢复。未与结合珠蛋白结合的游离血红蛋白能从肾小球滤过，并在近端肾小管中被部分重吸收，余下的血红蛋白形成血红蛋白尿排出体外。所以，所谓血红蛋白的"肾阈"，实际代表了结合珠蛋白结合血红蛋白的能力和肾小管重吸收功能的总和。一般血浆中游离血红蛋白>1300mg/L 时，临床上出现血红蛋白尿。血红蛋白尿的出现提示严重血管内溶血。肾小管重吸收的游离血红蛋白，在近端肾小管上皮细胞内被分解为铁、卟啉和珠蛋白。分解的铁超过肾小管上皮细胞的输送能力时，以铁蛋白或含铁血黄素的形式沉积在上皮细胞内。当上皮细胞脱落时随尿排出，即为含铁血黄素尿，主要见于慢性血管内溶血。含铁血黄素尿一般出现在血红蛋白尿发生3~4 天后，血红蛋白尿停止后仍可持续数周。血管内溶血一般起病比较急，常有全身症状，当溶血产物引起肾小管阻塞、细胞坏死时，可并发急性肾功能衰竭和休克。

2. 血管外溶血 见于遗传性球形红细胞增多症、温抗体型自身免疫性溶血性贫血、血红蛋白病等。此时红细胞在单核-吞噬细胞系统主要是脾脏内被破坏。单核-吞噬细胞系统吞噬红细胞后，裂解释放出的血红蛋白分解为珠蛋白和血红素。珠蛋白进入全身蛋白池代谢，血红素分解为铁和卟啉。铁可再利用，卟啉进一步分解为游离胆红素（即非结合胆红素）经血循环被肝细胞所摄取。游离胆红素在肝细胞内与葡萄糖醛酸结合形成结合胆红素从胆汁中排入肠道。结合胆红素在肠道内被细菌还原为尿胆原，其大部分氧化为粪胆原随粪便排出；小部分尿胆原在肠道吸收后经门静脉回到肝内，其中大部分又随胆道排入肠道，形成所谓的"胆红素肠肝循环"。回吸收的少量尿胆原经体循环由肾排出，形成尿中尿胆原。血管外溶血一

般起病比较慢，可引起贫血、黄疸、脾大、血清非结合胆红素增高、尿胆原及粪胆原排出增多。黄疸的有无或轻重除取决于溶血的程度外，还与肝脏的清除能力有关。因此，溶血性贫血不一定都有黄疸。即使大量溶血，由于肝清除胆红素的能力极强，血清总胆红素一般不超过 85.5μmol/L（5mg/dl）。正常人每天排除粪胆原 40～280mg，高胆红素血症时粪胆原排除增多，但其排除量受大便次数、抗生素等因素影响。正常人 24 小时排除的尿胆原量小于 4mg，溶血性贫血时其排除量增加。

在巨幼细胞性贫血、骨髓增生异常综合征等疾病时，骨髓内的幼红细胞在释放入血循环之前已在骨髓内被破坏，称为无效性红细胞生成（ineffective erythropoiesis）或原位溶血。其本质也是一种血管外溶血，可伴有黄疸。

（三）骨髓红系造血代偿增生

溶血时循环红细胞减少，组织缺氧，使 EPO 增多，引起骨髓红系造血代偿性增生，甚至粒红比例倒置，红细胞生成可增加 10 倍以上。外周血可见有核红细胞及网织红细胞增高，网织红细胞可达 0.05～0.20 以上。部分红细胞内含有核碎片，如 Howell-Jolly 小体和卡波环。严重慢性溶血性贫血时，长骨的黄髓可以变为红髓造血。儿童的重度溶血性贫血时，可在髓外如肝、脾、淋巴结等部位形成髓外造血。所以，儿童的溶血性贫血多有肝脾肿大。

【临床表现】

溶血性贫血的病种繁多，不同溶血性贫血的临床表现各有其特点，但仍有某些相同的特征。溶血性贫血的临床表现主要与溶血发生的速度、程度、持续时间和溶血部位有关。

（一）急性溶血

急性溶血多为血管内溶血。起病急，短期内大量溶血可引起寒战、高热、头痛、呕吐、腹痛和四肢及腰背疼痛，继之出现血红蛋白尿、黄疸和贫血症状。严重者可出现周围循环衰竭和急性肾衰竭。

（二）慢性溶血

慢性溶血多为血管外溶血。起病缓慢，病程较长，表现为贫血、黄疸和脾大三大症状。长期的高胆红素血症可并发胆石症和肝功能损害。婴幼儿起病可有面容及骨骼的改变。在慢性溶血性贫血的病程中，可由于某些诱因如病毒感染、叶酸缺乏等，

而发生暂时性红系造血停滞，称为再生障碍性贫血危象（aplastic crisis）。

【实验室检查】

溶血性贫血的实验室检查一般有红细胞破坏增加、红系造血代偿增生、红细胞缺陷（红细胞形态异常）和确定溶血性贫血病因四方面的检查。

（一）红细胞破坏增加的检查

红细胞寿命缩短是红细胞破坏增加最直接的证据，但测定红细胞寿命需要放射性核素且测定时间较长，临床上较少使用。临床上常用的红细胞破坏增加的检查见表 6-6-3。

表 6-6-3　红细胞破坏增加的实验室检查

	血管外溶血	血管内溶血
血浆或血清		
胆红素	非结合胆红素↑	非结合胆红素↑
结合珠蛋白	轻度↓	↓或消失
游离血红蛋白	正常或轻度↑	明显↑
乳酸脱氢酶	↑	明显↑
尿		
尿胆原	↑	↑
血红蛋白尿	—	+
含铁血黄素尿	—	+

（二）红系造血代偿增生的检查

红系造血代偿增生的检查见表 6-6-4。

表 6-6-4　红系造血代偿增生的实验室检查

外周血	骨髓
网织红细胞增高	幼红细胞增生
出现幼红细胞	
可见嗜多染红细胞，豪-乔（Howell-Jolly）小体，卡波环	

（三）红细胞缺陷的检查

虽然仅从外周血涂片所见极少能确立诊断，但红细胞形态的异常可为溶血的存在及病因诊断提供重要线索（图 6-6-1～图 6-6-8，表 6-6-5）。

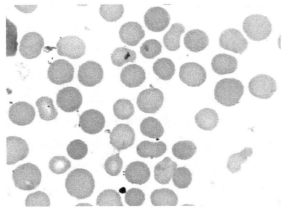

图 6-6-1 球形红细胞

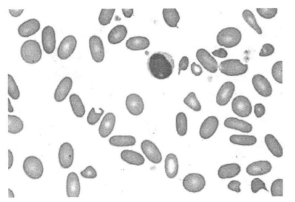

图 6-6-2 椭圆形红细胞

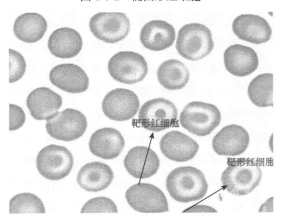

靶形红细胞

靶形红细胞

图 6-6-3 靶形红细胞

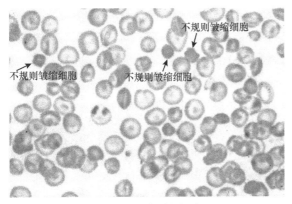

不规则皱缩细胞

不规则皱缩细胞

不规则皱缩细胞

图 6-6-4 碎裂红细胞

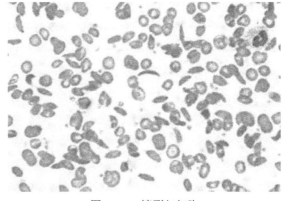

图 6-6-5 镰形红细胞

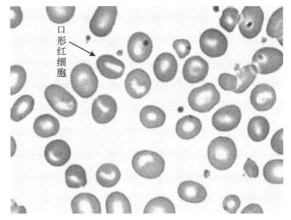

口形红细胞

图 6-6-6 口形红细胞

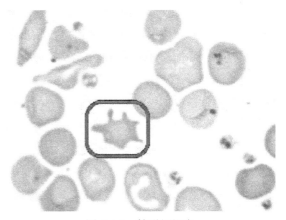

图 6-6-7 棘形红细胞

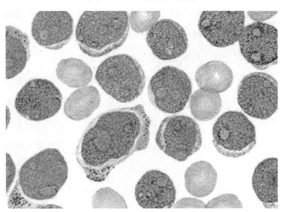

图 6-6-8 Heinz 小体

表 6-6-5　溶血性贫血的红细胞形态学诊断

形态	病因	疾病
球形红细胞	膜骨架蛋白缺陷	遗传性球形红细胞增多症
	红细胞膜被部分吞噬	自身免疫性溶血性贫血
椭圆形红细胞	膜骨架蛋白缺陷	遗传性椭圆形红细胞增多症
口形红细胞	膜骨架蛋白缺陷	遗传性椭圆形红细胞增多症
靶形红细胞	血红蛋白异常	血红蛋白病
碎裂红细胞	机械损伤	微血管病性溶血
		心源性溶血
		行军性血红蛋白尿
镰形红细胞	血红蛋白S形成多聚体	镰状细胞贫血
棘形红细胞	膜脂质异常	无 β 脂蛋白血症、严重肝病
吞噬红细胞及红细胞自凝	自身抗体和补体吸附在红细胞膜上	冷凝集素综合征
Heinz 小体	血红蛋白沉淀	不稳定血红蛋白
		G-6-PD 缺乏症
		氧化损伤

　　Heinz 小体是红细胞内变性珠蛋白的包涵体。红细胞体外染色后，在光学显微镜下可见红细胞内 1～2μm 大小颗粒的折光小体，多分布在红细胞膜上

（四）确定某些溶血性贫血病因的特殊检查

　　溶血性贫血病因诊断时常用的特殊检查见表 6-6-6。

表 6-6-6　溶血性贫血病因诊断的实验室检查

试验	疾病
抗球蛋白（Coombs）试验	自身免疫性溶血性贫血
酸溶血（Ham）试验	阵发性睡眠性血红蛋白尿
血细胞 CD59、CD55	阵发性睡眠性血红蛋白尿
红细胞渗透脆性试验	遗传性球形红细胞增多症
血红蛋白电泳	血红蛋白病
异丙醇试验、热变性试验	不稳定血红蛋白病
酶活性测定	酶缺陷症

　　案例 6-6-1

　　（1）血常规：Hb 80g/L，RBC 2.50×10^{12}/L；WBC 9.0×10^9/L，N 0.74；PLT 121×10^9/L；Ret 0.075×10^{12}/L；MCV 88.5fl，MCH 32.5pg，MCHC 330g/L；外周血红细胞大小不一，可见晚幼红细胞。

　　（2）尿常规：暗红色浑浊，蛋白（＋＋＋），WBC 为 0～2/高倍镜，RBC 为 0～2/高倍镜，隐血（＋＋＋＋），尿胆原（＋＋）。

　　（3）血生化：ALT 50U/L，AST 206U/L，总胆红素 41μmol/L，结合胆红素 10.5μmol/L，非结合胆红素 30.5μmol/L，LDH 780U/L；尿素氮 25.6mmol/L，肌酐 362μmol/L，K^+ 7.7mmol/L。

　　（4）骨髓：有核细胞增生明显活跃（Ⅱ级），粒：红=0.8；红系增生明显活跃，占有核细胞的 50%，以中晚幼红为主，成熟红细胞大小不均。

【诊断与鉴别诊断】

（一）诊断

　　本病临床上有溶血性贫血的表现，实验室检查有红细胞破坏增加、红系造血代偿增生及红细胞缺陷形态表现的证据时，溶血性贫血的诊断可以确立。溶血性贫血的病因诊断可以通过仔细的病史询问和特殊的实验室检查而确定。如病史中有肯定的物理、化学、生物或输血等因素的接触史，则病因诊断容易明确；如有家族史，则提示遗传性溶血性贫血。

（二）鉴别诊断

　　有些情况易与溶血性贫血相混淆，应注意鉴别（表 6-6-7）。无效性红细胞生成时兼有贫血和非胆色素尿性黄疸，是一种特殊的溶血。

表 6-6-7　溶血性贫血的鉴别诊断

疾病	混淆点	鉴别点
失血性贫血	治疗后恢复早期有贫血及网织红细胞增高	无红细胞破坏增加的证据
缺铁性贫血	治疗后恢复早期有贫血及网织红细胞增高	无红细胞破坏增加的证据
巨幼细胞贫血	治疗后恢复早期有贫血及网织红细胞增高	无红细胞破坏增加的证据
骨髓转移癌	幼红-幼粒细胞贫血	无红细胞破坏增加的证据
	红细胞畸形	骨髓中可找到肿瘤细胞
	网织红细胞轻度增高	
家族性非溶血性黄疸（Gibert 综合征）	黄疸非结合胆色素增高	无贫血、红细胞破坏增加和红系代偿增生的证据

　　案例 6-6-1

　　1. 临床特点

　　（1）病史及体征：患者，女，55 岁。起病前有服用"草药及止痛药"史。起病急，畏寒、发热、腹痛、呕吐、腰背及全身酸痛，酱油色小便。体温为 38.8～39℃，皮肤苍白、黄染，巩膜黄染。符合急性溶血性贫血的表现。

　　（2）实验室检查：正细胞正色素性贫血，网织红细胞增高；外周血红细胞大小不一，可见晚幼

红细胞。尿蛋白（＋＋＋），尿隐血（＋＋＋＋），尿胆原（＋＋）；ALT 50U/L，AST 206U/L。总胆红素 41μmol/L，直接胆红素 10.5μmol/L，间接胆红素 30.5μmol/L，LDH 780U/L，尿素氮 25.6mmol/L，肌酐 362μmol/L，血钾 7.7mmol/L。骨髓幼红细胞明显增生，成熟红细胞大小不一。有红细胞破坏增加、红系代偿增生和血管内溶血的证据；有肾功能损害及高钾血症。

2. 临床诊断：急性血管内溶血并急性肾衰竭。

【治疗】

（一）去除病因

获得性溶血性贫血如有病因可寻，去除病因后可望治愈。某些遗传性溶血性贫血在诱因的作用下可加重溶血，去除诱因可使溶血明显改善。如某些 G-6-PD 缺乏症，在食用蚕豆或氧化性药物时，可出现急性血管内溶血发作，当停用蚕豆或氧化性药物后，急性溶血可停止。

（二）针对发病机制的治疗

无法去除病因时可施行下列治疗。

1. 药物治疗　糖皮质激素和免疫抑制剂可用于免疫性溶血性贫血的治疗，糖皮质激素还可用于阵发性睡眠性血红蛋白尿的治疗。

2. 输血　因输血可能加重自身免疫性溶血性贫血或诱发阵发性睡眠性血红蛋白尿发作。因此，输血指征应从严掌握。输血应视为支持或挽救生命的措施，采用成分输血，必要时输注洗涤红细胞。

3. 脾切除术　适用于红细胞主要在脾破坏的患者。对遗传性球形红细胞增多症有肯定疗效，溶血明显改善，贫血可能永久消失。对糖皮质激素治疗反应不好的自身免疫性溶血性贫血、丙酮酸激酶缺乏症及某些血红蛋白病，脾切除后可不同程度地缓解病情。

4. 其他　严重血管内溶血可并发急性肾衰竭、休克和电解质紊乱而危及生命，应予积极地处理。慢性溶血性贫血患者应适当补充叶酸，以防叶酸缺乏而加重贫血或诱发再障危象。长期依赖输血的患者应使用铁螯合剂驱铁治疗，以减轻体内铁负荷。

案例 6-6-1　治疗建议

1. 去除病因：立即停用一切可疑的药物及其他不必要的药物。

2. 碱化尿液：可予 5% 碳酸氢钠静脉点滴。

3. 使用糖皮质激素，减轻溶血及其症状。

4. 积极处理急性肾衰竭。

5. 监测生命体征、尿量、血常规和肾功能。

第二节　遗传性球形红细胞增多症

案例 6-6-2

患者，女，35 岁。因"反复皮肤巩膜黄染 20 年、右上腹隐痛 1 年余，黄染加重半个月"入院。

患者 20 年来反复出现皮肤巩膜黄染，每于疲劳、"感冒"时加重，曾被诊为"肝炎"，按"肝炎"治疗，病情无好转。皮肤巩膜黄染仍时轻时重，重时常伴有乏力及下肢酸软。2 年前 B 超检查发现"胆囊结石"。1 年多前，反复发作右上腹阵发隐痛不适，无恶心呕吐。近半个月因疲劳后感皮肤、巩膜黄染明显，伴纳差、乏力，大小便颜色加深。无发热及酱油色小便。无特殊化学物质接触史。家族中无类似病史。

体格检查：T 36.5℃，P 84 次/分，R 20 次/分，BP 110/70mmHg，神清。全身皮肤及巩膜黄染，浅表淋巴结无肿大，心肺无异常。腹平软，右上腹轻压痛，无反跳痛，莫菲征（－），肝脏未触及，脾左肋下 2cm 可触及，移动性浊音（－）。

问题：

1. 该患者的初步诊断是什么？

2. 为明确诊断应做哪些实验室检查？

3. 治疗建议是什么？

遗传性球形红细胞增多症（hereditary spherocytosis, HS）是一组遗传性红细胞膜异常的溶血性贫血。其主要临床特征是不同程度的贫血、黄疸、脾大、外周血中球形红细胞增多和红细胞渗透脆性增加，脾切除疗效较好。

世界各地均有发病，以北欧后裔最常见，发病率为 1：2500～1：1000。国内也屡有报道。

【病因和发病机制】

红细胞膜结构的正常是保持红细胞变形性和稳定性的重要条件。红细胞膜的骨架系统由收缩蛋白、锚蛋白、带 3 蛋白、肌动蛋白、肌球蛋白、区带蛋白（4.1～4.9）等组成。红细胞膜骨架系统与红细胞的形态、变形性和稳定性密切相关。HS 红细胞的标志是相对于细胞内容积的膜表面积的丢失，这也是红细胞球形变和变形性下降的原因。患者红细胞膜表面积丢失是因膜骨架蛋白缺陷所致。目前已发现 HS 有锚蛋白、带 3 蛋白、收缩蛋白、蛋白 4.2 四种骨架蛋白的质和（或）量异常，最常见的是收缩蛋白和锚蛋白共同缺乏，其次是带 3 蛋白、单一收缩蛋白或蛋白 4.2 的缺乏。膜蛋白的缺陷引起细胞膜脆性增加，膜的稳定性下降，发生膜囊泡化并丢失，使表面积下降。此外，患者的球形红细胞膜骨架蛋白缺陷可引起某些继发的代谢改变，如被动性钠内流增加，使 ATP 酶活性增高，致 ATP 消耗、无氧酵解率增加、2，3-二磷酸甘油酸浓度降低，结果是细胞内 pH 下降。血液通过脾脏时，由于脾脏内低 pH、低葡萄糖、低 ATP 浓度和较高的局部毒性自由基浓度的环境，进一步使球形红细胞的变形性下降（脾的"调理作用"）。最终是变形性减退的大量球形红细胞被脾阻留，为巨噬细胞所吞噬破坏（图 6-6-9）。

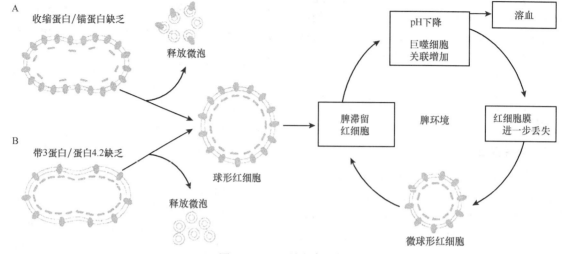

图 6-6-9　HS 的发病机制

本病通常是常染色体显性遗传，但约有 20%的患者其家庭成员无血液学异常，提示为常染色体隐性遗传或是自发突变。

【临床表现】

有的患者在儿童期即有临床表现，但多数是成年后才被发现。患者可有阳性家族史，亦可是散发病例。

HS 的临床表现是多样的，主要临床表现是贫血、黄疸、脾大。溶血程度不一，轻者可是偶然体检时发现的无症状患者，重者则是输血依赖性的。多数患者为轻、中度贫血。贫血和黄疸常在过度疲劳、感染等情况下加重。

本病的常见并发症是胆石症。部分患者在病程中可并发再障危象（aplastic crisis），常见的诱因是病毒感染，也可发生在长期叶酸缺乏后。其他少见的并发症有下肢复发性溃疡、慢性红斑性皮炎和痛风等。如幼儿发病并有严重的失代偿性贫血，则有生长缓慢、海洋性贫血貌、异位骨髓（胸腰椎旁或肾门）等。

案例 6-6-2

　　患者慢性起病，病程长，有贫血、黄疸、脾大、胆石症等临床表现，提示有慢性溶血性贫血。应进一步行血常规、血液生化、骨髓、溶血病因检查等试验检查，以明确诊断。

【实验室检查】

（一）血常规

本病多为轻中度贫血；MCV 正常或轻度下降；MCHC 可因细胞脱水而增加；网织红细胞增高。血片中可见比例不一的胞体较小、深染、中心浅染区消失或缩小的球形红细胞（图 6-6-10）。此类红细胞 Coombs 试验阴性。

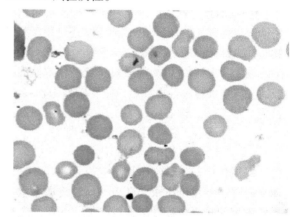

图 6-6-10　HS 的外周血涂片，可见中心淡染区消失的球形红细胞

（二）骨髓

红系造血明显增生，幼红细胞比例增高。再障危象时骨髓幼红细胞明显减少。

（三）红细胞渗透脆性试验

正常红细胞过剩的胞膜使之呈盘形，红细胞丰富的表面积赋予它对低渗盐水具有一定的抵抗力。但 HS 的球形红细胞由于表面积减少，在低渗盐水中较正常红细胞易于溶血，即渗透脆性增高（图 6-6-11）。正常红细胞在 4.2~4.6g/L（0.42%~0.46%）盐水中开始溶血，在 2.8~3.4g/L（0.28%~0.34%）盐水中完全溶血。本病红细胞可在 5.2~7.2g/L（0.52%~

0.72%）盐水时开始溶血，4.2g/L（0.42%）盐水时完全溶血。孵育（37℃条件下孵育24小时）渗透脆性试验具有更高的敏感性，是诊断HS的标准试验。

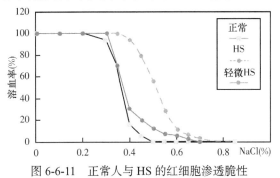

图6-6-11 正常人与HS的红细胞渗透脆性

（四）其他

膜蛋白电泳和基因分析可进一步对患者的缺陷膜蛋白和基因进行诊断。

> **案例6-6-2 实验室及辅助检查**
>
> 1. 血常规：Hb 80g/L，RBC $2.40×10^{12}/L$，WBC $7.17×10^9/L$；PLT $170×10^9/L$；MCV 86.8fl，MCH 35.0pg，MCHC 350g/L；Ret 0.066；成熟红细胞大小不均，嗜多染红细胞多见，球形红细胞约占10%。
>
> 2. 尿生化：尿胆原（＋＋），尿隐血（－）。
>
> 3. 骨髓：有核细胞增生明显活跃（Ⅱ级），粒：红＝0.59；红系增生明显活跃，占有核细胞的55.0%，以中晚幼红为主，成熟红细胞大小不均，球形红细胞易见。
>
> 4. 血生化：总胆红素 60.8μmol/L，结合胆红素 15.6μmol/L，非结合胆红素 45.2μmol/L。ALT 40U/L，AST 35U/L。
>
> 5. 直接和间接抗球蛋白（Coombs）试验：阴性。
>
> 6. 红细胞渗透脆性试验：开始溶血为 6.0g/L NaCl（正常对照4.4g/L NaCl），完全溶血为4.0g/L NaCl（正常对照2.8g/L NaCl）。红细胞孵育渗透脆性试验：37℃孵育24小时：50%溶血度为 7.0g/L NaCl（参考值：50%溶血度为4.5g/L NaCl）。
>
> 7. 腹部超声：①脾大；②胆囊结石。

【诊断】

根据贫血、黄疸、脾大、网织红细胞增高，外周血球形红细胞增多、红细胞渗透脆性增高等临床特征，同时伴有家族史者，诊断容易确立。但有部分患者无阳性家族史。

引起球形红细胞增多的原因，还有后天获得的损害，如自身免疫性溶血性贫血、烧伤、蛇毒、蜂毒等

情况。HS应与这些继发性球形红细胞增多的疾病进行鉴别。

> **案例6-6-2**
>
> 1. 临床特点
>
> （1）病史及体征：患者，女，35岁。慢性起病，病程20年，有贫血、黄疸、脾大；疲劳或感染时黄疸与贫血加重。胆石症2年。右上腹隐痛不适1年余。符合慢性溶血性贫血的表现。
>
> （2）实验室及辅助检查：正细胞性贫血，网织红细胞增多；外周血球形红细胞增多；尿胆原增高；血清胆红素增高，以非结合胆红素增高为主；骨髓幼红细胞增生。有红细胞破坏增加及红系代偿增生的实验室证据。Coombs试验（－）；红细胞渗透脆性增高；腹部超声胆囊结石。符合遗传性球形红细胞增多症的改变。
>
> 2. 临床诊断：遗传性球形红细胞增多症；胆囊结石。

【治疗】

脾切除对本病有显著疗效，术后数日黄疸和贫血即可减轻，绝大多数患者可治愈或缓解贫血。脾切除术后，红细胞寿命接近正常，网织红细胞下降至正常或接近正常，胆石症及再障危象等并发症的发生减少，但球形红细胞和其渗透脆性增高的改变仍然存在。诊断确定，年龄在10岁以上，有症状、体征和并发症的患者，应考虑脾切除治疗。

贫血的患者可予叶酸补充治疗，以防叶酸缺乏而加重贫血或诱发再障危象。贫血严重时需输血治疗。

> **案例6-6-2**
>
> 治疗建议：本病目前暂无针对病因的治疗。本患者可行脾切除治疗，并可考虑同时行胆囊切除治疗。

第三节 红细胞葡萄糖-6-磷酸脱氢酶缺乏症

> **案例6-6-3**
>
> 患者，男，22岁，傣族。因"皮肤巩膜黄染，面色苍白，尿色深5日"入院。
>
> 患者8日前因患"胆碱能性荨麻疹"，服用"氨苯砜、赛庚啶"等药物治疗3日后，于5日前出现皮肤巩膜黄染，面色渐苍白，酱油色尿，无发热及腹痛。停口服药后，尿色渐浅呈暗红色。既往3岁时曾患蚕豆病。家族中其兄有蚕豆史。

体格检查：T 36.5℃，P 96 次/分，R 18 次/分，BP 114/60mmHg，贫血貌，皮肤巩膜苍白、黄染，浅表淋巴结未触及，咽无充血，心肺腹无异常。脊柱四肢无异常。

问题：

1. 该患者的诊断可能是什么？
2. 还需做哪些实验室检查以明确诊断？
3. 如何治疗？

红细胞葡萄糖-6-磷酸脱氢酶（G-6-PD）缺乏症（erythrocyte glucose-6-phosphate dehydrogenase deficiency）是指红细胞 G-6-PD 活性降低和（或）酶性质改变导致以溶血为主要表现的一组疾病。临床上可分为药物或感染等因素诱发的溶血性贫血、蚕豆病、遗传性非球形红细胞性溶血性贫血和新生儿高胆红素血症五种类型。如果只有 G-6-PD 缺乏而无贫血，则称为红细胞 G-6-PD 缺乏。

G-6-PD 缺乏是最常见的红细胞酶缺乏。遗传性红细胞 G-6-PD 缺乏症患者遍及世界各地，估计患者人数约 2 亿~4 亿，是与人类健康关系最密切的高发遗传病之一。各地区、民族间发生率有很大差异。地中海沿岸国家、中东地区、印度、东南亚等国家和地区的某些人群中发生率较高。我国以广西壮族自治区的壮族、海南省黎族、云南省的傣族、德昂族、拉祜族最为常见，其次为广东、福建、浙江省及长江流域各地，淮河以北较少见。

【发病机制】

G-6-PD 基因位于 X 染色体上（Xq28）。G-6-PD 分子由 515 个氨基酸组成，相对分子质量 59kD。本病是一种伴性不完全显性遗传，男性患者（半合子）自携带者母亲获得异常基因。杂合子女性 G-6-PD 活性有较大差异，有的呈完全缺乏，有的在正常范围，一般表现为部分缺乏；纯合子女性可以发病，但很少见。控制 G-6-PD 的基因呈复杂的多态性，可形成多种 G-6-PD 缺乏症的变异型。已知有超过 300 种的 G-6-PD 变异型，大多数变异型是基因的错义突变，导致单个氨基酸的替换。其结果是酶的电泳移动率、最适 pH 和热稳定性的改变，这些变化造成临床表现的很大差异。有的不产生任何临床症状，有的仅在轻微或明显的氧化物存在时出现溶血性贫血，有的可在没有明显氧化物存在的情况下即表现出溶血性贫血。

G-6-PD 是防止红细胞中蛋白被氧化损伤的看家酶。G-6-PD 参与的磷酸戊糖代谢途径是红细胞产生还原型烟酰胺腺嘌呤二核苷酸磷酸（NADPH）的唯一途径。NADPH 是红细胞内的重要还原物质，可将氧化型的谷胱甘肽（GSSG）还原为还原型谷胱甘肽（GSH），而 GSH 可使红细胞受氧化损伤的蛋白还原修复。

G-6-PD 缺乏时，上述还原性物质产生减少，当红细胞受到氧化物质作用后，如使用氧化性药物、接触氧化性物质、感染时吞噬性白细胞产生过氧化氢等情况下，红细胞内 GSH 耗竭，使含巯基的血红蛋白氧化为变性血红蛋白或硫化血红蛋白，后两者形成变性珠蛋白小体（Heinz body）附于细胞膜上。此外，氧化物质也可直接损伤细胞膜。上述结果是红细胞膜变硬、通透性增加、变形性下降和抗原性改变，易于被破坏而溶血。蚕豆病患者的溶血机制不明，可能与蚕豆的某些代谢产物具有氧化剂性质有关，也可能与特定个体的遗传"易感性"有关。同一地区 G-6-PD 缺乏者仅部分人发病，而同一个患者也不是每年食蚕豆都发病，提示还有 G-6-PD 外的因素参与。新生儿的红细胞易受氧化损伤，肝功能发育尚不成熟，处理胆红素的能力不足，在 G-6-PD 缺乏时易发生高胆红素血症。G-6-PD 缺乏症所致的溶血可表现为血管外溶血，也可表现为血管内溶血。

G-6-PD 缺乏症可以是合成量的减少，也可因 G-6-PD 与其底物（葡萄糖-6-磷酸，G-6-P）或辅酶烟酰胺腺嘌呤二核苷酸磷酸（NADP）的亲和力降低等机制引起。

【临床表现】

红细胞 G-6-PD 缺乏症的普通型患者，通常没有症状，溶血性贫血呈发作性，仅在应激条件下，如使用氧化剂、感染、特定的个体接触蚕豆或新生儿时期发生溶血性贫血。红细胞 G-6-PD 缺乏症的不常见变异型可表现为慢性溶血性贫血的遗传性非球形红细胞性溶血性贫血类型。红细胞 G-6-PD 缺乏症据其溶血发作诱因和临床表现分为下列 5 型。

（一）药物诱发的溶血性贫血

曾称为伯胺喹啉型溶血性贫血。不少药物和化学制剂可引起 G-6-PD 缺乏者的溶血反应。药物代谢和排泄的个体差异影响着 G-6-PD 缺乏红细胞的破坏程度。所以，不同患者对同一药物的反应程度不一。常规剂量无害的药物有时在大剂量时可引起溶血。

患者常于使用药物后 1~3 天出现溶血，表现轻重不一。轻者可有红细胞寿命缩短而无明显症状，重者可表现为急性血管内溶血，如发热、腰背痛、腹痛、贫血、黄疸、尿色深，甚至酱油色尿。病程多是自限性的，因溶血后代偿增生的年轻红细胞具有较高的 G-6-PD 活性。

（二）感染等诱发的溶血性贫血

细菌性肺炎、病毒性肝炎、伤寒、流感等疾病可诱发溶血，多是感染后数日出现血管内溶血。糖尿病酮症酸中毒、肾衰竭等亦可诱发或加重 G-6-PD 缺乏所致的溶血。

（三）蚕豆病

蚕豆病见于某些 G-6-PD 缺乏患者。我国常见于广东、四川、广西、湖南、江西、云南等地。儿童居多，男性多于女性。发病有明显的季节性，均发生于蚕豆成熟季节（3～5 月）。患者有进食新鲜蚕豆史（也有食干蚕豆发病的），哺乳期婴儿可因母亲食蚕豆而发病，部分患者因接触花粉发病。于摄入后 1 小时～15 天（多为 1～2 天）出现急性血管内溶血的表现，如头痛、恶心、腰背痛、寒战、发热、贫血、黄疸、血红蛋白尿等，严重者可并发急性肾衰竭和急性周围循环衰竭。病情有自限性。

（四）遗传性非球形红细胞性溶血性贫血

遗传性非球形红细胞性溶血性贫血为一组异质性疾病，包括了多种红细胞酶病，G-6-PD 缺乏属其中的 I 型。此型患者自幼发病，表现为贫血、黄疸、脾大等慢性溶血性贫血的症状和体征。发病无明显诱因，但感染、药物等因素可加重溶血。不同患者的溶血程度差异很大，多为轻中度。外周血涂片无球形红细胞增多，抗人球蛋白试验阴性，红细胞渗透脆性正常，无血红蛋白病证据。G-6-PD 活性明显降低。

（五）新生儿高胆红素血症

G-6-PD 缺乏的新生儿可发生溶血性贫血伴黄疸，症状可因注射维生素 K 或接触樟脑丸而加重。本病多于出生后 24～72 小时内（也可迟至 1 周）发病，黄疸较重，可并发核黄疸，而引起严重后果。

> **案例 6-6-3**
> 1. 患者，男，22 岁，傣族。既往蚕豆病史。家族中有蚕豆病史。
> 2. 服用氨苯砜药物 3 天后发病。
> 3. 出现面色苍白、皮肤巩膜黄染、酱油色尿等表现。停口服药后，尿色渐浅呈暗红色。
>
> 患者为傣族人，属本病的高发人群，既往本人和家族中均有蚕豆病史。口服氨苯砜后发病，有苍白、皮肤巩膜黄染和酱油色尿等提示血管内溶血的表现。应考虑患者可能是红细胞 G-6-PD 缺乏症。
>
> 应进一步行血常规、尿生化、血生化、G-6-PD 活性测定等检查以明确诊断。

【实验室检查】

（一）过筛试验

1. 高铁血红蛋白还原试验 G-6-PD 缺乏时，红细胞不能产生足够 NADPH，标本中加入亚甲蓝（氢离子传递物）时，高铁血红蛋白还原率低于 75%，严重者低于 30%。方法简便，但有假阳性。

2. 荧光斑点试验 NADPH 在紫外光下会发出荧光。G-6-PD 缺乏症荧光很弱或无荧光。操作简便，特异性也较好。

3. 硝基四氮唑蓝（NBT）纸片法 点有血样的红色滤纸片加上 NBT 后，G-6-PD 正常时可使 NBT 还原成紫色，轻度缺乏者呈淡紫色，严重缺乏者仍为红色。标本量少，操作简便，特异性较好。

4. 变性珠蛋白小体（Heinz body）生成试验 血标本中加入乙酰苯肼，37℃孵育后用煌焦油蓝染色，计数含 5 个以上珠蛋白小体的红细胞。G-6-PD 缺乏时常高于 45%。

（二）G-6-PD 活性测定

G-6-PD 活性测定是确诊的依据。WHO 推荐 Zinkham 法参考值为（12.1±2.09）U/gHb。

红细胞中 G-6-PD 的活性随着红细胞的衰老而降低，网织红细胞中 G-6-PD 的活性比老年红细胞高 5 倍。因此，当患者体内的红细胞大多数是年轻红细胞时，上述试验可能出现假阴性。

> **案例 6-6-3 实验室检查**
> 1. 血常规：Hb 72g/L，RBC $2.00×10^{12}$/L，WBC $6.2×10^9$/L，PLT $249×10^9$/L；MCV 98.fl，MCH 33.9pg，MCHC 320g/L；Ret 0.085。
> 2. 尿生化：尿胆原（++），尿隐血（+++）。
> 3. 骨髓：有核细胞增生明显活跃（II级），粒：红 = 0.6；红系增生明显活跃，占有核细胞的 52.0%，以中晚幼红为主，成熟红细胞大小不均。
> 4. 血生化：ALT 40U/L，AST 106U/L，总胆红素 95.2μmol/L，结合胆红素 10.9μmol/L，非结合胆红素 84.3μmol/L，LDH 1371U/L，尿素氮 1024mmol/L，肌酐 96 μmol/L。
> 5. 溶血病因检查：Ham 试验阴性；Coombs 试验阴性；Hb 电泳无异常区带；异丙醇实验阳性；G-6-PD 活性为 2.2U/gHb[参考值：（12.1±2.09）U/gHb]。

【诊断】

G-6-PD 缺乏症临床上病情轻重不一，可表现为急性血管内溶血，也可表现为慢性血管外溶血，缺乏特异性。因此，G-6-PD 缺乏的诊断依赖于实验室检查。临床上疑似病例均应行 G-6-PD 活性相检查。2 项过筛试验为中度缺乏或 1 项过筛试验为重度缺乏，或 G-6-PD 活性测定降低均可诊断红细胞 G-6-PD 缺乏症。

案例 6-6-3

1. 临床特点

（1）病史及体征：患者，男，22 岁，傣族。既往有蚕豆病史，家族中有蚕豆病史。服用氨苯砜药物后发病。有面色苍白、皮肤巩膜黄染、酱油色尿等血管内溶血表现。停口服药后，尿色渐浅呈暗红色，示病程有自限。

（2）实验室检查：正细胞性贫血，网织红细胞增高；尿胆原增高，尿隐血阳性；非结合胆红素增高；骨髓红系增生；有红细胞破坏增加和红细胞代偿增生的证据。G-6-PD 活性降低。符合红细胞 G-6-PD 缺乏症的改变。

2. 临床诊断：红细胞 G-6-PD 缺乏症。

【防治】

本病为遗传性疾病，目前无特殊治疗。无溶血时不需治疗，出现溶血时根据病情给予必要的对症治疗。对症治疗包括：去除诱因；严重贫血时输血（避免输亲属血），同时应用糖皮质激素以减轻溶血和预防输血反应；新生儿高胆红素血症采用换血疗法、光照疗法、应用苯巴比妥等治疗；其他尚有防治休克、保护肾功能、纠正酸中毒等并发症的治疗。

本病患者应尽量避免接触可引起溶血发作的诱因，如氧化性药物及化学物质、蚕豆、防治感染等。

案例 6-6-3

1. 处理建议

（1）停用氨苯砜等氧化性药物。

（2）适当使用糖皮质激素。

（3）碱化尿液。

（4）注意观察和防治并发症。

2. 预防建议：今后应避免使用或接触氧化性的药物及化学物质。

第四节　血红蛋白病

血红蛋白由珠蛋白和血红素结合形成，珠蛋白有不同的肽链，在成人是 α 链和非 α 链（即 β、δ 或 ε 链）。α 链由 141 个氨基酸组成，非 α 链由 146 个氨基酸组成。每条肽链都有其固定的氨基酸排列顺序，其中某些氨基酸对蛋白质分子的稳定性及功能至关重要。每一条珠蛋白肽链与一个血红素结合，构成一个血红蛋白单体，血红素中的亚铁离子可与氧进行可逆性结合。4 个血红蛋白单体聚合为四聚体的血红蛋白。血红蛋白四聚体是高度可溶的，而单个珠蛋白肽链是不溶的。血红蛋白的不同肽链由不同的基因所控制，α 链基因位于 16 号染色体，β、δ、ε 链基因位于 11 号染色体。

正常人出生后有三种血红蛋白：①血红蛋白 A（HbA）：由一对 α 链和一对 β 链组成（$\alpha_2\beta_2$），为成人主要的血红蛋白，占血红蛋白的 95%～97%；②血红蛋白 A2（HbA2）：由一对 α 链和一对 γ 链组成（$\alpha_2\delta_2$），占血红蛋白的 2%～3%；③血红蛋白 F（HbF）：由一对 α 链和一对 γ 链组成（$\alpha_2\gamma_2$），为胎儿时期的主要血红蛋白，出生时占总量的 50%～95%，半年后降到 1% 左右。

血红蛋白病（hemoglobinopathy）是一组遗传性珠蛋白生成缺陷的贫血性疾病，包括异常血红蛋白病（珠蛋白肽链分子结构异常）和海洋性贫血（珠蛋白肽链合成数量异常）两大类。α 链存在于 HbA、HbA2 和 HbF 中，因此，α 链基因异常可导致三种血红蛋白异常。所以，α 链血红蛋白病在胎儿和出生后均有症状，因为在胎儿期和成人期均需要正常功能的 α 链。而 β 链只存在于 HbA 中，所以，β 链血红蛋白病在出生后 3～9 个月内多无症状，以后随着 HbF 的下降，HbA 逐渐增多取代 HbF 时才会表现出症状。

血红蛋白病的遗传方式是常染色体共显性遗传。血红蛋白病的杂合子状态可以有症状，如不稳定血红蛋白病、海洋性贫血等；也可没有症状，如镰状细胞特征、某些轻型的海洋性贫血等。如果患者从父母双方继承了两种不同的异常血红蛋白基因，称为双重杂合子状态，可表现出复合的特性，如镰状细胞 β 海洋性贫血的患者同时有镰状细胞贫血和 β 海洋性贫血的特征。

全世界大约有 1.5 亿人携带有血红蛋白病的异常基因，至今已完成异常血红蛋白鉴定的有近 900 种，我国发现了其中的 80 余种。

海洋性贫血广泛分布于地中海人群、中东、印度及巴基斯坦的部分地区、整个东南亚、中国（某些地区）和非洲（主要是 α 海洋性贫血）。我国北方较少，而广东、广西、海南、四川和云南的部分地区较多见。

一、异常血红蛋白病

案例 6-6-4

患者，男，40 岁。因"反复巩膜黄染 8 年，再发 1 个月"入院。

患者于8年前发现巩膜黄染，无发热、恶心、呕吐、腹痛及食欲缺乏等不适，未予诊治。其后常于疲劳或感冒后出现巩膜黄染，休息后减轻或消退。3年前因"消化性溃疡并上消化道出血"住消化科，血生化示非结合胆红素增高，诊断"肝损伤"，给予"保肝退黄"治疗，效果不佳。1个月前又因"腹泻"后发现巩膜黄染，伴乏力，尿色深。患者家族中无特殊病史。

体格检查：T 36.6℃，P 68次/分，R 18次/分，BP 112/82mmHg。一般情况可。皮肤黏膜稍苍白，皮肤巩膜黄染，浅表淋巴结不肿大。心肺无异常，腹平软，无压痛，肝肋下未触及，肝区无叩痛，脾于左肋下2cm可触及。脊柱四肢无异常。

问题：

1. 该患者最可能的诊断是什么？
2. 如何明确诊断？
3. 应给予什么治疗？

异常血红蛋白是指由于遗传基因的缺陷，导致形成珠蛋白链分子结构异常的血红蛋白。大多数异常血红蛋白是一种珠蛋白链中仅有一个氨基酸发生了替代，少数可发生氨基酸的缺失、链延伸链融合，或2～3个氨基酸的替代。迄今全世界已发现了500余种异常血红蛋白，但大多数异常血红蛋白不伴有生理功能及理化性质的改变，不引起临床表现。约20%的异常血红蛋白伴有生理功能及理化性质的改变，使血红蛋白的稳定性发生变化，生存时间缩短，发生溶血性贫血；或是影响到血红蛋白与氧的亲和力，可能引起代偿性红细胞增多症；或形成高铁血红蛋白，出现发绀等，称为异常血红蛋白病。我国异常血红蛋白病的发生率约为0.29%，分布于南北各省，新疆、广西、广东、江西、贵州和云南的某些地区较多见。

（一）镰状细胞贫血

镰状细胞疾病是指红细胞内含有血红蛋白S（HbS）的一组疾病，包括HbS纯合子状态的镰状细胞贫血及HbS与其他异常血红蛋白形成的双重杂合子状态，如HbSC、HbSD、HbSβ海洋性贫血等。此组疾病的临床表现和治疗是相同的，镰状细胞贫血是本组疾病中最严重的类型。

镰状细胞贫血（sickle cell anemia），即血红蛋白S病（hemoglobin S disorder，$Hb\alpha_2\beta_2^6$谷→缬）。其遗传基础是β珠蛋白链基因第6位编码子的腺嘌呤为胸腺嘧啶所替换，致使β珠蛋白链第6位上的谷氨酸被缬氨酸替代。本病主要见于非洲和美洲的黑种人。我国曾有报道，但其亲代是非洲黑种人。

HbS纯合子状态时，红细胞内的HbS浓度较高，HbS对氧的亲和力明显降低，脱氧的HbS形成螺旋状纤维多聚体，使红细胞扭曲成镰状细胞（镰变图6-6-5），致红细胞膜变硬。镰状细胞的变形性降低，通过小血管和微循环时，易被阻留破坏而发生溶血性贫血；镰状细胞可阻塞小血管和微循环引起组织器官缺血、坏死、疼痛，逐渐出现终末器官功能障碍。

此病特征是溶血性贫血和疼痛（血管阻塞性）、滞留、再障三种危象。患者出生3～4个月后即逐渐有贫血、黄疸、肝脾肿大、发育较差、胆石症、下肢溃疡等慢性溶血性贫血表现。血管阻塞引起急性疼痛，常见部位有脾、肺、肾、骨、生殖泌尿系统、神经系统和眼等，脑梗死为最严重的类型。除疼痛外，患者有受累组织器官损害的表现。滞留危象是因大量的红细胞滞留在脾脏，使血红蛋白急剧下降、低血容量性休克和心功能障碍。再障危象常与感染，尤为微小病毒B19感染有关，表现为血红蛋白明显减少或全血细胞减少，可伴骨髓坏死。患者可因再障危象、贫血加重、并发感染而死亡。患者红细胞体外镰变试验阳性，血红蛋白电泳主要成分为HbS，无HbA。杂合子患者因红细胞内HbS浓度较低，一般无症状，称为镰状细胞特征。

镰状细胞贫血根据病史、临床表现、镰变试验阳性和血红蛋白电泳发现HbS可确立诊断。本病无特殊治疗，应注意常规的医疗护理和预防并发症，如防止缺氧、脱水，防治感染等。溶血及疼痛发作时予吸氧、补液、止痛和输血等支持对症治疗。羟基脲和苯丁酸盐类治疗可使部分患者体内的HbF水平增高，有利于改善临床症状，并使输血减少。有条件者亦可考虑行异基因造血干细胞移植。

（二）不稳定血红蛋白病

不稳定血红蛋白病（unstable hemoglobin disease）是因珠蛋白链氨基酸顺序的突变，导致血红蛋白溶解性降低或对氧化敏感性增加，产生不稳定血红蛋白。代表性的突变是与血红素接触部位、α和β链亚单位连接部位及血红蛋白螺旋结构部位的氨基酸发生了替代或缺失，或非极性氨基酸为极性氨基酸所替代等。不稳定血红蛋白在细胞内沉淀，形成海因小体附着于红细胞膜，使红细胞变形性降低易于在脾被破坏。

本病临床表现极不一致，可以是极重的贫血也可以完全没有症状。重者出生后1年内发病，呈输血依赖性。轻中度者表现为慢性溶血性贫血。溶血可因感染、氧化剂和磺胺类药物诱发或加重。患者的异丙醇试验、热变性试验和海因小体生成试验为阳性，但血红蛋白电泳仅少数病例可见异常血红蛋白区带。不稳定血红蛋白病应与红细胞 G-6-PD 缺乏症及其他血红蛋白病鉴别。本病无特效治疗。贫血代偿良好者无须治疗，但应防止感染、避免接触氧化剂和磺胺类药物。贫血重者予输血治疗。脾切除可使部分患者溶血减轻。

> **案例 6-6-4**
>
> 1. 实验室检查：
>
> （1）血常规：Hb 96g/L，RBC 4.0×10^{12}/L，WBC 5.14×10^{9}/L，PLT 110×10^{9}/L；MCV 66fl，MCH 21.3pg，MCHC 290g/L；Ret 0.045。成熟红细胞大小不均，小者多见，嗜多染红细胞易见，部分红细胞中心淡染区扩大。
>
> （2）尿生化：尿胆原（＋＋），尿隐血（－）。
>
> （3）血生化：白蛋白 60.3g/L，ALT 27U/L，AST 27U/L，总胆红素 85.1μmol/L，结合胆红素 12.8μmol/L，非结合胆红素 72.3μmol/L。
>
> （4）骨髓：有核细胞增生明显活跃（Ⅱ级），红系增生明显，占有核细胞的 53%，以中晚幼红为主。成熟红细胞形态同外周血所见。
>
> （5）溶血病因检查：异丙醇实验阳性；热变性试验为 12%（参考值：<1%）；红细胞渗透脆性实验：开始溶血为 3.8g/L NaCl（正常对照为 4.4g/L NaCl），完全溶血为 2.8g/L NaCl（正常对照为 3.2g/L NaCl）；Hb 电泳：HbA 92.6%，HbA$_2$ 2.8%，未见异常区带；HbF 4.6%；G6PD 活性 15.7U/g Hb[参考值为（12.1±2.09）U/gHb]；Ham 和 Coombs 试验阴性。
>
> 2. 临床特点
>
> （1）病史及体征：患者，男，40 岁。慢性起病，病程为 8 年。有反复巩膜黄染，感染或劳累后可加重；皮肤黏膜苍白黄染、脾大等慢性溶血性贫血的表现。
>
> （2）实验室检查：轻度小细胞低色素性贫血，网织红细胞增高；尿胆原增高；非结合胆红素增高；骨髓红系代偿增生；有红细胞破坏增加和红系代偿增生的证据。红细胞渗透脆性降低，异丙醇试验和热变性试验阳性，HbF 增高，血红蛋白电泳未见异常区带，G-6-PD 活性正常，Coombs 试验阴性。符合不稳定血红蛋白病改变。
>
> 3. 临床诊断：不稳定血红蛋白病。
>
> 4. 治疗建议
>
> （1）本病目前暂无针对病因的治疗。
>
> （2）患者轻度贫血，暂可不必予特殊治疗。
>
> （3）注意防治感染、避免接触氧化剂和磺胺类药物。

（三）血红蛋白 M 病

血红蛋白 M 病（hemoglobin M disorder，HbM），迄今发现 5 种，其中 4 种是因 α 或 β 链近端或远端的组氨酸为酪氨酸替代，酪氨酸与血红素铁形成铁-酚复合物，阻碍了红细胞正常代谢系统将高铁还原为亚铁状态。另一种是由于 β 链第 67 位上的缬氨酸被谷氨酸所替代，面向血红素的谷氨酸侧链上的羧基团与铁离子相互作用，使之稳定于高铁状态。高铁血红素不能与氧进行可逆结合，降低了血红蛋白的携氧能力。本病发病率较低，迄今有 200 多例报道，可能因纯合子不能存活，所以仅见杂合子患者。临床主要特征是发绀，α 链异常的 HbM 患者仅表现为发绀，β 链异常的 HbM 患者除发绀外，可有轻度的溶血性贫血。发绀是非劳力性的。高铁血红蛋白一般不超过 30%。溶血和贫血可因磺胺类药物而加重。检查有异常血红蛋白吸收光谱，高铁血红蛋白增高。pH 7.1 条件下电泳可分离 HbM。本病须与获得性高铁血红蛋白血症鉴别。患者不需治疗，但应避免接触苯胺衍生物、硝酸盐及磺胺类药物等可诱发高铁血红蛋白血症的物质。

（四）氧亲和力异常的血红蛋白病

氧亲和力异常的血红蛋白病（abnormal affinity hemoglobin disorder），包括氧亲和力增高的异常血红蛋白病和氧亲和力降低的异常血红蛋白病。当珠蛋白链分子结构异常，引起血红蛋白氧合结构的稳定性超过正常或脱氧结构的稳定性低于正常时，血红蛋白的氧亲和力就增高；反之，则氧亲和力降低。氧亲和力增高的血红蛋白病可引起组织缺氧，代偿性红细胞增多，但白细胞和血小板不增高无脾大，家族中可有类似病史。一般无须治疗。当血细胞比容＞60%时，可考虑适当放血。氧亲和力减低的异常血红蛋白病可有轻度贫血，亦无须治疗。

（五）其他异常血红蛋白病

尚有血红蛋白 E（HbE）、血红蛋白 C（HbC）、血红蛋白 D（HbD）等。这些异常血红蛋白的纯合子状态可发生轻度的溶血性贫血和脾大，但杂合子状态不发生贫血。

血红蛋白 E 是 β 珠蛋白链第 26 位谷氨酸被赖氨酸所替代的异常血红蛋白（HbE.Hbα$_2$β$_2^6$谷→赖）。其溶解度与 HbA 相似，在氧化剂的作用下稍不稳定。HbE 最多见于东南亚地区，也是我国最常见的异常血红蛋白病，以云南、广西、广东多见，在云南某些地区的傣族人群中血红蛋白 E 的检出率可高达 10%以上。HbE 纯合子有轻度的小细胞低色素性溶血性贫血，感染和氧化性物质可加重溶血。贫血呈小细胞低色素性，靶形红细胞增多可达 25%～75%，红细胞渗透脆性降低，异丙醇试验可阳性，血红蛋白电泳出现 HbE 可高达 90%。杂合子状态时血红蛋白电泳可检出 HbE30%～45%。患者无须治疗。血红蛋白 E 合并 β 海洋性贫血的基因双重杂合子患者，临床表现似 β 海洋性贫血的重型或中间型。

二、地中海贫血

案例 6-6-5

患者，男，15 岁。因"反复皮肤巩膜黄染、乏力 12 年"入院。

患者自 3 岁起出现皮肤巩膜黄染、乏力，当地医院检查发现贫血、肝脾肿大、血、中胆红素增高。以后每于疲劳或发热时，黄染、乏力及贫血出现或加重，重时需输血治疗。无腹痛，无酱油色小便。近 4 年多未曾输血治疗。既往无其他病史，家族中无类似病史。

体格检查：T 36.6℃，P 88 次/分，R 20 次/分，BP 120/80 mmHg。皮肤黏膜无明显黄染，无皮疹及瘀斑点。浅表淋巴结无肿大。心肺无异常。腹平软，无压痛，肝肋下未触及，脾左肋下 3cm 可触及。脊柱四肢无异常。

问题：

1. 该患者首先考虑作何诊断？

2. 如何确定诊断？

3. 你的治疗建议是什么？

地中海贫血（thalassemia）或译为海洋型贫血，是由于血红蛋白的珠蛋白基因缺陷，引起珠蛋白链有一种或几种的合成受到部分或完全抑制，所导致的一组遗传性溶血性贫血。海洋性贫血因涉及珠蛋白基因的多种突变异常，故呈明显的异质性，但临床上有两种主要的类型：α 珠蛋白基因缺陷导致 α 珠蛋白链合成减少或缺乏，称为 α 海洋性贫血；β 珠蛋白基因缺陷导致 β 珠蛋白链合成减少或缺乏，称为 β 海洋性贫血。

本病是人类最常见的单基因病，呈世界性分布。地中海沿岸人群、中东、印度次大陆、东南亚、中国华南、马来半岛，以及太平洋各岛国的人群中均有较高的基因频率。我国以西南及华南一带地区多见，北方地区很少见，在苗族、瑶族、黎族、壮族、傣族、阿昌族、德昂族等少数民族中尤为常见。

【遗传和发病机制】

正常情况下 α 链和 β 链的合成速率大致相同。但在海洋性贫血时，由于某一种或几种珠蛋白链基因的缺陷或缺失，使相应的珠蛋白链合成障碍，而其他的珠蛋白链合成速度明显增加，导致基础的珠蛋白链合成不平衡，使正常的血红蛋白合成减少，其他的珠蛋白亚单位生成增加，以致出现病理性肽链聚合体，造成红细胞或其前体细胞损伤，从而引起一系列的病理生理变化，出现相应的临床表现。

α 海洋性贫血是由于 α 珠蛋白链基因的缺失或缺陷，使 α 珠蛋白链合成不同程度地减少，引起临床上不同类型的 α 海洋性贫血。正常 α 珠蛋白链的合成由 2 对 α 基因（αα/αα）控制，α^0 海洋性贫血（α 海洋性贫血 1）是受累的染色体无 α 链生成；α^+ 海洋性贫血（α 海洋性贫血 2）是 α 珠蛋白基因连锁对之一的 α 链生成缺陷。如果 1 个 α 基因缺陷（αα/α⁻），可表现为静止型 α 海洋性贫血；2 个基因异常（--/αα 或 -α/-α），多表现为标准型 α 海洋性贫血；3 个基因异常（α-/--），则为血红蛋白 H 病（γ_4）；4 个基因缺失（--/--），是血红蛋白 Bart（γ_4）。α 珠蛋白链缺乏时，过剩的 γ 链（胎儿和新生儿时期）或 β 链（成人期）形成 γ_4 或 β_4 四聚体，两者是可溶的，所以在骨髓的红细胞内不发生明显沉淀，而不致产生严重无效造血。但四聚体仍可在外周血的红细胞内沉淀，形成包涵体附着于红细胞膜上，使红细胞的变形性降低，在脾内被破坏而发生溶血性贫血。血红蛋白合成量减少，使红细胞呈小细胞低色素性。血红蛋白 Bart 和血红蛋白 H 的氧亲和力增高，可使组织缺氧。

β 海洋性贫血的分子病理基础是 β 链基因的缺失以及可影响到 β 链基因转录、加工或翻译的各种突变。β 海洋性贫血从功能上可分为两种主要类型：一种是 β^0 海洋性贫血，其 β 链生成全部缺乏；另一种是 β^+ 海洋性贫血，其 β 链合成部分缺乏。正常 β 珠蛋白链的合成由一对 β 基因（β/β）控制，1 个 β 基因（β/--）异常为杂合子，表现为轻型或中间型 β 海洋性贫血；2 个 β 基因（--/--）异常为纯合子，表现为重型或中间型 β 海洋性贫血。β 链缺乏时，过剩的 α 链溶解度较低，可在红系前体细胞及成熟细胞中沉淀，形成大包涵体附着于细胞膜上，前体细胞在骨髓中被破坏，致无效造血生成；成熟细胞在脾内破坏而发生溶血性贫血。血红蛋白合成量减少，使红细胞呈小细胞低色素性。组织缺氧及贫血使 EPO 生成和释放增加，致骨髓造血增生，引起骨骼异常和髓外造血等表现。正常发育所需要的营养及热量用于大量的无效红细胞生成，故严重患者可有发育差及消瘦。大量的无效造血可导致继发性高尿酸血症及叶酸缺乏。此外，贫血使肠道铁吸收增加，加之长期反复输血，引起继发性血色病。过多的铁沉积于心、肝、肾和内分泌系统等组织器官，致使这些组织器官功能障碍甚至衰竭，是本病的主要死亡原因。

【临床表现和实验室检查】

（一）α海洋性贫血

1. 血红蛋白 Bart 胎儿水肿综合征（hemoglobin Bart hydrops fetalis syndrome） 是 α 海洋性贫血中最严重的类型。胎儿多在妊娠 34～40 周或出生后几小时死亡。胎儿明显苍白、水肿、肝脾肿大。血红蛋白多在 60g/L 以下，明显的小细胞低色素性。外周血靶形红细胞、幼红细胞及网织红细胞增多。血红蛋白电泳见 Hb Bart 占 80%～100%，可有少量的 HbH，无含 α 链的 HbA、HbA2 和 HbF。父母双方均为 α 海洋性贫血。

2. 血红蛋白 H 病（hemoglobin H disease，HbH）临床表现轻重不一，少数患者几乎与重型 β 海洋性贫血一样严重。患儿出生时情况良好，出生后 1 年渐出现症状。大多数患者仅表现为轻到中度的贫血，贫血终生存在，伴有不同程度的脾大。感染或服用氧化性药物后可加重溶血性贫血。Hb 多在 60～100g/L 之间，呈明显的小细胞低色素性，可见靶形红细胞，网织红细胞多在 0.05 以内。红细胞包涵体生成试验可见多数细胞有 H 包涵体（图 6-6-12）。血红蛋白电泳见 HbH 带，占总血红蛋白的 5%～40%。父母双方均为 α 海洋性贫血。

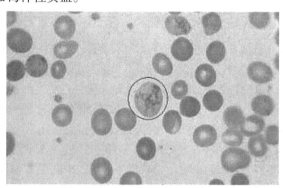

图 6-6-12　海洋性贫血的涂片

3. 静止型和标准型 α 海洋性贫血 出生时有 5%～15% 以下的 Hb Bart，几个月后消失。患者一般无症状或无贫血，可有轻度红细胞形态变化，如小细胞低色素。红细胞渗透脆性轻度降低。红细胞包涵体生成试验可见少数红细胞有 H 包涵体。血红蛋白电泳多正常。基因分析为此类患者的可靠诊断方法。父母中有一方为 α 海洋性贫血。

（二）β海洋性贫血

1. 重型 β 海洋性贫血 是 β 海洋性贫血的纯合子或双重杂合子状态，父母均为 β 海洋性贫血，或父母一方为 β 海洋性贫血另一方为其他血红蛋白异常。患儿出生时正常，出生后半年内发病。逐渐加重的贫血、黄疸、肝脾肿大。生长发育迟缓，易并发感染，呈特殊面容：额部隆起、鼻梁凹陷、眼距增宽、颌骨突出等。有骨骼畸形。长期反复输血后可继发血色病。血红蛋白多在 60g/L 以下，呈小细胞低色素性。外周血可见幼红细胞，靶形红细胞增多，网织红细胞增加，红细胞明显大小不一。骨髓红系明显增生，骨髓细胞内外铁均增多。HbF 可达 30%～90%，HbA 多低于 40%。红细胞渗透脆性明显降低。X 线见骨质疏松，骨皮质变薄及髓腔扩张；颅骨板障增厚，皮质变薄，骨小梁条纹清晰，似短发直立状。患儿很少能成活到成年。

2. 轻型 β 海洋性贫血 是 β 海洋性贫血的杂合子状态。父母中一方为 β 海洋性贫血。临床上可无症状，或仅有轻度的贫血，贫血可因感染、妊娠等情况加重，并可出现轻度黄疸。脾可轻度肿大。生长、发育不受影响，骨骼无异常。血红蛋白在 80g/L 以上，呈小细胞低色素性，网织红细胞多正常。血片中红细胞大小不一，可见靶形红细胞。红细胞渗透脆性减低。骨髓红系增生，细胞内外铁增多。本病的特征为 HbA2 增高，＞3.5%（多在 4%～8%）。HbF 正常或轻度增高（≤5%）。

3. 中间型 β 海洋性贫血 包含多种遗传基础不同的疾病。其临床表现介乎于轻型和重型之间，贫血程度范围较大，脾轻至中度肿大，中间偏重的可有轻度骨骼改变。实验室检查似重型 β 海洋性贫血。患者可以生存至成年。

案例 6-6-5

1. 临床表现

患者，男，15 岁。慢性病程，自 3 岁起出现皮肤巩膜黄染、乏力，检查有贫血、肝脾肿大、血中胆红素增高。疲劳或发热时症状加重，病情重时曾输血治疗。体征有脾大。

患者幼年起病，有过贫血、黄疸等症状，现有脾大，考虑可能是遗传性溶血性贫血。应进一步行血常规、尿生化、血生化、骨髓等检查，以明确是否为溶血性贫血。若为溶血性贫血，再行病因检查，以确定溶血性贫血的病因及性质。

2. 实验室检查

（1）血常规：Hb 110g/L，RBC 5.0×10⁹/L，WBC 5.6×10⁹/L，PLT 240×10⁹/L；MCV 62 fl，MCH 23pg，MCHC 295g/L；Ret 0.03；红细胞大小不一，部分中心浅染区扩大，靶形红细胞约占 20%。

（2）尿生化：尿胆原（＋＋），尿隐血（－）。

（3）骨髓：有核细胞增生明显活跃（Ⅱ级），粒：红=0.47；红系明显增生，占有核细胞的55%，成熟红细胞形态如外周血所见。

（4）血生化：ALT 14U/L，AST 36U/L，总胆红素 18.8μmol/L，结合胆红素 8.9μmol/L，非结合胆红素 9.9μmol/L；LDH 188U/L。

（5）溶血病因检查：红细胞渗透脆性试验示开始溶血为 3.6g/L NaCl（正常对照为 4.0g/L NaCl），完全为2.0g/L NaCl（正常对照为2.8g/L NaCl）；Hb 电泳示 HbA 53.4%，HbA_2 40.8%；HbF 5.8%；Coombs 试验阴性；异丙醇试验和热变性试验阴性；G-6-PD 活性为 16.8U/gHb（参考值为5.9～12U/gHb）；Heinz 小体阴性。

（6）PCR 基因分析：β 海洋性贫血 Codons 41-42 位点杂合子状态。

（7）患者母亲无临床症状及贫血，外周血可见少量靶形红细胞，PCR 基因分析也为 β 海洋性贫血 Codons41-42 位点杂合子状态。

3. 临床特点

（1）病史及体征：患者，男，15 岁。幼年发病，曾有贫血、黄疸、脾大等表现；曾输血治疗。符合遗传性溶血性贫血的表现。

（2）实验室检查：外周血红细胞呈小细胞低色素性，网织红细胞增高，靶形红细胞增多；尿胆原增高；骨髓幼红细胞增生；有红细胞破坏增多和红细胞代偿增生的证据。红细胞渗透脆性降低，HbA 下降，HbA_2增高，HbF 增多；异丙醇试验和热变性试验阴性；G-6-PD 活性正常；基因分析为β 海洋性贫血 Codons41-42 位点杂合予状态。

（3）其母的外周血有靶形红细胞，基因分析为 β 海洋性贫血 Codons41-42 位点杂合子状态。符合 β 海洋性贫血改变。

4. 临床诊断：中间型 β 海洋性贫血。

【治疗和预防】

本病目前无根治方法。无贫血或仅有轻度贫血的患者一般不需特殊的治疗。脾切除适用于 HbH 病和重型 β 海洋性贫血伴脾功能亢进及局部有压迫症状者。重度贫血患者主张输血治疗，使血红蛋白保持在100g/L，以保证生长、发育，并可抑制自身过度的红系造血，防止骨骼病变导致畸形。为减少白细胞和血小板组织配型不合而引起的输血反应，可输洗涤红细胞或冰冻保存的红细胞。长期反复输血患者，可继发致死性血色病。因此，应予铁螯合剂驱铁治疗。常用的铁螯合剂是去铁胺（desferrioxamine），剂量 20～25mg/（kg·d）皮下或静脉输注。羟基脲和苯丁酸盐

类似物可激活 γ 链基因，使 HbF 生成增加，有报道使用此类药物治疗重型 β 海洋性贫血，可改善部分患者的临床症状，使输血减少。有条件者也可考虑异基因造血干细胞移植。

所有患者均应积极防治诱发或加重溶血的因素，如感染、应用氧化性药物等。

> **案例 6-6-5**
> 治疗建议：目前无须特殊治疗，注意防止感染等诱因。

第五节　自身免疫性溶血性贫血

自身免疫性溶血性贫血（autoimmune hemolytic anemia，AIHA）是免疫功能紊乱，产生抗自身红细胞的自身抗体，引起溶血性贫血。红细胞寿命缩短及血液中出现抗自身红细胞的自身抗体为本病的两大特征。抗球蛋白（Coombs）试验多阳性。

【分类】

AIHA 根据有无病因分为原发性和继发性；根据自身抗体作用于红细胞时的最佳温度，可分为温抗体型和冷抗体型。

（一）温抗体型自身免疫性溶血性贫血

自身抗体主要是 IgG，少数为 IgM，为不完全抗体，在 37℃时呈现最大活性。自身抗体结合到红细胞膜上致敏红细胞，使其在单核-吞噬细胞系统破坏。大多数 AIHA 患者（成人的80%～90%）为此型。

（二）冷抗体型自身免疫性溶血性贫血

在冷抗体型 AIHA 中，补体系统对红细胞的损伤起了主要作用。引起 AIHA 的冷抗体主要有两种：一种是冷凝激素，主要是 IgM，为完全抗体，体外反应高峰一般在 0～5℃。在较低温度时冷凝激素使自身红细胞发生凝集并固定补体，导致红细胞直接被破坏或被单核-吞噬细胞系统破坏，发生溶血性贫血，在临床上引起冷凝集素综合征（cold agglutinin syndrome）。另一种是 D-L 抗体，主要是 IgG，在温度低于20℃时与红细胞结合，并吸附补体，当温度回升到37℃时补体被激活并破坏红细胞，产生血管内溶血，在临床上引起阵发性冷性血红蛋白尿（paroxysmal cold hemoglubinuria）。

原发性冷凝集素综合征主要见于老年人，女性多见。继发性冷凝集素综合征常继发于恶性 B 淋巴细胞增殖性疾病（如淋巴瘤、原发性巨球蛋白血症、多发性骨髓瘤等）或感染后（如支原体肺炎或传染性单核细胞增多症）。冷凝集素综合征常表现为慢性溶血性贫血，部分患者可有伴血红蛋白尿发作的急性溶

血。溶血常因寒冷诱发或加重，可伴有指、趾、耳、鼻等肢端部位因红细胞淤滞血管阻塞引起的发绀、僵硬、疼痛等。继发性冷凝集素综合征尚有原发病表现。阵发性冷性血红蛋白尿较罕见，其特征是局部或全身受寒后出现急性血管内溶血及血红蛋白尿，可继发于某些病毒感染或梅毒。

案例 6-6-6

　　患者，女，44 岁。因"头昏，乏力，心悸，气促，面色苍白 1 个月余"入院。

　　患者于 2 个月前因"胆囊结石"行"胆囊切除术"。半个月后即感头昏、乏力、眼花、耳鸣，活动后气促、心悸，并出现面色苍白，症状日渐加重而入院。病程中无鼻出血、牙龈出血，无黑便、血尿，无关节肿痛，无发热、皮疹、周身酸痛及体重减轻等。食欲缺乏，二便正常。既往健康，无输血及使用特殊药物史。家族中无特殊病史。

　　体格检查：T 36.4℃，P 120 次/分，R 20 次/分，BP 108/66mmHg。面色苍白。皮肤黏膜苍白、黄染，无皮疹及出血瘀斑、瘀点，浅表淋巴结未及。巩膜黄染。胸骨无压痛，双肺无异常。心率为 120 次/分，律齐，未闻杂音。腹平软，肝肋下未触及，脾左肋下 1cm 可触及。脊柱四肢无异常。

　　问题：

　　1. 该患者的初步诊断是什么？

　　2. 为明确诊断应做哪些实验室检查？

　　3. 如何给出治疗建议？

【病因和发病机制】

　　本病可发生于任何年龄，但成年女性较多见。按其病因可分为原发性和继发性。当无基础疾病存在时，AIHA 为原发性或特发性，占半数左右。有基础疾病存在，AIHA 作为该基础疾病的一种临床表现或并发症出现时，称为继发性。通常，在下列情况时 AIHA 被认为是继发性的：①当 AIHA 和原发疾病经常同时发生，很少单独发生；②当原发疾病被纠正时，AIHA 同时逆转；③当 AIHA 和原发疾病通过免疫学异常确定是相关的。继发性 AIHA 的常见原发病见表 6-6-8。对于"原发性"AIHA 患者应进行仔细随访，因为溶血性贫血有可能是某些原发疾病（如淋巴瘤、系统性红斑狼疮等）的首发临床表现。

表 6-6-8　继发性 AIHA 的常见原发疾病

淋巴细胞增殖性疾病：如淋巴细胞白血病、淋巴瘤等

风湿性疾病：如系统性红斑狼疮、类风湿关节炎等

感染性疾病：尤为儿童的病毒感染

续表

某些慢性炎症性疾病：如溃疡性结肠炎等

免疫缺陷性疾病：如低丙种球蛋白血症、免疫缺陷综合征等

其他：某些卵巢肿瘤、应用某些药物（如甲基多巴）等

　　本病的发病机制仍未完全明了，多认为是机体免疫功能受到破坏，失去免疫识别功能，而致红细胞自身抗体的产生所致。温抗体型 AIHA 的自身抗体主要是不完全抗体 IgG 和（或）补体 C3，其在 37℃时与人的红细胞有较高的亲和力。因此，自身抗体主要与患者血循环中的红细胞结合，红细胞表面吸附自身抗体后被致敏。致敏的红细胞在单核-吞噬细胞系统（主要是脾）内被巨噬细胞识别（巨噬细胞有 IgG 的 Fc 受体和补体 C3 受体）并破坏。若红细胞膜被巨噬细胞部分吞噬，则形成球形红细胞，进一步被脾阻留破坏。膜上同时附着 IgG 和补体 C3 的致敏红细胞，可被脾脏加速破坏，也可在肝脏破坏。

　　此外，单核-吞噬细胞及淋巴细胞的细胞毒作用在温抗体型 AIHA 的红细胞破坏中亦发挥了作用，体外研究表明单核-吞噬细胞及淋巴细胞可不靠吞噬作用而裂解致敏红细胞。

【临床表现】

　　本病临床表现轻重不一，溶血可从非常轻微到危及生命。一般起病缓慢，数月后发现贫血，主要表现为头昏、乏力，活动后心悸、气促等。但有时患者可在短期内突然出现严重贫血和黄疸。病毒感染可加重病情，尤其在儿童常可诱发急性溶血，有寒战、高热、腰背痛、呕吐、腹痛，贫血严重时可有休克和神经系统表现如头痛、烦躁甚至昏迷等。体检见苍白、黄疸，半数以上有轻中度的脾大。继发性 AIHA 患者有原发病的表现，有时原发病表现可掩盖溶血性贫血的症状。

　　本病如并发免疫性血小板减少，则称为伊文思综合征（Evans syndrome），多见于女性患者。贫血及血小板减少两者的出现先后不一，对治疗的反应也可不一样。

案例 6-6-6

　　患者，女，44 岁，因手术后出现头昏、乏力、眼花、耳鸣，活动后气促、心悸等贫血症状 1 月余。无输血及特殊药物史。体检有面色及皮肤黏膜苍白，皮肤巩膜黄染，脾大等，提示可能有溶血性贫血。

　　应进一步行血常规、尿及血的生化、骨髓等检查以明确是否是溶血性贫血。若为溶血性贫血再行溶血病因的检查，以确定最后诊断。

【实验室检查】

（一）血常规

本病贫血轻重不一,可从轻度至极重度。多为正细胞正色素性,也可为大细胞性。网织红细胞增高。外周血可见球形红细胞、幼红细胞及嗜多染性红细胞（图 6-6-13）。部分患者可有体外红细胞自凝现象。急性溶血时白细胞可增高。血小板多正常,但在伊文思综合征时减少。

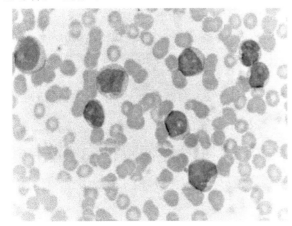

图 6-6-13　AIHA 骨髓涂片

（二）骨髓

本病可见幼红细胞增生,少数可见轻度巨幼样变。并发再障危象时骨髓增生低下。

（三）抗球蛋白试验

直接抗球蛋白（Coombs）试验是检测红细胞膜上不完全抗体和补体的实验方法。大多数患者红细胞膜上的抗体为抗 IgG 和（或）抗补体 C3,极少数有抗 IgA 或抗 IgM。根据特异单价抗人球蛋白测定患者红细胞膜上抗体的结果,可把 AIHA 分为三型：①抗 IgG 和抗补体 C3 型：红细胞破坏最重；②抗 IgG 型：红细胞破坏居中；③抗补体 C3 型,红细胞破坏最轻。Coombs 试验阳性见于 90% 以上的患者,是诊断本病的重要指标。

（四）其他

本病可见非结合胆红素增高,尿中尿胆原增多,血清乳酸脱氢酶升高等。

> **案例 6-6-6　实验室检查**
> 1. 血常规：Hb 43g/L, RBC 1.44×10⁹/L; WBC 5.34×10⁹/L, N 0.70, L 0.25, M 0.05; PLT 190×10⁹/L; MCV 89.6fl, MCH 29.2pg, MCHC 333g/L; Ret 0.11。红细胞大小不一,可见球形红细胞、有核红细胞及嗜多染性红细胞。
> 2. 尿生化：尿胆原（＋＋）,尿隐血（－）。

> 3. 骨髓：有核细胞增生明显活跃（I 级）,粒：红 = 0.8;幼红细胞明显增生,占有核细胞的 50%。成熟红细胞形态同外周血。
> 4. 血生化：ALT 37U/L, AST 30U/L;总胆红素 41.4μmol/L, 结合胆红素 6.8μmol/L, 非结合胆红素 33.6μmol/L, LDH 292U/L。
> 5. 免疫学检查：IgG、IgA 和 IgM 正常;ANA（－）,抗 dsDNA（－）。
> 6. 直接 Coombs 试验：阳性;抗 IgG 阳性（＋＋）,抗补体 C3 阳性（＋＋）,盐水对照阴性。
> 7. 冷凝集素试验：1：8（参考值：<1：32）。

【诊断与鉴别诊断】

有溶血性贫血的临床表现和实验室证据,Coombs 试验阳性,冷凝激素效价在正常范围,近 4 个月内无输血和使用特殊药物（如甲基多巴、奎尼丁等）史,可诊断本病。温抗体型 AIHA 的诊断确立后,应进一步明确是原发性或继发性的,注意排查有无引起温抗体型 AIHA 的原发疾病存在,以免延误原发病的诊治。

少数患者 Coombs 试验阴性,若临床表现符合本病,糖皮质激素和切脾治疗有效,能除外其他的溶血性贫血,可诊断为 Coombs 试验阴性的 AIHA。

本病因外周血可出现球形红细胞,应注意与遗传性球形红细胞增多症鉴别。

> **案例 6-6-6**
> 1. 临床特点
> （1）病史及体征：患者,女,44 岁。手术后发病,有头昏、乏力、眼花、耳鸣、活动后气促、心悸等症状;无输血及特殊药物服用史;体检有面色及皮肤黏膜苍白、皮肤巩膜黄染、脾大等表现;符合溶血性贫血临床表现。
> （2）实验室检查：重度正细胞正色素性贫血,网织红细胞增高,外周血可见球形红细胞增多、有核红细胞及嗜多染红细胞;尿胆原增高;非结合胆红素增高,乳酸脱氢酶轻度增高;骨髓红系增生;有红细胞破坏增多和红系代偿增生的证据。直接 Coombs 试验阳性,为抗 IgG 和抗补体 C3 型;冷凝集素试验阴性;免疫学检查阴性;符合自身免疫性溶血性贫血改变。
> 2. 临床诊断：原发性温抗体型自身免疫性溶血性贫血。

【治疗】

（一）病因治疗

继发性患者应积极治疗原发病。

（二）糖皮质激素

糖皮质激素是治疗本病的主要药物，为首选治疗。初始剂量为泼尼松 1～1.5mg/（kg·d），分次口服。急性溶血的重症患者可静脉给予甲泼尼龙治疗。治疗 1 周左右血红蛋白开始上升，待血红蛋白恢复正常后，激素逐渐减量。开始以每周减少日剂量 10～15mg 逐渐减量，减至 30mg/d 时，再以每周或每 2 周减日剂量 5mg，至 5～10mg/d 时，维持至少 3～6 个月，治疗应到直接 Coombs 试验阴性时才停止。80%以上的患者可获早期完全或部分缓解，但仅有 20%左右的患者在撤除糖皮质激素后能获长期缓解，其他患者在停糖皮质激素后可能会复发。因此，患者在治疗后应随访至少几年。约 10%的患者对糖皮质激素治疗无效。糖皮质激素治疗 3 周无效或维持剂量＞15mg/d 的患者应考虑更换其他治疗。

糖皮质激素治疗本病的机制可能为抑制并减少抗体的产生；降低抗体与红细胞膜抗原的亲和力，减少红细胞吸附自身抗体；减少巨噬细胞上 IgG 和补体 C3 的受体数量，使吸附有自身抗体的红细胞破坏减少。

（三）脾切除

对于糖皮质激素治疗无效或泼尼松维持剂量＞10mg/d 的患者，不能耐受激素治疗或激素治疗有禁忌证的患者，可考虑行脾切除治疗。脾切除的总有效率为 60%～75%，术后复发者仍可用糖皮质激素治疗。

脾切除治疗本病的机制为去除破坏致敏红细胞的主要器官；减少抗体的产生（脾脏是产生抗体的器官）。

（四）免疫抑制剂

免疫抑制剂主要适用于对糖皮质激素和脾切除无效或有手术禁忌证的患者。细胞毒药物以环磷酰胺、硫唑嘌呤最常用。环磷酰胺每天 60mg/m² 或硫唑嘌呤每天 80mg/m²，开始与糖皮质激素合用，3 个月后激素渐减停，再用免疫抑制剂治疗 6 个月后渐减停。治疗期间应密切观察药物不良反应，尤其是骨髓抑制情况。非细胞毒药物的免疫抑制剂如环孢素、麦考酚酸酯等亦有成功治疗本病的报道。

（五）输血

AIHA 患者因红细胞体外易发生自凝而可能造成血型鉴定和交叉配血困难，且患者易发生输血反应。此外，输注入患者体内的红细胞寿命也可缩短。因此，本病输血应严格掌握适应证。大多数患者可在治疗后短期内改善贫血，而不必输血治疗，少数极重度贫血患者需要输血时，应给予洗涤红细胞输注，并密切观察输血反应。

（六）其他治疗

大剂量丙种球蛋白静脉注射或血浆置换术均有一定的疗效，但作用是暂时的。达那唑系弱雄激素，对部分 AIHA 患者有效，可与糖皮质激素合用。

> **案例 6-6-6　治疗建议**
>
> 1. 糖皮质激素治疗：予泼尼松 1～1.5mg/kg 口服治疗，有效后逐渐减量维持。
> 2. 糖皮质激素疗效不好可考虑脾切除治疗。
> 3. 上述治疗效果均不理想时可考虑用免疫抑制剂治疗。
> 4. 患者应定期随访观察有无 AIHA 的原发疾病。

第六节　阵发性睡眠性血红蛋白尿

> **案例 6-6-7**
>
> 患者，男，25 岁。因"皮肤苍黄、乏力半年，酱油色小便 3 天"入院。
>
> 患者半年前无明显原因渐出现乏力、头昏，活动后心悸气促、皮肤苍黄，曾在外院诊断为"贫血"，并予"抗贫血"药物（具体不详）治疗，但病情无明显好转，症状日渐加重。近 3 天出现清晨酱油色小便，无尿频、尿急、尿痛，无发热及出血情况，饮食及大便正常。既往健康，家族中无类似病史。
>
> 体格检查：T 36.6℃，P 80 次/分，R 18 次/分，BP 120/70mmHg，神志清楚，皮肤黏膜苍白、黄染，无瘀斑、瘀点，浅表淋巴结不大。巩膜黄染。心肺无异常发现。腹平软，包块，肝肋下未触及，脾于右侧卧位左肋下刚可及边。脊柱四肢无异常。
>
> **问题：**
> 1. 应考虑做何诊断？
> 2. 应做哪些实验室检查以明确诊断？
> 3. 如何给出治疗建议？

阵发性睡眠性血红蛋白尿（paroxysmal nocturnal hemoglobinuria，PNH）是一种获得性造血干细胞克隆性疾病，其血细胞（红细胞、粒细胞、血小板）膜对激活的补体异常敏感，而导致慢性血管内溶血。临床表现以与睡眠有关的、阵发性发作的血红蛋白尿为特征，可伴有全血细胞减少及血栓事件。

本病在欧美等国少见，在我国华北和东北地区较常见。80%的病例在 40 岁以下发病，偶见于儿童和老年，男性明显多于女性。

【病因和发病机制】

PNH 的基本损害是 *PIG-A* 基因。*PIG-A* 基因位于 X 染色体上，对合成糖基磷脂酰肌醇（glycosyl phosphatidyl inosital，GPI）具有重要作用。该基因的一种或多种突变将导致 GPI 合成缺陷。GPI 是细胞膜上的一种锚定结构，为细胞膜结合许多蛋白质所必需，它的异常将引起这些膜蛋白质的丢失而影响细胞膜的功能。此类蛋白质称为 GPI 锚连膜蛋白。PNH 已发现有多种 GPI 锚连膜蛋白的缺乏。GPI 锚连膜蛋白缺乏与 PNH 细胞对补体的敏感性增高相关，其中重要的是 CD59 和 CD55。CD59 是反应性溶血膜抑制因子（MIRL），其通过阻碍补体 C8 与 C9 的结合及 C9 的聚合，而抑制补体膜攻击复合物的形成。CD59 的缺乏在 PNH 红细胞对补体敏感性增高上扮演着最重要的角色。CD55 是衰变加速因子（DAF），其加速降解补体 C3 转化酶和 C5 转化酶，并抑制两者的形成。PNH 患者的 GPI 锚连膜蛋白缺乏可同时发生在红细胞、粒细胞、血小板等血细胞上。PNH 粒细胞的趋化反应亦有缺陷，甚至可累及淋巴细胞。溶血使红细胞释放促凝物质，补体作用于血小板膜，使其活化、聚集等，均有可能导致血栓形成。

患者体内的红细胞分为两群，一群是正常细胞，一群是 PNH 细胞。PNH 红细胞的典型异常是对补体介导的溶血敏感性增高。根据对补体的敏感程度可将 PNH 细胞分为三型：Ⅰ型细胞对补体敏感性与正常人相似；Ⅱ型细胞对补体的敏感性是正常人的 3～5 倍；Ⅲ型细胞对补体的敏感性是正常人的 15～25 倍。PNH 不同类型细胞的数量决定了临床表现的差异和血红蛋白尿发作的频度。同一患者可同时存在几个亚型的 PNH 细胞，提示可能同时存在几个不同突变形成的不同克隆。

【临床表现】

本病多数起病缓慢，病情轻重不一，病程迁延反复。首发症状多为慢性溶血性贫血的表现。

（一）血红蛋白尿

多数患者在病程的不同时期可出现血红蛋白尿，而以血红蛋白尿为首发症状者约占 1/4。血红蛋白尿时，可伴有乏力、发热、腰腹痛等，尿液外观呈酱油色或红葡萄酒色，轻者仅表现为尿隐血试验阳性。血红蛋白尿多与睡眠有关，故以清晨的血红蛋白尿较重，亦可发生在白日睡眠后。睡眠时加重溶血的机制不详，认为可能与睡眠时呼吸中枢敏感性降低，血流缓慢或淤滞，酸性代谢产物增加，使血 pH 降低，致补体激活增加有关。但多数患者的血红蛋白尿发作是不规则的，可在睡眠后发作，也可在其他时候发作，

因为血红蛋白尿发作可以是溶血加重所致，也可是异常 PNH 细胞生成增加所致。

（二）慢性溶血性贫血

患者有慢性血管内溶血的临床表现和实验室异常，常有乏力、头晕、苍白、气促、心悸等，部分患者有轻中度脾大。某些诱因可加重溶血，如感染、手术、输血、应用造影剂、情绪波动、疲劳、饮酒或服用某些药物，如铁剂、维生素 C、阿司匹林、氯化铵、磺胺、苯巴比妥等。

（三）感染与出血

本病感染较常见，如支气管、肺或泌尿生殖道等部位的感染，与中性粒细胞减少和功能缺陷有关。血小板减少时可有出血倾向。

（四）铁缺乏

铁缺乏是 PNH 的常见表现之一，其原因为铁以含铁血黄素和血红蛋白尿的形式从尿中丢失。但 PNH 合并铁缺乏的患者使用铁剂可导致溶血加重，表现为血红蛋白尿明显化。其原因为铁剂的氧化作用可使红细胞膜损伤而破坏，也可是铁剂使骨髓红系生成增加，所生成的异常红细胞发生溶血。

（五）血栓形成

患者有血栓形成的倾向，主要发生在静脉系统。肝静脉血栓形成所致的巴德-吉利亚综合征较常见，可表现为腹痛、肝大、黄疸、腹水等，若为亚临床型可无症状。血栓形成也可发生在肠系膜静脉、脑或肢体血管，引起相应的临床表现。据报道国内病例血栓形成的发生率低于国外。

> **案例 6-6-7**
> 1. 患者起病缓慢，首先出现乏力、头昏、活动后心悸气促、皮肤苍黄等贫血症状，半年后出现与睡眠有关的酱油色小便。
> 2. 体检有皮肤黏膜苍白，黄疸，轻度脾大。
> 上述表现提示可能系慢性血管内溶血。应行血常规、血及尿的生化、骨髓等检查，明确溶血性贫血的存在，并明确是否为血管内溶血。确定为溶血性贫血后，进一步行溶血原因的检查，以确定最后诊断。

【实验室检查】

（一）血常规

本病患者贫血程度不一，多数 Hb<60g/L。缺铁者，呈小细胞低色素性贫血，网织红细胞增高。合并血栓形成时，可见红细胞碎片。可有粒细胞和血小板减少。

（二）骨髓

半数以上有核细胞增生活跃，以幼红细胞增生为著。在不同患者或同一患者的不同时期，增生程度可有差异，可有增生活跃、增生低下或再生障碍。铁缺乏时骨髓铁染色可见细胞内外铁减少。

（三）尿

血红蛋白尿发作期，有蛋白尿、尿隐血阳性，尿胆原可增高。尿含铁血黄素（Rous）试验可持续阳性，为本病的稳定特征之一。

（四）血生化

溶血发作期有血清游离血红蛋白升高，结合珠蛋白可降低，非结合胆红素增高，乳酸脱氢酶增高等。铁缺乏时血清铁和铁蛋白降低。

（五）诊断性试验

1. 酸溶血（Ham）试验 特异性高，是本病的重要诊断指标，但可出现假阴性。

2. 蔗糖溶血试验 敏感性高，但特异性较差，一般作为筛查试验。

3. 蛇毒因子试验 敏感性优于酸溶血试验，特异性高于蔗糖溶血试验。

4. CD59和CD55测定 用流式细胞仪测定细胞膜上的 CD59 和 CD55 分子。PNH 时，红细胞、粒细胞和血小板膜上的 CD59 和 CD55 分子表达降低。

> ### 案例 6-6-7 实验室检查
>
> （1）血常规：Hb 68g/L，RBC 1.96×10^{12}/L，WBC 8.5×10^9/L，PLT 10×10^9/L；MCV 98 fl，MCH 33.7pg，MCHC 327g/L，Ret 0.16。成熟红细胞大小不均，嗜多染性红细胞易见。
>
> （2）尿：pH 6.5，蛋白（＋＋），隐血（＋＋＋），尿胆原（＋＋）；红细胞为 0~3 个/HP，白细胞 0~1 个/HP。
>
> （3）血生化：ALT 79U/L，AST 215U/L，总胆红素 40.μmol/L，非结合胆红素 40.2μmol/L，结合胆红素 0.5μmol/L；LDH 2764U/L，尿素氮 8.42mmol/L，肌酐 99μmol/L；血清铁蛋白 12μg/L。
>
> （4）骨髓：有核细胞增生极度活跃（Ⅰ级），幼红细胞增生为主，占有核细胞的 55%。骨髓铁染色：细胞外铁（－），铁粒幼红细胞 8%。
>
> （5）溶血病因检查：Coombs 试验阴性；Ham 试验阳性；蔗糖溶血试验阳性；蛇毒因子试验阳性；Rous 试验阳性；外周血红细胞 CD59 为 68.3%（参考值＞93.2%），CD55 为 12.6%（参考值＞22.8%）。

【诊断与鉴别诊断】

临床表现符合 PNH，实验室检查中 Ham、蔗糖溶血、蛇毒因子、尿隐血（或 Rous 试验）等试验有两项阳性；或一项阳性，但为两次以上阳性，有溶血的确切证据或肯定的血红蛋白尿，则诊断成立。流式细胞仪测定血细胞膜上的 CD59 和 CD55 分子被认为是敏感性和特异性俱佳的诊断方法，已有取代老的诊断方法之势。本病与再生障碍性贫血（AA）关系密切，两者可相互转化，兼有两病特征时称为 AA-PNH 综合征。

本病应与其他溶血性贫血相鉴别，如遗传性球形红细胞增多症、自身免疫性溶血性贫血、红细胞 G-6-PD 缺乏症、阵发性冷性血红蛋白尿症等。

> ### 案例 6-6-7
>
> 1. 临床特点
>
> （1）病史及体征：患者，男，25 岁。在出现乏力、头昏、活动后心悸气促、皮肤苍黄等贫血表现半年后，出现与睡眠有关的血红蛋白尿。体检有皮肤黏膜苍白，黄疸，轻度脾大。
>
> （2）实验室检查：中度贫血，网织红细胞增高，外周血见嗜多染性红细胞；蛋白尿，尿隐血阳性，尿胆原增高；非结合胆红素增高，LDH 明显增高；骨髓幼红细胞明显增生；有红细胞破坏增多、红系代偿增生和血管内溶血的证据。Coombs 试验阴性，Ham 试验阳性；蔗糖溶血试验阳性；蛇毒因子试验阳性；Rous 试验阳性；红细胞 CD59 和 CD55 减少；骨髓细胞外铁消失细胞内铁减少，血清铁蛋白降低。符合 PNH 改变。
>
> 2. 临床诊断：阵发性睡眠性血红蛋白尿。

【治疗】

目前本病尚无特效治疗方法，主要为支持及对症治疗，避免诱发因素。

（一）输血

输血可纠正贫血，并减少 PNH 红细胞的生成。为避免血浆所含的补体同时输入，应输注洗涤红细胞。有报道 PNH 患者输注浓缩红细胞也同样安全。

（二）控制溶血发作

1. 糖皮质激素 对溶血及血栓发作均有疗效，但仅对部分患者有效。初始剂量为泼尼松 40~60mg/d，溶血控制后渐减量，并维持 2~3 个月。

2. 右旋糖酐 在体内外有抑制 PNH 红细胞溶血的作用，输入中分子右旋糖酐 500~1000ml 可阻止血红蛋白尿发作，适用于伴有感染、外伤、输血反应和腹痛危象者。

3. 碳酸氢钠 急性溶血时可口服或静脉滴注。

（三）促红细胞生成

1. 雄激素 丙酸睾酮、司坦唑醇等雄激素可刺激红系造血，使血红蛋白水平升高，但不能改变红细胞膜缺陷。

2. 铁剂 患者常因尿液丢失铁而有铁缺乏，需要补铁，铁剂的使用可使输血需求下降。但铁剂可诱发或加重血红蛋白尿发作，故应低剂量补铁（常规剂量的 1/3～1/10），有溶血则停用。

（四）血栓形成的防治

血栓形成时可予抗凝或溶栓治疗，但服用华法林等抗凝剂防止血栓形成有出血风险，应慎重。

（五）异基因造血干细胞移植

异基因造血干细胞移植对 PNH 是一种高风险的根治性治疗方法，应权衡利弊，慎重选用。

（六）其他

患者慢性溶血，可适当补充叶酸等造血原料。骨髓增生低下时可考虑用环孢素等免疫抑制剂治疗。

案例 6-6-7

1. 治疗建议

（1）予糖皮质激素、碳酸氢钠等控制溶血。

（2）予洗涤红细胞输注，纠正贫血，并减少 PNH 细胞生成。

（3）予雄激素促红细胞生成。

（4）患者铁缺乏，待血红蛋白尿好转后予低剂量铁治疗，但注意观察溶血情况，出现血红蛋白尿则停药。

2. 预防 积极防治感染，避免疲劳、情绪波动、饮酒、服用维生素C、阿司匹林、氯化铵、磺胺等药物，以免诱发或加重溶血。

【预后】

PNH 是一种慢性疾病，中位生存期为 10～15 年。患者预后与病情的轻重程度密切相关，轻症患者长期预后较好，可出现病情不同程度的自发缓解。多数患者最终死于并发症，如血栓形成、出血、感染等。少数患者可转化为骨髓增生异常综合征或急性白血病，预后不良。

（王 伟）

第七章 白细胞减少和粒细胞缺乏症

白细胞减少（leukopenia）是指外周血白细胞绝对计数持续低于 4.0×10^9/L；中性粒细胞减少（neutropenia）是指外周血粒细胞绝对计数持续低于 2.0×10^9/L（成人），在儿童≥10 岁低于 1.8×10^9/L 或<10 岁低于 1.5×10^9/L；粒细胞严重减少低于 0.5×10^9/L 时，为粒细胞缺乏症（agranulocytosis）。外周血白细胞的主要成分是中性粒细胞，白细胞减少往往是中性粒细胞减少。

【病因和发病机制】

中性粒细胞起源于骨髓中造血干细胞，在造血调控因子的作用下逐渐分化成熟并释放入血。骨髓中的粒细胞系统可分为干细胞池（多能造血干细胞–粒系定向祖细胞）、分裂池（原始粒细胞–中幼粒细胞）、贮存池（晚幼粒细胞–成熟粒细胞）。成熟的中性粒细胞多储存于骨髓，是血液中的 8～10 倍，随时释放入血。中性粒细胞至血液后 50%附于小血管壁，称为边缘池；50%在血液循环中，称为循环池，两池通过交换保持动态平衡。外周血粒细胞计数主要反映循环池中的粒细胞数量。

中性粒细胞减少或缺乏的发病机理较为复杂，往往为综合因素。按粒细胞动力学和病理生理可分为三类：中性粒细胞生成缺陷、中性粒细胞破坏或消耗过多及中性粒细胞分布异常（表 6-7-1）。

表 6-7-1　粒细胞减少的病因

粒细胞生成缺陷	
生成减少	细胞毒类药物、化学毒物和辐射：是最常见的原因
	恶性肿瘤浸润骨髓：白血病、转移癌、骨髓瘤等
	骨髓衰竭性疾病：再生障碍性贫血、PNH
	感染与异常免疫：一些细菌、病毒、立克次体或原虫感染
	多种先天性中性粒细胞减少症：具体机制不明
生成障碍	叶酸和维生素 B_{12} 缺乏、骨髓增生异常综合征等
粒细胞破坏或消耗过多	
免疫因素	自身免疫性疾病、某些感染、非细胞毒药物等
非免疫因素	严重细菌感染、败血症、病毒感染、脾功能亢进等
分布异常	
边缘池过多	粒细胞滞留于边缘池过多、先天性体质性减少等
滞留脏器	血透开始滞留于肺血管内、滞留于脾脏等

（一）中性粒细胞生成缺陷

细胞毒类药物和电离辐射等可直接作用于干细胞池和分裂池，破坏、损伤或抑制造血干祖细胞的分化成熟。药物造成粒细胞减少或缺乏有 2 种状况：一是剂量依赖性，主要是干扰蛋白质合成或细胞复制；二是特异性药物反应，与剂量无关，可能是由于过敏或免疫因素引起（表 6-7-2）。再生障碍性贫血、阵发性睡眠性血红蛋白尿等骨髓衰竭性疾病由于造血干细胞数量减少或功能缺陷，白血病、转移癌等骨髓中出现大量的异常细胞导致正常造血功能障碍及感染时产生的负性造血调控因子作用于造血细胞等均可导致中性粒细胞生成减少，出现粒细胞减少或缺乏。叶酸或维生素 B_{12} 缺乏，影响 DNA 合成，骨髓内粒细胞增生活跃，但细胞成熟停滞而破坏于骨髓内，导致粒细胞无效增生从而引起中性粒细胞减少，多同时有粒细胞寿命缩短。

表 6-7-2　可导致中性粒细胞减少的常用药物

药物种类	药物
细胞毒类药物	环磷酰胺、甲氨蝶呤、白消安、羟基脲、阿糖胞苷、柔红霉素、阿霉素、美法仑等
解热镇痛药	对乙酰氨基酚、氨基比林、阿司匹林、吲哚美辛、布洛芬等
抗菌抗病毒药	氯霉素、链霉素、磺胺类、利福平、异烟肼、头孢菌素类、万古霉素、喹诺酮类、乙胺丁醇、更昔洛韦等
抗甲状腺药	甲巯咪唑、甲硫氧嘧啶、丙硫氧嘧啶等
抗惊厥/癫痫药	苯妥英钠、美芬妥因、苯巴比妥等
抗心律失常药	普鲁卡因胺、奎尼丁、普萘洛尔、安搏律定等
抗高血压药	利血平、肼屈嗪、甲基多巴、卡托普利等
抗精神病药	氯丙嗪、三环类抗抑郁药等
利尿药	乙酰唑胺、氢氯噻嗪等

（二）中性粒细胞破坏、消耗过多

药物免疫反应性粒细胞减少症药物作为一种半抗原，在特异体质患者体内引起的第Ⅱ型变态反应—细胞溶解反应。氨基比林是这种反应的代表药物，类似药物还有保泰松、磺胺类、汞制剂和氯普吗嗪等。自身免疫疾病由于中性粒细胞被抗体或抗原抗体复合物包裹在血液或脾脏破坏。病原微生物（如肝炎病毒）进入机体形成的半抗原能与粒细胞的蛋白质结合为全抗原，从而诱发产生针对该抗原的抗体使粒细胞被破坏。

（三）中性粒细胞分布异常

中性粒细胞转移至边缘池导致循环池的粒细胞相对减少，但粒细胞总数并不减，鉴于假性粒细胞减少，可通过肾上腺素试验证实。获得性中性粒细胞减少见于严重细菌感染、营养不良等。血液透析开始后 2～15 分钟中性粒细胞滞留于血管内，暂时性减少。

案例 6-7-1

1. 患者因患格雷夫斯病，服用抗甲状腺素药物后出现中性粒细胞减少。抗甲状腺药物是导致粒细胞缺乏的原因。

2. 应用降低白细胞药物应经常检查血常规，警惕药物对白细胞的影响，以便及时处理。

【临床表现】

临床表现主要取决于中性粒细胞减少的程度，并依据中性粒细胞减少的原因和时间长短不同而表现

不同。根据中性粒细胞减少的程度可分为轻度（$\geq 1.0 \times 10^9/L$），中度[（$0.5 \sim 1.0$）$\times 10^9/L$]和重度（$< 0.5 \times 10^9/L$）。

一般轻度减少的临床表现缺乏特异性，起病往往较缓慢，多有易疲劳等临床表现。中度减少者，多表现为原发病症状，表现乏力、易疲倦、头晕及低热。易感染性因人而异，可反复出现上呼吸道、泌尿道感染等。重度减少者易发生严重感染：败血症或脓毒血症。感染部位为呼吸道、消化道及泌尿生殖道等。粒细胞严重缺乏时，感染部位不能形成有效的炎症反应，病灶不易局限，易出现致命性严重感染。

【实验室检查】

1. 血常规　白细胞和中性粒细胞低于正常值的下限，粒细胞缺乏时中性粒细胞重度减少甚至缺如。淋巴细胞百分率相对增加。

2. 骨髓显像　观察粒系细胞增生程度，有助于估计粒细胞减少的发病机制和病因诊断，不同原因导致的粒细胞减少的骨髓显像各有不同表现。

3. 细胞特异性抗体测定　包括白细胞聚集反应、免疫荧光粒细胞抗体测定法等，以了解免疫破坏因素对中性粒细胞的影响。

4. 特殊检查

（1）肾上腺素试验：肾上腺素使小血管收缩，血流加速，促使边缘池的中性粒细胞进入循环池，了解粒细胞分布是否异常，从而可以鉴别假性粒细胞减少。皮下注射 1∶1000 肾上腺素 0.2ml，注射后于 20 分钟测定外周血粒细胞数，增高达原计数一倍或达正常水平，则可考虑粒细胞分布异常。

（2）糖皮质激素试验：糖皮质激素可将骨髓粒细胞贮存池中粒细胞释放，测定骨髓粒细胞贮存功能。泼尼松 40mg，口服，5 小时，中性粒细胞升高 $2.0 \times 10^9/L$。

案例 6-7-1

1. 中性粒细胞绝对计数 $0.14 \times 10^9/L$。

2. 骨髓显像：粒系增生低下。

3. 血液培养：阴性。

【诊断与鉴别诊断】

根据外周血常规细胞计数即可做出诊断。详细询问病史及实验室或其他特殊检查，有助于发病机理和病因的诊断。

（一）病史

注意粒细胞减少发生速度、持续时间、减少程度和有无周期性。注意药物服用史，毒物、放射线接触史，有无相关疾病，急慢性感染，家族中有无相似疾病者。

（二）体格检查

有无淋巴结、肝脾大、胸骨压痛及相关疾病的阳性体征和感染病灶。

（三）实验室检查

外周血观察粒细胞减少的程度，是否伴有红细胞、血小板减少和异常细胞。

骨髓显像注意增生程度及粒细胞增生程度，原始细胞数量，异常细胞有无，细胞形态变化；自身抗体及肾上腺试验等。

> **案例 6-7-1**
>
> 1. 患者，女，26 岁。
> 2. 病史特点：1 月前诊断为格雷夫斯病，口服甲巯咪唑治疗。
> 3. 临床特点：畏寒、发热、体温为 39.8℃、咽痛、咽充血、双侧扁桃体Ⅱ°肿大、表面有脓性分泌物。
> 4. 血常规：中性粒细胞缺乏，血红蛋白和血小板正常。
> 5. 骨髓显像：骨髓粒系增生低下，红细胞系、巨核细胞系正常。
>
> 临床诊断：中性粒细胞缺乏症；急性化脓性扁桃体炎；格雷夫斯病。

【治疗】

（一）病因治疗

首先尽量找到病因，应立即停止接触可疑致病因素，积极治疗导致粒细胞减少者的原发病。

（二）感染防治

轻度减少者不需特别的预防措施，中度减少者感染率增加，尽量减少到公共场所，注意皮肤和口腔卫生，去除慢性感染病灶。粒细胞缺乏者应采取无菌隔离措施，预防感染的发生；对已有感染者应积极寻找感染病灶并进行病原学的检查；在致病菌尚未明确之前，经验性应用广谱抗生素治疗，含革兰氏阴性菌和革兰氏阳性菌；根据病原菌和药敏结果再调整抗生素；若 3～5 天后无效，可加用抗真菌治疗，病毒感染可加用抗病毒药物。

（三）升粒细胞药物

轻度减少者可应用鲨肝醇、利血生等药物口服，粒细胞缺乏者，可予粒细胞集落刺激因子治疗。目前治疗中性粒细胞缺乏应用最广泛的药物有重组人粒-巨噬细胞集落刺激因子（rhGM-CSF）、重组人粒细胞集落刺激因子（rhG-CSF），疗效明确，常用剂量为 2～10μg/（kg·d），常见的不良反应有发热、肌肉骨骼酸痛、皮疹等。

（四）免疫抑制剂

自身免疫性粒细胞减少和通过免疫介导机制所致的粒细胞缺乏症，可用糖皮质激素等免疫抑制剂治疗。

（五）预防

接触放射线及苯等化学毒物人员，须建立防护措施和定期检查血像。使用易引起中性粒细胞减少的药物者，须定期检查血常规，根据粒细胞数及时减药和停药。有药物过敏史或发生过用药后中性粒细胞减少者，应避免服用同类药物。

> **案例 6-7-1　处方及医师指导**
>
> 1. 去除影响白细胞减少因素：停用甲巯咪唑。待白细胞恢复可用对血细胞影响较小的药物，如丙硫氧嘧啶。
> 2. 刺激中性粒细胞增生：G-CSF 300μg，皮下注射，每天 1 次。
> 3. 抗感染治疗：给予广谱抗生素静脉滴注。

【预后】

中性粒细胞减少的预后与病因、减少程度、持续时间、进展情况及治疗措施有关。轻、中度者，若不进展则预后较好。粒细胞缺乏症病死率较高，预后取决于能否及时去除病因、控制感染，恢复中性粒细胞的数量。目前由于广谱抗生素和造血生长因子的应用，病死率明显下降。

知识拓展

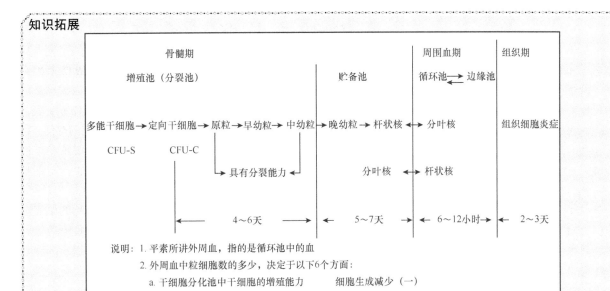

说明：1. 平素所讲外周血，指的是循环池中的血

2. 外周血中粒细胞数的多少，决定于以下6个方面：

    a. 干细胞分化池中干细胞的增殖能力　　　细胞生成减少（一）

    b. 有效贮备量

    c. 释放速度

    d. 外周血细胞破坏的程度　　　细胞破坏，消耗过多（二）

    e. 循环池及边缘池的比例　　　细胞分布紊乱（三）

    f. 组织所需粒细胞的数

（汤爱平）

第八章 骨髓增生异常综合征

骨髓增生异常综合征（myelodysplastic syndrome，MDS）是一组造血干/祖细胞恶性克隆性疾病，以骨髓病态和无效造血、难治性外周血细胞减少及高风险向白血病转化为特征。约 80% 的 MDS 患者年龄大于 60 岁，男、女均可发病。难治性贫血是最常见的临床表现，常伴有感染、出血。50 年代提出白血病前期的概念，此后还有冒烟白血病、低原始细胞白血病及各种难治性贫血等，诊断和命名混乱，但显著的共同特征是造血组织增生异常。

【病因和发病机制】

原发性 MDS 的病因不明确。继发性 MDS 常见于免疫抑制治疗和暴露于致癌物质的环境中。某些药物，如烷化剂、拓扑异构酶 II 抑制剂、放射线、有机毒物（如苯及其衍生物）等可诱发继发性白血病，多有继发性 MDS 的发病过程。因而，环境中致癌因子、个体易感性共同导致造血干/祖细胞染色体的突变、间变、癌变。肿瘤免疫监视和对异常基因清除功能相对不足也可能为发病原因之一。

目前认为 MDS 发病机制是多重性的，MDS 异常克隆细胞部分可发现有原癌基因突变（*NRAS* 基因突变）或染色体异常（如＋8、−7），这些基因的异常可能参与了 MDS 的发生。造血干细胞的损伤或突变，还可能引发一种免疫反应，不利于祖细胞的存活；某些细胞因子增加了骨髓造血细胞的过度增殖和早期凋亡；抑癌基因失活导致发病。骨髓造血干/祖细胞异常克隆使红系、巨核系和粒系的分化阻滞、成熟障碍，出现病态造血和无效造血。30%～50% 的原发性 MDS 和 80% 的继发性 MDS 被发现克隆性染色体异常，主要的异常是非随机的染色体缺失，提示抑癌基因丢失和正常中幼粒细胞生成所需的单个基因作用不足是其发病基础。因而其发病涉及造血干/祖细胞增殖与凋亡、造血微环境、免疫过程的参与、基因甲基化等多方面。

【分型】

法、美、英（FAB）协作组 1982 年提出了 MDS 分类建议。主要根据外周血、骨髓的原始细胞比例、形态学改变及单核细胞数量，将 MDS 分为 5 型：难治性贫血（refractory anemia，RA）、环形铁粒幼细胞性难治性贫血（RA with ringed sideroblasts，RARS）、难治性贫血伴原始细胞增多（RA with excess blasts，RAEB）、慢性粒-单核细胞性白血病（chronic myelomonocytic leukemia，CMML）、难治性贫血伴原始细胞增多转变型（RAEB in transformation，RAEB-t）。MDS 的分型见表 6-8-1。

表 6-8-1 骨髓增生异常综合征的 FAB 分型

类型	外周血	骨髓
RA	原始细胞<1%	原始细胞<5%
RARS	原始细胞<1%	原始细胞<5%，环形铁粒幼细胞占全骨髓有核细胞的 15% 以上
RAEB	原始细胞<5%	原始细胞 5%～20%
RAEB-t	原始细胞≥5%	原始细胞>20%而<30%；或幼粒细胞出现 Auer 小体
CMML	原始细胞<5% 单核细胞绝对值>1×10⁹/L	原始细胞 5%～20%

注：若 RAEB 幼粒细胞出现 Auer 小体，则应归入 RAEB-t

WHO 在 1999 年造血与淋巴组织肿瘤分类方案中，提出了新的 MDS 分型标准，新分类延续和继承了原 FAB 分类概念和定义，在前基础上进行了修订。保留了 RA、RAS；将 RAEB 分为 RAEB-1 和 RAEB-2；RAEB-t 归为急性髓系白血病（AML）；将 RA 或 RAS

中伴有2系或3系增生异常者列为难治性血细胞减少伴多系增生异常（refractory cytopenia with multilineage dysplasia，RCMD）与RCMD和环形铁粒幼细胞增多（RCMD-RS）、（RCMD and RA）；骨髓增生异常综合征，未分类（myelodysplastic syndrome，unclassified，MDS-U）；将伴5q⁻的RA单独列为5q⁻综合征；将CMML归为MDS/MPD（骨髓增殖性疾病）。2016年WHO的分型再次进行了更新，MDS名称取消"血细胞减少"系列，代以MDS伴相应病态造血、原始细胞和细胞遗传学异常等，如表6-8-2。

表6-8-2　WHO骨髓增生异常综合征分型标准（2016）

名称	病态造血	血细胞减少*	环形铁粒幼细胞%	骨髓和外周血原始细胞	常规核型分析
MDS伴单系病态造血（MDS-SLD）	1系	1～2系	<15%或<5%**	骨髓<5%，外周血<1%，无Auer小体	任何核型，但不符合del（5q）MDS
MDS伴多系病态造血（MDS-MLD）	2～3系	1～3系	<15%或<5%**	骨髓<5%，外周血<1%，无Auer小体	任何核型，但不符合del（5q）MDS
MDS伴环形铁粒幼细胞（MDS-RS）					
MDS-RS-SLD	1系	1～2系	≥15%或≥5%**	骨髓<5%，外周血<1%，无Auer小体	任何核型，但不符合del（5q）MDS
MDS-RS-MLD	2～3系	1～3系	≥15%或≥5%**	骨髓<5%，外周血<1%，无Auer小体	任何核型，但不符合del（5q）MDS
MDS伴孤立del（5q）	1～3系	1～2系	任何比例	骨髓<5%，外周血<1%，无Auer小体	仅有del（5q），可伴有1个其他异常（−7或del（7q）除外）
MDS伴原始细胞增多（MDS-EB）					
MDS-EB-1	0～3系	1～3系	任何比例	骨髓5%～9%或外周血2%～4%，无Auer小体	任何核型
MDS-EB-2	0～3系	1～3系	任何比例	骨髓10%～19%或外周血5%～19%或有Auer小体	任何核型
MDS，不能分类型（MDS-U）					
外周血1%的原始细胞	1～3系	1～3系	任何比例	骨髓<5%，外周血=1%***，无Auer小体	任何核型
单系病态造血并全血细胞减少	1系	3系	任何比例	骨髓<5%，外周血<1%，无Auer小体	任何核型
基于经典的细胞遗传学异常	0系	1～3系	<15%△	骨髓<5%，外周血<1%，无Auer小体	有定义MDS的核型异常
儿童难治性血细胞减少症	1～3系	1～3系	无	骨髓<5%，外周血<2%	任何核型

*血细胞减少的定义为血红蛋白<100g/L，血小板计数<100×10⁹/L，中性粒细胞绝对计数<1.8×10⁹/L；极少情况下，MDS可见这些水平以上的轻度贫血或血小板减少；外周血单核细胞必须<1×10⁹/L；**如果存在SF3B1突变；***外周血1%的原始细胞必须有两次不同场合检查的记录；△若环形铁粒幼细胞≥15%的病例有红系明显病态造血，则归类为MDS-RS-SLD

【临床表现】

90%以上患者由于红系的病态造血和无效造血都有贫血症状，出现乏力、头晕、易疲倦。RA和RAS多以贫血表现为主，病情进展缓慢，中位生存期为3～6年，白血病转化率为5%～15%。RAEB、RAEB-t和CMML以全血细胞减少为主，往往贫血为首发表现，常需输血维持。

50%以上患者随着疾病进展可出现进行性血小板减少，皮肤出血点、紫癜，以及鼻出血、齿龈出血等皮肤黏膜出血倾向易见，少数深部器官出血，甚至脑出血导致死亡。

约60%的患者中性粒细胞减少，同时存在中性粒细胞功能低下导致的感染和感染性发热，常见于呼吸道、肠道等感染，甚至败血症。约有20%患者因难以控制的感染而死亡。

跃，可见分裂象、三核红细胞、巨大红细胞、点彩红细胞；巨核细胞10个，可见淋巴样小巨核细胞，CD68（＋）。染色体47，XY，＋8。

3. 外周血和骨髓血细胞都有病态造血的表现，粒系、红系和巨核系都有。骨髓病理检查对诊断有帮助。

【实验室检查】

（一）血常规和骨髓显像

大多数患者有全血细胞减少，以红细胞和血红蛋白减少为主，一系减少者很少见。骨髓增生程度多为活跃以上，少部分呈增生减低。外周血和骨髓常见有红系、粒系和巨核系的病态造血（表6-8-3）。

表6-8-3　骨髓增生异常综合征的常见病态造血表现

	外周血像	骨髓显像
红细胞系统	巨大红细胞和小红细胞，可出现有核红细胞	红系比例高或低，核分叶过多，奇数核多见，核碎裂，核浆发育失衡，红细胞大小不一，类巨幼变，有点彩和多嗜性，PAS可呈阳性，RAS环形铁幼粒细胞≥15%
粒、单核细胞系统	出现幼稚粒细胞及与原、幼细胞比例增高，骨髓中同样的异常改变	原、幼细胞比例增高，核Pelger-Huet畸形或分叶过多或过少，可见核肿胀，核浆发育失衡，可见成熟粒胞浆嗜碱、颗粒粗大或减少
巨核细胞系统	可见巨大血小板	淋巴样、单圆核、多圆核、大圆核等各类小巨核细胞，巨大血小板

（二）病理检查

正常骨髓中原粒、早幼粒细胞分布贴近骨小梁内膜表面，MDS骨髓的骨小梁旁区和间区出现3～5个或更多的原粒和早幼粒细胞，成集簇状分布，称为不成熟前体细胞异常定位（abnormal localization of immature precursor，ALIP）。还可见幼红细胞岛、原红细胞造血灶增多及骨髓网硬蛋白纤维增多等改变。

（三）细胞遗传学改变

40%～70%的MDS有克隆性染色体核型异常，多为缺失性改变，常累及 5、7、8、11、20、21、3号染色体，如$-5/5q^-$、$-7/7q^-$、$+8$、$20q^-$等。还可见复合型（2种以上）染色体异常。异常核分裂象/被检核分裂象＞50%。

（四）免疫学改变

骨髓细胞中髓系细胞抗原CD13、CD33及其早期抗原表达，如CD34、HLA-DR等随病情进展增加，

还可见抗原表达错位，单核细胞抗原表达增多等。T淋巴细胞减低及其亚群数量减少，Th_1/Th_2比值降低，细胞免疫功能低下等。

（五）细胞生物学改变

细胞生长方式异常，体外集落培养常出现集落减少或无集落形成。常出现CFU-GM集落减少而集簇增多，集簇/集落比值增高，呈白血病样生长方式。细胞周期出现G_0/G_1期细胞组织。

> 案例6-8-1
>
> 1. 患者，男，65岁，乏力、胸闷、皮肤紫癜3周。
>
> 2. 病史特点：3周乏力进行性加重，胸闷心悸、活动时显著。躯干部和双下肢少量皮肤紫癜。
>
> 3. 临床特点：中度贫血貌，睑结膜苍白。躯干部和双下肢少许皮肤紫癜。胸骨无压痛。
>
> 4. 血常规：中性粒细胞减少，发现有幼稚粒细胞，血红蛋白和血小板低。骨髓：原始粒细胞增多占15%；红系见三核红细胞、巨大红细胞；可见淋巴样小巨核细胞，CD68（＋）。染色体47，XY，＋8。
>
> 临床诊断：骨髓增生异常综合征（MDS-EB-2）。

【诊断与鉴别诊断】

根据难治性贫血，易感染及出血倾向等临床表现，外周血1系、2系或全血细胞减少，偶可见白细胞增多，骨髓中2系以上的病态造血，结合骨髓病理学改变、细胞遗传学异常、免疫学异常、细胞生物学改变等结果，同时除外其他引起病态造血的疾病，可确立MDS的诊断。MDS作为除外性诊断，常应与各种溶血性贫血、难治性血小板减少性紫癜、骨髓纤维化等血液病及如下疾病鉴别。

1. 慢性再生障碍性贫血（CAA）　RA的网织红细胞可正常或升高，外周血可见到红系、粒系幼稚细胞，骨髓病态造血常在2系以上，早期细胞比例不低或增加，有特征性克隆性染色体改变，CAA无上述异常。

2. 阵发性睡眠性血红蛋白尿（PNH）　可有全血细胞减少和病态造血，但PNH检测可发现CD55+、CD59+细胞减少、酸溶血试验阳性及血红蛋白尿等血管内溶血的改变。

3. 巨幼细胞贫血　MDS细胞病态造血可见红细胞的类巨幼变，易与巨幼细胞贫血混淆，巨幼细胞贫血给予叶酸、维生素B_{12}治疗后贫血可纠正，而MDS则治疗无效。

4. 慢性粒细胞白血病（CML）　CML的Ph染色体、BCR-ABL融合基因检测为阳性，而CMML则无。

【治疗】

目前，MDS 尚无满意的治疗方法，主要还是以支持治疗为主。常将 MDS 分组，以便选择针对性更强的治疗方法。分组的标准根据骨髓原始细胞数、细胞遗传学异常和外周血细胞减少提出国际预后评分系统（表 6-8-4）。对低危组采用促造血、诱导分化、免疫抑制和生物反应调节等治疗，对高危组采用联合化疗和造血干细胞移植。

表 6-8-4　国际预后评分系统（IPSS）：患者评分

分值	0	0.5	1.0	1.5	2.0
骨髓原始细胞（%）	<5	5～10		11～20	21～30
核型	好	中	差		
血细胞减少数	0/1	2/3			

不同为危险组分值如下：低危，0；中危-1，0.5～1.0；中危-2，1.5～2.0；高危，≥2.5。核型好：正常，−Y，del（5q），del（20q）；差：复杂的染色体异常（≥3），7 号染色体异常；中等：其他异常。血细胞减少的定义：血红蛋白<10g/dL，中性粒细胞<1.8×10⁹/L，血小板<100×10⁹/L

> **案例 6-8-1　处方及医师指导：**
> 1. 避免接触可能的致病因素：注意不接触苯类如汽油、煤油、油漆等。
> 2. 促造血治疗：司坦唑醇 4mg，每天 3 次。
> 3. 诱导分化治疗：全反式维 A 酸 20mg，每天 3 次。
> 4. 输红细胞 4 单位，静脉滴注，即刻。
> 5. 定期查血常规，注意预防感染。

（一）支持治疗

对于严重贫血和有出血症状的患者，可输注红细胞和血小板。粒细胞减少和缺乏的患者应注意感染防治。

（二）促造血治疗

1. 雄激素　司坦唑醇 2～4mg，每天 3 次，达那唑 0.2mg，每天 3 次，用药至少 3 个月。不良反应为肝功能损害。

2. 造血生长因子　粒系集落刺激因子（G-CSF）、红细胞生成素（EPO）等，能使部分患者改善造血功能。

（三）诱导分化治疗

本病可使用全反式维 A 酸 20mg，每天 3 次，不良反应为：肝功能损害、皮肤角化、头痛等。骨化三醇[1, 25-（OH）₂D₃] 0.25～0.5μg/d，少部分患者会出现血像的改善，也有以造血生长因子作为诱导分化剂使用。还可用砷剂或低剂量化疗药进行诱导分化治疗。

（四）去甲基化药物

阿扎胞苷 75 mg/m²/d，连用 7 天，28 天为一个疗程，不良反应为肠道反应、白细胞减少、肝损害等。还可应用地西他滨进行治疗，20mg/m²/d，连用 5 天，4 周为一个疗程，不良反应为骨髓抑制、疲劳、发热、恶心、咳嗽、肠道反应等。

（五）免疫抑制剂

环孢素 5mg/（kg·d），连用 3 个月，不良反应为肝肾功能损害、多毛、震颤等。还可应用抗胸腺细胞球蛋白（ATG）等。

（六）生物反应调节剂

α 干扰素 300 万单位，隔天 1 次，皮下注射，不良反应为发热、无力、肌痛、脱发、骨髓抑制等。还可用血管生成抑制剂沙利度胺等，疗效尚不确切。

（七）联合化疗

对于年轻的高危患者可考虑使用标准剂量联合化疗，如蒽环类抗生素联合阿糖胞苷，因治疗相关的并发症多，往往化疗后骨髓抑制期长，须注意加强支持治疗。低剂量化疗治疗耐受性较好但有效率低。

（八）造血干细胞移植

目前唯一能治愈 MDS 的疗法，获得 HLA 配型合适的供体较难，多数 MDS 患者年龄>40 岁，移植的相关风险较高。少数合适患者通过异基因干细胞移植，32%～54%可获长期无病生存。

第九章 白 血 病

第一节 概 述

白血病（leukemia）是一类造血干细胞的恶性克隆性疾病。其异常克隆肿瘤性增生的血细胞失去分化成熟的能力，停滞在不同阶段为白血病细胞。大量白血病细胞在骨髓、肝、脾、淋巴结等各脏器广泛浸润，正常造血受到抑制，外周血白细胞质和量异常，红细胞和血小板数量减少，导致贫血、出血、感染和浸润等临床表现。

根据白血病细胞分化的程度和自然病程将白血病分为急性和慢性两大类，急性白血病细胞分化停滞在早期阶段，病情发展迅速，自然病程仅数月。慢性白血病细胞分化则停滞在较晚期接近成熟的阶段。病情发展慢，自然病程可达数年。根据主要受累的细胞系列可将急性白血病分为急性淋巴细胞白血病（acute lymphocytic leukemia，ALL）和急性非淋巴细胞白血病（或急性髓细胞白血病，acute non-lympho cytic leukemia，ANLL；acute myelocytic leukemia，AML），还有一些少见类型白血病，如多毛细胞白血病、浆细胞白血病、幼淋细胞白血病等。慢性白血病有慢性粒细胞白血病（chronic myelocytic leukemia，CML）和慢性淋巴细胞白血病（chronic lymphocytic leukemia，CLL）等。

【发病情况】

我国白血病发病率为 2.76/10 万。恶性肿瘤死亡率中，白血病居第 5 位（男性）和第 8 位（女性），在儿童及 35 岁以下成人中则居第 1 位。

我国急性白血病比慢性白血病多见，约为 5.5：1，其中急性中幼粒细胞白血病最多占 1.62/10 万，其次为急性淋巴细胞白血病占 0.69/10 万，慢性粒细胞白血病为 0.36/10 万，慢性淋巴细胞白血病少见占 0.05/10 万。男性发病率略高于女性，约为 1.81：1。成人急性白血病中以急性非淋巴细胞白血病最多见。儿童中以急性淋巴细胞多见。慢性粒细胞白血病随年龄增长而发病率逐渐升高。慢性淋巴细胞白血病发病一般在 50 岁以后才明显增加。

我国白血病发病率与亚洲国家相近，低于欧美国家。我国慢性淋巴细胞白血病少见，而欧美国家则较常见占白血病的 25%。

【病因和发病机制】

白血病的发病机制尚不清楚。

1. 放射因素 早在 1911 年首次报道放射工作者发生白血病，特别是防护不注意的放射工作者，发现发生率较高，防护后发病率下降。通过对日本广岛和长崎两地区原子弹爆炸后幸存者长期随访，随访资料显示，在原子弹爆炸后 3 年，白血病发病率上升。接触射线时的年龄和射线剂量与发病率相关，危险性在 10 岁以下和 50 岁以上年龄组增大，γ 射线的危害性更大。接受放射性治疗其白血病的发病率亦较对照组高。

2. 化学因素 苯及含苯的有机溶剂，致白血病作用已经明确，早年接触含苯胶水的制鞋工人高于正常人群的 3～20 倍。某些化学物质和药物与人类白血病发生的关系一直受到关注。抗肿瘤药物中的烷化剂可引起继发性白血病，在淋巴瘤和免疫系统缺陷的患者中更为多见。乙双吗啉是亚乙胺衍生物，具有极强的致染色体诱变作用，可导致白血病作用明确。氯霉素、保泰松等可能有致白血病作用。

3. 病毒因素 几十年来，人们在人类白血病病毒病因研究中进行了大量的工作，分离出 I 型人类 T 细胞白血病/淋巴瘤病毒（human T cell leukemia/lymphotropic virus- I，HTLV- I），并明确了其是引起成人 T 细胞白血病发生的原因。

4. 遗传因素 在对白血病调查进行分析和研究发现，白血病发生的遗传因素是通过对家族白血病、孪生子和某些先天性疾病所获得。家族性白血病约占白血病的 7/1000，单卵孪生子，如果一个人发生白血病，另一个人的发病率高达 1/5，双卵孪生子为 1/800。唐氏综合征有 21 号染色体 3 体改变，其白血病发病率达 50/10 万，比正常人群高 20 倍。此外先天性再生障碍性贫血（Fanconi 贫血）、先天性血管扩张红斑病（布卢姆综合征）及先天性丙种球蛋白缺乏症等白血病发病率均较高。

各种原因导致细胞原癌基因决定性突变，从而产生异常的造血克隆增生，染色体断裂和易位可使原癌基因的表达被激活、基因突变、抑癌基因失活（如 p53 突变或失活）导致白血病发生。抑制或形成具有蛋白激酶活性的融合蛋白，导致白血病的发生。染色体的易位导致的融合基因（如 BCR-ABL），形成新的 mRNA，并产生融合蛋白以及凋亡抑制基因（如 bcl-2）的过度表达，病变的细胞凋亡受阻等因素均可导致白血病的发生。

5. 其他血液病 有些血液病在疾病发展的最后阶段，可以转化为白血病，如骨髓增生异常综合征、淋巴瘤、多发性骨髓瘤等。

第二节　急性白血病

案例 6-9-1

患者，女，30岁，以"头晕、乏力半个月，发热3天"入院。

半月前患者无明显诱因出现头晕，乏力，活动后加重，偶有鼻及齿龈出血。3天前着凉后出现发热，最高体温为39℃，无畏寒及寒战，咽部疼痛，无咳嗽及咳痰，无胸闷气短，无恶心呕吐，无腹痛腹泻。当地医院给予头孢类抗生素治疗无效。既往体健。

查体：T 38.5℃，R 20次/分，P 105次/分，BP 130/80mmHg。神清语明。贫血貌，双下肢散在出血点、紫癜。双侧颈部、腋下和腹股沟未触及肿大淋巴结。咽部充血，双扁桃体Ⅱ°大，表面无脓苔。胸骨中下段压痛（＋）；双肺呼吸音清，心率105次/分，心律规整。腹软，无压痛，肝脾肋下未触及。双下肢无水肿。

问题：

1. 从白血病的角度看，你首先考虑的诊断是什么？

2. 在诊断分型方面还需要进一步做什么检查？

3. 做出诊断的几个方面有哪些？　主要治疗的建议有哪些？

急性白血病（acute leukemia）是造血干/祖细胞的恶性克隆性疾病。造血祖细胞由于基因的改变，其自我更新增强，增殖失去调控和分化停滞，使大量的原始血细胞（白血病细胞）积聚在骨髓和外周血中，抑制正常造血细胞的生长。急性白血病发病急，进展迅速，病程短，主要为贫血、感染、出血和浸润的临床表现，若治疗不及时，通常在患病后数月内死亡。

【临床表现】

本病起病急缓不一。起病急骤者往往是突发高热，同时伴严重出血倾向，多见于儿童和青年。贫血往往进行性加重。缓慢起病者常因乏力、低热、脸色苍白，活动后心悸、牙龈肿胀、出血、皮肤紫癜和月经过多而就医，一旦症状明显，病情急剧加重。

（一）贫血

贫血往往呈进行性加重，多是患者的首要表现，半数患者就诊时已有重度贫血。主要原因是由于红细胞生成受抑制，还有红细胞破坏增多等因素。

（二）发热

发热的主要原因是感染，可为早期表现，感染最常见于呼吸道和肺部感染、扁桃体炎、牙龈炎、咽峡炎。皮肤黏膜交界处易发生感染如肛周炎、肛旁脓肿等，消化道、泌尿道均可发生感染，严重时可致败血症。最常见的致病菌为革兰氏阴性杆菌，如肺炎克雷伯菌、绿脓杆菌、产气杆菌等；还有金黄色葡萄球菌、表皮葡萄球菌、粪链球菌及厌氧菌等。长期应用抗生素者可伴真菌感染，如白念珠菌、曲菌、隐球菌等。可有病毒感染如带状疱疹，巨细胞病毒感染等；偶见肺猪囊尾蚴病引起的间质性肺炎。局部炎症表现可以不明显，高热常提示感染存在，原发病亦可导致低热。易感染主要是因为中性粒细胞减少及功能异常，还有免疫功能低下及白血病细胞对皮肤黏膜的浸润等。

（三）出血

以出血为早期表现者近40%。出血可发生在身体各部位，多见皮肤黏膜的出血点、瘀斑、鼻出血、齿龈出血、月经过多等。眼底出血出现视力障碍，可为颅内出血的前兆。颅内出血表现为高颅压症状有头痛、呕吐、瞳孔不对称、昏迷，甚至脑疝而死亡。弥漫性血管内凝血及原发性纤维蛋白溶解所致的出血，往往急骤严重，全身广泛性出血，见于急性早幼粒细胞白血病。急性白血病死于出血者占62.24%，其中87%为颅内出血。出血主要是由于血小板的减少、凝血因子的消耗及白血病细胞对血管的浸润等。

（四）浸润

大量白血病细胞对组织、器官浸润导致的各种临床表现。

1. 淋巴结和肝脾肿大　淋巴结肿大、肝脾肿大以急性淋巴细胞白血病多见，其次为单核细胞性白血病。淋巴结肿大一般无触痛和粘连，质地较软，轻至中度肿大。多见于颌下、颈部、腋下、腹股沟处，还可有深部淋巴结大等。肝脾肿大常是轻至中度，除非慢性粒细胞白血病急性变，巨脾很罕见。

2. 骨骼和关节　白血病细胞过度增生使骨髓腔内张力增高，也可浸润破坏骨皮质和骨膜。本病常致胸骨下端局部压痛，骨痛多为隐痛，肢体骨骼的剧痛提示骨髓坏死发生。关节、骨骼疼痛尤以儿童多见；且波及四肢多个关节并呈游走性，易误诊为风湿热，但局部无红肿热表现。

3. 眼部　眼眶为绿色瘤（chloroma）好发部位。粒细胞白血病细胞形成的粒细胞肉瘤（granulocytic sarcoma）常累及骨膜，可引起眼球突出、复视或失明。

4. 口腔和皮肤　白血病细胞浸润口腔黏膜，牙龈增生、肿胀；皮肤浸润可出现蓝灰色斑丘疹或皮肤粒细胞肉瘤，局部皮肤隆起、变硬，呈紫蓝色皮肤结节。急单和急性粒-单细胞性白血病多见。

5. 中枢神经系统　由于化疗药物不易透过血-

脑脊液屏障,使中枢神经系统成为白血病细胞的"庇护所",不能被有效杀灭白血病细胞,引起中枢神经系统白血病(central nervous system leukemia, CNSL)。CNSL 可发生在疾病各个时期,但常发生在疾病缓解期。以急性淋巴细胞白血病最常见,儿童患者尤多见。其临床表现为头痛、恶心、呕吐、颈项强直,甚至抽搐、昏迷。脊髓浸润可发生截瘫。神经根浸润可产生各种麻痹症状。脑神经受损可表现为视力障碍、瞳孔改变、面肌麻痹等。

6. 睾丸卵巢 睾丸受浸润时出现无痛性肿大,多为一侧性,双侧活检均可发现白血病细胞浸润。睾丸白血病多见于急性淋巴细胞白血病,特别在缓解期的幼儿或青年,是仅次于 CNSL 的白血病髓外复发的根源。卵巢的浸润表现在月经紊乱,亦是骨髓外复发的所在。

此外,白血病可浸润其他器官,如肺、胸膜、心脏、消化道、胰腺、泌尿系统等均可受累,导致相应的临床表现或无明显表现。

> **案例 6-9-1**
>
> 1. 头晕、乏力半个月,发热 3 天。咽部疼痛,偶有鼻及齿龈出血。
>
> 2. 贫血貌,双下肢散在出血点、紫癜。咽部充血,双扁桃体Ⅱ°大,表面无脓苔。胸骨中下段压痛(+)。
>
> 3. 出现急性白血病的主要临床表现,贫血、感染发热、出血和骨关节痛浸润。

【实验室及辅助检查】

(一)血常规

不同程度的红细胞和血红蛋白减少,贫血属正细胞正色素性。可见红细胞大小不等、嗜多色性及少数幼红细胞等。约 1/2 的患者血小板低于 $60×10^9/L$,甚至血小板极度低下,血小板大小不等,有巨血小板。

多数患者的白细胞数增多,疾病晚期增多更显著,可超过 $100×10^9/L$,成为"高白细胞性白血病"。白细胞数也可正常或减低,低者可 $<1.0×10^9/L$,称为"白细胞不增多性白血病"。血涂片示白血病细胞(原始、幼稚细胞)大量出现,一般占 30%～90%,甚至可高达 95% 以上,但白细胞数不增多者血片找到原始细胞较难,需要浓缩涂片。

(二)骨髓显像

骨髓穿刺是诊断急性白血病的主要依据和必做检查。FAB 分型将原始细胞≥骨髓有核细胞(ANC)的 30% 定义为急性白血病的诊断标准,WHO 分型将这一比例下降至≥20%,并提出原始细胞比例<20%

但伴有 t(15;17)、t(8;21)、Inv(16)/t(16;16)者也可以诊断为 AML。约有 10% 急性中幼粒细胞白血病骨髓增生低下,称为"低增生性急性白血病"。白血病性原始细胞和幼稚细胞形态常异常,例如胞体较大,核浆发育失衡,核的形态异常(如切迹、凹陷、分叶等),染色质粗糙,排列紊乱,核仁明显,分裂象易见等。Auer 小体较常见于急性粒细胞系和单核系白血病细胞胞浆中,不见于急性淋巴细胞白血病。因而 Auer 小体有助于鉴别急性淋巴细胞和急性中幼粒细胞白血病。

(三)细胞化学

主要用来鉴别各类白血病细胞。常见急性白血病的细胞化学反应见表 6-9-1。

表 6-9-1 常见急性白血病类型鉴别

主要病变细胞	急淋	急粒	急单
	原淋巴细胞	原粒细胞	原单核细胞
过氧化物酶(POX)	(-)	(-)～(+++)	(-)～(+)
特异性酯酶(CE)	(-)	(+)～(+++)	(-)
非特异性酯酶(NSE)	(-)	(-)～(+)	(+)
NSE+氟化钠(NaF)	(-)	NaF 不抑制	NaF 抑制
糖原反应(PAS)	(+)成块或颗粒状	(-)～(+)弥漫淡红色	(-)～(+)淡红细粒状
碱性磷酸酶(NAP)	增加	减少或(-)	正常或增加

(四)免疫学检查

根据白血病细胞免疫学标志,不仅可将急性淋巴细胞白血病与急性非淋巴细胞白血病区别,而且可将各亚型的白血病加以区别,见表 6-9-2 和表 6-9-3。白血病免疫分型欧洲组(EGIL)提出了免疫学积分系统(表 6-9-4),急性混合细胞白血病包括急性双表型(白血病细胞同时表达髓系和淋巴系抗原)或双克隆(两群来源于各自干细胞的白血病细胞分别表达髓系和淋系抗原),髓系和 B 或 T 淋系积分均>2。

表 6-9-2 急性白血病各亚型的免疫学鉴别

	M0	M1	M2	M3	M4	M5	M6	M7
HLA-DR	+	+	+	-	+	+	+/-	+/-
CD34	+	+	+/-	-	+/-	+/-	+/-	+/-
CD33	+	+	+	+	+	+	+/-	+/-
CD13	+/-	+/-	+	+	+	+	-	NR
CD15	-	-	+	+	+/-	+	+/-	NR
CD14	-	-	+/-	-	+	+	-	NR
GlyA	-	-	-	-	-	-	+	-
CD41	-	-	-	-	-	-	-	+

NR,未报告

表 6-9-3　急性淋巴细胞白血病与急性非淋巴细胞白血病
的免疫学鉴别

	CD2	CD3	CD5	CD7	CD19	CD22	CD79a	HLA-DR
T-ALL	+	+	+	+	−	−	−	−
B-ALL	−	−	−	−	+	+	+	+

表 6-9-4　白血病免疫学积分系统（EGIL，1998）

分值	B 系	T 系	髓系
2	CyCD79a	CD3	CyMPO
	CyCD22	TCR-α/β	
	CyIgM	TCR-γ/δ	
1	CD19	CD2	CD117
	CD20	CD5	CD13
	CD10	CD8	CD33
		CD10	CD65

续表

分值	B 系	T 系	髓系
0.5	TdT	TdT	CD14
	CD24	CD7	CD15
	CD1a		CD64

Cy，胞质内；TCR，T 细胞受体

（五）染色体和基因改变

多数白血病可以发现克隆性的细胞染色体异常，常伴有特异的染色体和基因改变。如急性早幼粒细胞白血病常伴有 t（15∶17）（q22；q21）染色体改变，15 号染色体上的 PML 与 17 号染色体上 RARα 形成融合基因 *PML-RARα*。这是其发病及用维 A 酸治疗有效的分子基础。此外，某些急性白血病尚有 *N-RAS* 癌基因点突变、活化，抑癌基因 *p53* 失活等。其他常见的染色体异常见表 6-9-5、表 6-9-6。

表 6-9-5　AML 常见的染色体异常和受累基因的预后意义

预后	染色体异常	融合基因	常见白血病亚型
低危	t（8；21）（q22；q22）	*AML1-ETO*	M2
	t（15；17）（q22；q12）	*PML-RARα*	M3
	Inv（16）（p13q22）	*CBFβ-MYH11*	M4Eo
	t（16；16）（p13；q22）	*CBFβ-MYH11*	M4Eo
中危	正常核型*		
	t（9；11）（p22；q23）	*MLLT3-MLLL*	M5
	del（9p）、del（11q）、del（20q）		
	−Y、+8、+11、+13、+21		
高危	复杂核型		
	Inv（3）（q21；q26）/t（3；3）（q21；q26）	*RPN1-EVI1*	M1 M4 M6
	t（6；9）（p23；q34）	*DEK-NUP214*	M2 M4
	t（6；11）（q27；q23）	*MLL-AF6*	M4 M5
	del（5q）、−5、del（7q）、−7		

*正常核型者，若存在单纯 *NPM1* 基因突变，则归为低危组；而存在单纯 *FLT3-ITD* 基因突变，则归为高危组

表 6-9-6　ALL 常见的染色体异常和受累基因

类型	染色体异常	融合基因
前体 B-ALL	t（9；22）（q34；q11.2）	*BCR-ABL*
	t（V；11q23）	*MLL* 重排
	t（12；21）（p13；q22）	*TEL-AML1（RUNX1）*
	t（1；19）（q23；p13.3）	*E2A-PBX1*
	t（5；14）（q31；q32）	*IL3-IGH*
	亚二倍体	
	超二倍体（>50 条）	
前体 T-ALL	t（11；14）（p13；q11）	*LMO2, TCR A/D*
	t（1；14）（p32；q11）	*TAL1-TCR*
	t（7；9）（q34；q34）	*NOTCH1, TCRB*
Burkitt 型白血病	t（8；14）（q24；q32）	*MYC, IgH*
	t（2；8）（p12；q24）	*MYC, IgK*
	t（8；22）（q24；q11）	*MYC, Igλ*

（六）粒-单核系祖细胞（CFU-GM）半固体培养

急性中幼粒细胞白血病骨髓 CFU-GM 集落不生成或生成很少，而集簇数目增多；缓解时集落恢复生长，复发前集落又减少。

（七）血液生化改变

血清尿酸浓度增高，尿中尿酸排泄量增加，可有尿酸结晶，化疗后尿酸升高明显。发生 DIC 时可出现凝血像异常。急性单核细胞白血病血清和尿溶菌酶活性增高，急性粒细胞白血病不增高，而急性淋巴细胞白血病的常降低。出现中枢神经系统白血病时，脑脊液压力增高，白细胞数增多（$>0.01 \times 10^9$/L），蛋白质增多（>450mg/L），而糖定量减少。涂片中可找到白血病细胞。脑脊液清浊度随所含的细胞数而异。

> **案例 6-9-1**
> 1. 血常规示：白细胞 9.47×10^9/L，中性粒细胞 3.98×10^9/L，血红蛋白 63.00g/L，血小板 36×10^9/L，外周血原始细胞占 18%。

> 2. NAP 积分为 0。
> 3. 骨穿检查示骨髓增生极度活跃，原始粒细胞 35%，POX（++++），红系、巨系增生受抑。
> 4. 流式免疫分型示：CD117 66.05%，CD15 35.24%，CD19 8.23%，CD33 75.26%，CD34 61.55%，HLA-DR 64.58%，MPO 98.41%。
> 5. 染色体核型分析：46，XX，t（8；21）（q22；q22）[20]。
> 6. 融合基因：AML1-ETO（+），C-KIT 突变（+），FLT3-ITD（-）。

【诊断】

诊断根据临床表现、实验室和特殊检查结果。法美英三国协作组（FAB 协作组）制订了急性白血病 FAB 分型诊断标准。1986 年，我国血液学家综合国内外关于急性白血病分型的新发展，提出了以下诊断标准，见表 6-9-7。

表 6-9-7 急性白血病 FAB 分型

（一）急性非淋巴细胞白血病（ANLL）分型

1. M1（急性粒细胞白血病未分化型） 未分化原粒细胞（Ⅰ型＋Ⅱ型）占 90% 以上（非红系细胞），早幼粒细胞很少，中幼粒细胞以下阶段没有或罕见

2. M2（急性粒细胞白血病部分分化型）
（1）M2a：原粒细胞（Ⅰ型＋Ⅱ型）占 30%～89%（非红系细胞），单核细胞<20%，早幼粒细胞以下阶段>10%
（2）M2b：骨髓中原始及早幼粒细胞明显增多，以异常的中性中幼粒细胞增生为主，其胞核常有核仁，有明显的核浆发育不平衡，此类细胞>30%

3. M3（急性早幼粒细胞白血病，APL） 骨髓中以颗粒增多的早幼粒细胞为主，此类细胞≥30%（非红系细胞）
（1）M3a（粗颗粒型）：嗜苯胺蓝颗粒粗大，密集或融合
（2）M3b（细颗粒型）：嗜苯胺蓝颗粒密集而细小

4. M4（急性-单核细胞白血病） 按粒系和单核细胞系形态不同，可包括下列四种类型
（1）M4a：原始和早幼粒细胞增生为主，原、幼单核和单核细胞≥20%（非红系细胞）
（2）M4b：原、幼稚单核细胞增生为主，原始和早幼粒细胞>20%（非红系细胞）
（3）M4c：原始细胞既具粒细胞系，又具有单核细胞系形态特征者>30%（非红系细胞）
（4）M4EO：除上述特点外，还有粗大而圆的嗜酸颗粒及着色较深的嗜碱颗粒，占 5%～30%（非红系细胞）

5. M5（急性单核细胞白血病）
（1）M5a：未分化型。骨髓原单核（Ⅰ型＋Ⅱ型）≥80%（非红系细胞）
（2）M5b：部分分化型。骨髓原始和幼稚单核细胞>30%，原单核细胞（Ⅰ型＋Ⅱ型）<80%（非红系细胞）

6. M6（急性红白血病） 骨髓中红细胞系>50%，且带有形态学异常，骨髓非红细胞系原粒细胞（或原始＋幼稚单核细胞）Ⅰ＋Ⅱ型>30%；若血片中原粒细胞或原单核细胞>5%，骨髓非红细胞系中原粒细胞或原始＋幼稚单核细胞>20%

7. M7（急性巨核细胞白血病） 外周血中有原始巨核（小巨核）细胞；骨髓中原始巨核细胞≥30%；原始巨核细胞有电镜或单克隆抗体证实；骨髓细胞少，往往干抽，活检有原始和巨核细胞增多，网状纤维增加

（二）急性淋巴细胞白血病分型

1. L1 原始和幼淋巴细胞以小细胞（直径≤12μm）为主，胞质较少，核型规则，核仁不清楚
2. L2 原始和幼淋巴细胞以大细胞（直径>12μm）为主，胞质较多，核型不规则，常见凹陷或折叠，核仁明显
3. L3 原始和幼淋巴细胞以大细胞为主，大小较一致，胞质较多，细胞内有明显空泡，胞质嗜碱性，染色深，核型较规则，核仁清楚

1990 年在伦敦会议上，增加了 M0（急性中幼粒细胞白血病微分化型）亚型，诊断标准如下：形态学上呈原始细胞特征，核仁明显，胞质透明，嗜碱性，无嗜天青颗粒及 Auer 小体，髓过氧化物酶（MPO）及苏丹黑 B 阳性细胞<3%。在电镜下 MPO（+），CD33 或 CD13 等髓系标志可呈阳性。淋巴系抗原为阴性，但有时 CD7（+），TdT（+）。

FAB 分型标准简便易推广，各型与疗效和预后相关，得到广泛认可。光镜下对细胞形态学和细胞化学方法识别局限。单克隆抗体免疫分型的应用，

可以使 90%的急性白血病得到确诊。80%患者有染色体核型异常，应用高分辨分带技术，发现与 FAB 分型相关。随着分子生物学等研究进展，对急性白血病发生的分子机制有了深入的认识，发现一些特异的与疾病诊断和预后密切相关的基因改变。因而有条件的实验室采用了形态学（morphology）、免疫学（immunology）、细胞遗传学（cytogenetics）和分子遗传学（molecular genetics）结合的分型，即 MICM 分型。

2000 年 WHO 根据近年来白血病研究进展，按照急性白血病中存在的染色体变化，结合细胞形态学观察，对急性白血病做了如下分类，见表 6-9-8。

表 6-9-8　急性白血病 WHO 分类

（一）急性髓系白血病（AML）的 WHO 分类

1. AML 伴重现性遗传学异常的 AML

（1）AML 伴 1（8；21）（q22；q22.1）；RUNX1-RUNXIT1

（2）AML 伴 inv（16）（p13.1q22）或 t（16；16）（p13.1；q22）；CBFB-MYH11

（3）APL 伴 PML-RARA

（4）AML 伴 t（9；11）（p21.3；q23.3）；MLLT3-KMT2A

（5）AML 伴 t（6；9）(p23；q34.1)；DEK-NUP214

（6）AML 伴 inv(3)(q21.3;q26.2) 或 t（3;3)(q21.3;q26.2)；

（7）GATA2,MECOM

（8）AML（原始巨核细胞性）伴 t(1;22)(p13.3;q13.3);RBM15-MKL1

（9）AML 伴 BCR-ABL1(暂命名)

（10）AML 伴 NPM1 突变

（11）AML 伴 CEBPA 双等位基因突变

（12）AML 伴 RUNX1 突变（暂命名）

2. AML 伴骨髓储增生异常相关改变

3.治疗相关 AML

4. 非特殊类型 AML（AML，NOS）.

（1）AMI 微分化型

（2）AML 未分化型

（3）AML 部分分化型

（4）急性粒–单核细胞白血病

（5）急性单核细胞白血病

（6）纯红白血病

（7）急性巨核细胞白血病

（8）急性嗜碱性粒细胞白血病

（9）急性全髓增生伴骨髓纤维化

5. 髓系肉瘤

6. 唐氏（Down）综合征相关的髓系增殖

　　短暂性异常骨髓增殖(TAM)

　　唐氏（Down）综合征相关的髓系白血病

（二）急性淋巴细胞白血病（ALL）的 WHO 分型

1.原始 B 淋巴细胞白血病

（1）淋巴瘤(NOS，非特指型)

（2）伴重现性遗传学异常的原始 B-ALL

伴 t（9；22）（q34.1；q11.2）/BCR-ABL1

伴(v；11q23.3)/KMT2A 重排

伴 t(12；21)(p13.2;q22.1)/ETV6-RUNX1

伴超二倍体

伴亚二倍体

伴 t(5；14)(q31.1；q32.3)/IL3-IGH

伴 t(1;19)(q23；p13.3)/TCF3-PBX1

（3）暂命名

B-ALL，BCR-ABL1 样

B-ALL 伴 21 号染色体内部扩增（iAMP21）

2.原始 T 淋巴细胞白血病

（1）暂命名:早期前体 T 淋巴细胞白血病(ETP-ALL)

（2）自然杀伤(NK)细胞白血病

案例 6-9-1

1. 患者，女，30 岁，头晕、乏力半个月，发热 3 天。咽部疼痛，偶有鼻及齿龈出血。

2. 病史特点：头晕、乏力为贫血表现；胸骨中下段压痛（＋）为白血病浸润症状；发热、咽部疼痛是感染症状；鼻及齿龈出血是出血倾向。

3. 临床特点：贫血貌，双下肢散在出血点、紫癜，咽部充血，双扁桃体Ⅱ°大，表面无脓苔。胸骨压痛。

4. 血常规检查提示贫血及血小板减低，白细胞计数正常，血涂片中可见原始粒细胞。骨髓增生极度活跃，原始粒细胞 35%，POX（＋＋＋＋），红系、巨系增生受抑。

5. 流式免疫分型示髓系表达。

6. 染色体核型分析：46，XX，t（8；21）（q22；q22）[20]。

7. 融合基因：AML1-ETO（＋），C-KIT 突变（＋），FLT3-ITD（－）。

临床诊断：急性非淋巴细胞白血病 M2b 型，危险分层为中危组。

【鉴别诊断】

（一）骨髓增生异常综合征

此病 RAEB、RAEB-t 两型临床表现与急性白血病相似，全血细胞减少，外周血中见到原始和幼稚细胞，染色体异常，易与白血病混淆。但骨髓中原始细胞小于 20%。

（二）类白血病反应

严重的感染患者，可有高热，血像中白细胞明显增多，可出现类白血病反应，一般无贫血和血小板减少。本病可找到感染病灶，给予抗感染治疗有效。骨髓检查尽管晚期和成熟细胞增高，但无异常增多的原始细胞，中性粒细胞碱性磷酸酶活力明显增高。

（三）传染性单核细胞增多症

本病可有发热，病程短，能自愈。外周血中发现大量异形淋巴细胞，但非原始淋巴细胞，血清中嗜异性抗体效价升高。百日咳、传染性淋巴细胞增多症、风疹等病毒感染时，血像中淋巴细胞增多，淋巴细胞形态正常，病程短往往可自愈。

（四）再生障碍性贫血及特发性血小板减少性紫癜

部分临床表现与急性白血病相似，可以有贫血、发热和出血，血像与白细胞不增多性白血病可能混淆，一般没有肝脾淋巴结不肿大，骨髓显像有疾病的特殊改变，再障的有核细胞增生减低，无增多的白血病细胞。ITP 的骨髓显像除巨核细胞成熟障碍，其他细胞系无异常改变。

（五）急性粒细胞缺乏症恢复期

粒细胞缺乏症在经过治疗恢复期，骨髓中早幼粒细胞可一过性地增多。但该症多有药物和感染等明确的病因。血小地正常，原、幼粒细胞中不会有 Auer 小体。骨髓成熟粒细胞在短期内恢复正常。

【治疗】

近年来急性白血病的治疗取得了显著进展，临床研究主要目的是如何增加缓解率和治愈率，化疗使成人急性非淋巴细胞白血病和急性淋巴细胞白血病的完全缓解率分别达到 60%～85% 和 72%～77%，5 年无病生存率分别达到 30%～40% 和 50%。随着许多治疗新观念的提出，具有新作用机制新药物的发现如诱导分化剂、诱导凋亡剂和抗白血病疫苗等；造血干细胞移植等使白血病治疗取得了令人满意的效果。

（一）支持治疗

1. 感染的防治 白血病患者正常粒细胞减少和免疫功能低下，尤其在化疗、放疗后，极易发生各种感染。注意治疗环境的清洁消毒，患者自身要注意口腔卫生和肛周的清洁，减少感染。使用重组粒细胞集落刺激因子（G-CSF）和重组粒-巨噬细胞集落刺激因子（GM-CSF）可以促使粒细胞恢复，如发生感染在病原菌不明时，应及时地应用广谱抗生素治疗。而后可根据病原菌的药敏试验使用敏感抗生素。必要时可以使用静脉用免疫球蛋白，增加患者的抵抗力。

2. 纠正贫血 严重贫血可输浓集红细胞，避免因重度贫血导致的重要脏器衰竭，增加患者对化疗的耐受性。

3. 控制出血 血小板过低而引起出血可输注浓集血小板悬液。弥散性血管内凝血引起的出血（如 M3），应给予肝素并补充凝血因子治疗。原发性纤溶出血可补充纤维蛋白原，并应用抗纤溶治疗。鼻及牙龈出血可用纱条压塞或明胶海绵局部压迫止血。

4. 保护重要脏器 由于白血病细胞大量破坏，特别在化疗时，血清和尿中尿酸浓度增高，易在肾小管形成结晶可引起尿酸性肾病，甚至急性肾功能衰竭。应鼓励患者多饮水并静脉给碳酸氢钠以碱化尿液。可给予别嘌呤醇 100mg，每天 3 次，以阻断次黄嘌呤和黄嘌呤代谢，从而抑制尿酸合成。化疗时注意药物对肝脏、心脏的毒性作用，注意相应保护器官药物的应用。高白细胞白血病，易导致白血病细胞在肺脏等脏器的瘀滞，可先行白细胞单采治疗然后化疗。

化、放疗后患者常有消化道功能紊乱，注意营养不良发生，给予高蛋白、高热量、易消化食物，必要时予以静脉高营养，维持水、电解质平衡。

（二）化疗

1. 化疗的目标 应用化疗的目的是控制白血病细胞的增殖和最大程度地杀灭白血病细胞，使正常的造血功能得以恢复。白血病的缓解取决于白血病对化疗药物的敏感程度和正常造血功能的恢复。所谓完全缓解，是指白血病的症状和体征消失，血常规示 Hb≥100g/L（男）或 90g/L（女及儿童），中性粒细胞绝对值≥$1.5×10^9$/L，血小板≥$100×10^9$/L，外周血白细胞分类中无白白血病细胞；骨髓中原粒细胞＋早幼粒细胞(原单核＋幼单核细胞或原淋巴＋幼淋巴细胞)≤5%，红细胞及巨核系正常；无髓外白血病。理想的 CR 为初诊时免疫学、细胞遗传学和分子生物学异常标志均为阴性。

目前化疗主要是应用联合化疗，由细胞周期特异性和非特异性药物联合组成。由于白血病细胞增殖周期为 5 天左右，所以每一个化疗疗程为 7~10 天，使药物可以杀灭各个增殖周期的白血病细胞。化疗结束后经历 1 周左右的骨髓抑制期，而后周围血像血小板、中性粒细胞和血红蛋白依次恢复，再经过约 2 周的骨髓恢复期。在此间歇期因白血病细胞倍增时间较长，所以正常造血较白血病细胞先恢复。难以被化疗杀灭的静止期（G0 期）白血病细胞还可在间歇时进入增殖周期，有利于下次化疗。一般化疗间隔期为 3 周左右。

急性白血病的治疗分为诱导缓解期和缓解后治疗，缓解后的治疗有巩固、强化和维持治疗。未缓解时，体内的白血病细胞数量估计在 10^{10}~10^{13}，完全缓解后体内白血病细胞数量估计在 10^8~10^9 以下。常规剂量的联合化疗 1 个疗程可使体内白血病细胞数量下降 10^2~10^4，因而争取 1~2 个疗程达到完全缓解。完全缓解后巩固强化治疗，宜用 2~3 种化疗方案交替，至少 4~6 个疗程。化疗时间逐渐延长，进入维持治疗，以便杀灭残存白血病细胞，防止复发，延长缓解期和无病生存期。

2. 化疗药物和方案 化疗药物根据药物的来源和化学结构可分为烷化剂、抗代谢药、抗肿瘤抗生素、植物类、激素类和杂类等。在联合化疗中通常以药物对细胞周期的作用特点来组合。所以根据药物对细胞增殖动力学的影响还可分为细胞周期非特异性药物（CCNSA）和细胞周期特异性药物（CCSA）；CCNSA 杀灭处于各增殖周期细胞，对细胞的杀伤作用与细胞所处的增生状态无关；CCSA 只杀伤增殖周期中某一特定周期的细胞（如 S 期，或 M 期），分作用于有丝分裂期或作用于 DNA 合成期两类（表 6-9-9、表 6-9-10）。

化疗药物均伴有一定程度的不良反应，具有不同的毒性谱。对白血病化疗的不良反应而言，除了最常见的骨髓毒性、消化道毒性之外，人体的许多脏器组织均会受到不同程度的损伤而产生多种多样的不良反应。世界卫生组织（WHO）分类为急性和亚急性毒性指用药后 3 个月以内发生的毒性。慢性和后期毒性指发生在用药后 3 个月到数年。WHO 将不良反应分级标准，见表 6-9-11。

表 6-9-9 常用急性白血病化疗药物

药名	作用细胞周期	给药途径	主要毒副作用
环磷酰胺（CTX）	烷化剂 CCNSA	口服 静脉注射	骨髓抑制，恶心呕吐，脱发，出血性膀胱炎，肝损害
长春新碱（VCR）	抑制 DNA 的合成 M 期	静脉注射	末梢神经炎，消化道反应
甲氨蝶呤（MTX）	叶酸抗代谢物 S 期（自限性）	口服静脉、鞘内注射	口腔及胃肠道黏膜溃疡，恶心呕吐，肝损害，骨髓抑制，巨幼红样变
门冬酰胺酶（LASP）	阻滞蛋白合成	静脉注射	发热，过敏，恶心呕吐，肝功损害，胰腺炎，凝血异常
6-硫代鸟嘌呤（6-TG）	干扰 DNA 合成 S 期	口服	骨髓抑制，肝损害
6-巯基嘌呤（6-MP）	嘌呤抗代谢物 S 期	口服	骨髓抑制，肝损害
阿糖胞苷（Ara-C）	嘧啶抗代谢物，抑制 DNA 聚合 S 期	静脉、皮下、鞘内注射	口腔溃疡，消化道反应，脱发，骨髓抑制，巨幼红样变
柔红霉素（DNR）	阻滞 DNA 的合成 CCNSA	静脉注射	骨髓抑制，消化道反应，心肌损害，局部刺激
阿霉素（ADM）	阻滞 DNA 的合成 CCNSA	静脉注射	骨髓抑制，消化道反应，心肌损害，口腔黏膜炎，脱发
阿克拉霉素	阻滞 DNA 的合成 CCNSA	静脉注射	同 ADM
米托蒽醌	阻滞 DNA 的合成 CCNSA	静脉注射	骨髓抑制，肌损害，肝功能损害

药名	作用细胞周期	给药途径	主要毒副作用
高三尖杉酯碱（H）	干扰蛋白核糖体 CCNSA	静脉滴注 肌内注射	骨髓抑制，消化道反应，心脏毒性
依托泊苷（VP16）	阻滞有丝分裂 S 期	静脉注射	骨髓抑制，肝功损害
鬼臼噻吩苷（Vm26）	阻滞有丝分裂 S 期	静脉注射	骨髓抑制，肝功损害
安丫啶（AMSA）	阻滞 RNA 合成 CCNSA	静脉注射	骨髓抑制，消化道反应，肝功能损害
羟基脲	阻止胞嘧酸还原为脱糖胞嘧酸 S 期	口服	消化道反应，口腔溃疡，骨髓抑制，巨幼红样变
泼尼松（P）	影响核酸合成 $G_1 \rightarrow S$ 期 G_0 期	口服	类柯欣综合征，高血压，高尿酸血症，糖尿病
全反式维 A 酸	促分化剂	口服	皮肤干燥，脱屑，口角皲裂，恶心，呕吐，肝功能损害，维 A 酸综合征

表 6-9-10　成人急性白血病诱导缓解的几种联合化疗方案

药物	剂量（mg）	用法	备注
急性淋巴细胞白血病			
VP 方案			
VCR	1～2	第 1 天，每周 1 次，静脉注射	CR 可达 50%，至少 2～3 周，病情未改善者改方案
P	40～60	每天分次口服	
VDP 方案			
VCR	1～2	第 1 天，每周 1 次，静脉注射	CR 为 74%
DNR	40～60	第 1～3 天，每天 1 次，静脉注射	
P	40～60	每天分次口服	
VAP 方案			
VCR	1～2	第 1 天，每周 1 次，静脉注射	CR 为 85%
ADM	40～60	第 1～3 天，每天 1 次，静脉注射	
P	40～60	每天分次口服	
VDLP 方案			
VCR	1～2	第 1、8、15、22 天，静脉注射	CR 为 75%～92%
DNR	45	第 1～3，15～17 天，静脉注射	
L-ASP	5000～10000U	第 19 天开始，每天 1 次，10 天，静脉注射	
P	40～60	每天分次，共 4 周，口服	
MVLD 方案			
MTX	50～100	第 1 天 1 次，静脉注射	每 1 个疗程共 10 天，至少 5 个疗程
VCR	1～2	第 2 天 1 次，静脉注射	如病情许可，MTX 可逐渐加量对难治性及复发病例的 CR
L-ASP	20000U	第 2 天 1 次，静脉滴注	为 79%
DXM	6.75	每天分次，共 10 天，口服	
急性非淋巴细胞白血病			
DA 方案			
DNR 或 ADM	40～60	第 1～3 天，每天 1 次，静脉注射	每 1 个疗程为 7 天，间歇 1-2 周，CR 为 35%～85%
Ara-C	150～200	第 1～7 天，每天 1 次，静脉滴注	
DAT 方案			
DNR 或 ADM	40～60	第 1～3 天，每天 1 次，静脉注射	每 1 个疗程为 7 天，间歇 1-2 周，CR 为 50%～85%
Ara-C	150～200	第 1～7 天，每天 1 次，静脉滴注	
6-TG	100～150	第 1～7 天，每天 1 次，口服	
HOAP 方案			
VCR	2	第 1 天，静脉滴注	国内报告 CR 为 60%，若去除 H 及 VCR，则为 AP 方案

续表

药物	剂量（mg）	用法	备注
H	4~6	第1~7天，静脉注射	
Ara-C	150~200	第1~7天，静脉滴注	
P	40~60	每天分次，共7天，口服	
DAE方案			
DNR	40~60	第1~3天，每天1次，静脉注射	
Ara-C	150~200	第1~7天，每天1次，静脉滴注	
VP-16	100	第1~5天，每天1次，静脉滴注	

表6-9-11　化疗药物不良反应WHO分级标准

项目	0	I	II	III	IV
血液学（成人）					
血红蛋白（g/L）	>110	95~105	80~94	65~79	<65
白细胞（×10⁹/L）	>4.0	3.0~3.9	2.0~2.9	1.0~1.9	<1.0
中性粒细胞（10⁹/L）	>2.0	1.5~1.9	1.0~1.4	0.5~0.9	<0.5
血小板（10⁹/L）	>100	75~99	50~74	25~49	<25
出血	无	瘀点	轻度出血	严重出血	出血致衰弱
消化道					
胆红素	<1.25×N*	1.26~2.5×N	2.6~5×N	5.1~10×N	>10×N
ALT/AST	<1.25×N	1.26~2.5×N	2.6~5×N	5.1~10×N	>10×N
碱性磷酸酶	<1.25×N	1.26~2.5×N	2.6~5×N	5.1~10×N	>10×N
口腔	无	红斑、疼痛	红斑、溃疡，可进食	溃疡，只进流质	不能进食
恶心、呕吐	无	恶心	暂时呕吐	呕吐，需治疗	难控制的呕吐
腹泻	无	短暂（<2天）	能耐受（>2天）	不能耐受，需要治疗	血性腹泻
肾、膀胱					
尿素氮	<1.25×N	1.26~2.5×N	2.6~5×N	5.1~10×N	>10×N
肌酐	<1.25×N	1.26~2.5×N	2.6~5×N	5.1~10×N	>10×N
蛋白尿	无	+	++~+++<0.3g/100ml	++++0.31~1g/100ml	肾病综合征，>1g/100ml
血尿	无	镜下血尿	严重血尿	严重血尿+血块	泌尿道梗阻
肺	无	轻微症状	活动后呼吸困难	休息时呼吸困难	需完全卧床
发热（药物性）	无	低于38℃	38~40℃	高于40℃	发热性低血压
过敏	无	水肿	支气管痉挛	支气管痉挛，无须注射治疗	过敏反应需注射治疗
皮肤	无	红斑	干性脱皮，水泡，瘙痒	湿性脱皮溃疡	剥脱性皮炎，坏死，需手术
脱发	无	轻度脱发	中度，斑状	完全脱发，可再生	脱发，不能再生
感染（特殊部位）	无	轻度	中度	重度	重度伴低血压
心脏					
节律	正常	窦性心动过速，休息时心率>100次/分	单灶PVC，房性心律失常	多灶PVC	室性心律不齐
心功能	正常	无症状，但有异常心脏征象	短暂的心功能不足，不需治疗	有症状，心功能不足，治疗有效	有症状，心功能不足，治疗无效
心包炎	无	有心包积液但无症状	有症状，但无须行心包穿刺术	心包填塞，须行心包穿刺术	心包填塞，须手术治疗
神经系统					
神志	清醒	短暂嗜睡	嗜睡时间不到清醒时的50%	嗜睡时间多于清醒时的50%	昏迷
周围神经	正常	感觉异常和（或）腱反射减退	严重感觉异常和（或）轻度无力	不能耐受的感觉异常和（或）显著运动障碍	瘫痪
便秘**	无	轻度	中度	腹胀	腹胀、呕吐
疼痛#	无	轻度	中度	严重	难控制

*N指正常上限；**不包括麻醉剂引起的便秘；#指与治疗有关的疼痛，不包括疾病本身引起的疼痛，根据患者对止痛药的耐受情况，也可以有助于判断疼痛得的等级

3. 急性淋巴细胞白血病化疗　急性淋巴细胞白血病诱导缓解的经典方案是 VP 方案，即长春新碱＋泼尼松。儿童完全缓解率高达 80%～90%，成人的完全缓解率仅为 50%。该方案复发率比较高，须在 VP 方案上加门冬酰胺酶（LASP）即为 VLP 方案，或柔红霉素即 VDP 方案，或四种药物同时应用即为 VDLP 方案，可使成人完全缓解率提高到 75%～92%。要注意柔红霉素的心肌毒性，LASP 的主要不良反应为肝功能损害、胰腺炎、凝血因子减少和过敏反应。在 VDLP 基础上加用环磷酰胺（CTX）可提高部分 ALL 的 CR 率和 DFS。

缓解后的巩固强化和维持治疗十分必要。巩固强化治疗主要有化疗和 HSCT 两种方式。高危或极高危组 ALL 应首选 allo-HSCT。如未行 allo-HSCT，ALL 化疗总疗程一般需 3 年左右，多采用多药联合的化疗方案，定期进行强化，如高剂量甲氨蝶呤、高剂量阿糖胞苷、6-巯基嘌呤和 L-ASP。为克服耐药并在脑脊液中达到治疗药物浓度，HD Ara-C(1～3g/m^2)和 HD MTX （2～3g/m^2）已广为应用。HDMTX 可致严重的黏膜炎，肝肾功能损害，故治疗的同时需加用亚叶酸钙解救，充分地水化、碱化。6-巯嘌呤（6-MP）和 MTX 联用是普遍采用的有效维持方案。对于极高危的 Ph$^+$ALL 患者，诱导化疗期间联合酪氨酸激酶抑制剂（TKI，如伊马替尼或者达沙替尼）进行靶向治疗，CR 率可提高到 90%～95%，allo-HSCT 联合 TKI 的治疗可使 EFS 进一步提高。

儿童 ALL 的长期 DFS 已经达到 80% 以上；青少年 ALL 宜采用儿童方案治疗以提高疗效。成人 ALL 的疗效较儿童患者差，但随着支持治疗的加强、多药联合、高剂量化疗方案以及 HSCT 的应用，成人 ALL 的预后也有明显改善。ALL 治疗方案的选择要参考患者年龄、ALL 亚型、遗传学特征、治疗后 MRD、是否有干细胞供体和靶向治疗药物等多因素。

"庇护所"白血病的预防是 AL 治疗必不可少的环节，对 ALL 尤为重要，并要贯穿于 ALL 治疗的整个过程。CNSL 防治措施有头颅放疗、鞘内注射化疗药物和高剂量全身化疗（如 HD Ara-C 、HD MTX）。预防一般采用后两种，而头颅脊髓照射仅作为 CNSL 发生时的挽救治疗。睾丸白血病药物疗效不佳，必须进行放射治疗，即使仅有单侧睾丸肿大也要进行双侧照射和全身化疗。

4. 急性非淋巴细胞白血病化疗 AML（非 APL）目前常用标准的诱导缓解方案是柔红霉素（DNR）加阿糖胞苷（Ara-c）（即 DA 3＋7），或者 IA（I 为 IDA，即为去甲氧柔红霉素）加阿糖胞苷方案，缓解率可达 65%～85%。国内常用的另一方案是高三尖杉和阿糖胞苷联合的 HA 方案，缓解率与 DA 方案相似。阿糖胞苷还常与米托蒽醌、阿克拉霉素、吡喃阿霉素、鬼臼乙苷等组成联合方案。剂量增加的诱导化疗能提高 1 个疗程 CR 率和缓解质量，但治疗相关死亡率也增加。中、大剂量阿糖胞苷联合蒽环类的方案不能提高 CR 率，但可延长年轻患者的 DFS。1 个疗程获 CR 者 DFS 长，2 个标准疗程仍未获 CR 者提示存在原发耐药，需要行 allo-HSCT。不符合强化疗的患者可以选择低强度化疗方案，维奈克拉（100mg 第 1 天；200mg 第 2 天；400mg 第 3～28 天）联合阿扎胞苷（75mg・m^{-2}・d^{-1}，7 天）或地西他滨（200mg・m^{-2}・d^{-1}，5 天）

5. 急性早幼粒细胞白血病的治疗　我国血液病学者发现全反式维 A 酸(all-trans retinoic acid，ATRA) allo-HSCT 可促使急性早幼粒细胞白血病分化，即诱导分化治疗。ATRA 作用于 RARA 可诱导带有 t(15；17)(q22；q12)/PML-RARA 的 APL 细胞分化成熟，剂量为 20～45mg/（m^2・d）。可加用蒽环类为基础的化疗以减少白细胞一过性增高引发的维 A 酸综合征。缓解后单用 ATRA 治疗易复发，故缓解后应进行巩固强化治疗或与 ATRA 联合化疗交替维持治疗。此外，我国学者临床试用三氧化二砷对急性早幼粒细胞白血病进行诱导凋亡治疗，完全缓解率可达 65%～98%，可用于复发的治疗。还可给予肝素或低分子肝素以防治极易合并的 DIC。

巩固治疗可用原诱导方案加其他方案交替化疗，巩固 4～6 个疗程；强化治疗可应用大剂量阿糖胞苷 1.5～3g/（m^2・d），每 12 小时 1 次，6～12 次，缓解后一般需要 2～3 个疗程强化。阿糖胞苷可单用，也可加其他药物（如柔红霉素、安丫啶、米托蒽醌等）；用与原诱导方案无交叉耐药的新方案。每个月化疗 1 次，4～6 疗程后可适当延长间歇时间，一般需 2～3 年，以根除微小残留白血病。停用化疗后，密切随访，如有复发再行治疗。

年龄小于 60 岁的 AML 患者，可根据表 6-9-5 的危险度分层选择治疗方案。预后良好组（非 APL）首选大剂量阿糖胞苷为基础的化疗方案（或联合自体移植），复发后再行 allo-HSCT；预后不良组首选 allo-HSCT；预后中等组，配型相合的 allo-HSCT 和大剂量阿糖胞苷为主的化疗均可采用。因年龄、并发症等原因无法采用上述治疗者，也可常规剂量的不同药物组成的化疗方案交替巩固维持，但长期生存率为 10%～15%。

AML 的 CNSL 发生率不到 3%，对初诊

WBC≥100×10⁹/L、伴髓外病变、M4、M5、伴 t（8；21）或 inv（16）的患者，应在 CR 后做脑脊液检查并预防性用药至少 1 次，以进行 CNSL 筛查。APL 患者 CR 后至少预防性鞘注 3～6 次。

（三）其他

老年白血病和过度虚弱者的常规化疗方案中剂量要相应减少。低剂量阿糖胞苷 12.5～25mg 静脉滴注或肌内注射，每天 1 次。还可用低剂量高三尖杉酯碱静脉滴注治疗。可用于治疗由 MDS 转化的白血病、低增生性白血病及继发性白血病。高白细胞白血病，病情危重，应立即用细胞分离机进行白细胞清除术，消除白细胞瘀滞状态后再用化疗。对难治和复发病例可采用中剂量阿糖胞苷（1～2g/m²，每 12 小时 1 次，连续 4 次）加用其他药物（如安丫啶、柔红霉素、米托蒽醌、依托泊苷或氟达拉宾等）。使用抗 CD33 的单抗治疗急性粒细胞白血病也已在临床试验中。

（四）造血干细胞移植

除伴有 t（15；17）的急性早幼粒细胞白血病，多数急性白血病患者只要有 HLA 匹配的同胞供者都应在第一缓解期内进行造血干细胞。患者年龄对骨髓移植的疗效有影响，一般认为，应控制在 60 岁以下为宜。

造血干细胞移植（hematopoietic stem cell transplantation，HSCT）是指将正常供体或自体的造血细胞通过血管输注给经过相应措施处理过的患者，这些处理措施包括全身照射、化疗和必要的免疫抑制治疗，输注后受者能够获得具有增殖、分化为各系成熟血细胞的功能和自我更新能力的造血干细胞，重建受者正常造血和免疫功能，进而维持持续造血。自体移植是在完全缓解后利用自身造血干细胞在大剂量放、化疗后进行移植，存在的问题是移植后复发率较高。与自体移植比较，异基因造血干细胞移植的复发率低，依靠移植物抗白血病作用（GVL）是白血病获得治愈的唯一手段。由于脐血中含大量造血干细胞，采集正常脐血、冷冻保存，可输给 MHC（主要组织相容性复合体）相同的患者，使之重建造血，由于脐血采集量的限制，目前主要用于体重较轻的儿童患者。

案例 6-9-1　处方及医师指导

　1. 支持疗法：给予红细胞 2 单位，静脉点滴。抗生素静脉滴注，抗感染治疗。

　2. 患者有一胞弟，化疗前行 HLA 配型。

　3. 诱导缓解治疗：DA 方案（柔红霉素 90mg/d，第 1～3 天；阿糖胞苷 0.2g/d，第 1～7 天，静脉滴注）化疗。

　4. 水化、碱化尿液，每天尿量为 3000ml/m²。

　5. 给予止吐药物减少化疗所致呕吐的不良反应。

　6. 化疗期间和化疗后，注意经常定期检查血常规，血小板等恢复时及时复查骨髓，了解骨髓的缓解情况。

　7. 缓解后行脑脊液检查同时给予甲氨蝶呤 10mg＋阿糖胞苷 30mg＋地塞米松 5mg 鞘内注射，预防中枢白血病发生。

　8. 缓解后治疗：患者为 AML 中危组，CR1 期，具有异基因移植指征。患者与其胞弟 HLA 配型为全相合，可行同胞全相合造血干细胞移植术。

【预后】

未经治疗的急性白血病患者平均生存期为 3 个月左右，甚至可短至确诊后数天后死亡。经过现代治疗方法，已有不少患者取得疾病缓解以至长期存活。急性淋巴细胞白血病中 1～9 岁患者预后较好，部分患者可以治愈。M3 型若能避免早期死亡则预后良好，90% 以上可以治愈。染色体异常，如急性中幼粒细胞者有 5-、7-、5q-、7q-及超二倍体者，预后较差。而 t（15；17）、t（8；21）和 Inv（16）者预后较好，急性淋巴细胞白血病者有 t（9；22）者预后较差。此外，继发于放、化疗后的白血病后 MDS 转化的白血病、有多药耐药者，以及化疗后白血病细胞下降缓慢或需较长时间化疗才能缓解者，预后较差。

第三节　慢性粒细胞白血病

案例 6-9-2

　患者，男，52 岁，因腹胀、发现左上腹包块 3 个月入院。

　患者 1 个月来无明显诱因出现腹胀，进食后明显，并发现左上腹包块，无触痛。发病以来，常有乏力、低热，体重下降 5 千克。夜间偶有盗汗。

　体格检查：T 37.3℃，R 16 次/分，P 80 次/分，BP 125/85mmHg。神志清楚。无皮肤瘀点、瘀斑。无浅表淋巴结肿大。无胸骨压痛。双肺呼吸音清，心率为 80 次/分，心律规整。腹软，无压痛，肝肋下未触及，脾肿大平脐部，质硬，无压痛，可触及脾切迹。

问题：
1. 该病例应首先考虑的诊断是什么？
2. 对于明确诊断来说，你认为还需要做哪些检查？
3. 出诊断的主要依据有哪些？如何给出处理建议？

慢性粒细胞白血病（chronic myelocytic leukemia, CML）是一种造血干细胞恶性克隆增殖性疾病。其病程发展较缓慢，表现为脾明显增大，甚至巨脾。外周血白细胞计数增高，分类中有不同分化阶段的粒细胞，以中幼粒、晚幼粒细胞和成熟细胞增高为主，90%以上的患者在受累的细胞系中可找到 Ph 染色体和 BCR/ABL 融合基因。

【临床表现和病程演变】

CML 在我国的发病率为（0.39~0.99）/10 万。该病在各个年龄组均可发病，中位发病年龄 45~50 岁，起病缓慢，男性多于女性。早期常无自觉症状，随着病情发展，可出现不同程度的临床表现。CML 整个病程分为三期，慢性期（CP）、加速期（AP）和急变期（BC）。

1. 慢性期（CP） 乏力、低热、多汗或盗汗、体重减轻等表现。由于脾肿大而感左上腹坠胀。脾大较为突出，就诊时可达脐或脐以下，质地坚硬，常有脾切迹。如果发生脾梗死则有脾区剧痛，压痛明显，并有脾摩擦音。约 50%患者有肝轻度至中度肿大。部分患者有胸骨中下段压痛。经治疗病情缓解时，脾脏可缩小，病情发展时又可增大。一般可持续 1~4 年。

2. 加速期（AP） 常伴有发热、体质虚弱、进行性消瘦。部分患者伴有骨骼疼痛。脾脏持续进行性肿大。外周血或骨髓中原始细胞、嗜碱细胞增多，持续性血小板减少或增多。原用药物治疗难以控制疾病发展，克隆演化的细胞遗传学证据（即出现 CML 慢性期初诊时没有的额外遗传学异常）；成片成簇的巨核细胞增殖，伴有显著的网硬蛋白增多或胶原纤维化，和（或）明显的粒细胞发育异常等应考虑提示 CML 加速期。持续 1~1.5 年。

3. 急变期（BC） 为 CML 的终末期，临床表现与急性白血病相似。多数病例为急粒变，20%~30%为急性淋巴细胞变，偶有单核细胞、巨核细胞及红细胞等类型的急性变。有患者就诊时即发现为加速期或急变期。急变后治疗的缓解率很低。白细胞极度增多时可发生"白细胞瘀滞症"，表现为呼吸窘迫、头晕、神经精神症状和血栓形成等。急变后预后极差，往往数月内死亡。

案例 6-9-2
1. 患者，男，52 岁，腹胀、发现左上腹包块 3 个月，伴乏力、低热、体重下降、盗汗。发病缓慢。
2. 脾大平脐部，质硬，无压痛，可触及脾切迹。除脾大外，其他症状不明显。

【实验室及辅助检查】

（一）血常规

慢性期，外周血白细胞数明显增高常为 20×10^9/L，甚至可高达 100×10^9/L，外周血涂片中性粒细胞显著增多，可见各阶段粒细胞，以中幼粒、晚幼粒、杆状核粒细胞居多，原始粒细胞和早幼粒细胞小于 10%，嗜酸、嗜碱性粒细胞增多。慢性期血小板多在正常水平，部分患者血小板计数增多，晚期减少。部分患者外周血中出现晚幼红细胞。

（二）骨髓

骨髓增生明显至极度活跃，红系、髓系和巨核细胞均可增生，以髓系细胞增生为主，粒：红比例可增至（10~20）：1，中性中幼、晚幼及带状核粒细胞明显增多。原粒细胞不超过 20%。嗜酸、嗜碱性粒细胞比例增高。红系细胞相对减少。巨核细胞正常或增多，晚期减少。骨髓易发生干抽现象。骨髓活检示各系细胞增生旺盛、网硬蛋白增加。有不同程度的骨髓纤维化。

中性粒细胞碱性磷酸酶（NAP）活性减低或呈阴性反应。活性恢复提示治疗有效，合并细菌性感染时可稍增高。

（三）细胞遗传学及分子生物学改变

90%以上的慢性粒细胞白血病患者的骨髓中期分裂细胞中出现 Ph 染色体，即 t（9；22）（q34；q11），此为 9 号染色体长臂上 c-abl 原癌基因易位至 22 号染色体长臂断裂点集中区（BCR）而形成的 BCR/ABL 融合基因。其编码的蛋白为 P210。P210 具有增强酪氨酸激酶的活性，导致粒细胞转化和增殖。染色体核型分析、分带技术、染色体原位杂交术及基因检查是肯定诊断的依据。RT-PCR 的检测技术可以提高检测的敏感性，对微小残留病灶的检测很有帮助。慢性粒细胞白血病在加速期或急变期易有附加染色体异常，如＋8、双 Ph 染色体等。

（四）血液生化

血清及尿中尿酸浓度增高，血清乳酸脱氢酶及溶菌酶增高。

案例 6-9-2

1. 血常规：WBC 125.0×10^9/L；粒细胞比例为 90%；Hb 140g/L；PLT 530×10^9/L。外周血片亦可见中性中幼粒细胞、晚幼粒细胞、杆状核细胞，并可见嗜酸、嗜碱细胞。

2. 骨髓显像：骨髓增生极度活跃，原始粒细胞＋早幼粒细胞占 5%；中性中幼粒细胞、晚幼粒细胞、杆状核细胞明显增多，多见嗜酸性粒细胞和嗜碱性粒细胞。红系增生可，巨核细胞 60 个。

3. 其他：NAP 阴性。染色体 t（9；22）（q34；q11）即 Ph（＋）。ABL/BCR 融合基因（＋）。

【诊断与鉴别诊断】

根据脾明显肿大，外周血白细胞持续增高和典型的外周血像、骨髓显像变化，中性粒细胞碱性磷酸酶积分降低，Ph 染色体和 BCR/ABL 融合基因阳性可做出诊断。确诊后应予以准确地分期。分期标准如表 6-9-12。

表 6-9-12　国际骨髓移植登记组对 CML 分期标准

分期	临床表现
慢性期	无明显症状（治疗后）
	无加速期或急变期的特点（骨髓中粒细胞增生并有 Ph 和（或）其他染色体异常）
加速期	在白消安或羟基脲等常规治疗下难以控制白细胞数或加大剂量或停药间期缩短
	白细胞倍增时间小于 5 天
	骨髓或血中原粒细胞≥10%
	骨髓或血中原粒细胞加早幼粒细胞≥20%
	血中嗜碱性粒细胞≥20%
	在白消安或羟基脲等常规治疗后贫血或血小板减少不改善
	持续性血小板数增高
	附加染色体异常（涉及新的克隆）
	脾进行性肿大
	发生绿色瘤或骨髓纤维化
急变期	骨髓或血中原粒细胞加早幼细胞≥30%

对于临床上符合慢性粒细胞白血病条件而 Ph 染色体阴性者，应进一步做融合基因检测。需鉴别的疾病如下所述。

1. 类白血病反应　严重感染、恶性肿瘤等疾病常并发骨髓和血像类白血病反应。白细胞数增高，一般低于 50×10^9/L，嗜酸细胞和嗜碱细胞不高。血小板和血红蛋白常正常。中性粒细胞碱性磷酸酶积分增高。可以发现有各自的原发病的病因和临床表现，原发病病情控制后，白细胞计数可恢复正常。

2. 骨髓纤维化　原发性骨髓纤维化显著脾大，血常规检查示白细胞计数增多，出现幼粒细胞和有核红细胞等，红细胞形态异常，特别是易见泪滴状红细

胞。容易与 CML 混淆，但骨髓纤维化外周血白细胞大多不超过 30×10^9/L，波动不大，NAP 阳性。Ph 染色体阴性。

3. 不典型慢性髓系白血病（aCML）　临床上与 Ph^+-CML 类似，但 aCML 的外周血嗜碱性粒细胞较少（<2%）；外周幼稚粒细胞较少（10%～20%），原粒细胞<2%，有病态造血现象，单核细胞较多（1%～3%）；多有血小板减少；Ph 染色体和 BCR/ABL 融合基因阴性，可有 t（8；9）（p11；q32）；中数生存期短。可与 CML 鉴别。

4. Ph 染色体阳性的其他白血病　Ph 染色体阳性急性淋巴细胞白血病须与无慢性期的 CML 急淋变相鉴别。两者临床表现相似，无慢粒的特征如巨脾、嗜碱粒细胞和血小板增多。无慢粒常见的异常染色体如双 Ph、i（17q）、＋8、22q-等更复杂的畸变。有约 50% 的 Ph 染色体阳性急性淋巴细胞白血病患者 BCR 基因的断裂点与 CML 急性淋巴细胞变者不同，选用不同的引物进行检测可鉴别。

案例 6-9-2

1. 患者，男，52 岁，腹胀、发现左上腹包块 3 个月。

2. 病史特点：3 个月前自觉腹胀、进食后明显，并发现左上腹包块。乏力、低热，体重下降，盗汗。

3. 临床特点：脾大平脐部，质硬，无压痛，可触及脾切迹。

4. 血常规：白细胞计数极度增高，外周血片大量中、晚幼粒细胞、杆状核细胞、嗜酸及嗜碱细胞；血小板高。

5. 骨髓显像：骨髓增生极度活跃，以明显增多的中性中幼粒细胞、晚幼粒细胞、杆状核细胞，为特点，多见嗜酸性和嗜碱性粒细胞。原＋早幼粒细胞 8%。

6. NAP 阴性，Ph 染色体（＋）可与类白血病反应鉴别。ABL/BCR 融合基因（＋）。

临床诊断：慢性粒细胞白血病　慢性期

【治疗】

治疗应做出总体计划，以往治疗目的在于取得血液学缓解，现在应取得细胞遗传学甚至分子生物学的缓解，即达到 Ph 染色体和 BCR/ABL 融合基因转为阴性。对 CML 慢性期患者不需急诊治疗，除非因巨脾、脾区疼痛或伴有"白细胞瘀滞症"或白细胞数急剧增长。此时，可行白细胞单采分离、足量饮水保持每日尿量在 1500ml 以上和给予口服别嘌呤醇，碳酸氢钠静脉滴注以碱化尿液，减轻高尿酸血症和尿酸性肾病。

（一）化疗

化疗可使大多数慢性粒细胞白血病达到血液学完全缓解，但患者的中数生存期（40 个月左右）并未得到改善。常规治疗 CML 的羟基脲或马利兰虽可使约 80%CML 患者取得血液学缓解，但一般不能消灭 Ph 染色体。

1. 羟基脲 为当前首选化疗药物，是周期特异性（S 期）抑制 DNA 合成的药物，起效快，能使白细胞计数较快下降，但持续时间较短。用药后数天白细胞数就迅速下降，停药后又很快回升。剂量为 1～4g/d，分 2～3 次口服，根据血像调整用药剂量维持治疗。白细胞计数下降至 10×10^9/L 左右用维持量，每天 0.5～1.5g。不良反应轻，有恶心、食欲缺乏、脱发、皮肤黏膜顽固性溃疡。本药对血小板的影响较小，可致红系巨幼样变。

2. 白消安（马利兰） 属烷化剂，作用于早期祖细胞。用药 2～3 周，外周血白细胞计数才开始减少，停药后白细胞及血小板减少可持续 2～4 周。故应注意调整剂量。本药常规剂量为 4～8mg/d，分次口服。待白细胞数降至 20×10^9/L，剂量减半。降至 10×10^9/L 可暂停药观察。用药过量往往造成严重的骨髓抑制，且恢复较慢。血小板持续升高者可服白消安。长期用药可出现肺间质纤维化、皮肤色素沉着等。目前，临床上已很少应用此药。

3. 靛玉红和甲异靛 从中药当归芦荟丸主要成分青黛中提取的药品。剂量为 75～150mg/d，分 3 次口服，用药后 20～40 天白细胞计数下降，约 2 个月可降至正常水平。其副作用有腹泻、恶心、骨和关节疼痛、浮肿等。甲异靛是我国首创的双吲哚抗肿瘤药，剂量由每天 50mg 逐渐加大至 100～150mg，缩脾作用强。甲异靛是慢粒维持治疗的主要药物，其不良反应为骨关节疼痛。

4. 其他化疗 低剂量高三尖酯碱 1～2mg/d，静脉点滴，每天一次，7～14 天为 1 个疗程。低剂量阿糖胞苷（Ara-C）15～30mg/（m² · d）静脉滴注或皮下注射，不仅可控制病情，据报道，有少数患者治疗后 Ph（＋），细胞减少甚至转阴，故常与干扰素 α 联合应用。

（二）生物学治疗

重组干扰素 α 治疗 CML 不仅能获得血液学缓解，部分患者还能取得遗传学缓解（Ph 染色体转阴），治疗宜早期、大剂量及不间断应用（>6～8 个月，甚至数年），目前国内一般采用 300 万单位，皮下注射，每星期 3 次或连续应用。干扰素 α 对加速期和急变期的患者无效。干扰素 α 可以单独应用，或与化疗联合应用。据报道，干扰素 α 单独应用可使约 70% 的患者获得血液学缓解，30%～40% 患者可获得细胞遗传学缓解。其不良反应为流感样症状、发热、寒战、疲乏、肌肉痛、脱发。长效干扰素（聚乙烯乙二醇干扰素）可减轻不良反应，增加疗效。

（三）分子靶向治疗

第一代酪氨酸激酶抑制剂（tyrosine kinase inhibitor, TKI）甲磺酸伊马替尼（imatinib mesylate, IM）（格列卫）为 2-苯胺嘧啶衍生物，能特异性阻断 ATP 在 abl 激酶上的结合位置，使酪氨酸残基不能磷酸化，从而抑制 BCR-ABL 阳性细胞的增殖。IM 还可以抑制其他 2 种酪氨酸激酶，即 PDGF-R（血小板衍生的生长因子受体）和 c-Kit 活性。目前国内外已广泛地应用格列卫治疗 CML，不仅使慢性期患者取得血液学缓解和细胞遗传学缓解，而且可使干扰素治疗失败者以及加速期、急变期患者取得缓解，延长生存期。8 年无事件生存率（EFS）81%，总生存率（OS）达 85%。完全细胞遗传学缓解率 83%，且随治疗时间延长疗效提高。IM 是 CML 治疗的首选用药，但需要终身服用，慢性期每天 400mg，加速期、急变期每天 600～800mg，每天一次口服。治疗期间应定期检测血液学、细胞遗传学、分子生物学反应，调整治疗方案。吃饭时服用并饮大量的水。其不良反应有外周血中性粒细胞减少和血小板减少和肝功能的变化。其他方面还有恶心、呕吐、腹泻、肌痛、肌肉痉挛及皮疹。眼睑及下肢水肿，水肿是最常见的不良反应。极少者可有胸腔积液、腹水及严重的剥脱性皮炎。

使用 IM 治疗的患者 10%～15% 出现疾病进展。IM 随着临床开展的深入和时间的推移，IM 耐药逐步出现，其定义为：①3 个月后未获得 CHR；②6 个月未获得 MCyR 或 12 个月未获 CCyR；③先前获得的血液学或细胞遗传学缓解丧失。IM 耐药与激酶结构区基因点突变、*BCR/ABL* 基因扩增和表达增加、P 糖蛋白过度表达等有关。此时可予药物加量（最大剂量为 800mg/d），或改用新型 TKI，或接受异基因造血干细胞移植（allo-HSCT）。对于具有 T315I 突变的 CML 患者，不适合 TKI 治疗，宜立即行异基因造血干细胞移植或参加临床试验。

（四）骨髓和外周血造血干细胞移植

异基因造血干细胞移植是当前唯一能治愈 CML 的方法。CP 期 CML 患者同胞全相合移植术后 5 年 OS 可达 80% 以上。移植应在 CML 慢性期缓解后尽早进行。由于 allo-HSCT 的治疗相关毒性，欧洲血液和骨髓移植组（EBMTG）根据 5 个移植前变量提出了风险评估积分系统（表6-9-13），存在移植高风险的患者可先接受 IM 的治疗，动态监测染色体和 *BCR/ABL* 融合基因，治疗无效时再行 Allo-HSCT；IM 耐药且无 HLA 相合同胞供者时，可予新型 TKI 短期试验（3个月），无效者再行 Allo-HSCT。

表6-9-13　EBMT 移植风险评估

	类别	评分
供者	HLA 相合同胞	0
	无关供者	1
分期	第1次慢性期	0
	加速期	1
	急变期	2
年龄	<20岁	0
	20～40岁	1
	>40岁	2
供受者性别	男性受者/女性供者	1
	其他性别组合	0
诊断至移植时间	<12月	0
	>12月	1

低危0～2分，中危3～4分，高危≥5分

（五）脾放射

巨脾伴有胀痛或压迫症状明显者，可给予脾区放射治疗，可使症状得以缓解，但不能改变病程。

（六）进展期 CML 的治疗

CML 进入进展期（加速期或急变期）之后，需要评估患者的细胞遗传学、分子学水平以及 BCR-ABL 的突变状态。加速期治疗：可采用加量的一代或者二代 TKI（IM 600-800mg/d 或者尼洛替尼 800mg/d 或达沙替尼 140mg/d）使患者回到 CP 期后立即进行 Allo-HSCT。急变期治疗：在 TKI 加量的基础上联合化疗，使患者回到 CP 后尽快进行 Allo-HSCT。移植后辅以 TKI 治疗以减少复发，移植后复发的患者可以采用供体淋巴细胞输注的方法重新获得缓解。进展期 CML 总体预后不佳。不能进行 Allo-HSCT 的患者可以采用 TKI 联合化疗，或者干扰素等其他治疗，疗效有限且不持久。

案例6-9-2　处方及医师指导

1. 用细胞分离机作细胞单采：立即清除过高的白血病细胞，避免化疗时尿酸过高。

2. 5%葡萄糖盐水 1500ml＋5%碳酸氢钠 250ml 静脉滴注。水化碱化尿液，避免尿酸结晶并影响肾脏功能。

3. 别嘌呤醇 0.1g，1天3次，口服。

4. 羟基脲 1.0g，1天3次，口服。每2天查血常规一次，根据血常规调整用药剂量。注意药物的不良反应如恶心、脱发、黏膜溃疡等。

5. 伊马替尼 400mg，1天1次，口服。

6. 每3月监测骨穿、染色体及 BCR-ABL 融合基因变化。

【预后】

20世纪80年代，Anderson M D 肿瘤中心统计 CML 患者中位生存期超过5年。目前认为，患者的年龄大、巨脾、白细胞数过高、原始细胞和早幼粒细胞的比例高、贫血程度重、血小板过高或低于正常、附加染色体异常均为预后不良因素。影响疾病的预后还有治疗方式的选择，TKI 应用以来生存期明显延长，生活质量得以提高。随着移植技术的进步，Allo-HSCT 治疗 CML CP 的患者生存率明显提高。

第四节　慢性淋巴细胞白血病

案例6-9-3

患者，男，75岁，因发现左颈部肿块3个月入院。

3个月前偶然发现左颈部肿块，直径为3cm，质硬，活动，无压痛。发病以来，常有夜间盗汗，无发热，半年来体重下降约10kg。

体格检查：T 37.2℃，R 17次/分，P 80次/分，BP 120/70mmHg。神志清楚。无皮肤瘀点、瘀斑。左侧颈部、锁骨上可触及数枚直径1.5～3.0cm 的肿大淋巴结，可活动，质硬，无压痛。胸骨压痛阴性。双肺呼吸音清，心率为80次/分，心律规整。腹软，无压痛，肝肋下未触及，脾肋下6cm，质硬，无压痛。

问题：

1. 该病例应首先考虑什么诊断？

2. 在未做出诊断时，你认为还应做哪些实验室检查？

3. 如何明确诊断？如何给出处理建议？

慢性淋巴细胞白血病（CLL）是由于单克隆性小淋巴细胞凋亡受阻、存活时间延长而导致的低度恶性疾病。这类细胞大量积聚在骨髓、血液、淋巴结和其他器官，最终使正常造血功能受到破坏。从细胞形态上类似成熟淋巴细胞，但是一种免疫学不成熟的、功能不全的细胞。CLL 大多数为 B 细胞性，极少为 T 细胞者。本病在欧美各国较多见，占白血病的25%，而在我国、日本及东南亚国家较少见，仅占3.4%。

【临床表现】

患者多是老年，男性多于女性。90%的患者在50岁以上发病，起病十分缓慢，常无自觉症状，许多患者因其查体或他疾病就诊时才被确诊。常见症状有乏力、食欲减退、疲倦逐渐出现消瘦、低热、盗汗及贫血等症状。60%～80%患者有淋巴结肿大，淋巴结肿大常出现在颈部、锁骨上、腋下、腹股沟等处，肿大的淋巴结表面光滑、无压痛、质地中等，可移动。肿大的淋巴结压迫胆道或输尿管而出现阻塞症状。纵隔淋巴结肿大可压迫气管引起咳嗽。50%～70%患者有轻中度脾大，轻度肝大，但胸骨压痛少见。晚期患者可出现贫血、皮肤黏膜紫癜、血小板减少。CT扫描可发现肺门、腹膜后、肠系膜淋巴结肿大。T细胞CLL可出现皮肤增厚、结节及红皮病等。由于免疫功能减退，常易并发反复呼吸道感染。约10%的患者可并发自身免疫性溶血性贫血。

> **案例6-9-3**
>
> 1. 患者，男，75岁，偶然发现左颈部肿块3月。起病缓慢，往往偶然发现。伴有消瘦及盗汗。
>
> 2. 3个月前左颈部肿块，直径3cm，质硬，活动，无压痛。有盗汗。既往体健。
>
> 3. 左侧颈部、锁骨上可触及数枚肿大淋巴结，可活动，质硬，无压痛。脾中度肿大，质硬，无压痛。

【实验室检查】

（一）血常规

外周血白细胞>10×10⁹/L，更高者可达30～200×10⁹/L，淋巴细胞≥50%，绝对值≥5×10⁹/L（持续4周以上）。细胞形态以小淋巴细胞为主，可见少数幼淋巴细胞或不典型淋巴细胞，破碎细胞多见。中性粒细胞及其他正常白细胞均降低。随着病情的发展，贫血及血小板减少逐渐明显。20%的患者合并自身免疫性溶血性贫血，Coombs试验（＋）。但有明显溶血性贫血者仅8%。

（二）骨髓显像

有核细胞增生明显或极度活跃，淋巴细胞≥40%，以成熟淋巴细胞为主。红系、粒系、巨核系细胞均减少，伴有溶血时幼红细胞可代偿性增生。

（三）免疫分型

淋巴细胞表面标志具有单克隆性。半数患者可见单克隆蛋白。B细胞慢淋，小鼠玫瑰花结试验阳性，其轻链只有κ或λ链中的一种，膜表面免疫球蛋白（SmIg）弱阳性（IgM或IgD），CD5、CD19、CD20、CD21阳性；CD10、CD22阴性。T细胞慢淋，其绵羊玫瑰花结试验阳性，CD2、CD3、CD8（或CD4）阳性。

（四）染色体

常规显带可发现1/3～1/2患者存在核型异常。同期FISH可检测到>80%的患者存在染色体异常，最常见的为13q14缺失（50%），其次为12号染色体三体（20%）、11q22-23缺失、17p13缺失和6q缺失等。单纯13q14缺失提示预后良好，12号染色体三体和正常核型预后中等，17p13及11q22-23缺失预后差。

（五）基因突变

50%的CLL有免疫球蛋白可变区（IgV）基因突变发生，研究显示IgV突变发生在经历了抗原选择的记忆性B细胞（后生发中心），此类病例生存期长；而无IgV突变者预后较差，此类CLL起源于未经抗原选择的原始B细胞（前生发中心）。IgV基因突变与CD38的表达呈负相关。约17%的B系CLL存在p53缺失（该基因位于17p13），此类患者对烷化剂和抗嘌呤类药物耐药，生存期短。

> **案例6-9-3**
>
> 1. 血常规：WBC 52.0×10⁹/L，淋巴细胞比例65.5%；Hb 101g/L；PLT 830×10⁹/L。外周血片亦可见大量成熟淋巴细胞。
>
> 2. 骨髓显像：骨髓增生极度活跃，粒系、红系增生可，巨核细胞15个；可见大量成熟淋巴细胞。
>
> 3. 其他：SmIg（＋），CD5（＋），CD19（＋），CD20（＋），CD21（＋）；染色体13q⁻。腹部CT：腹膜后多发肿大淋巴结。
>
> 4. Coombs试验（－）。

【诊断与鉴别诊断】

根据临床表现，外周血中持续增高的淋巴细胞>5×10⁹/L，骨髓中淋巴细胞≥40%，单克隆淋巴细胞，有免疫学表面标志可做出诊断和分类。需鉴别的疾病如下所述。

（1）病毒感染引起的淋巴细胞增多，淋巴细胞是多克隆性和暂时性的。随着感染控制淋巴细胞数恢复正常。

（2）淋巴瘤细胞白血病：滤泡或弥漫性小裂细胞型淋巴瘤转化而来的白血病易于与CLL易混淆。有原发病淋巴瘤的病史，细胞常有核裂并呈多形性；淋巴结和骨髓病理活检显示明显滤泡结构；免疫表型为SmIg、FMC7和CD10强阳性，CD5阴性。

（3）幼淋巴细胞白血病（PLL）：病程较CLL为急，脾大明显，淋巴结肿大较少，白细胞数往往很高，血和骨髓涂片上有较多的（>55%）带核仁的幼淋巴细胞；PLL 细胞高表达 FMC7、CD22 和 SmIg；CD5 阴性；小鼠玫瑰花结试验阴性。

（4）毛细胞白血病（HCL）：全血细胞减少伴脾大者不难诊断，但有部分 HCL 的白细胞升高（10～30）×10⁹/L，这些细胞有纤毛状胞质突出物、抗酒石酸的酸性磷酸酶反应阳性，CD5 阴性，高表达 CD25、CD11c 和 CD103。

（5）伴循环绒毛淋巴细胞的脾淋巴瘤（splenic lymphoma with circulating villous lymphocytes，SLVL）：为原发于脾的一种恶性淋巴瘤，多发生于老年人，脾大明显，白细胞数为（10～25）×10⁹/L，血和骨髓中出现数量不等的绒毛状淋巴细胞，1/2～1/3 的患者伴有血、尿单克隆免疫球蛋白增高。免疫标志为 CD5、CD25、CD11c 和 CD103 阴性；CD22 和 CD24 阳性。脾切除有效，预后较好。

【临床分期】

本病分期的目的在于帮助选择治疗方案及估计预后。CLL 常用的分期标准包括 Binet 和 Rai 分期，分别在欧洲和美国被广为采纳（表 6-9-14）。

表 6-9-14　慢性淋巴细胞白血病的 Binet 分期

分期	标准	中位存活期（年）
A	血和骨髓中淋巴细胞增多，<3 个区域的淋巴组织肿大	>10
B	血和骨髓中淋巴细胞增多，≥3 个区域的淋巴组织肿大	7
C	除与 B 期相同外，尚有贫血（Hb：男性<120g/L，女性<110g/L，或血小板减少（<25×10⁹/L））	2

全身共有 5 个区域，头颈部、腋下、腹股沟、脾、肝各为一个区域

案例 6-9-3

1. 患者，男，75 岁，发现左颈部肿块 3 个月。

2. 病史特点：3 个月前偶然发现左颈部肿块，伴有消瘦及盗汗，既往体健。

3. 临床特点：左侧颈部、锁骨上可触及数枚肿大淋巴结，可活动，质硬，无压痛。脾轻度肿大，质硬，无压痛。除淋巴结肿大和脾脏轻度肿大外，常常无明显体征发现。

4. 血常规提示：白细胞增高明显，外周血涂片见大量成熟淋巴细胞。血红蛋白和血小板下降。

5. 骨髓显像示：增生极度活跃，可见大量成熟淋巴细胞。

6. 其他：SmIg（＋），CD5（＋），CD19（＋），CD20（＋），CD21（＋）；染色体 13q⁻。腹部 CT：腹膜后多发肿大淋巴结。Coombs 试验（－）。

临床诊断：慢性淋巴细胞白血病（C 期）。

【治疗】

需要根据临床分期和患者一般状况而定。A 期患者一般无须治疗，定期复查即可。对 B 期，如有足够数量的正常外周血细胞且无症状，也可不治疗，定期随访，出现下述情况则应开始化疗。C 期患者应予化学治疗（表 6-9-15）。

表 6-9-15　CLL 化疗的指标

A 期	一般无须治疗
B 期	下述情况应化疗
	①体重减少≥10%、极度疲劳、发热>38℃持续 2 周以上，盗汗
	②进行性脾大（左肋弓下>6cm）
	③淋巴结肿大：直径>10cm 或进行性肿大
	④进行性淋巴细胞增生：2 个月内增加>50%，或倍增时间<6 个月
	⑤自身免疫性贫血和（或）血小板减少对糖皮质激素的治疗反应较差
	⑥骨髓进行性衰竭：贫血和（或）血小板减少出现或加重
C 期	应化疗

（一）化学治疗（化疗）

化疗能改善症状和体征。由于慢淋白血病细胞多数处于细胞增殖静止期（G₀ 期），常选细胞周期非特异药物治疗。常用的药物为苯丁酸氮芥（chlorambucil，CLB）和氟达拉滨（fludarabine），后者较前者效果更好。CLB 有连续和间断两种用法。连续用药剂量为 4～8mg/（m²·d），连用 4～8 周。其间需每周检测血常规，调整药物剂量，防止过度抑制骨髓。间断用药为 0.4～0.7mg/kg，1 天或分成 4 天口服，然后根据骨髓恢复的情况，每 2～4 周为一循环。氟达拉滨的使用剂量一般为 25～30mg/（m²·d），连续 5 天静脉滴注，每 4 周重复一次。其他嘌呤类药物还有喷司他丁（pentostatine，DCF）和克拉屈滨（cladribine，2-CdA），烷化剂还有环磷酰胺。还可用联合化疗如 COP、CHOP 等方案。烷化剂耐药者换用氟达拉滨仍有效。氟达拉滨和环磷酰胺联合（FC）是目前治疗难治复发性 CLL 的有效方案。

（二）并发症治疗

由于低丙种球蛋白血症和中性粒细胞缺乏，患者极易感染甚至严重感染而导致死亡，应积极用抗生素控制感染或用静脉注射丙种球蛋白。并发自身免疫性溶血性贫血或血小板减少性紫癜者，可用糖皮质激素治疗。若仍无效且脾大显著者，可考虑脾切除，手术后红细胞、血小板可能回升，但血中淋巴细胞变化不大。

（三）免疫治疗

CLL 细胞表面均有 CD52 的表达，阿来组单抗（campath-1H）是人源化的鼠抗人 CD52 单克隆抗体，所以阿来组单抗对 1/3 氟达拉滨耐药的 CLL 患者有效，但对肿瘤负荷高的淋巴结肿大患者效果差。该抗体能够清除血液和骨髓内的 CLL 细胞，用于维持治疗较理想。用法：静脉输注时初始剂量为 3mg/d，逐渐增至 20～30mg/d，每周 2～3 次，共 4～6 周，输注前可给予甲泼尼龙。其不良反应主要为骨髓抑制和免疫抑制所致的感染、出血和贫血，以及血清病样的过敏反应。

利妥昔单抗（rituximab）是人鼠嵌合型抗 CD20 单克隆抗体。对 CLL 有效，但效果不显著，因为 CLL 细胞表面 B 细胞分化抗原的密度较正常 B 细胞明显降低，需大剂量应用才可能有效。利妥昔单抗可与化疗药物联合应用。用法为利妥昔单抗 375mg/（m^2·w）×4 次，静脉输注。初次给药时，50mg/h 静脉输注，然后每小时增加 50mg 直至 375 mg/m^2。利妥昔单抗与阿来组单抗相比，骨髓抑制和潜在的细胞免疫抑制作用均较弱，可有过敏等不良反应。

BTK 抑制剂（布鲁顿氏酪氨酸激酶），成为慢性淋巴细胞白血病的突破性治疗方法。它是 B 细胞受体（BCR）信号转导通路中的关键激酶，B 细胞受体(BCR)信号通路的过度活化或异常与慢性淋巴细胞白血病(CLL)等的发生发展密切相关。一代 BTK 抑制剂伊布替尼，单药或与化疗药物联合应用。用法为 420mg/d，直至疾病进展或不可接受的毒性。其不良反应主要为头痛、劳累、早饱、恶心呕吐、腹痛、腹泻、便秘、肌肉痛、关节痛等；二代 BTK 抑制剂泽布替尼，减少了第一代 BTK 抑制剂的脱靶效应。用法为 160mg/d，直至疾病进展或不可接受的毒性。其不良反应主要为出血、血细胞减少、感染、乙肝病毒再激活、继发肿瘤、心律失常、肿瘤溶解综合征等；

三代 BTK 抑制剂，克服前两代抑制剂的耐药问题。用法为 150mg/d，直至疾病进展或不可接受的毒性。其不良反应主要为皮疹、青肿、紫癜、心律失常、出血、高血压、血尿、低钾血症、高血糖症等。

（四）骨髓和外周血造血干细胞移植

在缓解期，采用自体干细胞移植治疗 CLL 可获得较理想的结果，患者体内的微小残留病灶可转阴，但数年内约有半数患者复发。Allo-HSCT 治疗 CLL，部分患者长期存活甚至治愈。老年患者，常规移植的预处理方案毒性大因而并发症多，采用以氟达拉滨为基础的 NST，减少死亡并发症提高生存率。

> **案例 6-9-3 处方及医师指导**
>
> 1. 氟达拉滨 30mg/（m^2·d），连续 5 天静脉滴注，每 4 周重复一次。注意复查血常规。
> 2. 注意防治感染，有感染发热时给予抗生素治疗。感染控制困难时，可同时给免疫球蛋白静脉滴注。
> 3. 支持疗法：贫血时可给予输红细胞，血小板低导致出血时，可给予输注血小板。中性粒细胞过低，可给予 G-CSF，刺激白细胞恢复。

【预后】

CLL 是一种异质性疾病，病程长短不一，可长达 10 年以上，平均为 3～4 年。主要死亡原因为骨髓衰竭导致的严重出血、贫血或感染及全身衰竭。CLL 临床尚可发生转化（里克特综合征），病情进展迅速，出现类似幼淋巴细胞白血病的血像、出现大细胞淋巴瘤的病理学结构等化疗反应低，缓解期短，中位生存期仅 5 个月。不到 1% 的患者向 AL 转化。小于 40 岁，早期细胞＞50×10^9/L，骨髓活检为弥漫性者预后差；就诊前无症状期越长，生存期越长。

（闫金松）

第十章 淋 巴 瘤

淋巴瘤（lymphoma）是一组起源于的淋巴结和淋巴组织的恶性肿瘤。其发生与淋巴细胞受特定抗原刺激后，在免疫应答过程中淋巴细胞增殖分化产生的某种免疫细胞恶变有关，属免疫系统的恶性肿瘤。其临床特征为无痛性进行性的淋巴结肿大和局部肿块，常伴有发热、消瘦、盗汗、皮肤瘙痒等全身症状，晚期可出现肝脾肿大、贫血及恶病质。

淋巴瘤通常以实体瘤形式生长于淋巴组织丰富的组织器官中，其中淋巴结、扁桃体、脾及骨髓是最易受累及的部位。由于病变部位和范围不同，淋巴瘤的临床表现具有多样性。当淋巴瘤浸润血液和骨髓时可形成淋巴瘤细胞白血病。

淋巴瘤是我国最常见的十大肿瘤之一，且呈逐年增多的趋势。我国淋巴瘤的发病率尚无确定资料，约为 2.2/10 万，男性约为 1.39/10 万，女性约为 0.84/10 万，男性多于女性；本病可发生在任何年龄，发病高峰年龄为 20～40 岁；城市的发病率高于农村。我国淋巴瘤死亡率为 1.5/10 万，排在恶性肿瘤死亡的第 11～13 位。

按组织病理学改变淋巴瘤可分成霍奇金淋巴瘤（Hodgkin lymphoma，HL）和非霍奇金淋巴瘤（non Hodgkin lymphoma，NHL）两大类。

【病因和发病机制】

淋巴瘤的病因和发病机制不完全清楚，但病毒学说颇受重视。

（一）病毒感染

1. EB 病毒 是疱疹病毒家族中的一种 DNA 病毒，是引起淋巴系恶性肿瘤的主要病原体。80% 以上 Burkitt 淋巴瘤患者血清中 EB 病毒抗体滴度明显增高，而非 Burkitt 淋巴瘤患者滴度增高者仅 14%，普通人群中滴度高者发生 Burkitt 淋巴瘤的机会也明显增多；在一部分 HL 患者 R-S 细胞中可以检测到 EB 病毒的核酸和蛋白；此外 NK/T 细胞淋巴瘤、血管免疫母细胞淋巴瘤、T 细胞淋巴瘤、AIDS 相关淋巴瘤及移植后淋巴瘤等也呈现 EB 病毒（＋）。

2. 人类 T 细胞白血病/淋巴瘤病毒（HTLV） HTLV-Ⅰ可以引起人类 T 细胞发生瘤样转化而导致成人 T 细胞淋巴瘤/白血病（ATL）。日本发现成人 T 细胞淋巴瘤/白血病有明显的家族集中趋势，且呈季节性地区性流行，在成人 T 细胞淋巴瘤/白血病发病高的地区有 HTLV-Ⅰ 的流行，因此 HTLV-Ⅰ 被证明是成人 T 细胞淋巴瘤/白血病的病因。此外 HTLV-Ⅱ 被认为与 T 细胞皮肤淋巴瘤（蕈样肉芽肿）的发病有关。

3. 其他病毒 ①Kaposi 肉瘤病毒（Human herpes virus-8，HPV8）也被认为是原发于体腔的淋巴瘤的病因；②人类免疫缺陷病毒（HIV）：NHL 是艾滋病相关肿瘤之一，艾滋病患者发生 NHL 的危险性是普通人群的 60～100 倍；③丙型肝炎病毒（HCV）感染可能是Ⅱ型原发性混合型冷球蛋白血症的可能致病因素。

（二）幽门螺杆菌

幽门螺杆菌抗原的存在与胃黏膜相关淋巴组织结外边缘区淋巴瘤（胃 MALT 淋巴瘤）的发病有密

切的关系,抗幽门螺杆菌治疗可改善其病情,幽门螺杆菌可能是该类淋巴瘤的病因。

（三）免疫功能低下

患者的免疫功能低下与淋巴瘤的发病有关。近年来发现遗传性或获得性免疫缺陷患者伴发淋巴瘤较正常人群为高,器官移植后长期应用免疫抑制剂而发生恶性肿瘤者,其中 1/3 为淋巴瘤。某些自身免疫性疾病,如桥本氏甲状腺炎、类风湿关节炎等淋巴瘤的发生率比一般人群高。

（四）物理化学因素

接受放化疗治疗的恶性肿瘤患者、长期使用染发剂、除草剂、杀虫剂、激素替代治疗等淋巴瘤的发病率升高。

【病理和分型】

淋巴瘤的典型淋巴结病理学特征为正常淋巴结结构消失,组织学可见淋巴细胞和（或）组织细胞的肿瘤性增生,纤维膜受到侵犯,细胞分裂指数增高。

淋巴组织肿瘤类型繁多,分类复杂,各个研究组曾提出许多分类方法,如 Rappaport 分类、Kiel 分类、Lukes-Colins 分类、WF 分类、REAL 分类等,但均未被广泛接受。20 世纪 90 年代来自美国、欧洲、亚洲等血液病学家和肿瘤学家组成的临床医师委员会与病理学家共同讨论,提出了世界卫生组织（WHO）造血与淋巴组织肿瘤分类,此后又进行了数次若干修订。WHO 淋巴细胞肿瘤分类采用形态学、免疫表型、细胞遗传学、分子遗传学和临床特点进行定义,并与

患者预后和治疗效果紧密联系。下面主要介绍 2016 年 WHO 淋巴细胞肿瘤分类方法。

第一节 霍奇金淋巴瘤

HL 是青年人中最常见的恶性肿瘤之一,病变主要发生在淋巴结,并在淋巴组织中具有特征性的 Reed-Sternberg（RS）细胞。我国的发病年龄多在 30～40 岁之间,发生率较 NHL 少,国外约占全部淋巴瘤中 30%,我国发病率较低仅占 8%～11%。

【病理】

病理组织学特征有两大类细胞:肿瘤性细胞和反应性细胞。反应性细胞包括淋巴细胞、嗜酸性细胞、组织细胞、浆细胞、中性粒细胞、成纤维细胞和血管内皮细胞等,是构成本病的主要背景成分;肿瘤性细胞主要特征为 RS 细胞和变异型 RS 细胞。RS 细胞对 HL 诊断具有重要作用,但并非 HL 所特有,在反应性疾病或其他肿瘤中也可见到。

【分型】

2016 年 WHO 将 HL 分为两大类:结节性淋巴细胞为主型霍奇金淋巴瘤（NLPHL）和典型霍奇金淋巴瘤（CHL）（表 6-10-1）。NLPHL 占总 HL 的 5%,初诊时多为早期局限性病变,约 80% 属 I、II 期,细胞表达 CD20（＋）、CD45（＋）、CD79a（＋）、BCL6（＋）、CD3（－）、CD15（－）、CD30（－）。CHL 约占 HL 的 95%,以 NSHL 多见,大多发生于颈淋巴结,结外受累少,细胞表达 CD15（＋）、CD30（＋）、CD3（－）、CD20（－）、CD45（－）、CD79a（－）（表 6-10-2）。

表 6-10-1　2016 年 WHO 淋巴组织肿瘤分型:霍奇金淋巴瘤

类型	病理组织学特点	临床特点
结节性淋巴细胞为主型霍奇金淋巴瘤（NLPHL）	结节性浸润,主要为中小淋巴细胞,无"经典"RS 细胞,可见称为爆米花样细胞的变异型 RS 细胞	病变局限,预后较好
典型霍奇金淋巴瘤（CHL）		
富于淋巴细胞典型霍奇金淋巴瘤（LRCHL）	结节性浸润,主要为中小淋巴细胞,可见"经典"RS 细胞	病变局限,预后较好
结节硬化型霍奇金淋巴瘤（NSHL）	交织的胶原纤维将浸润细胞分隔成明显结节,RS 细胞较大呈腔隙型,淋巴、浆、中性及嗜酸细胞多见	年轻人多见,诊断时多为 I 期、II 期,预后可
混合细胞型霍奇金淋巴瘤（MCHL）	纤维化伴局限于坏死,浸润细胞呈多形性,伴血管增生和纤维化。淋巴、浆、中性及嗜酸粒细胞与较多的 RS 细胞混同存在	老年及儿童多见,有播散倾向,预后相对较差
淋巴细胞消减型霍奇金淋巴瘤（LDHL）	主要为组织细胞浸润,弥漫性纤维化及坏死,RS 细胞数量不等,多形性	老年多见,诊断时多为 III 期、IV 期,预后差

表 6-10-2　CHL 和 NLPHL 病理和免疫学差别

病理特征	NLPHL	CHL
生长类型	结节状，到少部分结节状	弥漫、滤泡间或结节状
肿瘤细胞形态	爆米花样细胞	诊断性 RS 细胞
	淋巴细胞和组织细胞	单核细胞或陷窝细胞
诊断性 RS 细胞	常缺乏	存在
背景	淋巴细胞、组织细胞	淋巴细胞、组织细胞
		红细胞、浆细胞
纤维化	罕见	常见
CD15、CD30	阴性	常阳性
CD20、CD45	阳性	常阴性
RS 细胞中 EBV	阴性	常阳性

【临床表现】

HL 病变从一个或一组淋巴结开始，通常从原发部位沿淋巴道向邻近淋巴结有规律地依次播散，越过邻近淋巴结向远处淋巴结区的跳跃传播较少见。晚期可发生血行播散，侵犯血管，累及脾、肝、骨髓和消化道等部位。

1. 淋巴结肿大　90%患者以无痛性、进行性淋巴结肿大为首诊症状，受累淋巴结以颈部和纵隔淋巴结最多，其次为腋下及腹股沟淋巴结。约 10%患者可出现饮酒后受累部位的淋巴结疼痛（饮酒痛），饮酒痛 HL 诊断相对特异的表现。肿大淋巴结质硬如橡皮，无压痛，早期活动，晚期相互黏连，融合成块。

2. 淋巴结外病变　原发淋巴结外器官或组织的少见（＜10%），病变晚期累及淋巴结外器官，可造成相应器官的解剖和功能障碍，引起多种多样的临床表现。

3. 全身症状　20%～30%患者表现有发热、盗汗、消瘦，其次皮肤瘙痒、乏力等。以发热常见，表现为原因不明的持续性发热或间歇性发热，抗感染治疗无效，约 1/6 的患者可出现周期性发热；另一特点可表现为全身或局部皮肤瘙痒伴明显皮肤剥脱、皮肤增厚。全身症状是预后不佳的表现。

当患者存在有年龄＞50 岁、纵隔大肿块或病变≥10cm，≥3 个淋巴结区受累、结外病变、红细胞沉降率快≥50mm/h、全身症状等常提示预后不良。

【分期】

临床分期是依照临床症状、体征、实验室检查及影像学检查结果，确定淋巴结区受侵的范围，目前仍按照 Ann Arbor 会议提出淋巴瘤的临床分期法进行分期和分组（表 6-10-3）。

表 6-10-3　Ann Arbor 淋巴瘤临床分期

分期	病变范围
Ⅰ期	病变仅限于一个淋巴结区（Ⅰ）或淋巴结以外单一器官或部位的局部累及（ⅠE）
Ⅱ期	病变累及横膈同侧 2 个或更多的淋巴结区（Ⅱ），或病变局限侵犯淋巴结以外器官或部位及横膈同侧一个以上的淋巴结区（ⅡE）
Ⅲ期	膈上下均有淋巴结病变（Ⅲ），可以同时伴有脾累及（ⅢS），或淋巴结以外器官或部位局部受累（ⅢE），或两者均有（ⅢSE）
Ⅳ期	一个或多个淋巴结外器官或部位的广泛受累如骨髓、肺实质、胸膜、肝、骨骼、皮肤等，有或无相关淋巴结受累

分期记录符合：E 示结外，X 示直径 10cm 以上的巨块，M 示骨髓，L 示肺实质，P 示胸膜，H 示肝脏，O 示骨骼，D 示皮肤

分组：各期根据全身症状有无分为 A 或 B 两组，无症状者为 A 组，有症状者为 B 组。全身症状包括：①6 个月内原因不明的体重减轻 10%以上；②38℃以上原因不明的发热；③盗汗

【危险分层】

根据 HL 的预后因素，将Ⅰ、Ⅱ期不伴有预后不良因素称预后良好的Ⅰ、Ⅱ期 HL（或称早期）；将Ⅰ、Ⅱ期伴有一个或多个不良预后因素者称为预后不良Ⅰ、Ⅱ期 HL（或称中期）；将Ⅲ、Ⅳ期 HL 患者称为晚期。

实验室检查、影像学检查、病理学检查、诊断与鉴别诊断见第二节。

【治疗】

随着现代化疗、放疗、生物靶向治疗的应用，HL 获得了较高的治愈率，被认为是一种可以治愈的恶性肿瘤。目前 HL 的治疗主要根据患者临床分期、预后因素制定治疗策略。

（一）治疗原则

1. 结节性淋巴细胞为主型 HL

（1）ⅠA、ⅡA 期（非巨块型）：等待观察、受累野或区域淋巴结放疗，照射剂量为 20～36Gy。

（2）ⅠB、ⅡB 期和ⅠA、ⅡA 期（巨块型）：化疗＋受累野放疗±利妥昔单抗。

（3）Ⅲ、Ⅳ期：化疗±利妥昔单抗±受累野放疗。

2. 经典型 HL

（1）ⅠA、ⅡA 期预后良好：ABVD 方案化疗 2～4 个周期＋受累野放疗。

（2）Ⅰ、Ⅱ期预后不良：ABVD 方案化疗 4～6 个周期＋区域淋巴结放疗。

（3）Ⅲ、Ⅳ期：ABVD 方案化疗 6～8 个周期，大肿块或残存肿瘤的局部放疗。

预后不良因素：纵隔大肿块或病变≥10cm，≥3 个淋巴结区受累、红细胞沉降率快≥50mm/h、全身症状。

（二）放射治疗

目前认为，单独放射治疗仅适用于ⅠA期NLPHL患者，对其他患者，放疗仅作为化疗的辅助治疗。大剂量大范围放疗带来多种远期并发症，所以不建议将其作为根治性手段。

经典的放疗区域包括斗篷野照射、倒"Y"野照射。斗篷野照射包括颌下、颈部、锁骨上、锁骨下、腋窝、纵隔和支气管肺门淋巴结；倒"Y"野照射包括膈下淋巴结、腹主动脉旁、盆腔及腹股沟淋巴结和脾脏。放疗区域除累及的淋巴结和组织以外，还应包括可能侵及的淋巴结和组织，实行扩野照射。病变在膈上采用斗篷野照射，膈下采用倒"Y"野照射。

（三）化学治疗

ABVD方案是目前国际上治疗HL的一线化疗方案也是最有效的方案，治疗的完全缓解率达80%～90%，5年总生存率达73%。与MOPP方案相比，ABVD方案可减少第二肿瘤和不育的发生（表6-10-4）。

1. 结节性淋巴细胞为主型 HL 一线治疗方案可选择ABVD方案、CHOP方案、CVP方案、EPOCH方案等±利妥昔单抗。

2. 经典型 HL 一线治疗方案可选择ABVD方案、Stanford V方案，高危患者可选择剂量递增的BEACOPP方案；难治复发者可选择DHAP方案、ESHAP方案、GDP方案、ICE方案、MINE方案等。

表 6-10-4 霍奇金淋巴瘤的主要化疗方案

方案	药物	剂量	方法	应用日期	重复循环天数（天）
ABVD±R	多柔比星	25mg/m²	IV	d1, d15	28
	博来霉素	10mg/m²	IV	d1, d15	
	长春碱	6mg/m²	IV	d1, d15	
	达卡巴嗪	375mg/m²	IV	d1, d15	
	利妥昔单抗	375mg/m²	IV	d0	
CHOP±R	环磷酰胺	750mg/m²	IV	d1	21
	多柔比星	50mg/m²	IV	d1	
	长春新碱	1.4mg/m²	IV	d1	
	泼尼松	100mg	PO	d1～5	
	利妥昔单抗	375mg/m²	IV	d0	
CVP	环磷酰胺	750mg/m²	PO	d1～5	21
	长春新碱	1.4mg/m²	IV	d1	
	泼尼松	100mg	PO	d1～5	
EPOCH	依托泊苷	50 mg/m²	IV（24h）	d1～4	21
	长春新碱	0.5 mg/d	IV（24h）	d1～4	
	多柔比星	10 mg/m²	IV（24h）	d1～4	
	环磷酰胺	750mg/m²	IV	d5	
	泼尼松	100mg	PO	d1～5	
Standford V	多柔比星	25mg/m²	IV	d1, d15	28
	长春碱	6mg/m²	IV	d1, d15	
	氮芥	6mg/m²	IV	d1	
	长春新碱	1.4mg/m²	IV	d8, d22	
	博来霉素	5mg/m²	IV	d8, d22	
	依托泊苷	60mg/m²	IV	d15～16	
	泼尼松	40mg/m²	PO	d1～28（第10周起逐渐减量，隔天减10mg）	
BEACOPP	博来霉素	10mg/m²	IV	d8	21
	依托泊苷	100mg/m²	IV	d1～3	
	多柔比星	25mg/m²	IV	d1	
	环磷酰胺	650mg/m²	IV	d1	
	长春新碱	1.4mg/m²	IV	d1	
	丙卡巴肼	100mg/m²	PO	d1～7	
	泼尼松	40mg/m²	PO	d1～14	

续表

方案	药物	剂量	方法	应用日期	重复循环天数（天）
MOPP	氮芥	6mg/m²	IV	d1, d8	28
	长春新碱	1.4mg/m²	IV	d1, d8	
	丙卡巴肼	100mg/m²	PO	d1~14	
	泼尼松	40mg/d	PO	d1~14	
DHAP	顺铂	100mg/m²	IV（24h）	d1	21
	阿糖胞苷	2g/m²	IV（q12h×2）	d2	
	地塞米松	40mg/d	IV	d1~4	
ESHAP	依托泊苷	60mg/m²	IV	d1~4	21
	甲基强的松	500mg/m²	IV	d1~3	
	阿糖胞苷	2g/m²	IV（q12h×2）	d5	
	顺铂	25mg/m²	IV（24h）	d1~4	
GDP	吉西他滨	1g/m²	IV	d1, 8	21
	地塞米松	40mg/d	IV	d1~4	
	顺铂	75mg/m²	IV	d1	
ICE	依托泊苷	100mg/m²	IV	d1~3	14
	卡铂	800mg（最大量）	IV	d2	
	异环磷酰胺	5g/m²	IV	d2	
MINE	异环磷酰胺	1333mg/m²	IV	d1~3	21
	米托蒽醌	8mg/m²	IV	d1	
	依托泊苷	65mg/m²	IV	d1~3	
FC±R	氟达拉滨	25mg/m²	IV	d1~3	28
	环磷酰胺	250mg/m²	IV	d1~3	
	利妥昔单抗	375mg/m²	IV	d0	
GemOx	吉西他滨	1g/m²	IV	d1	14
	奥沙利铂	100mg/m²	IV	d1	
HyperCVAD/MA	1、3、5、7个疗程				21
	环磷酰胺	300mg/m²	IV（q12h×2）	d1~3	
	长春新碱	1.4mg/m²	IV	d4, 11	
	多柔比星	50mg/m²	IV	d4	
	地塞米松	40mg	PO	d1~4, d11~14	
	2、4、6、8个疗程				
	甲氨蝶呤	1g/m²	IV（24h）	d1	
	阿糖胞苷	2g/m²	IV（q12h×2）	d2~3	

（四）造血干细胞移植

对常规化疗效果不佳者可选择造血干细胞支持下更强烈的化疗。适应证为复发的 HL 和原发难治 HL。

（五）免疫治疗

维布妥昔单抗（brentuximab vedotin）是靶向 CD30 的抗体偶联药物（ADC），适用于治疗 CD30 阳性复发或难治性经典型霍奇金淋巴瘤（CHL）。用法为 1.8mg/kg，每 3 周 1 次。治疗应持续至疾病进展或出现不可耐受的毒性。其不良反应为发热性中性粒细胞减少症、胃肠道反应、肝毒性、感染、呼吸道反应、皮肤疾病等。

纳武利尤单抗用于抗 PD-1 受体的全人源单克隆抗体，用于治疗 ASCT 和维布妥昔单抗治疗后复发或难治性 CHL。用法为 3mg/kg，静脉注射，每 2 周一次。其不良反应为免疫相关性肺炎、免疫相关性结肠炎、免疫相关性肝炎、免疫相关性肾炎和肾功能障碍、内分泌疾病、皮肤不良反应等。

【预后】

HL 是目前可能治愈的恶性肿瘤之一。其预后与组织类型及临床分期紧密相关，淋巴细胞为主型预后最好，5 年生存率为 94.3%，结节硬化型和混合细胞型次之，淋巴细胞消减型预后最差，5 年生存率仅为

27.4%。Ⅰ期和Ⅱ期5年生存率在90%左右，而Ⅳ期为31.9%。

HL 预后不良的因素除组织类型和临床分期外，广泛的纵隔受累和全身症状一直被认为是复发的独立预测因子。此外男性，年龄≥45 岁，血红蛋白<105g/L，白细胞计数≥15×10⁹/L，淋巴细胞计数<0.6×10⁹/L 或 8%，白蛋白<40g/L 等均与预后相关（表 6-10-5）。

表 6-10-5　国际预后危险因素评分（IPS）

指标	危险因素	预后评分
年龄	≥45 岁	1
性别	男	1
血红蛋白	<105g/L	1
白细胞计数	≥15×10⁹/L	1
淋巴细胞计数	<0.6×10⁹/L 或 8%	1
白蛋白	<40g/L	1

预后好：积分 0～3；预后差：积分>4

第二节　非霍奇金淋巴瘤

NHL 是一组异质性全身性疾病，可发生于各年龄组，并随年龄增长而发病率增高，男性多于女性。

【病理】

正常淋巴结结构破坏，淋巴滤泡和淋巴窦可以消失，增生或浸润的淋巴瘤细胞成分单一排列紧密，聚成肿瘤细胞团块。

【分型】

NHL 是一组包含有多种形态特征、免疫表型、生物学规律、发展速度和治疗反应各不相同的类型。按细胞来源可分为 B 细胞、NK/T 细胞；按疾病进展过程可分为惰性、侵袭性、高度侵袭（表 6-10-6、表 6-10-7）。

表 6-10-6　2016 年 WHO 淋巴瘤分型：非霍奇金淋巴瘤

淋巴母细胞白血病/淋巴瘤
　B 淋巴母细胞白血病/淋巴瘤，NOS
　伴重现性基因异常的 B 淋巴母细胞白血病/淋巴瘤
　T 淋巴母细胞白血病/淋巴瘤
　NK 细胞淋巴母细胞白血病/淋巴瘤
成熟 B 细胞肿瘤
　慢性淋巴细胞白血病/小淋巴细胞淋巴瘤
　　单克隆性 B 细胞淋巴细胞增多症
　B 细胞幼淋巴细胞白血病
　脾边缘带淋巴瘤
　毛细胞白血病
　脾 B 细胞淋巴瘤/白血病，不可归类
　脾红髓弥漫小 B 细胞淋巴瘤
　毛细胞白血病变异型
　淋巴浆细胞淋巴瘤/Waldenström 巨球蛋白血症

　意义未明的单克隆丙种球蛋白症，IgM
　重链病
　意义未明的单克隆丙种球蛋白症，IgG/A
　浆细胞骨髓瘤
　孤立性骨浆细胞瘤
　髓外浆细胞瘤
　单克隆免疫球蛋白沉积病
　黏膜相关淋巴组织结外边缘区淋巴瘤（MALT 淋巴瘤）
　结区边缘区淋巴瘤
　滤泡淋巴瘤
　伴 IRF4 重排大 B 细胞淋巴瘤
　原发性皮肤滤泡中心淋巴瘤
　套细胞淋巴瘤
　弥漫性大 B 细胞淋巴瘤（DLBCL），NOS
　富于 T 细胞/组织细胞的大 B 细胞淋巴瘤
　原发性中枢神经系统（CNS）DLBCL
　原发性皮肤 DLBCL，腿型
　EBV⁺ DLBCL，NOS
　EBV⁺黏膜皮肤溃疡
　DLBCL 相关慢性炎症
　淋巴瘤样肉芽肿病
　原发性纵隔（胸腺）大 B 细胞淋巴瘤
　血管内大 B 细胞淋巴瘤
　ALK⁺ 大 B 细胞淋巴瘤
　浆母细胞性淋巴瘤
　原发性渗出性淋巴瘤
　HHV8⁺ DLBCL，NOS
　伯基特淋巴瘤
　伴 11q 异常的伯基特样淋巴瘤
　伴 MYC、BCL 和（或）BCL6 重排的高级别 B 细胞淋巴瘤
　高级别 B 细胞淋巴瘤，NOS
　B 细胞淋巴瘤，不可归类，其特征介于 DLBCL 和经典型霍奇金淋巴瘤之间
成熟 T 和 NK 细胞瘤
　T 细胞幼淋巴细胞白血病
　T 细胞型大颗粒淋巴细胞白血病
　慢性 NK 细胞淋巴增殖性疾病
　侵袭性 NK 细胞白血病
　儿童系统性 EBV⁺T 细胞淋巴瘤
　种痘样水疱病样淋巴组织增生性疾病
　成人 T 细胞淋巴瘤/白血病
　结外 NK-/T 细胞淋巴瘤，鼻型
　肠病相关 T 细胞淋巴瘤
　单型性亲上皮肠道 T 细胞淋巴瘤
　胃肠道惰性 T 细胞淋巴组织增生性疾病
　肝脾 T 细胞淋巴瘤
　皮下脂膜炎样 T 细胞淋巴瘤
　蕈样肉芽肿/塞扎里综合征
　原发性皮肤 CD30＋T 细胞淋巴组织增生性疾病
　原发性皮肤 γδ T 细胞淋巴瘤
　原发性皮肤侵袭性亲表皮 CD8+ 细胞毒性 T 细胞淋巴瘤
　原发性皮肤肢端皮 CD8+T 细胞淋巴瘤
　原发性皮肤 CD4＋小/中型 T 细胞淋巴组织增生性疾病
　外周 T 细胞淋巴瘤，NOS
　血管免疫母细胞性 T 细胞淋巴瘤
　滤泡 T 细胞淋巴瘤

续表

结内外周 T 细胞淋巴瘤，呈 TFH 表型
间变性大细胞淋巴瘤，ALK+
间变性大细胞淋巴瘤，ALK−
乳房植入物相关的–间变性大细胞淋巴瘤
移植后淋巴增殖性疾病（PTLD）
浆细胞增生型 PTLD
传染性单核细胞增多型 PTLD
旺炽性滤泡增生型 PTLD
多形性 PTLD
单一性 PTLD（B 和 T-/NK 细胞型）
经典型霍奇金淋巴瘤 PTLD

表 6-10-7　各类型的侵袭性

B 细胞肿瘤	T/NK 细胞肿瘤
惰性淋巴瘤	
B-CLL/小淋巴细胞淋巴瘤	蕈样肉芽肿/SS
淋巴浆细胞性淋巴瘤	成人 T 细胞白血病（慢性）
脾边缘区淋巴瘤	T 细胞颗粒淋巴细胞白血病
滤泡性淋巴瘤（Ⅰ、Ⅱ级）	
MALT 型结外边缘区细胞淋巴瘤	
毛细胞白血病	
侵袭性淋巴瘤	
B 幼淋巴细胞白血病	外周 T 细胞淋巴瘤，非特殊型
滤泡性淋巴瘤（Ⅲ级）	血管免疫母细胞性淋巴瘤
套细胞淋巴瘤	肠道 T 细胞淋巴瘤
浆细胞瘤/骨髓瘤	结外 NK/T 细胞淋巴瘤，鼻型
弥漫性大 B 细胞型淋巴瘤	间变性大细胞淋巴瘤（T、裸细胞）
	肠病型 T 细胞淋巴瘤
	皮下脂膜炎样 T 细胞淋巴瘤
	成人 T 细胞白血病（急性）
高度侵袭性淋巴瘤	T 淋巴母细胞性白血病/淋巴瘤
B 淋巴母细胞性白血病/淋巴瘤	
伯基特淋巴瘤	

WHO 分型方案中较常见的 NHL 包括以下几种。

1. 弥漫大 B 细胞淋巴瘤（diffuse large B cell lymphoma，DLBCL）　是最常见的侵袭性 NHL，占成人 NHL 40%左右，病理特征主要是大的、弥漫性生长异常淋巴样细胞增生；有 2 种不同的分子亚型：生发中心 B 细胞型（GCB）型和非生发中心 B 细胞型（NON-GCB）。典型的免疫表型通常为 CD20（＋）、CD79a（＋）或 PAX5（＋）、CD3（－）。GCB 型 CD10（＋）或 BCL-6（＋）、IRF4/MUM1（－）；NON-GCB 型为 CD10（－）、IRF4/MUM1（＋）或 BCL-6（－）、IRF4/MUM1（－）。本型恶性程度较高，自然病程相对较短，但患者接受包含蒽环类药物联合化疗可使 70%左右患者达 CR，无复发生存可达 50%。生物靶向药物 CD20 单克隆抗体的应用使 DLBCL 治疗有突破性进展，患者长期生存率明显提高。

2. 滤泡性淋巴瘤（follicular lymphoma，FL）　约占 NHL20%，来源于生发中心的 B 细胞，属于惰性淋巴瘤。病理特征表现为肿瘤性滤泡主要由不同比例的中心细胞和中心母细胞组成。根据每高倍视野下中心母细胞数量将 FL 分 3 级：1 级为 0～5 个中心母细胞；2 级为 6～15 个中心母细胞；3 级为＞15 个中心母细胞。典型的免疫表型 CD10（＋）、BCL-2（＋）、BCL-6（＋）、CD23（＋）/（－）、CD20（＋）、CD43（－）、CD5（－）、周期素 D1（－）。60%～80%具有 t（14；18）染色体易位导致 Bcl-2 基因的重排。FL 标准一线治疗方案为 CD20 单抗联合化疗。部分患者可能转化为侵袭性 DLBCL，预后差。

3. 边缘区淋巴瘤（marginal zone lymphoma，MZL）　是指发生在淋巴滤泡及滤泡外套结构之间的成熟 B 细胞淋巴瘤，属于惰性淋巴瘤。典型的免疫表型：CD10（－）、CD5（－）、CD20（＋）、周期素 D1（－）、BCL-2（＋）。按起源部位不同分为 3 种亚型：①淋巴结边缘区淋巴瘤（nodal marginal zone lymphoma，NMZL）发生于淋巴结边缘区的淋巴瘤，其细胞形态类似单核细胞，亦称为"单核细胞样淋巴瘤"，病变多局限于头部和颈部淋巴结，对局部治疗有反应。②脾边缘区淋巴瘤（splenic marginal zone lymphoma，SMZL）原发于脾脏的 B 细胞肿瘤，主要表现为脾大，外周血和骨髓出现伴有绒毛状淋巴细胞。③黏膜相关淋巴组织结外边缘区淋巴瘤（mucosa-associated lymphoid tissue lymphoma，MALT lymphoma）最常见的原发部位为胃肠道，其中胃原发者占 80%～90%；其他部位唾液腺、肺、头颈部、甲状腺、乳腺等。原发性胃 MALT 淋巴瘤约有 90%患者 Hp 阳性，常有 t（11；18），可能会向弥漫性大 B 细胞淋巴瘤转化。

4. 套细胞淋巴瘤（mantle cell lymphoma，MCL）　MCL 占 NHL 的 5%左右，发生于滤泡外套的淋巴瘤，兼有惰性淋巴瘤的难治愈性以及侵袭性特征。病理特征为肿瘤细胞为形态一致的小至中等淋巴细胞。典型的免疫表型：CD5（＋）、CD20（＋）、CD43（＋）、细胞周期蛋白 D1（＋）、CD10（－）、BCL-6（－）；具有特征性染色体异常 t（11；14）。患者就诊时Ⅲ期或Ⅳ期者占 70%～90%，有肝脾淋巴结肿大，易侵犯 Waldeyer 环，骨髓受累者占 50%～80%。本型发展迅速，化疗缓解率低，除异基因造血干细胞移植治疗外，仍为不可治愈性疾病，中位生存期 3～5 年。

5. 伯基特淋巴瘤（Burkitt lymphoma，BL）　BL 占 NHL3%～5%，来源于生发中心的 B 细胞肿瘤，呈高度侵袭性。病理特征肿瘤细胞单一、中等大小和弥漫浸润，当侵犯血液和骨髓时即为急性淋巴细胞白血病 L3 型。典型的免疫表型：sIg（＋）、CD10（＋）、CD20（＋）、TdT（－）、Ki-67（＋）（95%）、BCL-2（－）、BCL-6（＋）；大部分患者出现 t（8；14）及 MYC 基因重排。BL 常见于儿童，流行区常表现为颌骨受累，EBV 阳性率＞95%，对化疗高度敏感；非流行区常表现为腹部病变。BL 应采用强烈化疗，高强度的联合化疗方案（HyperCAVD 方案）可提高疗效和长期生存率。

6. 血管免疫母细胞性 T 细胞淋巴瘤（angio-immunoblastic T cell lymphoma，AITCL）　是外周 T 细胞淋巴瘤的一种亚型，占 NHL 中 1%～2%，起于生发中心辅助 T 细胞，呈侵袭性。发病可能与 EBV 感染相关。病理特征弥漫性小血管分支状增生伴血管内皮细胞增生肿胀、多形性 T 淋巴细胞浸润、滤泡树突状细胞增生、多克隆性 B 细胞增生。典型的免疫表型：CD45（＋）、CD3（＋）、CD45RO（＋）、CD43（＋）、PD-1（＋）、CXCL13（＋）、CD21（＋）、CD35（＋）、CD10（＋）、Bcl-6（＋）。多见老年人，通常出现全身淋巴结肿大、多克隆性免疫球蛋白增高、发热、皮疹、自身免疫性溶血性贫血和免疫功能低下。常规治疗效果不佳、预后较差，中位生存期＜3 年。

7. 外周 T 细胞淋巴瘤非特指型（peripheral T-cell lymphoma，not otherwise specified，PTCL-NOS）　PTCL-NOS 是起源于胸腺后成熟 T 淋巴细胞的恶性肿瘤，占 NHL10%，呈侵袭性，可能与 EBV 感染相关，免疫表型：CD3（＋）、CD4（＋）、CD5（＋）、CD45RO（＋）、CD7（－）、CD8（－）。诊断时多为 Ⅲ-Ⅳ 期，预后较差，5 年存活率在 30%左右。

8. 蕈样肉芽肿/塞扎里综合征（mycosis fungoides /Sèzary syndrome，MF/SS）　为最常见的皮肤 T 细胞淋巴瘤，为辅助性 T 淋巴细胞的恶性增殖，占 NHL2%～3%。免疫表型：CD3（＋）、CD4（＋）、CD5（＋）、CD45RO（＋）、CD7（－）、CD8（－）。MF 表现为多发性皮肤浸润红斑、皮肤肿块、瘤样结节，呈惰性表现；SS 表现为广泛性红皮病伴在外周血受侵（血液中 Sèzary 细胞占淋巴细胞＞5%），呈侵袭性表现，MF 预后较好。

9. 间变性大细胞淋巴瘤（anaplastic large cell lymphoma，ALCL）　约占 NHL 的 2%～8%，呈侵袭性。病理特征为淋巴结副皮质区和窦状隙内有表达 CD30 的间变性大淋巴细胞浸润，其细胞形态类似 RS 细胞。免疫表型主要为 T 细胞型，部分为裸细胞型。特征为 CD30（＋）、CD15（－）、PAX5（－）、MuM-1（＋）、60%～80%ALK（＋），40%～60%患者存在的 t（2；5）易位。临床有皮肤型和全身型。皮肤型预后较好；全身型呈侵袭性，诊断多为疾病晚期（Ⅲ-Ⅳ 期），

常伴有发热等全身症状，易出现结外侵犯。

10. 成人 T 细胞淋巴瘤/白血病（adult T-cell leukemia/ lymphoma，ATL-L）　ATL-L 是外周 T 细胞淋巴瘤的一个特殊类型，与 HTLV-Ⅰ 病毒感染有关。临床表现为肝脾淋巴结肿大、皮肤浸润、高钙血症、骨骼溶解性病变等，外周血出现异常 T 淋巴细胞，免疫表型为成熟辅助性 T 细胞，CD3（＋）、CD4（＋）、CD5（＋）、CD7（－）、CD25（＋）。血清 HTLV-Ⅰ 抗体阳性对确诊极为重要。患者常伴有免疫缺陷，预后差，中位存活期不足 1 年，本型我国少见。

【临床表现】

临床表现呈多样性，常原发累及结外淋巴组织。大部分 NHL 为侵袭性，发展迅速，易发生早期远处扩散。

1. 淋巴结肿大　以浅表淋巴结肿大为首发表现者占 60%～70%，颈部或锁骨上淋巴结肿大最常见，其次为腋下和腹股沟。惰性淋巴瘤肿大淋巴结多为分散、无粘连、易活动；而侵袭性淋巴瘤肿大的淋巴结常融合成块，可与基底及皮肤粘连，并可有局部软组织浸润。深部淋巴结肿大时可产生相应部位的浸润、压迫、梗阻或组织破坏的症状。

2. 淋巴结外病变　约 40%起源于结外淋巴组织。咽淋巴环（Waldeyer 环）病变通常占 NHL 的 10%～15%，发生部位最多在软腭、扁桃体，其次为鼻腔及鼻窦，临床有扁桃体肿大或咽喉部肿块，吞咽困难。胸部以肺门及纵隔受累最多，半数有肺部浸润或胸腔积液。有 15%的患者有胃肠受累，可表现为厌食、恶心、呕吐、腹部肿块和腹痛、腹泻等，累及部位以回肠为多，其次为胃。约 1/3 的患者病程中可出现肝大和黄疸，1/2 患者有脾脏受累。5%～10%的患者可伴有中枢神经系统受累，表现为脊髓压迫、颅内占位等症状。皮肤浸润可出现红斑、湿疹、瘙痒、皮肤肿块、皮下结节。骨骼损害以胸椎及腰椎最常见，可引起溶骨、硬化性病变。约 10%的患者在疾病的晚期可累及骨髓发展成急性淋巴瘤细胞白血病。

3. 全身症状　发热、盗汗、体重减轻及贫血等，全身皮肤瘙痒很少见。一般来说，NHL 的全身症状不及 HL 多见，且多见疾病的晚期。

HL 和 NHL 的临床表现十分相似，鉴别主要依靠组织学检查，但两者在临床表现也存在有各自的特点（表 6-10-8）。

案例 6-10-1

1. 无痛性进行性淋巴结肿大。

2. 体检及影像学均提示浅表及深部多处淋巴结肿大，局部皮肤无红肿热痛表现。

3. 有发热、盗汗、体重减轻明显等全身症状。

表 6-10-8　霍奇金淋巴瘤和非霍金淋巴瘤临床表现比较

临床表现	非霍金淋巴瘤	霍金淋巴瘤
发生部位	结外淋巴组织发生常见	通常发生于淋巴结
发展规律	血道扩散，非临近淋巴结发展	向临近淋巴结扩散
病变范围	常侵犯多处结外病变	常见局部淋巴结病变
骨髓侵犯	常见	少见
全身症状	晚期	常见
皮肤瘙痒	少见	常见
周期性发热	少见	常见
饮酒痛	少见	常见

【实验室及其他检查】

（一）血液检查

HL 可有轻度或中度贫血，部分患者可出现白细胞增多、嗜酸粒细胞增多和血小板增多，少数患者直接抗球蛋白试验（Coombs 试验）阳性，骨髓受累、脾功能亢进或自身免疫异常可出现血细胞减少。NHL 早期血像正常，或有白细胞增高、贫血，晚期并发急性淋巴瘤细胞白血病时可呈现白血病样血像改变。

疾病活动期有红细胞沉降率增快、血清乳酸脱氢酶（LDH）活性增高，血清 β2 微球蛋白（β2-MG）水平增高。红细胞沉降率变化虽是非特异性，但在随访时可能有预示疾病复发作用，LDH、β2-MG 水平与预后相关。碱性磷酸酶升高见于疾病晚期肝脏、骨骼或骨髓受累时。少数患者可出现单克隆 IgG 或 IgM。

（二）骨髓检查

可疑或新诊断的淋巴瘤患者应进行骨髓检查，有助于诊断和疾病分期。骨髓涂片找到 RS 细胞是 HL 骨髓浸润的依据。

（三）病理学检查

淋巴瘤的诊断、分类、分型依赖组织病理学检查。活检是诊断淋巴瘤所必需的，包括受累淋巴结的切除活检或结外病变受累部位的手术活检。淋巴结活检时应选择较大的淋巴结，完整地取出，避免挤压。如多部位淋巴结肿大时应尽量避免行颌下及腹股沟淋巴结活检。深部淋巴结可依靠 B 超或 CT 引导下细针穿刺活检。

淋巴瘤的病理诊断需综合应用形态学、免疫组化、遗传学及分子生物学等技术。

1. 形态学　不同类型淋巴瘤具有特征性、诊断性的形态学特征。

2. 免疫组化　根据肿瘤细胞免疫表型可以区分 B 细胞或 T/NK 细胞，以及肿瘤细胞的分化、成熟程度，进一步确定淋巴瘤亚型。

3. 遗传学和分子生物学　遗传学检测可辅助诊断与特异性染色体异常相关的淋巴瘤。滤泡性淋巴瘤具有 t（14；18）易位，套细胞淋巴瘤具有 t（11；14）易位，伯基特淋巴瘤具有 t（8；14）易位等。B 细胞肿瘤常见于免疫球蛋白重链基因重排，大部分 T 细胞肿瘤则累及 T 细胞受体基因重排。

（四）影像学检查

影像学检查的主要任务不是肿瘤的定性，而是在病理诊确诊后正确评估肿瘤的进展范围，即肿瘤的分期判断。

1. CT　对胸部、腹部、盆腔淋巴瘤的常用检查。CT 影像表现为软组织肿块，可直接显示大小、范围、形态、密度及推挤侵犯周围脏器，其重复性好。目前是淋巴瘤分期、再分期、疗效评估、随诊最常用检查方法。

2. MRI　依据肿瘤的信号改变规律和内部情况来判断病变范围。为中枢神经系统、骨髓、肌肉部位的病变的首选检查。

3. PFT-CT　除惰性淋巴瘤外，对疗效和预后评价好于 CT、MRI。有条件者可用于淋巴瘤分期、再分期、疗效评估、肿瘤残存及复发的监测。

4. 超声　能发现直径＞2cm 淋巴结，其准确性易受操作者等人为因素的干扰，缺少对比性，一般不用于淋巴瘤的分期，但对于浅表淋巴结和浅表器官病变的诊断和随访具有一定优势。

（五）剖腹探查

剖腹探查一般不易接受。在影像学检查发现有腹部肿块或淋巴结肿大，临床高度怀疑为淋巴瘤而又无浅表淋巴结或病灶可供活检的情况下，为明确诊断需行剖腹探查。剖腹探查内容包括脾切除、可疑部位淋巴结与肝活检等。

案例 6-10-1

1. 血常规：Hb 122g/L，WBC 4.57×10⁹/L、N 0.683、L 0.276，M 0.047，BPC 105×10⁹/L，血涂片未发现异常细胞。

2. C 反应蛋白 93.50mg/l，AFP 1.8μg/L，CEA 2.32μg/L，CA-199 10.78U/ml，PSA 0.97μg/L，ESR 62mm/h，LDH 394U/L，β2-MG 3.72mg/L。

3. 骨髓显像：增生活跃，粒系、红系、巨核系正常，未检见异常细胞。

4. 影像学检查：胸腹部 CT 扫描：双侧腋窝及纵隔多发肿大淋巴结，较大者大小约为 2.9cm×2.5cm，腹膜后、盆腔及两侧腹股沟多发淋巴结增大，较大者大小约为 4.2cm×7.1cm，部分融合。

5. 左颈部淋巴结活检及细胞免疫表型：镜下见破碎的淋巴结，淋巴结结构破坏，异型的淋巴细胞弥漫排列，可见大量核分裂，灶性区见坏死。免疫组化示瘤细胞 CD20（＋）、PAX5（＋）、CD30 散在（＋）、CD3（－）、CD5（－）、Bcl-2（－）、CD2（－）、CD7（－）、CD4（－）、CD8（－）、CD21（－）、MPO（－）、CD10（－）、BCL-6（－）、Ki-67 约 40%（＋）；CD68 组织细胞（＋）。弥漫性大 B 细胞淋巴瘤，非生发中心起源。

【分期】

本病临床上常用的分期依然是 Ann Arbor 分期，但对于某些特殊结外器官和部位原发的 NHL 有其专属的分期系统。对于 NHL 该分期与临床预后的相关性不如 HL，而且 NHL 是系统性疾病，其发病部位常呈"跳跃式"，目前更主张以国际预后指数（IPI）来判断患者的疾病程度。IPI 的优点在于整合了患者整体状况，与临床预后的相关性更强。

【危险分层】

高肿瘤负荷标准，符合下列任何一条表现：①肿瘤直径>10cm；②累及至少 3 个淋巴结区域，每个直径>3cm；③具有全身症状；④脾明显肿大；⑤浆膜腔积液；⑥器官压迫；⑦骨髓侵犯；⑧LDH>500U/L 和 β2-MG 3.0mg/L 水平升高。

【诊断与鉴别诊断】

（一）诊断

本病需结合患者临床表现、体格检查、实验室检查、影像学检查及病理组织学检查结果进行综合判断。确诊有赖于病理组织活检。

对无痛性进行性淋巴结肿大患者需考虑淋巴瘤可能，要行淋巴结的活检进行病理学检查；如有皮肤损害者应行皮肤活检进行病理学检查；如全血细胞减少、血清碱性磷酸酶增高或骨骼病变者应行骨髓活检进行骨髓病理学检查；如发热待查患者，临床高度怀疑淋巴瘤而 CT 发现腹腔淋巴结肿大，但无浅表淋巴结或组织损害时，为明确诊断，需进行剖腹探查进行病理学检查。

淋巴瘤的诊断包括根据病理学检查结果做出的分类、分型诊断及根据病变累及的部位及范围做出的分期、分组诊断。

（二）鉴别诊断

淋巴瘤伴有浅表淋巴结肿大者应与慢性淋巴结炎、结核性淋巴结炎、淋巴结癌肿转移等相鉴别。以发热为主要表现的淋巴瘤须与结核病、败血症、传染性单核细胞增多症、结缔组织病、坏死性淋巴结炎等相鉴别。

案例 6-10-1

1. 患者，男，50 岁。

2. 临床特点：无痛性进行性浅表淋巴结肿大，伴发热、盗汗、体重减轻。

3. CT 扫描示胸腹腔深部淋巴结广泛肿大，部分融合。

4. 左颈部淋巴结活检：镜下见破碎的淋巴结，淋巴结结构破坏，异型的淋巴细胞弥漫排列，可见大量核分裂，灶性区见坏死。

5. 免疫组化示瘤细胞 CD20（＋）、PAX5（＋）、CD30 散在（＋）、CD3（－）、CD5（－）、Bcl-2（－）、CD2（－）、CD7（－）、CD4（－）、CD8（－）、CD21（－）、MPO（－）、CD10（－）、BCL-6（－）、Ki-67 约 70%（＋）；CD68 组织细胞（＋）。

临床诊断：弥漫性大 B 细胞淋巴瘤（非生发中心起源）ⅢB。

【治疗】

NHL 不是沿淋巴结区依次转移而是跳跃性播散，有较多结外侵犯和多中心起源，这种多中心发生的倾向使 NHL 的临床分期的价值和扩野照射的治疗作用不如 HL，决定其治疗策略应以联合化疗为主。

（一）治疗原则

1. 惰性淋巴瘤治疗 惰性 NHL 肿瘤细胞增殖速度慢，对化疗相对不敏感，属于化疗不能治愈的肿瘤。治疗可以改善生活质量和延长生存时间。

由于病性进展缓慢，存活期长，患者可长年带瘤生存而无明显症状，诊断时约 50% 为全身病变。对于局灶性病变（Ⅰ、Ⅱ期）：采用局部放疗，80% 可获得 10 年以上无病生存。广泛性病变：可单药口服如环磷酰胺，苯丁酸氮芥、氟达拉滨或联合化疗如 FC、COP 方案或 CHOP 方案（表 10-4）等以控制症状，使肿块缩小，缓解压迫症状。

2. 侵袭性淋巴瘤的治疗 侵袭性淋巴瘤发展快，恶性度较高，不论分期均应以化疗为主，对化疗残留肿块，局部巨大肿块或中枢神经系统累及可行局部放疗作为补充治疗。

目前 CHOP 方案是治疗侵袭性淋巴瘤的标准方案，可使用 40% 以上的大细胞型淋巴瘤患者长期缓解或治愈。CHOP 方案每 3 周 1 个疗程，4 个疗程不能缓解时应改变化疗方案。在取得 CR 后至少再加用 2 个疗程，共用 6～8 疗程。

对于侵袭性 B 淋巴瘤的治疗目前以 R-CHOP 方案为标准治疗方案，完全缓解率可达 60%～70%，总有效率为 80%，而侵袭性 T 细胞淋巴瘤其临床疗效和预后远差于 B 细胞淋巴瘤，一直是临床治疗的难点。

侵袭性淋巴瘤在 CHOP 方案等治疗无效，或治疗完成后复发的患者可使用补救治疗方案如 ESHAP 方案、DHAP 方案、GDP 方案、GemOx 方案、MINE 方案等治疗（表 10-4），可能提高 20%～40%适合移植的患者的长期无病生存率。

3. 高度侵袭性淋巴瘤的治疗 恶性程度高，早期即可出现远处播散，并常侵及骨髓和中枢神经系统，常采用高剂量强度（HyperCVAD/MA 方案）或急性淋巴细胞白血病样的方案治疗。

（二）生物治疗

1. 单克隆抗体 利妥昔单抗（rituximab，抗 CD20 单克隆抗体）是第一个被美国 FDA 批准用于治疗肿瘤的单克隆抗体。利妥昔单抗是一种人鼠嵌合性单克隆抗体，能特异性地与跨膜抗原 CD20 结合，介导 B 细胞溶解的免疫反应，可以有效地治疗 CD20＋B 细胞淋巴瘤。在 NHL 中 95% 以上 B 细胞性淋巴瘤细胞表达 CD20，HL 的结节性淋巴细胞为主型瘤细胞也高密度表达 CD20。利妥昔单抗联合 CHOP 方案用治疗惰性或侵袭淋巴瘤可明显提高完全缓解率和延长无病生存时间，已经被推荐为多种类型 NHL 的一线化疗方案。

2. 干扰素 对惰性淋巴瘤如慢性淋巴细胞白血病、毛细胞白血病、皮肤型 T 细胞淋巴瘤具有一定疗效，对侵袭性淋巴瘤疗效甚差。使用剂量为 $3 \times 10^6 \sim 5 \times 10^6 U/m^2$ 皮下注射，每周 3 次，连续数月。

3. 抗幽门螺杆菌治疗 胃黏膜相关淋巴样组织淋巴瘤可使用抗幽门螺杆菌的药物杀灭幽门螺杆菌，经抗菌治疗后部分患者淋巴瘤症状改善，甚至临床治愈。

4. BTK 抑制剂 BTK 抑制剂用于治疗慢性淋巴细胞白血病/小淋巴细胞淋巴瘤及既往接受过至少 1 种方案治疗的成人 MCL 患者。BTK 是 B 细胞抗原受体（BCR）和细胞因子受体通路的信号分子。BTK 通过 B 细胞表面受体信号激活 B 细胞迁徙、趋化和黏附所必需的通路。BTK 抑制剂抑制了恶性 B 细胞的增殖、存活及迁徙和基底黏附。

（三）造血干细胞移植

造血干细胞移植（HSCT）特别是自体造血干细胞移植（ASCT）在 NHL 治疗中具有重要地位和作用，是 NHL 二线解救治疗的重要组成部分。ASCT 在惰性 NHL 复发后的挽救治疗以及化疗敏感复发的侵袭性 NHL 中可显著提高缓解率、无病生存和总体生存；对于年轻高危或难治的惰性淋巴瘤异基因造血干细胞移植（allo-HSCT）可以提供长期生存及至治愈的机会。

ASCT 可适应于侵袭性淋巴瘤化疗后取得 CR 后又复发者；首次治疗有效但不能达 CR 的侵袭性 NHL；部分初治者按国际预后指数属高危者。

allo-HSCT 由于移植相关死亡率较高，总的无病生存率与 ASCT 无差异，因此在 NHL 治疗中的地位和作用尚有争议，目前主要应用于对复发或难治者和具有高危倾向淋巴瘤。

案例 6-10-1 处方及医师指导

1. 选择联合化疗方案 R-CHOP 方案每 3 周为 1 个疗程，共用 6～8 个疗程。
2. 完成疗程后可加用倒 "Y" 野局部放疗。
3. 必要时可选择造血干细胞移植。
4. 加强对症支持治疗。

【预后】

NHL 常侵犯多处结外病变，视为全身性疾病，故临床分期对其并不十分重要。

组织学亚型是一个重要的预后因素。此外疾病晚期、全身症状、年龄＞60 岁、肿瘤的大小（大于 10cm）和生长速度、结外病变特别是骨髓、纵隔、中枢神经系统受累均为预后较差的因素。1993 年 Shipp 等提出了淋巴瘤的国际预后指标（international prognostic index IPI）（表 6-10-9），将 NHL 分为低危、低中危、高中危及高危四类。

表 6-10-9 NHL 的国际预后指标（IPI 指标）

预后因素	预后较好	预后较差
年龄	≤60 岁	＞60 岁
Ann Arbor 分期	Ⅰ、Ⅱ级	Ⅲ、Ⅳ级
结外病变数	＜2 个部位	≥2 个部位
体能状态（ECOG 标准）	0、1 级	2、3、4 级
血清 LDH	正常	升高

预后分级	不良因素数	CR 率（%）	2 年存活率（%）	5 年存活率（%）
低危	0,1	87	84	73
低中危	2	67	66	50
高中危	3	55	54	43
高危	4,5	44	34	26

ECOG 体能状态分级标准	
级别	体能状态
0	正常生活
1	有症状、但不需要卧床，生活可自理
2	50%以上时间不需要卧床、偶需卧床
3	50%以上时间需卧床，需特殊照顾
4	卧床不起

每一项预后不良因素计数为 1 分，上述 5 项指标评分的总和即为国际预后指数（IPI），根据 IPI 进行危险度分型，0～1 分为低危，2 分为中低危，3 分为中高危，4～5 分为高危。

知识拓展

嵌合抗原受体 T 细胞（CAR-T）

（一）Emily 的故事

2013 年，科学家们宣布使用一种新型的免疫细胞疗法成功治愈晚期急性淋巴细胞白血病，给全世界癌症患者带来了新的曙光。

小女孩 Emily Whitehead，5 岁时诊断为急性淋巴细胞白血病，在进行首轮化疗时受到感染，差点失去双腿。后来病情复发，再次接受了治疗，并排期行骨髓移植手术。等待期间，病情再次复发，这时医师们已经无计可施了。宾夕法尼亚大学的科学家们从 6 岁大的 Emily 身体里抽取血，分离提取白细胞，制备嵌合型抗原受体转基因 T 细胞（CD19-CAR-T）重新输回到患儿体内，以使它们攻击癌细胞。在接受治疗后 2 年，艾米丽身体健康，能像其他正常孩子一样享受生活。Emily 的故事激励着无数科研工作者投身到 CAR-T 研究中。

（二）CAR-T 技术

CAR-T（chimeric antigen receptor T-cell immuneotherapy）即嵌合抗原受体 T 细胞免疫疗法，是一种恶性肿瘤的过继免疫治疗，通过体外基因转移技术，将编码嵌合抗原受体（CAR）的基因序列转导入 T 细胞中，生成可以结合靶抗原的肿瘤特异性 T 细胞。

1989 年，Eshhar 研究小组首次提出将针对肿瘤抗原单克隆抗体的可变区和 T 细胞受体（T cell receptor, TCR）的亚基融合为一体，重定向 T 细胞的免疫反应。表达特异性嵌合抗原受体的 T 细胞（CAR-T）以抗原依赖、非 MHC 限制的方式结合肿瘤抗原，启动并活化下游级联反应，特异性杀伤肿瘤。这一尝试开启了 CAR-T 细胞免疫疗法的序幕。该疗法的一般程序是将患者的免疫 T 细胞体外通过生物技术改造，采用 B 细胞的抗体基因和 T 细胞表面受体基因结合，用载体导入患者的免疫 T 细胞，从而使 T 细胞具有靶向性，令其识别肿瘤细胞表面的抗原，然后把 T 细胞输回给患者，达到识别、杀死肿瘤细胞的治疗效果。

CAR 包含细胞外的单克隆抗体的抗原结合区域和细胞内的诱导 T 细胞激活的 CD3ζ 链等重要结构。随着技术的进步 CAR-T 在不断变化。第 1 代 CAR-T 的信号域为单一的信号分子，缺乏共刺激信号域，只能引起短暂的 T 细胞增殖，不能提供长时间的 T 细胞扩增信号和持续的体内抗肿瘤效应；第 2 代 CAR-T 引入了一个共刺激分子（costimulatory molecule, CM），如 CD27、CD28、CD134（OX40）或 CD137（4-1BB），而第 3 代 CAR-T 则包含两个以上共刺激分子结构域，如 CD27、CD134（OX40）、CD137（4-1BB），旨在提高 T 细胞的细胞毒活性、增殖性与存活时间；第 4 代 CAR-T 可以分泌细胞因子，激活固有免疫去杀伤无法被 CAR-T 识别的肿瘤细胞。

（三）CAR-T 在血液肿瘤中的应用

截至 2015 年，全球正在开展的 CAR-T 临床试验共 87 项，美国以 54 项遥遥领先，中国紧随其后，已开展的 CAR-T 临床试验数量多达 23 项，欧洲 8 项，日本和澳大利亚各 1 项。在血液肿瘤的，以 CD19 为靶点的 CAR-T 临床试验最多，已证实在复发、难治性慢性淋巴细胞白血病（CLL）、急性淋巴细胞白血病（ALL）和非霍奇金淋巴瘤（NHL）中疗效显著。其他靶点还有 CD20、CD22、CD30、CD123、CD138 等。

第十一章 浆细胞病

浆细胞病（plasma cell diseases）是浆细胞过度增殖所引起的一组单克隆疾病。此组疾病的共同特征是：①骨髓和其他组织有单克隆浆细胞异常增生；②血或尿液中结构均一的单克隆免疫球蛋白或单克隆轻链、重链片段异常增多（M蛋白）。M蛋白有以下三种类型：①完整的免疫球蛋白分子；②游离的κ或λ链；③重链片段（γ、α、μ、δ或ε）。

浆细胞病在临床上可分为两大类：一类为具有明显临床和病理特征的恶性浆细胞病，包括有骨髓瘤/浆细胞瘤（孤立性、多发性、髓外骨髓瘤、浆细胞性白血病）、原发性巨球蛋白血症、重链病、原发性淀粉样变性。另一类为无明显临床表现的良性浆细胞病，其浆细胞分化良好，增生程度及分泌的单克隆免疫球蛋白水平增高有限。包括意义未明的单克隆免疫球蛋白血症（monoclonal gammopathy of undetermined significance，MGUS）。本章将重点介绍多发性骨髓瘤。

多发性骨髓瘤

> **案例 6-11-1**
> 　　毛某，女，72岁，农民。腰背痛3个月，咳嗽2周。患者自诉3个月前出现腰背痛，夜间或体位变换后明显，入住当地医院骨科，腰椎X线检查示多处压缩性骨折，给予止痛药物等治疗症状无好转，2周前出现咳嗽、咳黄黏痰，量少。大小便正常，体重无明显改变。高血压病史1年。
> 　　体格检查：T 36.7℃，P 84次/分，R 20次/分，BP 144/91mmHg。神志清楚，轻度贫血貌，全身皮肤黏膜无黄染、出血点，全身浅表淋巴结未触及肿大。胸骨叩击痛阳性，两肺呼吸音清，未闻及干湿啰音，HR 84次/分，心律齐，心音尚可，心尖部可闻及Ⅱ/6级左右的收缩期杂音，腹软，无压痛，肝脾未触及，胸椎下段及腰椎上段多处有压痛及叩击痛，四肢活动正常，生理反射存在，病理反射未引出。门诊胸腰椎MRI示脊柱、胸廓、骨盆弥漫性骨质信号异常，并T_6、T_8、L_1、L_5、S_1骨质破坏。
> **问题：**
> 　　1. 作为临床医师应如何考虑诊断和鉴别诊断？
> 　　2. 为明确诊断应进行哪些相关检查？
> 　　3. 对于该患者应如何选择治疗方案？

多发性骨髓瘤（multiple myeloma，MM）是一种克隆性浆细胞异常增殖的恶性疾病。表现为骨髓和其他组织有异常浆细胞（或称骨髓瘤细胞）的增殖，引起骨骼的破坏，并产生大量的单克隆免疫球蛋白（M蛋白），临床表现为骨痛、病理性骨折、贫血、高钙血症、肾功能损害、感染和出血。

多发性骨髓瘤是血液系统第2位常见恶性肿瘤，占10%～15%；多数在50岁以后发病，随着年龄的增加其发病率也明显升高；在我国MM的发病率约为1/10万。男女之比为3:2。

【病因和发病机制】

MM的病因迄今尚未完全明确。病毒感染、放射线、慢性抗原刺激、遗传因素等可能与MM的发病有关。人类8型疱疹病毒（HHV-8）：属γ-疱疹病毒，为双链DNA病毒，Said等发现MM患者的骨髓活检标本中HHV-8 DNA阳性率达86%，推测HHV-8与MM的发生可能有关。此外在遭受核爆炸影响的人群和在职业性接受或治疗性接受放射线人群中MM的发病率显著高于正常人群。

MM的发生发展涉及多种因素的参与。细胞因子的异常表达不仅影响MM细胞的增殖、分化，还与MM的临床表现如体液免疫功能抑制、溶骨性病变/骨质疏松等有关。白细胞介素-6（IL-6）被认为是骨髓瘤细胞（MM细胞）最主要的生长因子，IL-6通过刺激增殖和抑制凋亡两种机制发挥支持MM细胞生长的作用；此外还有肿瘤坏死因子-α（TNF-α）、白细胞介素-1β（IL-1β）、胰岛素生长因子-1（IGF-1）、血管内皮细胞生长因子（VEGF）等，它们的相互作用调节MM细胞的增殖、生存、耐药与迁移。

大多数患者有C-MYC基因的转录及高水平的c-MYC RNA和蛋白质的表达，50%患者可发现N-Ras基因的突变，40%患者有免疫球蛋白重链基因（*IgH*）的原发易位（$14q^+$）。分子生物学的异常可导致癌基因被激活，引起单克隆性浆细胞无限增殖。

【临床表现】

多发性骨髓瘤临床表现多种多样，多数患者起病缓慢，可长期无症状。主要表现有MM细胞增生、浸润和破坏及MM细胞分泌大量单克隆免疫球蛋白及其亚单位（轻链、重链片段）所产生的症状与体征。

（一）骨髓瘤细胞的浸润和破坏引起的临床表现

1. 骨骼疼痛和病理性骨折　进行性骨质破坏是本病突出临床特征之一，发生率可高达70%～90%。

早期疼痛较轻，可为游走性或间歇性，随着病程进展可变为持续性剧烈疼痛；部位以腰骶部最常见，其次是胸肋骨及肢体，疼痛剧烈或突然加重，常提示发生了病理性骨折。MM 细胞可侵犯骨皮质、骨膜及邻近组织，形成肿块，常发生胸肋骨、锁骨、头颅骨、脊椎等，呈多发性；少数患者仅有单个呈囊状或肥皂样的骨骼损害，称为孤立性浆细胞瘤。

骨病变产生的主要机制是由于骨髓瘤细胞释放破骨细胞活化因子 RANKL、TNF、SDF-1、IL-6 和成骨细胞抑制因子 Dkk-1、IL-3、TGF-β、肝细胞生长因子（HGF），引起破骨细胞过度活化及成骨细胞生长受抑，导致骨重塑失衡，引起骨质疏松和溶骨性破坏。

2. 贫血和出血 贫血是本病的另一个常见临床表现，因贫血发生缓慢，早期症状多不明显，随着疾病的进展，晚期症状明显。导致贫血的原因是 MM 细胞在骨髓中不断的增生，引起正常的骨髓造血功能受抑使红细胞生成减少，此外肾功能不全、反复感染、营养不良等因素也会造成或加重贫血。

出血倾向在本病中也不少见，早期多表现皮肤紫癜和黏膜渗血，晚期可发生内脏及颅内出血。出血可能与血小板的减少、凝血功能障碍和血管壁损伤等有关。大量单克隆免疫球蛋白覆盖于血小板表面及凝血因子表面，影响血小板功能及凝血因子功能造成凝血功能障碍。

3. 髓外浸润 MM 细胞可累及肝、脾、淋巴结、肾、皮肤、脑脊膜和脑实质等，有时可伴有继发性浆细胞性白血病。半数 MM 患者可出现肝大、20% 患者有脾大，一般均为轻度肿大，淋巴结肿大少见。皮肤损害可表现为瘙痒、红斑、坏疽样脓皮病、多毛等。神经系统受累可表现神经根痛、截瘫、颅神经损害、颅内压增高、精神症状、周围神经病变等。同时有多神经病变（polyneuropathy）、器官巨大症（organomegaly）、内分泌病变（endocrinopathy）、M 蛋白和皮肤病变（skin change）者称为 POEMS 综合征，主要见于 IgD 型 MM。

髓外浆细胞瘤是浆细胞直接侵犯骨外其他软组织，它可形成局部隆起，伴或不伴有 M 蛋白分泌，但最终可发展为典型的 MM。

（二）M 蛋白引起的临床表现

1. 反复感染 感染是本病常见的初诊表现之一，也是晚期患者的主要死亡原因之一。感染部位以肺部最多见，其次为泌尿系统、消化系统和败血症，也可发生皮肤软组织感染。病原菌以革兰阴性杆菌为主，病毒感染以带状疱疹多见。本病易发生感染的原因是正常多克隆免疫球蛋白生成减少，致使机体免疫

功能下降；此外化疗药物及肾上腺皮质激素的使用，也增加了发生感染的机会。

2. 肾功能损害 40%～70% 的 MM 患者有肾脏病变，轻链型 MM 多见。其表现为水肿、多尿、腰痛，蛋白尿、血尿，最终发展为肾功能不全，肾功能衰竭是 MM 的致死原因之一。产生机制：①游离轻链自肾小球滤过后被近曲肾小管重吸收，并沉积于肾小管上皮细胞内，导致肾小管损害；②高钙血症可引起尿钙增高和渗透性利尿，使血容量减低造成肾前性肾衰竭，同时钙沉积于肾引起间质性肾炎；③血尿酸过多、淀粉样变性、高黏滞综合征、骨髓瘤细胞浸润及高 IL-6 血症等均可引起肾脏损害。

3. 高黏滞综合征 大量 M 蛋白可导致血液的黏滞度增高，影响了血液循环和组织毛细血管的灌注，引起组织的缺血和缺氧，以脑、眼、肾、肢端最为明显。其常见症状有头昏、头痛、眼花、耳鸣、手足麻木，并可突然发生意识障碍，癫痫样发作，甚至昏迷；眼底检查可见视网膜静脉节段性扩张、迂曲呈腊肠状，伴有渗血、出血；雷诺现象的发生。

4. 淀粉样变性 以 IgD 型 MM 发生淀粉样变性者为多。淀粉样物质聚集于体内各器官和组织的血管壁中，引起脏器肿大和功能异常。如舌肿大、腮腺肿大、皮肤增厚、心肌肥厚、心脏扩大、吸收不良、外周神经病变、肝脾肿大、肾功能不全等。淀粉样变性的诊断依赖组织活检和刚果红染色。

此外还有高钙血症和高尿酸血症等。

> **案例 6-11-1**
>
> 1. 起病缓慢，腰背部疼痛、贫血及椎体的压痛为主要表现。
>
> 2. MRI 示脊柱、胸廓、骨盆弥漫性骨质信号异常，并 T_6、T_8、L_1、L_5、S_1 骨质破坏。

【实验室检查】

实验室检查对 MM 的诊断、分型、临床分期及预后判断都有重要意义。

1. 血常规 约 2/3 患者有不同程度贫血，常为正细胞正色素性贫血，血片中红细胞常呈缗钱状排列。多数患者白细胞计数正常，但也可增高或减低，分类时常见淋巴细胞比例相对增多，可见少量幼粒、幼红细胞及少量 MM 细胞，如外周血 MM 细胞为 $2.0 \times 10^9/L$ 时，应诊断为继发性浆细胞白血病。血小板计数可正常或减少。红细胞沉降率显著加快。

2. 骨髓显像 MM 细胞的出现是本病的主要特征之一。其表现为骨髓中浆细胞异常增生，可达骨髓有核细胞的 10% 以上。MM 细胞大小形态不一，成堆出现，细胞质呈灰蓝色，核为圆形，可见双核、多

核，核染色质较疏松，常有核仁 1～3 个。MM 细胞可呈灶性分布，单个部位骨髓穿刺不一定能检出 MM 细胞，有时需行多部位骨髓穿刺或骨髓活检。骨髓活检切片较涂片能更早期、更准确地显示骨髓腔内瘤细胞的情况。

3. 单克隆免疫球蛋白（M 蛋白）检测 M 蛋白增多是诊断 MM 重要依据之一。①血清蛋白电泳可见球蛋白区域有一染色浓而密集、窄底高峰的 M 蛋白；因单克隆免疫球蛋白的类型不同 M 蛋白可出现在 γ 区（IgG、IgM）、β 或 $α_2$ 区（IgA）。②免疫电泳表现为异常沉淀弧，正常免疫球蛋白明显减少。根据免疫电泳结果可确定 M 蛋白的种类及含量，从而对 MM 进行分型，即 IgG 型、IgA 型、IgM 型、IgE 型、IgD 型、轻链型、不分泌型、双克隆型。其中以 IgG 型最常见，占 50%～60%；IgA 型占 15%～20%；轻链型占 15%～20%；IgD 型占 1%～2%；不分泌型及双克隆性约占 1%；IgM 型和 IgE 型均较为罕见。③血清游离轻链检测：较普通的血或尿轻链检查敏感性高，能对 70%的非分泌型 MM、>95%轻链淀粉样变性（AL）和所有的轻链型 MM 做出诊断。

4. 尿液检查 可出现蛋白尿、血尿、管型尿。具有诊断意义的是尿中出现即 Bence Jones protein，或称凝溶蛋白，为尿中游离的免疫球蛋白轻链。该蛋白在 pH 为 5.0 的条件下，加热至 50～60℃时出现沉淀，继续加热至 90℃后又重新溶解，阳性率为 40%～50%。在尿蛋白电泳时在 γ～β 区附近形成一条致密的弓形沉淀弧。

5. 血液生化检查 约 15%患者血钙升高，血磷一般正常，但肾功能不全时磷排出减少可引起血磷升高。碱性磷酸酶可正常或轻度升高。病程中、晚期可出现肌酐、尿素氮升高，内生肌酐清除率下降。在疾病活动和瘤细胞负荷较重时可出现 $β_2$ 微球蛋白（$β_2$-MG）、C 反应蛋白（CRP）及乳酸脱氢酶（LDH）水平的升高，是预后不良的指标。此外还可出现血液黏滞度增高、高尿酸血症。

6. 影像学检查 绝大多数 MM 患者 X 线检查有异常改变，主要表现为凿孔状溶骨性损害、弥漫性骨质疏松或病理性骨折。其病变好发于颅骨、脊柱、肋骨、骨盆、胸骨及股骨和肱骨的近端。

CT 和 MRI 对早期病变和小的骨质破坏及软组织肿块的敏感性高，可作为 X 线检查的补充。

7. 免疫学、遗传学和分子生物学检查 正常浆细胞的表型为 CD38（+）、CD138（+）、CD45（+）、CD19（+）、CD56（-），而骨髓瘤细胞通常表达 CD38（+）、CD138（+）、CD45（-）、CD19（-）、CD56（+）。

MM 患者有特殊染色体异常，包括异位、缺失或扩增：del 13、del 17、t（4；14）、t（11；14）、t（14；16）、1q21 扩增等。用聚合酶链反应（PCR）技术可检测到 80%的 MM 患者有免疫球蛋白重链基因重排。

案例 6-11-1

1. 血常规：Hb 86g/L，MCV 91.4fl，MCH 29.4pg，MCHC 322g/L，WBC $7.17×10^9$/L，BPC $213×10^9$/L，血涂片未发现异常细胞。

2. 骨髓显像：增生活跃，粒系增生，形态正常；红系增生，以中晚幼红为主，部分红细胞呈缗钱状排列；巨核系正常。浆细胞明显增多，占 29%，可见幼浆、双核浆细胞及巨大瘤细胞。

3. 全身骨显像：顶骨、L_1、前后多根肋骨、左骶髂点状或横条形明显异常放射性浓聚，左肩关节放射性摄取较对侧增高。

4. 胸部 X 线检查：肩胛骨、胸骨、胸椎及肋骨多发骨质密度减低，部分肋骨变形并骨质中断，右侧第 8 肋骨后见肿块形成。两肺近膈面见散在斑片、条索影，双侧胸腔内积液。

5. 血液生化检查：总蛋白 75.6g/L、白蛋白 32.53g/L、球蛋白 43.07g/L，尿素 8.43mmol/L、肌酐 256.0μmol/L、钙 3.14mmol/L、磷 0.99 mmol/L、血尿酸 652.7μmol/L，免疫球蛋白 IgG 35g/L、免疫球蛋白 IgA 0.34g/L、免疫球蛋白 IgM 0.38g/L、尿液免疫球蛋白 κ 链 3920mg/L、尿液免疫球蛋白 λ 链＜50mg/L，$β_2$ 微球蛋白 9.64mg/L、乳酸脱氢酶 488.2U/L、C 反应蛋白 13.20mg/L，血清铁蛋白 589.4μg/L，ESR 91mm/h。

6. 尿液检查：尿蛋白（+），24 小时尿蛋白为 4111.7mg。

7. 免疫电泳检测：血 IgG 为 37.7g/L、IgM 为 0.36g/L、IgA 为 0.4g/L、λ 为 0.33g/L、κ 为 11g/L、κ/λ 为 33.33。M 蛋白为 36%，血清免疫固定电泳图形为与抗 IgG 和抗 κ 形成特异性反应沉淀带，尿本周氏蛋白电泳图形为与抗 κ 形成特异性反应沉淀带。

【诊断、分型和分期】

典型的 MM 诊断并不困难。由于 MM 起病隐匿，临床表现复杂多样，且无特异性，极易漏诊和误诊。当中老年患者出现下列情况应考虑是否存在 MM：①持续不可解释的骨痛或骨质疏松；②持续红细胞沉降率或血黏度增高；③肾功能损害、原因不明蛋白尿；④高钙血症。

一个完整的 MM 诊断应包括分型、临床分期和分组。

（一）诊断标准

综合参考 WHO、美国国立综合癌症网络（NCCN）及国际骨髓瘤工作组（IMWG）的指南，诊断有症状骨髓瘤（活动性骨髓瘤）和无症状骨髓瘤（冒烟型骨髓瘤）的标准。

1. 冒烟型骨髓瘤诊断标准

（1）血清 M 蛋白（IgG 或 IgA）＞3g/dl 或 24 小时尿轻链＞500mg。

（2）骨髓克隆性浆细胞 10%～60%。

（3）无相关器官或组织损害（无终末器官受损，包括骨病变）或症状。

需满足第 3 条，加上第 1 条和（或）第 2 条。

2. 活动型（有症状性）多发性骨髓瘤诊断标准

（1）骨髓单克隆浆细胞比例≥10%和（或）组织活检证实为浆细胞瘤。

（2）血清和（或）尿中出现单克隆 M 蛋白。

（3）骨髓瘤引起的相关表现：①靶器官损害表现（CRAB），高钙血症、肾功能损害、贫血、溶骨性破坏；②无靶器官损害表现者如出现下面 1 项或多项指标异常（SLiM），骨髓单克隆浆细胞比例≥60%、受累/非受累血清游离轻链比≥100、MRI 检查出现＞1 处 5mm 以上局灶性骨质破坏。

符合上述第 1 条及第 2 条，加上第 3 条中任何 1 项即可诊断为 MM。

（二）分型

依照免疫球蛋白类型分为 IgG 型、IgA 型、IgD 型、IgM 型、IgE 型、轻链型、双克隆型及不分泌型。每一种又可以根据轻链类型分为 κ 型和 λ 型。临床以 IgG 型最常见，其次为 IgA 型。

（三）临床分期

多发性骨髓瘤的临床分期反映疾病程度，并与治疗反应及预后密切相关。目前采用 Durie-Salmon（DS）分期体系（表 6-11-1）和国际分期体系（ISS）（表 6-11-2）；Durie-Salmon 分期主要反映肿瘤负荷，ISS 主要用于判断预后。

表 6-11-1　Durie-Salmon（DS）分期体系

分期	分期标准	瘤细胞数（×$10^{12}/m^2$）
I 期	符合下述 4 项 （1）血红蛋白＞100g/L （2）血清钙正常 （3）X 线检查无异常发现 （4）M 蛋白水平 　　IgG＜50g/L 　　IgA＜30g/L 　　轻链型尿中轻链＜4g/24h	＜0.6

续表

分期	分期标准	瘤细胞数（×$10^{12}/m^2$）
II 期	既不符合 I 期又不达III期者	0.6～1.2
III 期	符合下述一项或一项以上者 （1）血红蛋白＜85g/L （2）高钙血症 （3）溶骨病变大于 3 处 （4）M 蛋白水平 　　IgG＞70g/L 　　IgA＞50g/L 　　轻链型尿中轻链＞12g/24h	＞1.2

每期又可再分为 A 组和 B 组：A 组肾功能正常（血肌酐＜177μmol/L）；B 组肾功能不正常（血肌酐≥177μmol/L）

表 6-11-2　国际分期体系（ISS）及修改的国际分期体系（R-ISS）

分期	ISS 标准	R-ISS 标准
I 期	β_2-MG＜3.5mg/L 白蛋白≥35g/L	ISS I 期和细胞遗传学标危患者同时 LDH 正常水平
II 期	介于 I 期 和III期之间	不符合 R-ISS I 期和III期的所有患者
III 期	β_2-MG≥5.5mg/L	ISS III 期同时细胞遗传学高危患者或 LDH 高于正常水平

细胞遗传学高危指期间荧光原位杂交检出 del（17p）、t（4；14）、t（14；16），标危即未出现此类异常

【鉴别诊断】

1. 反应性浆细胞增多症　机体慢性炎症、感染、肿瘤、结缔组织病等均可引起反应性浆细胞增多和免疫球蛋白水平增高。骨髓中成熟浆细胞增多，一般不超过 10%，免疫球蛋白增高为多克隆性，免疫表型为 CD38（＋）、CD19（＋）、CD20（＋）、CD28（－）、CD56（－）。

2. 意义未明的单克隆丙种球蛋白病（MGUS）　原因不明的单克隆免疫球蛋白增多，但不存在溶骨性病变、贫血、高钙血症和肾功能不全，M 蛋白升高的水平有限，且保持多年基本不变，IgG＜30g/L、IgA＜15g/L、IgM＜15g/L、轻链型尿中轻链＜1.0g/24h，骨髓浆细胞＜10%且形态正常。少部分患者多年后可发展为 MM 或其他恶性浆细胞病。

3. 华氏巨球蛋白血症（WM）　血清中出现大量单克隆免疫球蛋白 IgM，骨髓中有浆细胞样淋巴细胞增生、浸润，无溶骨性病变存在。免疫表型为 sIgM（＋）、CD5（－）、CD10（－）、CD19（＋）、CD20（＋）、CD23（－）。

4. 骨转移癌　溶骨性损害的同时伴有成骨形成，影像学检查可见溶骨性缺损周围有骨密度增加，且血清碱性磷酸酶明显升高。有原发病灶存在。

5. 原发性系统性淀粉样变性　淀粉样物（即免疫球蛋白轻链）沉淀于舌、心、肾、肝、脾、消化道、

神经系统等组织器官导致器官肿大和功能障碍。组织病理检查刚果红染色阳性。

6. 其他 肾病、重链病、淋巴瘤等均需与多发性骨髓瘤相鉴别。

案例 6-11-1

1. 患者，女，72 岁。

2. 临床特点：骨痛、贫血、肾功能损害、高钙血症、全身多处骨质缺损及骨质疏松。

3. 骨髓显像：部分红细胞呈"缗钱"状排列，浆细胞明显增多占 29%，可见幼浆、双核浆细胞及巨大瘤细胞。

4. 免疫电脉检测：血 IgG 为 37.7g/L、κ 为 11g/L，κ/λ 为 33.33。M 蛋白为 36%，血清免疫固定电泳图形为与抗 IgG 和抗 κ 形成特异性反应沉淀带，尿本周氏蛋白电泳图形为与抗 κ 形成特异性反应沉淀带。

临床诊断：多发性骨髓瘤 IgG，κ 型 Ⅲ 期 B 组。

【治疗】

多发性骨髓瘤为进展性疾病，传统化疗药物可使 40%～70% 患者病情得到有效控制，中位生存期为 3～4 年；新的靶向药物的应用，MM 患者的生存期已延至 5～10 年，有的甚至超过 10 年，但 MM 仍然是一种不能治愈的疾病。目前化疗仍是 MM 最主要的治疗手段。

（一）化学治疗

1. 常用药物 ①靶向药物：目前主要为蛋白酶体抑制剂（硼替佐米、卡非佐米）和免疫调节剂（沙利度胺、来那度胺或泊马度胺）；②传统化疗药物：美法仑、阿霉素和环磷酰胺等；③糖皮质激素：如地塞米松、泼尼松等。

2. 化疗方案 目前多发性骨髓瘤的治疗方案以联合化疗为主，可分为初治患者的诱导治疗、巩固治疗（包括造血干细胞移植）和达到平台期后的维持治疗。

（1）诱导治疗：目的是降低肿瘤负荷，缓解症状，达到稳定的平台期。初始治疗多以蛋白酶体抑制剂为主联合治疗方案，如与阿霉素、环磷酰胺、美法仑或沙利度胺等药物联合；不适合进行移植的患者也可选择以美法仑为主的联合治疗方案，如美法仑＋泼尼松±硼替佐米，美法仑＋泼尼松＋沙利度胺，美法仑＋泼尼松＋来那度胺等（表 6-11-3）。

表 6-11-3　MM 常用化疗方案

方案	药物	剂量	途径	时间及程序
VD±T	硼替佐米	1.3mg/（m² · d）	iv	d1、d4、d8、d11
	地塞米松	40mg/d	po	d1～4、d9～12
	沙利度胺	100～200mg/d	po	d1～21 每 21 天重复一次
Rd	来那度胺	25mg/d	po	d1～21
	地塞米松	40mg/d	po	d1、d8、d15、d22 每 28 天重复一次
PAD	硼替佐米	1.3mg/（m² · d）	iv	d1、d4、d8、d11
	阿霉素	9mg/（m² · d）	iv	d1～4
	地塞米松	40mg/d	po	d1～4、d8～11、d15～18 每 28 天重复一次
PCD	硼替佐米	1.3mg/（m² · d）	iv	d1、d4、d8、d11
	环磷酰胺	300mg/（m² · d）	po	d1、d8、d15、d22
	地塞米松	30～40mg/d	po	d1～4、d8～11、d15～18 每 28 天重复一次
VAD±T	长春新碱	0.4mg/d	iv	d1～d4
	阿霉素	10mg/m² · d	iv	d1～d4
	地塞米松	40mg/d	po	d1～4、d9～12、d17～20
	沙利度胺	100～200mg/d	po	d1～28 每 28 天重复一次
TD	沙利度胺	200mg/d	po	d1～28
	地塞米松	40mg/d	po	d1～4、d9～12、d17～20 每 28 天重复一次

方案	药物	剂量	途径	时间及程序
MP	美法仑	8mg/（m²·d）	po	d1～4
	泼尼松	1mg/（kg·d）	po	d1～4
				每4～6周重复一次
M2	长春新碱	1.2mg/（m²·d）	iv	d21
	卡莫司汀	0.5mg/（kg·d）	iv	d1
	美法仑	8mg/（m²·d）	po	d1～4
	环磷酰胺	400mg/（m²·d）	iv	d1
	泼尼松	1mg/（kg·d）	Po	d1～7
		0.5mg/（kg·d）	po	d8～14
				每35天重复一次

（2）巩固治疗：为进一步提高治疗反应，在诱导缓解后继续给予的短期强化治疗，一般重复原有效诱导方案2～4个疗程。

（3）维持治疗：疾病达到缓解期或平台期，或疾病控制到最佳状态时给予长期维持性药物治疗，延长疗效反应的持续时间、无进展生存期（PFS）及总生存期（OS）。维持治疗一般选择沙利度胺、来那度胺、硼替佐米、干扰素、激素。

（二）双磷酸盐

双磷酸盐是一种破骨细胞的特异性抑制剂，对MM患者可通过抑制骨质破坏和肿瘤生长以减轻疼痛，是治疗肿瘤性骨病的常用药物。双磷酸盐适用于所有活性MM患者，包括口服氯屈膦酸和静脉使用帕米膦酸二钠、唑来膦酸等。静脉使用双磷酸盐在MM诊断后前2年每月1次，2年之后每3个月1次，口服双磷酸盐可以长期使用。对于有肾功能损害者需调整双磷酸盐的治疗剂量、输注时间和给药的间隔时间。总疗程建议持续2年以上，直至出现明显不良反应或患者体力明显下降。

（三）靶向治疗

达雷妥尤单抗是一种抗CD38的单克隆抗体，具有广谱杀伤活性，靶向结合多发性骨髓瘤细胞表面高度表达的跨膜胞外酶CD38分子，通过多种机制诱导肿瘤细胞的快速死亡。用法为16mg/kg，静脉注射。其不良反应为中性粒细胞减少，血小板减少，疲乏，恶心，腹泻，便秘，呕吐，肌痉挛，关节痛等。

（四）造血干细胞移植（SCT）

所有有条件的患者均推荐进行自体造血干细胞移植（ASCT）。对ASCT的患者，在诱导治疗过程中应限制烷化剂、亚硝脲类药物的使用，以避免造血干细胞的损伤；对于进展期、一般状况良好的MM患者，若初始治疗有效或治疗后病情稳定时可进行ASCT；ASCT治疗MM优于传统化疗，且2次移植还可以进一步提高患者的缓解率。

年轻、高危、复发难治患者可考虑异基因造血干细胞移植（allo-SCT），但有较高的移植相关毒性，移植相关死亡率可高达30%～50%。

（五）支持治疗

支持治疗在本病的治疗上占有重要地位，不容忽视。包括鼓励患者进行适度活动，应用止痛剂或局部放疗达到止痛效果，脊椎有病变者应睡加软垫的木板硬床，发生病理性骨折时则应限制活动并配备矫正性支架加以保护。保护肾功能是重要支持治疗之一，应适当补液、保证尿量在1500～2500ml/d，避免使用对肾有毒性的药物。及时处理高钙血症、高尿酸血症、高黏滞血症，纠正贫血，控制出血，及早防治感染等。

> **案例 6-11-1 处方及医师指导**
>
> 1. 患者有肾功能不全存在，以PAD作为初始化疗方案。
>
> 2. 酌情输血纠正贫血，促红细胞生长素1万U、肌内注射、每周3次。
>
> 3. 避免使用对肾脏损害的药物，高钙血症可肌肉或静脉注射降钙素50U/d。高尿酸血症可口服别嘌醇300mg/d。
>
> 4. 睡加软垫的木板硬床。
>
> 5. 加强对症支持治疗。

【预后】

与本病预后有关的因素有年龄、分型、临床分期、浆细胞标记指数、血清β₂微球蛋白水平、血清乳酸脱氢酶水平、分子遗传学异常等（表6-11-4）。临床病程只能持续平均3年。导致患者死亡的主要原因是感染、肾衰竭、骨髓瘤进展所致全身衰竭或多器官衰竭。约有5%患者转变为急性浆细胞白血病。

表 6-11-4 mSMART 的 MM 危险分层

危险分层	分层标准
高危	荧光原位杂交：del（17p），t（14；16），t（14；20）
	基因表达谱：高危标志
中危	荧光原位杂交：t（4；14）
	常规细胞遗传学：del（13）、亚二倍体
低危	荧光原位杂交：其他异常及t（11；14），t（6；14）
	常规细胞遗传学：超二倍体

知识拓展

沙利度胺事件

沙利度胺（thalidomide）是人类药物史上一个著名的案例，其出名不是因为药物疗效，而是毒性。沙利度胺在世界药品发展中曾经臭名昭著！只要学过药的人都知道"海豹胎事件"，同时海豹胎事件也促成了世界药品史上最著名、最重要的法案《科夫沃-哈里斯修正案》。

沙利度胺又名反应停、酞咪哌啶酮、沙利窦迈，这种药的初衷是开发新型抗菌药物，但是药理试验显示，反应停没有任何抑菌活性，因此CIBA放弃了对这一药物的进一步研究。此时德国某药厂却在药理研究中发现，沙利度胺对中枢神经系统能起到奇特的镇静催眠作用，还能够显著抑制孕妇的妊娠反应。1957年10月沙利度胺正式投放欧洲市场，在不到一年的时间里，沙利度胺风靡欧洲、非洲、澳大利亚和拉丁美洲，作为一种"没有任何不良反应的抗妊娠反应药物"，成为"孕妇的理想选择"。1960年美国理查森·梅里尔公司获得沙利度胺的经销权，向美国食品药品监督管理局（FDA）提出上市销售的申请。FDA负责审批该项申请的弗兰西斯·凯尔西注意到，沙利度胺对人有非常好的催眠作用，但是在动物试验中，催眠效果却不明显，是否意味着人和动物对这种药物有不同的药理反应呢？有关该药的安全性评估几乎都来自动物试验，是不是可靠？有报道该药有引发神经炎的不良反应，因此她怀疑该药会对孕妇有不良反应，可能影响胎儿发育，因此未被FDA批准使用。同年澳大利亚产科医师威廉·麦克布里德在英国《柳叶刀》杂志上报道沙利度胺能导致婴儿畸形：在曾经服用过沙利度胺产妇的婴儿中出现一种以前很罕见的畸形症状——短肢畸形症，其表现为四肢发育不全，短得就像海豹的鳍足。随后的毒理研究发现，沙利度胺对灵长类动物有很强的致畸性，如果在孕期前3个月服用沙利度胺，可能通过其S异构体造成对胎儿四肢发育的严重影响，成为终身残疾；毒理研究还发现，反应停还可能导致外周神经炎、麻痹、感觉异常、意识紊乱、低血压等不良反应。

1961年11月，沙利度胺在世界各国陆续被强制撤回，梅里尔公司也撤回了申请。据不完全统计，全球共有10 000多名因沙利度胺而致畸的婴儿出生，仅欧洲就多达8000名以上，德国生产厂家公司支付了巨额赔偿，被迫倒闭，这就是著名的"反应停事件"。

沙利度胺事件是药物史上的悲剧。而美国因为FDA尤其是负责对沙利度胺审评的凯尔西的坚持使美国免受其害，肯尼迪总统给凯尔西颁发了"杰出联邦公民服务奖章"。因为沙利度胺事件公众要求国会加强立法。1962年10月10日，国会通过了《科夫沃-哈里斯修正案》。FDA也逐渐成为世界食品药品检验最权威的机构。

1965年，以色列皮肤科医师Jacob Sheskin将沙利度胺当作安眠药来治疗6例伴有长期失眠的麻风性皮肤结节红斑患者，意外地发现沙利度胺可以有效减少发热、盗汗，改善麻风结节性红斑患者的皮损。这意外的发现提醒医学界人士，除了应该对沙利度胺的不良反应保持高度警惕，也应该考虑沙利度胺可能对其他由异常免疫反应引起的疾病具有一定的治疗效果。近几十年来，人们对沙利度胺的认识逐渐开始发生了转变，世界各地的科学家们一直没有放弃对沙利度胺的临床研究。现已证实沙利度胺具有免疫调节、抗炎和抗血管生成作用。

1998年美国FDA批准沙利度胺可用于治疗麻风性结节性红斑（ENL）。2006年5月，美国FDA又批准沙利度胺可用于治疗多发性骨髓瘤（MM）。

目前，沙利度胺在国内外广泛应用于麻风病结节性红斑、白塞综合征、系统性红斑狼疮、皮肤结节病、成人朗格汉斯细胞组织细胞增生症、多发性骨髓瘤、淋巴瘤、骨髓纤维化、骨髓异常增生综合征（MDS）、华氏巨球蛋白血症、慢性移植物抗宿主疾病（cGVHD）瘤及某些实体瘤如胶质瘤，黑色素瘤，肾细胞、卵巢、前列腺和乳腺癌等。

第十二章 骨髓增生性疾病

骨髓增生性疾病（myeloproliferative disease，MPD）是一组克隆性造血干细胞增殖性疾病。共同特征是血细胞生成增加，表现为骨髓中一系或多系髓系细胞（粒、红、巨核系）持续性增生，成熟基本正常，外周血粒细胞、红细胞和（或）血小板增多。发病高峰在50～80岁。临床经过缓慢隐匿，可无症状或有低热、消瘦、多汗，常有肝脾肿大、出血倾向、血栓形成及髓外化生（extramedullary metaplasia）。最终可导致骨髓衰竭或向急性白血病转化。

2008年WHO将骨髓增生性疾病更名为骨髓增殖性肿瘤（myeloproliferative neoplasm，MPN），包括慢性粒细胞白血病、真性红细胞增多症、原发性血小板增多症、原发性骨髓纤维化、慢性中性粒细胞白血病、慢性嗜酸粒细胞白血病（不能分为其他类型）、高嗜酸粒细胞综合征、肥大细胞病和MPN不能分类型。

本组疾病的发病、临床表现、病情转归有共同特征：①病变发生在多能造血干细胞，克隆性增生为其特征；②各病以骨髓某系细胞恶性增殖为主，同时有累及其他系统造血细胞的表现，细胞成熟无显著异常，无红系或粒系的病态造血和单核细胞增多；③各病症之间可共同存在或相互转化，最终进展为骨髓衰竭或转化为急性白血病；④细胞增生还可发生于脾、肝、淋巴结等髓外组织，即髓外化生。本章重点介绍真性红细胞增多症、原发性血小板增多症、原发性骨髓纤维化。

第一节 真性红细胞增多症

案例 6-12-1

袁某，男，57岁，下岗工作，面色潮红2年。

2年前无意中发现颜面部皮肤潮红，无其他不适，自认为是原发性高血压所致，未引起重视。但皮肤潮红进行性加重，波及四肢末端伴麻木、眩晕，门诊血常规提示血红蛋白增高，Hb为210g/L。有高血压病史5年，长期服用"安内真"治疗。

体格检查：T 37℃，P 67次/分，R 20次/分，BP 143/86mmHg。颜面部及四肢红紫，口唇及四肢末端发绀，浅表淋巴结未触及肿大，胸骨无叩击痛，心肺检查未见异常，腹软，肝肋下未触及，脾肋下4cm可触及，无触痛。

问题：

1. 该患者属于哪类疾病，依据是什么？

2. 应选择哪些有意义的实验室检查？

3. 如何进行治疗？

真性红细胞增多症（polycythemia vera，PV）是一种以克隆性红系异常增生为特征慢性骨髓增殖性疾病。临床以红细胞数及红细胞容积显著增多为特点，出现多血质及高黏滞血症所致的表现，常伴脾大、外周血白细胞及血小板计数增多。本病起病隐匿，病程进展缓慢，多数发生在50～60岁，属中老年性疾病，男性患者稍高于女性，发病率是（0.1～2.6）/10万。

【病因和发病机制】

本病病因仍不清楚。发病机制可能为：①造血细胞EPO/EPO-R信号系统的改变。体外培养显示，PV患者红系、粒单系和巨核系祖细胞对EPO等多种造血生长因子表现出高度敏感；患者的骨髓和外周血的BFU-E或CFU-E的生成不依赖外源性的血清EPO水平（内源性红细胞集落生成）。②95%PV患者中发现存在Janus激酶2（JAK2）突变，主要为外显子14的1849G>T突变，产生JAK2/V617F；新近又发现了另一种功能相似的JAK2突变，为外显子12的突变。目前认为该突变与PV的发病密切相关。JAK2是一种具有持续活性的激酶，在正常情况下，JH2对JH1激酶活性具有负性调控作用，V617F突变点位于JH2结构域N端的上方，从而失去对JH1的阻断抑制作用，导致JAK2的持续活化，使细胞增殖活性明显增强。

【临床表现】

本病临床表现与血液循环中的红细胞增多，血容量增加、血液黏度增加及栓塞有关。

1. 皮肤表现 患者突出特征表现为皮肤、黏膜红紫，特别是面颊部、口唇、眼结膜、手掌等处更为明显，约有40%的患者出现皮肤瘙痒，淋浴后更明显，可能与组胺增多有关。

2. 神经系统表现 60%～80%患者可有神经系统症状，早期可出现头痛、头晕、疲乏、耳鸣、多汗、眼花、健忘等，有时出现肢端麻木与刺痛、视力障碍、眩晕等，少数患者以脑血管意外为首发症状，是本病最严重并发症之一。

3. 血栓形成与出血 血栓形成是PV最常见的并发症，发生于约1/3的患者，以脑血管意外最常见，其次为心肌梗死、深静脉血栓和肺栓塞。有的患者表现为一过性脑缺血、浅表血栓性静脉炎、肠系膜动静脉血栓，肝静脉血栓形成引起巴德-吉亚利综合征等。

皮肤瘀斑及黏膜出血也是常见的并发症，约 1/4 的患者可出现皮肤瘀斑、

牙龈出血、鼻出血、咯血、月经过多及手术后渗血不止。一般出血量不大。产生出血原因与组织缺氧、血管内皮细胞损伤及血小板质和量的异常有关。

4. 肝脾肿大　有 40%～50%患者肝大，70%～90%患者脾大，肿大的程度不同，一般脾大较肝大明显，其程度随病情进展而增加。

5. 消化系统表现　10%～16%患者合并有消化性溃疡，与组胺增多，刺激胃腺壁细胞分泌大量胃酸有关。此外还可出现因肝脾肿大而出现上腹部发胀、饱满感、疼痛感。

6. 其他　骨髓细胞过度增生引起核酸代谢增加，常导致血尿酸水平增高，并可发生痛风或尿路、胆道形成尿酸性结石。由于血容量增加、血液黏度增加使心脏负荷增加引起充血性心力衰竭。

本病临床病程可分为三期。①红细胞增生期：骨髓红系增生，外周血红细胞明显增多，部分患者白细胞及血小板计数也增多，持续数年；②骨髓纤维化期：肝脾等出现髓外造血，骨髓广泛网硬蛋白和胶原纤维化，血像处于正常代偿阶段；③骨髓衰竭期：全血细胞减少。

案例 6-12-1

1. 患者，男，57 岁。

2. 起病缓慢，以面色潮红、四肢麻木、眩晕为主要症状。

3. 皮肤红紫，口唇及四肢末端发绀、脾大。

4. 外周血血红蛋白增高，Hb 210g/L。

【实验室检查】

1. 血常规　红细胞数大多在(6～10.0)×10^{12}/L，血红蛋白多为 165～240g/L，部分患者由于缺铁，红细胞形态呈小细胞低色素，网织红细胞常无明显增加；约 2/3 患者白细胞计数增多，多在（ 10.0～30.0 ）×10^9/L，伴核左移，可见中、晚幼粒细胞和嗜酸、嗜碱粒细胞；1/2 患者血小板数增高，在（ 300～1000 ）×10^9/L 之间，伴畸形血小板存在，血小板寿命轻度缩短，黏附、聚集功能均减低。约 70%患者中性粒细胞碱性磷酸酶增高。

2. 骨髓显像　各系造血细胞显著增生，巨核细胞增生明显，粒红比例下降，铁染色显示贮存铁减少。在晚期，骨髓可出现"干抽"。骨髓活检显示三系细胞均增生，脂肪细胞为造血细胞所替代；巨大巨核细胞易见，核分叶较多，多形性巨核细胞成簇可见；网状纤维增生。

3. 血容量及血液黏滞度　全血容量增加，红细胞总容量增加，血浆容量一般正常；血液黏滞性增加，红细胞沉降率明显缓慢。

4. 血液生化　部分患者可有血尿酸及组胺增加，血清维生素 B_{12} 及维生素 B_{12} 结合能力增加，血清铁减低，血液及尿中红细胞生成素减少，动脉血氧饱和度正常。

5. 细胞遗传学、分子生物学检测　95%以上的患者存在有 *JAK2 / V617F* 基因突变或其他功能相似的 *JAK2* 突变。10%～20%患者存在有非特异性染色体异常，如＋8、＋9、20q−、13q−和 1q−等。

案例 6-12-1

1. 血常规：Hb 222g/L，MCV 95.1 fl，MCH 31.9pg，MCHC 335g/L，RBC 6.96×10^{12}/L，血细胞比容 66.20%，WBC 17.56×10^9/L，BPC 461×10^9/L，血涂片检见有核红细胞及晚幼粒细胞。中性粒细胞碱性磷酸酶阳性率 75%，积分为 176 分。

2. 骨髓显像：增生明显活跃，粒系增生占 33%，细胞形态正常，红系明显增生占 54%、细胞形态正常，巨核细胞检见，血小板成堆易见。骨髓活检：造血组织增生，以红系和巨核细胞系明显，幼红细胞聚集成簇，巨核细胞增生显著，其多形性现象明显，可见胞体巨大、胞质丰富的巨核细胞及成簇分布的巨核细胞；网状纤维（＋）～（＋＋）。

3. 彩超：脾大。

4. 血液检查：动脉血氧饱和度正常、血清铁蛋白 213μg/L，ESR 2mm/h，血尿酸 532μmol/L，血清维生素 B_{12} 659pg/ml。

5. *JAK2 / V617F* 基因突变 62%，*BCR-ABL* 基因阴性，染色体：46，XY。

【诊断与鉴别诊断】

典型病例根据临床表现及实验室检查诊断并不困难，但对于早期临床表现不典型者诊断不易确立。

（一）诊断

1. 2008 年 WHO 诊断标准　主要标准：①男性 HGB＞185g/L，女性 HGB＞165g/L，或其他红细胞容积增高的证据；②有 *JAK2 / V617F* 突变或其他功能相似的突变（ 如 *JAK2* 第 12 外显子突变）。次要标准：①骨髓活检高度增生，以红系、粒系和巨核细胞增生为主；②血清 EPO 水平低于正常参考值水平；③骨髓细胞体外培养有内源性红系集落形成。PV 诊断需符合 2 条主要标准和 1 条次要标准或第 1 条主要标准和 2 条次要标准。

2. 2016 年 WHO 诊断标准　诊断需满足 3 项主要标准或前 2 项主要标准加 1 项次要标准。主要标准：

①男性 HGB＞165g/L，女性 HGB＞160g/L，或红细胞压积（HCT）＞49%（男性），＞48%（女性）或红细胞容量（RCM）升高；②骨髓活检示与年龄不符的细胞过多伴三系增生（全骨髓增生），包括显著红系、粒系、巨核系增生并伴有多形性成熟巨核细胞（细胞大小不等）；③有 *JAK2/V617F* 或 *JAK2* 第 12 号外显子基因突变。

次要标准：血清促红细胞生成类(EPO)低于正常水平。

（二）鉴别诊断

诊断 PV 需排除因呕吐、腹泻、多汗、利尿等机体脱水导致血容量减低、血液浓缩而产生的相对性红细胞增多和其他众多疾病引起的绝对红细胞增多，如慢性缺氧状态（发绀性先天性心脏病、高原病、肺部疾患等）、肾脏病变、肿瘤、皮质醇增多症等（表6-12-1）。

表 6-12-1 各类红细胞增多症的鉴别要点

	真性红细胞增多症	继发性红细胞增多症	相对性红细胞增多症
病因	不明	慢性缺氧状态或异常血液浓缩、血浆容量减少	红细胞生成素增高
脾大	有	无	无
红细胞容积	增加	增加	无
全血容量	增加	增加	减少
白细胞数	增加	正常	正常
血小板数	增加	正常	正常
动脉血氧饱和度	正常	减低或正常	正常
NAP	增高	正常	正常
骨髓涂片	全血增生	红系增生	正常
血清维生素 B_{12}	增高	正常	正常
EPO 水平	降低	增高	正常
内源性 CFU-E 生长	有	无	无
JAK2 基因突变	有	无	无

案例 6-12-1

1. 患者，男，57 岁。

2. 临床特点：以多血质为主要表现，伴脾大。

3. 血常规：全血细胞增多，以红细胞增多为主，中性粒细胞碱性磷酸酶增高。

4. 骨髓检查：三系细胞明显增生，多形性巨核细胞易见。

5. *JAK2 / V617F* 基因突变 62%，*BCR-ABL* 基因阴性，染色体：46，XY。

6. 液检查：动脉血氧饱和度正常，血清维生素 B_{12} 水平增高。

临床诊断：真性红细胞增多症。

【治疗】

本病目前尚无特效治疗，大多采用综合治疗。PV 的治疗主要是使红细胞容量及全血容量降低，以清除临床症状及防止可能发生的合并症。

（一）静脉放血

本法可在短期内降低红细胞容量，从而减轻症状，可单独应用或与其他治疗联合使用。静脉放血每次 400～500ml，2～4 天 1 次，直至 Hct＜0.45。红细胞单采术可使 Hct 迅速达正常范围，必要时可以采用此治疗。维持治疗可每 1 个月以上放血 1 次。但对老年、心血管功能受损的患者采用小量多次放血更适合。反复静脉放血可造成铁的缺乏，一般不进行补铁治疗。

（二）血栓预防

PV 诊断明确后均应进行血栓预防。首选口服低剂量阿司匹林（100mg/d），不能耐受的患者可选用口服双嘧达莫，减少血栓形成和血栓栓塞事件发生。

（三）降细胞治疗

对静脉放血不能耐受或需频繁放血、进行性脾大、有严重的疾病相关症状、进行性白细胞增高、PLT＞1500×10^9/L 需选择药物指征。

1. 羟基脲 是非烷化剂的抗代谢药物，通过抑制胸腺嘧啶脱氧核苷掺入 DNA 从而抑制 DNA 合成，是 PV 治疗中常用的骨髓抑制剂。它对骨髓抑制作用持续时间短，临床需连续给药，初始剂量为 30mg/（kg·d），1 周后改为 5～20mg/（kg·d），依据血常规调整用药剂量。

2. α-干扰素 α-干扰素能抑制多能造血祖细胞和定向造血祖细胞的增殖，同时抑制血小板衍生生长因子，减轻骨髓纤维组织增生，并能有效缓解 PV 的皮肤瘙痒症状。剂量为 300 万 U/次，皮下注射，3 次/周，疗程 1 年以上，有效率为 70%～80%。

3. 芦可替尼（ruxolitinib） 是一种口服 JAK1 和 JAK2 酪氨酸激酶抑制剂，2014 年 12 月被 FDA 批准用于治疗羟基脲疗效不佳或不耐受的 PV 患者。推荐起始剂量为 20mg/d，在开始治疗的前 4 周不进行剂量调整，每次剂量调整间隔不应少于 2 周，最大剂量不超过 50mg/d。治疗过程中外周血 PLT＜50×10^9/L 或中性粒细胞绝对值＜0.5×10^9/L、HGB＜80g/L 应停药。芦可替尼最常见的血液学不良反应为 3/4 级的贫血、血小板减少及中性粒细胞减少。

4. 白消胺（马利兰） 属烷化剂，通过抑制 DNA 合成，阻碍细胞分裂，达到抑制骨髓造血。该药产生的骨髓抑制作用持续时间长，应间歇或低剂量给药，剂量为 2～4mg/d。个别患者可出现骨髓增生不良和肺纤维化。

（四）放射性核素磷

^{32}P 为放射性核素 β 射线，是一种选择性内照射疗法，主要通过损伤 DNA 和 RNA 来达到抑制细胞生成作用，有效率约为 80%。但应用 ^{32}P 治疗需注意远期治疗相关性白血病或骨髓增生异常综合征（MDS）及肿瘤的发生。

（五）对症治疗

本病伴有高尿酸血症、痛风性关节炎、尿酸性肾病患者，在使用骨髓抑制剂同时可合用别嘌醇，100～300mg/d 并大量饮水，避免进食高尿酸食物，痛风性关节炎可用秋水仙碱。

> **案例 6-12-1 处方及医师指导**
>
> 1. 静脉放血，静脉放血每次 300ml，1 周 2～3 次。
> 2. 羟基脲，剂量为 0.5g，口服，每天 3 次。
> 3. 高尿酸血症：鼓励多饮水，别嘌醇，300mg/d，口服，每天 3 次。
> 4. α-干扰素：剂量为 300 万 U/次，皮下注射，3 次/周。

【预后】

本病发展缓慢，如无合并症，病程可达 10～20 年。不过最终可发生白血病或骨髓纤维化、骨髓衰竭。血栓形成是最常见的死亡原因，其次是白血病、其他肿瘤、出血和衰竭。

第二节　原发性血小板增多症

> **案例 6-12-2**
>
> 陈某，男，78 岁，退休干部，左侧肢体活动障碍 2 周，皮肤瘀斑 6 天。
>
> 患者于 2 周前突然出现左侧肢体活动障碍，伴头昏、乏力、无头痛、呕吐、意识障碍、抽搐等，MRI 提示为基底多发性急性梗死，给予改善脑循环、抗血小板聚集等药物治疗（阿司匹林、尼莫地平），6 天前出现全身皮肤瘀斑，并逐渐加重，但无发热、骨关节疼痛等症状，精神差，大小便正常。
>
> 体格检查：T 36.3℃，P 84 次/分，R 22 次/分，BP 120/75mmHg。神志清楚，痛苦面容，全身皮肤多处可见大片状瘀斑，以躯干部为主，背部有一 20cm×20cm 皮下血肿，浅表淋巴结未触及肿大，左侧鼻唇沟变浅，伴舌偏左，胸骨无叩击痛，心肺检查未见异常，腹软，肝肋下未触及，脾肋下 3.5cm，

> 左上肢肌力 Ⅰ 级，下肢肌力 Ⅲ 级，门诊血常规检查示：WBC 24×10^9/L，Hb 91g/L，BPC 1349×10^9/L。
>
> **实验室检查：**
>
> 1. 血常规：Hb 87g/L，MCV 84.5 fl，MCH 34.7pg，MCHC 353g/L，RBC 2.93×10^{12}/L，WBC 25.2×10^9/L，BPC 1528×10^9/L。中性粒细胞碱性磷酸酶 85%，积分 289 分。
>
> 2. 骨髓显像：增生明显活跃，粒系增生，细胞形态正常，红系明显增生、细胞形态正常，巨核细胞为 143 个，血小板成片、成堆易见。骨髓活检：巨核细胞系明显增生，见巨大成熟巨核细胞，网状纤维阴性。
>
> 3. *JAK2 / V617F* 基因突变 44%，*BCR-ABL* 基因阴性，染色体：46，XY。
>
> 4. 超声波检查：肝脾肿大，肩胛下混合性肿块考虑皮下血肿。
>
> 5. 血液检查：血清铁蛋白 784.5μg/L，β2-MG 5.1 mg/L，LDH 616.2U/L，APTT 29.6s，PT 11.6s，Fg 2.31g/L，3P（－），AFP、CEA 正常。
>
> **问题：**
>
> 1. 该患者的临床特点有哪些？
> 2. 明确诊断的疾病是什么？
> 3. 需与哪些疾病鉴别？
> 4. 如何选择治疗方案？

原发性血小板增多症（essential thrombocythemia，ET）也称为"出血性血小板增多症"，是一种多能造血干细胞的克隆性疾病，其特征为骨髓中巨核细胞过度增生、外周血血小板数量持续增多并可伴有质量异常，临床主要表现为出血倾向和血栓形成。发病多在中年以上，男女发病率无明显差异。

【病因和发病机制】

本病到目前为止尚未发现明确的病因。其发病机制可能与基因突变有关。约 50% 的 ET 患者存在有 *JAK2 / V617F* 基因突变；此外还可出现血小板生成素受体（MPL）、钙网蛋白（CALR）、细胞周期检测点激酶（CHEK）2、10-11 易位（TET）2 等基因突。

【临床表现】

本病起病较为缓慢，有 1/2～2/3 患者可无症状，偶然机会发现血小板增多。部分患者可出现头晕、疲劳、乏力、失眠、低热、盗汗、体重减轻等症状。

1. 出血　产生出血的原因与血小板内在缺陷有关：血小板黏附及聚集功能减退，血小板 5-羟色胺含量不足，血小板因子Ⅲ的释放减低等。其特点多是发生于浅表部位自发性出血或是轻微外伤后出血，最常

见的出血部位是鼻、牙龈及与胃肠道黏膜。年龄较大、血小板特别增多者易发生出血的危险。

2. 血栓形成　PT患者易发生脾静脉、肠系膜静脉、下肢深静脉血栓形成，可引起相应的临床症状，下肢动脉血栓形成可引起间歇性跛行。此外栓塞还发生在脑、心、肝、肾、肺、盆腔等部位并产生相应症状。

3. 肝脾肿大　80%患者有脾大，一般为轻度至中度肿大，部分患者可有肝脏的轻度肿大。

【实验室检查】

1. 血常规　血小板计数多在（1000～3000）×10⁹/L，血小板形态体积较大，偶见有核巨核细胞碎片，外周血网织血小板增加。白细胞计数轻度增多，多在（10～30）×10⁹/L，分类中以中性分叶核细胞为主，偶见幼粒细胞。中性粒细胞碱性磷酸酶积分增高。少数患者红细胞计数增多。

2. 骨髓显像　骨髓增生正常或轻度增生，但巨核细胞增生明显，并以成熟的大巨核细胞数量增多为主，血小板大量聚集成堆；无明显的粒系和（或）红系细胞增生。骨髓活检巨核细胞系明显增生，主要是胞核呈高分叶或鹿角状的巨大成熟巨核细胞，呈散在或松散簇分布，网状纤维一般无增加。

3. 血小板及凝血功能试验　血小板黏附功能及腺二磷、肾上腺素诱发的血小板聚集功能异常，血小板因子Ⅲ有效性降低。凝血检查一般正常。

4. 细胞遗传学、分子生物学检测　ET患者出现的克隆性标志有 *JAK2 / V617F*、*MPL / W515L/K*、*CALR* 等基因突变。此外还可出现 del（20q）、del（5q）及 1q 和 7p 间易位等染色体异常。

5. 其他　血尿酸、乳酸脱氢酶及溶菌酶可升高，部分患者可出现假性高钾血症。

【诊断与鉴别诊断】

本病原因不明的血小板持续增多、骨髓巨核细胞增多、脾脏肿大并出血倾向或血栓形成是诊断本病的依据。

（一）诊断

采用 WHO（2016）诊断标准：符合4条主要标准或前3条主要标准和次要标准即可诊断ET。主要标准：①血小板计数（PLT）≥450×10⁹/L；②骨髓活检示巨核细胞高度增多，胞体大、核过分叶的成熟巨核细胞数量增多，粒系、红系无显著增生或左移，且网状纤维极少轻度（1级）增多；③不能满足BCR-ABL-慢性髓性白血病、真性红细胞增多症（PV）、原发性骨髓纤维化（PMF）、骨髓增生异常综合征和其他髓系肿瘤的 WHO 诊断标准；④有 *JAK2*、*CALR* 或 *MPL* 基因突变。次要标准：有克隆性标志或无反应性血小板增多的证据。

（二）鉴别诊断

原发性血小板增多症需与反应性血小板增多症相鉴别（表6-12-2）。

表6-12-2　原发性和反应性血小板增多症的鉴别要点

鉴别点	反应性血小板增多症	原发性血小板增多症
病因	继发于某些病理或生理因素	不明
病期	常为暂时性	持续性
血小板计数	一般<1000×10⁹/L	常>1000×10⁹/L
血小板生成时间	一般正常	正常或轻度缩短
血小板形态和功能	一般正常	常不正常
骨髓巨核细胞	轻度增多	显著增多见巨大巨核细胞
脾肿大	常无	常有
白细胞计数	一般正常	常增多
血栓和出血	少见	常见
基因突变	无	常有

导致反应性血小板增多症的原因包括有缺铁、脾切除、手术、感染、炎症、结缔组织病、肿瘤、淋巴增殖性疾病等。

【治疗】

治疗的首要目的是预防出血及栓塞并发症和较好地控制各种症状。根据有无发生血栓、出血危险因素，将患者分为以下3组。①低危组：年龄<60岁，无心血管疾病史、无心血管疾患危险因素；②高危组：年龄>60岁，有心血管疾病史；③中危组：一般心血管危险因素。对低危无症状的 ET 是否采用降低血小板计数的治疗仍有争论；而对有出血或血栓形成等的高危患者则需积极治疗。

（一）控制血细胞增殖

当血小板计数超过（1000～1500）×10⁹/L 是治疗开始的最佳指征。

1. 羟基脲　羟基脲能有效控制血小板数。开始15～30mg/（kg·d）口服，一般在4～8周内使血小板数下降到达 500×10⁹/L，而后减为维持量，维持剂量大小及时间长短因人而定。

2. 干扰素　能直接抑制巨核细胞克隆性增生并导致巨核细胞体积成倍减少，对巨核细胞前体细胞也有抗增殖作用。剂量为 300 万 U/次，皮下注射，每周3次，大多数患者的血小板在1～2个月内接近或降至正常水平。

3. 其他　包括白消安、美法仑、苯丁酸氮芥、放射性核素³²P 等，但现少用。

（二）血小板单采术

血小板单采术可迅速减少血小板数量、改善症状。通常用于并发急性危及生命的血栓与

出血并发症患者，在紧急情况下采用，根据病情和需要确定血小板置换次数和间隔时间。血小板单采术可刺激血小板生成加快，引起血小板反弹，不宜长期应用，多与作用快的化疗药物羟基脲同时使用。

（三）预防血栓形成

首选低剂量阿司匹林 100mg/d，若患者不能耐受阿司匹林，或有阿司匹林使用禁忌证，则使用噻氯匹定。

阿那格雷：环磷腺苷磷酸二酯酶Ⅲ抑制剂，能抑制血小板聚集，有抗血栓效果；但近年发现其具有抗巨核细胞增殖而减少血小板数量，作用机制可能是影响巨核细胞细胞周期后期（有丝分裂后）分化成熟，使血小板生成减少。该药价格较为昂贵。

【预后】

一般患者预后良好。主要死亡原因为重要器官的严重出血和血栓形成。部分患者可转变为真性红细胞增多症、慢性粒细胞白血病、骨髓纤维化。

第三节 原发性骨髓纤维化

案例 6-12-3

占某，男，71 岁，农民，头昏、乏力、消瘦 1 年，骨痛 2 周。

患者于 1 年前出现头昏、乏力、面色苍白，皮肤发黄，食欲减退等症状，并出现体重进行性下降，约 10kg，无皮肤黏膜出血、发热等症状，未引起重视，近 2 周来患者出全身骨痛，呈游走性，曾于当地多次骨穿干抽。

体格检查：T 36.8℃，P 80 次/分，R 20 次/分，BP 108/60mmHg。神志清楚，精神稍差，重度贫血外观，皮肤巩膜轻度黄染，皮肤未见瘀点、瘀斑，浅表淋巴结未触及肿大，颈软，胸骨无叩击痛，两肺呼吸音清，心率为 80 次/分，心律齐，心音可，腹软，肝肋下未触及，脾肿大：A 线为 6cm、B 线为 9cm、C 线为 0cm，双下肢轻度水肿。

问题：

1. 患者的临床表现提供了哪些诊断线索？
2. 明确诊断需进行哪些实验室检查？
3. 需与哪些疾病进行鉴别？
4. 如何进行治疗？

原发性骨髓纤维化（primary myelofibrosis，PMF），是一种以骨髓巨核细胞和粒细胞增生为主要特征的骨髓增殖性疾病，伴有骨髓纤维组织增生和髓外造血，与真性红细胞增多症（PV）、原发性血小板增多症（ET）同属于 BCR-ABL 阴性的骨髓增殖性肿瘤。临床上表现为脾显著肿大，外周血出现幼红、幼粒细胞及泪滴状红细胞，骨髓呈干抽现象。

【病因和发病机制】

目前认为 PMF 是骨髓造血干细胞异常克隆性疾病，60%～70%患者存在有 JAK2 / V617 基因突变；而没有 JAK2 基因突变的患者，大多数存在有促血小板生成素受体（MPL）基因突变或 CALR 基因突变，其功能类似于 JAK2 / V617F 基因突变。表现为巨核细胞克隆性增生及巨核细胞 α 颗粒中多种纤维相关生长因子：血小板衍生生长因子（PDGF）、转化生长因子 β、上皮生长因子、内皮细胞生长因子和成纤维生长因子的释放，引起反应性成纤维细胞及胶原纤维组织的过度增生，导致骨髓纤维化的发生。

【临床表现】

1. 症状 1/4 患者在诊断时无显著的自觉症状，偶因体检被发现。主要表现：①代谢亢进症状，如乏力、低热、盗汗、体重下降、心悸、气促等；②脏器肿大引起的压迫症状，如腹胀、食欲缺乏、左上腹饱胀感、沉重感或肿块下坠感，伴有脾周炎或脾梗死时可导致左上腹剧烈疼痛；③骨髓纤维化严重时还可出骨骼疼痛；④晚期可表现严重贫血和出血。

2. 体征 几乎所有在患者确诊时均有脾大，巨脾是本病特征，脾脏质硬、表面光滑无结节。约有 2/3 患者肝大，一般为轻度至中度肿大，有 10%～20% 合并有肝硬化。

按骨髓纤维化程度分为三期。①全血细胞增生期：骨髓除纤维组织增生外，各系造血细胞增生，以巨核系和粒系细胞增生为主，造血细胞占 70%以上，纤维化程度较轻；②骨髓萎缩与纤维化期：纤维组织增生突出，可见到胶原纤维、骨小梁稍增多，造血细胞占 30%；③骨髓纤维化终末期：骨髓以骨质和骨小梁为主，约占骨髓的 30%，纤维组织及骨质硬化组织均显著增生，髓腔狭窄，造血细胞除巨核细胞可能见到增多外，其他造血细胞显著减少。

案例 6-12-3

1. 起病缓慢，以贫血为主要表现，伴有为进行性消瘦、骨痛等症状。
2. 有明显脾大。
3. 骨髓"干抽"。

【实验室检查】

1. 血常规 近半数患者诊断时有轻度或中度正细胞正色素性贫血，晚期贫血明显加重，成熟红

细胞大小不等、可见有核红细胞,泪滴状红细胞的存在对本病诊断有价值,网织红细胞的轻度升高;白细胞数增多或正常,分类中有幼稚细胞存在,血片中出现幼粒、幼红细胞是本病的特征之一;血小板计数高低不一,早期增多;在疾病的晚期可出现全血细胞减少。大部分患者中性粒细胞碱性磷酸酶活性增高。

2. 骨髓显像 骨质坚硬,常呈"干抽"现象。病程早期骨髓有核细胞增生,特别是巨核细胞增生伴明显的形态异常和粒细胞增生,后期增生低下。本病的诊断有赖于骨髓活检,表现为主要是网状纤维和胶原纤维增多,巨核系细胞明显增生。

3. X 线检查 30%~70%的患者有骨质硬化征象(或称"毛玻璃样"现象):骨质密度增高,

并伴有斑点状透亮区,骨小梁变粗,骨髓腔狭窄,骨膜呈不规则增厚等。

4. 细胞遗传学和分子生物学 80%~90%的PMF 患者有 *JAK2/V617F*、*MPL W515L/K* 或 *CALR* 基因突变。40%患者有染色体异常,包括+8、−7/7q⁻、inv(17q)、inv(3)、12p⁻、11q23 重排及复杂核,常提示预后不良。

5. 血液生化检查 血清中尿酸、乳酸脱氢酶、碱性磷酸酶和高密度脂蛋白水平升高,红细胞沉降率轻度增快。

> **案例 6-12-3**
> 1. 血常规:Hb 46g/L, MCV 85fl, MCH 31.7pg, MCHC 351g/L, RC 2.84%, WBC 3.36×10⁹/L, BPC 190×10⁹/L, 血涂片检见有核红细胞、晚幼粒细胞、泪滴状红细胞。中性粒细胞碱性磷酸 45%, 积分为 91 分。
> 2. 骨髓显像:增生减低, 粒系以成熟阶段为主, 红系增生偏低, 成熟红细胞大小明显不等, 并见较多泪滴状红细胞, 巨核细胞正常, 血小板小堆及散在可见。骨髓活检:网状纤维组织明显增生。
> 3. *JAK2/V617F* 基因突变阳性。
> 4. 血液检查:ESR 51mm/h, 血尿酸 629.4μmol/L, β2-MG 3.78mg/L, AFP、CEA、SF、肝肾功能、电解质正常。
> 5. B 超脾明显肿大, 实质回声均匀, 门静脉直径不宽, 肝未见异常, 胆囊少许泥沙样结石。心电图、胸部 X 线片正常。

【诊断与鉴别诊断】

凡中年以上有不明原因的巨脾,外周血出现幼粒、幼红细胞、泪滴状红细胞,骨髓呈现"干抽"现象应考虑本病可能。PMF 根据临床表现和血液学改

变可分为纤维化前期和纤维化期。

(一)诊断

2016 年 WHO 将 PMF 分为纤维化前期(pre-PMF)和纤维化期(overt-PMF),关于 PMF 诊断标准如下所述。

pre-PMF 诊断需符合 3 条主要标准和至少 1 条次要标准。主要标准:①骨髓活检有巨核细胞增生和异型巨核细胞,常常伴有网状纤维或胶原纤维化,或无明显网状纤维增多(≤MF-1),巨核细胞改变必须伴有以粒系细胞增殖且常有红系造血减少为特征的按年龄调整后的骨髓增生程度增高;②不能满足真性红细胞增多症、慢性髓系白血病(*BCR-ABL* 融合基因阳性)、骨髓增生异常综合征(无粒系和红系病态造血)或其他髓系肿瘤的 WHO 诊断标准;③有 *JAK2/V617F*、*CALR* 或 *MPL* 基因突变,或无这些突变但有其他克隆性标志,或无继发性骨髓纤维化证据。次要标准:①非合并疾病导致的贫血;②WBC≥11×10⁹/L;③可触及的脾脏肿大;④血清乳酸脱氢酶水平增高。

overt-PMF 诊断需符合以下 3 条主要标准和至少 1 条次要标准。主要标准:①巨核细胞增生和异型巨核细胞,伴有网状纤维或胶原纤维(MF-2 或 MF-3);②不能满足真性红细胞增多症、慢性髓性白血病(*BCR-ABL* 融合基因阳性)、骨髓增生异常综合征(无粒系和红系病态造血)或其他髓系肿瘤的 WHO 诊断标准;③有 *JAK2/V617*、*CALR* 或 *MPL* 基因突变,或无这些突变但有其他克隆性标志,或无继发性骨髓纤维化证据。次要标准:①非合并疾病导致的贫血;②WBC≥11×10⁹/L;③可触及的脾脏肿大;④血清乳酸脱氢酶水平增高;⑤骨髓病性贫血。

(二)鉴别诊断

1. 继发性骨髓纤维化 有明显病因,多见于癌肿骨髓转移、播散性结核杆菌感染等。其主要区别是在于找到原发病灶,并随着原发病的好转,骨髓纤维化症状可缓解,甚至消失。

2. 与其他骨髓增生性疾病鉴别。

> **案例 6-12-3**
> 1. 患者, 男性, 71 岁。
> 2. 临床特点:以贫血为主要表现, 伴有进行性消瘦、骨痛等症状, 脾明显肿大
> 3. 外周血可见幼粒、幼红细胞, 较多泪滴状红细胞。
> 4. 骨髓多次"干抽", 增生减低, 网状纤维增多,
> 5. 未发生有其他疾病存在。
> 6. 临床诊断:原发性骨髓纤维化。

【治疗】

多采用综合治疗以改善血常规、减轻髓外造血和骨髓纤维化。

1. 改善血常规 HGB＜100g/L 时开始治疗。常规药物包括糖皮质激素[0.5～1.0mg/（kg·d）]、雄激素（达那唑 200mg，每天 3 次或司坦唑醇 2mg，每天 3 次）、红细胞生成素（EPO）（3 万～5 万 U/周，皮下注射）和免疫调节剂（沙利度胺 100～400mg/d 或来那度胺 5～10mg/d）。可根据患者的年龄及耐受情况等选择合适的药物。

2. 减轻脾大

（1）药物：首选羟基脲[20～30mg/（kg·d），每周 2～3 次或 1.5g/d)]，缩脾有效率约为 40%。其他药物还有克拉曲滨、白消安、6-硫鸟嘌呤（6-TG）等，用药过程中需密切监测患者外周血像，观察患者耐受情况。干扰素-α 的耐受性差且疗效有限。

（2）放射治疗：存在严重的脾区疼痛、显著的脾大而有切脾禁忌证可选择放射治疗。缩脾效果显著，但作用不持久（3～6 个月），出现治疗相关死亡和持续的红细胞减少。

（3）脾切除：①药物治疗无效的症状性脾大；②依赖红细胞输注的难治性贫血、难治性血小板减少；③门静脉高压。切脾后肝脏代偿性髓外造血加快，肝迅速肿大；血小板数可增多，增加血栓栓塞危险等，是否切脾需权衡利弊慎重考虑。

3. JAK2 抑制剂 2011 年 11 月，美国 FDA 批准芦可替尼用于治疗中高危 MF 患者。在以下情况首选芦可替尼治疗：①症状性脾大；②影响生活质量的 MF 相关症状；③MF 导致的肝大和门脉高压。不良反应为可逆的血清淀粉酶升高，恶心、呕吐、腹泻、贫血及血小板减少等。

4. 异基因造血干细胞移植 目前认为异基因造血干细胞移植可能是唯一能根治本病或延长该病患者生存期的方法，适用于预后差且有合适供者的患者。

> **案例 6-12-3 处方及医师指导**
>
> 1. 输注红细胞。
> 2. 雄激素（司坦唑醇 2mg，每天 3 次），免疫调节剂（沙利度胺 150mg，每天 3 次），EPO 10000U 每周 3 次，皮下注射。
> 3. 有条件者可选用芦可替尼。

> 4. 高尿酸血症：鼓励多饮水，别嘌醇，300mg/d，口服，每天 3 次。

【预后】

PMF 在 MPN 中预后最差，中位生存期为 5 年。预后不良的因素有患者年龄、贫血严重程度、细胞遗传学异常。死亡的主要原因为感染、出血及脾切除后并发症。约 20%患者最后可转化为急性白血病。

> **知识拓展**
>
> **MPN 症状评分**
>
> 症状：1 至 10，　　0 是无症状　　10 是最严重的症状
>
> 过去 24 小时之内最严重的乏力，疲倦进行评分
>
> 乏力
> | 0 | 1 | 2 | 3 | 4 | 5 | 6 | 7 | 8 | 9 | 10 |
> （无）　　　　　　　　　　　　　　（最严重）
>
> 过去一周出现下述症状进行评分
>
> 在您吃饭时很快就饱了（早饱）
> | 0 | 1 | 2 | 3 | 4 | 5 | 6 | 7 | 8 | 9 | 10 |
> （无）　　　　　　　　　　　　　　（最严重）
>
> 腹部不适
> | 0 | 1 | 2 | 3 | 4 | 5 | 6 | 7 | 8 | 9 | 10 |
> （无）　　　　　　　　　　　　　　（最严重）
>
> 无活动力
> | 0 | 1 | 2 | 3 | 4 | 5 | 6 | 7 | 8 | 9 | 10 |
> （无）　　　　　　　　　　　　　　（最严重）
>
> 注意力缺乏，和您诊断前进行比较
> | 0 | 1 | 2 | 3 | 4 | 5 | 6 | 7 | 8 | 9 | 10 |
> （无）　　　　　　　　　　　　　　（最严重）
>
> 盗汗
> | 0 | 1 | 2 | 3 | 4 | 5 | 6 | 7 | 8 | 9 | 10 |
> （无）　　　　　　　　　　　　　　（最严重）
>
> 瘙痒
> | 0 | 1 | 2 | 3 | 4 | 5 | 6 | 7 | 8 | 9 | 10 |
> （无）　　　　　　　　　　　　　　（最严重）
>
> 骨痛（弥漫的，不适关节炎或关节痛）
> | 0 | 1 | 2 | 3 | 4 | 5 | 6 | 7 | 8 | 9 | 10 |
> （无）　　　　　　　　　　　　　　（最严重）
>
> 发热（＞37.8℃）
> | 0 | 1 | 2 | 3 | 4 | 5 | 6 | 7 | 8 | 9 | 10 |
> （无）　　　　　　　　　　　　　　（最严重）
>
> 过去 6 个月体重降低（不是刻意减肥）
> | 0 | 1 | 2 | 3 | 4 | 5 | 6 | 7 | 8 | 9 | 10 |
> （无）　　　　　　　　　　　　　　（最严重）

（汤爱平）

第十三章 脾功能亢进症

脾功能亢进症（hypersplenism）简称脾亢，是指由各种原因引起脾大伴细胞减少，而骨髓相应造血细胞代偿性增生的一种综合征，脾切除后多数病例的症状缓解，其血像可恢复正常或接近正常水平。

【病因】

脾功能亢进分为原发性和继发性。原发性脾功能亢进的原因不明，而在原发疾病的基础上并发脾功能亢进症者称为继发性脾功能亢进，继发性脾功能亢进的常见病因见表 6-13-1。

表 6-13-1 继发性脾功能亢进症的常见病因

充血性脾肿大：各种原因引起的肝硬化、门静脉或脾静脉血栓形成、巴德-吉亚利综合征、充血性心力衰竭、缩窄性心包炎、含铁血黄素沉着症等

感染性疾病：病毒性肝炎、传染性单核细胞增多症、疟疾、血吸虫病、黑热病、布鲁菌病、梅毒、结核病、亚急性感染性心内膜炎等

结缔组织病：费尔蒂综合征、SLE，等

血液系统疾病
溶血性贫血：遗传性球形红细胞增多症、地中海贫血、镰状细胞贫血、自身免疫性溶血性贫血等
恶性血液病：白血病、骨髓增殖性肿瘤、恶性淋巴瘤
脂质贮积病：戈谢病、尼曼匹克氏病
原发免疫性血小板减少症等

脾脏疾患：脾囊肿或假性囊肿、脾动脉瘤及海绵状血管瘤、脾脏转移癌等

【发病机制】

作为单核-巨噬细胞系统的重要组成部分，脾的主要生理功能包括：①在胎儿期参与造血，出生后在某些病理情况下可出现髓外造血；②处理细菌等外源性物质抗原，产生抗体；③吞噬、破坏异常或衰老的血细胞，去除红细胞内异常的包涵体；④贮存部分血细胞，正常的脾能贮存体内 1/3 的血小板和淋巴细胞，而在脾大时则明显增多；⑤参与调节血浆容量，脾大时，体内血浆的容量会增加；⑥可能通过分泌某些因子以抑制骨髓造血细胞的释放和成熟。上述脾脏功能的实现归于两种机制：①脾脏红髓中巨噬细胞的监视和滤过血液的功能；②脾脏白髓中合成抗体的功能。

脾功能亢进症引起红细胞减少的机制有以下学说。①过分滞留吞噬学说：正常情况下，被滞留吞噬的红细胞大多为衰老、受损、有先天或获得性缺陷的细胞，正常的血细胞很少被滞留吞噬。脾大时，脾内巨噬细胞的数量可能也有所增加，从而脾对红细胞的破坏功能增强，并且红细胞通过脾脏的时间延长，滞留在脾的细胞数量增加，导致外周血中一种或多种红细胞的减少，而患者骨髓内相应细胞系的造血功能出现代偿性增生。②体液免疫学说：脾功能亢进症时，脾分泌针对红细胞的抗体增多，生成的抑制骨髓细胞生成和释放的体液因子也相应增多。③稀释学说：脾大时，全身的血浆容量随之增加，造成血液稀释使得外周血的红细胞计数进一步降低。

【临床表现】

（一）脾功能亢进表现

1. 脾大 可在体检时发现，多为轻度至中度肿大，通常无症状，个别患者有上腹部不适主诉。巨脾可见于骨髓纤维化、慢性粒细胞白血病等继发脾亢的疾病。脾明显肿大时可压迫胃肠道而出现消化道症状，如出现脾梗死则可有与呼吸相关的左上腹疼痛等临床表现。

2. 红细胞减少的临床表现 非溶血性疾病和恶性血液病引起的脾亢一般以白细胞和血小板减少明显，贫血程度一般较轻。外周血红细胞减少严重者可有相应的症状，如出血、感染和贫血症状。多数患者虽然白细胞或血小板数量减少，但感染或出血的临床表现并不严重。贫血、感染与出血的严重程度还受到原发性疾病的影响。脾大程度和脾功能亢进程度并不平行，通常充血性脾大引起的脾功能亢进时红细胞减

少的程度重,而浸润所致脾功能亢进者红细胞减少程度相对轻。

（二）原发疾病表现

继发性脾功能亢进者的,有原发疾患相应的临床表现。

> **案例 6-13-1**
>
> 1. 患者有上腹部不适感,伴头昏乏力,无出血和感染表现,曾诊断为"慢性乙型病毒性肝炎、肝硬化"。
>
> 2. 体检:脾肋下可触及。
>
> 3. 血常规:全血细胞减少。

患者有消化道症状、脾大、全血细胞减少,既往有慢性乙型病毒性肝炎、肝硬化病史。考虑肝硬化所继发脾功能亢进症可能性大。予进一步查血常规+网织红细胞（Ret）、骨髓显像、肝功能、凝血像、乙型肝炎两对半、消化系超声波或 CT、上消化道钡餐等检查,以明确诊断。

【实验室检查】

（1）血常规:外周血红细胞一系、二系或全血细胞减少,细胞形态多无异常。早期以白细胞和血小板减少为多,晚期全血细胞减少。

（2）骨髓:骨髓显像增生活跃或明显活跃,表现为相应细胞系的增生,部分可伴有成熟障碍现象。

（3）其他继发性脾功能亢进者有基础疾病相应的实验室改变。

> **案例 6-13-1　入院后实验室检查**
>
> 1. 血常规:WBC 2.2×10^9/L, Hb 79g/L, MCV 90fl, PLT 32×10^9/L; Ret 1%。
>
> 2. 骨髓检查:粒、红和巨核系三系均增生活跃,粒、巨核两系成熟滞缓。
>
> 3. 肝功能:白蛋白 31g/L,球蛋白 34g/L,AST 140U/L,ALT 89U/L;总胆红素 23.3μmol/L,结合胆红素 12.8μmol/L。
>
> 4. 凝血未见异常。
>
> 5. 乙型肝炎两对半:HBsAg(＋),HBsAb(－),HBeAg(－),HBeAb(＋),HBcAb(＋)。
>
> 6. 消化系 B 超:肝硬化;门静脉增粗,脾肿大,肋下 6cm。
>
> 7. 腹部 CT:肝硬化合并门静脉高压,脾大。
>
> 8. 上消化道钡餐:食管胃底静脉曲张。

【诊断】

脾亢典型的三联征为脾大、外周血细胞减少和

骨髓相应细胞系的增生。继发性脾功能亢进者还应对原发病进行诊断。脾亢的国内诊断标准为:①脾大,轻度肿大肋下未触及者应以彩色多普勒、放射性核素显像或 CT 等方法检测;②外周血中一系、二系或全血细胞减少;③骨髓相应细胞系的造血细胞增生活跃或明显活跃,部分可伴成熟障碍;④脾切除后血细胞计数可恢复或接近正常水平。诊断时以前三条最为重要。

> **案例 6-13-1**
>
> 1. 临床特点
>
> （1）病史及特征:患者,中年女性,上腹不适 1 年,头昏、乏力 1 个月;曾诊断为"慢性乙型病毒性肝炎、肝硬化";查体示贫血貌,脾大。
>
> （2）实验室及辅助检查:外周血全血细胞减少;骨髓粒、红、巨核系均增生,粒、巨核系成熟障碍;肝功能异常;乙型肝炎两对半提示"大三阳";腹部 B 超及 CT 提示:肝硬化合并门脉高压、脾大,无腹水形成。上消化道钡餐检查示食管胃底静脉曲张。
>
> 2. 临床诊断
>
> （1）继发性脾功能亢进症。
>
> （2）乙肝后肝硬化（失代偿期）。

【治疗】

（一）原发病的治疗

对于继发性脾功能亢进症者应积极治疗原发病。

（二）脾切除

原发性脾功能亢进或继发性脾功能亢进原发病治疗无效而无禁忌证时,可考虑脾切除治疗（表 6-13-2）。而对于幼年、老年及长期卧床的患者切脾要特别慎重。

表 6-13-2　脾功能亢进脾切除的指证

脾大造成严重的压迫症状
严重的溶血性贫血其他治疗无效者
显著的血小板减少而致出血者
粒细胞极度减少伴反复感染者

脾切除后部分患者可出现继发性血小板增多症,一般 1~2 个月血小板水平可下降并恢复。

> **案例 6-13-1　处理**
>
> 积极治疗肝炎肝硬化,若原发病治疗不理想,血细胞减少进一步加重如符合切脾指证,可考虑脾切除治疗。

（林赠华　刘　红）

第十四章　出血性疾病概述

【定义】

出血性疾病是由于血管、血小板及凝血机制任何一方的缺陷导致的疾病，在临床上表现为自发性出血或轻微外伤后出血不止。正常的止血机制具有保护机体在轻微损伤后防止其大量出血的生理功能，任何缺陷均可能导致出血性疾病。

【正常止血、凝血机制】

正常的止血凝血机制见图6-14-1。

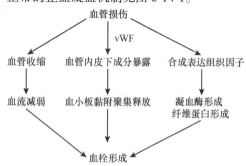

图 6-14-1　正常的止血凝血机制

（一）血管因素

血管在止血中的作用机制有以下6个。

（1）血管生理性反应性收缩：血管的舒缩受神经、体液及局部因素控制，当受创伤时，血管收缩，使血流减慢，有利于凝血物质局部积聚及血小板黏附。

（2）表达并释放血管性血友病因子（von Willebrand Fator，vWF），vWF是一种大分子糖蛋白，存在于血浆及内皮下组织，它是血小板黏附于内皮下组织的"桥梁"。

（3）表达并释放组织因子，启动外源性凝血。

（4）当血管损伤，内皮下组织暴露，带负电荷的胶原纤维与凝血因子Ⅻ接触，在激肽释放酶和前激肽释放酶的作用下启动内源性凝血。

（5）释放组织型纤溶酶原激活剂（tissue-plasminogen activator，t-PA），激活纤溶系统。

（6）表达和释放内皮素（endothelin-1，ET-1），它是迄今为止发现的体内最强的缩血管活性物质，对维持基础血管张力和稳态起重要作用。

（二）血小板因素

血小板来源于骨髓巨核细胞，受血小板生成素（thrombopoietin，TPO）调节；在循环血流中未活化的血小板为$2\sim3\mu m$大小，为蝶形无核细胞。也有其他细胞所没有的特异性结构，如α颗粒和致密体，前者含有纤维蛋白原、vWF、血小板第4因子（platelet factor-4，PF_4）、血小板衍生生长因子、β-血小板球蛋白等；后者含有大量钙离子及二磷酸腺苷、三磷酸腺苷、5-羟色胺等活性物质。血小板第3因子（PF_3）位于细胞膜中；是一种磷脂蛋白复合物；在血液凝固中起催化作用，血小板表面有许多受体，当受体和相应配体结合后，血小板即被激活，产生聚集及释放。

血小板的止血功能包括血小板黏附、聚集、释放及促凝活性等，包括：①发生黏附并聚集形成血小板血栓；②释放PF_3，参与凝血反应；③释放血栓烷A_2，收缩血管，诱导血小板聚集；④活化血小板直接激活FⅫ、FⅪ，参与内源性凝血反应。

（三）凝血机制

参与凝血的凝血因子共有14个，其命名和主要生物学特征及正常血浆浓度见表6-14-1。

表 6-14-1　血液凝血因子组成及特点

因子	常用名称	血浆中浓度（mg/L）	半衰期（h）	凝血中的作用
Ⅰ	纤维蛋白原	2000～4000	90	形成纤维蛋白的前体
Ⅱ	凝血酶原	150～200	60	能转变为凝血酶，促进纤维蛋白原成为纤维蛋白，激活因子Ⅴ、Ⅷ
Ⅲ	组织因子	0	—	与Ⅶa形成复合物，激活X因子和Ⅸ因子，与血栓调理素结合，激活蛋白C
Ⅳ	钙因子（Ca^{2+}）	90～110	35～50	与Xa因子、PF3、Va因子共同形成凝血酶原活化酶
Ⅴ	易变因子	50～100	12～36	作为Xa的辅因子，形成Xa/Va/组织因子的复合物，激活凝血酶原 血小板α颗粒中也有因子Ⅴ，可被蛋白C灭活
Ⅶ	稳定因子	0.5～2	6-8	因子Ⅶ为维生素K依赖因子，因子Ⅶ/组织因子形成复合物，激活因子X及Ⅸ，因子Ⅶ被Xa激活后，活性增强

续表

因子	常用名称	血浆中浓度（mg/L）	半衰期（h）	凝血中的作用
IX	Christmas 因子，血浆凝血活酶成分（PTC）	3～4	12～24	因子IX为维生素K依赖因子，因子IXa被激活后，与因子VIII/磷脂形成复合物，激活Xa。
X	Stuart Prower 因子	6～8	48～72	维生素K依赖因子，因子Xa/Va磷脂的复合物激活凝血酶原
XI	血浆凝血活酶前质（PTA）	4～6	48～84	因子XIa在有Ca²⁺时激活因子IX，在血循环中因子XIa与高分子量激肽原结合成复合物
XII	接触因子，Hageman 因子	2.9	48～52	XIIa被带负电荷的表面或激肽释放酶激活，在内源系统中XIIa激活激肽释放酶及因子XI
PK	Fletcher 因子激肽释放酶原	1.5～5	35	在接触激活中激肽酶被VIIa激活，激肽酶又使因子XII激活为XIIa，在血液中与高分子量激肽原结合成复合物
HMWK	Fitzgerald 因子高分子量激肽原	7.0	6.5 天	在血循环内与因子XI及激肽释放酶原形成复合物吸附在带负电荷的细胞表面
XIII	纤维蛋白稳定因子	25	3～5 天	在纤维蛋白单体的肽键间形成交叉联合，稳定纤维蛋白凝块

近年由 Butenas、Hoffman 及 Mann 等分别提出以细胞为基础的新凝血模型，是基于传统凝血瀑布模型基础上的发展与更新，其临床价值在于更加精确地反映了体内的凝血过程。凝血过程见图 6-14-2。

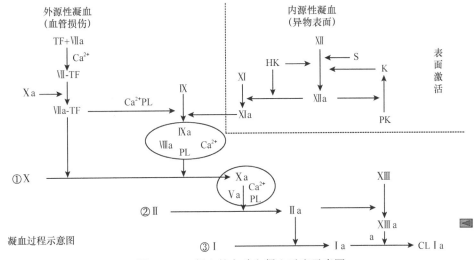

图 6-14-2 凝血的启动和凝血反应示意图

1. 启动期 血管内皮损伤，组织因子（TF）暴露于 TF 呈递细胞（成纤维细胞和单核细胞）表面，结合并活化 FVII，形成 FVIIa/TF 复合物，启动凝血过程。

TF/FVIIa 复合物激活 FX 和 FIX，FXa 激活 FV，并与之结合形成 FXa-FVa 复合物，激活了少量凝血酶原（FII），在 TF 呈递细胞表面生成少量凝血酶（FIIa）。

2. 放大期 所形成的少量凝血酶（FIIa）可以完全激活血小板，促进血小板的黏附、聚集以及释放 FV，此外，FIIa 可激活 FXI、FV 及 FVIII，FXIa 激活 FIX，使后继凝血过程移动、蔓延至受损部位，黏附在活化血小板表面。

3. 播散期 TF-FVIIa 生成的少量 FIXa 在 TF 呈递细胞表面弥散至活化血小板表面，最终促使两个高效酶性复合物（X 酶复合物及凝血酶原酶）在活化血小板的磷脂表面组装准备完成，FVIIIa/FIXa 复合物在活化血小板表面激活更多 FX，FXa/FVa 复合物促进大量凝血酶原转化为凝血酶，产生"凝血酶暴发"。

"凝血酶暴发"可启动以下一系列效应：使纤维蛋白原活化为纤维蛋白，形成纤维蛋白凝块；激活纤维蛋白稳定因子 XIII，形成交联稳定的纤维蛋白网；激活 TAFI（凝血酶激活的纤溶抑制物），抑制纤溶，稳定纤维蛋白凝块；激活更多的血小板和凝血因子，加速血小板的黏附和聚集，放大止血过程。"凝血酶爆发"最终目的是形成牢固、稳定的止血栓。

新凝血模型的创新点包括：①将凝血过程分为相互重叠的三个时期，即启动期、放大期及播散期。②强调了体内凝血的细胞控制过程。③更加重视外源性凝血途径的启动作用，生理性凝血过程中 FVIIa-TF 复合物和 FIXa-FVIIIa 复合物是两个至关重要的环节，TF-FⅦa 是关键的凝血启动蛋白，而 FⅨa-FⅧa 是放大、维持和巩固凝血反应的重要环节。④强调组织因子呈递细胞及活化血小板在血管损伤局部定位和控制凝血酶生成中极其重要，防止凝血的过度蔓延和不可控制。

（四）抗凝系统

凝血反应的每阶段都受到相应抑制物的制约而达到反馈调节作用。与此作用相关的生理性抑制物质组成了抗凝系统，主要包括以下几个。

1. 抗凝血酶　（1）抗凝因子：占抗凝血酶活性 75%，抑制Ⅱa 和Ⅹa 的活性，对Ⅸa、Ⅺa 及其他丝氨酸蛋白酶也有明显的抑制作用，其抗凝活性与肝素密切相关。

（2）肝素：黏多糖类物质，由肺或肠黏膜肥大细胞合成。通过抗凝血酶Ⅲ起作用，还能促进内皮细胞释放 t-PA，增强纤溶活性。

2. 蛋白 C/蛋白 S 系统　蛋白 C 是依赖维生素 K 糖蛋白，必须转变成具有丝氨酸蛋白酶活性的形式，即活化的蛋白 C 才能发挥抗凝作用。活化的蛋白 C 在其辅因子蛋白 S 存在下灭活因子Ⅷa 和Ⅴa，从而影响因子Ⅹ的激活及凝血酶原酶的形成，达到对凝血进行调节的作用。血栓调节蛋白（thrombomodulin，TM）是一种单链糖蛋白。由巨核细胞和内皮细胞合成，广泛分布于血管内皮细胞表面，是活化蛋白 C 的辅因子，其与凝血酶结合后可降低凝血酶的凝血活性，加强蛋白 C 的抗凝功能。

3. 组织因子途径抑制物（tissue factor pathway inhibitor，TFPI）　是一种单链糖蛋白，由血管内皮细胞产生；有直接抗Ⅹa 作用，在因子Ⅹa、钙离子参与下灭活Ⅲ/Ⅶa 复合物，阻断外源性凝血。

（五）纤维蛋白溶解系统

纤维蛋白溶解系统，简称纤溶系统，是指纤溶酶原（plasminogen，PLG）经特异性激活物使其转化为纤溶酶（plasmin，PL），以及 PL 降解纤维蛋白和其他蛋白质的过程。纤溶过程是一系列蛋白酶催化的连锁反应，是正常人体的重要生理功能，它与血液凝固存在着既矛盾而又统一的动态平衡关系，其主要作用是将沉积在血管内外的纤维蛋白溶解而保持血管畅通，防止血栓形成或使已形成的血栓溶解，血流复通。纤溶系统激活途径可分为内激活途径和外激活途径，内激活途径主要是通过内源凝血系统的有关因子裂解 PLG 形成 PL 的过程；外激活途径主要是指组织型纤溶酶原激活物（t-PA）和尿激酶型纤溶酶原激活剂（u-PA）使 PLG 转变为 PL 的过程，又称药物依赖途径，激活纤溶系统的制剂如链激酶、尿激酶、重组 t-PA 注入体内，使 PLG 转变成 PL（图 6-14-3）。

纤溶酶可直接降解纤维蛋白原和纤维蛋白。无凝血系统激活而发生纤溶酶直接降解纤维蛋白原的过程称为原发性纤溶，先有凝血系统激活再发生纤溶酶降解纤维蛋白的过程称为继发性纤溶，两者的降解产物不尽相同。纤维蛋白原的降解产物包括 Bβ$_{1\sim42}$，A、B、C、H、X、Y、D、E 等碎片，纤维蛋白的降解产物包括 Bβ$_{15\sim42}$、X'、Y'、D、E、D-二聚体等降解产物，由于 D-二聚体是交联型纤维蛋白特有的降解产物，故通过 D-二聚体的检测可评估体内纤溶状态，是否存在继发性纤溶亢进（图 6-14-4）。

【出血性疾病的分类】

根据导致临床出血的主要病理环节，出血性疾病可分类为以下五类。

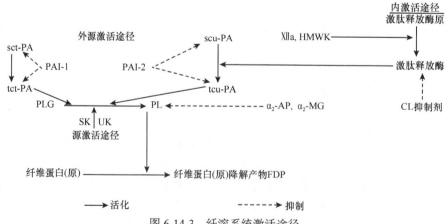

图 6-14-3　纤溶系统激活途径

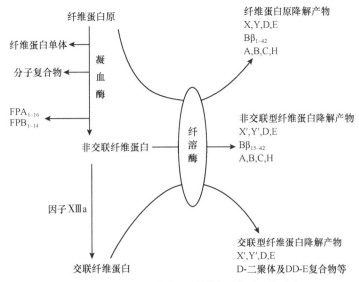

图 6-14-4 纤溶系统激活后纤维蛋白（原）降解

（一）血管因素引起的出血性疾病

1. 遗传性 如遗传性出血性毛细血管扩张症。

2. 获得性 感染、化学物质、药物、代谢因素（如维生素 C 缺乏等）。

3. 过敏性 过敏性紫癜。

4. 其他 单纯性紫癜、机械性紫癜、老年性紫癜。

（二）血小板因素引起的出血性疾病

1. 血小板减少

（1）生成减少：如再生障碍性贫血、白血病、化疗、药物、感染。

（2）血小板破坏或消耗增加：如免疫性血小板减少症（ITP）、药物性免疫性血小板减少性紫癜、肝素诱导的血小板减少、输血后紫癜、弥散性血管内凝血（DIC）、血栓性血小板减少性紫癜（TTP）。

2. 血小板增多

（1）骨髓增殖性肿瘤、原发性血小板增多症。

（2）继发性血小板增多：继发于慢性粒细胞性白血病、脾切除术后、感染、创伤等。

3. 血小板功能异常

（1）遗传性：血小板无力症、巨大血小板综合征。

（2）继发性：药物、肝病、尿毒症、异常球蛋白血症等。

（三）凝血功能障碍引起的出血性疾病

1. 遗传性 血友病、血管性血友病及其他先天性凝血因子缺乏症。

2. 获得性 严重肝病、尿毒症、维生素 K 缺乏症、SLE、异常蛋白血症等。

（四）抗凝及纤维蛋白溶解异常

（1）药物使用过量：肝素、双香豆素类、溶栓药。

（2）蛇咬伤、鼠药中毒。

（3）获得性自身抗体如抗 FⅧ、FⅨ抗体形成。

（五）复合因素引起的出血性疾病

复合因素引起的出血性疾病如 DIC、重症肝病。

【出血性疾病的诊断】

临床上出血性疾病往往涉及多系统，是许多不同疾病的一个共同表现，诊断必须依靠临床表现、实验室检查结果综合分析才能做出正确的诊断，有些出血性疾病只有通过实验室检查方能确诊。

（一）病史

如自幼即有出血，轻微损伤、外伤或小手术后流血不止，应考虑为遗传性出血性疾病；成年后出血应考虑获得性因素居多，需仔细了解家族史、出血部位、出血诱因、出血频率、持续时间，查找原发病。如皮肤、黏膜紫癜伴腹痛、关节痛且血小板正常者应考虑过敏性紫癜；皮肤黏膜紫癜、月经量多、血小板计数低则需考虑血小板减少症；迟发型出血倾向往往见于凝血功能异常或纤溶亢进。血管和血小板性疾病与凝血性疾病的临床鉴别见表 6-14-2。

表 6-14-2 血管和血小板性疾病与凝血性疾病的临床鉴别

临床表现	血管和血小板性疾病（以 ITP 为代表）	凝血性疾病（以血友病为代表）
家族史	少见	多见
性别	无性别差异，育龄期以女性多见	男性为主
出血诱因	自发居多	外伤或活动后
出血部位	皮肤、黏膜，或生殖系	内脏、肌肉
瘀点瘀斑	多见	罕见
深部血肿	少见	多见
关节腔出血	罕见	多见

续表

临床表现	血管和血小板性疾病（以 ITP 为代表）	凝血性疾病（以血友病为代表）
疾病过程	常反复迁延；出血持续时间相对较短；压迫止血或输注血小板、免疫治疗有效	常终身外伤初期出血不严重，但随时间延长大出血持续＞48h；输入特殊凝血因子制剂有效

表6-14-3　出血性疾病筛选试验

检查项目	血管异常	血小板异常	凝血异常
血小板计数	正常	减少或正常	正常
出血时间	正常或延长	延长	正常
束臂试验	正常或不良	不良	正常
凝血时间	正常	正常	延长或正常
APTT	正常	正常	延长
PT	正常	正常	延长或正常
TT	正常	正常	延长

（二）体格检查

应注意出血的性状和部位。过敏性紫癜好发于两下肢及臀部，大小不等，对称分布，且可伴有皮疹及荨麻疹；血小板减少性紫癜或血小板功能障碍性疾病常为针尖样出血点，呈全身性散在性分布；坏血病表现为毛囊周围出血；遗传性毛细血管扩张症有唇、舌及面颊部有血管痣；肝脾肿大、淋巴结肿大、黄疸等；血友病多发生关节和肌肉出血，可提供临床上原发病诊断。

（三）实验室检查

实验室检查是出血性疾病诊断的重要依据，由于检查项目众多，为节省时间和财力，建议首先选用简单易行的筛选试验将出血性疾病进行初步归类诊断。

1. 筛选试验　出血性疾病筛选试验见表6-14-3。

2. 特殊检查　当上述过筛试验提示某一系统异常或需要进一步证实哪一环节存在异常时，可考虑进行一些特殊检查。应根据临床表现及筛选试验的结果选择特殊检查的项目。

如多次检查发现血小板计数过低或过高，则应做骨髓显像检查，以了解巨核细胞及血小板生成情况；如发现出血时间延长而血小板计数正常者应进行血小板功能检查；如血小板计数、APTT、PT试验正常的出血性疾病，多考虑是否血小板功能异常、血管性血友病或凝血 XIII 因子缺乏症，要分别应用相关检查进行鉴别。诊断思路详见图 6-14-5 出血性疾病实验诊断步骤。

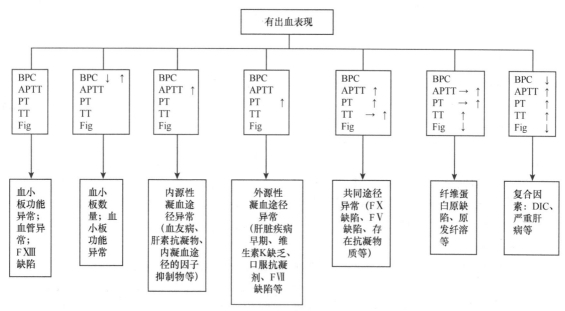

图 6-14-5　出血性疾病实验诊断步骤

常用的有助于出血性疾病确诊的检查包括以下5种。

1. 血管异常　如 vWF 含量与活性、内皮素-1、TM 活性检测。

2. 血小板异常　血小板功能（黏附、聚集、释放功能测定）、血小板形态、血小板自身抗体和同种抗体检测。

3. 凝血异常　凝血纠正试验、凝血因子活性检测。

4. 抗凝异常　抗凝血酶、蛋白 C、蛋白 S 含量和活性测定，凝血因子 FⅧ：C 抗体、狼疮抗凝物、抗心磷脂抗体检测等。

5. 纤溶异常　FDP、D-二聚体、纤溶酶原、t-PA、纤溶酶原激活物抑制物-1（PAI-1）、血栓弹力图。

部分用于出血性疾病诊断的特殊检查如下所述。

1. 血小板黏附功能　一般用玻璃珠柱法，计数黏附前后的血小板数，算出黏附率。

2. 血小板聚集功能　可通过比浊法分别加入肾上腺素、ADP、胶原、凝血酶、瑞斯托霉素等不同诱聚剂，测定第1分钟、5分钟、和最大血小板聚集率。

3. 血小板膜糖蛋白功能检测　用流式细胞仪检测 CD41、CD42b、CD61 等抗原表达，间接反映血小板膜糖蛋白 GPIb、GPIIb、GPIIIa 的功能。

（1）凝血酶原时间纠正试验见表 6-14-4。

表 6-14-4　凝血酶原时间纠正试验

	凝血酶原	因子 V	因子 VII	因子 X
患者血浆	延长	延长	延长	延长
＋正常血浆	纠正	纠正	纠正	纠正
＋吸附血浆	不纠正	纠正	不纠正	不纠正
＋正常血清	不纠正	不纠正	纠正	纠正

（2）部分活化的凝血酶原时间纠正试验见表 6-14-5。

表 6-14-5　部分活化的凝血酶原时间纠正试验

	血友病 A	血友病 B	血友病 C
患者血浆	延长	延长	延长
＋正常血浆	纠正	纠正	纠正
＋正常血清	不纠正	纠正	纠正
＋吸附血浆	纠正	不纠正	纠正

4. 凝血因子活性测定　凝固法，将测定标本加入已知凝血因子缺乏的标本中，根据凝血时间延长的程度与正常对照比较，确定凝血因子活性。自有凝血因子单抗后，用免疫法测定更好。

【诊断步骤】

（1）确定是否是出血性疾病。

（2）是否为先天性、遗传性疾病。

（3）大致区分是血管性、血小板性，还是凝血障碍性、抗凝和纤溶系统疾病。

（4）进一步判断是哪一个环节异常。应按照：先常见病、多发病，后少见病；先易后难；先普通或特殊的原则。

（5）如为遗传性缺陷病，建议家系调查和基因分析检查，对家系中可能发生其他出血性疾病的高危因素进行预测，进行宣教和早期出血预防。

【治疗】

（一）病因治疗

对获得性的出血性疾病，必须针对原发病因进行积极处理，才能达到治疗的目的。药物性的血小板减少较常见，需引起足够重视，要充分了解药物作用机制和不良反应进行合理用药；肝病引起的出血需积极改善肝功能。鼠药中毒引起的维生素 K 缺乏症并不少见，如确诊需要补充维生素 K，直至观察出血完全停止，并需随访至少半年。

对于遗传性出血性疾病，目前尚缺乏根治措施，基因治疗尚未广泛开展，主要以预防为主。替代治疗主要采用血浆源性凝血因子或基因重组凝血因子制剂，后者因注射方便、无病毒感染风险在临床应用更为广泛。对重型儿童血友病目前提倡足量、足程凝血因子制剂预防治疗，尽最大努力减少出血和后期的关节损伤，减少残疾发生，改善患儿的生活质量和后期并发症。需要进行手术时，应充分评估适应证，替代补充足够的凝血因子，保证手术中及术后不发生出血，直至伤口愈合为止。

（二）止血治疗

必须针对性选择，避免滥用止血药。血管性、血小板性出血可通过压迫止血、改善血管通透性药物、免疫抑制剂、补充血小板等；凝血因子缺乏则主要应用替代补充；有抑制物形成者应使用旁路制剂（如凝血酶原复合物、重组凝血因子 VII 制剂）止血，并联合免疫耐受治疗方法（ITI）、皮质激素或其他免疫抑制剂降低抑制物滴度，重症患者甚至需要进行血浆置换、抗 CD20 单抗等治疗消除抗体；纤溶亢进可应用抗纤溶药物治疗。

近年我国已通过行业协会制定了一批关于出血性疾病的诊疗指南和专家共识，定期进行更新，可关注并参阅。

（冯　莹）

第十五章 紫癜性疾病

第一节 过敏性紫癜

案例 6-15-1

患者，男，32 岁，因"双下肢紫癜 1 个月，腹痛伴便血 2 天"入院。

患者于 1 个月前无意中发现双下肢散在紫癜，略高出皮面，无触痛。否认齿龈出血，否认口腔出血，否认关节疼痛，未就诊。2 天前，患者出现呕吐一次，为胃内容物，无咖啡色样物，伴腹部疼痛，以脐周为主，后出现便血一次，色暗红，量约 200g。患者在 1 周前有上呼吸道感染史，当时无发热，现已好转。起病前无进食海鲜食物史，无遗传病史。

体格检查：T 37℃，P 70 次/分，BP 120/80mmHg，神志清楚，精神可，无贫血貌，全身皮肤散在紫癜，以双下肢为甚，对称性分布，高出皮面巩膜无黄染。口腔黏膜无出血点，浅表淋巴结未及肿大。心肺听诊无明显异常，腹软，全腹无压痛、反跳痛及肌紧张，肝脾肋下未触及。四肢关节无红肿，活动自如。

问题：

1. 根据以上主诉及体格检查，首先应考虑作何诊断？
2. 应与哪些疾病做鉴别？
3. 如何鉴别？

【定义和分类】

过敏性紫癜（allergic purpura）是一类常见的毛细血管变态反应性出血性疾病，又称出血性毛细血管中毒症或许兰-亨诺紫癜（Schonlein-Henoch purpura）。本病由于机体对某些致敏物质产生变态反应，引起毛细血管脆性及通透性增高而引起皮肤、黏膜及某些器官出血，可同时伴发血管神经性水肿、荨麻疹等其他过敏表现。临床除有特征性的下肢对称性皮肤出血外，常有关节炎、腹痛及肾炎等并发症。本病春秋两季发病多，以儿童及青少年为多见，男性略多于女性。

【病因】

致敏因素较多，与本病发生关系密切相关的有以下几种。

（一）细菌和病毒感染

细菌和病毒感染是引起本病最常见原因，主要为

β 溶血性链球菌所致的上呼吸道感染最多见。在病程中或痊愈后，再次患上呼吸道感染常使病情加重或导致复发。其次，结核杆菌、金黄色葡萄球菌、肺炎球菌及伤寒杆菌亦可导致本病发生。病毒感染常见于疱疹性病毒感染，如麻疹、风疹、水痘，其余也见于流感、流行性腮腺炎和肝炎病毒等。

（二）寄生虫感染

寄生虫感染也是本病常见的致病因素。其主要机制是机体对寄生虫的代谢产物和幼虫死后释放的异体蛋白等过敏。以蛔虫最多见，其次为钩虫、丝虫、血吸虫、鞭虫、疟原虫及阴道滴虫等。

（三）食物因素

食物因素主要见于动物性食物，为人体对异体蛋白过敏所致。有牛奶、蛋类、鱼、虾、蟹、鸡肉及羊肉等。此外，巧克力及咖啡豆偶可引起本病。

（四）药物因素

抗生素类如青霉素、链霉素、氯霉素、红霉素、磺胺类等。解热镇痛药类如水杨酸烃、保泰松、吲哚美辛及奎宁类。其他药物还有碘化物、对氨柳酸、异烟肼、苯巴比妥类、水合氯醛、安宁、阿托品、麻黄碱、洋地黄制剂、奎尼丁、氢氯噻嗪、硫氧嘧啶、奎宁、人工合成的雌激素、丙酸睾酮、胰岛素、枸橼酸乙胺嗪（海群生），以及金、汞、砷、铋制剂等。

（五）其他诱发因素

其他诱发因素如寒冷刺激、花粉吸入、外伤、昆虫叮咬、结核杆菌试验、预防接种、更年期以及精神因素等。

案例 6-15-1

一周前有上呼吸道感染史。

【发病机制】

本病的发病机制为变态反应：①蛋白质及其他大分子致敏原作为抗原，刺激人体产生抗体（主要为 IgG），后者与抗原结合成抗原-抗体复合物，沉积于血管内膜，激活补体，导致中性粒细胞游走、趋化及一系列炎症介质的释放，引起血管炎症反应。此种炎症反应除见于皮肤、黏膜小动脉及毛细血管外，尚可累及肠道、肾及关节腔等部位小血管。②小分子致敏原作为半抗原，与人体内某些蛋白结合构成抗原，刺激机体产生抗体，此类抗体吸附于血管及其周围的肥

大细胞，当上述半抗原再度进入体内时，即与肥大细胞上的抗体产生免疫反应，致肥大细胞释放一系列炎症介质，引起血管炎症反应。

本病病理变化是广泛的毛细血管及小动脉血管壁的纤维样坏死，血管周围有浆液渗出及炎性细胞浸润。以上病变主要累及皮肤、肾、浆膜、滑膜等，但也可发生于心、肺、肝、颅内的血管，引起器官损害及出血。肾脏可呈弥漫性或局灶性肾小球肾炎改变。电镜检查肾小球血管系膜有免疫复合物沉着，经免疫荧光证明主要是 IgA（少量为 IgE 及 IgM）、C3、纤维蛋白/纤维蛋白原，故过敏性紫癜肾脏损害与免疫复合物有关。

【临床表现】

多数患者在发病前 1 周～3 周有全身不适、低热、乏力等前驱症状，随后出现典型临床表现。根据症状、体征的不同，可分以下几种类型。

（一）单纯型

单纯型，又称紫癜型，是最常见的类型。其主要表现为皮肤紫癜，多在前驱症状发生后 2～3 天出现。紫癜对称分布，分批出现，反复发作于四肢及臀部，尤以双下肢伸侧为甚，面部及躯干部少有累及。紫癜大小不等，初呈深红色，压之不褪色，高出皮面，颜色逐渐增深，呈紫红色，数天内渐变成黄褐色、淡黄色直至消退。重者可同时发生皮肤水肿、溃疡，严重的紫癜可融合成大疱，发生中心出血性坏死。

（二）关节型

关节型，又称 Schönlein 型。除皮肤紫癜外，尚有关节肿痛，有时局部有压痛。本型多发生在膝、踝和腕关节等大关节处，疼痛可呈游走性、反复性发作。关节腔可有渗液，但不留后遗症，易误诊为风湿性关节炎。

（三）腹型

腹型，又称 Henoch 型。除皮肤紫癜外，因消化道黏膜及腹膜脏层毛细血管受累而产生一系列消化道症状及体征，如恶心、呕吐、呕血、腹泻及黏液便、血便等。腹痛常位于脐周、下腹部及全腹部，呈阵发性绞痛，发作时可因腹肌紧张及明显肠鸣音亢进而误诊为外科急腹症，有时甚为剧烈。

（四）肾型

肾型病情最为严重，发生率可达 12%～40%。在皮肤紫癜的基础上，因肾小球毛细血管祥炎症反应而出现血尿、蛋白尿及管型尿，偶见水肿、高血压及肾衰竭等表现，个别严重病例死于尿毒症。肾损害一般于紫癜后 1～8 周内发生，多在 3～4 周内

恢复，也可持续数月或数年。根据临床进展，可分为迁延性肾炎、肾病综合征、慢性肾小球肾炎、急进性肾炎。

（五）混合型

混合型是指皮肤紫癜合并上述两种以上临床表现。

（六）其他

除上述常见类型外，少数本病患者还可因累及眼部、脑及脑膜血管而出现视神经萎缩、虹膜炎、视网膜出血及水肿，以及各种神经系统症状，如头痛、头晕、呕吐、癫痫、偏瘫、意识模糊等，但较少见。病变累及呼吸道时，可出现咯血、胸膜炎症状，临床少见。

体征：典型的皮肤紫癜及相应皮损。

> **案例 6-15-1**
> 1. 患者两下肢为主的散在分布紫癜，略高出皮面，无痒感，对称性分布。
> 2. 呕吐一次，为胃内容物，伴腹痛，以脐周为主，便血一次。

【实验室检查】

（1）约半数患者毛细血管脆性试验（束臂试验）阳性。

（2）白细胞轻度至中度增高，可伴有嗜酸粒细胞增多。出血时间、凝血时间、血小板计数、血块收缩时间及各项凝血因子活性均正常。多数患者红细胞沉降率轻度增快。

（3）肾型或混合型表现的患者，可有程度不同的肾功能受损，如尿中可出现蛋白、红细胞或管型，肾功能不全者血尿素氮及肌酐增高。

（4）有寄生虫感染者，大便中可查出虫卵。腹型者呕吐物及大便隐血呈阳性。

（5）抗链球菌溶血素"O"可增高。约半数患者血清 IgA 升高。

（6）骨髓检查正常。

> **案例 6-15-1**
> （1）血常规：Hb 126g/L，WBC $6.8×10^9$/L，N 0.72，PLT $130×10^9$/L。
> （2）粪常规：隐血（＋＋）。
> （3）束臂试验阳性。

【诊断】

过敏性紫癜的诊断标准见表 6-15-1。

表 6-15-1　过敏性紫癜的诊断标准

近期内有病毒、细菌、寄生虫感染或食物、药物等过敏史

反复出现皮肤紫癜,可有腹痛、便血(腹型)、关节肿痛(关节型)及血尿、水肿(肾型)

紫癜对称分布于四肢伸侧及臀部,可有斑丘疹、荨麻疹、血管神经性水肿,可有坏死及溃疡,多次发作后留下色素沉着

血常规及骨髓显像正常,偶见嗜酸粒细胞增加

若肾脏受累,尿中可见红细胞、蛋白及颗粒管型,少数患者可转为慢性肾炎,甚至发展为尿毒症

出血时间、凝血时间、血小板计数、血块收缩时间均正常,毛细血管脆性试验(＋)

案例 6-15-1

1. 临床特点

(1)患者,男,32 岁,双下肢紫癜 1 个月,腹痛伴便血 2 天。

(2)病史特点:患者 1 周前有上呼吸道感染史,患者于 1 个月前无意中发现双下肢散布紫癜,皮疹略高出皮面,无触痛,无痒感。2 天前,患者出现呕吐一次,为内容物,后腹痛为主,以脐周为甚,随后便血一次,色暗红,量约为 200g。

(3)体征:全身皮肤散在分布紫癜,以双下肢伸侧为甚,为对称性,全腹无压痛,反跳痛及肌紧张,肝脾肋下未触及。四肢关节无红肿,活动自如。

(4)实验室检查:血常规正常。粪便常规:隐血(＋＋),束臂试验阳性。

2. 临床诊断:过敏性紫癜(腹型)。

【鉴别诊断】

不典型病例,特别是在紫癜出现之前即有腹痛、便血、关节痛及尿改变者应与下列疾病进行鉴别。

(一)血小板减少性紫癜

血小板减少性紫癜主要为皮肤黏膜出血,不规则分布,无关节及肾炎等症状(结缔组织疾病所致者除外),血小板计数减少,出血时间延长,血块收缩不佳,骨髓中巨核细胞数量异常或成熟障碍。

(二)风湿热

关节型者若关节肿痛发生在紫癜之前并伴有发热,需与风湿热相鉴别。后者在关节症状出现前后常有环状红斑或皮下结节。红细胞沉降率增快,抗链球菌溶血素"O"阳性。

(三)急性阑尾炎、坏死性小肠炎

腹型者需与上述疾病鉴别。急性阑尾炎的腹痛为麦氏点持续性疼痛,进行性加剧。局部有肌紧张、压痛及反跳痛,外周血白细胞及中性粒细胞计数增高。

坏死性小肠炎患者全身中毒症状重,伴有腹胀、压痛及反跳痛,外周血白细胞及中性粒细胞增高,大便中有脓细胞及红细胞。

【并发症】

(一)肾脏并发症

肾脏并发症肾脏受累,绝大多数发生在紫癜出现后的 2 个月内,其中以 1 周以内最常见。其发病率及其程度是决定本病预后的重要因素。

(二)神经系统并发症

神经系统并发症发病率为 2.6%～6.9%,主要为脑血管痉挛、颅内出血及多发性神经炎等。临床表现有剧烈头痛、呕吐、烦躁不安、谵妄抽搐、瘫痪及昏迷等。

(三)其他合并症

极少数患者可伴有心肌炎、胸膜炎、肺出血、哮喘、喉头水肿、虹膜炎及肠套叠等。

【治疗】

(一)去除致病因素

防治感染、清除感染灶是治愈本病的关键环节(如扁桃体炎及其他部位的慢性感染灶)。有寄生虫感染者应服驱虫药。慎用或禁食可能致敏的药物及食物。

(二)一般治疗

1. 抗组胺药　通过降低机体对组胺的反应和改善毛细血管通透性,从而减轻症状,常用药物为盐酸异丙嗪、赛庚啶、氯苯那敏(扑尔敏)及阿斯咪唑(息斯敏)等,也可用 10%葡萄糖酸钙静脉注射。

2. 改善血管通透性的药物　如维生素 C 及曲克芦丁等,可增强毛细血管抗力,降低毛细血管通透性及脆性。维生素 C 以大剂量(3～5g/d)静脉注射疗效较好,持续用药 5～7 天。

(三)糖皮质激素

抑制抗原抗体反应,减轻炎症渗出,改善毛细血管通透性,对减少出血和减轻症状有效。对关节症状及腹痛在部分患者中有一定疗效,但对皮肤紫癜与肾炎疗效不肯定。一般泼尼松 30～40mg/d,口服,严重者可用氢化可的松 100～200mg/d,或地塞米松 10～20mg/d,静脉滴注。直至紫癜消失后逐渐停药。

(四)对症治疗

1. 腹痛　皮下注射阿托品及山莨菪碱(654-2)等解痉剂口服或皮下注射。

2. 关节痛　可酌情使用止痛药。

3. 消化道出血　可用奥美拉唑等治疗，出血量多者给予输血。

4. 浮肿、尿少　可用利尿剂及脱水剂。肾功能不全者可用血液透析等处理。

5. 脑部并发症　可用大剂量糖皮质激素静脉滴注，颅内压增高者选用甘露醇等脱水剂。

（五）其他

如上述治疗效果不佳或近期内反复发作者，可酌情使用：①免疫抑制剂：如硫唑嘌呤[2～3mg/（kg·d）]，口服，连续4～6个月)和环磷酰胺[2～3mg/（kg·d），口服]等，在用药过程中要根据血像变化调整剂量。②抗凝疗法：适用于肾型患者，初以肝素钠或低分子肝素 100～200U/（kg·d），静脉滴注，4周后改用华法林 4～15mg/d，2周后改用维持量2～5mg/d，2～3个月。③双嘧达莫片：3～5mg/（kg·d），分次口服。④中医中药：以凉血、解毒、活血化瘀为主，适用于慢性反复发作或肾型患者。

> **案例 6-15-1　处理**
> 1. 去除致病因素：预防感冒。
> 2. 肾上腺糖皮质激素治疗：甲泼尼龙40mg/d，静脉滴注。
> 3. 护胃药物：泮托拉唑 40～80mg/d，静脉滴注。
> 4. 抗组胺类药物：赛庚啶2mg，每天3次。

【疗效】

疗效判断参考标准：①痊愈：症状、体征消失，1年内无复发；②有效：治疗后症状、体征消失或明显好转，但1年内有1次以上复发；③无效：症状、体征无改善。

【预后】

本病常可自愈，但少数可复发。病程长者可达数年之久。本病预后大多良好，死亡率低于5%。其主要死亡原因为肾衰竭、中枢神经系统并发症、肠套叠及肠梗阻等。

【预防】

经常参加体育锻炼，增强体质，预防感冒，积极清除感染灶，禁用与本病发生有关的食品及药物。

第二节　遗传性出血性毛细血管扩张症

遗传性出血性毛细血管扩张症（hereditary hemorrhagic telangiectasis，HHT）是一种常染色体显性遗传性疾病，也是一种血管壁有发育及结构异常的疾病，以皮肤、黏膜及内脏的多发性毛细血管或小动脉、小静脉扩张和病变部位反复出血为特征，肝脏常受累。在西方国家，HHT 的发病率估计为 1/50000。

【病因、发病机制及病理】

HHT 是常染色体显性遗传，与其发病相关的基因（OWR_1）定位在染色体 9q33-34，现命名为 *endoglin* 基因。*Endoglin* 是一种整合膜糖蛋白，在动脉、静脉和毛细血管内皮细胞表面表达，功能上作为转化生长因子-β（TGF-β）的结合蛋白。另一种与 HHT 血管畸形发生相关的基因（OWR_2），定位于染色体 12q，该基因的蛋白表达产物为 TGF-β 的另一种形式的受体。

HHT 的发病机制仍不十分明确，超微结构分析显示皮肤型 HHT 损伤最早的形态异常是毛细血管后微静脉扩张。由于微静脉扩张变得扭曲，并通过毛细血管部分与动脉连通，最终毛细血管部分消失，直接形成动静脉"交通"。该病的出血表现与固有的血管机械性脆性增加有关。

本病病变部位在血管壁，表现为毛细血管扩张、动静脉畸形和动脉瘤。血管壁变薄、弹力纤维缺乏、平滑肌缺乏、毛细血管壁和小动脉壁仅由一层内皮细胞组成，血管迂曲或扩张有时仅有内皮细胞的退行性变，使内皮细胞连接缺损，病变血管可因轻微的外力，或血管内血流压力作用即可发生破裂而出血。本病病变以皮肤和黏膜，尤其是手背、颜面、阴囊等部位多见。

肝脏病理变化主要是动静脉畸形，造成动静脉分流，一般无肝细胞坏死和炎性细胞浸润，主要变化有：①合并肝纤维化或肝硬化的肝血管扩张；②仅有肝硬化而无血管扩张；③仅有肝血管扩张而无肝纤维化、肝硬化。

【临床表现】

皮肤毛细血管扩张常发生在 40 岁以前，一般直径为 1～3mm，分界明显，压之可褪色，但褪色不完全。毛细血管扩张最常见于面部、嘴唇、鼻腔、舌部、甲床和手部皮肤。鼻出血是 HHT 最常见的症状（90%），这是由于毛细血管扩张性损害超过下鼻甲和鼻中隔而易于出血。1/3 的患者鼻出血不需要治疗；1/3 的患者呈中等程度出血者仅需门诊处理；另 1/3 的患者由于出血严重，需入院治疗。儿童期多见鼻出血，到青少年期鼻出血渐趋好转，而内脏出血机会增加。

20%的 HHT 可有上消化道或下消化道出血。出血也可累及口腔、泌尿生殖系统。5%～30%的 HHT

可出现肺动静脉畸形（PAVM）。肺的动静脉瘘的分流可产生高动力循环状态，并可产生高排量充血性心力衰竭，患者因此出现气促、发绀、疲倦、活动耐量降低、杵状指（趾）等临床表现。

【实验室及其他检查】

实验室检查止血机制方面多无异常发现。束臂试验可阳性，甲皱毛细血管镜检查可发现高度扩张与扭曲成团的血管襻，且对针刺无收缩反应。血管造影有确诊价值，常见到受累血管的扩张、扭曲，静脉相有小结节状造影剂存留，另有早期的静脉充盈，提示有动静脉分流。B超常可见肝内血管扩张，有时可见血管的明显搏动。放射性核素扫描可见肝脏有效放射性缺损区。CT敏感度稍高，可见到血管的扭曲、扩张等改变。

【诊断】

阳性家族史、毛细血管扩张及同部位的反复出血为本病特征，血管造影有确诊价值。

【治疗】

本病无特殊治疗方法，以对症治疗为主。

（一）止血

体表出血以压迫止血为主，内脏出血者考虑用卡巴克洛（安络血）以助小血管收缩，用垂体后叶素降低内脏血管内压力。也可手术缝合或切除病灶。严重反复的鼻出血或皮肤出血可采用激光凝固、冷冻外科、动脉栓塞或手术缝合等措施，但易复发。胃肠道出血可在内镜下的双频电切或激光技术处理。对于PAVM，可采用肺叶切除或栓塞疗法，也有用雌激素或雌激素加黄体酮治疗HHT患者鼻出血的报道。

（二）输血

输血仅用于大量失血者，但不宜过量，避免血压过高而使出血难止。

（三）补充铁剂

补充铁剂适用于慢性失血性贫血患者。

（四）其他

肝动脉栓塞可用于治疗肝动静脉瘘。β受体阻滞剂可改善高动力循环状态，降低肝血流量，使分流量减少。

第三节　单纯性紫癜

> **案例 6-15-2**
> 患者，女，28岁。"双下肢反复瘀点瘀斑1年余"就诊。

> 患者1年来反复出现双下肢瘀点、瘀斑，但可自行消退，否认平日牙龈、鼻腔出血史，月经量正常，但经期瘀点、瘀斑加重。
> 体格检查：T 36.8℃，P 76次/分，BP 116/66mmHg，无贫血貌，双下肢可见数枚瘀斑，口腔黏膜无出血点，浅表淋巴结未及肿大。心肺未见异常，腹部平软，全腹无压痛、反跳痛及肌紧张，肝脾肋下未触及。四肢关节无红肿，活动自如。
> **问题：**
> 1. 根据以上主诉及体格检查，首先应做何诊断？
> 2. 应与哪些疾病做鉴别？

单纯性紫癜（simple purpura）是一种常见不明原因的皮肤紫癜，多见于女性，主要发生于生育年龄的妇女。临床特点为皮肤紫癜，以下肢为主，月经期可加重。对全身健康无影响。

【病因和发病机制】

本病的病因与发病机制目前尚不完全明确，可能与毛细血管壁异常（血管脆性增高）和血小板功能障碍有关，因其家庭成员中可能有易发瘀斑者，有人认为可能与遗传因素有关。

【临床表现】

本病临床表现为自发性轻微的皮肤细小瘀点及大小不等的瘀斑，常见于下肢及臀部，反复发作，瘀点及瘀斑分布不均，不高出皮肤也不痒，出现瘀斑前局部可有轻微疼痛。不经治疗，可自行消退，留下青黄色，以后逐渐消失。易发作于月经期。少数患者在月经期可有牙龈少量出血，月经量稍多，但无大出血。

> **案例 6-15-2**
> 1. 患者，女，28岁。
> 2. 因"双下肢反复瘀点、瘀斑1年余"就诊，反复出现的瘀点、瘀斑，可自行消退。
> 3. 平时无牙龈鼻腔出血，月经量不多，但月经期瘀点、瘀斑加重。
> 4. 体格检查：双下肢可见数块瘀斑，口腔黏膜无出血点，浅表淋巴结无肿大，肝脾肋下未触及。

【实验室检查】

（1）束臂试验阳性或阴性。

（2）血小板计数、各种出血及凝血试验无明显异常，少数患者血小板对ADP，肾上腺素诱导的聚集反应异常。

案例 6-15-2

1. 血常规：HB 120g/L，WBC $5.1×10^9$/L，N 0.64，PLT $129×10^9$/L。

2. 束臂试验阳性。

3. 出血及凝血试验无明显异常。

【诊断】

（1）平素健康，大多下肢出现瘀斑，不经治疗，可自行消退。

（2）束臂试验阳性或阴性。但血小板计数、其他各种出血及凝血试验无明显异常。

（3）能排除其他原因引起的紫癜。

案例 6-15-2

1. 临床特点

（1）患者，女，28岁。双下肢反复瘀点、瘀斑1年余。

（2）病史：反复出现瘀点、瘀斑，可自行消退，平时无牙龈、鼻腔出血，月经量不多，但月经期瘀点、瘀斑加重。

（3）体征：双下肢可见瘀斑，口腔黏膜无出血点，肝脾肋下未触及。四肢关节无红肿。

（4）实验室检查：血常规无异常，出血及凝血试验无明显异常，束臂试验阳性。

2. 临床诊断：单纯性紫癜。

【治疗】

本病一般不需治疗，以解释病情为主，应避免服用阿司匹林或含阿司匹林药物，可用维生素C、曲克芦丁改善毛细血管通透性。

（曹 鑫 刘 红）

第四节 原发性免疫性血小板减少症

案例 6-15-3

患者，女，66岁，因"发现皮肤紫癜5天伴牙龈出血1天"入院。

患者于5天前发现全身皮肤出现紫癜，以双下肢为甚，未予重视，1天前出现牙龈出血，当地医院查血常规提示"血小板减少"，立即来院就诊。病程中无反复发热，无骨关节疼痛，无头昏乏力，无血尿、黑便，已绝经，否认近期有上呼吸道感染、腹泻及特殊用药史，否认过敏史和自幼出血倾向，无遗传病史。

案例 6-15-3（续）

体格检查：T 37.1℃，P 70次/分，R 16次/分，BP 110/70mm Hg，无贫血貌，全身皮肤无皮疹和黄染，可见散在瘀点和紫癜，双下肢为甚，口腔黏膜及舌面可见血疱，牙龈见活动性渗血，浅表淋巴结未触及，胸骨无压痛，心肺未见异常，腹软，无压痛，肝脾肋下未触及。四肢关节无红肿，活动自如。

问题：

1. 根据上述病史及体检，首先考虑什么诊断？

2. 目前应给予什么治疗？

【定义和分类】

原发性免疫性血小板减少症是一种以血小板减少为特征的出血性疾病。血小板减少的原因有生成减少、破坏过多及分布异常，根据有无病因可以分为原发性免疫性血小板减少症[又称特发性血小板减少性紫癜（primary immune thrombocytopenia，ITP）]及继发性血小板减少症。继发性血小板减少症有病因可循，包括血小板生成障碍性疾病（如再生障碍性贫血、严重的巨幼细胞性贫血、白血病、其他系统肿瘤骨髓累及等）、继发性免疫性血小板减少症（如SLE、风湿性关节炎、药物或感染等所继发的免疫性血小板破坏等）、脾功能亢进等。

ITP是患者对自身血小板抗原失去耐受，由免疫介导的血小板过度破坏和生成受抑致使体内血小板数量下降，伴或不伴皮肤黏膜出血的一种获得性自身免疫性出血性疾病，约占出血性疾病总数的1/3，育龄期女性发病率高于男性，而60岁以上的老年人是高发人群。本章重点讲述ITP。

【病因和发病机制】

ITP的病因迄今尚未明确。临床上部分患者发病前有上呼吸道感染病史。目前研究认为其发病机制如下。

（1）免疫介导的血小板破坏过多：患者体内存在抗自身血小板的特异性抗体，且患者体内的细胞毒T细胞可直接破坏血小板。

（2）免疫介导的骨髓巨核细胞的质和量的异常，导致血小板生成不足：患者体内的自身特异性抗体可直接损伤巨核细胞，并抑制巨核细胞释放血小板，且细胞毒T细胞亦可通过直接影响巨核细胞的凋亡使得血小板生成减少。

案例 6-15-3（续）

1. 患者，老年妇女，66岁。

2. 否认近期有上呼吸道感染、腹泻及特殊用药史，否认过敏史和自幼出血倾向，无遗传病史。

【临床表现】

ITP患者临床起病隐匿。少部分本病患者可无症状，可因查血常规发现本病。有症状者以出血为主要表现，多表现为全身性的瘀点、紫癜和瘀斑及鼻出血、牙龈出血等皮肤黏膜出血，严重者也可出现内脏出血甚至颅内出血。部分患者可出现头昏、乏力等贫血症状，反复慢性失血的患者甚至有缺铁性贫血的临床表现，多见于病程较长的患者。体格检查一般浅表淋巴结和肝脾不肿大。

案例 6-15-3

1. 患者皮肤紫癜 5 天伴牙龈出血。
2. 无贫血貌，皮肤散在瘀点和紫癜，口腔黏膜及舌面可见血疱，牙龈见活动性渗血。浅表淋巴结和肝脾肋下未触及。

【实验室检查】

（一）血常规

血小板计数减少，有症状者多 $<20\times10^9/L$，贫血程度与失血量成比例，部分患者出现小细胞低色素贫血的表现。白细胞计数大多正常，初诊患者常有嗜酸粒细胞及淋巴细胞增多。病程长者外周血涂片可见巨大及畸形的血小板，网织血小板也增多，表明血小板在加速更新。外周血涂片检查还可排除假性血小板减少症。

（二）骨髓检查

骨髓巨核细胞数量正常或增多，其中幼稚型巨核细胞和颗粒型巨核细胞比例增多，产板型巨核细胞和裸核巨核细胞数量明显减少，即巨核细胞成熟滞缓现象；红系、粒系及单核系一般正常，伴缺铁性贫血者可出现骨髓小粒中含铁血黄素颗粒及幼红细胞内铁小粒的减少或消失。

（三）血小板膜糖蛋白抗体测定

80%～90% ITP 患者 PAIgG 升高，切脾治疗有效者 PAIgG 一般会降至正常，如仍然升高则表示抗体主要在肝脏产生，或有副脾存在。但在继发免疫性血小板减少症患者体内也能检测到高水平的 PAIgG。

（四）止血和凝血功能检查

由于 ITP 存在血小板质与量的异常，故可表现为出血时间延长，血块退缩不佳，束臂试验阳性，血清凝血酶原消耗不良。凝血酶原时间及凝血时间均正常。放射性核素测定可发现血小板寿命缩短。

（五）其他检查

血浆血小板生成素水平与正常人差异无统计学意义。

案例 6-15-3

1. 血常规：WBC $5.3\times10^9/L$，N 0.65，Hb 123g/L，PLT $7\times10^9/L$，Ret 1%。

2. 尿常规：隐血（－），尿蛋白（－）。
3. 外周血涂片：血小板数量减少。
4. 骨髓检查：骨髓细胞增生活跃，巨核细胞数量增多伴成熟滞缓，裸核巨核细胞全片可见 72 个，产板型巨核细胞 0 个。
5. ANA 及 RF 正常，ESR 为 20mm/h。

【诊断】

ITP 诊断主要是排他性诊断。诊断要点如下：至少 2 次血像检查血小板计数减少，血细胞形态无异常；脾脏不大或轻度肿大；骨髓巨核细胞数量正常或增多，有成熟滞缓现象；排除其他继发性血小板减少症。根据病情和病程，ITP 可做如下分期。

1. 新诊断的 ITP　诊断后 3 个月以内的患者。

2. 持续性 ITP　诊断后 3～12 个月血小板持续减少的患者，不管有无治疗。

3. 慢性 ITP　血小板减少持续超过 1 年的患者。

4. 重症 ITP　血小板小于 $10\times10^9/L$，且就诊时存在需要治疗的出血症状或常规治疗过程中出现了新的出血表现而需要加用其他升血小板药物或增加现有治疗药物的剂量。

5. 难治性 ITP　符合以下所有 3 个条件的患者：①切脾治疗后无效或者复发；②仍需要治疗来降低出血风险；③排除继发性血小板减少症。

案例 6-15-3

1. 临床特点
（1）患者为老年女性。
（2）病史：因"发现皮肤紫癜 5 天伴牙龈出血 1 天"来诊，当地血常规提示血小板减少。
（3）体征：无贫血貌，全身皮肤及口腔黏膜有出血点，浅表淋巴结和肝脾未触及，四肢关节无红肿。
（4）辅助检查：血常规示 PLT 为 $7\times10^9/L$，外周血涂片示血小板数量减少；骨髓检查示巨核细胞数量增多伴成熟滞缓；ANA 及 RF 正常，ESR 为 20mm/h。

2. 临床诊断：重症 ITP。

【鉴别诊断】

本病临床常需与继发性血小板减少症鉴别。

（一）系统性红斑性狼疮

早期可表现为单纯的血小板减少性紫癜，多数患者有关节肿痛、光敏性皮疹等表现，查抗核抗体、红细胞沉降率等可助鉴别。

（二）伊文思综合征

自身免疫性血小板减少症同时合并自身免疫性溶血性贫血时称为伊文思综合征，该病 Coombs 试验阳性，病情较严重，多数患者经糖皮质激素或切脾治疗有效。

（三）血栓性血小板减少性紫癜

血栓性血小板减少性紫癜（thrombotic thrombocytopenic purpura，TTP）是一种少见的严重的弥散性血栓-出血综合征。典型病例临床上可有血小板减少性紫癜、微血管病性溶血、中枢神经系统症状、发热及肾脏损害五联征。TTP 患者病情凶险，死亡率高。外周血涂片可见破碎红细胞增多，血常规、网织红细胞、尿常规、肝肾功能等检查可资鉴别。

（四）过敏性紫癜

过敏性紫癜为血管变态反应性疾病，出血多为瘀点和紫癜，为对称性出血斑丘疹，以下肢多见，躯干和头面部少见，可伴有关节痛、腹痛、便血及血尿，血常规检查示血小板数不少，一般易于鉴别。

（五）再生障碍性贫血

血常规检查提示全血细胞减少，网织红细胞减低，临床表现为感染、贫血、出血三大症状，肝、脾、淋巴结不大，骨髓巨核细胞减少或极难查见。

（六）急性白血病

ITP 特别需与白细胞不增高的急性白血病相鉴别。后者可有感染、贫血、出血及白血病细胞浸润表现，肝、脾、淋巴结可肿大，血涂片及骨髓涂片检查中可见异常原始或幼稚细胞增多超过 20% 即可确诊。

（七）其他继发性血小板减少症

严重感染、各种原因导致的脾功能亢进、骨髓受侵犯疾病、化学和药物过敏及中毒等均可引起血小板减少，需与 ITP 鉴别，病因去除后血小板可恢复。

【治疗】

无出血表现的成人 ITP 患者如 PLT>30×10^9/L 且不从事增加出血危险的活动的可予门诊随访观察，定期监测血像；高龄、高血压、服用非甾体抗炎药、外伤或手术、发热等均可增加出血风险；如患者有出血症状，不论血小板计数减少的水平如何，都应该予以积极治疗。

（一）一般治疗

需要治疗的患者要卧床休息，减少活动和情绪波动，避免外伤尤其是头部外伤，给予易消化饮食以降低损伤消化道黏膜的风险，避免使用提升出血风险的药物如阿司匹林等，预防并控制感染，使用二乙酰胺乙酸乙二胺等止血药降低出血风险。

（二）紧急治疗

（1）重症 ITP 患者需紧急输注血小板，虽然因患者血中存在抗血小板抗体使得输入的血小板可很快被破坏，但输血小板可以通过迅速降低毛细血管的脆性来降低出血风险。重要脏器出血或有其他部位的活动性出血及需要紧急手术治疗的患者，应立即予以血小板输注提升 PLT 水平>50×10^9/L。

（2）静注人免疫球蛋白（IVIg）[1.0 g/（kg·d），1～2 天]和（或）甲泼尼龙（1.0g/d，3 天）和促血小板生成药物如重组人血小板生成素（rhTPO）或血小板生成素受体激动剂（TPORA）的使用。IVIg 的作用为①抑制自身抗体的产生；②封闭单核-巨噬细胞系统的 Fc 受体；③保护患者体内的血小板免被特异性的抗血小板抗体吸附。

（3）抗纤溶药物的使用，有气道或泌尿道出血者慎用。

（三）肾上腺糖皮质激素

无禁忌证时作为治疗本病的首选药物。其治疗 ITP 的作用机制为：①降低毛细血管通透性是其早期的治疗效果，ITP 患者使用糖皮质激素治疗早期虽然血小板计数未明显上升，但出血症状可因此得到改善；②抑制抗血小板抗体的生成，抑制抗原抗体反应，减少血小板的破坏，促进血小板的生成；③抑制单核-巨噬细胞系统的吞噬功能，延长已经与抗体结合的血小板的寿命。目前推荐大剂量地塞米松口服 40mg/d，连用 4 天，或用泼尼松口服 1mg/（kg·d）。多数患者泼尼松用药 1 周左右血小板计数上升，血小板数升至正常水平后渐减量至<15mg/d 的最小维持量，服用 3～6 个月后停药。泼尼松治疗 4 周无反应者应迅速减量至停用，需更改治疗方案并再次评估诊断。肾上腺糖皮质激素可使得 70%～90%患者有不同程度缓解，15%～60%患者血小板恢复正常。常规剂量无效时加大剂量可能有效。停药后复发者，可重新用药。对于长期使用者应注意予以监测血糖、血压，并注意预防胃黏膜损伤和骨质疏松等不良反应。

（四）IVIg

IVIg 可短期内迅速提升高血小板，单药治疗停药后多数血小板数量会回调，多与糖皮质激素治疗合用，是新诊断 ITP 患者的一线治疗方案之一。IVIg 用于分娩前和其他手术前等情况的治疗时，一般推荐输注 IVIg 后立即输注血小板，可显著提高血小板输注效果。首次剂量 400mg/（kg·d）静脉滴注，连用 3～5 天。IVIg 慎用于糖尿病、肾功能不全及 IgA 缺乏者。

（五）脾切除疗法

脾脏切除是本病二线治疗方案之一。切脾治疗的作用机制是减少血小板抗体生成和去除血小板破坏的场所。

下列情况可考虑脾切除治疗：①糖皮质激素正规治疗无效，病程大于 6 个月；②糖皮质激素治疗有效，但泼尼松的维持剂量需＞30mg/d；③糖皮质激素治疗的不良反应不可控制或有使用糖皮质激素的禁忌证。

脾脏切除治疗的禁忌证为：①患者小于 16 周岁；②孕早期和孕晚期；③因其他疾病不能耐受手术。

脾切除术后 1～2 天内血小板迅速上升，10 天左右可达最高峰，50%患者可获得完全和持续缓解。部分病例切脾无效或术后数年复发，可能因肝脏破坏血小板或与副脾存在有关，故切脾手术时应仔细检查，如有副脾则需一并切除。对切脾无效或复发时，可再用糖皮质激素治疗。部分患者切脾后血小板可出现血小板增多症，但一般 1～2 个月内可恢复至正常水平。

（六）促血小板生成药物

rhTPO、艾曲波帕及罗米司汀等促血小板生成药物亦属于二线治疗方案之一，一般 1～2 周起效，但需长期维持。

（七）抗 CD20 单克隆抗体

利妥昔单抗（Rituximab）也属于 ITP 的二线治疗方案之一，推荐剂量为 375mg/m²，每周一次，连用 4 周，多数患者首次用药后 1～2 个月起效。也可每周 100mg/m²，但疗效降低。

（八）免疫抑制剂

免疫抑制剂也可抑制单核-巨噬细胞系统的吞噬功能，抑制体液免疫和细胞免疫反应，减少血小板的破坏。目前适用于糖皮质激素或脾切除无效或有禁忌证的患者，宜个体化治疗。下列免疫抑制剂可供二线方案治疗选择：①长春新碱，1.4mg/m²，每周 1 次缓慢静脉滴注，连用 4 周，每次时间大于 9 小时。停药后容易复发，多用于术前准备。②硫唑嘌呤，100～150mg/d，一般 1 个月后才可显效。③环孢素 A（CsA），推荐剂量为 5mg/（kg·d），分早、晚 2 次口服，需要监测血药浓度并根据其调整剂量，主要

毒副作用为肝肾毒性。④环磷酰胺，2～3mg/（kg·d）口服或每次 300～600mg/m² 静脉注射，每周 1 次，部分患者有效，起效时间多在 2～6 周，如 2 个月无效者建议停药。有效者建议起效后继续用药 4～6 周。上述免疫抑制剂可与糖皮质激素合用。

（九）其他治疗

1. 血浆置换 通过减少患者体内抗血小板抗体和免疫复合物来减少血小板破坏，起效快但持续时间短，多用于重症 ITP 或难治性 ITP 患者的治疗。

2. 抗幽门螺杆菌治疗 幽门螺杆菌感染可能是本病的发病原因之一，存在幽门螺杆菌感染的难治性 ITP 患者可给予抗幽门螺杆菌治疗。

3. 达那唑 为人工合成雄激素，可用于难治性 ITP 患者，短期效果尚好，但维持效果时间较短。

4. 抗 D 抗体治疗 抗 D 抗体可通过抑制巨噬细胞 Fc 受体功能，减少抗体包被的血小板的清除提升血小板数量，对于 Rh（＋）的儿童 ITP 或难治性 ITP 患者，可静脉输入抗 D 抗体治疗，对 Rh（D）阴性患者无效。推荐剂量为 25～50μg/kg，可 1 天或分 2 天给予，有效率 80%左右。

5. 中药治疗 中药肿节风对升高血小板有一定的疗效。

案例 6-15-3　处理

1. 卧床休息，软饭。

2. 止血药物：二乙酰氨乙酸乙二胺注射液 0.6g/d，静脉滴注。

3. 大剂量丙种球蛋白：0.4g/（kg·d），连用 3 天。

4. 肾上腺糖皮质激素治疗：泼尼松 1mg/（kg·d），晨服，加用护胃药。

5. 输血小板。

【预后】

本病的病死率约为 1%，主要原因为颅内出血。多数患者经治疗后预后良好，大部分儿童 ITP 患者具有自限性。

（林赠华　刘　红）

第十六章　凝血障碍性疾病

第一节　血友病

案例 6-16-1

患者，男，26 岁，因阑尾炎术后腹胀、腹痛伴休克请内科会诊。

患者于 2 天前因转移性右下腹痛就诊，无发热、呕吐、血便，外科经检查考虑为"急性阑尾炎"，即收住院予抗感染、对症治疗，血小板计数为 $135 \times 10^9/L$，凝血二项 APTT47s（正常范围为 25～35s），PT12s（正常范围为 10～13s），入院后 5 小时进行"右下腹探查和阑尾炎切除术"，术程顺利，术中出血量少，约为 150ml。术后 2 天出现腹胀、腹痛、头晕、心悸、短暂晕厥，血压下降，为 85/60mmHg，P 为 120 次/分，血红蛋白进行性下降，从术前 135g/L 下降至 82g/L，血小板计数正常，APTT 为 52s，可被新鲜血浆所纠正，FVIII 活性为 6%，抑制物为 0BU。腹腔穿刺可抽出血性液体，彩超提示腹腔大量血肿。患者幼年时曾发生换牙后大量龈血，输血浆后好转。平素无特殊状况。家族中无类似病史。

体格检查：T 37.2℃，P 112 次/分，BP 90/60mmHg，神志清楚，口腔鼻腔黏膜未见出血，浅表淋巴结未触及。心肺未见异常，腹部膨隆，无压痛，无反跳痛，肝脾肋下未触及。关节无畸形、红肿及压痛。

问题：

1. 患者为血友病的哪种类型？
2. 严重程度如何判断？

【定义和分类】

血友病（haemophilia）为一类遗传性凝血因子基因突变导致相关凝血因子缺乏的出血性疾病，主要包括血友病 A（缺乏凝血因子VIII）和血友病 B（缺乏凝血因子IX）。血友病属于罕见病，人群患病率为（5～10）/10 万，其中 A 型占 85%，B 型仅占 15%。

【遗传规律与发病机理】

FVIII和 FIX两基因均位于 X 染色体上，血友病是 X 染色体连锁的隐性遗传疾病。患者绝大多数是男性，女性患者极为罕见。常见的遗传方式有两种：血友病患者与正常女性结婚，其女儿为 100%携带者，儿子均为正常人；正常男性与女性携带者结婚，其儿子有 50%的概率为血友病患者，女儿有 50%的概率为携带者。由此可见，血友病通常累及母亲一方的男性家属。但值得注意的是，约 1/3 血友病患者并无家族史，这是因为凝血因子VIII或IX突变出现于患儿受孕或胚胎发育过程中，或者凝血因子VIII或IX基因突变一直在该家族数代遗传中"沉默"没有男性患者出现，只是女性携带者传递。

FVIII是血浆中的一种糖蛋白，主要合成部位是肝、脾和淋巴结。它包含着分子量较大的高分子多肽和分子量较小的低分子多肽两部分。高分子多肽是由常染色体基因控制的血管性血友病因子（vWF）和第VIII因子抗原部分（vWF：Ag），低分子多肽由性染色体基因控制，属于促凝成分（VIII：C）。血友病 A 的患者血浆中有同正常人 FVIII分子量相似抗原性和亚分子结构也相似的物质，但由于患者 X 染色体上基因缺陷，使其不能产生正常的VIII：C，FVIII：C 缺乏是血友病 A 的发病基础。目前已知的 FVIII基因突变的类型有以下几种：点突变、缺失，插入重复和碱基置换影响的 RNA 剪接的突变。FVIII：C 只占 FVIII复合物中的 1%，其生理功能主要是形成内源性凝血活酶，血浆中含量约为 50μg/L。FVIII：C 活性的正常值为 50%～150%。剧烈运动、应激状态均能使血浆 FVIII：C 水平增高，FVIII：C 输入体内后，其半衰期仅为 8～12 小时。

FIX也在肝内合成，合成需要有维生素 K 参与。FIX遗传性合成减少或缺乏或者由于变异是血友病 B 的发病基础。血友病患者的血液凝血活酶形成发生障碍，凝血酶原不能转变为凝血酶，纤维蛋白原也不能转变为纤维蛋白而发生出血。

【临床表现】

本病临床表现包括三个方面：全身各部位的自发性出血或损伤后出血不止；反复出血引致的相关并发症；治疗相关并发症。

1. 出血　幼年时开始出现异常出血表现，可为自发性，也可轻微外伤或创伤后出血不止，出血部位常见于关节（70%～80%）、肌肉或软组织（10%～20%）、皮肤黏膜（5%～10%）、血尿及其他组织（2%～5%），关节出血是最典型特征，各关节出血频度因其承重和活动强度而依次是膝、肘、踝、肩、腕和髋关节，关节出血急性期首先是关节酸胀，继而红肿热痛及活动受限。如发生中枢神经系统出血、髂腰肌出血、颈部或咽喉出血和胸、腹腔出血均为血友病急症。

2. 出血相关并发症　关节反复出血可使关节腔结构破坏、滑膜增厚、软骨破坏和骨质增生，形成"血友病性关节病"，进一步发生关节挛缩畸形、肌肉萎缩、功能缺失而致残疾。肌肉和软组织严重出血则可形成血肿或筋膜腔综合征压迫重要器官和神经导致严重后果。骨膜或肌腱膜下反复出血形成的囊肿（又称血友病假瘤）可压迫和侵蚀周围组织。

3. 治疗相关并发症　是指血友病的凝血因子替代治疗过程中感染血源性感染性疾病和产生凝血因子抑制物。

在血制品采用有效病毒灭活技术之前，接受血浆源性凝血因子制品的血友病患者发生乙肝、丙肝和HIV 感染的比例较高。自从国际上和我国普遍采用高效的病毒灭活技术以来，血制品安全性大幅提升，近年基因重组血液制品的广泛应用使血源相关感染性疾病的发生率几乎为零。

凝血因子抑制物是血友病患者输注外源性凝血因子后，体内产生具有灭活凝血因子的中和抗体，造成替代治疗无效。这是目前最严重和棘手的血友病相关并发症，多见于重型血友病，国外报道重型血友病 A 发生率为 20%～30%，中型或轻型为 5%～10%，血友病 B 出现抑制物率低于 5%。我国部分中心报道重型血友病 A 两年累计抑制物发生率为 13.8%。抑制物产生的危险因素主要与 FⅧ基因突变类型、种族、因子暴露日等有关，50%重型血友病 A 抑制物的发生在 20 个因子暴露日内，45%发生在 21～50 个因子暴露日内。故重型血友病 A 患者在开始因子替代治疗初期需要严密监测抑制物。

临床上依据患者的凝血因子水平和出血及并发症的严重程度，将其分为重型、中型和轻型三类（表 6-16-1）。

表 6-16-1　血友病的临床分型

	重型	中型	轻型
FⅧ/FⅨ活性	<1%	1%～5%	>5%至<40%
临床表现	关节肌肉自发性出血常见，关节畸形多见	偶有自发出血，轻微外伤，或小手术后可有严重出血	自发出血罕见，严重创伤，或手术可致非正常出血

【实验室及其他检查】

1. 常规检查　出血时间、血小板计数、血块回缩、凝血酶原时间、凝血酶时间及纤维蛋白原定量均正常。

2. 筛查试验

（1）部分凝血活酶时间（APTT）是敏感的过筛试验。一般以 35～45 秒为正常范围，超过正常对照10 秒以上有意义。Ⅶ、Ⅴ、Ⅹ、凝血酶原和纤维蛋白原减少时也可延长，须加鉴别。

（2）简易凝血活酶生成试验（STGT）正常值为

10～14 秒，>15 秒为异常。其纠正试验有助于鉴别血友病类型和其他凝血因子缺乏（表 6-14-4、表6-14-5）。

3. 确诊试验　FⅧ：C 和 FⅨ：C 活性测定，既是确诊试验，也是临床分型的依据（表 6-16-1）。

4. 鉴别试验　出血时间（BT）和血管性血友病因子抗原含量（vWF：Ag）和活性（vWF：C）的测定可作为血友病与血管性血友病的鉴别试验。APTT纠正试验、复钙交叉试验可作为鉴别血友病与获得性血友病的筛查试验。

5. 影像学检查　协助评估血友病关节功能，X射线主要针对中、晚期血友病关节病的评估；MRI可早期观察关节和软组织变化，是目前血友病关节病评估的金标准；B 超影像是多部位实时观察关节和软组织变化的简便方法。

6. 基因诊断　应用于对基因携带者及产前检查。方法有 DNA 重组技术检测及限制性内切酶片段长度多态性（RFLP）分析、基因测序、二代测序技术等。

【诊断与鉴别诊断】

1. 诊断标准

（1）临床表现：男性患者；有或无家族史；自幼出现自发性出血史，尤其是关节和软组织出血、外伤或手术后出血过量者应怀疑血友病。

（2）实验检查：APTT 延长，PT 正常，血小板计数、出血时间、血块收缩时间正常。通过 FⅧ：C和 FⅨ：C 活性水平测定确诊和临床分型。

2. 鉴别诊断

（1）血管性血友病：为常染色体显性遗传，一般为杂合子，男女均可发病。出血好发于黏膜和内脏，很少累及关节腔及肌肉深部，罕见关节畸形。同时出血时间延长，vWF：C 和（或）vWF：Ag 减少或缺乏，血小板黏附率（玻璃珠法）降低，对瑞斯托霉素诱聚的血小板聚集试验减低。

（2）获得性血友病 A：属于自身免疫性疾病，是由于体内产生凝血因子 FⅧ自身抗体而导致出现类似于血友病的临床表现，男女均可发病，以往无出血史，无家族史，常见于中、老年人，半数病例伴有自身免疫性疾病、恶性肿瘤、皮肤病、糖尿病、妊娠、甲状腺功能亢进、药物治疗等基础疾病，自发性出血部位较多，但少见关节出血。APTT 延长但不能被血浆所纠正，FⅧ活性降低伴抑制物阳性。要注意与血友病患者产生抑制物进行鉴别，前者往往残留 FⅧ：C 活性水平 3%～15%，后者的 FⅧ：C 活性水平通常<1%；前者对免疫抑制剂治疗有效，而后者无效。

【治疗】

目前尚无根治方法而需终身治疗。最有效的治疗仍是替代治疗。其主要目的是预防和治疗凝血因子缺乏导致的出血。注意避免使用影响血小板功能、凝血功能的药物。

1. 替代疗法 包括按需治疗和预防治疗两种方式。按需治疗是发现出血时给予的替代治疗。原则是尽早、足量和维持足够时间，剂量和用药方式根据凝血因子半衰期、出血部位和严重程度而定：对于轻度出血的止血水平需要将FⅧ：C的活性提高至正常人的 10%～20% 或 40%～60%（持续 1～2 天）；重度关节和肌肉出血、消化道出血需提高至 40%～80%（持续 3～7 天）。对于威胁生命的出血，如颅内出血、腹膜后出血、严重损伤出血、外科手术等，应及时补充因子FⅧ：C 至 50%～100%（持续 7～14 天）。预防治疗有临时预防、短期预防（针对靶关节 2～3 个月持续时间）和长期预防等方式，剂量根据经济承受能力和因子供应情况而定，一般每周注射凝血因子制剂 2 次或 3 次。

血友病 A 替代治疗应用的制剂包括：冷沉淀、血源性凝血因子 FⅧ制剂和重组凝血因子Ⅷ制剂。1-去氨基-8-右旋-精氨酸加压素（1-desamino-8-D-arginine vasopressin DDAVP）仅用于轻、中型血友病 A。血友病 B 替代治疗采用凝血酶原复合物和重组凝血因子Ⅸ制剂。

2. 辅助止血 RICE（"R"，休息，rest；"I"，冰敷，ice；"C"压迫固定，compression；"E"，抬高，elevation）原则是血友病关节肌肉急性出血时辅助止血方法，使用一般纤溶抑制物（如 6 氨基己酸、止血环酸）、局部止血药也可用于黏膜或伤口出血，镇痛药有助于缓解出血的疼痛。

3. 理疗锻炼 急性出血肿痛消退后实施，正确的物理治疗方法有助于关节肌肉的康复,适当锻炼可增加肌力保护关节。

4. 外科治疗 包括针对血友病关节病的关节滑膜切除术、矫形术、关节置换术等，术前需做抑制物筛查及计算凝血因子储备。

5. 基因治疗 近年血友病的基础研究和临床研究发展迅猛，国际上已有个别中心开展基因治疗的探索，也有个别动物试验成功案例。基因治疗是未来血友病治疗的发展方向。

6. 综合关怀 对于需要终身持续治疗的遗传性疾病而言，单纯医学治疗并不能真正解决患者致残和生活质量下降等问题，还需要多学科合作、家庭治疗、社会扶持和援助等全方位的关怀治疗。

案例 6-16-1

该患者可诊断为血友病 A（轻型），因平时无明显自发性出血表现，无明确家族病史，故在术前检查中未能发现。经过及时的诊断，给予FⅧ浓缩剂 600U 静脉滴注，8 小时一次止血治疗后，转危为安，腹腔出血停止，好转出院。该病例提示，对于无其他原因可解释的APTT 延长的病例，术前评估要充分，应及时排查轻型血友病，以免术后发生严重出血。

第二节 血管性血友病

案例 6-16-2

患者，女，24 岁，因月经量多、皮肤反复紫癜 2 年就诊。

体格检查：神志清楚，轻度贫血貌，口腔黏膜无出血点，全身皮肤见少许陈旧紫癜和瘀斑，浅表淋巴结无肿大，肝脾肋下未触及。四肢关节无红肿，畸形，活动自如。

实验室检查：血常规示 Hb 为 88g/L，WBC 为 $8.2×10^9/L$，PLT 为 $155×10^9/L$；出血时间为 12 分；血小板黏附率为 40%，瑞斯托霉素诱导的血小板最大聚集率为 2%；APTT 为 37 秒，FⅧ：C 为 53%。

问题：

1. 血管性血友病与血友病如何通过实验室检查进行鉴别？

2. 试述血管性血友病的分型是什么？

血管性血友病（von willebrand disease，vWD）是 vWF 基因缺陷导致 vWF 蛋白质或量异常而引起的出血性疾病。多数患者为常染色体显性遗传，少数为常染色体隐性遗传，男女发病均等。人群患病率为（4～10）/10 万。

【病因和发病机制】

vWF 蛋白是内皮细胞和巨核细胞合成的一种糖蛋白，存在于血浆、血小板和血管内皮内，主要生理功能：①作为凝血因子Ⅷ载体保护其免受各种蛋白酶作用而降解；②vWF 在血小板与血管壁的结合中起着重要的桥梁作用，使血小板黏附于血管内皮；③vWF 可与血小板膜糖蛋白Ⅱb/Ⅲa 结合，诱导血小板聚集。vWF 基因位于第 12 号染色体。正常血浆 vWF 值为 10mg/L，其活性由一系列血浆多聚体产生，多聚体的分子量约 40 万～2000 万 Da。当 vWF 基因缺陷导致血浆 vWF 蛋白质或量异常时，可出现FⅧ：C 水平下降，或高分子量多聚体选择性丧失，可使血小板黏附、聚集功能障碍。

【分型】

vWD 在临床上存在着遗传变异型。根据 vWF 的生化特点及其功能将 vWD 分为三型：Ⅰ型和Ⅲ型均属 vWF 蛋白量减少，Ⅰ型是轻度减少，Ⅲ型是重度减少或缺乏，Ⅱ型属 vWF 蛋白质异常，又分为ⅡA、ⅡB、ⅡM、ⅡN 四个亚型。Ⅰ型多见，约占 vWD 的 3/4，表现为因子 vWF：Ag 含量缺乏，各种聚合物的含量均减少，因子Ⅷ活性降低，但结构正常，为常染色体显性遗传。Ⅱ型者 vWF 中较大分子量的多聚体缺乏，结构可能有微小异常伴功能降低。其中 vWF 与血小板结合明显降低者为ⅡA 型；与血小板 GPIb 结合明显增加者为ⅡB 型；多聚体结构异常，影响与血小板 GPIb 亲和力者为ⅡM 型；vWF 量与结构正常，但与 FⅧ结合区有突变而亲和力降低者为 2N 型。vWF 几乎完全缺失者为Ⅲ型，较少见，为常染色体隐形或共显性遗传，临床表现极严重。血浆中 vWF：Ag 消失或少于 0.1%，也不能因注射 DDAVP 而提高。

【临床表现】

本病临床表现为出血倾向，鼻、齿龈、胃肠道出血，拔牙或外科手术可有严重出血，妇女月经量多，产后常有大量出血。有些女性患者因长期月经过多，导致缺铁性贫血而就诊才筛选发现本病。随年龄的增长，出血的严重程度可逐渐减轻（vWF 蛋白随年龄增长而提高）。常染色体隐性遗传（Ⅲ型）的病例出血严重，可危及生命。关节出血多在外伤后发生，不遗留永久性关节畸形，与血友病 A 不同，唯Ⅲ型 vWF 可发生自发性关节和肌肉出血而致残。

【实验室检查】

（1）出血时间延长，APTT 延长，FⅧ：C 正常或降低；

（2）血小板黏附功能下降，瑞斯托霉素诱导的血小板聚集功能（RIPA）减低；

（3）vWF 抗原（vWF：Ag）大多减少，少数 vWF 蛋白结构或功能异常者可正常；vWF：Ag 多聚体分析有助于血管性血友病的分型诊断。

【诊断与鉴别诊断】

1. 诊断要点

（1）有或无家族史，多数符合常染色体显性遗传规律。

（2）反复自发出血以皮肤、黏膜出血为主，少数可有关节肌肉出血，出血随年龄增长而减轻。

（3）血小板计数和形态正常，出血时间延长，APTT 延长，血小板黏附率降低，瑞斯托霉素诱聚的血小板聚集功能减低或不聚集；Ⅷ：C 正常或降低，vWF 活性下降和（或）vWF：Ag 减少。

（4）排除其他血小板功能缺陷性疾病。

2. 鉴别诊断

（1）血友病 A：详见本章第一节。

（2）血小板型血管性血友病：由于血小板 *GPIb* 基因突变使 GPIb 与 vWF 多聚体因子亲和性增加、结合过多而导致血浆内的 vWF 因子缺乏，引起类似血管性血友病的表现，需加以区别。本病常合并有血小板减少，血小板形态巨大，血浆 vWF 多聚体减少。患者血小板对低浓度的瑞斯托霉素聚集反应增强，可有自发性血小板聚集。如加入正常人的血小板则聚集功能恢复正常。

（3）获得性血管性血友病：见于系统性红斑狼疮、淋巴增生性疾病、血管增生性疾病及肾上腺肿瘤等，由于体内产生抗 vWF 抗体所导致。临床表现除原发病症状外，出血倾向与遗传性 vWD 相似，vWF 因子也有明显减少。在少数病例中可找到抗 vWF 因子的抗体。本病尚需与轻型血友病 A 鉴别。

> **案例 6-16-2**
>
> 　患者，女，24 岁，因月经量多、皮肤反复紫癜 2 年就诊。
>
> 　体格检查：神志清楚，轻度贫血貌，口腔黏膜无出血点，全身皮肤见少许陈旧紫癜和瘀斑，浅表淋巴结无肿大，肝脾肋下未触及。四肢关节无红肿，畸形，活动自如。
>
> 　实验室检查：血常规示 Hb 88g/L，WBC 8.2×10^9/L，PLT 155×10^9/L；出血时间 12 分；血小板黏附率 40%，RIPA 2%；APTT 37 秒，FⅧ：C 53%；vWF：Ag 32%，vWF：C 12%；
>
> 　临床诊断：血管性血友病（Ⅰ型）。

【治疗】

一般轻型患者无须治疗。

（1）禁用阿司匹林、双嘧达莫、氯吡格雷等抗血小板药物及保泰松、吲哚美辛、前列腺素 E_1 等可影响止血凝血机能的药物，以防加重出血。

（2）口服避孕药，如复方炔诺酮等，可使月经过多及持续时间延长的症状显著改善。

（3）纤溶抑制物如 6-氨基己酸（EACA）每天口服 4～5g，每 6 小时一次，可减轻黏膜出血，对月经过多也有效。本病中局部纤维蛋白溶解是许多组织尤其是黏膜出血的原因之一。

（4）替代治疗：输新鲜血浆或冷沉淀或血源性凝血因子Ⅷ浓缩剂，国内尚无 vWF 制剂。冷沉淀中含有较丰富的 vWF 因子，严重出血病例可予补充，剂量为 30～50IU/kg，每 24～48 小时注射一次，止血效果较好。

（5）DDAVP：可间接促进内皮细胞释放 vWF，用于治疗轻症或中、重度病例，但对严重病例无效。慢速静脉注射给药剂量为 0.3～0.5μg/kg，溶于 20～30ml 生理盐水，因可激活纤溶系统，需与止血环酸、EACA 合用。可使 FⅧ：C 及 vWF：Ag 的水平提高 2～3 倍，注射后 30～60 分钟达到高峰，可以制止局部鼻出血及拔牙等小手术出血。不良反应有暂时性面部潮红及水潴留。

（6）手术问题：本病原则上应避免手术，必需手术时应在术前及术后输注新鲜血浆或冷沉淀或因子Ⅷ浓缩物，以补充缺乏的因子。

第三节 维生素 K 缺乏症

案例 6-16-3

患者，女，38 岁，因牙龈出血，血尿及皮肤瘀点瘀斑 1 周就诊。2 年前患者因"风湿性心瓣膜病"曾进行换瓣术，术后长期服用华法林，偶尔监测 INR，具体不详。

体格检查：神志清楚，消瘦，轻度贫血貌，全身皮肤散在瘀点，浅表淋巴结无肿大，肝脾肋下未触及。四肢关节无红肿、畸形，活动自如。

实验室检查：

1. 血常规：Hb 75g/L，WBC 5.0×10^9/L，PLT 170×10^9/L。

2. PT 19 秒，APTT 44 秒，均可被新鲜血浆所纠正，纤维蛋白原为 2.2g/L。

3. 凝血因子 Ⅱ：C 12%，Ⅶ：C 5%，Ⅸ：C 9%，Ⅹ：C 11%，Ⅷ：C 105%。

维生素 K 缺乏症是由于维生素 K 缺乏引起的凝血障碍性疾病。维生素 K 于 1929 年被发现。天然维生素 K 为脂溶性，包括维生素 K_1（叶绿醌）来源于植物，菠菜、花椰菜中含量丰富；维生素 K_2（甲萘醌）由动物肠道细菌合成，肝内含量丰富；人工合成的水溶性维生素 K 包括维生素 K_3（亚硫酸氢钠甲萘醌）及 K_4（乙酰甲萘醌）。

【病因和发病机制】

维生素 K 是参与肝细胞内羧化酶的辅酶，控制着凝血因子 Ⅱ、Ⅶ、Ⅸ 和 Ⅹ 在肝内的形成，其他的依赖维生素 K 的凝血因子还包括蛋白 C、蛋白 S 和蛋白 Z，蛋白 C 和 S 是抗凝因子。维生素 K 还参与细胞的氧化还原过程。维生素 K 的每日需要量约为 1μg/kg，由于体内维生素 K 储存有限，一旦缺乏即可使肝脏依赖维生素 K 的凝血因子合成减少而导致凝血障碍。

新生儿的维生素 K 营养处于危险之中，因为胎盘转运脂质相对不足；新生儿肝脏对凝血酶原的合成尚未成熟；母乳维生素 K 的含量低，仅含 1～3μg/L；新生儿肠道出生后头几天是无菌的。维生素 K 缺乏引起新生儿出血性疾病，一般见于产后 1～7 天，可表现为皮肤、胃肠道、肠内出血，最严重的病例可颅内出血，可见于产后 1～3 个月，通常伴有吸收不良和肝脏疾病。如果母亲曾摄取乙内酰脲抗惊厥剂、头孢抗生素或香豆素抗凝剂，出血性疾病的危险性均会增加。母乳喂养的婴儿维生素 K 缺乏仍是世界范围内婴儿发病率和死亡率的主要原因。

健康成人原发性维生素 K 缺乏并不常见。成人不会缺乏维生素 K 是因为维生素 K 广泛分布于植物和动物的组织中，维生素 K 循环保存了维生素，正常肠道内微生物菌丛合成萘醌。

下列原因可导致维生素 K 缺乏症。

1. 摄入不足 长期低脂饮食、胆胰疾病（如胆总管梗阻、胆瘘、术后胆汁引流导致胆盐缺乏，或长期服用矿物油润滑剂，使脂溶性维生素 K 吸收障碍）、各种肠道病变（吸收不良综合征，胃肠道大部切除术后）、长期服用广谱抗生素，抑制肠道细菌生长，使肠道合成维生素 K_2 减少等。新生儿可因母乳喂养不足、体内储存减少、消耗增加导致维生素 K 缺乏而发生出血。

2. 利用障碍 严重肝功能损害、口服抗凝药如苄丙酮双香豆素（warfarin）等化学结构与维生素 K 类似物，可抑制维生素 K 参与合成活化有关凝血因子的作用。维生素 K 缺乏或口服上述抗凝药均可致血中异常凝血酶原形成，异常凝血酶原谷氨酸残基未能 γ-羧化，不能与 Ca^{2+} 结合，不能黏附磷脂，不能激活，无凝血功能。

【临床表现】

除原发病外，出血是主要表现，如皮肤紫癜和瘀斑、鼻出血、齿龈渗血、黑便、月经过多、痔疮出血和创面术后渗血等，症状轻重不一，深部组织血肿、关节腔出血罕见。穿刺部位或切口渗血可见于外伤以后，威胁生命的颅内出血则可见于婴儿，新生儿出血症常表现为脐带出血和胃肠道出血。其临床特点为起病急，出血症状重，常有颅内出血而致颅内压增高及神经系统症状，病情危重，严重颅内出血常遗留后遗症。

【实验室检查】

1. 筛查试验 PT 和 APTT 延长，纤维蛋白原含量和血小板计数正常。

2. 确诊试验 凝血因子Ⅱ、Ⅶ、Ⅸ、Ⅹ活性降低，非维生素K依赖因子活性正常。

【诊断】

存在引起维生素K缺乏的基础疾病，临床有出血倾向，PT和APTT延长，维生素K依赖因子活性降低、非维生素K依赖因子活性正常，维生素K治疗有效（维生素K₁1mg可在2~6小时内明显增加凝血酶水平）则可确诊。

> **案例6-16-3**
>
> 患者，女，38岁，因牙龈出血，血尿及皮肤瘀点瘀斑1周就诊。2年前患者因"风湿性心瓣膜病"进行换瓣术，术后长期服用华法林，偶尔监测INR，具体不详。
>
> 体格检查：神志清楚，消瘦，轻度贫血貌，全身皮肤散在瘀点，浅表淋巴结无肿大，肝脾肋下未触及。四肢关节无红肿、畸形，活动自如。
>
> 实验室检查：
>
> 1. 血常规：Hb 75g/L，WBC 5.0×10⁹/L，PLT 170×10⁹/L。
>
> 2. PT 19秒，APTT 44s秒，均可被新鲜血浆所纠正，INR 4.6，纤维蛋白原2.2g/L。
>
> 3. 凝血因子Ⅱ：C 12%，Ⅶ：C 5%，Ⅸ：C 9%，Ⅹ：C 11%。Ⅷ：C 105%。
>
> 临床诊断：维生素K缺乏症，华法林过量所致

【预防】

单纯母乳喂养而母亲少食含维生素K丰富食物，或双胎、早产及患有慢性肝胆疾病小儿，易导致维生素K缺乏。因此，哺乳期母亲应多食含维生素K丰富食物，如猪肝、黄豆、菠菜、卷心菜。而对有用上述药物的孕妇及小儿，双胎、早产儿，患有肝炎、先天性胆道闭锁的小儿则应生后补充维生素K，有推荐给新生儿常规使用维生素K₁0.5~1mg，以预防低凝血酶原血症，降低产外伤所致的颅内出血的发生率。服用抗惊厥药物的妊娠妇女分娩前2周应每天补充维生素K₁20mg，以预防胎儿出血。有肝病、长期腹泻小儿，每周注射维生素K₁0.5~1mg一次。

【治疗】

（1）治疗原发病：若为口服华法林过量所致，停药并观察。

（2）补充维生素K：一般患者口服维生素K₄4mg每天2~3次，或维生素K₁每天10~20mg静脉注射，注射速度<5mg/min，因在维生素K₁给予时，可发生类似于过敏的严重反应，包括休克及心跳和呼吸停止。在术前，肝功能严重损害，或应用香豆素类抗凝药时，剂量可增至100~200mg。

（3）重度出血或发生颅内出血等危及生命的情况时，除静脉注射维生素K₁10~30m外，可直接补充新鲜血浆10~15mg/kg或凝血酶原复合物400~600单位静滴治疗，可快速起效。新生儿如大剂量应用维生素K，可引起溶血性贫血、高胆红素血症，多发生于母亲或新生儿本人曾接受维生素K治疗者，以及G-6-PD缺乏、维生素E血浓度低下者。

第四节　严重肝病与出血

> **案例6-16-4**
>
> 患者，男，52岁，因反复痔疮出血及龈血、皮肤瘀斑1月余、黑便3天就诊。
>
> 患者11年前感染乙型病毒性肝炎，近年复查乙肝病毒DNA仍有复制，近1个多月反复出现痔疮出血，牙龈出血伴皮肤瘀点瘀斑，伴乏力、食欲缺乏。近3天排糊状黑便。
>
> 体格检查：T 37.6℃，P 96分，BP 106/60mmHg，神志清楚，慢性肝病面容，巩膜黄染，牙龈渗血，全身皮肤散在瘀点，可见蜘蛛痣，浅表淋巴结未触及。腹壁静脉曲张，右上腹轻压痛，肝肋下5cm触及，脾肋下3cm触及，质硬，移动性浊音（＋）。
>
> 实验室检查：
>
> 1. 血常规：Hb 76g/L，WBC 3.2×10⁹/L，PLT 45×10⁹/L。
>
> 2. PT 22秒，APTT 56秒，Fg含量1.5g/L。
>
> 3. FⅧ：C 79%；FⅦ：C 27%，D-二聚体2.02μg/L。
>
> 4. 谷丙转氨酶显著升高，白球蛋白比值倒置。
>
> 问题：
>
> 严重肝病导致的出血与DIC导致的出血性疾病如何鉴别？

肝脏是凝血因子和抗凝因子、纤溶酶原及其抑制物合成和灭活的器官，在重症肝病时，可产生复杂的止、凝血功能紊乱。

【发病机制】

肝脏在出凝血中的作用：几乎合成全部的凝血因子（除Ca²⁺、FⅧ外）；同时也是清除多种活化凝血因子的场所；合成纤溶酶原和抗纤溶酶，以免发生过度的纤维蛋白溶解；清除循环中的纤溶酶原激活物，防止纤维蛋白过度溶解。

严重肝病凝血障碍主要表现为：由于肝脏解毒能力下降、内毒素血症导致内皮损伤；脾功能亢进、DIC、血小板聚集不良和释放障碍导致血小板计数和功能均降低；由于摄入不足凝血因子合成减少；失代

偿性肝硬化、急性肝功能衰竭时常并发DIC，DIC加速凝血因子消耗增多；肝脏解毒功能下降致循环中抗凝血物质（类肝素物质、FDP）产生增多；易发生原发性纤溶亢进：肝病时血循环中抗纤溶酶减少，不能充分地清除纤溶酶原激活物，从而增强了纤溶酶的活力；因此，严重肝病患者多伴有止血、凝血异常，出血是最常见的临床表现。

【临床表现】

除肝病本身的表现外，可伴有出血倾向，胃肠道出血常起源于局部病变如食管静脉曲张、胃溃疡、胃肠炎。严重的全身出血可并发于外科手术，包括活检、拔牙和其他小手术。肝炎患者往往在清晨刷牙、洗脸时发现自己的牙龈或鼻子出血，有时发现在咬过的食物上留有血迹，女性患者还可能出现月经过多。这种出血现象在慢性肝炎患者中特别普遍。重症肝炎患者的出血更为严重，甚至可出现呕血或排柏油样便、DIC等。

【实验室检查】

实验室检查异常随原发病的病因和严重程度而变化，筛查试验可有 PT、APTT 延长、纤维蛋白原含量下降、血小板计数减少，在评估出血倾向时，PT延长更多见，且与肝病严重程度相关；纤维蛋白原水平是重要的判断预后的指标，$FⅦ$活性可早期预测肝病进展，$FⅧ$活性可作为区分重症肝病和DIC的重要指标，$FⅧ:C$ 和 $vWF:Ag$ 水平越高，反映肝病越严重，$FⅧ:C$ 降低提示并发 DIC；肝病时常涉及血管、血小板、凝血、抗凝和纤溶多个系统的变化，故需综合分析。

案例 6-16-4

患者，男，52 岁，因反复痔疮出血及龈血、皮肤瘀斑1月余、黑便3天就诊。

患者于 11 年前感染乙型病毒性肝炎，近年复查乙肝病毒DNA仍有复制，近1个多月反复出现痔疮出血，牙龈出血伴皮肤瘀点瘀斑，伴乏力、食欲缺乏。近3天排糊状黑便。

体格检查：T 37.6℃，P 96 分，BP 106/60mmHg，神志清楚，慢性肝病面容，巩膜黄染，牙龈渗血，全身皮肤散在瘀点，可见蜘蛛痣，浅表淋巴结未触及。腹壁静脉曲张，右上腹轻压痛，肝肋下 5cm 触及，脾肋下 3cm 触及，质硬，移动性浊音（＋）。

实验室检查：

1. 血常规：Hb 76g/L，WBC $3.2×10^9$/L，PLT 为 $45×10^9$/L。

2. PT 22秒，APTT 56秒，Fg 含量1.5g/L。

3. $FⅧ:C$ 79%；$FⅦ:C$ 27%，D-二聚体 2.02μg/L。

4. 丙氨酸转移酶显著升高，球蛋白比值倒置。

诊断：重症肝病性出血，乙肝后肝硬化，肝功能失代偿期，脾功能亢进。

【治疗】

（1）原发病治疗。

（2）补充维生素 K_1。

（3）替代治疗。

1）新鲜冷冻血浆：20～30ml/kg。

2）浓缩的维生素 K 依赖的凝血因子：如凝血酶原复合物，由于肝脏清除纤溶物质的能力下降，长期应用要注意导致血栓栓塞或DIC，临床仅限于有致命性出血的肝病患者使用。

3）抗凝血酶浓缩物（国内尚无上市制剂）：国外报道在少数急性肝坏死包括合并妊娠和严重获得性抗凝血酶Ⅲ缺乏的病例使用有效。

（4）抗纤溶药物：在有纤溶亢进的患者有使用指征，另外，EACA 治疗和预防急性手术后出血可能有效。

（5）并发 DIC 时，可按 DIC 治疗（详见本篇第十七章"弥散性血管内凝血"，但肝素的应用需慎重。

第十七章 弥散性血管内凝血

【定义和分类】

《弥散性血管内凝血诊断与治疗中国专家共识（2012 年版）》的 DIC 定义：弥散性血管内凝血（disseminated intravascular coagulation，DIC）是在许多疾病基础上，致病因素损伤微血管体系，导致凝血活化、全身微血管血栓形成、凝血因子大量消耗并继发纤溶亢进，引起以出血及微循环衰竭为特征的临床综合征。新定义的特点：①突出微血管体系在 DIC 发生中的地位；②重申 DIC 不是一个独立的疾病，而是众多疾病复杂病理过程中的中间环节；③阐述 DIC 的终末损害多为微循环障碍导致的器官功能衰竭；④指出 DIC 的发病机制虽然复杂，但始终是以机体凝血系统活化为始动因素，从而引发凝血因子的消耗及纤溶系统活化等一系列病理生理过程。

急性 DIC 病情进展迅速，如不及时治疗，往往危及生命。影响 DIC 的预后因素较为复杂，主要取决于原发病的特性、程度与机体状态。

【病因和发病机制】

引起 DIC 的病因很多，几乎遍及临床各科。常见病因有以下 4 个。

1. 病理产科 羊水栓塞、前置胎盘、胎盘早剥、胎盘植入、宫缩无力、死胎滞留、流产感染宫内、子宫破裂等，原因可能是由于血液中存在高凝状态，羊水或具有组织因子活性的胎盘组织进入母体血液有关。产科 DIC 进展快、病情凶险，需及早判断并采取强有力的抢救措施止血及挽救生命。

2. 感染 最常见，包括流行性出血热、病毒感染（天花、水痘、麻疹、巨细胞病毒）、革兰氏阴性杆菌感染（胆道感染、伤寒、暴发性细胞性痢疾、败血症等）、革兰氏阳性球菌感染（溶血性链球菌引起的暴发性紫癜、金黄色葡萄球菌败血症等）均可并发 DIC。感染引起 DIC 的病理生理是极为复杂的。感染后，血管内皮细胞损伤，大量内毒素及组织因子进入血液内均可影响凝血功能。本病起病急骤，典型，绝大多数为急性重症型，预后相对好，当感染控制后，DIC 可自行好转。

3. 大量组织损伤与手术 大面积烧伤、严重的复合性外伤、体外循环、胸部及盆腔、前列腺手术等。

4. 恶性肿瘤 如前列腺癌、肺癌、消化道各种黏液腺癌（尤其是广泛移转的晚期肿瘤）、各种急性白血病（尤其是早幼粒细胞白血病）。肿瘤细胞能分泌大量组织因子激活凝血，一些癌细胞还可分泌蛋白酶及黏蛋白物质与 DIC 发生可能有关。恶性肿瘤放化疗、深静脉置管损伤内皮细胞、患者恶病质、营养不良、长期卧床、并发感染、化疗药物抑制血小板生成、癌肿肝内转移及肝功能不良等因素均可导致 DIC 的发生。近年恶性肿瘤诱发 DIC 的比例呈上升趋势。其特点多呈亚急性或慢性过程，常以持续少量多部位出血倾向为主要甚至是唯一表现。抗凝治疗如肝素等可有一定效果，易反复，预后不良。

以上 4 种病因占 DIC 发病总数的 80% 以上。其他 DIC 的病因还包括肺源性心脏病、紫绀型先天性心脏病、严重的心力衰竭、肝硬化、急性或亚急性肝坏死、急进性肾小球肾炎、溶血尿毒综合征、出血坏死性小肠炎、出血坏死性胰腺炎、糖尿病酸中毒、系统性红斑狼疮、结节性动脉周围炎等。各种原因引起的休克、输血及输液反应、中暑、器官移植后排斥反应、毒蛇咬伤、巨大血管瘤、药物反应及中毒也可诱发 DIC。

DIC 的发病机制极为复杂，各种病因发生 DIC 的病理生理不完全相同，凝血过程的激活和继之的微血栓的形成是 DIC 的必备条件，DIC 的病变主要累及微血管体系。DIC 的发病机制详见图 6-17-1。

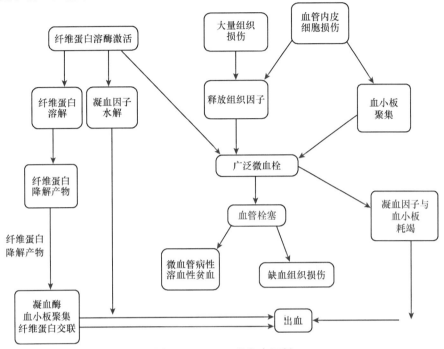

图 6-17-1 DIC 的发病机制

【临床表观】

由于原发病不同，DIC 的临床表现呈现多样性，但与 DIC 病理生理过程相关的临床表现包括出血、微循环障碍、微血管栓塞和微血管病性溶血。

1. 出血 是急性 DIC 的主要表现。出血的特点为自发性、多部位出血，常见于皮肤、黏膜、内脏、伤口及穿刺部位，严重者可发生危及生命的出血。产科意外有大量的阴道流血，在手术中发生时，伤口可渗血不止或血不凝固。在局部注射的部位则有针孔持续渗血。

2. 微循环障碍 DIC 诱发休克的特点为不能用原发病解释，顽固且不易纠正，早期即出现肾、肺、大脑等器官功能不全，是病情严重、预后不良的征兆。休克的程度与出血量不成比例。

3. 微血管血栓形成 发生于器官的微血管栓塞其临床表现各异，可表现为顽固性的休克、呼吸衰竭、意识障碍、颅内高压和肾衰竭等，严重者可导致多器官功能衰竭。DIC 的基本病理特征为微循环血管内有广泛纤维蛋白和/或血小板血栓形成，各组织器官均可受累，如皮肤血栓栓塞最多见，指端、趾端、鼻尖、耳郭皮肤发绀，皮肤斑块状出血性坏死，干性坏疽等；肾血栓形成，常有腰痛，少尿、无尿、氮质血症等急性肾衰竭表现；肺栓塞，呼吸困难、发绀、咯血、严重者可发生急性呼吸衰竭；胃肠道血栓形成，表现为胃肠道出血、恶心、呕吐与腹痛；脑血栓形成，有烦躁、嗜睡、意识障碍、昏迷、惊厥、颅神经麻痹及肢体瘫痪等表现。

4. 微血管病性溶血 因微血管病变，红细胞通过时遭受机械性损伤，变形破裂而发生溶血。临床上可有黄疸、贫血、血红蛋白尿。一般不容易觉察。贫血程度与出血不成比例。

【DIC 的分期及其特点】

高凝期：凝血酶增多，微血栓形成。

消耗性低凝期：凝血因子、血小板消耗，纤溶系统激活，出血。

继发性纤溶期：纤溶酶增多，FDP 形成，纤溶亢进。

【临床分型】

根据 DIC 发生的缓急与持续时间分为以下几种。

1. 急性型 起病急，常在数小时到 1～2 天内发生，表现严重的出血症状，短暂或持久的血压下降，多见于严重感染、羊水栓塞、急性溶血、严重创伤、急性移植排斥反应等。

2. 慢性型 起病缓慢，病程可达数周或更长，高凝状态表现较明显，出血症状轻，休克少见，常表现为器官功能障碍。本型多见于恶性肿瘤、海绵窦性血管瘤、系统性红斑狼疮、慢性溶血性贫血等。

3. 亚急型 常在数天至几周内逐渐发病，多见于癌症扩散、死胎滞留等。

【**实验室检查**】

实验室检查包括凝血因子消耗和纤溶系统激活两方面证据。

初筛试验包括血小板计数，部分凝血活酶时间（APTT），凝血酶原时间（PT），纤维蛋白原的含量测定及凝血酶时间（TT）。

1. 血小板计数 PLT<$100×10^9$/L 有诊断价值，特别是进行性降低。因血小板减少在临床上可见于不少的疾病。因此，对本病诊断的特异性不高。

2. 凝血酶原时间（PT） DIC 时凝血因子Ⅰ、Ⅱ、Ⅴ、Ⅶ和Ⅹ等均减少，故 PT 延长。超过正常对照 3 秒以上有意义。因其阴性率高，如果结果正常，亦不能除外 DIC 的诊断。

3. 部分凝血活酶时间（APTT） 除凝血因子Ⅶ和ⅩⅢ外，任何一个凝血因子缺乏都可使 APTT 延长。APTT 正常为 35～45 秒，超过正常对照 10 秒以上有意义。DIC 的高凝期 APTT 缩短，在消耗性低凝期 APTT 延长。如果同时测得 PT 及 APTT 均延长，对 DIC 的诊断意义则更大。

4. 纤维蛋白原定量（Fg） 正常值为 2～4g/L。DIC 时 Fg 被消耗，小于 1.5g/L 有意义。但在感染、妊娠、恶性肿瘤、创伤或休克等"应激"态下，纤维蛋白原量可增加，此时所谓正常量,实际已有所降低，因而观察发现其进行性减少有意义。

5. 凝血酶时间（TT） 反映凝血共同途径因子活性的试验，正常为 16～18 秒，比正常对照延长 3 秒以上有诊断价值。DIC 时纤维蛋白原减少及 FDP 增加，所以 TT 延长。其测定结果受肝素治疗影响。

如果综合原发病、临床表现和上述结果全部符合，DIC 诊断就可以确定。但是，如果结果并不全部符合，就要考虑到假阴性或假阳性的可能，需行进一步的检查。

6. 有关纤溶活性的检测 优球蛋白溶解时间（ELT），血凝块溶解速度可反映纤溶酶活力，正常为 60～120 分钟，<70 分钟，提示纤溶亢进。

7. 有关纤维蛋白降解产物的检测 包括鱼精蛋白副凝试验（3P 试验）：见于 DIC 的早期。假阳性率高，局部血管内凝血亦可阳性，DIC 晚期为阴性。FDP 免疫学测定：以乳胶凝集试验（半定量法）最为快速简便，正常值<10mg/L。D-二聚体可直接证实凝血酶对纤维蛋白的作用和存在纤维蛋白降解的产物，以证实 DIC 继发性纤溶的存在，与 FDP 结果一起分析，有助于区分原发性纤溶或继发性纤溶，排除肝病引起的凝血障碍。诊断效率较3P 试验、FDP乳胶凝集试验高。

8. 一些凝血因子蛋白的检测 如 FⅧ、AT、蛋白 C 及蛋白 S 含量的测定。

9. 红细胞形态学观察 有微血管病性溶血性贫血的病例，血涂片上可见碎裂、畸形红细胞。

单一的实验室指标诊断 DIC 的价值十分有限，联合应用多个指标可能明显改善 DIC 的诊断效率。同时，由于 DIC 是一个动态的病理生理过程，故动态监测实验室结果和临床观察至关重要。

【**诊断与鉴别诊断**】

DIC 的诊断必须包括基础疾病、临床表现、实验室证据三方面。

（一）诊断标准

2012 年国内 DIC 诊疗专家共识的诊断标准见表6-17-1 和表 6-17-2。

表 6-17-1 DIC 的诊断标准

（一）临床表现

1. 存在易引起 DIC 的基础疾病
2. 有下列一项以上表现
 （1）多发性出血倾向
 （2）不易用原发病解释的微循环衰竭或休克
 （3）多发性微血管栓塞的症状和体征，如皮肤、皮下、黏膜栓塞坏死及早期出现的肾、肺、脑等脏器功能不全

（二）实验室检查

同时有下列 3 项以上异常：

 （1）血小板数低于 $100×10^9$/L 或呈进行性下降
 （2）血浆 Fg 含量<1.5g/L 或呈进行性下降或>4g/L
 （3）血浆 FDP>20mg/L 或 D-二聚体水平增高或阳性或3P 试验阳性
 （4）PT 缩短或延长 3 秒以上；APTT 缩短或延长 10 秒以上

表 6-17-2 肝病的 DIC 诊断标准

1. BPC<$50×10^9$/L 或进行性下降，或有下列两项以上血浆血小板活化产物水平升高：β-TG、PF_4、TXB_2、P-选择素
2. Fg<1.0g/L 或进行性下降
3. 血浆因子 Ⅷ：C 活性<50%（必备）
4. PT 延长 5 秒以上，或 APTT 延长 10 秒以上
5. 血浆 FDP>20mg/L 或 D-二聚体水平增高或阳性或3P 试验阳性

（二）鉴别诊断

1. 原发性纤溶 见于相关疾病（实体瘤、产科意外等）导致的纤溶酶原激活和纤溶抑制物减低。原发性纤溶比 DIC 远为少见，临床表现与 DIC 不易区分，但其血小板及凝血因子水平无明显减低，3P 试验阴性，D 二聚体阴性或正常。

2. 不伴有 DIC 的肝病 无血栓形成，休克较少

见，红细胞形态无异常，3P 试验阴性，D-二聚体阴性，凝血因子 VIII 活性正常。

3. 血栓性血小板减少性紫癜（TTP） 是一种微血管血栓病，由于缺乏 vWF 因子裂解酶或存在抗 vWF 因子裂解酶自身抗体或 vWF 因子消耗过多而导致微血管血栓形成，引起血小板大量消耗、减少，微血管内溶血及影响微血管体系丰富的组织器官（如脑、肾）功能障碍，临床表现有"TTP 五联征"（血小板减少、微血管性溶血、神经精神症状、发热、肾功能受损），该病虽有微血管血栓形成、D-二聚体略增高，但其凝血因子水平无明显降低、3P 试验阴性，可与 DIC 相鉴别。

【治疗】

DIC 的治疗原则主要包括去除诱因、支持治疗、抗凝治疗、替代治疗、其他治疗。

1. 病因或原发病的治疗 DIC 的发展主要是由于病因的发展、不能控制引起，因而针对原发病进行治疗是对 DIC 治疗成功与失败的关键。有严重感染的病例，必须"抢先出击"应用强有力的广谱抗生素控制感染。对由产科意外引起的，必须尽快终止妊娠、清除子宫内容物如死胎、胎盘等，甚至切除子宫。有严重创伤或蛇咬的病例必须彻底清理创口。

2. 支持疗法 必须与病因治疗同时进行，包括对与 DIC 同时存在的缺氧、血容量不足、低血压、休克、酸中毒等努力加以纠正，提高疗效。

3. 抗凝治疗 目的是阻断 DIC 的病理过程，抑制广泛性血管内血栓形成，减少器官功能损害，防止血小板和各种凝血因子进一步消耗，重建正常凝血平衡。

（1）肝素：肝素应用的适应证与禁忌证见表 6-17-3。

表 6-17-3　肝素应用的适应证与禁忌证

适应证
① 严重出血，DIC 诱因不能迅速解除
②DIC 的高凝期，或不能确定分期，可先给肝素，后用抗纤溶药及补充凝血因子，或同时应用上述几种制剂
③某些慢性及亚急性 DIC 类型，如不合血型输注、肿瘤、急性白血病、严重感染、暴发性紫癜、羊水栓塞、死胎滞留、中暑

禁忌证
①颅内或脊髓内出血
②伴有血管损伤及新鲜创面，如消化性溃疡；有严重遗传或获得性出血性疾病
③肝病并 DIC
④DIC 后期，以纤溶亢进为主者
⑤大手术后 24 小时内

用法：强调把握时机和推荐低剂量方案。首次剂量：1mg/kg 静脉推注，以后 0.5mg/kg，每 6～8 小时静脉滴注 1 次。1 小时内滴完，疗程宜短，一般 1～2 天。低剂量肝素治疗，每 12 小时皮下注射

2500U，可以达到同样疗效。预防 DIC 剂量宜小，0.25～0.5mg/kg，每 12 小时皮下注射一次。

治疗可根据疗效反应加以调整，监测 APTT 维持在正常值的 1～1.5 倍为宜，如出血加重，可用鱼精蛋白静注中和肝素，一般按 1：1 用药，每次不超过 50mg。

（2）低分子肝素：与肝素相比，抗 Xa 作用增强，减少诱发血小板减少的风险，用量较少。其适应证和禁忌证与肝素相同。用法：200U/（kg·d），皮下注射，每 12 小时一次，一般 3～5 天。低剂量低分子肝素常规治疗下无须严格血液学监测。

4. 抗血小板治疗 适用于病情较轻或诊断尚不十分肯定者，亦可和肝素联合应用，多用双嘧达莫 400～600mg/d，分 3 次口服。

5. 替代治疗 原则：主要根据临床有无活动性出血的症状来决定，并且需要在已进行原发病和抗凝治疗的基础上应用。新鲜冷冻血浆等血液制品：每次 10～15ml/kg，也可使用冷沉淀。纤维蛋白原水平较低时，可输入纤维蛋白原：首次剂量 2.0～4.0g，静脉滴注。24 小时内给予 8.0～12.0g，可使血浆纤维蛋白原升高 1.0g/L。未出血的患者血小板计数低于 20G/L，或者存在活动性出血且血小板计数低于 50G/L 的 DIC 患者，需紧急输注血小板悬液；FⅧ及凝血酶原复合物偶在严重肝病合并 DIC 时考虑应用。

6. 纤溶抑制剂 不宜作为首选。适用于：①DIC 基础疾病，诱因已控制或去除；②有明显纤溶亢进，临床及实验证据；③DIC 晚期，继发性纤溶亢进成为出血的主要或唯一原因。

纤溶抑制剂存在抑制代偿性继发性纤溶，使病情加重的危险。如不能确定血管内凝血过程是否已中止，可同时并用低剂量肝素。

用法：6-氨基己酸，首剂 4～6g 溶于 100ml 生理盐水或葡萄糖液中 15～30 分钟内滴完，以后每小时 1g，可持续 12～24 小时。口服每次 2g，3～4 次/天。可连续服用数天。羧基苄胺每次 100～200mg，加 5%葡萄糖或生理盐水，每天最大剂量 600～800mg。口服每次 250～500mg，每天 2～3 次。每天最大剂量为 2g。止血环酸，静注或静滴，每次 250～500mg，每天 1～2 次，每天总量 1～2g。口服 0.25g，3～4 次/天。

7. 糖皮质激素 不作常规应用，但下列情况可予以考虑：基础疾病需糖皮质激素治疗者；感染-中毒性休克并 DIC 已经有效抗感染治疗；并发肾上腺皮质功能不全者。

【预后】

DIC 死亡率为 50%～80%，病因不同，死亡率不尽相同，去除病因早期治疗尤为重要。

第十八章 血栓性疾病

血栓性疾病是临床上常见与重要的一类疾病，其中动脉粥样硬化及其血栓栓塞性并发症在我国与西方国家都已成为人口死亡与致残的主要原因，按 WHO 的统计，全世界每年有 1670 万人死于各种心脑血管疾病，占总死亡率的 29.2%。我国心血管病的死亡率近 30 年来增加了 3 倍，从 20 世纪 90 年代起心血管病已成为城乡居民的第一位死因，目前已占总死亡人数的近 40%。在静脉血栓栓塞中以深静脉血栓最为重要，可能引起致死性肺动脉栓塞症。静脉血栓栓塞在西方国家的发病率高达 0.1%，美国每年新发病数超过 20 万人。深静脉血栓多见于 40 岁以上的中老年人。深静脉血栓的病因复杂，包括各种先天性与后天性因素。手术（特别是大手术与下肢手术）和（或）长期卧床很易导致深静脉血栓形成。据国外资料，发生深静脉血栓的危险性在胸腹手术为 14%～30%，泌尿手术（特别是前列腺手术）为 22%～51%，妇科与子宫手术为 7%～25%，下肢骨折手术为 50%。髋关节手术后的发生率可达 3.6%～12.9%。此外，血栓性微血管病见于多种疾病或病理过程，包括血栓性血小板减少性紫

癜（TTP）、溶血尿毒综合征（HUS）、红斑狼疮、妊娠毒血症、溶血-肝酶升高-血小板减少（HELLP 综合征）与弥散性血管内溶血（DIC）等。这类疾病可能造成严重危害，发病率呈明显的上升趋势，已引起人们的高度重视。血栓性疾病是造成劳动力丧失、生活质量下降与疾病负担增加的主要原因。

【病因和发病机制】

血栓性疾病的病因有获得性和遗传性因素，发病部位累及动脉、静脉和微血管系统，分别反映不同的病理机制，目前机制尚未完全阐明。一般认为与以下因素有关。

1. 导致血管内皮损伤的因素 创伤、外科手术、严重缺氧、酸中毒、细菌性感染、动脉粥样硬化、糖尿病、免疫性疾病及某些药物等。正常血管内皮细胞是一种抗栓的生理性屏障，当其完整性受损伤时，即可促进血栓形成。

2. 血液成分的异常 血小板数增多和（或）血小板黏附、聚集功能增强，血小板激活后，容易在损伤的血管部位形成血栓。血管损伤后激活凝血系统，凝血因子活性增强，形成高凝状态。此外，肾病综合征、口服避孕药等，也可使凝血因子 Ⅰ、Ⅴ、Ⅶ、Ⅷ、Ⅸ、Ⅹ 的活性增高，形成高凝状态。

3. 血流动力学异常 血流缓慢时，对凝血酶的清除减慢，血循环中的红细胞、白细胞、血小板、凝血因子、脂蛋白等物质浓集，局部血液黏度增高。

4. 抗凝活性减低 人体生理性抗凝活性减低，是血栓形成的重要条件。引起人体抗凝活性减低的常见原因有：①抗凝血酶减少或缺乏，多由 AT 基因突变所致；②遗传性蛋白 C（PC）及遗传性蛋白 S（PS）缺乏症；以上三种抗凝蛋白缺陷是我国遗传性易栓症最主要的发病机制；③因子 Ⅴ（FV）Leiden 突变引起的活化蛋白 C 抵抗现象（APC-R），在欧美白人反复发生深部静脉血栓（deep vein thrombosis，DVT）形成或有阳性家族史的 DVT 患者中，APC-R 的发生率高达 60%；④凝血酶原 G20210A 突变；⑤肝素辅因子 Ⅱ（HC-Ⅱ）缺乏症等。

5. 纤溶活性降低 临床常见有：①纤溶酶原结构或功能异常，如异常纤溶酶原血症等；②纤溶酶原激活剂（PA）释放障碍；③纤溶酶活化剂抑制物过多。这些因素导致人体对纤维蛋白的清除能力下降，有利于血栓形成及扩大。

【危险因素】

血栓性疾病的危险因素常见于代谢异常如高血脂、高血糖；血流动力学异常如高血压、高血黏度；免疫异常；恶性肿瘤；遗传因素等，其他如吸烟、饮食过量摄入动物脂肪和高胆固醇类食物、肥胖、长期制动、绝经后妇女、骨折或髋、膝关节置换术后、使用药物（如避孕药、凝血制品、抗纤溶药物、化疗药物等）都可促进血液高凝状态和血栓形成。

若同时存在多种高凝状态的危险因素，则血栓形成风险显著增高。进行危险因素分层评分，早期识别高危患者并进行干预措施，有助于血栓性疾病的早期预防。表 6-18-1 详列深静脉血栓形成的高危因素，有助临床医师对深静脉血栓形成患者进行危险分层。

表 6-18-1　静脉血栓形成的危险分层

危险度类别	低危	中危	高危
普通外科手术	年龄<40 岁	年龄>40 岁	年龄>60 岁
	手术时间<30min 无危险因素	手术时间>30min 无其他危险因素	手术时间>60min 存在其他危险因素
矫外、创伤手术	小创伤	下肢石膏固定	髋、膝手术，髋骨骨折，多处创伤
内科情况	妊娠	心力衰竭、中风、肿瘤	长期卧床
发生率（%）			
远端 DVT	2	10～40	40～80
近端 DVT	0.4	6～8	10～15
症状性 PE	0.2	1～2	5～10
致死性 PE	0.002	0.1～0.8	1～5

【血栓栓塞性疾病的分类】

临床上将血栓分为动脉血栓、静脉血栓、动-静脉血栓和微血管血栓，血栓性疾病的临床分类见表 6-18-2。

表 6-18-2　血栓性疾病的临床分类

累及血管	相关疾病	
动脉血栓	动脉粥样硬化	脑血栓形成、心肌梗死
	糖尿病	真性红细胞增多症、血小板增多症
	血栓闭塞性脉管炎	
	骨髓增殖性疾病	
静脉血栓	肺血栓栓塞	相关病因：手术、感染、烧伤、器官移植、心力衰竭
	深部静脉血栓形成	
	肝、门静脉系统	
	肾静脉	肥胖、年老、制动、血栓性静脉炎
	髂股静脉	
	浅表静脉血栓形成	
动-静脉血栓	结缔组织疾病	
	抗磷脂综合征	
	恶性肿瘤	

续表

累及血管	相关疾病	
动-静脉血栓	医源性	手术、导管、低温麻醉、血管缝合
		药物：口服避孕药、抗纤溶药
微血栓	DIC	
	急性呼吸窘迫综合征	
	血栓性血小板减少性紫癜（TTP）	
	溶血性尿毒症综合征（HUS）	
	肾炎	
	视网膜中央动脉阻塞	
	突发性耳聋	

【临床表现】

临床表现因血栓形成的血管类型、部位、血栓形成速度、血管堵塞程度及有无侧支循环而异。

1. 静脉血栓形成　最为常见，常见于深静脉如腘静脉、股静脉、肠系膜静脉及门静脉等。多为红细胞血栓或纤维蛋白血栓。主要表现为：血栓形成的局部肿胀、疼痛；血栓远端血液回流障碍：如远端水肿、胀痛、皮肤颜色改变、腹水等；血栓脱落后栓塞血管引起相关脏器功能障碍，如肺梗死的症状、体征等。

2. 动脉血栓形成　多见于冠状动脉、脑动脉、肠系膜动脉及肢体动脉等，血栓早期多为血小板血栓，随后是纤维蛋白血栓。临床表现为：发病多较突然，可有局部剧烈疼痛，如心绞痛、腹痛、肢体剧烈疼痛等；相关部位组织缺血、缺氧所致的器官、组织结构及功能异常，如心肌梗死、心力衰竭、心源性休克、心律失常、意识障碍和偏瘫等；血栓脱落形成脑栓塞、肾栓塞、脾栓塞等相关的症状及体征；供血组织缺血性坏死引发的临床表现，如发热等。

3. 微血栓形成　常见于 DIC、TTP 及溶血尿毒综合征（HUS）等微血管血栓病。临床表现往往缺乏特异性，主要为皮肤黏膜栓塞性坏死、微循环障碍及器官功能障碍、微血管性溶血表现等。

此外，根据病因不同可分为遗传性易栓症和获得性易栓症。

1. 遗传性易栓症　是指凝血因子、抗凝因子、纤溶系统异常或代谢障碍所致的一类血栓性疾病，存在基因缺陷。临床表现以静脉血栓栓塞症为主，常出现罕见部位的静脉血栓，譬如脑静脉、上肢静脉、视网膜静脉、肠系膜静脉、门静脉及 Budd-Chiari（布查氏）综合征。发病年龄较早，血栓形成的首次发病年龄多在 50 岁以前；可以自发或诱发，血栓呈反复发作；有明显的血栓形成家族史；有些轻型者可无临床表现,仅在实验室检测中被发现,通常可分为Ⅰ型（活性和抗原含量均降低）和Ⅱ型（抗原含量正常,活性降低）（表6-18-3）。

表 6-18-3　易栓症病因、分类及其临床特征

病因	发病率%	遗传方式	血栓特征	血栓形成机制
抗凝机制缺陷				
AT 缺陷	2.6～8.5	AD	静脉	抑制丝氨酸蛋白酶能力↓
HCⅡ缺陷	<1	AD	静脉	抑制凝血酶能力↓
PC 缺陷	2～5	AD	静脉	灭活 FV、FⅧ能力↓
PS 缺陷	5～6	AD	静脉或动脉	灭活 FV，FⅧ能力↓
FV Leiden	20～60	AD	静脉	FV异常，不被 APC 灭活
纤溶活性减低				
异常纤维蛋白原	0.8	AD	静脉>动脉	形成不易纤溶的异常纤维蛋白
异常纤溶酶原	1～2	AD，AR	静脉	不能生成纤溶酶
FⅫ缺陷	?	AD	静脉或动脉	激活纤溶酶原能力↓
t-PA 减低	?	AD	静脉	不能活化纤溶酶原
PAI-1 增高	?	AD	静脉或动脉	中和降低 t-PA
高同型半胱氨酸	5～6	AR	静脉或动脉	内皮细胞中毒加速动脉硬化，止血功能紊乱
富组氨酸糖蛋白	5～6	AD	动脉>静脉	结合纤溶酶原使之失去功能

AT：抗凝血酶；HCⅡ：肝素辅因子Ⅱ；PC：蛋白 C；PS：蛋白 S；FV Leiden：因子Ⅴ突变；APC：活化蛋白 C；t-PA：纤溶酶原激活物；PAI-1：纤溶酶原激活物抑制剂-1；AD：常染色体显性遗传；AR：常染色体隐性遗传

2. 获得性易栓症　主要见于某些恶性实体肿瘤、血液系统肿瘤、抗磷脂综合征、阵发性睡眠性血红蛋白尿、肾病综合征、糖尿病,某些药物也有导致血栓形成的危险。而心房颤动、严重骨折、髋膝关节置换术后已被认定为血栓前状态,并建议预防性抗凝治疗。

【诊断】

血栓形成的过程基本上可以分两个阶段,一为血栓形成前状态（高凝状态）和血栓形成初期;二为血栓形成期。后者血栓形成可导致脏器缺血、坏死,临床表现突出,诊断较容易;而前者有血栓形成倾向或血栓尚不足以影响脏器的血液供应,临床表现隐匿,诊断难度大。除影像学检查外,目前尚无一个特异性的实验室指标能独立正确地诊断血栓形成。

本病的诊断要点如下所述。

（1）存在高凝状态或血栓前状态的基础疾病:如动脉粥样硬化、糖尿病、肾病、妊娠、易栓症、近期手术及创伤、长期使用避孕药、卧床、抗磷脂综合征等。

（2）各种血栓形成及栓塞的症状、体征。

（3）影像学检查

1）血管超声:能对血栓精确定位,是一项可取的非创伤性诊断技术。

2）血管造影:是诊断血栓性疾病的金标准,能显示血管内血栓的部位。但由于其是创伤性检查,部分患者碘过敏,检查本身可损伤血管内皮引起血栓形成,故此项检查受一定的限制。

3）CT 和 MRI:可清晰、精确诊断实质脏器中血栓形成的梗死病灶,但对肢体血管血栓形成的诊断不理想。

（4）实验室检查:血栓性疾病发病部位可累及动脉、静脉及小血管系统,其反映不同的病理机制,在实验检测中表现出不同的血液指标异常。心脑血管疾病的动脉血栓,主要表现为中、大动脉的血栓形成,其主要损伤过程与血管和血小板有关,炎症因子也显示出重要作用。

1）动脉血栓的实验室检测

A. 血小板活化标志物:P-选择素、11-去氢-血栓素 B2、血小板因子 4、β-血栓球蛋白、血小板微颗粒、CD40L 等。

B. 血管内皮受损的分子标志物:血浆内皮素、血管性血友病因子（vWF）、vWF 裂解酶活性、凝血酶调节蛋白（TM）等。

C. 凝血因子活化的标志物:凝血酶原片段（F1+2）、凝血酶-抗凝血酶（TAT）、纤维蛋白肽 A（FPA）、D-二聚体、血栓前体蛋白等。

D. 反映凝血、血小板聚集和纤溶全貌的指标:血栓弹力图。

E. 病因相关性实验指标:血糖、血脂、尿酸、红细胞、血小板。

2）静脉血栓的实验室检测

A. 凝血因子浓度增高:凝血因子Ⅷ、因子Ⅸ、

纤维蛋白原、vWF。

B. 凝血活化和纤溶标记物：D-二聚体、纤维蛋白（原）降解产物（FDP）、血栓前体蛋白、纤维蛋白单体等。

C. 抗凝因子缺陷：AT、PC、PS。

D. 其他异常遗传背景：高同型半胱氨酸血症、FV Leiden（APC-R 阳性）、凝血酶原 G20210A 突变。

3）病因相关性实验指标：抗心磷脂抗体（ACA）、狼疮抗凝物（LA）、抗 β2-糖蛋白 1 抗体（抗 β2-GP1）、肿瘤抗原系列、自身抗体系列、肾功能、骨髓形态学、病理组织活检、JAK2 基因突变、CD59 等。

4）遗传性易栓症的实验室检测注意事项

A. 检测对象：有遗传性易栓症患者的家族成员应是高凝状态检测的首选对象。其中有些成员暂时未发生血栓事件，但在某些环境因素（如妊娠、产褥、创伤、手术、药物等）存在时，可能激发血栓事件。其发生静脉血栓的概率较未携带易栓症基因者高 2～10 倍。

B. 检测到的易栓症基因阳性结果不能作为"疾病诊断"的指标。而有些患者可能存在一种以上的相关基因缺陷（复合基因缺陷），其血栓发生率较高，检测时注意不要遗漏。

C. 检测方法：在检测 AT、PC、PS 因子时，应先行蛋白功能或活性测定，如结果正常，则无须再作蛋白浓度测定。

D. 在证实有血浆 AT、PC、PS 降低或 FVIII 升高的患者中，应排除许多获得性因素，如炎症、药物、病理过程或应激反应引起者。AT、PC 和 PS 的检测结果受到急性血栓事件及抗凝治疗的影响，检测的时间通常应迟于发病或治疗结束后一个月。若在急性血栓事件时检测的结果无异常，基本上可以排除易栓症的诊断。如若蛋白活性和抗原水平降低的话，还应排除获得性因素。检测结果应在随后 3 个月进行复查，只有连续获得相同结果时，才能确诊为遗传性易栓症。

E. AT 活性和水平受年龄、性别的影响较小，正常人参考值范围较窄，而 PC 和 PS 正常人参考值范围较宽，所以，PC 缺陷症家族成员中杂合子携带者与非携带者之间的 PC 活性存在很大的重叠，PC 活性和水平受年龄和性别的影响。

F. 尽可能避开妊娠、口服避孕药或雌性激素替代治疗期采集标本，如若必须采集，那么获得的结果在做解释时应考虑到这些影响因素。基因检测不受上述因素的影响。

G. 使用肝素抗凝期间不宜检测抗凝血酶和狼疮抗凝物，华法林抗凝期间不宜检测 PC 和 PS，可于抗凝疗程结束，停用华法林 1～2 周后检测 PC，4～6 周后检测 PS。急性期初始抗凝治疗无须等待检测结果。

由于高凝状态涉及的因素众多，动态变化大，目前尚缺乏统一的实验室检测标准。近年随着分子生物学技术在医学中的应用，已鉴定出许多血栓性疾病的发生与其基因突变有关。由于基因突变携带人群往往具有较高的血栓栓塞发生率，且在妊娠、口服避孕药、手术、创伤或肿瘤发病时诱发血栓并发症，因此将这类人群列入高凝状态的范围，并将涉及的检测项目从最初的血液成分等几个方面扩展延伸到基因方面，这是科学发展的必然结果。随着大规模基因序列检测技术的发展和应用，基因检测列入高凝状态的检测可能成为趋势。

案例 6-18-1

患者，男，18 岁，因左下肢肿胀疼痛 1 周，胸痛及咯血 2 小时就诊。

起病前半个月因不慎摔伤左足卧床休息 2 周。其大伯 6 年前有"肺栓塞"史。

体格检查：T 37.5℃，P 105 次/分，BP 110/66mmHg，神志清楚，双肺呼吸音低，未闻及啰音。左下肢明显红肿。血管超声提示左髂外静脉、股总静脉、腘静脉内可见血栓形成。胸部 CTA 诊断为"双肺动脉栓塞"

1. 实验室检查

（1）血常规：Hb 126g/L，WBC 11.3×10⁹/L，PLT 224×10⁹/L。

（2）PT 11 秒，APTT 28 秒，Fg 含量 2.9g/L。

（3）AT 浓度 104mg/L（正常对照为 290±3mg/L），AT 活性 48.6%（正常对照为 108.5±5.3%）。

（4）蛋白 C、蛋白 S 的活性和抗原正常，常规凝血检验正常。

（5）抗磷脂抗体阴性、狼疮抗凝物阴性。

（6）家系调查：在三代 10 名成员中，9 名成员 AT 结果均低于正常对照。

2. 基因分析：检测 1～6 号外显子示外显子 6 区 13389G 缺失引起移码突变（该缺陷导致 AT 蛋白高度不稳定，甚至血浆中查不到 AT 蛋白）。

3. 诊断：遗传性抗凝血酶缺陷症（I 型），杂合子；肺栓塞；左下肢深静脉形成。

4. 依据：年轻，多发 VTE，其父也有下肢 DVT 史，母亲正常。AT 水平与活性平行下降，其父系 6 成员的基因缺陷及其表型表现一致。

5. 处方及治疗方案

（1）患肢抬高。

（2）低分子量肝素 6000IU 皮下注射，每隔 12 小时一次，连用 5～7 天桥接华法林，首剂剂量为 3mg/d，维持量为 2.5mg/d，监测目标 INR 维持在 2.0～3.0。

（3）或直接口服利伐沙班 15mg bid 持续 3 周，减量利伐沙班 20mg qd 至 3 个月末，15mg qd 维持至半年，复查下肢静脉超声和胸部 CT 达到抗凝效果后改用维持量 10mg qd。因患者为遗传性易栓症并肺栓塞、左下肢深静脉形成，故需要长期抗凝维持。

【治疗】

1. 治疗基础疾病 如防治动脉粥样硬化、控制糖尿病及感染等。

2. 一般治疗 卧床休息，肢体静脉血栓形成者应抬高患肢。

3. 对症治疗 包括止痛、纠正器官功能衰竭等。

4. 抗血栓药物治疗 血栓栓塞性疾病的常用药物主要包括抗血小板、抗凝和溶栓药物。

抗血小板药物治疗：抗血小板药分类如下所述。

（1）影响花生四烯酸代谢的药物：磷脂酶 A2 抑制剂；环氧化酶抑制剂；TXA2 合成酶抑制剂；TXA2 受体拮抗剂。而主要的药物是环氧化酶抑制剂阿司匹林（ASA）。

阿司匹林不可逆地抑制环氧化酶 COX-1 和 COX-2，从而阻断 TXA_2 的合成。这种作用持续影响到血小板的一生，约 7～10 天。目前多数人认为以低剂量即 50～100mg/d 已足以抑制血小板的聚集，个别患者可应用 300mg/d，更大剂量可抑制血管内皮细胞花生四烯酸代谢，PGI_2 的合成减少，反而有利于血栓形成。

（2）提高 cAMP 水平的药物：腺苷环化酶刺激剂（贝前列素）；磷酸二酯酶抑制剂（西洛他唑、瑞潘通、双嘧达莫）。以后一组药较为常用，此类药多伴有扩张血管的作用，适用于周围动脉血管性疾病。如双嘧达莫能抑制 ADP 诱导的血小板聚集，使血小板 cAMP 增高；增强动脉壁合成前列环素；促进 NO 的释放。应用剂量口服 25～50mg，每天 3 次，也可 200～400mg/d 加生理盐水或 5%葡萄糖液滴注。

（3）初级受体拮抗剂：ADP 受体（P2Y12）拮抗剂（氯吡格雷、普拉格雷、替格瑞洛）；5-羟色胺受体 2 拮抗剂：沙洛雷酯（安步乐克）；TXA2 受体拮抗剂（terutroban）和凝血酶受体拮抗剂：vorapaxar 等。而以 ADP 受体拮抗剂氯吡格雷应用最广泛。已证实氯吡格雷和阿司匹林双抗血小板药物联合应用治疗血栓性疾病可获得理想效果，但前者是非活性物质，需要经过肝脏 2 次代谢活化后才能发挥拮抗作用，其与 P2Y12 受体不可逆结合，抑制效应维持整个血小板生存期。第三代 P2Y12 受体拮抗剂环戊三唑吡啶（替格瑞洛）是选择性的 ADP 受体拮抗剂，其与 P2Y12 受体可逆结合，抑制血小板活化和聚集，且本身为活性物质，口服直接起效，无须肝脏代谢激活。

（4）血小板膜 GP Ⅱ b/Ⅲ a-纤维蛋白原受体拮抗剂：非肽类（替罗非斑，欣维宁）；合成肽（埃替非斑）；单克隆抗体（阿昔单抗）。与上述三类口服型抗血小板药物不同，此类药均为静脉途径给药，适于短期紧急状态用药。

5. 抗凝治疗

（1）肝素：多靶点的抗凝活性是通过与 AT 结合、放大 AT 的作用而间接实现对凝血酶的抑制作用，其适应证主要为预防和治疗各种动静脉血栓栓塞性疾病、DIC 及血栓前期的高凝状态、急性缺血性脑血管综合征、心绞痛及周围血管疾病。持续静脉输注是使用全量肝素的常用方式，这样做比分次输注发生出血并发症的概率较低。开始剂量可以 5000U 静脉注射，继以 1000～1300U/h 的速度用输液泵滴入。另外每天予 25000～35000U 分 2 次皮下注射也足以达到静注肝素的治疗效果。开始时，需每 6 小时测定一次 APTT，调整剂量至 APTT 达治疗范围。肝素的疗程一般不超过 10 天。肝素的主要不良反应是出血、血小板减少、过敏反应，长期用药可引起注射部位皮肤坏死和骨质疏松。肝素所致血小板减少症（HIT）的发生率约 5%，轻型 HIT 为肝素对血小板的直接作用所致，用药 2～4 天内发生，停用后很快恢复；重型 HIT 因肝素依赖性抗血小板抗体所致，初用者 4～15 天内发生，再次用药在 2～9 天出现，常伴有血栓栓塞和出血，预后不佳。

（2）低分子量肝素（LMWH）：指分子量低于 12000KDa 的肝素，其特点为：①通过 AT 抑制 Xa 的作用较强，所以临床出血倾向较小；②皮下注射吸收完全，生物利用度高，半衰期较长，抗血栓能力强；③与 PF4 的亲和力低而不发生中和反应。其适用于不稳定型心绞痛、急性脑梗死、DIC、血液透析及防治深部静脉血栓和肺栓塞。

（3）口服抗凝药：主要是香豆素类衍生物和茚二酮衍生物。前者包括苄丙酮香豆素钠（华法林）、双香豆素等，其中华法林应用最广，该类药物抑制维生素 K 还原酶的活性而影响维生素 K 的再利用，在体内影响凝血因子Ⅱ、Ⅶ、Ⅸ、Ⅹ的羧基化而起抗凝作用；后者在结构上类似维生素 K，起竞争性拮抗作用。口服抗凝药的优点是口服有效，作用时间长，但起效慢，不易控制，多数用于预防。对一般人群，华法林的起始剂量应选择人群的平均维持剂量，中国人常为 2～3 mg/d，对华法林敏感人群，起始剂量应低于平均维持剂量。鉴于抗凝因子 PC、PS 亦为维生素 K 依赖，且华法林对 PC、PS 的影响先于凝血因子，所以华法林治疗早期为高凝状态，应重叠用肝素 3～5 天，以起到抗凝效应。口服抗凝剂的主要副作用是出血，可补充维生素 K_1，必要时输注凝血酶原复合物或新鲜血浆，偶有皮肤坏死和胆汁滞留性黄疸。使口服抗凝药敏感性增高的因素有：①老年人；②肝功能损害；③发热，甲状腺功能亢进；④服用广谱抗生素、磺胺药、吲哚美辛、保泰松、水杨酸、氯喹、西咪替丁、别嘌醇、奎尼丁、利血平、甲状腺素、胰高糖素、磺吡酮等。以下原因可影响该药的疗效：①肠道吸收差；②黏液性水肿；③服用巴比妥类、肾上腺皮质激素、雌激素、灰黄霉素、利福平、苯妥英钠等。口服抗凝剂主要用于高凝状态、心脏换瓣术后、心房颤动、急性心肌梗死、深静脉血栓形成、大手术或分娩后等情况。在维生素 K 依赖凝血因子中 FⅦ 半衰期最短，口服抗凝剂最先影响 FⅦ 水平，可用反映外源性凝血过程的 PT、INR 作为观察指标，预防性抗凝要求 INR 在 1.5～2.5，治疗性抗凝 INR 为 2.0～3.0。

（4）新型单靶点口服抗凝药：寻找单靶点、直接、有效、安全和方便的抗凝药物是抗凝药物发展的主线，凝血因子直接抑制剂与凝血因子间接抑制剂（肝素类）相比，这类抗凝药具有不依赖体内的抗凝血酶、无诱发 HIT 的风险的特点，而且都具有针对单一因子靶向性的抗凝活性。目前研究较多的有两类，凝血酶直接抑制剂（direct thrombin inhibitor，DTI，如达比加群）和因子 Xa 直接抑制剂（如利伐沙班）。

1）凝血酶直接抑制剂达比加群酯（dabigatran etexilate）：达比加群酯是新一代非肽类的 DTI，通过特异性和选择性地阻断凝血酶（游离型或结合型）的活性而发挥抗凝效果。与作用于多靶点凝血因子的维生素 K 拮抗剂不同，达比加群酯具有可以口服、强效、无须特殊用药监测、药物相互作用少、无药物食物相互作用等特点。口服经胃肠吸收后，在体内转化为具有直接抗凝血活性的达比加群，通过结合于凝血酶的纤维蛋白特异结合位点，阻止纤维蛋白原裂解为纤维蛋白，从而阻断了凝血瀑布网络的最后步骤及血栓形成。达比加群还可以从纤维蛋白-凝血酶结合体上解离，发挥可逆的抗凝作用。达比加群酯和达比加群不通过细胞色素 P450 系统代谢，在不同体重、性别、种族之间未观察到代谢差异，无须进行剂量调整。

达比加群酯目前在我国获批的适应证是预防非瓣膜性房颤患者的卒中和全身性栓塞（SEE），推荐剂量为每天口服 300mg，即每次 1 粒 150mg 的胶囊，每天 2 次。应维持终身治疗。

2）直接因子 Xa 抑制剂利伐沙班（rivaroxa ban）：利伐沙班是一种高选择性、直接抑制因子 Xa 的口服药物。通过以剂量依赖方式抑制因子 Xa，中断凝血瀑布的内源性和外源性途径，抑制凝血酶的产生和血栓形成。利伐沙班与肝素的本质区别在于它不需要 AT 参与，可直接拮抗游离和结合的 Xa 因子。

利伐沙班的生物利用度较高（80%～100%），吸收迅速，服用后 2～4 小时达到最大浓度（C_{max}）。进食对利伐沙班无明显影响。利伐沙班与血浆蛋白的结合率较高，约有 2/3 通过代谢降解，然后其中一半通过肾脏排出，另一半通过肠道排出。平均消除半衰期为 7～11 小时。利伐沙班通过 CYP3A4、CYP2J2 和不依赖 CYP 机制进行代谢。药代动力学和药效学的研究显示利伐沙班的血药浓度在年龄、性别、体重、种族之间无明显差异，无须调整剂量。

利伐沙班目前的适应证是用于预防髋关节和膝关节置换术后患者深静脉血栓（DVT）和肺栓塞（PE）的预防、预防非瓣膜性心房颤动患者脑卒中和非中枢神经系统性栓塞，降低冠状动脉综合征复发的风险、预防和治疗深静脉血栓与肺栓塞。

推荐剂量为预防剂量口服利伐沙班 10mg，每天 1 次。初始 VTE 治疗利伐沙班 15mg bid，3 周后减为 20mg qd，6 个月后如无血栓进展可改为 10mg qd 维持。对于接受髋关节和膝关节大手术的患者，推荐疗程分别为服药 5 周和 2 周。服药不受进食影响。

6. 溶栓治疗　目前已广泛应用于治疗急性心肌梗死、肺栓塞、深静脉血栓形成、外周动脉血栓形成等。

（1）第一代溶栓药物：尿激酶（UK）和链激酶（SK），是直接的纤溶酶原激活剂，体内半衰期约为 15 分钟，前者无抗原性及过敏反应，一半被肾脏清除，其余由肝脏分解。临床应用参考剂量：急性心肌梗死为 200 万～300 万 U；肺栓塞和新鲜深静脉血栓，15 万～30 万 U 在 12～24 小时内静脉滴注；急性四肢端缺血，可用导管介入血栓局部，每小时静脉滴注 37 万～75 万 U，后根据纤维蛋白原含量加以调整。后者有抗原性。需注意观察过敏反应。急性心肌梗死以 150 万 U 静脉滴注 60～90 分钟；肺栓塞和新鲜静脉血栓形成先大剂量 25 万 U 静脉滴注 20 分钟，继以每小时 10 万 U 速度静脉滴注 24～72 小时；急性四肢缺血症状经动脉导管在血栓附近以 5000U/h 的速度静脉滴注，直至好转。

（2）第二代溶栓药物：重组组织纤溶酶原激活物（rt-PA）、重组单链尿激酶（rscu-PA）和乙酰化纤溶酶原–链激酶复合物（APSAC）：rt-PA 选择性激活血凝块纤溶酶原，半衰期为 6～8 分钟，应持续静脉滴注 3～4 小时。该药无抗原性及过敏反应，大剂量应用时可出现低纤维蛋白原血症，全疗程总量应低于 100mg。rscu-PA 价格昂贵，目前仅小规模临床应用。APSAC 为选择性长效 SK 制剂，半衰期长，可一次性静脉推注给药，可提高纤溶效果的选择性，缺点是可引起过敏反应和被抗体中和活性。治疗急性心肌梗死的推荐剂量为 30mg，在 5 分钟内一次推注。

（3）第三代溶栓药物：指正在开发中的新型药物，目的是提高选择性溶栓效果和延长天然型溶栓药物的半衰期，以减少药物的剂量，包括改造自然型 t-PA 的分子结构、组建嵌合型（t-PA 和 scu-PA）溶栓剂、单抗导向溶栓剂、葡激酶的开发等。

7. 介入疗法及手术治疗　对重要脏器（如心、脑）新近形成的血栓或血栓栓塞（动脉血栓 6 小时，静脉血栓 6 天），可通过导管将溶栓药物注入局部，以溶解血栓，恢复正常血供。对陈旧性血栓经内科治疗效果不佳而侧支循环形成不良者，可考虑手术治疗，即手术取出血栓或切除栓塞血管段并重新吻合。部分无法或者不适合于抗凝治疗的深静脉血栓的患者需要放置下腔静脉滤器预防肺栓塞的发生，指征包括抗凝失败、抗凝过程中易发生出血、血小板减少症、皮肤坏死、药物反应、患者依从性差等。

【预防】

血栓性疾病重在预防，对于心房颤动、抗磷脂综合征、髋/膝关节置换术后的患者已明确是血栓前状态，需要抗凝预防（抗凝治疗方法和疗程请参照相关专科指南）。对于遗传性易栓症家族成员要密切观察诱发因素（如妊娠、制动、接受手术、药物治疗等）可能造成的血栓风险，有明确血栓事件发生时立刻采用抗凝治疗并终身维持。对于存在高凝状态的危险因素患者，应针对原发病进行系统治疗，控制血压、血糖、血脂和体重，结合饮食、运动、改变不良生活习惯等措施，减少血栓形成发生的风险。

（冯　莹）

第十九章　输血和输血反应

案例 6-19-1

患者，男，53 岁。因"头昏、乏力 3 年，加重伴皮肤瘀斑瘀点 2 周"入院。

患者于 3 年前无明显诱因出现头昏、乏力症状，在我院就诊，查血常规提示"全血细胞减少"经骨髓显像等检查确诊为"骨髓增生异常综合征"未正规治疗。其间定期检查血常规提示全血细胞减少，未曾输血制品。2 周前自觉症状加重，并发现双下肢皮肤瘀点、瘀斑，无发热、骨痛，饮食及大小便正常。

体格检查：T 36.4℃，P 100 次/分，R 20 次/分，BP 110/70mmHg。呈贫血貌，皮肤巩膜无黄染，双下肢可见散在瘀点、瘀斑，胸骨无压痛，浅表淋巴结和肝脾未触及。余查体无异常。

患者来院后收住急诊观察室，急诊实验室检查结果如下所述。

（1）血常规：WBC $2.5×10^9$/L，N 47%，Hb 45g/L，MCV 85 fl，PLT $5×10^9$/L。

（2）其他实验室检查：血型 A 型 RhD（＋）；肝肾功能正常。

来院后当天给患者输注 A 型 RhD（＋）浓缩红细胞 3U 和 A 型 RhD（＋）单采血小板 1U 治疗，以及止血治疗。患者红细胞输注后予生理盐水 250ml 冲管，后予输注血小板，输注血小板过程中（约 5 分钟）出现皮肤瘙痒症状，无胸闷、气促和发热症状，小便色清。体检：T 36.5℃，P 103 次/分，R 22 次/分，BP 113/68mmHg。全身皮肤出现大小不等的红色风团疹。心肺腹无异常。

问题：

1. 患者输血中的情况应做何诊断？

2. 应给患者什么处理？

3. 如何预防再次发生类似情况？

输血（blood transfusion）是通过输注血液来补充患者血液成分的缺乏或纠正功能不全，从而恢复和维持患者血液的携氧能力、补充有效循环血量、纠正或提高出凝血功能、清除血液中有害物质及提升抗感染能力的一种治疗方法，对改善病情、提高疗效、减少死亡具有重大的意义。

【血细胞的抗原性】

红细胞膜表面的抗原称为血型，已知有数百种，红细胞抗原根据其结构和抗原决定簇的相似性而被归类于某一血型系统。人红细胞的抗原可被缺乏该结构的个体免疫系统所识别，而血浆蛋白和其他的血细胞成分如白细胞、血小板也具有抗原性，也能引起同种异基因免疫，从而产生抗异体的血型抗原的抗体，这些抗体被称为同种异基因抗体。目前已知的红细胞血型系统有 30 个，由超过 200 个抗原组成。其中最重要的为 1900 年发现的 ABO 血型系统与 Rh 系统。ABO 血型系统抗原的合成受位于 9 号染色体长臂（9q34）上的 IA、IB、IO 三个等位基因控制，其中 IA 和 IB 为共显性，IO 为隐性基因，由此构成 6 种基因型和 4 种表型，遗传方式为共显性。ABO 血型系统可分为 A、B、AB 与 O 型四种血型，O 型红细胞不含 A 和 B 抗原，而血浆中则含抗 A 与抗 B 两种抗体；A 型红细胞膜上存在 A 型抗原，而血浆中含有抗 B 抗体；B 型红细胞膜上有 B 型抗原，而血浆中含有抗 A 抗体；AB 型红细胞膜上有 A 型和 B 型两种抗原，但血浆中无抗 A 和抗 B 抗体存在。ABO 血型系统之所以重要是因为所有个体都要针对他们缺乏的抗原产生相应的抗体。第二个重要的血型系统是 Rh 血型系统，含有 40 多种抗原，常见的是 5 种抗原，即 C、c、D、E、e。该系统中最重要的抗原是 D 抗原，因为 D 抗原是抗原性很强的同种抗原。含 D 抗原者为 Rh 阳性血型，不含 D 抗原者为 Rh 阴性血型。我国汉族 Rh 阴性血型者仅占 0.3%，而欧美地区人群约为 15%，故在我国 Rh 阴性血型又称为"熊猫血"型。Rh 阴性血型的个体可通过输血或怀孕接触到 D 抗原阳性红细胞产生抗 D 同种抗体。

白细胞膜上的抗原分三类，其中最重要的即人类白细胞抗原（human leukocyte antigen，HLA），又称组织相容性抗原；其他还有白细胞本身特有的抗原和红细胞抗原。血小板也携带 ABO、HLA-I 型和血小板特异性抗原。血浆也有 20 多个抗原系统，100 多种抗原。

【血制品的种类及应用】

（一）全血及应用

全血是采血后立刻与抗凝保存液混匀，并尽快放入 4℃保存的一种血液。目前全血在医学发达国家中已很少使用。随着临床医师输血水平的提高，全血输注将进一步减少。

目前全血主要在医疗水平欠发达地区使用，用于急性失血、新生儿溶血患者的换血治疗、体外循环和血液透析及肿瘤放化疗后骨髓抑制或其他原因引起骨髓病变而致急性全血细胞减少。禁用于：①有严重输血反应史者；②免疫性疾病所致贫血的患者红细胞对补体敏感，输入全血后可因输入补体而触发或加重溶血；③尿毒症、高钾血症、酸中毒患者；④心力衰竭者；⑤造血干细胞移植患者。

（二）血液成分与应用

将供者血液的不同成分应用科学方法分开，依据患者病情的实际需要，分别输入有关血液成分，称为成分输血。成分输血具有疗效好、不良反应小、节约血液资源及便于保存和运输等优点。

1. 红细胞 红细胞制品是通过红细胞自然沉降或离心沉淀，移去血浆层以及去除或不去除白细胞与血小板层制备。红细胞制品种类较多。主要用于贫血患者，尤其是当 Hb 低于 70g/L 时，心、肝等重要脏器可因供血不足导致功能障碍，是输注红细胞的主要适应证。

（1）浓集红细胞：全血自然沉降 24h 或用低温离心沉淀移去血浆，红细胞比容为 70%～80%，含血浆量少，抗凝剂量小。主要用于：①各种急性失血的输血；②各种慢性贫血；③高钾血症和心、肝、肾功能障碍者输血；④小儿、老年人输血。

（2）少白细胞的红细胞：全血静置或离心移去血浆和血小板、白细胞，加 1/3 或等量代血浆，或加红细胞沉降剂经离心或过滤除去白细胞即成。此制品减少白细胞 50%、血小板 60%，可做全血代用品，又可减少输血反应。主要用于由于输血产生白细胞抗体，引起发热等输血不良反应的患者；防止产生白细胞抗体的输血（如器官移植的患者）

（3）洗涤红细胞：将已移去血浆的红细胞用生理盐水洗涤后制成，以除去大部分残留的血浆、80%的白细胞、90%的血小板，再重新以生理盐水配制成适宜浓度而成。由于洗涤过程在开放系统中进行，所以洗涤红细胞需要 24 小时内输注。用于：①对血浆蛋白有过敏反应的贫血患者；②自身免疫性溶血性贫血患者；③阵发性睡眠性血红蛋白尿症；④高钾血症及肝肾功能障碍。

（4）冰冻红细胞：将红细胞悬液加保护剂（甘油、羟乙基淀粉）于-65～-85℃保存。使用前经解冻、洗涤、除去甘油和一些血浆，冰冻红细胞可保存 10 年。由于成本较高，现主要用于保存 Rh（-）血型等稀有血型的红细胞。

2. 白细胞 目前主要经血细胞分离机分离法来制备，主要用于提高机体抗感染能力。适用于中性粒细胞低于 $0.5×10^9/L$，并发细菌感染、抗生素治疗 48 小时无效者。但目前已很少使用。

3. 血小板 目前主要采用血细胞分离机单采法制备单采浓缩血小板。主要用于预防因血小板减少所致的有自发性出血的风险的患者的预防和治疗血小板减少及功能障碍所致的出血。

4. 血浆成分

（1）新鲜血浆：包括新鲜液体血浆和新鲜冰冻血浆两种，前者为全血采集后 6 小时内去除红细胞和白膜层后分出的血浆，后者为将新鲜血浆在 4℃冰箱内无菌保存半年之内的血浆，其中的补体、抗体与凝血因子等均有损失。常用于补充血容量、纠正低蛋白血症、行体外循环及血浆置换治疗、大面积烧伤患者的治疗等。

（2）冷沉淀：是新鲜冰冻血浆融化后的沉淀物，主要含因子Ⅷ、纤维蛋白原。常用于血友病甲、血管性血友病、纤维蛋白原减少症的治疗。

（3）凝血酶原复合物：由新鲜血浆制得，含凝血因子Ⅱ、Ⅶ、Ⅸ、Ⅹ和Ⅺ。常用于血友病及其他相应凝血因子的降低或缺乏症的治疗。

（4）白蛋白：由血浆中提取。常用于血容量减少性休克、脑水肿、低白蛋白血症、血浆置换时的替代、补充等。

（5）纤维蛋白原：由血浆中提取。常用于补充低或无纤维蛋白原血症。

（6）免疫球蛋白：由血浆中提取，主要为 IgG。常用于预防或治疗病毒性肝炎、低球蛋白血症和严重感染的支持治疗。近年来大剂量的免疫球蛋白也用于免疫性血小板减少症、自身免疫性溶血性贫血等免疫性疾病。

【输血种类】

输血可按输血的成分可分为全血输注及成分输血。

按血液的来源分为血型相同的同种异体输血和自体输血（autologous transfusion）。自身输血可以避免血源传播性疾病和免疫抑制，对一时无法获得同型血的患者也是唯一血源。自身输血有三种方法：贮血式自身输血、急性等容血液稀释及回收式自身输血。

按照输血方式分为常规输血、加压输血、加氧输血及置换输血等。加压输血主要用于抢救急性大出血患者的快速输血；加氧输血可用于贫血合并急性呼吸窘迫综合征的患者的治疗；置换输血即通过仪器用相应量的正常人血浆替代患者血浆，以去除患者血浆中的某些异常物质，该方法为血栓性血小板减少性紫癜和溶血尿毒综合征治疗首选。不加压、不加氧、不置换的血液输注称为常规输血。

【输血程序】

一次完整的输血治疗需要包含输血申请、供血、输血及输血后评价

（一）输血申请

经治医师根据患者病情及适应证决定输血治疗前，应向患者或其家属说明输血的不良反应和经血传播疾病的可能性，征得患者或家属的同意，并在《输血治疗同意书》上签字，《输血治疗同意书》需入病历。无家属签字的无自主意识患者的紧急输血，应报医院职能部门或主管领导同意、备案，并记入病历。申请输血时经治医师逐项填写《临床输血申请单》，由上级医师核准签字，连同受血者血样于预定输血日期前送交输血科（血库）备血。确定输血后，医护人员持输血申请单和贴好标签的试管，当面核对患者姓名、性别、年龄、病案号、病室/门诊、床号、血型和诊断，采集血样。由医护人员或专门人员将受血者血样与输血申请单送交输血科（血库），双方进行逐项核对。

（二）供血

当地血站必须依法执行采血、血液入库、核对、贮存及供血等程序。配血合格后，由医护人员到输血科（血库）取血。取血与发血的双方必须共同查对患者姓名、性别、病案号、门急诊/病室、床号、血型有效期及配血试验结果，以及保存血的外观等，准确无误时，双方共同签字后方可发出。凡血袋有下列情形之一的，一律不得发出：标签破损；血袋有破损、漏血；血液中有明显凝块；血浆呈乳糜状或暗灰色；血浆中有明显气泡、絮状物或粗大颗粒；摇动时血浆层与红细胞的界面不清或交界面上出现溶血；红细胞层呈紫红色；过期或其他须查证的情况。血液发出后，受血者和供血者的血样保存于 2～6℃冰箱，至少 7 天，以便对输血不良反应追查原因。血液发出后不得退回。凡输注全血、浓缩红细胞、红细胞悬液、洗涤红细胞、冰冻红细胞、浓缩白细胞、手工分离浓缩血小板等患者，应进行交叉配血试验。机器单采浓缩血小板和血浆应 ABO 血型同型输注。

（三）输血

输血前由两名医护人员核对交叉配血报告单及血袋标签各项内容，检查血袋有无破损渗漏，血液颜色是否正常。准确无误方可输血。输血时，由两名医护人员带病历共同到患者床旁核对患者信息等，确认与配血报告相符，再次核对血液后，用符合标准的输血器进行输血。取回的血应尽快输用，不得自行贮血。血液内不得加入其他药物，如需稀释只能用静脉注射生理盐水。输血前后用静脉注射生理盐水冲洗输血管道。输血过程中应先慢后快，再根据病情和年龄提高输注速度，并严密观察受血者有无输血不良反应，如出现严重不良反应应立即停止输血，及时汇报并处理，同时妥善保管血袋，记录异常反应情况报输血科及医务处。输血完毕后，医护人员将输血记录单（交叉配血报告单）贴在病历中，并将血袋送回输血科（血库）保存。

（四）输血后评价

输血结束后应对输血疗效做出评价并记录在病历中。

【输血不良反应及处理】

输血反应（transfusion reaction）是指在输血过程中或输血后，受血者发生了用原来疾病不能解释的、新的症状和体征，包括溶血性和非溶血性两大类。

（一）溶血性反应

给受血者输入不相容的血液会引起急性或迟发性溶血性输血反应。前者多由 ABO 血型不相容输血引起，人为差错是其主要原因，以误认受血者身份最为常见；后者多由 ABO 以外血型不相容所致，以 Rh 血型系统不相容最为常见，临床上极易漏诊，输血前检查不规范是其主要原因。

1. 急性输血相关性溶血 指在输血中或输血后数分钟至数小时内发生的溶血。急性溶血反应多在输血过程中发生，主要表现为畏寒、发热、腰背痛，贫血、黄疸、酱油样或浓茶样尿，可导致昏迷、休克、心力衰竭及肾衰竭。全麻患者只表现为伤口渗血不止和低血压。反应严重者约占 1/3，死亡率高达 36%，应积极予以抢救。此时需立即停止输血，留取血样及尿样，同时观察剩余血外观；应用大剂量糖皮质激素、碱化尿液、利尿并维持生命体征，必要时予透析、血浆置换等治疗。

2. 慢性输血相关性溶血 又称迟发性输血相关性溶血反应。多在输血后 3～7 天发生，表现为发热（多为低热）、黄疸、输血后血红蛋白不升高甚至下降。尿色正常（因血管外溶血居多，一般无血红蛋白尿）。常因医师很难与数日前的输血联系在一起而漏诊。处理措施基本同急性输血相关性溶血。

（二）非溶血性不良反应

1. 发热反应 输血期间或输血后 1～2 小时内，受血者体温升高 1℃以上，并以发热和寒战为主要临床表现而且能排除溶血、细菌污染、严重过敏等原因引起的发热。引起发热反应的原因很多，这里专指非溶血性发热输血反应（简称发热反应）。输血

引起的不良反应几乎有一半是发热反应。发热反应的原因主要包括免疫因素和非免疫因素两类，前者为多次输血或妊娠，受血者体内逐渐产生白细胞和血小板抗体，再次输血时，可与供者的白细胞或血小板发生抗原抗体反应，引起发热；后者为致热原所致，主要由污染致热原的非一次性采血器、输血器材引起，目前已少见。非溶血性发热性输血反应要与细菌污染性输血反应鉴别，两者虽然都有发热，但前者停止输血，经对症处理病情很快缓解，血压多无改变；后者多有高热、休克、皮肤充血（暖休克）三大特征，停止输血并经对症处理无效，必须联合应用大剂量抗生素，积极抗休克治疗有望抢救成功。预防发热反应常见的预防方案为输血前过滤去除血液中所含致热原、白细胞及其碎片。

2. 过敏反应 输入全血、血浆及血液成分制品（主要是血浆蛋白）后可发生过敏反应。多见的为轻者，只出现单纯荨麻疹或颜面部血管神经性水肿；重者少见，可发生会厌水肿、支气管痉挛、广泛性皮疹甚至过敏性休克等。轻度过敏反应口服或肌注抗组胺药物就很快好转；重度过敏反应需用肾上腺素、糖皮质激素等药物治疗，有休克者应积极抗休克治疗。有过敏史者输血前建议予抗组胺药物或糖皮质激素预防，并建议选用洗涤红细胞。严重过敏反应者要输洗涤多次的红细胞。

3. 细菌污染反应 该不良反应是由于受到细菌污染的血液输入患者体内引起的。由于血小板必须在22℃保存，细菌比较容易生长，因此血小板输注引起的细菌污染反应有所增多，应引起足够重视。采、供血过程中有很多环节可能受到细菌污染，如血袋破损、采血和成分制备无菌操作不严格、血液贮存温度过高或血液输注前在室温下放置过久、献血者本身有菌血症等。污染血液最常见的细菌是革兰氏阴性菌，其内毒素可以引起的高热、休克和皮肤充血。一旦怀疑细菌污染性输血反应应立即停止输血，保持静脉通路，联合应用大剂量抗生素抗感染并积极抗休克治疗。同时将血袋内剩余血液直接涂片或培养找细菌，发现细菌就是确诊依据。这类反应虽然少见，但一旦发生常会致命，患者多死于 DIC 和急性肾衰竭。在采供血的全过程中，各个环节都要严格遵守无菌操作。输血前仔细观察血液外观特别显得重要。如果血袋内的血液有凝块、溶血、较多气泡、颜色呈现不正常的紫色等则不应发出或输注，以策安全。

4. 循环超负荷 短时间输入大量血液或输血速度过快，超过患者循环或心脏的负荷能力，会导致充血性心力衰竭和肺水肿，常发生在输血过程中或输血后 1 小时内，患者突然出现左心衰竭表现。一旦诊断输血引起的循环超负荷，应立即停止输血，给予强心、利尿等抢救措施，减少回心血量。对于年老体弱、儿童及原有心肺疾患的患者以及所有慢性贫血患者要控制输血速度。

5. 输血相关性移植物抗宿主病 是输入含免疫活性淋巴细胞的血液后发生的一种致命性并发症。发病率为 0.01%～0.1%，有人统计恶性淋巴瘤发生该输血反应的为 0.1%～2.0%，亦有报道强烈放化疗的患者发生率高。本病发生于免疫功能正常的患者多为一、二级亲属间输血。主要机制是供者有免疫活性的淋巴细胞在处于免疫功能低下或受损的受血者体内植活并增殖，进而攻击和破坏受血者体内的细胞和组织，引起一系列病理症候群。其发病与受血者的免疫状态、供者的 HLA 抗原及输入的淋巴细胞数量有关。多数在输血后 1 周～2 周发病，临床表现较为复杂，症状不典型，缺乏特异性。主要受损的靶器官是皮肤、骨髓、肠和肝。其主要临床表现是上述靶器官受损引起的一系列症候群。临床症状以发热和皮疹最为多见，治疗效果极差。目前采用 γ 射线辐照血液是预防该输血反应的唯一可靠方法。同时要避免亲属间输血，尽可能不用新鲜全血。

6. 输血后紫癜 多是因同种异基因抗血小板抗体所致。表现为输血小板 7～10 天后出现与输血相关的血小板减少及皮肤紫癜，大多数发生在妊娠过的妇女，再次输血小板可加重血小板减少及紫癜，应予以避免。糖皮质激素治疗疗效不佳，静脉免疫球蛋白治疗可中和这些抗血小板抗体，或用血浆置换可清除这些抗体。

7. 铁超负荷 450ml 全血中的红细胞含铁250～300mg，输注 50U（1U 为 450ml 全血）的红细胞后可发生含铁血黄素沉着症。长期反复输血治疗的患者可能发生体内铁负荷过重，引起血色病。过多的铁沉积在内分泌腺、心、肝等重要器官，引起这些器官的功能障碍。预防应严格掌握输血禁忌证，长期反复接受输血治疗的患者，有铁负荷过重时应用去铁治疗。

8. 输血传播疾病 输血可以传播多种疾病，尤其是病毒感染，如病毒性肝炎、人获得性免疫缺陷综合征病毒、巨细胞病毒、EB 病毒、人类 T 淋巴细胞病毒等，亦可传播梅毒、疟疾等疾病。严格执行献血和输血的各项法律和法规，控制献血员资质及血液采集、贮存、运送、检测及输注等环节，可减少这类疾病的发生。

案例 6-19-1

1. 临床特点分析

患者，男，53 岁。因"头昏、乏力 3 年，加重伴皮肤瘀斑瘀点 2 周"入院。曾确诊为"骨髓增生异常综合征"有贫血及出血表现，血常规检查提示 Hb 45g/L，PLT 5×10^9/L。有输红细胞及血小板史。输血小板过程出现荨麻疹，无其他表现，应考虑为轻型输血相关性过敏反应。

2. 临床诊断

（1）输血相关性过敏反应。

（2）骨髓增生异常综合征。

3. 处理及对策

（1）立即暂停输血小板。

（2）观察生命体征。

（3）抗过敏处理：地塞米松 2.5mg 静脉注射。若症状缓解可继续输注血小板，速度减慢并密切观察。

（4）再次输血液制品应输注滤除白细胞的血液制品，输血前予异丙嗪或糖皮质激素预防。

（林赠华　刘　红）

第二十章 造血干细胞移植

案例 6-20-1

患者，男，34 岁。3 年前因乏力、腹胀、低热，入院查体发现脾脏肋下 4cm、质坚实、平滑无压痛，外周血白细胞>45×10⁹/L。经血常规、骨髓显像、免疫学及分子生物学检查确诊为"慢性髓系白血病慢性期"。但 BCR-ABL 激酶区突变检测为 T315I 突变，健康状况良好，各组织器官功能正常。患者有一弟一妹，经 HLA 配型其妹相合。2 年前由其妹提供骨髓造血干细胞行异基因骨髓移植，至今情况良好，已正常生活工作。

问题：

1. 该患者为何被建议尽快行异基因造血干细胞移植？

2. 造血干细胞移植是如何实施的？

造血干细胞移植（hematopoietic stem cell transplantation，HSCT）是指对患者进行全身照射、化疗和免疫抑制预处理后，将正常供体或自体的造血细胞（hematopoietic cell，HC）经血管输注给患者，使之重建正常的造血和免疫功能。HC 包括造血干细胞（hematopoietic stem cell，HSC）和祖细胞（progenitor）。HSC 具有增殖、分化为各系成熟血细胞的功能和自我更新能力，维持终身持续造血，HC 表达 CD34 抗原。

1969 年，美国西雅图移植中心 Thomas 等成功为一例慢性髓系白血病急变期患者实施了同胞相合异基因 HSCT 术，经过 40 余年的不断发展，HSCT 已成为临床有效治疗白血病的重要方法，每年全世界移植病例数都在增加，移植患者无病生存最长的已超过 30 年。1990 年，美国 Thomas E D 医师因在骨髓移植方面的卓越贡献而获得诺贝尔生理学或医学奖。

【造血干细胞移植的分类】

按 HC 取自健康供体还是患者本身，HSCT 被分为异体 HSCT 和自体 HSCT。异体 HSCT 又分为异基因移植和同基因移植。后者指遗传基因完全相同的同卵孪生间的移植，供受者间不存在移植物被排斥和移植物抗宿主病（graft-versus-host disease，GVHD）等免疫学问题，此种移植概率仅约占 1%。按 HSC 取自骨髓、外周血或脐带血，又分别分为骨髓移植（bone marrow transplantation，BMT）、外周血干细胞移植（peripheral blood stem cell transplantation，PBSCT）和脐血移植（cord blood transplantation，CBT）。按供受者有无血缘关系而分为亲缘移植（related transplantation）和非亲缘移植（unrelated donor transplantation，UDT）。按人类白细胞抗原（human leukocyte antigen，HLA）配型相合的程度，分为 HLA 相合、部分相合和单倍体（haploidentical）移植。

异体移植可产生移植物抗白血病作用（graft-versus-leukemia GVL），因此长期无病存活或根治机会较多。但宿主排斥移植物及移植物抗宿主病又增加了移植风险。且花费大，合并症多，风险高，但复发率相对低。相对而言，自体移植安全性大些，但较易复发。

【造血干细胞移植的主要适应证】

1. 非恶性病 ①重型再生障碍性贫血（SAA）：美国西雅图的结果显示，移植后 8 年无病生存率（DFS）为 90%。对年龄<50 岁的重型或极重型再障有 HLA 相合同胞者，宜首选 HSCT。②阵发性睡眠性血红蛋白尿（PNH）：当合并再生障碍性贫血并出现危及生命的并发症，且有全相合同胞供者时推荐移植。③重型联合免疫缺陷病：DFS 为 70%～80%。④其他疾病：从理论上讲，HSCT 能够治疗所有先天性淋巴造血系统疾病和酶缺乏所致的代谢性疾病，如地中海贫血、范科尼贫血、镰形细胞贫血、戈谢病等；对严重获得性自身免疫病的治疗也在探索中。

2. 恶性病 ①造血系统恶性疾病：HSCT 后 5 年生存率详见各病有关章节。一般而言，CML、MDS、CLL 多采用异体移植；AML、ALL 异体、自体移植均可采用；淋巴瘤、骨髓瘤多采用自体移植，也可进行异体移植。②其他实体瘤：如神经母细胞瘤、乳腺癌、睾丸癌、小细胞肺癌、卵巢癌、儿童肉瘤等，对放疗、化疗敏感者也可考虑做自体 HSCT。

【人类白细胞抗原（HLA）配型与供体选择】

HLA 基因位于人 6 号染色体短臂（6p21.31）上，HLA-Ⅰ类和 HLA-Ⅱ类抗原与 BMT 密切相关。HLA-A、B 和 C 属Ⅰ类抗原，HLA-DR、DP、DQ 属Ⅱ类抗原。临床上常指的三个抗原为 A、B 和 DR。过去 HLA 分型用血清学方法，现多采用 DNA 基因分型。无血缘关系间的配型，必须用高分辨分子生物学方法。HLA 相合的重要性已获公认。如 HLA 不合，GVHD 和宿主抗移植物反应（host-versus graft reaction，HVGR）均增加。同胞间 HLA 相合概率为 25%，供体首选 HLA 相合同胞（identical siblings），次选 HLA 相合无血缘供体（matched unrelated donor，

MUD）。若有多个 HLA 相合者，则选择年轻、男性、巨细胞病毒（cytomegalovirus，CMV）阴性和红细胞血型相合者。目前，亲缘 HLA 部分相合的造血干细胞移植以及单倍体相合移植近年来逐年增加，对于移植并发症的治疗已取得较大进展，有望彻底解决供者来源问题。

> **案例 6-20-1**
> 患者，男性，34 岁，慢性髓系白血病加速期给予伊马替尼治疗本病处于缓解期，有一 HLA 配型相合的同胞妹妹。具备行异基因造血干细胞移植的条件。

【造血干细胞的采取】

（一）骨髓

骨髓采集已是常规成熟的技术。按患者体重，（4~6）×10^8/kg 有核细胞数为一般采集目标值。为维持供髓者血流动力学稳定、确保其安全，一般在抽髓前 14 天预先保存供者自身血，在手术中回输。少数情况下供者需输异基因血液时，则须将血液辐照 25~30Gy，灭活淋巴细胞后输注。供受者红细胞血型主侧不合（如 A→O）时，为防急性溶血反应，需先去除骨髓血红细胞。对自体 BMT，采集的骨髓需加入冷冻保护剂，液氮保存或-80℃深低温冰箱保存，待移植时复温后迅速回输。

（二）外周血

在通常情况下，外周血液中的 HC 很少。当使用造血生长因子 G-CSF 或 GM-CSF 5~16μg/（kg·d）后或在化疗后恢复期，血中 CD34＋HC 显著升高，甚至可达 1000 倍，这一升高的过程称为动员（mobilization）。正常供体在应用造血因子的第 4~6 天，可通过血细胞分离机采集外周血单个核细胞，采集物中的 CD34＋细胞＞2×10^6/kg，通常可保证快速而稳定的造血重建。

（三）脐带血

脐血中的 HC 和免疫细胞均相对不成熟，CBT 后 GVHD 相对少。因细胞总数相对少，不植活者相对多，造血重建速度较慢，限制其临床运用。现对大体重儿童和成人进行 CBT 已在临床实践中取得成功。

【预处理方案】

预处理是患者在移植前必须接受的治疗。预处理的目的为：①清除基础疾病；②抑制受体免疫功能以免排斥移植物。预处理主要采用全身照射（total-body irradiation，TBI）、细胞毒药物和免疫抑制剂。根据预处理的强度，移植又分为传统的清髓性造血干细胞移植和非清髓性造血干细胞移植（non-myeloablative allogeneic blood stem cell transplantation，NST），以及介于两者之间减低强度方案（RIC）的 HCST。NST 及 RIC 的 HSCT 预处理对肿瘤细胞杀伤较弱，主要依靠免疫抑制诱导受者对供者的免疫耐受，使供者细胞成功植入形成稳定的嵌合体，继而通过移植物中输入的或由 HSC 中增殖分化的免疫活性细胞，以及以后供体淋巴细胞输注（DLI）发挥 GVL 达到治愈肿瘤的目的。NST 主要适用于疾病进展缓慢、肿瘤负荷相对小，且对 GVL 较敏感、不适合常规移植、年龄较大（＞50 岁）的患者。

常用的预处理方案有：①TBI 分次照射总剂量为 12Gy，并用 CTX 60mg/（kg·d）连续 2 天；②白消安 0.8mg/（kg·6h）连用 4 天＋60mg/（kg·d）连用 2 天；有报道该方案中白消安的血浆浓度＞917ng/ml 时，CML 复发率低；③CBV 方案[CTX＋卡莫司汀（BCNU）＋VP-16]常用于自体移植；④BEAM 方案（BCUN＋VP-16＋Ara-C＋美法仑）常用于淋巴瘤；⑤HD-Mel 方案（Mel 200mg/m^2），适用于多发性骨髓瘤。预处理方案还可使用异环磷酰胺、米托蒽醌、阿霉素、顺铂、卡铂、紫杉醇。RIC 方案及 NST 预处理中常含有氟达拉滨。自体移植和同基因移植治疗恶性病并无 GVL 作用，预处理剂量应尽量大些，且选择药理作用协同而不良反应不重叠的药物。

【移植相关并发症及处理】

（一）成分输血及支持治疗

HSCT 在造血重建前需输成分血支持。血细胞比容≤0.30 或 Hb≤70g/L 时需输红细胞；有出血且血小板小于正常或无出血但血小板≤20×10^9/L（也有相当多单位定为≤10×10^9/L）时需输血小板。为预防输血相关的 GVHD，所有含细胞成分的血制品均须照射 25~30Gy，以灭活淋巴细胞。使用白细胞滤器可预防发热反应、血小板无效输注、GVHD 和 HVGR、输血相关急性肺损伤，并可降低感染及恶性病的复发率，减少 CMV 和 EBV 及 HTLV-I 的血缘传播。保证营养的输入和能量支持。

（二）早期并发症及处理

1. 化学治疗早期毒性　不同的预处理产生不同的毒性。通常有恶心、呕吐及皮肤红斑。口腔黏膜炎常出现在移植后 5~7 天，多需阿片类药物镇痛；继发疱疹感染者应用阿昔洛韦和静脉营养支持，7~12 天“自愈”。高剂量 CTX 可致出血性膀胱炎，采用大量补液、碱化尿液、美司钠和膀胱冲洗防治。罕见急性出血性心肌炎。移植后5～6天开始脱发。氯硝西泮或苯妥英钠能有效预防白消安所致的药物性惊厥。急性出血性肺损伤可表现为弥漫性间质性肺炎,需用高剂量糖皮质激素治疗。

2. 感染 移植后由于全血细胞减少、粒细胞缺乏、留置导管、黏膜屏障受损、免疫功能低下,导致感染相当常见。常采取以下措施预防感染:①保护性隔离;②住层流净化室;③无菌饮食;④胃肠道除菌;⑤免疫球蛋白定期输注(用至移植后100天);⑥医护人员勤洗手、戴口罩、帽子、手套,穿隔离衣等。

(1)细菌感染:由于移植早期患者易感因素最多,发热可能是唯一的临床症状,常无明显的感染病灶,治疗应根据高危粒细胞缺乏患者感染治疗指南及早、广谱、足量静脉抗生素治疗,同时及时行血培养,可疑感染部位病原学检查,根据感染部位及类型、病原学检查结果,以及当地医疗机构常见细菌定植及耐药情况及时调整。移植中后期患者造血功能虽基本恢复,但处于免疫重建期,因免疫抑制剂的使用、GVHD、低免疫球蛋白血症等,存在免疫功能缺陷,感染风险仍较高。

(2)病毒感染:移植后单纯疱疹病毒Ⅰ型和Ⅱ型感染常见。阿昔洛韦5mg/kg,每8小时1次静脉滴注治疗有效。不少单位对单纯疱疹血清学阳性患者预防性应用阿昔洛韦1600mg/d,分次口服至移植后30天。为预防晚期带状疱疹病毒激活(激活率为40%～60%),应延长使用阿昔洛韦至1年。

CMV感染是最严重的移植后病毒性感染并发症,多发生于移植后第35～100天。CMV感染的原因是患者体内病毒的激活或是输入了CMV阳性的血液。对供受体CMV均为阴性的患者,必须只输CMV阴性的血液。CMV病表现为间质性肺炎(interstitial pneumonia,IP)、CMV肠炎、CMV肝炎和CMV视网膜炎。CMV间质性肺炎临床起病急、进展快,表现为呼吸困难、呼吸频率快、末梢发绀、低氧血症、发热和血流动力学改变,胸部X线片呈弥漫性间质性改变。必须迅速高流量面罩或正压给氧,静脉用更昔洛韦(ganciclovir,GCV)和免疫球蛋白(intravenous immune globulin,IVIG)。其剂量和疗程为:①诱导期共21天:GCV5mg/kg静脉滴注,每12小时1次,IVIG 500mg/kg静脉滴注,隔天1次;②维持直至停用免疫抑制剂:GCV 5mg/(kg·d)静脉滴注,每周用5天,IVIG 500mg/(kg·w)静脉滴注。停药过早间质性肺炎容易反复。GCV的不良反应为粒细胞减少(可用G-CSF或GM-CSF治疗)和血肌酐上升。如GCV的不良反应大,患者无法耐受或CMV对

GCV耐药(即GCV治疗21天后肺泡灌洗液CMV仍阳性,或治疗1周后低氧血症和发热无减轻),可换用膦甲酸钠90mg/kg,加入生理盐水500ml中静脉滴注2小时,每天2次,连用7天后改为每天1次维持治疗。该药的主要不良反应是肾毒性。CMV间质性肺炎的死亡率较高,应动态观察。在CMV病出现前应对CMV阳性患者早期干预治疗,予GCV 5mg/(kg·d),每周用5天至移植后100天。

(3)真菌感染:氟康唑400mg/d口服预防用药,降低了念珠菌的感染。但近年来,其他真菌感染如曲霉菌、毛霉菌等导致的侵袭性真菌病仍具有挑战性,应根据诊断结果选择两性霉素B、伊曲康唑、伏立康唑(voriconazole)、泊沙康唑、卡泊芬净(caspofungin)、米卡芬净等药物。

(4)肺孢子菌肺炎:移植前一周起即预防性服用复方磺胺甲噁唑,每天4片,每周用2天至免疫抑制剂停用,可显著预防肺孢子虫病。

3. 肝静脉闭塞病(veno-occlusive disease of the liver,VOD) 临床特征为不明原因的体重增加、黄疸、右上腹痛、肝大、腹水,发病率约为10%,确诊需肝活检。主要因肝血管和窦状隙内皮的细胞毒损伤并在局部出现高凝状态所致。高峰发病时间为移植后2周,一般都在1个月内发病。患者移植时肝功能异常,接受了HBV或HCV阳性供体的HC容易发生VOD。VOD的治疗以支持为主,轻、中型VOD可自行缓解且无后遗症。25%～30%的VOD为重型,预后恶劣,多因进行性急性肝衰竭、肝肾综合征和多器官衰竭而死亡。有报道低剂量肝素100U/(kg·d)持续静脉滴注连用30天和前列腺素E_2、熊去氧胆酸预防VOD有效。

4. 移植物抗宿主病(GVHD) GVHD是异基因HSCT后最严重的并发症,由供体T细胞攻击受者同种异型抗原所致。1966年Billingham描述了产生GVHD的三个要素:①移植物中含免疫活性细胞;②受体表达供体没有的组织抗原;③受体处于免疫抑制状态不能将移植物排斥掉。即使供受体者间HLA完全相合,还存在次要组织相容性抗原不相合的情况,仍有30%的机会发生严重的GVHD。产生GVHD的风险因素包括供受体间HLA相合程度、有无血缘关系、性别差异、年龄、基础疾病及其所处状态、GVHD预防方案、感染、组织损伤。急性GVHD(acute GVHD,aGVHD)发生于移植后100天内,100天出现的则为慢性GVHD(chronic GVHD,cGVHD)。典型的aGVHD发生在移植后2～4周,表现为皮肤红斑和斑丘疹、持续性厌食和(或)腹泻、肝功能异常(胆红素、ALT、

AST、ALP 和 GGT 升高）。组织活检虽有助于确诊，但临床诊断尤为重要。aGVHD 的临床严重程度分 I～Ⅳ度（表 6-20-1 和表 6-20-2）。

表 6-20-1　急性移植物抗宿主病时组织器官的受累程度

受累程度	皮肤（体表面积计算按烧伤面积表计算）	肝血总胆红素 [μmol/L（mg/dl）]	消化道（成人每天腹泻量/ml）
+	斑丘疹＜25% 体表面积	34～51（2～3）	500～1000
++	斑丘疹占 25%～50% 体表面积	51～103（3～6）	1000～1500
+++	全身红皮病	103～257（6～15）	＞1500
++++	水疱和皮肤剥脱	＞257（＞15）	腹痛和（或）肠梗阻

表 6-20-2　急性移植物抗宿主病的临床分级

临床分级（度）	皮肤	肝	消化道	功能损害
I（轻）	+～++	0	0	0
Ⅱ（中）	+～+++	+	+	+
Ⅲ（重）	++～++	++～+++	++～+++	++～+++
Ⅳ（极重）	++～+++++	++～++++	++～++++	++～++++

Ⅰ度不需全身治疗，Ⅱ～Ⅳ度影响生存及预后，需迅速积极治疗。但 GVHD 治疗效果不理想，aGVHD 的预防就更为重要，主要方法有两种：免疫抑制剂和 T 细胞去除。常用的药物预防方案为环孢素（CsA）联合甲氨蝶呤（MTX），CsA 至少用 6 个月，MTX 10mg/m² 于移植后 1、3、6 和 11 天共静脉注射 4 次。CsA 移植后先用 3～4mg/（kg·d）静脉点滴，待消化道反应过去后改为每天早上 2mg/（kg·d）口服，维持血浓度在 30～200ng/ml。血清肌酐大于 177μmol/L（2mg/dl）时需停药；移植 40 天后每周减少 CsA 剂量 5%。CsA 通过对钙调磷酸酶的作用而阻断 IL-2 的转录，从而阻断 IL-2 依赖性的 T 细胞增殖和分化。CsA 的不良反应有肾功能损害、胆红素升高、高血压、高血糖、头痛、多毛、牙龈增生、脆甲、痤疮、恶心、呕吐、低镁血症、癫痫等。此外，他克莫司（tacrolimus，FK-506）、糖皮质激素、麦考酚吗乙酯（mycophenolate mofelil，MMF）、抗胸腺细胞球蛋白（ATG）等也可作为预防用药。从移植物中去除 T 细胞也是有效预防 GVHD 的方法，如密度梯度离心、T 细胞单抗、CD34＋细胞阳性选择等。

重度 aGVHD 治疗常较困难。首选药物为甲泼尼松 1～2mg/（kg·d）。其他常用药物有 ATG、抗 T 细胞或 IL-2 受体的单克隆抗体、抗肿瘤坏死因子抗体、MMF、CsA、他克莫司。

移植后生存期超过 6 个月的患者，20%～50%合并 cGVHD。cGVHD 好发于年龄大、HLA 不相合、无血缘移植、PBSCT 和有 aGVHD 者。cGVHD 的临床表现类似自身免疫病表现，如系统性硬化病、皮肌炎、面部皮疹、干燥综合征、关节炎、闭塞性细支气管炎、胆管变性和胆汁淤积。治疗常用的免疫抑制剂为泼尼松和 CsA 分别单用或联合应用，二者隔日交替治疗可减少不良反应。此外，沙利度胺（反应停）、MMF、甲氧沙林（补骨脂素）联合紫外线照射、浅表淋巴照射也有一定效果。cGVHD 者易合并感染，因此应同时注意预防感染。

（三）晚期并发症

晚期并发症①白内障：主要与 TBI 有关，糖皮质激素和 CsA 也可促进其发生；②白质脑病：主要见于合并 CNSL 而又接受反复鞘内化疗和全身高剂量放、化疗者；③内分泌紊乱：甲状腺和性腺功能降低、闭经、无精子生成、不育、儿童生长延迟；④继发肿瘤：少数患者几年后继发淋巴瘤或其他实体瘤，也可继发白血病或 MDS。

【植活证据】

从 BMT 日起，中性粒细胞多在 4 周内回升至＞0.5×10⁹/L，而血小板回升至≥50×10⁹/L 的时间多长于 4 周。应用 G-CSF 5μg/（kg·d），可缩短中性粒细胞＞0.5×10⁹/L 的时间 5～8 天。PBSCT 造血重建快，中性粒细胞和血小板恢复的时间分别为移植后 8～10 天和 10～12 天。CBT 造血恢复慢，一项 562 例无血缘 CBT 的结果显示：81%的患者于移植后 42 天中性粒细胞恢复，而 85%的患者血小板恢复延迟至 180 天，并有 10%的 CBT 未能植活。HLA 相合的 BMT 或 PBSCT，植活率高达 97%～99%。GVHD 的出现也是临床植活证据；可根据供、受者间性别、红细胞血型和 HLA 的不同，分别通过细胞学和分子遗传学（FISH 技术）方法、红细胞及白细胞抗原转化的实验方法取得植活的实验室证据，对于上述三者均相合者，则可采用短小重复序列（STR）和 PCR 技术分析取证。

案例 6-20-1

患者行异基因骨髓移植后 21 天出现皮肤红斑、腹泻及胆红素轻度增高，经处理恢复正常。1 个月后白细胞、血小板基本正常，出现 X 染色体及其妹的 DNA 可变重复区（D1S80 等）顺序及 DNA 片段，血型由患者原来的 O 型转为其妹的 B 型。于移植后 60 天出院。长期门诊随诊，一年前已开始正常工作。

【疗效及展望】

部分患者移植后复发，多发生于移植后 3 年内，复发者治疗较困难，预后也较差。在移植后采用 IL-2 或供体淋巴细胞输注等免疫治疗可减少微小残留病灶，降低复发率。二次移植对少数复发病例适合。

HSCT 的成功开展使很多患者长期存活。大多数存活者身体、心理状况良好，多能恢复正常工作、学习和生活。cGVHD 是影响生存质量的主要因素。进一步研究开展无血缘关系移植及有血缘的 HLA 不全相合移植（如单倍体移植）意义重大。随着移植技术的不断改进及相关学科的不断发展，HSCT 必将能治愈更多的患者。

（杨　凌）

第七篇 内分泌系统和营养代谢性疾病

第一章 总 论

内分泌系统是由人体内分泌腺及某些脏器中内分泌组织构成的一个体液调节系统，其主要功能是在神经支配和物质代谢反馈调节基础上合成和分泌或释放微量活性物质——内分泌激素，经血液循环运送至远处组织，与靶细胞的特异性受体结合后发挥调节作用（内分泌），或在局部发挥作用（旁分泌），或反馈作用于自身细胞（自分泌）等方式，调节人体的代谢过程、脏器功能、生长发育、生殖衰老等生理活动，维持机体内环境的相对稳定，以适应体内、外环境的变化。

内分泌学的发展，大致经历了三个阶段，即腺体内分泌学、组织内分泌学和分子内分泌学。并且内分泌学与相关基础学科如遗传学、免疫学、肿瘤学等的交叉研究日益深入，已经成为人们认识疾病的发生、发展、治疗、预后、转归的一门非常重要的临床学科。

【内分泌腺和激素分泌细胞】

（一）内分泌腺

人体的内分泌腺主要包括下丘脑、神经垂体、松果体、腺垂体、甲状腺、甲状旁腺、内分泌胰腺（包括胰岛和胰岛外的激素分泌细胞）、肾上腺和性腺（睾丸和卵巢）。

（二）胺前体摄取和脱羧细胞系统

胺前体摄取和脱羧（amine precursor uptake and decarboxylation，APUD）细胞系统主要分布于脑、胃肠、胰和肾上腺髓质。在其他组织中也散布有数目不等的 APUD 细胞，主要合成和分泌肽类和胺类激素。

（三）组织的激素分泌细胞

组织的激素分泌细胞如心房肌细胞分泌心钠肽（ANP）、脂肪细胞分泌瘦素（leptin）、血管内皮细胞分泌内皮素（endothelin）等。

【激素】

（一）激素的分类

目前已知的激素有 200 余种。一般根据激素的化学结构将其分为四类。

1. 肽类激素和蛋白质激素 亦称为含氮激素，均由氨基酸残基组成分子的一级结构。由前激素原基因编码，转录 mRNA 后在核糖体翻译出肽链，形成的前激素原再经裂肽酶作用和化学修饰加工，形成具有生物活性的激素。不同的肽类激素的肽链数差别甚大。此类激素主要有胰岛素、生长激素、促肾上腺皮质激素（ACTH）和降钙素（CT）等。

2. 类固醇激素 其化学本质为类固醇，由胆固醇衍化而来。此类激素主要有糖皮质激素、雄激素、雌激素、孕激素和活性维生素 D_3 等。

3. 胺类激素 由氨基酸合成转化而来，主要包括由酪氨酸转化而来的肾上腺素、去甲肾上腺素和多巴胺；由色氨酸转化而来的血清素和褪黑素等。

4. 氨基酸类激素 由氨基酸衍生而来，如甲状腺素（T_4）和三碘甲状腺原氨酸（T_3），由酪氨酸经碘化、耦联而成。

（二）激素的分泌与转运

激素的分泌呈生物节律性，不同激素的节律周期不甚相同。有的激素分泌呈脉冲式分泌，或有昼夜变化，分泌节律性受许多因素影响。激素分水溶性和非水溶性，前者的转运无须依赖转运载体，后者则需转运载体，激素的转运载体多为蛋白质。激素到达靶组织后与转运载体分离，以游离的形式产生生物学效应。

（三）激素降解与转换

激素通过血液、淋巴液和细胞外液而转运到靶细胞部位发挥作用，多数在肝、肾和外周组织降解为无活性的代谢产物，故肝、肾功能减退往往影响激素的灭活。肽类激素的半衰期短，一般为3～7min，而非水溶性激素，如甲状腺激素、类固醇激素与转运蛋白结合其半衰期可延长。激素浓度和转运蛋白结合量、亲和力均可影响其结合型和游离型激素的比值。游离型激素可进入细胞内发挥其生物作用并参与激素合成的反馈调节。肽类激素经蛋白酶水解；甲状腺激素经脱碘、脱氨基，解除耦联；而类固醇激素经还原、羟化并转变为葡糖醛酸结合的水溶性物质由胆汁和尿中排出。激素的分泌、在血中与蛋白结合及其最终降解使激素水平保持动态平衡。

（四）激素的作用机制

根据激素受体所在的部位不同，可将激素作用机制分为作用于细胞膜受体和作用于细胞质或核内受体两类。

1. 作用于细胞膜受体　细胞膜受体有四类。此类激素种类很多，作用机制比较复杂，可以通过磷酸化和非磷酸化途径介导各种生物效应。激素与受体结合后形成激素-受体复合物，可使受体发生构象改变和二聚体化，从而产生第二信使，如cAMP、cGMP、Ca^{2+}、IP_3、DAG，激活蛋白激酶，使细胞质蛋白磷酸化，并可通过转录因子磷酸化在细胞核内调控基因表达，从而引起细胞代谢改变和细胞生长与分化。

2. 作用于核受体和细胞质受体　类固醇激素、1,25-$(OH)_2D_3$、甲状腺激素等的生物作用是通过调节靶基因的转录来实现的。靶细胞以扩散、主动摄取或转位等方式使类固醇激素进入细胞内，与受体结合后形成激素-受体复合物，受体发生变构效应，形成的"活性复合物"与DNA结合部位结合，导致相关的基因活化（或抑制）、mRNA转录和蛋白质合成，后者改变细胞的功能或引起细胞的生长、分化等反应。这类激素受体主要位于细胞核和细胞浆，但同时也存在细胞膜结合位点（膜受体），这可能是此类激素具有快速效应的分子基础。激素-受体复合物与DNA作用后，激素与受体因亲和性下降而离解，激素被灭活，而受体可被再循环利用。

【内分泌系统的调节】

（一）内分泌系统的反馈调节

下丘脑、垂体与靶腺（甲状腺、肾上腺皮质和性腺）之间存在反馈调节。腺垂体在下丘脑的释放或抑制激素的调节下分泌相应促激素，刺激其靶腺，促进靶腺激素的合成和分泌，后者又反作用于下丘脑和腺垂体，对其相应激素起抑制或兴奋作用，称为反馈调节。起抑制作用为负反馈，兴奋作用为正反馈。生理状态下，下丘脑、垂体和靶腺激素的相互作用处于相对平衡状态（图7-1-1）。如促肾上腺皮质激素释放激素（CRH）通过垂体门静脉刺激垂体促肾上腺皮质激素（ACTH）细胞分泌ACTH，ACTH兴奋肾上腺皮质束状带分泌皮质醇，使血液皮质醇浓度升高，升高的皮质醇反过来又作用于下丘脑，抑制CRH的分泌，并在垂体部位抑制ACTH的分泌，从而减少肾上腺分泌皮质醇，维持三者之间的动态平衡。反馈控制是内分泌系统的主要调节机制，使相处较远的腺体之间相互联系，彼此配合，保持机体内环境的稳定性。反馈调节现象还存在于内分泌腺和体液、代谢物质之间，如血糖升高可刺激胰岛β细胞分泌胰岛素，抑制胰岛α细胞分泌胰高糖素，而血糖过低则抑制胰岛素分泌，刺激胰高糖素分泌。

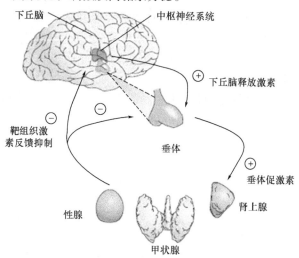

图7-1-1　下丘脑-垂体-靶腺轴反馈调节示意图

（二）神经系统与内分泌系统的相互调节

内分泌系统由神经系统通过下丘脑而调节，神经系统也受内分泌系统调节，两者关系非常密切。下丘脑含有重要神经核，具有神经分泌细胞的功能，可以合成释放激素和抑制激素，通过垂体门静脉系统进入腺垂体，调节腺垂体各种分泌细胞激素的合成和分泌。下丘脑视上核及室旁核分泌血管升压素（抗利尿激素）和催产素，经过神经轴突进入神经垂体，贮存并由此向血液释放。下丘脑是联系神经系统和内分泌系统的枢纽，又受中枢神经系统其他各部位的调控，神经细胞具有传导神经冲动的能力，它们可分泌多种神经递质，如去甲肾上腺素、乙酰胆碱、5-羟色胺、多巴胺、酪氨酸等，通过突触后神经细胞表面的膜受体，影响神经分泌活动。内分泌系统对神经系统包括下丘脑也有调节作用。神经系统是许多激素的重要靶器官，性激素对性行为的影响充分说明了这一点。

（三）免疫系统和内分泌功能

神经内分泌系统对机体免疫有调节作用，而免疫系统也能调节神经内分泌系统的功能。在免疫细胞膜表面有多种神经递质及激素的受体，神经内分泌系统通过其递质或激素与淋巴细胞膜表面受体结合介导免疫系统的调节，如糖皮质激素、性激素、前列腺素 E 等可抑制免疫应答，而生长激素、甲状腺激素和胰岛素能促进免疫应答；乙酰胆碱、儿茶酚胺及 5-羟色胺等神经递质对免疫应答的影响因免疫细胞的种类不同而作用各异。免疫系统在接受神经内分泌系统调节的同时，亦有反向调节作用。近年发现，神经内分泌细胞膜上有免疫反应产物如白细胞介素、胸腺素等细胞因子的受体，免疫系统也可通过细胞因子对神经内分泌系统的功能产生影响。

【内分泌系统疾病】

（一）分类和病因

内分泌系统的疾病是由多种原因所致功能和形态的异常。按病变部位可分为原发性和继发性，前者指内分泌腺和组织本身病变所致，后者指继发于垂体或下丘脑的各种病变；按功能可分为亢进、减退和正常（表 7-1-1）。

表 7-1-1 内分泌功能异常的病因

内分泌功能状态	病因
功能减退	
原发性	腺体本身的肿瘤、炎症、切除、放射、浸润、坏死、血液供应不足等，或由于先天性酶系异常、受体基因缺陷、自身免疫等
继发性	继发于垂体或下丘脑的各种病变
功能亢进	
原发性	腺体本身肿瘤、增生、酶系异常、自身免疫等
继发性	继发于垂体或下丘脑的各种病变
异位激素分泌增多	肺癌、胸腺癌、胰腺癌等引起的异位促肾上腺皮质激素综合征等
功能正常但组织异常	甲状腺腺瘤、肾上腺意外瘤等
激素抵抗	受体和（或）受体后缺陷

（二）诊断原则

完整的内分泌疾病诊断应包括功能诊断、病理诊断和病因诊断三个方面。

1. 功能诊断

（1）典型症状和体征（详见各章节）。

（2）实验室检查

1）代谢紊乱证据：各种激素可以影响不同的物质代谢，包括糖、脂质、蛋白质、电解质和酸碱平衡，可测定基础条件下的有关血糖、血脂谱、血钠、钾、钙、磷、碳酸氢根等。

2）激素分泌情况

A. 尿中激素及其代谢产物排泄量，如 24 小时尿游离皮质醇（UFC），17-羟、17-酮类固醇，醛固酮、香草基杏仁酸（VMA）等，应同时测定肌酐量，使测定结果具有可比性。

B. 空腹 8～12 小时后血中激素浓度测定，如血清 GH、PRL、ACTH、TSH、LH/FSH、TT_3、FT_3、TT_4、FT_4、皮质醇、醛固酮、睾酮、雌激素、黄体酮、甲状旁腺素、胰岛素、儿茶酚胺等；一般在基础状态下，测定垂体和靶腺两方面的激素水平，如 ACTH 和皮质醇，TSH 和 T_4 可帮助了解其功能和病变部位。

C. 因激素呈脉冲性分泌，尤其是促性腺激素和性腺激素，最好相隔 15～30 分钟抽一次血，共 3 次并等量混合后进行测定。

3）内分泌动态功能试验

A. 兴奋试验：多适用于功能减退的情况，可估计激素的贮备功能，应用促激素试验探测靶腺的反应，如 ACTH、TSH 兴奋试验等。

B. 抑制试验：多适用于功能亢进的情况，观察其正常反馈调节是否消失，有无自主性激素分泌过多，是否有功能性肿瘤存在，如地塞米松抑制试验、T_3 抑制试验等。

C. 代谢试验：如氮、钙、磷、镁、钾、钠等的平衡试验，有助于代谢性疾病的诊断。

判断激素水平时，应考虑患者年龄、性别、营养状况、有无用药或是否处于应激状态及取血时间等，并结合临床情况，力求准确。

2. 病理诊断 包括病变性质和病变部位的确定。

（1）影像学检查：如蝶鞍 X 线平片、分层摄影、CT、MRI 可鉴定下丘脑-腺垂体疾病、肾上腺肿瘤、胰岛肿瘤等。一般认为，MRI 观察病变与邻近的组织关系较 CT 为优。由于内分泌腺体的病变微小，选用薄层（<3mm）和动态扫描可提高阳性检出率或使病变显示得更清楚。代谢性骨病首先选用骨骼 X 线片和骨密度检查。

（2）放射性核素检查：^{131}I、^{123}I、^{99m}Tc 用于甲状腺扫描；^{99m}Tc-甲氧基异丁基异腈（MIBI）用于甲状旁腺扫描；采用 ^{131}I-胆固醇和 ^{131}I-间碘苄胍（^{131}I-MIBG）扫描用于肾上腺皮质扫描和嗜铬细胞瘤的诊断。

（3）超声检查：高分辨 B 超检查可用于甲状腺、肾上腺、胰腺、性腺和甲状旁腺肿瘤的定位，但肿瘤或结节直径小于 0.5cm 则难以检出，较大肿块可在超声引导下进行穿刺活检。

（4）静脉导管检查：当临床症状提示有某种激素分泌增多，而以上定位检查又不能精确定位时可考虑用此方法鉴别，其中对异位激素分泌综合征的诊断特别有用，激素水平最高的部位一般就是病变的部位。

（5）选择性动脉造影：对于肿瘤直径较小，不能用 CT 和 MRI 等方法做出定位时可采用此方法。

3. 病因诊断　通过细针穿刺细胞学检查或活检标本组织病理检查，有助于疾病的初步诊断，而手术后切除的组织病理检查，结合肿瘤的生物学行为特征，可对疾病做出最后诊断；分子病理学方法和免疫组化染色有助于激素成分的鉴定和激素分泌细胞的分类；测定血浆中存在的相关自身抗体，可确定疾病与自身免疫有关；染色体检查可确定疾病是否由染色体畸变引起；用分子生物学技术可明确一些内分泌肿瘤、代谢酶缺陷和许多激素不敏感综合征或过敏感综合征的分子病因。

【内分泌病防治原则】

（一）预防

许多内分泌疾病是可以预防的，如缺碘性甲状腺肿可用碘化食盐达到防治目的；席汉综合征可以通过加强围生期医疗保健来防治；一些内分泌疾病的危象只要加强对患者及其家属的教育，尽早诊断，遵循治疗，消除诱发因素等，防止其发展是完全可能的。

（二）治疗

1. 内分泌腺功能亢进的治疗

（1）手术治疗：手术切除导致功能亢进的肿瘤或增生组织。

（2）放射治疗：深度 X 线、直线回归加速器、γ 刀、X 刀等用于内分泌肿瘤的治疗。

（3）药物治疗：用药物抑制激素的合成和（或）释放，是治疗内分泌功能亢进的常用方法，如咪唑类和硫脲类药物阻碍甲状腺碘的氧化和酪氨酸碘化，减少甲状腺激素的合成，治疗格雷夫斯病（GD）；奥曲肽抑制多种激素（GH、PRL、胰岛素等）的分泌；溴隐亭抑制 PRL、GH 的分泌并有缩小肿瘤的作用等。以靶腺激素抑制促激素的合成和分泌，如甲状腺

激素抑制促甲状腺激素等。采用化疗缓解恶性内分泌肿瘤患者的症状，如双氯苯二氯乙烷（米托坦）治疗肾上腺皮质癌、链脲霉素治疗胰岛 β 细胞癌等。但必须注意，药物治疗只能改善症状，对病因无根治作用。

（4）核素治疗：某些内分泌腺有浓聚某种化合物（一般为激素合成的底物或底物类似物）的功能，故可用核素标记的该化合物达到治疗目的，如用 ^{131}I 治疗 GD，用 ^{131}I 标记的胆固醇治疗肾上腺皮质肿瘤等。

（5）介入治疗：近年来采用动脉栓塞的放射介入治疗肾上腺、甲状腺、甲状旁腺和胰岛肿瘤也取得较好疗效。

2. 内分泌腺功能减退的治疗

（1）激素替代治疗：补充激素的生理需要量，如甲状腺功能减退者用甲状腺激素，肾上腺皮质功能减退者用肾上腺皮质素或皮质醇等，替代治疗应尽可能模拟生理节律给药。应当注意的是有些激素的需要量随体内、外环境变化而波动，如在应激时，所需要的糖皮质激素的量应成倍增加。

（2）药物治疗：有些化学药物可刺激某种激素分泌或增强某种激素的作用，可用于治疗某些内分泌功能减退症，如氯磺丙脲、卡马西平、氢氯噻嗪等可治疗中枢性尿崩症；磺脲类或胰岛素增敏剂治疗糖尿病等。

（3）器官、组织或细胞移植：如全胰或部分胰腺（胎胰）、胰岛或胰岛细胞移植治疗 1 型糖尿病。

3. 病因治疗　对于由结核病所致的肾上腺皮质功能减退症患者应采用抗结核治疗。目前病因已经明确的内分泌疾病为数不多，或病因虽明了，但病变已不可逆。许多内分泌肿瘤的发生与一些原癌基因的激活或肿瘤抑制基因的失活有关，对这些内分泌肿瘤正在尝试采用基因治疗。

（韩学文）

第二章 垂 体 瘤

垂体瘤（pituitary tumors）是一组来自垂体前叶和后叶及胚胎期颅咽管囊残余鳞状上皮细胞发生的肿瘤。临床上有明显症状者约占颅内肿瘤的15%，无症状在尸解时被发现者较多。其中以来自前叶的垂体腺瘤占大多数，来自后叶的星形细胞瘤或神经节神经瘤等及垂体转移癌均属罕见。部分患者因其他疾病而作头颅 CT 或 MRI 检查时意外发现的垂体肿瘤称为垂体意外瘤。本章主要讨论较常见的垂体瘤。

【分类】

垂体瘤的分类方法有多种，从不同角度对垂体瘤进行分类。

（一）按内分泌功能分类

根据内分泌功能可分为具有分泌生物活性激素功能的及不具备激素分泌功能的垂体瘤，前者可按其分泌的激素不同而命名，后者称为无功能垂体腺瘤。肿瘤可为单一激素性或多激素性。根据其发生率依次为 PRL 瘤、无功能垂体腺瘤、GH 瘤、GH-PRL 瘤、ACTH 瘤、Gn 瘤、多激素腺瘤、TSH 瘤。

（二）按影像学检查和手术所见分类

根据肿瘤扩展情况及发生部位可分为鞍内、鞍外和异位三种；根据肿瘤的大小可分为微腺瘤（直径<10mm）和大腺瘤（直径>10mm）两种；根据肿瘤的生长类型可分为扩张型和浸润型两种，后者极为少见。

（三）按术后病理检查分类

术后病理组织切片进行免疫细胞化学分析能查出肿瘤分泌激素的类型，用垂体激素原位杂交技术能检测出组织切片中该激素特异性 mRNA，可用来作为垂体腺瘤免疫组化的辅助诊断。在一般情况下，根据免疫组化结果在高倍光镜下就可将不同的腺瘤进行分类，必要时亦可根据肿瘤细胞的超微结构特征来协助分类。

90%垂体瘤为良性腺瘤，少数为增生，极少数为癌。多数为单个、小的呈球形或卵圆形，表面光滑，大者呈不规则结节状，有包膜，可侵蚀和压迫视交叉、下丘脑、第三脑室和附近的脑组织和海绵窦。微腺瘤在临床上常仅有内分泌症状或无症状。无功能垂体腺瘤、Gn 瘤和 GH 瘤均为大腺瘤。转移瘤多来自乳腺癌、肺癌和胃肠道恶性肿瘤。

【病因和发病机制】

垂体瘤的病因与发病机理尚未完全阐明。现认为垂体瘤的发展可分为起始和促进阶段。在起始阶段，垂体细胞出现单克隆基因异常是起病的主要原因；在促进阶段，下丘脑调控失常等因素发挥重要作用。即某一垂体细胞发生单克隆突变，然后在内外因素的作用下，突变的细胞不断增殖，逐渐发展为垂体瘤。

【临床表现】

垂体瘤临床表现主要包括两大类：一是垂体激素分泌异常，激素分泌增多引起临床上相应的垂体激素分泌亢进表现，或因肿瘤周围的正常垂体组织受压和破坏使激素分泌减少表现；二是肿瘤向鞍外扩展致垂体周围组织结构压迫的表现，这类最为多见，往往是患者就医的主要原因。

（一）激素分泌异常症状

1. 垂体激素分泌增多 由于肿瘤分泌的垂体激素不同，临床上呈相应的垂体激素分泌增多的表现，如：溢乳-闭经综合征、巨人症与肢端肥大症、库欣综合征、垂体性甲状腺功能亢进症、纳尔逊综合征等。

2. 垂体激素分泌减少 因垂体瘤增大压迫而出现垂体激素分泌减少，一般进展较慢，直到腺体有3/4 被毁坏后，临床上才出现明显的腺垂体功能减退症状，表现为继发性性腺、肾上腺皮质、甲状腺功能减退症和生长激素缺乏。

（二）垂体周围组织压迫症状

1. 头痛 约见于1/3～2/3 的患者，垂体肿瘤大于1cm 者可因压迫鞍膈而有头痛。

2. 视神经通路受压 肿瘤向鞍上前方扩展时常压迫视神经、视交叉和（或）视神经束而可引起双颞侧、同侧或 1/4 视野缺损等，视力常减退，甚至失明。视力减退和视野缺损的出现时间及严重程度不一定平行。

3. 下丘脑疾病综合征 肿瘤向上生长可影响下丘脑功能和结构，出现尿崩症、睡眠异常、食欲亢进或减退、体温调节异常、自主神经功能失常、性早熟或性腺功能减退、性格改变等。

4. 海绵窦综合征 肿瘤向蝶鞍两侧扩展压迫海绵窦时可引起第Ⅲ、Ⅳ及Ⅵ对脑神经受压，引起眼睑下垂、眼外肌麻痹和复视，第Ⅴ对脑神经的眼支和上颌支可受累而发生神经麻痹、感觉异常等。

5. 脑脊液鼻漏 肿瘤向下发展侵蚀蝶鞍鞍底与蝶窦时，可造成脑脊液鼻漏，常合并脑膜炎。

6. 垂体卒中 在肿瘤发展的基础上可发生垂体瘤内出血、梗死而发生垂体急性出血征群（垂体卒中）。垂体卒中起病急骤，表现为额部或一侧眶后剧痛，可放射至面部，并迅速出现不同程度的视力减退，严重者可在数小时内双目失明，常伴眼外肌麻痹，尤以第Ⅲ对脑神经受累最为多见，也可累及第Ⅳ、Ⅵ对脑神经。严重者还可出现神志模糊、定向力障碍、颈项强直甚至昏迷。

【实验室及辅助检查】

（一）下丘脑-垂体-靶腺功能检查

可根据患者的临床表现选择相应的垂体激素基础值测定及其动态试验（详见各有关章节）。由于肿瘤细胞的激素分泌呈自主性及腺垂体激素分泌的影响因素多，呈脉冲式释放，一般单凭1～2次激素测定的结果难以明确诊断，需多次测定，有时需结合动态试验综合评价垂体内分泌功能状态。

（二）影像学检查

本病影像学检查宜首选 MRI，因其能更好地显示肿瘤及其与周围组织的解剖关系（图7-2-1）。

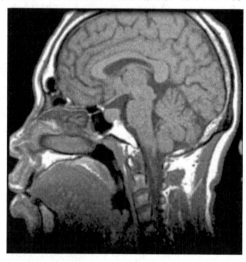

图 7-2-1　垂体大腺瘤

（三）其他检查

视力、视野检查可以了解肿瘤向鞍上扩展的程度。

【诊断与鉴别诊断】

（一）诊断

垂体瘤的诊断主要依据临床症状及体征、垂体影像学检查及内分泌功能检查（包括相应靶腺功能检查）进行综合判断。垂体瘤的诊断应包括三部分：①垂体瘤的确定；②明确垂体瘤类型和性质；③了解垂体功能及其周围组织受累情况。

（二）鉴别诊断

蝶鞍增大者应与空泡蝶鞍综合征鉴别。原发性空泡蝶鞍综合征多见于中年多产妇，内分泌功能试验大多正常或轻微异常，蝶鞍呈球形增大，无骨质破坏等

发现，CT 扫描往往可获确诊；继发性空泡蝶鞍综合征常有垂体瘤等手术或放射治疗史，不难鉴别。

功能性腺瘤有相应的临床表现，实验室检查可资鉴别。无功能性腺瘤应注意除外鞍旁多种疾病。

【治疗】

垂体瘤的治疗方法主要有手术治疗、药物治疗和放射治疗，治疗方法的选择主要依据垂体肿瘤的类型而定。治疗目标为：①切除肿瘤或抑制肿瘤组织生长；②纠正或抑制肿瘤分泌过多的激素；③恢复和保存垂体功能；④减轻或消除肿瘤对邻近组织结构的影响；⑤激素的替代治疗；⑥防止肿瘤的复发。

（一）手术治疗

除 PRL 瘤外，其他的垂体瘤首选手术治疗。不仅在于彻底切除肿瘤，而且还要尽力保留正常的腺垂体组织，避免术后出现腺垂体功能减退症。鞍内肿瘤一般采用经蝶显微外科手术切除。手术治愈率为70%～80%，复发率为5%～15%。有功能的垂体腺瘤术后内分泌症状可有明显好转甚至消失，并发症少，死亡率较低。对于大腺瘤向鞍上及鞍外生长者，要考虑开颅手术，但手术治愈率低，术后并发症（如尿崩症和腺垂体功能减退症）较多，死亡率较高。术后需辅以放疗或药物治疗，伴垂体功能低下者尚需激素替代治疗。

（二）放射治疗

垂体放射治疗可阻止肿瘤进一步生长并最终使分泌增多的激素水平下降。放疗取得疗效的时间较长，不像手术治疗那样较快地使肿瘤缩小和激素水平恢复正常。因此，常规垂体放疗原则上不单独使用，常与手术或药物配合应用，手术切除不彻底者及术后复发者可考虑垂体放疗。放射治疗的不良反应有腺垂体功能减退、视神经炎和视力减退及脑萎缩。垂体功能减退症在放疗后很长一段时间内仍可发生，因此应监测放疗后患者的垂体内分泌功能状态，以便及时给予相应激素替代治疗。

（三）药物治疗

按腺垂体功能情况，药物治疗分为两组。

1. 腺垂体功能亢进者　根据垂体激素分泌增多的种类不同，选择不同的药物（详见各有关章节）。

2. 腺垂体功能减退者　根据靶腺受损的情况，给予适当的激素替代治疗。

【预后】

经蝶显微外科手术切除垂体腺瘤的疗效可达60%～90%，垂体微腺瘤易于完全切除，手术疗效较理想，手术死亡率为 0.4%～2%。采用经颅手术切除

垂体瘤主要为解除视神经、视交叉受压、挽救视力和视野，而内分泌功能紊乱很难纠正，向蝶窦伸展的肿瘤手术死亡率为 4%～5%。复发者如能及时诊断和手术或放疗，其有效率可在 80% 以上。

（刘　丹）

附：泌乳素瘤

案例 7-2-1

患者，女，29 岁，已婚，不孕 5 年，闭经、溢乳 1 年。

患者于 5 年前无明显诱因出现月经量少，呈点滴出血，行经期仅 1～2 天。因月经不调和婚后不孕曾就诊于多处医院妇产科，先后行诊断性刮宫、输卵管通水通气和人工周期治疗，月经仍少及不规则。1 年前闭经，并每于触摸乳房时可见少量乳汁溢出，开始未介意，因乳汁溢出渐多而来诊。患者平素健康，其丈夫行男科各项检查均正常。

体格检查：血压 115/80mmHg，脉搏 76 次/分，体态匀称，体重 66kg，身高 167cm。甲状腺不大。心肺听诊无异常。双乳房发育正常，未触及包块，轻微按压乳头可见乳汁溢出。阴毛呈女性分布，外阴发育正常。

问题：

1. 该患者最可能的诊断？
2. 为明确诊断应做哪些实验室检查？
3. 如何处理？

泌乳素瘤（prolactinoma）和高泌乳素血症是常见的下丘脑-垂体疾病。泌乳素瘤是高泌乳素血症最常见的病因，女性居多，男性少见。女性患者中微腺瘤占 2/3，大腺瘤占 1/3；绝经后女性多为大腺瘤，男性几乎都是大腺瘤。

【临床表现】

临床表现因年龄、性别、高泌乳素血症持续时间及肿瘤的大小的差异而有所不同，女性患者常表现为溢乳-闭经综合征。男性患者可表现为性欲减退、乳腺发育、溢乳、阳痿和不育等。

（一）溢乳

女性高 PRL 血症患者的溢乳发生率为 30%～80%，出现性功能低下后由于雌激素缺乏，溢乳的发生率降低。男性患者溢乳的发生率为 14%～33%，临床上常见乳腺有轻微发育。有些育龄妇女即使血清 PRL 水平正常也可出现溢乳，故溢乳不是高 PRL 血症的特有症状（图 7-2-2）。

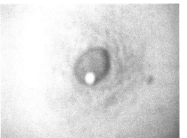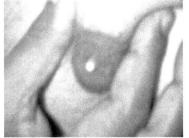

图 7-2-2　垂体微腺瘤致溢乳

（二）闭经及性腺功能减退

慢性高 PRL 血症可致下丘脑-垂体-性腺轴功能抑制，其机制可能是通过影响下丘脑 GnRH 的分泌，减少腺垂体 LH、FSH 的释放而影响性腺功能。性腺功能减退几乎是慢性高 PRL 血症患者的必有症状，也是患者就诊的原因。女性患者以继发性闭经最常见，常因和溢乳一起出现而被称为溢乳-闭经综合征。女性青少年患者可发生青春期延迟、生长发育迟缓及原发性闭经。

男性患者性腺功能减退的症状可为完全性或部分性，表现为性欲减退、阳痿，男性不育征及精子数目减少。由于症状进展缓慢且有较大波动，不易引起患者注意，就诊时大多较晚，此时影像学检查证实已多为大腺瘤，神经压迫症状较明显。男性青少年患者青春期发育及生长发育停止，体态异常和睾丸细小。

（三）肿瘤局部压迫症状

局部压迫症状多见于大的 PRL 瘤。

（四）骨质疏松

PRL 瘤患者长期高 PRL 血症可以引起骨质疏松症。

（五）其他症状

有些 PRL 瘤患者可出现肥胖及浮肿，女性患者还可出现多毛症及痤疮。

案例 7-2-1　临床表现分析

1. 月经量少、不孕 5 年，近 1 年闭经、触摸乳房时有溢乳。
2. 乳房发育正常，轻微按压有乳汁溢出。

【诊断与鉴别诊断】

（一）诊断

1. 定性诊断 正常人血 PRL 基础浓度一般 <20μg/L，生理增幅可至正常高值的 3 倍，而 PRL 瘤患者血清 PRL 一般>200μg/L。分析结果要考虑有无生理妊娠、药物作用及其他疾病的影响。血清 PRL <100μg/L 的多数患者可能是其他原因引起的高 PRL 血症，如垂体非 PRL 瘤压迫垂体柄和垂体门脉血供而使 PRL 增高。

2. 定位诊断 下丘脑–垂体区 MRI 扫描有助于定位诊断，了解瘤体对周围组织（视交叉等）的压迫情况，如视野检查对大腺瘤的病情判断有重要价值。特发性高 PRL 血症应定期复查 PRL 及鞍区影像学。

（二）鉴别诊断

1. 生理性 妊娠、哺乳、应激。

2. 病理性 下丘脑垂体柄损伤，如颅咽管瘤、脑膜瘤、肉芽肿、浸润性疾病、Rathke 囊肿、放射、外伤；垂体疾病，如垂体大腺瘤压迫、淋巴细胞性垂体炎、肢端肥大症；系统性疾病，如慢性肾衰、原发性甲状腺功能减退症、肝硬化。

3. 药物性 神经肽、多巴胺通路药物、抗高血压药物、H2 受体拮抗剂、雌激素类药物、精神安定药、阿片制剂和阿片受体激动剂、抗抑郁药物。

【治疗】

> **案例 7-2-1 诊断分析**
> 1. 血清 PRL 为 690μg/L，次日复查为 730μg/L。
> 2. 垂体 MRI 示微腺瘤。
> 临床诊断：垂体泌乳素微腺瘤。

泌乳素瘤积极治疗与否主要取决于两个因素，即肿瘤大小和高 PRL 血症是否引起症状。需要治疗的临床指征包括大腺瘤、逐渐增大的微腺瘤、不育、溢乳、男性乳房发育、睾酮不足、月经稀少或闭经及痤疮和多毛。

治疗首选多巴胺激动剂：溴隐亭（bromocryptine），可抑制 PRL 分泌，恢复下丘脑–垂体促性腺激素的周期性分泌，恢复卵巢对促性腺激素的反应性，消除闭经和不育。起始剂量为 0.625~1.25mg/d，进食时服，以后逐渐增加剂量，但每周不超过 1.25~2.5mg/d，可分次服用，直到临床奏效。溴隐亭的常见不良反应是头痛、恶心、直立性低血压、鼻塞、便秘。溴隐亭可使 80%~90% 的 PRL 微腺瘤患者恢复正常的 PRL 水平。60%~75% 的大腺瘤患者用溴隐亭治疗后不仅 PRL 恢复正常，并且肿瘤的缩小程度在 50% 以上。术前应用有利于手术切除，而术后长期应用可预防肿瘤的复发和高 PRL 血症。不同患者对溴隐亭治疗反应程度不一。溴隐亭能刺激正常垂体释放 GH，但在肢端肥大症时却能抑制其分泌，剂量较大，每天 7.5~60mg 以上。

> **案例 7-2-1 治疗建议**
> 1. 首选药物治疗，溴隐亭每天 1.25mg 开始，进食时服，以后逐渐增加剂量，但每周不超过 1.25~2.5mg/d，可分次服用，直到临床奏效。
> 2. 对溴隐亭治疗反应差或用药后不良反应明显，不能或不愿意继续药物治疗时，可选择经蝶窦垂体微腺瘤手术切除。

（刘 丹）

第三章 腺垂体功能减退症

案例 7-3-1

案例 7-3-1

患者，女，32 岁，已婚。消瘦、乏力、畏寒 2 年，加重 1 年。

患者于 1 年前无明显诱因出现体重逐渐减轻，由 64kg 降到 54kg，体质逐渐下降，疲乏无力，伴明显食欲缺乏、大便干结、平素怕冷、头晕、脱发，上述症状以冬季为重，无口渴、多饮、多食、多尿。近 1 年上述症状加重，不能坚持正常上班，在当地医院就诊，中药治疗效不著来诊。5 年前因前置胎盘难产，分娩一男婴，产后大出血致出血性休克，输血 1500ml。产后即无乳，闭经至今，性欲逐渐低下。

体格检查：T 35.8℃，P 108 次/分，R 22 次/分，BP 85/60mmHg，Ht 1.66m，Wt 52kg。慢性病容，黄白面色。浅表淋巴结未触及，皮肤干燥、色素变浅。毛发稀疏，眉毛、腋毛及阴毛稀少。睑结膜苍白，甲状腺不大，乳房萎缩。双肺听诊无异常。心界略小，HR 108 次/分，律整，心音低，未闻及病理性杂音。腹软呈舟状，无包块，肝脾未触及。手足发凉，双下肢胫前明显压陷性水肿。

问题：

1. 该患者病史有何特点？应考虑何诊断？
2. 应做哪些实验室检查证实诊断？
3. 如何治疗？

腺垂体功能减退症（hypopituitarism）是由于原发于垂体病变或继发于下丘脑病变引起的一种或多种腺垂体激素分泌不足所致的临床综合征。最常见的病因为垂体腺瘤和产后垂体缺血性坏死。成年人腺垂体功能减退症又称为西蒙病（Simmond disease），生育期妇女因产后出血所致垂体缺血性坏死所致者，称为席汉综合征（Sheehan syndrome），多见于女性。如儿童期发病，可因生长发育障碍而导致垂体性矮小症。

【病因和发病机制】

腺垂体功能减退症的发生可由于：①垂体病变，使腺垂体激素分泌减少；②下丘脑病变，使下丘脑的各种腺垂体激素释放激素或因子的分泌受到阻碍；③下丘脑-垂体之间的联系（垂体门脉系）中断，下丘脑的促腺垂体激素不能到达腺垂体。当下丘脑促腺垂体激素的分泌减少或不能到达垂体时，腺垂体细胞因得不到兴奋而功能减退。由垂体本身病变引起者称为原发性腺垂体功能减退症，由下丘脑病变或垂体门脉系统障碍引起者称为继发性腺垂体功能减退症。

（一）原发性

（1）先天遗传性：如卡尔曼综合征，劳-穆比综合征，普拉德-威利综合征等。

（2）垂体瘤：包括原发性（鞍内和鞍旁肿瘤）和转移性肿瘤。

（3）垂体缺血性坏死：如产后、糖尿病、颞动脉炎和动脉粥样硬化。

（4）蝶鞍区手术、放疗和创伤。

（5）垂体感染和炎症：如脑炎、脑膜炎、流行性出血热、梅毒或疟疾等。

（6）垂体卒中。

（7）垂体浸润。

（8）其他：如自身免疫性垂体炎、空泡蝶鞍、海绵窦处颈内动脉瘤等。

（二）继发性

（1）垂体柄破坏：手术、创伤、肿瘤、血管瘤等。

（2）下丘脑病变及中枢神经系统疾患：肿瘤、炎症、浸润性病变（如淋巴瘤、白血病）、肉芽肿（如结节病）、糖皮质激素长期治疗和营养不良等。

案例 7-3-1

5 年前因前置胎盘难产，产后大出血致出血性休克，输血 1500ml。

【临床表现】

（一）腺垂体功能减退的临床表现

本症的临床表现严重程度取决于腺垂体组织毁坏的程度。一般说来，腺垂体组织毁坏达 95%，临床表现为重度，丧失 75% 为中度，丧失 60% 为轻度，丧失 50% 以下者不致出现腺垂体功能减退症状。腺垂体多种激素分泌不足的现象大多逐渐出现，一般最早出现泌乳素、促性腺激素、生长激素分泌不足的症状，继而促甲状腺激素，最后促肾上腺皮质激素分泌不足的症状，有时肾上腺皮质功能减退的出现可早于甲状腺功能减退。

1. 促性腺激素和泌乳素分泌不足的症状 分娩后表现为乳房不胀、无乳汁分泌、长期闭经与不育为本症的特征。毛发常脱落，尤以腋毛、阴毛明显，眉毛稀疏。男性患者胡须稀少，性欲减退或消失，阳痿，睾丸松软缩小，肌力减退。女性生殖器萎缩，宫体缩小, 会阴和阴部黏膜萎缩, 常伴阴道炎。如发生在青春期前可表现第二性征发育不全。

2. 促甲状腺激素分泌不足的症状 属继发性甲状腺功能减退, 但较原发性者轻, 患者无甲状腺肿。患者面色苍白, 眉发稀疏, 腋毛、阴毛脱落, 皮肤干燥、细薄而萎缩或浮肿, 但较少有黏液性水肿; 表情淡漠, 反应迟钝, 畏寒、声音哑, 记忆力及智力下降, 有时幻觉妄想, 精神失常, 甚而躁狂。心率缓慢, 心电图示低电压, 可出现 T 波平坦、倒置。心脏多不扩大, 往往反而缩小, 可与原发性甲状腺功能减退鉴别。

3. 促肾上腺皮质激素分泌不足的症状 促肾上腺皮质激素缺乏时, 糖皮质激素所受影响最严重, 皮质醇分泌明显减少, 而盐皮质激素醛固酮所受影响不如糖皮质激素严重。患者虚弱、乏力, 食欲减退, 恶心呕吐, 上腹痛, 体重降低, 心音微弱, 心率缓慢, 血压降低, 不耐饥饿, 易出现低血糖表现, 机体抵抗力差, 易于发生感染, 感染后容易发生休克、昏迷。

4. 生长激素分泌不足的症状 成人主要表现为容易发生低血糖, 儿童可引起生长障碍。

5. 黑素细胞刺激素分泌不足的症状 黑素细胞刺激素和促肾上腺皮质激素都有促使皮肤色素沉着的作用, 本病患者由于此二激素均缺乏, 故肤色较淡, 正常色素较深的部位, 如乳晕、腹中线的颜色变淡更为显著, 与慢性肾上腺皮质功能减退症的色素沉着相反。

（二）原发病有关的病史及临床表现

产后垂体坏死的患者有分娩时大出血、昏厥、休克或并发严重感染史。产后极度虚弱, 无乳、乳房不胀、闭经, 逐渐出现性功能减退及甲状腺、肾上腺皮质功能减退的症状。垂体肿瘤引起者, 可有头痛、视力障碍, 有时可出现颅内压增高综合征。病变累及下丘脑时可出现神经性厌食或多食, 饮水增多或渴感减退或无渴感, 白天嗜睡、夜间失眠, 原因不明的发热或低体温, 性欲减退或亢进, 精神变态, 间脑性癫痫、抽搐等。其他由于手术、创伤、炎症等引起者, 各有其特殊病史。

（三）垂体危象及昏迷

本病患者如未获得及时诊断和治疗发展至后期, 往往可因各种应激如感染、腹泻、呕吐、失水、饥饿、受寒、中暑、手术、外伤、麻醉、酗酒及各种镇静安眠和降血糖等药物作用下而发生垂体危象（pituitary crisis）及昏迷。垂体危象可呈多种临床类型: ①低血糖型; ②高热型（＞40℃）; ③低温型（＜30℃）; ④低血压、循环虚脱型; ⑤水中毒型; ⑥混合型。各种类型可伴有相应的症状, 突出表现为消化系统、循环系统和神经精神方面的症状, 出现精神失常、谵妄、头疼、抽搐、循环衰竭、休克、高热、低温、恶心、呕吐、低血糖、昏厥、昏迷等症状。

> **案例 7-3-1**
> 1. 该患者体重逐渐减轻, 体质下降, 疲乏无力, 食欲缺乏, 头晕、大便干结, 平素怕冷, 以冬季为重。产后即无乳, 闭经至今, 性欲逐渐低下。
> 2. T 35.8℃, BP 85/60mmHg, P 108 次/分, Ht 1.66m, Wt 52kg。慢性病容、黄白面色、睑结膜苍白。皮肤干燥、色素变浅。毛发稀疏, 眉毛脱落, 腋毛及阴毛稀少。乳房萎缩。心界略小, 心音低, 腹软呈舟状, 手足发凉, 双下肢胫前明显压陷性水肿。

【实验室及辅助检查】

腺垂体功能情况可通过测定垂体激素及其靶腺激素来反映, 兴奋试验不仅有助于了解相应的靶腺激素的储备及反应性, 还有助于判断病变部位在下丘脑或垂体。

（一）下丘脑-垂体-性腺轴功能检查

女性患者主要测定血 LH、FSH、E_2; 男性患者测定血 LH、FSH、睾酮。黄体生成激素释放激素（LHRH）兴奋试验可协助定位诊断, 如静脉注射 LHRH 100～200μg 后于 0min、30min、45min、60min 抽血测 FSH、LH, 正常多在 30～45min 时出现高峰, 如 FSH、LH 升高, 但反应较弱或推迟提示病变在下丘脑, 如无反应, 提示为腺垂体功能减退。

（二）下丘脑-垂体-甲状腺轴功能检查

T_3、T_4、FT_3、FT_4、TSH 均低于正常, 疑为下丘脑病变时, 需做 TRH 兴奋试验。

（三）下丘脑-垂体-肾上腺皮质轴功能检查

24 小时尿 17-羟皮质类固醇、游离皮质醇和血皮质醇均低于正常, 血 ACTH 可降低。CRH 兴奋试验有助于确定病变部位, 垂体分泌 ACTH 功能正常者, 静脉注射 CRH 1μg/kg 后, 15 分钟 ACTH 可达高峰, 垂体 ACTH 分泌功能减退者的反应减退或无反应。

（四）下丘脑-垂体-生长激素轴功能检查

80%～100%的患者 GH 储备功能降低, 故此项检查对于轻型、部分性腺垂体功能减退症患者的诊断意义较大。但正常人的 GH 呈脉冲式分泌, 有昼夜节律, 且受年龄、饥饿、运动等因素影响, 故一次性测定血清 GH 水平并不能反映 GH 的储备能力。必要时可做 24 小时尿 GH 测定（优于一次性血清 GH 测定）。生长激素释放激素（GHRH）兴奋试验可进一步明确病变部位。

CT、MRI 检查有助于了解腺垂体–下丘脑的病变部位、大小、性质及与邻近组织的关系，可用于判断原发性疾病的原因。

> **案例 7-3-1**
> 1. Hb 90g/L，FBG 3.2 mmol/L，血钠 125mmol/L。
> 2. FT_3 3.0pmol/L、FT_4 10.7pmol/L、TSH 0.2mU/L；皮质醇上午 8 时 152nmol/L，下午 4 时 60nmol/L、ACTH<6pg/ml；雌二醇<55pmol/L；FSH<1IU/L、LH<3IU/L。
> 3. 垂体 MRI 未见明显改变。

【诊断与鉴别诊断】

（一）诊断

本病诊断主要根据详细的病史询问、临床症状及体格检查结合实验室检查和影像学资料进行全面分析。

> **案例 7-3-1**
> 1. 患者，女，32 岁，已婚，消瘦、乏力、畏寒 2 年，加重 1 年。
> 2. 病史特点：5 年前因前置胎盘难产，产后大出血致出血性休克。产后即无乳，闭经至今，性欲低下。消瘦，体质下降，疲乏无力，食欲缺乏，大便干结，平素怕冷，以冬季为重。
> 3. 临床特点：T 35.8℃，BP 85/60mmHg，Ht 1.66m，Wt 52kg。慢性病容、黄白面色。皮肤色素变浅。毛发稀疏，眉毛脱落，腋毛及阴毛稀少。乳房萎缩。心界略小，心音低。舟状腹，手足发凉，双下肢胫前明显压陷性水肿。
> 4. 辅助检查：Hb 90g/L，FBG 3.2 mmol/L，血钠 125mmol/L。FT3 3.0pmol/L、FT4 10.7pmol/L、TSH 0.2mU/L；皮质醇上午 8 时 152nmol/L，下午 4 时 60nmol/L、ACTH<6pg/ml；雌二醇<55pmol/L；FSH<1IU/L、LH<3IU/L。垂体 MRI 未见明显改变。
> 临床诊断：腺垂体功能减退症（席汉综合征）。

（二）鉴别诊断

1. 神经性厌食 神经性厌食患者由于神经紊乱及营养不良可影响垂体功能，出现某些类似腺垂体功能减退的症状。但本病多为 20 岁前后的女性，有精神刺激史，其消瘦程度较腺垂体功能减退为重，精神抑郁、固执、性功能减退、闭经或月经稀少、第二性征发育差。而腋毛、阴毛往往并不脱落。内分泌功能除性腺功能减退较明显外，其余的垂体功能检查正常。

2. 原发性甲状腺功能减退症 除甲状腺功能不

足外，其他内分泌腺功能亦可能低落，因而可被误认为腺垂体功能减退症。两者的鉴别为原发性甲状腺功能减退症的黏液性水肿外貌更为显著。TSH 兴奋试验：原发性甲状腺功能减退 TSH 过度反应，腺垂体功能减退可无 TSH 升高反应，下丘脑性者则呈延迟反应。最具鉴别价值的是血浆中促甲状腺激素测定。

3. 慢性肾上腺皮质功能减退症 与腺垂体功能减退症的鉴别点为：前者有典型的皮肤、黏膜色素沉着，而性器官萎缩及甲状腺功能减退的表现不明显，对促肾上腺皮质激素不起反应，失钠现象比较严重。

4. 自身免疫性多发性内分泌腺病 此症患者，有多种内分泌腺功能减退的表现，但其病因不是由于垂体功能减退，而是由于多个内分泌腺原发的功能减退，与垂体前叶功能减退症的鉴别主要依据是促肾上腺皮质激素及促甲状腺激素兴奋试验，在此征群中，皆无反应，而在垂体前叶功能减退症中，往往有延迟反应。

【治疗】

（一）病因治疗

腺垂体功能减退症由多种原因所致，应针对病因治疗。垂体腺瘤可视情况采用手术或放疗，下丘脑部位肿瘤应手术治疗，其他炎症、肉芽肿病变等可做相应治疗。对于出血、休克引起的缺血性垂体坏死，关键在于预防。

（二）激素替代治疗

腺垂体激素价格昂贵，需注射有效，应用不便，有些制剂如促甲状腺激素长期应用后可产生抗体。当周围内分泌腺萎缩严重时，垂体促激素往往不能奏效。因此，下丘脑和腺垂体激素替代治疗仅限于 GH 和 ACTH，LHRH 主要用于下丘脑性功能减退者的治疗。大多数患者主要是靶腺激素替代治疗。治疗过程中应先补充糖皮质激素，然后再补充甲状腺激素，以防发生肾上腺危象。

1. 补充糖皮质激素 首选氢化可的松（可的松、泼尼松等需经肝脏转化为氢化可的松），剂量应个体化，较重病例每天 30mg（相当于可的松 37.5mg，泼尼松 7.5mg），服法应模仿生理分泌，上午 8 时服全天量的 2/3，下午 2 时服 1/3。如有高热、感染、手术、创伤等应激时，需增加剂量，必要时可静脉滴注氢化可的松，应激因素控制后，在数日内递减至原来维持量。

2. 补充甲状腺激素 可用甲状腺片，从小剂量开始，每天 20～40mg，在数周内逐渐增至 60～120mg，分次口服。如用左甲状腺素，开始每天 25μg，每 2 周增加 25μg 直至每天 75～100μg。对合并冠心病、老年尤其心脏功能欠佳者，应避免加量过快或剂量过大，以免发生心绞痛和（或）心功能不全。因单用甲状腺激素可加重肾上腺皮质功能不全，故在用甲状腺激素之前或至少同时，应合用糖皮质激素。

3. 补充性激素　育龄期女性患者可作人工周期治疗，可维持第二性征和性功能，如每晚睡前服乙烯雌酚 0.5～lmg，连续 20 天，以后改为每天肌内注射黄体酮 10～20mg，连续 5 天，或口服甲羟孕酮（安宫黄体酮）每天 4～8mg，连服 5 天或用尼尔雌醇。必要时可用人绝经期促性素（HMG）或绒毛膜促性素（HCG）以促进生育。如下丘脑疾病引起者还可用 LHRH（以输液泵作脉冲式给药）和氯米芬，以促进排卵。

男性患者可肌内注射丙酸睾酮，每周 2 次，每次 25～50mg；或甲睾酮，每天 20～30mg 口服或舌下含服。用药后可改善性功能，促进第二性征发育，增强体力。亦可联合应用 HMG 和 HCG 或 LHRH，以促进生育。

（三）垂体危象治疗

应根据病史和体检，迅速判断昏迷的病因和类型，立即进行针对性治疗，同时积极寻找诱因予以祛除。抢救过程中禁用或慎用吗啡等麻醉剂、巴比妥安眠剂、氯丙嗪等中枢神经抑制剂及各种降血糖药物，防止诱发或加重昏迷。

1. 补充葡萄糖　先静脉注射 50%葡萄糖 40～60ml，继以 10%葡萄糖液或葡萄糖生理盐水静滴，以抢救低血糖症和失水。

2. 补充氢化可的松　100mg 氢化可的松加入 500ml 葡萄糖液内静滴，第一个 24 小时用量 200～300mg，有严重感染者，必要时还可增加。如无感染、严重刺激等急性并发症，而为低温型昏迷，则氢化可的松的用量不宜过大，否则有可能抑制甲状腺功能，使昏迷加重。

3. 有失钠病史（如呕吐、腹泻）**及血容量不足表现者**　应静滴 5%葡萄糖生理盐水，需用盐水量视体液丢失量及血容量不足严重程度而定。

4. 有发热感染者　应积极采用有效抗生素治疗。有感染性休克者，除补液、静脉滴注氢化可的松外，还需用升压药物。对高热者，用物理降温法，慎用药物降温。

5. 对水中毒患者　如能口服，立即给予泼尼松 10～20mg，不能口服者，可用氢化可的松 50mg 溶于 25%葡萄糖溶液 40ml 缓慢静脉注射，继以氢化可的松 100mg 溶于 5%或 10%葡萄糖液 250ml 内静滴。

6. 对低温型患者　应予保温或热水浴疗法、电热毯等将患者体温回升至 35℃以上，注意避免烫伤，并开始用低剂量糖皮质激素和甲状腺激素治疗。

（四）一般治疗

提供合理的饮食，保障营养的供给，患者应给予高热量、高蛋白、高碳水化合物、高维生素饮食。适当补充钠、钾、氯，但不宜过度饮水。尽量避免感染、过度劳累和应激刺激。

> **案例 7-3-1**
>
> 1. 首先补充肾上腺皮质激素：泼尼松 7.5mg，模仿生理分泌，上午 8 时服 5mg，下午 2 时服 2.5mg。嘱患者如有高热、感染等应激时，需增加剂量，或及时到医院就诊，必要时可静脉滴注氢化可的松。
>
> 2. 在应用泼尼松数天后补充甲状腺激素：左甲状腺素 25μg/d，2 周后可增至 50μg/d，1 月后根据患者临床表现改善情况结合复查 FT₃、FT₄ 和 TSH 调整药物剂量。
>
> 3. 因患者为育龄期女性，可行性激素替代治疗，维持第二性征和改善性功能。每晚睡前服乙烯雌酚 lmg，连续 20 天，后改为每天肌内注射黄体酮 10mg，连续 5 天。

【预后】

本病预后视病因有所不同。垂体或其附近肿瘤引起者预后较差，患者可发生严重的视力障碍及颅内压增高。产后垂体出血引起者，如得到及时适当的激素替代治疗，患者生活和工作的能力可望接近正常；如得不到及时诊断和治疗，则往往丧失劳动力，并可因多种原因诱发危象。腺垂体功能减退患者的生活质量下降，死亡率为正常人群的 1.3～2.2 倍，主要原因为与 GH 缺乏有关的心血管疾病。

（刘　丹）

第四章　肢端肥大症与巨人症

案例 7-4-1

患者，女，58岁。手足肥大、面部变形8年，头痛2年，加重伴视力减退3个月。

患者于8年前始无明显诱因手足逐渐增宽增大，鞋号由原来36号增至41号，面部变长变丑，皮肤粗厚。体力逐渐减弱，伴口渴、多饮、多尿。2年前间断性出现额部及后部头痛，口服"止痛片"后头痛可以忍受。近3个月来发作频繁，全头痛，呈持续性钝痛，服用"止痛片"效果不如从前，无喷射性呕吐、发热，乏力明显加重但无肢体活动障碍，伴视力明显减退且视物不全，头痛缓解后视力障碍仍不恢复，遂来诊。患者5年前发现血压高，血压波动在（150～170）/（95～110）mmHg。无神经性头痛史，否认高血压家族史。

体格检查：BP 170/110mmHg，P 110次/分，T 36.5℃，R 24次/分，Ht 1.65m，神志清楚。面部宽长，额纹明显，双眉弓、颧骨明显突出，下颌长，耳鼻大，唇厚舌大。颈软，全身皮肤增厚，多油脂。甲状腺Ⅱ°肿大。双肺呼吸音粗，未闻及啰音。心界扩大，心律齐，HR为110次/分。肝肋下2.5cm，无触痛。手足宽大粗厚，双下肢无浮肿，四肢肌力正常。生理反射存在，病理反射未引出。

问题：

1. 该患者有哪些临床特征？
2. 应考虑何诊断？
3. 需作哪些实验室和辅助检查？
4. 如何处理？

肢端肥大症（acromegaly）和巨人症（gigantism）是由于垂体生长激素（GH）瘤（somatotropinoma，GH-producing adenoma）或垂体GH细胞增生、GH持久过度分泌所引起。发生在青春期后骨骺已融合者表现为肢端肥大症，发生在青春期前骨骼未融合者可表现为巨人症，发生在骨骺融合前后的患者表现为巨人症，兼有肢端肥大症的外貌，称为肢端肥大性巨人症（acromegalic gigantism）。肢端肥大症也可以是多发性内分泌腺肿瘤（MEN）1型或多发性骨纤维发育不良伴性早熟综合征的表现之一，或与其他散发性内分泌肿瘤相伴发生。

【病因和发病机制】

（一）病因

引起垂体GH分泌增多的病变可位于下丘脑、垂体甚至颅外，大多为原发性垂体肿瘤，其中主要由多分泌颗粒或少分泌颗粒的GH细胞或泌乳-生长激素细胞（mammo-somatotroph，MS）构成。多分泌颗粒的GH细胞及泌乳-生长激素瘤生长缓慢，因此常患病多年难以发现。但少分泌颗粒的GH细胞腺瘤生长迅速，易发生局部浸润。可导致肢端肥大症和巨人症的垂体癌十分罕见。异源性GHRH分泌综合征见于胰腺、肺、肾上腺、乳腺、卵巢和神经节等垂体外肿瘤大多数能分泌GHRH，可导致肢端肥大症。

（二）发病机制

垂体GH腺瘤形成的机制不明。很多证据支持垂体腺瘤为单克隆来源。约40%的GH瘤与体细胞的G蛋白（Gs）异常有关，最常见为Gs蛋白的 *Arg* 201和 *Glu* 227位点突变，使腺苷环化酶处于持续性兴奋状态，继之细胞内cAMP水平增高，通过cAMP使蛋白磷酸化及细胞生长和分化，导致GH分泌瘤的发生。也有人提出肢端肥大症可能是下丘脑GHRH过多或生长激素释放抑制激素不足，使垂体GH细胞受到持久的刺激，形成垂体肿瘤。异源性GHRH分泌的患者其垂体常增生，头部CT扫描及MRI检查能发现垂体增大，但一般无肿瘤。

【临床表现】

本病起病甚缓慢，早期无症状，身体逐渐发生改变。患者的临床表现因性别、发病年龄、肿瘤大小、激素分泌等不同而异。主要有由于GH分泌过多和垂体瘤对蝶鞍周围结构压迫所引起的两大类临床表现。

（一）GH过度分泌

1. 巨人症　由于GH的过度分泌，促进骨骼生长发育，长骨的纵向生长加速。GH瘤如发生于骨骺融合前，身高明显高于同龄儿童，超过正常范围的2SD以上，一般至青春期发育完成后，达到1.8m（女性）及2.0m左右。若缺乏促性腺激素，性腺不发育，骨骺不闭合，可持续加速长高，软组织可表现为面部粗糙、手脚增厚增大。若垂体瘤持续发展可导致腺垂体功能减退、精神不振、全身无力、毛发脱落、性欲减退、生殖器萎缩。过多GH可拮抗胰岛素作用，导致糖耐量减低或糖尿病，多数可因心血管疾病而死亡。

2. 肢端肥大症

（1）骨骼：高GH血症发生于骨骺融合后者，长骨不能延长，但骨增宽增厚，致肢端肥大症患者特征性外貌变化。眶上嵴、颧骨及额骨增生肥大、眉弓外突。鼻窦及额窦可显著增大。下颌骨增大突出，致牙齿分开、咬合错位。枕骨粗隆突出，咽喉增大增宽。四肢长骨变粗，四肢大关节软骨增厚。手脚掌骨宽厚如铲状，手指关节骨增生，手指足趾增宽，指端呈簇状，平底足，此在 X 线片上具诊断特征性。骨关节病和关节痛发生率较高，累及肩、髋、膝关节、腰骶椎，关节活动障碍、僵硬，脊柱后突并发桶状胸，换气功能障碍，可促使肺部疾病的发生。

（2）皮肤及软组织：在过量的 GH 作用下，肢端肥大症患者开始表现为面部、手足等部位的软组织增厚，患者自觉鞋、帽、手套嫌小，不断增码（图 7-4-1）。随后全身皮肤变厚变粗及软组织增生肥大，与骨骼改变共同形成肢端肥大症的特殊面容（图 7-4-2）。皮肤改变以头面部最明显，颜面皮肤及软组织增厚，额部有深皱褶，皮肤线纹减少，头皮过度增生，并有深褶呈回状。皮脂腺增生肥大并过度分泌，皮肤多油脂。汗腺肥大，患者大量出汗（为病情活动的重要指征）。毛囊扩大，若同时有肾上腺雄激素分泌过多，女性患者可表现多毛。患者鼻肥大、唇厚舌大、声带厚长、扁桃体、悬雍垂及软腭增厚，声音变低沉，女性声音变粗，睡眠时出现鼾声。鼻内组织增生可引起呼吸受阻或嗅觉减退。外耳肥厚、鼓膜增厚，可使咽鼓管阻塞，偶伴耳鸣、耳聋。

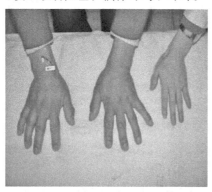

图 7-4-1 肢端肥大症手肥大粗厚
（与正常人对比）

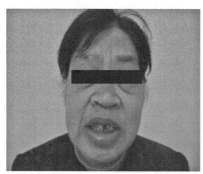

图 7-4-2 肢端肥大症典型面部表现

（3）糖代谢：GH 分泌过多可拮抗胰岛素作用，引起糖代谢异常。35%～50%合并糖耐量减退（IGT），9%～23%合并继发性糖尿病。肢端肥大症患者糖代谢异常与高 GH 血症的持续时间及 IGF-1 的水平有关。肢端肥大症也可与原发性糖尿病合并存在。GH 的脂解和生酮作用只有在明显的低胰岛素血症时才发生。

（4）心血管系统：心血管系统病变是肢端肥大症患者的最主要死因之一。30%～63%合并高血压，高血压一般较轻，但高血压与血 GH 水平间不一定存在相关关系。38%～70%有心肌肥厚（主要是左心室肥厚），少数患者可发展为心力衰竭。由于 GH 对碳水化合物及脂质代谢的作用，肢端肥大症患者过早有动脉粥样硬化，病期 10 年以上的患者可发生心肌梗死或心律失常。肢端肥大症患者的高血压、心力衰竭或心律失常对常规治疗有效，而且限制钠摄入及利尿药比原发性高血压更敏感。

（5）呼吸系统：肢端肥大症患者肺部疾病发生率高，肺功能异常，肺活量降低，可有上呼吸道和小气道狭窄，从而增加呼吸道感染、喘鸣和呼吸困难，可有睡眠呼吸暂停综合征，与舌大后脱垂、吸气性咽下部塌陷有关，因而增加患者死亡率。

（6）精神神经肌肉系统：患者情绪不稳定、暴躁易怒、多汗、精神紧张，女性患者常由于外貌男性化而发生精神抑郁，性格改变。长期肢端肥大症患者常诉耐力减低，表现为轻度近端肌萎缩无力，血清肌酸激酶浓度正常，肌电图示肌病样改变，但无激惹现象。部分患者有正中神经受压导致的腕管综合征。患者即使不并发糖尿病也可发生多发性周围神经病变，导致肢体远端肌肉萎缩及明显肌无力。

（7）生殖系统：患者可伴有 PRL 分泌过多，女性患者月经紊乱、闭经、溢乳、不育。疾病早期男性生殖器肥大，性欲可增强，但以后多逐渐减退，发展成阳痿。

（8）其他：肢端肥大症患者可有 1,25-(OH)$_2$D$_3$ 水平增高，肠道吸收钙增加和高尿钙、尿结石增加。若有高钙血症应考虑伴有甲状旁腺功能亢进症（多发内分泌腺瘤病）。高磷血症与肾小管磷再吸收增加有关。此外，骨转换增加，促进骨质疏松的发生。结肠息肉及结肠、直肠癌发生率增高，可能与 GH 和 IGF-1 的促有丝分裂作用有关。

（二）压迫症状

垂体 GH 瘤可引起头痛、视物模糊、视野缺损、眼外肌麻痹、复视等临床表现，其对蝶鞍附近结构压迫的方向和程度与蝶鞍的大小、形状及鞍隔完整情况有关。垂体 GH 瘤多为大腺瘤，生长迅速，较多发生出血、梗死或坏死，导致垂体卒中。

案例 7-4-1 临床特征

1. 8 年前始手足逐渐增宽增大，鞋号增大，面部变长、变丑，皮肤粗厚。5 年前体力逐渐减弱，伴口渴、多饮、多尿，发现血压高。

2. 慢性、进行性加重的头痛 2 年，初期位于额部、颞部，近 3 个月全头持续性钝痛，乏力明显加重，伴视力明显减退且视物不全。

3. BP 170/110mmHg, P 110 次/分，面部宽长，额纹明显，双眉弓、颧骨明显突出，下颌长，耳鼻大，唇厚舌大。全身皮肤增厚，多油脂。甲状腺Ⅱ°肿大。心界扩大，心律齐，HR 110 次/分。肝肋下 2.5cm 触及，无触痛。手足宽大粗厚。

【诊断与鉴别诊断】

（一）诊断

本病典型病例，仅凭身高、典型外貌、肢端肥大等全身征象已能诊断。但早期病例不典型者，诊断较为困难，必须结合内分泌代谢紊乱证据和影像学检查，随访观察，方可明确诊断。

1. 内分泌基本检查

（1）血清 GH：人 GH 呈脉冲式分泌，具昼夜节律分泌特征，但受运动、应激及代谢变化的影响。肢端肥大症患者的 GH 分泌丧失昼夜节律性，但仍保持着间断的脉冲式分泌。垂体 GH 瘤大多呈 GH 自主性分泌，其血浓度的个体差异较大，故仅一次血 GH 测定不能作为诊断依据。测定血 GH 谱是确诊 GH 过度分泌的较佳方法。肢端肥大症患者血 GH 基础值比正常人高数倍甚至数十倍。GH 水平测定还有助于判断治疗效果和预后。

（2）尿 GH 的测定能反映一段时间内的 GH 分泌量，且与血 IGF-1 呈正相关。肢端肥大症患者 24 小时或 12 小时尿 GH 排泄量常较正常人高 50～100 倍。

（3）血 IGF-1：血清 IGF-l 水平是反映慢性 GH 过度分泌的最优指标，由于血 IGF-1 浓度在 24 小时变化很小，可作为检测肢端肥大症病情活动与否及治疗是否有效的实用指标。

2. 动态试验

（1）口服葡萄糖抑制试验：为临床确诊肢端肥大症和巨人症最常用的试验，亦为目前判断各种药物、手术及放射治疗疗效的金标准。患者口服 75g 葡萄糖，分别于口服葡萄糖前 30 分钟，服葡萄糖后 30、60、90 和 120 分钟采血测 GH 浓度。正常人于服葡萄糖 120 分钟后，GH 降至 2μg/L 或更低，男性（<0.05μg/L）比女性（<0.5μg/L）降低显著。多数肢端肥大症患者 GH 水平不降低，呈矛盾性升高，

GH 水平对葡萄糖刺激无反应或部分被抑制。

（2）GHRH 兴奋试验：静脉注射 GHRH 100μg，分别于注射前 15 分钟和注射后 0、15、30、45、60、75、90、105 及 120 分钟测血 GH 浓度。一般将 GH 水平高于其基础值 2 倍作为阳性依据。大多数垂体性肢端肥大症患者对 GHRH 兴奋反应与正常人相似。

（3）TRH 兴奋试验：正常人对静脉注射 TRH 200～500μg 无 GH 分泌反应，肢端肥大症患者多有反应，对轻型肢端肥大症的诊断价值有限。肢端肥大症患者的 GH 分泌能被 TRH 兴奋，表明有残留肿瘤组织，故可用来预测手术后复发的可能性。TRH 兴奋试验有时发生严重的副作用，偶可诱发垂体 GH 瘤出血，亦不能鉴别 GH 瘤和异源性 GHRH 瘤。

（4）精氨酸抑制试验：精氨酸可能通过抑制生长抑素（SS）使 GH 分泌增加，但肢端肥大症活动期可表现为抑制反应。

（5）多巴胺抑制试验：正常情况下，多巴胺（通过下丘脑）间接促进 GH 分泌，GH 瘤患者在应用多巴胺后，GH 分泌受抑制。静脉注射用量为每分钟 5μg/kg，于注射后 0、15、30、60、90、120 分钟采血测 GH，GH 瘤患者的平均抑制率可达 70%。

3. 影像检查

（1）颅骨 X 线检查：多数肢端肥大症患者蝶鞍显著扩大，鞍底呈双重轮廓，肿瘤巨大时可破坏鞍背和鞍底。

（2）蝶鞍区 CT 及 MRI：可以有效地检出肢端肥大症患者的垂体异常。MRI 在显示垂体瘤的周围关系、肿瘤内出血，坏死和囊性变和微腺瘤方面较 CT 更敏感（图 7-4-3）。

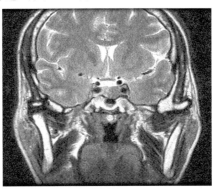

图 7-4-3 MRI 示垂体腺瘤

案例 7-4-1

1. 激素测定：血清 GH 37μg/L；口服葡萄糖抑制试验：服糖后 120 分钟 GH<0.5μg/L；多巴胺试验显示 GH 明显受抑制。

2. 血糖测定：FBG 9.3mmol/L，P2hBG 为 15.8mmol/L。

3. 颅脑 MRI：垂体可见 2.0cm×1.5cm×1.5cm 肿瘤。

（二）鉴别诊断

1. 体质性巨人　常有家族史，可能与遗传有关。身高虽远高于正常人，但身体各部发育较匀称。性发育无异常，骨龄无延迟，蝶鞍不扩大。血浆 GH 不增高，无代谢障碍。

2. 青春期发育提前　其特征是生长发育迅速，身高超过正常标准，性发育提前，过早出现第二性征，女性乳腺发育与月经初潮均提前。无内分泌及神经系统病征，最终身高与正常人相近。

3. 手足皮肤骨膜肥厚症　该症较少见，多发生于青年男性。其外表与肢端肥大症相似，以手足、颈、面部皮肤肥厚而多皱纹为特征，面部多皮脂溢出、毛孔增大、多汗，手、脚增大等。患者还可有非特征性多关节病变。X 线片可显示典型的增生性骨关节病，但垂体 CT 显示无肿瘤，血 GH 正常。

案例 7-4-1

1. 患者，女，58 岁，手足肥大、面部变形 8 年，头痛 2 年，加重伴视力减退 3 个月。

2. 病史特点：手足逐渐增宽增大，面部变长、变丑。额部和后部头痛呈慢性、进行性加重，发展为近期全头持续性钝痛，伴视力明显减退且视物不全。平时口渴、多饮、多尿。

3. 临床特点：BP 170/110mmHg，面部宽长、额纹明显，双眉弓、颧骨明显突出，下颌长，耳鼻大，唇后舌大。全身皮肤增厚，多油脂。心界扩大，HR 110 次/分。肝肋下 2.5cm。手足宽大粗厚。

4. 实验室及辅助检查：血清 GH 37μg/L；口服葡萄糖抑制试验示服糖后 120 分钟 GH<0.5μg/L；多巴胺试验示 GH 明显受抑制。血糖测定示 FBG 9.3mmol/L，P2hBG 15.8mmol/L。颅脑 MRI 显示垂体 2cm×1.5cm×1.5cm 肿瘤。眼底检查示视野缺损，双颞侧偏盲。

临床诊断：垂体生长激素瘤，肢端肥大症，继发性糖尿病。

【治疗】

肢端肥大症是一种慢性进展性疾病，不仅降低患者的生活质量，而且对全身各器官都有不同程度的影响，可因并发心血管疾病和呼吸道疾病使死亡率增加 2～3 倍。因此，早期诊断和治疗可以有效地改善患者的预后。肢端肥大症的治疗目的是：①去除或破坏肿瘤或抑制其生长，消除压迫症状；②改善或恢复肿瘤引起的 GH 功能亢进症状、体征及代谢改变；③保

留残留垂体的正常功能；④预防肿瘤复发。其主要治疗措施是手术、放射、药物和联合治疗。

（一）手术治疗

手术治疗是肢端肥大症患者首选的治疗手段，尤其对于垂体微腺瘤，目前大多数采用经蝶显微外科切除垂体瘤。对于体积较大、已造成神经压迫症状的垂体腺瘤，手术可以解除肿瘤对邻近神经组织的压迫；对有些患者，GH 水平极高，手术治疗并不能使其 GH 水平恢复正常，可考虑在切除肿瘤甚至部分切除肿瘤后再加放射、药物治疗，以更好地控制病情。手术并发症有脑脊液鼻漏、动脉损伤、出血、术后视力缺失、尿崩症、鼻窦炎、鼻炎、鼻中隔穿孔、腺垂体功能减退症等。

（二）放射治疗

作为术后仍有残余肿瘤的辅助治疗，防止肿瘤细胞生长，减少激素合成和分泌。放疗的缺点是不能迅速使肿瘤缩小、改善视力及减少 GH 的分泌。放疗包括常规高电压照射、α 粒子照射和质子束放疗。放疗主要不良反应是在放疗数年后可发生腺垂体功能减退症。γ 刀为立体放疗，适用于垂体小病变，可防止视交叉、视神经和海绵窦结构的损伤，但疗效尚待证实。

（三）药物治疗

药物治疗主要适用于：①不能手术或不愿手术者；②不能放疗或不愿放疗者；③手术或放疗效果不佳或复发者。治疗肢端肥大症的药物有两大类：多巴胺能激动剂和生长抑素类制剂，两类药物均抑制 GH 细胞释放 GH，但对腺瘤细胞本身并无破坏作用，需要长期使用。

1. 多巴胺能激动剂　多巴胺能激动剂能刺激正常人 GH 的分泌，约半数肢端肥大症患者的 GH 分泌可被多巴胺及其激动剂所抑制，其抑制机制尚不清楚，对同时分泌 PRL 的 GH 瘤患者最有效。临床上最常用溴隐亭，为避免副作用的发生，从低剂量开始逐渐增加剂量，一般每天剂量为 20～30mg，最大剂量可达 60mg/d，每 6～12 小时口服一次。约 1/3 患者无效。其不良反应有恶心、呕吐、头晕、乏力、直立性低血压、精神症状、眩晕等。溴隐亭只是抑制 GH 的分泌，并不破坏肿瘤，所以停药后可复发，因此宜在术后或同时给予放疗。

2. 生长抑素类似物　奥曲肽为八肽长效生长抑素类似物，比 SS 的作用强 20 倍，皮下注射半衰期为 113 分钟，可使 GH 受抑制达 8 小时，对 GH 的释放抑制作用强而持久。奥曲肽 50～100μg，每天 2～3 次，皮下注射。以后根据血 GH 水平调整剂量，最高

剂量可达每天 1500μg。治疗 1 周后大多数患者的多汗、头痛、关节痛、疲乏无力及感觉异常等症状有不同程度缓解，久之则完全消失。皮肤增厚、软组织肿胀、肢端肥大也可改善，垂体大腺瘤可缩小。其不良反应多为胃肠功能紊乱，胆结石是奥曲肽治疗的最严重的不良反应。

兰乐肽（lanreotide）为近年人工合成的缓释生长抑素类似物，对腺垂体细胞的生长抑素受体的亲和力高于天然生长抑素，比奥曲肽对 GH 有更高的选择性抑制作用。兰乐肽 1 次注射后，其作用可维持 2 周。一般每 2 周肌内注射兰乐肽 30～90mg 一次，根据血 GH 和 IGF-1 水平调整剂量。用药早期有一过性局部疼痛和红肿及短期的脂肪泻等，部分患者出现无症状性胆结石。更多治疗的长期临床疗效和安全性有待进一步观察。

3. 生长激素受体拮抗剂　培维索孟可减少 IGF-1 生成而改善症状，尤其是糖耐量减退和糖尿病，但不能使垂体肿瘤缩小，GH 分泌反而可增加。皮下注射 10～20mg/d，可与奥曲肽合用。其不良反应有头痛、感冒综合征、注射部位反应。

总之，为达到满意治疗垂体瘤所致肢端肥大症或巨人症患者，往往需要多种治疗措施的相互配合，以提高治疗效果。对于异位 GHRH 综合征的治疗，应作相关肿瘤切除和（或）化疗等。

案例 7-4-1　治疗建议

1. 首选手术治疗，因患者垂体肿瘤为大腺瘤，应选择开颅经额切除肿瘤。

2. 因患者血糖、血压均高，应首先控制血糖和血压，为手术做准备。控制血糖用胰岛素。

3. 因患者垂体肿瘤为大腺瘤，且已经向鞍上生长，出现邻近组织受压征象（视野缺损），应在术前和术后监测腺垂体其他激素及其相应靶腺激素状况（如 TSH、FT_3、FT_4、ACTH 和皮质醇等）和神经垂体激素（ADH），以及时发现和处理垂体性甲状腺功能减退症、肾上腺皮质功能减退症和中枢性尿崩症。

4. 同样由于垂体大腺瘤，手术治愈率低，根据手术情况确定术后是否需辅以放疗或药物治疗。药物治疗可选用溴隐亭逐渐调整剂量，如用量较大，患者不能耐受或效果不佳者，可选用奥曲肽 100μg，每天 2 次，皮下注射。

（刘　丹）

第五章 尿 崩 症

案例 7-5-1

患者,男,40 岁。烦渴、多饮、多尿,逐渐加重 1 个月。

患者于 1 个月前始多尿,每天小便 10 余次,每天尿量约 8L,尿色淡如清水。口渴明显、大量饮水,喜冷饮,每天饮水量约 4 暖瓶。因夜尿 4～5 次,频繁饮水和排尿,严重影响患者睡眠。不伴有尿急、尿痛及血尿,无饥饿感和明显多食。开始未介意,近来逐渐加重来诊。既往健康,否认颅脑外伤手术放疗史,无糖尿病家族史。

体格检查:P 78 次/分,BP 120/80mmHg,发育正常,神志清楚,略显疲倦,无脱水貌。全身皮肤弹性可,浅表淋巴结无肿大。口唇稍干。心肺听诊未及异常。腹软,肝脾肋下未触及。

问题:

1. 该患者可能患什么病?
2. 在明确诊断之前,应做哪些实验室检查?
3. 如何治疗?

尿崩症(diabetes insipidus)是由于下丘脑–神经垂体病变引起抗利尿激素(antidiuretic hormone,ADH)又称精氨酸加压素(arginine vasopressin,AVP)分泌和释放不足(中枢性尿崩症),或者肾脏病变引起肾远曲小管和集合管上皮细胞对 ADH 反应缺陷(肾性尿崩症)而引起的一组临床综合征,主要表现为多尿、烦渴、多饮、低比重尿和低渗尿。本章重点介绍中枢性尿崩症。

【病因】

本病病因可分为继发性、遗传性和特发性三大类(表 7-5-1)。

表 7-5-1 尿崩症的病因

中枢性尿崩症	肾性尿崩症
A. 特发性	A. 继发性
B. 继发性	药物(锂制剂、地美环素)
下丘脑、垂体手术	电解质紊乱(高血钙、低血钾)
头部外伤	梗阻
下丘脑、垂体或鞍旁的肿瘤	血管性疾病(镰状细胞贫血)
肉芽肿	肉芽肿(结节病)
感染(脑炎、脑膜炎)	肿瘤(肉瘤)
先天畸形	浸润(淀粉样变性)
缺血	B. 遗传性
动脉瘤	X 连锁隐性(AVP$_2$ 受体基因突变)
血肿	常染色体隐性(水通道蛋白 II 基因突变)

续表

中枢性尿崩症	肾性尿崩症
炎症	
化学性中毒(河豚毒、蛇毒)	
自身免疫	
C. 遗传性	
常染色体显性(AVP-NP II 基因)	

(一)中枢性尿崩症

1. 特发性 病因不明者约占 50%～60%。此型患者的下丘脑视上核与室旁核内神经元数目减少,Nissil 颗粒耗尽,AVP 合成酶缺陷,垂体后叶缩小。

2. 继发性 中枢性尿崩症可继发于下列原因导致的下丘脑-垂体后叶损害

(1)颅脑外伤或手术后:因损伤部位及严重程度不同可表现为暂时性、永久性和三相性。脑垂体术后常为暂时性;如手术造成正中隆突以上的垂体柄受损、神经垂体或下丘脑严重受损可引起永久性尿崩症;神经垂体受损引起三相性,即急性期(4～5 天)尿量明显增加,尿渗透压下降;中间阶段为抗利尿期,由于 AVP 从受损的轴突大量释放,尿量迅速减少,尿渗压上升;第三阶段为永久性尿崩症。

(2)肿瘤:包括原发于下丘脑、垂体或鞍旁的肿瘤,如垂体瘤、颅咽管瘤、胚胎瘤、松果体瘤、胶质瘤和脑膜瘤,或继发于乳腺癌、肺癌、直肠癌和白血病等恶性肿瘤转移等。

(3)感染性疾病:如结核、梅毒、脑炎、脑膜炎等。

(4)浸润性疾病:如结节病、肉芽肿病(如 Wegener 肉芽肿)、组织细胞增多症、类肉瘤等。

(5)血管病变:动脉瘤、主动脉冠状动脉搭桥等。

(6)其他:自身免疫性病变也可引起尿崩症,血清中存在针对下丘脑 AVP 细胞的自身抗体。

3. 遗传性 遗传方式可为 X-连锁隐性、常染色体显性或常染色体隐性遗传。X-连锁隐性遗传方式者多由女性遗传,男性发病,杂合子女孩可有尿浓缩力差,一般症状轻,可无明显多饮多尿。现已发现一部分家族性中枢性尿崩症患者存在 *AVP-NP II* 基因突变,为常染色体显性遗传。Wolfram 综合征,临床症状群包括尿崩症、糖尿病、视神经萎缩和耳聋,为一种常染色体隐性遗传疾病,常为家族性,患者从小多尿,本症可能因为渗透压感受器缺陷所致。

（二）肾性尿崩症

1. 遗传性　AVP-V$_2$受体基因突变可导致先天性肾性尿崩症，呈 X-性连锁隐性遗传方式，由女性遗传，男性发病；肾小管细胞水通道蛋白 II（AQP II）基因突变也可导致先天性肾性尿崩症，呈常染色体显性或隐性遗传。两者均呈家族性发病。

2. 继发性　肾性尿崩症可继发于多种疾病导致的肾小管损害，如慢性肾盂肾炎、阻塞性尿路疾病、肾小管性酸中毒、肾小管坏死、淀粉样变、骨髓瘤、肾脏移植与氮质血症。代谢紊乱如低钾血症、高钙血症也可导致肾性尿崩症。多种药物可致肾性尿崩症，如庆大霉素、头孢唑林钠、诺氟沙星、阿米卡星、链霉素、大剂量地塞米松、过期四环素、碳酸锂等。

【发病机制】

AVP 主要由视上核神经元和室旁核神经元合成分泌，然后沿下行纤维束通路至神经垂体贮存，待需要时释放入血。AVP 的释放受血浆渗透压感受器和血浆容量的调节。当血浆渗透压升高或严重血容量减少时，可使 AVP 释放增多；反之，AVP 释放减少。AVP 随血至肾脏远曲小管和集合管，与细胞膜受体结合，使腺苷环化酶激活，cAMP 增多，激活蛋白激酶，促进管腔上的膜蛋白磷酸化，促进水孔蛋白-2（aquaporin，AQP-2）表达，水的通透性增加，使水分顺着渗透压差从管腔进入渗透压较高的肾间质中，然后进入血液调节体内水代谢，维持体液平衡（抗利尿作用）。

当某种原因导致血浆渗透压感受器的敏感性受损，或下丘脑视上核、室旁核合成分泌 AVP 减少或异常，或视上核、室旁核的神经元到神经垂体的轴突通路受损及神经垂体受损时便引起中枢性尿崩症。由于肾脏病变引起肾远曲小管、集合管上皮细胞 AVP 受体和（或）水孔蛋白及受体后信息传递系统缺陷，对 AVP 不反应或反应减弱即可引起肾性尿崩症。

【临床表现】

根据 AVP 缺乏的程度，可分为完全性尿崩症和部分性尿崩症。尿崩症可见于任何年龄，以青壮年多见，男女之比为 2：1。起病常较急，起病日期明确。最显著的症状是多尿，24 小时尿量可多达 5～10L，甚至更多。尿比重多在 1.001～1.005，尿渗透压 50～200mOsm/L，明显低于血浆渗透压[（300±10）mOsm/L]。尿色淡如清水。长期多尿可导致膀胱容量增大，因此排尿次数有所减少。部分患者症状较轻，24 小时尿量在 2.5～5L，如限制饮水，尿比重可超过 1.010，尿渗透压可超过血浆渗透压，达 290～600 mOsm/L，称为部分尿崩症。

由于低渗性利尿，血浆渗透压常较高，兴奋口渴中枢，患者因烦渴而多饮、喜冷饮，多数患者除了因饮水、小便次数多影响生活质量外，可正常生活、学习和工作。但当病变累及下丘脑口渴中枢时，口渴感消失，或由于手术、麻醉、颅脑外伤等原因，患者处于意识不清状态，如不及时补充水分，可出现严重失水、血浆渗透压与血清钠明显升高，表现极度软弱、发热、精神症状、谵妄甚至死亡。

中枢性尿崩症可伴有腺垂体功能减退症。当患者合并肾上腺皮质功能减退时，由于增加了非渗透性 AVP 分泌及减少了肾小球滤过率，多尿症状可较轻。而患者接受糖皮质激素补充治疗后，多尿症状反而加重。继发性中枢性尿崩症可有原发病的临床表现。

先天性肾性尿崩症较罕见，出生后即有多尿，常被母亲发现尿布更换频繁、多饮，如未及时发现，多因严重失水、高钠血症和高渗性昏迷而夭折。如能幸存，可有生长缓慢，成年后症状减轻或消失。因患者在婴儿期反复出现失水和高渗，可致智力迟钝和血管内皮受损，颅内血管可有弥漫性钙化。继发性肾性尿崩症尚有原发疾病的临床表现，多见于成年人，主要表现为多尿，特别是夜尿增多、多饮，较少因失水导致严重后果。

> **案例 7-5-1**
>
> 1. 多尿、烦渴、多饮 1 个月，每天小便 10 余次，尿量约 8L，尿色淡如清水。口渴明显、大量饮水，喜冷饮，每天饮水量约为 4 暖瓶。
>
> 2. 查体除略显疲倦，口唇稍干外，无阳性发现。

【实验室及辅助检查】

（一）尿量

尿量超过 2500ml/d 称为多尿，尿崩症患者尿量多可达 4～20L/d，比重常在 1.005 以下，部分性尿崩症患者尿比重有时可达 1.010。

（二）血、尿渗透压

患者血渗透压正常或稍高（正常值为 290～310mOsm/L），尿渗透压多低于 300mOsm/L（正常值为 600～800mOsm/L），严重者低于 60～70mOsm/L。

（三）血浆 AVP 测定

正常人血浆 AVP（随意饮水）为 2.3～7.4pmol/L（RIA 法），禁水后可明显升高。尿崩症患者 AVP 水平低于正常，在禁水试验中动态观察血浆 AVP 水平更有意义。中枢性尿崩症，无论是在基础状态还是在禁水所致的高渗状态下，血浆 AVP 都不能升高。肾性尿崩症，基础状态时 AVP 可测出或偏高，高渗状态时血浆 AVP 水平明显升高而尿液不能浓缩。精神性多饮患者基础状态时血浆 AVP 减低或正常，高渗状态时尿渗透压与血浆 AVP 水平成比例地升高。

（四）禁水−加压素试验

1. 原理　正常人禁水后血浆渗透压升高，循环血量减少，两者刺激神经垂体 AVP 释放，使尿量减少，尿比重及尿渗透压升高，而血浆渗透压变化不大。尿崩症患者由于 AVP 缺乏，禁水后尿量仍多，尿比重和尿渗透压仍低。

2. 方法　禁水前测体重、血压、脉率、尿比重、尿渗透压及血浆渗透压。试验开始后应严密监视，每小时重测上述指标（血浆渗透压除外），持续 8~12 小时，视病情轻重而定。待尿渗透压达到平顶状态时，测定血浆渗透压，而后立即皮下注射水剂加压素 5U，再留取尿液测定 1~2 次尿量和尿渗透压。

3. 结果　正常人禁水后体重、血压、血浆渗透压变化不大（<295mOsm/L），尿渗透压可大于 800mOsm/L。注射加压素后，尿渗透压升高不超过 9%。精神性多饮者接近或与正常人相似。中枢性尿崩症患者禁水后体重下降>3%，严重者可有血压下降、烦躁等症状。根据病情轻重可分为部分性尿崩症和完全性尿崩症。部分性尿崩症血浆渗透压平顶值不高于 300mOsm/L，尿渗透压可稍超过血浆渗透压，注射加压素后尿渗透压可继续上升，完全性尿崩症血浆渗透压平顶值大于 300mOsm/L，尿渗透压低于血浆渗透压，注射加压素后尿渗透压升高超过 9%，甚至成倍升高，AVP 缺乏程度越重，增加的百分比越多。肾性尿崩症患者在禁水后尿液不能浓缩，注射加压素后仍无反应。本法简单、可靠，但须在严密观察下进行，以免禁水过程中出现严重脱水。

4. 高渗盐水试验　正常人静脉注射高渗盐水后，血浆渗透压升高，AVP 大量释放，尿量明显减少，尿比重增加。尿崩症患者滴注高渗盐水后尿量不减少，尿比重不增加，但注射加压素后，尿量明显减少，尿比重明显升高。本试验对高血压和心脏病患者有一定危险，现已少用。

5. 其他检查　继发性中枢性尿崩症需测定视力、视野、蝶鞍摄片、头颅 CT、MRI 等，以明确病因。

> **案例 7-5-1**
> 1. 尿比重：连续 3 次分别为 1.004、1.003 和 1.005。
> 2. 血浆渗透压为 300~310mOsm/L；尿渗透压为 180~200mOsm/L。
> 3. 血浆 AVP 测定<2.3 pmol/L（RIA 法）。

> 4. 禁水−加压素试验：禁水 8 小时，尿量减少不明显，尿比重为 1.003~1.006，尿渗透压为 200~230mOsm/L，血浆渗透压为 300mOsm/L。注射水剂加压素后，尿量明显减少，尿渗透压上升至 350mOsm/L。
> 5. 头颅 MRI 检查未见异常。

【诊断与鉴别诊断】

（一）诊断

典型的尿崩症诊断不难，凡有烦渴、多饮、多尿及低比重尿者应考虑本病，必要时可进行禁水加压素试验及血、尿渗透压测定，多可明确诊断。尿崩症诊断成立后，应进一步鉴别其性质为中枢性或肾性尿崩症，并根据临床表现及检查结果区分部分性尿崩症与完全性尿崩症，以指导治疗。

1. 中枢性尿崩症诊断要点

（1）尿量多，可达 8~10L/d 或更多。

（2）低比重尿，尿比重低，多在 1.003 以下；尿渗透压低于血浆渗透压，一般低于 200mOsm/L。部分性中枢性尿崩症患者经至少 2 次禁饮后尿比重达 1.012~1.016，达尿比重峰值的尿渗透压/血浆渗透压比值大于 1，但小于 1.5。

（3）禁水、高渗盐水试验等兴奋 AVP 释放的刺激不能使尿量减少，也不能使尿比重和尿渗透压显著增高。

（4）应用 AVP 治疗，尿量减少，尿比重及尿渗透压升高。

2. 肾性尿崩症诊断要点

（1）有可引起继发性肾性尿崩症的原发性疾病史，或家族史。

（2）遗传性肾性尿崩症患者多出生后即有症状，婴儿患者有尿布更换频繁、多饮、发育缓慢或不明原因发热。

（3）尿浓缩功能减低，尿比重<1.010，尿渗透压低，多低于 300mOsm/L。

（4）禁水加压素试验尿液不能浓缩，注射加压素后仍无反应。继发性者除尿浓缩功能减退外，其他肾功能亦有损害。

> **案例 7-5-1**
> 1. 患者，男，40 岁，烦渴、多饮、多尿，逐渐加重 1 月余。
> 2. 临床特点：多尿，每天小便 10 余次，尿量超过 8L，尿色淡如清水，口渴多饮，每天饮水量约为 4 暖瓶。查体略显疲倦，口唇稍干。
> 3. 实验室和辅助检查：低比重、低渗透压尿；

禁水后尿量不减少，尿比重和尿渗透压也无显著增高，注射加压素后尿量减少，尿比重及尿渗透压升高；血浆 AVP 水平明显降低。

临床诊断：特发性中枢性尿崩症（完全性）。

（二）鉴别诊断

尿崩症应与以多尿为主要表现的疾病相鉴别（表 7-5-2）。

表 7-5-2　中枢性尿崩症、肾性尿崩症与精神性多饮的鉴别

	中枢性尿崩症	肾性尿崩症	精神性多饮
发病年龄	多为 20 岁以下	多出生后即有症状	成人
性别比例	男=女	男性多见	女>男
症状	多尿→多饮	较中枢性尿崩症轻	多饮→多尿
自然病程	持续性多饮多尿	成年后症状减轻	间歇性多饮多尿
病因	下丘脑、垂体受损	家族遗传史	癔症、神经衰弱
随机血 AVP	减低	正常或升高	减低或正常
随机血浆渗透压	轻度升高或正常	轻度升高或正常	低
随机尿渗透压	低	低	低
禁水后血浆渗透压	增高	增高	正常或轻度升高
禁水后尿渗透压	低	低	增高
对 AVP 反应	好	无反应	不好，有时加重
对高渗盐水反应	无反应	无反应	好

【治疗】

（一）中枢性尿崩症

1. 病因治疗　针对各种不同的病因，积极治疗有关原发性疾病。

2. 药物治疗　轻度尿崩症患者仅需多饮水，如长期多尿，每天尿量大于 4L 时，因可能造成肾脏损害而致肾性尿崩症而需要药物治疗。

（1）抗利尿激素制剂

1）1-脱氨-8-右旋精氨酸血管升压素（DDAVP，desmopressin）：为人工合成的精氨酸加压素类似物，为目前治疗尿崩症的首选药物。DDAVP 抗利尿作用强，无血管加压作用，不良反应少。DDAVP 可由鼻黏膜吸入，每天 2 次，每次 10~20μg（儿童患者每天 1 次，每次 5μg）。去氨加压素（minirin）为第一个肽类激素口服剂型，每次 0.1~0.2mg，用量视病情而定，每天 2~3 次。部分患者也可睡前服用一次，以控制夜间排尿和饮水次数，得到足够的睡眠和休息。肌内注射制剂每毫升含 4μg，每天 1~2 次，每次 1~4μg（儿童患者每次 0.2~1μg）。由于个体对DDAVP 反应性不一，剂量必须个体化，防止水中毒发生。

2）鞣酸加压素（长效尿崩停）：每毫升油剂注射液含 60U，首次从 0.1~0.2ml 开始肌内注射，必要时

可加至 0.2~0.5ml，疗效持续 5~7 天，具体剂量因人而异，应视病情从低剂量开始，逐渐调整用药剂量与间隔时间。长期应用 2 年左右可因产生抗体而见效，过量则可引起水中毒。

3）垂体后叶素水剂：每次 5~10U，每天 2~3次，皮下注射，作用时间仅维持 3~6 小时，每天需多次注射，多数患者不能坚持用药。本制剂主要适用于脑损伤或手术时出现的尿崩症。注射后有头疼、恶心、呕吐及腹疼不适等症状。

（2）其他抗利尿药物

1）氢氯噻嗪（双氢克尿噻）：每次 25~50mg，每天 3 次，可使尿量减少约一半。其作用机制可能是由于尿中排钠增加，体内缺钠，肾近曲小管水重吸收增加，到达远曲小管的原尿减少，因而尿量减少。适用于轻型或部分性尿崩症及肾性尿崩症。服药过程中应限制钠盐摄入。长期服用可能会损害肾小管浓缩功能，需长期补钾，易引起胃肠道不良反应、血糖、血尿酸水平升高。

2）氯磺丙脲：每天剂量不超过 0.2g，早晨一次口服。其作用机制可能是刺激 AVP 释放，加强 AVP作用于远曲小管上皮细胞受体，增加 AVP 的周围作用。本药可引起严重低血糖，也可引起水中毒，应予注意。

3）卡马西平：能刺激 AVP 分泌，使尿量减少。

每次 0.2g，每天 2～3 次。其作用不及氯磺丙脲。不良反应有粒细胞减少、肝损害、疲乏、眩晕等。

（二）肾性尿崩症

由药物引起或代谢紊乱所致的肾性尿崩症，只要停用药物，纠正代谢紊乱，就可以恢复正常。如为家族性，治疗相对困难，可限制钠盐摄入，应用噻嗪类利尿剂、前列腺素合成酶抑制剂如吲哚美辛（消炎痛）等药物治疗。

案例 7-5-1

药物治疗：首选去氨加压素，先从小剂量开始，每次 0.1mg，睡前口服，以控制夜间排尿和饮水次数，保证患者足够的睡眠休息。根据患者尿量和饮水等症状改善情况，结合监测尿比重，逐渐调整药物剂量，必要时每天 2～3 次服用。注意避免药物服用剂量过大引起水中毒。

【预后】

预后取决于病因，轻度脑损伤或感染引起的一过性尿崩症可完全恢复，颅内肿瘤或全身性疾病所致者，预后不良。特发性尿崩症常属永久性，在足够水分供应和抗利尿治疗下，通常可以基本维持正常生活。

（刘　丹）

第六章　抗利尿激素不适当分泌综合证

案例 7-6-1

患者，女，65 岁，食欲差、乏力 2 个月，加重伴嗜睡 3 天。

患者于 2 个月前无明显诱因出现食欲减退，伴轻度恶心，偶有轻微呕吐，无腹疼、不发热。因初期症状不显著，患者未在意。后上述症状逐渐加重，伴有明显的乏力，曾在当地医院就诊，按"慢性胆囊炎"处理（具体不详），效果不明显。3 天前，患者不思饮食，明显恶心，呕吐，并出现嗜睡来诊。既往有慢性支气管炎 10 余年，每于冬天咳嗽、咳痰、喘息加重，天气转暖后上述症状明显减轻或消失。

体格检查：T 37.6℃，P 110 次/分，R 24 次/分，BP 115/70mmHg，神志尚清，嗜睡状态，能正确回答问题。全身皮肤黏膜无水肿。浅表淋巴结未及肿大。口唇微绀。颈软，气管居中。桶状胸，双肺呼吸音低，右腋下可闻及细小水泡音。HR 110 次/分，心律规整，心音低钝稍远，未闻及杂音。腹软，肝脾肋下未触及。双手杵状指，双下肢胫前无凹陷性水肿。双下肢肌力为 Ⅲ～Ⅳ级，膝腱反射降低，病理反射未引出。

问题：

1. 该患者可能患什么病？
2. 应考虑选择哪些实验室和辅助检查？
3. 应与哪些疾病鉴别？
4. 如何治疗？

抗利尿激素不适当分泌综合征（syndrome of inappropriate secretion of antidiuretic hormone，SIADH），是由于体内抗利尿激素（ADH）或 ADH 样物质分泌异常增多或其活性作用过强，且不受血容量所制约，从而导致水潴留、尿钠排出增多和稀释性低钠血症的临床综合征。

【病因和发病机制】

SIADH 常见病因为恶性肿瘤、呼吸系统及神经系统疾病、药物等，少数患者无明显原因，为特发性（表 7-6-1）。

表 7-6-1　SIADH 的病因

A. 产生 ADH 的恶性肿瘤
　　上皮细胞癌（支气管肺癌、十二指肠癌、胰腺癌、前列腺癌）、胸腺瘤、间皮瘤、淋巴瘤、尤因瘤
B. 肺部疾病
　　哮喘、肺炎（病毒性、细菌性、霉菌性）、气胸、正压通气、急性呼吸衰竭、结核
续表
C. 中枢神经系统疾病
　　脑膜炎、脑炎、吉兰-巴雷综合征、头部外伤、脑血管意外、脑脓肿、脑部肿瘤（不产生 ADH）、脑积水、新生儿缺氧、呼吸窘迫综合征、躁狂症、急性间歇性卟啉病
D. 药物
　　升压素及其类似物、催产素、长春新碱、环磷酰胺、氯磺丙脲、卡马西平、氯贝丁酯、三环类抗抑郁药、单胺氧化酶抑制剂
E. 特发性

（一）恶性肿瘤

小细胞型肺癌、胰腺癌、淋巴肉瘤、网状细胞肉瘤、十二指肠癌、霍奇金淋巴瘤、胸腺癌、膀胱癌、前列腺癌等可合成及释放 ADH 或 ADH 样物质引起 SIADH。其中以小细胞型肺癌所致最多见（约占 80%）。

（二）非肿瘤性肺部疾病

在多种肺部疾病中以细菌和病毒性肺炎和阻塞性肺部疾病并发 SIADH 最为常见。可能的机理为：胸膜腔内压增加、低氧血症和高碳酸血症引起肺小血管收缩，导致肺血管阻力增加，使静脉回心血量减少，兴奋左心房、颈静脉窦压力感受器，通过迷走反射刺激中枢，中枢"误判"为血容量减少而释放 ADH。低氧血症、高碳酸血症还可通过外周感受器和压力感受器改变中枢对 ADH 释放的渗透性抑制，使 ADH 分泌。另外，感染的肺组织，如严重肺结核本身可合成和释放 ADH 样物质。

（三）中枢神经系统疾病

脑外伤、脑脓肿、脑肿瘤、硬膜下血肿形成、蛛网膜下腔出血、脑血栓形成、脑萎缩、脑部急性感染、结核性或其他脑膜炎等都可引起 SIADH。上述中枢神经系统疾病可直接或间接刺激下丘脑视上核、室旁核及神经垂体使 ADH 分泌或释放过多；或损伤渗透压感受器，血浆渗透压降低不能通过该感受器抑制 ADH 分泌。颅内出血、炎症或颅压升高等破坏了下丘脑神经垂体通路中细胞的通透性，使 ADH 的释放不依赖于血浆渗透压的变化，ADH 过量分泌。急性颈髓损伤也常并发 SIADH。

（四）药物

氯磺丙脲、氯贝丁酯、卡马西平、全身麻醉药、巴比妥类等药物可刺激 ADH 释放；氯磺丙脲还可增加 ADH 的活性。噻嗪类利尿剂因其排钠利尿使 GFR

下降,同时刺激 ADH 分泌。抗癌药物如长春新碱、环磷酰胺也可刺激 ADH 释放。

（五）其他

二尖瓣狭窄分离术后,因左心房压力骤减刺激容量感受器,可反射性地使 ADH 分泌增加。肾上腺皮质功能减退症、黏液性水肿、腺垂体功能低下等疾病,由于低血容量或肾脏排自由水受损也可引起 SIADH。少数患者可能是肾小管对 ADH 的敏感性增加所致。

SIADH 的特点是血浆渗透压下降时 ADH 不被抑制,仍然持续大量分泌,ADH 使肾远曲小管和集合管对水的重吸收增加,由此导致自由水清除率不适当地降低,尿钠排出量和尿渗透压不适当地增加,导致稀释性低钠血症和血浆渗透压下降,大量水向细胞内转移,导致全身细胞水肿。脑细胞水肿可引起明显的神经系统症状。SIADH 是水潴留而不伴有组织间隙水肿。低钠血症伴有尿钠排出不适当增加这一矛盾现象的可能机制为：①ADH 过多可通过肾脏潴水作用使细胞外液容量增加,使心房利钠肽分泌增加,尿钠排出增多。②细胞外液容量增加及渗透压的降低可影响球管平衡,近球小管对 NaCl 的重吸收减少,导致尿钠排出增加。③细胞外液容量增加使醛固酮分泌减少,肾脏潴钠能力随之减弱,使尿钠排出增加。由于过多 ADH 的持续分泌,虽然细胞外液已处于低渗状态,但尿液仍被不适当地浓缩,因此尿渗透压高于血浆渗透压。

【临床表现】

SIADH 多继发于其他疾病,起病隐匿,症状和体征无特异性,易被临床忽视。除有原发病引起各种症状和体征外,主要表现为水潴留和尿钠排出增多引起的稀释性低钠血症和水中毒。

临床症状的轻重与 ADH 分泌量有关,同时取决于水负荷的程度。多数患者在限制水分时,可不表现典型症状。但如予以水负荷,则可出现水潴留和低钠血症表现,其取决于低钠血症的严重程度和发生速度。通常血钠>130mmol/L 时,无明显症状和体征;血钠下降至 120mmol/L 以下时,可出现食欲减退、恶心、呕吐、软弱无力、嗜睡、继而神志模糊;当血钠下降至 110mmol/L 以下时,可出现肌力减退、腱反射减弱或消失、划跖试验阳性、延髓麻痹,可有抽搐发作;当血钠进一步下降至 90~105mmol/L 时,上述症状明显加重,并可出现严重水中毒的神经系统症状,患者陷入昏迷,如不及时处理,可导致死亡。SIADH 的主要临床特征是水潴留而不伴有水肿,血压一般正常。

案例 7-6-1

1. 食欲减退,恶心、呕吐逐渐加重,伴有明显的乏力,出现嗜睡。

2. 既往有慢性支气管炎病史。

3. T 37.6℃,P 110 次/分,R 24 次/分,BP 115/70mmHg,嗜睡状态,口唇微绀。桶状胸,双肺呼吸音低,右腋下可闻及细小水泡音。HR 110 次/分,心音低钝稍远。双手杵状指,双下肢胫前无压陷性水肿。双下肢肌力为Ⅲ~Ⅳ级,膝腱反射降低,病理反射未引出。

【实验室检查】

（1）血清钠、血浆渗透压和尿渗透压：血清钠一般低于 130mmol/L。血浆渗透压随血钠下降而降低,常低于 270mOsm/L。血钠<130mmol/L 时,尿钠常>30mmol/L。尿渗透压升高,常高于血浆渗透压。

（2）血浆 ADH 测定：血浆 ADH 相对于血浆渗透压呈不适当的升高。部分病例血浆 ADH 可降低甚至测不出,可能由于引起疾病的为 ADH 样物质或肾脏对 ADH 的敏感性升高。

（3）水负荷 ADH 抑制试验：患者于短时间内大量饮水（于半小时内按 20ml/kg 饮水）,正常人因 ADH 释放减少,大量排尿,于 5 小时内可有饮水量的 80%排出,尿渗透压即可低于 100mOsm/L,尿渗透压低于血浆渗透压。SIADH 患者排尿量<饮水量的 40%,尿渗透压>血浆渗透压。一般当血钠>125mmol/L 时才可做此试验,否则有诱发水中毒的危险。

（4）由于血液被稀释,血清氯化物、尿素氮、肌酐及尿酸等浓度降低。

案例 7-6-1

1. 血生化检查：血钠 117mmol/L,血钾 3.0mmol/L,血氯 80mmol/L;BUN 4.2mmol/L,Cr 55μmol/L,尿酸 215μmol/L。

2. 尿钠 63mmol/L,尿渗透压 660mOsm/L;血浆渗透压 252mOsm/L。

3. 胸部 X 线检查：右肺上叶可见 2.0cm×2.5cm×3.0cm 肿块,右侧支气管肺门淋巴结增大。

【诊断与鉴别诊断】

（一）诊断

1. **主要依据** ①低钠血症（常低于 130mmol/L）。②尿钠增加,常超过 30mmol/L。③血浆渗透压降低（常低于 270mOsm/L）。④尿渗透压高于血浆渗透压。⑤水负荷 ADH 活性不受抑制。⑥血浆 ADH 增高,对 SIADH 的诊断有重要意义。在正常情况下,当细胞外液处于低渗状态,ADH 释放被抑制,血浆

ADH常明显降低或测不出，但本症患者，血浆ADH常不适当地增高。⑦无水肿，肾功能、甲状腺及肾上腺皮质功能正常。

2. 病因诊断 首先考虑恶性肿瘤的可能性，特别是小细胞型肺癌，有时可先出现SIADH，以后才出现肺癌的X线表现。其次应除外中枢神经系统疾病、肺部感染等，注意询问相关药物的用药史。

案例7-6-1

1. 患者，女，65岁，食欲差、乏力2个月，加重伴嗜睡3天。

2. 病史特点：进行性食欲减退、恶心、呕吐，伴明显乏力，出现嗜睡。既往有慢性支气管炎病史。

3. 临床特点：T为37.6℃，P为110次/分，R为24次/分，BP为115/70mmHg，嗜睡状态，口唇微绀。桶状胸，右腋下可闻及细小水泡音。双手杵状指，双下肢肌力为Ⅲ～Ⅳ级，膝腱反射降低。

4. 辅助检查：稀释性低钠血症（血钠为117mmol/L）；尿钠增加（63mmol/L）；低血浆渗透压（252mOsm/L）；尿渗透压（360mOsm/L）高于血浆渗透压；无浮肿。胸部X线检查示右上肺肺癌并支气管肺门淋巴结转移。

临床诊断：右上肺癌（小细胞型），抗利尿激素不适当分泌综合征。

（二）鉴别诊断

1. 与其他原因引起的低钠血症鉴别 如肝硬化腹水、充血性心力衰竭等，除原发病表现外，常有水肿、尿钠低、醛固酮高，或有腹水、肝大。SIADH患者无浮肿、尿钠高，醛固酮低。

2. 甲状腺功能减退症 有时也可出现低钠血症，可能由于ADH释放过多或由于肾不能排出稀释尿所致。但患者常伴有黏液性水肿等表现，结合甲状腺功能检查不难鉴别。

3. 肾失钠所致低钠血症 慢性肾上腺皮质功能减退症、失盐性肾病、范科尼综合征、利尿药等均可导致肾小管重吸收钠减少，可同时有低血钠和高尿钠。除原发病表现外，常有血容量不足和低血压等表现，可根据有关症状和实验室检查进行鉴别。

4. 胃肠消化液丢失 如腹泻、呕吐及胃肠道、胆道、胰腺造瘘或胃肠减压等都可丢失大量消化液而致低钠血症，原发疾病史和尿钠常低于30mmol/L有助于鉴别。

5. 脑性盐耗综合征（cerebral salt wasting syndrome，CSWS） 是在颅内疾病的过程中肾脏不能保存钠而导致进行性尿钠从尿中大量流失，并带走过多的水分，从而导致低钠血症和细胞外液容量的下降。

CSWS的主要表现为低钠血症、尿钠增高和低血容量；而SIADH是正常血容量或血容量轻度增加，这是与CSWS的主要区别。此外，CSWS对钠和血容量的补充有效，而限水治疗无效，反而使病情恶化。

【治疗】

本病首先考虑恶性肿瘤的可能性，特别是肺燕麦细胞癌，有时可先出现SIADH，以后再出现肺癌的X线检查发现。其次应除外中枢神经系统疾病、肺部感染、药物等因素。

（一）病因治疗

及早治疗原发病。恶性肿瘤所致者经手术、放疗或化疗后，SIADH可减轻或消失，肿瘤复发时症状可再出现，因此SIADH是否消失可作为判断肿瘤是否根治的佐证。肺结核及肺炎经治疗好转，SIADH常随之消失。中枢神经系统疾病所致者常为一过性，随着原发疾病的好转而消失。药物引起者须立即停药，停药后SIADH可迅速消失。

（二）纠正水负荷过多和低钠血症

1. 限制摄水量 对控制症状十分重要。对于一般轻度的SIADH患者，严格限制饮水量，停用妨碍水排泄的药物来纠正低血钠。饮水量一般限制在0.8～1.0L/d，症状即可好转，体重下降，血清钠与渗透压随之增加，尿钠排出减少。

2. ADH分泌抑制和（或）活性拮抗药物 托伐普坦片可选择性拮抗位于肾脏集合管细胞的基底侧膜Ⅱ型AVP受体（V_2R），调节集合管对水的通透性，提高对水的清除，促使血钠浓度提高。每天1次，起始剂量15mg，服药24小时后可酌情增加剂量。服药期间，不必限制患者饮水，同时应注意监测血电解质变化，避免血钠过快上升。常见不良反应为口干、渴感、眩晕、恶心、低血压等。地美环素可拮抗ADH对肾小管上皮细胞受体中腺苷酸环化酶的作用，可用于癌肿等异源性ADH分泌，每天常用量600～1 200mg，分3次口服，可于1～2周内缓解低钠血症，但有肝肾毒性，可产生光敏皮疹症与二重感染，肝肾功能衰竭者禁用。呋塞米40～80mg/d，同时给予NaCl 3g/d，补充钠丢失。苯妥英钠可抑制下丘脑分泌ADH，对有些患者有效，但作用短暂。

3. 急诊处理 对严重低钠血症伴神志错乱、惊厥或昏迷等严重水中毒症状者，需立即抢救。

（1）呋塞米1mg/kg静脉注射，必要时重复使用，必须注意纠正因呋塞米引起的低钾或其他电解质平衡紊乱。

（2）静脉滴注高渗盐水，纠正血钠浓度和血浆渗透压，控制中枢神经系统症状。根据尿钠排泄情况，以每小时 3% 氯化钠溶液 1～2ml/kg 的滴速补充钠的丢失。注意防止肺水肿和维持电解质平衡，低钠血症的纠正切勿过快，第一个 24 小时内血钠升高幅度不能超过 12mmol/L，一般血钠初步恢复至 125mmol/L 左右，患者病情改善，应减慢速度，或停止高渗盐水滴注，继续采用其他治疗措施，以免发生由于纠正低钠速度过快所造成的严重神经并发症渗透性脑桥脱髓鞘病变。该病变表现为低钠血症纠正后出现神志改变、惊厥、呼吸障碍、低血压，最终出现假性延髓麻痹、四肢瘫痪、吞咽困难等。

（3）当血钠浓度和渗透压已初步恢复后，如需补液时，可用等渗盐水，但不可应用 5% 葡萄糖溶液，此后应限制水分摄入，以防 SIADH 复发。

案例 7-6-1

1. 患者血钠明显降低，已有明显水中毒症状，需采取以下措施急诊处理：①严格限制水摄入量在 0.8L/d，停用妨碍水排泄的药物；②呋塞米 60mg 静脉注射，必要时重复使用，注意监测血钾；③以每

小时 3%NaCl 1ml/kg 的速度静脉滴注，纠正血钠浓度和血浆渗透压。第一个 24 小时内血钠升高幅度不能超过 12mmol/L，血钠水平升至 125mmol/L 后减慢速度或停止高渗盐水滴注。注意监测血钠，切勿过快纠正低钠血症，防止渗透性脑桥脱髓鞘病变和肺水肿，维持电解质平衡。

2. 待患者低钠血症纠正，病情稳定后，争取及早行肺癌根治术，根据手术及病理情况决定是否需辅以化疗和放疗。

3. 如患者无手术可能，可选用地美环素 600mg/d，分 3 次口服，注意监测肝肾功能。

【预后】

SIADH 的预后取决于基础疾病。由药物、肺部感染、中枢神经系统可逆性疾病所致者，常为一过性，预后良好。由恶性肿瘤如肺癌、胰腺癌等所致者，预后较差。

（刘　丹）

第七章 甲状腺肿

案例 7-7-1

王某，女，27岁，因发现颈部增粗6个月，加重伴憋气1个月入院。

患者于6个月前发现颈部增粗，未在意，1个月前自觉颈粗明显，伴憋气感。无颈部疼痛，无心慌，无怕热多汗，饮食正常，睡眠可，在外未行任何诊治而入院。患者平素体健，无传染病史及药物过敏史，无疫地居留史，25岁结婚，丈夫体健，3个月前生育，母乳喂养，婴儿发育正常。家族中无类似疾病患者，居住地无集中发病现象。

体格检查：T 36.7℃，P 80次/分，R 20次/分，BP 120/70mmHg。发育正常，营养良好，神志清，精神可，查体合作。全身皮肤无黄染，浅表淋巴结无肿大，眼睑无水肿，眼球无突出，颈软，气管居中，双侧甲状腺Ⅱ度大，质软，表面光滑，无触痛。双肺呼吸音清，HR为80次/分，律规整，未闻及杂音，周围血管征阴性。腹膨隆，无压痛，肝、脾肋下未触及。脊柱、四肢无畸形，生理反射存在，病理反射未引出。

问题：

1. 首先考虑什么诊断？

2. 为明确诊断，应做哪些检查？

3. 该病应如何治疗？

甲状腺肿（goiter）是指良性甲状腺上皮细胞过度增生形成的甲状腺肿大，其中非炎性和非肿瘤原因且不伴临床甲状腺功能异常的称为单纯性甲状腺肿。甲状腺呈弥漫性或多结节性肿大，女性多见，女性与男性之比为（7~9）：1。可呈地方性分布，常为缺碘所致，称为地方性甲状腺肿；也可散发，主要因甲状腺激素生物合成和分泌的障碍所致，称为散发性甲状腺肿。

【病因】

1. 合成甲状腺激素原料（碘）的缺乏 是引起单纯性甲状腺肿的主要原因，在我国离海较远的山区，如云贵高原和陕西、山西、宁夏等地，由于山区中土壤碘盐被冲洗流失，以致食物及饮水中含碘不足，故得此病者较多，又称为"地方性甲状腺肿"。为使甲状腺产生甲状腺激素，正常成人每天碘的基础需要量约100μg，婴幼儿每天35~40μg，1~10岁小儿每天需要60~100μg。在缺乏原料碘，而甲状腺功能仍需维持正常需要的情况下，腺垂体促甲状腺激素的分泌就增加，因而促使甲状腺发生代偿性肿大。

2. 甲状腺激素的需要量增加 在青春期、妊娠期、哺乳期和绝经期，身体的代谢旺盛、甲状腺激素的需要量增加，造成碘相对不足，引起长时期的促甲状腺激素的过多分泌，亦能促使甲状腺肿大。这种肿大是一种生理现象，常在成人或妊娠哺乳期后自行缩小。

3. 甲状腺激素生物合成和分泌的障碍 部分单纯性甲状腺肿的发生是由于腺激素生物合成和分泌过程中某一环节的障碍，如致甲状腺肿物质中的过氧酸盐、硫氧酸盐、硝酸盐等可妨碍甲状腺摄取无机碘化物；磺胺类药、硫脲类药以及含有硫脲类的蔬菜（萝卜、白菜）能阻止甲状腺激素的合成。由此而引起血中甲状腺激素的减少。因此，也就增强了腺垂体促甲状腺激素的分泌，促使甲状腺肿大。同样，隐性遗传的先天缺陷如过氧化酶或蛋白水解酶等的缺乏，也能造成甲状腺激素生物合成或分泌障碍，而引起甲状腺肿。

案例 7-7-1

患者女性，发病时处于妊娠期，现处于哺乳期，甲状腺激素需要增加，易出现甲状腺肿大。

【病理】

甲状腺呈弥漫性或结节性肿大，但为非炎症性和非肿瘤性改变。切面有结节、纤维化、出血或钙化等多种病灶存在。最显著的病理改变是滤泡的高度扩张，充满大量胶体，而滤泡壁细胞变为扁平，这显示了甲状腺功能不足的现象。早期呈弥漫性肿大，重量为60~1000g不等，血管增多，腺细胞肥大；随着病情进展，甲状腺因不规则增生或再生，逐渐出现大小不等，质地不一的结节；至后期部分腺体可发生坏死、出血、囊性变、纤维化或钙化。

【临床表现】

单纯性甲状腺肿一般不呈功能上的改变，故一般无全身症状。

较大的甲状腺肿，可以压迫邻近器官，而引起各种压迫症状。

1. 压迫气管 比较常见，自一侧压迫，气管向他侧移位或变弯曲；自两侧压迫，气管变为扁平。由于气管内腔变窄，出现堵塞感、憋气及呼吸不畅，当气管直径缩小到正常的1/3时，可出现呼吸困难，患者常不能平卧，尤其胸骨后甲状腺肿更为严重。气管壁长期受压，可以软化，诱发肺气肿及支气管扩张，严重者导致右心室肥大，甚至可能引起窒息。

2. 压迫食管 比较少见。仅胸骨后甲状腺肿可能压迫食管，引起吞咽时不适感，但不会引起梗阻症状。

3. 压迫颈深部大静脉 可引起头颈部血液回流障碍，此种情况多见于位于胸廓上口大的甲状腺肿，特别是胸骨后甲状腺肿。临床出现面部青紫、肿胀，颈部和胸前表浅静脉的明显扩张。

4. 压迫喉返神经 可引起声带麻痹，发生声音嘶哑。

5. 压迫颈部交感神经 同侧瞳孔扩大，严重者可引起霍纳综合征（眼球下陷、瞳孔变小、眼睑下垂）。

甲状腺可为弥漫性或结节性肿大，质地较软，表面光滑，病程长者质地较硬。

> **案例 7-7-1**
> 1. 颈部增粗为主要症状，后期伴憋气感，为压迫气管所致。无怕热，多食等高代谢表现。
> 2. 双侧甲状腺 II° 大，质软，表面光滑，无触痛。

【实验室及其他检查】

1. 血清 T_3、T_4 基本正常，T_3/T_4 的比值常增高。

2. 血清 TSH 正常或略高，这可能是因为 TSH 增高导致甲状腺肿的阶段已经过去，只遗留甲状腺肿，也可能是因为甲状腺细胞对 TSH 敏感性增强所致。

3. 甲状腺超声 通过超声检查有助于明确甲状腺的形态、大小和功能，可帮助探及触诊不到的细小结节。

4. 甲状腺核素扫描 帮助评估甲状腺的功能状态，以发现甲状腺内是否存在自主功能结节。一般为弥漫性表现，"冷结节"可能为结节囊性变，"热结节"多为自主功能性结节

5. CT 或 MRI 对于胸骨后甲状腺肿可采用 CT 或 MRI 明确其与邻近组织的关系及与颈部甲状腺的延续情况。

> **案例 7-7-1**
> 1. 血清 FT_3、FT_4：FT_3 为 6.04pmol/L，FT_4 为 15.79pmol/L。
> 2. 血清 TSH：2.41U/L。
> 3. 甲状腺超声：甲状腺弥漫性增大，回声强弱不均匀，血流丰富。

【诊断】

单纯性甲状腺肿结节囊性变一般无全身症状，较

大者出现压迫症状，甲状腺可为弥漫性或结节性肿大，血清 T_3、T_4 基本正常，血清 TSH 正常或略高。

甲状腺肿可分为三度：视诊未发现肿大，但触诊能及者为 I°；既能看到，也能触到，但肿大不超过胸锁乳突肌外缘者为 II°；肿大超过胸锁乳突肌外缘者为 III°。

> **案例 7-7-1**
> 1. 女性患者，发现颈部增粗 6 个月，加重伴憋气 1 个月。居住地无集中发病现象。
> 2. 发病时处于妊娠期，现处于哺乳期，提示甲状腺激素需要增加。
> 3. 体格检查：双侧甲状腺 II° 大，质软，表面光滑，无触痛。
> 4. 辅助检查：血清 FT_3、FT_4、TSH 均正常。甲状腺超声示甲状腺弥漫性增大。
> 临床诊断：单纯性甲状腺肿

【鉴别诊断】

单纯性甲状腺肿结节囊性变时，核素扫描为"冷结节"，易误诊为亚急性甲状腺炎或甲状腺癌，应行甲状腺细针穿刺活检鉴别。

此外还应与桥本甲状腺炎相鉴别，后者甲状腺更坚硬，且不规则；血清中存在高滴度的抗甲状腺抗体。

【治疗】

（1）弥漫性甲状腺肿的患者适合应用甲状腺激素治疗，可补充内生甲状腺激素的不足，抑制甲状腺增生，起始剂量为干甲状腺片每天 40～160mg，或左甲状腺素每天 100μg，逐渐加量，疗程为 3～6 个月。

（2）多结节性甲状腺肿应在进行甲状腺激素治疗前进行血清 TSH 测定或 TRH 兴奋实验，以确定是否存在功能自主性。如能排除功能自主性，可应用甲状腺激素治疗，剂量要偏小，如左甲状腺素起始剂量不超过 50μg，逐渐加量。

（3）手术治疗：如有以下情况者，应及时行手术治疗，施行甲状腺大部切除术：

1）已发展成结节性甲状腺肿者。

2）压迫气管、食管、喉返神经或交感神经节而引起临床症状者。

3）胸骨后甲状腺肿。

4）巨大甲状腺肿，影响工作生活者。

5）结节性甲状腺肿继发有功能亢进者。

6）结节性甲状腺肿疑有恶变者。

> **案例 7-7-1 治疗**
> 1. 观察病情变化，停止哺乳后多可自行缓解。
> 2. 饮食调节：可进食含碘较高的食品，如海带、紫菜等。

3. 如停止哺乳后甲状腺仍肿大，可给予左甲状腺素每日 100μg，逐渐加量，疗程 3～6 个月。

4. 上述治疗无效且压迫气管症状明显时可行手术治疗。

【预防】

为预防地方性甲状腺肿，我国从 20 世纪 60 年代开始使用加碘食盐，至 1996 年开始全民食盐碘化，现行国家标准规定食盐加碘浓度为（35±15）mg/kg，此措施有助于降低地方性甲状腺肿及呆小症的发病率，在应用过程中要定期监测尿碘水平。

案例 7-7-1　预防指导

1. 妊娠、哺乳期应注意含碘食物的补充，如海带、紫菜等。

2. 我国已实行全民食盐碘化，有助于减少因碘缺乏所致甲状腺肿的发生。

（韩学文）

第八章　甲状腺功能亢进症

案例 7-8-1

患者，女，35岁，怕热、多汗、心慌、消瘦、手颤3月余。

患者于3个月前因家庭成员意外创伤受刺激后出现怕热、多汗、心慌、手颤，伴有食欲亢进，大便次数增多，体重明显减轻，近来状况加重，来我院就诊，自发病以来，焦虑、心烦、易怒、失眠。既往健康，其母亲曾患甲状腺功能亢进。

体格检查：T 37.4℃，P 108次/分，R 27次/分，BP 145/75mmHg。发育正常，明显消瘦，精神兴奋。皮肤潮湿、多汗，双眼突出，眼睑水肿，结膜充血。颈软，甲状腺Ⅱ°肿大，质软，无压痛，双侧上极均可闻及血管杂音。双肺清，HR 108次/分，律齐，第一心音亢进。腹软，肝脾肋下未触及。双手细颤，双下肢无水肿。病理反射阴性。

问题：

1. 该患者应首先考虑和诊断？

2. 在明确诊断之前，应该做哪些实验和辅助检查？

3. 如何明确诊断？如何给出处理建议？

甲状腺毒症（thyrotoxicosis）是指组织暴露于过量甲状腺激素条件下发生的一组临床综合征。根据甲状腺的功能状态，甲状腺毒症可分为典型甲状腺功能亢进类型和非典型甲状腺功能亢进类型（表7-8-1）。甲状腺功能亢进症（hyperthyroidism），简称甲亢，是指甲状腺体本身产生甲状腺激素过多而引起的甲状腺毒症，其病因包括格雷夫斯病（Graves disease）、结节性毒性甲状腺肿和甲状腺自主高功能腺瘤（Plummer disease）。本章主要讨论格雷夫斯病。

表 7-8-1　甲状腺毒症的常见原因

A. 典型甲状腺功能亢进症

　格雷夫斯病（弥漫性毒性甲状腺肿，Graves disease）

　桥本甲状腺毒症（Hashitoxicosis）

　新生儿甲状腺功能亢进症

　多结节性毒性甲状腺肿

　甲状腺自主高功能腺瘤（Plummer disease）

　滤泡性甲状腺癌

　碘致甲状腺功能亢进症

　HCG相关性甲状腺功能亢进症（绒毛膜癌、葡萄胎等）

　垂体TSH瘤或增生致甲状腺功能亢进症

续表

B. 非典型甲状腺功能亢进类型

　亚急性肉芽肿性甲状腺炎（亚急性甲状腺炎）

　亚急性淋巴细胞性甲状腺炎（无痛性甲状腺炎）

　慢性淋巴细胞甲状腺炎

　产后甲状腺炎

　外源甲状腺激素替代

　异位甲状腺激素产生（卵巢甲状腺肿大等）

格雷夫斯病

格雷夫斯病（也称Basedow病、Parry病，GD）由Parry于1825年首次报道，Robert Graves和von Basedow分别于1835年和1840年详细报道。GD是甲状腺功能亢进症的常见病因，占全部甲状腺功能亢进症的80%～85%。本病是常见病和多发病，其发病率为15/10万～50/10万。女性显著高发（4：1～6：1），高发年龄为20～50岁。临床主要表现为甲状腺毒症；弥漫性甲状腺肿；眼征。

【病因和发病机制】

目前公认本病的发生与自身免疫有关，它与慢性淋巴细胞性甲状腺炎等同属于器官特异性的自身免疫甲状腺病（autoimmune thyroid diseases，AITD）。

它可与1型糖尿病、慢性特发性肾上腺皮质功能减退症、恶性贫血、萎缩性肠炎、特发性血小板减少性紫癜等器官特异性自身免疫病伴发，也可与系统性红斑狼疮、类风湿关节炎、重症肌无力等非器官特异性自身免疫病伴发。GD有显著的遗传倾向，目前发现它与HLA类型有关：白种人与HLA-B8和HLA-DR3相关；黑种人与HLA-B17相关；中国人与HLA-BW46、HLA-B5相关。

GD免疫功能异常的发病机制尚不清楚。目前有下述学说：①免疫耐受系统障碍：胸腺和外周环节清除自反应T细胞的功能丧失，导致这类自发反应T细胞攻击甲状腺组织。②甲状腺细胞表面免疫相关性蛋白（如HLA-DR、B7、ICAM-1等）的异常表达，使其成为抗原呈递细胞，诱发和加重针对甲状腺的自身免疫反应。③由遗传背景决定的特异性抑制性T细胞功能的缺陷，导致辅助性T细胞和B细胞功能增强。

环境因素可能参与了GD的发生，如细菌感染、性激素、应激和锂剂等都对本病的发生和发展有重要影响。耶尔森肠杆菌（Yersinia enterocolitica）感染与GD的关系受到重视，该细菌因具有与TSH受体相类似的蛋白序列而可能成为共同抗原,针对它的抗体与 TSH 受体有交叉反应,但是目前尚无足够的证据说明耶尔森肠杆菌感染可能引起 GD。

GD 的体液免疫研究比较深入。GD 患者的血清中存在针对甲状腺细胞 TSH 受体的特异性自身抗体,称 TSH 受体抗体（TSH receptor antibodies,TRAb）。TSH 受体是 G-蛋白偶联受体家族的一种,由 744 个氨基酸组成,分子量为 84kDa。该蛋白为一单肽链分子,其结构特征是肽链的 7 个穿膜肽段在细胞膜内外各形式三个肽段环袢,羧基端位于细胞内,氨基端的 1～418 个氨基酸位于细胞外。TRAb 分为三种类型,即 TSH 受体刺激性抗体（thyroid-stimulating antibodies,TSAb）,TSH 刺激阻断性抗体（TSH-stimulating blocking antibodies,TSBAb）和甲状腺生长免疫球蛋白（thyroid growth immunog lobulins,TGI）它们与 TSH 受体结合的具体部位可能不同。TSAb 与 TSH 受体结合,并能通过苷酸环化酶-cAMP 和（或）磷脂酰基酶-Ca^{2+}信号传导途径产生类似 TSH 的生物学效应,即甲状腺细胞增生、甲状腺激素合成及分泌增加,是 GD 发病的直接原因,95%未经治疗的 GD 患者 TSAb 阳性,母体的 TSAb 也可以通过胎盘,导致胎儿或新生儿发生甲状腺功能亢进。TSBAb 与 TSH 受体结合则阻断 TSH 与受体的结合,抑制甲状腺细胞增生和甲状腺激素生产。GD 患者可有刺激性和阻断性抗体并存,其甲状腺功能的结果取决于何种抗体占优势,临床上 GD 患者自发性发生甲状腺功能减退与血清 TSBAb 的出现相关。TGI 与甲状腺 TSH 受体结合,其生物学效应与 TSBAb 不同,它仅刺激甲状腺增生,不引起甲状腺功能亢进。除 TRAb 外,50%～90%的 GD 患者也存在其他针对甲状腺的自身抗体,如甲状腺过氧化物酶抗体（thyroperoxidase abtibodies,TPOAb）、甲状腺球蛋白抗体（thyroglobulin an-tibodies,TgAb）。GD 患者存在 TPOAb 和 TgAb 进一步支持本病的属于自身免疫病的学说,临床观察发现存在高滴度 TPOAb 和 TgAb 的患者在治疗中易发生甲状腺功能减退。

GD 的细胞免疫学研究近年来进展较快。辅助性 T 细胞（Th）根据其分泌细胞因子的不同,分类为 I 型辅助性 T 细胞（Th1）和 II 型辅助性 T 细胞（Th2）,Th1 细胞导致细胞免疫反应,Th2 细胞导致体液免疫反应。一种观点认为 GD 是 Th2 型疾病,即由抗体介导的免疫反应致病;但是来自格雷夫斯眼病眶后组织的 T 细胞却主要产生白细胞介素-2（IL-2）、干扰素 γ（IFN-γ）和肿瘤坏死因子 α（TNF-α）,属于 Th1 型疾病,即由细胞免疫损伤致病。

格雷夫斯眼病（Graves' ophthalmopathy,GO）

患者血循环中存在针对眶后成纤维细胞的自身抗体和针对眼外肌的自身抗体,但是这两种抗体都只能作为疾病活动的标志,缺乏直接致病作用的证据。GD 和 GO 的临床相关性促使学者们寻找两个器官的共同抗原。已发现 GO 的眶后脂肪组织内存在合成 TSH 受体细胞外肽链的 mRNA;体外实验证实前体外细胞能够被刺激转化为表达 TSH 受体的脂肪细胞,后者成为 GO 的自身抗原,也是 GO 和 GD 的共同抗原。

> **案例 7-8-1**
> 1. 患者为青年女性,年龄为 35 岁,此期为甲状腺功能亢进症的高发年龄。
> 2. 其母曾患甲状腺功能亢进症,因此具有遗传因素。
> 3. 家庭成员意外伤害造成精神创伤。

【病理】

甲状腺呈不同程度的弥漫性肿大。甲状腺滤泡上皮细胞增生,呈高柱状或立方状,滤泡内的角质减少或消失,滤泡间可见不同程度的与淋巴组织生发中心相关的淋巴细胞浸润。这些淋巴细胞的构成特点是以 T 细胞为主,伴少数 B 细胞和浆细胞。浸润性突眼者的眶后组织中有脂肪细胞浸润,纤维组织增生,大量黏多糖和糖胺聚糖沉淀,透明质酸增多,淋巴细胞和浆细胞浸润,同时眼肌纤维增粗,纹理模糊,肌纤维透明变性、断裂和破坏。胫前黏液性水肿者局部可见黏蛋白样透明质酸沉积,肥大细胞、巨噬细胞和成纤维细胞浸润。

【临床表现】

（一）甲状腺毒症的表现

1. 高代谢综合征　甲状腺激素分泌增多和神经兴奋性增高导致新陈代谢增加,患者常有明显疲乏无力、怕热多汗、皮肤潮湿、体重锐减。

2. 精神神经系统　多言好动、紧张焦虑、烦躁易怒、失眠、记忆力减退。

3. 心血管系统　心悸、胸闷气短、心动过速、第一心音亢进。由于交感神经兴奋性增高和周围循环扩张导致收缩压升高、舒张压降低,脉压增大。合并甲状腺功能亢进性心脏病时,出现心律失常（常见心房颤动）、心脏扩大和心力衰竭。

4. 消化系统　多食易饥,稀便、排便次数增加。严重者可以有肝功能异常,偶有黄疸。

5. 肌肉骨骼系统　主要是甲状腺功能亢进性周期性瘫痪（thyrotoxic periodic Paralysis,TPP）,亚洲地区青年男性好发,发病诱因包括剧烈运动、高碳水化合物饮食、注射胰岛素等,病变主要累及下肢,发作时可有低钾血症,病程呈自限性。少数患者发生甲状腺功能亢进性肌病,多累及近心端的肩胛和骨盆带肌群。有少数患者可在甲状腺功能亢进发生的前后或同时伴发重症肌无力,重症肌无力和GD同属于自身免疫性疾病。

6. 造血系统 周围血淋巴细胞比例增加,单核细胞增加,但是白细胞总数减低。可以伴发血小板减少性紫癜和轻度贫血。

7. 生殖系统 女性月经减少或闭经。男性阳痿,偶有乳腺增生。

(二)甲状腺肿

大多数患者有程度不同的甲状腺肿大。甲状腺肿大为弥漫性、对称性,质地早期较软,病程长者质地较硬。无压痛。甲状腺上、下肌可触及震颤,闻及血管杂音。

(三)眼征

眼征可分为两类:一类为单纯性突眼,病因与甲状腺毒症所致的交感神经兴奋性增高有关;另一类为浸润性突眼,即GO,病因与眶后组织的自身免疫炎症有关。单纯性眼征包括下述表现。①轻度突眼<3mm;②斯特维戈征:瞬目减少,炯炯有神;③上睑挛缩,睑裂增宽;④格瑞菲征:双眼向下看时,上睑不能随眼球下落,出现白色巩膜;⑤乔弗洛伊征:眼球向上看时,前额皮肤不能皱起;⑥莫比尔斯征:双眼看近物时,眼球辐辏不良。浸润性突眼指眼球显著突出超过18mm,少数患者仅有单侧突眼;患者自觉症状有眼内异物感、胀痛、怕光、流泪、复视、视力下降;查体见眼睑肿胀,结膜充血水肿,眼球活动受限,严重者眼球固定,眼睑闭合不全、角膜外漏而形成角膜溃疡,甚至失明。美国甲状腺学会(ATA)提出的格雷夫斯病眼征分级标准如表7-8-2所示。

表7-8-2 格雷夫斯病眼征的分级标准(美国甲状腺学会)

级别	眼部表现
0	无症状和体征
1	上睑挛缩、Stellwag征、von Graefe征
2	有症状和体征,软组织受累
3	突眼(>18mm)
4	眼外肌受累
5	角膜受累
6	视力丧失(视神经受累)

【格雷夫斯病特殊的临床表现和类型】

(一)甲状腺危象

甲状腺危象(thyroid crisis)是甲状腺毒症急性加重的表现,发生原因可能与循环血液中甲状腺激素水平增高、心脏和神经系统的儿茶酚胺受体数目增加、敏感性增强有关。其主要诱因包括感染、手术、放射性碘治疗、严重创伤、心肌梗死等。其临床表现为原有的甲状腺功能亢进症状加重,包括高热(39℃以上)、心动过速(140~240次/分),伴心房颤动等心律失常、烦躁不安、呼吸急促、大汗淋漓、恶心呕吐、腹泻等,严重者出现虚脱、休克、嗜睡、谵妄、昏迷,部分患者有心力衰竭。

(二)甲状腺功能亢进性心脏病

甲状腺功能亢进性心脏病主要表现为心律失常、心脏扩大和心力衰竭,少数患者可有二尖瓣脱垂、心绞痛或心肌梗死。其多发生在老年患者,长期患严重甲状腺功能亢进症的青年患者也可以发生。在部分老年甲状腺功能亢进症患者中,心房颤动可以作为本病的首发症状,而其他甲状腺功能亢进症状不典型,有心房颤动的老年甲状腺功能亢进症患者易发生心力衰竭。

(三)淡漠型甲状腺功能亢进症

淡漠型甲状腺功能亢进症(apathetic hyperthyroidism)多见于老年患者。其起病隐匿,甲状腺毒症、甲状腺肿和眼征均不明显,主要表现为明显消瘦、心悸、乏力、神志淡漠、厌食、腹泻,可伴有心房颤动、心力衰竭。临床上患者常因明显消瘦而被误诊为恶性肿瘤,因心房颤动被误诊为冠心病,所以老年人不明原因的突然消瘦、心房颤动时应考虑本病。

(四)三碘甲状腺原氨酸(T_3)型和甲状腺素(T_4)型甲状腺功能亢进症

仅有血清T_3增高的甲状腺毒症称为T_3型甲状腺功能亢进症,占甲状腺功能亢进症比例5%,在碘缺乏地区和老年人群中常见,病因包括GD、毒性结节性甲状腺肿等。仅有血清T_4增高的甲状腺毒症称为T_4型甲状腺功能亢进症,主要发生在碘致甲亢和伴全身性严重疾病的甲状腺功能亢进症患者中,后者5'脱碘酶受到抑制,T_4在周围组织转换为T_3减少,所以T_3不高。

(五)亚临床甲状腺功能亢进症

即血清T_3、T_4正常,但是TSH减低。患病率为2%~16%,病因包括GD、结节性甲状腺肿和自主性高功能腺瘤等,也可能是甲状腺功能亢进症患者在早期或恢复期的表现,本症与心血管病和骨质疏松症的关系受到关注。

(六)妊娠期甲状腺功能亢进症

妊娠期甲状腺功能亢进症包括以下几个方面:①妊娠期由于甲状腺激素结合球蛋白增高,引起血清TT_4和TT_3增高,所以妊娠期甲状腺功能亢进的诊断应以血清FT_4、FT_3和TSH为标准;②一过性妊娠呕吐甲状腺功能亢进:绒毛膜促性腺激素(HCG)在妊娠三个月时水平达到高峰,它与 TSH 有相同的 α 亚单位、相似的 β 亚单位和受体亚单位,过量的 HCG 能够刺激 TSH 受体引起妊娠期甲状腺功能亢进,其中包括一过性妊娠呕吐甲状腺功能亢进(transient hyperthyroidism of hyperemesis gravidarum,THHG);③新生儿甲状腺功能亢进:母体的 TRAb 可以透过胎盘刺激胎儿的甲状腺引起新生儿甲状腺功能亢进;④产后由于免疫抑制的解除,GD 易于发生,称为产后 GD;⑤产后甲状腺炎:早期也表现为甲状腺功能亢进,是由于甲状腺滤泡炎性破坏、甲状腺激素漏出所致。

(七)胫前黏液性水肿

胫前黏液性水肿属于自身免疫病,约 5% 的 GD 患者伴发本症。其多发生在胫骨前下 1/3 部位,也见于足背、踝关节、肩部、手背等处,皮损大多为对称性。早期皮肤增厚、变粗,有大小不等的棕红色或红褐色突起不平的斑块或结节,边界清楚。直径为 5~30mm,皮损周围的表皮稍发亮,病变表面及周围可有毳毛增生,可伴感觉过敏或减退,或伴瘙痒;后期皮肤粗厚,如橘皮或树皮样,皮损融合,有深沟,下肢粗大似象皮腿。

(八)格雷夫斯眼病

25%~50% 的 GD 患者伴有不同程度的眼病。5% 的患者以眼病为主,称为甲状腺功能正常型格雷夫斯眼病(euthyroid Graves ophthalmopathy,EGO)。眼征达到 4 级(包括 4 级,表 7-8-2)以上患者称为格雷夫斯眼病(Graves' ophthalmopathy,GO),又称甲状腺相关性眼病(thyroid-associated ophthalmopathy,TAO)。GO 多见于男性,单眼受累的病例占 GO 的 10%~20%。甲状腺功能亢进与 GO 发生顺序的关系是两者同时发生占 43%,甲状腺功能亢进先于 GO 发生者占 44%。

【实验室及其他检查】

本病主要包括三大类:甲状腺激素测定、甲状腺自身抗体测定和甲状腺的影像学检查。反映甲状腺功能的血清激素包括 TSH、TT_4、TT_3、FT_4、FT_3。血清 TSH 是反映甲状腺功能的最敏感指标,它的指标发生在 T_4、T_3 水平改变之前,特别是超敏感 TSH 测定方法(也称第三代 TSH 测定)产生后,它在诊断甲亢中的作用显得尤为突出。亚临床甲状腺功能异常时仅有血清 TSH 的改变,血清甲状腺激素正常。血清 TT_4、TT_3 由于受循环中甲状腺激素结合球蛋白的浓度的影响,其诊断价值低于血清 FT_4、FT_3。甲状腺影像学检查主要包括 ^{131}I 摄取率和甲状腺放射性核素扫描。随着 TSH 和甲状腺激素测定方法的改进,^{131}I 摄取率已经不作为诊断甲状腺功能亢进的必备检查,现在 ^{131}I 摄取率主要用于甲状腺功能亢进症所致

的甲状腺毒症与炎症所致的漏出性甲状腺毒症的鉴别诊断(前者增高,后者降低)。甲状腺放射性核素扫描主要用于甲状腺结节和肿瘤的诊断和鉴别诊断。

(一)血清总甲状腺激素(TT₄)

TT_4 全部由甲状腺产生,血清中 99.96% 的 TT_4 以与蛋白结合的形式存在,其中 80%~90% 与甲状腺激素结合球蛋白(TBG)结合,所以血清 TBG 量及与激素结合力的变化都会影响测定结果。甲状腺功能亢进时 TT_4 增高。放射免疫法(RIA)成人正常值为 65~156nmol/L,免疫化学发光法(ICMA)成人正常值为 58.1~154.8nmol。

(二)血清总三碘甲状腺原氨酸(TT₃)

TT_3 20% 由甲状腺产生,80% 在外周组织由 T_4 转换而来。血清中 99.6% 的 T_3 以与蛋白结合的形式存在,所以本值同样受到 TBG 含量的影响。RIA 法成人正常值为 1.8~2.9nmol/L,ICMA 法成人正常值为 0.7~2.1nmol/L。

(三)血清游离甲状腺素(FT₄)游离三碘甲状腺原氨酸(FT₃)

尽管 FT_4 仅占 T_4 的 0.025%,FT_3 仅占 T_3 的 0.35%,但他们与甲状腺激素的生物效应密切相关,是实现该激素生物效应的主要部分,所以是诊断临床甲亢的首选指标。RIA 法 FT_4 成人正常值为 9~25pmol/L,ICMA 法 FT_4 成人正常值为 9~23.9pmol/L;RIA 法 FT_3 成人正常值为 3~9pmol/L,ICMA 法 FT_3 成人正常值为 2.1~5.4pmol/L。

(四)促甲状腺激素(TSH)测定

血清 TSH 浓度的变化是反映甲状腺功能最敏感的指标。国内普遍应用的免疫化学发光法(ICMA)属于第三代 TSH 测定法,检测灵敏度达到 0.001mU/L,成人正常值 0.3~4.8mU/L。TSH 也是诊断亚临床型甲状腺功能亢进和亚临床型甲状腺功能减退的主要指标。

(五)促甲状腺激素释放激素(TRH)兴奋实验

静脉注射 TRH400μg,分别于注射前、注射后 15、30、60、90、120 分钟采血,测定血清 TSH。正常人 TSH 水平较注射前升高 3~5 倍,高峰出现在 30 分钟,并且持续 2~3 小时。甲状腺功能亢进时,血清 T_3、T_4 浓度增高,反馈抑制垂体 TSH 释放,故在注射 TRH 后 TSH 分泌反应被抑制或反应降低。

(六)¹³¹I 摄取率

盖革计数管测定的 ^{131}I 摄取率正常值为 3 小时

5%~25%，24 小时 20%~45%，高峰在 24 小时出现。甲状腺功能亢进时 ^{131}I 摄取率改变为总摄取量增加，摄取高峰前移。本方法目前主要用于甲状腺毒症病因的鉴别：甲状腺功能亢进类型的甲状腺毒症 ^{131}I 摄取率增高；非甲状腺功能亢进类型的甲状腺毒症 ^{131}I 摄取率减低（表 7-8-1）。

（七）促甲状腺激素受体抗体

促甲状腺激素受体抗体（TRAb）是鉴别甲状腺功能亢进病因、诊断 GD 的重要指标之一。新诊断的 GD 患者 75%~96% TRAb 阳性，全部患者平均阳性率为 30%~40%。TRAb 包括刺激性（TSAb）和抑制（TSBAb）两种抗体，而检测到的 TRAb 仅能反映有针对 TSH 受体的自身抗体存在，不能反映这种抗体的功能。

（八）甲状腺刺激抗体

甲状腺刺激抗体（TSAb）是诊断 GD 的重要指标之一，TSAb 不仅与 TSH 受体结合，而且这种抗体能产生甲状腺细胞的刺激作用。测定原理：TSAb 与 TSH 受体结合，通过腺苷酸环化酶-cAMP 途径产生类 TSH 的生物学效应，使 cAMP 水平增加。85%~100% 的 GD 新诊断患者 TSAb 阳性，TSAb 的活性平均为 200%~300%。一般来说，存在高滴度 TRAb 的患者 TSAb 也阳性。

（九）眼部计算机体层成像（CT）和磁共振成像（MRI）

眼部 CT 和 MRI 用于排除其他原因所致的突眼，测量突眼的程度，评估眼外肌受累的情况，有助于对比病情的变化和评估治疗的有效性。

> **案例 7-8-1**
> 1. 甲状腺功能：TSH < 0.005mU/L，FT_3 18.5pmol/L，FT_4 55.6pmol/L，TPOAb 214IU/ml。
> 2. 血常规：WBC 5.22×10^9/L，RBC 4.49×10^{12}/L，PLT 210×10^9/L，N 42.0%，L 45.0%，M 10.5%。
> 3. 甲状腺彩超：甲状腺弥漫性增大，血流丰富，流速增高。
> 4. 甲状腺 ^{131}I 摄取率：3 小时为 53.0%，24 小时为 43.14%。

【诊断与鉴别诊断】

诊断的程序是：①确定有无甲状腺毒症；②确定甲状腺毒症是否来源于甲状腺功能亢进；③确定引起甲状腺功能亢进的原因，如 GD、结节性毒性甲状腺肿等。

1. 甲状腺功能亢进症的诊断 ①高代谢症状和体征；②甲状腺肿伴或不伴血管杂音；③血清 FT_4 与 FT_3 增高、TSH 减低。具备以上三项诊断即可成立。应注意的是，淡漠型甲状腺功能亢进的高代谢症状和甲状腺体征不明显，仅表现为明显消瘦或心房颤动，尤其在老年患者；T_3 型甲状腺功能亢进仅有血清 T_3 增高。

2. GD 的诊断 ①甲状腺功能亢进症诊断成立；②甲状腺肿大呈弥漫性少数病例可以无甲状腺肿大；③伴浸润突眼；④TRAb 和 TSAb 阳性；⑤其他甲状腺自身抗体阳性；⑥胫前黏液性水肿。具备①②项者诊断即可成立，其他 4 项进一步支持诊断确立。

3. 甲状腺功能亢进所致的甲状腺毒症与甲状腺炎导致甲状腺激素漏出所致的甲状腺毒症的鉴别 两者均有临床甲状腺毒症表现、甲状腺肿和血清甲状腺激素水平升高。而病史、甲状腺体征和 ^{131}I 摄取率是主要的鉴别手段。前者 ^{131}I 摄取率增高，摄取高峰前移；后者 ^{131}I 摄取率减低，并呈现动态变化（详见本篇第十章）。

4. 甲状腺功能亢进所致的甲状腺毒症的原因鉴别 GD、结节性毒性甲状腺肿和甲状腺自主高功能腺瘤分别占病因的 80%、10% 和 5%。伴有浸润性突眼、TRAb 和 TSAb 阳性、胫前黏液性水肿等支持 GD 的诊断。不典型的 GD 应与结节性毒性甲状腺肿和甲状腺自主高功能腺瘤相鉴别。鉴别的主要手段是甲状腺放射性核素扫描和甲状腺 B 超。

> **案例 7-8-1**
> 1. 患者为青年女性，35 岁。
> 2. 病史特点：患者于 3 个月前因受刺激后出现怕热、多汗、心慌、手颤，伴有食欲亢进，大便次数增加，体重明显减轻。自发病以来，焦虑、心烦易怒、失眠。既往身体健康，其母亲曾患甲状腺功能亢进症。
> 3. 临床特点：T 37.4℃，P 108 次/分，BP 145/75mmHg。明显消瘦，精神兴奋。皮肤潮湿、多汗，双眼突出，眼睑水肿，结膜充血。甲状腺Ⅱ度肿大，双侧上极均可闻及血管杂音。HR 为 108 次/分，律齐，第一心音亢进。双手细颤。
> 4. 辅助检查：TSH < 0.005mU/L，FT_3 18.5pmol/L，FT_4 55.6pmol/L，TPOAb 214IU/ml。甲状腺彩超：甲状腺弥漫性增大，血流丰富，流速增高。甲状腺 ^{131}I 摄取率：3 小时为 53.0%，24 小时为 43.14%。
>
> 临床诊断：格雷夫斯病合并格雷夫眼病。

【治疗】

目前尚不能对 GD 进行病因治疗。有三种疗法可被采用，即抗甲状腺药物（ATD）、放射性碘和手术治疗。ATD 的作用是抑制甲状腺激素的合成与释放，放射性碘和手术则是通过破坏甲状腺组织减少甲状腺激素的产生来达到治疗目的。

（一）抗甲状腺药物（ATD）

ATD 治疗是甲状腺功能亢进的基础，但是单纯 ATD 治疗的治愈率仅有 40% 左右，复发率高达 50%～60%。ATD 也用于放射性碘和手术治疗的辅助治疗。常用的 ATD 分为硫脲类和咪唑类两类，硫脲类目前主要有丙硫氧嘧啶（propylthiouracil，PTU）；咪唑类目前主要有甲巯咪唑（methimazole，MMI，他巴唑）和卡比马唑（carbinmazole，甲亢平）。PTU 血浆半衰期为 60 分钟，具有在外周组织抑制 T_4 转换为 T_3 的独特作用，因此发挥作用较 MMI 迅速，控制甲亢症状快，但是必须保证 6～8 小时给药一次；MMI 血浆半衰期为 4～6 个小时，在甲状腺内停留时间长，一天的剂量可以顿服。

1. 适应证　①病情轻、中度患者；②甲状腺轻、中度肿大；③年龄＜20 岁；④孕妇、高龄或因其他原因不适宜手术者；⑤手术或放射性碘治疗前的准备用药；⑥手术后复发且不适合放射性碘治疗者。

2. 剂量与疗程　以 PTU 为例，如用甲巯咪唑则剂量为 PTU 的 1/10。①初治期：300～450mg/d，分 2～3 次口服，持续 6～8 周，每 4 周复查血清甲状腺激素水平一次。T_4 的血浆半衰期在 1 周左右，而且甲状腺内储存激素释放的时间约为 2 周，所以 ATD 开始发挥作用多在 4 周左右。临床症状缓解后开始减量。②减量期：每 2～4 周减量一次，每次减量 50～100 mg/d，3～4 个月减至维持量。③维持期：50～100 mg/d，维持治疗时间为 12～18 个月。由于 TSH 能够刺激甲状腺细胞表面免疫相关抗原体液因子的表达，TSH 增高可能加重甲状腺肿和突眼，因此有学者主张在 ATD 治疗中合用左甲状腺素（$L-T_4$），以免血清 TSH 升高，抑制甲状腺自身免疫过程，但其临床疗效报道尚不一致。

3. 不良反应　①粒细胞减少：ATD 可以引起白细胞减少，发生率约为 10%，严重者可发生粒细胞缺乏症。主要发生在治疗开始后的 2～3 个月内，外周血白细胞低于 $3×10^9/L$ 或中性粒细胞低于 $1.5×10^9/L$ 时应当停药。甲状腺功能亢进本身也可以引起白细胞减少，需要注意区分。治疗前和治疗后每周需要检查血白细胞。②皮疹：发生率为 2%～3%。可用抗组胺药治疗，若皮疹严重应及时停药，以免发生剥脱性皮炎。③胆汁淤积性黄疸、血管神经性水肿、中毒性肝炎、急性关节痛等不良反应较为罕见，如发生则需立即停药。

4. 停药指标　主要依据临床症状、体征和实验室检查：①症状消失，体征明显好转；②甲状腺激素和 TSH 正常，TSAb 转为阴性；③ATD 维持治疗 18 个月。

（二）放射性碘治疗

放射性碘（radioactive iodine，RAI）治疗机制是服用 ^{131}I 后主要被甲状腺所摄取而且主要释放出 β 射线，β 射线在组织内的射程仅有 2mm，仅破坏甲状腺组织细胞，不会累及毗邻组织，包括甲状旁腺。

1. 适应证　①中度甲状腺功能亢进、年龄 25 岁以上；②对 ATD 过敏或长期治疗无效，或治疗后复发者；③合并心、肝、肾疾病不宜手术或不愿接受手术者。

2. 禁忌证　①妊娠、哺乳期妇女；②年龄 25 岁以下；③有严重心、肝、肾功能衰竭或活动性肺结核；④外周血白细胞低于 $3×10^9/L$ 或中性粒细胞低于 $1.5×10^9/L$；⑤重度浸润性突眼；⑥甲状腺危象。

3. 剂量　根据估计甲状腺组织重量甲状腺最高 ^{131}I 摄取率计算剂量，一般主张每克甲状腺组织一次给予 ^{131}I 2.6～3.7MBq（70～100μCi）。对于病情较重者，先用 MMI 控制症状，注意此时不宜用 PTU，因为停药后它会在数周或数月内抑制甲状腺摄取 ^{131}I，而 MMI 的这种抑制作用在 24 小时后消失。待症状减轻后，停 ATD 5～7 天后给予 ^{131}I。这类患者的 ^{131}I 治疗量应当增大至每克甲状腺组织 3.75～5.60 MBq（70～150μCi）。治疗后 2～4 周症状减轻，甲状腺缩小，体重增加，3～4 个月甲状腺功能恢复正常。80% 患者可以一次治愈，未治愈者 6 个月后进行第二次治疗。

4. 并发症　①甲状腺功能减退：国内报道治疗后一年内的发生率为 4.6%～5.4%，以后每年递增 1%～2%，较国外低。甲状腺功能减退发生的原因与电离辐射损伤和继发自身免疫损伤有关。对于接受 RAI 治疗的患者，定期监测甲状腺功能十分重要。RAI 引起的甲状腺功能减退分为暂时性和永久性两类，后者要给予甲状腺激素终生替代治疗。②放射性甲状腺炎：发生在摄 ^{131}I 后的 7～10 天。严重者可给予糖皮质激素治疗。对于个别患者，RAI 治疗可诱发甲状腺危象。③有时可加重浸润性突眼，必要时可加用糖皮质激素预防和治疗。

（三）手术治疗

1. 适应证　①中、重度甲状腺功能亢进，长期服药无效，或停药后复发，或不能长期服药者；②甲状腺巨大，有压迫症状；③胸骨后甲状腺肿伴甲状腺功能亢进；④结节性甲状腺肿伴甲状腺功能亢进。

2. 禁忌证　①伴严重浸润性突眼；②合并严重心、肝、肾、肺疾病，不能耐受手术；③妊娠前 3

个月和第 6 个月以后。

3. 手术方式　通常为甲状腺次全切除术，两侧各留下 2～3g 甲状腺组织，治愈率约为 60%。主要并发症是甲状旁腺损伤导致甲状旁腺功能减退和喉返神经损伤，发生率为 1%～2%，术后甲状腺功能亢进复发率在 7%～8%。

（四）其他药物治疗

1. 复方碘化钠溶液　仅在手术前和甲状腺危象时使用，属于暂时性。另外，减少碘摄入量是治疗甲状腺功能亢进症的基础之一，过量碘的摄入会加重和延长病程，增加复发的可能性，所以甲状腺功能亢进症患者应当食用无碘食盐，忌用含碘药物。

2. β 受体阻滞剂　作用机制是：①阻断甲状腺激素对心脏的兴奋作用；②阻断外周组织 T_4 向 T_3 转化，用于甲状腺功能亢进初治期，可较快控制甲状腺功能亢进的临床症状。通常应用普萘洛尔每次 10～40mg，每天 3～4 次。对于有支气管疾病者，可选用 $β_1$-受体阻断剂，如阿替洛尔、美托洛尔等。

（五）甲状腺危象的治疗

甲状腺危象的治疗如下所述。①针对诱因治疗，尤其注意预防感染和做好术前准备。②抑制甲状腺激素合成：首选 PTU，首次剂量 600mg 口服或经胃管注入，以后给予 200mg，每 8 小时口服一次，待症状缓解后改用一般治疗剂量。③抑制甲状腺激素释放：服 PTU 1～2 小时后再加用复方碘溶液 5～10 滴，每 8 小时一次；或碘化钠 1.0g 加入 5% 葡萄糖盐水溶液中静脉滴注 24 小时，以后视病情逐渐减量，一般使用 3～7 天。如果对碘剂过敏，可改用碳酸锂 0.5～1.5g/d，分 3 次口服，连用数天。④普萘洛尔 20～40mg，每 6～8 小时口服一次，或 1mg 稀释后静脉缓慢注射。普萘洛尔有抑制外周组织 T_4 转换为 T_3 的作用。⑤氢化可的松 100mg 加入 5%～10% 葡萄糖盐水中静滴，每 6～8 小时一次。⑥降低血浆甲状腺激素：在上述常规治疗效果不满意时可选用腹膜透析、血液透析或血浆置换等措施迅速降低血浆甲状腺激素浓度。⑦降温：高热者予物理降温，避免用阿司匹林类药物。⑧其他支持治疗。

（六）浸润性突眼的治疗

浸润性突眼的治疗如下所述。①高枕卧位，限制食盐，给予利尿药减轻水肿。②1% 甲基纤维素溶液或 0.5% 氢化可的松溶液滴眼，睡眠时使用抗生素眼膏，加盖眼罩预防角膜损伤。③早期使用免疫抑制剂：泼尼松 60～90mg/d，分 3 次口服，持续 2～4 周，以后 4～12 周逐渐减量。严重病例可应用甲泼尼龙 0.5～1.0g 加入生理盐水静滴，隔天一次，连用 2～3 次后改为口服泼尼松。也可以试用环磷酰胺、环孢霉素等其他免疫抑制剂。④严重突眼、角膜溃疡或压迫性视神经病变者，可行眼眶减压术或球后放射治疗，以减轻眶内和球后浸润。泼尼松效果不佳时，可改用球后放射治疗，通常给予 20Gy 剂量，分 10 次在 2 周内进行。⑤控制甲亢首选 ATD 治疗，因手术和 ^{131}I 治疗可能加重浸润性突眼。⑥可合用 $L-T_4$ 或甲状腺片，以预防甲状腺功能减退加重突眼。

（七）妊娠期甲状腺功能亢进的治疗

妊娠期甲状腺功能亢进症的治疗方法如下所述。①ATD 治疗：可以在妊娠全程给予 ATD 治疗。因为 ATD 可以通过胎盘影响胎儿的甲状腺功能，故密切检测孕妇的游离甲状腺激素水平对确定治疗所需的 ATD 剂量十分重要。因 PTU 通过胎盘和进入乳汁的比例均少于 MMI，故首选 PTU。PTU 初始剂量为 300mg/d，维持剂量为 50～150mg/d 对胎儿是安全的。血清 FT_4 应当维持在正常值的上限水平或稍高于正常水平，避免过度治疗。另外，在妊娠的后 6 个月，由于妊娠的免疫抑制作用，ATD 的剂量可以减少。分娩以后，免疫抑制解除，甲状腺功能亢进易复发，ATD 的需要量也增加。②一般不宜手术治疗，若择期手术治疗，经 PTU 治疗控制甲状腺功能亢进症状后，可在妊娠中期做甲状腺次全切除。③ATD 治疗同时合用 $L-T_4$ 不能预防胎儿甲状腺功能减退发生，因后者通过胎盘的量极少，不能防止 TSH 升高。④妊娠期禁忌 RAI 治疗。⑤妊娠期禁忌普萘洛尔治疗。

（八）甲状腺功能亢进性心脏病的治疗

首先应针对甲状腺毒症治疗，尽快使甲状腺功能恢复正常。可选择放射性碘治疗，不适合放射性碘治疗的患者使用 ATD 治疗。β 受体阻滞剂普萘洛尔具有迅速减慢心率、缩小脉压、减少心排血量的作用，对于控制心房颤动的心室率有明确效果，由于甲状腺功能亢进所致的代谢率增加，普萘洛尔应用剂量要相对增大，可 30～60mg，每 8 小时一次。其他还可给予抗心力衰竭治疗，如地高辛和利尿药。

> **案例 7-8-1　治疗建议**
>
> 1. 注意休息，必要时服用镇静剂。
> 2. 低碘高热量饮食。
> 3. PTU 100mg，每天 3 次；普萘洛尔 10mg，每天 3 次。
> 4. 必要时放射性碘治疗。

（张　军　韩学文）

第九章　甲状腺功能减退症

甲状腺功能减退症（hypothyroidism），简称甲减，是指由于各种原因引起的体内甲状腺激素合成、分泌或生物效应不足，导致机体的代谢和身体的各个系统功能减低而引起的临床综合征。按起病年龄可分为三种类型：功能减退始于胎儿或新生儿者称为呆小病；起病于青春期发育前儿童者，称为幼年型甲减；起病于成年者为成年型甲状腺功能减退症。甲状腺功能减退症根据病变的部位不同，又可以分为原发性（甲状腺性）甲状腺功能减退症，继发性（垂体性）甲状腺功能减退症、三发性（下丘脑性）甲状腺功能减退症及因为末梢对甲状腺激素作用抵抗所致的甲状腺功能减退症。其中原发性（甲状腺性）甲状腺功能减退症最常见，约占全部甲状腺功能减退症患者的 96%。

【病因和发病机制】

甲状腺功能减退症的发病机制因类型和病因不同而各异。呆小病有地方性及散发性两种。地方性呆小病见于地方性甲状腺肿流行区，因母体缺碘，供应胎儿的碘缺乏，以致甲状腺发育不全和激素合成不足。散发性呆小病见于各地，病因不明。母亲既不缺碘又无甲状腺肿等异常，可能由于甲状腺发育不全或缺如以及甲状腺激素合成障碍等原因发病。幼年型甲减的病因与成人患者相同。成年型甲减可分为 TH 缺乏、TSH 缺乏、TRH 缺乏和周围组织对 TH 不敏感四类：TH 缺乏患者又分为原发性和继发性两种原因。原发性者病因不明，故又称"特发性"，可能与甲状腺自身免疫性病变有关，此组病例较多发生甲状腺萎缩，约占甲状腺功能减退症发病率的 5%。继发性者有以下几种原因：①由于手术切除、放射性碘或放射线治疗引起甲状腺破坏；②甲状腺炎，以慢性淋巴细胞性甲状腺炎最为常见；③伴甲状腺肿或结节的甲减，以慢性淋巴细胞性甲状腺炎多见；④甲状腺内广泛病变，多见于晚期甲状腺癌和转移性肿瘤；⑤药物，以抗甲状腺药物治疗过量，摄入碘化物过多，使用阻碍碘化物进入甲状腺的药物如过氧酸钾、碳酸锂等多见。TSH 缺乏患者常因肿瘤、手术、放疗和产后垂体缺血性坏死所致。TRH 缺乏可由下丘脑肿瘤、肉芽肿、慢性疾病或放疗引起。TH 不敏感综合征常呈家族发病倾向，常染色体显性或隐性遗传。大多数是由于 TH 受体基因突变、TH 受体减少或受体后缺陷所致。

【临床表现】

甲状腺激素减少引起机体各系统功能减低及代谢减慢，症状多无特应性，病情严重时出现典型的甲状腺功能减退症的临床表现。

（1）一般表现：畏寒、乏力、表情淡漠、反应迟钝、动作缓慢、声音嘶哑、水肿、体重增加、面色苍白、眼睑浮肿、唇厚舌大、皮肤发黄、少汗粗糙、毛发稀疏脱落、指（趾）甲脆而增厚等。

（2）神经系统：智力下降，记忆力、注意力、理解力和计算力均减弱，听力下降，感觉灵敏度降低。检查时常见腱反射及松弛时间延长。

（3）循环系统：可有心悸、气短，下肢浮肿多为非凹陷性，检查时可见心脏扩大、心动过缓，严重时可伴有心包、胸腔或腹腔等浆膜腔积液。

（4）消化系统：食欲减退，胃酸分泌减少，胃肠蠕动减弱，可出现顽固性便秘。

（5）血液系统：20%～30%患者可出现贫血，一般为正红细胞型或小细胞低色素性贫血也可有巨红细胞型贫血。

（6）生殖系统：性欲减退，男性患者常有阳痿，女性患者可有月经不调、不易受孕。

> **案例 7-9-1**
>
> 1. 面色苍白，眼睑水肿，下肢水肿，体重增加。
> 2. 腹腔积液。

【实验室及辅助检查】

甲状腺功能减退的实验室检查主要是甲状腺功能检查，包括血清总甲状腺素（TT_4）、血清总三碘甲状腺原氨酸（TT_3）、血清游离甲状腺素（FT_4）、血清游离三碘甲状腺原氨酸（FT_3）及血清促甲状腺素（TSH）检查。本病患者血清 T_3、T_4 降低，尤其是 TT_4、FT_4 明显降低，由于甲状腺激素分泌减少，对 TSH 的反馈性抑制作用减弱，故血清中 TSH 水平通常增高，其次尚有甲状腺摄取同位素 ^{131}I 明显降低。此外患者常有轻度至中度的贫血；基础代谢率常明显降低；血清胆固醇明显升高，低密度脂蛋白及高密度脂蛋白均升高；泌尿系统检查有肾血流量降低，水利尿反应降低，可出现轻度蛋白尿，血尿酸升高；心电图示低电压，Q-T 延长，T 波低平；X 线检查示心影向两侧扩大；多普勒检查可见心包积液征等。

> **案例 7-9-1**
>
> 1. FT_3：2.383pmol/L（2.76～6.3 pmol/L）。
> 2. FT_4：6.23 pmol/L（10.42～24.32 pmol/L）。
> 3. TSH：12.0mU/L（0.35～5.50 mU/L）。
> 4. 白蛋白 11.4g/L，总蛋白 31.2 g/L。
> 5. 甲状腺 B 超显示：结节性甲状腺肿（右）。

【诊断】

典型甲状腺功能减退症病例不难诊断，较为可靠的症状和体征为不耐寒冷，脑力和体力活动减慢，皮肤增厚干燥，温度低，眶周肿胀，无表情，心率缓慢；实验室检查 T_3、T_4 降低，特别是 TT_4、FT_4 及 ^{131}I 摄取率明显降低，以及血清胆固醇测定等均有助于诊断，对于轻症或不典型患者，测定血清中 T_3、T_4 及 TSH 水平有助于诊断。

> **案例 7-9-1**
>
> 1. 颜面部水肿 1 年余，全身浮肿伴腹胀 2 月余。
> 2. 面色苍白，眼睑水肿，下肢水肿，体重增加，腹腔积液。

> 3. FT_3：2.383pmol/L（2.76～6.3pmol/L）；FT_4：6.23pmol/L（10.432～24.32pmol/L）。
> TSH：12.0mU/L（0.35～5.50 U/ml）。

【治疗】

甲状腺功能减退症的主要治疗方法是甲状腺激素的替代治疗。总原则是低剂量开始，缓慢加量，达有效剂量后长期维持。维持剂量可随病情变化，季节更替等而有所变动。

成人型甲状腺功能减退替代疗法效果显著，并需终身用药。

（1）甲状腺片从小剂量开始，15mg/d，最终剂量为 120～240mg/d，当自觉症状好转，脉率恢复正常，治疗见效可将剂量减量至 90～180mg/d，来作为维持量。如在治疗过程中出现胸闷、心悸、烦躁、多梦、多汗、乏力、心动过速、心律失常等症状，应把甲状腺片减量或暂时停用。

（2）L-T_4 替代剂量为每天 1.5～2.0μg/kg。初始剂量可先给予 1/2 量，1～2 周后逐渐加量，如合并心脏病或慢性肺部疾患则初始剂量应更小，加量应更缓慢，如 L-T_4 25～50μg/d 每月增加 25～50μg，以免诱发或加重其心脏病变。

对任何老年甲状腺功能减退患者，若其患有缺血性心脏病或至少有隐形心脏病存在时，应坚持给低剂量及缓慢的加量方法。因老年人代谢需要量较年轻人低故所需剂量偏低。初始 L-T_4 12.5～25μg/d，每 2～4 周增加 12.5～25μg，渐达每天 5μg/kg，以后每 2 个月调整一次剂量，直到达到满意的临床缓解或激素血药浓度，并需经常检测心电图，以免发生心肌缺血及心律失常，必须强调指出，因药物所致心肌缺血、心力衰竭或致死性心律失常发生的危险性远远高于甲状腺功能减退状态持续存在的危险性。

发育期青少年甲减时应尽快达到有效治疗剂量，以免影响生长发育。剂量一般为每日 2～2.5μg/kg（标准体重），如无心肺疾患，可开始即按此剂量给药，数天内血清 T_4 可达正常范围，T_3 正常一般需 2～4 周，血 TSH 浓度降至正常则需 6～8 周，以后可以此作为基础调整剂量，以求达到较满意的临床及生化效果。

> **案例 7-9-1**
>
> L-T_4 50μg/d，后逐渐增加剂量至 100μg/d，患者症状明显好转出院。

【预防】

先天性呆小病和缺碘型甲状腺肿是可预防性疾病，饮食碘供应不足是引起地方性甲状腺肿和呆小病的主要原因，食用碘盐是最常用最有效的补碘方法。胎儿、新生儿甲状腺功能减退症的预防主要依赖于大力推广现代筛查诊断方法。进行宫内或出生后的早期诊治，将明显减少新生儿先天性甲状腺功能减退症的发生，改善其不良预后，成人甲状腺功能减退症，有一部分是由于手术切除或使用^{131}I治疗甲状腺功能亢进症，手术时必须保留足够的甲状腺组织或严格掌握^{131}I用量，避免切除过多和剂量过大所致的医源性甲状腺功能减退症。此外，在临床工作中加强对不典型甲状腺功能减退症的诊治，避免误诊误治。

（张　军）

第十章 甲状腺炎

甲状腺炎（thyroiditis）不少见，包括了一组炎症性及非炎症性疾病。关于本症的命名及分类，目前虽有不少描述和介绍，均不够理想。通常甲状腺炎的分类既反映本病起病的急慢，也说明病程的长短，即所谓急性、亚急性及慢性甲状腺炎，它们彼此之间的内在联系不多，发展和转化关系也不明确，各自具有其不同的病因、发病机制、病理改变、临床特点和预后转归。

从起病快慢说，分为急性化脓性、亚急性甲状腺炎[包括肉芽肿性和淋巴细胞性或无痛性（寂静型）甲状腺炎]、慢性甲状腺炎[包含慢性淋巴细胞性（桥本甲状腺炎）]和慢性纤维性甲状腺炎（侵袭性纤维性或 Riedel 甲状腺炎）]，还有辐射后、寄生虫、结核、梅毒等感染所引起的甲状腺炎。无痛性甲状腺炎可进一步分为散发性和产后类型（表 7-10-1）。

表 7-10-1　甲状腺炎的分类

类型	病因	组织学所见	发生频率	最终结局
桥本甲状腺炎	自身免疫	伴有生发中心的淋巴细胞浸润，纤维化及有 Hurthle 细胞改变	常见	甲状腺功能减退症
亚急性肉芽肿性甲腺炎	病毒	有巨细胞浸润的微脓肿和滤泡破裂	约为桥本甲状腺炎的 1/40	大多治愈，少数持续甲状腺炎
亚急性无痛性甲状腺炎	自身免疫	有滤泡破坏淋巴细胞性浸润		大多治愈，少数持续甲状腺肿及甲减约 75% 恢复
产后甲状腺炎	分娩后免疫抑制解除，潜在自身甲状腺炎显性	淋巴细胞浸润轻，无生发中心形成	—	自限性，部分永久性甲状腺功能减退
散发性甲状腺炎	—	—	不常见	
产后型甲状腺炎	—	—	为产后妇女的 5.5%	恢复正常
急性化脓性甲状腺炎	细菌	由细菌或真菌生成脓肿	罕见	

急性化脓性甲状腺炎和 Riedel 甲状腺炎非常少见，其他类型的甲状腺炎更为罕见

第一节　亚急性非化脓性甲状腺炎

亚急性甲状腺炎（subacute thyroiditis）曾命名为肉芽肿性、巨细胞性或 de Quervain 甲状腺炎，其发病原因是病毒对甲状腺的感染所致，病前患者常先有上呼吸道感染。本病是一种可以自行恢复的甲状腺感染性疾病。

【流行病学】

有报道称，本病有季节性的发病倾向，发病还有地区性的集聚表现。临床上本病不太常见，有不少轻型患者可能误诊为咽炎，临床表现不典型、未能检出者估计不在少数。本症女性较男性多 3～6 倍，好发年龄在 30～50 岁。儿童少见。

【病因学】

腮腺炎病毒与一些亚急性非化脓性甲状腺炎病例的发病有关，因为在一些患者的血液中，发现有较高浓度的流行性腮腺炎病毒抗体：在被侵及的甲状腺组织中，已直接培养出了流行性腮腺炎病毒。此外，柯萨奇病毒、流感病毒、埃可（ECHO）病毒及腺病毒等均可以是本病的病原物。有些病例，在病程的急性期常有甲状腺自身免疫的证据存在。根据对 HLA

的研究，本病患者可能有病毒易感性基因组，故易患病。本病发病过程是暂时的，仅有极少数患者最终发展为甲状腺功能减低。

【病理生理】

甲状腺滤泡上皮的破坏及滤泡完整性的丧失，是亚急性甲状腺炎病理生理的主要结局。已经生成的甲状腺激素与异常的碘化物质，一起从滤泡释入血中，足以使血清中的 T_4 及 T_3 升高，临床上产生甲状腺功能亢进，并抑制了 TSH 的分泌。由于滤泡上皮的破坏，TSH 无法使甲状腺增加对放射性碘的摄取，致使放射性碘摄取率减低，新的甲状腺激素不能合成。在疾病的后期，滤泡内贮存的以前生成的激素已排尽，血中的 T_3 及 T_4 浓度下降，有时降至甲状腺功能减低水平，而 TSH 上升，常可高于正常。如病情不再活动，甲状腺摄碘率可高于正常一段时间。最终，随着甲状腺激素分泌的恢复，血中 T_3、T_4 升高，TSH 浓度下降至正常范围。

【病理解剖】

本病很少进行病理活体或针吸细胞学检查。如手术探查，可见甲状腺与被膜或邻近的肌肉粘连，不易分开，这和纤维性甲状腺炎所见不同。病变组织为黄色或白色，较正常为硬。腺体常两侧对称性肿大，但

也可能不对称，仅一叶明显。病变可以仅局限于甲状腺，也可扩展至被膜表面。在大体上，因病变质硬、色苍白，与正常甲状腺之间缺乏清楚界限，与癌肿时所见相似。

亚急性甲状腺炎的组织学特点，与桥本甲状腺炎（HT）不同。病变表现为片状分布。由于病期的不相同，在甲状腺中，各片之间的表现也不相同。在受侵犯区，滤泡内以单核细胞浸润为主，在被侵及的滤泡内，显示上皮破裂，胶质部分或完全消失，基底膜断裂。此种病情程度是组织病理学表现，与桥本甲状腺炎时所见类似。特征性的表现为滤泡的胶质构成中央核，周边围以多形核巨细胞，因此，本病又称为"巨细胞"甲状腺炎，在间质细胞内，可以见到胶质，或见到巨细胞内有间质吞噬（colloidophagy）。滤泡改变进而形成肉芽肿。由于病期的不同，滤泡间的纤维组织以及间质组织的炎性反应表现也不同。电镜观察见滤泡细胞基底膜增厚，一些细胞呈柱状，有脂肪包涵体。随着病情的不断好转、病变的消退，甲状腺组织恢复正常。

【临床表现】

本病特征性的表现，为甲状腺部位有逐渐发生或骤然发生的疼痛，严重病例伴有发热，患者在转动头部或吞咽时疼痛加重，并可向耳部、下颌或枕骨部位放射。如同上述这些部位本身的疾病所引起的一样。但是，如果患者缺少甲状腺局部疼痛，并不能排除亚急性甲状腺炎诊断，因为在有病理证实的病例中，曾见到可以不伴有甲状腺部位的疼痛。本病可以有声音嘶哑及吞咽困难。多数患者的症状在3～4天内达到高峰，也有不少患者起病缓慢，超过1～2周。在病后的一周内，约半数患者可伴有甲状腺功能亢进表现，包括兴奋、怕热、心慌、颤抖及多汗等，这些症状是由于急性炎症时从甲状腺向血中释放出过量的甲状腺激素引起的。患者常诉说心悸、神经过敏及倦怠，倦怠常非常明显，这是本病的特点之一。病情轻者常被误诊，严重者，可见到全身有急性病表现，症状可存在数月。触诊时，不少患者的甲状腺呈轻度到中度肿大，质地硬，伴有结节，有剧烈触痛，常可见到一叶甲状腺受侵较另一叶严重，在受侵犯的甲状腺

上的皮肤有发红、温暖。有时可见到侵犯病灶在几周内转向腺体的其他部位，或见最初受侵部位疼痛消失。病情起伏波动持续3～6周，多于几个月内消退，不遗留甲状腺功能异常。有些患者在病后会出现暂时性的甲状腺功能减低表现。有不少患者病情好转以后，在数月内可再次或可有多次病情复发或加重，少数最终变为甲状腺功能减退。

本症有些不典型的临床类型值得注意。北京协和医院曾经收治过143例亚急性甲状腺炎患者，有11例初诊时起病不典型，被误认为其他疾病，归纳这些临床表现有几种类型：颈部发现结节就诊的有6例，其中4例为无痛性肿物；2例肿物有疼痛，生长快，疑为甲状腺癌；耳咽部症状（耳鸣、耳痛、失音及声音嘶哑等）3例；发热待查（其中1例反复发热1年半）2例。这些患者最终是通过实验检查和临床过程或是组织病理检查诊断本病的。

【实验室及辅助检查】

亚急性甲状腺炎实验室检查所见随病期的不同而不同（表7-10-2）。在急性期，红细胞沉降率增快非常明显，红细胞沉降率正常不支持亚急性甲状腺炎的活动期。血中白细胞正常，或中等程度升高。

亚急性甲状腺炎是"低摄取甲状腺毒症"的原因之一，低摄取的甲状腺功能亢进的其他原因中，还有寂静型甲状腺炎、医源性甲状腺功能亢进及碘引起的甲亢等。本病初发时，不论血中 T_3 或 T_4 正常或是升高，甲状腺的放射性碘摄取率显示值均低于正常，此时血中基础 TSH 是受抑制的。临床上，甚至仅有一部分甲状腺受损时，其放射性摄碘率也可低于正常。偶可见到，一些轻型患者中，在未受损害的腺体扫描时显示放射性碘的摄取仍旧存在，但此种情况非常少见，故当见到患者放射性碘摄取率正常时，对活动性亚急性甲状腺炎的诊断应提出怀疑。在典型病例，血中抗甲状腺过氧化物酶抗体及甲状腺球蛋白抗体常测不出来，或仅显示滴度略微升高。

当病情处在甲状腺功能减低期，血中 T_4 及 T_3 均降低，TSH 升高。在恢复期，放射性碘摄取率恢复正常，或稍有增高，血中 T_4 及 T_3 也恢复至正常水平。

表 7-10-2 亚急性非化脓性甲状腺炎不同病期的实验检查

病例	T_4	T_3	TSH	^{131}I 摄取率	其他检查
甲亢期	↑↑	↑↑	↑↑	低（0～2%）	荧光扫描示甲状腺内含碘量减少
甲减期	↑	↑	↑	反跳上升	荧光扫描甲状腺内含碘量增加
恢复期	正常	正常	正常	可轻度增高	甲状腺内含碘量达高而平的水平

近来，Benedbck 及 Hegendus 介绍了23例进行甲状腺超声检查的亚急性甲状腺患者，所有患者均显示低回声，在病情进展时见到低回声区有进一步扩展，甲状腺体积在增加。他们认为高度消退的超声检

查所见对诊断亚急性甲状腺炎是有力的支持参数。

【鉴别诊断】

亚急性甲状腺炎需要与甲状腺结节的急性出血、慢性淋巴细胞性甲状腺炎的急性发病、寂静型或无痛性甲状腺炎及急性化脓性甲状腺炎相鉴别。在多发性结节性甲状腺肿的出血形成结节时，则鉴别较困难。上述两种类型的出血中，病变以外的甲状腺组织的功能仍然存在，其红细胞沉降率少有明显升高，慢性淋巴细胞性甲状腺炎急性发病可伴有甲状腺疼痛及触痛，但腺体多是广泛受侵犯，血中抗甲状腺抗体大多升高。患者伴有甲状腺功能亢进表现时，需要与格雷夫斯病鉴别，然而后者甲状腺摄取^{131}I率多是升高的。伴有甲状腺功能亢进的无痛性甲状腺炎，有减低的放射性摄碘率，病理示慢性甲状腺炎，而无巨细胞存在时，常称为高功能甲状腺炎，与无痛性甲状腺炎的鉴别较困难，化验时红细胞沉降率不增快，抗甲状腺抗体明显升高，提示为前者。急性化脓性甲状腺炎时，可见到身体其他部位有脓毒病灶，甲状腺的邻近组织存在明显的感染反应，白细胞明显升高，并有发热反应。急性化脓性甲状腺炎的放射碘摄取功能仍然存在。亚急性甲状腺炎很少需要与甲状腺广泛受侵犯的甲状腺癌相鉴别，因为两者的临床及实验室检查所见很不相同。

【治疗】

亚急性甲状腺炎有很多种治疗措施，包括硫脲类药、促甲状腺激素及抑制剂量的甲状腺激素。采用这些药物影响疾病过程的证据，尚不能令人认同。对本病无特殊治疗。治疗包括两方面：减轻局部症状和针对甲状腺功能异常的影响。一般来说，大多数患者对症处理即可。对轻型病例，采用阿司匹林或其他止痛药，如用对乙酰氨基酚 0.5g，每天 3～4 次，或用水杨酸盐 0.65g，每 4 小时 1 次，可控制症状；如使用 48 小时无效，在病情严重病例，如疼痛、发热明显者，可短期用其他非类固醇抗炎药或应用糖皮质类固醇激素，如泼尼松，通常为每次 10mg，每天 3 次，最多可用至 40mg/d，可迅速缓解临床症状，约有 5% 的患者需用皮质激素来减轻症状，持续用药 1～2 周，甚或 4～8 周，以后逐渐减量，共用 6～8 周。如患者在用泼尼松 24～48 小时无反应，亚急性甲状腺炎的诊断应再评定。在治疗中追踪观察红细胞沉降率改变，可指导用药。如病情需要，再次开始用泼尼松依然有效。然而，皮质激素并不会影响本病的自然过程，如果皮质激素用后撤减药量过多、过快，反而会使病情加重。也有人提出，如果糖皮质激素连续使用，所用剂量以使患者不出现症状，直至其放

射性碘摄取率恢复正常为宜，可能避免病情复发。患者伴有甲状腺功能亢进时，一般不采用抗甲状腺药治疗，通常采用非特异的药物如 β 受体阻滞剂普萘洛尔，每天最多 30mg，常可奏效。因本病伴甲状腺功能亢进是暂时的，且甲状腺摄碘率低，不是放射碘治疗的指征。这些药主要是破坏甲状腺激素的合成，但亚急性甲状腺炎血中过多的甲状腺激素是来源于被破坏了的滤泡漏出的 T_4 和 T_3，而不是由于合成和分泌增多所致，无须使用硫脲类抗甲状腺药。本病的甲状腺功能减退期也常是暂时的，通常甲状腺功能减退症状不多，所以无须甲状腺激素替代治疗。此时 TSH 分泌增加对甲状腺功能的恢复是重要的。除非患者甲状腺功能减退症状明显，甲状腺激素治疗应当禁忌。甲状腺功能减退病情轻者无须处理。但也有人主张有甲状腺功能减退时，可用甲状腺制剂如 L 型甲状腺素钠 0.1～0.15mg/d，可防止由 TSH 升高引起的病情再度加重。病情较重者，可用甲状腺激素替代一段时间。约有 10% 的患者可发生永久性甲状腺功能减低，需要长期甲状腺替代治疗。有称中药对本病急性期有较好的治疗效果。

【预防】

增强机体抵抗力，避免上呼吸道感染和咽炎，对预防本病发生有重要意义。

【预后】

本病的预后良好，可以自然缓解。一些患者在病情缓解后，数月内还可能再次或多次复发，反复发作虽不常见，但在临床上仍可能遇到，但最终甲状腺功能回至正常。然而，甲状腺局部不适可持续存在几个月。通常，在病后数周或数月，大多数患者甲状腺功能指标均恢复正常，而滤泡贮碘功能的恢复却很慢，可以长达临床症状完全缓解以后的 1 年以上。永久性甲状腺功能减低的发生率不到 10%，在以前曾有甲状腺手术或同时有自身免疫性甲状腺炎的患者容易有这种结果。极少数病例可发展为慢性淋巴性细胞性甲状腺炎或格雷夫斯病。

第二节　慢性淋巴细胞性甲状腺炎

案例 7-10-1

患者：女，35 岁。颈粗 1 年余。

患者于 1 年前发现颈粗，未诊治，半年前出现怕冷，声音粗，体重较前增加，并感乏力，睡眠多，并伴打鼾，憋气；无颈部、咽部不适，无多食、烦躁易怒、失眠多梦，无心慌、多汗等症状，近一个月来感乏力，憋气较前加重，为求进一步诊治入院。

体格检查：T 36.7℃，P 60 次/分，R 18 次/分，BP 120/70mmHg，发育正常，营养中等，神清语利，甲状腺功能减退症面容，全身皮肤黏膜未见黄染，无出血点，甲状腺Ⅱ°肿大，峡部肿大，质硬，无压痛，未闻及血管杂音；胸廓对称，双肺呼吸音清晰，HR 为 60 次/分，心律齐，各瓣膜区未闻及杂音，腹部平软，肝脾肋下未触及，脊柱四肢无畸形，双下肢无水肿。

问题：

1. 该病例首先应该考虑何诊断？

2. 在明确诊断之前，应做哪些实验室检查？

3. 如何明确诊断？如何给出处理建议？

慢性淋巴细胞性甲状腺炎包括两种类型：一为甲状腺肿型，即桥本甲状腺炎（Hashimoto thyroiditis，HT）；二为甲状腺萎缩型，即萎缩型甲状腺炎（atrophic thyroiditis，AT）。它们都属于自身免疫性甲状腺炎。桥本甲状腺炎是自身免疫性甲状腺炎的一种常见类型，多见于 30～50 岁女性，起病隐匿，发展缓慢，病程较长，主要表现为甲状腺肿大，多数为弥漫性，少数为局限性，部分以颜面、四肢肿胀起病。

【病因和发病机制】

本病的特点是血中可检出高效价的抗甲状腺抗体，因此认为是一种器官特异性自身免疫性疾病，具有一定的遗传倾向，HT 与 HLA-B8 相关，AT 与 HLA-DR3 相关。HT 和 AT 患者存在高滴度的 TPOAb 和甲状腺球蛋白抗体（TgAb），AT 患者可存在 TSBAb。尽管一些专家认为，TSBAb 可阻断 TSH 与其受体结合，导致甲状腺萎缩，出现甲减，但是 HT 和 AT 患者的 TSBAb 平均阳性率分别为 12% 和 33%，这样的阳性率尚不能将甲减的原因完全归因于 TSBAb，细胞免疫损伤可能是本病导致甲减发生的主要原因。碘摄入量是影响本病发生的重要环境因素，随碘摄入量增加，HT 和 AT 的患病率显著增加。动物实验发现碘摄入量变化可影响具有自身免疫遗传倾向动物的实验性自身免疫性甲状腺炎的发病率和病程程度。干扰素-α 可以导致自身免疫性甲状腺炎，这种情况易发生于甲状腺自身抗体阳性者。

【病理】

HT 患者的甲状腺常呈轻、中度弥漫性肿大，可出现结节，质地坚硬；显微镜下可见明显的淋巴细胞、浆细胞浸润和纤维化，大多数病例有淋巴滤泡形成，伴有生发中心。AT 患者的甲状腺萎缩，可见广泛的纤维化和淋巴细胞浸润。

【临床表现】

本病为最常见的自身免疫性甲状腺病之一，美国报道其发病率占人群的 3%～4%。慢性淋巴细胞性甲状腺炎多见于中年人，高发年龄在 30～50 岁，但任何年龄组均可累及。女性发病率显著高于男性，约为 3 倍。起病隐匿而缓慢，甲状腺中度肿大，质地坚硬是 HT 的首发症状，临床 50% 的 HT 病例出现甲状腺功能减退；AT 的首发症状是甲状腺功能减退，可有少数病例表现为 HT 样甲状腺肿伴甲状腺功能亢进，称为桥本甲状腺功能亢进（hashitoxicosis），少数病例也可伴浸润性突眼，后期可出现甲状腺功能减退。

案例 7-10-1

1. 起病缓慢，颈粗 1 年，怕冷，声音粗，体重较前增加，乏力，睡眠多，打鼾，憋气半年。

2. 甲减面容，甲状腺Ⅱ°肿大，质硬，无压痛，未闻及血管杂音；提示 HT 伴甲状腺功能减退。

【实验室检查】

（1）抗甲状腺抗体：甲状腺球蛋白抗体（TgAb）、甲状腺微粒体抗体（TMAb）、甲状腺过氧化物酶抗体（TPOAb），甲状腺功能正常时，TPOAb 和 TgAb 滴度显著增高，是最有意义的诊断指标。

（2）甲状腺功能检查：可依据不同的临床类型而表现为正常、亢进或减退。50% 的 HT 患者发生甲状腺功能减退，血清 FT_3、FT_4 减低，TSH 显著增高。部分病例仅发生亚临床甲状腺功能减退，即血清 FT_3、FT_4 正常，TSH 轻度增高。

（3）^{131}I 吸收率：疾病晚期 ^{131}I 摄取率减低。

（4）甲状腺扫描：显示分布不均匀或有冷结节改变。

（5）甲状腺细针穿刺活检：可呈现相应的组织学改变。

案例 7-10-1

1. 甲状腺功能：FT_3 为 2.04pmol/L（2.8～7.1pmol/L），FT_4 为 3.95pmol/L（12～22pmol/L），TSH > 100mU/L（0.27～4.2mU/L）。

2. 抗甲状腺抗体：TPOAb 382.3IU/ml（0～34IU/ml）。

3. ^{131}I 摄取率：3 小时为 2.04%，24 小时为 8.78%。

4. 甲状腺细针穿刺活检：显微镜下可见明显的淋巴细胞、浆细胞浸润和纤维化，有淋巴滤泡形成，伴有生发中心。

【诊断】

中年女性如有弥漫性甲状腺肿大，质地坚硬，特别是伴有锥体叶肿大时，无论甲状腺功能如何，均应疑及本病。如 TPOAb 和 TgAb 滴度显著增高，诊断即可成立；对抗体增高不显著的病例应当做甲状腺细针穿刺检查。甲状腺萎缩伴甲减，TPOAb 和 TgAb 滴度显著增高时，AT 诊断即可成立。坚硬的甲状腺肿要与甲状腺癌鉴别。

> **案例 7-10-1**
>
> 1. 患者，女，35 岁，颈粗 1 年余。
>
> 2. 病例特点：中年女性，起病缓慢，颈粗 1 年，怕冷，声音粗，体重较前增加，乏力、睡眠多，伴打鼾、憋气半年。
>
> 3. 临床特点：甲状腺中度肿大，质地坚硬，峡部肿大，是慢性淋巴细胞性甲状腺炎常见的体征。
>
> 4. 辅助检查：甲功提示甲状腺功能减退，甲状腺抗体显著提高，吸碘率降低，甲状腺细针穿刺符合慢性淋巴细胞性甲状腺炎。
>
> 临床诊断：慢性淋巴细胞性甲状腺炎

【治疗】

仅有甲状腺肿者不需要治疗。

（一）甲状腺激素制剂

发生临床甲状腺功能减退或亚临床甲状腺功能减退时，可用甲状腺制剂，效果良好。每天可服甲状腺片 80～160mg 或 L-甲状腺素 50～200μg，具体剂量应根据甲状腺功能、甲状腺肿大程度、患者年龄及心血管系统状况而定。一般在用药 2～4 周后，症状可改善，甲状腺缩小，此时可适当减少剂量，维持 1～2 年甚至更长。

（二）抗甲状腺药物

若伴有甲亢则可适当应用抗甲状腺药物，剂量不宜过大，并监测甲状腺功能，及时调整剂量或停药。此外，还可根据甲状腺功能亢进程度，加用适量甲状腺素片，以改善甲状腺肿大及压迫症状。不采用手术和放射碘治疗，以免加速甲状腺功能减退症状发生。

（三）糖皮质激素

在甲状腺肿大明显，压迫症状显著，病情进展迅速的患者，可以考虑使用，以期在短期内获得较好的疗效。可用泼尼松每天 30mg，症状缓解后即可减量，一般用药为 1～2 个月，病情稳定后用甲状腺素片维持。若治疗无效，则应重新审定诊断，除外甲状腺瘤和淋巴瘤，必要时可采用手术治疗。

> **案例 7-10-1　处方及医师指导**
>
> 1. 甲状腺激素制剂：L-甲状腺素每天 50μg，根据甲状腺功能调整剂量。
>
> 2. 糖皮质激素，泼尼松每天 30mg，递减。

第三节　产后甲状腺炎

> **案例 7-10-2**
>
> 患者，女，28 岁，产后乏力、食欲减退 5 月余。
>
> 患者于 5 月余前产后出现乏力，食欲减退，且进行性加重，体重不减反增，伴面黄，怕冷，反应较前迟钝，遂来我院就诊。
>
> 体格检查：T 为 36.2℃，P 为 65 次/分，R 为 20 次/分，BP 为 120/80mmHg，一般情况可，贫血貌，全身皮肤、黏膜、淋巴结未见异常。眼睑水肿，甲状腺 II°肿大，质韧、无压痛，未闻及血管杂音。双肺无异常，HR 为 65 次/分，律齐，心音有力，未闻及杂音。腹软，肝、脾未触及肿大。双下肢非凹陷性水肿。未引出病理反射。
>
> **问题：**
>
> 1. 对该患者你首先考虑什么诊断？
>
> 2. 在明确诊断应做哪些检查？
>
> 3. 明确诊断后，如何治疗？

产后甲状腺炎（postpartum thyroiditis，PPT）是发生在产后的一种亚急性自身免疫性甲状腺炎。与 HT 的区别是本病发生在产后，病程呈自限性，甲状腺内淋巴细胞浸润轻，无生发中心形成。

【病因】

妊娠时，母体为了保护携带父体 MHC 抗原的胎儿免于被免疫排斥，免疫系统采取了一种妥协的免疫抑制状态。产后这种免疫抑制消失，诱发具有潜在甲状腺自身免疫倾向的妇女发生 PPT。

【临床表现】

目前各国报道的发病率为 1.9%～16.7%。其原因是存在地域差别，TSH 测定方法不同，并受到随访的频度和时间等因素的影响。本病经历以下三个阶段。

（1）甲亢期：产后 6 周～6 个月发生一过性甲状腺功能亢进，一般持续 2～4 个月。发生的原因是甲状腺细胞炎症损伤，甲状腺激素从甲状腺滤泡漏出进入血循环，导致血清甲状腺激素水平增高、血清 TSH 降低，出现甲状腺毒症的表现。

（2）甲减期：一般持续 1～3 个月。此时甲状腺滤泡储存的激素已经漏尽，损伤的甲状腺细胞又不能制造足够激素，所以发生甲状腺功能减退。

（3）恢复期：经过自身修复，甲状腺细胞功能恢复，产生足够激素，甲状腺功能恢复正常，但是有 20%左右的患者因甲状腺功能减退症状不能恢复而发展成永久性甲状腺功能减退。

案例 7-10-2

1. 患者为产后妇女。

2. 逐渐出现乏力、食欲减退伴体重增加、怕冷。

并不是所有的病例都有三期表现,具有三期表现者约占 26%,仅有甲状腺功能亢进表现者约占 38%,仅有甲状腺功能减退表现者约占 36%。部分患者甲状腺轻、中度肿大,质地中等,但无触痛。

【实验室及辅助检查】

早期患者血清 T_3、T_4 水平和 ^{131}I 摄取率呈现与亚急性甲状腺炎相似的"分离曲线",大多数患者 TPOAb 阳性。

案例 7-10-2

1. 血常规:Hb 80g/L,WBC $5.2×10^9/L$,RBC $2.45×10^{12}/L$,MCV 109fl。

2. 甲状腺功能:TSH > 100mU/ml,FT_3 3.5pmol/L,FT_4 2.5pmol/L,TPOAb>600IU/ml。

【诊断】

诊断依据为:①妊娠前和妊娠中无甲状腺功能异常病史;②产后一年之内发生甲状腺功能异常(亢进、减退或两者兼有);③甲亢期 ^{131}I 摄取率减低;④血清 TRAb 阴性,PPT 诊断可以成立。

【鉴别诊断】

1. 亚急性无痛性甲状腺炎 无妊娠诱因,80% 发生在 30~40 岁妇女,与碘缺乏地区补充碘剂有关。临床以甲状腺功能亢进症状为首发,部分病例发展进入一过性甲状腺功能减退期。

2. 产后 Graves 病 产后一年内发生的甲状腺功能亢进,^{131}I 摄取率增高,TRAb 阳性。

案例 7-10-2

1. 患者,女,28 岁,产后逐渐出现食欲减退、乏力 5 月余。

2. 病史特点:产前无甲状腺病史,产后逐渐出现食欲减退、乏力 5 月余,伴体重增加、反应较前迟钝、怕冷等。

3. 查体发现:贫血貌,眼睑水肿;甲状腺 II° 肿大,质韧、无压痛,未闻及血管杂音;心率较慢,双下肢非凹陷性水肿。

4. 辅助检查:血常规提示大细胞性贫血;甲状腺功能提示甲状腺功能减退。

临床诊断:产后甲状腺炎(甲减期)。

【治疗和预后】

甲亢期呈现自限性经过,一般不需要抗甲状腺药物治疗,症状严重者可给予普萘洛尔对症治疗。甲减期可给予左甲状腺素片替代治疗。应当定期监测甲状腺功能,对永久性甲状腺功能减退患者给予终身替代治疗。

案例 7-10-2 治疗方案及指导

1. 甲状腺素替代治疗,从小量开始,逐渐加量。

2. 随访,据病情调整药量。

3. 建议患者的婴儿查甲状腺功能。

(张 军)

第十一章 甲状腺结节和分化型甲状腺癌

第一节 甲状腺结节

案例 7-11-1

患者，女性，41岁，5年前因"发现颈部包块"就诊于县人民医院两腺外科，甲状腺超声提示甲状腺结节，建议动态观察，后包块逐渐增多变大，近3个月出现咽部异物感，吞咽时哽噎感。

体格检查：T 36.4℃，P 68 次/分，R 17 次/分，BP 124/67mmHg，Ht 156cm，Wt 68kg，患者中年女性，发育正常，营养中等，神志清楚，自主体位，查体合作。甲状腺 II° 肿大，质软有结节感，未闻及血管杂音。双肺呼吸音清晰，未闻及干、湿性啰音，HR 68 次/分，节律规整，各瓣膜听诊区未闻及病理性杂音。肝脾肋下未触及。双下肢无水肿。生理反射正常存在，病反射未引出。

问题：

1. 作为一个内科医师，你首先考虑什么诊断？

2. 为了明确诊断，还需要做哪些实验室检查？

3. 应与哪些疾病做鉴别诊断？如何治疗？

甲状腺结节（thyroid nodule）是临床常见病。流行病学调查显示：碘充足地区 1% 男性和 5% 女性在触诊中发现甲状腺结节。应用高清晰度 B 超，在随机选择的人群中，甲状腺结节的检出率高达 19%～67%，女性和老年人群更为多见。检查甲状腺结节的目的是排除或发现甲状腺癌。甲状腺癌在甲状腺结节中的发现率是 5%～10%。根据年龄、性别、放射接触史、家族史和其他因素发现率各异。

【病因和发病机制】

良性甲状腺结节的病因包括良性腺瘤、局灶性甲状腺炎、多结节性甲状腺肿的突出部分、甲状腺、甲状旁腺和甲状腺舌管囊肿，单叶甲状腺发育不全导致对侧叶增生，手术后或 ^{131}I 治疗后甲状腺残余组织的瘢痕和增生等。除甲状腺组织增生和少数滤泡状腺瘤外，以上原因的结节在核素扫描时都表现为"冷结节"。许多患库欣病的患者的甲状腺结节检出率很高（60%），为对照组的 3 倍，但是其甲状腺结节的性质不明确。

【临床表现】

甲状腺结节是甲状腺内的独立病灶。这个病灶可以触及，或者在 B 超检查下发现这个病灶有区别于周边的组织。B 超检查未能证实的结节，即使可以触及，也不能诊断为甲状腺结节。

未触及的结节与可以触及的大小相同的结节具有同等的恶性危险。主要对直径超过 1cm 的结节做检查，因为这样的结节有甲状腺癌的可能。对于直径 <1cm 的结节，如果 B 超有癌性征象、有头颈部放射治疗史和甲状腺癌的家族史时也要进一步检查。

体检集中于甲状腺和颈部淋巴结。与甲状腺癌相关的病史包括头颈部放射治疗史、骨髓移植的全身放射、一级亲属的甲状腺癌家族史、迅速增长的结节、声音嘶哑、声带麻痹。而同侧颈部淋巴结肿大，结节固定于外周组织则是癌性结节的征象。

【实验室及辅助检查】

（一）血清 TSH

如果 TSH 减低，提示结节可能分泌甲状腺激素。进一步做甲状腺核素扫描，检查结节是否具有自主功能。有功能的结节恶性的可能性极小，不必再做细胞学的检查。如果血清 TSH 增高，提示存在桥本甲状腺炎伴甲状腺功能减退，需要进一步测定甲状腺自身抗体和甲状腺细针抽吸细胞学检查。

（二）甲状腺 B 超

甲状腺 B 超是确诊甲状腺结节的必要检查。它可以确定结节的体积，有否囊样变和癌性征象。癌性征象包括结节微钙化、实体结节的低回声和结节内血管增生。一般认为无回声病灶和均质性高回声病灶癌变危险小。

（三）甲状腺核素扫描

经典使用的核素是 ^{131}I、^{123}I、$^{99m}TcO_4$。根据甲状腺结节摄取核素的多寡，划分为"热结节""温结节"和"冷结节"。因为大多数良性结节和甲状腺癌一样吸收核素较少，成为所谓的"冷结节"和"凉结节"，所以诊断价值不大。仅对甲状腺自主高功能腺瘤（热结节）有诊断价值。后者表现为结节区浓聚核素，结节外周和对侧甲状腺无显像。这种肿瘤是良性的。

（四）血清甲状腺球蛋白

血清甲状腺球蛋白（Tg）在许多甲状腺疾病时升高，诊断甲状腺癌缺乏特异性和敏感性。

（五）血清降钙素

该指标可以在疾病早期诊断甲状腺癌细胞增生和甲状腺髓样癌。

（六）甲状腺细针抽吸细胞学检查

甲状腺细针抽吸细胞学检查（FNAC）是诊断甲状腺结节最准确、最经济的方法。FNAC 结果与手术病理结果有 90% 的符合率。仅有 5% 的假阴性率和 5% 的假阳性率。当然符合率取决于操作者的成功率，差异较大。FNAC 有四个结果：①恶性结节；②疑似恶性结节，主要是滤泡状甲状腺肿瘤，这类结节中 15% 是恶性的，85% 是良性的，依靠细胞学检查区分它们是不可能的；③良性结节；④标本取材不满意。后一种情况需要在 B 超引导下重复穿刺。多结节甲状腺肿与单发结节具有相同恶变的危险性。如果仅对大的结节行 FNAC，往往容易使甲状腺癌漏诊。这时 B 超的检查显得重要，FNAC 要选择具有癌性征象的结节穿刺。

> **案例 7-11-1**
> 1. FT$_3$：2.87pmol/L（2.76～6.3pmol/L）。
> 2. FT$_4$：11.23pmol/L（10.42～24.32pmol/L）。
> 3. TSH：5.01mU/L（0.35～5.50 mU/L）。
> 4. 甲状腺 B 超：甲状腺低回声结节，形态不规则，内可见颗粒样钙化，结节内部血流信号丰富。
> 5. FNAC 提示甲状腺乳头状癌。

【诊断】

FNAC 提示手术的指征：①恶性结节；②实体结节，FNAC 多次取材不满意；③疑似恶性结节；④某些结节，特别是有囊样变者，标本取材总是不满意，手术往往证实是恶性。左甲状腺素（L-T$_4$）抑制试验对鉴别结节的性质有帮助。L-T$_4$ 抑制血清 TSH 的水平以后，良性结节可以缩小，恶性结节则无变化。另外，结节直径超过 2cm、结节坚硬和年轻病例都提示是癌性结节。

甲状腺结节需要随访。结节增大是恶性的提示，也是重复 FNAC 检查的指征。B 超的准确性优于触诊，所以主张应用 B 超随访结节的增长情况。对于"增长"尚无明确定义。但是体积增加 20% 或者径线增加 2mm，都是再行 FNAC 检查的指征。

【治疗】

关于良性结节的治疗，从多项临床研究证实，在轻度碘缺乏地区，甲状腺激素替代治疗，抑制其血清 TSH 低于正常水平可以减小结节的体积。但是在碘充足地区的结果不能证实这个结论。而对于疑似恶性的甲状腺结节，要积极随访，并适时手术。

【预防】

因为甲状腺结节在临床非常多见，因此定期随访显得尤为重要，尤其推荐定期甲状腺超声随访。

第二节 分化型甲状腺癌

甲状腺癌（thyroid cancer）占所有恶性肿瘤的 1% 左右。国外报道发病率为 0.5/10 万～10/10 万。根据起源于滤泡细胞还是滤泡旁细胞，可将甲状腺癌分为滤泡上皮癌和髓样癌两大类。根据肿瘤分化程度的高低，滤泡上皮癌又可以分类为分化型甲状腺癌和未分化型甲状腺癌。根据组织学来源的不同，分化型甲状腺癌（differentiated thyroid cancer，DTC）又可以分为乳头状甲状腺癌（papillary thyroid carcinoma，PTC）和滤泡状甲状腺癌（follicular thyroid carcinoma，FTC），前者占全部甲状腺癌的 75%，后者占 16%。甲状腺乳头状癌预后比较好，通过甲状腺全切，应用 ^{131}I 行有效的清甲及清灶治疗，再加上长期的甲状腺激素抑制治疗，可以有效地降低甲状腺癌复发率，延长患者的生存时间，其术后生存期常在 10～20 年。而甲状腺滤泡状癌常因转移至肺或骨，较甲状腺乳头状癌恶性度为高，侵袭力较强，预后较差。因此，对其治疗措施应比乳头状癌更为有力，除了需要监测血清甲状腺球蛋白以外，定期的 X 线检查也必不可少。

【病因和发病机制】

甲状腺癌的病因及发病机制尚不清楚。目前认为可能有这样一些影响因素。第一，放射线照射：最明显的证据就是 1986 年乌克兰切尔诺贝利核电站及 2011 年日本福岛核电站核泄漏事故后，该地区的甲状腺乳头状癌急剧增加。核辐射使原癌基因 RET 发生重排，使癌基因被激活，从而导致甲状腺乳头状癌。第二，碘的摄入量：与甲状腺癌的关系目前并不十分清楚，但有资料显示，高碘地区甲状腺乳头状癌的发病率较高，而缺碘地区甲状腺滤泡状癌的发病率较高。第三，内分泌激素：临床上可以见到生长激素瘤患者可合并甲状腺肿瘤，动物实验也看到促甲状腺激素有促进动物发生肿瘤的作用。第四，癌基因与抑癌基因：在甲状腺癌中，与凋亡有关的调控基因（p53、ras、bcl-2 和 c-myc）有突变或异常表达时，造成了细胞增殖与凋亡的失衡，可能是导致甲状腺癌发生的重要原因之一，另外，还有一些与甲状腺肿瘤相关的基因，如 gsp、RET、trk、met 等。

【临床表现】

甲状腺癌多为单结节，可为圆形或椭圆形，有些结节形态不规则，质地硬而无明显压痛，常与周围组织粘连致活动受限或固定，若发生淋巴结转移时常伴有颈中下部及胸锁乳突肌旁肿大淋巴结，一般来说，单个结节比多个结节、小的实质性结节比囊性结节、男性的结节比女性的结节甲状腺癌可能性更大，但是需要说明的是，多发结节、囊性结节均不能排除甲状腺癌的可能。甲状腺癌较大时，可压迫或侵袭周围组织与器官，常伴有呼吸困难，吞咽困难或声音嘶哑等发生，当有远处转移时，可出现相应临床表现。不少甲状腺癌与甲状腺良性结节的临床表现很相似，就甲状腺结节而言，绝大多数属于良性病变，因此，对每一例甲状腺结节患者来说，几乎都存在要排除恶性病变的问题。甲状腺癌多见于中年女性和儿童。男女发病比例为 1：（2～3）。约有 10%的病例（特别是儿童患者）首发体征是颈部淋巴结肿大。临床表现为单一的甲状腺结节，质地比较坚硬。B 超检查结节直径＞1cm，实性，可以与外周组织清楚地区分。核素扫描为"冷结节"。在多结节性甲状腺肿基础上发生的甲状腺癌，表现为单个突出的、体积较大的、质地比较坚硬的，区别于外周组织的结节。

【实验室及辅助检查】

分化型甲状腺癌患者的实验室检查主要有 4 个目的：①明确甲状腺功能状况；②明确甲状腺病变的激素分泌功能；③明确甲状腺结节病变的性质；④协助术后病情追踪、监测疗效及估计预后。

【诊断】

本病术前诊断主要依靠 FNAC 确定。同时必须做颈部淋巴结 B 超，检查是否有转移，这有助于外科医师决定术式。MRI、PET、CT 等检查对于诊断意义不大，对于体积大、生长迅速或侵袭性的肿瘤可以估计甲状腺外组织器官被累及的情况。血清 Tg 主要用于术后肿瘤复发的监测，术前测定意义往往不大。

【治疗】

甲状腺癌的手术治疗在外科学教材的有关章节讨论。本节重点讨论分化型甲状腺癌（PTC 和 FTC）的治疗原则，术后的 ^{131}I 治疗，甲状腺激素抑制治疗和肿瘤复发的监测等。根据肿瘤复发的可能，分化型甲状腺癌可以划分为低危险型和高危险型。发病年龄＜45 岁，肿瘤直径＜1.0cm，没有甲状腺内和腺外播散的证据属于低危险型（即 TNM 分期Ⅰ期），占甲状腺癌的 85%。TNM 分期为Ⅱ期、Ⅲ期、Ⅳ期的病例都属于高危险型（TNM 分期即根据肿瘤的体积、周围淋巴结受累的情况以及远处转移的分期）。

（一）手术治疗的原则

美国甲状腺学会（ATA）于 2006 年颁布的《甲状腺癌诊治指南》主张：扩大手术切除范围可以改善高危险型患者的存活率，推荐对大多数分化型甲状腺癌采取甲状腺全部切除和近全切除术式。即使在低危险型中扩大手术范围，也可以减少肿瘤复发的危险。对于高危险型患者外科手术切除的彻底性是预后的

重要因素，同时也是保证术后 ^{131}I 治疗效果的基础条件。转移的淋巴结是肿瘤复发的常见位置，所以对于已经存在颈部淋巴结转移者，要手术切除淋巴结；对于 PTC 或疑似 Hurthle 细胞癌者应当常规做第Ⅵ组淋巴结切除。

（二）术后 ^{131}I 扫描检查

其目的是检查术后肿瘤残留或转移及肿瘤复发的情况。低剂量 ^{131}I（2～5mCi）扫描检查，也称诊断性全身扫描（DxWBS）。为了提高检查敏感性，可以选择在 TSH 升高条件下做 DxWBS。升高 TSH 的方法有两种：一种是停止服用替代的 L-T$_4$，另一种是外源性人重组的 TSH（rhTSH）刺激；也可两种方法并用。

（三）术后 ^{131}I 碘治疗

其目的是杀死残留的甲状腺癌细胞和转移病灶。大剂量 ^{131}I（30～200mCi），也称治疗性全身扫描（RxWBS）。其适应证是：①TNM 分期Ⅱ期、Ⅲ期、ⅣA 期的病例；②TNM 分期Ⅰ期病例，术中或术后组织学检查发现以下情况之一者也要做 RxWBS：肿瘤多病灶、淋巴结转移、甲状腺外转移或者浸润性生长，组织学可见侵袭性表现者。

（四）术后复查和治疗程序

（1）手术治疗后，接受 T$_3$（liothyronine）替代治疗 4 周。50～100μg/d，分 3 次口服。选择 T$_3$ 的原因是它的半衰期短，只要停药 2 周即可解除对 TSH 的抑制。

（2）停止服用 T$_3$ 2 周，此期间低碘饮食。停服 T$_3$ 的目的是提升血清 TSH 水平，使残留的甲状腺癌组织能够最大程度地摄取放射碘。停服 T$_3$ 2 周后血清 TSH 即可以达到＞50mU/L。

（3）停止服用 T$_3$ 2 周测定血清 Tg，做 DxWBS。其目的是检查有无肿瘤残留或转移。如果 DxWBS 显示甲状腺、颈部和其他组织有核素显像或者血清 Tg＞2ng/ml，说明肿瘤有残留或者转移，给予 RxWBS 治疗；如果 DxWBS 阴性，血清 Tg＜2ng/ml，则不做 RxWBS 治疗。开始给予左甲状腺素（L-T$_4$）替代治疗，0.15～0.3mg/d。根据抑制血清 TSH 的目标调整 L-T$_4$ 替代剂量（见抑制 TSH 治疗部分）。

（4）血清 TSH 水平达标后每 6～12 个月监测血清 Tg 一次（同时测 TgAb），保持血清 Tg 水平在 2ng/ml 以下。每 12 个月做一次 DxWBS 以检查肿瘤是否有复发。

（五）抑制 TSH 治疗

分化型甲状腺癌细胞膜表面表达 TSH 受体，并

且对 TSH 刺激发生反应，导致甲状腺癌组织的复发和增生。通过超生理剂量的 T_4 抑制血清 TSH 水平，可以减少肿瘤复发危险。所以术后患者要长期接受 L-T_4 替代治疗。目的是一方面满足机体对甲状腺激素的需求，另一方面抑制肿瘤的复发。为了实现这 2 个目的，L-T_4 的剂量要大于治疗甲状腺功能减退症的替代剂量。

TSH 抑制治疗目标：①持续肿瘤组织存在的患者，在没有特殊禁忌证情况下，血清 TSH 应当维持 ＜0.1mU/L；②临床无症状的高危险型患者，血清 TSH 应当维持在 0.1~0.5mU/L，5~10 年；③临床无症状的低危险型患者，TSH 应当维持在 0.3~2.0mU/L，5~10 年。超生理剂量的 T_4 治疗的不良反应包括亚临床甲状腺功能亢进、加重缺血性心脏病、心房颤动和闭经后妇女的骨质疏松等。

（六）肿瘤复发的监测

5%~20% 的分化型甲状腺癌可能发生局部复发，10%~18% 可能发生远隔转移。复发者大多发生在手术后 2~3 年，包括局部复发和远隔转移。少数病例转移发生在术后多年以后，所以需要终生随访观察。血清 Tg 对于检测分化型甲状腺癌的复发具有高度敏感性和特异性，特别是术后和 ^{131}I 治疗后。预见肿瘤残余或复发的 Tg 切割值是 2ng/ml。

血清 Tg 有三种评价方法：①L-T_4 替代状态下测定（即 TSH 抑制状态下 Tg 水平）；②撤除替代的 L-T_4 状态下测定；③外源性 rhTSH 刺激下测定。后两种方法是在升高 TSH 状态下测定 Tg，增加了检测的敏感性。TSH 抑制状态下 Tg 测定不能证实小的肿瘤复发。

判断无肿瘤组织残留的标准：患者经甲状腺全切或近全切，加之 ^{131}I 治疗后，有下述的检查结果。①无肿瘤存在的临床证据；②颈部淋巴结超声检查阴性；③无肿瘤存在或转移的影像学证据（DxWBS 阴性）；④在 TSH 抑制状态及 TSH 升高状态 2 种情况下，血清 Tg 检测不到。对于低危险型患者的随访，在他们接受甲状腺全切和放射碘治疗以后，监测方法主要是测定血清 Tg（L-T_4 替代，TSH 抑制状态下）和颈部超声。在临床无症状，接受 L-T_4 6 个月替代治疗后，应当做停用 L-T_4 后的 Tg 测定；如果有条件，在治疗后 12 个月做 rhTSH 刺激后血清 Tg 测定。TgAb 存在于 25% 的甲状腺癌患者和 10% 的普通人群，它可以与 Tg 结合从而假性降低 Tg 值。

案例 7-11-1

1. 患者行甲状腺全切及颈部淋巴结清扫术，术后病理：（甲状腺峡部）乳头状癌，癌组织侵及周围纤维及肌肉组织。（左、右侧）甲状腺慢性炎症，送检组织中未查见癌。"气管前"淋巴结 1/2 查见转移癌；"气管旁"淋巴结 4 枚未见癌。

2. 术后患者常规行 ^{131}I 清甲治疗，剂量 100mCi。

3. 5 个月后，行 ^{131}I 清灶治疗，剂量 150mci。

4. 清灶治疗后，长期行 TSH 抑制治疗，服用优甲乐 150μg/d，TSH 复查＜0.1mU/L。

【预防】

预防分化型甲状腺癌复发，需定期随访 FT_3、FT_4、TSH、Tg 及必要的影像学检查，根据情况适当调整甲状腺激素的用量，直至达标。

（韩学文）

第十二章 库欣综合征

库欣综合征（Cushing syndrome）又称皮质醇增多综合征（hypercortisolism），是因多种病因造成肾上腺分泌过多糖皮质激素，临床是以高皮质醇血症为特征的综合征，表现为满月脸、多血质外貌、痤疮、向心性肥胖、继发性高血压、糖尿病和骨质疏松等。

【病因与发病机制】

库欣综合征的病因分为 ACTH 依赖性和 ACTH 非依赖性两大类。ACTH 依赖性指的是下丘脑-垂体或垂体以外的某些肿瘤组织分泌过量的 ACTH 或 CRH，促使双侧肾上腺皮质增生，并分泌过量皮质醇。ACTH 非依赖性是指肾上腺皮质肿瘤或增生，自主地分泌过量皮质醇。

（一）病因与分类

库欣综合征的一般按病因分类见表 7-12-1。

表 7-12-1 库欣的病因分类

ACTH 依赖性库欣综合征	ACTH 非依赖性库欣综合征
垂体性库欣综合征（库欣病）	肾上腺肿瘤
垂体 ACTH 腺瘤	肾上腺腺瘤
垂体 ACTH 细胞增生	肾上腺皮质癌
异位 ACTH 综合征	肾上腺皮质增生

（二）各种类型的病因与临床特点

1. 垂体性库欣综合征 即库欣病，最为常见，约占库欣综合征的 70%。女性患者明显多于男性，可见于任何年龄。

垂体病变最多见者为 ACTH 微腺瘤，80%～90% 的腺瘤直径 <10mm，切除微腺瘤可治愈，另一部分患者切除微腺瘤后仍可复发，可能与下丘脑垂体功能失调有关。ACTH 微腺瘤并非完全自主性，仍可被大剂量外源性糖皮质激素抑制，也可受 CRH（ACTH 释放素）和（或）血管升压素兴奋。约 10% 患者为 ACTH 大腺瘤，临床上出现垂体瘤占位的症状及视交叉受压迫的表现，蝶鞍受侵蚀，并可有鞍外扩展；其中一部分为侵袭性，侵犯邻近组织，少数为恶性肿瘤，伴远处转移。另少数患者垂体无腺瘤，而呈 ACTH 细胞增生，可能原因为下丘脑功能紊乱，CRH 分泌过多，或是蝶鞍附近神经系统肿瘤或其他部位肿瘤分泌 CRH 所致，导致双侧肾上腺皮质弥漫性增生。但仍有很多垂体 ACTH 细胞增生找不到肯定原因。一部分患者呈大结节性增生，结节直径一般在 0.4cm 以上。此类患者的病程较长，发病年龄较弥漫性增生患者约大 10 岁。一部分患者大剂量地塞米松抑制试验不能得到满意抑制；而对外源性 ACTH，大多数患者有反应。有学者认为此型在长期 ACTH 兴奋下肾上腺皮质由弥漫性增生转为大结节性增生，后者逐渐变为自主性，不依赖 ACTH。

2. 异位 ACTH 综合征 是由于垂体以外的恶性肿瘤产生大量 ACTH 或 ACTH 类似物，刺激肾上腺皮质增生，分泌过量的皮质类固醇所致。在大型病例分析中，异位 ACTH 综合征约占库欣综合征的 10%～20%。异位分泌的 ACTH 肿瘤一般都具有自主性，不受 CRH 兴奋，也不被糖皮质激素抑制。引起异位 ACTH 综合征的肿瘤，按发病率的高低依次为小细胞性肺癌、支气管类癌、胸腺癌、胰腺癌（胰岛细胞癌、类癌）、嗜铬细胞瘤、神经母细胞瘤、神经节细胞瘤、甲状腺髓样癌及其他较少见的肿瘤（如卵巢、睾丸、前列腺、乳腺、甲状腺、肾、胆囊、食管、胃、阑尾、肛管等）。临床上可分为两型。①缓慢发展型：肿瘤恶性度较低，如类癌，病史可达数年，临床表现及实验室检查类似库欣病；②迅速进展型：肿瘤恶性度高，发展快，临床不出现典型库欣综合征表现，但皮肤色素沉着、水肿、低血钾和碱中毒，血 ACTH、血及尿皮质醇升高特别明显。

3. 肾上腺皮质腺瘤 占库欣综合征的 15%～20%，多见于成人，男性相对较多见。腺瘤体积较小，直径为 3～4cm，生长较慢，一般多为单个，偶为双侧腺瘤。由于腺瘤自主分泌皮质醇，引起血皮质醇升高，反馈抑制下丘脑—垂体，使血 ACTH 水平降低，因此腺瘤外同侧肾上腺及对侧肾上腺萎缩。腺瘤分泌的皮质醇不受外源性糖皮质激素抑制，对外源性 CRH、ACTH 一般也无反应。

4. 肾上腺皮质癌 占库欣综合征 5%以下，病情重，进展快。瘤体体积大，切面常见出血、坏死，肿瘤浸润可穿过包膜，呈浸润性生长，易早期转移至淋巴结、肺、肝等处。临床上可表现为显著高血压、低血钾（与去氧皮质酮增多有关），因癌分泌大量的雄激素，女性患者男性化明显，呈多毛、痤疮、阴蒂肥大。可有腹痛、背痛和侧腹痛，体检有时可触及肿块，位于左侧者可使脾向下移位，转移至肝者伴肝大。

5. 不依赖 ACTH 的双侧小结节性增生 此病又称 Meador 综合征或原发性色素性结节性肾上腺病（primary pigmented nodular adrenal disease，PPNAD），是皮质醇增多症的罕见类型。一部分患者的临床表现同一般库欣综合征；另一部分为家族性，呈显性遗传，往往伴面、颈、躯干皮肤及口唇、结膜、巩膜着色斑及蓝痣，还可伴皮肤、乳房、心房黏液瘤、睾丸肿瘤、垂体生长激素瘤等，称为 Carney 综合征。肾上腺体积正常或轻度增大，含多个结节，小者仅显微镜下可见，大者直径可达 5mm。其发病机制如下所述。①遗传：连锁分析示相关基因位于 2p16，此基因的功能可能为一原癌基因，某种生长因子或持续激活的生长因子受体或受体后效应器发生突变，也可能为抑癌基因突变失去功能；②免疫：有报道部分患者血中可检出兴奋性类固醇激素合成、促肾上腺细胞生长的免疫球蛋白。但未发现有其他自身免疫病并存。本病常有如下特点：①多发生于青少年；②通常为大结节样增生；③血 ACTH 水平极低；④大剂量地塞米松抑制实验不能抑制皮质醇的分泌。

6. 不依赖 ACTH 的肾上腺大结节性增生 双侧肾上腺增大，重量由 24～500g 或更多，含有多个直径在 5mm 以上的良性结节。病因尚不明确，并非由于 ACTH 分泌过多，垂体 CT 或 MRI 常无异常发现，有个别病例可查到兴奋性 G 蛋白（Gs）的 α 亚基发生兴奋性的体细胞突变；个别病例清晨血浆皮质醇不高，但在进食后增高，认为是由于抑胃肽促进皮质醇分泌；个别病例注射血管升压素后血浆皮质醇增加一倍，已知正常肾上腺皮质细胞上有加压素 Via 型受体的表达。有学者认为一部分病例可由库欣病转变而成。本症的特点：①肾上腺组织增生明显；②血和 24 小时尿皮质醇水平增高；③血 ACTH 低或检测不出来；④大部分患者对大剂量地塞米松无反应。

【病理生理】

由于长期血皮质醇水平升高，导致蛋白质、脂肪、糖、电解质代谢发生严重紊乱，机体对感染抵抗力降低，以及糖皮质激素干扰其他多种内分泌激素的分泌。此外，ACTH 分泌过多以及其他肾上腺皮质激素分泌的过多所引起相应的临床表现见图 7-12-1。

【临床表现】

1. 向心性肥胖、满月脸、多血质 面圆而呈暗红色，胸、腹、颈、背部脂肪增厚。至疾病后期，因肌肉消耗，四肢显得相对瘦小。满月脸、水牛背、悬垂腹和锁骨上窝脂肪垫是库欣综合征的特征性表现。皮质醇对脂肪代谢的作用是动员脂肪，促进三酰甘油分解为甘油磷酸及脂肪酸，同时抑制脂肪合成，阻止葡萄糖进入脂肪细胞转化为脂肪。皮质醇促进糖异生，升高血糖，刺激胰岛素分泌增加。因机体不同部位的脂肪组织对皮质醇和胰岛素的敏感性不同，四肢对脂肪分解作用占优势，加上蛋白质分解的作用，使四肢肌肉萎缩，而显得相对瘦小。多血质与皮肤菲薄，微血管易透见，皮质醇刺激使红细胞数、血红蛋白增多有关（图 7-12-2、图 7-12-3）。

2. 蛋白质代谢紊乱的表现 皮质醇促进蛋白质分解，同时抑制氨基酸被脂肪、肌肉、皮肤、骨骼肌等组织摄取而合成蛋白质，使机体处于负氮平衡。因此临床上可见皮肤萎缩变薄，微血管脆性增加，轻微损伤即可引起瘀斑，伤口不易愈合。皮肤弹性纤维断裂，于下腹两侧、大腿外侧等处出现紫红色条纹。手、脚、指（趾）甲、肛周常出现真菌感染。异位 ACTH 综合征者及较重库欣病患者皮肤色素沉着加深。

3. 糖代谢紊乱的表现 皮质醇使糖异生作用增强，并对抗胰岛素的降血糖作用。一半以上的患者出现糖耐量减退或继发性糖尿病。

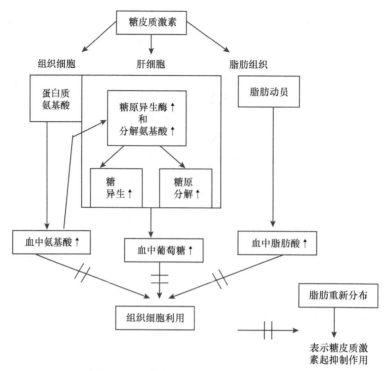

图 7-12-1 糖皮质激素对物质代谢的作用

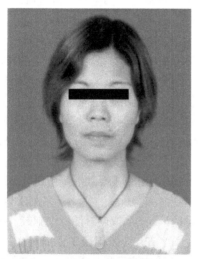

图 7-12-2 患病前

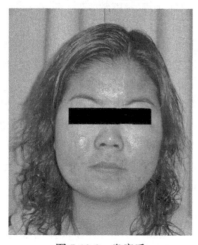

图 7-12-3 患病后

4. 高血压 血压升高为本病常见的临床表现，发生率可达 75% 以上。血压升高的因素：①皮质醇可加强去甲肾上腺素对心血管的收缩作用；②皮质醇中间代谢产物，如 11-去氧皮质酮、皮质酮、18-羟去氧皮质酮造成体内水钠潴留；③促进肝脏产生血管紧张素原增加，进而转化为血管紧张素Ⅱ。血压升高的严重程度不一，若长期得不到良好的控制，常伴有动脉硬化和肾小管硬化。长期高血压可并发左心室肥大、心力衰竭和脑血管意外。由于凝血功能异常、脂代谢紊乱，易发生动静脉血栓，使心血管并发症发生率增加。

由于 11-β 羟类固醇脱氢酶受抑制，血皮质醇不能转化为可的松，从而出现皮质醇的盐皮质激素样作用，导致低血钾及低氯性碱中毒。在异位 ACTH 综合征和肾上腺皮质癌的患者，低钾性碱中毒尤为明显，常可以此与库欣病进行鉴别。

5. 骨质疏松 继发性骨质疏松是库欣综合征常见的并发症，见于 50% 的患者，以胸椎、腰椎、骨盆较为明显，表现为腰背痛及病理性骨折。其机制是皮质醇直接作用于成骨细胞，抑制骨形成；间接作用于卵巢、睾丸，抑制性激素的分泌；蛋白质分解增加，促进胶原和骨基质分解，使钙盐沉积困难。

6. 对感染抵抗力减弱 长期皮质醇分泌增多使免疫功能减弱，到达炎症区病灶的单核细胞、中性粒细胞移行能力减弱；巨噬细胞对抗原的固定、吞噬和杀伤能力减弱；抗体的形成也受到抑制。容易合并各种感染,如肺部感染,化脓性细菌感染不容易局限化,可发展成蜂窝织炎、菌血症、败血症。患者在感染后,炎症反应往往不显著,呈低热,易于漏诊而造成严重后果。

7. 造血与血液系统改变 皮质醇刺激骨髓,使红细胞生成增多,血红蛋白含量增高,出现多血质貌,皮质醇刺激中性粒细胞增多,而嗜酸性粒细胞减少。

8. 性功能障碍 女性患者由于肾上腺皮质醇激素产生过多及皮质醇对垂体促性腺激素的抑制,大多出现经量减少、月经不规则或停经。痤疮常见,出现男性化表现,如乳房萎缩、生胡须、喉结增大、阴蒂肥大,在肾上腺癌的患者更为明显。男性患者性欲可减退,阴茎缩小,睾丸变软,此与大量皮质醇抑制垂体促性腺激素有关。

案例 7-12-1

1. 患者,青年女性,病史 2 年,主要症状为进行性体重增加,尤以面部、腹部增加为主伴痤疮、月经紊乱、闭经。

2. 查体显示的面部特征有满月脸、痤疮、多血质,其他显著特征还有水牛背、锁骨上窝脂肪隆起、两大腿外侧见有紫纹。

【诊断与鉴别诊断】

库欣综合征的诊断原则是首先应确定是否为皮质醇增多症;其次应明确皮质醇增多症属于 ACTH 依赖性还是 ACTH 非依赖性;最后应做出定位诊断即明确病变部位在垂体、垂体外其他组织的肿瘤还是肾上腺本身。

（一）高皮质醇血症的确定

（1）典型的临床表现。

（2）实验室检查

1）血皮质醇测定及其昼夜节律变化:本病患者血浆皮质醇水平增高且昼夜节律消失,早晨皮质醇水平正常或轻度升高,晚上入睡后 1 小时开始升高且与早晨水平相当。昼夜节律的消失比单次血皮质醇测定的意义更大。

2）24 小时尿游离皮质醇（UFC）测定:正常状态下游离皮质醇主要通过肾小球滤过,排泄量较恒定。当血中皮质醇水平过高,循环中的皮质醇与蛋白结合处于饱和时,尿中游离皮质醇排泄量即增

加。24 小时尿游离皮质醇反映了机体皮质醇分泌状态,不受情绪、应激等对瞬间血皮质醇水平的影响,优于尿 17-OHCS。

3）尿 17-羟皮质类固醇（17-OHCS）和尿 17-酮类固醇（17-KGS）:测定尿 17-OHCS 排泄量可估计肾上腺皮质功能状态,17-KGS 可检测到皮质醇代谢产物的种类更多,但两种均受到食物、药物等因素影响。

（二）确定是否为 ACTH 依赖的血皮质醇增多（病因和定位诊断）

1. 血 ACTH 测定 测定 ACTH 值可区分 ACTH 依赖性还是非依赖性。ACTH<10pg/ml 则为非 ACTH 依赖性,而库欣病和异位 ACTH 综合征患者 ACTH 水平明显升高,测定值>20pg/ml 应进一步做大剂量地塞米松抑制实验或 CRH 兴奋实验,并对垂体及有关器官做 CT 或 MRI。

2. 大剂量地塞米松抑制试验 地塞米松 8~25mg,分 3 次口服或午夜一次口服 8mg,次晨测血皮质醇或尿游离皮质醇或尿 17-OHCS,抑制为前对照值的 50% 以下,提示库欣病的诊断,敏感性达 80%,肾上腺瘤或癌或异位 ACTH 综合征不受抑制。

3. CRH 兴奋试验 当临床表现与影像学检查不能鉴别垂体性 ACTH 瘤或异位 ACTH 综合征,可注入 CRH,以血皮质醇较基础值升高超过 20% 或 ACTH 较基础值升高超过 35% 为阳性,库欣病对 CRH 刺激 ACTH 水平显著升高,而异位 ACTH 综合征多无反应。

4. 影像学检查 肾上腺 B 超可发现大多数肾上腺肿瘤,可作为首选。对肿瘤较小或结节样病变及绝大多数肾上腺肿瘤可在薄层 CT 扫描或 MRI 中发现,如 CT 不能清楚地鉴别肾上腺肿块,可用 T_2 加权 MRI 鉴别肾上腺癌。影像学显示一侧肾上腺皮质萎缩,提示非对称大结节性肾上腺增生。

蝶鞍部 CT 冠状扫描,以 2mm 薄层切面加增强及矢状位重建的方法对垂体微腺瘤的检出,可使 CT 扫描的敏感性提高 50%,MRI 对垂体微腺瘤的敏感性较 CT 稍高,可达 60%。

对疑诊异位 ACTH 综合征的患者,应常规行胸部正侧位 X 线、胸部 CT 及胃肠、腹部、盆腔探查。

不同病因引起的库欣综合征的鉴别见表 7-12-2。

表 7-12-2 不同病因库欣综合征的实验室及影像学检查

	库欣病	肾上腺皮质腺瘤	肾上腺皮质癌	异位 ACTH 综合征
尿 17-OHCS（μmol/24h）	一般中度增多,为 55~83μmol/24h	一般中度增多,为 55~83μmol/24h	明显增高,为 110~138μmol/24h	较肾上腺癌更高
尿 17-KGS（μmol/24h）	中度增多,为 69μmol/24h 左右	可为正常或增高	可明显增高,可达 173μmol/24h 以上	明显增高,可达 173μmol/24h 以上

续表

	库欣病	肾上腺皮质腺瘤	肾上腺皮质癌	异位ACTH综合征
血、尿皮质醇	轻中度升高	轻中度升高	重度升高	较肾上腺癌更高
大剂量地塞米松抑制试验	多数能被抑制,少数不能被抑制	不能被抑制	不能被抑制	不能被抑制,少数可被抑制
血浆ACTH	清晨略高于正常,晚上不像正常那样下降	降低	降低	明显增高,低度恶性者可轻度增高
CRH兴奋试验	正常或过度反应	无反应	无反应	无反应,少数有反应
蝶鞍区和肾上腺CT或MRI	鞍区增大,大多提示微腺瘤,双侧肾上腺增生	肾上腺肿瘤侧显像,增大	肾上腺肿瘤侧显像	双侧肾上腺增生或正常

（三）鉴别诊断

1. 肥胖症　患者可有高血压、糖耐量减低、月经少或闭经,腹部可有条纹（大多数为白色,有时可为淡红色,但较细）。但尿游离皮质醇不高,血皮质醇昼夜节律保持正常。

2. 多囊卵巢综合征　也可表现为多毛,肥胖,闭经,甚至高血压,糖耐量降低,24小时尿17-OHCS增高,但血皮质醇不高且有正常的昼夜节律,对地塞米松抑制试验反应正常。

> 案例 7-12-1
> 1. 皮质醇:上午8:00为27.48μg/dl,下午5点为29.98μg/dl,0点为25.99μg/dl,尿17-OHCS为15.1mg/24h 17-KGS为12.2mg/24h;ACTH<10pg/mL。
> 2. 肾上腺B超:在右侧肾上腺探及2.3cm×2.7cm低回声密度影,边清;肾上腺CT:右侧肾上腺区见一类椭圆形类结节软组织占位,边缘较清,其内密度较均匀,平扫CT值36Hu,增强动脉期为58Hu,门脉期为125Hu,病灶涉及2个层面,最大层面大小约为2.6cm×2.5cm,考虑右侧肾上腺瘤。

【治疗】

本病应根据不同的病因做相应的治疗。

（一）Cushing 病

（1）经蝶窦切除垂体微腺瘤:手术创伤小,并发症较少,可最大限度地保留垂体的分泌功能,为治疗本病的首选疗法。大部分患者摘除瘤后可治愈,少数患者手术后可复发。术后可发生暂时性垂体-肾上腺皮质功能不足,需补充糖皮质激素,直至垂体-肾上腺功能恢复正常。

（2）如经蝶窦手术不能发现并摘除垂体微腺瘤,或某种原因不能做垂体手术,对病情严重者,可作一侧肾上腺全切,另一侧肾上腺大部分或全切除术,术后以激素替代治疗,并作垂体放疗,最好用直线加速器治疗。如不作垂体放疗,术后发生纳尔逊综合征的

可能性较大。

对垂体大腺瘤患者,需行开颅手术治疗,尽可能切除肿瘤,并在术后辅以放射治疗。

（3）影响神经递质的药物:可做辅助治疗,对于催乳素升高者,可试用溴隐亭治疗。此外,还可用血清素拮抗药赛庚啶、γ-氨基丁酸促效剂丙戊酸钠治疗本病及纳尔逊综合征,可取得一些效果。

（4）经上述治疗仍未满意奏效者可用阻滞肾上腺皮质激素合成的药物,必要时行双侧肾上腺切除术,术后激素替代治疗。

（二）肾上腺腺瘤

腺瘤大多为单侧性,手术切除可获根治,近年已有用腹腔镜切除一侧肿瘤可加速手术后的恢复。术后需较长期使用氢化可的松（每天20～30mg）或可的松（每天25～37.5mg）作替代治疗。在肾上腺功能逐渐恢复时,可的松的剂量也随之递减,大多数患者于6个月至1年或更久可逐渐停用替代治疗。

（三）肾上腺腺癌

应尽可能早期作手术治疗。未能根治或已有转移者用药物治疗,可用皮质醇合成抑制剂米托坦（O,P'-DDD）以减少肾上腺皮质激素的产生量。

（四）异位ACTH综合征

应治疗原发性恶性肿瘤,视具体病情做手术、放疗和化疗。如能根治,库欣综合征可以缓解;如不能根治,则需要用肾上腺皮质激素合成阻滞药以减轻临床症状。

（五）药物治疗

抑制肾上腺皮质激素合成的药物有以下4种。①双氯苯二氯乙烷（米托坦,O,P'-DDD）:可使肾上腺皮质束状带及网状带萎缩、出血、细胞坏死,但不影响球状带。主要用于肾上腺癌和库欣病放疗的辅助用药。开始每天2～6g,分3～4次口服,在治疗一个月后,大部分患者的尿17-羟、尿皮质醇排量下降。如疗效不明显,可增至每天8～10g,继续服用4～6周,直到临床缓解或达到最大耐受量,

以后再减少至无明显不良反应的最大维持量。用药期间为避免肾上腺皮质功能不足，可适当补充糖皮质激素。因 O，P'-DDD 对外源性类固醇代谢也有影响，故补充量应比正常替代量稍大。此药的不良反应有食欲缺乏、恶心、嗜睡、眩晕、头痛、乏力等。②美替拉酮（SU 4885，metyrapone）：能抑制肾上腺皮质 11β-羟化酶，从而抑制皮质醇的生物合成，每天 2～6g，分 3～4 次口服，可降低血皮质醇含量，使症状缓解。此药的不良反应可有食欲减退、恶心、呕吐等。用此药后，形成大量的 11-脱氧皮质醇等中间产物，以致尿中 17-酮类固醇或 17-羟排量显著增加，故观察疗效需以血皮质醇为指标。③氨鲁米特（aminoglutethimide）：能抑制胆固醇转变为孕烯醇酮，使皮质激素的合成受阻，对肾上腺癌不能根治的病例有一定疗效，每天用量为 0.75～1.0g，分次口服。④酮康唑（ketoconazole）：可使皮质醇类固醇产生量减少，开始时每天 1000～1200mg，维持量为每天 600～800mg，有一定毒性。少数患者可出现严重肝功能损害，治疗过程中需观察肝功能。用此药后睾酮的合成也可减少；但另一方面也可由于减少了皮质醇的分泌，减轻了对垂体促性腺激素的抑制，睾酮的分泌也可稍增加。

（六）库欣综合征患者进行垂体或肾上腺手术前后的处理

因患者原来血浆皮质醇的水平甚高，一旦切除分泌激素的垂体或肾上腺病变，皮质醇分泌量锐减，有发生急性肾上腺皮质功能不全的危险，故手术前后需要妥善处理。于麻醉前静脉注射氢化可的松 100mg，以后每 6 小时 1 次，第 2 天起剂量渐减，5～7 天可视病情改为口服生理维持剂量。剂量和疗程应根据疾病的病因，手术后临床状况及肾上腺皮质功能检查而定。

> **案例 7-12-1**
> 1. 该例库欣综合征的病因及定位均已明确，单侧肾上腺瘤以手术为首选，手术切除即可获根治。
> 2. 患者行右肾上腺腺瘤摘除术，于右肾上腺背侧切除 2.5cm×2.5cm×2.5cm 的肿瘤，呈黄色，包膜清，病理证实为肾上腺腺瘤。术中及术后以氢化可的松 100mg/d 补充并逐渐减量。

【预后】

预后主要取决于病因和是否得到有效合理的治疗，经有效治疗后，病情可逐渐好转。如病程已久，肾的血管已有不可逆的损害者，则血压不易下降到正常。癌的疗效取决于是否早期发现及能否完全切除。腺瘤如早期切除，预后良好。库欣病患者治疗后的疗效不一，应定期观察有无复发，或有无肾上腺皮质功能不足。

（刘晓颖）

第十三章 原发性慢性肾上腺皮质功能减退症

案例 7-13-1

患者，男，35岁，已婚。因进行性皮肤色素沉着8个月，头晕、呕吐2天入院。

患者于8个月前无明显诱因出现全身皮肤色素沉着，以口唇、肢端关节及双手背皮肤明显，伴全身乏力、夜间盗汗、消瘦，近8个月体重减轻约20kg，偶有食欲缺乏、恶心。近半年常易"感冒"，在当地医院疑"胃病"多次服中药治疗无效，近因"身体虚弱"多次进补中药，2天前服"壮阳药"后出现头晕、恶心、呕吐、上腹部闷痛，为进一步诊治来诊收住院。起病以来睡眠欠佳，性欲减退。

既往10年前曾患有"颈部淋巴结结核"，未服抗结核药物治疗；2个月前在当地医院查胸片提示"双肺浸润型肺结核"，未正规抗结核治疗。入院前在外院检查上腹部CT显示左肾上腺椭圆形病灶，大小为3.1cm×2.0cm，增强扫描呈中度强化；查B超显示左肾上腺低回声团块影。

体格检查：T 36.8℃，R 24次/分，P 80次/分，BP 96/68 mmHg。发育正常，营养欠佳，体形消瘦，体重指数为17kg/m²。全身皮肤多处见色素沉着，以口唇、舌面、牙龈、乳晕、肛周、四肢指趾、大关节皱褶处皮肤明显，头发眉毛稀疏，胡须缺如，颈前区淋巴结可扪及肿大3粒，咽无充血，扁桃体不大，气管居中。胸廓对称无畸形，双肺呼吸音清，无干湿性啰音。心界不大，HR 80次/分，律齐，心音低钝，无病理性杂音。剑突下轻压痛，肝脾不大，双肾区无叩击痛，移动性浊音阴性，肠鸣音正常。脊柱无畸形，四肢肌力、肌张力正常，生理反射正常，病理反射未引出。

问题：

1. 对于以上所提供的资料，你首先考虑什么诊断？

2. 未明确诊断之前，应做哪些实验室检查？

3. 应进行哪些鉴别诊断？合理的治疗方案是什么？

原发性慢性肾上腺皮质功能减退症（primary chronic adrenocortical hypofunction），又称艾迪生病，是由于双侧肾上腺的绝大部分被毁损而无法分泌足够的皮质醇所引发的疾病。由下丘脑–垂体病变引起者，称为继发性慢性肾上腺皮质功能减退症。本章重点阐述艾迪生病。

【病因】

（一）特发性肾上腺萎缩

炎症因子介导的免疫损伤双侧肾上腺皮质，肾上腺呈纤维化缩小，伴淋巴细胞、浆细胞、单核细胞浸润，髓质一般不受毁坏。约75%患者血中可检出抗肾上腺的自身抗体。近半数患者伴其他器官特异性自身免疫病，称为自身免疫性多内分泌综合征（autoimmune polyendocrinopathy disease，APS），多见于女性（约70%），而不伴其他内分泌腺病变的单一性特发性肾上腺萎缩多见于男性。APS有两种类型。APS I 型见于儿童，平均起病年龄12岁，主要表现为肾上腺功能减退，甲状旁腺功能减退及皮肤黏膜念珠菌病，性腺（主要是卵巢）功能低下，偶见慢性活动性肝炎、恶性贫血。此综合征呈常染色体隐性遗传。肾上腺自身抗体所针对的抗原为类固醇激素侧链裂解酶及17-羟化酶。APS II 型见于成人，平均起病年龄为24岁，主要表现为肾上腺功能减退、自身免疫性甲状腺病（慢性淋巴细胞性甲状腺炎、甲状腺功能减退症、格雷夫斯病）、1型糖尿病，呈显性遗传，与HLA-B8、DR3、DR4等位基因有关联。自身抗体的抗原为21-羟化酶。

（二）肾上腺结核

以往肾上腺结核为本病最常见的病因，在我国近年来又有上升的趋势，但尚无系统资料。多由血行播散所致，常先有或同时有其他部位结核病灶如肺、肾、肠等，结核反复感染致患侧肾上腺增大，为上皮样肉芽肿及干酪样坏死病变所替代，继而出现纤维化病变，肾上腺体积可缩小，随后大部分患者出现肾上腺钙化。

（三）其他病原菌感染

真菌感染的病理过程与结核性者相近。艾滋病后期可伴有肾上腺皮质功能减退，常由巨细胞病毒感染引起坏死性肾上腺炎，多为隐匿性，一部分可有明显临床表现。严重脑膜炎球菌感染可引起急性肾上腺皮质功能减退症。严重败血症，如铜绿假单胞菌感染，尤其于儿童可引起肾上腺内出血伴功能减退。

（四）其他少见病因

双侧肾上腺切除、放射治疗破坏、血管栓塞（包括介入栓塞）、恶性肿瘤转移、淋巴瘤、白血病浸润、淀粉样变性、肾上腺酶系抑制药如美替拉酮、氨鲁米特、酮康唑或细胞毒药物如双氯苯二氯乙烷（米托坦，

O，P'-DDD）的长期应用等。

【临床表现】

本病起病隐匿，病情逐渐加重，主要临床表现为糖皮质激素和盐皮质激素分泌不足所致。

（一）特征性表现

全身皮肤黏膜色素沉着，呈棕褐色，于暴露处、摩擦处、乳晕、瘢痕等处尤为明显，黏膜色素沉着见于齿龈、舌部、颊黏膜等处。色素沉着的机制见图 7-13-1。而垂体功能减退所致继发性肾上腺皮质功能减退者，肤色苍白（ACTH、MSH 及 LPH 正反馈作用减弱），可资鉴别。

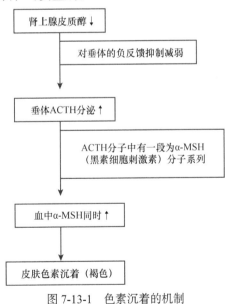

图 7-13-1 色素沉着的机制

（二）其他症状

其他症状如下所述。①神经精神系统：虚弱，疲乏，表情淡漠，重者嗜睡、意识模糊，可有精神失常；②消化系统：食欲减退，嗜咸食，胃酸过少，消化不良，体重减轻；有恶心、呕吐和腹泻者，提示病情加重；③心血管系统：血压降低，心脏缩小，心音低钝，常有头昏、眼花和直立性晕厥；④泌尿系统：肾排泄水负荷的能力减弱，在大量饮水后可出现稀释性低钠血症；由于糖皮质激素缺乏及血容量不足，抗利尿激素的释放增多，出现低钠血症；⑤生殖系统：女性阴毛腋毛减少或脱落、稀疏，月经失调或闭经，但病情轻者仍可生育；男性常有性功能减退；⑥代谢障碍：糖异生作用减弱，肝糖原耗损，可发生低血糖症状；⑦对感染、外伤等各种应激的抵抗力减弱，在发生这些情况时，可出现肾上腺危象；⑧当病因为结核且病灶活动或伴有其他脏器活动性结核者，可出现常有低热、盗汗等症状，体质虚弱，消瘦更为明显。如本病与其他自身免疫病并存时，则伴有相应疾病的临床表现。

（三）肾上腺危象

危象为本病急剧加重的表现，常发生于感染、创伤、手术、分娩、过劳、大量出汗、呕吐、腹泻、失水或突然中断肾上腺皮质激素治疗等应激情况下。其表现为恶心、呕吐、腹痛或腹泻、严重脱水、低血压等循环衰竭的表现，精神失常，也常有高热、低血糖症、低钠血症，血钾可高可低。如不及时抢救，可发展至休克、昏迷、死亡。

【实验室检查】

（一）血液生化

血液生化可有低血钠，血钾可正常或升高。当脱水严重时低血钠可不明显，如甚明显需考虑肾功能不全或其他原因。由于糖皮质激素有促进肾、肠排钙作用，少数患者可有轻度或中度高血钙。脱水明显时有氮质血症，可有空腹低血糖，糖耐量试验示低平曲线。

（二）血常规检查

血常规检查常有正细胞正色素性贫血，少数患者合并有恶性贫血。白细胞分类示中性粒细胞减少，淋巴细胞相对增多，嗜酸性粒细胞明显增多。

（三）激素检查

1. 基础血、尿皮质醇降低　尿17-羟一般低于正常，少数也可接近正常。

2. 血浆基础 ACTH 测定　原发性肾上腺皮质功能减退者明显增高，而继发性肾上腺皮质功能减退者，血浆皮质醇降，ACTH 水平也明显低于正常。

3. ACTH 兴奋试验　静脉滴注 ACTH 25U，维持8小时，观察尿17-羟和（或）皮质醇变化。原发性肾上腺皮质功能减退症的患者，因内源性 ACTH 已达到最大程度地刺激肾上腺分泌皮质醇，因此给予外源的 ACTH 不能再进一步地刺激皮质醇的分泌，给药后血浆皮质醇水平不上升，继发性肾上腺皮质功能减退症者，血皮质醇不上升，尿 17-OHCS 呈低反应或延迟反应。而正常反应者，兴奋后第1天较对照日增加1～2倍，第2天增加1.5～2.5倍。

（四）影像学检查

胸片检查显示心脏缩小，肾上腺区 X 线片、CT 检查在结核病患者可示肾上腺增大及钙化影。其他感染、出血及转移性病变在 CT 扫描时也示肾上腺增大，而自身免疫病所致者肾上腺不增大。

> **案例 7-13-1**
> 1. 血电解质：Na^+ 110mmol/L，Cl^- 81mmol/L，Ca^{2+} 1.01mmol/L，K^+ 3.9mmol/L；空腹血糖2.6mmol/L。血常规：WBC $9.5×10^9$/L，N 53%，L 41%，Hb 89g/L。
> 2. 基础血皮质醇（CTS）：1.39μg/L，血浆基础 ACTH 1105pg/ml，垂体泌乳素（PRL）52.9μg/L，睾酮（T）34.9nmol/L；尿 17-OH 1.89mg/dl、17-KS 2.33mg/dl，ACTH 兴奋试验第2天、第3天血 CTS 分别为 1.17μg/L 和 1.25μg/L，提示肾上腺皮质储备功能不足。
> 3. 上腹部 CT 显示：左肾上腺椭圆形病灶，大小为 3.1cm×2.0cm，增强扫描呈中度强化；查 B 超显示：左肾上腺低回声团块影。经抗结核治疗 9 个月后复查上述病灶完全吸收。

【诊断】

首先应确立是否为慢性肾上腺皮质功能减退症。可根据典型的临床表现如有特征性的皮肤黏膜色素沉着、乏力、食欲缺乏、消瘦和低血压、低血钠等，可提供诊断艾迪生病的线索，但上述临床表现并非艾迪生病所特有，慢性肝病及一些消耗性疾病也可有类似共同的症状，因此确诊需要实验室检查。

（一）血、尿皮质醇

血皮质醇基础值及 24 小时尿皮质醇、17-OHCS 均可低于正常值。

（二）ACTH 水平

ACTH 是鉴别原发性与继发性肾上腺皮质功能减退症的重要指标。

（三）ACTH 兴奋试验

ACTH 兴奋试验为筛选本病和最具诊断价值的实验方法，可行快速 ACTH 兴奋试验，了解肾上腺皮质的储备功能。

（四）病因和并发症的诊断

为确立原发性肾上腺皮质功能减退症的病因，可行相关自身抗体的检测，肾上腺 B 超、CT、MRI 的检查。

（五）其他疾病的鉴别

慢性肝炎、结核病、消化道恶性肿瘤、神经性厌食、消瘦等可行相应的实验室检查以资鉴别。

> **案例 7-13-1**
> 1. 患者，男性，35 岁，已婚。
> 2. 全身进行性皮肤色素沉着，以口唇、舌面、牙龈、乳晕、四肢指趾关节、肛周及易暴露处、易摩擦处皮肤明显。伴精神疲乏、头晕、恶心、呕吐、食欲缺乏、怕冷、性欲减退、头发眉毛稀疏、基础血压偏低，营养欠佳，体重低，心音低钝。
> 3. 基础血皮质醇水平低，尿 17-OHCS、17-KGS 水平偏低，血浆基础 ACTH 明显升高，明显低钠血症，空腹血糖偏低。ACTH 兴奋试验结果提示肾上腺皮质储备功能不足。上腹部 CT 显示：左肾上腺椭圆形病灶，大小为 3.1cm×2.0cm，增强扫描呈中度强化；查 B 超显示：左肾上腺低回声团块影。
> 4. 临床诊断：右肾上腺结核，艾迪生病。

【治疗】

（一）基础治疗

1. 健康教育　使患者明了疾病的性质，应终生使用肾上腺皮质激素替代补充，平时采用适当的基础量以补充生理需要，在有并发症时根据具体情况适当加量。患者身上应戴有卡片，写明姓名、地址，说明自己为肾上腺皮质功能不全患者，一旦被发现神志不清，病情严重，应立即送医院救治。

2. 激素替代治疗　糖皮质激素替代：根据身高、体重、性别、年龄、体力劳动强度等，确定一合适的基础量。并模仿激素分泌周期在清晨睡醒时服全天量的 2/3，下午 4 时服 1/3。常用试剂：氢化可的松 10～30mg 或可的松 12.5～25mg；泼尼松为人工合成的糖皮质激素，其对糖代谢作用较可的松增强 5 倍，但盐代谢作用相对减弱，剂量为 2.5～7.5mg。判断糖皮质激素替代治疗是否恰当，很大程度上可根据患者的症状和体征，应尽量替代个体化适合的激素用量，以改善症状为目的。

3. 食盐及盐皮质激素 食盐的摄入量应充分，每天至少 8～10g，如有大量出汗、腹泻时应酌加食盐摄入量，大部分患者在服用氢化可的松和充分摄盐下即可获满意效果。如患者仍感头晕、乏力、血压偏低，则需加用盐皮质激素，可每天口服 9α-氟氢可的松，上午 8 时口服一次，0.05～0.15mg，醋酸去氧皮质酮试剂，每天 1～2mg 或隔天 2.5～5.0mg，肌内注射。如有水肿、高血压和低血钾则减量；反之可适当加量。

（二）病因治疗

如有活动性结核者，应给予积极抗结核治疗。补充替代剂量的肾上腺皮质激素并不影响对结核病的控制。如病因为自身免疫病者，则应检查是否伴有其他腺体功能减退，如存在需作相应治疗。

（三）肾上腺危象抢救

肾上腺危象为内科急症，应积极抢救。主要为静脉滴注糖皮质激素，补充盐水、葡萄糖及治疗存在的应激状态。

1. 补充糖皮质激素 立即静脉注射氢化可的松或琥珀酸氢化可的松 100mg，使血皮质醇浓度达到正常人在发生严重应激时的水平。以后每 6 小时加入补液中静脉滴注 100mg，最初 24 小时总量约为 400mg，第 2、3 天可减至 300mg，分次静脉滴注。如病情好转，继续减至每天 200mg，继而 100mg。呕吐停止，可进食者，可改为口服。当口服剂量减至每天 50～60mg 以下时，应加用 9α-氟氢可的松。

2. 纠正脱水和电解质紊乱 危象患者液体损失量可达细胞外液的 1/5，故于初治的第 1、2 天内应迅速补充生理盐水每天 2 000～3 000ml。对于以糖皮质激素缺乏为主，脱水不甚严重者补盐水量应适当减少。补充葡萄糖液以避免低血糖。

3. 去除诱因及支持疗法 应积极抗感染。

（四）外科手术或其他应激时治疗

正常人在发生较重应激时，每天皮质醇分泌量可达 100～300mg，因而艾迪生病患者在发生严重应激时，应每天给予氢化可的松总量约为 300mg。大多数外科手术应激为时短暂，故可在数天内逐步减量，直到维持量。术前积极纠正水和电解质紊乱。较轻的短暂应激，每天给予氢化可的松 100mg 即可，以后按情况递减。

> **案例 7-13-1 处方及医师指导**
>
> 1. 去除病因：严格足疗程抗结核治疗。明显低钠血症时鼓励患者高钠饮食，病情稳定后改为普通饮食。
>
> 2. 激素替代治疗，可的松 30mg/d，分早上 20mg，下午 10mg，病情稳定后逐渐减量。患者住院期间曾因应激出现血容量不足（肾上腺危象）短期使用氢化可的松（150mg～300mg/d）及大量补液（主要是生理盐水）处理。
>
> 3. 加强支持治疗及对症处理。

（刘晓颖）

第十四章　原发性醛固酮增多症

案例 7-14-1

案例 7-14-1

患者，男，62 岁。反复头晕、头痛 8 年，加重伴双下肢乏力、松弛性瘫痪 1 年。

患者于 8 年前经常出现头晕、头痛，初始并未在意，于体检时发现血压偏高，以后多次量血压在（150～170）/（95～100）mmHg，最高达 180/100mmHg，服硝苯地平缓释片 60mg/天，效果不好。近 1 年经常感双下肢乏力，上楼时明显。在当地医院就诊，多次查血钾偏低，最低为 2.3mmol/L，今为进一步诊治入院。发病以来饮食正常，夜尿增多。

既往无糖尿病史，无高血压家族史，无烟酒嗜好。

体格检查：T 36.5℃，P 80 次/分，R 18 次/分，P 170/85mmHg。神志清楚，发育正常，皮肤黏膜无黄染，无瘀斑，浅表淋巴结未及肿大，头颅五官无畸形，颈软，气管居中，甲状腺无肿大，两肺呼吸音清，未闻及干、湿啰音。HR 为 80 次/分，律齐，心界叩诊不大，心尖区可闻及 2/6 级收缩期吹风样杂音。腹平软，肝脾未及，腹部未闻及血管杂音，双下肢无水肿，双下肢腱反射减弱，病理征(－)。

问题：

1. 本例的诊断应如何考虑？

2. 原发性高血压所致的继发性醛固酮增多症应如何与原发性醛固酮增多鉴别？

3. 应做哪些实验室检查来明确诊断？

原发性醛固酮增多症（primary aldosteronism），简称原醛症，是 1955 年由 Conn 首先从大量原发性高血压病患者中发现的一种内分泌性高血压类型，又称为 Conn 综合征。本病是由于肾上腺皮质病变（肿瘤或增生）致醛固酮分泌增多，引起潴钠排钾，血容量扩张而抑制了肾素-血管紧张素活性。其临床表现主要有三组特征：①高血压症状群；②低钾血症群，以肌无力及周期性瘫痪较常见；③失钾性肾病。生化检查示低血钾，尿钾增多，血醛固酮升高而肾素活性降低。

【病因】

（一）醛固酮瘤

醛固酮瘤（aldosterone-producing adenoma，APA）最多见，占原醛症的 60%～90%，多为一侧腺瘤，直径大多介于 1～2cm，包膜完整，切面呈金黄色，由大量透明细胞组成。在电镜下，瘤细胞线粒体嵴呈小板状，显示小球带细胞的特征。

（二）特发性醛固酮增多症

特发性醛固酮增多症（idiopathic hyperaldosteronism，IHA，简称特醛症）为第二多见的类型，占 10%～20%。双侧肾上腺病变为肾上腺小球带增生，有时伴结节。病因不明，可能与对血管紧张素Ⅱ的敏感性增强有关，血管紧张素转换酶抑制剂可使患者醛固酮分泌减少，高血压、低血钾改善，而对醛固酮瘤患者作用不明显。血清素拮抗药赛庚啶可使特醛症患者醛固酮分泌减少，提示在本型中存在着经血清素介导的兴奋醛固酮分泌的因素。

（三）糖皮质激素可治性醛固酮增多症

糖皮质激素可治性醛固酮增多症（glucocorticoid remediable aldosteronism，GRA）多于青少年期起病，可为家族性或散发性，家族性者以常染色体显性方式遗传。临床常见肾上腺呈大、小结节性增生，有高血压和不同程度的低血钾。血醛固酮增多伴肾素活性不被抑制，与其他类型醛固酮增多症的关键区别是醛固酮的分泌受 ACTH 的调控。其血浆醛固酮浓度与 ACTH 的昼夜节律平行，用生理替代性的糖皮质激素数周后可使醛固酮分泌量、血压、血钾恢复正常。本病的发病机制是同源染色体间遗传物质发生不等交换，编码 11β-羟化酶与醛固酮合成酶的基因皆位于第 8 号染色体上，两者编码区的 DNA 有 95% 相同。正常时醛固酮合成酶基因在肾上腺小球带表达，受血管紧张素Ⅱ调控；11β-羟化酶在束状带表达，受 ACTH 调控。在 GRA 中 11β-羟化酶基因 5'端调控序列和醛固酮合成酶基因的编码序列融合形成一嵌合基因，此基因产物具有醛固酮合成酶活性，在束状带表达，其表达受 ACTH 而不受血管紧张素Ⅱ控制。

（四）醛固酮癌

醛固酮癌少见，不到 1%，为分泌大量醛固酮的肾上腺皮质癌，同时还分泌糖皮质激素、雄激素。肿瘤体积大，直径多在 5cm 以上，切面常显示出血、坏死。

【病理生理】

过量醛固酮引起潴钠、排钾，钠的潴留导致细胞外液扩张，血容量增多，血管壁内皮及血循环钠离子浓度增加，血管对去甲肾上腺素的反应加强等原因引起高血压。细胞外液扩张达一定程度后，引起体内排钠系统的反应，肾近曲小管重吸收钠减少，心钠肽分泌增多，从而使钠代谢达到近于平衡的状态，避免了细胞外液的进一步扩张和出现水肿、心力衰竭。大量失钾引起一系列神经、肌肉、心脏及肾的功能障碍。细胞内钾离子丢失后，钠、氢离子增加，细胞内 pH 下降，细胞外液氢离子减少，pH 上升呈碱血症。碱

中毒时细胞外液游离钙减少，加上醛固酮促进尿镁排出，故可出现肢端麻木和手足抽搐。由于钠的潴留导致细胞外液与血容量增多，使入球微动脉内压上升反而抑制球旁细胞与致密斑细胞分泌肾素，故醛固酮水平升高而肾素水平降低（图 7-14-1）。

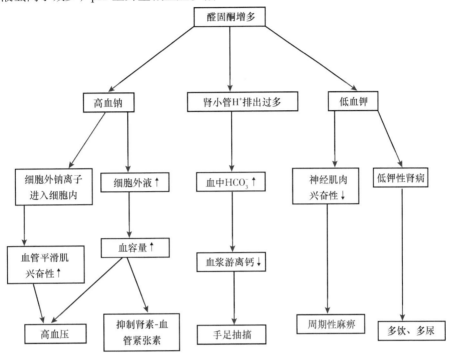

图 7-14-1　醛固酮增多时对机体的影响

【临床表现】

（一）高血压

高血压为最早且最常见的症状，可早于低血钾症状群 3~4 年发生。一般呈缓慢进展的良性过程，大多在 170/100mmHg 左右，患者主诉头晕、头痛、耳鸣，酷似一般的原发性高血压，但对常规的降压药疗效不佳。随着病情进展，血压渐高。部分患者可出现脑卒中。

（二）神经肌肉功能障碍

神经肌肉功能障碍临床表现如下所述：①肌无力及周期性瘫痪：血钾愈低，肌肉受累愈重，常见诱因为劳累，或服用氢氯噻嗪、呋塞米等促进排钾的利尿药。麻痹多累及下肢，严重时累及四肢，也可发生呼吸、吞咽困难。麻痹时间短者数小时，长者数天或更久，补钾后麻痹即暂时缓解，但常复发。②肢端麻木，手足抽搐。在低钾严重时，由于神经肌肉应激性降低，手足抽搐可较轻或不出现，而在补钾后，手足抽搐变得明显。此组表现与低血钾引起代谢性碱中毒有关，碱血症时血中游离钙减少，醛固酮亦促进钙、镁排泄。

（三）肾脏表现

肾脏表现如下所述：①慢性失钾致肾小管上皮细胞呈空泡变性，浓缩功能减退，伴多尿，尤其夜尿多，继发口渴、多饮；②常易并发尿路感染；③久病者肾小动脉硬化导致尿蛋白增多，少数发生肾衰竭。

（四）心脏表现

心脏表现如下所述：①心电图呈低血钾图形：QT 间期延长，T 波增宽，降低或倒置，U 波明显，T、U 波相连成驼峰状。②心律失常：较常见者为期前收缩或阵发性室上性心动过速，最严重时可发生心室颤动。

（五）其他表现

儿童患者有生长发育障碍，与长期缺钾等代谢紊乱有关。缺钾时胰岛素的释放减少、作用减弱，可出现糖耐量减低。

案例 7-14-1

1. 缓慢起病，经常性头晕、头痛，于体检时发现血压升高，逐渐出现伴下肢无力、松弛性瘫痪。以后多次就诊，发现血钾降低。夜尿明显增多。

2. 无原发性高血压家族史，常规抗高血压治疗效果欠佳。

【实验室检查】

（一）血、尿生化检查

①低血钾：一般在 2～3mmol/L，严重者更低。低血钾往往呈持续性，也可为间歇性。早期患者血钾正常。②高血钠：血钠一般在正常高限或略高于正常。③碱血症：血 pH 和 CO_2 结合力为正常高限或略高于正常。④尿钾高：在低血钾条件下（低于 3.5mmol/L），尿钾仍在 25mmol/24h 以上，提示肾脏失钾为本病特征之一。⑤尿钠排出量较摄入量少或接近平衡。

（二）尿液检查

①尿 pH 为中性或偏碱性；②尿比重较为固定而减低，往往在 1.010～1.018 之间，少数患者呈低渗尿。

（三）醛固酮测定

血、尿醛固酮增高是本病特征性表现。但多种因素可影响其测定值，如血钾过低时，醛固酮升高常不明显，血浆醛固酮分泌亦呈昼夜节律，清晨时最高，入睡时最低。钠摄入量，体位对血浆醛固酮亦有明显影响，立位时可显著升高其水平，故采集标本时，应力求规范。方法：普食（含钠 160mmol/24h，钾 60mmol/24h），一周后空腹卧位取血，然后立位 2 小时再取血。正常成人参考值：血浆醛固酮卧位时 50～250pmol/L，立位时 80～970pmol/L。

（四）肾素、血管紧张素Ⅱ测定

醛固酮高而肾素、血管紧张素Ⅱ低为原醛症的特点，即使在低钠饮食，利尿剂及直立等因素的刺激下也不能明显升高。正常参考值前者为（0.55±0.09）pg/（ml·h），后者为（26.0±1.9）pg/ml。经肌内注射呋塞米（0.7mg/kg）并在取立位 2 小时后，正常人血肾素、血管紧张素Ⅱ较基础值增加数倍，兴奋参考值分别为（3.48±0.52）pg/（ml·h）及（45.0±6.2）pg/ml。原醛症患者兴奋值较基础值只有轻微增加或无反应。醛固酮瘤患者肾素、血管紧张素受抑制程度较特发性原醛症更显著。血醛固酮升高而肾素-血管紧张素系统

受抑制是原醛症的特征，因此血浆醛固酮浓度与血浆肾素活性的比值（ARR）是一项重要的诊断指标。ARR 测定包括醛固酮与血浆肾素活性的比值及醛固酮与肾素浓度的比值。ARR 作为原醛症最常用筛查指标，已广泛应用于临床，特别是门诊开展随机 ARR 测定，可以很大程度上提高该病检出率，使部分患者得到早期诊断和治疗。根据中国《原发性醛固酮增多症诊断治疗的专家共识（2020 版）》及国外 2016 年《原发性醛固酮增多症的临床诊疗指南》，当检测的肾素活性和醛固酮浓度单位分别为 ng·ml-1·h-1 和 ng/dl 时，最常用的 ARR 切点为 30；当检测的肾素浓度和醛固酮浓度单位分别为 mU/L 和 ng/dl 时，最常用的 ARR 切点为 3.7。

【诊断与病因诊断】

高血压及低血钾的患者，血及尿醛固酮高，而血浆肾素活性、血管紧张素Ⅱ降低，螺内酯能纠正电解质代谢紊乱并降低高血压，则诊断可初步成立。由于腺瘤患者对手术效果满意，而大多数增生病例无须手术治疗，因此进一步明确病因鉴别醛固酮瘤及特发性原醛症或是少见的病因尤为重要。可从以下几个方面进行原醛症的病因鉴别。

（一）确诊试验

对于 ARR 阳性患者推荐进行≥1 种确诊试验以明确诊断，不建议在明确诊断前直接进行疾病亚型分类。目前主要有 4 种确诊试验，包括生理盐水试验、卡托普利试验、口服高钠饮食及氟氢可的松试验。这 4 项试验各有其优缺点，临床医生可根据患者实际情况进行选择。口服高钠饮食及氟氢可的松试验由于操作烦琐，准备时间较长，国内无药等原因，目前临床很少开展；生理盐水的灵敏度和特异度较高，但由于血容量急剧增加，会诱发高血压危象及心功能衰竭，对于那些血压难以控制、心功能不全及有严重低钾血症的患者不应进行此项检查；卡托普利试验是一项操作简单、安全性较高的确诊试验，但此试验存在一定的假阴性，部分特醛患者血醛固酮水平可被抑制（表 7-14-1）。

表 7-14-1　原发性醛固酮增多症确诊试验

试验	方法	结果判读
生理盐水试验	试验前必须卧床休息 1h，4h 静滴 2L 0.9%氯化钠溶液，试验在晨 8:00~9:00 开始，整个过程需监测血压和心率变化，在输注前及输注后分别采血测血浆肾素活性、血醛固酮、血皮质醇及血钾	生理盐水试验后血醛固酮大于 10ng/dl 原醛症诊断明确，小于 5ng/dl 排除原醛症
卡托普利试验	坐位或站位 1h 后口服 50mg 卡托普利，服药前及服药后 1h、2h 测定血浆肾素活性、血醛固酮、皮质醇，试验期间患者需始终保持坐位	正常人卡托普利抑制试验后血醛固酮浓度下降大于 30%，而原醛症患者血醛固酮不受抑制。国内学者提出，卡托普利试验后 2h 醛固酮最佳诊断切点为 11 ng/dl，灵敏度和特异度均为 90%

试验	方法	结果判读
口服高钠饮食	3d 内将每日钠盐摄入量提高至大于 200mmol(相当于氯化钠 6g),同时补钾治疗使血钾维持在正常范围,收集第 3 天至第 4 天的 24h 尿液测定尿醛固酮	尿醛固酮小于 10 μg/24 h 排除原醛症,大于 12μg/24 h (梅奥医学中心)或 14 μg/24 h(克里夫兰医学中心)原醛症诊断明确
氟氢可的松试验	氟氢可的松 0.1mgq6h×4d,同时补钾治疗(血钾达到 4mmol/L)、高钠饮食(每日三餐分别补充 30mmol,每天尿钠排出至少 3mmol/kg),第 4 天晨 10:00 采血测血醛固酮、血浆肾素活性,晨 7:00 及 10:00 采血测血皮质醇	第 4 天晨 10:00 血醛固酮大于 6ng/dl 原醛症诊断明确

(二)动态试验

动态试验主要用于鉴别醛固酮瘤与特醛症。

1. 上午直立位前后血浆醛固酮浓度变化 正常人在隔夜卧床,上午 8 时测血浆醛固酮,继而保持卧位到中午 12 时,血浆醛固酮浓度下降,这与 ACTH 的昼夜节律变化有关。当立位时,由于站立后肾素-血管紧张素升高的作用,血浆醛固酮上升。特醛症患者基础醛固酮可轻度升高,立位后血浆醛固酮上升明显,主要由于患者站立后血浆肾素有轻度升高,加上此型对血管紧张素的敏感性增强所致。醛固酮瘤患者基础血浆醛固酮明显升高,而立位后则无明显上升,反而下降,这是因为肾素-血管紧张素系统受抑制而不被兴奋,故立位后也不能升高。

2. 赛庚啶试验 血清素具有兴奋醛固酮分泌的作用,赛庚啶为血清素拮抗药,口服 8mg 赛庚啶前及服后每半小时抽血一次,共 2 小时,测血浆醛固酮。大多数特醛症患者血浆醛固酮下降 110pmol/L 以上,或较基值下降 30%,多数患者在服后 90 分钟时下降最明显,平均下降约 50%。醛固酮瘤患者血浆醛固酮无变化。

3. 地塞米松抑制试验 当原醛患者在青少年发病,有高血压和低血钾家族史,立位试验血浆醛固酮无明显升高或反常下降,CT 或 MRI 未发现肾上腺异常,则应考虑 GRA,可行地塞米松抑制试验,每天口服地塞米松 2mg,共 3~4 周。于用药过程中患者血-尿醛固酮水平被抑制,当血醛固酮水平在服药后较服药前抑制达 80%以上有意义。但要注意醛固酮瘤

和特醛症患者在服药后血醛固酮水平也呈一过性抑制,但 2 周后醛固酮的分泌不再被抑制又复升高,因此地塞米松抑制试验观察时间不可过短,否则易造成对 GRA 的误诊。

(三)影像学检查

可协助鉴别肾上腺腺瘤与增生或肾上腺癌,并可确定腺瘤的部位。

1. 肾上腺 CT 和 MRI 高分辨率的 CT 可检出直径小至为 5mm 的肿瘤,但较小的肿瘤如果完全被正常组织所包围时,则检出较为困难。有时肾上腺增生伴大结节者可被误诊为肿瘤,需注意鉴别,特醛症在 CT 扫描时表现为正常或双侧弥漫性增大。MRI 也可用于醛固酮瘤的定位诊断,有认为 MRI 对醛固酮瘤检出的敏感性较 CT 高,但对肾上腺肿瘤的分辨率并不优于 CT(图 7-14-2)。

2. 肾上腺 B 型超声检查 对直径大于 1.3cm 以上的醛固酮瘤可显示出来,小腺瘤则难以和特发性增生相鉴别。

3. 放射性碘化胆固醇肾上腺扫描和显像 根据 [131]I 标记的胆固醇可被肾上腺摄取的原理,用扫描法显示腺瘤及增生组织中 [131]I 浓集的部位。如一侧肾上腺有放射性浓集,表示该侧有腺瘤。一般腺瘤直径在 lcm 以上者,大多能做出正确定位。如两侧皆有放射性浓集,提示为双侧增生。有时双侧肾上腺放射性可以不对称,一侧浓、一侧淡,可误诊为腺瘤,必要时可在地塞米松抑制后再作扫描或照相,如一侧显像表示为腺瘤,双侧显像为增生。

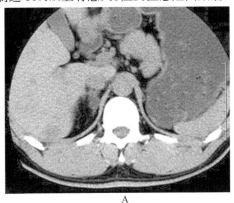

A

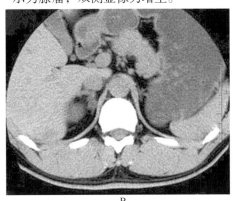

B

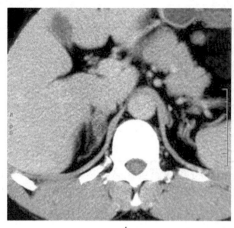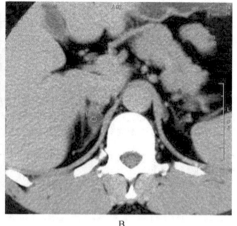

图 7-14-2　肾上腺瘤的 CT 显像

A. 实质期 1：27.82Hu；B. 延迟扫描 1：14.77Hu

（四）双侧肾上腺静脉采血

如上述方法皆不能确定病因，可考虑肾上腺静脉导管术采双侧肾上腺静脉血测定醛固酮/皮质醇比值，此法有助于确定单侧或双侧肾上腺醛固酮分泌过多，同时测定皮质醇可确定静脉导管是否插到肾上腺静脉。另外，静脉插管时还可同时行 ACTH 兴奋试验，若为醛固酮瘤，则 ACTH 兴奋后，腺瘤侧静脉血中醛固酮/皮质醇比值显著增加，而对侧及周围静脉血中无明显变化。

【鉴别诊断】

对于有高血压、低血钾的患者，鉴别诊断至为重要，误诊将导致错误的治疗。需加以鉴别的疾病有以下数种。

（一）伴高血压、低血钾的继发性醛固酮增多症

肾素活性过高所致继发性醛固酮增多症可伴高血压、低血钾，需与原醛症鉴别。肾素过多症又可分为原发性或继发性。原发性者由分泌肾素肿瘤所引起，继发性者因肾缺血所致。

1. 分泌肾素的肿瘤　多见于青年人，高血压、低血钾皆甚为严重，血浆肾素活性很高，据以上特点可与原醛症相鉴别。分泌肾素的肿瘤可分为两类：①肾小球旁细胞肿瘤；②肾外肿瘤，主要为 Wilms 瘤及卵巢肿瘤。肾小球旁细胞瘤可采用肾静脉插管取血测肾素活性以确定肿瘤在哪一侧，但肿瘤体积常很小，难以定位，治疗可作选择性肿瘤切除或肾切除，药物治疗可用血管紧张素转换酶抑制剂。

2. 继发性肾素增高所致继发性醛固酮增多　主要包括以下疾病：①高血压病的恶性型，肾普遍缺血，可引起肾素增多，部分患者可呈低血钾。患者舒张压多高于 130～140mmHg，进展快，常有氮质血症或尿毒症、视网膜渗出、视神经水肿、视力减弱，伴头痛、发作性抽搐，一般无碱中毒，由于肾功能不良，可有酸中毒；②肾动脉狭窄所致高血压，进展较快，血压较高，部分患者在上腹中部或肋脊角区可闻及血管杂音。由全身性、多发性大动脉炎所致者可在颈部、腋部听到血管杂音或一侧桡动脉搏动减弱或不能触及，放射性核素肾图示患者功能异常。肾动脉造影可确诊；③一侧肾萎缩、结缔组织病（如结节性多动脉炎）也可引起严重高血压及低血钾。

（二）非醛固酮所致盐皮质激素过多综合征

患者呈高血压、低血钾性碱中毒，肾素－血管紧张素系统受抑制，但血、尿醛固酮不高，反而降低。按病因可再分为 2 组。

1. 真性盐皮质激素过多综合征　患者因合成肾上腺皮质激素酶系缺陷，导致产生大量具盐皮质激素活性的类固醇（去氧皮质酮，DOC）。可由以下两种酶缺陷引起。

（1）17-羟化酶缺陷：出现以下生化及临床异常：①性激素（雄激素及雌激素）的合成受阻，于女性（核型为 46，XX 者）引起性幼稚症，于男性（核型为 46，XY 者）引起假两性畸形，外生殖器类似女性，可作为女孩养育，但至青春期无性发育，两侧腹股沟可触及结节，如作活检则可发现为发育不良的睾丸；

②糖皮质激素合成受阻，血、尿皮质醇低，血 17-羟孕酮低，血 ACTH 升高；③盐皮质激素合成途径亢进，伴黄体酮、DOC、皮质酮升高，引起潴钠、排钾、高血压、高血容量，抑制肾素-血管紧张素活性，导致醛固酮合成减少。

（2）11β-羟化酶缺陷：引起以下生化及临床症状：①血、尿皮质醇低，ACTH 高；②雄激素合成被兴奋，男性呈不完全性性早熟，伴生殖器增大，女性出现不同程度男性化，呈假两性畸形；③11β-羟化酶阻滞部位前的类固醇 DOC 产生增多，造成盐皮质激素过多综合征。

上述两种酶系缺陷皆伴有双侧肾上腺增大，可被误诊为增生型醛固酮增多症，甚至有误行肾上腺切除术者。

2. 表象性盐皮质激素过多综合征（apparent mineralocorticoid excess，AME） 其病因为先天性 11β-羟类固醇脱氢酶（11β-HSD）缺陷。临床表现近似原醛症，包括严重高血压、明显的低血钾性碱中毒，多见于儿童和青年人。本病可发生抗维生素 D 的佝偻病，常由于盐皮质激素活性所致高尿钙。此病用螺内酯治疗有效，但此药的抗雄激素及抗孕激素作用限制了其长期应用，尤其是儿童、少年患者。用地塞米松部分患者可奏效。发病机制为先天性 11β-羟类固醇脱氢酶缺陷。糖皮质激素受体（GR）与盐皮质激素受体（MR）的结构甚为相近，按理皮质醇可与 MR 结合，并使之激活，但在正常时，于肾小管上表细胞处 11β-HSD 使皮质醇转变为可的松，从而使皮质醇灭活，不能发挥盐皮质激素活性。而在 AME 中，11β-HSD 有缺陷，皮质醇得以作用于 MR，引起盐皮质激素过多的临床表现。患者尿 17-羟及游离皮质醇排出量远较正常低，但血浆皮质醇正常，这是由于皮质醇的灭活、清除减慢，每天分泌量减少。此外，尿中可的松代谢物/皮质醇代谢物比值降低。甘草的活性成分甘草次酸可抑制 11β-HSD 活性，长期大量使用可引起药源性 AME。

（三）利德尔综合征

此病为一常染色体显性遗传疾病，患者呈高血压，肾素受抑制，醛固酮低，并常伴低血钾，用螺内酯无效，表明病因非盐皮质激素过多。阻止肾小管上皮细胞重吸收钠并排泄钾的药物，如阿米洛利、氨苯蝶啶，可纠正低血钾，降低血压。现知此症的病因为上皮细胞钠通道的异常，此通道由 α、β、γ 三个亚基组成，为肾单位远端钠重吸收的限速因素，已发现本

症患者可发生 β 亚基或 γ 亚基突变，突变使通道处于激活状态，导致钠重吸收过多及体液容量扩张。治疗可用阿米洛利 10mg，每天服 2～3 次，或氨苯蝶啶 100mg，每天服 3 次，待血钾、血压恢复正常后，改用维持量，前者 2.5～5mg，每天服 2～3 次；后者50mg，每天服 1～2 次，按血压、血钾水平调整剂量。

案例 7-14-1

1. 入院后血钾检测 3 次，分别为 2.26mmol/L、2.81mmol/L 和 2.36mmol/L；血钠检测 3 次，分别为 144mmol/L、147.5mmol/L 和 145.8mmol/L；24 小时尿钾检测 2 次，分别为 51.52mmol 和 54.10mmol。

2. 尿 17-OHCS 10.39mg/24h，17-KGS 11.5mg/24h，VMA 8.8ng/24h。

3. 卧位血浆醛固酮为 197pg/ml、347pg/ml（正常值：卧位为 29.4～161pg/ml）；肾素为 0.01ng/（ml·h）、0.13ng/（ml·h）[正常值为 0.1～5.5ng/（ml·h）]；血管紧张素Ⅱ为 34.3pg/ml（正常值为 28～52pg/ml）。

4. 肾上腺 CT：右侧肾上腺内见卵圆形低密度结节影，大小为 1.2cm×1.5cm，边界清，内密度均匀，CT 值为 4.29HU。注射造影剂后未见明显强化。左侧肾上腺呈"人"字形，形态大小正常，密度均匀。

5. 临床诊断：右侧肾上腺醛固酮瘤，原发性醛固酮增多症。

对于原因不明的低钾血症尤其是合并高血压患者，应按图 7-14-3 的思路进行诊断。

中国《原发性醛固酮增多症诊断治疗的专家共识（2020 版）》指出，需要进行筛查的高危人群包括以下 6 类。

（1）持续性高血压（＞150/100mmHg，1mmHg=0.133kPa）者；使用 3 种常规降压药（包括利尿剂）无法控制血压（＞140/90mmHg）的患者；使用≥4 种降压药才能控制血压（＜140/90mmHg）的患者及新诊断的高血压患者。

（2）高血压合并自发性或利尿剂所致的低钾血症的患者。

（3）高血压合并肾上腺意外瘤的患者。

（4）早发性高血压家族史或早发(<40 岁)脑血管意外家族史的高血压患者。

（5）原醛症患者中存在高血压的一级亲属。

（6）高血压合并阻塞性呼吸睡眠暂停的患者。

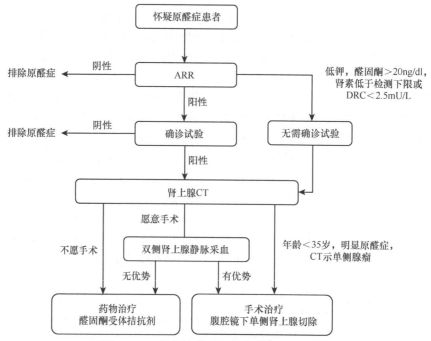

图 7-14-3　原发性醛固酮增多症的诊断流程图

注：原醛症：原发性醛固酮增多症；ARR：血浆醛固酮与肾素活性比值或血浆醛固酮与肾素浓度的比值；DRC：直接肾素浓度；CT：计算机断层扫描

【治疗】

醛固酮瘤的根治方法为手术切除。特发性增生者以往行大部分肾上腺切除术，但手术效果差，目前采用药物治疗。有时难以确定为腺瘤或特发性增生，可先用药物治疗，继续观察，定期作影像学检查，有时原来未能发现的小腺瘤，在随访过程中可显现出来。

（一）手术治疗

切除醛固酮腺瘤。术前宜低盐饮食，用螺内酯做准备，以纠正低血钾，并减轻高血压。每天螺内酯120～240mg，分次口服，待血钾正常、血压下降后，减至维持量时，即进行手术。手术前可根据患者情况及手术方式酌情短期用醋酸可的松 100 mg，术中静脉滴注氢化可的松 100～300 mg，术后逐步递减，约一周后停药。腺瘤手术效果较好，术后电解质紊乱得以纠正，多尿、多饮症状消失，大部分患者血压可降至正常。对于原发性肾上腺增生的患者，可行肾上腺大部分切除术或单侧肾上腺切除术，手术效果较好，若术前无法明确鉴别特醛症和原发性肾上腺增生，则可行螺内酯试验，对该试验反应良好的患者（血钾上升，血压下降）预示手术效果较好。对于极少数单侧肾上腺增生者，可行增生侧肾上腺切除术，手术效果良好。

（二）药物治疗

对于不能手术的肿瘤患者及特醛症患者宜用螺内酯治疗，初次剂量为200～400mg/d，分 3～4 次口服，渐减量为 40mg/d 以维持疗效。长期应用螺内酯可阻断睾酮合成及雄激素的外周作用，出现男性乳腺发育、勃起功能障碍、女性月经不调等不良反应，可改为阿米洛利或氨苯蝶啶，以助排钠潴钾。前者因阻断肾远曲小管的钠通道，后者可减少远曲小管钠的重吸收，减少钠钾交换，必要时加用降血压药物。钙拮抗剂可使一部分原醛症患者醛固酮产生量减少，血钾和血压恢复正常，因为醛固酮的合成需要钙的参与。对特醛症患者，血管紧张素转换酶抑制剂也可奏效。

对 GRA，可用糖皮质激素治疗，通常成人用地塞米松每天 0.5～2mg，用药后 3～4 周症状缓解，一般血钾上升较快而高血压较难纠正，可加用其他降血压药治疗，如钙拮抗剂等。也有学者推荐更低剂量的地塞米松，如每天 0.3～0.75mg，以避免类库欣综合征。于儿童，地塞米松的剂量为 0.05～0.1mg/（kg·d），也可用氢化可的松 12～15mg/m² 体表面积，分 3 次服用，后者对儿童生长发育的影响较小。

案例 7-14-1

行右肾上腺腺瘤切除，术后病理诊断右肾上腺醛固酮瘤。

【预后】

本病预后与病因和病理类型有关。醛固酮癌预后较差，发现时往往已失去手术根治机会，化疗药物如双氯苯二氯乙烷（米托坦）、氨鲁米特、酮康唑等可暂时减轻醛固酮分泌过多所致的临床症状，但对病程演进无明显改善。

（刘晓颖）

第十五章　嗜铬细胞瘤

嗜铬细胞瘤（pheochromocytoma）是肾上腺髓质及其他任何肾上腺素能系统的嗜铬组织产生过多儿茶酚胺的肿瘤。临床上可以引起高血压及其他严重的心血管紊乱，并可引起全身多脏器代谢紊乱。嗜铬细胞瘤可发生于任何年龄，但多见于 20～50 岁的成年人，男女发病率无明显差异，在高血压病患者中的发病率达 0.3%～0.5%。多数患者可成功切除肿瘤而治愈，但少数严重者病情凶险，变化多端，约 10%为恶性肿瘤。

【嗜铬细胞瘤的分布和生化特征】

在胚胎发育时由交感神经干分出的嗜铬细胞一部分形成肾上腺髓质，另一部分沿着主动脉形成腰主动脉副节或颈动脉副节，还有一部分散在于腹膜后结缔组织及其他部分的交感神经节或交感神经丛内。上述组织功能上相同，均受交感神经支配，称交感嗜铬系统。交感嗜铬系统的细胞无论存在于何处，不论是原始或是成熟的，均有可能发展成嗜铬细胞瘤。因而嗜铬细胞瘤既可发生于肾上腺，也可发生于沿主动脉分布的其他部位。其中 85%以上来源于肾上腺髓质，右侧多于左侧，绝大多数为单个腺瘤，10%左右来源于肾上腺外的其他交感神经系统的嗜铬细胞，肾上腺外嗜铬细胞瘤多位于腹内，以腹膜后主动脉旁最为多见。

交感嗜铬系统产生的重要生物活性物质统称儿茶酚胺，包括多巴胺、肾上腺素和去甲肾上腺素。肾上腺髓质的嗜铬细胞瘤大多分泌去甲肾上腺素，其次为肾上腺素，但家族性者以肾上腺素为主，尤其在早期肿瘤较小时；交感神经节后神经元以释放去甲肾上腺素为主，也可释放肾上腺素和多巴胺。

嗜铬细胞瘤还可产生多种肽类激素，并可引起嗜铬细胞瘤中一些不典型的症状，如血管活性肠肽、P 物质可引起面部潮红；鸦片肽、生长抑素可引起腹胀、便秘；血管活性肠肽、血清素、胃动素可引起腹泻；神经肽 Y 可引起面色苍白、血管收缩；舒血管肠肽、肾上腺髓质素可引起低血压或休克等。此肿瘤还可释放嗜铬粒蛋白，测得此物质在血中高浓度，可协助诊断。

【临床表现】

嗜铬细胞瘤阵发或持续性分泌大量儿茶酚胺，作用于不同组织的 α-肾上腺能受体或 β-肾上腺能受体，产生不同的效应。由于肿瘤分泌的肾上腺素及去甲肾上腺素的量、比例及释放方式不同，临床表现可呈多样化且差异甚大。

（一）高血压

高血压是本病最常见和特征性的表现。由于肿瘤分泌的为肾上腺素和去甲肾上腺素的比例不同，高血压可表现为阵发性、持续性，持续性亦可有阵发性加剧。50%左右的患者呈持续性高血压，而其中半数呈阵发性高血压。阵发性高血压具有特征性，常因精神刺激、剧烈运动、寒冷、饥饿或肿瘤区域受压迫诱发，发作时可出现眼花、视力模糊、肢体存在麻木、刺痛或灼热等异常感觉，肌肉震颤，腹部绞痛，耳鸣及听觉丧失、头晕、心悸、多汗、面色苍白、四肢厥冷等症状。体查患者可出现恐惧、焦虑等情绪，瞳孔散大，心率增快，血压骤然上升，收缩压往往达 200～300mmHg，舒张压亦明显升高，可达 130～180mmHg（以释放去甲肾上腺素为主者更明显）。严重者可发生高血压脑病、急性左心衰竭、急性肺水肿、脑出血、蛛网膜下腔出血导致骤死。发作时间短至数秒、数分钟，也有长达 1 天者。发作频率开始时多为 2～3 个月一次，随病情的发展渐趋于频繁，可出现 1 天内数次发作，且最终由阵发性高血压转为持续性高血压。

持续性高血压的表现酷似原发性高血压,若得不到及时诊治,可出现诸多高血压心血管系统的严重并发症,如心脏扩大、心力衰竭、冠状动脉硬化、脑血管病变、眼底改变等。

（二）代谢紊乱

（1）糖耐量减低:高浓度的儿茶酚胺可刺激胰岛α受体,抑制胰岛素分泌;并可作用于肝脏α受体和β受体致使糖原异生和肌糖原分解增加,周围组织利用葡萄糖减少,导致血糖升高。80%的嗜铬细胞瘤患者合并糖代谢紊乱,导致继发性糖尿病的占10%～24%。当肿瘤切除后,血糖可降至正常。

（2）脂代谢紊乱:儿茶酚胺升高可促进脂肪分解,当脂肪分解氧化不全时,出现血酮体升高及尿酮体,若同时出现糖尿病性酮症酸中毒较容易误诊。

（3）基础代谢率升高:高浓度的儿茶酚胺可促进代谢亢进,患者基础代谢率显著升高,临床表现上酷似甲状腺功能亢进。但由于皮肤血管收缩,皮温降低,导致产热大于散热,患者可出现发热。

（4）白细胞升高。

（三）其他表现

1. 直立性低血压和休克　少数患者无明显高血压,甚至出现体位性低血压和休克,或高血压与低血压交替出现,其机制尚不清楚,可能由大量儿茶酚胺引起心肌炎、心肌坏死,诱发严重心律失常,心力衰竭导致心排血量骤减或瘤体分泌大量多巴胺,抵消了去甲肾上腺素的升血压作用;如肿瘤分泌大量肾上腺素,引起肾上腺能β受体兴奋,外周血管扩张。

2. 消化道症状　儿茶酚胺可抑制内脏平滑肌收缩,使肠蠕动减慢,出现便秘、腹胀;还可引起胃肠壁血管闭塞性动脉内膜炎,出现剧烈腹痛、穿孔、胃出血等急腹症表现。

3. 泌尿系统　长期持续性高血压可使肾血管损伤,最终导致肾衰竭。位于膀胱壁的嗜铬细胞瘤,排尿时可诱发高血压危象,部分患者有无痛性血尿。

案例 7-15-1

1. 高血压呈发作性,发作时剧烈头痛,胸闷,心悸伴大汗淋漓,血压高达 180/100mmHg,平时血压不高。初始一月余发作一次,随病程进展发作越发频繁。

2. 平时服用"复方降压片",效果欠佳,于入院前血压骤升并发"脑基底核出血",中年发病,阵发性高血压伴剧烈头痛,心悸,大汗,对常规降压药治疗无效,且病情渐发展,出现脑血管意外。

【诊断与鉴别诊断】

（一）诊断

一般认为,持续性血压升高的患者同时存在以下几种情况时,应考虑嗜铬细胞瘤的可能性:①45 岁以下;②血压波动大;③伴头痛、心悸、多汗症状明显的患者;④伴基础代谢率升高而除外甲状腺功能亢进的患者;⑤伴发作性低血压或直立性低血压的患者;⑥伴血糖升高的患者;⑦降压药治疗效果差的顽固性高血压患者。

1. 血、尿儿茶酚胺及其代谢物测定

（1）尿儿茶酚胺及其代谢物香草基杏仁酸（vanillylmandelicacid，VMA）:是肾上腺素和去甲肾上腺素的最终代谢产物。正常值:尿儿茶酚胺为 1～42μg/24h;尿 VMA 为 5～44μmol/24h。

（2）甲氧基肾上腺素（metanephrine，MN）、甲氧基去甲肾上腺素（normetanephrine，NMN）及两者的总和（TMN），正常值:血浆 MN 为 60～310pmol/L;血浆 NMN 为 90～570pmol/L;尿 TMN 为 1.5～4.6μmol/24h。

（3）去甲肾上腺素正常值:血浆为 380～2 365pmol/L;尿为 59～470nmol/24h。

（4）肾上腺素正常值:血浆为 0～380pmol/L;尿为 0～109nmol/24h。

持续性高血压型患者尿儿茶酚胺、VMA、MN、NMN 及 TMN 均升高,常在正常高限的 2 倍以上,以 MN 的敏感性和特异性最高。阵发性者平时儿茶酚胺升高可不明显,而于发作后才高于正常,故需测定发作后血或尿儿茶酚胺,后者可以每毫克肌酐量或以时间单位计排泄量。

应注意,患者情绪焦虑、运动后、吸烟、显著肥胖、肾衰竭、酸中毒、休克、低血糖、颅内压升高、摄入含咖啡因的饮料,以及应用左旋多巴、甲基多巴、拉贝洛尔（柳胺苄心定）、普萘洛尔（心得安）、四环素等药物可导致假阳性结果。

2. 药理试验　对于持续性高血压患者,一般血、尿儿茶酚胺及其代谢产物已明显增高,不必要再做激发试验。当临床上疑为嗜铬细胞瘤的阵发性高血压患者,在血压正常的发作间歇期,可考虑行药理试验。

（1）激发试验

1）组胺试验

A. 方法:组胺 10～25μg 加入生理盐水 0.5ml,快速静脉推注,在 15 分钟内每分钟分别测血压、心率 1～2 次。

B. 意义：注射后 1～4 分钟内收缩压升高60mmHg 以上，舒张压升高 30mmHg，并出现阵发性高血压发作的症状为阳性，同时留取 4 小时尿送检儿茶酚胺及代谢产物。

2）胰高血糖素激发试验：胰高血糖素仅可刺激嗜铬细胞瘤分泌儿茶酚胺，对正常肾上腺髓质无刺激作用，不良反应较组胺少且轻，可作为首选。

A. 方法：在患者空腹时快速静脉注射胰高血糖素 1.0mg，注射后每 30 秒钟测血压 1 次，连续 5 分钟，以后每分钟从测血压 1 次，连续 10 分钟。

B. 意义：嗜铬细胞瘤患者在静脉注射胰高糖素后 15 秒钟左右血压骤然升高。收缩压升高 35mmHg，舒张压升高 25mmHg 以上者为阳性。

3）可乐定试验：可乐定是中枢性 α_2 肾上腺能激动剂，可减少神经的儿茶酚胺释放，但不抑制嗜铬细胞瘤的儿茶酚胺释放，可资鉴别。

A. 方法：口服可乐定 30mg，服药前和服药后 1、2、3 小时采血测定儿茶酚胺水平可抑制到正常范围，嗜铬细胞瘤患者儿茶酚胺水平不被抑制。

B. 意义：收缩压在 1～2 分钟内上升 20mmHg 为阳性。

（2）药物阻滞试验：适用于持续性高血压、阵发性高血压发作期，或激发试验阳性的患者，当血压高于 170/110mmHg 时实行。

酚妥拉明试验

A. 方法：酚妥拉明 5mg（儿童 1mg）静脉注射，于 1 分钟内注射完，每 30 秒钟测血压 1 次，连续 3 分钟，以后每分钟测血压 1 次，直至血压恢复原有水平。本试验可诱发低血压休克，因而血压低于 150/110mmHg 患者禁用，如发生可加快输液速度，补充血容量，并应准备去甲肾上腺素防止意外。

B. 意义：注射后在 5 分钟内，收缩压下降 35mmHg 以上、舒张压下降 25mmHg 以上者，和注射后 15 分钟内不能恢复原始水平者为阳性。

3. 定位检查

（1）B 超：作为肾上腺及肾上腺外肿瘤定位检查，简易且无创伤性方法，对直径 1cm 以上的肾上腺髓质肿瘤，阳性率较高，但直径小于 1cm 的肿瘤检出率较低。

（2）CT 扫描：本法无创伤性，对 90% 以上的肿瘤可准确定位，由于瘤体出血、坏死，CT 显示常呈不均质，静脉注射造影剂有可能引起高血压发作，因而检查前应使用 α 受体阻滞药控制高血压（图 7-15-1）。

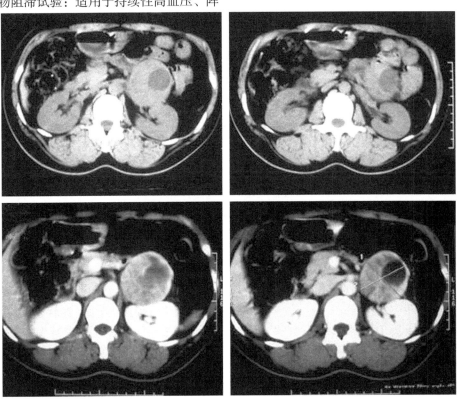

图 7-15-1　嗜铬细胞瘤的 CT 显像

女性，33 岁，2 年前无诱因下反复出现头痛，为搏动性头痛，每次持续 10～20 分钟，伴恶心呕吐；1 年前起伴心悸，血压为 166/113mmHg

（3）MRI：患者无须注射造影剂，不暴露于放射线中，因而可用于孕妇的检查。MRI 可显示肿瘤与周围组织的关系及某些组织学特征，有助于鉴别嗜铬细胞瘤和肾上腺皮质肿瘤。

（4）^{123}I/^{131}I 间碘苄胍（MIBG）闪烁扫描：MIBG 是胍乙烷的芳烷基衍生物，与去甲肾上腺素结构相似，是去甲肾上腺素运载体的基质。肾上腺素能囊泡可浓集被放射性核素标记的 MIBG，故可显示儿茶酚胺的肿瘤，适用于转移性、复发性或肾上腺外肿瘤，并可显示其他的神经内分泌瘤。

（5）静脉导管分段血样检查：如上述方法皆未能确定肿瘤位置，可行静脉导管术，在不同部位采血，根据所测儿茶酚胺的浓度差别，确定肿瘤的位置。

（二）鉴别诊断

本病需与一些伴交感神经亢进和（或）代谢状态异常的疾病相鉴别，包括：①冠心病所致心绞痛、心律失常；②其他疾病所致焦虑状态；③不稳定性原发性高血压；④伴阵发性高血压的疾病，如脑瘤、脊髓结核、急性血卟啉病、铅中毒等；⑤围绝经期综合征；⑥甲状腺功能亢进症；⑦糖尿病。

嗜铬细胞瘤诊断程序如图 7-15-2 所示。

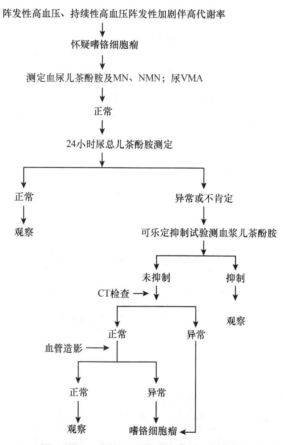

图 7-15-2 嗜铬细胞瘤诊断程序示意图

案例 7-15-1

1. 血尿便常规，肝肾功能，电解质均正常。

2. 血皮质醇：7点为 17.5μg/dl；17点为 10.8μg/dl，血 ACTH 为 15.3pg/ml。

3. 3 次 24 小时尿 VMA 分别为 25.6mg/24h、20.9mg/24h 和 24.1mg/24h。

4. 肾上腺 CT 平扫加增强扫描：右侧肾上腺区见软组织肿物，截面最大径 4.8cm×5.9cm，边缘光整，与周围组织分界清，肿物中央见不规则低密度坏死区，拟嗜铬细胞瘤。

诊断：右侧肾上腺嗜铬细胞瘤，右基底核出血。

【治疗】

对大多数良性嗜铬细胞瘤，手术切除是唯一疗效肯定的治疗手段。但手术前必须使病情稳定。应用 α 受体阻滞药使血压下降，减轻心脏的负担，并扩大患者原来缩减的血管容量，是减少术中高血压危象及术后低血压发生的必须治疗。

（一）高血压危象的处理

（1）卧床休息，急性左心衰竭、急性肺水肿时采取半坐卧位。

（2）立即静脉缓慢推注酚妥拉明（phentolamine，regitine）1～5mg，每 5 分钟 1 次，同时密切观察血压，当血压下降至 160/100mmHg 左右即停止推注，继之以 10～15mg 溶于 5% 葡萄糖生理盐水 500ml 中，或硝普钠 100mg 溶于 5% 葡萄糖生理盐水 500ml 缓慢静脉滴注。

（3）如出现快速型心律失常，可在 α 受体阻滞剂起效后，以 β 受体阻滞剂来控制。常用普萘洛尔，以 0.1～0.2mg/min 的速度静脉注射，或艾司洛尔按 0.5mg/kg 静脉推注 1 分钟，然后用 0.1～0.3mg（kg·min）的速度静脉滴注维持。

（4）充分使用 α 受体阻滞剂后，要注意补充足够的血容量，可根据肺动脉楔压进行补充。

（二）患者的常规处理

1. α 肾上腺素能受体阻断药

（1）酚苄明（phenoxybenzamine，氧苯苄胺），作用较长（半衰期为 36 小时），口服有效者开始时每天 2 次，每次 10mg，以后逐渐加量直到持续性高血压者血压得到控制，阵发性高血压者发作得到防治。一般每天 30～40mg，病情特别重，儿茶酚胺分泌量特别多者，有时需用到 60mg 或更多。酚苄明的不良反应为直立性低血压，鼻黏膜充血。有时由于 α 受体被阻滞后 β 受体活性增强而出现心动过速和心律失常。

（2）哌唑嗪（prazosin，脉宁平），相对选择性的 α 受体阻滞剂，可避免全部 α 受体阻滞的不良后果，如明显的低血压和心动过速。哌唑嗪的作用时间较短，半衰期为 3～4 小时，可较灵活调节用量。在治疗开始前，宜先给患者口服 0.5mg 或 1mg 作药物试验，随即观察血压数小时，以了解患者的反应。如血压下降甚少，收缩压和舒张压分别下降不超过 10mmHg，此类患者估计需药量较大，开始可每天 6mg，逐渐增至每天 10mg 甚至 16mg。另一些患者对此药甚为敏感，服 1mg 后，血压明显下降，可出现头晕、胸紧缩感，重者甚至需补充生理盐水，此类患者每天用量不到 6mg 即足以控制病情。

2. β 受体阻滞剂 在 α 受体阻滞剂充分起效后，可给予 β 受体阻滞剂，主要用以控制快速性室上性心律失常。普萘洛尔 20～40mg，每 6～8 小时给药 1 次。近年来，新一代的 β 受体阻滞剂艾司洛尔、阿替洛尔、比索洛尔等也被用于控制高血压和控制心律失常，获得满意效果。

3. 其他降压药物的使用 舌下含服钙拮抗药硝苯地平 10mg，可用以治疗骤发高血压危象。

（三）手术治疗

手术治疗是目前最确切的治疗手段，而术前准备对手术成功与否至关重要。术前准备应达到以下目标：①血压小于 160/90mmHg；②术前 2 周内无 ST 段或 T 波变化，15 分钟内室性期前收缩不超过 1 次。在手术治疗前，α 受体阻滞剂的应用一般不得少于 2 周，虽然酚苄明作用时间较长，仍宜用到手术前一天为止，以免手术时出现血压骤升。术前 β 受体阻滞药不作为常规应用，如患者有心动过速或心律失常方可采用。在用 β 受体阻滞剂前，须先用 α 受体阻滞剂使血压下降，不应单独使用 β 受体阻滞剂，由于阻断 β 受体介导的舒血管效应可使血压升高，甚至可发生肺水肿，尤其是对分泌肾上腺素为主的患者。

切除嗜铬细胞瘤有一定危险性，必须在有经验的外科医师和麻醉师主持下施行。术前应用镇静剂和肌肉松弛剂来减少焦虑，避免引起儿茶酚胺的释放过多。在麻醉诱导期、手术过程中，尤其在接触肿瘤时，可出现急骤血压升高和（或）心律失常。对血压骤增者，可采用酚妥拉明静脉推注，继之以静脉滴注或用硝普钠静脉滴注。对心律失常者，可用 β 受体阻滞剂或其他抗心律失常药，如利多卡因等。

嗜铬细胞瘤被切除后，血压一般降至 90/60mmHg。如血压低、心动过速、尿量减少，提示血容量不足，应及时补充适量全血或血浆，必要时也可静脉滴注适量去甲肾上腺素，但不可用缩血管药来代替补充血容量。而血压下降不明显，则往往提示尚有未被切除的肿瘤组织。术后数小时患者可能出现低血糖，这种一过性低血糖是由于血中儿茶酚胺浓度骤然下降，引起一过性高胰岛素血症所致，可予 24 小时维持静脉滴注葡萄糖来纠正。

嗜铬细胞瘤切除后，血压多能恢复正常，但在手术后第 1 周，血压仍可偏高，同时尿、血儿茶酚胺也可偏高。其原因可能为手术后的应激状态，或是患者原来体内储存的儿茶酚胺较多，因此在手术后 1 个月左右，根据血压状态和血、尿儿茶酚胺，方能更准确地判断治疗效果。小部分患者手术后仍有高血压，可能因合并原发性高血压或儿茶酚胺长期增多损伤血管所致。

（四）恶性嗜铬细胞瘤的治疗

恶性嗜铬细胞瘤一般对放疗和化疗不敏感，可用抗肾上腺素药作对症治疗。链脲霉素治疗的效果不一。也可用酪氨酸羟化酶抑制剂 α-甲基间酪氨酸阻碍儿茶酚胺的生物合成。^{131}I-MIBG 治疗可获一定效果，用后血压可下降，儿茶酚胺的排出量减少。

案例 7-15-1

1. 入院后经降压，止血，脱水，改善脑血管循环，营养脑细胞处理等治疗，病情逐渐好转，肌力明显恢复，出院继续恢复治疗，并予哌唑嗪 1mg，每天 2～3 次，1 周后加服普萘洛尔 10mg，每天 3 次。

2. 经上述治疗 1 个月，高血压发作次数减少，血压持续在 130～120/90mmHg，治疗 3 个月，偶有激动时发作 2 次。再次入院 1 周后血压调整较稳定，行右肾上腺瘤体摘除术，术后病理诊断为嗜铬细胞瘤。

【预后】

良性嗜铬细胞瘤，经手术切除大多可治愈，手术后复发率小于 10%，75%患者的血压可恢复正常，约 25%的患者仍保持高血压状态，使用常规降压药可以很好地控制。恶性嗜铬细胞瘤 5 年存活率小于 50%，因此术后需定期复查。已发生转移的恶性嗜铬瘤的预后不一，转移最常见的部位为骨骼、肝、淋巴结、肺，其次为脑、胸膜、肾等，重者在数月内死亡，5 年生存率约为 45%，也有生存 20 年的报道。

（刘晓颖）

第十六章　原发性甲状旁腺功能亢进症

案例 7-16-1

患者，女，42 岁，两侧季肋部疼痛 10 年，加重 3 天。

患者在 10 年前无明显诱因出现两侧季肋部疼痛，局部有压痛，无其他骨关节疼痛，未给予治疗。但逐渐加重，偶有四肢无力，并出现胸廓变形，但四肢活动可。患者入院前 3 天无诱因出现肾绞痛、血尿，伴有多尿，夜尿多。发病以来无水肿及尿少，精神尚可，体重无改变。

体格检查：T 37℃，P 85 次/分，R 18 次/分，BP 125/85mmHg，发育正常，神志清醒，精神可。右侧甲状腺下极可触及 2.5cm×1.5cm 质韧、表面光滑和边界清楚的结节性肿物。胸部呈后凸畸形，双肺呼吸音清晰，心律规整，HR 85 次/分，心音有力，未闻及杂音。腹部平软，肝脾肋下未触及。双下肢肌肉萎缩。生理反射存在，病理反射未引出。

问题：

1. 该病例首先应考虑做何诊断？

2. 在明确诊断之前，应做哪些实验室检查？

3. 如何明确诊断？如何给出处理建议？

原发性甲状旁腺功能亢进症（primary hyperparathyroidism，PHPT）是由于甲状旁腺本身病变（肿瘤或增生）引起的甲状旁腺素（PTH）合成和分泌过多，通过其对骨与肾的作用，导致高钙血症和低磷血症。本病是少见病，患者诊断大多数被拖延，一般从发病到确诊要 3~5 年，都是高钙血症所致的合并症出现后才注意到。

【甲状旁腺功能亢进的分类】

甲状旁腺功能亢进症（hyperparathyroidism），简称甲旁亢，分为原发性、继发性、三发性。继发性甲旁亢（secondary hyperparathyroidism，SHPT）是由于各种原因导致的低钙血症，刺激甲状旁腺，使之增生肥大，分泌过多 PTH 所致，常见于肾功能不全、骨软化症、小肠吸收不良和维生素 D 缺乏与羟化障碍等疾病。在继发性甲旁亢的基础上，由于腺体受到持久的刺激，部分增生组织转变为腺瘤，自主性地分泌过多 PTH，称为三发性甲旁亢（tertiary hyperparath yroidism）。

【病理生理】

该病的主要紊乱是相对血钙水平而言有不适当的 PTH 分泌。由于甲状旁腺大量分泌 PTH，使骨钙溶解入血，引起高钙血症；PTH 还可促进肾脏 25-(OH)D_3 转化为 1,25-(OH)$_2D_3$，后者促进肠道钙的吸收，进一步加重高钙血症。同时，肾脏对无机磷再吸收减少，尿磷排出增多，血磷降低。PTH 过多分泌是由于细胞增生所致，细胞数量的增多使 PTH 的分泌不受抑制。当 PTH 分泌轻度增高，引起骨转换增加和皮质骨骨密度低而不影响松质骨。在较高浓度时，PTH 引起骨膜下骨吸收甚至髓质纤维化和囊性变（棕色瘤和纤维囊性骨炎）。过多的 PTH 使血钙持续增高。若肾功能完好，尿钙排泄增加出现高尿钙。骨基质分解，黏蛋白、羟脯氨酸等代谢产物自尿排泄增多，形成尿路结石和肾钙盐沉着症，加重肾脏负担，影响肾功能，甚至发展为肾功能不全。血钙过多还可发生钙在软组织沉积，导致迁徙性钙化，钙在软组织（如软骨、关节滑膜、肌腱、韧带、肺等）沉积，可引起关节部位疼痛。高浓度的钙离子可刺激胃泌素分泌，胃壁细胞分泌胃酸增加，形成高胃酸性多发性胃十二指肠溃疡；激活胰管内胰蛋白酶原，引起自身消化和胰腺的氧化应激反应，发生急性胰腺炎。

【病因】

大多数 PHPT 为散发性，少数为家族性或某些遗传性综合征的表现之一，即有家族史或作为某种遗传性肿瘤综合征的一部分，后者的发病机制较为明确。

1. 家族性/综合征性 PHPT　多为单基因病变，由抑癌基因失活或原癌基因活化引起。

2. 散发性 PHPT　甲状旁腺腺瘤或腺癌多为单克隆性新生物，由某一个甲状旁腺细胞中原癌和（或）抑癌基因发生改变所致。

【病理】

1. 病理类型

（1）腺瘤：国内文献报道占 78%~92%。

（2）增生：国内报道占 8%~18%。

（3）腺癌：少见，国内文献报道占 3.0%~7.1%。

（4）甲状旁腺囊肿。

2. 骨骼受累特征性改变　①骨膜下吸收；②纤维囊性骨炎；③病理性骨折。

案例 7-16-1

患者，女，42 岁，右侧甲状腺下极可触及 2.5cm×1.5cm 质韧、表面光滑和边界清楚的结节性肿物。

【临床表现】

本病多见于 20～50 岁的成年人，40 岁以后发病率显著增加，女性发病率比男性高 2 倍。起病缓慢，临床表现多种多样。检测血钙和 PTH 有助于早期发现本病。

（一）非特异性症状

本病非特异性症状有乏力、易疲劳、体重减轻和食欲减退等。

（二）骨骼

患者常表现为全身性弥漫性、逐渐加重的骨骼关节疼痛，承重部位骨骼的骨痛较为突出，病程较长的患者可出现骨骼畸形，包括胸廓塌陷、脊柱侧弯、骨盆变形、四肢弯曲等。患者可有身高变矮。轻微外力引发病理性骨折，或出现自发骨折。纤维囊性骨炎好发于颌骨、肋骨、锁骨及四肢长骨，病变部位容易发生骨折，四肢较大的纤维囊性骨炎病变可能被触及和有压痛。患者的活动能力明显降低，甚至活动受限。牙齿松动或脱落。

（三）泌尿系统

患者常出现烦渴、多饮、多尿；反复、多发尿路结石可引起肾绞痛、输尿管痉挛、肉眼血尿甚至尿中排沙砾样结石等。患者还易反复罹患尿路感染，少数病程长或病情重者可能引发肾功能不全。

（四）消化系统

患者有食欲缺乏、恶心、呕吐、消化不良及便秘等症状。部分患者可出现反复消化道溃疡。部分高钙血症患者可伴发急、慢性胰腺炎，甚至以急性胰腺炎发作起病。

（五）心血管系统

高血压是 PHPT 最常见的心血管系统表现，PHPT 治愈后，高血压可得以改善。少数 PHPT 患者可以出现心动过速或过缓、ST 段缩短或消失、Q-T 间期缩短，严重高钙血症者可出现明显心律失常。

（六）神经肌肉系统

高钙血症患者可出现淡漠、消沉、烦躁、反应迟钝、记忆力减退，严重者甚至出现幻觉、躁狂、昏迷等中枢神经系统症状。患者易出现四肢疲劳、肌无力，主要表现为四肢近端为主的肌力下降。

（七）精神心理异常

患者可出现倦怠、嗜睡、情绪抑郁、神经质、社会交往能力下降，甚至认知障碍等心理异常的表现。

（八）血液系统

部分 PHPT 的患者可以合并贫血。

（九）其他代谢异常

部分患者可以伴有糖代谢异常。

> **案例 7-16-1**
> 　1. 起病缓慢，反复两侧季肋部疼痛 10 年，肾绞痛、血尿，伴有多尿，夜尿增多 3 天。
> 　2. 右侧甲状腺下极可触及 2.5cm×1.5cm 质韧，表面光滑边界清楚结节性肿物。胸部呈后凸畸形。

【实验室及辅助检查】

（一）血

（1）早期血钙大多增高，对诊断最有意义。血钙如多次超过 2.7mmol/L，应视为疑似病例，超过 2.8mmol/L 意义更大。早期病例的血钙增高程度较轻，且可呈波动性，故应多次测定。血钙经常维持于正常水平，在本病中是极罕见的。但肾功能不全时血磷上升后血钙常降低，血钙浓度与血清甲状旁腺素浓度和甲状旁腺肿瘤重量之间存在平行关系。

（2）血磷多数低于 1.0mmol/L，但诊断意义不如血钙增高，特别在晚期病例肾功能减退时，磷排泄困难，血磷可被提高。

（3）血清 PTH 测定：90% 患者的血清 PTH 和钙均明显高于正常值。如仅有血钙增高而 PTH 基本不增高则应考虑癌症或其他原因所致的血钙增高，继发性甲旁亢时血 PTH 也可明显增高，但血钙多数正常或偏低。

PTH 的测定可采用放射免疫法（RIA），主要测定 PTH 的中段或羧基端，系非活性片段，虽与临床有良好相关，但可受肾功能不全的干扰。故而目前争取采用双部位免疫放射测量（IRMA）法测定 PTH 全分子，则临床相关良好，结果不受肾脏病的干扰，能很好分辨正常、甲旁减、原发性甲旁亢及肿瘤所致血钙过高症。

（4）血浆 $1,25-(OH)_2D_3$：本病中过多 PTH 可兴奋肾 1a-羟化酶活性而使血浆 $1,25-(OH)_2D_3$ 含量增高。国内一组血清正常值：冬季（13.2±3.8）ng/ml，夏季（18.9±6.5）ng/ml。

（5）血清碱性磷酸酶在单纯表现为尿结石者，早期可正常，但有骨病表现者，几乎均有不同程度的增高，超过 12 金氏单位，有时可达 70 金氏单位以上。

（二）尿

尿钙、磷排泄量增加。主要因为血钙过高后肾小管滤过增加，尿钙也增多。患者低钙饮食 3 天后（每天摄钙低于 150mg），24 小时尿钙排泄仍可在 200mg 以上，而正常人则在 150mg 以下；如在普通饮食下进行，则本病尿钙常超过 250mg。但尿钙排泄量可受维生素 D 和日光照射强弱及有无尿结石等许多因素影响，故估价尿钙意义时应具体分析。收集尿时应予酸化，以免钙盐沉淀影响结果。如有尿路感染，尚有蛋白尿、脓尿、血尿等发现。此外，尚可发现尿中 cAMP 及羟脯氨酸排泄增多，后者增多系骨质吸收较灵敏指标。

（三）骨骼 X 线检查

X 线片上所见的主要改变为：①骨膜下皮质吸收、脱钙；②囊肿样变化较少见；③骨折和（或）畸形。全身性骨骼如骨盆、颅骨、脊柱或长短骨等处的脱钙、骨折和畸形等改变，均常见于本病，但以指骨内侧骨膜下皮质吸收、颅骨斑点状脱钙，牙槽骨板吸收和骨囊肿形成为本病的好发病变（阳性率为 80%），有助于诊断。少数患者尚可出现骨硬化和异位钙化，这种骨骼的多形性改变，可能与甲状旁腺激素对破骨细胞和成骨细胞的作用、降钙素的代偿和病变的腺体呈间歇性活动有关。X 线片中尚可见到多发性反复发生的尿结石及肾钙盐沉着症，对诊断均有价值。

（四）骨显像

骨显像是一种具有高灵敏度、能反映骨骼病变的核医学功能影像技术，能比其他放射学检查更早发现病灶。轻度 PHPT 病例骨显像可以表现为正常，严重的 PHPT 病例中，可见到典型代谢性骨病的骨显像特征，如中轴骨示踪剂摄取增高；长骨示踪剂摄取增高；关节周围示踪剂摄取增加；颅骨和下颌骨示踪剂摄取增加，呈"黑颅"；肋软骨连接处放射性增高，呈"串珠状"；胸骨柄和胸骨体侧缘示踪剂摄取增加，呈"领带征"；肾影变淡或消失。骨显像有时可见到软组织多发异位钙化，多位于肺、胃、肾、心脏和关节周围，钙化灶可呈迁徙性，甲状旁腺肿物切除后可消退。

（五）泌尿系统影像学评估

15%～40% 的 PHPT 患者可发生泌尿系结石。肾结石病主要发生于集合系统内，发生于肾实质内的结石称为肾钙质沉着。X 线片是最常用的影像学检查，采用腹部平片、静脉尿路造影、逆行肾盂造影、经皮肾穿刺造影可发现结石。泌尿系超声亦可以发现结石，并能够观察有无肾积水和肾实质萎缩。对于以上 2 种检查不能明确者，可借助 CT 或磁共振尿路成像确定。

（六）定位检查

1. 颈部超声（含细针穿刺） 超声检查是 PHPT 术前定位的有效手段。超声引导细针穿刺抽吸液 PTH 测定有助于确定病灶是否为甲状旁腺来源。

2. 放射性核素检查 甲状旁腺动态显像是用于 PHPT 定位诊断的核医学功能影像技术。

3. CT 及 MR 对甲状旁腺病灶（多为腺瘤）的定位有所帮助。主要用于判断病变的具体位置、病变与周围结构之间的关系及病变本身的形态特征。

4. 选择性甲状腺静脉取血测 PTH 是有创的 PHPT 定位检查手段。在不同部位取血，同时采集外周血对照，血 PTH 的峰值点反映病变甲状旁腺的位置，升高 1.5～2 倍则有意义。

5. 术中 PTH 监测 术中快速测定 PTH 水平变化能在术中确定功能亢进的甲状旁腺组织是否被切除。

> **案例 7-16-1**
>
> 1. 实验室检查：血钙为 3.26mmol/L，血磷为 0.57mmol/L，血碱性磷酸酶升高，24 小时尿钙为 15mmol，24 小时尿磷为 64mmol。
>
> 2. 骨骼照片：颅骨骨板松化和板障内多发碎骨片，有小囊状透亮区、肋骨、胸椎骨、双手骨质、双侧髋骨及股骨头骨质疏松。B 超示甲状腺右叶下极可见 2.6cm×1.6cm 实性低回声结节，考虑为甲状旁腺腺瘤。

【诊断】

（一）PHPT 的诊断线索

具有以下临床表现时应考虑 PHPT 诊断：

（1）复发性或活动性尿路结石或肾钙盐沉积症。

（2）原因未明的骨质疏松症，尤其伴有骨膜下骨皮质吸收和（或）牙槽骨板吸收及骨囊肿形成者。

（3）长骨骨干、肋骨、颌骨或锁骨"巨细胞瘤"，特别是多发性者。

（4）原因未明的恶心、呕吐，久治不愈的消化性溃疡、顽固性便秘或复发性胰腺炎者。

（5）无法解释的精神神经症状，尤其是伴有口渴、多尿和骨痛者。

（6）阳性家族史者以及新生儿手足搐搦症患儿的母亲。

（7）长期应用锂制剂而发生高钙血症者。

（8）高钙尿症伴或不伴高钙血症者。

（9）补充钙剂、维生素 D 制剂或应用噻嗪类利尿剂时出现高钙血症者。

（二）诊断

根据病史、骨骼病变、泌尿系结石和高血钙的临床表现，以及高钙血症和高 PTH 血症并存可做出定性诊断（血钙正常的原发性甲旁亢例外）。此外，血碱性磷酸酶水平升高，低磷血症，尿钙和尿磷排出增多,X线影像的特异性改变等均支持原发性甲旁亢的诊断。

定性诊断明确后,可通过超声、放射性核素扫描等有关定位检查了解甲状旁腺病变的部位完成定位诊断。

本病诊断主要根据其临床表现与实验室检查。如患者屡发活动性尿结石或肾钙盐沉着;X线片有骨膜下皮质吸收、脱钙、甚至囊肿形成,特别当累及上述好发部位时。实验室检查有血钙过高,在 10.8～11.0mg/dl 以上;PTH 增高;尿钙增多,血磷过低。临床上基本可确定。

> **案例 7-16-1**
>
> 　　1. 患者,女,42岁,两侧季肋部疼痛10年,加重 3 天。
>
> 　　2. 病史特点:起病缓慢,反复两侧季肋部疼痛10年,肾绞痛、血尿,伴有多尿,夜尿多 3 天。
>
> 　　3. 临床特点:右侧甲状腺下极可触及 2.5cm×1.5cm 质韧、表面光滑边界清楚结节性肿物。胸部呈后凸畸形。
>
> 　　4. 实验室检查:血钙为 3.26mmol/L,血磷为 0.57mmol/L,血碱性磷酸酶升高,24 小时尿钙为 15mmol,24 小时尿磷 64mmol。辅助检查:骨骼照片示颅骨骨板松化和板障内多发碎骨片,有小囊状透亮区、肋骨、胸椎骨、双手骨质、双侧髋骨及股骨头骨质疏松。B 超示甲状腺右叶下极可见 2.6cm×1.6cm 实性低回声结节,考虑为甲状旁腺腺瘤。
>
> 　　临床诊断:右侧甲状旁腺腺瘤,原发性甲状旁腺功能亢进症。

【治疗】

(一)手术为 PHPT 首选的治疗方法

手术指征包括以下几点:

(1)有症状的 PHPT 的患者。

(2)无症状的 PHPT 的患者合并以下任一情况。

1)高钙血症,血钙高于正常上限 0.25mmol/L。

2)肾脏损害,肌酐清除率低于 60ml/min。

3)任何部位骨密度值低于峰值骨量 2.5 个标准差(T 值<-2.5),和(或)出现脆性骨折。

4)年龄小于 50 岁。

5)患者不能接受常规随访。

(3)无手术禁忌证,病变定位明确者应术后监测和随访。术后定期复查的时间为 3～6 个月 1 次,病情稳定者可逐渐延长至每年 1 次。

(二)药物治疗

PHPT 患者如出现严重高钙血症甚至高钙危象时

需及时处理。对于不能手术或拒绝手术的患者可考虑药物治疗及长期随访。

1. 高钙血症　治疗高钙血症最根本的办法是去除病因,即行病变甲状旁腺切除术。对高钙血症的治疗取决于血钙水平和临床症状。通常对轻度高钙血症患者和无临床症状的患者,暂无须特殊处理;对出现症状和体征的中度高钙血症患者,需积极治疗。当血钙>3.5 mmol/L 时,无论有无临床症状,均需立即采取有效措施降低血钙水平。治疗原则包括扩容、促进尿钙排泄、抑制骨吸收等。

(1)扩容、促尿钙排泄。

(2)应用抑制骨吸收药物:①双膦酸盐;②降钙素;③其他药物。

2. 长期治疗

(1)不能手术或不接受手术的患者:对不能手术或不接受手术的 PHPT 患者的治疗旨在控制高钙血症、减少甲旁亢相关并发症。应适当多饮水,避免高钙饮食,尽量避免使用锂剂、噻嗪类利尿剂。

药物治疗适用于不能手术治疗、无症状 PHPT 患者,包括双膦酸盐、雌激素替代治疗、选择性雌激素受体调节剂及拟钙化合物。

(2)术后药物治疗:低钙血症是病变甲状旁腺切除术后常见的并发症之一。术后低钙血症的原因主要是相对的、瞬时甲状旁腺功能不足。因此这种低钙血症通常是一过性的,术前功能受抑制的正常甲状旁腺,术后能够逐渐恢复功能,使血钙恢复正常。

骨饥饿综合征(hungry bone syndrome,HBS)多见于术前骨骼受累严重者,术后随着钙、磷大量沉积于骨组织,出现低钙血症、低磷血症,导致手足搐搦甚至危及生命。患者反复出现口唇麻木和手足搐搦,可静脉注射 10%葡萄糖酸钙 10ml,每天 1～2 次,有时每天需要量可多至 100ml 或 30～50ml 溶于 500～1 000ml 5%葡萄糖液内静脉点滴,症状于 3～5 天内可得到改善。补充维生素 D 对缓解低钙血症也有益,可以口服骨化三醇,血钙维持正常后,骨化三醇逐渐减量,避免发生高钙血症。

(三)甲状旁腺危象治疗

主要由血钙过高引起。如血钙>13mg/dl,应立即进行处理。

(1)根据失水情况补充生理盐水,开始每 2～4 小时静脉滴注 1L,视心、肾功能而定。

(2)在控制失水和补液时,可能出现血钾过低,故需每天观察血及尿钾、钠、镁和钙数次,必要时查血酸碱度,以便随时纠正电解质紊乱。

（3）利尿剂：在补充血容量基础上，可使用呋塞米（但不可用噻嗪类药物），每次静脉注射或口服40～100mg。

（4）降钙素：可在数分钟内通过破骨细胞受体降低骨钙、磷和羟磷灰石盐的释放。2～8U/（kg·d），皮下或肌内注射。

（5）血液透析可迅速降低血钙。

（6）尽早手术切除异常组织。

> **案例 7-16-1　处方及医师指导**
>
> 1. 手术切除肿瘤。
>
> 2. 术后若出现血钙过低，反复出现口唇麻木和手足搐搦，可静脉注射 10%葡萄糖酸钙 10ml，每天 2～3 次；同时口服骨化三醇 0.5μg/d，血钙正常后，骨化三醇逐渐减量，避免发生高钙血症。
>
> 3. 术后宜进高蛋白、高钙、高磷饮食，同时积极排石。

（刘　宏）

第十七章 甲状旁腺功能减退症

甲状旁腺功能减退症（hypoparathyroidism），简称甲旁减，是指甲状旁腺素（PTH）分泌过少和（或）效应不足而引起的一组临床综合征。临床常见类型有特发性甲旁减、继发性甲旁减和低血镁性甲旁减，少见类型包括假性甲旁减等。其临床特点是手足抽搐、癫痫样发作、低钙血症和高磷血症。

【病理生理】

由于 PTH 缺乏，破骨作用减弱，骨吸收降低；同时因 1,25-(OH)$_2$D$_3$ 形成减少而肠道钙吸收减少；肾脏钙重吸收减少而尿钙排出增加，但当血钙降至约 1.75mmol/L 以下时，尿钙浓度显著降低甚至不可测到。由于肾脏排磷下降，血磷增高。低钙血症和高磷血症是甲旁减的临床生化特征。由于 PTH 缺乏，尿 cAMP 降低，但注射外源性 PTH 后，尿 cAMP 立即升高。血清钙浓度降低主要是钙离子浓度降低，当达到一定程度时，神经肌肉兴奋性增加，出现手足抽搐，甚至惊厥。长期低钙血症可引起白内障，甚至神经节钙化，皮肤、毛发、指甲等外胚层病变，在儿童可影响智力发育。

【病因】

PTH 合成、释放及与靶器官受体结合的过程中，任何一个环节的障碍都可引起甲旁减。

1. PTH 生成不足 有特发性和继发性两种原因。前者为少见病，多呈散发性，可有家族史。可能与自身免疫有关，可检出甲状旁腺抗体并可伴有肾上腺抗体、甲状腺抗体或胃壁细胞抗体。后者主要由于手术后甲状旁腺功能减退（甲状腺或颈部手术误将甲状旁腺切除或损伤所致），也可由于颈部放射治疗引起。

2. PTH 分泌受到抑制 严重低镁血症可暂时抑制 PTH 分泌，引起可逆的甲旁减，因为镁离子是 PTH 释放所必需的。缺镁时，血清 PTH 明显降低或不能测出。补充镁离子后，血清 PTH 立即上升。低镁血症还影响 PTH 对周围组织的作用。高钙血症的孕妇的亲生儿可出现甲旁减，可能是由于母亲高钙血症抑制胎儿甲状旁腺功能所致，出生后出现暂时或永久性甲旁减。

3. PTH 作用障碍 由于靶细胞对 PTH 反应缺陷（PTH 抵抗），导致甲状旁腺增生，PTH 分泌增多，称为假性甲旁减。本病为一种遗传性疾病，致病基因定位于 20q13.11，其主要与 GTP 结合蛋白的 α 亚基有关。

【临床表现】

甲旁减的症状主要取决于低钙血症的程度与持续时间，血钙下降速度也具有重要作用。

（一）神经肌肉症状

由于神经肌肉应激性增加所致。轻者仅有感觉异常，出现四肢刺痛、发麻、手足痉挛僵硬。当血钙降到一定水平（2mmol/L 以下）可出现手足抽搐，典型表现为双侧对称性、掌指、腕肘关节屈曲，指间关节伸展，拇指内收，形成鹰爪状。双足强直性伸展，膝、髋关节屈曲。严重患者可出现全身骨骼肌、平滑肌痉挛，发生喉头、支气管痉挛、窒息等危象。心肌累及可出现心动过速，心电图示 Q-T 间期延长，主要为 ST 段延长，伴异常 Q 波。膈肌痉挛可出现呃逆。有些患者，特别是儿童可出现惊厥或癫痫样全身抽搐，如不伴有手足抽搐，常可误诊为癫痫大发作。上述症状可由感染、过劳和情绪因素诱发，女性在经期前后更易发作。

血钙在 1.75～2.0mmol/L，临床上可没有明显抽搦，称为隐性抽搦症。下列实验可使隐性者显示病情。

1. 面神经叩击试验（Chvostek 征） 以手指弹击耳前面神经外表皮肤，可引起同侧口角和鼻翼抽搦，重者同侧面部肌肉亦有抽搦。

2. 束臂加压试验（Trousseau 征） 以血压计橡皮袋包绕于上臂，袋内打气，以维持血压在收缩压与舒张压之间，减少以至停止上臂静脉回流 3 分钟，可引起局部手臂抽搦。

（二）精神症状

患者发作时常有不安、焦虑、抑郁、幻觉、定向失常、记忆减退等症状，少有神志丧失。

（三）外胚层组织营养变性及异常钙化症状群

甲旁减为时过久，可出现皮肤粗糙、干燥、色素沉着、毛发脱落、指（趾）甲脆软萎缩甚至脱落；眼内晶状体可发生白内障。起病于儿童期，可出现牙齿钙化不全，牙釉质发育障碍，呈黄点、横纹等病变。长期慢性低钙血症头颅摄片可发现基底节钙化，骨质较正常质密，有时小脑亦可钙化。

（四）心脏表现

患者长期低血钙可致心肌严重受损，乃至甲旁减性心脏病。

几种特殊性甲旁减的类型及主要特点如下所述：

1. 甲状旁腺激素正常的甲旁减（假–假性甲旁减，PPHP） 又称 Albright 遗传性骨营养不良（AHO）。本病的特点是体态异常，如身材矮小、圆脸、短指（趾）畸形。甲状旁腺功能和生化检查均正常，对外源性 PTH 反应也正常。

2. 假性甲状旁腺功能减退（PHP） 是一种罕见的家族性甲状旁腺疾病，其特点是先天性发育异常，伴有体态异常，血 PTH 高于正常，基本缺陷是靶器官对 PTH 不起反应。典型的先天性发育异常有身材矮小、圆脸、斜视、肥胖、短颈、短指（趾）、第 4 掌骨短、智力低下。临床类型如下所述：

（1）PHP1a 型：本型常呈家族性发病，其遗传基础为鸟苷结合蛋白（Gs）缺乏，Gs 活性下降明显抑制细胞内环磷酸腺苷（cAMP）的产生，出现 PTH 抵抗的表现。这一亚型的患者几乎均有体态异常。还常可伴有其他内分泌异常，如原发性甲状腺功能减退，性腺功能减退，轻重程度不一，轻者需行激发试验才能确诊。绝大多数患者基础促甲状腺激素（TSH）水平升高，且对 TRH 呈过强反应，发生甲状腺功能减退的机制可能是 TSH 有原发性抵抗。

（2）PHP1b 型：本型 Gs 活性正常，大多数患者无 AHO 表型。除了对 PTH 有抵抗外，常无其他内分泌试验异常。

（3）PTH2 型：本型的特点是有甲旁减的生化表现，血 PTH 增高，PTH 可使肾脏靶细胞生成 cAMP，故尿 cAMP 正常，但 cAMP 后不能进一步发挥生理效应，故肾排磷反应低于正常。

3. PHP 伴纤维囊性骨炎 有些生化上有甲旁减，但血清 PTH 升高的患者，同时具有 PTH 过多的骨骼改变，如纤维囊性骨炎，这可能是一种独立的疾病，为选择性肾缺陷。

4. 假性特发性甲旁减 主要缺陷是 PTH 前体转变为活性 PTH 过程发生障碍，从甲状旁腺释放没有生物活性的 PTH 前体或片断，测血 PTH 浓度升高，患者有甲旁减的表现。

> **案例 7-17-1**
> 1. 起病缓慢，四肢麻木伴发作性抽搦进行性加重。
> 2. 发作时为双侧拇指内收，掌指、腕肘关节屈曲，指间关节伸展，双足强直性伸展，全身肌肉颤动、僵直。

【实验室检查】

1. 血 血钙常降到 2.0mmol/L 以下，主要是钙离子浓度的降低。血钙降低者宜同时测定血浆蛋白质，以除外因为蛋白质浓度低下而引起钙总量降低。成人患者血磷上升到 60mg/L 左右，幼年患者中，浓度更高。血清碱性磷酸酶正常或减低。血清免疫活性甲状旁腺素（iPTH）水平增高或降低。

2. 尿 当血钙浓度降到 1.75mmol/L 时，尿钙浓度显著降低或消失。尿磷低于正常。

3. Ellsworth-Howard 试验 肌内注射 PTH 200U，每 6 小时一次，历时 3 天后，正常人尿磷增加 5 倍以上，尿 cAMP 增加；甲旁减患者尿磷增加，血钙、磷恢复正常，尿 cAMP 增加；假性甲旁减尿磷不增加，血钙、磷无变化。

4. 心电图 呈低钙改变，Q-T 间期延长，T 波低平而小，传导阻滞。

【影像学检查】

本病 X 线检查可见全身或局部骨密度增加，外生骨疣，长骨骨皮质增厚，颅骨骨板增宽；颅骨可见基底核钙化，但阳性率较低。颅脑 CT 检查容易发现钙化斑，钙化发生的频度依次为苍白球、尾状核、壳核、视丘、额叶、齿状核、小脑皮层及脑干中部。

> **案例 7-17-1**
> 1. 血清钙为 2.15mmol/L，血尿氯、镁、磷正常。
> 2. 头颅 CT 及甲状旁腺 CT 未见异常。

【诊断】

本病常有手足抽搐反复发作史。低钙击面征与低钙束臂征阳性。实验室检查如有血钙降低（常低于2mmol/L）、血磷增高，且能排除肾功能不全者，诊断基本可以确定。如血清 PTH 测定结果明显降低或不能测得，或滴注外源性 PTH 后尿磷与尿 cAMP 显著增加，诊断可以肯定。特发性甲旁减患者，临床常无明显病因发现，有时可有家族史。手术后甲旁减常发生于甲状腺或甲状旁腺手术后。

> **案例 7-17-1**
>
> 　1. 患者，女，45 岁，因四肢麻木伴发作性抽搐 1 年，再发 1 周。
>
> 　2. 病史特点：起病缓慢，四肢麻木伴发作性抽搐进行性加重。
>
> 　3. 临床特点：发作时为双侧拇指内收，掌指、腕肘关节屈曲，指间关节伸展，双足强直性伸展，全身肌肉颤动、僵直，为缺钙的常见的体征。
>
> 　4. 辅助检查：血清钙 2.15mmol/L；血尿氯、镁、磷正常；头颅 CT 及甲状旁腺 CT 未见异常。
>
> 　临床诊断：甲状旁腺功能减退症

【治疗】

本病治疗目标是控制病情，缓解症状，血钙纠正至正常低限或接近正常，血磷下降，防止手足抽搐发作与异位钙化。

（一）急性低钙血症的治疗

严重的低钙血症引起手足搐搦、喉痉挛、惊厥或癫痫大发作。应立即静脉推注 10% 葡萄糖酸钙或氯化钙 10～20ml，缓慢注射，必要时 1～2 小时后重复给药。搐搦严重、顽固难以缓解者，可采用持续静脉滴注钙剂，10% 葡萄糖酸钙 100ml（含元素钙 930mg）稀释于生理盐水或葡萄糖液 500～1 000ml 内，速度以每小时不超过元素钙 4mg/kg 体重为宜，定期监测血清钙水平，使之维持在 >2.00mmol/L（8mg/L）即可，避免发生高钙血症，以免出现致死性心律失常。

（二）间歇期处理

（1）宜进高钙低磷饮食，不宜多进乳品、蛋花及菜花等食品。

（2）钙剂：应长期口服，每天进元素钙 1～1.5g，葡萄糖酸钙、乳酸钙、氯化钙和碳酸钙中分别含元素钙 9.3%、13%、27% 和 40%。少数病例单纯服钙即可纠正低钙血症，常与维生素 D 等药物同时使用。

（3）维生素 D 及其衍生物

1）维生素 D_2 或 D_3：口服后贮存于脂肪组织和肝脏，缓慢释放发生作用，服药后 1～2 周或更久后才起效，停药 0.5～4 个月方完全失效。

2）1 α-(OH) D_3：适用于肝脏功能正常的患者。摄入体内后，通过肝脏 25- 羟化酶的作用，形成 1，25-（OH)$_2$$D_3$ 后才发挥作用。此药生效快速，停药后作用消失也快。

3）1, 25-(OH)$_2$$D_3$：又名 calcitriol，即钙三醇、罗钙全，对肝功能损害者也有效。剂量为 0.25～1μg/d。服钙剂和维生素 D 制剂时，应定期监测血钙和磷水平以及尿钙排量，谨防高钙血症和尿路结石的发生。

（4）补镁：对伴有低镁血症者，应立即补充镁，25% 的硫酸镁 10～20ml 加入 5% 葡萄糖盐水 500ml 中静脉滴注，用 10% 溶液肌内注射，剂量视血镁过低程度而定。

（5）甲状旁腺移植：对药物治疗无效或已发生各种并发症的甲旁减患者可考虑同种异体甲状旁腺移植治疗。

> **案例 7-17-1　处方及医师指导**
>
> 　1. 高钙低磷饮食。
>
> 　2. 药物治疗：每天补充葡萄糖酸钙 6～12g，分次口服；口服 1, 25-(OH)$_2$$D_3$，每天 0.25～1μg。
>
> 　3. 药物治疗无效或已发生各种并发症者可考虑甲状旁腺移植治疗。

（刘　宏）

第十八章　多发性内分泌腺瘤

第一节　多发性内分泌腺瘤1型

案例 7-18-1

患者，女，30岁。因发胖、乏力、胸闷5年入院。

患者于5年前无明显原因渐出现发胖，体重增加10kg以上，伴乏力、胸闷，时有心悸，持续时间不定；夜尿增多，每晚5~7次，每天尿量为3 000~4 000ml，无尿急、尿痛、腹痛、腹泻。14年前在当地县医院行子宫肌瘤切除术；13年前发现颈前有一拇指大的肿物，尔后渐增大，大小约4cm×4cm×3cm的结节肿物，随吞咽上下活动，边界清楚，血T₃、T₄、rT₃、TSH均正常，诊为"甲状腺腺瘤"，行手术摘除，病理报告为"甲状腺腺瘤"病愈出院。11年前颈前再次出现肿物及渐增大，易怒，血T₃、T₄、rT₃、TSH均正常，于9年前诊断为"甲状腺腺瘤"，再次行甲状腺瘤切除术。家族中无类似疾病病史。

体格检查：T 37℃，P 120次/分，R 16次/分，BP 180/100mmHg，Ht 148cm，Wt 55kg。发育正常，营养中等，神志清醒，精神可，多血质，向心性肥胖，满月脸，多毛，双眼Ⅰ度突出，甲状腺无肿大，胸廓对称无畸形，双肺呼吸音清晰，HR为120次/分，律整。腹部膨隆，有粉红色皮痕，肝脾肋下未触及。脊柱四肢无畸形，活动自如，生理反射存在，病理反射未引出。

问题：

1. 该病例你首先应考虑做何诊断？
2. 在明确诊断之前，应做哪些实验室检查？
3. 如何明确诊断？如何给出处理建议？

多发性内分泌腺瘤病（multiple endocrine neoplasia，MEN）是指一个人先后或同时发生2个或2个以上的内分泌腺肿瘤（或增生），病情可轻可重，病程可缓可急。MEN可分2种类型：MEN 1和MEN 2，后者又分为MEN 2A、MEN 2B。典型的MEN 1主要包括甲状旁腺、胰岛和垂体肿瘤，但临床表现极为不一。

【发病机制】

MEN1是遗传性疾病，呈家族性发病，故其病因与基因异常有关，但致病基因尚未克隆出来。通过遗传连锁分析已知MEN 1致病基因定位在11号常染色体的长臂上，即11q13带，编码一含610个氨基酸的蛋白质，称为"多发性内分泌腺瘤蛋白（menin）"，为一种在多种组织表达的核蛋白。Menin的正常功能尚不明，根据MEN1中*menin*基因缺陷的状况推测其为一肿瘤抑制基因。基因缺陷常产生一截短并失去功能的*menin*。在MEN1肿瘤组织中常发现*menin*另一等位基因也发生缺失，从而在肿瘤组织中*menin*两个等位基因都发生突变，一个是遗传的，全身细胞存在，另一个是在一些出现肿瘤的特定组织中发生的获得性突变，在这些组织中，*menin*两个等位基因均丧失，导致细胞增殖，发生肿瘤。约20%散发性甲状旁腺腺瘤及一部分散发性胰腺内分泌癌、肺类癌亦可出现*menin*基因突变，但此突变只发生在肿瘤组织而不见于患者的正常细胞，故不形成疾病家族性集聚现象。

案例 7-18-1

可能有某种肿瘤因子参与了基因组，使这些内分泌器官的共同神经外胚层前体细胞出现异常而使这些器官发生肿瘤，临床上往往先出现一种病变，再出现另一些内分泌腺的不正常。

【临床表现】

MEN 1的症状和体征取决于累及患者肿瘤的类型。

1. 甲状旁腺功能亢进　为MEN 1病变中最常见并最早出现者，弥漫性增生或多发性腺瘤多见。无症状性高血钙为最常见表现。甲旁亢所致的高钙血症可加重同时并存的胃泌素瘤患者症状，血胃泌素更高。

2. 肠胰内分泌瘤　胃泌素瘤，伴有难治性和复合性消化性溃疡（佐-埃综合征）。MEN 1中胃泌素瘤的特点为体积小、多中心，且可为异位性，不一定位于胰腺内，多位于十二指肠黏膜下。多数患者溃疡呈多发性，部位不典型，出血、穿孔和梗阻发生率相应高。

胰岛素瘤多为多灶性，偶有单发腺瘤，切除一个腺瘤后易复发；多为良性肿瘤，恶变者可发生肝转移；临床表现多为发作性低血糖。其余为胰高血糖素瘤、舒血管肠肽瘤及类癌，这些肿瘤通常为恶性，临床表现与单个相应肿瘤相同。

3. 垂体肿瘤　分泌生长激素或催乳素，受累患者有肢端肥大症，临床上与散发性类型没有区别。少数分泌ACTH，引起库欣病，其余大多为无功能。肿瘤局部扩张可致视力损害和头痛以及垂体功能减退。

MEN1综合征患者甲状腺和肾上腺腺瘤和腺瘤

性增生较少见。

案例 7-18-1

1. 起病缓慢，发胖、乏力、胸闷；夜尿及尿量增多。

2. 13 年前发现颈前有一拇指大的肿物，尔后渐增大，大小约 4cm×4cm×3cm 的结节肿物，随吞咽上下活动，边界清楚，血 T_3、T_4、rT_3、TSH 均正常，病理报告为"甲状腺腺瘤"，9 年前再次诊断为"甲状腺腺瘤"。

3. BP 180/100mmHg, Ht 148cm, Wt 55kg；多血质，向心性肥胖，满月脸，多毛，双眼 I 度突出，甲状腺无肿大；HR 120 次/分，腹部膨隆，有粉红色皮痕。

4. 血皮质醇 544.3nmol/L[正常值（276±66）nmol/L]，血浆 ACTH 18pmol/L（正常值 18pmol/L），血醛固酮正常，血 K^+ 3.04mmol/L，Na^+ 145mmol/L，Cl^- 102.5mmol/L；血 T_3、T_4、TSH，血总胆固醇明显增高，糖耐减低。

5. ECG：左室高电压，部分 T 波低平；肾图左肾排泄延长，内生肌酐清除率 77L/24h 尿；肾上腺 CT 示左肾上腺上方见一直径 2.2cm 软组织影密度均匀，边界清楚。

【诊断】

对一些提示性症状的患者的病史：消化性溃疡，腹泻，肾结石，低血糖和垂体功能减退，以及检查视野缺损，肢端肥大症和皮下脂肪瘤；应测血清钙、甲状旁腺素、胃泌素和催乳素。当需要时，垂体 CT 或 MRI 亦应进行。胰腺胰岛素分泌 β 细胞瘤通过证明空腹低血糖伴有高胰岛素血症而确立诊断。胃泌素分泌非 β 细胞肿瘤可有高基础胃泌素水平，对钙滴注示有过度反应和灌注促胰液素后有胃泌素反常升高而确立诊断。高基础胰多肽或胃泌素或对标准餐这一激素过度反应，可能是 MEN 1 综合征累及胰腺的早期症状。生长素增加，不能被葡萄糖所抑制而确立肢端肥大症诊断。

案例 7-18-1

1. 患者，女，30 岁。发胖、乏力、胸闷 5 年。

2. 病史特点：起病缓慢，发胖、乏力、胸闷；夜尿及尿量增多。13 年前发现颈前有一拇指大的肿物，尔后渐增大，大小约 4cm×4cm×3cm 的结节肿物，随吞咽上下活动，边界清楚，血 T_3、T_4、rT_3、TSH 均正常，病理报告为"甲状腺腺瘤"，9 年前再次诊断为"甲状腺腺瘤"。

---

3. 临床特点：BP 180/100mmHg, Ht 148cm, Wt 55kg；多血质，向心性肥胖，满月脸，多毛，双眼 I 度突出，甲状腺无肿大；HR 为 120 次/分，腹部膨隆，有粉红色皮痕。

4. 辅助检查：血皮质醇 544.3nmol/L[正常值（276±66）nmol/L]，血浆 ACTH 18pmol/L（正常值 18pmol/L），血醛固酮正常，血 K^+ 3.04mmol/L，Na^+ 145mmol/L，Cl^- 102.5mmol/L；血 T_3、T_4、TSH 均正常，血总胆固醇明显增高，糖耐量减低。心电图：左心室高电压，部分 T 波低平；肾图左肾排泄延长，内生肌酐清除率 77L/24h 尿；肾上腺 CT 示左肾上腺上方见一直径为 2.2cm 软组织影密度均匀，边界清楚。

临床诊断：MEN 1 型。

【治疗】

甲状旁腺和垂体病主要是外科治疗。胰岛细胞瘤较难处理，因为病变小，难以发现，多发性病变常见。如单个肿瘤不能找到，为了足够控制高胰岛素血症需做全胰切除。二氮嗪可用于低血糖处理中的辅助治疗，而链佐星和其他细胞毒药物可通过肿瘤缩小而改善症状。

胃泌素分泌非 β 细胞肿瘤治疗复杂。对所有患者尽可能定位和切除肿瘤。如不可能，则用奥曲肽，质子泵阻滞剂常常能获得消化性溃疡症状的缓解；H_2 阻滞剂同样可用，但效果差。

案例 7-18-1

处方及医师指导：行手术治疗。

【MEN 1 的筛查】

对患 MEN 1 者的家族成员应作全面的病史采集及体检。重要的实验室检查为血钙浓度测定，从 15 岁开始定期检查，此外催乳素、胃泌素及空腹血糖测定也有助于诊断。

案例 7-18-1

筛查建议：筛查一级家族中的类似基因携带，为超前诊断提供可靠依据。

第二节 多发性内分泌腺瘤 2 型

案例 7-18-2

患者，女，42 岁。因肾上腺切除术后 30 年、甲状腺切除术后 8 年，阵发性头痛 20 天入院。

患者在 30 年前因阵发性头痛，血压升高，在当地医院检查发现左侧肾上腺占位，行左侧肾上腺切除术，术后病理：左侧肾上腺嗜铬细胞瘤，术后血压恢复正常。8 年前因发现颈部肿块在当地医院就诊，CT 检查：双侧甲状腺占位，右侧肾上腺占位；行双侧甲状腺部分切除术，病理不详；行右侧肾上腺切除术，术后病理证实右侧肾上腺嗜铬细胞瘤。一年前出现头晕，当时血压为 150mmHg/（90～100）mmHg，未服用药物治疗。20 天前突发阵发性头痛，发作时面色苍白，大汗淋漓，伴恶心，有濒死感，持续约 5 分钟后缓解，当天发作 7～8 次，当地医院腹部 B 超示腹腔内实质性肿块。家族中无类似疾病病史。

体格检查：T 37℃，P 88 次/分，R 16 次/分，BP 180/110mmHg。神志清楚，发育正常，营养中等，体形消瘦，查体合作，对答切题，体位自主，皮肤偏黑，无黄染，全身浅表淋巴结未及明显肿大。颈部及腹部可见陈旧性手术疤痕，全腹无明显压痛，心肺无殊，双下肢无水肿，神经系统检查无明显异常。

问题：

1. 该病例首先应考虑何诊断？
2. 在明确诊断之前，应做哪些实验室检查？
3. 如何明确诊断？如何给出处理建议？

案例 7-18-3

患者，男，15 岁，因颈部包块伴唇缘及舌尖部粟粒状结节 6 年，颜面潮红 3 年入院。

患者于 6 年前无意中触诊发现颈部两枚花生米大小包块，伴唇缘及舌尖部粟粒状结节，无不适感及疼痛，未予以特殊处理。后颈部包块渐增大，伴颈部不适，吞咽时有异物感，无疼痛及触痛，伴有多食、多饮、多汗、易激动、大小便次数增加，每天解稀便 3～5 次；唇缘及舌尖部粟粒状结节数量逐年增加。近 3 年来，患者逐渐出现每天清晨颜面潮红，重时累及全身，同时伴有心悸、多汗，每次发作持续数分钟至半小时不等，能自动缓解，近 3 个月来，发作较频繁，有时每天达 3～6 次，由于条件限制发作时未曾测血压。追问病史发现患者自幼双唇肥厚。家族中无类似疾病病史。

体格检查：T 37℃，P 82 次/分，R 16 次/分，BP 105/80mmHg，Ht 150cm，Wt 35kg。神清，发育正常，形体消瘦。查体合作，对答切题，体位自主。全身浅表淋巴结未及肿大，双眼无突出。上下眼睑轻度肥厚伴外翻，双唇肥大外翻，表面不平，舌尖及双唇可见大小不等粟粒状结节，无触痛，颈软，气管居中，甲状腺右侧扪及 6cm×5cm 大小包块，左侧扪及 5cm×4cm 大小包块，质地中等，局部皮

肤无红肿，无触痛，两侧包块边界清楚，随吞咽活动，甲状腺上极未闻及血管杂音。胸廓无畸形，双肺呼吸音清，HR 82 次/分，律齐，各瓣膜区未闻及病理性杂音。腹平软，肝脾肋下未触及，全腹无包块，无压痛，肠鸣音正常，四肢脊柱活动自如，四肢细长，双下肢无浮肿，神经系统阴性。肛指检查阴性。

问题：

1. 该病例首先应考虑何诊断？
2. 在明确诊断之前，应做哪些实验室检查？
3. 如何明确诊断？如何给出处理建议？

多发性内分泌腺瘤 2 型为一常染色体显性遗传疾病。MEN 2 可分为 MEN 2A、MEN 2B。MEN 2A 临床表现包括甲状腺髓样癌、嗜铬细胞瘤及甲状旁腺功能亢进症；MEN 2B 则包括甲状腺髓样癌、嗜铬细胞瘤及一些身体异常表现，但甲状旁腺功能亢进症少见。

【发病机制】

MEN 2 是一种常染色体显性遗传性疾病，*RET* 原癌基因突变是该病的遗传基础。

MEN 2A 突变基因定位于人 10ql1.2，编码一种属于酪氨酸激酶受体超家族的跨膜蛋白。目前已知有许多突变位点，但主要位于第 11 外显子 634 与第 10 外显子 609、611、618、620 这 5 个编码半胱氨酸（Cys）的密码子上。这些突变位点都位于 *RET* 胞外区，突变使 *RET* 活性二聚体的形成增加，其机制可能是由于 Cys 之间本可正常地形成分子内二硫键，但突变使 Cys 被其他氨基酸取代，Cys 无法在分子内配对，而与邻近分子的 Cys 配对，从而使 *RET* 二聚体化，从而激发酪氨酸激酶自动磷酸化，进而活化 MAPK 途径，诱导细胞增生过度以至癌变。

MEN 2B 患者的 *RET* 基因突变不涉及 MEN 2A 中的半胱氨酸及家族性甲状腺髓样癌中的氨基酸，其突变主要发生在甲硫氨酸变为苏氨酸，另一较少见的是丙氨酸突变为苯丙氨酸；突变所引起的变化主要涉及 *RET* 酪氨酸激酶底物特异性的变化，突变的 *RET* 转而可激活其他胞质内酪氨酸激酶的底物磷酸化而促进细胞生长。

案例 7-18-2

分子生物学检查：*RET* 原癌基因第 11 外显子 634 密码子存在 TGC/CGC 突变，编码的氨基酸由 Cys（半胱氨酸）变为 Arg（精氨酸）。

案例 7-18-3

分子生物学检查：患者第 16 号外显子上 918 密码子基因存在点突变，突变类型为甲硫氨酸-+苏氨酸。

【临床表现】

MEN 2A 的临床表现包括甲状腺髓样癌、嗜铬细胞瘤及甲状旁腺功能亢进症；MEN 2B 则包括甲状腺髓样癌、嗜铬细胞瘤及一些身体异常表现，但甲状旁腺功能亢进症少见。

1. 甲状腺髓样癌 为 MEN 2 中最常见并最早出现的病变，而且是决定病程进展的最重要因素。甲状腺髓样癌的病理演变开始为产生降钙素的甲状腺滤泡旁细胞增生，以后发展为癌，常为多中心性，并集中于甲状腺上 1/3 处。甲状腺髓样癌在 MEN 2B 综合征中特别倾向侵犯性，可见于很年幼儿童。甲状腺髓样癌的扩散最初在甲状腺内，继而累及区域性淋巴结，之后可转移至肝、肺、骨骼。五肽胃泌素或静脉滴注钙可促使血浆降钙素明显升高。

2. 嗜铬细胞瘤 多位于肾上腺，常为双侧性，几乎总是良性。通常产生肾上腺素，肾上腺素排泄增加可以是疾病早期唯一的异常。患者的高血压一般阵发性多于持续性，和通常散发性不一样；继发于嗜铬细胞瘤高血压危象常见。

3. 甲状旁腺功能亢进症 甲状旁腺增生像 MEN 1 综合征一样，甲状旁腺功能亢进常累及多个腺体，以弥漫性增生或多发性腺瘤形式存在。其临床表现主要有高血钙，肾结石，肾钙化或肾衰。MEN 2 中甲旁亢经外科手术的疗效较好。

MEN 2B 综合征突出的症状是大多数（非全部）有黏膜神经瘤。神经瘤外表像发光小肿瘤，分布在唇、舌和口腔黏膜上；眼睑、巩膜和角膜亦常累及。厚眼睑和弥漫性增厚口唇是特征。胃肠道运动异常的症状（便秘、腹泻和偶见巨结肠）亦常见，这是由于弥漫性肠道神经节瘤所致。还可出现马方综合征体态，脊椎骨骼异常（前突、后突、侧突），弓形足，足马蹄内翻。

案例 7-18-2

1. 起病缓慢，患者在 30 年前出现阵发性头痛，血压升高；8 年前出现颈部肿块；一年前出现头晕，当时血压 150/（90～100）mmHg；20 天前阵发性头痛再发，伴有面色苍白，大汗淋漓，伴恶心，有濒死感，持续约 5min 后缓解，当天发作 7～8 次。

2. 查体：BP 为 180/110mmHg。

3. 血降钙素 580pg/ml、PTH 227pg/ml、血钙 3.02mmol/L、血磷 0.72mmol/L、24 小时尿肾上腺素 114μg/24h。

4. 颈部 CT（平扫＋增强）：左侧甲状腺区可疑低密度影；双侧甲状腺后下方异常结节。甲状腺 B 超：左侧甲状腺占位，右侧甲状旁腺腺瘤。上腹

部 CT（平扫＋增强）：双肾上腺区占位，考虑嗜铬细胞瘤复发；右肾结石，右输尿管上段结石伴右肾积水，右肾肾盂、输尿管扩张 ^{131}I-MIBG：右肾上腺嗜铬细胞瘤复发，左肾上腺复发可能。腹部 MRA（平扫＋增强）：双侧肾上腺占位；右肾盂扩张明显，右肾盂积水。KUB＋IVP：右肾、输尿管结石伴右肾积水，右输尿管上段扩张。

案例 7-18-3

1. 起病缓慢，6 年前出现颈部包块伴唇缘及舌尖部粟粒状结节，无不适感及疼痛，未予以特殊处理。后颈部包块渐增大，伴颈部不适，吞咽时有异物感，无疼痛及触痛，伴有多食、多饮、多汗、易激动、大小便次数增加，每天解稀便 3～5 次；唇缘及舌尖部粟粒状结节数量逐年增加。3 年前逐渐出现每天清晨颜面潮红，重时累及全身，同时伴有心悸、多汗，每次发作持续数分钟至半小时不等，能自动缓解。

2. 体格检查：全身浅表淋巴结未及肿大，双眼无突出，上下眼睑轻度肥厚伴外翻，双唇肥大外翻，表面不平，舌尖及双唇可见大小不等粟粒状结节，无触痛，颈软，气管居中，甲状腺右侧扪及 6cm×5cm 大小包块，左侧扪及 5cm×4cm 大小包块，质地中等。

3. 血钙 2.37mmol/L，血磷 1.4mmol/L。发作时 3 小时尿液茶酚胺测定（以肾上腺素为标准）：1.6μg，24 小时尿液儿茶酚胺测定为 19μg（正常值：13～42μg）。血 PTH 放射免疫测定：2.64μg/L（正常值：13～53μg/L）。二次降钙素放射免疫测定均大于 860μg/L（正常值：23～71μg/L）。血 ACTH 放射免疫测定：17.6μg/L（正常值：12～78μg/L）。血癌胚抗原放射免疫测定：73μg/L（正常值＜15μg/L）。甲状腺功能正常。

4. 甲状腺 B 超：双侧甲状腺实质性占位性病变，右侧伴钙化及液化。甲状腺同位素扫描：双甲状腺"冷"结节。甲状腺 CT：甲状腺多发性腺瘤。肾上腺 B 超：未见明显占位灶。肾上腺 CT（平扫＋增强）：双侧肾上腺增生。钡剂灌肠：结肠炎改变。病理：下唇、舌尖黏膜神经瘤病。

【诊断】

根据年龄、家族史及病史特别是有无甲状腺肿块、颈部淋巴结肿大、高血压、心悸、出汗、大便情况、肾绞痛、骨痛等，观察唇、舌、口腔黏膜、眼睑有无肿块等及实验室检查可做出初步诊断，甲状腺髓样癌可行病理学检查，分子遗传学及影像学检查亦有

助于诊断。

案例 7-18-2

1. 患者，女，42 岁；肾上腺切除术后 30 年、甲状腺切除术后 8 年，阵发性头痛 20 天。

2. 病史特点：起病缓慢，患者在 30 年前出现阵发性头痛，血压升高；8 年前出现颈部肿块；一年前出现头晕，当时血压为 150/（90～100）mmHg；20 天前阵发性头痛再发，伴有面色苍白，大汗淋漓，伴恶心，有濒死感，持续约 5min 后缓解，当天发作 7～8 次。

3. 临床特点：BP 180/110mmHg 为嗜铬细胞瘤常见的体征。

4. 辅助检查：血降钙素 580pg/ml，PTH 227pg/ml，血钙 3.02mmol/L，血磷 0.72mmol/L，24 小时尿肾上腺素 114μg/24h。颈部 CT（平扫＋增强）：左侧甲状腺区可疑低密度影；双侧甲状腺后下方异常结节。甲状腺 B 超：左侧甲状腺占位，右侧甲状旁腺腺瘤。上腹部 CT（平扫＋增强）：双肾上腺区占位，考虑嗜铬细胞瘤复发；右肾结石，右输尿管上段结石伴右肾积水，右肾肾盂、输尿管扩张，^{131}I-MIBG：右肾上腺嗜铬细胞瘤复发，左肾上腺复发可能。腹部 MRA（平扫＋增强）：双侧肾上腺占位；右肾盂扩张明显，右肾盂积水。KUB＋IVP：右肾、输尿管结石伴右肾积水，右输尿管上段扩张。

临床诊断：MEN 2A 型。

案例 7-18-3

1. 患者，男，15 岁，颈部包块伴唇缘及舌尖部粟粒状结节 6 年，颜面潮红 3 年。

2. 病史特点：起病缓慢，患者在 6 年前出现颈部包块伴唇缘及舌尖部粟粒状结节，无不适感及疼痛，未予以特殊处理。后颈部包块渐增大，伴颈部不适，吞咽时有异物感，无疼痛及触痛，伴有多食、多饮、多汗、易激动、大小便次数增加，每天解稀便 3～5 次；唇缘及舌尖部粟粒状结节数量逐年增加。3 年前逐渐出现每日清晨颜面潮红，重时累及全身，同时伴有心悸、多汗，每次发作持续数分钟至半小时不等，能自动缓解。

3. 临床特点：上下眼睑轻度肥厚伴外翻，双唇肥大外翻，表面不平，舌尖及双唇可见大小不等粟粒状结节，无触痛，颈软，气管居中，甲状腺右侧扪及 6cm×5cm 大小包块，左侧扪及 5cm×4cm

大小包块，质地中等，为黏液神经瘤及甲状腺髓样癌的常见的体征。

4. 辅助检查：血钙 2.37mmol/L，血磷 1.4mmol/L。发作时 3 小时尿液儿茶酚胺测定（以肾上腺素为标准）：1.6μg，24 小时尿液儿茶酚胺测定：19μg（正常值：13～42μg）。血 PTH 放射免疫测定：26.4 ng/L（正常值：13～53 ng/L）。二次降钙素放射免疫测定均大于 860ng/L（正常值：23～71μg/L）。血 ACTH 放射免疫测定：17.6μg/L（正常值：12～78μg/L）。血癌胚抗原放射免疫测定：73μg/L（正常值＜15g/L）。甲状腺功能正常。甲状腺 B 超：双侧甲状腺实质性占位性病变，右侧伴钙化及液化。甲状腺同位素扫描：双甲状腺"冷"结节。甲状腺 CT：甲状腺多发性腺瘤。肾上腺 B 超：未见明显占位灶。肾上腺 CT（平扫＋增强）：双侧肾上腺增生。钡剂灌肠：结肠炎改变。病理：下唇、舌尖黏膜神经瘤病。

临床诊断：MEN 2B 型。

【治疗】

已识别基因携带者，主张在婴儿期或儿童早期进行预防性甲状腺切除和一旦诊断确立，所有患者应行甲状腺切除，如有嗜铬细胞瘤，应先于甲状腺手术前进行手术切除。

案例 7-18-2 处方及医师指导

1. 酚苄明口服，血压控制在（130～140）/（80～100）mmHg，监测血电解质情况并及时对症处理。

2. 手术治疗。

案例 7-18-3 处方及医师指导

1. 对症处理：双八面体蒙脱石、双歧杆菌三联活菌散及氟哌酸口服治疗。

2. 手术治疗：双侧甲状腺髓样癌根治术。

3. 术后 1 周起予以口服甲状腺片。

【筛查】

由于 *RET* 基因突变的部位有限，对患 MEN 2 者的家族成员应争取成员作基因检测，远较以往测定降钙素的筛查方法可靠。

案例 7-18-2

筛查建议：筛查一级家族中的类似基因携带。

（刘　宏）

第十九章 伴瘤内分泌综合征

伴瘤内分泌综合征是指起源于非内分泌组织的肿瘤产生了某种激素，或是起源于内分泌腺的肿瘤除产生内分泌腺正常时分泌的激素外，还释放其他激素；通过产生激素而导致相应临床表现的出现，又称为异位激素综合征。

【异位分泌激素的性质和种类】

异位激素主要为多肽激素，大多数多肽激素可由起源于非内分泌恶性肿瘤产生。与正常多肽激素相比，异位激素具有以下特点。

（1）由于肿瘤细胞内基因转录、剪接、蛋白质加工的功能不完善，往往合成激素的前体物、片断或亚基，生物活性低，有时缺乏氨基端信号肽而不能分泌出细胞；

（2）瘤细胞缺乏激素分泌的调控机制，因而其分泌多不受控制，多不能被抑制；

（3）垂体糖蛋白激素（FSH、LH、TSH）极少由垂体外肿瘤产生，胰岛素也未发现由胰腺外肿瘤产生；不过人绒毛膜促性腺激素（HCG）可由非滋养层细胞肿瘤产生。

【发病机制】

目前尚未阐明，可能与以下机制相关。

（1）伴异位激素分泌的肿瘤大多起源于分布在体内多处的一个弥散性神经内分泌细胞系统。这些细胞大多由神经嵴外胚层衍化而来，具有共同的组织化学及结构等的特征，称为 APUD（amine precursor uptake and decarboxylation）细胞系。此类细胞广泛分布于肺、胃肠道、甲状腺、胰腺、肾上腺髓质、乳腺、前列腺等。此类肿瘤可产生的异位激素包括 ACTH、降钙素、舒血管肠肽、生长激素释放激素、促肾上腺皮质激素释放激素等。另一类起源于鳞状上皮，产生的活性肽主要是甲状旁腺相关蛋白、血管升压素。

（2）伴瘤激素与肿瘤生成之间的关系：①某种癌基因可直接激活某一激素基因的转录。②伴瘤激素可自分泌或邻分泌的方式刺激肿瘤细胞的生长，使能高度分泌此种激素的细胞选择性过度生长。③激素分泌可作为肿瘤细胞增殖的后果。这些激素原来即存在于有关的细胞中，对组织分化、增殖及器官的形成建成等起作用，在肿瘤发生、细胞增殖过程中，激素的产生大增。④肿瘤组织，如小细胞肺癌中一种对肺组织内神经内分泌细胞分化必需的转录因子（HASH）的异常表达与异位激素的产生有关。

【临床表现】

（一）异位 ACTH 综合征

异位 ACTH 综合征主要见于燕麦细胞支气管肺癌（约占半数）不同部位的类癌，另外有胰岛癌、甲状腺髓样癌、嗜铬细胞瘤、神经母细胞瘤等。此外肺腺癌、鳞状细胞癌也可以引起。本综合征有两种类型。

1. 1 型 主要为燕麦细胞癌，多见于男性。由于病程短、病情重，消耗严重，不出现向心性肥胖，紫纹等库欣综合征的特征性症状，而主要表现为明显的色素沉着，高血压，水肿，严重的低血钾伴肌无力，糖尿病伴烦渴，多饮、多尿、体重减轻，血浆 ACTH 和皮质醇增高明显。

2. 2型　主要是肺、胰、肠类癌，还有嗜铬细胞瘤。这类肿瘤病程较长，病情较轻，且类癌体积较小，临床上可表现为较典型的库欣综合征。需和垂体性的库欣病相鉴别，有明显的低血钾性的碱中毒。类固醇性的糖尿病常见，色素沉着较垂体性库欣病多见。血浆 ACTH、皮质醇和尿 17-羟皮质类固醇也明显较垂体性者高。此两型一般均不受 8mg/d 地塞米松抑制。

肺癌患者治疗困难，预后凶险，诊断明确时往往已不能手术。仅可以联合化疗，类癌在明确诊断后宜争取手术切除，同时可给少量泼尼松以防止危象，对症治疗，包括补充钾盐，控制糖尿病。

（二）伴瘤高钙血症

高钙血症是恶性肿瘤患者最常见的内分泌并发症，称为肿瘤相关性高钙血症。引起高钙血症的原因有：①癌瘤骨转移，使骨质破坏，骨钙直接进入血液；②肿瘤分泌异源性 PTH 或 PTH 相关肽；③肿瘤分泌除 PTH 或 PTH 相关肽以外的其他促进骨质吸收的物质（如破骨细胞活化因子）；④骨化三醇的产物增多；⑤淋巴瘤组织可高表达 1α-羟化酶，引起骨化三醇增加而引起高钙血症。

无骨转移而伴高钙血症的肿瘤最多见者为鳞状细胞肺癌、肾腺癌，其次为乳癌、子宫颈鳞状细胞癌、卵巢、胰腺肿瘤，较少见者为阴道癌、食管癌、结肠鳞状细胞癌、前列腺癌、膀胱癌、肝癌。高钙血症程度较轻者，无明显症状，常为肿瘤患者作系统性检查时偶然发现。重者出现厌食、恶心、呕吐、便秘、腹胀、口渴、多尿、疲乏无力、心律失常、嗜睡、抑郁、精神错乱、昏迷等症状。

其治疗主要是争取及早切除原发肿瘤，或用放疗、化疗。治疗高钙血症应增加进水量、静脉滴注生理盐水。血清钙＞3.25mmol/L，有意识障碍或肾功能受损者应采用二磷酸盐、糖皮质激素、降钙素，分别或联合用药。

（三）异位抗利尿激素综合征

异位抗利尿激素综合征常见于肺癌，主要是燕麦细胞癌和未分化小细胞癌，鳞状细胞癌、腺棘皮癌也可引起。较少见于胸腺癌、胰腺癌、膀胱癌等。该综合征可出现稀释性低钠血症，轻度低钠血症可无明显症状，当血钠明显下降（＜120mmol/L）时，即出现肌力减退，腱反射消失，呈木僵状态，或有抽搐发生，以至昏迷。

治疗包括原发肿瘤治疗和纠正低钠血症，应限制每天进水量在 1L 以内。低钠血症严重并有神经症状时可在密切观察下慎用 3%～5%高渗盐水，或合用呋塞米。地美环素可抑制水重吸收，每天 0.6～1.2g，分 3 次口服，可纠正低钠血症，需注意引起氮质血症的可能。

（四）伴瘤低血糖症

许多胰外肿瘤可伴发低血糖症。最常见的有两类：①低度恶性或良性的结缔组织肿瘤，包括纤维肉瘤、间皮瘤、神经纤维瘤；②原发性肝癌。其他较少见的有肾上腺癌、支气管癌、胆管癌、假黏液瘤等。胰外肿瘤发生低血糖的机制与分泌 IGF-2 有关，肿瘤细胞还可产生 IGF-2 前体物，同时血中与 IGF-2 结合的蛋白减少，游离的 IGF-2 增多，有利于 IGF-2 与胰岛素受体结合并将其激活，使外周组织摄取葡萄糖增加，肝输出葡萄糖减少，导致低血糖。临床表现与胰岛素瘤所致低血糖相似，病情常严重，多见于饥饿时或呈自主性，且不宜通过多次进食防止其发生。发作时血糖低，血胰岛素也低。

其治疗主要是切除肿瘤；低血糖发作时需进食或持续滴注葡萄糖。有时大剂量糖皮质激素或静脉滴注胰高血糖素可有效。

（五）异位人绒毛膜促性腺激素综合征

产生异位人绒毛膜促性腺激素（HCG）的肿瘤有肺部肿瘤（表皮样癌、分化不良小细胞癌、小支气管肺泡癌）、肝母细胞癌、肾癌、肾上腺皮质癌。具有活性的 HCG 在男孩引起性早熟，在成年男性引起男子乳腺发育，在成年女性一般不引起症状，有时可有不规则子宫出血。HCG 可与 TSH 受体呈低亲和性结合，高浓度 HCG 可激活 TSH 受体而引起甲状腺功能亢进症。

其治疗主要是切除原发肿瘤，或用放疗、化疗。引起甲状腺功能亢进者可用抗甲状腺药物加以控制。

（六）非垂体肿瘤所致肢端肥大症

垂体以外的肿瘤可因分泌生长素释放激素（GHRH）或生长素（GH）导致肢端肥大症者称为非垂体肿瘤所致肢端肥大症。最常见的肿瘤是类癌，其次为胰岛细胞瘤、小细胞肺癌、嗜铬细胞瘤、子宫内膜癌、甲状腺髓样癌、旁神经节瘤。非垂体肿瘤所致肢端肥大症的临床特征与垂体 GH 瘤所致相同，常有典型肢端肥大症表现，可伴有肿瘤局部压迫症状、糖耐量异常、胃泌素瘤、甲旁亢、库欣综合征等表现。

其治疗主要是切除肿瘤，无法手术切除时，可用奥曲肽治疗。

（七）非垂体肿瘤产生催乳素

非垂体肿瘤产生催乳素较少见，肺癌、肾癌可产生催乳素，女性可引起溢乳及闭经，男性可导致性功能低下及乳房发育。其治疗主要是切除肿瘤，无法手术切除者，可行对症处理。

（八）肿瘤产生肾素引起高血压

肾肿瘤、小细胞肺癌、肺腺癌、肝癌、胰癌、卵巢癌可产生肾素。临床上表现为高血压、低血钾、醛固酮分泌增多。其治疗主要是切除肿瘤，无法手术切除者，可用螺内酯或血管紧张素转换酶抑制剂治疗。

（九）肿瘤所致骨软化症

间充质肿瘤，偶尔前列腺癌、肺癌可引起骨软化症伴严重低磷血症及肌无力。其治疗主要是切除肿瘤，亦可用骨化三醇治疗缓解症状。

> **案例 7-19-1**
>
> 　1. 老年男性，病程短，咳嗽、血钙增高，伴尿失禁 50 天；伴四肢无力，偶有口渴。既往有吸烟史 50 余年。
>
> 　2. 左颈部及左锁骨上区可触及数枚散在约 2cm×2cm 及 2cm×3cm 肿大淋巴结，质硬、轻压痛、活动性差，与周围组织粘连，是肺癌淋巴结转移常见的体征。
>
> 　3. 血钙 3.75mmol/L，血磷正常，血氯 102mmol/L，PTH 58.4pg/ml。
>
> 　4. 胸部 X 线检查示右肺上叶及下叶分别见片状，大片状密度增高影。左锁骨上淋巴结穿刺病理检查示：左锁骨上区转移性鳞状细胞癌。

【诊断】

临床诊断依据：①肿瘤与内分泌综合征同时存在，而肿瘤又非发生于正常时分泌该激素的内分泌腺；②肿瘤伴血或尿中激素水平异常升高；③激素分泌呈自主性，不能被正常反馈所抑制；④排除其他可引起有关综合征的原因；⑤肿瘤经特异性治疗后，激素水平下降，内分泌综合征症状缓解。

当患者出现上述情况时，需进一步完善各项检查：①血中嗜铬粒蛋白 A 测定；②放射性核素标记的奥曲肽闪烁显像术；③胸、腹部影像学检查；④必要时可考虑分区分段选择行静脉采样测定激素水平等，明确有无肿瘤及肿瘤的具体定位。

> **案例 7-19-1**
>
> 　1. 患者，男，80 岁，咳嗽、血钙增高，伴尿失禁 50 天。
>
> 　2. 病史特点：咳嗽、咳痰，为白色黏液样痰，伴尿不自主流出，颜色为淡黄色，量多。伴四肢无力，偶有口渴，精神较差；既往有吸烟史 50 余年。
>
> 　3. 临床特点：左颈部及左锁骨上区可触及数枚散在约 2cm×2cm 及 2cm×3cm 肿大淋巴结，质硬、轻压痛、活动性差，与周围组织粘连。
>
> 　4. 辅助检查：血钙 3.75mmol/L，血磷正常，血氯 102mmol/L，PTH 58.4pg/ml。胸部 X 线检查示右肺上叶及下叶分别见片状，大片状密度增高影。左锁骨上淋巴结穿刺病理检查示：左锁骨上区转移性鳞状细胞癌。
>
> 　临床诊断：伴瘤内分泌综合征（鳞状细胞癌伴高钙血症）。

【治疗】

> **案例 7-19-1　处方及医师指导**
>
> 　1. 患者为高龄晚期肺癌患者，不适合手术切除原发肿瘤，或用放疗、化疗。
>
> 　2. 降钙治疗：补充大量生理盐水，加用呋塞米促进尿钙排出，争取把血钙降至正常水平。

（刘　宏）

第二十章　糖　尿　病

糖尿病（diabetes mellitus，DM）是由遗传和环境因素共同造成的一组以高血糖为特征的代谢紊乱综合征。糖尿病常见的临床表现有多饮、多尿、多食、体重减少、皮肤或外阴瘙痒等；急性代谢紊乱，如酮症酸中毒、非酮症高渗性昏迷等；以及慢性并发症，如心脑血管病变、视网膜及眼病变、肾脏病变、神经系统损害、皮肤病变、合并各种感染等。

近 30 多年来，我国糖尿病患病率显著增加。1980 年全国 14 个省、市 30 万人的流行病学资料显示，糖尿病的患病率为 0.67%。1994 至 1995 年全国 19 个省、市 21 万人的流行病学调查显示，25~64 岁人群糖尿病患病率为 2.51%，糖耐量减低（impaired glucose tolerance，IGT）患病率为 3.20%。2002 年中国居民营养与健康状况调查 以空腹血糖≥5.5mmol/L 作为筛选指标，高于此水平的人群进行口服葡萄糖耐量试验（oral glucose tolerance test，OGTT），结果显示在 18 岁以上的人群中，城市人口的糖尿病患病率为 4.5%，农村人口为 1.8%。2007 至 2008 年，中华医学会糖尿病学分会组织的全国 14 个省、市糖尿病流行病学调查结果显示，我国 20 岁及以上成年人的糖尿病患病率为 9.7%。2010 年中国疾病预防控制中心和中华医学会内分泌学分会调查了中国 18 岁及以上人群糖尿病的患病情况，显示糖尿病患病率为 9.7%。2013 年我国慢性病及其危险因素监测结果显示，18 岁及以上人群糖尿病患病率为 10.4%。2015 至 2017 年中华医学会内分泌学分会在全国 31 个省进行的甲状腺、碘营养状态和糖尿病的流行病学调查显示，我国 18 岁及以上人群糖尿病患病率为 11.2%。

糖尿病的主要危害并不在于高血糖本身，而在于高血糖引起的急、慢性并发症。心脑血管病变、视网膜病变、肾病、神经病变、足病等慢性并发症造成的致死和致残给社会和家庭均带来沉重的经济负担，糖尿病已成为继心脑血管疾病和肿瘤之后的第三大慢性非传染性和流行性疾病。

【分类、病因和发病机制】

2019 年 WHO 修改了 1999 年版关于糖尿病分型和诊断标准，分类仍主要建立在病因基础上，将 DM 分为六大类型，即 1 型糖尿病（type 1 diabetes，T1DM）、2 型糖尿病（type 2 diabetes，T2DM）、混合型糖尿病（hybrid forms of diabetes）、其他特殊类型（other specific types）、未分类糖尿病（unclassified diabetes）和妊娠期糖尿病（hyperglycaemia first detected during pregnancy）（表 7-20-1）。

表 7-20-1　糖尿病病因学分类（WHO，2019）

一、1 型糖尿病
　1. 自身免疫性 1 型糖尿病
　2. 特发性 1 型糖尿病
二、2 型糖尿病
三、混合型糖尿病
　1. 缓慢发展的免疫介导的成人糖尿病
　2. 酮症倾向 2 型糖尿病

四、其他特殊类型糖尿病

　1. 单基因糖尿病

　（1）胰岛 β 细胞功能单基因缺陷：新生儿糖尿病；青少年发病的成人型糖尿病（maturity-onset diabetes of the young，MODY）；线粒体糖尿病；其他

　（2）胰岛素作用单基因缺陷：A 型胰岛素抵抗综合征；多诺霍综合征（矮妖精貌综合征）；Rabson-Mendenhall 综合征；脂肪萎缩性糖尿病；其他

　2. 胰源性糖尿病：胰腺炎、创伤/胰腺切除术后、胰腺肿瘤、胰腺囊性纤维化、血色病、纤维钙化性胰腺病及其他所致

　3. 内分泌疾病：肢端肥大症、库欣综合征、胰高糖素瘤、嗜铬细胞瘤、甲状腺功能亢进症、生长抑素瘤、醛固酮瘤及其他

　4. 药物或化学品所致糖尿病：糖皮质激素、甲状腺激素、噻嗪类利尿剂、α-肾上腺素能激动剂、β-肾上腺素能激动剂、地兰汀、喷他脒、烟酸、吡喃隆、α-干扰素及其他所致

　5. 感染：先天性风疹、巨细胞病毒、腺病毒、流行性腮腺炎病毒等

　6. 不常见免疫介导性糖尿病：僵人（stiff-man）综合征、胰岛素自身免疫综合征、胰岛素受体抗体及其他

　7. 其他与糖尿病相关的遗传综合征：21 三体综合征、克兰费尔特（Klinefelter）综合征、特纳（Turner）综合征、Wolfram 综合征、弗里德赖希（Friedreich）共济失调、亨廷顿（Huntington）病、劳伦斯·穆恩·比德尔（Lawrence-Moon-Biedel）综合征、强直性肌营养不良、卟啉病、普拉德–威利（Prader-Willi）综合征及其他

五、未分类糖尿病

六、妊娠期糖尿病

除极少数外，大多数糖尿病病因未明。不同糖尿病类型病因各有不同。

（一）1 型糖尿病

1 型糖尿病（T1DM）患者起病迅速，胰岛 β 细胞严重破坏，胰岛素绝对缺乏，常常伴发自发性酮症酸中毒。T1DM 包括两类、三种亚型。占大多数的是自身免疫性 T1DM，即自身免疫参与发病的 T1DM，按起病急缓分为急发型和缓发型，其中缓发型又称成人迟发性自身免疫性糖尿病（latent autoimmune diabetes in adults，LADA）。另一类为特发性 T1DM，患者无明显的病因学发现，存在胰岛素缺乏，频发酮症酸中毒，自身抗体始终为阴性；特发性 T1DM 主要见于非洲或南亚某些种族，发病率低，遗传性状强，与 HLA 无关联。

T1DM 的病因和发病机制尚未完全明了，目前认为与遗传因素、环境因素及自身免疫因素有关。

1. 遗传因素　家系调查发现 T1DM 患者中的单卵双生糖尿病发生的一致率为 30%～50%。研究表明，HLA（人类白细胞组织相容性抗原）三类抗原均与 T1DM 的发病有关，其中 HLA-Ⅱ类抗原基因（包括 DR、DQ 和 DP 等位基因点）与 T1DM 发生的关系更为密切。

2. 环境因素

（1）病毒感染：腮腺炎病毒、风疹病毒、柯萨奇病毒 B_4 和 B_5、巨细胞病毒和脑心肌炎病毒等可能与 T1DM 有关。病毒导致 T1DM 发病的可能机制包括病毒直接破坏胰岛 β 细胞；病毒进入胰岛 β 细胞后使细胞生长速度减慢，寿命缩短，导致胰岛 β 细胞数量减少；病毒抗原在 β 细胞表面表达，引发自身免疫应答，导致 β 细胞破坏。

（2）β 细胞毒性物质：包括 vacor（N-3 吡啶甲基 N-P-硝基苯尿素）、四氧嘧啶、链脲佐菌素、戊双脒、噻唑利尿剂、苯异噻二嗪。

（3）其他因素：如牛奶蛋白、精神应激、不良生活方式。

3. 自身免疫因素　以下临床证据表明 T1DM 为自身免疫疾病：①患者血清中存在胰岛细胞抗体（ICA）、胰岛素抗体（IAA）、谷氨酸脱羧酶抗体（GADA）和酪氨酸磷酸酶抗体 IA-2 及 IA-2B；②T1DM 患者淋巴细胞表面 HLA-Ⅱ类抗原 DR_3、DR_4 频率显著增高，HLA-Ⅱ抗原系统是免疫遗传学标志；③患者可伴发其他自身免疫病，如格雷夫斯病、桥本甲状腺炎、艾迪生病、白癜风、恶性贫血等；④T1DM 患者尸检发现胰岛中大量淋巴细胞浸润的"胰岛炎"；⑤T1DM 患者外周血细胞中，具有杀伤力的 CD8+T 淋巴细胞数量显著增加。

正常情况下，HLA-Ⅱ类抗原基因只在 B 淋巴细胞、激活的 T 淋巴细胞、巨噬细胞及内皮细胞的表面表达，不在胰岛 β 细胞表面表达。病毒感染或其他环境因素（如婴儿牛乳喂养等）可诱导 B 淋巴细胞上 HLA-Ⅱ类抗原异常表达及 HLA-Ⅰ类抗原过度表达，使 B 淋巴细胞具备了抗原呈递功能，进而促使 Th 细胞激活。活化的 Th 细胞可释放各种细胞因子，如白细胞介素-2（IL-2）及干扰素 γ（INF-γ）。IL-2 刺激 B 淋巴细胞产生特异性免疫球蛋白抗体；INF-γ 激活自然杀伤细胞（NK）损伤携带特异抗原及 HLA-Ⅰ类抗原的靶细胞。细胞毒性 T 细胞在产生 INF-γ 的同时，对携带特异抗原及 HLA-Ⅰ类抗原的靶细胞亦有直接损伤作用，而 β 细胞作为靶细胞其本身的组织成分即成为自身免疫应答的杀伤目标。血清中出现胰岛细胞抗体、胰岛素自身抗体及谷氨酸脱羧酶抗体

等即是自身免疫的标志。

自身免疫应答过程中，巨噬细胞产生的IL-1，肿瘤坏死因子α（TNF-α）等的刺激下，巨噬细胞、淋巴细胞、肝细胞及胰岛β细胞可表达一氧化氮诱生酶，生成过量的NO，对胰岛β细胞也具有直接杀伤作用。

（二）2型糖尿病

2型糖尿病（T2DM）是一种较为复杂的、多基因遗传的异质性疾病。目前认为，遗传因素（多个基因相互影响）和环境因素（如不良生活方式）共同作用，造成机体发生胰岛素分泌缺陷、胰岛素抵抗（insulin resistance，IR）和肝糖输出增多，从而导致T2DM发生。

1. 遗传因素　遗传倾向较T1DM更明显，多无HLA相关性遗传机制，而呈多基因隐性遗传。家系调查发现T2DM患者38%的兄妹和1/3的后代发生糖尿病或糖耐量异常；单卵双胞患T2DM一致率为90%。我国25岁以上糖尿病家族史阳性率为14%，正常人群是7.4%；国外报道T2DM阳性家族史占25%～50%。

参与T2DM发病的各个基因对糖代谢的影响程度不同，大多数基因作用很小，甚至是微效的，称为次效基因；其中一个或几个基因的作用呈较强效应，为主效基因；每个基因只赋予个体对T2DM的易感性。

遗传因素参与T2DM发生的机制包括以下2种假说。

（1）"节俭"基因假说：1962年Neel提出该假说，其中心内容是在人类进化过程中自然选择出"节俭"基因，利于能量储存和脂肪堆积，以供应对常常发生的天灾或饥荒、食物短缺时利用；而在食物充足的现代，"节俭"基因却成为易感基因，有"节俭"基因的个体更易发生肥胖、胰岛素抵抗和糖尿病。

（2）"共同土壤"假说：Stern提出了该假说。流行病学研究发现，糖尿病、高血压、脂代谢紊乱、向心性肥胖等成年人常见病有在家族中聚集现象，称为"代谢综合征"。"共同土壤"假说认为这些疾病既有各自不同的遗传和环境因素参与发病，也可能存在共同的遗传及环境因素基础。

2. 环境因素　常见的环境因素包括肥胖、不合理膳食和摄入热量过多、体力活动不足。

（1）肥胖：随着现代生活水平的不断提高和生活方式的改变，肥胖的患病率日见增高。T2DM中，肥胖是重要的环境因素。流行病学研究显示，肥胖和超重是发展中国家糖尿病患病率急剧攀升的主要原因。肥胖患者存在高胰岛素血症和胰岛素抵抗，胰岛素调节外周组织对葡萄糖的利用率明显降低，周围组织对葡萄糖的氧化、利用障碍，胰岛素对肝糖生成的抑制作用降低。高胰岛素血症降低胰岛素与受体的亲和力。亲和力降低，胰岛素的作用受阻，引发胰岛素抵抗，需要胰岛β细胞分泌和释放更多的胰岛素，继而进一步促进高胰岛素血症，形成恶性循环，最终导致β细胞功能严重缺陷，发生T2DM。

（2）不合理膳食和热量摄入过多：高脂肪膳食与肥胖、血糖水平和糖尿病的患病率密切相关，而富含纤维素、植物蛋白的膳食则有预防糖尿病的作用，葡萄糖摄入并不增加糖尿病的患病率。脂肪摄入过多是T2DM的重要环境因素之一，高脂食物致T2DM发病增高的可能机制是：①能量摄入增加致肥胖；②高脂食物致糖原储存或脂肪氧化缺陷使游离脂肪酸水平增高及促进胰岛素抵抗；③高脂食物改变细胞膜组成致膜流动性改变；④高脂食物致胰岛素介导信号传递及胰岛素作用发生改变。

（3）体力活动不足：体力活动量与糖尿病发生有关，现代生活方式中体力劳动强度减少是导致T2DM患病率增高的一个重要因素。研究表明，运动量低者要比运动量高者糖尿病发生率高2～3倍；即使运动不伴体重下降，血清胰岛素水平和胰岛素释放面积也降低，葡萄糖清除率增加；运动可使胰岛素与受体结合增加，从而改善胰岛素敏感性；适当的运动还有利于减轻体重，改善脂代谢。

（三）其他特殊类型的糖尿病

这一类别按病因及发病机制分为8种亚型。

目前已知一些类型的糖尿病与β细胞功能中的单基因缺陷相关联。最具代表性的是青少年中的成年发病型糖尿病（maturity-onset diabetes of the young，MODY）。MODY的临床特点包括：①发病年龄<25岁；②至少5年内不需用胰岛素治疗；③无酮症倾向；④有3代或3代以上常染色体显性遗传史。

现有的研究发现至少存在13种MODY。常见的MODY包括以下3种，依次为：MODY3，与肝细胞核转录因子-1α（*HNF-1α*）基因发生突变有关；MODY2，与葡萄糖激酶（*GCK*）基因突变有关；MODY1，由*HNF-4α*基因突变所致。其余的MODY极为罕见，从MODY4～MODY13依次由*IPF-1*、*HNF-1β*、*NeuroD1/BETA2*、*KLF11*、*CEL*、*PAX4*、*INS*、*BLK*、*ABCC8*、*KCNJ11*基因突变引起。

另一种代表性的遗传性糖尿病由线粒体tRNALeu（*UUR*）基因突变导致。由于突变发生在线粒体tRNA亮氨酸基因中的3243位点上，导致了A～

G 的转换。其临床特点为：①母系遗传，即家族内女性患者的子女均可能得病，而男性患者的子女均不得病；②身材多消瘦（BMI<24kg/m²）；③起病较早，β细胞功能逐渐减退，自身抗体阴性；④常伴有神经性耳聋或其他神经肌肉疾病表现。

遗传因素可引起胰岛素作用异常而导致糖尿病发生。与胰岛素受体突变（A型胰岛素抵抗）有关的代谢异常，可从高胰岛素血症、轻度高血糖到严重的糖尿病不等。另外，胰腺外分泌疾病、各种内分泌疾病、药物或化学物质可引起继发性糖尿病。

（四）妊娠期糖尿病

妊娠期糖尿病（GDM）是一类由妊娠引发的暂时性糖尿病。妊娠是一种生理性慢性应激过程，妊娠期机体发生一系列的代谢变化，主要是胎盘分泌各种拮抗胰岛素的激素，如绒毛膜促性腺激素、泌乳素、糖皮质激素、黄体酮等，且大多随孕周的增加而增多。这些激素导致孕妇胰岛素敏感性下降。

确定妊娠后，若发现有各种程度的糖耐量减低（impaired glucose tolerance，IGT）或明显的糖尿病，不论是否需用胰岛素或仅用饮食治疗，也不论分娩后这一情况是否持续，均可认为是 GDM（除外既往有糖尿病史者）。GDM 患者容易出现围生期疾病导致高危妊娠，大部分 GDM 妇女分娩后血糖恢复正常，但有 3%~5% 妇女在产后 5~10 年转化为糖尿病。

【病理及病理生理】

（一）病理

T1DM 50%~70% 病例有胰岛炎，表现为胰岛周围淋巴细胞和单核细胞浸润，胰岛β细胞数量显著减少。

T2DM 起病初期胰岛细胞形态仍正常，后期胰岛β细胞数量减少并伴有胰岛内淀粉样物质沉积，α细胞轻微增加，α细胞/β细胞的比值是正常人的 2 倍。

糖尿病大血管病变的病理改变为大、中动脉粥样硬化和中、小动脉硬化。

糖尿病微血管病变是指微小动脉和微小静脉之间管腔直径<100μm 的毛细血管及微血管网。微血管病变常见于视网膜、肾、肌肉、神经、皮肤等组织，尤以视网膜出现微血管瘤及肾小球微血管基底膜增厚最具特征。

糖尿病神经病变以外周神经和自主神经轴突变性为基本病变，伴节段性或弥漫性脱髓鞘；病变也可累及神经根、椎旁交感神经节和单支脑神经。

（二）病理生理

糖尿病时胰岛素分泌异常和（或）胰岛素作用缺陷致胰岛素绝对或相对不足，引起一系列的代谢紊乱。

1. 葡萄糖 胰岛素不足导致：①己糖激酶活性减低，葡萄糖生成 6-磷酸葡萄糖减少，致糖酵解通路、磷酸戊糖旁路及三羧酸循环减弱，ATP 合成减少，能量供给不足。②糖原合成酶活性减低，糖原合成减少。③葡萄糖进入细胞内减少，使肝、肌肉和脂肪组织摄取利用葡萄糖的能力降低。④拮抗胰岛素激素作用增强，肝糖异生增加，糖原分解增加，空腹及餐后肝糖输出增加。

2. 脂肪 胰岛素不足导致：①脂蛋白酯酶生物合成减少，丙酮酸脱氢酶系活性降低，抑制丙酮酸生成乙酰辅酶 A，故脂肪合成减少；②脂肪分解代谢加强，血中非酯化脂肪酸增多；③酮体生成增加：激素敏感性脂酶活性增强，脂肪动员和分解加速，血游离脂肪酸增多；因再酯化通路受到抑制，脂肪酸与辅酶 A 结合生成脂肪酰辅酶 A，经β氧化生成乙酰辅酶 A。因草酰乙酸生成不足，乙酰辅酶 A 进入三羧酸循环受阻而大量缩合成乙酰乙酸，进而转化为丙酮和β羟丁酸，三者统称为酮体。当酮体生成超过组织利用和排泄能力时，大量酮体堆积形成酮症，进一步可发展至酮症酸中毒。

3. 蛋白质 胰岛素不足导致：①肝、肌肉等组织摄取氨基酸减少，蛋白质合成代谢减弱、分解代谢加速，导致负氮平衡。②肌肉内支链氨基酸分解代谢增快，在氧化过程中使丙氨酸生成增加，致糖异生增加。③血浆中成酮氨基酸浓度增高，在肝脏中脱氨转化成酮体，加重酮症及酮症酸中毒。成糖氨基酸浓度降低，合成蛋白质能力降低，导致患者乏力、消瘦、组织修复和抵抗力降低，儿童生长发育障碍和延迟。

糖尿病的自然病程分为三个临床阶段（表 7-20-2），即正常糖耐量（normal glucose tolerance，NGT）、葡萄糖调节受损（impaired glucose regulation，IGR，包括糖耐量减低 IGT 和（或）空腹血糖受损 IFG）及糖尿病阶段。糖尿病的治疗也需要经历三个阶段，即不需要胰岛素、为代谢控制需胰岛素及为生存需胰岛素的渐进性过程。

【临床表现】

（一）糖尿病自然病程

糖尿病的自然病程见表 7-20-2。

表 7-20-2 糖尿病自然病程

分期 类型	正常血糖		高血糖		
	正常葡萄糖耐量 NGT	葡萄糖调节受损 IGT 和（或）IFG	糖尿病		
			不需用胰岛素	需胰岛素控制高血糖	需胰岛素维持生命
1 型	◄───►				
2 型	◄──────────────────────────────────────►			- - - - - - - - - - - ►	
其他特殊类型	◄───────────────────────►			- - - - - - - - - - - - - - - ►	
妊娠期糖尿病	◄───────────────────────►			- - - - - - - - - - - - - - - ►	

糖尿病临床分期：在一般情况下，◄───► 表示范围为可逆性，而 - - - - - ► 一般为不可逆性

（二）代谢紊乱症候群

临床上表现为典型的"三多一少"，即多尿、多饮、多食和消瘦。因血糖升高、渗透性利尿引起多尿，继而因失水、口渴而多饮；由于胰岛素不足，患者体内葡萄糖不能利用，脂肪分解，蛋白质分解增加，肌肉逐渐消瘦，疲乏无力，体重减轻，儿童生长发育迟缓；为补充体内的能量利用不足，患者常出现易饥、多食。

T1DM 大多起病急，病情发展迅速，临床症状明显，常以酮症或酮症酸中毒为首发症状。T2DM 多数起病缓慢，病情相对较轻，甚至表现无症状，偶在体检时被发现。

一般症状有消瘦、皮肤瘙痒，女性表现为外阴瘙痒。高血糖可使眼房水、晶体渗透压改变而引起屈光改变致视物模糊。急性应激（重症感染、心肌梗死、脑卒中、创伤、麻醉、手术等）可诱发非酮症糖尿病高渗性昏迷或酮症酸中毒。

（三）慢性并发症

糖尿病慢性并发症（表 7-20-3）包括大血管并发症（冠心病、脑血管疾病和周围血管疾病等）及微血管并发症（肾病、神经病变和视网膜病等）。可单独或同时出现，是导致糖尿病死亡和致残的最主要原因。

表 7-20-3 糖尿病慢性并发症

眼部病变
　视网膜病变（非增殖性、增殖性）
　白内障
　黄斑病
　青光眼
　屈光改变
　虹膜睫状体炎
肾脏
　肾小球毛细血管内硬化症
　感染
　　肾盂肾炎
　　肾周脓肿
　肾乳头坏死
　肾小管坏死：造影检查后（尿路造影、动脉造影）
神经系统
　周围神经病变
　　末梢、对称性感觉丧失

续表

运动神经病变
　足下垂、腕下垂
　多发性单神经病变（糖尿病性肌萎缩）
脑神经病变
　Ⅲ、Ⅳ、Ⅵ、Ⅶ颅神经病变
自主神经病变
　直立性低血压
　静息状态下心动过速
汗闭或半边出汗
胃肠神经病变
　胃轻瘫
　糖尿病性腹泻
泌尿生殖系统病变
　无张力膀胱
　阳痿（可能继发于骨盆血管病变）
脑血管病变
　脑梗死
　脑出血
皮肤
　糖尿病皮肤病（胫前色素斑）
　糖尿病类脂性坏死
　念珠菌病
心血管系统
　心脏病
　　心肌梗死
　　心肌病
足部坏疽
　足和腿溃疡（神经性、缺血性）
　骨髓炎
骨与关节
　糖尿病性手关节病
　掌腱膜挛缩
　夏科氏关节
少见的感染
　坏死性筋膜炎
　坏死性肌炎
　毛霉菌脑膜炎
　气肿性胆囊炎
　恶性外耳炎

1. 糖尿病慢性并发症发生的机理 糖尿病慢性并发症累及多种器官组织，其发病机制十分复杂，发病机制涉及以下几个方面：①多元醇代谢旁路激活：醛糖还原酶（AR）将葡萄糖转化为山梨醇，后者又被山梨醇脱氢酶（SDH）转化为果糖，这一途径称

为山梨醇旁路；当血糖升高时 AR 活性明显增强，使山梨醇旁路激活，致过量山梨醇在细胞内积聚。山梨醇不能自由通过细胞膜且亲水性极强，导致细胞内高渗与水肿而直接损害细胞结构与功能，破坏细胞内蛋白成分与酶系统，导致细胞膜 Na^+,K^+-ATP 酶活性下降，细胞内 K^+、氨基酸、肌醇等含量减少；而 Na^+、Ca^{2+} 等增加，使细胞内环境及代谢平衡遭到破坏。②蛋白质非酶糖化：血糖升高使细胞内和细胞外蛋白质经非酶促化糖基化形成糖基化终末产物（AGEs）。AGEs 可加速动脉粥样硬化，促使肾小球功能紊乱，降低一氧化氮合成，诱导内皮细胞功能紊乱，改变细胞外基质成分和结构，引起肾小球滤过功能下降。③蛋白激酶 C 激活：高糖增加二酰基甘油的形成，激活蛋白激酶 C；蛋白激酶 C 改变内皮细胞和神经元上纤维蛋白、Ⅳ型胶原、收缩蛋白和细胞外基质蛋白基因的转录。④己糖胺通路激活：高糖激活氨基己糖通路生成 6-磷酸果糖（6-磷酸果糖是糖基化和产生蛋白聚糖的一种基质）。氨基乙糖通路激活可能通过蛋白的糖基化或是通过改变转移生长因子或纤溶酶原激活物抑制因子的基因表达来改变某些功能，如内皮的一氧化氮合成等。糖尿病慢性并发症发生的机制见图 7-20-1。

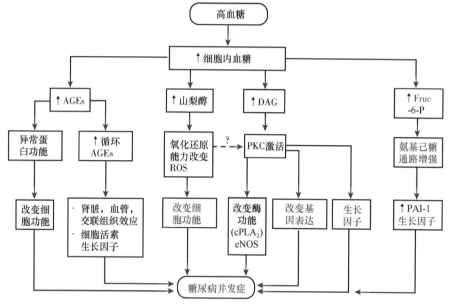

图 7-20-1　糖尿病相关并发症可能的分子机理

AGEs：糖基化终末产物；PKC：蛋白激酶 C；DAG：二酰基甘油；cPLA$_2$：磷脂酶 A$_2$；eNOS：内皮一氧化氮；ROS：活性氧；Fruc-6-P：6 磷酸果糖；PAI-1：纤溶酶原激活物抑制因子-1

2. 大血管病变　糖尿病大血管病变是动脉粥样硬化发展加速形成的，大、中动脉粥样硬化主要侵犯主动脉、冠状动脉、大脑动脉、肾动脉和肢体外周动脉等，临床上引起冠心病、缺血性或出血性脑血管病、高血压。肢体外周动脉粥样硬化常以下肢动脉病变为主，表现为下肢疼痛、感觉异常和间歇性跛行，严重者可致肢体坏疽。

3. 微血管病变

（1）糖尿病肾病：病理改变主要为弥漫性肾小球硬化和结节性肾小球硬化，结节性肾小球硬化有高度特异性。常见于病史超过 10 年的患者，是 T1DM 患者的主要死亡原因，在 T2DM，其严重性仅次于心、脑血管病。由于糖尿病患者常常存在高血压、脂代谢紊乱、吸烟等可能加速肾脏损害的因素，临床上难以区分肾损害是否仅由糖尿病引起，因此倾向于将其称为糖尿病合并肾脏疾病（diabetic kidney disease，DKD）。肾脏病改善全球预后指南（KDIGO）建议联合 CKD 分期和白蛋白尿分期评估糖尿病肾脏病的进展风险（表 7-20-4）。《中国糖尿病肾脏病防治指南（2021 年版）》建议 DKD 的中文名称为"糖尿病肾脏病"。例如，糖尿病患者 eGFR 为 70 ml·min^{-1}（1.73 m²）$^{-1}$、UACR 为 80 mg/g，则为糖尿病肾脏病 G2A2。

蛋白尿是糖尿病患者肾损害的突出临床表现。临床上根据尿白蛋白肌酐比值（ACR）将肾病分为正常（<20mg/L）、微量白蛋白尿 20~200mg/L、大量蛋白尿（>200mg/L）。基于 T1DM 患者的糖尿病控制与并发症试验（diabetes control and complications trial，DCCT）和 T2DM 患者的英国前瞻性糖尿病研究（United Kingdom Prospective Diabetes Study，UKPDS）研究均证实，强化血糖控制可防止或延缓肾病的发生发展；强化血压控制可减轻肾小球灌注压，延缓 GFR 的下降速度；血管紧张素转换酶抑制剂（ACEI）、血管紧张素Ⅱ受体阻滞剂（ARB）已被大量前瞻性随机对照试验证实可延缓糖尿病肾损害患者微量白蛋白尿的进展及死亡率，成为各国糖尿病指南治疗肾损害和高血压的首选用药；减少食物蛋白质摄入量也有利于延缓肾功能不全的进展。

表 7-20-4　DKD 临床分期

CKD 分期	肾脏损害程度	eGFR【ml·min⁻¹·（1.73 m²）⁻¹】
1 期（G1）	肾脏损伤伴 eGFR 正常	≥90
2 期（G2）	肾脏损伤伴 eGFR 轻度下降	60～89
3a 期（G3a）	eGFR 轻中度下降	45～59
3b 期（G3b）	eGFR 中重度下降	30～44
4 期（G4）	eGFR 重度下降	15～29
5 期（G5）	肾衰竭	<15 或透析
白蛋白尿分期		
A1（UACR<30 mg/g）	A2（UACR 30～300 mg/g）	A3（UACR>300 mg/g）

（2）糖尿病性视网膜病变：视网膜病变患病率随年龄的增长和糖尿病病程的延长而上升，是导致糖尿病患者失明的主要原因。无论是 T1DM 还是 T2DM 患者，病程超过 10 年以上常伴有不同程度的视网膜病变。

糖尿病视网膜病变根据眼底有无新生血管产生分为非增殖型（背景型）和增殖型病变，此外还有糖尿病性黄斑病变。非增殖型糖尿病视网膜病变是一种早期改变（图 7-20-2），增殖型改变是一种进展型改变（图 7-20-3）。黄斑病变可以单独发生或和上述两型同时存在。糖尿病视网膜病变的临床分期见表 7-20-5。

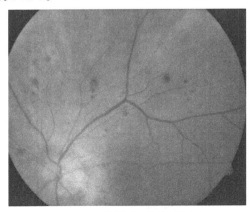

图 7-20-2　非增殖型视网膜病变

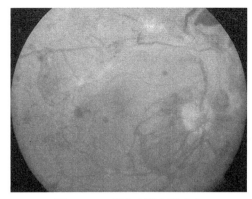

图 7-20-3　增殖型视网膜病变

表 7-20-5　糖尿病视网膜病变的临床分期

期别	视网膜病变	
非增殖型（背景型）		
Ⅰ	有微血管瘤并有小出血点	（+）较少，不易数；（++）较多，易数
Ⅱ	有黄白色"硬性渗出"或并有出血点	（+）较少，不易数；（++）较多，易数
Ⅲ	有白色"软性渗出"或并有出血点	（+）较少，不易数；（++）较多，易数
增值型		
Ⅳ	眼底有新生血管并可有玻璃体积血	
Ⅴ	眼底有新生血管和纤维增生	
Ⅵ	眼底有新生血管和纤维增生，并发视网膜脱离	

（+）较少，不易数和（++）较多，易数均包括出血病变

合并糖尿病视网膜病变患者，往往同时合并有糖尿病肾病及神经病变。严格控制血糖和血压是防治视网膜病变的基本措施，应努力使空腹血糖及餐后血糖均接近正常水平。激光光凝是目前有临床证据支持的、治疗增殖性视网膜病变的有效手段，可使尚未病变的视网膜部位尽可能保存视力。

除视网膜病变外，眼的其他病变包括糖尿病引起黄斑病、白内障、青光眼、屈光改变、虹膜睫状体病变等。

（3）糖尿病性心肌病：心脏微血管病变和心肌代谢紊乱可引起心肌广泛灶性坏死等损害，称为糖尿病心肌病，可诱发心律失常、难治性心力衰竭、心源性休克和猝死。目前临床上缺乏直接、有效的方法用于诊断糖尿病心肌病。

（4）糖尿病神经病变：醛糖还原酶活性增强致多元醇旁路代谢旺盛，细胞内山梨醇积聚和果糖浓度增多使渗透压增高，导致细胞内水分增多，细胞肿胀，是糖尿病神经病变发生的主要因素。

糖尿病神经病变的临床表现颇为复杂，以多发性对称性周围神经病变最为常见，发生于肢体远端，下肢较上肢明显，常见症状为肢端麻刺感、灼热感、踏棉垫感及感觉迟钝等，呈手套或袜套样分布，有时痛觉过敏；随后出现肢体痛，呈隐痛、刺痛或烧灼样痛，夜间及寒冷加重。电生理检查可发现感觉和运动神经传导速度减慢。早期腱反射亢进，后期减弱或消失；震动感减弱或消失，触觉和温度觉有不同程度减弱。单一神经病变主要累及脑神经，以Ⅲ、Ⅵ脑神经（动眼神经、展神经）较多见，第Ⅲ脑神经瘫痪表现为同侧上眼睑下垂和眼球运动障碍，第Ⅵ脑神经瘫痪表现为同侧眼球内斜视；也可累及股神经、腓神经、尺神经、正中神经。单一神经病变常急性起病，多呈自限性。

神经根病变较少见，可致胸、背、腹、大腿等部位疼痛和感觉障碍，需与脊椎及椎间盘疾患相鉴别。老年患者偶见多发性神经根病变所致的肌萎缩。

自主神经病变较常见，且出现较早，表现多种多样，如排汗异常（无汗、少汗或多汗等）；腹胀、腹泻、便秘等胃肠功能失调；持续性静息性心动过速和体位性低血压（立位、卧位收缩压差值超过 30mmHg）等心血管自主神经功能紊乱；神经源性膀胱（自主神经受损致膀胱逼尿肌收缩，出现尿潴留、尿失禁）；男性勃起功能障碍较常见，也可出现逆向射精。

（5）糖尿病皮肤病变：糖尿病患者较常见的皮肤病变有：①糖尿病性水疱，可发生于病程长、血糖控制不佳、伴有多种并发症及营养状态差者。水疱多突然发生而无任何自觉症状，多在四肢末端，也可见于前臂或胸腹部；水疱位于上皮内或上皮下，边界清楚，周边无充血等炎性反应，壁薄透明，内含清亮液体，易渗漏，常在 2～4 周内自愈，不留瘢痕，可反复发作。②糖尿病性皮肤损害：圆形或卵圆形的暗红色平顶小丘疹，在胫前呈分散或群集分布，发展缓慢，可产生鳞屑；后期可发生萎缩和色素沉着。③糖尿病类脂质渐进性坏死：少见，多见于女性患者。早期病变呈圆形或卵圆形橙色或紫色斑块，边界清，无痛，多发生在胫前部，也可发生于手背或足背，对称；后期斑块中央皮肤萎缩凹陷；周边隆起有色素沉着，外伤后易成溃疡。

4. 感染 糖尿病患者常发生呼吸道、泌尿系、胆道及皮肤感染。

呼吸道感染常见于老年糖尿病患者，是导致其死亡的重要原因之一。糖尿病患者肺结核的发病率高于非糖尿患者群，病变多呈渗出干酪性，易形成空洞，扩展播散较快，下叶病灶也较多；糖尿病患者发生肺结核需要更长的抗结核疗程。

尿路感染多见于女性患者，如膀胱炎和肾盂肾炎，常反复急性发作，大多转为慢性。肾乳头坏死少见，急性型的典型表现为寒战、高热、肾绞痛、血尿和坏死的肾乳头组织从尿中排出，有时可出现急性肾衰竭，病死率高。

急性气肿性胆囊炎较多见于糖尿病患者，为非结石性胆囊炎，病情较重；致病菌以梭形芽孢杆菌最常见，大肠杆菌、链球菌次之。

皮肤真菌感染（足癣、甲癣、体癣）很常见，若继发化脓性感染可导致严重后果。真菌性阴道炎和巴氏腺炎是糖尿病女患者常见的合并症，多为白念珠菌感染，血糖控制不佳时易反复发生，其临床症状如外阴瘙痒、白带过多可以是糖尿病的首发症状。男性外生殖器白念珠菌感染导致龟头包皮炎，好发于包皮过长者。红癣是微小棒状杆菌引起的皮肤感染，表现为境界清楚的红褐色斑片，广泛分布于躯干和四肢。

5. 糖尿病足 是导致糖尿病患者截肢的最主要原因。

末梢神经病变、微血管病变、动脉粥样硬化致下肢动脉供血不足，以及细菌感染等多种因素是糖尿病患者发生足病的基础。糖尿病足常表现为足部皮肤溃疡、感染及肢端坏疽（图 7-20-4、图 7-20-5）。

由于神经营养不良和外伤的共同作用，足部可发生营养不良性关节炎（夏科关节，Charcot Joint），受累关节有广泛骨质破坏和畸形。肢端坏疽又可分为干性坏疽、湿性坏疽和混合性坏疽。

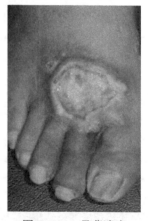

图 7-20-4 足背溃疡

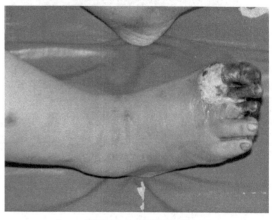

图 7-20-5 足趾坏疽

【实验室检查】

（一）尿糖测定

尿糖阳性不能作为诊断糖尿病的依据，仅可作为诊断线索。尿糖阴性并不能排除糖尿病的可能。目前临床上已基本不把尿糖作为反映糖尿病患者控制情况的日常监测手段。

肾脏功能正常的情况下，肾糖阈为 10 mmol/L，尿糖与血糖呈正比关系，尿糖可粗略反映体内葡萄糖水平。糖尿病患者肾糖阈常常上移，高于 10 mmol/L，因此，血糖即使已轻度或中度升高，尿糖仍可能阴性。妊娠妇女肾糖阈降低，血糖正常时尿糖可呈阳性。应注意进行鉴别。

（二）血浆葡萄糖（血糖）测定

血糖升高是诊断糖尿病的主要依据，葡糖氧化酶法是常用的测定方法。虽然静脉全血、血浆或血清都可用于葡萄糖测定，但糖尿病诊断标准均根据血浆葡萄糖水平制定。便携式血糖仪是目前广泛用于临床监测糖尿病患者血糖的装置，它测定的是毛细血管全血葡萄糖，不能作为诊断糖尿病的依据，但可用于监测血糖和评价疗效。

一次血糖测定（空腹血糖、餐后 2 小时血糖或随机血糖等）仅代表瞬时血糖水平，称为点值血糖；一天内多次血糖测定（三餐前、后及睡前，如疑有夜间低血糖，加测凌晨 2 点血糖）称为血糖谱，可更准确反映血糖控制情况。

（三）糖化血红蛋白 A1c 和果糖胺测定

糖化血红蛋白是血红蛋白与血液中糖类物质经非酶促反应结合而形成，它的合成过程缓慢，且相对不可逆，持续 3 个月以上（红细胞平均寿命约为 120 天），含量与血糖浓度呈正比，其中以 HbA1c 为主。HbA1c 在总血红蛋白中所占的比例能反映取血前 8～12 周的平均血糖水平，参考值范围为 4%～6%，与点值血糖相互补充，是目前国际公认衡量糖尿病患者长期血糖控制的主要指标。测定 HbA1c 的方法主要有 4 种，分别为离子交换层析法、电泳法、亲和层析法和免疫测定法，以高效液相分析（HPLC）为最可靠。

果糖胺，又称糖化血清蛋白，与糖化血红蛋白变化相类似，是由人血清蛋白（主要是白蛋白）与葡萄糖化合产生的。果糖胺测定可反映近 2～3 周的平均血糖水平，用于糖尿病患者的中、短期疗效评价；当血清白蛋白为 50g/L 时，果糖胺正常值为 1.5～2.4mmol/L。

为了与 WHO 诊断标准接轨，推荐在采用标准化检测方法且有严格质量控制（美国国家糖化血红蛋白标准化计划、中国糖化血红蛋白一致性研究计划）的医疗机构，可以将 HbA1c≥6.5% 作为糖尿病的补充诊断标准。

（四）口服葡萄糖耐量试验

未达到糖尿病诊断标准而血糖又高于正常者，需进行口服葡萄糖耐量试验（oral glucose tolerance test，OGTT）。试验前 3 天不限制饮食和正常体力活动，避免使用影响糖代谢的酒精和药物，试验前禁食 10～16 小时，但不超过 16 小时，其间可以饮水。取空腹血标本后，受试者饮用含有 75g 无水葡萄糖（或 82.5 g 含一分子水的葡萄糖）的水溶液 250～300ml，在 5 分钟内饮完，儿童按每公斤体重 1.75g 葡萄糖服用，总量不超过 75g。在服糖后 0.5、1、2 和 3 小时取血测定血浆葡萄糖水平。

（五）OGTT、胰岛素及 C 肽释放试验

用于糖尿病分型的辅助诊断及判断病情的严重程度，也可协助诊断胰岛素瘤。正常人基础血清胰岛素浓度为 5～20mU/L，口服葡萄糖后 30～60 分钟上升至高峰，可为基础值的 5～10 倍，3 小时后恢复至基础水平。T1DM 患者基础胰岛素水平低，葡萄糖刺激后无明显增加，呈低平曲线。T2DM 患者胰岛素分泌模式发生改变，分泌高峰与血糖高峰不平行，高峰时间可延至 120～180 分钟，呈延迟曲线，因此，有些早期 T2DM 患者可表现为餐后延迟性低血糖。

正常人胰岛素分泌后首先经门静脉系统进入肝脏，50%～60% 被肝脏首过消除，剩余 50% 在外周组织发挥作用。胰岛素在体内的半衰期仅为 4 分钟。C 肽与胰岛素均来源于胰岛素原（胰岛素的前体物质），同步被胰岛 β 细胞分泌。C 肽的半衰期可达 30 分钟，因此外周血中 C 肽浓度相对稳定，且不受外源胰岛素的影响，能较准确地反应 β 细胞功能。正常人基础血清 C 肽水平为 0.24～0.9pmol/L。

（六）其他

T2DM 患者常伴有脂代谢紊乱，因而诊断糖尿病后需要常规检查脂质谱，包括血浆总胆固醇、低密度脂蛋白胆固醇、高密度脂蛋白胆固醇和三酰甘油。由于糖尿病患者肾损害起病隐匿，为早期发现肾损害，尿微量白蛋白排泄率也应列为常规。

怀疑有糖尿病酮症酸中毒时应测定尿、血酮体、血 pH 和血电解质浓度。怀疑 T1DM 时应当测定胰岛 β 细胞自身抗体。

【诊断与鉴别诊断】

糖尿病的诊断分三步进行：①首先根据 1999 年

WHO 标准（也是我国现行的糖尿病诊断标准）确定是否患糖尿病（表 7-20-6）；②排除继发性、特殊类型糖尿病，并根据病史、体征、胰岛素和（或）C 肽释放试验、糖尿病自身抗体等做出 1 型或 2 型糖尿病的诊断；③根据病史、体征及实验室检查对有无合并症及伴发疾病做出判定。

表 7-20-6　WHO 糖尿病诊断标准（1999 年）

诊断标准	静脉血浆葡萄糖或 HbA1c 水平
典型糖尿病症状	
+随机血浆葡萄糖	≥11.1mmol/L（200mg/dl）
或+空腹血浆葡萄糖	≥7.0 mmol/L（126 mg/dl）
或+OGTT 2h 血浆葡萄糖	≥11.1mmol/L（200 mg/dl）
或+HbA1c	≥6.5%（48mmol/mol）
无糖尿病典型症状者，需改日复查确认	

注：OGTT 为口服葡萄糖耐量试验；HbA1c 为糖化血红蛋白。典型糖尿病症状包括烦渴多饮、多尿、多食、不明原因体重下降；随机血糖指不考虑上次用餐时间，1 天中任意时间的血糖，不能用来诊断空腹血糖受损或糖尿病异常；空腹状态指至少 8h 没有进食热量；mg/dl＝mmol/L×18。此外，空腹血浆葡萄糖≥6.1mmol/L 而＜7.0mmol/L 为空腹血糖受损（IFG）；2 小时血浆葡萄糖≥7.8mmol/L 而＜11.1mmol/L 为糖耐量受损（IGT）。

若受检者无多尿、烦渴多饮等糖代谢紊乱症状，血糖测定值仅略高于上述诊断标准，应复查血糖或做 OGTT，如血糖值仍为临界水平，可暂不诊断糖尿病，以后复查，明确诊断。

确定糖尿病诊断后，应排除继发性、特殊类型糖尿病、药物对糖代谢的影响以及各种应激状态时的急性高血糖等。详细询问病史、全面细致的体格检查，配合必要的实验室检查，一般不难鉴别。

案例 7-20-1
　　1. 患者，男，57 岁。
　　2. 实验室检查：血糖 8.9mmol/L（空腹），OGTT 2 小时 15.1mmol/L；血清胰岛素 15.8mU/L（空腹），OGTT 2 小时 42.3mU/L；HbA1c 8.3%。血脂：TC 7.8mmol/L；TG 4.2mmol/L；HDL-C 0.75mmol/L；LDL 4.8mmol/L；肾功能：尿素 55.5mmol/L，肌酐 98.2μmol/L，尿酸 450μmol/L。尿白蛋白肌酐比为 98mg/L。眼部检查：双侧视网膜散在出血点。
　　患者临床特点：①中年男性，有糖尿病和高血压家族史；②查体示血压高，体型肥胖；③体重显著下降；④空腹及 OGTT 2 小时血糖均升高，同时胰岛素水平基本正常，血脂示 TG、TC、LDL-C 增高，HDL-C 降低，血尿酸增高；⑤双侧视网膜出血。
诊断：
　　1. 2 型糖尿病；糖尿病视网膜病；糖尿病并肾损害。

　　2. 原发性高血压。
　　3. 脂代谢紊乱。

【治疗】

（一）治疗目标

由于糖尿病的病因和发病机制尚未完全明了，缺乏有效的针对病因的治疗方法。目前采取综合治疗的方法，强调早期治疗、长期治疗和个体化的原则。治疗的目标是：①纠正代谢紊乱，消除高血糖引起的症状；②预防和延缓慢性并发症的发生和发展；③维持正常的生活质量与工作能力，保障儿童生长发育，降低病死率，延长寿命。

循证医学证据：DCCT 及其后续的 EDIC 研究、UKPDS 及其后续随访结果、Steno-2 研究表明早期强化血糖控制或全面控制 T2DM 的危险因素可以降低糖尿病患者的心血管和微血管病变的发生和进展。糖尿病患者，尤其是 T2DM 患者，除积极控制高血糖外，还应该严格控制血压、纠正脂代谢紊乱、控制体重和戒烟，必要时抗血小板治疗。

医师应该确定每一位患者的个体血糖控制目标，并为获取目标监测和治疗相关的并发症，应向患者提供充分教育和药物资源。1 型和 2 型糖尿病患者的关怀需要一支多学科参与的团队，成员包括专业护士、教育者、糖尿病专科医师、营养师，当患者存在并发症时，还应包括神经、肾脏、血管外科、心血管内科、眼科和足病医师。

CDS《中国 2 型糖尿病防治指南（2020 版）》对患者的综合控制目标做出相应的推荐（表 7-20-7）。

表 7-20-7　中国 2 型糖尿病综合控制目标

测量指标	目标值
毛细血管血糖（mmol/L）	
空腹	4.4～7.0
非空腹	＜10.0
糖化血红蛋白（%）	＜7.0
血压（mmHg）	＜130/80
总胆固醇（mmol/L）	＜4.5
高密度脂蛋白胆固醇（mmol/L）	
男性	＞1.0
女性	＞1.3
甘油三酯（mmol/L）	＜1.7
低密度脂蛋白胆固醇（mmol/L）	
未合并动脉粥样硬化性心血管疾病	＜2.6
合并动脉粥样硬化性心血管疾病	＜1.8
体重指数（kg/m²）	＜24.0

注：1mmHg≈0.133kPa

糖尿病综合防治主要包括 5 个方面，即饮食治疗、体育锻炼、糖尿病教育、药物治疗（口服抗糖尿病药、皮下注射胰岛素等）和血糖监测。

（二）医学营养治疗

医学营养治疗，俗称饮食治疗，是糖尿病治疗的基础，既往营养教育提倡限制饮食，患者不易接受。现代的实践已有较大的改变，不是一味强调患者节食减重为唯一目的，相反，消瘦者应通过合理的营养计划恢复并长期维持标准体重。营养治疗是糖尿病关怀的重要部分，一般来说，适宜的营养治疗对 1 型和 2 型糖尿患者是类似的。合适的总热量、食物成分、规律的餐次等，有利于控制血糖、维持标准体重、控制脂代谢紊乱。

（1）营养素的热量分配：见表 7-20-8。

表 7-20-8 糖尿病患者的营养推荐

蛋白质提供每日总热量的 10%～15%，优质蛋白质超过 50%，肾病应适当减少蛋白质摄入

脂肪提供能量不超过每天总热量的 30%

饱和脂肪酸＜7%每天总热量

单不饱和脂肪酸宜占每天总热量的 10%～20%

多不饱和脂肪酸＜10%每天总热量

每天总热量 50%～60%由碳水化合物提供，低糖指数食物有益，可摄入适量非营养性甜味剂

膳食纤维＞14 g/1000 kcal，食盐＜6g/d；胆固醇摄取＜300 mg/d

适量补充微量营养素，如 B 族维生素、维生素 D、锌、铬、硒、铁等

（2）制定每天总热量：首先按患者身高计算出标准体重，标准体重（kg）=身高（cm）-105；然后根据标准体重、体力劳动的轻重、营养状态、是否儿童或青春期、是否妊娠、是否合并其他消耗性疾病等，并参考原来的生活习惯等因素，计算每日所需总量（表 7-20-9）。

表 7-20-9 糖尿病患者每天每公斤体重所需热量
[kJ/（kg·d）]

劳动强度	消瘦	正常	超重/肥胖
卧床休息	83.7～104.7	62.8～83.7	62.8
轻度体力劳动	125.6	104.7	83.7
中度体力劳动	146.5	125.6	104.7
重度体力劳动	167.4	146.5	125.6

（3）制订食谱：每天总热量及营养素组成确定后，根据各种食物的产热量确定食谱。每克碳水化合物和蛋白质分别产热 16.8 kJ，每克脂肪产热 37.8 kJ。根据生活习惯、病情和配合药物治疗的需要，可按每天三餐分配为 1/5、2/5、2/5 或 1/3、1/3、1/3；也可按 4 餐分配为 1/7、2/7、2/7、2/7。

（4）其他：儿童生长发育期及妊娠或哺乳期还应适当补充维生素和微量元素。

（三）运动

充沛的体力活动可加强心血管的功能，提高胰岛素的敏感性，改善血压和血脂。有规律的运动可改善血糖的控制并减少胰岛素的用量。运动治疗应成为大多数糖尿病患者糖尿病管理方案中必不可少的组成部分。

运动治疗的原则是适量、经常化和个体化，每天至少 30 分钟中等强度的运动如慢跑、快走、骑自行车、打羽毛球、游泳等，根据年龄、健康状况、经济、文化及个人爱好选择喜好的运动方式，运动强度可根据运动 1 小时后的心率与预期最大心率间关系（有自主神经病变者不适用）来估计（表 7-20-10）。

表 7-20-10 运动强度和心率

强度	最大心率（%）
非常轻	＜35
轻	35～54
中等	55～69
强	70～89
非常强	＞90
最强	100

T1DM 和 T2DM 在病情稳定的情况下，均可以进行运动。T1DM 病史大于 15 年，或 T2DM 病史大于 10 年，或有心血管病家族史，均应在运动前对心血管疾病进行评估。有增殖性视网膜病变患者不适合从事负氧运动、阻力运动、跳跃运动和包括憋气动作的运动；有神经病变患者应避免负重和需要足部反复活动的运动项目。严重心肝肺肾功能不全者、严重视网膜病变、严重神经病变者、频繁发生低血糖者均不宜运动。

（四）糖尿病教育

糖尿病教育者是一些在糖尿病教育方面有专门技巧的健康关怀专职人员（护士、营养师或药剂师）。糖尿病关怀教育的主要内容包括血糖自我监测，尿酮监测，胰岛素的使用方法和剂量的计算，热卡的计算，食物交换份的替代，疾病期糖尿病的处理指导，低血糖的处理，足和皮肤的护理，运动前、中、后糖尿病处理，危险因素的监测等。

（五）药物治疗

1. 促胰岛素分泌性药物

（1）磺脲类（sulphonylureas，SUs）：与位于胰岛 β 细胞膜上的磺脲类药物受体结合后，关闭位于受体中心的 ATP 敏感钾离子通道（K_{ATP}），细胞内的钾离子外流减少，细胞膜去极化，触发钙离子通道开放，

继而细胞内钙离子增加，促进胰岛素释放。SUs 的降糖作用有赖于患者残存相当数量有功能的胰岛 β 细胞。

适应证：经饮食治疗和体育锻炼病情控制不达标的 T2DM 患者。从作用机制上而言，SUs 可与二甲双胍、α-葡糖苷酶抑制剂、噻唑烷二酮类等药物联用。

禁忌证：磺脲类或磺胺类药物过敏；T1DM；T2DM 合并严重感染、酮症酸中毒、高渗性昏迷、进行大手术、伴有肝肾功能不全及合并妊娠。

按化学结构和上市时间不同，SUs 可分为三代。第一代 SUs 代表药物有甲苯磺丁脲（D860）、氯磺丙脲、妥拉磺脲等，现已少用。20 世纪 70 年代美国 UGDP 研究中期结果发现 D860 增加心血管病死亡风险。第二代有格列本脲（优降糖）、格列吡嗪（吡磺环己脲）、格列齐特（甲磺吡脲）、格列波脲（甲磺冰脲）和格列喹酮等。二代 SUs 是目前临床上使用最广的 SUs。应根据病情轻重、年龄等因素来选择药物，年老患者应尽量用短中效药物，以减少低血糖的发生。格列喹酮的代谢产物由胆汁入肠道，很少经过肾排泄，故可以用于肾功能不全者。格列吡嗪和格列齐特有增加血纤维蛋白溶解活性、降低血小板过高黏附性和聚集，有利于减轻或延缓糖尿病血管并发症的发生。第三代有格列美脲，除刺激胰岛素分泌外，格列美脲还有改善胰岛素敏感性的作用。

各种 SUs 作用的特点见表 7-20-11。

表 7-20-11　磺脲类降糖药的主要特点及应用

名称	片剂量（mg）	剂量范围（mg/d）	服药次数（天）	作用时间（小时）	肾脏排泄（%）
第一代					
甲苯磺丁脲	500	500~3000	2~3	6~12	
氯磺丙脲	250	100~500	1	60	
第二代					
格列本脲	2.5~5	1.25~20	1~2	16~24	50
格列吡嗪	5	2.5~30	1~2	12~24	89
格列齐特	80	40~240	1~2	12~24	80
格林波脲	25	12.5~100	1~2	12~24	70
格列喹酮	30	30~180	1~2		5
第三代					
格列美脲	1	1~8	1	10~20	60

SUs 治疗应从低剂量开始，一般先于早餐前 1/2 小时一次口服，然后根据血糖测定结果逐渐增加剂量或给药次数（早、中、晚餐前），直至病情取得良好控制。既往曾有磺脲类药物失效的说法，如应用 SUs 治疗在 1 个月内效果不佳者称为原发性失效，而 SUs 治疗 1~3 年失效者称为继发性失效。实际上 SUs 失效是患者胰岛 β 细胞功能较差的一种体现，目前已基本摒弃这种概念。单用 SUs 血糖控制不佳时，可联

用二甲双胍、α-葡糖苷酶抑制剂，改用胰岛素或加用胰岛素联合治疗。通常不联合应用 2 种 SUs 制剂。

由于 SUs 刺激胰岛素分泌，因此其主要不良反应是低血糖，通常与 SUs 剂量过大、饮食不足、使用长效 SUs 制剂或同时应用了增强 SUs 降糖作用的药物等有关，多见于肝、肾功能不全和老年患者，并有可能在停药后低血糖仍反复发作。长效 SUs 导致的低血糖常短时间内反复发作，可引起中枢神经系统不可逆损害或致死，应严密观察 1~2 天。SUs 其他的不良反应有恶心、呕吐、消化不良、胆汁淤积性黄疸、肝功能损害、白细胞减少、粒细胞缺乏、再生障碍性贫血、溶血性贫血、血小板减少、皮肤瘙痒、皮疹和慢性光化性皮炎等。这些不良反应虽少见，但一旦出现，应立即停药，并积极给予相应治疗。

（2）非磺脲类：又称格列奈类，也作用在胰岛 β 细胞膜上的 K_{ATP}，但结合位点与 SUs 不同，降血糖作用较 SUs 快而短，主要用于控制餐后高血糖。可单独使用或与二甲双胍、噻唑烷二酮类药物联合使用。代表性的有瑞格列奈、那格列奈两种制剂。

1）瑞格列奈：为苯甲酸衍生物，与 36Da 蛋白质特异结合后起作用。于餐前或进餐时口服，每次 0.5~4mg，从低剂量开始，按病情逐渐调整剂量，不进餐不服药，用药较灵活，最大剂量不应超过 16 mg。该药不从肾脏代谢，可全程用于伴肾功能不全的 T2DM 患者。

2）那格列奈：为 D-苯丙氨酸衍生物，其刺激胰岛素分泌的作用有赖于血糖水平，故低血糖发生率低。常用剂量为每天 3 次，每次 120 mg，于餐前口服。

2. 二甲双胍（metformin，Met）　主要作用机制是抑制肝脏糖异生和糖原分解，减少肝脏葡萄糖输出；还可提高外周组织（如骨骼肌、脂肪）对葡萄糖的摄取和利用，减轻胰岛素抵抗。治疗 T2DM 除降低血糖外，还可能降低体重。由于不刺激胰岛素分泌，因此对血糖在正常范围者无降血糖作用；单独用药不引起低血糖，与 SUs 联用则可增强其降血糖作用。

适应证：Met 主要用于治疗 T2DM，尤其是超重和肥胖者，也是目前世界各国 T2DM 防治指南推荐的一线用药；可单用或联合其他药物；不可单独用于治疗 T1DM，若 T1DM 患者在应用胰岛素基础上，如血糖波动较大，加用 Met 有利于稳定病情。

禁忌证：酮症酸中毒、乳酸酸中毒、急性感染、急性充血性心力衰竭、中重度肝肾功能不全或有任何缺氧状态存在者，孕妇和哺乳期妇女；儿童不宜服用，除非明确为肥胖的 T2DM 及肯定存在胰岛素抵抗；年老患者慎用，药量酌减，并监测肾功能。

常见不良反应主要为胃肠道反应，如口干、口苦、

金属味、食欲降低、恶心、呕吐、腹泻等，采用餐中或饭后服药或从小剂量开始可减轻不良反应，不少患者坚持服用一段时间后，不良反应可减轻或消失。二甲双胍不增加 T2DM 患者乳酸性酸中毒的风险。

二甲双胍的常用剂量为 500～2000 mg/d，分 2～3 次口服，最大剂量一般不超过 2550 mg/d。

3. α-葡萄糖苷酶抑制剂（alpha glucosidase inhibitor，AGI） 食物中淀粉、糊精和双糖（如蔗糖）的吸收需要小肠黏膜刷状缘的 α-葡萄糖苷酶，AGI 抑制这一类酶可延迟碳水化合物吸收，降低餐后的高血糖，可作为 T2DM 第一线药物，尤其适用于空腹血糖正常（或不太高）而餐后血糖明显升高者。可单独用药或与 SUs、双胍类合用。T2DM 患者在胰岛素治疗基础上加用 AGI 有助于降低餐后高血糖。

AGI 常见不良反应为胃肠反应，如腹胀、排气增多或腹泻，经治疗后可减轻。单用本药不引起低血糖，但如与 SUs 或胰岛素合用，仍可发生低血糖，且一旦发生，应直接应用葡萄糖处理，进食双糖或淀粉类食物无效。本药在肠道吸收甚微，故无全身毒性不良反应，但对肝、肾功能不全者仍应慎用。不宜用于有胃肠功能紊乱者，也不宜用于孕妇、哺乳期妇女和儿童。常用的 AGI 有两种，分别是：①阿卡波糖：每次 50mg，最大剂量可增加到 150mg，每天 3 次；②伏格列波糖：每次 0.2mg，每天 3 次。AGI 应在进食第一口食物后服用；饮食成分中应有一定量的碳水化合物，否则不能发挥作用。

我国人群基础的 MARCH 研究对比了阿卡波糖与二甲双胍对新诊断 T2DM 患者的疗效，发现两者降低 HbA1c 能力相似，阿卡波糖降低餐后血糖优于二甲双胍，而二甲双胍降低空腹血糖优于阿卡波糖；阿卡波糖降低体重略优于二甲双胍。

4. 胰岛素增敏剂 即噻唑烷二酮（thiazolidinedione，TZD）类，主要通过结合并激活过氧化物酶体增殖物激活受体 γ（一种在代谢控制中起关键作用的受体，PPARγ），提高肝脏、骨骼肌和脂肪组织对胰岛素的敏感性，减轻胰岛素抵抗。TZD 可单独或联合其他口服降糖药物治疗 T2DM 患者，尤其胰岛素抵抗明显者，但不宜用于治疗 T1DM、孕妇、哺乳期妇女和儿童。单独用药不引起低血糖。目前市售有两种制剂，分别为：①罗格列酮，常用剂量为 4～8mg/d，每天 1 次；②吡格列酮，常用剂量为 15～45mg/d，每天 1 次。

TZD 的主要不良反应包括水钠潴留，故 NYHA 心功能 2 级以上者禁用；TZD 增加糖尿病患者骨折风险；吡格列酮与膀胱癌风险增加的关系尚未完全明确，美国食品与药品监督管理局建议连续使用吡格列酮不要

超过 2 年；罗格列酮一度被认为可能增加 T2DM 患者的心血管事件，但近期的数据分析发现并不增加。

5. 胰高糖素样肽-1（glucagon-like peptide-1，GLP-1）**类似物或受体激动剂**（GLP-1RA） 在体内由小肠 L 细胞分泌，具有葡萄糖依赖的促胰岛素分泌作用；GLP-1 可延缓胃排空、抑制中枢食欲、改善肝脏脂肪代谢、减轻体重等多效性。内源性 GLP-1 半衰期仅为 2 分钟，迅速被体内的二肽基肽酶-4（dipeptidyl peptidase-4，DPP-4）所降解而失效。

GLP-1 类似物、激动剂代表药物利拉鲁肽是基于天然 GLP-1 分子进行侧链修饰，以延长其半衰期；而 GLP-1 受体激动剂代表药物艾塞那肽则是从科莫多巨蜥唾液中提取的，仅与天然 GLP-1 分子结构部分同源。两者均可激活 GLP-1 受体并发挥效应，但因半衰期不同，给药次数有所不同。单独用药低血糖发生率极低，且程度轻微。LEADER 研究发现，利拉鲁肽能降低心血管高危 T2DM 患者的心血管病死亡和全因死亡率，并延缓大量蛋白尿的发生。

我国上市的 GLP-1RA 依据药代动力学分为短效的贝那鲁肽、艾塞那肽、利司那肽和长效的利拉鲁肽、艾塞那肽周制剂、度拉糖肽、洛塞那肽、如司美格鲁肽（semaglutide）。

该类药物常见的不良反应为恶心、呕吐、腹胀、腹泻等胃肠道反应，因此多从低剂量起始，药物不良反应多在用药后 1～2 周内消失。

6. 二肽基肽酶-4（DPP-4）**抑制剂** 其作用机制是通过抑制 DPP-4，延长内源性 GLP-1 的体内存续和作用时间，呈葡萄糖依赖的促胰岛素分泌作用；DPP-4 抑制剂还能抑制 A 细胞分泌胰高糖素，减少肝糖输出。

目前我国市售五种制剂，分别为：①西格列汀，常用剂量为 100mg，每天 1 次；②沙格列汀：常用剂量为 5mg，每天 1 次；③维格列汀：常用剂量为 50mg，每天 2 次；④阿格列汀：常用剂量为 25mg，每天 1 次；⑤利格列汀：常用剂量为 5mg，每天 1 次。利格列汀可全程用于肾功能不全和轻中度肝功能不全患者，无须减量；其他制剂需要酌情剂量减半。

现有的数据表明 DPP-4 抑制剂安全性和耐受性良好，几乎没有严重的不良反应。此类药单独使用极少发生低血糖。

7. 钠葡萄糖共转运蛋白-2（sodium-glucose cotransporter-2，SGLT-2）**抑制剂** SGLT-2 是一种高效、低亲和力的葡萄糖转运载体，主要分布于肾小球近曲小管，它能利用基底细胞膜外侧 Na$^+$，K$^+$-ATP 酶建立的 Na$^+$ 跨膜梯度将 Na$^+$ 与葡萄糖转运至细胞中，葡萄糖通过另一侧细胞膜上的葡萄糖转运蛋白 2

（GLUT2）易化扩散，被重新吸收入血。糖尿病患者 SGLT-2 表达及活性均上调，提高肾糖阈，不仅没有使肾脏滤出过量的葡萄糖，反而维持高血糖状态。

SGLT-2 抑制剂对 SGLT-2 具有高度特异性，通过抑制 SGLT-2 活性，降低肾小球葡萄糖重吸收率，自尿液中将葡萄糖排出，从而使血糖下降。

目前在我国上市的 SGLT2i 有达格列净、恩格列净、卡格列净和艾托格列净。

CANVAS EMPA-REG 研究和 CANVAS 研究发现：恩格列净和卡格列净均能降低 T2DM 患者的全因死亡和心力衰竭发生率，并延缓肾病的进展；恩格列净还能降低 T2DM 患者的心血管病死亡率。

8. 胰岛素及其类似物

（1）适应证：主要有：①T1DM；②糖尿病酮症酸中毒、高渗性昏迷和乳酸性酸中毒伴高血糖；③合并重症感染、消耗性疾病、严重的糖尿病并发症；④中、大型手术；⑤妊娠和分娩；⑥T2DM 患者经饮食及口服降血糖药治疗未获得良好控制或 β 细胞功能明显减退；⑦某些特殊类型糖尿病。

（2）类型：按起效作用快慢和维持作用时间，胰岛素制剂可分为速（短）效、中效和长（慢）效三类。速效有普通（正规）胰岛素（RI），皮下注射后发生作用快，但持续时间短，是唯一可经静脉注射的胰岛素，可用于抢救糖尿病酮症酸中毒。中效胰岛素有低精蛋白胰岛素（NPH，中性精蛋白锌胰岛素）和慢胰岛素锌混悬液。长效制剂有精蛋白锌胰岛素注射液（PZI，鱼精蛋白锌胰岛素）和特慢胰岛素锌混悬液。几种制剂的特点见表 7-20-12。速效胰岛素主要控制餐后高血糖；长效胰岛素无明显作用高峰，主要提供基础水平胰岛素。

表 7-20-12　常用胰岛素制剂及其作用特点

胰岛素制剂	起效时间（小时）	峰值时间（小时）	药效持续时间（小时）
短效胰岛素（RI）	0.5~1	2~3	6~8
胰岛素类似物（IA）	0.25~0.5	0.5~1.5	4~6
门冬胰岛素、赖脯胰岛素			
中效胰岛素（NPH）	2~4	6~10	14~18
长效胰岛素类似物			
甘精胰岛素（U-100）	12	—	20~24
地特胰岛素	5~7	3~9	6~24
德谷胰岛素	25	—	>24
预混胰岛素/预混胰岛素类似物			
70/30（70%NPH30%RI/IA）	0.5~1	双峰	14~18
50/50（50%NPH50%RI/IA）	0.5~1	双峰	14~18
预混双胰岛素类似物			
德谷门冬胰岛素	0.25~0.5	双峰	>24

胰岛素有动物胰岛素、人胰岛素和胰岛素类似物，人胰岛素和胰岛素类似物比动物来源的胰岛素更少引起免疫反应。

当从动物胰岛素改用人胰岛素制剂时，发生低血糖症的危险性增加，应相应减少胰岛素用量。胰岛素制剂类型、种类、注射技术、注射部位、患者反应性的差异、胰岛素抗体形成等均可影响胰岛素的起效时间、作用强度和作用维持时间。腹壁注射吸收最快，其次分别为上臂、大腿和臀部。在某些患者需要混合使用速、中效胰岛素，可按患者情况选用。预混胰岛素最常用的是含 30% 短效和 70% 中效，以及短、中效各含 50% 的制剂。此外，胰岛素"笔"型注射器可以使用速效、中效或预混胰岛素，使用方便且便于携带。

（3）治疗原则和方法：无论哪一种类型糖尿病，胰岛素治疗应在一般治疗和饮食治疗的基础上进行，并监测病情，按治疗反应情况和治疗需要作适当调整。

1）T1DM 的治疗：由于 T1DM 患者几乎完全丧失自身的胰岛素分泌功能，因此必须终身依赖外源性胰岛素治疗。T1DM 患者常常需要每日 3 次以上的胰岛素注射用于控制血糖，模拟生理性胰岛素分泌模式的治疗方案有益于患者血糖控制。胰岛素使用的起始剂量一般推荐 0.5~1.0U/（kg·d），并根据不同的治疗方案对总剂量进行分配。常用的方案有：①每天 3 次预混胰岛素类似物注射，可以将前述计算出的总剂量平均分配至三餐，然后根据血糖监测数值对剂量进一步调整。②"3+1"模式，即每天 3 次常规胰岛素或速效胰岛素类似物餐前注射＋每晚 1 次中效胰岛素（NPH）或长效胰岛素类似物（如甘精胰岛素）睡前注射，其中 3 次速效胰岛素类似物＋每晚 1 次长效胰岛素类似物更能模拟生理性胰岛素分泌模式。一般将总剂量的 1/2 作为基础胰岛素于睡前注射，剩余的 1/2 总剂量为速效或短效胰岛素，平均分配至三餐前注射，并根据血糖监测数值对剂量进一步调整。③持续胰岛素皮下输注（continuous subcutaneous insulin infusion，CSII），俗称胰岛素泵，放置速效或短效胰岛素的容器通过导管分别与针头和泵连接，针头置于腹部皮下组织，用可调程序的微型电子计算机控制胰岛素输注，模拟胰岛素的持续基础分泌（通常为每小时 0.5~2U）和进餐时的脉冲式释放，胰岛素剂量和脉冲式注射时间均可通过计算机程序的调整来控制。一般将总剂量的 1/2 作为基础胰岛素于持续 24 小时输注，剩余的 1/2 总剂量为速效或短效胰岛素，平均分配至三餐时追加，并根据血糖监测数值对剂量进一步调整。

T1DM 患者使用胰岛素治疗的过程中易发生低血糖，需要辅以频繁的自我血糖监测，以便指导患者的饮食、运动和胰岛素剂量的调整，使病情达到良好控制。

2）T2DM 的治疗：T2DM 患者存在胰岛素抵抗和胰岛素分泌缺陷，胰岛素抵抗使整个机体对胰岛素的需要量增加。因此，T2DM 患者通常不存在绝对胰岛素分泌缺乏，而是相对缺乏，表现在第一相分泌减弱或消失，高峰延迟；胰岛素对葡萄糖刺激的反应敏感性降低，体内高血糖不能刺激适当的胰岛素分泌；病程长者可以出现胰岛素分泌能力显著降低。高血糖纠正后胰岛素抵抗可得到程度不等的改善。2020 版《中国 2 型糖尿病防治指南》推荐：在生活方式调整的基础上，两种及以上口服药物治疗血糖控制不佳时，可起始基础胰岛素或预混胰岛素治疗，一般推荐剂量为 0.2～0.4U/（kg·d）；当胰岛功能持续下降或单次胰岛素治疗血糖仍然控制不佳时可以改为每天 3 次或 3 次以上的强化胰岛素治疗，剂量计算可参照 T1DM。

老年患者使用胰岛素治疗时应特别警惕低血糖发生。采用强化胰岛素治疗方案时，有时空腹血糖仍然较高，其可能的原因有：①夜间胰岛素作用不足，即晚餐后、睡前血糖控制不佳一直延续到第 2 天早上。②黎明现象，即夜间血糖控制良好，也无低血糖发生，仅于黎明一段短时间出现高血糖。清晨 6～8 时是垂体分泌 ACTH 高峰时段，继而促使肾上腺分泌皮质醇达到日高峰水平，而皮质醇可拮抗胰岛素作用，因此造成空腹血糖升高。③苏木杰（somogyi）效应，即在夜间曾有低血糖，继而发生低血糖后的反应性高血糖。这是由于低血糖对机体而言是一个强烈的应激刺激，引起胰高血糖素、肾上腺素、生长激素、皮质醇等应激激素短时间内分泌迅速增多，这些激素均能拮抗胰岛素作用，故造成后续的血糖升高。夜间多次（于 0、2、4、6、8 时）测定血糖，有助于鉴别早晨高血糖的原因。

3）胰岛素的抗药性和不良反应：胰岛素本身属于肽类激素，且胰岛素制剂可能含有极微量的杂质，故有抗原性和致敏性，与胰岛素制剂的种属有关；胰岛素制剂中的赋形剂和添加剂也可能引起过敏。牛胰岛素的抗原性最强，其次为猪胰岛素，人胰岛素最弱。人体多次接受胰岛素注射约 1 个月后，血中可出现抗胰岛素抗体。临床上只有极少数患者表现为胰岛素抗药性，即在无酮症酸中毒也无胰岛素抵抗因素存在的情况下，每天胰岛素需要量超过 100 U 或 200 U。此时应改用单组分人胰岛素速效制剂。有时每日剂量可达 1000 U 以上，并可考虑应用糖皮质激素（如泼尼松每天 40～80 mg）及口服降血糖药联合治疗。

胰岛素的主要不良反应是低血糖，常与剂量过大和（或）饮食不当有关，T1DM 患者更常见，尤其是接受每天多次的强化胰岛素治疗者。糖尿病患者及家属应熟知低血糖症状，以利于早发现和早处理。注意识别苏木杰效应，以避免发生胰岛素剂量调节上的错误。胰岛素治疗初期可因钠潴留作用而发生轻度水肿，但可自行缓解而无须停药。部分患者注射胰岛素后视力模糊，为晶状体屈光改变，常于数周内自然恢复。

胰岛素过敏反应由 IgE 引起。通常表现为局部过敏反应，先在注射部位瘙痒，继而出现荨麻疹样皮疹，全身性荨麻疹少见，可伴恶心、呕吐、腹泻等胃肠症状。罕见严重过敏反应（如血清病、过敏性休克）。处理措施包括更换胰岛素制剂种属，使用抗组胺药和糖皮质激素，以及脱敏疗法等。严重过敏反应者需停止或暂时中断胰岛素治疗。

脂肪营养不良是少见的局部不良反应，表现为胰岛素注射部位皮下脂肪萎缩或增生，停止在该部位注射后可缓慢自然恢复。为防止其发生，应经常更换注射部位。使用高纯度或人胰岛素制剂后则过敏反应和脂肪营养不良甚少发生。

9. 胰腺移植和胰岛细胞移植 治疗对象大多为 T1DM 患者，单独胰腺移植（节段或全胰腺）可解除对胰岛素的依赖，改善生活质量。T1DM 患者合并糖尿病肾病功能不全是进行胰肾联合移植的适应证。干细胞移植在临床应用上还需积累更多安全性和有效性的数据。

【预防】

随着经济发展和都市化生活的普及，糖尿病及其并发症已成为日趋严重危害人民健康的重大问题。因此，应在各级政府和卫生部门领导下，发动社会支持，共同参与糖尿病的预防、治疗、教育、保健计划。通常，预防工作分为三级。一级预防是避免糖尿病发生；二级预防是及早检出并有效治疗糖尿病，减少并发症的发生；三级预防是延缓和（或）防治糖尿病并发症，降低病死率。提倡健康饮食加合理运动，防止肥胖。有条件的地方应组织筛查出 IGT 人群，在 IGT 阶段进行干预处理，应用健康饮食、合理运动和药物干预（二甲双胍和阿卡波糖）有可能延缓、减少向糖尿病的转变。

案例 7-20-1 处方及医师指导
1. 糖尿病教育。
2. 饮食和运动：根据标准体重、肥胖程度和体力活动量计算每天所需热量并换算成食物；低盐、低脂、低蛋白饮食。根据兴趣和爱好选取适宜的运动方式。
3. 予二甲双胍降低血糖，并根据监测血糖数值调整剂量，必要时加用胰岛素增敏剂；血管紧张素转换酶抑制剂（ACEI）和（或）血管紧张素Ⅱ受体阻滞剂（ARB）降低血压、减少微量白蛋白尿；他汀类药物调脂治疗；戒烟。

4. 进一步行眼底荧光造影检查明确有无新生血管；行肾图检查明确肾小球滤过率；行颈动脉、下肢动脉血管超声明确有无周围血管疾病。

附：糖尿病酮症酸中毒（Diabetic Ketoacidosis, DKA）

案例 7-20-2

患者，女，10 岁，口渴、多饮、多尿、体重减轻 2 周，加重伴乏力 3 天。

患儿于 2 周前不明原因出现口渴、多饮、多尿，每天饮水量 3000~4000ml，伴体重进行性下降，2 周内减少 8kg，近 3 天上述症状加重，并伴明显乏力，故而入院。

体格检查：T 37.6℃，P 100 次/分，R 28 次/分，BP 84/50mmHg，精神差，体形消瘦，皮肤弹性差，双肺呼吸音粗，呈深大呼吸，心界无扩大，HR 100 次/分，腹平软，无压痛反跳痛，生理反射存在，病理反射未引出。

实验室检查：血糖 34.8 mmol/L，尿酮（＋＋＋＋），CO_2CP 10.8mmol/L，血 K^+ 3.1 mmol/L，血 Na^+ 131.5 mmol/L，血 pH 7.32。

DKA 是最常见的糖尿病急性并发症，多发生于 T1DM 患者，T2DM 患者中也不少见，严重酮症酸中毒可导致死亡，一旦发生，应积极抢救治疗。

【诱因】

DKA 常见的诱因有感染、胰岛素治疗中断或不适当减量、饮食不当、创伤、手术、妊娠和分娩，有时可无明显诱因。

【病理生理】

（一）酸中毒

糖尿病代谢紊乱加重时，脂肪动员和分解加速，大量脂肪酸在肝经 β 氧化产生大量乙酰乙酸、β-羟丁酸和丙酮，三者统称为酮体。当酮体生成量剧增，超过机体的处理能力，便发生代谢性酸中毒。

（二）严重失水

①高血糖可加重渗透性利尿，大量酮体从肾、肺排出又带走大量水分；②蛋白质和脂肪分解加速，大量酸性代谢产物排出，加重水分丢失；③厌食、恶心、呕吐等胃肠道症状，体液丢失，使水分大量减少。

（三）电解质平衡紊乱

渗透性利尿的同时使钠、钾、氯、磷酸根等离子大量丢失；酸中毒使钾离子从细胞内释出至细胞外，经肾小管与氢离子竞争排出导致失钾，但由于失水致血液浓缩，故治疗前血钾浓度可正常或偏高，随着治疗进程，补充血容量、注射胰岛素、纠正酸中毒后，可发生严重低血钾。

（四）携带氧系统失常

酸中毒时，低 pH 使血红蛋白和氧的亲和力降低，血氧离解曲线右移（以利于向组织供氧（直接作用）。另一方面，酸中毒时，2,3-DPG 降低，使血红蛋白与氧的亲和力增加，血氧离解曲线左移（间接作用）。

（五）周围循环衰竭和肾功能障碍

严重失水，血容量减少，加上酸中毒引起的微循环障碍，若不能及时纠正，最终可导致低血容量性休克，血压下降。肾灌注量的减少，引起少尿或无尿，严重者发生肾衰竭。

（六）中枢神经功能障碍

在严重失水、循环障碍、渗透压升高、脑细胞缺氧等多种因素综合作用下，引起中枢神经功能障碍，出现不同程度的意识障碍、嗜睡、反应迟钝，以至昏迷，后期可发生脑水肿。

【临床表现】

（一）症状

多数患者在发生意识障碍前数天糖尿病症状加重，甚至出现食欲减退、恶心、呕吐、乏力、头晕、头痛。随后出现嗜睡、烦躁，直至昏迷。

（二）体征

部分患者有轻、中度脱水，尿量减少，皮肤弹性差，眼球下陷，脉细速，血压下降，至晚期时各种反射迟钝甚至消失，嗜睡以至昏迷。

少数患者表现为腹痛，酷似急腹症，易误诊，应予注意。

案例 7-20-2

1. 患儿 10 岁。

2. 有明显多饮、多尿、消瘦史，近 3 天加重伴乏力。

3. 体检有脱水（血压降低、皮肤弹性差）和酸中毒（深、大呼吸）表现。

【实验室检查】

（一）尿

尿糖、尿酮体强阳性。当肾功能严重损害而阈值增高时，尿糖、尿酮体阳性程度与血糖、血酮体数值不相称。可有蛋白尿和管型尿。

（二）血

血糖>16.7 mmol/L，血酮增高，CO_2CP 降低，轻者为 $13.5\sim18.0$ mmol/L，重者在 9.0 mmol/L 以下。pH<7.35。碱剩余负值增大（低于–2.3mmol/L）。阴离子间隙增大。血钾正常或偏低，尿量减少后血钾可偏高，治疗后可出现低钾血症。血钠、血氯降低、血尿素氮和肌酐常偏高。血浆渗透压轻度上升，白细胞数升高，中性粒细胞比例升高。

> **案例 7-20-2**
> 1. 血糖为 34.8 mmol/L。
> 2. 尿酮（＋＋＋＋）。

> 3. CO_2CP 为 10.8mmol/L。
> 4. 血 K^+ 为 3.1 mmol/L，血 Na^+ 为 131.5 mmol/L，血 pH 为 7.32。

【诊断与鉴别诊断】

对昏迷、酸中毒、失水、休克的患者，均应考虑 DKA 的可能性，尤其对原因不明意识障碍、呼气有酮味、血压低而尿量仍多者，应及时作有关化验以争取及早诊断，及时治疗。少数患者以 DKA 作为糖尿病的首发表现，某些病例因其他疾病或诱发因素为主诉容易误诊或漏诊。有些患者 DKA 与尿毒症或脑卒中共存而使病情更为复杂，应注意辨别。此外，应重视与 DKA 昏迷、低血糖昏迷、高渗性非酮症糖尿病昏迷和乳酸性酸中毒昏迷之间的鉴别，根据临床表现、细致的体格检查及及时作必要的实验室检查，鉴别不难（表 7-20-13）。

表 7-20-13　糖尿病性昏迷的鉴别诊断

	糖尿病酮症酸中毒	糖尿病高渗	乳酸性酸中毒	低血糖
发病诱因	感染，胰岛素剂量不足、减量或停用，应激状态	急性感染，应激状态，利尿剂、糖皮质激素等药物，失水	双胍类降糖药，肝、肾功能不全，重症感染	进食减少，血清胰岛素水平过高，脏器功能衰竭，肿瘤
发病年龄	多见于 30 岁以下	多见于 60 岁以上	多见于 60 岁以上	无明显年龄特征
前驱症状	口渴，多饮，多尿，体重减轻，疲乏，可有胃肠道症状	可有疲乏，头痛，胃肠道症状	发病急，全身疲乏，胃肠道症状	出汗、心悸、饥饿感、乏力、视物模糊、头晕、反应迟钝、嗜睡
体征	失水（＋＋＋），苹果气味，深大呼吸，心动过速，低血压	失水（＋＋＋＋），无深大呼吸，低血压，可有惊厥、震颤	失水（＋＋），深大呼吸，低血压，心动过速，体温降低	心动过速，有时锥体束征阳性，严重者各种反射消失
实验室检查				
血糖	明显升高	显著升高	正常、降低或升高	显著下降
尿酮	强阳性	阴性或弱阳性	阴性	阴性
血乳酸	可稍高	可稍高	显著增高	阴性
血酮	显著增高	正常	正常或略高	正常
血钠	降低或正常	升高	降低或正常	大致正常
血渗透压	稍高	显著增高	不高	正常

> **案例 7-20-2　临床特点**
> 1. 10 岁女童，出现明显多饮、多尿、消瘦，近 3 天加重伴乏力。
> 2. 体检有脱水（血压降低、皮肤弹性差）和酸中毒（深、大呼吸）表现。
> 3. 实验室检查血糖高，尿酮强阳性，CO_2CP 低，血 pH 偏低。
> 诊断：1 型糖尿病；酮症酸中毒。

【防治】

治疗糖尿病，使病情得到良好控制，及时防治感染等并发症和其他诱因，是主要的预防措施。对单纯酮症，需密切观察病情，按血糖、尿糖测定结果，调整胰岛素剂量，给予输液，并持续至酮症消失。DKA 应立即进行抢救，可根据以下原则结合实际情况灵活运用。

（一）输液

补液是 DKA 治疗中最重要、最关键的环节。

一般根据患者体重和失水程度估计已失水量，DKA 失水量可达体重 10% 以上。补液选择 0.9% 氯化钠溶液（生理盐水）。开始时补液速度应较快，在 $1\sim2$ 小时输入 $1000\sim2000$ml，以后根据血压、心率、每小时尿量、末梢循环情况，以及必要时根据中心静脉压，决定输液量和速度。前 4 小时输入所计算水量的 1/3 液体，以纠正血容量不足，改善周围循环和肾功能。严重失水者 24 小时输液总量可达 6000～8000ml。如治疗前已有低血压或休克，应输入胶体溶液并采用其他抗休克措施。对年老或伴有心、肾疾病患者，应在中心静脉压监护下调节输液速度及输液量。当血糖降至 13.9mmol/L 时改输 5%葡萄糖液或 5%葡萄糖氯化钠溶液，并在液体中加入常规胰岛素。

（二）胰岛素治疗

采用低剂量胰岛素治疗方案[常规胰岛素，0.1U/（kg·h）]。通常将常规胰岛素加入生理盐水中持续静脉滴注，在滴注前可先推 10～20U 胰岛素，亦可采用间歇静脉注射或间歇肌内注射，剂量仍为每小时每公斤体重 0.1U。需每 1～2 小时检测血糖、钾、钠和血酮等。当血糖降至 13.9mmol/L 时，改输 5%葡萄糖溶液并加入常规胰岛素（按每 3～4g 葡萄糖加 1U 胰岛素计算）。若治疗前血钠偏高，胰岛素用量可相对加大些，以避免因血糖下降缓慢致输注氯化钠时间过长，增加钠和氯的入量。但血糖下降速度不宜过快，以每小时降低 3.9～6.1mmol/L 为宜，每 1～2 小时复查血糖。尿酮体消失后，根据患者尿糖、血糖及进食情况调节胰岛素剂量或改为每 4～6 小时皮下注射常规胰岛素 1 次。然后逐渐恢复平时的治疗。

（三）纠正电解质及酸碱平衡失调

多数患者经输液和注射胰岛素后，酸中毒可逐渐纠正，不必补碱。严重酸中毒有抑制呼吸中枢和中枢神经功能、诱发心律失常的危险故应给予相应治疗。但补充碳酸氢钠过多过快可诱发或加重脑水肿的危险，故补碱应慎重。血 pH<7.1 或 HCO_3^-<5 mmol/L，可用 5%$NaHCO_3$ 溶液加注射用水稀释成 1.4%的等渗溶液，静脉滴注；血 pH>7.1 或 HCO_3^->5 mmol/L 可暂不予补碱。

DKA 患者体内有不同程度缺钾，如治疗前血钾水平已低于正常，开始治疗时即应补钾，头 2～4 小时通过静脉输液每小时补钾 13～20mmol/L（相当于氯化钾 1.0～1.5g）。如治疗前血钾正常，每小时尿量在 40ml 以上，可在输液和胰岛素治疗的同时开始补钾。若每小时尿量少于 30ml，宜暂缓补钾，待尿量增加后再补。如治疗前血钾水平高于正常，暂不补钾。头 24 小时可补氯化钾达 6～8g 或以上，部分稀释后静脉输入、部分口服。治疗过程中，需定时监测血钾水平，如有条件最好用心电图监护，结合尿量，调整补钾量和速度。病情恢复后仍应继续口服钾盐数天。

（四）处理诱发病和防治并发症

从一开始抢救就要重视防治并发症，特别是脑水肿和肾衰竭，维持重要脏器功能。严重感染患者应针对病菌积极处理；对于有休克、心力衰竭、心律失常及肾衰竭者应作相应处理。

脑水肿病死率甚高，应着重预防、早期发现和治疗。脑水肿常与脑缺氧、补碱过早、过多、过快，血糖下降过快等因素有关。如经治疗后，血糖有所下降，酸中毒改善，但昏迷反而加重，或虽然一度清醒，但烦躁、心率快、血压偏高、肌张力增高，应警惕脑水肿的可能，可采用脱水药如呋塞米及地塞米松等治疗。慎用甘露醇。

（五）护理

良好的护理是抢救 DKA 的重要环节。应按时清洁口腔、皮肤，预防压疮和继发性感染。细致观察病情变化，准确记录神志状态、瞳孔大小和反应、呼吸、血压、心率、液体出入量等。

案例 7-20-2　处理

1. 特别护理，记录 24 小时出入量，监测血压、呼吸、脉搏等生命体征，监测血糖、CO_2CP、血、尿酮；预防感染，注意口腔卫生。

2. 快速输注 0.9%氯化钠液，尽快纠正脱水；按 0.1U/（kg·d）加入胰岛素静脉输注，待血糖降至 13.9 mmol/L 以下时，改为输注 5%葡萄糖液或 5%葡萄糖氯化钠液加入胰岛素静脉输注。

3. 纠正电解质紊乱。

4. 防止并发症。

（沈云峰）

第二十一章 低血糖症

　　低血糖症（hypoglycemia）最常见的原因是服用降血糖药物。一些其他的疾患包括终末期器官衰竭和脓毒败血症、内分泌功能不全、大间质瘤、胰岛细胞瘤和遗传代谢紊乱同样可以引起低血糖。

　　低血糖一般指血浆葡萄糖浓度低于 2.8 mmol/L。因低血糖引起的症状和生理反应很广泛，低血糖的阈值仍然要依据临床特征。低血糖的诊断主要依据是惠普尔（Whipple）三联征：①低血糖症状；②发作时血糖低于 2.8 mmol/L；③供糖后低血糖症状迅速缓解。低血糖在严重和持久的情况下可以致命。任何伴有意识障碍和癫痫发作的患者，都应该排除低血糖。

【全身血糖平衡和反调节】

　　生理状况下葡萄糖是脑组织几乎唯一的代谢燃料，而其他器官除葡萄糖外，还可使用脂肪酸分解来产生能量。脑组织不能合成葡萄糖，并且仅仅储备维持几分钟的糖原储存；因此，需要通过便利的灌流从动脉持续补充葡萄糖。当血浆葡萄糖浓度下降至生理范围以下时，由血供应到脑的葡萄糖转运不充分，不足以满足脑的能量代谢和功能，持续一定的时间将导致脑细胞损伤。

　　正常情况下，血浆葡萄糖水平维持在一个狭小的范围，即 3.3～7.8mmol/L，这种精确的平衡需要葡萄糖流向循环的动态调节，以迅速改变不同组织的葡萄糖利用。饮食是最主要的葡萄糖来源，但在空腹或禁食情况下，血糖最先是通过糖原分解和糖异生来维持的。大多数人肝糖原的储备充分，足以维持血浆葡萄糖水平 8～12h，但如果运动消耗了大量葡萄糖或由于疾病、饥饿使糖原储备耗竭，这个期限将缩短。糖原的储备耗竭后，主要通过肝脏和肾脏组织糖异生来产生葡萄糖。糖异生需要从肝脏、肌肉和脂肪组织产生的前体来协调补充。肌肉提供乳酸、丙酮酸、丙氨酸和其他氨基酸，脂肪组织分解产生甘油和游离脂肪酸，游离脂肪酸进一步分解产生乙酰辅酶 A 或酮体，为组织（脑组织除外）提供能量来源。

　　葡萄糖的产生，以及在周围组织的摄取和利用是通过激素、神经通路和代谢信息网络进行精细的调节。在控制糖的产生和利用的因素中，胰岛素起优先和中心的作用。在空腹状况下，胰岛素被抑制，允许肝脏和肾脏的糖异生增加，通过肝糖原分解增加糖的产生；低胰岛素水平同样减少周围组织对糖的摄取和利用，导致糖异生前体的释放和提供可选择性能源。在进食的情况下，胰岛素从胰岛 β 细胞释放改变了这个过程，糖原分解和糖异生被抑制，因而减少了肝脏和肾脏的糖的输出；周围组织对葡萄糖的摄取和利用则增加，脂肪分解和蛋白质分解被抑制；由于物质转变为糖原、三酰甘油和蛋白质而促进了能量的储存。其他激素如胰高血糖素、肾上腺素、生长激素和糖皮质激素在正常的生理环境下作用较小，但是在低血糖反应的情况下，这些激素极其重要。

　　当葡萄糖水平接近和达到低血糖范围时，反调节激素反应特征性顺序发生，胰高糖素是这些反应中第一位和最重要的，它促使糖原分解和糖异生。肾上腺素在低血糖急性反应时同样起着重要作用，特别是当胰高糖素不充分的情况下，它也刺激糖原分解和糖异生，通过胰岛素敏感组织限制血糖的利用。当低血糖延长时，生长激素和可的松同样减少糖的利用和促使糖的产生（图 7-21-1，表 7-21-1）。在不同的反调节激素反应发生的情况下，葡萄糖阈值在健康人是相当类似，尽管如此，这些阈值是动态性的并受近期代谢事件的影响。糖尿病控制较差的患者，在较高的血糖水平时可能有低血糖的症状，反复发生的低血糖可能发生在糖尿病或胰岛素瘤的个体，因为症状和反调节激素改变了低血糖反应的阈值。

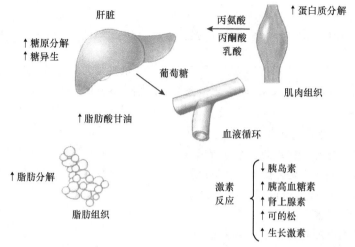

图 7-21-1　葡萄糖代谢和反调节激素途径对空腹和低血糖反应的概貌

表 7-21-1　对低血浆葡萄糖浓度的生理反应

反应	葡萄糖阈值 mmol/L（mg/dl）	生理效应	低血糖的预防和纠正作用
↓胰岛素	4.4～4.7（80～85）	↑Ra（↓Rd）	首先的糖调节因子
↑胰高血糖素	3.6～3.9（65～70）	↑Ra	首先的糖反调节因子
↑肾上腺素	3.6～3.9（65～70）	↑Ra，↓Rd	相关，当胰高糖素缺乏时关键
↑可的松和 生长激素	3.6～3.9（65～70）	↑Ra，↓Rd	相关，不关键
症状	2.8～3.1（50～55）	↑外源性葡萄糖	促使行为防卫（食物摄取）
↓认知反应	<2.8（<50）	—	调节行为防卫

注：Ra，葡萄糖生成率，通过肝脏和肾脏葡萄糖的产生；Rd，葡萄糖清除率，通过胰岛素敏感组织如骨骼肌的葡萄糖利用（Rd 包括中枢神经系统葡萄糖的利用，但糖调节激素不直接作用）

【病因】

低血糖传统上分为餐后低血糖和空腹低血糖。但是在临床上，糖尿病治疗所导致的低血糖是最常见的病因，因此，在考虑其他原因引起的低血糖之前，这个观点应该强调。低血糖症的临床分类见表 7-21-2。

表 7-21-2　低血糖症的临床分类

一、空腹（吸收后）低血糖

1. 内源性高胰岛素血症
   （1）胰岛 β 细胞疾病：胰岛素瘤、持续性新生儿高胰岛素血症低血糖（PHHI）、胰岛增生
   （2）胰岛素分泌过多：促胰岛素分泌剂，如磺脲类药物
   （3）自身免疫性低血糖：胰岛素抗体、胰岛素受体抗体、胰岛 β 细胞抗体
   （4）异位胰岛素分泌
2. 药物　外源性胰岛素、磺脲类药物及饮酒、喷他脒、奎宁，水杨酸盐及其他
3. 重症疾病　肝衰竭、心力衰竭、肾衰竭、脓毒血症、营养不良等
4. 胰岛素拮抗激素缺乏　皮质醇、生长激素、胰高糖素、肾上腺单一或多种激素缺乏
5. 胰外肿瘤
6. 婴儿和儿童低血糖：新生儿低血糖、儿童酮症性低血糖

二、餐后（反应性）低血糖

1. 碳水化合物代谢酶的先天性缺乏：遗传性果糖不耐受症、半乳糖血症
2. 特发性反应性低血糖症
3. 滋养性低血糖症（包括倾倒综合征）
4. 肠外营养（静脉高营养）治疗
5. 功能性低血糖症
6. 2 型糖尿病早期出现的餐后（反应性）低血糖

（一）反应性低血糖

反应性低血糖，又称餐后低血糖，仅发生在餐后并且是自限性的。餐后低血糖发生在碳水化合物代谢中某些罕见酶缺乏的儿童，如果糖不耐受和半乳糖血症。反应性低血糖同样发生在经历胃手术的个体，允许食物迅速从胃通过到小肠。这种类型的滋养性低血糖导致迅速的餐后血浆葡萄糖水平升高和肠道内肠促胰岛素的释放，引起过度的胰岛素反应，随之发生低血糖。给予 α-糖苷酶抑制剂以延缓碳水化合物从肠道的吸收，可以考虑用于反应性低血糖的治疗。糖耐量异常或 2 型糖尿病在疾病早期，由于胰岛素分泌模式的改变，部分患者可出现餐后反应性低血糖。

（二）空腹低血糖

空腹低血糖的原因有很多。除了糖尿病治疗中胰岛素或磺脲类药物剂量过大外，乙醇的使用也可能引起低血糖的发生。败血症和肾功能衰竭也常常合并低血糖。内分泌缺陷性疾病、非 β 细胞肿瘤和内源性高胰岛素血症（如胰岛素瘤）引起的低血糖较少见。某些酶代谢缺乏引起的低血糖十分少见，但近年来在儿童中有增多趋势。

1. 药物　低血糖是影响糖尿病患者治疗达标的重要障碍之一。由于目前胰岛素替代治疗的缺陷，T1DM 患者常出现高血糖与低血糖反复交替，持续处于进行性的低血糖风险之中。为取得接近正常的血糖控制，T1DM 患者每周可能要经历几次无症状或是有症状的低血糖发作。这些患者在一年之中平均有一次以上的严重发作，常表现为癫痫发作和昏迷；尽管后来可以完全苏醒，但持续的认知缺陷已经发生。2%～4% 的 T1DM 患者死亡是由于低血糖所引起。对低血糖恐惧可能导致精神障碍的发病率增高。T2DM 有胰岛素和胰高血糖素分泌反应，低血糖后会产生应答，严重低血糖相对少见，但在使用胰岛素和磺脲类药物治疗的患者中仍可以发生。暂时的、轻微的低血糖可见于应用短效磺脲类药物和瑞格列奈或那格列奈的患者。长效磺脲类药物如氯磺丙脲、格列本脲导致的低血糖发作可以持续 24～36h。

与磺脲类药物及快速促胰岛素分泌剂（如瑞格列奈，那格列奈）相比，其他的口服降糖药，如二甲双胍、α-糖苷酶抑制剂、噻唑烷二酮、DPP-4 抑制剂、SGLT-2 抑制剂，并不促进胰岛素分泌，单用一般并不引起低血糖发生。由于这些药物可以降低血糖，必然减少机体对胰岛素的需求，因此当它们与胰岛素或促胰岛素分泌剂联用时可引起低血糖。

乙醇可以阻碍糖异生但不阻碍糖原分解。酒精性低血糖常在大量饮酒、连续数天进食很少、肝糖原大量消耗时出现典型表现。此时低血糖具有重大意义，死亡率高达 10%。由于低血糖发生在后，血中乙醇水平和血浆葡萄糖浓度并不平行。

喷他脒常用于肺孢子虫肺炎和其他寄生虫感染。它对胰岛 β 细胞有毒性作用。喷他脒可以引起早期胰岛素释放，约 10% 接受喷他脒治疗的患者可以出现低血糖，继而有发展为糖尿病的倾向。

奎宁也可刺激胰岛素的分泌。但奎宁治疗疟疾患者发生高胰岛素血症并出现低血糖的具体机制仍有争议。

水杨酸及磺胺类药物也可以引起低血糖，但比较少见。

2. 严重疾病　肝脏是内源性葡萄糖生成的主要部位，迅速而广泛的肝脏功能损害（如严重中毒性肝炎）可以引起空腹低血糖。有报道心力衰竭患者发生低血糖，但其具体机制不清，可能与心力衰竭时肝脏淤血有关。尽管肾脏是产生糖的器官，肾衰竭患者发生低血糖的原因并不能简单地归于生糖不足，有人报道糖原生成前体动员不足可能引起肾衰竭患者出现低血糖。

败血症有时也可以发生低血糖，但其原因是多方面的，如内源性糖产生受损，肝脏低灌注状态，肝、脾、回肠等富含巨噬细胞的组织及肌肉中细胞因子诱导葡萄糖利用增加。败血症患者常有营养不足。长期饥饿可发生低血糖，可能与全身脂肪储备消耗、随后糖原生成前体（如氨基酸）的损耗而引起葡萄糖利用增加有关。

3. 内分泌功能低下　未接受治疗的慢性肾上腺皮质功能减退（艾迪生病）或垂体功能低下的患者较长时间禁食后可以发生低血糖。慢性肾上腺皮质功能减退可以出现厌食、体重下降等症状，导致葡萄糖生成增加和糖原消耗；皮质功能减退者多伴有低葡萄糖前体水平，说明糖原消耗过程中底物限制对葡萄糖生成反应有重要作用，这也可能是皮质功能减退患者出现空腹血糖降低的原因。在儿童患者中生长激素缺乏可以引起低血糖。垂体功能低下的患者中，延长禁食，葡萄糖利用率增加（如运动、妊娠）或葡萄糖产生减少（如饮酒后）等情况均可以引起低血糖。患者如果有垂体或肾上腺疾病病史而无其他引起低血糖疾病的病史，出现空腹低血糖，则要建议监测皮质激素或生长激素分泌的水平。

4. 非胰岛 β 细胞瘤　非胰岛细胞瘤低血糖见于较大的间质瘤或其他组织肿瘤（如肝脏肿瘤、肾上腺皮质肿瘤、类癌）。其血糖动员模式类似于高胰岛素血症的患者，但在低血糖状态下胰岛素的分泌受到抑制。大多数非胰岛 β 细胞瘤患者中不完整的胰岛素样生长因子（insulin growth factor，IGF）-Ⅱ产生过多引起低血糖；IGF-Ⅱ诱导低血糖是通过胰岛素受体或IGF-Ⅰ受体起作用的。

5. 内源性高胰岛素血症　内源性胰岛素分泌过多可引起低血糖，其常见的病因包括：①原发性胰岛β细胞疾病，如单个胰岛β细胞瘤（胰岛素瘤）、多个胰岛素瘤，在婴儿及儿童患者中的无解剖相关的功能性β细胞疾病；②使用β细胞促分泌剂如磺脲类药物，理论上β细胞刺激性自身抗体也可以引起低血糖；③胰岛素自身抗体；④异位胰岛素分泌。除使用磺脲类药物外，以上这些疾病比较少见。当健康人出现低血糖且排除了其他引起低血糖的原因，如相关药物使用、严重疾病、内分泌缺陷或非胰岛β细胞瘤，我们才考虑胰岛素瘤的诊断。

内源性高胰岛素血症的基本病理生理改变是胰岛素分泌不能随着血糖的降低而减少。这可以通过测定胰岛素、胰岛素原及 C 肽（与胰岛素等分子量释放的一种物质）。患者空腹状态下出现低血糖症状且血糖<2.8 mmol/L 时，血清胰岛素≥36 pmol/L 或血清 C 肽≥0.2 nmol/L 即可诊断。胰岛素和 C 肽水平并不增高（相当于正常血糖时水平）但在空腹低血糖时相对增高。同样，在胰岛素瘤患者体内胰岛素原水平也有增加。由于磺脲类药物可以刺激胰岛素分泌，其引起的葡萄糖、胰岛素、C 肽分泌模式的改变不能与原发性胰岛β细胞疾病引起的改变鉴别；但血中或尿中检测出磺脲类药物可以鉴别。

胰岛素自身抗体引起的自身免疫性低血糖，由于胰岛素缓慢与抗体分离使血糖下降。血清胰岛素水平明显增高，血中出现胰岛素抗体具有鉴别意义。自身免疫性低血糖罕见。胰岛素受体的自身抗体也可以引起低血糖，常伴有其他自身免疫性疾病。

胰岛素瘤临床上较为少见，大多是良性肿瘤，是可治疗的潜在致命性低血糖的病因之一。胰岛素瘤可为家族性，可与甲状旁腺瘤和垂体瘤并存，即多发性内分泌腺瘤Ⅰ型。个别胰岛素瘤还同时分泌胃泌素、胰高糖素、促肾上腺皮质激素、生长抑素等。绝大多数胰岛素瘤位于胰腺实质内。近 10%的胰岛素瘤为恶性，并可转移至其他部位。

大多数的胰岛素瘤患者就诊的主要原因是反复发生的低血糖，而不是局部肿块引起的症状。而且由于反复发生低血糖使血糖的阈值下调，胰岛素瘤患者血糖很低时才出现低血糖的症状和体征。症状性低血糖可发生于清晨早餐前，但多出现在运动后。少数也

可以出现在餐后，但这些患者同时也有空腹低血糖的情况。

【临床表现】

低血糖的症状可以分为两个方面，神经源性低血糖和自主神经反应。神经源性低血糖直接由于中枢神经系统神经元葡萄糖耗竭所引起；症状包括行为改变、精神不振、疲劳、头晕、思维迟钝、神经错乱、幻觉、躁动、行为怪僻、癫痫发作、意识丧失；持续性严重神经低血糖将导致死亡。低血糖引起的自主神经反应包括肾上腺素能症状如心悸、震颤、惊恐及胆碱能的症状如出汗、饥饿、感觉异常。肾上腺素能症状是由神经节后神经元释放去甲肾上腺素和肾上腺髓质释放肾上腺素所引起。出汗增加是由于胆碱能神经纤维引起。糖尿病患者一般认识低血糖的典型症状，但对其他原因引起的低血糖少见症状很少认知。症状可因为低血糖反复发作而不明显。

低血糖常见的体征包括苍白和出汗，典型的可有心率和血压升高，但这些体征可能不明显；神经源性低血糖表现尽管没有特异性，但却是有价值的征象。短暂的局部神经缺陷偶尔发生。

【低血糖的诊断流程】

成年患者证实发生低血糖就要根据病史、体格检查、实验室资料进行合理的分析以进一步明确病因。而对于未证实的自发性低血糖，门诊患者则建议其夜间禁食或饥饿试验，有时可以诱发低血糖的发生。除了确诊低血糖外，还需紧急治疗；低血糖病因（机制）的诊断对于选择预防性治疗是非常关键的，诊断程序见图 7-21-2。

（一）低血糖症的诊断

怀疑低血糖的患者常需要紧急治疗，在给予葡萄糖之前，应尽可能抽血了解血糖水平，有说服力的低血糖诊断必须符合惠普尔三联征，因此抽取血糖的理想时间是在伴有低血糖症状发作的时候；当患者没有低血糖症状时，并不除外早期低血糖的诊断。如果没有记录到低血糖的发作，则建议门诊患者进行夜间禁食或饥饿试验，有时可以诱发低血糖的发作从而诊断。如果临床高度怀疑低血糖，则可进行延长的饥饿试验（48～72h）进行诊断。这些诊断试验均应在医院中进行，并对患者进行仔细观察，一旦血糖降至 2.8 mmol/L 以下且出现低血糖的症状时终止实验。在患者注射葡萄糖或进食前一定要采血测定血糖。

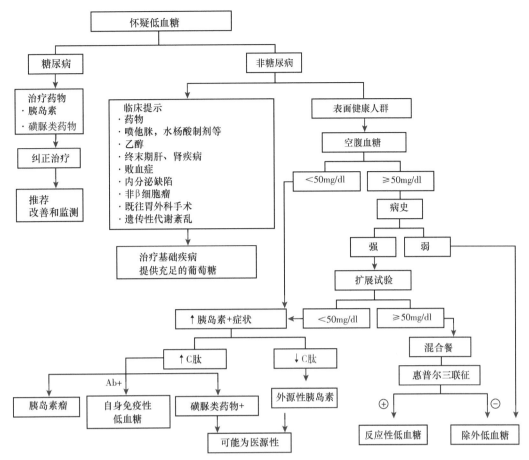

图 7-21-2　低血糖的诊断流程

（二）胰岛素不适当过多分泌的证据

正常人空腹血清胰岛素在 20μU/ml 以下，胰岛素瘤患者超过正常，可达 100～220μU/ml。胰岛素释放指数对确定胰岛素不适当分泌更有意义，血清胰岛素与同一血标本测定的血糖值比称为胰岛素释放指数，正常人此比值<0.3，多数胰岛素瘤患者>0.4，甚至在 1.0 以上，但血糖不低时此比值<0.3 无临床意义。如胰岛素释放指数达不到上述标准，对这些血糖很低而胰岛素不是很高的患者，还可计算胰岛素释放修正指数，以确定诊断，其计算公式为：胰岛素释放修正指数=血清胰岛素（μU/ml）×100/[血糖（mg/dl）—30]，正常人多低于 50，胰岛素瘤大于 85。胰岛素瘤患者因胰岛素合成过于旺盛，胰岛素原（胰岛素的前体分子）比值升高，C 肽含量也增高，对鉴别外源胰岛素所致低血糖症有意义。

成年患者出现低血糖，应通过病史、体格检查及实验室结果推断可能引起低血糖的机制和进一步诊断评估。当低血糖的原因不清楚时，还可测定磺脲类药物、可的松、乙醇浓度。

案例 7-21-1

实验室检查：大便常规、小便常规和血常规正常；肝肾功能和电解质正常；心电图正常；脑电图正常；B 超：肝、胆、脾、胰未见明显异常；第 2 天空腹血糖为 2.5mmol/L，血浆胰岛素为 160μU/L。

入院后第 3 天清晨再次出现嗜睡和神志模糊，急查血糖为 1.7mmol/L，推注葡萄糖后症状缓解。

CT 示胰腺中部 9 mm × 17 mm 占位性病变。

有惠普尔三联征：神经源性低血糖表现，神志模糊、嗜睡、昏迷；血糖低于 2.8 mmol/L；推注葡萄糖后症状缓解。

诊断：胰岛素瘤。

【治疗】

（一）紧急处理

患者出现低血糖并能进食时，建议患者服用糖果、含糖液体、蛋糕等碳水化合物，一般均能缓解。重者和疑似低血糖昏迷者，应及时测定血糖，甚至无须血糖结果，及时予以 50%葡萄糖液 60～100ml，静脉注射，继以 5%～10%葡萄糖液静脉滴注，必要时加用氢化可的松 100mg 和（或）胰高糖素 0.5～1mg 肌内注射或静脉注射。神志不清者禁忌喂食，避免呼吸道窒息。使用 α-葡萄糖苷酶抑制剂治疗的糖尿病患者出现低血糖史,口服碳水化合物通常难以纠正低血糖,宜直接口服葡萄糖水或给予静脉葡萄糖液治疗,详见图 7-21-3。

（二）频发低血糖的预防

预防频发低血糖要求理解低血糖的发生机制。停用可以引起低血糖的药物或减少用量,糖尿病患者要注意磺脲类药物引起的低血糖可以在停药后数小时或数天内再次出现。治疗潜在的严重疾病、补充氢化可的松或生长激素治疗相应的低血糖。手术切除可以治愈胰岛素瘤引起的低血糖,对于不能手术的胰岛素瘤患者和非肿瘤胰岛 β 细胞疾病可用二氮嗪或奥曲肽治疗。自身免疫性低血糖的治疗是否使用糖皮质激素仍有争议,但它是一种自限性疾病。当以上治疗方法失败时则建议患者经常进食避免饥饿状态,某些患者必须睡前进食未煮熟的淀粉类食物或夜间胃内注射葡萄糖。

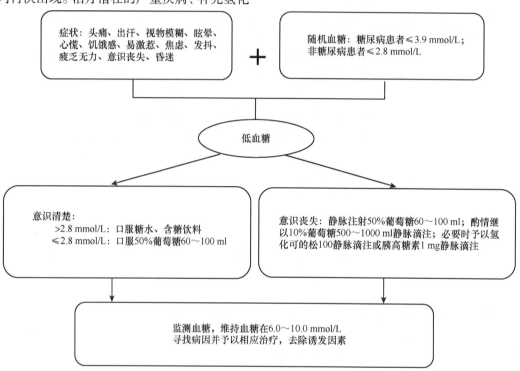

图 7-21-3　低血糖的紧急处理流程

案例 7-21-1

治疗:昏迷时即刻静脉推注 50%葡萄糖 60ml,根据血糖监测情况酌情考虑是否静脉注射氢化可的松 100mg 或皮下注射 1mg 胰高糖素。

胰岛素瘤的治疗首选手术切除;对于不能手术或无法切除的患者可使用二氮嗪或奥曲肽治疗。

（沈云峰）

第二十二章　血脂异常和脂蛋白异常血症

血脂是血浆中胆固醇、甘油三酯（triglyceride，TG）和类脂（磷脂、糖脂、固醇、类固醇）的总称，广泛存在于人体中。它们是生命细胞基础代谢的必需物质。血脂中的主要成分是甘油三酯和胆固醇，其中甘油三酯参与人体的能量代谢，而胆固醇则主要用于合成细胞浆膜、类固醇激素和胆汁酸。

血脂异常（dyslipidemia）指血浆中脂质量和质的异常，通常指血浆中胆固醇和（或）甘油三酯升高，也包括高密度脂蛋白胆固醇降低。由于血脂在血中以脂蛋白形式运输，实际上血脂异常也可以认为是脂蛋白异常血症（dyslipoproteinemia）。血脂异常作为脂质代谢障碍的表现，也属于代谢性疾病，但其对健康的损害则主要在心血管系统，导致冠心病及其他动脉粥样硬化性疾病。因此，对血脂异常的防治必须及早给予重视。

【脂蛋白的分类和组成】

由于甘油三酯和胆固醇都是疏水性物质，不能直接在血液中被转运，同时也不能直接进入组织细胞中。它们必须与血液中的特殊蛋白质和极性类脂（如磷脂）一起组成一个亲水性的球状巨分子，才能在血液中被运输，并进入组织细胞。这种球状巨分子复合物就称作脂蛋白（lipoprotein）。脂蛋白的功能是在体液（血浆、组织液和淋巴）和组织间运送血脂（主要是甘油三酯、胆固醇酯和脂溶性维生素）。

血浆各种脂蛋白具有大致相似的基本结构，即由两部分组成：核心和外壳。核心是不溶于水的甘油三酯和胆固醇酯，外壳则是少量蛋白质和极性磷脂及游离胆固醇，以单分子层借其非极性的疏水基团与内部的疏水链相联系，其极性基团朝外，呈球状。

血浆脂蛋白因所含脂类及蛋白质的量不同，其密度、颗粒大小、表面电荷、电泳行为及免疫性均有不同，利用不同的方法可将脂蛋白分为若干类。目前常用的超速离心法是根据脂蛋白在一定密度的介质中进行超速离心时漂浮速率不同而进行分离的方法。由于蛋白质的比重较脂类大，因而脂蛋白中的蛋白质含量越高，脂类含量越低，其密度则越大；反之，则密度低。根据相对密度不同，血浆脂蛋白可分为 5 类：乳糜微粒（chylomicrons，CM）、极低密度脂蛋白（very low density lipoproteins，VLDL）、中间密度脂蛋白（intermediate-density lipoproteins，IDL）、低密度脂蛋白（low-density lipoproteins，LDL）及高密度脂蛋白（high-density lipoproteins，HDL）。CM 及 VLDL 主要以甘油三酯为内核，LDL 及 HDL 则主要以胆固醇酯为内核。这五类脂蛋白的密度依次增加，而颗粒则依次变小。LDL 通常可以再分为 3 个亚类，即 LDL_1、LDL_2 和 LDL_3。LDL_1 为大而轻的 LDL，而 LDL_3 则为小而致密的 LDL（small denisity LDL，sLDL）。sLDL 因为较易进入动脉壁内，所以具有更强的致动脉粥样硬化作用。HDL 又可再进一步分为两个亚组分，即 HDL_2 和 HDL_3。HDL 的蛋白质/脂类比值最高，故大部分表面被蛋白质分子所覆盖，并与磷脂交错穿插。

血浆脂蛋白主要由蛋白质、甘油三酯、磷脂、胆固醇及其酯组成。各类脂蛋白都含有这四类成分，但其组成比例及含量却大不相同，见表 7-22-1。

【载脂蛋白】

血浆脂蛋白中的蛋白质部分称载脂蛋白（apolipoprotein，Apo），迄今已从人血浆分离出 Apo 有 20 种之多。主要有 Apo A、B、C、D 及 E 五类，其中 Apo A 又分为 A I、A II、A IV 及 A V；Apo B 又分为 B_{100} 及 B_{48}；ApoC 又分为 C I、C II、C III 及 C IV。不同脂蛋白含不同的载脂蛋白。如 HDL 主要

含 Apo A I（几乎所有的 HDL）及 Apo A II（2/3 的 HDL）；LDL 几乎只含 Apo B_{100}；VLDL 除含 Apo B_{100} 以外，还有 Apo C I、C II、CIII 及 E；CM 含 Apo B_{48} 而不含 Apo B_{100}。载脂蛋白不仅在结合和转运脂质及稳定脂蛋白的结构上发挥重要作用，而且还调节脂蛋白代谢关键酶的活性，参与脂蛋白受体的识别，在脂蛋白代谢上发挥极为重要的作用，见表 7-22-2。

表 7-22-1　脂蛋白分类及其成分

脂蛋白	密度（g/dl）	脂质（%）*			主要载脂蛋白
		胆固醇	甘油三酯	磷脂	
CM	0.950	2～7	80～95	3～9	B_{48}、E、C I、C II、C III
VLDL	0.950～1.006	5～15	55～80	10～20	B_{100}、E、C I、C II、C III
IDL	1.019～1.019	20～40	20～50	15～25	B_{100}、E
LDL	1.019～1.063	40～50	5～15	20～25	B_{100}
Lp（a）	1.050～1.082	40～50	5～15	20～25	B_{100}、（a）
HDL	1.063～1.210	15～25	5～10	20～30	Apo A I、ApoA II

* 剩余的百分率部分由载脂蛋白组成

表 7-22-2　主要载脂蛋白的特性

载脂蛋白	主要来源	脂蛋白	功能
Apo A I	小肠、肝	HDL，CM	HDL 的结构成分；LACT 的激活物
Apo A II	肝	HDL，CM	HDL 的结构成分
Apo A IV	小肠	HDL，CM	未知
Apo B_{48}	小肠	CM	CM 的结构蛋白
Apo B_{100}	肝	VLDL，IDL，LDL，Lp（a）	VLDL、IDL、LDL、Lp（a）的结构蛋白；LDL 受体的配体
Apo C I	肝	CM，VLDL，HDL	不明
Apo C II	肝	CM，VLDL，HDL	LPL 的辅因子
Apo C III	肝	CM，VLDL，HDL	抑制脂蛋白结合到受体
Apo E	肝	CM 残粒，IDL，HDL	LDL 受体的配体

【脂蛋白代谢】

脂蛋白代谢可分成外源性和内源性通路（图 7-22-1）。

（一）外源性通路

外源性通路指饮食中血脂的转运，主要与餐后状态下饮食中脂肪的吸收及分布到组织有关。饮食中的脂肪在小肠腔内被胰腺脂肪酶水解为甘油三酯，后者与胆酸乳化形成微粒。而饮食中的胆固醇和维生素 A 在肠上皮细胞通过加上脂肪酸分别被酯化形成胆固醇酯和维生素 A 酯。此外，肠壁细胞还能合成载脂蛋白如 Apo B_{48} 和 ApoA I，这样在高尔基体内，脂质与载脂蛋白共同形成新的 CM，实质就是一种脂肪滴。CM 排泄到乳糜管，然后经由胸导管直接进入体循环，在抵达肝脏之前被外周组织充分利用，其中在脂肪组织和肌肉的毛细血管内，CM 中的甘油三酯被脂蛋白酯酶（lipoprotein lipase，LPL）水解，释放出游离脂肪酸。Apo C II 是 LPL 的辅酶，可以激活毛细血管内皮细胞上的 LPL。释放的游离脂肪酸被邻近细胞摄取进一步被氧化，或被脂肪细胞摄取再酯化为甘油三酯储存。甘油三酯的水解使 CM 减小，其表面亲水成分（胆固醇和磷脂）转变为 HDL，剩下的颗粒，即 CM 残粒（chylomicron remnants）。在 Apo E 介导下，CM 残粒结合到 LDL 和（或）LDL 受体相关蛋白上，并在肝细胞内被分解代谢。结果，饮食中的甘油三酯以脂肪酸形式被递送给脂肪细胞和肌肉细胞利用，而饮食中的胆固醇由肝脏摄取，用于形成胆汁酸、组成细胞膜和作为脂蛋白胆固醇再次排泌返回到血循环中或者以胆固醇排泄到胆汁中。

正常人空腹 12 小时后，血液中仅存很少的 CM。CM 的转运和代谢异常可能易患动脉粥样硬化，而餐后高脂血症可能是冠心病的一个危险因素。CM 及其残粒可以被从血液中迁移入血管壁的单核细胞衍化的巨噬细胞摄取进一步转变成泡沫细胞，即是动脉粥样硬化最早的细胞损害。

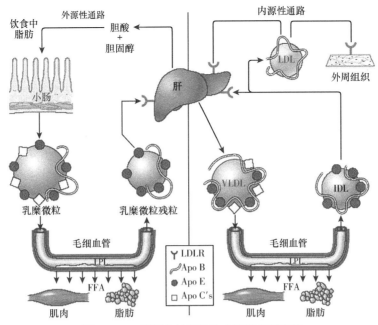

图 7-22-1　脂蛋白外源性和内源性代谢通路

外源性通路转运饮食中的血脂到外周组织和肝脏。内源性代谢通路转运肝脏脂肪到外周组织。LPL，脂蛋白酯酶；FFA，游离脂肪酸；LDLR，低密度脂蛋白受体

（二）内源性通路

内源性通路是指脂质从肝脏运送到外周组织和从外周组织运送回肝脏。主要指肝分泌和代谢 VLDL 成 IDL 及 LDL。VLDL 颗粒在蛋白组成上与 CM 相似，但含 Apo B_{100} 而非 Apo B_{48}，具有较高的胆固醇和三酰甘油比例。

在肝脏中，由肝脏合成或者从血浆摄取的三酰甘油和胆固醇被磷脂和 Apo B_{100} 包裹在一起，形成 VLDL 并被分泌到血浆中。在血浆中又有 Apo E 及 Apo C 系列加入到 VLDL 颗粒。三酰甘油在血浆中被 LPL 水解后，释放出游离脂肪酸，VLDL 颗粒逐渐缩小，最后转变成 VLDL 残粒，即 IDL，IDL 中的甘油三酯继续被水解后转变成 LDL，在这一转化过程中，Apo B_{100} 是唯一留在 LDL 颗粒表面的载脂蛋白，其他的载脂蛋白转移到另外的脂蛋白。大部分血浆 LDL 被肝脏摄取，以 LDL 受体介导的胞吞作用被清除，小部分被送到外周组织，主要是肾上腺和性腺，这些腺体需要胆固醇作为类固醇激素合成的前体。在大多数个体，LDL 中的胆固醇占血浆总胆固醇的 70%左右。LDL 分解代谢的 70%～80%是通过 LDL 受体，它几乎存在于体内所有细胞的表面，是决定血浆 LDL 胆固醇水平的主要因素。血浆 LDL 胆固醇和 Apo B_{100} 水平增加是动脉粥样硬化的危险因素。

脂蛋白（a）[lipoprotein（a），Lp（a）]在血脂、蛋白组成上与 LDL 很相似，仅多含一个载脂蛋白（a）。Lp（a）的密度和颗粒都比 LDL 大。载脂蛋白（a）在肝脏合成，通过二硫键连接到 Apo B_{100}。

（三）HDL 代谢和胆固醇逆转运

所有有核细胞合成胆固醇，但仅肝细胞可有效地代谢和排泌胆固醇。胆固醇的主要清除途径是直接或转化为胆酸后排泌到胆汁。周围组织细胞的胆固醇通过 HDL 介导的过程从胞浆膜转运到肝，称胆固醇的逆转运（图 7-22-2）。

含 Apo A I 的 HDL 在肝脏和小肠中合成，由磷脂、游离胆固醇和 Apo A I 组成。HDL 转运外周组织细胞中的胆固醇回肝脏的过程大致有 3 个步骤。①细胞内胆固醇的外流：在 HDL 与细胞表面的受体结合后，在胆固醇转运子 ABCA1 的介导下，细胞内的胆固醇移至表面进入 HDL；②胆固醇的酯化：在卵磷脂—胆固醇乙酯转移酶（LCAT）的作用下，HDL 内的游离胆固醇被酯化，便于 HDL 摄取更多的游离胆固醇；③胆固醇的清除：通过胆固醇酯转运蛋白（CETP）将 HDL 中的胆固醇转运到富含三酰甘油的 Apo B 脂蛋白（在摄食和空腹状态下分别为 CM、VLDL），这些脂蛋白连同胆固醇酯一起通过肝脏上的受体介导进入肝脏被清除。至此，HDL 介导的胆固醇的逆转运（从外周组织到肝脏）即告完成。HDL 胆固醇酯的清除还有另外一条途径，即 HDL 与清道夫受体 B1（由肝细胞和合成类固醇激素的细胞所表达的一种受体）相互作用后，HDL 胆固醇酯中的胆固醇被选择性地转移至肝细胞和合成类固醇激素的细胞中，而 HDL 中的其他成分不被转移。HDL 介导的胆固醇的逆转运被认为是 HDL 防治动脉粥样硬化的主要机理。

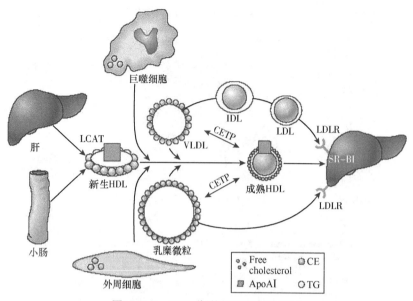

图 7-22-2　HDL 代谢及胆固醇逆转运

这个代谢途径从外周转运多余的胆固醇到肝脏，排泌入胆汁。肝和小肠产生新生 HDL。从巨噬细胞及其他外周细胞获得胆固醇，并经 LACT 酯化后形成成熟 HDL。HDL 胆固醇在肝脏可通过 SR-B1 选择性吸收。或 HDL 胆固醇酯可通过 CETP 转化为 VLDL 及乳糜微粒，被肝吸收。LACT，磷脂酰胆碱-胆固醇乙酯转移酶；CETP，胆固醇酯转运蛋白

【血脂异常的分类】

血脂异常通常指血清中胆固醇和（或）TG 水平升高，俗称高脂血症。实际上血脂异常也泛指包括低 HDL-C 血症在内的各种血脂异常。血脂异常分类较繁杂，常用分类方法有表型分类、病因分类和临床分类，最实用的是临床分类。

（一）脂蛋白异常血症的表型分类

世界卫生组织（WHO）根据脂蛋白的种类和严重程度将血脂异常分为 5 型（表 7-22-3），其中第 Ⅱ 型又分为两个亚型。Ⅱa、Ⅱb 和 Ⅳ 较常见。

表 7-22-3　脂蛋白异常血症表型分类

类型	TC	TG	CM	VLDL	LDL	易发病
Ⅰ	↑→	↑↑	↑↑	↑↑	↑→	胰腺炎
Ⅱa	↑↑	→	→	→	↑↑	冠心病
Ⅱb	↑↑	↑↑		↑	↑	冠心病
Ⅲ	↑↑	↑↑	↑	↓		冠心病
Ⅳ	↑→	↑↑	→	↑↑	→	冠心病
Ⅴ	↑	↑↑	↑↑	↑	↑→	胰腺炎

注：↑示浓度升高；→示浓度正常；↓示浓度降低

（二）病因分类

1. 原发性血脂异常

原发性高脂血症是指排除了全身系统性疾病所引起的血脂异常。本病多具有家族聚集性，有明显遗传倾向。如 WHO 分型中的 Ⅰ 型和 Ⅱa 型均为常染色体显性遗传性疾病，Ⅲ 型为常染色体隐性遗传性疾病。此外尚有多基因家族性高胆固醇血症，有关的基因缺陷尚不清楚，常同一家族不同成员中血清胆固醇、甘油三酯或两者同时呈轻度至中度的升高。除了上述各种外，还有一些其他类型家族性高脂血症。如家族性混合型高脂血症、家族性 Apo B100 缺陷症、家族性胆固醇酯转运蛋白缺陷症、家族性脂蛋白酶缺乏症、家族性高 α-脂蛋白血症、家族性高 Lp（a）血症等。

2. 继发性血脂异常

继发性高脂血症是指由于全身系统性疾病所引起的血脂异常。如肥胖症、糖尿病、肾脏疾病、酒精中毒等。

（1）肥胖：肥胖时，游离脂肪酸增加与胰岛素抵抗促使胰岛素分泌亢进，而导致 VLDL 和甘油三酯增加。

（2）糖尿病：是一种慢性、复杂的代谢性疾病，体内胰岛素缺乏或功能下降时，肝脏合成 VLDL 亢进，LPL 活性降低，CM、VLDL 的分解量减少，出现高甘油三酯血症和低 HDL 血症的特征。

（3）肾脏疾患：肾病综合征时发生高脂血症较为常见，发病率在 70% 左右，主要由脂蛋白降解障碍和合成过多所致。当尿蛋白量少时，以降解障碍为主，而当尿蛋白量超过 10g/d 时，则脂蛋白合成增多为主要机制。尿毒症时由于 LPL 活性降低，VLDL 降解减少致血清 VLDL 水平增高，表现为 Ⅳ 型高脂蛋白血症。此外，肾移植术后、持续性血液透析和腹膜透析、糖尿病肾病、高血压肾病等也可发生高脂血症。

（4）甲状腺功能减退症（甲减）：甲减患者常伴

发血脂异常，多表现为Ⅱa型（单纯高胆固醇血症）或Ⅱb（混合型高脂血症）。甲减对 TC 及 LDL-C 影响最大，对 TG、HDL-C 影响较小。其特征为甲状腺激素不足时，肝脏 LDL 受体减少出现高胆固醇血症，LPL 和肝脂酶（HL）活性降低，使 VLDL 和 IDL 降解减少，致血清 LDL 水平增高。

（5）酒精中毒：每天大量饮酒致酒精中毒可产生轻至中度 VLDL 增高和高甘油三酯血症，严重者可伴疹状黄色瘤，脂血性视网膜病甚至胰腺炎。

（6）药物：由药物引起的继发性高脂血症称为药源性高脂血症。如利尿剂和 β 受体阻滞剂可引起血浆胆固醇和（或）甘油三酯水平升高。

（三）临床分类

从实用角度出发，血脂异常可进行简易的临床分类（表 7-22-4）。

表 7-22-4 血脂异常的临床分类

类型	TC	TG	HDL-C	对应 WHO 分类
高胆固醇血症	↑↑	→	→	Ⅱa
高 TG 血症	→	↑↑	→	Ⅳ、Ⅰ
混合型高脂血症	↑↑	↑↑	→	Ⅱb、Ⅲ、Ⅳ、Ⅴ
低 HDL-C 血症	→	→	↓	

注：↑↑示浓度升高；→示浓度正常；↓示浓度降低

【临床表现】

（一）病史

通常血脂异常患者在常规生化检查时得知。病史询问寻找继发性病因，许多早发性心血管疾病的家族史也很有价值。有明确的心血管病病史，应检测血脂。此外，应该询问可能导致脂蛋白异常的疾病的症状和体征，同时寻找其他冠心病的危险因素，包括吸烟、高血压、低 HDL-C（<40 mg/dl）、早发冠心病家族史（直系亲属中发病时间男性<55 岁，女性<65 岁）、年龄（男性≥45 岁，女性≥55 岁）等。

（二）体征

大多数脂质异常患者无任何症状和异常体征。但一些严重的脂质紊乱患者，常见的可出现脂质在真皮内局部沉积引起的黄色瘤。如 WHO 分型中Ⅰ、Ⅳ、Ⅴ型患者可发现疹性黄色瘤；Ⅱ型患者可发现特征性的跟腱黄色瘤；Ⅲ型患者出现早发角膜环，皮肤黄色瘤，尤其是特征性的掌纹和肘上部黄色瘤。严重的高甘油三酯血症可产生脂血症眼底改变。严重的高甘油三酯血症（尤其超过 10 mmol/L）可引起急性胰腺炎。

【实验室检查】

临床上血脂检查参数包括总胆固醇、甘油三酯、HDL-C、LDL-C 和 VLDL-C。血脂测定要求患者在空腹状态下进行，以避免进食对血脂浓度造成的影响。胆固醇、LDL-C 和 HDL-C 受饮食影响较小，而甘油三酯受饮食影响较大，所以要求在禁食 12～14 小时后进行检测。抽血前末次餐应忌食高脂食物和禁酒，最好采用血清进行血脂测定。由于血清脂质水平每天都在波动，所以在至少相隔 2 周的 2 次检查中发现血脂异常才能确诊。此外，已知某些疾病会对血脂浓度产生暂时性的影响，包括急性心肌梗死、中风急性期和感染或炎性疾病，大手术和妊娠也对血脂水平有一定影响。

【诊断】

正常与异常的血脂水平是人为划分的，不同种族、不同国家地区有明显的差别。一般认为血脂水平异常与动脉粥样硬化性疾病危险性增加的关系和是否需要治疗这两方面因素来确定血脂异常的划分标准。目前我国沿用《中国成人血脂异常防治指南（2016 年修订版）》的血脂分层标准（表 7-22-5）。

表 7-22-5 血脂异常诊断及分层标准（mmol/L）

分层	TC	LDL-C	HDL-C	非 HDL-C	TG
理想水平		<2.6		<3.4	
合适水平	<5.2	<3.4		<4.1	<1.7
边缘升高	5.2～6.2	3.4～4.1		4.1～4.9	1.7～2.3
升高	≥6.2	≥4.1		≥4.9	≥2.3
降低			<1.0		

TC、HDL-C、LDL-C 的换算系数为 mg/dl×0.0259=mmol/L；TG 的换算系数为 mg/dl×0.0113=mmol/L

血脂异常缺乏临床症状，多由于健康体检或因心血管等疾病就诊时发现，为了能早期发现和检出血脂异常，建议 20 岁以上成年人至少每 5 年测量 1 次空腹血脂，包括 TC、LDL-C、HDL-C 和 TG。对于缺血性心血管病及高危人群，则应当每 3～6 个月检测一次。对于因缺血性心血管病住院治疗的患者应在入院时或 24 小时内检测血脂。40 岁以上男性和绝经后女性应每年检测血脂。血脂检测的重点人群还包括：①有冠心病、脑血管病或周围动脉粥样硬化病者；②有高血压、糖尿病、肥胖、吸烟者；③有冠心病或动脉粥样硬化病家族史者，尤其是直系亲属中有早发冠心病或其他动脉粥样硬化性疾病者；④有皮肤黄色瘤者；⑤有家族性高脂血症者。首次发现血脂异常时应在 2～4 周内复查，若仍属异常，则可确立诊断。

案例 7-22-1

该患者中年男性，有血脂异常史半年，未予诊治。再次体检检测血脂，血胆固醇＞5.2mmol/L，升高，甘油三酯＞1.70mmol/L，显著升高，根据临床简易分型，考虑为混合型高脂血症。

诊断：混合型高脂血症。

【治疗】

（一）血脂异常的治疗原则

1. 血脂异常治疗的宗旨是防控 ASCVD，降低心肌梗死、缺血性卒中或冠心病死亡等心血管临床事件发生危险。由于遗传背景和生活环境不同，个体罹患 ASCVD 危险程度显著不同，调脂治疗能使 ASCVD 患者或高危人群获益。临床应根据个体 ASCVD 危险程度，决定是否启动药物调脂治疗。

进行危险评估时，已诊断 ASCVD 者为极高危人群；符合以下条件之一者为高危人群：①LDL-C≥4.9 mmol/L，②1.8 mmol/L≤LDL-C＜4.9mmol/L 的糖尿病患者。不具有上述情况的个体，在决定是否需要调脂治疗前，应根据 LDL-C 或 TC 水平、有无高血压及其他 ASCVD 危险因素进行未来 10 年间 ASCVD 总体发病危险评估，并按照 ASCVD10 年发病平均危险进行危险分层，将＜5%，5%～9%及＞10%分别定义为低危、中危及高危。

此外，对 ASCVD10 年发病危险为中危且年龄＜55 岁的人群，建议进行 ASCVD 余生危险评估，以便对高危个体早期干预。上述人群中，如存在以下危险因素≥2 项，其 ASCVD 余生危险为高危：①收缩压≥160mmHg 或舒张压＞100mmHg；②非-HDL-C≥5.2mmol/L；③ HDL-C＜1.0mmol/L；④体重指数（BMI）＞28kg/m²；⑤ 吸烟。

2. 将降低 LDL-C 作为首要干预靶点，并设定 LDL-C 的目标值。近年来，VLDL 也成为降胆固醇的另一个可能目标，LDL-C 与 VLDL-C 统称为非 HDL-C，包括所有致动脉粥样硬化性脂蛋白中的胆固醇，因此非 HDL-C 可作为 LDL-C 的替代目标。临床上非 HDL-C 数值由 TC 减去 HDL-C 而获得。根据 ASCVD 总体危险分层，设定调脂治疗干预靶点的达标值（表 7-22-6）。

3. 调脂治疗首选他汀类药物 根据血脂异常患者心血管病危险等级指导临床治疗措施及决定 TC 和 LDL-C 的目标水平（表 7-22-6）。血清 TG 的理想水平是＜1.70mmol/L，HDL-C≥1.0 mmol/L。对于特殊的血脂异常类型，如轻、中度 TG 升高[2.26～5.65mmol/L]，LDL-C 达标仍为主要目标，非 HDL-C 达标为次要目标；而重度高甘油三酯血症[≥5.65mmol/L]，为防止急性胰腺炎的发生，首先应积极降低 TG。

表 7-22-6　不同 ASCVD 危险人群降 LDL-C/非 HDL-C 治疗达标值

危险等级	LDL-C（mmol/L）	非 HDL-C（mmol/L）
低、中危	＜3.4	＜4.1
高危	＜2.6	＜3.4
极高危	＜1.8	＜2.6

案例 7-22-1

1. 该患者男性≥45 岁。

2. 超重，高热量饮食，运动少。

3. 无高血压及无相关家族史。

心血管病危险等级分层为低危。患者为混合型高脂血症，且 TG＞5.65mmol/L，重度增高，存在诱发急性胰腺炎的危险因素。设定 LDL-C 目标值为 LDL-C＜4.14mmol/L。

（二）生活方式干预

生活方式干预包括以下内容：①控制食物中胆固醇摄入，饮食中胆固醇摄入量＜200 mg/d，饱和脂肪酸摄入量不超过总热量的10%，反式脂肪酸不超过总热量的 1%。增加蔬菜、水果、粗纤维食物、富含 ω-3 脂肪酸鱼类的摄入。食盐摄入量控制在 6g/d。限制饮酒（乙醇摄入量男性＜25 g/d，女性＜15 g/d）。②增加体力运动。每天坚持 30～60 分钟的中等强度有氧运动，每周至少 5 天，需要减重者还应继续增加每周运动时间。③维持理想体重指数。④控制其他危险因素，如吸烟。

有效的生活方式干预有助于减少用药剂量，有助于降低胆固醇水平，有效降低动脉粥样硬化性心血管疾病风险，是血脂异常管理的核心策略。

（三）药物治疗

对于已有明确的冠心病者，如果非药物治疗效果不好，或已伴有高血压、糖尿病等并发症时，可根据其个人特点、血脂水平、所具有的危险因素等情况，在医师的指导下合理选择和使用调脂药物。调脂药物种类繁多，作用途径及机理也很不相同，归纳起来大致可分为：①抑制内源性胆固醇的合成；②抑制 VLDL 和 LDL 的合成；③促进 LDL 的降解；④阻断胆汁酸的肝肠循环。

1. 常用调脂药物

（1）羟甲基戊二酸单酰辅酶 A（HMG-CoA）还原酶抑制剂（他汀类）：机体胆固醇主要来源于体内的自身合成，HMG-CoA 还原酶是机体组织合成胆固醇的限速酶。HMG-CoA 还原酶抑制剂具有与 HMG-CoA 还原酶类似的结构，可强有力地竞争性抑制此酶的活性，有效地降低内源性胆固醇的合成，并代偿性促进肝细胞 LDL 受体的合成，增加对血浆 LDL 的摄取，从而降低血浆胆固醇水平。因为胆固醇夜间合成最多，故推荐他汀类药物在睡前服用。他汀类药物具有明确的降脂作用，尤其是降低血浆胆固醇的作用显著（22%～42%），同时也降低甘油三酯（10%～35%）和升高 HDL-C（4%～8%），能显著降低冠心病患者的总死亡率，并在冠心病的一级预防和二级预防中发挥重要作用。此外，他汀类药物还可以通过改变内皮功能、减轻炎症反应、稳定斑块和减少血栓形成，从而改善冠心病患者预后。

目前在我国常用的他汀类药物有阿托伐他汀（atorvastatin）10～80 mg，辛伐他汀（simvastatin）5～40 mg，氟伐他汀（fluvastatin）10～40 mg，洛伐他汀（lovastatin）10～80 mg，普伐他汀（pravastatin）10～40 mg，瑞舒伐他汀（rosuvastatin）10～20 mg。除阿托伐他汀和瑞舒伐他汀可以在任何时间服药外，其他药物每晚一次口服。

目前临床应用的他汀类药物不良反应较轻，其主要的不良反应为转氨酶升高、血清肌酸激酶升高、肌肉疼痛甚至横纹肌溶解，高龄、体型瘦小、慢性肾功能不全者容易发生。他汀类与其他调脂药（贝特类、烟酸类）合用时可增加药物不良反应，联合应用时应小心。不宜与环孢素、雷公藤、环磷酰胺、大环类酯类抗生素及吡咯类抗真菌药（如酮康唑）等合用。儿童、孕妇、哺乳期妇女和准备生育的妇女不宜服用。

（2）苯氧芳酸类（贝特类）：能增强 LPL 的活性，并且通过激活过氧化物酶体增殖物激活型受体 α（PPARα），从转录水平诱导 LPL 表达，促进 VLDL、CM、IDL 等富含甘油三酯的脂蛋白颗粒中 TG 成分的水解。此外，激活的 PPARα 刺激 LPL、Apo A I 和 Apo A II 基因的表达，以及抑制 Apo C III 基因的表达，增强 LPL 的脂解活性，有利于去除血液循环中富含甘油三酯的脂蛋白，降低血浆甘油三酯和提高 Apo A I、Apo A II 和 HDL-C 水平，并且使 LDL 亚型由小而密向大而轻转变。临床常用药物包括：非诺贝特（fenofibrate），0.1g，每天 3 次或微粒型 0.2g，每天 1 次；苯扎贝特（bezafibrate），0.2g，每天 3 次或缓释型 0.4g 每晚 1 次。此类药物主要用于高甘油三酯血症，可以减少高浓度甘油三酯患者并发胰腺炎的可能。吉非贝齐（gemfibrozil）和氯贝丁酯（clofibrate）因不良反应大，临床已很少应用；贝特类药物的不良反应包括胃肠道反应、肌炎所致的肌痛、肝功能异常等。禁用于肝肾功能不全，以及儿童、孕妇和哺乳期妇女。

（3）烟酸类及其衍生物：烟酸类属于 B 族维生素，用量超过维生素作用的剂量时有调节血脂的作用。其作用机理是抑制脂肪组织细胞的脂解酶活性，降低 VLDL 的合成，继而也降低了其转化产物 LDL 的水平。烟酸还可使内源性胆固醇合成减少，同时能增加组织胆固醇的转运，使 HDL-C 水平升高，可用于大多数高脂蛋白血症和 HDL 降低患者的治疗。烟酸（nicotinic, niacin）有速释剂和缓释剂两种剂型，速释剂不良反应明显，一般难以耐受，现多已停用。缓释型烟酸片不良反应明显减轻，较易耐受，烟酸缓释片 1～2 g，每晚 1 次，低剂量起始。本药主要不良反应为面部潮红，消化道反应包括恶心、呕吐、消化不良、肝脏损害、诱发溃疡。绝对禁忌证为慢性肝病和严重痛风。相对禁忌证为高尿酸血症、消耗性溃疡。阿昔莫司（acipimox）为烟酸衍生物，调脂的作用较烟酸强，具有强烈的抗脂解作用和激活脂蛋白酯酶活力的作用，可减少总胆固醇及 LDL 的生成。优点是不引起尿酸代谢变化，较少引起肝功能异常。阿昔莫司常用量为 0.25g，每天 1～3 次。其不良反应有皮肤血管扩张、面部潮红、瘙痒，偶有胃肠不适。

（4）胆酸螯合剂（树脂类）：为碱性阴离子交换树脂，在肠道内与胆酸不可逆结合，因而妨碍胆酸的肠肝循环，促进胆固醇向胆汁酸的转化并随大便排出体外，阻断胆汁酸中胆固醇的重吸收，从而使血浆胆固醇水平降低。还可以增加肝细胞表面 LDL 受体的合成，促进肝细胞对 LDL 的摄取，使血浆 LDL-C 下降。主要药物有考来烯胺（cholestyramine，消胆胺）4～5g，每天 3～4 次；考来替泊（colestipol，降胆宁）4～5 g，每天 3 次，从低剂量开始，主要用于高胆固醇血症，长期服用可降低冠心病的发病率和死亡率，但可引起 VLDL 浓度增加 5%～20%，因此有明确高甘油三酯血症患者不宜单用此药。不良反应包括便秘、胃肠道反应、出血、胆石症、肝功能异常、眩晕、焦虑等，可干扰叶酸、脂溶性维生素、地高辛、贝特类、他汀类、抗生素的吸收，因此长期使用应注意补充维生素、叶酸、钙等。

（5）胆固醇吸收抑制剂：代表药物为依折麦布（ezetimibe），作用机制为口服后迅速吸收，广泛结合成依折麦布-葡糖苷酸，作用于小肠细胞的刷状缘，有效地抑制胆固醇和植物固醇的吸收。减少胆固醇向肝脏的释放，促进肝脏 LDL 受体合成，加速 LDL 的代谢。常用剂量为 10mg/d。最常见不良反应为头痛和恶心，极少数可有肌酸激酶和肝酶升高。不宜与考来烯胺同时服用。

（6）前蛋白转化酶枯草溶菌素 9（PCSK9）抑制剂：PCSK9 是肝脏合成的分泌型丝氨酸蛋白酶，可与 LDL 受体结合并使其降解，从而减少 LDL 受体对血清 LDL-C 的清除。通过抑制 PCSK9，可阻止

PCSK9 介导的 LDLR 降解，促进 LDL-C 的清除。PCSK9 抑制剂有依洛尤单抗（evolocumab）和阿利西尤单抗（alirocumab）注射液，目前在国内获得国家药监局批准上市。同时两种药物均被 FDA 批准适应人群为接受最大可耐受剂量他汀治疗以后仍需要进一步降低 LDL-C 的 ASCVD 和家族性高胆固醇血症患者。其中依洛尤单抗推荐的剂量为 140 mg 皮下注射 每两周一次，或 420mg 皮下注射 每月一次，两种剂量具有临床上的等效性。

2. 调脂药物的选择　药物选择须根据患者血脂异常的分型、药物调脂作用机制、药物的其他作用特点及患者对药物的反应等。

（1）高胆固醇血症：首选他汀类，如果他汀类不能达标可加用依折麦布或胆酸螯合剂，但目前联合用药的临床证据不多。少数患者不耐受常规剂量他汀类药物治疗，可考虑以下措施：①更换另一种药代动力学特征不同的他汀类药物；②减少他汀类药物或用药频率；③换用其他种类药物（如依折麦布替代）；④单用或联合使用贝特类或烟酸缓释剂；⑤进一步强化生活方式治疗；⑥若需要使用但不能耐受大剂量他汀类药物治疗，可用中低剂量他汀类药物联合依折麦布。

（2）高甘油三酯血症：重度高 TG 血症首选贝特类或烟酸类。轻中度高 TG 血症考虑选择他汀类，除非患者不能耐受他汀类药物治疗。当患者经强化生活方式治疗及他汀类药物充分治疗后 TG 仍不达标时，可考虑他汀类药物治疗基础上加用非诺贝特或烟酸缓释剂。

（3）混合型高脂血症：如以 TC 和 LDL-C 增高为主，首选他汀类。当血清 TG≥5.65 mmol/L（500 mg/dl），应首先降低 TG，以降低急性胰腺炎风险。如 TC、LDL-C 与 TG 均显著升高或单药效果不佳，可考虑联合用药，他汀类药物联合贝特类或者烟酸及其衍生物联合应用可明显改善血脂谱，但肌病和肝脏毒性的可能性增加，应予高度重视，尤其是吉非贝齐，

应避免与他汀类合用。非诺贝特与他汀类联合应用发生肌病的可能性较少，但仍应注意监测肌酶，非诺贝特最好在清晨服用，而他汀类在夜间服用，以最小化峰剂量浓度，他汀类单用无法控制 TG 时，与 ω-3 脂肪酸制剂联用可进一步降低 TG 水平，安全性高、耐受性好。LDL-C 达标后，需要长期维持治疗并使 LDL-C 维持在目标值以下。

（4）低 HDL-C 血症：因缺乏临床终点获益证据，目前不建议应用他汀之外药物升高 HDL-C。亦不建议就单一低 HDL-C 血症使用药物治疗。生活方式的改变，如锻炼、超重者减重、戒烟、停止使用单不饱和脂肪酸等可以提高 HDL-C 水平。

（四）其他治疗措施

1. 血浆净化治疗　有创治疗，价格昂贵，需每周重复，仅用于极个别对他汀类过敏或不能耐受的严重难治性高胆固醇血症。

2. 手术治疗　在少数情况下，对于非常严重的高胆固醇血症，如纯合子家族性高胆固醇血症或对药物无法耐受的严重高胆固醇血症，可考虑手术治疗，包括部分回肠末段切除术、门腔静脉分流术和肝脏移植术等。

调脂治疗一般是长期的。不同个体对同一治疗措施或药物的疗效和不良反应差异很大，应个体化治疗方案，监测血脂水平以指导治疗，还需监测药物不良反应，定期检查肌酶、肝功能、肾功能及血常规。

> **案例 7-22-1　治疗方案**
>
> 1. 生活方式干预：减重，每周有氧锻炼 150 分钟以上，停止含不饱和脂肪食品摄入。
>
> 2. 患者重度高 TG 血症，应考虑同时药物治疗，首先应降低 TG 水平，予贝特类治疗，然后当 TG 降至 5.65mmol/L 以下后，联用或改用他汀类药物治疗。观察药物副作用，监测肝酶、激酶等。

（杜　弢）

第二十三章　肥　胖　症

　　肥胖症（obesity）指体内脂肪堆积过多和（或）分布异常，通常伴有体重增加。肥胖呈全球流行的趋势，WHO 将肥胖症作为一种多因素引起的慢性代谢性疾病。肥胖症的主要危害在于可能导致严重的健康后果，肥胖与多种疾病，如糖尿病、高血压、高脂血症、心脏病、中风、睡眠呼吸暂停、癌症等患病危险相关。

　　肥胖据其病因可以分为原发性和继发性。继发性肥胖症是由多种因素所致，如下丘脑-垂体感染、肿瘤、创伤、库欣综合征、甲状腺或性腺功能减退、胰岛素瘤等疾病或医源性药物导致体重增加。然而大多数肥胖行为与非医学紊乱有关，如久坐生活方式和卡路里摄入增加。尽管继发性因素导致肥胖不常见，但应该考虑和排除，可以从病史和体格检查入手。本章重点介绍原发性肥胖症。

【界定与分类】

　　肥胖是成人、青少年、儿童日益增长的一种慢性疾病。不同组织机构，不同种族存在差异，肥胖的标准并非一成不变。任何一个标准并不适合所有人群，不同的地区和组织应有不同的标准。肥胖评估方法很多，在临床上主要通过对身体外部特征测量间接反映体内的脂肪含量和分布，主要有体重指数（body mass index，BMI）、腰围、腰臀比等指标。

（一）BMI

　　BMI（kg/m^2）=体重（kg）/身高（m^2）的平方。BMI 的分类是基于心血管疾病风险来划分的。此分类被用作识别成人由于肥胖而导致患病率和死亡率增加的风险。然而体脂百分率与 BMI 的关系因种族而不同，因此标准不同。在高加索、西班牙、非洲裔人群，超重定义为 BMI 为 $25\sim29.9kg/m^2$，肥胖定义为 BMI$\geqslant30kg/m^2$；而亚洲人群，超重 BMI 为 $23\sim24.9kg/m^2$，而肥胖 BMI$\geqslant25kg/m^2$。2011 年中华医学会内分泌学分会肥胖学组制定的《中国成人肥胖症防治专家指南》沿用了卫生部在 2003 年制订的《中国成人超重和肥胖症预防控制指南》中国人肥胖 BMI 界值，超重 BMI 为 $24\sim27.9kg/m^2$，肥胖 BMI$\geqslant28kg/m^2$。

　　BMI 是一种较为粗略的指标，在不同个体某一 BMI 并不总是意味着相同的肥胖水平，尤其是对于肌肉特别发达的个体。

（二）腰围（waist circumference，WC）

　　是腹型肥胖的测量方法，提供 BMI 不能解释的患病率和死亡率风险增加的信息。腹型肥胖（又称为向心性肥胖），患心脏病、糖尿病、高血压、血脂异常、非酒精性脂肪肝危险性增加。该指标和腹部内脏脂肪堆积的相关性优于腰臀比值。反映脂肪总量和脂肪分布的指标，WHO 推荐的测量方法是：被测者直立位双脚分开 $25\sim30cm$，在平静呼气状态下，体重均匀分配。测量点为最低肋骨下缘与髂嵴最高点连线的中点。用软尺环绕于测量部位，松紧适度，测量中避免吸气，并应保持软尺各部分处于水平位置。测量值精确到 0.1cm。

　　WHO 建议男性腰围>94cm，女性>80cm 作为肥胖的标准，适宜于欧洲人群；亚太地区建议男性>90cm，女性>80cm 作为肥胖的标准；我国研究显示，中国男性腰围>85cm 可能是更为合适的标准。

（三）腰臀比（waist hip ratio，WHR）

　　是腰围和臀围的比值。臀围是环绕臀部最突出点测出的身体水平周径。由于与肥胖并发症相关的主要是腹腔内脂肪，而不是身体下部（臀部和腿部）的脂肪，且腰围较腰臀比更简单可靠，所以现在倾向于用腰围代替腰臀比预测向心性脂肪含量。

（四）直接体脂测定

　　CT 和 MRI 是评估体内脂肪分布的最准确方法，但是因为价格昂贵常规开展受限。体密度测量法、生物电阻抗法、双能 X 线吸收法也可以用于体脂的测量。

> **案例 7-23-1**
>
> 下一步需要计算体重指数，量腰围、臀围，复测血压。完善实验室检查：空腹血糖、空腹胰岛素水平、血脂、TSH、肝转氨酶。

【病因和发病机制】

肥胖症为一种异质性疾病，病因未明，被认为是包括遗传和环境因素在内的多种因素相互作用的结果。

（1）肥胖症具有遗传学特性，有家族聚集倾向，但确定导致普通肥胖模式的基因具有挑战性。目前大样本人群中全基因组关联分析证实有 97 种多态性，解释了 2.7% BMI 具有多变性的原因。据估算，全基因组分析可解释基因多样性引起了约 20% BMI 多变性。基因因素扮演了允许作用，与环境因素一起相互作用产生肥胖。研究表明可遗传性因素是造成肥胖症 30%～70% 的原因。已经发现与肥胖症有关的单基因突变有 6 种：瘦素基因、瘦素受体基因、鸦片-黑素-促皮质素原基因、激素原转换酶-1 基因、黑皮素受体-4 基因和过氧化物酶体增殖物激活受体 γ 基因。有少数遗传性疾病可导致肥胖，如普拉德-威利综合征、劳-穆-比综合征。但对于大多数人类肥胖症来说，至今未发现其致病原因。

（2）环境对肥胖的影响越来越明显。环境因素主要是饮食和体力活动。静坐生活方式、缺乏体育运动、体力活动少使能量消耗减少。在发达国家，社会经济底层的人易于肥胖，而在发展中国家，经济状态好的妇女更易于肥胖。文化因素：不同种族、群体饮食习惯不同，如长期夜间进食、摄入过多脂肪及糖分高的食物可诱导肥胖的发展。此外低体重初生儿成年后饮食结构变化容易发生肥胖。

（3）"节俭基因"可能是普通肥胖症的遗传基础。在漫长的人类进化过程中，食物常不能得到保证，节俭基因保证了人类一旦得到充足的食物时能够迅速将其转化为脂肪储存起来供今后利用。在经济高速发展、食物供应充足的今天，这种基因的存在容易使脂肪过度储存，肥胖也就成为了必然的结果。

（4）脂肪组织和脂肪细胞在肥胖中发生的作用：脂肪细胞高度分化，不仅具有储存能量的功能，还具有内分泌功能，能分泌数十种脂肪细胞因子、激素和其他调节物，在机体代谢及内环境稳定中发挥重要作用。短期内出现体重迅速增加或减轻往往是脂肪细胞体积增大或缩小的结果，而不是数量的改变。

【肥胖对健康的危害】

肥胖可以导致一系列并发症或相关疾病，进而影响预期寿命或者导致生活质量下降。肥胖症主要表现为体态臃肿、行动迟缓、气喘、疲劳、睡眠困难和负荷后关节痛等，可引起睡眠呼吸暂停综合征、下肢水肿、蜂窝织炎、静脉血栓、麻醉和手术风险、糖尿病、心血管病、高血压、痛风、胆结石和肾结石。在严重肥胖患者，心血管疾病、糖尿病和某些肿瘤的发生率及死亡率明显上升，如男性患者患大肠癌、女性患子宫内膜癌和乳腺癌等。此外，肥胖可引起异常的心理反应，逃避社会以避免尴尬和受到歧视；引起自卑、焦虑、抑郁、敌对情绪、内疚及躯体症状。按脂肪组织的分布，肥胖通常有两种体型，脂肪主要分布于腹腔和腰部者称为向心性肥胖，因为常见于男性，所以又称为男性型肥胖，俗称"苹果型"；脂肪主要分布于下腹部、臀部和大腿侧，因为常见于女性，所以又称为女性型肥胖，俗称"梨型"。向心性肥胖与多种代谢紊乱有关。

所有成人超重和肥胖症患者均应评估个体综合危险状态，监测 BMI 和腰围、心血管危险因素、阻塞型呼吸睡眠暂停、骨关节炎症状和其他并发症。评估内容包括病史、体格检查、测量空腹血糖（或糖化血红蛋白）、促甲状腺激素、肝功能酶学、血脂。如果必要的话，此后的干预基于风险评估基础上进行的共同存在几种疾病，包括已知的冠心病，其他动脉硬化性疾病，2 型糖尿病和睡眠呼吸暂停对于患者随之发生的死亡率存在极高危险。

> **案例 7-23-1**
>
> 复测 BP 120/85 mmHg，BMI 33.2kg/m^2，腰围 94cm，臀围 82cm。
>
> 实验室检查：空腹血糖 5.8mmol/L，空腹胰岛素 28.5mIU/L，血脂 TG 1.94mmol/L，CHOL 3.2mmol/L，HDL-C 0.90mmol/L，LDL-C 3.6mmol/L。肝肾功能均正常。
>
> 诊断：肥胖症。

【鉴别诊断】

本病主要是和各种继发性肥胖如皮质醇增多症、多囊卵巢综合征的鉴别。

【治疗】

超重和肥胖的管理需要结合饮食、锻炼和行为模式调整，此外，一些患者最终需要药物治疗或外科手术治疗。在开始任何一种治疗前须予风险-受益评估，评估个体综合危险状态。治疗的选择依赖于多种因素，包括超重或肥胖的程度和患者的喜好。除体重外须兼顾肥胖并发症的管理，包括血脂紊乱、2 型糖尿病、高血压、呼吸系统疾病尤其是睡眠呼吸暂停综合征和骨关节炎的治疗，以及相关精神-心理障碍的干预。

肥胖患者设定减重目标是非常重要的,可以分多个阶段完成,同时有助于患者信心的建立。任何个体首个目标是预防进一步体重增加和保持体重稳定。临床医师根据患者情况制定具体目标,减少最初体重的5%是理想减重的成功开始。具体治疗应因不同个体不同情况选择不同的治疗方案。

改善体重的具体治疗措施包括医学营养治疗、体力活动、认知行为干预、药物治疗及手术治疗。前三项是肥胖管理的基础,也是贯穿始终的治疗措施。

（一）医学营养治疗

医学营养治疗总体原则是减少食品和饮料中的能量摄入;减少餐间零食;避免暴饮暴食;兼顾营养需求、体力活动强度、伴发疾病及原有饮食习惯。在平衡饮食中,蛋白质、碳水化合物、脂肪提供的能量比,应分别占总能量的15%~20%、60%~65%和25%左右。每天摄取1200kcal以下饮食可能导致微量营养素的缺乏。一个较为简便的方法是在习惯饮食基础上减少15%~30%的能量摄取;或者每天减少能量摄入600 kcal,这样可能达到每周减轻体重0.5 kg。

（二）认知和行为干预

认知行为治疗（cognitive behavioural therapies,CBT）的目的在于改变患者对于肥胖和体重控制的观点和知识,建立信念;同时鼓励患者采取有效减轻并维持体重的行为措施。

（三）体力活动

体力活动目标包括减少久坐的行为方式及增加每天运动量。本着循序渐进和安全第一的原则,建议患者每天进行30~60分钟中等强度的体力活动。

（四）精神-心理支持

精神-心理支持对于肥胖的成功治疗是十分重要的,也包括对相关精神疾患如焦虑、抑郁等针对性治疗。

（五）肥胖药物治疗

对于BMI>30kg/m² 或 BMI>27kg/m² 伴有并发症者,经过饮食和运动均没有达到减重目标时,建议在饮食及运动基础上给予药物治疗。

（1）2003年我国制订了《中国成人超重和肥胖症预防控制指南》,建议药物治疗的指征为:①食欲旺盛,餐前饥饿难忍,每餐进食量较多;②合并高血糖、高血压、血脂异常和脂肪肝;③合并负重关节疼痛;④肥胖引起呼吸困难或有阻塞性呼吸睡眠暂停综合征;⑤BMI≥24 kg/m² 并有上述合并症情况,或BMI≥28 kg/m² 不论是否有合并症,经过3~6个月单纯控制饮食和增加活动量处理仍不能减重5%,甚

至体重仍有上升趋势者,可考虑用药物辅助治疗。

（2）药物减重的目标:①使原体重减轻5%~10%,最好能逐步接近标准体重;②减重后维持体重不再反弹;③使降血压、降血糖和调节血脂药物能更好地发挥作用。

（3）不宜应用减肥药的情况:①儿童;②孕妇和乳母;③原有对该类药物不良反应者;④正在服用其他选择性血清素再摄取抑制剂;⑤用于美容目的。

（4）药物治疗的选择:目前在全球范围内正式获准临床应用的抗肥胖药物仅有2个去甲肾上腺能药物盐酸芬特明和盐酸安非拉酮和一个酯酶抑制剂奥利司他。

1）非中枢减重药:奥利司他是肠道胰脂肪酶抑制剂,减少脂肪的吸收。一般可以减少30%的三酰甘油的吸收,在膳食疗法的基础上可以进一步减少能量的摄入。推荐剂量120mg,每天3次。其不良反应包括腹泻、胃肠胀气和消化不良,长期使用可能影响脂溶性维生素的吸收。

2）中枢性减重药:属于去甲肾上腺素能再摄取抑制剂,能刺激交感神经系统释放去甲肾上腺素和多巴胺,并抑制这两者的再摄取而抑制食欲和诱导饱腹感。不推荐该类药用于长期减重药物。

A. 盐酸芬特明:为美国目前处方量最高的减重药物,批准用于短期（≤12 周）治疗肥胖症。因临床观察可致高血压、心动过速和心悸,故不可用于心血管疾病或显著高血压人群。须监测血压。用法:15、30、37.5mg/d。

B. 盐酸安非拉酮:在美国批准用于短期（≤12周）治疗肥胖症。主要不良反应:口干、失眠、头昏、轻度血压升高、心率增快。用法:25mg 每天3次。

3）兼有减重作用的降糖药物:部分降糖药有一定的减重作用,在肥胖型2型糖尿病患者可以选用,但是目前均没有用于单纯性肥胖者的报道。

A. 二甲双胍:多项研究显示二甲双胍能使肥胖的2型糖尿病体重不同程度减轻,可作为肥胖2型糖尿病的首选药物。其不良反应为消化道反应。

B. 胰淀粉样多肽物质:可以减慢食物在小肠的吸收,降低患者食欲,具有减重作用。其代表药物普兰林肽,为注射用药。

C. 胰高血糖素样肽1（GLP-1）受体激动剂或GLP-1类似物:控制血糖的同时有减轻体重的作用,机制与抑制食欲及摄食、延缓胃排空有关,呈剂量依赖性。其代表药物有利拉鲁肽、艾塞那肽和司美格鲁肽,不良反应主要表现为恶心、呕吐等消化道反应。

（5）药物治疗效果的评价:建议使用药物减重治疗3个月后进行疗效评估。如非糖尿病患者体重下降>5%、糖尿病患者体重下降>3%,可以被视为有

效。无效者可以调整用药。用药过程中注意监测药物不良反应，尤其是中枢性减重药使用者。

（六）肥胖的手术治疗

肥胖的手术治疗主要目的是预防和治疗其伴发疾病。适应证：在饮食、运动及药物治疗无效基础上，BMI≥40kg/m² 建议外科手术治疗。在饮食、运动及药物治疗无效基础上，BMI≥35kg/m² 合并肥胖相关并发症患者，权衡获益-风险的情况下也可考虑行外科手术治疗。单纯以 BMI 来决定手术适应证有一定局限性。手术治疗可以在外科、内科、骨科、精神心理科、营养科的多学科团队指导下进行。

减重手术按照原理可分为减少吸收型手术、限制摄入型手术（袖状胃袖带术及可调节胃绑带术等）及兼具减少吸收手术和限制摄入的混合型手术（胃分流术及鲁氏 Y 形吻合术）。术前需充分认识手术的风险。手术治疗后需要终身随访。

（七）中医药疗法

中药、针灸和耳穴贴压等均有一定疗效，可以试用。

> **案例 7-23-1　治疗方案**
> 1. 告知肥胖潜在的危险，告知减重带来的益处。
> 2. 评估患者减重的兴趣以及有无肥胖合并症。
> 3. 做好心理咨询，告知治疗的长期性。
> 4. 指导初始减重目标：85×5%=4.25 kg。
> 5. 指导严格控制饮食，1200 kcal/d。
> 6. 增加运动量，每周锻炼至少 300 分钟。
> 7. 3 月后效果评估，并可酌情用奥利司他，120mg，每天 3 次，每周测定体重。监测药物不良反应。

【预防】

肥胖症的预防需要包括政府、学术界等多方机构和部门参与，要大力宣传肥胖症的危害，改变"肥胖说明营养好""肥胖代表富贵"和"将军肚，有风度"等传统观念，提倡健康生活方式，强调体力活动，选择健康食品，使家庭、学校、工作单位、医疗机构和社区等都成为预防肥胖症的场所。

附：代谢综合征

代谢综合征（metabolic syndrome，MS）是一组与心血管病发病危险相关联的多种代谢异常的群集。最早由 Reaven 于 1988 年提出，用于描述以胰岛素抵抗为基础的多种代谢紊乱的聚积，包括高胰岛素血症、高血压、高甘油三酯、高血糖等，当时称为"X 综合征"，以后又称"胰岛素抵抗综合征""多代谢综合征"。由于代谢综合征并不能仅以胰岛素抵抗进行解释，因此 1998 年 WHO 专家组将其命名为"代谢综合征"。

MS 是遗传和环境因素共同作用的结果，其中摄取高热量膳食和运动减少是主要的环境因素。MS 的确切发病机制尚不清楚，最早认为胰岛素抵抗是 MS 的病理基础，但是近来发现并非所有的 MS 都有胰岛素抵抗。目前认为向心性肥胖是重要致病因素。

从 1999 年开始，包括 WHO 在内的多个组织提出了不同的 MS 的诊断标准。中华医学会糖尿病学分会 2004 年提出关于代谢综合征的建议，2006 年国际糖尿病联盟在综合了来自世界各个相关领域的专家意见的基础上颁布了代谢综合征的诊断标准，见表 7-23-1。

表 7-23-1　5 个组织对代谢综合征的定义

参数	NCEP ATP III 2005	IDF 2006	WHO 1999	AACE 2003	中华糖尿病学会 2004
必要		腰围≥94cm（男）；≥80cm（女）	胰岛素抵抗；FPG≥6.1mmol/L；2hPG≥7.8 mmol/L	胰岛素抵抗或 BMI≥25kg/m² 或腰围≥94cm（男）；≥80cm（女）	
伴随异常指标数目	≥3 项	和以下≥2 项	和以下≥2 项	和以下≥2 项	≥3 项
FPG（mmol/L）		≥5.6 或已诊断糖尿病		FPG≥6.1；P2hPG≥7.8	FPG≥6.1；P2hPG≥7.8 或已诊断糖尿病
HDL-C（mmol/L）	<1.0（男）<1.3（女）或已接受相应治疗	<1.0（男）<1.3（女）或已接受相应治疗	<0.9（男）<1.0（女）	<1.0（男）<1.3（女）	<1.0（男）<1.3（女）
TG（mmol/L）	≥1.7 或已接受相应治疗	≥1.7 或接受相应药物治疗	或≥1.7	≥1.7	或≥1.7
肥胖	腰围≥102cm（男）；≥88cm（女）		腰臀比>0.90（男）；>0.85（女）或 BMI≥30 kg/m²		BMI≥25kg/m²

续表

参数	NCEP ATP III 2005	IDF 2006	WHO 1999	AACE 2003	中华糖尿病学会 2004
高血压（mmHg）	≥130/85 或已接受降压治疗	≥130/85 或已接受降压治疗		≥140/90	≥130/85 或已接受降压治疗

NCEP，国家胆固醇计划；IDF，国家糖尿病联盟；WHO，世界卫生组织；AACE，美国内分泌医师学会。中心性肥胖的腰围切点由于存在种族差异，对于不同种族要应用不同的腰围切点；中国人的腰围切点是男性≥90cm，女性≥80 cm；IDF 中如果 FPG≥5.6mmol/L，则强烈推荐 OGTT 检查，但并非必需

代谢综合征是 2 型糖尿病和心血管疾病的高危因素，早期干预代谢综合征，有助于 2 型糖尿病和心血管疾病的防治。对 MS 的防治主要是改变生活方式，对充分的生活方式干预后仍不足以使代谢综合征各组分恢复正常或合并心血管疾病的高危人群，则需要采用药物治疗。目前尚没有能同时改善各种紊乱的药物，胰岛素增敏剂噻唑烷二酮类虽然理论上针对 MS 的基本环节胰岛素抵抗，但是除了降低血糖明显外，对其他紊乱的改善并不明显。目前的治疗仍然是针对各个组分的综合治疗，从而减少心血管病风险。

（杜　弢）

第二十四章　水、电解质和酸碱平衡失常

人体细胞居住在相对稳定的人体内环境中，内环境是细胞与外界环境进行物质交换的媒介，保证细胞的活动与代谢，其理化性质包括渗透压、酸碱度和温度三个方面。内环境稳态是机体进行正常生命活动的必要条件，将体液容量、电解质、渗透压和酸碱度维持相对恒定。

第一节　水、钠代谢失常

体液失衡是临床医学实践中最常遇到的问题，这大部分是由于很多不同的疾病状态可能潜在地破坏了控制水及溶质的摄入及排泄的精细调节机制。由于水代谢是细胞外液渗透压的基本决定因素，水代谢失常可能广义上列入低渗性失常（水相对于溶质过多）、高渗性失常（水相对于溶质缺乏）。由于钠是维持血浆渗透压的主要组成成分，这种失调典型的是以低钠血症和高钠血症为特征的。首先讲述水钠代谢的调节机制，这也是体液稳态的两个主要决定因素。

一、钠平衡调节

体内的水分是以细胞外液或细胞内液两种形式存在。其中细胞内液占体重的40%，细胞外液占体重的20%。细胞外液又分为血管内液，以血浆形式存在，占体重的5%；血管外液，即细胞及组织间液，占体重的15%，蛋白含量极低。细胞膜为半透膜，对钠离子通透性差，但在细胞基侧膜 Na^+，K^+-ATP 酶作用下细胞外液钠离子浓度显著高于细胞内液，Na^+主要分布在细胞外液。钠离子是血浆中的主要阳离子，占血浆阳离子总量的92%左右，其含量占总渗透压比例的50%，是维持血浆渗透压平衡的主要因素。由于Na^+总是溶解于水中，因此Na^+浓度实际上反映水与钠的相对比例。Na^+浓度决定血渗透压，而且Na^+总量改变是决定细胞外液容量的关键因素。

钠盐在体内分为可交换及不可交换两大部分，人体约30%的总钠量为不可交换部分，存在于骨、软骨、结缔组织中，因此没有渗透活性。可交换钠盐大多以氯化钠状态存在，是一种保持细胞外液容量、维持有效渗透压及酸碱平衡的基本溶质，具有维持肌肉神经正常应激性的作用。

钠平衡感受器通过感受肾内、肾外血管内压力或牵张变化而诱发反射，肾小球小动脉的近球小体及远端小管起始部分的致密斑通过调节肾素分泌而影响钠平衡；肾外心房及颈动脉窦等通过调节心钠素

（ANP）的分泌及影响交感神经兴奋性而发挥作用。①肾素作为一种蛋白酶，以肝脏合成的血管紧张素原为底物，将其转化为血管紧张素 I，后者再经转化酶作用转化为具有强生物活性的血管紧张素 II。血管紧张素 II 具有收缩血管平滑肌、刺激肾上腺球状带产生醛固酮、刺激中枢产生渴觉及盐欲、兴奋交感神经轴等的作用。其中醛固酮是盐皮质激素，主要作用于远曲肾小管上皮细胞，促进 Na^+ 重吸收、K^+ 排出。②心房钠尿肽是心房受牵张作用刺激合成的含 28 个氨基酸的多肽。其主要作用于肾内髓集合管，可抑制基侧膜上的阿米洛利敏感的钙通道，从而抑制 Na^+ 重吸收。

渗透压是溶液中电解质及非电解质类溶质微粒对水的吸引力（或产生的张力），临床上以毫渗摩尔/升（mOsm/L）或毫渗摩尔/千克水[mOsm/（kg·H_2O）]为单位。血浆渗透压可用冰点渗透压计测定，或用公式计算：血浆渗透压（mOsm/L）=2（Na^+＋K^+）＋葡萄糖＋尿素氮（单位为 mmol/L）。血浆渗透压正常范围为280～310mOsm/L，低于280mOsm/L 为低渗，高于 310mOsm/L 为高渗。细胞外其他主要溶质如葡萄糖，在无高血糖的情况下，表现为比钠低很多的渗透浓度（如 5 mmol/L 比 140 mmol/L）。此外，尿素氮可自由通过细胞膜达到平衡，不能构成细胞外液的有效渗透压，被认为是无效渗透压摩尔。因此在计算时亦可省略尿素氮，血浆渗透压（mOsm/L）=2（Na^+＋K^+）＋葡萄糖。当慢性肾衰竭、氮质血症明显时，须考虑尿素氮的影响。

当无效渗透压摩尔的物质血浆浓度变化时，溶质快速出入细胞达到浓度平衡，因此当伴随血浆钠浓度变化时，很少或没有水出入细胞。

二、水平衡调节

水平衡表现为水的摄入与排出之间的平衡，两者之间都包含有可调节部分和不可调节的部分。成人每天需水量为 1500～2000ml，水的来源包括饮水、食物含水、内生水（300ml/d）三部分。水的摄入不可调节部分包括食物含水、个人喜好摄入饮料或社会性及习惯性乙醇摄入；水的摄入可调节部分包括由于已知的渴感而摄入水。同样的水的排出不可调节部分包括经由各种途径不感蒸发的水分丢失，如皮肤汗液（500ml）、经肺呼气（350ml）、经消化道随粪排出（100～150ml）以及肾脏被动排泄代谢废物所需水分（800～1000ml）；水的排出可调节部分包括肾脏自

由水的排出，除外肾被动排泄代谢性废物所需水分。实际上这些可调节部分是维持水平衡的主要因素。调节水代谢的两个主要机制是渴觉和垂体精氨酸加压素的释放。

渴感是机体对已感知的失水而增加水摄入反应的人体防御性机制。细胞外失水，增加细胞外有效渗透压而刺激渴感；或者细胞外液丢失，血管内低血容量而刺激渴感的产生。渗透压的改变比容量的变化更有效刺激渴感。

人抗利尿激素（ADH）即精氨酸血管升压素（AVP），有 V_1、V_2 受体，其中 V_1 受体主要激发血管收缩反应；V_2 受体是 G 蛋白偶联受体，主要分布在肾集合管，当 AVP 与 V_2 结合后，cAMP 生成增多，促进水通道蛋白整合到细胞表面，增加水的通透性，增加水的重吸收，即抗利尿作用。

当机体失水时，血浆晶体渗透压升高，对下丘脑渗透压感受器的刺激增强，抗利尿激素释放量增多，肾脏对水的重吸收活动增强，尿量减少，从而保留了体内的水分。反之，大量饮清水后，血浆晶体渗透压降低，抗利尿激素释放量减少，肾脏对水的重吸收减弱，使体内多余的水从尿液排出。

临床上，水代谢和钠代谢除极少情况下可以完全分开外，绝大多数是相互交织在一起，处理时须相互注意。

三、失 水

失水（water loss）是指体液丢失所造成的体液容量不足。

【病因】

（一）高渗性失水

1. 摄入不足 因进水困难或水供应困难；或外伤等致渴感中枢迟钝。

2. 失水过多 经肾或肾外丢失水，或水向细胞内转移。

（二）等渗性失水

（1）经消化道或经皮肤丢失。

（2）组织间液积存，如胸腹水引流。

（三）低渗性失水

（1）补水过多。

（2）经肾丢失，应用过量噻嗪类、呋塞米等排钠利尿剂等。

【临床表现】

（一）高渗性失水

1. 轻度失水 失水少于失钠，细胞外液量减少，渗透压升高，当失水量达体重的 2%～3% 时，渴感中枢兴奋，刺激 ADH 释放，水重吸收增加，尿量减少，尿比重增高。如充分饮水，一般不造成细胞外液容量不足；如渴觉受损，可发生高渗性失水。

2. 中度失水 当失水量达体重的 4%～6% 时，醛固酮分泌增加和血浆渗透压升高，口渴严重，有效循环容量不足，皮肤干燥，进一步细胞内失水出现头晕、乏力、烦躁等。

3. 重度失水 当失水量达体重的 7%～14% 时，脑细胞严重失水，出现神经系统症状如定向力失常、晕厥等。当失水量超过 15%，可出现高渗性昏迷、低血容量性休克、无尿、急性肾损伤。

（二）等渗性失水及低渗性失水

等渗性失水时，出现口渴、少尿，重者血压下降，但渗透压基本正常。低渗性失水时，无口渴，重者细胞水肿，细胞内低渗。临床上根据缺钠的程度大致分为轻、中、重度。

1. 轻度失水 当缺钠 8.5mmol/（L·kg）（血浆钠为 130mmol/L）时，血压可在 100 mmHg 以上，有疲乏、无力、口渴、头晕等临床表现。

2. 中度失水 当缺钠 8.5～12mmol/（L·kg）（血浆钠为 120mmol/L）时，血压下降至 100 mmHg 以下，表现为恶心、呕吐、静脉塌陷及直立位低血压，尿钠测不出。

3. 重度失水 当缺钠 12.0～21.0mmol/（L·kg）（血浆钠为 110mmol/L 左右）时，血压下降至 80mmHg 以下，出现休克表现，严重者可昏迷。

【诊断】

根据病史（钠摄入不足、呕吐、腹泻、多汗、多尿等）可推测失水的类型和程度，如高热、尿崩症多考虑高渗性失水；呕吐、腹泻多考虑为低渗性或等渗性失水；昏迷、血压下降提示重度失水，但需行实验室检查进一步明确。

（一）高渗性失水

中重度失水时，尿量减少；除尿崩症外，血钠（>145mmol/L）和血浆渗透压（>310mOsm/L），血红蛋白、红细胞比容均升高。

（二）等渗性失水

血钠和血浆渗透压正常；尿量少，尿钠少或正常。

（三）低渗性失水

血钠（<130mmol/L）和血浆渗透压（<280mOsm/L），血红蛋白、红细胞比容（每升高 3% 约相当于钠丢失 150mmol）、尿素氮均升高、血尿素氮/肌酐（单位均为 mg/dl）比值>20∶1（正常 10∶1）。

【治疗】

积极治疗原发病，记录 24 小时出入水量，监测电解质、血常规、肾功能等指标变化，避免不恰当的失水、利尿、鼻饲高蛋白饮食等。已有失水时，根据失水类型、程度和机体情况，制定补液方案。

（一）补液总量

补液总量包括已丢失量及继续丢失液体量两部分。

1. 已丢失量　依据失水程度估算：轻度失水相当于体重的 2%～3%，中度失水相当于体重的 4%～6%；重度失水相当于体重的 7%～14%；或根据原体重估算：30～40ml/kg。

2. 继续丢失量　指就诊后发生的液体继续损失量，包括生理需要量（约 1500ml/d）及继续发生的病理丢失量（如腹泻、呕吐、汗液等）。

（二）补液种类

各种类型失水均有失水及失钠，程度不一，均需要补水及补钠。一般来说，高渗性失水补液中含钠液体约占 1/3，等渗性失水补液中含钠液体约占 1/2，低渗性失水补液中含钠液体约占 2/3。

1. 高渗性失水　补水为主，兼顾补钠。可经口直接补充水分，经静脉可补充 5%葡萄糖液、5%葡萄糖氯化钠液或 0.9%氯化钠液。

2. 等渗性失水　补充等渗液为主，首选 0.9%氯化钠液，但长期使用引起高氯性酸中毒。

3. 低渗性失水　补充高渗液为主。补液量可按氯化钠 1g 含 Na^+ 17mmol 换算，但补充速度不能过快，一般以血钠每小时升高 0.5mmol/L 为宜。补钠计算公式：补钠量=（125mmol/L−实际血清钠）×0.6×体重（kg），一般先补予补钠量的 1/3～1/2，复查生化指标后再确定后续治疗方案。

（三）补液方法

1. 补液途径　尽量口服或鼻饲，不足部分或中重度失水者需静脉补充。

2. 补液速度　先快后慢。重者开始 4～8 小时内补充液体总量的 1/3～1/2，其余在 24～48 小时补完。视年龄，心、肺功能而定。

3. 注意事项　记 24 小时出入量，监测生命体征及电解质酸碱平衡。

四、水过多和水中毒

水过多（water excess）是指水在体内潴留，引起血浆渗透压下降和循环血量增多的一种病理状态；而水中毒（water intoxication）是过多水进入细胞内，导致细胞内水过多。这两者均是稀释性低钠血症的病理表现。

【病因与发病机制】

（一）抗利尿激素分泌增多

心排血量减少或有效循环血量减少，ADH 分泌增多，体液积聚在组织间液。常见于右心衰竭、缩窄性心包炎、下腔静脉阻塞、门静脉阻塞、肾病综合征、低蛋白血症。

（二）抗利尿激素分泌失调综合征（SIADH）

内源性抗利尿激素增多，水潴留、尿钠排泄增多、稀释性低钠血症。一般不出现水肿。具体见本篇第六章。

（三）肾脏水排泄障碍

多见于急性肾损伤等肾血流量减少，GFR 降低，水钠滤过率减低而近曲小管重吸收增加，水钠到达远曲小管减少，同时又未限制水摄入，水排泄障碍，但有效循环血量大致正常。

（四）肾上腺皮质功能减退症

由于盐皮质激素、糖皮质激素分泌不足使 GFR 降低，在水摄入过多时，水潴留。

（五）渗透压调定点下移

可发生于孕妇，HCG 增多，渗透压调定点下移，ADH 分泌阈值降低，致水潴留。

（六）抗利尿激素用量过多

中枢性尿崩症抗利尿激素使用过量时，致水在体内潴留。

【临床表现】

本病根据病程分为急性与慢性，临床表现各不同。急性水过多时，起病急，精神神经表现突出，如头痛、呕吐、血压升高、呼吸抑制、心率减慢等颅高压表现。或出现精神失常、定向力障碍、嗜睡甚至昏迷等。慢性水过多时，血渗透压降低，呈现出高容量性低渗性临床表现。当血浆钠低于 125mmol/L 时，出现恶心、呕吐等不适，当血浆钠低于 120mmol/L 时，可出现头痛、嗜睡、抽搐、昏迷。血浆钠在 48 小时内迅速降至 108mmol/L 以下可致神经系统永久性损伤或死亡。

【诊断与鉴别诊断】

根据病史、临床症状及实验室检测，一般可做出诊断，如由于血液稀释，实验室检查可发现红细胞计数、血红蛋白、血细胞比容和血浆蛋白量均有降低，血清钠、氯测定也降低。同时寻找病因诊断，判断程度（体重、出入水量、血钠浓度、血浆渗透压变化），评估心、肺、肾功能状态及有效循环血量。

与缺钠性低钠血症鉴别，水过多时尿钠一般大于 20mmol/L，而缺钠性低钠血症尿钠常显著减少或消失。

【治疗】

预防重于治疗。对肾功能不全和容易发生抗利尿激素分泌过多的情况者，应严格掌握入水量。

积极治疗原发病，记录 24 小时出入水量，控制水摄入及补液过多。

轻度水过多或水中毒，限水，入量少于尿量；适当予呋塞米等利尿剂。

急重症水过多或水中毒，应保护心、脑功能，纠正低渗状态。高容量综合征则以脱水为主，减轻心脏负荷，首先以利尿剂呋塞米等利尿。有效循环血量不足则要补充血容量，急危病例可行血液超滤治疗。明确 ADH 分泌过多者，病因治疗。

低渗血症应迅速纠正细胞内低渗状态，除限水、利尿外，应使用 3%～5% 盐水，一般剂量为 5～10 ml/kg，分次补充，同时纠正电解质酸碱平衡，监测心肺功能。具体可参照本章"低钠血症"治疗部分。

五、低钠血症

低钠血症（hyponatremia）是指血清钠＜135 mmol/L 的一种病理生理状态，伴有血管内液体总量增多或正常，是医院内最常见的一种电解质紊乱，发生率达 15%～20%。一般来说，健康个体不易发展为低钠血症，除非水摄入量超过肾脏排水量。

> **案例 7-24-1**
>
> 患者，女，74 岁，近 3 周记忆力紊乱，有高血压病史，近期开始一种新降压药，氢氯噻嗪片治疗。无恶心呕吐，无腹泻等不适。既往史无特殊，一般状况可，无其他药物服用史。
>
> PE：卧位 BP 110/70mmHg，站立位 BP 90/60mmHg，P 98 次/分，R 13 次/分，无谵妄，定向力可，口唇黏膜干燥，皮肤弹性差。余查体无特殊。
>
> 辅助检查：血钠 125mmol/L，血钾 3.4mmol/L，血浆渗透压为 270mOsm/（kg·H₂O），尿钠 23mmol/L，血尿素氮 17mmol/L，Cr 100.8μmol/L，尿渗透压 400mOsm/（kg·H₂O）。
>
> **问题：**
>
> 1. 此患者最有可能的诊断是什么？
> 2. 为了明确诊断，需要做何检查？
> 3. 治疗方案如何？

【分类】

低钠血症可分为低渗性低钠血症[血浆渗透压低于 280mOsm/（kg·H₂O）]、高渗性低钠血症[血浆渗透压高于 310mOsm/（kg·H₂O）]、等渗性低钠血症，以及假性低钠血症。其中低渗性低钠血症是临床上最常见的低钠血症。

低渗性低钠血症根据病因分类，至少有 2 种分类法，一种根据循环中 ADH 水平分为 ADH 不被抑制而升高或 ADH 被抑制；另一种分类根据血容量状态分为低容量、正常容量或高容量性低渗性低钠血症。绝大多数情况下，低钠血症是由于水摄入后不能排出所致。

（1）正常个体血浆渗透压下降，ADH 释放被抑制，水负荷经尿排泄。

1）ADH 释放不能被抑制而不适当升高是低钠血症常见的原因，见于以下情况：

A. 有效血容量减少，可能是由于胃肠液丢失（呕吐或腹泻），或肾丢失（大多数是噻嗪类利尿剂而不是袢利尿剂）。

B. 组织灌注减少（也称为有效动脉容积减少），由于心力衰竭之心排血量减少或肝硬化系统性血管舒张。

C. ADH 分泌失调综合征（SIADH），原发性（非低容量性）ADH 释放增多，包括渗透压调定点的重新调定等不常见病因。

2）当 ADH 释放被抑制时仍发生低钠血症的情况，包括原发性烦渴、低钠饮食和严重肾衰竭。

（2）低渗性低钠血症根据容量状况分为以下几种。

1）低容量性低钠血症，由于胃肠液丢失（呕吐或腹泻），或肾丢失（大多数是噻嗪类利尿剂而不是袢利尿剂）。

2）正常容量低钠血症，大多数为 SIADH，但亦可见于原发性烦渴、低钠饮食。

3）高容量性低钠血症由于心力衰竭或肝硬化。

此外，严重肾衰竭的患者发生低钠血症，可呈现为正常血容量或者钠潴留，发展为水肿，呈高血容量。

【病因和发病机制】

（一）低渗性低钠血症

大多数低渗性低钠血症两个常见原因是有效动脉血容量不足及 SIADH，均与持续性 ADH 释放有关。大部分患者低钠血症有单一病因，但也有些患者存在多个病因，如人类免疫缺陷病毒（HIV）症状性感染患者，可同时呈现为容量丢失，SIADH 和肾上腺皮质功能不足。

1. 有效动脉容量不足　即有效循环血量减少可存在两种机制：①血容量真正减少；②心力衰竭致心排血量减少，肝硬化动脉舒张，组织灌注减少。组织灌注减少经机体各压力感受器感知：颈动脉窦、主动脉弓压力感受器调节交感神经兴奋性、肾入球微动脉调节肾素–血管紧张素–醛固酮系统活性、心房及心室调节脑钠肽释放。尽管存在这些可能的机制，组织灌注显著减少是强烈刺激 ADH 分泌因素，可克服低钠血症对 ADH 的抑制效应，因此任何导致有效动脉血容量减少的因素都可发展为水潴留及低钠血症。

真正容量丢失可由于水钠从胃肠道丢失，腹泻或呕吐；从尿液丢失，大多数由于利尿治疗，或者出血所致。此类患者也有低钾血症，如果丢失足够的液体，肾灌注减少可发生氮质血症。霍乱患者严重腹泻液体（大便中钠浓度达 120～140mmol/L）丢失，予低渗口服补液盐（更多自由水）治疗比标准的口服补液盐（钠离子浓度更高）治疗可导致低钠血症的风险增加。

2. 利尿剂诱导的低钠血症　低钠血症是运用噻嗪类利尿剂的一个偶发并发症，典型案例是在噻嗪类利尿剂治疗开始后发生。相反，祥利尿剂发生低钠血症非常少，由于抑制 Henle 祥氯化钠转运体，阻止逆流梯度的形成，限制了 ADH 促进水潴留的能力。尽管低血容量有助于噻嗪类利尿剂诱导低钠血症，但大多数患者临床上表现出血容量正常，几个其他因素在低钠血症的发展中亦有作用：①容量过低可刺激口渴中枢，潜在增加水摄入的趋势；②稀释能力降低，远端小管减少氯化钠重吸收，因此水排泄受损；③尿钠和尿钾浓度可超过血浆钠及钾的浓度，这直接降低血浆钠浓度。

3. 脑性盐耗综合征　由于下丘脑或脑干损伤导致下丘脑与肾脏神经联系中断，导致远曲小管出现渗透性利尿，血钠、氯、钾降低，尿中含量增高。

4. 心力衰竭和肝硬化　心力衰竭和肝硬化患者即使血浆和细胞外容量可显著增加，由于心力衰竭心输出量下降和肝硬化动脉舒张导致颈动脉窦压力感受器压力感受下降，因此血清 ADH 水平可反映基础疾病的严重程度，是低钠血症的发展重要预测指标。血钠水平稳定在 130mmol/L 以下是肝脏或心脏疾病近终末期的标志。相反，肾病综合征未合并肾衰竭的患者不常发生低钠血症；大部分患者有相对正常的组织灌注和有效动脉容积，因此临床上没有刺激 ADH 分泌的重要因素。

5. SIADH　为持续 ADH 释放和水潴留等一系列代谢紊乱而与低血容量无关。其主要病因包括中枢神经系统疾病、恶性肿瘤、某些药物和近期接受外科手术。

6. 内分泌紊乱　原发性 SIADH 定义需排除肾上腺皮质功能减退或甲状腺功能减退患者。然而，满足典型 SIADH 定义（正常血容量伴高尿渗透压和高尿钠）的特征性低钠血症也常常发生于甲状腺功能减退患者或继发性肾上腺皮质功能减退患者，这些症状早期不明显，当患者出现难以解释的低钠血症时需考虑内分泌因素。甲状腺功能减退和低钠血症是住院患者的常见异常，同时存在不意味着是必然的因果关系，除非同时合并重度甲状腺功能减退，否则需追究其他导致低钠血症的原因。甲状腺功能减退导致低钠血症的机制不完全清楚。甲状腺功能减退患者分泌自由水能力减弱，水负荷后不能达到最大化尿液稀释。肾上腺皮质功能减退患者由于皮质醇缺乏 ADH 分泌增加部分是由于收缩压降低而心排血量减少（机制不明）及皮质醇抑制 ADH 释放负反馈环被干扰的原因。原发性肾上腺皮质功能减退患者醛固酮缺乏亦可造成低容量诱导的 ADH 释放。继发性肾上腺皮质功能不全（垂体功能低下）表现为具有 SIADH 生化特征的正常容量性低钠血症。

7. 妊娠　妊娠期间人类绒毛膜促性腺激素的释放可能导致渗透压调定点轻度下调可能与血钠水平下降约 5mmol/L 有关。

8. 异位 ANP 分泌　小细胞肺癌患者虽然 SIADH 更常见，但有较少的患者低钠血症与异位 ANP 分泌有关，异位 ANP 致低容量，引起继发性 ADH 分泌。

9. 运动相关性低钠血症　马拉松和超长距离马拉松跑者可发展为潜在的严重低钠血症，主要是由于过多的水分摄入，持续 ADH 分泌而水分泌受损。同样，足球运动员、军事演练和沙漠徒步也可发生类似情况。

（二）高渗性低钠血症

高渗性低钠血症可见显著高血糖。严重高血糖引起血浆渗透压升高，同样高浓度甘露醇、山梨醇或蔗糖可使水移出细胞，因此稀释性降低血钠浓度。

（三）等渗性低钠血症

等渗性低钠血症可见不导电的冲洗溶液。不含钠的等渗或近等渗液体进入细胞外间隙可形成等渗低钠血症。这个问题最早是由于经尿道前列腺或膀胱切除术（经尿道切除综合征）或腹腔镜子宫切除术后各种不导电的甘氨酸山梨醇冲洗液吸收导致的。这些患者可发展为显著的低钠血症，出现神经系统症状。自身极低血钠浓度，甘氨酸毒性，氨、丝氨酸或甘氨酸代谢产物乙醛酸积累等多种因素可有助于神经系统症状的发生。

（四）假性低钠血症

由于显著的血脂或血清蛋白升高导致血清中含水部分比例下降，相同容积血清中测出的钠离子浓度假性降低。

现将低钠血症常见病因总结如表 7-24-1。

表 7-24-1　低钠血症的常见病因

低渗性低钠血症

1. 低容量性低钠血症

　　1）腹泻或呕吐或肾性丢液；2）艾迪生病；3）脑性耗盐综合征

2. 正常容量性低钠血症

　　1）药物致继发性 SIADH：高容量性高钠血症（氯磺丙脲、细胞毒药物）、恶性肿瘤（小细胞肺癌）、颅内因素（脑膜炎、脑及蛛网膜下出血空间占位损伤）、肺部因素（肺炎、结核）、卟啉症

　　2）应激：近期外科手术

　　3）内分泌疾病：甲状腺功能减退症、肾上腺皮质功能减退症

　　4）药物：选择性 5-羟色胺再摄取抑制剂、利尿剂、巴比妥类、抗惊厥、阿片类药物

　　5）慢性肾衰竭

3. 高容量性低钠血症

　　1）充血性心力衰竭

　　2）失代偿性慢性肝病

高渗性低钠血症

1. 高血糖症

2. 输注甘露醇

等渗性低钠血症

　　经尿道切除综合征

假性低钠血症

1. 高甘油三酯血症

2. 多发性骨髓瘤

【临床表现】

本病临床表现主要是神经系统症状，与低钠血症的严重程度有关，更与血钠浓度改变的速度密切相关。低钠血症脑水肿的发展依赖于水从血浆、脑脊液转移至脑。脑水肿最初发生是由于血清钠浓度的快速下降，常不足 24 小时。本症多发生于术后大量低张液体的输入和原发性烦渴及运动相关的低钠血症患者自我饮水诱导的水中毒。

急性低钠血症临床表现严重程度常反映脑水肿的严重程度，与低钠血症的严重程度有关，其主要临床表现包括最早期的表现为呕吐、委靡不振，血钠浓度为 125～130mmol/L；当血钠浓度为 115～120mmol/L 时可发生头痛、嗜睡、迟钝，甚至抽搐、昏迷和呼吸困难，亦可表现为非心源性肺水肿。急性低钠血症性脑症常常是可逆的，但是永久性神经损害或死亡也可发生。过快纠正低钠血症病情也可发生恶化。

慢性低钠血症神经系统症状及脑水肿的程度都远低于急性低钠血症。当血清钠浓度低于 120mmol/L 时，由于脑适应性变化慢性低钠血症无症状。如果慢性低钠血症患者出现症状，其血清钠浓度常低于 110mmol/L，伴有病情的急剧恶化。

案例 7-24-1　临床特点

1. 患者为老年女性，近 3 周记忆力紊乱。无恶心呕吐、无腹泻等不适。

2. 有高血压病史，近期予氢氯噻嗪片治疗。

3. PE：直立性低血压，口唇黏膜干燥，皮肤弹性差等脱水表现。

4. 已知生化结果示低渗性低钠血症、低钾血症。

5. 进一步进行辅助检查：TSH 3.0mU/L，血 ACTH 5pmol/L（8am），Cor 210nmol/L（8am），血甘油三酯 1.4mmol/L，胆固醇 3.7mmol/L，LDL-C 2.5mmol/L，血 ALB 35g/L，提示血脂、甲状腺功能、肾上腺皮质功能均正常。

【诊断】

结合血清钠水平可诊断，临床上发现低钠血症可按低钠血症的诊断步骤（图 7-24-1）进行病因诊断。

（1）确定是否为真性低钠血症。

（2）估计细胞外液容量情况：低容量主要由于体液绝对或相对不足所致。低血压、皮肤弹性差及实验室检查示氮质血症，肌酐轻度升高等均支持该诊断。病史中如有消化液丢失、大量出汗、尿钠<10 mmol/L 者，提示肾外丢失；尿钠>20mmol/L，有应用利尿剂病史或有糖尿病史或肾上腺皮质功能不全者可确定经肾丢失。

细胞外液不少伴有水肿或第三间隙液体积聚者，提示心、肝、肾功能不全导致水肿形成低钠血症。如无水肿、血压正常，无低血容量情况，低钠血症主要是由于 ADH 分泌过多引起。如少尿、尿素氮、肌酐显著升高，尿钠排泄>20mmol/L 者，为肾功能不全引起。如尿渗透压明显降低[<80mOsm/(kg·H₂O)]，伴有明显多饮，则可能为精神性烦饮或服用导致口渴

的药物（三环类抗抑郁药物）。

SIADH 诊断标准：心、肝、肾功能及甲状腺、肾上腺、垂体功能正常；无容量丢失或水肿；低渗性低钠血症[血浆渗透压＜280mOsm/（kg·H₂O）]，

血钠＜3.5mmol/L；尿渗透压＞100mOsm/(kg·H₂O)；血钾正常；酸碱平衡。典型者，尿钠＞40mmol/L，血尿酸降低，尿尿酸升高。

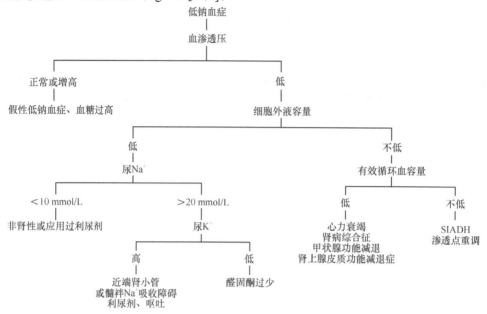

图 7-24-1　低钠血症的诊断步骤

1. 诊断步骤

（1）患者老年女性，使用噻嗪类利尿剂后近期有精神症状。

（2）有低血容量证据：直立性低血压，皮肤弹性差。

（3）生化示低渗性低钠血症，尿钠＞20mmol/L，低钾血症，尿渗透压＞80mOsm/（kg·H₂O），尿素氮及肌酐轻度升高且其比例变化，提示经肾丢失，伴有肾性肾功能不全；无甲状腺功能减退及肾上腺皮质功能减退排除内分泌性病因；无高脂血症及高蛋白血症可排除假性低钠血症。

2. 诊断：利尿剂诱导的低钠血症（低血容量低渗性），低钾血症。

【治疗】

低钠血症的临床症状与病情的严重程度、病情发展的快慢有关。一般认为 48 小时内的低钠血症为急性，而超过 48 小时或更长时间为慢性。有症状的急性低钠血症须立即处理；无症状或轻度的低钠血症则不必紧急治疗、过快纠正。

低钠血症治疗时，需考虑以下 4 个问题：渗透性脱髓鞘病变的风险，减少此风险合适的矫正速度；可选择的升高血钠浓度的方法；预计所需补钠量。

当发生急性低钠血症时，应迅速对急性紊乱所致的危害作出应对；当成为记忆性适应后，矫正过多存在潜在风险，故治疗时应常监测血钠水平。临床上最关心的罕见的低钠血症并发症是致命性脑水肿。

（一）急性症状性低钠血症

1. 高容量性低钠血症　在限水基础上常需输入高渗盐水，但不宜过快，以免发生渗透性脱髓鞘病变。急性低钠血症患者完全快速升高血钠水平可导致渗透性脱髓鞘综合征，这种严重的神经综合征一般在钠纠正后 2～6 天出现，常不可逆转。建议最初治疗的数小时内补充 3%高渗盐水，一般可先纠正到 120～125 mmol/L，或虽未达到该水平症状已经改善。

（1）按公式 1 计算缺钠量，先补 1/3：净失钠量（mmol/L）=（所输入 Na⁺ 浓度−血清 Na⁺ 浓度）（mmol/L）×总体液量（1L 3% NaCl 溶液含 512 mmol/L NaCl；估计总体液量（L）=0.6（男）或 0.5（女）×体重 kg）。

（2）或按公式 2 计算：1L 所输入含钠液体引起 Na⁺ 改变量=（输入液体 Na⁺ 浓度−血清 Na⁺ 浓度）/（总体液量＋1），按接下来一定时间内预期升高的血钠浓度来计算所输入液体的速度。

治疗过程中需合并呋塞米利尿，以避免输入高渗盐水而引发细胞外液增多。监测尿量、尿钠、神经系统体征，再将排出的尿钠量加以补充。

2. 正常容量性低钠血症　予限水、利尿，同时注意补充钠盐及钾盐，严重时可输注高渗盐水。如果 SIADH 时，积极处理基本病因。

3. 低容量性低钠血症 采用等渗盐水补充血容量，有低血压者可补充白蛋白、血浆等胶体物质。

（二）慢性症状性低钠血症

低钠血症常是慢性情况，如果具体病程不清楚时应假设为慢性，其治疗目的是减轻症状，改善愈后。慢性低钠血症应逐步纠正，限制液体摄入，口服氯化钠，缓慢静脉输注3%氯化钠，呋塞米利尿，或加压素拮抗剂，或者病因治疗。循证医学证据推荐每天血钠浓度上升不超过4～6 mmol/L；严重的低钠血症需更积极的起始治疗，若血钠水平低于120 mmol/L，或存在渗透性脱髓鞘病变危险因素时，应谨慎补钠，通过补充丢失水（尿量加上汗液及大便中的丢失量）或使用去氨加压素阻止水分丢失，纠正钠幅度每天不宜超过8mmol/L，严重症状性低钠血症目标每小时不超过1～2mmol/L，直至症状缓解，先不必完全纠正血钠至正常。

（三）无症状性低钠血症

无症状性低钠血症一般不必治疗，以处理原发病为主。有研究表明，无症状性低钠血症在首个24小时血钠最大上升幅度不超过10～12mmol/L，且前48小时不超过18 mmol/L。尽管如此神经系统症状仍有可能发生。因此，最明智的选择或许是以低于最大速率来逐渐纠正低钠血症，并且需限水，水摄入量应少于自由水丢失量（自由水丢失量等于尿量加上汗液及大便中的丢失量）。

案例 7-24-1

本例患者为利尿剂诱导的低钠血症，故治疗上包括以下几点：

1. 停用利尿剂。

2. 予等渗盐或如果症状性或严重低钠血症予高渗盐静脉注射。然而，予等渗盐溶液有潜在的纠正低钠血症过快的风险。等渗盐升高血钠浓度幅度小但很快能纠正丢失的容量，一旦为等容量性，ADH释放将被合理抑制，因此允许稀释性尿液形成可迅速排出体内多余水分。患者中重度低钠血症必须严密监测警惕渗透性脱髓鞘病变。

3. 拟静脉注射3% NaCl，则1L 3%NaCl预计升高的钠离子浓度为（513-125）/（25+1）=14.9；最初目标是12小时内血钠升高5mmol/L，因此，12小时输入3% NaCl 0.34 L，或者每小时输入3% NaCl 28ml。观察患者症状好转情况，调整治疗目标。

建议：初始应用噻嗪类利尿剂的老年患者，尤其有大量饮水习惯的或使用NAISD类药物（抑制肾前列腺素生成，水排泄减少），在用药1周内需监测血钠水平。有过严重噻嗪类利尿剂致低钠血症的患者容易反复发生低钠血症。

六、高 钠 血 症

案例 7-24-2

患者，男，77岁，居住在敬老院，因评估疲乏、幻觉入急诊。3天前发生腹部绞痛，大量水样便，每天15～20次。无发热、呕吐，腹痛与进食无关。有中风病史，继发性吞咽困难胃管进食。用药史，平素服用阿司匹林、氢氯噻嗪。3天前健康状况如平素。

PE：BP 150/80mmHg，P 113次/分，R 16次/分。极度虚弱，时有幻觉，皮肤黏膜干燥，眼窝深陷。神经系统检查较前无变化。

辅助检查：血钠160mmol/L，血钾3.4mmol/L，血氯123mmol/L。碳酸氢根为22mmol/L，血尿素氮为37mmol/L，Cr为126μmol/L，尿渗透压为890mOsm/（kg·H₂O）。大便培养示梭状芽孢杆菌感染。其他实验室检查正常。

问题：

1. 此患者高钠血症最有可能的病因是什么？

2. 治疗方案如何？

高钠血症（hypernatremia）是指血清钠>145mmol/L的一种病理生理状态。常被认为是体内总水的紊乱，而不是钠浓度的紊乱，可由一种或多种因素共同影响钠与水的总比例，尽管输入过多含钠液体可能导致高钠血症，但大多数高钠血症是由于水摄入不足或者过多水或低张液体丢失所致。高钠血症代表着与机体钠库有关的水赤字，可导致净水丢失，高张性钠盈余。

【病因和发病机制】

高钠血症的病因可分为三类，一类为水丢失过多而未充分补充，自由水经皮肤、肾脏或胃肠系统丢失，大部分患者归为第一类。另一类为由于渴觉或者渗透压受体功能缺陷而引起渴觉减退、不能摄入充分自由水。此外还有一小部分称为医源性高钠血症为第三类，患者输入过多高张性钠盐所致。

血管升压素（AVP），也称抗利尿激素（ADH）在水稳态和钠平衡中起了重要作用。AVP不仅主要调节体液渗透压稳态，而且在容量稳态中起了一小部分作用。体内大部分钠位于细胞外，因此是血浆张力的基本决定因素。血浆张力增加时刺激渴觉中枢而摄入水，并且引起渗透压受体介导的AVP释放，刺激肾重吸收自由水。AVP失调节可由渗透性和非渗透性共同作用所致。在稳态方面，中枢性渴觉机制和具有尿浓缩能力而减少自由水丢失的机制可保护性阻止高钠血症发展；当渴觉受损或者水摄入不充足时，可能发展为典型的高钠血症。这些常发生在年幼、年老、严重疾病、虚弱或神经调节受损人群。此外，尿浓缩功能缺陷可使自由水丢失，进一步形成高钠血症。

【临床表现】

高钠血症引起的代谢紊乱可以通过临床症状和体征来识别，这些症状的病理生理涉及神经系统内水的移动，由于血钠升高，自由水弥散出脑细胞，导致脑细胞皱缩。随着水分移出脑细胞，脑皱缩也可使脑静脉局部破裂，发生蛛网膜下腔出血和永久性神经损害，甚至死亡。最早期症状表现为嗜睡、疲乏和易激惹。如果进一步发展，可能出现肌张力增高、抽搐（包括痉挛和腱反射亢进），甚至癫痫（常发生于儿童）。当血钠水平达到 155~158mmol/L 以上时，可出现更多不常发生的严重症状。当血钠水平达到 180mmol/L 以上时死亡率增加。

与低钠血症一样，高钠血症的血钠水平急剧变化比缓慢增加更容易出现临床症状，因为慢性情况下有时间形成自由水补偿性流动，以及溶质从脑脊液和细胞外液进入脑实质。实际上，一些个体血钠水平达到 170~180 mmol/L 时也几乎没有严重高钠血症的症状。以此类推，用相对低张的溶液快速纠正高钠血症可能诱导液体的反向移动，产生相反的结果：脑实质水肿。

【诊断】

血清钠＞145mmol/L 即可诊断高钠血症。确诊后需明确细胞外液的容量情况。容量扩张为钠过多所致，未扩张者了解有无失水。体重未改变者多考虑为水分转移到第三间隙等引起；体重减轻者表示水分丢失，监测尿量及尿渗透压。凡尿量很少、渗透压极高，表示失水由肾外引起；尿量尚可，尿渗透压未达到最高值者，其尿渗透压非常低，为尿崩症引起；尿渗透压不低者则应注意有无利尿剂应用史，未予利尿剂者，应注意有无严重高血糖等情况。

案例 7-24-2

本例患者根据血钠水平，高钠血症诊断成立，分析病因。

1. 患者为老年男性，大量胃肠液丢失病史明确，有失水临床表现。

2. 且有中风及吞咽困难病史，即使渴觉无受损，亦不能自由补充丢失的水分。

3. 虽然应用利尿剂及尿浓缩功能受损也可能导致自由水丢失，而本例患者尿渗透压升高证实患者肾具有浓缩尿及潴水的功能，水重吸收增加这也是 ADH 作用的结果。

本病例高钠血症可能的病因为胃肠液丢失过多而未能充分补充水。

【治疗】

本症应积极治疗原发病，限制钠的摄入和不适当钠的输入。监测出入水平衡及电解质等指标变化。纠正高钠血症不能过急，血钠下降速度及血渗透压下降过快可能引起脑水肿、惊厥、神经损害甚至死亡。

最初补液方案如下所述。

（1）慢性高钠血症患者（超过 48 小时）最初治疗方案：5%葡萄糖溶液，以 1.35ml/h×体重（kg）的速率静脉注射；或者 70ml/h（体重为 50kg）、100 ml/h（体重为 70kg）。目标为 24 小时血钠下降的最大值为 10~12mmol/L。6 小时后复测血钠值，如达到靶目标则可调整为每 12~24 小时监测一次。如患者处于持续失液，则第一天每 4 小时监测血钠一次。

大多数情况下矫正速度过慢是由于渗透性利尿、高血糖、氮质血症中高尿素氮水平、呕吐、腹泻、鼻饲管进食。如矫正过快，则可停用或减慢速度，视对治疗的反应而调整治疗方案。

（2）急性高钠血症患者（病程为不超过 48 小时）最初治疗方案：5%葡萄糖溶液，以 3~6 ml/h×体重（kg）的速率静脉注射；尿崩症患者还需要去氨加压素治疗；目标为血钠下降速度 1~2 mmol/L，24 小时内恢复正常血钠范围。

糖尿病血糖控制不良时给予葡萄糖可增加高血糖的风险。

以上方案也可以用以下公式来计算，但两者都是基于估计机体总体液量来实现，在临床环境中不能真实测量的，仅作为初始治疗提供指导，需根据临床对治疗的反应来进行下一步调整和监测（表 7-24-2）。

高钠血症治疗可根据以下四步来估算。

第一步，估计失水量：失水量=[0.6×体重]×[（血钠/140）−1]，其中 0.6 为非老年男性自由水的常数，非老年女性为 0.5；老年男、女性分别为 0.5、0.45；儿童为 0.6。

第二步，纠正高钠血症的合适速率；纠正高钠血症的合适速度依赖于病程。高钠血症时，脑细胞在 1~3 天内将产生渗透性活性物质对抗自由水的渗透性流动。过快补充自由水可导致脑水肿和癫痫。慢性低钠血症轻度症状一般可接受的矫正速率是 0.5mmol/（L·h），或 10~12mmol/L；在儿童，0.5mmol/L/小时的速率与增加的神经系统症状有关。

第三步，根据估计失水量，预期矫正速率，估计继续损失量来计算液体补充方案。

第四步，或同时补充钠钾或失钾量。

表 7-24-2 处理高钠血症公式及输液液体特点

公式	临床应用
$\Delta 血清Na^+ = \dfrac{(输注Na^+ - 血清Na^+)}{(总体液量 + 1)}$	估计输注 1L 液体对血清 Na^+ 的影响
$\Delta 血清Na^+ = \dfrac{\left(\left[输注Na^+ + 输注K^+\right] - 血清Na^+\right)}{(总体液量 + 1)}$	估计输注 1L 含钠和钾的液体对血清 Na^+ 的影响

输注液体	输注 Na^+（mmol/L）	细胞外液体分布（%）
5%葡萄糖液	0	40
5%葡萄糖液中 0.2%盐水	34	55
0.45%盐水	77	73
林格氏乳酸液	130	97
0.9%盐水	154	100

分子为（输注 Na^+-血清 Na^+）×1L 的简化表达，总体液量（L）以体重×系数来计算，儿童系数为 0.6；非老年男女分别为 0.6 和 0.5；老年男女分别为 0.5 和 0.45。正常情况下，细胞外液和细胞内液分别占总体液的 40%和 60%

案例 7-24-2

患者症状性高钠血症与肠炎导致大量胃肠液丢失有关，治疗需要纠正代谢紊乱，控制感染。

予鼻饲管及静脉补液。

本例患者血钠 160mmol/L，安全目标为血钠水平在 24 小时降至 150mmol/L[10～12mmol/（L·d）]以免脑水肿发生。

予 0.45% 盐水，根据体重 70kg，他的体液总量为 35L（老年男性=0.5×70kg），根据表 7-24-2

公式 $\Delta 血清Na^+ = \dfrac{(输注Na^+ - 血清Na^+)}{(总体液量 + 1)}$，可知：

Δ 血清 Na^+ =（77-160）/（35+1）=-2.3。

假设继续损失量和隐性失水量补足的情况下，1L 0.45%盐水可以降低钠浓度 2.3mmol/L。

根据可接受合理的速率 0.5mmol/L/小时来计算，1L 液体输注超过 5 小时为安全。然而，假定继续损失量和隐性失水量不计算在内的话，高钠血症将不可恢复。

每天不显性失水通常为 800～1000ml，但如果患者发热、呼吸道感染可增加不显性失水，为确保钠水平以合适的速率下降应多次监测钠水平，调整治疗方案。

第二节 钾代谢失常

钾离子是细胞内液主要的阳离子，正常人体钾总量为 50mmol/kg 体重，其中 98%钾离子在细胞内，分布于肌肉、肝脏、骨骼、红细胞等器官，维持细胞新陈代谢，调节酸碱平衡，保持神经肌肉的应激性和心肌的功能。细胞外钾的含量只占总体钾含量的 2%，血浆钾仅占总量的 0.3%。正常人血清钾浓度是 3.5～5.5mmol/L。细胞内外钾显著浓度差异靠 Na^+,K^+-ATP

酶的运转来维持。正常血钾水平相对恒定，依靠钾的摄入、细胞内外钾的转移和肾脏排钾的调节。肾脏保钾能力差，即使不摄入钾，每天仍排钾 30～50mmol/L。自肾小球滤过的钾离子几乎 100%在近端肾小管、髓袢等部位完全重吸收。尿钾的排泄主要取决于远端肾小管，尤其集合管。集合管的主细胞是分泌钾离子的主要细胞，间细胞为重吸收钾离子的主要细胞。盐皮质激素与其受体结合后对集合管钾离子排泄起最关键的作用。尿钾的排出量受钾摄入、远端肾小管钠浓度、血清醛固酮和皮质醇的调节。

一、高钾血症

案例 7-24-3

患者，男，64 岁，有慢性肾炎，CKD5 期，病程 5 年，平素未规律血透，2 天前感乏力、食欲缺乏、呕吐就诊。一般情况下，尿量为 900ml/d。无特殊药物使用史。

PE：BP 160/90 mmHg，P 86 次/分，慢性病容，颜面部水肿，HR 为 86 次/分，律齐，可闻及期前收缩，腱反射减弱。

问题：

1. 此患者首先考虑何诊断？

2. 为了明确诊断，需要做何检查？

3. 治疗方案如何？

高钾血症（hyperkalemia）是一种临床常见急症，是指血清钾浓度＞5.5mmol/l 的一种病理生理状态。

【病因和发病机制】

（一）总钾量过多所致高钾血症

为高钾血症常见原因。肾脏具有很强的排钾能力，正常人即使摄入过多含钾食物，也不会产生高钾血症。当机体钾总量增多，而肾功能不全时，排钾减少导致高钾血症。

1. 肾排钾减少　主要见于肾脏疾病导致急慢性肾功能不全；肾小管酸中毒；也见于长期使用储钾性利尿剂（螺内酯等），血管紧张素转换酶抑制剂等药物；盐皮质激素减少：肾上腺皮质功能减退症、低肾素性低醛固酮血等。

2. 钾摄入过多　摄入过多富钾食物、药物，静脉大量输注钾或库存血，可发生高钾血症，多由于肾功能不全所致。

（二）转移性高钾血症

为细胞内钾进入细胞外液，总钾量可增多、正常或减少。

（1）由于某些病理因素组织细胞破坏，细胞内钾释放入血。常见于大面积烧伤、创伤，横纹肌溶解，严重溶血性贫血，血液透析，接受化疗的肿瘤患者。

（2）细胞膜转运功能障碍：代谢性酸中毒时，血 pH 降低，H^+ 进入胞内，钾离子转移至细胞外；严重失水、休克、剧烈运动、癫痫持续状态、组织缺氧；高钾性周期性瘫痪，不常见；琥珀酸、精氨酸等药物的应用可使细胞内钾转移至胞外。

（三）浓缩性高钾血症

有效血容量不足，血液浓缩，且伴有肾前性少尿，致高钾血症。

（四）假性高钾血症

由于标本采集、处理、运送过程中的不当造成的试管内溶血；白细胞增多症（$WBC > 500 \times 10^9/L$）及血小板增多症（$PLT > 600 \times 10^9/L$）若标本放置后可因凝集而释放钾，形成假性高钾血症。

【临床表现】

高钾血症可影响心肌、骨骼肌生理功能，常被原发病掩盖。重症高钾血症能引起心室颤动和心搏骤停，是内科常见急症之一。高钾血症临床上可出现肌肉轻度震颤，手足感觉异常；肌肉软弱无力，腱反射减弱或消失，甚至出现迟发性麻痹等症状。肌肉症状常出现于四肢，然后向躯干发展。高钾血症使心肌收缩功能减低，心音低钝；出现心律减慢、室性期前收缩、房室传导阻滞、心室颤动及心搏骤停。

> **案例 7-24-3**
>
> 临床特点：患者老年男性，慢性病程，急性起病。
>
> 有慢性肾功能不全病史，未规律血透，尿量减少，出现非特异性消化道症状。
>
> 查体：BP 为 160/90 mmHg，慢性病容，颜面部水肿，可闻及期前收缩，腱反射减弱。

【辅助检查】

（1）生化检查：血清钾 > 5.5mmol/L。

（2）高钾血症可出现特征性心电图变化，不是所有的高钾血症都出现心电图变化。心电图是诊断高钾血症程度的重要参考指标：血清钾 > 6mmol/L 时，T 波窄而高尖；7～9mmol/L 时，P-R 间期延长，P 波消失，QRS 波群变宽，R 波渐低，S 波渐深，ST 段与 T 波融合；> 9～10mmol/L 时，QRS 波群延长，T 波高尖；进而出现心室颤动。

> **案例 7-24-3**
>
> 辅助检查：血钾 7.0mmol/L，血钠 143mmol/L，BUN 8.9mmol/L，Cr 458mmol/L，血 pH 6.8，HCO_3^- 13 mmol/L。
>
> ECG 示室性期前收缩，T 波窄而高尖。

【诊断与鉴别诊断】

在排除假性高钾血症基础上，血清钾 > 5.5 mmol/L，并伴随有致血钾增高和（或）肾排钾减少的基础疾病可确诊高钾血症。询问有无含钾药物过多摄入病史。代谢性酸中毒时常呈现转移性高钾血症。血钾水平与体内总钾含量不一定呈平行关系。明确高钾血症后，需寻找病因帮助治疗。

> **案例 7-24-3　病例分析**
>
> 1. 患者老年男性，有慢性肾功能不全病史，未规律血透，尿量减少，出现非特异性消化道症状。
>
> 2. PE：BP 160/90 mmHg，P 86 次/分，慢性病容，颜面部水肿，HR 为 86 次/分，律齐，可闻及期前收缩。腱反射减弱。
>
> 辅助检查提示肾功能不全，高钾血症，代谢性酸中毒。ECG 示室性期前收缩，T 波窄而高尖。
>
> 诊断：慢性肾炎，慢性肾功能不全（CKD5 期），高钾血症，代谢性酸中毒

【治疗】

寻找高钾血症病因，减少钾摄入，避免影响钾排出的药物。早期识别，避免高钾血症对心肌抑制。治疗原则：尽快降低血钾水平，保护心脏。

（一）减少钾的来源

停止高钾饮食或正在使用的含钾及储钾类药物（ACE I 类或 ARB 类降压药）。控制感染，清除体内积血或坏死组织；避免使用库存血；予足够热量，减少机体分解代谢所释放的钾。

（二）对抗钾的心脏抑制作用

1. 碳酸氢钠液　对抗高钾对细胞膜的作用，促进钾进入细胞内，钠拮抗钾的心脏抑制作用；Na^+ 增加血浆渗透压，从而扩容稀释性降低血钾。予 4%～

5%碳酸氢钠 100～200ml 静脉滴注,一般数分钟起作用。应避免产生碱血症。优点:纠正高钾血症的同时还可纠正酸中毒,因此急性高钾血症合并代谢性酸中毒或者肾功能正常患者使用碳酸氢钠液是有益的。注意事项:合并心力衰竭者慎用,防止诱发肺水肿。

2. 葡萄糖酸钙 对抗钾的心肌毒性。予 10%葡萄糖酸钙 10～20ml,缓慢静脉注射,数分钟起作用,但作用时间短,需多次应用。有心力衰竭者勿同时使用洋地黄类药物。

3. 葡萄糖和胰岛素 可促进细胞对钾离子的摄取,也可防止低血糖发生。一般选用 10%葡萄糖,按每 3～4g 葡萄糖给予 1 U 短效胰岛素静脉注射,持续时间 4～6 小时,必要时可重复使用。

(三)促进排钾

1. 经肾排泄 应用呋塞米、托拉塞米、氢氯噻嗪等排钾性利尿剂,但肾衰竭时效果不佳。

2. 经肠排泄 在肠道,阳离子交换树脂与钾离子交换,促进钾由肠道排出以降低血钾。慢性高钾血症时效果更佳。常用聚磺苯乙烯交换树脂 10～20g,口服,每天 2～3 次。其胃肠道反应及结肠坏死等安全性一直是关注焦点。可单用或合用 25%山梨醇酯 20ml,口服,每天 2～3 次。

3. 透析治疗 适用于肾衰竭伴有急重症高钾血症患者,血液透析为最快最有效的方法。腹膜透析亦可使用。

案例 7-24-3 治疗方案

1. 限制含钾食物及药物摄入。
2. 避免 ACE-I 类和 ARB 类药物使用。
3. 予碳酸氢钠液、葡萄糖和胰岛素、呋塞米利尿排钾,血液透析治疗。
4. 监测生命特征,血钾,血气分析,心电图变化。

   预防:规律血液透析,护肾治疗,延缓肾功能进一步减退。

二、低钾血症

案例 7-24-4

患者,男,35 岁,劳累后发作松弛性瘫痪 4 小时急诊入院,既往体健。其母亲有甲状腺功能亢进症病史,已缓解。近 6 个月来大便黄软,每天 2～3 次,食欲佳,睡眠差。

PE: BP 120/80 mmHg,P 114 次/分,神志清楚,皮肤温湿,上眼睑痉缩,轻度突眼,甲状腺Ⅱ°肿大,质软,可触及震颤。HR 114 次/分,律齐,

---

第一心音亢进,肠鸣音减弱。双下肢肌力 2 级,双上肢肌力 5 级。腱反射减弱,双手细震颤。

问题:

1. 此患者存在何种电解质紊乱?
2. 为了明确诊断,需要做何检查?
3. 治疗方案是什么?

低钾血症(hypokalemia)是指血清钾<3.5mmol/L 的一种病理生理状态。

【病因和发病机制】

(一)钾分布异常

1. 细胞外钾内移 ①低钾周期性瘫痪以周期性发作肌无力合并低钾血症为特点,常由于劳累、剧烈运动、进食大量碳水化合物所诱发。甲亢引起较为常见,治疗后可以消失。②碱中毒的恢复期,一般血 pH 每升高 0.1,血钾约下降 0.7mmol/L。③使用大量葡萄糖液,尤其同时使用胰岛素时。④急性应激状态,肾上腺激素致钾进入胞内。⑤棉籽油或氯化钡中毒,钡离子可阻断钾离子通道。⑥使用叶酸、维生素 B_{12} 治疗贫血,或病情进展快速的白血病、淋巴瘤,机体合成代谢明显增加,钾离子大量进入细胞内,有时可诱发严重低钾血症。

2. 细胞外液被稀释 大量输液而未及时补钾,心功能不全、肾性水肿。

(二)缺钾性低钾血症

机体总钾量减少致低钾血症。

1. 摄入不足 见于长期低钾饮食、禁食、厌食;饥饿、营养不良、吸收障碍。发生慢性消耗性疾病时,长期摄入钾不足,<3g/d 达 2 周以上。大多合并腹泻、吸收障碍等。常病情严重且不易纠正。

2. 丢失过多 根据丢失途径可分为以下 3 种。

(1)消化液经消化道丢失,见于大量呕吐、腹泻或胃肠引流患者。小肠液常为碱性,丢失后多伴有代谢性酸中毒。

(2)肾脏失钾是低钾血症的最常见原因,当尿钾排泄>20mmol/L 且无腹泻病史多为肾性失钾。①肾脏疾病:急性肾衰竭多尿期、肾小管酸中毒、失钾性肾病、利德尔综合征(肾集合管上皮细胞上皮钾通道发生变异,对钠离子通透性增加,重吸收显著增加,同时促使钾从尿中大量丢失);②内分泌系统疾病:原发性或继发性醛固酮增多症、库欣综合征、异源性 ACTH 综合征等;③长期应用利尿剂为常见原因:呋塞米、依他尼酸(利尿酸)、氢氯噻嗪、乙酰唑胺等排钾性利尿剂,或渗透性利尿药(高渗糖、甘露醇);④补钠过多致肾小管钠钾交换增强,钾排出增多;⑤碱中毒;

⑥某些抗生素：青霉素、庆大霉素、多黏菌素B。

（3）长期高温作业经皮肤丢失过量钾，以及经体液丢失，如大面积烧伤、放腹水、透析等。

（三）假性低钾血症

血标本未在1小时内处理，或者白细胞>100×10⁹/L时，白细胞从血浆中摄取钾所致。

【临床表现】

临床表现取决于低钾血症发生的速度、程度和细胞内外钾浓度异常的轻重。急性而迅速发生的重度低钾血症可危及生命。慢性失钾者，临床症状可不明显。

1. 对中枢神经系统的影响　轻度低钾血症者表现为精神萎靡、淡漠、倦怠。重者有反应迟钝、定向力减弱、嗜睡甚至昏迷。

2. 对肌肉的影响　对骨骼肌的影响表现为四肢软弱无力，严重时出现松弛性瘫痪。一般从下肢开始，渐累及上肢，严重者可影响呼吸肌。重症可出现横纹肌溶解。对胃肠道平滑肌的影响临床表现为食欲减退、腹胀、便秘、恶心、呕吐等，严重者可出现麻痹性肠梗阻。

3. 对心脏的影响　临床表现为心律失常。轻者表现为窦性心动过速、房性期前收缩；重者可致室上性或室性心动过速、心室颤动。低钾如不纠正，心律失常可频发；纠正低钾后，可获得改善。心电图是诊断低钾血症程度的重要参考指标，可出现U波，QT间期延长。

4. 对肾脏的影响　临床表现为多尿和低比重尿。

> **案例 7-24-4　病史特点**
>
> 1. 患者青年男性，急性起病，发作松弛性瘫痪4小时。
> 2. 诱因：劳累后。
> 3. 病程可追溯到6个月前，怕热、多汗、睡眠差、大便次数增多。
> 4. 母亲有甲状腺功能亢进症病史。
> 5. 查体：眼突，甲状腺中度肿大，触及震颤，心率快、第一心音亢进，皮肤温湿，肠鸣音减弱，肌力及腱反射减弱，手震颤。

【辅助检查】

（1）生化检查：血清钾<3.5 mmol/L。

（2）心电图是诊断低钾血症程度的重要参考指标：最早表现为ST段压低，T波低平、增宽、倒置，并出现U波，QT间期延长；血钾进一步加重，出现P波增高，QRS增宽。

> **案例 7-24-4　辅助检查**
>
> 1. 血WBC 5.6×10⁹/L，血清钾2.6mmol/L，血清钠138mmol/L，血碳酸氢根27mmol/L。
> 2. 尿钾7mmol/L。
> 3. 甲状腺功能示 FT₃ 23pmol/L（↑），FT₄ 48pmol/L（↑），THS<0 mU/L（↓）；甲状腺摄锝率升高。
> 4. 心电图示窦性心动过速。
>
> 低钾血症诊断成立。

【诊断】

血清钾<3.5mmol/L时可诊断低钾血症。根据血钾降低的程度低钾血症可分为轻、中、重度。当血清钾3.0～3.5mmol/L为轻度；2.5～3mmol/L为中度；<2.5mmol/L为重度。

确诊低钾血症后，需进一步明确病因，进行病史采集，用药史（利尿剂、激素）、查体及实验室、ECG检查。尿钾测定有助于分析病因。当尿钾排泄>20mmol/L 且无腹泻病史多为肾性失钾。尿钾<15mmol/L时一般为肾外性失钾。

> **案例 7-24-4　诊断思路**
>
> 1. 患者为青年男性，急性起病，发作松弛性瘫痪，血清钾为2.6mmol/L，提示低钾血症（中度）。
> 2. 无白细胞显著增多，可排除假性低钾血症。
> 3. 食欲佳，不考虑长期摄入不足、营养不良、慢性消耗性疾病。
> 4. 尿钾排泄不增多提示肾外性失钾，且既往体健无利尿剂等药物服用史；无腹泻等胃肠道丢钾。
> 5. 继续寻找病因：通过病史询问，患者病程可追溯到6个月前，怕热、多汗、睡眠差、大便次数增多，母亲有甲状腺功能亢进症病史，体查示眼突，甲状腺肿大，震颤，心率快、第一心音亢进，皮肤温湿，肌力及腱反射减弱，手震颤。复查示窦性心动过速，甲状腺功能示甲状腺功能亢进。考虑甲状腺功能亢进症。
>
> 最后诊断：甲状腺功能亢进症；转移性低钾血症（中度）。

【治疗】

积极治疗原发病，去除病因（腹泻、肾上腺皮质肿瘤等），予富钾饮食，尽早纠正低钾状态。

（一）钾盐的补充

适应证：缺钾性低钾血症；低钾周期性瘫痪。

首先评估体内缺钾量。一般来说，除外钾胞内转移因素，血清钾每下降0.3mmol/L代表体内总钾储备减少100mmol/L（相当于氯化钾8.0g）。故根据血钾水平，大致估计补钾量。①轻度缺钾：血清钾为3.0～3.5mmol/L，可补钾100mmol；②中度缺钾：血清钾为2.5～3.0mmol/L，可补钾300mmol；③重度缺钾：血清钾为2.0～2.5mmol/L，可补钾500mmol。一般每天补钾量不超过200mmol为宜。缺钾时应及时补钾。

（二）补钾种类

（1）饮食补钾，轻度低钾血症鼓励进食富钾食物，如橘橙、香蕉、香菇、肉、青菜等。

（2）药物补钾：①氯化钾，含钾13～14mmol/g，有口服及静脉注射溶液、控释片剂型；为最常用首选补钾药物；②枸橼酸钾，约含钾9mmol/g，适用于伴高氯血症患者；③醋酸钾，约含钾10mmol/g，亦适用于伴高氯血症患者；④谷氨酸钾，约含钾4.5mmol/g，适用于伴肝功能不全患者；⑤L-门冬氨酸钾镁，10ml含钾3mmol，镁3.5mmol/L，适合低钾伴低镁血症患者。

（三）补钾方法

途径：可经口服、鼻饲，或者静脉滴注。为减少胃肠道反应，将10%氯化钾溶液稀释于果汁及牛奶中餐后服，或10%枸橼酸钾。重者需静脉补钾。常规静脉补钾的速度不超过10～20mmol/h；含钾液体浓度以20～40mmol/L或氯化钾1.5～3.0g/L为宜。如根据病情需限制补液量，或不能口服补钾的严重低钾血症患者，可行深静脉置管采用静脉微量输注泵匀速输注较高浓度的含钾液体，其速度不能超过50～60mmol/h。

（四）监测及注意事项

（1）补钾时必须监测血钾、肾功能及尿量，尿量＞700ml/d或30ml/h时补钾安全。

（2）输注较高浓度钾溶液时，应持续心脏监护和每小时测定血钾，避免严重高钾血症和（或）心脏骤停。

（3）低钾血症时，予生理盐水＋氯化钾组合静脉补钾；如血钾已恢复至正常，则予葡萄糖液＋氯化钾组合静脉注射，可预防高钾血症，纠正钾缺乏症。

（4）纠正伴随的水、电解质、酸碱平衡。难治性低钾血症需纠正碱中毒和低镁血症。

（5）不宜长期口服氯化钾肠溶片，小肠高钾状态易引起肠出血、狭窄、梗阻等并发症。

案例7-24-4　防治方案

1. 避免摄入高碳水化合物、劳累、饮酒，予富含钾的饮食。

2. 监测肾功能及尿量，急诊静脉补充氯化钾溶液，待麻痹症状改善，血钾正常后需改为口服氯化钾，直至低钾血症完全纠正。该患者考虑为甲状腺功能亢进所致低钾周期性瘫痪，为转移性低钾血症，虽不是缺钾性低钾血症，但由于发生软瘫，累及骨骼肌，病情危重，所以建议首先予静脉补钾，待症状缓解后，适时再予口服补钾。

3. 如无禁忌，予普萘洛尔控制心室率。

4. 积极治疗原发病，抗甲状腺药物治疗甲状腺功能亢进症，缓解病情。

5. 患者宣教，避免再次发生低钾周期性瘫痪。

第三节　酸碱平衡失常

机体保持恒定的酸碱平衡是保持细胞正常代谢和功能活动的重要条件。人体主要通过体液缓冲系统调节、肺调节、肾调节和离子交换调节等4对缓冲对来维持及调节酸碱平衡。其中体液缓冲系统最敏感，它包括碳酸氢盐系统、磷酸盐系统、血红蛋白系统及血浆蛋白系统，尤以碳酸氢盐系统最重要。碳酸氢盐系统由HCO_3^-/H_2CO_3组成，其正常比例为20：1，为细胞外液重要缓冲对，而且数量很大。在缓冲过程中HCO_3^-不断被消耗，须不断补充，肾脏为补充提供了场所并调节HCO_3^-的变量。肾功能的正常是保证酸碱平衡的关键。肾调节最慢，在数小时后发生，但其作用强而持久，是非挥发性酸和碱性物质排出的唯一途径。PCO_2的调节，即肺功能的调节，是保证体液系统调节得以正常进行的重要因素。肺调节一般在10～30分钟发挥作用，主要以CO_2形式排出挥发性酸。离子交换调节一般在2～4小时之后发挥作用。体液缓冲系统和离子交换是暂时的，过多的酸或碱性物质最终依赖于肺和肾的清除。

【酸碱平衡指标】

临床上通过血气分析测定pH、呼吸性和代谢性因素三方面的指标。

（一）pH

为H^+浓度的负对数值。溶液的酸碱度取决于所含的H^+浓度，由于血液H^+浓度很低，约为40nmol/L，故采用其负对数表示。正常动脉血pH为7.35～7.45，平均为7.40，比静脉血高约0.03。pH变化反映了酸碱平衡紊乱的性质和程度，pH＜7.35为失代偿性酸中毒；pH＞7.45时为失代偿性碱中毒。pH为7.35～7.45时，有3种可能：①酸碱平衡正常；②处于代偿期的酸碱平衡失常；③混合型酸碱平衡失常。

（二）动脉二氧化碳分压（PaCO₂）

动脉二氧化碳分压（PaCO₂）为物理溶解于动脉血中CO_2所产生的张力。正常范围为35～45mmHg，平均为40mmHg。PaCO₂高低受呼吸功能的影响，反映肺泡中的CO_2浓度，为呼吸性酸碱平衡的重要指标。PaCO₂升高表示通气不足，为呼吸性酸中毒；PaCO₂降低表示换气过度，为呼吸性碱中毒。代谢性因素可使PaCO₂呈代偿性改变，代谢性酸中毒时PaCO₂降低，代谢性碱中毒时升高。

（三）标准碳酸氢盐（standard bicarbonate，SB）

标准碳酸氢盐（standard bicarbonate，SB）指在标准条件下所测得的HCO_3^-浓度。标准条件是指在37℃，血红蛋白完全氧合，全血标本与PaCO₂为40mmHg的气体平衡后所测得的HCO_3^-浓度。正常值为22～26mmol/L（平均为24mmol/L）。SB不受呼吸因素的影响，反映HCO_3^-的储备量。SB增加提示为代谢性碱中毒，降低提示为代谢性酸中毒。

（四）实际碳酸氢盐（actual bicarbonate，AB）

实际碳酸氢盐（actual bicarbonate，AB）指实际条件下所测得的HCO_3^-浓度。实际条件是指隔绝空气的血液标本，在实际血氧饱和度和PaCO₂条件下测得的血浆HCO_3^-浓度。故AB受呼吸因素和代谢因素的影响。正常人SB=AB=22～26 mmol/L，平均为24 mmol/L。AB与SB的差值反映呼吸因素对HCO_3^-影响的强度。AB＞SB提示CO_2潴留，呼吸性酸中毒；AB＜SB，提示CO_2排出过多，呼吸性碱中毒。

（五）缓冲碱（buffer base，BB）

缓冲碱（buffer base，BB）指血液中一切具有缓冲作用的阴离子的总和，包括碳酸氢盐、血红蛋白、磷酸盐和血浆蛋白。BB只受血红蛋白浓度的影响，是反映代谢性酸碱平衡的指标之一，BB减少提示酸中毒，增加提示碱中毒。

（六）碱剩余（base excess，BE）或碱缺乏（base deficit，BD）

碱剩余（base excess，BE）或碱缺乏（base deficit，BD）指37℃，PaCO₂为40 mmHg的标准条件下滴定血液标本，使PH=7.40时所消耗的酸量（BE）或碱量（BD），正常值为0±2.3。BE和BD不受呼吸因素的影响。BE提示缓冲碱增多，用正值表示；BD说明BB减少，用负值表示。

（七）二氧化碳结合力（CO₂CP）

二氧化碳结合力（CO₂CP）指静脉血中HCO_3^-和H_2CO_3中CO_2含量的总和，正常值为22～29mmol/L（平均为25mmol/L）。它主要是指血浆中呈结合状态

的CO_2，反映体内的碱储备量，CO₂CP受呼吸和代谢因素双重影响。代谢性因素影响时，它能较及时地反映体内储备碱的增加变化；而呼吸性因素影响时，必须在肾以NH_4^+或H^+形式增加或减少酸的排出，因此不能及时反映血中CO_2的急剧变化。对伴随通气障碍的酸碱平衡紊乱来说意义有限。

（八）阴离子间隙（Anion Gap，AG）

阴离子间隙（Anion Gap，AG）指血浆中未测定阴离子量与未测定阳离子量的差值。临床上常用可测定的阳离子减去可测定的阴离子之差表示。AG（mmol/L）=（$Na^+ + K^+$）－（$HCO_3^- + Cl^-$），或=Na^+－（$HCO_3^- + Cl^-$）。AG正常值为8～16mmol/L（平均为12mmol/L）。AG是反映血浆中固定酸含量的指标，当HPO_4^{2-}、SO_4^{2-}和有机酸阴离子增加时，AG增大，提示有机酸增多的代谢性酸中毒，可帮助区分代谢性酸中毒的类型和诊断混合型酸碱平衡紊乱。由于血浆白蛋白在未测定阴离子中测定比例大，所以当血浆白蛋白浓度发生明显变化时，如多发性骨髓瘤或低蛋白血症时会引起AG变化。

【酸碱平衡失常】

体内产生或摄入的酸性或碱性物质超越了其缓冲、中和与排出的速度和能力，在体内蓄积，即发生酸碱平衡失常，早期由于HCO_3^-/H_2CO_3等的缓冲，可使其比值保持在20：1，pH和H^+浓度维持在正常范围，称为代偿性酸中毒或碱中毒。当病情严重时发生失代偿，HCO_3^-/H_2CO_3比值不能保持在20：1，pH和H^+浓度超出正常范围时，则发生失代偿性酸中毒或碱中毒。

一、代谢性酸中毒（metabolic acidosis）

代谢性酸中毒（metabolic acidosis）简称代酸，是指细胞外液H^+增加或HCO_3^-减少为特征的一种病理过程。在代谢性酸中毒的临床判断中，AG有重要的临床价值。在血浆蛋白正常时AG升高，一般为非氯（Cl^-）的酸性物质增加所致，HCO_3^-被消耗，由伴随的阴离子所替代以平衡阳离子，此时Cl^-无变化，表现为高AG代谢性酸中毒。如伴随的阴离子通过代谢重新生成HCO_3^-（如乳酸等），AG及酸碱平衡可恢复正常。若阴离子在滤过后不能重吸收（如SO_4^{2-}），则细胞外液容易浓缩，Cl^-重吸收增加，出现高氯性酸中毒，此时Cl^-正常。内源性酸产生过多，HCO_3^-丢失过多或肾排泌障碍而致内源性酸积累过多均可导致代谢性酸中毒。按不同的AG值可分为高AG正常氯型及正常AG高氯型代谢性酸中毒。

【病因和发病机制】

代谢性酸中毒的病因大致可分为H^+产生增多、

HCO_3^-丢失、肾泌酸减少3个主要方面（表7-24-3）。

高AG正常氯型代谢性酸中毒包括乳酸酸中毒，D型乳酸酸中毒，酮症酸中毒，尿毒症性代谢性酸中毒，药物或毒物所致代谢性酸中毒。酮症酸中毒等将在相关章节阐述。药物所致代酸，主要为水杨酸及醇类有机化合物。大量服用水杨酸类，特别同时服用碱性药物，可使水杨酸大量吸收，由于水杨酸自身为酸性物质，且其可影响多种酶代谢及抑制前列腺素，改变组织血流灌注而引起酮体及乳酸生成，进一步形成AG升高型代酸。

正常AG高氯型代谢性酸中毒主要是由于HCO_3^-从肾脏或肾外丢失，或者肾小管泌H^+减少，但肾小球滤过功能相对正常引起。肾小管酸中毒、慢性肾功能不全引起的代酸具体见相关章节。尿道旁路手术如输尿管乙状结肠吻合术后常有明显的高氯性酸中毒，这是由于：①结肠可以在吻合口处将经输尿管排出及肠道产生的NH_4^+直接重吸收，然后在肝脏分解成NH_3及H^+；②乙状结肠肠腔侧有HCO_3^-/Cl^-交换，正常情况下将HCO_3^-转运到肠腔，而Cl^-重吸收；而手术后由于大量含Cl^-的尿液经输尿管进入乙状结肠，Cl^-被大量吸收，HCO_3^-大量分泌，可造成明显的高氯性酸中毒。

表 7-24-3　代谢性酸中毒的主要病因（据发病机制和阴离子间隙）

代酸机制	AG 增加	AG 正常
H^+产生增多	乳酸酸中毒	
	酮症酸中毒	
	糖尿病	
	饥饿性	
	酒精相关性	
	摄入	
	醇类有机化合物如乙醇	
	阿司匹林	
	甲苯（早期或肾功能受损）	甲苯摄入（晚期及肾功能存留-由于尿马尿酸盐的排泄）
	D型乳酸酸中毒	
HCO_3^-丢失		腹泻或其他肠液丢失
		2型（近端）肾小管酸中毒
		酮症酸中毒治疗后
		碳酸酐酶抑制剂
		尿道旁路手术
肾泌酸减少	慢性肾脏疾病	慢性肾脏疾病和小管功能失调（相对GFR残存）
		1型远端肾小管酸中毒
		4型肾小管酸中毒（低醛固酮血症）

【代偿机制】

血液中H^+增多，血浆HCO_3^-及缓冲碱被消耗，生成H_2CO_3经肺排出。肺通气增加，使$PaCO_2$继发性降低，维持HCO_3^-/H_2CO_3的比值接近正常；呼吸的代偿反应非常迅速，在酸中毒10分钟就出现呼吸增强，30分钟后即达代偿。肾外因素引起的代谢性酸中毒，肾通过排酸保碱发挥重要的代偿作用，肾小管上皮细胞碳酸酐酶活性增高；增加泌NH_4^+是最主要的代偿机制。肾代偿一般在3~5天内发挥最大效应。

【临床表现】

根据基础疾病、代偿情况、严重程度及是否合并其他水电解质酸碱紊乱而表现不同。轻者可无症状，病情进一步发展可感疲乏无力、呼吸稍促、恶心呕吐，重者可出现库斯莫尔呼吸，伴明显循环功能障碍，甚至可有血压下降、明显心律失常甚至昏迷。

【诊断】

根据病史及实验室检查做出诊断，首先确定代谢性酸中毒存在，若pH降低、HCO_3^-过低、H^+增高或血AG特别高常提示有代谢性酸中毒的存在。进行全面病史采集和体格检查有助于提示潜在的酸碱平衡紊乱，如呕吐、严重腹泻、肾衰竭、缺氧、休克均提示可能存在代谢性酸中毒。

此外，须判断呼吸代偿系统是否反应恰当。一般情况下代谢性酸中毒所致的$PaCO_2$代偿范围，可用简单的公式进行计算，最常用的为：①$PaCO_2=1.5\times[HCO_3^-]+8\pm2$（Winters' 等式）；②$PaCO_2=[HCO_3^-]+15$；③$\Delta PaCO_2=1.2\Delta[HCO_3^-]$。如超出此范围，提示有混合性酸碱平衡紊乱障碍存在。

计算阴离子间隙有助于判断代谢性酸中毒的类型。计算ΔAG有助于判断有无合并其他类型酸碱失衡的存在。$\Delta AG = (AG-10) / (24-HCO_3^-)$（正常值为 $1\sim1.6$）。$\Delta AG<1$ 表示 HCO_3^- 的降低超过了 AG 的升高，提示非阴离子间隙代谢性酸中毒的存在。$\Delta AG>1.6$ 提示同时存在代谢性碱中毒。若怀疑药物或毒物引起的代谢性酸中毒时，渗透压间隙的测定有助于诊断。

尿 AG 定义为尿中未测定的阴离子与未测定的阳离子之差（尿 $AG = Na^+ + K^+ - Cl^-$），用于检测尿中 Cl^- 一起排出的 NH_4^+ 量。一般情况下，如果肾酸化功能正常，在酸负荷或碱丢失时，肾脏必然会排出大量 NH_4^+。代谢性酸中毒时，如肾酸化功能正常（如腹泻），使尿 AG 明显升高（如$-50\sim-20mmol/L$）。相反，如果肾酸化功能受损（如肾小管酸中毒），则尿 NH_4^+ 排出必然明显减少，尿 AG 为正值。

【治疗】

代谢性酸中毒治疗最重要的是针对其基本病因进行治疗。糖尿病酮症酸中毒、慢性肾衰竭代谢性酸中毒治疗见有关章节。严重急性代谢性酸中毒时可予补碱（碳酸氢钠），应低剂量应用，勿过度纠酸。此外随着酸中毒纠正，钾离子内流入细胞，注意钾离子浓度的变化，低钾时应及时补钾。

二、代谢性碱中毒（metabolic alkalosis）

代谢性碱中毒（metabolic alkalosis）简称代碱，是指由多种原因引起血清 HCO_3^- 升高的碱平衡失调，是一种相对常见的临床问题。

【病因和发病机制】

代谢性碱中毒最常见的是由于氢离子在胃肠道或尿中丢失过多，和（或）氢离子细胞内转移。血清 HCO_3^- 升高也可能由于补充碱或者细胞外液体积减小而体内 HCO_3^- 总量无明显变化（称为浓缩性碱中毒）。大多数保留有肾功能和血容量正常的患者将迅速经尿液排出多余的 HCO_3^- 盐，一般不会产生碱中毒，因此，发生持续性代谢性碱中毒必然存在肾脏经尿排泄过多 HCO_3^- 能力的下降。

代谢性碱中毒包括以下主要病因。

（一）经胃肠道 H^+ 丢失

（1）胃液丢失，如呕吐或胃管引流。

（2）肾衰竭患者抗酸治疗，尤其是用阳离子交换树脂药物中 OH^- 与 H^+ 结合，镁离子释放，H^+ 减少，钾镁与树脂结合而排出。

（3）失氯性腹泻：发病机制为肠道中 Cl^- 重吸收及 HCO_3^- 分泌有障碍，因此粪便中 Cl^- 含量高，这种酸性大便丢失也可形成代谢性碱中毒。

（二）经肾 H^+ 丢失

肾泌酸增加常是由于钠水运送至远曲小管伴有盐皮质激素活性增加而导致的。

（1）原发性醛固酮增多症。

（2）袢利尿剂或噻嗪类利尿剂：利尿剂使用后使细胞外液减少，HCO_3^- 从近端肾小管重吸收增加；且醛固酮分泌增多，远端小管泌氢增加，促进 HCO_3^- 生成过多，均可致碱血症。更重要的是，利尿剂可导致钾丢失，后者可刺激氨的合成，同时也可使 HCO_3^- 形成增加。

（3）巴特综合征或 Gitelman 综合征：巴特综合征是具有低钾性代谢性碱中毒、高醛固酮血症、对血管紧张素Ⅱ的加压反应减弱、血压正常及肾小球旁复合体增生的一组常染色体隐性遗传性疾病。Gitelman 综合征是巴特综合征的一种亚型，是远曲小管编码噻嗪类利尿剂敏感的 Na^+-Cl^- 协调转运子的基因变异所致。Gitelman 综合征合并有明显的低尿钙症及低镁血症。

（4）高碳酸血症后碱中毒，慢性呼吸性酸中毒应产生肾脏泌氢和 HCO_3^- 重吸收适当的增加，血浆 HCO_3^- 浓度随之增加，将动脉 pH 升高至正常。如果慢性升高的 PCO_2 快速降低（通常是由于通气机制），血浆 HCO_3^- 浓度可仍升高，产生高碳酸血症后碱中毒。

（5）高钙血症和乳碱综合征，是指因长期进食大量牛奶或钙剂，并服用大量可吸收的碱剂引起的高钙血症、碱中毒及不同程度的肾功能损害等一组临床症候群。

（三）H^+ 细胞内转移

H^+ 细胞内转移常见于低钾血症或钾缺乏症。缺钾时，H^+ 转入细胞内，肾小管排 H^+ 增加，Na^+、HCO_3^- 重吸收增多，产生缺钾性代碱，多同时伴有 Cl^- 缺乏。

（四）浓缩性碱中毒

当丢失大量含高浓度氯化钠但相对低浓度碳酸氢盐的液体时可发生浓缩性碱中毒。因为围绕相对恒定的细胞外 HCO_3^- 而细胞外体积缩小，在这种情况下血浆 HCO_3^- 浓度升高。

（1）大量利尿剂。

（2）呕吐或胃肠引流胃酸缺乏。

（3）囊性纤维化汗液丢失。

（4）绒毛状腺瘤或者人工腹泻（包括泻药滥用）。

【临床表现】

轻度代谢性碱中毒通常无症状，为原发病所掩盖。在急性或严重代谢性碱中毒时，游离钙减少，可出现神经肌肉应激性增高，表现为四肢肌肉抽动、手足搐搦，口周及四肢麻木。碱中毒时，葡萄糖酵解增加，氧合血红蛋白解离曲线左移，组织缺氧，出现头昏、躁动、谵妄甚至昏迷。

【诊断与鉴别诊断】

本症诊断主要根据血气分析及血、尿电解质结果得出。HCO_3^-、AB、SB、BB、BE 增加。呼吸性酸中毒时 HCO_3^- 升高，但血 PH 及 $PaCO_2$ 检查结果可帮助鉴别两者。如除外呼吸性因素影响，CO_2CP 升高有助于诊断。寻找和区别导致 H^+ 丢失或碱潴留的原发病因，尿电解质、血 pH、血管紧张素、醛固酮、促肾上腺皮质激素、皮质醇测定有助于明确病因。

【防治】

本症治疗包括病因治疗及纠正碱中毒。积极处理原发病，如原发性醛固酮增多症等。应用排钾性利尿剂时及时补钾。

轻中度者以治疗原发病为主，动脉血容量不足时予生理盐水扩容，纠正低钾血症、低氯血症。严重者首选生理盐水。

除此以外，还有以下药物：①氯化铵：提供 Cl^-，每天 1～2g，每天 3 次口服。②稀盐酸：提供 Cl^- 和 H^+，一般 10% 盐酸 20ml，可稀释 40 倍，每天 4～6 次口服。③盐酸精氨酸。④乙酰唑胺：适用于心力衰竭、肝硬化等，以及噻嗪类利尿剂所致的代碱。

三、呼吸性酸中毒（respiratory acidosis）

呼吸性酸中毒（respiratory acidosis）简称"呼酸"，指原发性 $PaCO_2$ 升高而导致 PH 下降，可分为急性和慢性呼吸性酸中毒两大类。

【病因和发病机制】

呼吸性酸中毒主要是由于呼吸中枢抑制、呼吸肌或胸部功能障碍、上气道阻塞或肺部疾病引起。当各种原因致 CO_2 排出障碍时，血 CO_2 水平很快上升，造成严重酸中毒。细胞内非 HCO_3^- 缓冲系统缓冲升高的 CO_2，最后导致血 HCO_3^- 增加，部分转移至细胞外，是血 HCO_3^- 升高。

【临床表现】

急性者呼吸性酸中毒症状明显，可出现呼吸急促、呼吸困难，可有明显的神经系统症状，如头痛、躁动，甚至谵妄、神志模糊、昏迷。慢性呼吸性酸中毒则原发疾病表现为主，症状较急性轻。详细病例可参阅呼吸系统有关章节。

【治疗】

急性呼吸性酸中毒，应迅速去除引起通气障碍的原因，改善肺通气，是积蓄的 CO_2 尽快排出。如气道阻塞，尽快行气管插管；由吗啡导致呼吸抑制者可用纳洛酮静脉注射。急性呼吸性酸中毒，$NaHCO_3$ 使用应在有足够的通气使 CO_2 尽快排出的情况下才能使用。慢性者积极治疗原发病，呼吸中枢兴奋剂及机械通气有时可迅速改变呼吸性酸中毒的情况。

四、呼吸性碱中毒（respiratory alkalosis）

呼吸性碱中毒（respiratory alkalosis）指由于过度通气而使血浆 HCO_3^- 浓度或 $PaCO_2$ 原发性减少，PH 升高，可分为急性和慢性两大类。

【病因】

呼吸性碱中毒原发因素为过度换气，主要是由于下列原因导致。①低氧血症：缺氧是刺激呼吸中枢兴奋的最常见原因。常见原因为呼吸系统疾病、心力衰竭、高原反应。②肺部疾病。③呼吸中枢受到直接刺激：脑部外伤或疾病，精神性通气过度，药物如水杨酸等，高热或甲状腺功能亢进等机体代谢过高使肺通气功能增强，内源性毒性代谢产物等均可引起过度通气。④人工呼吸肌使用不当，通气量过大引起的呼吸性碱中毒。

【临床表现】

呼吸性碱中毒主要表现为通气过度和呼吸加快，易出现眩晕、四肢及口周感觉异常，意识障碍及抽搐。碱中毒，氧合曲线左移而使组织供氧不足。

【诊断与鉴别诊断】

呼吸性碱中毒依赖于实验室诊断，$PaCO_2$ 降低，除外代谢性因素影响使 CO_2CP 降低，AB＜SB；失代偿期 pH 升高。

【防治】

如为精神性因素则要心理疏导。合理给氧加强呼吸肌管理，治疗原发病。

五、混合型酸碱平衡紊乱（mixed acid-base disorders）

混合型酸碱平衡紊乱（mixed acid-base disorders）指同时发生两种或以上代谢性或呼吸性酸碱平衡紊

乱的临床情况，常见于各种危重情况、药物中毒、严重电解质紊乱等。

【酸碱平衡紊乱定义】

在以亨德森–哈塞尔巴赫（Henderson-Hasselbalch）等式（$pH=pK_a+\lg[HCO_3^-]/[H_2CO_3]$，可简化为 $H^+=24\times[PaCO_2/HCO_3^-]$）为原则基础上，定义酸碱平衡紊乱。

1. 酸血症　动脉 pH 低于正常范围（<7.35）。

2. 碱血症　动脉 pH 高于正常范围（>7.45）。

3. 酸中毒　倾向于降低细胞外液 PH 的过程（H^+浓度升高），这可能是由于HCO_3^-浓度下降和（或）PCO_2升高所致。

4. 碱中毒　倾向于升高细胞外液 pH 的过程（H^+浓度降低），这可能是由于 HCO_3^-浓度升高和（或）PCO_2降低所致。

5. 代谢性酸中毒　使HCO_3^-浓度和 pH 下降的平衡紊乱。

6. 代谢性碱中毒　使HCO_3^-浓度和 pH 升高的平衡紊乱。

7. 呼吸性酸中毒　使 $PaCO_2$ 升高和 pH 下降的平衡紊乱。

8. 呼吸性碱中毒　使 $PaCO_2$ 下降和 pH 升高的平衡紊乱。

9. 单纯型酸碱平衡紊乱　上述平衡紊乱之一，伴有合适的呼吸或肾代偿。

10. 混合型酸碱平衡紊乱　不仅一种酸碱平衡紊乱同时出现。混合型酸碱平衡紊乱可能从患者病史、从低于或高于预期的肺或肾脏代偿反应、从分析血清电解质和阴离子间隙中怀疑到。例如，有严重呕吐的患者由于酸性胃液丢失而被预计发展为代谢性碱中毒。然而，患者如果因为液体丢失发展为低容量性休克，随之而来的乳酸性酸中毒将降低HCO_3^-浓度至可能低于正常值，导致酸血症。

【呼吸和肾脏的代偿反应】

亨德森–哈塞尔巴赫（Henderson-Hasselbalch）等式显示，pH 由 HCO_3^-与PCO_2比率决定，不是由其中单独某一个数值决定的。每一种单纯型酸碱平衡紊乱与肺或肾在一定限度代偿有关。代偿幅度与原发性酸碱平衡紊乱严重程度成比例。

（一）代谢性酸碱平衡障紊乱

1. 代谢性酸中毒　当血清HCO_3^-每下降 1mmol/L，代谢性酸中毒呼吸代偿使 $PaCO_2$ 下降约 1.2mmHg。代谢性酸中毒的肺代偿反应在 30 分钟以内开始，在 12～24 小时内完成。当代谢性酸中毒发展缓慢时（超过 15 小时HCO_3^-下降 4mmol/L）肺的代偿不滞后。不能

达到预计的肺代偿反应常是潜在呼吸或神经系统疾病的重要提示，但当肺部没有足够时间代偿以前，代谢性酸中毒急性起病也可发生。

列出几个代谢性酸中毒时判断肺代偿系统反应的预计代偿范围其他估计公式：$PaCO_2=1.5\times$血清$HCO_3^-+8\pm2$（Winters'等式）；$PaCO_2=[HCO_3^-]+15$。

此外，当严重代谢性酸中毒（血清 HCO_3^-低至 6mmol/L）时，能获得的最大呼吸代偿可能受限，$PaCO_2$ 可降至不低于 8～12 mmHg。此外，由于呼吸肌疲劳，呼吸代偿可能受限。

除了评估呼吸代偿外，评价代谢性酸中毒另一要素是计算阴离子间隙看是否正常或升高。代谢性酸中毒也许为高 AG 类型，正常 AG 类型（高氯血症），或结合 AG 正常与升高的代谢性酸中毒，例如严重腹泻时，大便中丢失大量碳酸氢盐产生正常 AG 的代谢性酸中毒，但是低血容量也可导致乳酸酸中毒和伴有高 AG 酸中毒的肾功能不全。高 AG 代谢性酸中毒时，比较 ΔAG 和 ΔHCO_3^-或许有帮助。

2. 代谢性碱中毒　血清 HCO_3^-每升高 1 mmol/L，代谢性碱中毒呼吸代偿使 $PaCO_2$ 升高大约 0.7mmHg。严重代谢性碱中毒，$PaCO_2$ 升高通常不超过 55mmHg。

（二）呼吸性酸碱平衡紊乱

呼吸性酸碱平衡紊乱代偿反应分两个阶段发生。

早期急性反应是体液内各种 pH 缓冲分子产生，这些分子的反应是数分钟内使血清 HCO_3^- 升高（在呼吸性酸中毒时）或降低（在呼吸性碱中毒时）。急性反应常是适度的。

慢性代偿反应是由肾脏产生的更强大反应。这种反应在原发性呼吸平衡紊乱开始后不久开始，但需要 3～5 天完全代偿。因为时间的变化，急性和慢性呼吸平衡紊乱预计有不同的代偿反应。

（1）慢性呼吸性酸中毒，肾脏增加泌酸，主要是以增加可滴定酸和氨（产生额外的 HCO_3^-）的形式；肾小管 HCO_3^-重吸收增加，以维持更高浓度的 HCO_3^-。

（2）慢性呼吸性碱中毒，肾脏既减少泌酸（导致酸正平衡以减少 HCO_3^-浓度）和分泌一些 HCO_3^-（以进一步减少 HCO_3^-）。

（3）肾脏的这些反应是受到精细调节的。例如，在慢性呼吸性酸中毒且肾功能相对正常情况下，给予外源性 HCO_3^-导致尿排泌多余的碱而没有进一步升高血清 HCO_3^-水平。

1. 呼吸性酸中毒　$PaCO_2$ 每升高 10mmHg，急性呼吸性酸中毒代偿使 HCO_3^-升高 1mmol/L。如果 $PaCO_2$ 持续升高 3～5 天，HCO_3^-将逐渐升高，3～5 天后，则考虑为慢性呼吸性酸中毒。大多数针对住院

患者进行的研究发现，$PaCO_2$ 每升高 10mmHg，慢性呼吸性酸中毒代偿使 HCO_3^- 升高 3.5～4mmol/L。最近有研究发现代偿使 HCO_3^- 最大可升高到 4mmol/L。

轻中度慢性呼吸性酸中毒（$PaCO_2<70$ mmHg）代偿反应使动脉 pH 常常中度减少或低于正常范围。那么，轻中度慢性呼吸性酸中毒患者中重度酸血症常常提示合并代谢性酸中毒或与急性呼吸性酸中毒相重叠。相反，动脉 $pH\geqslant7.4$ 提示同时发生代谢性碱中毒或急性呼吸性碱中毒。

2. 呼吸性碱中毒　$PaCO_2$ 每下降 10mmHg，急性呼吸性碱中毒代偿使 HCO_3^- 降低 2mmol/L。如果 $PaCO_2$ 持续下降 3～5 天，则呼吸性碱中毒考虑为慢性，$PaCO_2$ 每下降 10mmHg，慢呼吸性碱中毒代偿反应使 HCO_3^- 降低 4～5mmol/L。

【诊断】

酸碱平衡紊乱有四种基本形式：代谢性酸中毒，代谢性碱中毒，呼吸性酸中毒，呼吸性碱中毒。因为肾脏完全代偿呼吸性平衡紊乱需 3～5 天，原发性呼吸性平衡紊乱可进一步分为急性和慢性呼吸性酸中毒及呼吸性碱中毒。

初步评估，准确判断酸碱平衡紊乱需检测血清电解质来确定血清 HCO_3^- 浓度、血清钾（寻找低钾血症或高钾血症可能伴有多种代谢性酸碱平衡紊乱）、血清钠浓度和氯浓度，发现可能存在的低钠血症或高钠血症，计算阴离子间隙。此外，患者存在高离子间隙的代谢性酸中毒，分析 $\Delta AG/\Delta HCO_3^-$ 有助于判断混合性酸碱平衡紊乱是否存在。

酸碱紊乱的确定性诊断需要行动脉血气分析，测定 pH 和 $PaCO_2$ 等其他因素确定是否存在混合性酸碱平衡紊乱。然而 pH 不是总是必需的，当病史及血清电解质明确指向某个诊断时，可做出推断性诊断。例如，一个既往健康人有严重腹泻病史，HCO_3^- 降低，低钾血症，AG 正常，动脉血气分析或许不用检测，此患者由于没有呼吸性碱中毒的可疑之处，可推定为 AG 正常的代谢性酸中毒。

外周静脉血 pH 和 $PaCO_2$ 由于其监测创伤小，更便捷，可以作为替换的诊断步骤，但亦有其重要的限制性，因此需要周期性行动脉血检测进行关联。

判断大多数患者酸碱平衡紊乱，建议采用 3 步法。

第一步：建立原发性酸碱平衡紊乱的诊断。代谢性酸中毒以 HCO_3^- 降低，动脉 pH 降低，AG 增高或正常为特征；代谢性碱中毒以血清 HCO_3^- 升高和动脉 pH 升高为特征；呼吸性酸中毒以 $PaCO_2$ 升高和动脉 pH 降低为特征；呼吸性碱中毒以 $PaCO_2$ 降低和动脉 pH 升高为特征；慢性呼吸性碱中毒和轻中度呼吸性酸中毒，代偿机制常不能使动脉 pH 恢复至正常。那

么表现为正常动脉 pH 而血清 HCO_3^- 和 $PaCO_2$ 两者均实质性变化，常常是混合型酸碱平衡紊乱的指示剂（如果动脉穿刺的不适感导致患者过度通气可导致急性医源性呼吸性碱中毒）。

第二步：评估上述平衡紊乱的代偿程度。实质性抵消型或相加型常是混合型酸碱代谢平衡紊乱的标识。代偿反应必须与病史相联系，当发生呼吸性酸碱平衡紊乱时尤为正确。由于肾代偿需要 3～5 天，那么急性呼吸性平衡紊乱比慢性呼吸性平衡紊乱预期的代偿水平小。呼吸性酸中毒正常的代偿反应是 $PaCO_2$ 急性每升高 10mmHg 而血清 HCO_3^- 升高 1mmol/L；当潜在的呼吸系统问题持续 3～5 天甚至更长时，$PaCO_2$ 急性每升高 10mmHg，而血清 HCO_3^- 升高 3.5～5mmol/L。

第三步：评估 AG 是否升高。这对于代谢性酸中毒患者尤为重要，如果 AG 增加，分析 AG 增加与 HCO_3^- 减少的比例，这称为 $\Delta AG/\Delta HCO_3^-$ 比。

最后步骤是建立临床诊断。一旦酸碱平衡紊乱被证实，应寻找证实其潜在的病因。

案例 7-24-5

一例呼吸衰竭患者，过去病史不详，动脉血气分析示 pH 为 7.32，$PaCO_2$ 为 70mmHg，ΔHCO_3^- 为 35mmol/L。ΔHCO_3^- 较正常范围升高，为 11mmol/L，$PaCO_2$ 较正常范围升高，约为 30mmHg。这些值与单纯型慢性呼吸性酸中毒（完全代偿）并存。然而，这些值也与混合型酸碱平衡紊乱并存。例如，急性呼吸性酸中毒引起 $PaCO_2$ 升高至 70mmHg，应该增加 ΔHCO_3^- 3～27mmol/L。如果在呼吸性酸中毒以前，呕吐（代碱）增加了 ΔHCO_3^- 约 8 mmol/L，急性呼吸性酸中毒和代谢性碱中毒的联合效应（混合型酸碱平衡紊乱）将导致相同的实验室结果，病史常常帮助鉴别这些可能性。

案例 7-24-6

一例腹泻患者。动脉血气分析示 pH 7.24，$PaCO_2$ 24mmHg，HCO_3^- 10mmol/L。低 pH 提示酸中毒，低血清 HCO_3^- 提示代谢性酸中毒。血清 HCO_3^- 10mmol/L，较正常范围降低 14mmol/L。这应该刺激肺进行呼吸代偿，且 $PaCO_2$（$14\times1.2=17$）从 40 下降至 23 mmHg，较正常范围下降 17 mmHg。这些结果与单纯型代谢性酸中毒一致。其他代偿程度估计等式给出了类似的结果。根据 Winters' 等式预计 $PaCO_2$ 为 23mmHg（$1.5\times10+8\pm2$）；根据"HCO_3^-＋15"原则预计 $PaCO_2$ 为 25 mmHg，此外 $PaCO_2$ 与动脉 pH 的十进位数相同。

比预计显著升高的 $PaCO_2$ 将与共存的呼吸性酸

中毒一致,如当患者反应迟钝,呼吸中枢抑制时或许会发生。另一方面,如果 $PaCO_2$ 低于 20mmHg,那么同时合并的呼吸性碱中毒可能呈现出来。代谢性酸中毒合并呼吸性碱中毒在败血症休克或水杨酸中毒时常常见到。

混合型酸碱平衡紊乱:一些患者有 2 种、3 种或相对更多种独立的酸碱平衡紊乱。这些混合型包括代谢性平衡紊乱合并(如呕吐诱导的代谢性碱中毒与低血容量诱导的乳酸酸中毒相加),混合型代谢性和呼吸性平衡紊乱(如水杨酸中毒时代谢性酸中毒和呼吸性碱中毒)和更多复杂的合并症。

正如前面所讨论的步骤,酸碱平衡紊乱患者的评估首先需要确定主要紊乱类型,然后确定代偿的程度是否合适。如果代偿不合适,那么是继发性酸碱平衡紊乱的标识(如呈现出混合型酸碱平衡紊乱)。

(1)如果代谢性酸中毒时为原发平衡紊乱,$PaCO_2$ 实际上高于所预期的代偿反应,则定义为混合型代谢性酸中毒和呼吸性酸中毒;而 $PaCO_2$ 实际上低于所预期的代偿反应,则定义为代谢性酸中毒和呼吸性碱中毒的混合型平衡紊乱。

(2)如果呼吸性酸中毒是主要平衡紊乱,那么血清 HCO_3^- 应该恰当地升高。如果血清 HCO_3^- 没有预期的高,那么合并存在代谢性酸中毒,动脉 pH 也可实质性降低。相反,血清 HCO_3^- 高于预期,那么代谢性碱中毒混入了呼吸性酸中毒,动脉 pH 可以不恰当地"正常"。

高 AG 代谢性酸中毒的患者,诊断为混合型代谢性酸中毒合并代谢性碱中毒常通过计算和解释 $\Delta AG/\Delta HCO_3^-$ 比值来发现。

案例 7-24-7

合并呼吸性酸碱失调时,确定代偿反应是否合适或许比较困难,由于急性和慢性时代偿反应不同。思考下列动脉血气分析:pH 7.27,$PaCO_2$ 70mmHg,HCO_3^- 31mmol/L。低 pH 和高碳酸血症提示患者存在呼吸性酸中毒。如果是急性高碳酸血症,则 $PaCO_2$ 升高 30mmHg 将升高 HCO_3^- 3~27mmol/L。如果为慢性高碳酸血症,血清 HCO_3^- 将升高 11~35mmol/L,此处检测的 31mmol/L 在这些预期的水平之间,可能有多种解释。

1. 慢性呼吸性酸中毒与代谢性酸中毒重叠使 HCO_3^- 从 35mmol/L 减少至 31mmol/L。在慢性阻塞性肺疾病患者伴发腹泻时,由于病毒性胃肠炎或败血症引起的乳酸酸中毒,可发生这种重叠。

2. 急性呼吸性酸中毒与代谢性碱中毒重叠时,HCO_3^- 从 27mmol/L 增加至 31mmol/L。在呼吸衰竭伴发呕吐或利尿剂患者由于镇静剂的使用时,可发生此种重叠。

3. 例如,假设一例慢性呼吸性酸中毒患者 $PaCO_2$ 为 55mmHg,恰当的 HCO_3^- 水平为 30mmol/L。患者发展为肺炎,$PaCO_2$ 急性增加至 70mmHg,血清 HCO_3^- 进一步增加,约为 31mmol/L。

4. 急性呼吸性酸中毒逐渐发展成慢性呼吸性酸中毒(1~3 天)。

因此,原发性呼吸性酸碱失调的校正诊断仅仅在与临床病史和体格检查相联系时才能成立,甚至只有当动脉血气分析数值显示仅仅代表单一紊乱时才是真实的。如果该病例中血清 HCO_3^- 水平为 35mmol/L 时,结果与非复杂性慢性呼吸性酸中毒相匹配。然而,相似的结果可能由急性呼吸酸中毒合并代谢性碱中毒引起。病史常常可以帮助区别各种可能性。

(杜 弢)

第二十五章　高尿酸血症

案例 7-25-1

患者，男，49 岁，沿海居民，既往有高甘油三酯血症 10 年，未予重视。无风湿关节病史，有饮酒史。家族成员有痛风病史。近 2 年来每年体检均发现血尿酸升高，无关节骨痛等不适，未予诊治。今年体检发现血尿酸为 594μmol/L。无关节肿痛，无外伤史。

体格检查：BP 135/85mmHg, Wt 70kg, BMI 28kg/m²，眼睑无水肿。耳郭无结节。全身关节均正常。下肢无水肿。

实验室检查：血尿酸 594 μmol/L。

问题：

1. 此患者首先考虑何诊断？
2. 需要做何检查以明确诊断？
3. 诊断及鉴别诊断？
4. 如何治疗？

高尿酸血症（hyperuricemia）是嘌呤代谢紊乱和（或）尿酸（uric acid）排泄减少致使尿酸盐（monosodium urate，MSU）结晶沉积于机体组织而引起的代谢性疾病。一般来说，无症状性高尿酸血症是指血尿酸水平升高而临床上没有出现尿酸盐沉积的症状或体征，如急性关节炎（痛风性关节炎）、急性尿酸性肾病、肾结石、慢性痛风性肾病等。高尿酸血症是痛风（gout）发生的最重要的生化基础和最直接的病因。大多数高尿酸血症并不发展为痛风，少数患者可发展为痛风。高尿酸血症是 2 型糖尿病、高脂血症、高血压、慢性肾病的独立危险因素。我国高尿酸血症的流行总体呈逐年升高的趋势，患病率达 5%～23.5%，男性高于女性，沿海高于内地，人群呈年轻化趋势。

【病因和发病机制】

尿酸是一种弱酸，在人体酸碱环境中以尿酸盐的形式存在。尿酸是由黄嘌呤通过黄嘌呤氧化酶氧化产生；由于人类肝脏缺乏尿酸氧化酶，故尿酸是嘌呤代谢的终产物。人体内尿酸 80% 为内源性生成，来自体内氨基酸、核苷酸及其他小分子化合物的合成及核酸的分解代谢；20% 为外源性产生，为富含嘌呤或核蛋白的食物。体内尿酸产生后，约 2/3 经肾脏排出，1/3 经肠道细菌分解后排出。一般来说，血尿酸水平受种族、饮食习惯、区域、年龄及体表面积等多种因素的影响，尿酸随年龄增加而增高。女性青春期血尿酸水平升幅很小，但绝经后尿酸水平明显升高，高尿酸血症患病率增加，与同龄男性相似。这与雌激素增加尿酸排泄，而绝经后女性雌激素水平急剧下降尿酸排泄减少有关。嘌呤合成增强和（或）尿酸排泄减少是高尿酸血症的原发机制。嘌呤和尿酸的代谢途径见图 7-25-1。

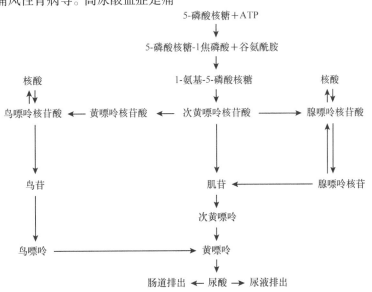

图 7-25-1　嘌呤和尿酸的代谢途径

从理化角度看，尿酸在血液中（pH 为 7.4，37℃）的溶解度为 420μmol/L（本文按 1mg/L=6μmol/L 进行换算）。超过此浓度时尿酸盐即可形成结晶沉积在组织中，当造成关节炎和（或）肾病、肾结石时称为痛风。血尿酸水平升高与嘌呤代谢紊乱、合成过量尿酸和肾脏对尿酸的排出减少有关。

尿酸结晶在关节滑囊液中沉淀形成针状尿酸盐，白细胞吞噬尿酸盐微结晶后释放炎性因子（如 IL-1

等）和水解酶，导致白细胞坏死，释放出更多的炎性因子，引起关节软骨溶解和软组织损伤，引起痛风性关节炎急性发作。尿酸沉积在肾脏的髓质和锥体等部位，周围白细胞和巨噬细胞浸润，引起慢性间质性肾炎。一般病情进展缓慢，晚期可因肾小管变性、萎缩和肾小球硬化导致肾功能减退。尿酸结晶沉积在肾脏引起肾结石，其形成与血尿酸浓度、尿中尿酸排泄量及尿 pH 有关。血尿酸浓度越高及尿 pH 越低则越易形成结石，结石易继发尿路感染。

临床上高尿酸血症分原发性高尿酸血症和继发性高尿酸血症两大类。

（一）原发性高尿酸血症

1. 尿酸排泄减少 约 90%患者由于尿酸排泄减少，原因包括肾小球滤过减少、肾小管重吸收增多和分泌减少。

2. 尿酸生成过多 10%患者由于尿酸产生过多，主要因为嘌呤代谢酶的缺陷，现已知有两种与性连锁的遗传相关的先天性嘌呤代谢异常症，即次黄嘌呤-鸟嘌呤磷酸核糖转移酶（HGPRT）缺乏型和 1-焦磷酸-5-磷酸核糖（PRPP）合成酶活性过高型，女性为携带者，男性发病。若低嘌呤饮食 5 天后，每天排出尿酸超过 3.57mmol/L（600mg），可以认为是尿酸生成过多。

（二）继发性高尿酸血症

某些血液病引起的尿酸产生过多如慢性溶血、红细胞增多症、骨髓增生性疾病及放疗和化疗；肾脏清除减少如肾功能减退、药物或中毒所致尿酸排泄减少等。本章主要介绍原发性高尿酸血症。

【临床表现】

高尿酸血症多见于中老年男性，女性占 5%左右，而且多发生在绝经后。肥胖者居多，且多有高尿酸血症家族史。

（一）无症状高尿酸血症期

本期患者无痛风等临床表现，但血尿酸水平呈波动或持续性升高。此期持续时间长短不一，亦可终身不发展为痛风。当痛风发作时，患者血尿酸水平可升高，亦可在正常范围内。85%～90%无症状高尿酸血症患者可能已有尿酸晶体沉积。高尿酸血症上升的幅度及病程与尿酸盐沉积的临床事件有关。

（二）急性关节炎发作期

痛风首次发作通常在 40 岁左右。寒冷、劳累、饥饿、饮酒、暴饮暴食、进食高嘌呤食物和局部感染等为常见的诱因。其起病急骤，关节明显肿胀，皮肤发红发亮，灼热、剧痛难忍，常于午夜、凌晨惊醒，

疼痛于数小时达到高峰，数天或数周内自行缓解，关节活动恢复正常，皮肤脱屑。60%～70%首发于蹒趾及第一跖趾关节，其余依次为足跟、踝关节、膝关节、肘关节、腕关节和指关节。反复发作逐渐影响多个关节，大关节受累时可有关节积液，最终造成关节畸形。

（三）间歇期

此期通常无明显症状，血尿酸水平可增高或正常，如血尿酸水平持续增高，痛风发作会愈加频繁，且持续时间更长，症状更重。

（四）慢性关节炎期

未经治疗或治疗不规则者，急性痛风性关节炎反复发作，逐渐进展为慢性关节炎。发作逐渐频繁，疼痛逐渐加剧，受累关节逐渐增多，晚期出现关节畸形和功能受限。痛风石形成或关节症状持续不缓解是此期的临床特点。痛风石为隆起于皮下、外观为芝麻到鸡蛋大小的黄白色赘生物，表面菲薄，破溃后排出豆渣样白色粉末状或糊状物，经久不愈，但较少继发感染。典型部位在耳郭，也常见于足趾、手指、腕、踝和肘等关节周围。

（五）肾脏并发症

1. 尿酸性尿路结石 20%～25%的患者并发尿酸性尿路结石，可有肾绞痛、血尿及尿路感染症状。X 线平片大多不显影，而 B 超检查可有发现。

2. 痛风性肾病 早期为间歇性蛋白尿和镜下血尿，逐渐出现夜尿增多，尿比重下降，肾功能不全，临床表现为水肿、高血压等，最终发展为尿毒症。

3. 急性高尿酸肾病 短期内出现血尿酸浓度迅速增高，尿中有结晶、血尿、白细胞尿，最终出现少尿、无尿、急性肾衰竭甚至死亡。

（六）眼部病变

高尿酸血症伴肥胖者，常于眼睑皮下组织中形成痛风石，可长大、破溃。

（七）伴发病

痛风经常伴发肥胖症、原发性高血压、冠心病、血脂异常和糖尿病等，胰岛素抵抗作为这些疾病共同的发病基础，称为代谢综合征，是心血管疾病的危险因素。

> 案例 7-25-1
> 1. 病史特点
> （1）中年男性，沿海居民。
> （2）肥胖，有代谢紊乱表现，长期高甘油三酯血症，高尿酸血症史 2 年，无关节疼痛。
> （3）无风湿关节病史，有饮酒史。

（4）家族成员有痛风病史。

（5）体格检查：BP 135/85mmHg，BMI 28kg/m²，眼睑、耳郭无结节。全身关节均正常。下肢无水肿。

（6）实验室检查示血尿酸水平升高。

2. 诊断：高尿酸血症（原发性或继发性）？

【实验室及辅助检查】

（一）血尿酸测定

本症采用尿酸氧化酶法检测。正常男性为 150～380μmol/L，女性为 100～300μmol/L，绝经后接近男性。若男性＞420μmol/L，女性＞360μmol/L 可诊断为高尿酸血症。血尿酸受多种因素影响，应不同天反复测定来确定。

（二）尿尿酸测定

低嘌呤饮食[蛋白质 1g/（kg·d），不饮酒，不食用肉类及海鲜，不服用影响尿酸代谢的药物]5 天后，24 小时尿尿酸超过 3.6mmol（600mg），则尿酸生成增多。

（三）关节滑囊液检查

通过关节腔穿刺抽取关节滑囊液，在偏振光显微镜下可见滑囊液或白细胞中有双折光的针状尿酸盐结晶。急性关节炎期有 90% 以上的阳性率，普通光镜下也可发现针状或棒状结晶，可看到白细胞吞噬结晶的现象，但是阳性率低。慢性期可穿刺或活检痛风石内容物，可发现与上述滑囊液检查同样形态的尿酸盐结晶。

（四）X 线检查

本症早期仅有软组织肿胀，关节显影正常。随病情的进展，关节软骨缘破坏，骨质呈穿凿样或虫蚀样缺损。

（五）CT 或 MRI 检查

沉积在关节内的痛风石，CT 扫描表现为灰度不等的斑点状影像，MRI 检查显示低到中等度的块状阴影。

（六）超声检查

超声检查可以发现 X 线不显影的尿酸性尿路结石。

（七）尿常规检查

发生肾损害者可出现低比重尿、血尿和蛋白尿，偶见管型尿。

案例 7-25-1

检查：血尿酸 594μmol/L，红细胞沉降率为 15mm/1 小时末，类风湿因子（−），ASO（−），WBC

8.5×10⁹/L，Hb 125g/L，空腹血糖为 4.4mmol/L，LDL-C 3.6mmol/L，甘油三酯 4.6mmol/L，肌酐 80μmol/L。尿常规：尿 pH 5.5，尿糖（−），蛋白（−）。24 小时尿酸排泄量 2.8mmol。甲状腺功能正常。心电图正常。B 型超声波检查未发现双肾和尿路结石。

【诊断与鉴别诊断】

正常嘌呤饮食状态下，不同天 2 次空腹血清尿酸浓度超过 420μmol/L（男性）或 360μmol/L（女性），即可诊断高尿酸血症。

分型诊断：高尿酸血症患者低嘌呤饮食 5 天后，留取 24 小时尿行尿酸检测。根据血尿酸水平和尿尿酸排泄情况分为以下 3 型。

（1）尿酸生成过多型：尿酸排泄＞0.51mg/（kg·h），尿酸清除率≥6.2ml/min。

（2）尿酸排泄不良型：尿酸排泄＜0.48mg/（kg·h），尿酸清除率＜6.2ml/min。

（3）混合型：尿酸排泄＞0.51mg/（kg·h），尿酸清除率＜6.2 ml/min。

尿酸清除率（Cua）= 尿尿酸×每分钟尿量/血尿酸。

此外，也可用肌酐清除率（Ccr）来校正肾功能对尿酸排泄的影响，根据 Cua/Ccr 比值对 HUA 分型为：＞10% 为尿酸生成过多型，＜5% 为尿酸排泄不良型，5%～10% 为混合型。

高尿酸血症需与以下疾病进行鉴别。

（一）继发性高尿酸血症

无症状性高尿酸血症的诊断需先排除继发性高尿酸血症，应详询问有无肾功能不全，血液病及肿瘤放化疗等病史；利尿剂及大剂量阿司匹林等影响尿酸代谢的药物服用史。继发性高尿酸血症常高尿酸血症程度比较重，但痛风性关节炎较轻或不明显，肾脏受累多见，结石发生率高，24 小时尿酸排出常增多。

（二）急性关节炎需与以下疾病进行鉴别

1. 类风湿关节炎 中、青年女性多见，好发于四肢近端小关节，多关节受累，梭形畸形。血尿酸水平不高，类风湿因子常阳性。

2. 假性痛风 由于关节软骨钙化所致，膝关节受累最多，发作无明显的季节性。血尿酸水平不高，关节液内见焦磷酸钙结晶或者磷灰石。

3. 化脓性关节炎与创伤性关节炎 有关节外伤史，关节滑囊液无尿酸盐结晶，化脓性关节炎关节滑囊液可以培养出细菌；两者的血尿酸水平不高。

4. 关节周围蜂窝织炎 关节周围组织明显红肿，畏寒、发热等症状较为突出，但是关节痛往往不如痛风显著，周围血白细胞数明显升高，血尿酸水平正常。

案例 7-25-1

患者为中年男性,沿海居民,有高尿酸血症,无关节疼痛史,有痛风家族史;体检提示肥胖血尿酸水平、三酰甘油均升高;肾功能正常;尿 pH 为 5.5。24 小时尿酸排泄量为 2.8mmol < 4.8mmol[=0.48mg/(kg·h)×70kg×24h×60],降低。

鉴别诊断,需先排除继发性高尿酸血症,该患者无肾功能不全,血液病及肿瘤放化疗等病史;无利尿剂及大剂量阿司匹林等影响尿酸代谢的药物服用史。无关节疼痛病史,目前考虑原发性高尿酸血症。

诊断:原发性高尿酸血症(尿酸排泄不良型),肥胖症,高甘油三酯血症。

【治疗】

高尿酸血症治疗的目的是降低血尿酸,预防尿酸盐的结晶沉淀,防止关节炎、结石的急性发作和发展。

(一)一般治疗

无症状高尿酸血症患者首先应进行生活方式干预,低嘌呤饮食如各种谷类制品、水果、蔬菜和奶制品,避免高嘌呤食物(动物内脏、沙丁鱼、蛤、蚝和蟹等海味,其次为鱼虾类、肉类和豆类等)。控制体重,戒烟酒,生活规律,避免诱因。多饮水,每天饮水量应在 2000 ml 以上,保证足够尿量,利于尿酸排出。

(1)适当碱化尿液:当尿 pH<6.0 时,需碱化尿液。pH 为 6.2～6.9 时有利于尿酸盐结晶溶解和从尿中排出。当尿 pH>7.0 时易形成草酸钙及其他结石。常用药物:口服碳酸氢钠(小苏打),1g,tid。应用时监测胃肠道反应。长期大量服用可引起碱血症,钠负荷增加诱发心衰和水肿。

(2)慎用影响尿酸排泄的药物,氢氯噻嗪等。放化疗治疗时严密监测血尿酸。

(二)高尿酸血症的治疗

高尿酸血症的治疗的目标是血尿酸水平达标,尿酸盐结晶溶解排出。

(1)抑制尿酸生成药物:黄嘌呤氧化酶抑制剂通过抑制黄嘌呤氧化酶以减少尿酸的生成。本法适用于尿酸合成增多或不适合使用排尿酸药物者,代表药物别嘌醇和非布司他。

1)别嘌呤醇:抑制黄嘌呤转换为尿酸,减少尿酸生成。用法及用量:低剂量起始,逐渐加量。初始剂量每次 50mg,每天 2～3 次;维持剂量成人每次 100～200mg,每天 2～3 次。肾功能降低时酌情减量,

当肌酐清除率<15ml/min 时禁用。不良反应:胃肠道刺激症状、皮疹、发热、肝功能损害、骨髓移植等,应予监测。别嘌呤醇超敏反应与剂量有关,主要发生在最初使用的几个月内,最常见的是剥脱性皮炎,严重的出现中毒性表皮坏死松解症,这称为"别嘌呤醇超敏反应综合征",已证明此与白细胞相关抗原(HLA)-B*5801 阳性密切相关,建议有条件在用药前先予基因检测。禁忌证:对别嘌呤醇过敏、严重肝肾功能不全和血细胞严重减少者及孕妇禁用。

2)非布司他:为非嘌呤类黄嘌呤氧化酶选择性抑制剂,抑制尿酸合成。用法及用量:起始剂量为 40mg,每天一次;维持剂量为 80mg,每天一次。轻中度肾功能不全患者无须调整剂量。不良反应:主要为肝功能损害、恶心、关节痛、皮疹。禁忌证:正在使用硫唑嘌呤、巯嘌呤者禁用。

(2)促尿酸排泄药物,抑制近端小管对尿酸盐的重吸收,增加尿酸盐的排泄,降低血尿酸,缓解或防止尿酸盐结晶的生成,也可促进已形成的尿酸盐结晶的溶解。适用于轻中度肾功能以上者,如内生肌酐清除率<30ml/min 时无效。如尿尿酸排出量>3.57 mmol(600mg)/24h 或有尿路结石者禁用此类药物。90%以上的高尿酸血症为肾脏尿酸排泄减少所致。代表药物为苯溴马隆和丙磺舒。

1)苯溴马隆:具有较强的降尿酸作用。用法及用量:每次 50mg,每天 1 次。治疗期间每天饮水量应不少于 2000ml,同时碱化尿液。不良反应:少数有胃肠道反应,皮疹。罕见肝功能损害。禁忌证:当肌酐清除率<20ml/min 时禁用。过敏者、孕妇、严重肾结石者禁用。

2)丙磺舒:用法及用量:初始剂量为 0.25g,每天 2 次;维持剂量每天最大剂量应不超过 2g。治疗期间同样需要水化及碱化尿液。不良反应:皮疹,发热,胃肠道刺激症状。禁忌证:对本药及磺胺类过敏者、肝肾功能不全者、接受放化疗可引起尿酸增高者禁用。

(3)尿酸氧化酶(uricase),可催化尿酸氧化为更易溶解的尿囊素以降低血尿酸。

无症状性高尿酸血症,在继发性高尿酸血症诊断不予考虑时,应开始进行生活方式的干预以降低尿酸,并监测血尿酸。高尿酸血症的治疗是痛风预防和治疗的关键步骤。干预治疗切点:血尿酸>420μmol/L(男性),>360 μmol/L(女性)。治疗目标:血尿酸<360μmol/L。

如果非药物治疗不能使血尿酸降至正常,尤其有明确家族史者,有高血压、高血脂、肥胖、心血管疾病及心血管危险因素人群,有肾石症风险的高危人群,应使用降尿酸药物将尿酸控制在正常范围,同时

避免高尿酸血症的各种诱因。降尿酸药物种类可根据是否尿酸生成过多或尿酸排泄减少或混合型来选择相应药物。

如果单药不能使血尿酸达标,则可考虑黄嘌呤氧化酶抑制剂与促尿酸排泄药物联合治疗。

血尿酸达标后,持续降尿酸治疗获益大于痛风发作的风险。应教育患者长期随诊,定期检测血尿酸及相关生化指标,以便及时调整用药,控制病情进展。切不可一次血尿酸化验正常即自行停药。

(三)急性痛风性关节炎期的治疗

急性发作期主要药物有秋水仙碱、非甾体抗炎药(NSAID)、糖皮质激素,将于痛风章节讲述。

(四)发作间歇期和慢性痛风性关节炎的处理

发作间歇期和慢性痛风性关节炎需长期治疗,控制血尿酸在正常范围内。

(五)并发疾病的治疗

并发疾病的治疗同高尿酸血症伴发的代谢性及心血管危险因素,如肥胖、2型糖尿病、高血压、高脂血症、代谢综合征、心力衰竭及卒中、慢性肾病。

二甲双胍、氯沙坦、氨氯地平、非诺贝特分别在降糖、降压、调脂的同时均有不同程度的降尿酸作用,可以联合以上降尿酸药使用。

案例 7-25-1

治疗方案:告知高尿酸血症及高脂血症的危害、长期治疗的可能性;生活方式干预,低嘌呤饮食,低脂饮食,减重;患者无尿路结石病史,尿酸排泄减少,合并长期肥胖、血脂异常,需同时予药物治疗增加尿酸排泄。苯溴马隆 50mg,每天 1 次;碳酸氢钠 1g,每天 3 次,碱化尿液并多饮水,每天饮水 2L;合并非诺贝特调脂治疗。3 个月后复查,肝肾功能正常,血尿酸为 270μmol/L、血甘油三酯为 1.5mmol/L。24 小时尿尿酸排泄量为 4.5mmol。

【预后】

高尿酸血症和痛风是一种终身性疾病,需维持治疗,有关节畸形者,生活质量可受到一定影响,有肾功能损害者预后差。

(杜 弢)

第八篇 风湿性疾病

第一章 总 论

【概述】

风湿性疾病（rheumatic diseases），简称风湿病，是泛指影响骨、关节及其周围软组织，如肌肉、滑囊、肌腱、筋膜、神经等一组以内科治疗为主的疾病。风湿"Rheuma"原文是流动的意思，最早见于公元前400年《希波格拉底文集》中有关"人体解剖"一文，当时认为风湿病是由一种冷湿的液体，自脑部流至关节腔或其他部位而引起的疼痛性疾病，这是最原始的在病因学上的液体论。随后根据病理、病因等，风湿病曾有过胶原病、结缔组织病、自身免疫性疾病等不同的命名。随着基础医学的不断发展，风湿病的研究不断深入，风湿病学已成为一门新兴的学科，风湿病的范畴已超越过去的胶原病、结缔组织病、自身免疫性疾病等，目前认为不论其发病原因是免疫性的、感染性的、内分泌性的、退化性的、遗传性的、肿瘤性的，风湿病可以是全身性或系统性的，也可以是局限性的；可以是器质性的，也可以是精神性的或功能性的疾病。国外资料显示，在发达国家的日常医疗实践中，以风湿性疾患就诊的患者约占总门诊量的10%。

【风湿性疾病的分类及临床特点】

（一）风湿病的分类

风湿性疾病目前尚无世界性统一分类。美国风湿病学学会于1993年从疾病的病因、组织学、病理学、生物化学、遗传学、免疫学及临床学等不同角度进行归纳分类，分为10大类，包括了100多种疾病，简要介绍如下。

1. 弥漫性结缔组织病 包括类风湿关节炎、幼年类风湿关节炎、系统性红斑狼疮、多发性肌炎/皮肌炎、血管炎、干燥综合征、重叠综合征等。

2. 与脊柱相关的关节炎 包括强直性脊柱炎、银屑病关节炎、炎性肠病性关节炎等。

3. 退行性关节病 包括骨关节炎等。

4. 与感染因素有关的关节炎 包括细菌、病毒、真菌、寄生虫等直接感染引起的关节炎，由感染间接引起的反应性关节炎等。

5. 代谢及内分泌所致 包括痛风、假性痛风等。

6. 与肿瘤相关的风湿性疾病 包括滑膜肉瘤、多发性骨髓瘤等。

7. 神经性疾病所致 包括神经病变性关节炎、腕管综合征、椎管狭窄等。

8. 伴有关节表现的骨骼、骨膜及软骨疾病 包括骨质疏松、缺血性骨坏死等。

9. 非关节性风湿病 包括关节周围病变、椎间盘病变、筋膜炎等。

10. 其他 包括周期性风湿病、结节病、肉瘤样病等。

（二）风湿病的临床特点

如上述分类，风湿病达百余种，临床特点不可能是统一的。弥漫性结缔组织病是风湿性疾病的一大类，下面主要介绍它的一些临床特点。

（1）属自身免疫性疾病：自身免疫性是弥漫性结缔组织病的发病基础，促发自身免疫性的病因不完全清楚，在各个结缔组织病的发病可能不完全相同，大致有遗传基础和环境因素中的病原体、药物、理化等多种因素；其发病机制可能与淋巴细胞活化有关，淋巴细胞通过胸腺选择后而进入周围淋巴器官（淋巴结、脾），T细胞的活化不仅依赖其受体（TCR）能识别抗原递呈细胞所递呈的自身抗原和主要组织相容性复合体分子的复合物，同时必须有辅助因子的存在，活化后的T淋巴细胞可以分泌大量的致炎症性细胞因子造成组织的破坏，同时又激活B淋巴细胞产生大量的抗体，因而本病患者在实验室检查有大量自身抗体出现。

（2）以血管和结缔组织慢性炎症的病理改变为基础。

（3）病变累及多个系统，包括肌肉、骨骼系统。

（4）同一疾病，在不同患者的临床和预后差异甚大。

（5）对糖皮质激素的治疗有一定的反应。

（6）其慢性病程和晚期累及多个器官损害造成医疗中许多难点，只有早期诊断，并进行合理治疗才能使患者得到良好的预后。

【病理】

风湿病的病理改变有炎症性反应及非炎症性反应病变，在不同的疾病其病变出现在不同的靶组织（受损最突出的部位）如表 8-1-1 所示，由此而构成其特异的临床症状。炎症性反应大部分因免疫反应引起，表现为局部组织出现大量的淋巴细胞、巨噬细胞、浆细胞浸润和聚集。血管病变是风湿病的另一常见共同的病理改变，以血管壁炎症为主，造成血管壁的增厚、管腔狭窄使局部组织器官缺血，弥漫性结缔组织病的广泛组织损害和临床表现与此有关。

表 8-1-1　风湿性疾病的病理特点

疾病	靶器官病变	
	炎症性	非炎症性
骨关节炎		关节软骨变性
系统性硬化病		皮下纤维组织增生
类风湿关节炎	滑膜炎	
强直性脊柱炎	附着点炎	
干燥综合征	涎腺炎、泪腺炎	
皮肌炎、多发性肌炎	肌炎	
系统性红斑狼疮	小血管炎	
血管炎病	不同的大小的动、静脉炎	
痛风	关节腔炎	

【病史采集】

风湿病是一个涉及多个学科、多个系统的疾病，其正确的诊断有赖于正确的病史采集和全身包括关节和脊柱的体格检查。因为风湿病可以分为以关节损害为主的关节病包括类风湿关节炎、骨关节炎等，另一类是不限于关节的多脏器损害的系统性疾病包括系统性红斑狼疮、血管炎等。详细询问关节病起病方式、受累部位、数目、疼痛的性质与程度、功能状况及其演变，同时了解关节以外的系统受累情况也是必不可少的病史内容。常见的临床症状有以下几个。

1. 疼痛　关节、软组织疼痛是风湿性疾患最常见的症状之一。疼痛发作的时间、性质、部位、伴随症状和缓解方式常能提供诊断线索：炎性疼痛往往在下午或晚间加重，而机械性损伤的疼痛往往是特定动作相关的；夜间发作的第一跖指关节剧烈的锥刺样、烧灼感的疼痛是痛风的特点；神经卡压的疼痛性质带有放射感，而血管性疼痛则可呈搏动性。疼痛可以分为局限性或全身性。全身性疼痛可见于风湿性多肌痛、纤维肌痛综合征等。疼痛的定位常需体检来进一步判定。

2. 僵硬和肿胀　僵硬是指经过一段静止或休息后（如清晨），患者试图再活动某一关节时，感到不适，而且想要达到平时的关节活动范围和程度非常困难，常与关节的疼痛、肿胀相伴。骨关节炎表现为起始运动时出现的、为时短暂的僵硬，而类风湿关节炎则是持续性的僵硬（晨僵时间常超过 1 小时）；风湿性多肌痛可表现为严重的晨僵。关节肿胀往往意味着关节或关节周围组织的炎症，患者的自觉症状常在体征出现之前发生，因此结合疼痛、僵硬症状，将有助于早期诊断。

3. 疲乏、乏力和运动困难　疲乏是风湿性疾患最常见、也是最容易被忽视的症状。尽管疲乏可以是功能性的，可以见于非炎性风湿症，如纤维肌痛综合征；但在系统性红斑狼疮、类风湿关节炎等疾患，疲乏可以成为敏感的病情活动指标。患者常将疲乏主诉为"乏力"，真正的乏力常提示肌炎（肌病）或神经病变，其局部或全身、对称与否、近端或远端的分布有助于鉴别诊断。乏力、运动困难可伴随于疼痛、僵硬等症状出现。

4. 系统症状　风湿性疾病常有多系统受累，常见发热、体重下降、食欲减退等全身表现。了解患者的年龄和性别对疾病的诊断有一定帮助，如强直性脊柱炎、赖特综合征多见于青年男性，系统性红斑狼疮多见于育龄妇女，痛风多见于中年男性，骨关节炎多见于中老年者。

5. 病情经过往往体现了病理过程　退行性病变呈现缓慢、隐匿的发病经过；创伤则与相关事件有明确的联系；痛风等晶体性关节炎，多起病急骤（24 小时内达到高峰），但有自限性，多于 1 周左右缓解；反应性关节炎常在感染后数周内相继出现皮肤黏膜损害和关节炎；自身免疫性风湿病则多呈静止、活动交替，自发缓解、反复加重的慢性经过。

6. 治疗情况　如对抗生素、非甾体抗炎药、激素等药物的反应，则可能为诊断和治疗方案的确定提供重要的依据。

既往史中不明原因的血细胞减少、浆膜炎、癫痫发作史，可能进一步提示系统性红斑狼疮的可能；饮酒史可以是痛风发作的重要因素，吸烟史与类风湿关节炎合并间质性肺炎关系密切，有冶游史需除外淋菌性关节炎、反应性关节炎；反复的自然流产史提示抗磷脂抗体综合征可能；强直性脊柱炎、痛风、类风湿关节炎常有阳性家族史等。

【体格检查】

1. 关节检查　检查要点在于受累关节有无红、肿、压痛，有无关节畸形和功能障碍。关节肿胀程度常以骨性标志为界，以判定其轻重。滑膜关节（如指关节）的滑膜炎呈梭形肿胀，常见于类风湿关节炎；而关节及其周围组织的弥漫性肿胀，伴有发红、发亮，称为腊肠指/趾，见于硬皮病和混合性结缔组织病。

关节丧失其正常的外形和活动范围受到限制,如手的掌指关节尺侧偏斜,关节半脱位,"天鹅颈""纽扣花"样畸形等,与软骨、骨质破坏和肌腱受累有关,在类风湿关节炎常见。手关节的检查,可以通过主动的握拳动作及双手合掌动作的完成情况来检查。正常腕关节被动的背伸和掌屈角度均分别为60°~90°。肘关节伸直和屈曲的活动范围为0°~145°。肩关节可以通过两臂上举,两手置于枕后和双手背后三个简单动作来检测其上举、外展、后伸、内旋、内收等功能。颞颌关节可以通过张口动作有无受限检查,但硬皮病可仅因面部、口周皮肤绷紧而张口受限。脊柱强直的检查有立位的枕墙距、指地距、第4肋水平的胸廓最大活动度,脊柱前屈的Schober试验等。骶髂关节区的压痛,挤压两侧髂前上棘引发疼痛,"4"字征试验阳性等,对诊断骶髂关节炎有一定意义;"4"字征试验在髋关节病变时也为阳性。膝关节平卧位应能完全伸直,伸直至屈曲的活动范围0°~135°,浮髌试验阳性说明关节积液,骨擦音的引出提示骨关节炎的可

能。踝关节正常活动范围为背屈15°,跖屈55°。关节检查时应避免动作粗暴。

2. 关节外其他系统检查 体格检查是对病史提供的信息的确证、补充和逻辑延伸,应做到全面而重点突出。患者的发育、营养状况,有无库欣征、贫血貌,步态等实际上常在问诊时即有了初步的印象。而颊部蝶形皮疹与系统性红斑狼疮,眶周淡紫红色的水肿性红斑("向阳性皮疹")和Gottron征与皮肌炎,指端、颜面皮肤的绷紧变硬与硬皮病,银屑病皮疹与银屑病性关节炎,以及过敏性紫癜常见双下肢的可触性紫癜,类风湿关节炎的类风湿结节,痛风常见耳郭的痛风石,干燥综合征的"猖獗龋"(牙齿龋坏严重,成片脱落,残根发黑)等,对诊断的建立均极有帮助。而尤其对弥漫性结缔组织病而言,各系统的受累情况,重要脏器功能,以及有无严重合并症,则直接关系到治疗方案和预后。

现将常见关节炎的关节特点和常见弥漫性结缔组织病的特异性临床表现分别列于表8-1-2和表8-1-3。

表8-1-2 常见关节炎的关节特点

	RA	AS	OA	痛风	SLE
起病	缓	缓	缓	急骤	不定
首发	PIP MCP	腕、膝、髋、踝	膝、腰、DIP	拇趾	手关节或其他部位
痛性质	持续性,休息后加重	休息后加重	活动后加重	痛剧烈,夜间重	不定
肿性质	软组织为主	软组织为主	骨性肥大	红、肿、热	少见
畸形	常见,明显影响功能	部分	小部分	少见	偶见
演变	对称性多关节炎	不对称下肢大关节炎,少关节炎	负重关节症状明显	反复发作	反复发作
脊柱炎和(或)骶髂关节病变	偶有	必有,功能受限	腰椎增生,唇样变	无	无

RA:类风湿关节炎;AS:强直性关节炎;OA:骨关节炎;SLE:系统性红斑狼疮;PIP:近端指间关节;MCP:掌指关节;DIP:远端指间关节

表8-1-3 常见弥漫性结缔组织病的特异性临床表现

病名	特异性表现
SLE	颊部蝶形红斑,蛋白尿,溶血性贫血,血小板减少,多浆膜炎
pSS	口、眼干、腮腺肿大、猖獗龋齿,肾小管性酸中毒,高球蛋白血症
皮肌炎	上眼睑红肿,Gottron疹,颈部呈V形充血,肌无力
系统性硬化病	雷诺现象,指端压迫性溃疡,硬指,皮肤肿硬失去弹性
肉芽肿性多血管炎	鞍鼻,肺迁移性浸润影或空洞
大动脉炎	无脉
白塞病	口腔溃疡、外阴溃疡、针刺反应

SLE:系统性红斑狼疮;pSS:原发性干燥综合征

【实验室检查】

风湿病实验室检查包括三大常规、红细胞沉降率、C反应蛋白(CRP)、蛋白电泳、免疫球蛋白、补体等常规项目。特殊检查包括以下几种。

(一)自身抗体

在风湿性疾病的范围内应用于临床的自身抗体主要有抗核抗体谱、类风湿因子、抗中性粒细胞

胞浆抗体、抗磷脂抗体、抗角质蛋白抗体等,对弥漫性结缔组织病的诊断有重要的意义。

1. 抗核抗体谱 抗核抗体是一个总称,它代表了对细胞核内三大类抗原物质,即DNA、组蛋白及非组蛋白起反应的各种自身抗体(表8-1-4)。因此免疫荧光抗核抗体测定只是一种筛选试验,它不能具体反映哪一种核抗原的抗体存在,只有同时做各种核抗原的抗体检测,才能对临床诊断做出更有价值的判断。

表 8-1-4　抗核抗体谱的临床意义

抗体	相关性
抗 dsDNA 抗体	SLE（50%）特异性高
抗 SSDNA 抗体	SLE（70%）其他风湿病或非风湿病，非特异性
抗组蛋白抗体	药物诱发狼疮（95%～100%）；SLE（70%）；RA（30%）；正常人（1%～2%）
抗 SM	SLE（20%～30%）标记性抗体
抗 u1RNP	MCTD（100%）；SLE（30%）
抗 SSA/Ro	SS（70%）；SLE（30%）
抗 SSB/La	SS（50%～60%）；SLE（15%）
抗 ScL-70	SSc（15%～20%），标记性抗体
抗 Ku	SLE（70%）；PM+SSc 重叠（55%）
抗着丝点抗体	SSc 中局限型（80%），标记性抗体
抗 PCNA	SLE（3%）
抗 RibP	SLE（10%）
抗 Jo1	PM/DM（20%），标记性抗体

SLE：系统性红斑狼疮；RA：类风湿关节炎；MCTD：混合性结缔组织病；SS：干燥综合征；SSc：系统性硬化症；PM/DM：多发性肌炎/皮肌炎

2. 类风湿因子（rheumatoid factor，RF）　是一种抗"改变了的"自身 IgG 的抗体。RF 是针对 IgG Fc 段上抗原决定簇的抗体，因此也是一种自身抗体。RF 无特异性，但在类风湿关节炎患者中阳性率可达 70%左右，RF 阳性还可见 SLE、干燥综合征、混合性结缔组织病、系统性硬化症等结缔组织病和其他疾病，如某些病毒、细菌、寄生虫感染等，尤其在未控制的感染性心内膜炎患者中（表 8-1-5）。正常人阳性率可达到 3%～5%。RF 可分为 IgM 型、IgG 型和 IgA 型。目前临床检测常用的乳胶凝集试验是检测 IgM 型 RF。

表 8-1-5　可以出现 RF 阳性的疾病

慢性细菌感染	寄生虫病
亚急性细菌性心内膜炎	其他慢性炎症性疾病
麻风*	结节病
结核	牙周疾病
梅毒	肺间质性病变*
莱姆病	肝脏病*
病毒感染	冷球蛋白血症
风疹	高球蛋白性紫癜
巨细胞病毒	
传染性单核细胞增多症*	

*还可以出现 ANA 阳性

3. 抗中性粒细胞胞浆抗体（antineutrophil cytoplasmic antibody，ANCA）　以正常人中性粒细胞为底物检测到的自身抗体，按所见荧光的图形，分为 c-ANCA（胞质型）和 p-ANCA（核周型）。本抗体对血管炎的诊断极有帮助，尤其是 c-ANCA 对于肉芽肿性多血管炎具有较高的特异性（98%）；p-ANCA 疾病特异性较差。ANCA 相关疾患见表 8-1-6。

表 8-1-6　ANCA 相关性疾病

ANCA 型	胞质内抗原	疾病
c-ANCA	蛋白酶 3（丝氨酸蛋白酶）	肉芽肿性多血管炎
p-ANCA	髓过氧化酶（+）	特发性新月体肾炎
		嗜酸性肉芽肿性多血管炎
		显微镜下多血管炎
	髓过氧化酶（-）	克罗恩病
		溃疡性结肠炎
		慢性活动性肝炎
		原发性硬化性胆管炎
		原发性胆汁性肝硬化

4. 抗磷脂抗体　临床上常用的有抗心磷脂抗体（antiphospholipid antibody）和狼疮抗凝物两种测定方法。抗磷脂抗体综合征（antiphospholipid antibody syndrome）是指存在抗心磷脂抗体二次阳性（间隔 12 周）和（或）有狼疮抗凝物者，伴有动脉或静脉血栓栓塞或习惯性流产者，可有血小板计数减少。本综合征可分为原发性和继发性，后者出现在系统性红斑狼疮等多种自身免疫病中。

5. 抗角质蛋白抗体谱　是一组不同于 RF 而对类风湿关节炎有较高特异性的自身抗体。抗核周因子（APF）、抗角质蛋白抗体（AKA）的靶抗原为细胞骨架的基质蛋白，即抗角蛋白微丝蛋白，抗聚丝蛋白抗体（AFA）与 APF、AKA 均可出现在类风湿关节炎的早期。环瓜氨酸多肽（CCP）段是聚角质蛋白微丝蛋白的主要抗原，抗 CCP 抗体在类风湿关节炎较 AFA 有更好的特异性与敏感性。

（二）人类白细胞抗原 I 类分子 B₂₇

人类白细胞抗原 I 类分子 B_{27}（HLA-B_{27}）与有中轴关节受累的脊柱关节病存在密切的关联。在强直性脊柱炎患者中，HLA-B$_{27}$阳性率高达90%以上；但目前该病的诊断标准中，未包括HLA-B$_{27}$。HLA-B$_{27}$亦见于反应性关节炎、赖特综合征等其他疾患，正常人群中也有10%的阳性率。

（三）滑液检查

在一定程度上反映了关节滑膜炎症（表8-1-7）。滑液的白细胞计数有助于区分炎性、非炎性关节病变和化脓性关节炎。当白细胞数超过3000/mm^3，且中性粒细胞占50%以上时，提示炎性关节炎；在此标准以下非炎性病变可能性大；白细胞计数在5万～10万/mm^3，提示化脓性关节炎。上述标准必须结合临床，如细胞计数大于10万/mm^3，亦可见于赖特综合征、痛风、假性化脓性关节炎。滑液应及时送检，以免晶体（CPPD）溶解和细胞自溶，在滑液中找到尿酸盐结晶或细菌培养阳性分别有助于痛风、化脓性关节炎的确诊。关节穿刺的禁忌证为局部皮肤感染、出血性疾病及患者不合作。

表8-1-7　关节滑液的分析

疾病	白细胞计数/mm^3	分类	偏振光显微镜下
骨关节炎	1000～2000	单核细胞/淋巴细胞	—
创伤性关节炎	1000～2000	单核细胞/淋巴细胞	—
类风湿关节炎	5000～50000	中性粒细胞	—
痛风	5000～75000	中性粒细胞	双折光强，细针状结晶
假性痛风	5000～75000	中性粒细胞	双折光弱，菱形结晶
化脓性关节炎	50000～100000	中性粒细胞	

【辅助检查】

（一）影像学检查

X线检查是最常用的影像学诊断方法，有助于关节病变的诊断和鉴别诊断，亦能随访了解关节病变的演变。早期可仅有软组织肿胀，近关节骨质疏松；典型的病变可见骨、软骨、软组织钙化，关节间隙狭窄，关节侵蚀，新骨形成（硬化、骨赘），软骨下囊肿，纤维性、骨性关节强直等。其他的影像学检查尚有：①关节计算机体层成像（CT），在骶髂关节炎的诊断和分级中应用最为广泛；②磁共振成像（MRI），对肌肉、韧带、肌腱、滑膜、软骨、骨的成像有其特点，对软组织损伤（半月板损伤、旋袖撕裂）、缺血性骨坏死、骨髓炎、脊柱病变及早期微小的骨侵蚀是灵敏可靠的方法。放射性核素骨扫描通常可提供炎性关节炎、骨肿瘤的信息，但特异性较差。血管造影对结节性多动脉炎、大动脉炎可以明确诊断和病变范围。但它属创伤性检查，故在临床应用有一定的限制性。

（二）病理学检查

活组织检查所见的病理改变如狼疮带试验对系统性红斑狼疮、肾组织活检对于狼疮肾炎的病理分型、肌活检对于多发性肌炎/皮肌炎、唇腺炎对干燥综合征、关节滑膜病变对不同病因所致的关节炎都有重要的意义。病理结果必须结合临床才能作出判断。如临床考虑巨细胞（颞）动脉炎，该病变多呈节段性、跳跃性分布，病理可能呈阴性结果，因而不宜轻易排除诊断；解决办法是取材足够、连续切片、积极治疗，必要时重复活检（病变在激素治疗两周或更长时间仍可检出）。再如肾活检呈节段性坏死性肾小球肾炎伴细胞新月体形成，可见于肉芽肿性多血管炎、显微镜下多血管炎、狼疮肾炎、肺出血-肾炎综合征、特发性急进性肾小球肾炎、亚急性细菌性心内膜炎等。需要结合临床、特异性自身抗体（ANCA，抗基底膜抗体，抗核抗体谱）、免疫荧光等资料进行鉴别。

（三）关节镜

关节镜可直视来观察关节腔表层结构的变化。目前多应用于膝关节。本检查对关节病的诊治和研究均有一定的作用。在某些情况下，直视下可以鉴别关节病的性质。其治疗有滑液引流（化脓性关节炎），关节腔灌洗清除破坏的软骨碎片、残物（骨关节炎），滑膜的剔除（类风湿关节炎）等。进行本项检查时一定要注意无菌操作，避免发生感染。

【诊查思路】

风湿性疾病的临床表现纷繁复杂，首先应建立对该类疾病的模式辨识（disease pattern recognition）概念，并在诊查过程中遵循关节表现和关节外表现两条主线。关节受累的模式辨识主要回答三个问题：①有无炎症表现？②多少关节受累？③有什么特殊关节受累？炎性关节病变的特点包括关节红、热、肿胀疼痛，并且晨僵持续30分钟以上，血常规、红细胞沉降率、CRP和关节滑液分析等辅助检查有助于进一步判断。关节受累的多少可分为单关节、寡关节（2～4个关节）、多关节（≥5个关节），在此基础上再可分为对称、不对称，有无中轴关节受累，急性、慢性等不同类型及其组合。其中急性单关节炎应考虑感染性关节炎、晶体性关节炎、创伤、复发性风湿病、反应性关节炎，亦可见于感染性心内膜炎。慢性单关节炎亦可见于结核、真菌感染、晶体介导的慢性关节炎、单关节类风湿关节炎、血清阴性脊柱关节病，以及包括骨关节炎在内的非炎性关节病。慢性多关节炎/寡关节炎，如为对称性，则多为类风湿关节炎、系统性红斑狼疮、成人斯蒂尔病等炎性关节炎；如为非对称性，多为血清阴性脊柱关节病或晶体性关节炎。不同疾病选择性地累及不同关节。

总之，应充分认识到风湿性疾患的复杂多变，如临床上并不少见的未分化结缔组织病、未分化脊柱关节病、重叠综合征的情况即反映了这个问题的普遍性。只有提高临床思维能力，才能提高诊查水平和防治效果。概括风湿性疾病的临床思维中的几个"要点"，一名优秀的医师应当在临床中将其发挥和拓展：①完整的病史和系统的查体是正确诊断的关键；②对于存在多系统损害、不能用其他原因解释的患者，应考虑系统性风湿病的可能；对于存在系统性风湿病的患者，对于发热、多系统损害的表现，则首先应排除感染；③急性单关节炎应力争进行滑液分析，以排除感染、晶体性关节炎；慢性单关节炎（>8周）则应考虑滑膜活检；④风湿病大多是侵犯多系统、多器官的疾病，而又往往缺乏单一能与其他疾病区分的独特特征，症状上因相互重叠，化验检查亦然，故临床上常应用的风湿病分类标准（常被简称为诊断标准），多是采用一些临床表现，包含症状及检查化验的组合，因此敏感性和特异性不可能是100%。因之，虽然分类标准不能说全无临床意义，但不能绝对认为符合该标准者即是该病，不符合该标准者即不是该病。医师的鉴别及判断应是占第一位。

【防治】

风湿性疾病多为慢性病，治疗目的是改善疾病预后，保持其关节、脏器的功能，解除有关症状，提高生活质量。治疗措施包括教育、物理治疗、矫形、锻炼、药物、手术等。

（一）药物治疗

风湿性疾病治疗的原则是早期诊断和尽早合理、联合用药，常用的抗风湿病药物如下所述。

1. 非甾体抗炎药（nonsteroidal anti-inflammatory drug，NSAID） 因可抑制环氧化酶，从而抑制花生四烯酸转化为前列腺素，能较迅速地产生抗炎止痛作用，对解除疼痛有较好效果，但不能改变疾病的病程。临床上常用的有布洛芬、萘普生、双氯芬酸、吲哚美辛等。该类药物对胃肠道和肾脏有不良反应。选择性作用于COX-2的非甾体抗炎药，如塞来昔布对胃肠道不良反应明显减少，而疗效与传统的NSAID相当。

2. 缓解病情抗风湿药（disease modifying anti-rheumatic agents） 多用于类风湿关节炎及血清阴性脊柱关节病。对病情有一定控制作用，能够改善并维持关节功能、减轻滑膜炎症，防止或明显降低关节结构破坏的进展。该类药物起效较慢，故又称慢作用药。常用的有氯喹或羟氯喹、柳氮磺胺吡啶、甲氨蝶呤、

来氟米特、青霉胺、金制剂等。其中金制剂和青霉胺由于不良反应较多，临床应用已日趋减少。

3. 细胞毒药物 通过不同途径产生免疫抑制作用，主要用于系统性红斑狼疮、血管炎等弥漫性结缔组织病的治疗，对改善这些疾病的预后有很大的作用。常用的有环磷酰胺、甲氨蝶呤、硫唑嘌呤、霉酚酸酯、环孢素等。该类药物的不良反应较多且较严重，如骨髓抑制、性腺损害、胎儿致畸和肝肾毒性等。

4. 糖皮质激素 具有强有力的抗炎作用，明显地改善了系统性红斑狼疮等结缔组织病的预后，但不能根治这些疾病。其众多不良反应随剂量加大及疗程延长而增加，主要为继发感染、向心性肥胖、糖尿病、动脉硬化、上消化道出血、缺血性骨坏死等。故在应用时要权衡其疗效和不良反应，并强调用药个体化。

5. 生物制剂 抗肿瘤坏死因子（TNF）α、抗B淋巴细胞刺激因子（Blys）、抗白介素（IL）-17的生物制剂在治疗类风湿关节炎、系统性红斑狼疮、脊柱关节病等多种风湿病中已取得令人瞩目的进展。生物靶向治疗在未来治疗风湿病中可能将发挥更大的作用。

（二）外科疗法

外科疗法包括不同的矫形手术、滑膜切除、人工关节置换等。手术不能从根本上控制疾病的发展，但有助于改善晚期关节炎患者的关节功能和提高生活质量。

（三）辅助性治疗

丙种球蛋白、血浆置换、血浆免疫吸附等有一定的疗效。但不能脱离药物等治疗，可用于有一定指征的风湿病患者。

（四）其他治疗

其他治疗包括物理、康复、职业训练、心理等治疗，是本类疾病综合治疗的不可少的部分。

【进展与展望】

风湿病学（rheumatology）是内科各专业中最年轻的学科，但也是发展迅速的一门学科。目前风湿性疾病的研究热点和方向主要集中在发病机制的探索、新的诊疗手段的开发和生物靶向治疗。

自身免疫性风湿病的病因及发病机制方面：免疫学发病机制和寻找致病基因是自身免疫病的两大主要方向。以系统性红斑狼疮为例，其自身免疫异常的表型具有高度多样性，包括免疫耐受缺损、淋巴细胞凋亡障碍、T/B细胞功能调节障碍、NK细胞功能缺损、补体缺陷、免疫复合物清除障碍、细胞因子分泌调节障碍等，几乎涉及整个免疫系统。

风湿性疾病具有以下遗传学特征：①低外显或不完全外显；②遗传异质性；③表型模拟；④多基因遗传；⑤非遗传因素。风湿病初期的遗传学研究主要集中于 MHC 区域，随着人类基因组计划的迅速发展及新的分析技术产生，加之结合基因扫描的结果，一些新的候选基因被认为与 SLE 相关。如补体 C_{1q}、甘露糖结合蛋白（mannose binding protein，MBP）、FcrR II、FcγR III、II-10、II-6、核糖基转移酶、细胞毒性 T 细胞相关抗原 4（CTLA-4）、脱氧核糖核酸酶工（DNaseI）和 bcl-2 等基因。此外，MHC 区域 $HLA-B_{27}-DR_3$ 单体型已在白种人中被证实是 SLE 风险因子。总的来说，风湿病的发生是环境因素在一定遗传背景下作用的结果，但是风湿性疾病属于复杂的遗传性疾患，这虽然增加了研究的难度，但免疫相关分子的多态性依然是今后的研究热点。

风湿病新的诊断方法方面：原有的 ANA 和 ENA 抗体还不能满足临床的需要，新的诊断方法目前集中在新自身抗原的寻找和高通量的自身抗体的检测方法的建立。近年来，蛋白组学迅猛发展，使高通量筛查自身抗原已经成为可能，同时也为自身抗体芯片的研发打下了基础。

新的安全有效的治疗方法方面：随着对发病机制的认识，相应的一些靶向生物治疗已经应运而生，如抗 TNF-α 的单克隆抗体和可溶性 TNF-α 受体与免疫球蛋白 Fc 的融合蛋白治疗 RA、AS 取得了巨大成功；抗 CD20、CD22、B 细胞刺激因子（BAFF）抗体已经用于治疗狼疮和狼疮肾炎。未来的生物靶向治疗将集中在抑制 T 细胞的共刺激反应、抑制补体活化、增加调节细胞和免疫耐受治疗等方面，如能明显降低抗 ds-DNA 抗体滴度的耐受原 LJP 394 已经进入临床，T 细胞疫苗也已经在研究中。此外，抗 CD4、CD40L、IL-6R、IL-l0、IFN 和补体 C_5 抗体等抗体将成为新的生物治疗的靶点，这些抗体都可以从不同的环节阻断自身免疫性疾病的病理生理链，从而达到治疗的作用。

另外，自体和异体干细胞移植也是治疗方向之一，干细胞定向分化的研究使免疫系统重建和器官克隆成为可能，这是基因治疗风湿病的良好开端，也是根治风湿病的必由之路。目前国内已有间充质干细胞治疗 SLE 的研究报道。

在过去的 30 年，风湿病患者经过化学药物的治疗，预后已经显著改善，但是患者仍然面临病情复发、器官慢性损害和药物不良反应。因此，发展能改善病情、减少激素使用量、不良反应小的新药或新方法还是十分迫切的。应该看到风湿病学近 20 年来已经获得了长足的进步，随着免疫学、分子生物学和干细胞技术的进展及精准医学的提出，我们会对风湿病的发病机制会有更深刻的了解，预期对风湿病患者的诊断和治疗方面也将有新的突破。

（陶　怡）

第二章 类风湿关节炎

案例 8-2-1

患者，女，53 岁，因"全身关节肿痛 12 年"入院。

患者于 12 年前无明显诱因出现双膝关节红肿，疼痛，渐累及双踝、双足、双手、腕、肘、肩、颈椎、足跟及下颌关节，呈对称性红肿，疼痛，双手、腕、膝关节晨僵明显，持续 1 小时以上。双手指、足趾、双膝逐渐出现关节变形，活动受限，行走困难。起病以来，无伴脱发、口腔溃疡、皮疹等。

体格检查：BP 140/90mmHg，T 37.5℃，神志清醒，精神可，全身皮肤未见皮疹及出血点，无黄染，轻度贫血貌，浅表淋巴结无肿大。颈软，胸廓对称无畸形，双肺呼吸音清，心律规整，HR 96 次/分，未闻及杂音。腹部平软，肝脾肋下未及。双手掌指关节、近端指间关节肿胀畸形，双膝肿胀，皮肤温度稍高，浮髌征阴性，双足趾关节畸形，活动障碍。

问题：

1. 你首先应考虑做何诊断？
2. 在明确诊断之前，应做哪些实验室检查？
3. 如何明确诊断？如何给出处理建议？

类风湿关节炎（rheumatoid arthritis，RA）是一种以滑膜炎为基础的慢性破坏性关节病变为特征的全身性自身免疫性疾病。本病主要表现为双手、腕、膝、踝和足等关节的对称性多关节炎。RA 可伴有发热、贫血、皮下结节及淋巴结肿大等关节外表现，血清中可出现多种自身抗体。未经规范治疗的类风湿关节炎可迁延不愈，甚至导致关节畸形。

类风湿关节炎的发病率为（22～60）/10 万，患病率为 0.34%。在北美印第安人的 Pima 等部落的患病率高达 5%。在芬兰，本病的患病率达 2%。遗传因素可能与患病率的不同有关。

类风湿关节炎可发生于任何年龄，发病高峰在 30～50 岁。女性多发，男女之比为 1：3。

【病因】

类风湿关节炎是一种抗原驱动、T 细胞介导及遗传相关的自身免疫病。感染和自身免疫反应是类风湿关节炎发病的中心环节，而内分泌、遗传和环境因素等则增加了患者的易感性。

1. 感染因素 已经证明某些病毒和细菌微生物可通过其体内的抗原性蛋白或多肽片段介导类风湿关节炎患者的自身免疫反应。例如，EB 病毒（Epstain-Barr virus）的 gp110 糖蛋白及结核分枝杆菌（mycobacterium tuberculosis）的热休克蛋白等与 HLA-DRβl*0401 及*0404 等有共同的氨基酸顺序，并可能通过分子模拟机制诱发类风湿关节炎。此外，77% 的类风湿关节炎患者滑膜中有细小病毒（parvovirus）B19 基因，所有活动性滑膜炎患者的滑膜组织均表达 B19 抗原 VP-1，而骨关节炎及健康对照组无 VP-1 表达。表明 B19 可能在类风湿关节炎的致病中发挥作用。

与类风湿关节炎有关联的病毒还包括巨细胞病毒（cytomegly virus，CMV），肝炎病毒及多种反转录病毒，如慢病毒、Ⅰ型人 T 细胞病毒（HTLA-1）、Ⅰ型和Ⅱ型人类免疫缺陷病毒（HIV-1）等。尽管这些病毒在类风湿关节炎中有较高的检出率，但是，它们在本病致病中的机制尚待研究。

2. 遗传因素 与本病的发生有关，单卵双生子同患类风湿关节炎的概率为 27%，而异卵双生子的概率则为 13%，均远高于普通人群。研究证明，某些 HLA-DRβ1 和 T 细胞受体基因的表达与类风湿关节炎的免疫学异常有关。

3. 内分泌因素 类风湿关节炎患者体内雄激素及其代谢产物水平明显降低。更年期女性类风湿关节炎的发病率明显高于同龄男性及老年女性。研究证明，滑膜的巨噬细胞及记忆 T 细胞均有雌激素结合蛋白，雌激素或其代谢产物可通过各自的结合蛋白或受体对类风湿关节炎的发生和演变产生影响。

4. 其他因素 已经证明，寒冷、潮湿、疲劳、外伤、吸烟及精神刺激均可能诱导易感个体发生类风湿关节炎。

【发病机制】

本病是一种多因素疾病。由易感基因参与、感染因子及自身免疫反应介导的免疫损伤和修复是类风湿关节炎发病及病情演变的基础。抗原多肽通过抗原提呈细胞激活 T 细胞，导致其他免疫细胞的活化、免疫球蛋白、致炎性细胞因子以及氧自由基等炎症介质产生增多，进而引起血管炎、滑膜增生、软骨及骨破坏等类风湿关节炎的特征性病理变化（图 8-2-1）。

类风湿关节炎的发病与 HLA-DR、DQ 和 DP 位点的关系密切。患者多携带 HLA-DRβ1、*0401、*0404 等亚型，其 β 链第 70～74 位氨基酸为一段共同序列：谷氨酰胺-赖氨酸/精氨酸-精氨酸-丙氨酸-丙氨酸（QK/RRAA），被称为类风湿关节炎共同表位（shared epitope），并在 RA 的发病中发挥了关键作用（图 8-2-1）。该共同表位是 HLA-DRβ1 的抗原结合槽（antigen binding groove）的主要构成序列，其中含有两个带正电荷的氨基酸（KR 或 RR），提示类风湿关节炎的抗原或自身抗原可能为携带负电荷的多肽，并通过分子模拟（molecular mimicry）或模糊识别（promiscous recognition）机制诱发自身免疫反应。

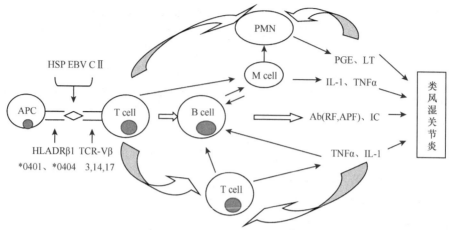

图 8-2-1 类风湿关节炎发病机制示意图

APC，抗原提呈细胞；T cell，T 细胞；B cell，B 细胞；M cell，单核细胞；PMN，多形核白细胞；HLA，人类白细胞抗原；TCR-Vβ，T 细胞受体 β 链可变区；HSP，热休克蛋白；EBV，EB 病毒；C Ⅱ，Ⅱ型胶原蛋白；IL，白细胞介素；TNF-α，肿瘤坏死因子 α；Ab，抗体；RF，类风湿因子；APF，抗核周因子；IC，免疫复合物；PGE，前列腺素 E；LT，白三烯

T 细胞是类风湿关节炎滑膜组织中的主要炎性细胞，其中大多数为 CD4＋细胞，而 CD8＋ T 细胞相对较少。而滑膜内 T 细胞多携带记忆 T 细胞的表型，如 CD45 RO⁺、CD45 RB⁺，说明滑膜内的 T 细胞曾受抗原驱动，处于"静止"或激活前状态。

此外，B 细胞、单核细胞及巨噬细胞等在类风湿关节炎的发病及病变演化中也发挥了重要作用。这些细胞作为抗原提呈及自身抗体来源细胞参与类风湿关节炎滑膜炎性病变过程。

【病理】

类风湿关节炎的基本病理改变是滑膜炎。主要表现为滑膜的血管增生和炎性细胞浸润以及滑膜炎导致的滑膜、软骨乃至软骨下骨组织的破坏。同时，患者可有皮肤及内脏血管的淋巴细胞、单核细胞等致炎细胞浸润。

早期的滑膜病变为滑膜水肿、纤维蛋白沉积及滑膜衬里细胞的增生和肥大。随病变进展淋巴细胞可迁移至滑膜并形成以血管为中心的灶性浸润。病变早期以 CD4＋T 细胞为主，CD8＋ T 和 B 细胞较少，周围可有巨噬细胞。类风湿结节的特征是结节中心纤维素样坏死，外周是上皮细胞浸润及纤维组织形成。

类风湿关节炎滑膜的病理特征是血管翳（pannus）形成，即一种以血管增生和炎性细胞浸润为特征的肉芽组织（图 8-2-2），镜下可见增生的滑膜呈指状突起。血管翳和软骨交界处可见血管、单个核细胞及成纤维细胞侵入软骨内，形成"血管翳-软骨交界区（pannus-cartilage junction）"。血管翳可逐渐覆盖软骨，导致其变性和降解，从而形成"血管翳-骨交界区（pannus-

bone junction）"，引起骨侵蚀和破坏。血管翳的早期为细胞浸润和血管增生，局部可有基质金属蛋白酶增多、蛋白多糖减少及细胞因子分泌增加等。晚期则以纤维增生为主。

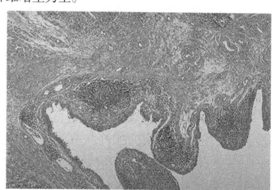

图 8-2-2 类风湿关节炎的血管翳改变

【临床表现】

类风湿关节炎可首先出现一个或多个关节肿、痛，或伴有乏力、低热、肌肉酸痛等症状。部分患者可起病较急，在几天内出现典型的关节症状。临床上，患者可有关节受累和关节外表现。

（一）关节表现

1. 疼痛及压痛 关节疼痛（pain）及压痛（tenderness）往往是本病最早的表现。关节疼痛的最常见部位是双手近端指间关节、掌指关节、腕关节，但也可累及肘、膝、足等。其特点为持续性和对称性关节疼痛和压痛。

2. 关节肿胀（swelling） 是由于关节腔积液、滑膜增生及组织水肿而致。以双手近端指间关节、掌指关节及腕关节最常受累（图 8-2-3），可发生于任何关节。

3. 晨僵（morning stiffness）　是指关节部位的发紧和僵硬感。这种感觉在清晨起来时明显，在活动关节后改善。晨僵可见于多种关节炎。但是，在类风湿关节炎最为突出。

4. 关节畸形（joint deformity）　晚期患者可出现关节破坏和畸形。由于滑膜、软骨破坏、关节周围支持性肌肉的萎缩及韧带牵拉的综合作用引起关节半脱位或脱位。关节畸形最常见于双手近端指间关节、掌指关节及腕关节，如天鹅颈样畸形（图 8-2-4）及纽扣花畸形（图 8-2-5）等。

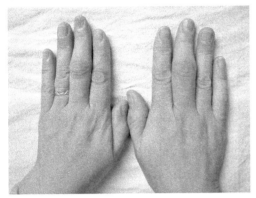

图 8-2-3　类风湿关节炎患者近端指间关节对性肿胀

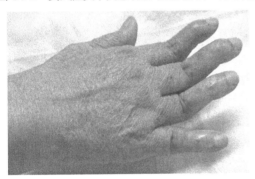

图 8-2-4　类风湿关节炎患者关节"天鹅颈样畸形"改变

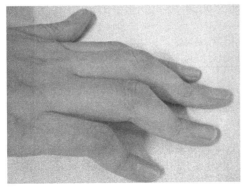

图 8-2-5　类风湿关节炎患者关节"纽扣花畸形"改变

5. 骨质疏松（osteoporosis）　在本病患者相当常见，随病程延长而发生率上升。其发生机制可能和成骨细胞功能减低、溶骨作用增加及钙吸收减少

有关。

（二）关节外病变

1. 类风湿结节（rheumatoid nodules）　见于 5%～15% 的患者，多发于尺骨鹰嘴下方，膝关节及跟腱附近等易受摩擦的骨突起部位。但也可发生在胸膜、心包、心内膜。还可见于中枢神经系统、巩膜和肺组织等。一般为直径数毫米至数厘米的硬性结节，不易活动，无疼痛或触痛（图 8-2-6）。

临床上可见到一种特殊类型的表浅性类风湿结节，其体积较小，多发，分布表浅。多见于手指、前臂、尾骨及踝关节附近。

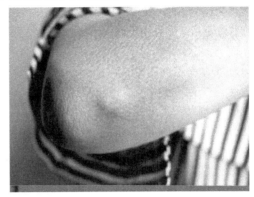

图 8-2-6　位于肘关节的类风湿结节

2. 血管炎　重症类风湿关节炎者可出现血管炎（vasculitis）。病理上可见坏死性小动脉或中等动脉病变。临床上出现指（趾）坏疽、梗死、皮肤溃疡、紫癜、网状青斑、多发性单神经炎、巩膜炎、角膜炎、视网膜血管炎或肝脾肿大。多伴有淋巴结病变及骨质破坏。组织中免疫复合物沉积及血清类风湿因子阳性。

3. 心脏　心脏损害可出现于病程的任何阶段，多见于伴发类风湿关节炎、血管炎及类风湿因子阳性者。患者可出现心包炎、心内膜炎及心肌炎。心包炎的发生率可达 10%。

4. 胸膜和肺　10%～30% 的类风湿关节炎患者可出现这些损害，其中肺间质纤维化及胸膜炎最为常见。其他还包括胸膜炎、肺间质纤维化、肺类风湿结节、间质性肺炎、肺血管炎及肺动脉高压。

5. 肾损害　可出现膜性及系膜增生性肾小球肾炎、间质性肾炎、局灶性肾小球硬化及淀粉样变性。肾淀粉样变发生率为 5%～15%。表现为持续性蛋白尿，肾组织活检可见淀粉样蛋白沉积及血清抗淀粉样蛋白 P 抗体阳性。

6. 神经系统损害　患者可伴发感觉型周围神经病、混合型周围神经病、多发性单神经炎、颈脊髓神经病、嵌压性周围神经病及硬膜外结节引起的脊髓受压等。神经病变多因免疫复合物和补体等致炎因子引起的血管炎或神经末梢变性及脱髓鞘而致。

7. 淋巴结病　在病程中30%的类风湿关节炎患者可有淋巴结肿大。且多伴有病情活动、类风湿因子阳性和红细胞沉降率增快。淋巴结活检可见生发中心CD8＋T细胞浸润。

8. 其他关节外表现　患者可伴发因血管炎、淀粉样变而致的胃肠道、肝脏、脾及胰腺损害，也可出现巩膜炎、角膜炎及继发性眼干燥症。

（三）类风湿关节炎的特殊类型

1. 成人斯蒂尔病（adult onset Still's disease）　主要表现为反复发热、关节痛或关节炎、一过性皮疹及白细胞增高等。可有淋巴结和（或）脾肿大及肝功异常，而类风湿因子阴性。

2. 费尔蒂综合征（Felty syndrome）　是指类风湿关节炎伴有脾肿大及白细胞减少。该综合征见于1%的类风湿关节炎患者，多伴有贫血、血小板减少、红细胞沉降率增快、类风湿因子及HLA-DR4阳性。部分病例抗核抗体或抗组蛋白抗体阳性。

3. 缓解型血清阴性对称性滑膜炎伴凹陷性水肿综合征（Syndrome of remitting seronegative symmetric synovitis with pitting edema，RS3PE）　是一种特殊类型的类风湿关节炎。其特征是突发的手背或足背的凹陷性水肿、腕关节滑囊炎及手指屈肌腱鞘炎。病变亦可累及足及踝关节。RS3PE患者的类风湿因子多为阴性，X线片提示关节破坏较少见。

4. 回纹型风湿症（palindromic rheumatism）　主要表现为反复急性发作的关节炎。以单个或少数关节起病，可持续数小时至数天，发作间期关节完全正常。

随病情进展，发作期逐渐延长，而间歇期变短。30%以上的患者在病初为单关节受累，半数以上患者可出现多关节病变，甚至畸形。部分患者类风湿因子阳性，红细胞沉降率增快或HLA-DR4阳性。

> **案例8-2-1**
> 1. 慢性起病，双膝、双踝、双足、双手、腕、肘、肩关节呈对称性红肿、疼痛，并累及颈椎、足跟及下颌关节，双手、腕、膝关节晨僵明显，持续1小时以上；双手指、足趾、双膝出现关节变形，活动受限，行走困难；
> 2. 掌指关节、近端指间关节、足趾关节等小关节对称性肿胀、畸形是常见体征，也可累及膝、踝、腕、下颌、颈椎等关节，活动期可伴低热。

【实验室及辅助检查】

实验室检查有助于诊断、评价疾病的活动性及预后。

（一）血清及细胞学检查

1. 自身抗体

（1）类风湿因子（rherlmatoid factor，RF）：可分为IgM、IgA、IgG及IgE四型，是类风湿关节炎血清中针对IgGFc片段上抗原表位的一类自身抗体（autoantibodies），类风湿因子阳性的患者较多伴有关节外表现，如皮下结节及血管炎等。IgM型RF阳性率为60%～78%。

（2）其他自身抗体：近年来，在类风湿关节炎患者血清中新发现了抗核周因子及抗环状瓜氨酸抗体等多种自身抗体。这些抗体的检测对类风湿关节炎的诊断均有一定意义（表8-2-1）。

表8-2-1　类风湿关节炎的自身抗体

名称	阳性率（%）	特异性（%）	名称	阳性率（%）	特异性（%）
类风湿因子	60～78	86	RANA抗体	42～69	81
抗核周因子	48～66	92	抗聚丝蛋白抗体	47～69	93
抗角蛋白抗体	44～73	90	抗P68抗体	35～64	90
RA$_{33}$抗体	25～47	99	抗环状瓜氨酸抗体	47～82	96
SA抗体	34～45	98	抗Ⅱ型胶原抗体	30～63	94

2. HLA-DRβl（HLA-DR4/DRl）　HLA-DR4和（或）DRl见于48%～87%的患者，依种族不同而异。该基因在国内RA患者的携带率约为50%。患者的骨质破坏、类风湿结节及血管炎等表现与HLA-DR4及DRl密切相关。

3. 急性时相反应物　本病活动期可有C反应蛋白、红细胞沉降率、淀粉样蛋白A、淀粉样蛋白P及α$_2$-巨球蛋白等急性时相蛋白升高。

（1）C反应蛋白（C-reactive protein，CRP）：与病

情活动指数、晨僵时间、握力、关节疼痛及肿胀指数、红细胞沉降率和血红蛋白水平密切相关。病情缓解时CRP下降。

（2）红细胞沉降率（erythrocyte sedimentation rate，ESR）：是反映病情的指标之一。病情缓解时可恢复至正常。但约有5%的类风湿关节炎患者在病情活动时红细胞沉降率并不增快。

4. 血液学改变　患者可伴有贫血。以正细胞低色素性较常见，多与病情活动程度有关。病情活动时

可有血小板升高,在病情缓解后降至正常。患者的外周血白细胞变化不尽一致,活动期可有白细胞及嗜酸性粒细胞轻度增加。

(二) 滑液

类风湿关节炎患者的滑液多呈炎性特点,白细胞总数可达 10000 个/mm³。在早期类风湿关节炎患者,滑液内单个核细胞占多数。补体 C3 水平多下降,而 C3a 和 C5a 则可升高。滑液内可测出类风湿因子、抗 Ⅱ 型胶原抗体及免疫复合物。

(三) 影像学

1. X 线检查 典型的 X 线表现是近端指间关节的梭形肿胀、关节端骨质疏松(Ⅰ 期);进而关节面模糊变窄(Ⅱ 期);关节面下明显的骨侵蚀和破坏(Ⅲ 期);晚期出现关节间隙变窄甚至消失或骨性强直(Ⅳ 期)(图 8-2-7)。

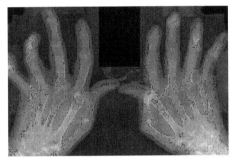

图 8-2-7 类风湿关节炎双手 X 线改变

双手各小关节骨性关节面模糊,关节间隙变窄,掌指关节指骨侧骨质膨大,软骨下骨吸收。关节半脱位明显,手指变形

2. CT 对关节间隙的分辨能力优于 X 线。对需要分辨关节间隙、椎间盘、椎管及椎间孔的类风湿关节炎患者可选用 CT 检查。

3. MRI 可很好地分辨关节软骨、滑液及软骨下骨组织,可以显示关节软组织的早期病变,如滑膜水肿、骨破坏病变的前期表现骨髓水肿等。对早期发现关节破坏很有帮助。已经证明,发病 4 个月内即可通过 MRI 发现关节破坏的迹象。

4. 超声检查 高分辨率的高频超声可以实时动态地观察积液、滑膜、肌腱、关节周围软组织、软骨及骨侵蚀。目前研究表明,高频超声观察滑膜炎的敏感性、特异性和准确性均明显高于 X 线检查和临床体检。超声检查对类风湿关节炎的早期诊断、病情活动监测、疗效的判断均有重要意义。

(四) 关节镜及针刺活检

关节镜(arthroscope)及针刺活检(needle biopsy)的应用已日趋广泛。关节镜对诊断及治疗均有价值,针刺活检是一种操作简单、创伤小的检查方法。

案例 8-2-1

1. 血清学检查:RF 为 90.3IU/ml,CRP 为 0.81mg/l,红细胞沉降率(ESR-1)为 34.0mm/h。

2. ANA 阴性,抗 ds-DNA 阴性,抗 DNP 阴性,AKA(++++)。

3. 双手掌正斜位 X 线检查结果:双手掌构成骨明显骨质疏松,双侧腕骨可见多个小囊状骨质破坏,腕关节面模糊,关节间隙狭窄;双手指多数指间关节肿胀,指间关节间隙稍变窄,部分关节面下见小囊状骨质破坏,以近侧指间关节明显,其中左侧第 2、3、4 指,右侧第 2、3、4 指多数指间关节呈半脱位改变。

【诊断与鉴别诊断】

(一) 诊断

本病的诊断主要依据病史及临床表现。结合血清学及影像学检查,诊断一般不难。但是,对不典型病例则需要详尽的临床资料及辅助检查。1987 年美国风湿病学会制订的类风湿关节炎的分类标准仍被国际上采用(表 8-2-2)。符合 7 项条件中至少 4 项者可诊断类风湿关节炎。上述标准的敏感性为 94%,特异性为 89%。对早期、不典型及非活动性类风湿关节炎患者容易漏诊,因此,为使早期、不典型类风湿关节炎患者得到及时、有效的治疗,2009 年美国风湿病学会和欧洲抗风湿联盟提出了新的类风湿关节炎分类标准和评分系统(表 8-2-3),目前已经得到广泛重视与应用。

表 8-2-2 美国风湿病学会 1987 年修订的类风湿关节炎分类标准

晨僵,持续至少 1 小时 (≥6 周)
至少 3 个关节区的关节炎。关节肿痛涉及双侧近端指间关节、掌指关节、腕关节、肘关节、跖趾关节、踝关节、膝关节共 14 个关节区中至少 3 个区 (≥6 周)
手关节炎、关节肿胀累及腕关节、掌指关节或近端指间关节 (≥6 周)
对称性关节炎。同时出现左、右两侧的对称性关节炎 (近端指间关节、掌指关节及跖趾关节不要求完全对称) (≥6 周)
皮下结节
类风湿因子阳性 (所用方法在正常人的检出率<5%)
手和腕关节 X 线片显示受累关节骨侵蚀或骨质疏松

表 8-2-3 ACR 和 EULA R2009 年提出新的类风湿关节炎分类标准和评分系统

1. 受累关节情况	受累关节数	(0~5分)
中大关节	1 个	0 分
	2~10 个	1 分
小关节	1~3 个	2 分
	4~10 个	3 分
至少一个为小关节	>10 个	5 分

续表

2. 血清学抗体检测	（0～3分）
类风湿因子或抗环状胍氨酸抗体均阴性	0分
类风湿因子或抗环状胍氨酸抗体至少一项低滴度阳性	2分
类风湿因子或抗环状胍氨酸抗体至少一项高滴度阳性	3分
3.滑膜炎持续时间	（0～1分）
<6周	0分
≥6周	1分
4.急性时相反应物	（0～1分）
CRP 或 ESR 均正常	0分
CRP 或 ESR 增高	1分
标准：以上4项累计最高评分≥6分则可肯定类风湿关节炎诊断	

①受累关节数：指评价时压痛和肿胀的关节数但不包括远端指间、第一腕掌关节、第一跖趾关节；②关节大小的定义：中大关节指肩、肘、膝、髋、踝；小关节指掌指关节、近端指间关节、第一指间关节、第2～5跖趾关节及腕；③滴度的定义：高滴度阳性指类风湿因子或抗环状瓜氨酸抗体中至少1项高于正常上限3倍或以上；低滴度阳性指类风湿因子或抗环状瓜氨酸抗体中至少1项高于正常上限但不超过正常上限3倍；④受累关节指的是查体时发现的任何肿胀或触痛的关节，可通过滑膜炎的影像学证据证实

（二）鉴别诊断

在类风湿关节炎的诊断中需与以下疾病进行鉴别。

1. 骨关节炎（osteoarthritis）　不同于类风湿关节炎，其特点包括：①中、老年人多发，起病缓慢；②膝、髋、手及脊柱关节易受累，而掌指、腕和其他关节较少受累；③活动后疼痛加重；④晨僵小于半小时；⑤手部可见赫伯登结节和弗夏尔结节，膝关节有摩擦感；⑥无皮下结节及血管炎等关节外表现；⑦类风湿因子、抗核周因子及角蛋白抗体阴性。

2. 反应性关节炎（reactive arthritis）　其特点为：①青年男性多见；②起病急，发病前常有肠道或尿路感染史；③以外周大关节（尤其下肢关节）非对称性受累为主，少数长期不愈者可伴有骶髂关节受损；④关节外表现为眼炎、尿道炎、龟头炎、溢脓性皮肤角化病及发热等；⑤本病患者的 HLA-B27、多阳性；⑥类风湿因子阴性。

3. 强直性脊柱炎（ankylosing spondylitis）　病因、病理、临床表现及治疗均不同于 RA，是一种以侵犯骶髂及脊柱关节为特点的全身性关节病。其主要特点是：①青年男性多发，起病缓慢；②以骶髂及脊柱关节受累为主，或伴有下肢大关节的非对称性肿胀和疼痛；③常伴有大转子、跟腱、脊肋关节等肌腱或韧带附着点疼痛等肌腱端病的表现；④关节外表现多为虹膜睫状体炎、心脏传导阻滞及主动脉瓣闭锁不全等；⑤X 线片可见骶髂关节侵蚀、破坏或融合；⑥90%以上的强直性脊柱炎患者为 HLA-B27 阳性；⑦类风湿因子阴性；⑧有家族发病

倾向。

4. 银屑病关节炎（psoriatic arthritis）　根据临床特点可将本病分为5型，其中多关节炎型和类风湿关节炎很相似。但是，本病患者血清类风湿因子阴性。关节受累比类风湿关节炎少，有特征性银屑疹和指甲病变。

5. 系统性红斑狼疮（systemic lupus erythematosus）　少数在临床上酷似类风湿关节炎。常以双手或腕关节炎为首发症状，并可表现为近端指间关节肿胀和晨僵等。但是，这些患者往往关节外表现较多，如发热、疲乏、皮疹、血细胞减少、蛋白尿、抗 dsDNA 抗体或抗核抗体阳性等。

> **案例 8-2-1**
>
> 1. 诊断依据
>
> （1）患者为中老年女性，慢性起病，全身关节肿痛12年。
>
> （2）病史特点：12年前出现双膝关节红肿，疼痛，后渐累及双踝、双足，双手、腕、肘、肩、颈椎、足跟及下颌关节，对称性红肿，疼痛，双手、腕、膝关节晨僵明显；双手指、足趾、双膝关节变形，活动受限，行走困难。
>
> （3）临床特点：双手指关节肿大变形，双膝肿胀，双足趾关节变形，关节活动障碍。
>
> （4）辅助检查：RF 90.3 IU/ml，ESR 134mm/h，ANA（-），AKA（+++）。手 X 线片改变，有骨质疏松，双腕及指间关节间隙狭窄明显，关节面下见小囊状骨质破坏，多数指间关节呈半脱位改变。
>
> 2. 临床诊断：类风湿关节炎。

【治疗】

类风湿关节炎的治疗原则包括：①早期治疗：即早期应用慢作用抗风湿药（slow action antirheumatic drugs，SAARD）或称缓解病情抗风湿药（disease modifying antirheumatic drugs，DMARDs）。②联合用药：对重症患者应联合应用两种以上慢作用抗风湿药，以使病情完全缓解。③治疗方案个体化：应根据患者的病情特点、对药物的作用及不良反应等选择个体化治疗方案。④功能锻炼：在治疗的同时，应强调关节的功能活动。

（一）一般治疗

关节肿痛明显者应强调休息及关节制动，而在关节肿痛缓解后应注意关节的功能锻炼。理疗及外用药对缓解关节症状有一定作用。

（二）药物治疗

药物治疗主要包括非甾体抗炎药、缓解病情抗风

湿药、糖皮质激素、生物制剂及植物药等（表8-2-4）。

表 8-2-4　类风湿关节炎的主要治疗药物

分类	药物
非甾体抗炎药	布洛芬、双氯芬酸、塞来昔布、萘丁美酮、美洛昔康、依托度酸
缓解型抗风湿药	柳氮磺吡啶、羟氯喹、金诺芬、青霉胺、甲氨蝶呤、来氟米特、环孢素A、硫唑嘌呤
糖皮质激素	泼尼松、泼尼松龙、醋酸曲安西龙、得宝松
植物药	白芍总苷、青藤碱、雷公藤多苷

1. 非甾体抗炎药（NSAID）　又称一线抗风湿药，是类风湿关节炎治疗中的常用药物。此类药物主要通过抑制炎症介质的释放和由此引起的炎症反应过程而发挥作用，能缓解症状，并不能阻止疾病的进展。因此，应用非甾体抗炎药的同时，应加用缓解病情抗风湿药。

（1）布洛芬（ibuprofen）：有较强的解热镇痛和抗炎作用，胃肠道的不良反应少。治疗剂量为1.2～2.4g/d，分次服用。同类药物还有托美丁（tolmetin）及酮洛芬（ketoprofen）等。

（2）双氯芬酸（diclofenac）：解热镇痛和抗炎作用比吲哚美辛强2.5倍，是阿司匹林的30～50倍。口服剂量为75～150mg/d，分次服用。

（3）萘丁美酮（nabumetone）：是一种长效抗风湿药物。抗炎作用与抑制前列腺素的合成、白细胞凝聚及钙转运有关。萘丁美酮具有COX-2倾向性抑制的特性，胃肠道不良反应较轻。每天用量为1000mg。

（4）美洛昔康（meloxicom）：是一种与吡罗昔康类似的烯醇氨基甲酰，为COX-2倾向性抑制剂。其用法为每天7.5～22.5mg，胃肠道不良反应较少。

（5）依托度酸（etodolac）：是另一种倾向性COX-2抑制剂，胃肠道不良反应较少，每天剂量为200～400mg，分2次口服。

（6）塞来昔布（celecoxib）：是以1，5-双吡醇为基础结构的化合物，为选择性COX-2抑制剂。很少引起胃肠道不良反应，每天剂量200～400mg。

上述药物的治疗作用及耐受性因人而异，至少应服用1～2周后才能判断其疗效。效果不佳者可换用另一种非甾类化学结构的药物。但是，应避免同时口服两种以上的NSAIDs。

2. 缓解病情抗风湿药（disease modifying antirheumatic drugs，DMARDs）　一般起效缓慢，对疼痛的缓解作用较差。但是，可减缓或阻止关节的侵蚀及破坏。目前常用的药物如下所述。

（1）柳氮磺吡啶（sulfasalazine）：能减轻关节局部炎症和晨僵，可使红细胞沉降率和C反应蛋白下降，并可减缓滑膜的破坏。本品一般从小剂量开始，逐渐递增至每天2～3g。用药后1～2个月可起效。

柳氮磺吡啶的不良反应有恶心、腹泻、皮疹、白细胞数减低、肝酶升高等，但一般停药或减量后可恢复正常。

（2）甲氨蝶呤（methotrexate）：是二氢叶酸还原酶的抑制剂，可抑制细胞增殖和复制。是目前国内外治疗类风湿关节炎的首选药物之一。一般主张低剂量及长疗程。每周7.5～20mg，一次口服、静脉注射或肌内注射。最大剂量每周不超过20mg。通常在用药4～8周后起效。

甲氨蝶呤的不良反应有恶心、口炎、腹泻、脱发、肺炎、肝酶升高、肝及肺纤维化以及血液学异常等。低剂量叶酸或亚叶酸与甲氨蝶呤同时使用，可减少甲氨蝶呤的毒副作用而不影响疗效。

（3）羟氯喹（Hydroxychloroquine）：易进入细胞核和溶酶体，其细胞内浓度高、治疗效果好。常用剂量为羟氯喹0.2～0.4g/d。可由低剂量开始，1～2周后增至足量。不良反应有恶心、呕吐、头痛、肌无力、皮疹及白细胞数减少，偶有视网膜病变。

（4）金制剂（gold salts）：包括注射和口服两种剂型。两者的临床效果相近。国内常用的金制剂为金诺芬（Auranofin），商品名为瑞得。服用方法为3mg，每天2次；或6mg，每天1次。病情控制后仍需长期维持治疗。不良反应主要有皮疹和腹泻。个别患者可见白细胞减少和蛋白尿等。

（5）青霉胺（D-penicillamine）：可使血浆中巨球蛋白的二硫键断裂而发生解聚，使类风湿因子滴度下降，抑制淋巴细胞转化，使抗体生成减少，稳定溶酶体酶，并与铜结合而抑制单胺氧化酶的活性。一般每天口服125～250mg，然后增加至每天500～750mg。用药4～6周后见效，疗效与金制剂相似。其不良反应有恶心、呕吐、口腔溃疡、味觉丧失等。个别患者出现蛋白尿、血尿、白细胞数或血小板数减少等。

（6）环孢素A（Cyclospirin A）：可抑制CD4＋和CD8＋T细胞的IL-2表达，以及IFN-γ和IL-4的血浆水平。同时，还可降低B细胞活性、CD40信号及抑制钙依赖性蛋白磷酸化。本品可明显缓解关节肿痛及晨僵，并可降低红细胞沉降率、C反应蛋白及类风湿因子滴度，使滑膜破坏减缓。常用剂量为2.5～5mg/（kg·d）。环孢素A可引起胃肠道症状、头痛、感觉异常及肝酶升高等。少数患者可引起肾毒性，一般减量后可逐渐恢复。

（7）来氟米特（Leflunomide）：为一种新的抗代谢性免疫抑制剂，它可以抑制二氢乳清酸脱氢酶

（DHODH）和酪氨酸激酶的活性。来氟米特主要通过抑制嘧啶通路，进而干扰 DNA 的合成，使细胞分裂在 G_1 期受阻。主要不良反应为胃肠道反应、皮疹、疲乏无力、白细胞减低和肝功能损害等，对有慢性活动性肝炎或乙肝感染的患者不宜使用。

3. 糖皮质激素（corticosteroid），简称激素，是类风湿关节炎治疗中的"双刃剑"。若用法得当，激素可有效地减轻炎症、缓解病情，否则可引起明显的不良反应。一般说来，激素不作为治疗 RA 的首选药物。但下述 4 种情况可选用激素。①类风湿血管炎：包括多发性神经炎、费尔蒂综合征、类风湿肺及浆膜炎等。②过渡治疗：在对常规对症处理控制不良的类风湿关节炎患者，可用小量激素缓解病情，待慢作用抗风湿药起效后减量。③经正规慢作用抗风湿药治疗无效的患者。④局部应用：如关节腔内注射可有效缓解关节的炎症。

近年的研究认为，低剂量泼尼松（≤7.5～10mg/d）可缓解类风湿关节炎患者的关节症状，并可减缓关节的侵蚀性改变。一般可 5～15mg/d，病情缓解后将激素减量至≤7.5mg/d，甚至低至 2.5mg/d。

4. 免疫及生物治疗（immuno-biologic therapy）包括：①针对细胞因子等的靶分子免疫治疗，如 TNF-α 抑制剂（依那西普、英夫利西单抗和阿达木单抗）、IL-1 受体拮抗剂（阿那白滞素）、IL-6 拮抗剂（托珠单抗）、T 细胞共刺激信号抑制剂（阿巴西普）等。这类药物大多数属生物制剂，与传统的合成类 DMARDs 相比，具有迅速缓解病情、较高的安全性等特点。②以去除血浆中异常免疫球蛋白及免疫细胞为主要目的的免疫净化疗法，如血浆置换、免疫吸附及去淋巴细胞治疗等。这些方法针对性地干扰类风湿关节炎发病及病变进展的主要环节，有较好的缓解病情作用，与传统的合成类 DMARDs 相结合使用，疗效更为显著。

5. 植物药 目前，已有多种用于类风湿关节炎的植物药制剂，如白芍总苷、雷公藤多苷及青藤碱等。部分药物对缓解关节肿痛、晨僵均有较好的作用。但是，长期缓解病变的作用尚待进一步研究。雷公藤能明显抑制性腺功能，故育龄期患者不宜使用，青藤碱也有过敏性皮疹、骨髓抑制等不良反应，需要定期随访。

近年来，国内外学者一致认为早诊断、早治疗是 RA 治疗的关键所在，治疗方案推荐 2～3 个 DMARDs 早期联合应用，而甲氨蝶呤是最常使用的 DMARDs。

（三）外科治疗

对于经正规内科治疗无效及严重关节功能障碍的患者，外科治疗（surgical management）是有效的治疗方法，范围包括肌腱修补术、滑膜切除及关节置换术等。

> **案例 8-2-1 处方及医师指导**
>
> 1. 一般治疗：关节肿痛者应休息及制动、物理治疗等；关节肿痛缓解后应行关节功能锻炼。
> 2. 药物治疗
> （1）非甾体抗炎药：如扶他林 75～150mg/d。
> （2）慢作用抗风湿药：MTX 每周 15mg，如效果不佳可合用柳氮磺吡啶 2～3g/d 或羟氯喹 0.2～0.4g/d。
> （3）糖皮质激素：泼尼松 10mg/d。
> （4）免疫及生物治疗：TNF-α 抑制剂、IL-1 受体拮抗剂等。

【预后】

近年来，随着慢作用抗风湿药的正确使用及新疗法的不断出现，已使类风湿关节炎的预后明显改善。若能早期诊断、规范化治疗，类风湿关节炎患者均可得到控制，甚或完全缓解。

（黄成辉 陶 怡）

第三章　系统性红斑狼疮

案例 8-3-1

患者，女，17 岁，因"反复皮下出血伴水肿半年，加重伴胸痛 1 周"入院。

患者于半年前无明显诱因出现皮下出血点，以大腿内侧为主，四肢、躯干散在分布，伴面色苍白、头晕、乏力。间有全身肌肉酸痛，伴双下肢轻度浮肿，无尿少、肉眼血尿、泡沫尿，无发热、皮疹、口腔溃疡，未作任何诊治。1 周前自觉上述症状加重，头晕明显，并出现右侧胸痛，深呼吸时加重，排泡沫样尿而入院。患者既往无传染病接触史及药物过敏史。月经近半年来经期较既往延长，无血块、痛经。其父母及兄身体均健康、无遗传病史。

体格检查：T 37℃，P 96 次/分，R 18 次/分，BP 125/70mmHg，发育正常，营养中等，神志清醒，精神可，呈贫血貌，结膜口唇苍白、全身皮肤未见皮疹及出血点，无黄染，浅表淋巴结无肿大。眼睑无水肿，咽部稍红，口腔黏膜见 2 个直径为 0.5～1cm 口腔溃疡，扁桃体不大，颈软，胸廓对称无畸形，右下肺叩诊浊音，左肺呼吸音清晰，右下肺呼吸音减弱，未闻及干湿性啰音。心界不大，心律规整，HR 为 96 次/分，心音有力，未闻及杂音。腹部平软，无压痛，肝脾肋下未及。脊柱四肢无畸形，活动自如，指（趾）甲床苍白，双下肢轻度凹陷性浮肿。

问题：

1. 你首先考虑什么诊断？
2. 在明确诊断之前，应做哪些实验室检查？
3. 如何明确诊断？应做出什么处理？

系统性红斑狼疮（systemic lupus erythematosus，SLE）是自身免疫介导的，以免疫性炎症为突出表现的弥漫性结缔组织病。血清中出现以抗核抗体为代表的多种自身抗体和多系统累及是 SLE 的两个主要临床特征。本病好发于生育年龄女性，多见于 15～45 岁年龄段，女：男之比为（7～9）：1。

【病因】

（一）遗传

（1）流行病学及家系调查资料表明 SLE 患者第 1 代亲属中患 SLE 者 8 倍于无 SLE 患者家庭。单卵双胞胎患 SLE 者 5～10 倍于异卵双胞胎的 SLE 发病率。然而，大部分病例不显示有遗传性。

（2）近年对人类 SLE 和狼疮鼠动物模型的全基因组扫描和易感基因定位的工作提示，SLE 的发病是多基因相互作用的结果。有 HLA-Ⅲ类的 C_2 或 C_4 的缺损，HLA-Ⅱ类的 DR2、DR3 频率异常。它们的异常又和自身抗体种类和症状有关，如 DR2/DQl（与抗 Ro 相关），DR3/DQ2（与抗 Ro、La 相关），DR2/DR6（7）（与抗 Sm 相关），DR4 则减少 SLE 与狼疮肾炎的易感性。最近认为 HLA 以外的易感基因有 1q23、lq4l～42 及染色体 2、3、4、6 等多个部位。

（二）环境因素

1. 紫外线　日光照射不但可以使 SLE 皮疹加重，而且可以引起疾病复发或恶化，被称为光敏感现象。紫外线可以使上皮细胞核的 DNA 解聚为胸腺嘧啶二聚体，后者具有很强的抗原性，可刺激机体的免疫系统产生大量自身抗体。

2. 药物　含有芳香族胺基团或联胺基团的药物（如肼苯达嗪、普鲁卡因酰胺等）可以诱发药物性狼疮（drug-induced lupus）。虽然药物性狼疮不等同于 SLE，目前还缺乏有力的证据说明引起药物性狼疮的药物会使 SLE 病情加重，但药物性狼疮的临床表现和部分血清学特征类似 SLE。因此，SLE 患者应慎用这类药物。

3. 微生物病原体、过敏等　许多间接的依据提示 SLE 可能与某些感染因素有关，尤其是病毒感染，并可能通过分子模拟或超抗原作用，破坏自身耐受性。另外，任何过敏均可能使 SLE 病情复发或加重。社会与心理压力对 SLE 也常产生不良的影响。

（三）雌激素

生育年龄女性患者明显高于男性，在更年期前阶段为 9：1，儿童及老人为 3：1。

【发病机制及免疫异常】

发病机制尚未完全明确，认为是以下 4 点。

（1）B 细胞功能亢进，过度增生活化，产生大量多种自身抗体，尤其是抗 DNA 抗体与相应抗原形成免疫复合物及免疫复合物清除障碍是造成组织损伤的重要原因。

（2）Th1/Th2 失衡，T 细胞亚群对 B 细胞过度辅助，存在抗淋巴细胞抗体等。

（3）NK 细胞异常，细胞毒性下降，对 B 细胞抗体的抑制作用丧失，辅助作用增强，细胞因子产生异常。

（4）自身耐受丧失：SLE 患者对自身组织耐受丧失，然后产生抗体。

【病理】

SLE 的主要病理改变为炎症反应和血管异常，它可以出现在任何器官，其基本病理变化包括：①结缔组织的纤维蛋白样变性，是由免疫复合物和纤维蛋白构成的嗜酸性物质沉积于结缔组织所致；②坏死性血管炎（图 8-3-1）。继发受损器官的特征性改变是：①苏木紫小体，由抗核抗体与细胞核结合，使之变性形成嗜酸性团块；②"洋葱皮样"病变，小动脉周围出现向心性的纤维组织增生；③疣状心内膜炎（libman- sack endocarditis），心瓣膜的结缔组织反复发生纤维蛋白样变性，而形成的疣状赘生物。但是，上述特征性的病理表现阳性率并不高。SLE 免疫病理包括皮肤狼疮带试验，表现为皮肤的表真皮交界处有免疫球蛋白（IgG、IgM、IgA 等）和补体（C_{3c}、C_{1q} 等）沉积，对 SLE 具有一定的特异性。狼疮肾炎的肾脏免疫荧光亦多呈现多种免疫球蛋白和补体成分沉积，被称为"满堂亮"。

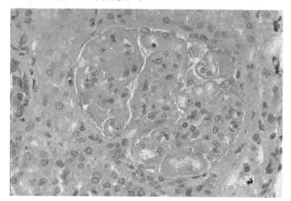

图 8-3-1 光镜下狼疮肾炎肾小球改变，可见粉红色的纤维蛋白样变性和浓集的毛细血管袢，所谓"电线袢"，周围的肾小管不明显

【临床表现】

本病临床表现多样和错综复杂，患者间临床表现差异较大。多数呈隐匿起病，开始仅累及 1～2 个系统，表现轻度的关节炎、皮疹、隐匿性肾炎、血小板减少性紫癜等，部分患者长期稳定在亚临床状态或轻型狼疮，部分患者可由轻型突然变为重症狼疮，更多的则由轻型逐渐出现多系统损害；也有一些患者发病时就累及多个系统，甚至表现为狼疮危象。SLE 的自然病程多表现为病情的加重与缓解交替。

（一）全身表现

SLE 患者常出现发热，可能是 SLE 活动的表现，但应除外感染因素，尤其是在免疫抑制治疗中出现的发热，更需警惕。疲乏是 SLE 常见但容易被忽视的症状，常是狼疮活动的先兆。

（二）皮肤与黏膜

在鼻梁和双颧颊部呈蝶形分布的红斑是 SLE 特征性的改变。SLE 的皮肤损害包括光敏感、脱发、手足掌面和甲周红斑、盘状红斑、结节性红斑、脂膜炎、网状青斑和雷诺现象等（图 8-3-2、图 8-3-3）。SLE 皮疹无明显瘙痒，明显瘙痒则提示过敏，免疫抑制治疗后的瘙痒性皮疹应注意真菌感染。接受激素和免疫抑制剂治疗的 SLE 患者，若出现不明原因局部皮肤灼痛，有可能是带状疱疹的前兆。SLE 口腔溃疡或黏膜糜烂常见。在免疫抑制和（或）抗生素治疗后的口腔糜烂，应注意口腔真菌感染。

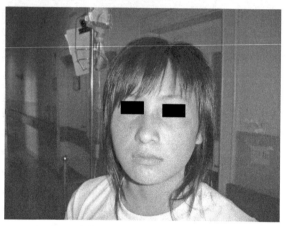

图 8-3-2 面部蝶形红斑

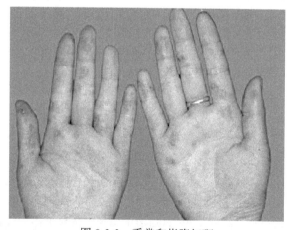

图 8-3-3 手掌和指腹红斑

（三）关节和肌肉

常出现对称性多关节疼痛、肿胀，通常不引起骨质破坏。激素治疗中的 SLE 患者出现髋关节区域隐痛不适，需注意无菌性股骨头坏死。SLE 可出现肌痛和肌无力，少数可有肌酶谱的增高。对于长期服用激素的患者，要除外激素所致的肌病。

（四）肾脏损害

又称狼疮肾炎（lupus nephritis，LN），表现为蛋白尿、血尿、管型尿，乃至肾功能衰竭。50%～70% 的 SLE 病程中会出现临床肾脏受累，肾活检显示几乎所有 SLE 均有病理学改变。LN 对 SLE 预后影响甚大，肾衰竭是 SLE 的主要死亡原因之一。WHO 将狼疮肾炎的肾小球病变分六型，LN 的病理分型对于估计预后和指导治疗有积极的意义（表 8-3-1）：通常Ⅰ型和Ⅱ型的预后较好，Ⅳ型和Ⅵ型预后较差。但 LN 的病理类型是可以转换的，Ⅰ型、Ⅱ型和Ⅲ型可能转变为Ⅳ型，Ⅳ型可以转变为Ⅴ型，Ⅳ型经过免疫抑制剂的治疗，也可以有良好的预后。肾脏病理还可提供 LN 活动性的指标（表 8-3-2）。活动性指标高者，肾损害进展较快，但积极治疗可以逆转；慢性指标提示肾脏不可逆的损害程度，药物治疗只能减缓而不能逆转慢性指数的继续升高。

表 8-3-1　国际肾脏病学会/肾脏病理学会（ISN/RPS）狼疮肾炎分型（2003 年）

Ⅰ型	轻微系膜性 LN（光镜正常，免疫荧光和电镜可见系膜区免疫复合物沉积）
Ⅱ型	系膜增殖性 LN
Ⅲ型	局灶性 LN（<50%的小球受累。应列出活动性、硬化性病变及其程度）
Ⅳ型	弥漫节段性（IV-S）或弥漫性球性（IV-G）LN（≥50%的小球受累，应列出纤维素样坏死，新月体及其程度）
Ⅴ型	膜性 LN（如可合并Ⅲ型或Ⅳ型 LN，应予分别诊断）
Ⅵ型	晚期的硬化性 LN（≥90%的小球表现为球性硬化，且不伴残余的活动性病变）

应列出小管萎缩、间质炎症和纤维化的程度，及动脉硬化或其他血管病变的程度

表 8-3-2　狼疮肾炎肾组织活动性指标

急性指标	慢性指标
肾小球细胞增殖性改变	肾小球硬化
纤维素样坏死/核破裂	纤维性新月体
细胞性新月体	肾小管萎缩
白细胞浸润	间质纤维化
透明血栓	
间质炎症改变	

（五）神经系统损害

又称神经精神狼疮。轻者仅有偏头痛、性格改变、记忆力减退或轻度认知障碍；重者可表现为脑血管意外、昏迷、癫痫持续状态等（表 8-3-3）。存在上述表现，并除外感染、药物、代谢性等继发因素的情况下，结合影像学、脑脊液、脑电图等检查可诊断神经精神狼疮。以弥漫性的高级皮层功能障碍为表现的神经精神狼疮，多与抗神经元抗体、抗核糖体 P 蛋白（ribsomal P）抗体相关；有局灶性神经定位体征的神经精神狼疮，又可进一步分为两种情况，一种伴有抗磷脂抗体阳性；另一种常有全身血管炎表现和明显病情活动，在治疗上应有所侧重。横贯性脊髓炎在 SLE 不多见，一旦发生横贯性脊髓炎，应尽早积极治疗，否则造成不可逆的损伤，表现为下肢瘫痪或无力伴有病理征阳性。脊髓的磁共振检查可明确诊断。本病应和中枢神经结核分枝杆菌或真菌感染相鉴别。因中小血管炎而引起的外周神经病变在本病较为少见。

表 8-3-3　美国风湿病学会（ACR）所列 19 种常见的神经精神狼疮表现

中枢神经系统表现	周围神经系统表现	中枢神经系统表现	周围神经系统表现
无菌性脑膜炎	格林-巴利综合征	头痛	自主神经系统功能紊乱
癫痫发作	重症肌无力	急性精神错乱	
脑血管病	脑神经病变	焦虑	
脱髓鞘综合征	单神经病变	认知障碍	
脊髓病变	多发性神经病变	情绪失调	
运动障碍	神经丛病变	精神障碍	

（六）血液系统表现

SLE 常出现贫血和（或）白细胞减少和（或）血小板减少。贫血可能为慢性病贫血或肾性贫血。短期内出现重度贫血常是自身免疫性溶血所致，多有网织红细胞升高，Coombs 试验阳性。SLE 本身可出现白细胞减少，治疗 SLE 的细胞毒药物也常引起白细胞减少，需要鉴别。SLE 的白细胞减少，一般发生在治疗前或疾病复发时，多数对激素治疗敏感；细胞毒药物所致的白细胞减少，其发生与用药相关，多数停药后能恢复。血小板减少与血小板抗体、抗磷脂抗体及骨髓巨核细胞成熟障碍有关。部分患者在起病初期或疾病活动期伴有淋巴结肿大和（或）脾肿大。

（七）肺部表现

SLE 常出现胸膜炎，如合并胸腔积液，其性质为渗出液。年轻患者（尤其是女性）的渗出性浆膜腔积液，除结核外应注意 SLE 的可能性。SLE 肺实质浸润的放射学特征是阴影分布较广、易变，与同等程度 X 线表现的感染性肺炎相比，SLE 肺损害的咳嗽症状相对较轻，痰量较少，一般不咳黄色黏稠痰，如果 SLE 患者出现明显的咳嗽、黏稠痰或黄痰，提示呼吸道细菌性感染。结核感染在 SLE 表现常呈不典型性。在持续性发热的患者，应警惕血行播散性粟粒性肺结

核的可能，应每周拍摄胸部 X 线片，必要时应行肺高分辨率 CT（HRCT）检查，结合痰、支气管-肺泡灌洗液的涂片和培养，以明确诊断，及时治疗。SLE 所引起的肺间质性病变主要是处于急性和亚急性期的肺间质磨玻璃样改变和慢性肺间质纤维化，表现为活动后气促、干咳、低氧血症，肺功能检查常显示弥散功能下降。少数病情危重者、伴有肺动脉高压者或血管炎累及支气管黏膜者可出现咯血。SLE 合并弥漫性出血性肺泡炎死亡率极高。SLE 还可出现肺动脉高压、肺梗死、肺萎缩综合征（shrinking-lung syndrome）。后者表现为肺容积的缩小、横膈上抬，盘状肺不张，呼吸肌功能障碍，而无肺实质、肺血管的受累，也无全身性肌无力、肌炎、血管炎的表现。

（八）心脏表现

SLE 患者常出现心包炎，表现为心包积液，但心包填塞少见。SLE 可有心肌炎、心律失常，多数情况下 SLE 的心肌损害不太严重，但是在重症的 SLE，可伴有心功能不全，为预后不良指标。SLE 可出现疣状心内膜炎（Libman-Sack 心内膜炎），病理表现为瓣膜赘生物，其与感染性心内膜炎的区别，疣状心内膜炎瓣膜赘生物最常见于二尖瓣后叶的心室侧，且并不引起心脏杂音性质的改变。通常疣状心内膜炎不引起临床症状，但可以脱落引起栓塞，或并发感染性心内膜炎。SLE 可以有冠状动脉受累，表现为心绞痛和心电图 ST-T 改变，甚至出现急性心肌梗死。除冠状动脉炎参加了发病外，长期使用糖皮质激素加速动脉粥样硬化和抗磷脂抗体导致动脉血栓形成，可能是冠状动脉病变的另两个主要原因。

（九）消化系统表现

SLE 可出现恶心、呕吐、腹痛、腹泻或便秘，其中以腹泻较常见，可伴有蛋白丢失性肠炎，并引起低蛋白血症。活动期 SLE 可出现肠系膜血管炎，可表现为腹膜炎或麻痹性肠梗阻，甚至被误诊为胃穿孔、机械性肠梗阻而手术探查。当 SLE 有明显的全身病情活动，有胃肠道症状和腹部阳性体征（反跳痛、压痛），除外感染、电解质紊乱、药物、合并其他急腹症等因素，应考虑本病。SLE 肠系膜血管炎尚缺乏有力的辅助检查手段，腹部 CT 可表现为小肠壁增厚伴水肿，肠袢扩张伴肠系膜血管强化等间接征象。SLE 还可并发急性胰腺炎。SLE 常见肝酶增高，仅少数出现严重肝损害和黄疸。

（十）其他

SLE 的眼部受累包括结膜炎、葡萄膜炎、眼底改变、视神经病变等。眼底改变包括出血、视盘水肿、视网膜渗出等，视神经病变可以导致突然失明。SLE 常伴有继发性干燥综合征，有外分泌腺受累，表现为口干、眼干，常有血清抗 SSB、抗 SSA 抗体阳性。

> **案例 8-3-1**
> 1. 患者为年轻女性，起病缓慢，出现皮下出血、头晕、乏力、水肿、泡沫尿、胸痛等多系统损害症状。
> 2. 贫血貌（面色、结膜、口唇苍白，指（趾）甲床苍白）；口腔溃疡；右下肺叩诊浊音，听诊呼吸音减弱，提示存在胸腔积液；下肢轻度凹陷性水肿。

【实验室及辅助检查】

（一）常规检查

活动期 SLE 的血细胞三系中可有一系或多系减少（需除外药物所致的骨髓抑制）；尿蛋白、红细胞、白细胞、管型尿等为提示临床肾损害的指标。红细胞沉降率在活动期常增高；SLE 的 C 反应蛋白通常不高，合并感染或关节炎较突出者可增高；血清补体 C3、C4 水平与 SLE 活动度呈负相关，常可作为病情活动性和治疗反应的监测指标之一。C4 低下除表示 SLE 活动性外，尚可能是 SLE 易感性（C4 缺乏）的表现。SLE 还常出现高丙种球蛋白血症。

（二）抗核抗体谱

抗核抗体谱（ANAs）出现在 SLE 的有 ANA、抗 ds-DNA 抗体、抗可提取性核抗原（ENA）抗体。

1. 抗核抗体（ANA） 实际上是一个谱系，是一系列抗细胞核内和细胞质内抗原成分的抗体总称。免疫荧光抗核抗体（IFANA）是 SLE 的筛选检查。荧光图形与抗体所作用的抗原成分有关，可根据发光图形大致判断患者自身抗体的种类。对 SLE 的诊断敏感性为 95%，特异性相对较低为 65%。除 SLE 之外，其他结缔组织病的血清中也常存在 ANA，一些慢性感染也可出现低滴度的 ANA。由于它的特异性低，它的阳性不能作为 SLE 与其他结缔组织病的鉴别。常需作其他自身抗体的检查。

2. 抗双链 DNA（ds-DNA）抗体 对 SLE 的诊断特异性为 95%，敏感性为 70%，它与疾病活动性及肾损害、血管炎有关，是诊断 SLE 的标记抗体之一。

3. 抗可提取性核抗原（ENA）抗体 是一组临床意义不相同的抗体。

（1）抗 Sm 抗体：诊断 SLE 的标记抗体之一。特异性达 99%，但敏感性仅 25%。有助于早期或不典型患者或回顾性诊断作用。该抗体的存在与疾病活动性无明显关系。

（2）抗 RNP 抗体：阳性率 40%。对 SLE 诊断特异性不高。往往与 SLE 的雷诺现象和肌炎相关。

（3）抗 SSA（Ro）抗体：阳性率 30%，往往出现在 SCLE、SLE 合并干燥综合征及新生儿红斑狼疮的母亲。合并上述疾病时有诊断意义。

（4）抗 SSB（La）抗体：阳性率 10%，其临床意义与抗 SSA 抗体相同。

（5）抗核糖体 P 蛋白（rRNP）抗体：阳性率 20%，血清中出现本抗体代表 SLE 的活动，同时往往指示有 NP 狼疮或其他重要内脏的损害。

（三）其他自身抗体

1. 抗磷脂抗体 包括抗心磷脂抗体、狼疮抗凝物、梅毒血清试验假阳性等对自身不同磷脂成分的自身抗体。结合其特异的临床表现可诊断是否合并有继发性抗磷脂抗体综合征。

2. 抗组织细胞抗体 与溶血性贫血有关的抗红细胞抗体；与血小板减少有关的抗血小板抗体；与神经精神狼疮有关的抗神经元抗体。

3. 其他 20%～40%SLE 患者出现血清类风湿因子阳性，少数的患者血清中出现抗中性粒细胞胞浆抗体 p-ANCA 阳性。

（四）肾活检病理

对狼疮肾炎的诊断、治疗和预后估计均有价值，尤其对指导狼疮肾炎的治疗有重要意义。

（五）X 线及影像学检查

有助于早期发现器官损害。如头颅 MRI、CT 对患者脑部的梗死性或出血性病灶的发现和治疗提供帮助；高分辨 CT 有助于早期肺间质性病变的发现。超声心动图对心包积液、心肌、心瓣膜病变、肺动脉高压等有较高敏感性且有利于早期诊断。

案例 8-3-1

1. 血常规：WBC $6.06×10^9$/L，N% 61.5%（$3.73×10^9$/L），L%31.4%（$1.9×10^9$/L），RBC $2.81×10^{12}$/L，HB 80g/L，Ret 8.7%（$0.245×10^{12}$/L），PLT $80×10^9$/L。

2. 尿常规：SG 1.015，pH 6.0，PRO 0.3g/L，BLD 25/μl，LEU（－），RBC 7/μl，WBC 9/μl，未见管型。

3. 尿红细胞位相：Pro（＋＋＋），畸形 RBC 为每毫升 27500 个，正形为每毫升 0 个，颗粒管型为 0～2 个/LP。

4. ESR 73mm/h；Coombs 试验（＋）。

5. 抗 ANA 抗体（＋＋＋），斑点型；抗 ds-DNA 抗体（－）；ENA：RNP/Sm（－），抗 Sm 抗体（＋），SSA（＋＋＋），SSB（－）。

6. ACA IgG（－），IgM（－），IgA（－）；pANCA（＋＋＋），cANCA（－）。

7. 胸部 X 线检查：右胸腔积液。

8. 肾穿刺活检：光镜下，HE 染色见 27 个肾小球，其中 2 个伴硬化；肾小球内可见散在炎细胞浸润，大部分肾小球毛细血管基底膜（GBM）增厚，毛细血管腔变窄，且伴 GBM 溶解，部分肾小球伴系膜区增宽，部分肾小球伴节段性毛细血管内皮细胞增生；肾小管上皮部分呈空泡变性，部分肾小管管腔内可见红细胞，局部区域见肾小管萎缩；肾间质伴炎性细胞浸润，纤维组织增生，个别小动脉内膜增生；PAS 及 PASM 见基底膜厚及基底膜空泡变性；Masson 三色见多量嗜复红物沉积；免疫荧光：IgG（＋＋＋＋），IgA（＋＋＋），C1q（＋＋），IgM（＋＋），C4（＋＋），Fib（＋），荧光颗粒状，多呈连续性分布，主要沉积在基底膜上皮下和系膜区，部分血管内膜 IgG 阳性。结合临床，病变符合狼疮肾炎（V＋III 型）。

【诊断】

1. 有多系统受累表现（具备上述两个以上系统的症状）**和有自身免疫的证据，应警惕狼疮** 由于 SLE 临床表现复杂多样，早期表现可不典型（表 8-3-4），均需要提高警惕，避免诊断治疗的延误。

表 8-3-4 早期不典型 SLE 的表现

原因不明的反复发热，抗炎退热治疗往往无效

多发和反复发作的关节痛/关节炎，往往持续多年而不产生畸形

持续性或反复发作的胸膜炎/心包炎

抗生素或抗结核治疗不能治愈的肺炎

不能用其他原因解释的皮疹/网状青紫/雷诺现象

肾脏疾病或持续不明原因的蛋白尿

血小板减少性紫癜或溶血性贫血

不明原因的肝炎

反复自然流产或深静脉血栓形成或脑卒中发作

2. 诊断标准 目前普遍采用美国风湿病学会 1997 年修订的 SLE 分类标准（表 8-3-5）。在 SLE 分类标准的 11 项中，符合 4 项或 4 项以上者，在除外感染、肿瘤和其他结缔组织病后，可诊断 SLE。其敏感性和特异性均较高，分别为 95% 和 85%。需强调指出的是患者病情的初始或许不具备分类标准中的 4 条。随着病情的进展而有 4 条以上或更多的项目。2019 年美国风湿病学会重新修订了 SLE 分类标准，并把抗核抗体滴度≥1∶80 设为入围标准，包括 1 条

临床分类标准及总分≥10分可诊断，敏感性和特异性分别为96%和93%。

表 8-3-5 美国风湿病学会推荐的 SLE 分类标准（1997 年）

颊部红斑	固定红斑，扁平或隆起，在两颧突出部位
盘状红斑	片状隆起于皮肤的红斑，黏附有角质脱屑和毛囊栓；陈旧病变可发生萎缩性瘢痕
光过敏	对日光有明显的反应，引起皮疹，从病史中得知或医师观察到
口腔溃疡	经医师观察到的口腔或鼻咽部溃疡，一般为无痛性
关节炎	非侵蚀性关节炎，累及 2 个或更多的外周关节，有压痛、肿胀或积液
浆膜炎	胸膜炎或心包炎
肾脏病变	尿蛋白>0.5g/24 小时或（＋＋＋），或管型（红细胞、血红蛋白、颗粒或混合管型）
神经病变	癫痫发作或精神病，除外药物或已知的代谢紊乱
血液学疾病	溶血性贫血，或白细胞减少，或淋巴细胞减少，或血小板减少
免疫学异常	抗 ds-DNA 抗体阳性，或抗 Sm 抗体阳性，或抗磷脂抗体阳性（后者包括抗心磷脂抗体，或狼疮抗凝物阳性，或至少持续 6 个月的梅毒血清试验假阳性的三者中具备一项阳性）
抗核抗体	在任何时候和未用药物诱发"药物性狼疮"的情况下，抗核抗体滴度异常

3. SLE 病情活动性和病情轻重程度的评估

（1）SLE 活动性表现：各种 SLE 的临床症状，尤其是新近出现的症状，均可提示疾病的活动。与 SLE 相关的多数实验室指标，也与疾病活动有关（表 8-3-6）。

表 8-3-6 提示 SLE 活动的主要指征

肌炎/疲乏、体重下降	血三系减少（需除外药物所致）
发热（需排除感染）	红细胞沉降率增快
皮肤黏膜表现（新发红斑、脱发、黏膜溃疡）	肾脏受累（管型尿、血尿、蛋白尿、非感染性脓尿）
关节肿、痛	肾功能异常
胸痛（胸膜炎、心包炎）	低补体血症
血管炎	抗 ds-DNA 抗体滴度升高
头痛、癫痫发作、精神病、器质性脑病、视觉异常、脑神经病变、脑血管意外等（需排除中枢神经系统感染）	

国际上通用的几个 SLE 活动性判断标准包括：SLEDAI（systemic lupus erythematosus disease activity index）、SLAM（systemic lupus activity measure）、OUT（henk jan out score）等。其中以 SLEDAI 最为常用（表 8-3-7），其理论总积分为 105 分，但实际绝大多数患者积分小于 45，活动积分在 15 以上者提示很明显的活动。

表 8-3-7 临床 SLEDAI 积分表

积分	临床表现
8	癫痫发作：最近开始发作的，除外代谢、感染、药物所致
8	精神症状：严重紊乱干扰正常活动，除外尿毒症、药物影响
8	器质性脑病：智力的改变伴定向力、记忆力或其他智力功能的损害并出现反复不定的临床症状，至少同时有以下两项：感觉紊乱、不连贯的松散语言、失眠或白天瞌睡、精神运动性活动↑或↓，除外代谢、感染、药物所致
8	视觉障碍：SLE 视网膜病变，除外高血压、感染、药物所致
8	脑神经病变：累及脑神经的新出现的感觉、运动神经病变
8	狼疮性头痛：严重持续性头痛，麻醉性止痛药无效
8	脑血管意外：新出现的脑血管意外，应除外动脉硬化
8	脉管炎：溃疡、坏疽、有触痛的手指小结节、甲周碎片状梗死、出血或经活检、血管造影证实
4	关节炎：2 个以上关节痛和炎性体征（压痛、肿胀、渗出）
4	肌炎：近端肌痛或无力伴 CPK↑，或肌电图改变或活检证实
4	管型尿：HB、颗粒管型或 RBC 管型
4	血尿：>5RBC/HP，除外结石、感染和其他原因
4	蛋白尿：>0.5g/24h，新出现或近期↑
4	脓尿：>5WBC/HP，除外感染
2	脱发：新出现或复发的异常斑片状或弥散性脱发
2	新出现皮疹：新出现或复发的炎症性皮疹
2	黏膜溃疡：新出现或复发的口腔或鼻黏膜溃疡
2	胸膜炎：胸膜炎性胸痛伴胸膜摩擦音、渗出或胸膜肥厚
2	心包炎：心包疼痛加上以下至少 1 项：心包摩擦音、心包积液或心电图或超声心动图证实
2	低补体：CH50、C3、C4 低于正常低限
2	抗 ds-DNA 抗体增加：>25%（Farr 氏法）或高于检测范围
1	发热：体温大于或等于 38℃，排除感染原因

续表

积分	临床表现
1	血小板减少：小于 100×10^9/L
1	白细胞减少：小于 3.0×10^9/L，排除药物原因

SLEDAI 积分对 SLE 病情的判断：0～4 分为基本无活动，5～9 分为轻度活动，10～14 分为中度活动，≥15 为重度活动。

（2）SLE 病情轻重程度的评估：①轻型 SLE 是指 SLE 诊断明确或高度怀疑，病情临床稳定，呈非致命性，SLE 可累及的靶器官（包括肾脏、血液系统、肺脏、心脏、消化系统、中枢神经系统、皮肤、关节）功能正常或稳定，无明显 SLE 治疗药物的毒副反应。②重型 SLE 是指有重要脏器累及并影响其功能的情况（表 8-3-8）；狼疮危象（lupus crisis）则是指急性的危及生命的重型 SLE。后者常包括急进性狼疮肾炎、严重的中枢神经系统损害、严重的溶血性贫血、血小板减少性紫癜、粒细胞缺乏症、严重心脏损害、严重狼疮性肺炎、严重狼疮性肝炎、严重的血管炎等。

表 8-3-8 重型 SLE

脏器	受累特点
1. 心脏	冠状动脉血管受累，LIBMAN-SACKS 心内膜炎，心肌炎，心包填塞，恶性高血压
2. 肺脏	肺动脉高压，肺出血，肺炎，肺梗死，肺萎缩，肺间质纤维化
3. 消化系统	肠系膜血管炎，胰腺炎
4. 血液系统	溶血性贫血，粒细胞减少（WBC<1000/mm³），血小板减少（<50000/mm³），血栓性血小板减少性紫癜，动静脉血栓形成
5. 肾脏	肾小球肾炎持续不缓解，急进性肾小球肾炎，肾病综合征
6. 神经系统	抽搐，急性意识障碍，昏迷，脑卒中，横贯性脊髓炎，单神经炎/多神经炎，精神性发作，脱髓鞘综合征
7. 其他	包括皮肤血管炎，弥漫性严重的皮损、溃疡、大疱，肌炎，非感染性高热有衰竭表现等

4. SLE 的诊断治疗思路 正确的临床思维指导对 SLE 的诊疗方案的拟订至关重要。SLE 的诊断流程见图 8-3-4，需要说明的是，SLE 分类标准只能作为诊断中的参考，还需要对疾病作鉴别诊断才能做出正确诊断。对于 SLE 的诊断（图 8-3-4）和治疗应包括：①明确诊断；②评估 SLE 疾病严重程度和活动性，SLE 活动性和病情轻重程度的评估是治疗方案拟订的先决条件；③拟订 SLE 常规治疗方案；④处理难控制的病例；⑤抢救 SLE 危重症；⑥处理或防治药物不良反应；⑦处理 SLE 患者面对的特殊情况，如妊娠、手术等。其中前 3 项为诊疗常规，后 4 项常需要有经验的专科医师参与和多学科的通力协作。

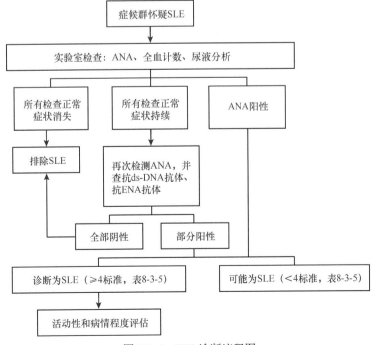

图 8-3-4 SLE 诊断流程图

案例 8-3-1

1. 患者，女，17 岁，反复皮下出血伴水肿半年，加重伴胸痛 1 周。

2. 病史特点：年轻女性，起病缓慢，出现皮下出血、头晕、乏力、水肿、泡沫尿、胸痛等多系统损害症状。

3. 临床特点：贫血貌[面色、结膜、口唇苍白，指（趾）甲床苍白]；右下肺叩诊浊音，听诊呼吸音减弱，提示存在胸腔积液；下肢轻度凹陷性水肿。

4. 辅助检查：血常规提示中度溶血性贫血（Coombs 试验阳性）、血小板减少；尿液检查提示蛋白尿（＋＋＋）、肾性血尿；ANA（＋＋＋）；抗 Sm 抗体（＋）；胸部 X 检查提示右胸腔积液；肾活检病理的免疫荧光 IgG（＋＋＋＋），IgA（＋＋），C1q（＋＋＋），IgM（＋＋），C4（＋＋），Fib（＋），荧光颗粒状，多呈连续性分布，主要沉积在基底膜上皮下和系膜区，呈"满堂亮"，病变符合狼疮肾炎（Ⅴ＋Ⅲ型）改变。

临床诊断：系统性红斑狼疮（急性活动期）（SLEDAI 17 分）。

【治疗】

（一）一般治疗

1. 患者宣教 正确认识疾病，消除恐惧心理，明白规律用药的意义，强调长期随访的必要性。避免过多的紫外线暴露，使用防紫外线用品，避免过度疲劳，自我认识疾病活动的征象，配合治疗、遵从医嘱、定期随诊。

2. 对症治疗和去除各种影响疾病预后的因素 如注意控制高血压，防治各种感染。

（二）药物治疗

SLE 目前还没有根治的办法，但恰当的治疗可以使大多数患者达到病情的完全缓解。强调早期诊断和早期治疗，以避免或延缓不可逆的组织脏器的病理损害。SLE 是一种高度异质性的疾病，临床医师应根据病情的轻重程度，掌握好治疗的风险与效益之比，制定具体的治疗方案。

1. 轻型 SLE 的治疗 轻型的 SLE，虽有狼疮活动，但症状轻微，仅表现光过敏、皮疹、关节炎或轻度浆膜炎，而无明显内脏损害者。治疗药物包括以下几点。

（1）非甾体抗炎药（NSAID）可用于控制关节肿痛。服用时应注意消化性溃疡、出血、肾、肝功能等方面的不良反应。

（2）抗疟药可控制皮疹和减轻光敏感，常用氯

喹 0.25g/d，qd，或羟氯喹 0.4g/d，分 2 次口服。因羟氯喹长期使用具有降低患者死亡率和控制病情的作用，目前认为其可作为 SLE 的背景治疗药物。主要不良反应是眼底病变，用药超过 6 个月者，可停药一个月，有视力明显下降者，应检查眼底，明确原因。另外有心脏病史者，特别是心动过缓或有传导阻滞者禁用抗疟药。

（3）短期局部应用激素治疗皮疹，但脸部应尽量避免使用强效激素类外用药，一旦使用，不应超过一周。

（4）低剂量激素（如泼尼松≤10mg/d）可减轻症状。

（5）权衡利弊必要时可用硫唑嘌呤、甲氨蝶呤或环磷酰胺等免疫抑制剂。应注意轻型 SLE 可因过敏、感染、妊娠生育、环境变化等因素而加重，甚至进入狼疮危象。

2. 重型 SLE 的治疗 治疗主要分两个阶段，即诱导缓解和维持治疗。诱导缓解目的在于迅速控制病情，阻止或逆转内脏损害，力求疾病完全缓解（包括血清学、症状和受损器官的功能恢复），但应注意过分免疫抑制诱发的并发症，尤其是感染、性腺抑制等。目前，多数患者的诱导缓解期需要超过半年至 1 年才能达到缓解，不可急于求成。

（1）糖皮质激素：具有强大的抗炎作用和免疫抑制作用，是治疗 SLE 的基础药。糖皮质激素对免疫细胞的许多功能及对免疫反应的多个环节均有抑制作用，尤以对细胞免疫的抑制作用突出，在大剂量时还能够明显抑制体液免疫，使抗体生成减少，超大剂量则可有直接的淋巴细胞溶解作用。激素的生理剂量约为泼尼松 7.5mg/d，主要能够抑制前列腺素的产生。由于不同的激素剂量的药理作用有所侧重，病情和患者间对激素的敏感性有差异，临床用药要个体化。一般地，重型 SLE 的标准剂量是泼尼松 1 mg/kg，每天 1 次，病情稳定后 2 周或疗程 8 周内，开始以每 1～2 周减 10% 的速度缓慢减量，减至每天泼尼松 0.5mg/kg 后，减药速度可按病情适当调慢；如果病情允许，维持治疗的激素剂量尽量小于泼尼松 10 mg/d。在减药过程中，如果病情不稳定，可暂时维持原剂量不变或酌情增加剂量或加用免疫抑制剂联合治疗。可选用免疫抑制剂如环磷酰胺、硫唑嘌呤、甲氨蝶呤等其中之一，联合应用以便更快地诱导病情缓解和巩固疗效，并避免长期使用较大剂量激素导致的严重的不良反应。在有重要脏器累及的 SLE，乃至出现狼疮危象的情况下，可以使用较大剂量[≥2mg/（kg·d）]甚至使用甲基泼尼松龙（Methylprednisolone，MP）冲击治疗，MP 可用至 500～1000mg，每天 1 次，

加入 5% 葡萄糖 250ml，缓慢静脉滴注 1～2 小时，连续 3～5 天为 1 个疗程，疗程间隔期 5～30 天，间隔期和冲击后需每天口服泼尼松 0.5～1mg/kg。疗程和间隔期长短视具体病情而定，用于特殊情况的重危患者抢救。

SLE 患者使用的激素疗程较漫长，故应注意保护下丘脑-垂体-肾上腺轴，避免长时间使用对该轴影响较大的地塞米松、倍他米松等长效和超长效激素。激素的副作用除感染外，还包括高血压、高血糖、高血脂、低钾血症、骨质疏松、无菌性骨坏死、白内障、体重增加、水钠潴留等。应记录血压、血糖、血钾、血脂、骨密度、胸片等作为评估基线，并定期随访。应注意在发生重症 SLE，尤其是危及生命的情况下，激素的不良反应如股骨头无菌性坏死并非是使用大剂量激素的绝对禁忌。大剂量 MP 冲击疗法常见不良反应包括面部潮红、失眠、头痛、乏力、血压升高、短暂的血糖升高；严重不良反应包括感染、上消化道大出血、水钠潴留、诱发高血压危象、诱发癫痫大发作、精神症状、心律失常，有因注射速度过快导致突然死亡的报道，所以甲基泼尼松龙冲击治疗应强调缓慢静脉滴注 60 分钟以上；用药前需注意水、电解质和酸碱平衡。

（2）环磷酰胺（Cyclophosphamide，CYC）：是主要作用于 S 期的细胞周期特异性烷化剂，通过影响 DNA 合成发挥细胞毒作用。其对体液免疫的抑制作用较强，能抑制 B 细胞增殖和抗体生成，且抑制作用较持久，是治疗重症 SLE 的有效的药物之一，尤其是在狼疮肾炎和血管炎的患者中，环磷酰胺与激素联合治疗能有效地诱导疾病缓解，阻止和逆转病变的发展，改善远期预后。目前普遍采用的标准环磷酰胺冲击疗法是：0.75～1.0g/m² 体表面积，加入生理盐水 250ml 中静脉滴注，每 3～4 周 1 次。多数患者 6～12 个月可以缓解病情而进入巩固治疗阶段，还常需要继续环磷酰胺冲击治疗，逐渐延长用药间歇期，至约 3 个月一次维持数年。过去认为环磷酰胺累积剂量不应超过 9～12g 以上，新近的研究提示，环磷酰胺累积剂量可以至 30g，可以使 LN 的远期疗效更为巩固，且安全性并未由此降低。但是，由于每个人对环磷酰胺的敏感性存在个体差异，年龄、病情、病程和体质使其对药物的耐受性有所区别，所以治疗时应根据患者的具体情况，掌握好剂量、冲击间隔期和疗程，既要达到疗效，又要避免不良反应。白细胞计数对指导治疗有重要意义，治疗中应注意避免导致白细胞过低，一般要求白细胞低谷不小于 3.0×10⁹/L。环磷酰胺冲击治疗对白细胞影响有一定规律，一次大剂量环磷酰胺进入体内，3 天左右白细胞开始下降，7～14

天降至最低，之后白细胞逐渐上升，至 21 天左右恢复正常。对于间隔期少于 3 周者，更应密切注意监测血像。大剂量冲击前必须先查血常规。

除白细胞减少和诱发感染外，环磷酰胺冲击治疗的不良反应主要包括性腺抑制（尤其是女性的卵巢衰竭）、胃肠道反应、脱发、肝功能损害，少见远期致癌作用（主要是淋巴瘤等血液系统肿瘤），出血性膀胱炎、膀胱纤维化和膀胱癌在长期口服环磷酰胺治疗者常见，而间歇环磷酰胺冲击治疗罕见。

（3）硫唑嘌呤：为嘌呤类似物，可通过抑制 DNA 合成发挥淋巴细胞的细胞毒作用。疗效不及环磷酰胺冲击疗法，尤其在治疗肾脏和神经系统病变效果较差，现多用于维持治疗。用法每天 1～2.5mg/kg，常用剂量为 50～100mg/d，即 50mg 每天口服 1～2 次。不良反应包括骨髓抑制、胃肠道反应、肝功能损害等。少数对硫唑嘌呤极敏感者用药短期就可出现严重脱发和造血危象，引起严重粒细胞和血小板缺乏症，轻者停药后血像多在 2～3 周内恢复正常，重者则需按粒细胞缺乏或急性再障处理。以后不宜再用。

（4）甲氨蝶呤：二氢叶酸还原酶拮抗剂，通过抑制核酸的合成发挥细胞毒作用。疗效不及环磷酰胺冲击疗法，但长期用药耐受性较佳。剂量为 10～15mg，每周 1 次。主要用于关节炎、肌炎、浆膜炎和皮肤损害为主的 SLE。主要不良反应有胃肠道反应、口腔黏膜糜烂、肝功能损害、骨髓抑制，偶见甲氨蝶呤导致肺炎和肺纤维化。

（5）环孢素：可特异性抑制 T 淋巴细胞 IL-2 的产生，发挥选择性的细胞免疫抑制作用，是一种非细胞毒免疫抑制剂。在治疗 SLE 方面，对狼疮肾炎（特别是 V 型 LN）有效，可用环孢素每天剂量为 3～5mg/kg，分 2 次口服。用药期间注意肝、肾功能及高血压、高尿酸血症、高血钾等，应测血药浓度，调整剂量，血肌酐较用药前升高 30%，需要减药或停药。

（6）霉酚酸酯：为次黄嘌呤单核苷酸脱氢酶的抑制剂，可抑制嘌呤从头合成途径，从而抑制淋巴细胞活化。霉酚酸酯能够有效地控制 IV 型 LN 活动。每天剂量 10～30mg/kg 体重，分 2 次口服。

（7）贝利尤单抗：靶向结合可溶性 B 淋巴细胞刺激因子，抑制 B 细胞的增殖及分化，常规治疗疗效不佳、不能耐受时可考虑加用。

3. 狼疮危象的治疗 治疗目的在于挽救生命、保护受累脏器、防止后遗症。通常需要大剂量甲基泼尼松龙冲击治疗，针对受累脏器的对症治疗和支持治疗，以帮助患者度过危象。后继的治疗可按照重型 SLE 的原则，继续诱导缓解和维持巩固治疗。

（1）急进性肾小球肾炎：表现为急性进行性少

尿，浮肿，蛋白尿或血尿，低蛋白血症，贫血，肾功能进行性下降，血压增高，高血钾，代谢性酸中毒等。B超肾脏体积常增大，肾脏病理往往呈新月体肾炎，多符合WHO的LN的Ⅳ型。治疗包括纠正水电解质、酸碱平衡紊乱、低蛋白血症，防治感染，纠正高血压、心衰等合并症，保护重要脏器，必要时需要透析支持治疗。在评估SLE活动性和全身情况和有无治疗反指征的同时，应抓紧时机肾穿，判断病理类型和急慢性指标，制定治疗方案。对明显活动、非肾脏纤维化/硬化等不可逆病变为主的患者，应积极使用激素[泼尼松≥2mg/（kg·d）]，并可使用大剂量MP冲击疗法。亦可加用CYC 0.4~0.8g，每周2次，冲击治疗。

（2）神经精神狼疮：必须除外化脓性脑膜炎、结核性脑膜炎、隐球菌性脑膜炎、病毒性脑膜脑炎等中枢神经系统感染。弥漫性神经精神狼疮在控制SLE的基础药物上强调对症治疗，包括抗精神病药物（与精神科医师配合），癫痫大发作或癫痫持续状态时需积极抗癫痫治疗，注意加强护理。ACL相关神经精神狼疮，应加用抗凝、抗血小板聚集药物。有全身血管炎表现的明显活动证据，应用大剂量甲基泼尼松龙冲击治疗。中枢狼疮包括横贯性脊髓炎在内，可试用地塞米松10mg加甲氨蝶呤10mg鞘内注射治疗，共2~3次。

（3）重症血小板减少性紫癜：血小板<2万/mm³，有自发出血倾向，常规激素治疗无效[1mg/（kg·d）]，应加大激素用量用至2mg/（kg·d）以上。还可静脉滴注长春新碱（VcR）1~2mg，每周1次，持续3~6次。静脉输注大剂量人体免疫球蛋白（IVIG）对重症血小板减少性紫癜有效，标准的IVIG疗法是：每天剂量为0.4g/kg体重，静脉滴注，连续5天为1个疗程。IVIG一方面对SLE本身具有免疫治疗作用，另一方面具有非特异性的抗感染作用，可以对大剂量MP和环磷酰胺的联合冲击治疗所致的免疫力下降起到一定的保护作用，能够明显提高各种狼疮危象治疗的成功率。无骨髓增生低下的重症血小板减少性紫癜还可试用其他免疫抑制剂，如CYC、环孢素等。其他药物包括达那唑、三苯氧胺、维生素C等，内科保守治疗无效，可考虑脾切除。

（4）弥漫性出血性肺泡炎和急性重症肺间质病变：部分弥漫性出血性肺泡炎的患者起病可无咯血，支气管镜有助于明确诊断。本病极易合并感染，常同时有大量蛋白尿，预后很差。治疗迄今无良策。对SLE肺脏累及应提高警惕，结合SLE病情系统评估、影像学、血气分析、纤支镜等手段，以早期发现、及时诊断。治疗方面包括氧疗、必要时机械通气，控制感染和支持治疗。可试用大剂量MP冲击治疗、IVIG、

血浆置换等。

（5）严重的肠系膜血管炎：常需2mg/（kg·d）以上的激素剂量方能控制病情。应注意水电解质、酸碱平衡，加强肠外营养支持，防止合并感染，避免不必要的手术、探查。一旦并发肠坏死、穿孔、中毒性肠麻痹，应及时手术治疗。

（三）特殊治疗

免疫球蛋白治疗（IVIG）、血浆置换、免疫吸附（immunoadsorption）等治疗SLE，不宜列入诊疗常规，应视患者具体情况选择应用。

（四）造血干细胞移植

选择对象为难治性SLE患者，入选有严格标准：危及生命的SLE患者，抗环磷酰胺的Ⅲ型或Ⅳ型狼疮肾炎，不能控制的血管炎（肺、心、脑），依赖输血的血细胞减少症。常规治疗包括用大剂量的糖皮质激素和细胞毒药物3个月无效。所有器官有足够功能，可耐受整个移植过程所引起的不良反应。本治疗费用昂贵，仍需要进一步的研究来明确其疗效、缓解期维持时间以及能否使部分SLE得到根治。

（五）妊娠生育

妊娠生育曾经被列为SLE的禁忌证。而今大多数SLE患者在疾病控制后，可以安全地妊娠生育。一般来说，在无重要脏器损害、病情稳定一年或一年以上，细胞毒免疫抑制剂（环磷酰胺、甲氨蝶呤等）停药半年，激素仅需低剂量时方可怀孕，多数能安全地妊娠和生育。非缓解期的SLE患者妊娠，存在流产、早产、死胎和诱发母体SLE病情恶化的危险。因此病情不稳定时不应怀孕。SLE患者妊娠后，需要产科和风湿科双方共同随伴。出现SLE病情活动时，每天泼尼松≤30mg对胎儿影响不大，还可以根据病情需要加大激素剂量，泼尼松龙经过胎盘时被灭活，但是地塞米松和倍他米松可以通过胎盘屏障，影响胎儿。妊娠前3个月至妊娠期禁用环磷酰胺、甲氨蝶呤等免疫抑制剂，因为这些药物均可能会影响胎儿的生长发育导致畸胎。对于有习惯性流产病史和抗磷脂抗体阳性的孕妇，主张口服低剂量阿司匹林（50mg/d），和（或）注射小剂量肝素抗凝防止流产或死胎。

> **案例8-3-1 处方及医师指导**
>
> 1. 一般治疗：避免过多的紫外光暴露，使用防紫外线用品，避免过度疲劳等。
> 2. 激素治疗：甲基泼尼松龙（Methylprednisolone，MP）500mg冲击治疗，每天1次，加入5%葡萄糖250ml，缓慢静脉滴注1~2小时，连续3天后改为每天口服泼尼松1mg/kg。

3. 标准环磷酰胺冲击疗法：0.75～1.0g/m² 体表面积，加入生理盐水 250ml 中静脉滴注，每 3～4 周 1 次。

4. 监测血常规及注意水、电解质和酸碱平衡。

【预后】

与过去相比，SLE 的预后已显著提高。1 年存活率为 96%，5 年存活率 85%，10 年存活率已超过 75%。急性期患者的死亡原因主要是 SLE 的多脏器严重损害和感染，尤其是伴有严重神经精神狼疮和急进性狼疮肾炎者；慢性肾功能不全和药物（尤其是长期使用大剂量激素）的不良反应，包括冠状动脉粥样硬化性心脏病、感染等，是 SLE 远期死亡的主要原因。血肌酐增高、持续性尿蛋白≥3.5g/24hr、肾脏病理慢性指数高等是狼疮肾炎预后不良的指征。

案例 8-3-1　小结

1. SLE 好发于生育年龄女性，多系统受累及血清中出现多种自身抗体是它的 2 个主要临床特征。

2. 掌握临床思维，明确诊断后需评估 SLE 疾病严重程度和活动性，SLE 活动性和病情轻重程度的评估是治疗方案拟订的先决条件。

3. 根据病情制定相应治疗方案，注意治疗个体化，权衡治疗的风险与效益之比。

4. 密切监测病情变化，及时处理严重并发症；注意处理或防止药物不良反应。

（陶　怡）

第四章　脊柱关节炎

脊柱关节炎（spondyloarthritis，SpA）过去曾称血清阴性脊柱关节病（seronegative spondyloarthropathies）或脊柱关节病（spondyloarthropathies），是一类侵犯骶髂关节、脊柱和周围关节的慢性炎症性疾病，SpA 最典型的代表是强直性脊柱炎（ankylosing spondylitis，AS），此外还有银屑病关节炎（psoriatic arthritis，PsA）、反应性关节炎（reactive arthritis，ReA）、炎性肠病性关节炎（inflammatory bowel disease associated arthritis，IBDA）和未分化脊柱关节炎病等类型（undifferentiated spondyloarthropathies，uSpA）。这类疾病具有下列共同的特点：①以肌腱-骨附着点炎症为基本病理改变；②常累及骶髂关节、脊柱；③可伴有不对称性外周关节炎；④血清类风湿因子（RF）阴性；⑤与 HLA-B27 呈不同程度的相关，有家族聚集倾向；⑥该组疾病的临床表现常相互重叠。如果病情不能及时控制，可进行性发展至脊柱与关节强直，乃至脊柱及受累关节功能完全丧失，导致终身残疾。

第一节　强直性脊柱炎

案例 8-4-1

患者，男，23 岁，因腰痛伴晨僵 2 年余加重半个月，左踝关节及左足跟肿痛 1 个月入院。

患者于 2 年前始有腰痛，夜间为重，晨起时腰部僵硬，活动后减轻。病情进行性加重，伴双侧臀部和腹股沟酸痛，食欲缺乏。当地卫生所间歇给予布洛芬及止痛药治疗，病情一度好转，但病情常有反复。1 个月前患者出现左踝关节及左足跟肿胀、疼痛，渐加重，间有右膝关节隐痛。当地医师诊断为"风湿性关节炎"，予静脉点滴青霉素同时口服阿司匹林治疗，病情稍有好转。半年前患者双眼先后出现畏光、流泪、眼痛，疑为"巩膜睫状体炎"，经局部应用氯霉素玻璃酸钠和泼尼松眼药水等治疗，每侧眼睛症状持续 2 周左右消失。患者无肝炎、结核病等传染病史。否认有传染病接触史及药物过敏史。其父亲系"强直性脊柱炎"患者，目前脊柱已明显畸形。

体格检查：T 37.2℃，P 82 次/分，R 23 次/分，Wt 61kg，发育正常，营养中等，神志清醒，回答问题切题，轻度贫血貌，左侧睑结膜充血。全身皮肤未见皮疹及出血点，皮肤、巩膜无黄染，浅表淋巴结无肿大。咽部充血，扁桃体无肿大。颈软，

胸廓对称无畸形，深呼、吸之胸围差为 3cm，双肺呼吸音清晰，心律整齐，HR 为 86 次/分，心音有力，各瓣膜听诊区未闻及病理性杂音。腹部平软，肝脾肋下未触及。脊柱生理弯曲消失，脊柱前后左右活动明显受限，腰椎及左骶髂关节有叩痛，双侧"4"字试验与 Schöober 试验阳性。左踝关节与左足跟处明显肿胀，右膝关节周围肌腱附着点处及左跟腱处有压痛。生理反射存在，病理反射未引出。

问题：

1. 首先考虑何种诊断？

2. 在明确诊断之前，应做哪些实验室和辅助检查？

3. 本例应与哪些疾病相鉴别？如何治疗？

强直性脊柱炎（ankylosing spondylitis，AS）是 SpA 中最多见的一种，具有 SpA 原形之称。AS 的确切发病率尚不清楚。患病率在各地报道不一，芬兰为 0.15%、北美洲白种人为 0.2%，俄罗斯各民族为 0.20%～2.00%，我国初步调查结果为 0.25% 左右。

【病因】

迄今为止病因尚未完全明确。根据流行病学调查结果，多数学者认为本病发病与遗传和环境因素有密切的关系。已经证实 AS 的发病和 HLA-B27 有显著的关联性，AS 患者 HLA-B27 阳性率高达 90%～96%，而普通人群 HLA-B27 阳性率仅 4%～8%。HLA-B27 阳性的 AS 患者的一级亲属的患病率达 11%～25%，同卵双生者 HLA-B27 和 AS 的一致率超过半数。上述情况提示 HLA-B27 阳性者和有 AS 阳性家族史者患 AS 的危险性增大。有研究表明 AS 的发病与 HLA-B2704、B2705 和 B2702 呈正相关，而与 HLA-B2709 和 B2706 呈负相关。但是，约有 80% 的 HLA-B27 阳性者并不发生 AS，而且有 4%～10% 的 AS 患者 HLA-B27 阴性，提示除 HLA-B27 外还有其他因素参与发病。还有研究发现 AS 的发生、发展可能还涉及 2 号染色体上的非 HLA 基因。

有研究发现 60% 以上的 AS 患者出现肠道的亚临床炎症改变；AS 患者血清中抗肺炎克雷伯菌的 IgA 抗体和脂多糖的 IgA 抗体水平升高；已有研究证实某些衣原体、沙门菌、志贺菌、耶尔森菌和弯曲菌等病原微生物可诱发 HLA-B27 相关的反应性关节炎；血清学或细菌学检查表明 60% 左右的 HLA-B27 相关的反应性关节炎主要由感染诱发。因此，一般认为感染，特别是肠道的革兰阴性杆菌感染在本病的发生、发展

中起重要作用。

【发病机制与病理】

由于 AS 的病因迄今未明，其发病机制也不完全清楚。一般认为本病的发生是遗传因素和环境因素综合作用的结果。分子模拟说认为本病的发生是由于病原生物如肠道的革兰阴性杆菌和 HLA-B27 分子存在共同的抗原表位，免疫系统在抗击外来病原生物时不能识别自身抗原表位，而导致持续的自身免疫反应及免疫病理损伤。受体学说则认为 HLA-B27 分子可能是某些病原微生物或其进入细胞后被裂解而产生的多肽抗原表位的受体，抗原呈递细胞表面的 HLA-B27 分子可将与其结合的多肽抗原呈递给免疫活性 T 细胞，进而激活自身免疫反应，引起机体脊柱关节以及眼部、心脏等部位的病变。还有研究表明 AS 病情的发生、发展与 TNF-α 基因的多态性以及血清中和骶髂关节局部 TNF-α 表达的上调有一定的关系。

本病的病理性标志和常见早期表现是骶髂关节炎，晚期患者可出现脊柱的"竹节样变"，是 AS 晚期的典型表现之一。外周关节滑膜、关节囊、韧带和肌腱可现反复迁延的非特异性炎症，虹膜炎亦较常见，其中肌腱附着点炎症是本病的特征性病变之一。本病可引起主动脉根部局灶性中层坏死，主动脉根部环状扩张及主动脉瓣膜尖缩短变厚，导致主动脉瓣关闭不全。

【临床表现】

本病好发于男性，男女之比为 5∶1，发病年龄通常在 10～40 岁，发病高峰年龄为 20～30 岁。16 岁以前发病者称为幼年型 AS。45 岁以后起病的则称晚发性 AS。一般起病隐匿，患者可于外伤、劳累或上呼吸道感染、肠道感染或尿路感染后发病。

（一）脊柱与关节表现

90%左右的 AS 患者有腰痛和晨僵，起初多为腰部隐痛或不适，逐渐出现腰背部或骶髂部位疼痛和发僵，严重者半夜痛醒，翻身困难。腰痛可放射至髂嵴、大转子或大腿后侧。腰痛于夜间或早晨起床时为重，活动后减轻是其突出特点。部分患者腰痛和腰部不适比较轻微，有的患者可能仅有腰部僵硬或肌肉酸痛，查体时仅有椎旁压痛。少数患者可以颈项痛或臀部钝痛，或骶髂关节疼痛为首发症状。随着病情的进展，患者脊柱可发生自下而上的强直，并出现相应部位的疼痛、活动受限，一般由腰椎向胸颈部脊椎发展，少数患者可自颈椎向下发展或颈椎与腰椎同时向胸椎发展。如果诊治不及时，20%左右的患者最终脊柱完全强直。多数患者病变可局限于部分脊柱或骶髂关节，能胜任一般工作，生活能够自理。

半数左右的患者一开始即累及周围关节，受累关节以膝、髋、踝和肩居多，腕、肘及手和足部小关节偶有受累。受累的外周关节常呈非对称性分布，下肢大关节受累较多见，亦可为单关节或 2、3 个关节受累，受累关节周围的肌腱附着点常有压痛。应特别注意髋关节病变，它是本病致残的主要原因，其余关节炎或关节痛多为一过性，很少引起关节破坏和残疾。发病年龄较小，一开始就累及髋关节者，容易发生髋关节破坏和残疾。

（二）关节外表现

本病一般全身症状轻微，起病时可有食欲缺乏、低热、乏力、消瘦和贫血等症状。因跖底筋膜炎、跟腱炎患者常有足底疼痛、足跟痛，由于胸肋关节、柄胸联合部位的附着点炎，患者可出现胸痛，胸廓扩展受限。眼葡萄膜炎见于 1/4 患者，单侧或双侧交替，可反复发作，常有自限性，严重者致视力障碍。病程长的可出现主动脉瓣闭锁不全及传导障碍，极少数患者发生肺上叶纤维化。晚期病例由于脊柱畸形、骨质疏松和代偿性骨质增生等，引起神经根受压表现，如坐骨神经痛、尿失禁、阳痿、踝反射消失等，少数患者可发生骨折，常发生于颈椎，可引起四肢瘫痪，是本病最严重的并发症。少数患者在病程中出现蛋白尿和进行性加重的氮质血症，是继发性肾脏淀粉变引起。

【脊柱与关节功能检查】

随病情进展，可见 AS 患者腰椎前凸变平，脊柱在各个方向的活动均有不同程度的受限，胸廓扩展范围缩小，颈椎后突。下列几种方法可用于了解 AS 的病情进展情况及其对脊柱关节功能的损害程度。

1. 枕壁试验 患者立正姿势双足跟、臀部、背部贴墙，收颌，眼平视，测量枕骨结节与墙壁之间的水平距离。正常人可紧贴墙壁，距离为"0"。AS 患者可因颈部僵直和（或）胸椎段后凸畸形，该间隙可增大至几厘米甚至 10 厘米以上。

2. 胸廓扩展试验 患者取直立位，在第 4 肋间隙水平分别测量深吸气和深呼气时胸廓的胸围，两者之差的正常值>5cm，AS 患者由于椎旁肌肉痉挛，椎间韧带钙化，肋胸、肋椎横突关节受累，脊柱、胸廓活动度减少。

3. Schöber 试验 患者直立，在其背部正中线髂嵴水平作一标记，再垂直向上 10cm 作标记，向下 5cm 作标记。然后嘱患者保持双膝直立位并弯腰，测量上下两个标记间距高，正常增加距离>5cm，增加<4cm 者为阳性。阳性者提示腰椎活动受限。

4. 骶髂关节分离试验 亦称"4"字试验，嘱患者仰卧，一腿屈曲并将足跟放置到对侧伸直的膝上。检查者一手压住直腿侧髂嵴，另一只手握住屈腿膝上搬、下压，若屈膝侧臀部出现疼痛则视为阳性，提示屈侧骶髂关节病变。

5. 骨盆侧压试验　患者侧卧，检查者从上方按压患者的髂嵴，如出现骶髂关节疼痛则视为阳性，提示骶髂关节炎。

> **案例 8-4-1**
>
> 1. 患者为青年男性，23 岁，起病缓慢。
> 2. 有 AS 家族史。
> 3. 有腰部疼痛、晨僵，活动后减轻，这是 AS 最常见的症状。
> 4. 患者有双侧臀部酸痛，腰椎及骶髂关节有叩痛，双侧"4"字试验与 Schöber 试验阳性提示有双侧骶髂关节炎。
> 5. 患者下肢不对称性关节炎，符合 AS 的特点。
> 6. 关节周围肌腱附着点处及右跟腱处有压痛提示有肌腱附着点炎。
> 7. 双眼先后出现畏光、流泪、眼痛，有自限性，符合 AS 眼部病变的特点。
> 8. 胸廓活动度明显受限和 Schöber 试验阳性、脊柱生理弯曲消失、脊柱活动度受限等体征均是 AS 的常见表现。

【实验室检查和影像学检查】

（一）实验室检查

尚未发现特异性或标记性指标。血清及关节液中类风湿因子阴性，活动期患者红细胞沉降率增快，C反应蛋白增高，免疫球蛋白较高升高。90%以上的患者 HLA-B27 阳性。

（二）影像学检查

骶髂关节的影像学改变对诊断与鉴别诊断很有价值。一般先行 X 线检查，必要时再进行 CT 和（或）MRI 检查。

1. X 线检查　因本法经济简便，是 AS 影像学检查的首选方法。因 AS 最早的变化发生在骶髂关节，一般常规摄骨盆正位片，可显示骶髂关节、髋关节、坐骨及耻骨联合等部位有无异常（图 8-4-1）。通常根据骨盆 X线片所见将骶髂关节的病变分为 5 级，详见表 8-4-1。

表 8-4-1　AS 骶髂关节炎 X 线分级标准

0 级为正常
Ⅰ级　可疑有骶髂关节炎
Ⅱ级　有轻度骶髂关节炎，可见局限性侵蚀、硬化，但关节间隙正常
Ⅲ级　有中度骶髂关节炎，可见明显的骨质侵蚀、硬化、关节间隙增宽或狭窄、部分强直等 1 项或 1 项以上改变
Ⅳ级　严重异常，关节完全融合强直

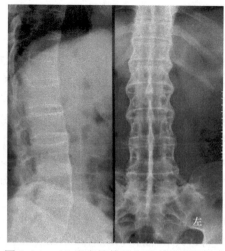

图 8-4-1　AS 患者椎体的方形变及骨桥形成

2. CT 检查　CT 分辨力高，能发现骶髂关节轻微的变化，有得于早期诊断。对于临床可疑病例，X线片未能显示明确的骶髂关节炎或Ⅱ级以上病变者应进行骶髂关节 CT 检查，以免漏诊（图 8-4-2）。

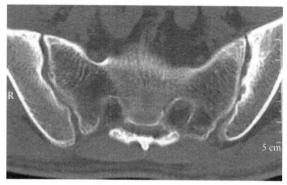

图 8-4-2　AS 患者骶髂关节硬化与骨侵蚀表现

3. MRI检查　近年研究认为 MRI 检查能显示骶髂关节和脊柱骨髓水肿、脂肪变等急慢性炎症改变，有利于 AS 的早期诊断。MRI 检查对了解软骨及周围软组织病变优于 CT，能比 CT 更早发现骶髂关节炎，但需注意排除假阳性。

> **案例 8-4-1**
>
> 1. 患者血常规、尿常规正常，红细胞沉降率为 115mm/h，C 反应蛋白为 50mg/L。
> 2. 血清 RF 阴性、ASO 为 120IU/ml，HLA-B27 阳性。
> 3. 骨盆 X 线检查示患者双侧骶髂关节有局限性侵蚀、硬化，关节间隙模糊。

【诊断与鉴别诊断】

（一）诊断

目前诊断 AS 主要采用 1984 年修订的纽约标准，见表 8-4-2。

表 8-4-2　AS 诊断标准（1984 年修订的纽约标准）

1. 下背痛的病程至少 3 个月，疼痛随活动改善，但休息不减轻
2. 腰椎在前后和侧屈方向活动受限
3. 胸廓活动度低于同年龄、同性别的正常人
4. 双侧骶髂关节炎Ⅱ至Ⅳ级或单侧骶髂关节炎Ⅲ至Ⅳ级
　确诊标准：具备单侧Ⅲ至Ⅳ级或双侧Ⅱ至Ⅳ级骶髂关节炎，分别附加上述临床标准 1～3 中任何 1 条，即可确诊为 AS

（二）鉴别诊断

有许多种原因可引起慢性腰背痛、腰部僵硬不适等症状，几乎各个年龄段均可发生，需注意与 AS 相鉴别。由外伤引起的腰背痛常有明确的外伤史，疼痛常于休息后减轻，活动后加重，不难鉴别。青少年患者应注意与风湿热引起的关节肿痛相鉴别，该病常以四肢大关节游走性疼痛为主要表现，可出现环形红斑与皮下结节及心肌炎的表现，大多数可查到链球菌感染的证据。对于青壮年患者应注意排除外伤性腰痛和椎间盘突出症。早期 AS，特别是以外周关节为首发症状者应与类风湿关节炎相鉴别。以慢性腰骶部疼痛和发僵为主要表现的青年女性应排除髂骨致密性骨炎；对于单侧骶髂关节病变者要注意同结核或其他感染性关节炎相鉴别。此外，骨质疏松、骨折及骨转移性肿瘤等亦可引起腰痛、骶髂关节痛等表现，对于年龄较大的患者应特别注意排除。在诊断时还必须与骶髂关节炎相关的其他脊柱关节病如银屑病关节炎，炎症性肠病关节炎或赖特综合征等相鉴别。

案例 8-4-1

1. 患者青年男性，腰痛伴晨僵 2 年余，左踝关节及左足跟肿痛 1 个月。有 AS 家族史。
2. 要症状：腰痛、晨僵，活动后减轻。双眼先后出现怕光、流泪、眼痛，有自限性，符合 AS 的临床症状特点。
3. 主要体征：下肢不对称性关节炎和关节周围肌腱附着点处及左跟腱处有压痛提示有肌腱附着点炎。双侧臀部酸痛，腰椎及骶髂关节有叩痛，双侧 "4" 字试验提示有双侧骶髂关节炎。Schöber 试验阳性，胸廓活动度及脊柱侧弯受限，是 AS 的常见体征。
4. 有关检查：红细胞沉降率增快，血浆 C 反应蛋白增高提示病情活动。HLA-B27 阳性支持 AS 的诊断，血清 RF 阴性有助本例的鉴别诊断。骨盆 X 线检查示患者双侧骶髂关节有局限性侵蚀、硬化，关节间隙模糊，符合 AS 引起的骶髂关节炎表现。
5. 鉴别诊断：患者发病年龄、临床症状与体征及对 NSAID 治疗的反应均不符合风湿热引起的关节炎的特点，血清 ASO 正常，故可排除风湿热引起的关节肿痛。患者主要症状与体征与类风湿关节炎不符，血清 RF 阴性，故 RA 的诊断亦可排除。结核风湿症及感染性关节炎的诊断亦无确切证据。本例的发病年龄与病情演变不支持肿瘤相关性风湿症，椎间盘突出症及其他结缔组织病的临床表现与本例亦不相符。

根据上述诊断标准本例可诊断为强直性脊柱炎（活动期）。

【治疗】

目前对于 AS 尚无根治方法，但大多数患者如能及早诊断及正规治疗，完全可控制症状，改善预后。治疗的目标是减轻炎症，缓解疼痛及僵硬，维持关节功能，防止脊柱与关节畸形，以达到改善病情，提高患者生活质量的目的。

（一）一般治疗

对患者及其家属进行适当的 AS 诊治常识宣教是治疗成功的基础。可定期举办 AS 诊治常识讲座，使患者了解 AS 的可治性及治疗的长期性；鼓励患者要谨慎而不间断地进行适当的体育运动如打太极拳，游泳等，应避免剧烈的运动如足球、拳击、篮球；学会掌握自我观察病情，了解药物不良反应；嘱患者站立时应尽量保持挺胸、收腹和双眼平视前方的姿势，坐位时应保持胸部直立；应睡硬板床，多取低枕仰卧位，若出现上胸和颈椎受累宜取去枕平卧位。长期治疗计划还应包括患者的社会心理和康复的需要。

（二）药物治疗

1. 非甾体抗炎药（NSAID）　可迅速改善患者腰背疼痛，减轻关节肿胀，缓解晨僵，是改善症状的首选药。此类药物种类繁多，临床应用需结合患者的病情、年龄，选用一种药物，不主张同时使用两种或两种以上的 NSAID，同时应注意用药的个体化。NSAID 常见的不良反应为消化道不良反应，故有消化道溃疡及出血史者及老年患者需谨慎。必要时可选用高选择性的 COX-2 抑制剂如塞来昔布。经验证明双氯芬酸钠、萘丁美酮、美洛昔康、尼美舒利等对 AS 患者都有较好的疗效与安全性。疗程通常在 3 个月左右。

2. 缓解病情抗风湿药（DMARDs）　亦称慢作用抗风湿药（slow-acting antirheumatic drugs，SAARDs），常用的有柳氮磺胺吡啶（SASP）、甲氨蝶呤（MTX）、雷公藤多苷、白芍总苷等。SASP 可改善 AS 的外周关节滑膜炎，是治疗 AS 的有效药物，但对中轴关节病变的治疗作用尚需严格的随机、双盲、多中心、长疗程的临床研究进一步证实。用量宜从小剂量开始，初始用量为每次 0.25g，每天 3 次，一周后递增至每次 0.5g，每天 3 次或每次 1.0g，每天

2 次，维持治疗 6 个月至 1 年。如病情需要可延长治疗时间及治疗剂量，有报道每天口服 3.0g SASP，其疗效优于 2.0g/d，但不良反应可随之增加。不良反应主要为消化道症状，但一般能耐受。皮疹、白细胞减少、镜下血尿及肝功能损害少见。

MTX 是二氢叶酸还原酶拮抗剂，国内外有许多治疗 AS 有效的报道。一般采用低剂量脉冲疗法（每周 10～15mg 在一天之内口服、肌内注射或静脉给药），单用或与 SASP 合用，其确切疗效尚待进一步评价。不良反应为白细胞降低，胃肠道不适，长期应用可引起肝损害等。

雷公藤多苷为我国首创的抗风湿药，它既有抗炎作用又有免疫抑制作用，近年国内用以治疗 AS 也取得一定疗效。可与 MTX 或 SASP 联合治疗。但应注意其对性腺的抑制，需生育者尤应注意。还有研究表明白芍总苷治疗 AS 亦有一定疗效，有待于进一步研究验证。

3. 糖皮质激素 在使用 NSAID 不能控制病情时，可加用低剂量（≤10mg/d）泼尼松，它可能对缓解疼痛有效。但如合并严重的关节外损害，如心肺受累，急性虹膜炎，糖皮质激素的剂量可酌情增大，甚至可用甲基泼尼松龙 15mg/（kg·d）冲击治疗连续 3 天。但由于其不能影响 AS 病程，长期用药还会出现诸多不良反应，故不宜作为常规使用。

4. 其他药物治疗

（1）抗肿瘤坏死因子制剂：近年研究发现 AS 患者骶髂关节组织中存在的肿瘤坏死因子-α（TNF-α）与局部炎症有关，国内外学者应用 TNF-α 单克隆抗体制剂（infliximab）及重组人可溶性 TNF 受体融合蛋白（etanercept）治疗 AS 取得较好疗效，对脊柱关节侵蚀性病变亦有抑制作用。本品的不良反应有增加结核杆菌等感染的机会，少数患者可发生严重过敏反应及药物性狼疮等。近年有报道 IL-17A 单克隆抗体治疗 AS 近期疗效和安全性良好，其远期疗效与安全性尚待进一步观察。

（2）沙利度胺（thalidomide，反应停）：沙利度胺具有抗肿瘤坏死因子（TNF-α）等作用，可改善 AS 患者的临床症状及红细胞沉降率、C 反应蛋白等实验室指标，可用于难治性 AS 的治疗，初始剂量为 50mg/d，以后每 10 天增加 1 倍，至 200mg/d 维持。用量不足则疗效不佳，停药后症状容易复发。不良反应有嗜睡、白细胞减少、镜下血尿、肝功能异常及外周神经炎等，应注意观察。

5. 局部治疗 在全身治疗的基础上，对骶髂关节、外周单发或少数关节的关节炎症难以控制时，可采用关节腔注射肾上腺皮质激素，还适用于：

①NSAID 不能控制的 AS 患者；②不宜或不耐受口服用药的患者。作为关节腔注射的这类制剂有倍他米松磷酸酯钠和地塞米松棕榈酸酯质体，它们均具有抗炎，止痛及减少滑液渗出的作用，疗效可维持 2～4 周。对 AS 出现的虹膜睫状体炎可接受眼科专科治疗，对单发或多发的肌腱末端炎，可外用双氯芬酸二乙胺乳胶剂等。

> **案例 8-4-1 治疗方案**
> 1. 对患者及其家属进行与 AS 诊治相关的知识的教育，以取得患者及其家属较好的依从性，配合治疗方案的实施。劝导患者要谨慎而不间断地进行体育锻炼，保持正确的行走、坐卧姿势，以维护和改善脊柱关节功能。
> 2. 给予 NSAID，以减轻腰痛、晨僵、关节肿痛等，考虑患者胃、肾等器官无基础病变，可先选择双氯芬酸钠 25mg，每天 3 次，如夜间疼痛及晨僵仍较明显，可于睡前给吲哚美辛栓剂 50mg 可较好缓解夜间疼痛及晨僵。亦可选用美洛昔康、萘丁美酮、塞来昔布等 NSAID，必要时加用胃黏膜保护剂或抑制胃酸分泌的药物。
> 3. 同时给予 DMARDs，可选用 SASP 每次 0.5～0.75g，每天 3～4 次，可改善 AS 的外周关节症状与体征；可考虑联合应用 MTX 每周 10～15mg，在一天之内口服、肌内注射或静脉给药，可阻止或延缓病情的发展。
> 4. 根据病情及治疗条件和患者的经济状况选择适当的物理疗法。
> 5. 嘱患者应定期复查血常规、尿常规及肝功能等检查，以防严重不良反应发生。

（三）外科治疗

对于髋关节强直和畸形，严重影响髋关节功能的患者为改善关节功能，提高患者的生活质量，人工全髋关节置换术是患者的最好选择。晚期严重脊柱畸形的患者可进行矫形术。

【预后】

本病一般不危及生命，80%左右的患者经适当治疗后能生活自理，并能胜任一般工作。发生脊柱关节完全强直的仅是少数患者。累及髋关节者致残率较高，若发生颈椎骨折可危及生命。

第二节　其他血清阴性脊柱关节炎

> **案例 8-4-2**
> 患者，男，35 岁，因右踝和左膝关节肿痛 2 个月入院。

患者于 2 个多月前出现右踝和左膝关节疼痛，进行性加重，伴发热，体温在 37.6～38.3℃，同时有尿频及尿道口烧灼感。当地医师按尿路感染予氧氟沙星及布洛芬治疗 2 周，体温降至正常，关节疼痛减轻，但停药后不久复发。1 个月前患者发现右足第 1～3 跖趾关节伸侧皮肤出现红斑、丘疹，渐扩大并形成大小不等的红色结节，蔓延至右足背、足掌及趾甲周围，半个月前发现阴茎、阴囊及腹股沟周围皮肤亦出现上述皮损，龟头出现溃烂。发病 1 周左右左眼充血，分泌物增多，当地医师诊断为"结膜炎"，给予氯霉素眼药水治疗 5 天后好转。无传染病接触史及药物过敏史。发病前 3 周左右有"尿痛、尿急、尿频"，服用诺氟沙星一周后症状消失。家族中无遗传病史。

体格检查：T 37.2℃，P 86 次/分，R 20 次/分，BP 120/86mmHg，发育正常，营养中等，神志清醒。右足背、足掌、趾甲及右侧腹股沟周围和阴茎、阴囊皮肤可见大小不等的疱疹及红斑、丘疹及角化小结节，部分疱疹溃破，上有渗出物；龟头有浅表溃疡，尿道口充血，有少量黏液样分泌物。浅表淋巴结无肿大。左眼结膜显著充血，口腔黏膜未见溃疡，咽部稍红，扁桃体不大，颈软，胸廓对称无畸形，双肺呼吸音清晰，心律规整，心率 86 次/分，心音有力，未闻及杂音。腹部平软，肝脾肋下未触及。脊柱四肢无畸形，左侧骶髂关节有压痛，左侧"4"字征阳性。左膝关节轻度肿胀，关节周围肌腱附着点有压痛，活动轻度受限，浮膝征阴性；右踝关节明显肿胀，压痛明显，右足 1～3 趾呈"腊肠样"。神经系统未见异常。

一、反应性关节炎

反应性关节炎（reactive arthritis，ReA）一般是指发生于泌尿道、生殖道或胃肠道感染后短期内出现的，伴有 1 种或 1 种以上关节外表现的无菌性关节炎。由病原微生物感染后引起的无菌性关节炎，常诊断为 ReA。

（一）病因与发病机制

ReA 多发生于 18～40 岁，亦可发生于儿童及老年人。男女均可发病，确切发病情况尚不清楚。ReA 的病因主要是引起肠道、泌尿生殖道、上呼吸道等部位感染的病原微生物，以细菌为最常见，亦可由衣原体、病毒等病原微生物引起。

ReA 的发病机制尚不完全清楚，目前认为可能与感染、遗传及机体的免疫失调有关。有研究发现不少 ReA 患者的滑膜和滑膜白细胞内可检测到沙眼衣原体的 DNA 和 RNA，以及志贺菌的抗原成分，某些衣原体和耶尔森菌的热休克蛋白及其多肽片段可诱导 ReA 患者 T 细胞增殖。ReA 患者 HLA-B27 阳性率达 65%～96%，HLA-B27 阳性者发生 ReA 的概率增加 50 倍左右。上述研究提示 ReA 患者的发病可能是在遗传素质的基础上因为某些病原体激发机体的免疫系统发生异常的免疫反应，引起肌腱附着点炎及关节滑膜的非特异性炎症等病变。确切发病机制尚待深入研究。

（二）临床表现

1. 一般症状　本病的发病特点是起病较急，发病前 1～6 周有泌尿生殖道或胃肠道感染史。主要有两种起病形式：性传播型和痢疾型，前者主要发生于 20 岁～40 岁男性，常于衣原体或支原体感染泌尿生殖道后发生，后者发生于肠道细菌感染后。病初患者可有疲乏、肌肉疼痛、周身不适及低热，少数患者可有中度发热，甚至高热，应用一般退热药物效果不佳，对糖皮质激素较敏感，一般持续 10～14 天发热自行消退。

2. 关节表现　所有 ReA 患者均有关节症状，受累关节的表现轻重不一，轻者可仅感到关节疼痛，重者则可出现多关节肿痛，甚至关节大量积液，关节活动受限。典型的关节表现为尿道或肠道感染后 1～6 周发生的急性非对称单关节或少关节炎，以膝、踝和髋关节等下肢关节受累最为常见，亦可累及肩、肘、腕及手足小关节，受累关节可出现局部红肿、疼痛、皮温增高，有的患者关节周围皮肤出现红斑，手足小关节可出现弥漫性肿胀，形成所谓"腊肠指（趾）"（图 8-4-3）。部分患者可出现下腰背及骶髂关节疼痛。肌腱端病的典型表现是跟腱附着点炎，足底肌腱、髌腱附着点及脊柱旁也常受累。

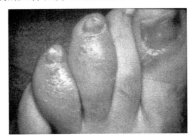

图 8-4-3　ReA 患者的腊肠趾

3. 皮肤黏膜病变　最具特征性的皮损是手掌及足底的溢脓性皮肤角化症，见于 10%～30% 的患者，其病变开始为红斑基底上清亮的小水疱，然后发展成斑疹、丘疹并开成角化小结。病变可累及掌、跖、甲周、阴囊、阴茎、躯干和头皮。口腔溃疡是本病另一较常见的表现，开始表现为口腔黏膜水疱，破溃后形成浅表的无痛性溃疡，好发于腭部、舌缘、口唇及颊部黏膜。

4. 泌尿生殖道表现　典型患者是在性接触或痢疾后 7～14 日发生无菌性尿道炎，男性患者有尿频、尿道烧灼感，尿道口红肿，可见清亮的黏液样分泌物，也可出现自发缓解的出血性膀胱炎或前列腺炎，部分患者可出现阴茎龟头和尿道口的浅小无痛性溃疡，常呈漩涡状，称为漩涡状龟头炎。女性患者可表现为无症状或症状轻微的膀胱炎和宫颈炎，白带可增多，少数可出现排尿困难。

5. 肠道眼部损害　大多数患者有眼部症状，可为本病的首发症状。主要表现有结膜炎、虹膜炎和角膜溃疡。结膜炎多为轻度的无痛性充血，局部分泌物增加，可为单侧或双侧受累，多于 7 日内消退。约 5%的患者发生单侧或双侧交替发作的虹膜炎，可持续数周。少数患者可出现全眼球炎，如不及时处理，可引起视力障碍甚至失明。

6. 其他表现　除上述表现外，本病偶可引起心脏传导阻滞，主动脉关闭不全，中枢神经系统病变及渗出性胸膜炎，个别患者可出现蛋白尿、镜下血尿等表现。

（三）实验室检查

急性期可有白细胞增高，红细胞沉降率增快，C 反应蛋白升高。慢性患者可出现血清免疫球蛋白及补体水平的升高，血清 RF 及 ANA 均阴性。70%以上 HLA-B27 阳性。中段尿培养、大便培养及咽拭子培养有助于发现相关致病菌。

> **案例 8-4-2**
>
> 1. 周围血白细胞计数 $11×10^9$/L；尿常规可见白细胞（＋＋），尿蛋白（－）。
> 2. 红细胞沉降率 90mm/h，C 反应蛋白 120mg/L。
> 3. 血清 RF 阴性、ASO 240U，HLA-B27 阳性。
> 4. 中段尿培养无菌生长，PPD 试验均阴性。
> 5. X 线检查示患者左侧骶髂关节间隙模糊；右踝和左膝关节周围软组织肿胀，关节间隙正常；右侧 1～3 趾跖关节间隙狭窄，骨质疏松，周围软组织肿胀。

（四）影像学检查

X 线和 CT 检查可见受累关节周围软组织肿胀或有轻度骨质疏松，在肌腱附着点可有骨质增生的表现。在部分慢性患者可发生关节面骨质侵蚀、骶髂关节炎或脊柱炎表现。MRI 对肌腱端炎及早期骶髂关节炎的诊断的敏感性高于 X 线和 CT 检查。

（五）诊断与鉴别诊断

1. 诊断　ReA 的诊断缺乏特异性诊断试验，亦无公认的诊断标准。若患者以下肢非对称性寡关节炎为突出表现，在发生关节炎前 4 周内有明确的临床腹泻或尿道炎表现，并有实验室证据，排除其他已知原因的单关节或少关节炎，如感染性关节炎、晶体诱发的关节炎、莱姆病、链球菌引起的关节炎，应考虑本病。

2. 鉴别诊断　对于非典型患者需与 AS、化脓性关节炎、痛风性关节炎、关节结核及结核风湿症等相鉴别。多数研究者认为在发达国家，风湿性关节炎已消失。

> **案例 8-4-2　本例主要特点**
>
> 1. 患者，男，35 岁，发病前 3 周有尿路感染史。
> 2. 有病程中有自限性结膜炎表现。
> 3. 有溢脓性皮肤角化症及龟头炎表现。
> 4. 有下肢不对称性寡关节炎和腊肠样趾以及肌腱附着点炎。
> 5. 左侧骶髂关节有压痛，X 线检查示左侧骶髂关节模糊，提示有左侧骶髂关节炎。
> 6. 血像增高，红细胞沉降率显著增快，C 反应蛋白显著增高，尿白细胞（＋＋）。
> 7. 血清 RF 阴性，ASO 正常，HLA-B27 阳性。
> 依据以上特点可排除风湿热引起的关节炎、银屑病性关节炎、炎症性肠病性关节炎、痛风性关节炎、化脓性关节炎、结核性关节炎的诊断亦无依据。
> 根据上述特点本例可诊断为"ReA"。

（六）治疗

非特异、对症治疗为主。结膜炎往往自行消退。本病的急性期，可予抗生素治疗，常用药物为四环素类如四环素、多西环素、多西环素等，疗程为 1 个月左右。NSAID 对缓解关节炎症、控制发热有效，常用药达 1～3 个月。严重病例在应用 NSAID 同时，可并用柳氮磺胺吡啶（SASP）或甲氨蝶呤（MTX），一般不主张使用口服及静脉肌内注射糖皮质激素，对于应用上述方法治疗无明显效果者可给予 10～20mg/d 泼尼松，短期应用，症状缓解后应尽快减量。合并虹膜炎或虹膜睫状体炎的 ReA 可口服 30～50mg/d 泼尼松并进行眼科检查及治疗。

大多数患者呈自限性经过，关节炎一般在 3～5 个月内消退。抗生素对反应性关节炎的治疗作用仍有争议，存在的问题是，用抗生素治疗原发感染能否预防反应性关节炎的发生；已出现反应性关节炎时，用抗生素治疗是否可缩短其病程。细菌性腹泻后发病型反应性关节炎，抗生素治疗无明显效果；非淋球菌性尿性道炎型若为衣原体感染后反应性关节炎,用四环素治疗1～3个月有益,但疗效不恒定;链球菌感染后反应性关节炎用抗生素治疗有效,扁桃体切除可基本治愈。

非甾体抗炎药:足量的非甾体抗炎药对治疗是有益的,尤其在细菌性腹泻后发病型有效,可根据患者情况进行选用。双氯芬酸、舒林酸、萘丁美酮、美洛昔康、尼美舒利均为疗效较好而不良反应较少的药物。

糖皮质激素:反应性关节炎的滑膜炎不是应用糖皮质激素治疗的指征。单关节炎可进行糖皮质激素关节腔注射,并发虹膜炎需接受眼科专科的诊治。肌腱端炎可外用扶他林乳胶剂、优迈霜。

柳氮磺胺吡啶(SASP):用此药治疗有效,包括对脊柱关节炎和髋部损伤也有效果,对 HIV 相关性反应性关节炎效果良好。

甲氨蝶呤:对病情较重或以往治疗反应不好或长期使用 SASP 而疾病仍反复者,可应用甲氨蝶呤,但应避免用于 HIV(＋)的患者。

> **案例 8-4-2 治疗方案**
>
> 1. 患者应卧床休息,适当活动关节,受累关节炎症缓解后应尽早开始关节功能锻炼,以免引起肌肉失用性萎缩和关节纤维性强直。
>
> 2. 给予 NSAID,以减轻关节肿痛,可选用双氯芬酸钠 25～50mg,每天 3 次,可局部加用双氯酚酸凝胶,以增强疗效。
>
> 3. 同时给予 SASP 每次 0.5～0.75g,每天 2～3 次以阻止或延缓病情的发展。
>
> 4. 患者仍处于急性期,有尿路感染的表现,可选用一种喹诺酮类药物,如氧氟沙星每次 200mg,每天 2 次,1 个疗程为 2～4 周。
>
> 5. 根据病情及治疗条件和患者的经济状况选择适当的物理疗法。
>
> 嘱患者应定期复查血常规、尿常规及肝功能等检查,以防严重不良反应发生。

二、银屑病关节炎

银屑病关节炎(psoriatic arthritis,PsA)是指发生在银屑病患者的一种血清阴性炎性关节炎,有些患者可有髋骶关节炎和(或)脊柱炎,故该病被列入血清阴性脊柱关节病。其特征为远端指间关节受累,分布常不对称。由于其主要的病理改变为关节的滑膜炎,因此常伴有关节肿胀,有时手指或足趾呈腊肠样肿。多数有明显的指甲病变如指甲顶针样凹陷,可有家族史。发病高峰在 40 岁,多缓慢起病,约 1/3 可有发热等全身表现;约 2/3 先有银屑病,5～10 年后

出现关节炎。15%～20%先有关节炎,10%两者同时发病。

(一)关节表现

根据其主要临床特点可分为以下几型。

1. 单或少关节型 最多见,约占 2/3,多为 1 个或数个指关节受累,呈非对称性关节肿痛伴腱鞘炎,可呈典型的腊肠指(趾)。

2. 不对称性关节炎型 远端指(趾)间关节为主,分布不对称,肿胀,疼痛及晨僵,部分关节畸形、强直,少数关节残毁。

3. 对称性关节炎型 近端指(趾)间关节及掌指关节为主,关节肿痛及晨僵,可致关节畸形及关节残毁,偶有 RF(＋)。

4. 残毁性关节炎型 侵犯跖骨、指骨或掌骨,可发展到严重的骨溶解,指节常有套叠现象及短缩畸形。常伴发骶髋关节炎。

5. 脊柱炎型 累及脊柱及骶髋关节,也常伴有周围关节炎,腰背痛及腰背部僵直。常单侧受累,X 线显示不对称性的脊椎旁骨化,50%～80% HLA-B27(＋)。

(二)皮肤病变

根据其表现可分为以下几种类型。

1. 寻常型 最常见,好发于头皮及四肢伸侧。其基本损害是红色丘疹,表面覆以多层银白色鳞屑,鳞屑刮去后可露出半透明的薄膜,刮去薄膜可见点状出血称为奥斯皮茨征(Auspitz sign)。

2. 红皮病型 常由寻常型发展而来,全身皮肤潮红、浸润,表面大量鳞屑。

3. 脓疱型 少见,皮疹仅限于掌跖,也可发展至全身。针尖大小的无菌性小脓疱,基底潮红,有烧灼感。可周期性反复发作,病程迁延,病情较重。急性发作时有高热、畏寒、白细胞(WBC)计数上升。

(三)指甲病变

80% PsA 有指甲病变(图 8-4-4),指甲异常是银屑病关节炎的特征。表现为甲板增厚、浑浊,失去光泽,色泽发乌或有白甲,甲脱离,表面高低不平,有横沟及纵嵴。

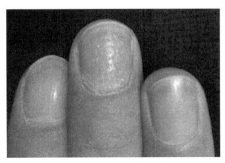

图 8-4-4 PsA 的指甲病变

（四）X线检查表现

X线片可见指（趾）骨末节远端有骨质溶解，使之变细，变尖，形成铅笔头样。指（趾）骨末节近端除有骨侵蚀外，还有骨质增生，膨大呈帽檐样。伴随第2指（趾）骨远端变细，形成铅笔帽样。脊柱特征性表现是椎脊骨化即韧带钙化，两个邻近椎体中部之间的韧带骨化形成骨桥，呈不对称性分布。

（五）诊断与鉴别诊断

一个脊柱关节病患者，如果有银屑病的特征，应考虑银屑病关节炎，诊断它需根据银屑病的皮肤损害和侵蚀性关节炎。对于仅有远端指间关节受累的银屑病关节炎需和骨性关节炎鉴别。

本病呈多关节炎型，尤其关节损害为对称性分布时需与类风湿关节炎相鉴别。而不对称性关节炎型和脊柱炎型PsA需与AS相鉴别。

（六）治疗

对本病的治疗需兼顾到皮肤和关节2个方面。

1. NSAID 是治疗本病最常用的药物，阿司匹林、吲哚美辛、布洛芬，具有抗炎止痛作用，其对轻度和中度活动性关节炎疗效较好，但应注意治疗过程中可使皮损加重。

2. DMARDs 对多关节进行性加重的银屑病关节炎患者，应及早应用慢作用药物治疗。常用的有以下几个。①抗疟药：如氯喹和羟氯喹，应用过程中应注意其不良反应，需定期检查眼底。②甲氨蝶呤：被确定为银屑病关节炎的一种有效治疗药物，它可使皮肤和关节病变均得到改善。目前多采用每周1次给药方法，初始剂量为5mg，每周以2.5mg递增，直至每周15～20mg，待病情好转后将甲氨蝶呤逐渐递减至最小有效剂量维持，疗程一般3～6个月或更长。口服和静脉途径疗效相当。③环孢素：是强效的免疫抑制剂，对各型银屑病均有不同程度的疗效，剂量为每日2.5～5mg/kg，根据病情轻重选用不同剂量，病情好转后逐渐减至最小剂量维持。此药不可骤然停用，因停药易致复发。主要的不良反应是高血压及肾毒性，应注意监测。④柳氮磺胺吡啶：对皮损和关节炎都有一定疗效。⑤雷公藤制剂：具有镇痛和抗炎及免疫抑制作用，对银屑病及关节炎都有效。常用雷公藤多苷片，30～60mg/d，本药相对温和，但可引起闭经、白细胞下降或一过性转氨酶升高等不良反应。

3. 糖皮质激素 对各型银屑病包括银屑病关节炎，均有明显的疗效，尤其是对病情活动，伴关节红肿、发热、红细胞沉降率增快而一般治疗不能控制症状的患者应用有效，但减量过程中病情可复发，长期应用不良反应大，而且有些患者停激素后银屑病皮损可加重，甚至形成红皮病。因此选用激素治疗要慎重。

4. 生物制剂 TNF-α拮抗剂如依那西普（etanercept）、英夫利昔（inflixmab）、阿达木（adalimumab）等均已获准在临床用于PsA的治疗，疗效确切，安全性较好。但是，需注意监测病情变化，及时处理药物过敏、感染等不良反应。

三、炎性肠病性关节炎

长期慢性腹泻，结肠镜检查确诊为溃疡性结肠炎或克罗恩病，如果满足脊柱关节病的标准，应诊断为炎性肠病性关节炎（inflammatory bowel disease associated arthritis，IBDA）。

10%～20%的溃疡性结肠炎或克罗恩病患者可发生外周关节炎，表现为少关节、一过性、游走性和非对称性，病情反复发作和缓解可交替出现。大关节和下肢关节受累比小关节和上肢关节受累多见，膝、踝、足关节最常见。但任何外周关节均可受累，包括髋关节，尚可见腊肠指、肌腱端病。骶髂关节受累的发生率为10%～20%，脊柱炎的发生率为7%～12%。其表现为腰背、胸、颈部或臀部疼痛，腰和颈部活动受限及扩胸范围缩小。手术治疗肠病并不影响骶髂关节炎及脊柱炎的病程。

IBDA关节外表现主要见于活动性肠病，可出现皮肤、黏膜和眼病，以皮肤病变最常见。溃疡性结肠炎表现为比较严重坏疽性脓皮病，而克罗恩病表现为结节性红斑。两种肠病均可见口腔溃疡。网状青斑、血栓性静脉炎和小腿溃疡。3%～11%的急性炎性肠病伴发葡萄膜炎，单发一过性，但易复发。发热及体重下降也很常见。

非甾体抗炎药可改善IBDA关节症状，但应注意药物对已有病变的肠道不良反应。柳氮磺胺吡啶对克罗恩病无效，而对溃疡性结肠炎和外周关节炎都有治疗作用。糖皮质激素口服或关节腔局部应用可减轻外周关节滑膜炎，但对骶髂关节和脊柱炎无益。

四、未分化脊柱关节病

未分化脊柱关节病（undifferentiated spondyloarthropathies，uSpA）是指有临床和（或）放射学表现提示脊柱关节病，而目前又不符合任一种肯定脊柱关节病（如AS、PsA、ReA、IBDA）诊断标准的患者。这不是一独立的疾病，而是一组症状谱，可单独存在或联合存在，可有不同轻重、不同病程。一般认为uSpA主要含义如表8-4-3所示。

表 8-4-3 未分化脊柱关节病的含义

1. 某一肯定脊柱关节病的早期，以后分化成一肯定疾病如 AS、PsA 等
2. 某一肯定脊柱关节病的"流产型"，以后不发展成为某一典型脊柱关节病
3. 属一重叠综合征而不发展成某一肯定脊柱关节病
4. 某一尚未被认识的脊柱关节病亚型

本病临床表现为男性多发，平均年龄为 16~23 岁。腰痛为 52%~80%，外周关节炎为 60%~100%，多关节炎为 40%，肌腱端病为 56%，足跟痛为 20%~28%，皮肤黏膜病为 16%，结膜炎/虹膜炎为 33%，泌尿系病变为 28%，炎性肠病为 4%，心脏受损为 8%。RF（－）100%。

诊断：uSpA 目前引用最多的是欧洲脊柱关节病研究所（ESSG）提出的脊柱关节病的分类标准如表 8-4-4 所示。

表 8-4-4 1991 年 ESSG 提出脊柱关节病分类标准

炎症性脊柱疼痛，或滑膜炎（不对称的或下肢为主的）加上至少 1 项下列指标
1. 交替的臀部疼痛
2. 骶髂关节炎
3. 肌腱骨附着点病变
4. 阳性的家族史
5. 银屑病
6. 炎症性肠道疾病
7. 在关节炎起病前 1 个月有尿道炎、子宫颈或急性腹泻史

应该强调的是 uSpA 只是对某种临床情况的临时命名。临床研究发现，大多数 uSpA 最后进展为 AS。而迄今应用的 AS 诊断标准均过于严格，不利于早期诊断。uSpA 概念的提出，有利于对早期、轻型或不典型病例的随访和合理的治疗。

2009 年及 2011 年，国际脊柱关节炎专家委员会（ASAS）先后提出了新的脊柱关节炎分类，即分为中轴型 SpA 和外周型 SpA 两类(表 8-4-5 和表 8-4-6)。并由此诞生了一个新的概念"非放射学中轴 SpA"或"放射学阴性中轴型 SpA"，即骶髂关节只在 MRI 上有活动性炎症，而在 X 线平片（不包括 CT）上无结构损害。

表 8-4-5 中轴型 SpA 分类标准

对于腰背痛至少持续 3 个月，发病年龄小于 45 岁的患者，若符合以下任何一条标准，即可诊断为脊柱关节炎
1. 炎性腰背痛
2. 关节炎
3. 起止点炎（跟腱）
4. 眼葡萄膜炎
5. 指（趾）炎
6. 银屑病
7. 克罗恩病，溃疡性结肠炎
8. 对非甾体抗炎药（NSAID）反应良好
9. SpA 家族史
10. HLA-B27 阳性
11. CRP 升高

表 8-4-6 外周型 SpA 分类标准

对于目前无炎性背痛，仅有外周表现的患者，有关节炎，或附着点炎，或指（趾）炎三项中的任何一项时 加上下列至少一项 SpA 特征可分类为外周型 SpA
1. 葡萄膜炎
2. 银屑病
3. 克罗恩病/溃疡性结肠炎
4. 前驱感染
5. HLA-B27（＋）
6. 骶髂关节影像学改变
或加上下列至少 2 项（其他的）SpA 特征
1. 关节炎
2. 附着点炎
3. 指（趾）炎
4. 既往炎性背痛病史
5. SpA 家族史

治疗：患者和患者家属的教育对争取 SpA 的良好预后至关重要。药物治疗 SpA 应强调个体化给药，如症状和体征轻微则不需任何特殊治疗。缓解疼痛可用理疗或 NSAID，明显的关节肿胀和肌腱端病除全身用抗炎药物外，可关节腔或局部应用糖皮质激素。对于中轴型 SpA 经至少 2 种 NSAID 足量治疗 4 周效果不佳者可考虑选用 TNF-α 拮抗剂治疗；外周型 SpA 患者优先选择使用 SASP。全身性糖皮质激素应限于有高度活动性的 SpA 患者。

（梅永君 李志军）

第五章 干燥综合征

案例 8-5-1

患者，女，42岁，因"突发神志不清1天"入院。

患者于1天前因右髋关节疼痛在某医院治疗，其间出现频繁呕吐，突发呼吸心脏骤停，予心肺复苏抢救，并予呼吸机辅助呼吸，仍呈昏迷状态，为进一步诊治转入我院。起病以来，无心前区疼痛，无进行性呼吸困难，无抽搐。既往7年前不慎跌伤，经X线检查发现"右股骨头坏死"。

体格检查：T 39℃，P 120次/分，R 30次/分，BP 89/44mmHg。浅昏迷，呼吸机辅助呼吸。颈轻度抵抗，甲状腺不大。心肺腹检查均未见异常。各关节无红肿畸形。双下肢无水肿。四肢肌张力增强，病理反射未引出。

辅助检查：尿 pH 8.0，血 pH 7.29，血钾 7.29mmol/L，血氯 125mmol/L，血钙 1.54～2.95mmol/L；24h 尿量 3250～7000ml/24h，尿钾 105.93mmol/24h，尿钠 329.19mmol/24h，尿钙 7.75mmol/24h，尿氯 325.48mmol/24h；蛋白电泳：白蛋白 0.53～0.56，α1-球蛋白 0.02～0.05，α2-球蛋白 0.11～0.13，β-球蛋白 0.10～0.11，γ-球蛋白 0.18～0.19；免疫球蛋白 IgG 15.82g/L，IgA 3.69g/L，IgM 1.12g/L；CRP 28.98mg/L，RF 93.9IU/ml；ESR 115mm/h；胸部 X 线检查：双肺炎症；右侧第 5 肋，左侧第 6、7 肋腋段骨折，右股骨颈陈旧骨折。

问题：

1. 怎样解释病理性骨折？针对这方面该进一步做哪些检查？

2. 尿、血的检查中反映出该患者存在什么问题？针对这方面该进一步做哪方面检查？

干燥综合征（Sjögren syndrome, SS）是一种以侵犯泪腺和唾液腺等外分泌腺、具有高度淋巴细胞浸润为特征的弥漫性结缔组织病。最常见的症状是口干、眼干，且常伴有内脏损害而出现多种临床表现。本病分为原发性和继发性两类，后者指与某肯定的弥漫性结缔组织病（如类风湿关节炎、系统性红斑狼疮、系统性硬化症等）并存的干燥综合征。本章主要叙述原发性干燥综合征（primary Sjögren syndrome, pSS）。pSS 在我国的患病率为 0.29%～0.77%，以女性多发，男：女约为 1∶（910），发病年龄集中于 30～60 岁，而老年人群的患病率可达 3%～4.8%。

【病因】

pSS 的病因至今不清，一般认为是感染因素、遗传背景、内分泌因素等多种病因相互作用的结果。某些病毒如 EB 病毒、丙型肝炎病毒、HIV 等可能与本病的发生和延续有一定关系。病毒通过分子模拟交叉，感染过程中使易感人群或其组织隐抗原暴露而成为自身抗原，诱发自身免疫反应甚至自身免疫病。而流行病学调查显示 pSS 具有明显的家族聚集倾向，该病患者的亲属易发生自身免疫性疾病，但在基因检测调查中尚未发现公认的 HLA 易感基因。

【发病机制】

pSS 免疫功能紊乱为其发病及病变延续的主要基础。确切原因不明。由于唾液腺组织的管道上皮细胞起了抗原递呈细胞的作用。细胞识别后，通过细胞因子促使 T、B 细胞增殖，使后者分化为浆细胞，产生大量免疫球蛋白及自身抗体，同时 NK 细胞功能下降，导致机体细胞免疫和体液免疫的异常反应，进一步通过各种细胞因子和炎症介质造成组织损伤。

【病理】

本病主要累及由柱状上皮细胞构成的外分泌腺体。以唾液腺和泪腺的病变为代表，表现为腺体间质有大量淋巴细胞浸润并形成淋巴滤泡样结构，腺体导管的上皮细胞增生和肥大，腺体导管管腔扩张和狭窄等，小唾液腺的上皮细胞则有破坏和萎缩，功能受到严重损害。类似病变涉及其他外分泌腺体，如皮肤、呼吸道黏膜、胃肠道黏膜、阴道黏膜及内脏器官外分泌腺体结构的组织包括肾小管、胆小管、胰腺管等。血管受损也是本病的一个基本病变，如白细胞型或淋巴细胞型血管炎、急性坏死性血管炎和闭塞性血管炎等。上述两种病变尤其是外分泌腺体炎症是造成本病特殊临床表现的基础。

【临床表现】

pSS 多起病缓慢、隐匿，临床表现多样。

（一）局部表现

1. 口干燥症 因唾液腺病变而引起下述症状：①有 70%～80% 患者诉有口干，严重者因口腔黏膜、牙齿和舌发黏以致在讲话时需频频饮水，进食固体食物时必须伴流质送下等。②猖獗性龋齿，即出现多个难以控制发展的龋齿，表现为牙齿逐渐变黑继而小片脱落，最终只留残根（图 8-5-1），见于约 50% 的患者，是本病的特征之一。③成人腮腺炎，40% 的患者唾液腺对称性肿大且反复发作，累及单侧或双侧，10 天左右可自行消退，少数持续性肿大。④舌可表现为舌痛，舌面干、裂，舌乳头萎缩而光滑，口腔可出现溃疡或继发感染。

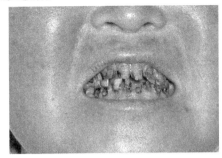

图 8-5-1 猖獗性龋齿

2. 干燥性角结膜炎 因泪腺分泌的黏蛋白减少而出现眼干涩、异物感、少泪等症状，甚至哭时无泪，部分患者有眼睑反复化脓性感染、结膜炎、角膜炎等。严重者可致角膜溃疡，甚至穿孔、失明。

3. 其他浅表部位 如鼻、硬腭、气管及其分支、消化道黏膜、阴道黏膜的外分泌腺体均可受累，使其分泌减少而出现相应症状。

（二）系统表现

除口眼干燥表现外，患者还可出现全身症状，如乏力、低热等。约有 2/3 患者出现外分泌腺体外的系统损害。其具体表现如下所述。

1. 皮肤 约 1/4 患者有不同皮疹，病理基础为局部血管的受损。特征性表现为紫癜样皮疹，多见于下肢，为米粒大小边界清楚的红丘疹，压之不褪色，分批出现，每批持续时间约为 10 天，可自行消退而遗有褐色色素沉着。还可有荨麻疹样皮疹、结节红斑等。

2. 骨骼肌肉 70%～80%的患者有关节痛，10%发生关节炎；但关节破坏非本病的特点。肌炎见于约 5%的患者，可有肌无力、肌酶谱升高和肌电图的改变。

3. 肾 据国内报道约 30%～50%患者有肾损害，其中 35%为远端肾小管受累，引起Ⅰ型肾小管酸中毒，表现为周期性低钾麻痹、肾性软骨病、肾钙化、肾结石、肾性尿崩症。通过氯化铵负荷试验可见到约 50%患者有亚临床型肾小管酸中毒。近端肾小管损害较少见。部分患者的肾小球损害较明显，出现大量蛋白尿、低白蛋白血症甚至肾功能不全。

4. 肺 呼吸系统损害主要为肺功能异常，约 50%患者有肺泡炎症，少数患者发生肺间质纤维化。临床上大部分无症状，重者出现干咳、气短，少数患者可因呼吸衰竭死亡。

5. 消化系统胃肠道 可因其黏膜层的外分泌腺体病变而出现萎缩性胃炎、胃酸减少、慢性腹泻等非特异性症状。肝损害见于约 25%的患者，临床上可无相关症状或出现肝功能损害等不同表现。另有部分患者可并发免疫性肝病，其中以原发性胆汁性肝硬化多

见。慢性胰腺炎亦非罕见。

6. 神经系统 10%患者可因血管炎累及神经系统。以周围神经损害为多见，中枢神经发病率低。

7. 血液系统 本病可出现白细胞减少和（或）血小板减少，严重者可有出血现象。本病出现淋巴瘤显著高于正常人群，发病率要比正常人高 44 倍。

案例 8-5-1

进一步检查：全段甲状旁腺素（PTH） 12.8～21.2pmol/L，降钙素（CT） 29～31.4pmol/L。

甲状旁腺 B 超：右甲状旁腺增大，不排除甲状旁腺腺瘤。

甲状旁腺 CT：右侧甲状旁腺后下软组织肿块，考虑右侧甲状旁腺腺瘤可能性大。

静脉肾盂造影：海绵肾，结合临床症状和实验室资料，可符合Ⅰ型肾小管酸中毒 X 线表现，双肾排泄功能尚好。

肾脏 B 超：符合海绵肾声像图。

【实验室及辅助检查】

（一）眼部检查

（1）Schirmer（滤纸）试验（＋），即≤5mm/5 分（正常人为＞5mm/5 分）。

（2）角膜染色（＋），双眼各自的染点＞10 个。

（3）泪膜破裂时间（＋），即≤10 秒（正常人＞10 秒）。

（二）口腔检查

（1）唾液流率（＋），即 15 分钟内只收集到自然流出唾液≤1.5ml（正常人＞1.5ml）。

（2）腮腺造影（＋），即可见末端腺体造影剂外溢呈点状、球状的阴影。

（3）唾液腺核素检查（＋），即唾腺吸收、浓聚、排出核素功能差。

（4）唇腺活检组织学检查（＋），即在 4mm^2 组织内有 50 个淋巴细胞聚集则称为一个灶，凡是有淋巴细胞灶≥1 者为（＋）。

（三）尿

尿 pH 多次＞6 则有必要进一步进行肾小管酸中毒的检查。

（四）周围血检测

周围血检测可以发现白细胞、血小板低下，或偶有溶血性贫血。

（五）血清免疫学检查

1. 抗 SSA 抗体 是本病中最常见的自身抗体，见于 70%的患者。

2. 抗 SSB 抗体　又称是本病的标记抗体,见于45%的患者。

3. 抗毒蕈碱 M3 抗体　诊断 SS 的新抗体,可能参与眼干的发生。

4. 高免疫球蛋白血症　均为多克隆性,见于90%患者。

（六）其他

如肺影像学可发现肺间质病变,肝肾功能测定则可以发现有相应系统损害的患者。

> **案例 8-5-1**
>
> 　追问病史,患者在 8 年前开始有关节痛和口、眼干燥的症状。
>
> 　免疫学指标:抗 SSA 抗体（++++）,抗 SSB（+++）,抗 ANA 抗体（+++）。
>
> 　唾液腺同位素显像:双侧颌下腺,双侧腮腺摄取及排泄功能明显下降。
>
> 　眼科泪膜破裂试验:右眼 5 秒,左眼大于 10 秒;角膜荧光素试验（+）。

【诊断】

在临床工作中诊断 pSS,尤其早期 pSS 则有赖于口干燥症及干燥性角结膜炎的检测、抗 SSA 和（或）抗 SSB 抗体、唇腺的灶性淋巴细胞浸润。尤其是后两项的检查特异性强,主观因素较少。

SS 的诊断目前普遍根据 2002 年 SS 的国际分类（诊断）标准（表 8-5-1、表 8-5-2）,其敏感性为88.3%～89.5%,特异性为 95.2%～97.8%。2016 年ACR 提出了新的 SS 分类标准（表 8-5-3）。新标准与旧标准相比,更加简洁,侧重于实验室客观检查。

表 8-5-1　干燥综合征分类标准的项目

1. 口腔症状:3 项中有 1 项或 1 项以上
　（1）每天自感口干持续 3 个月以上
　（2）成年后腮腺反复或持续肿大
　（3）吞咽干性食物时需用水帮助
2. 眼部症状:3 项中有 1 项或 1 项以上
　（1）每天感到不能忍受的眼干持续 3 个月以上
　（2）有反复的砂子进眼或砂磨感觉
　（3）每天需用人工泪液 3 次或 3 次以上
3. 眼部体征:下述检查任 1 项或 1 项以上阳性
　（1）Schirmer Ⅰ试验（+）（≤5mm/5 分）
　（2）角膜染色（+）（≥4 van Bijsterveld 计分法）
4. 组织学检查
　唇腺病理示淋巴细胞灶≥1（4mm² 组织内至少有 50 个淋巴细胞聚集于唇腺间质者为一灶）
5. 唾液腺受损:下述检查任 1 项或 1 项以上阳性
　（1）唾液流率（+）（≤1.5ml/15 分）
　（2）腮腺造影（+）
　（3）唾液腺同位素检查（+）
6.自身抗体:抗 SSA 或抗 SSB（+）（双扩散法）

表 8-5-2　上述项目的具体分类

1. 原发性干燥综合征:无任何潜在疾病的情况下,有下述 2 条则可诊断
　（1）符合表 8-5-1 中 4 条或 4 条以上,但必须含有条目 4（组织学检查）和（或）条目 6（自身抗体）
　（2）条目 3、4、5、6 共 4 条中任 3 条阳性
2. 继发性干燥综合征:患者有潜在的疾病（如任一结缔组织病）,而符合表 8-5-1 的条目 1 和 2 中任 1 条,同时符合条目 3、4、5中任 2 条
3. 必须除外:颈头面部放疗史、丙肝病毒感染、艾滋病、淋巴瘤、结节病、GVH 病、抗乙酰胆碱药的应用（如阿托品、莨菪碱、溴丙胺太林、颠茄等）

表 8-5-3　干燥综合征分类标准的项目

符合纳入标准[1]、不符合排除标准[2]且得分≥4 分可诊断为 SS

项目	评分
唇腺病理示淋巴细胞灶≥1 个/4mm²	3
抗 SSA 抗体/Ro 抗体阳性	3
至少 1 只眼睛 OSS（ocular staining score,角膜染色评分）≥5 分或 van Bijsterfeld 评分≥ 4	1
至少一只眼睛 Schirmer≤5 mm/5min	1
自然唾液流率≤0.1 ml/min	1

1. 纳入标准:至少有一种眼部或口腔干燥症状的患者
2. 排除标准:颈头面部放疗史,丙型肝炎病毒感染,艾滋病,结节病,淀粉样变,移植物抗宿主病,IgG4 相关性疾病

【鉴别诊断】

本病需与以下疾病鉴别

（1）系统性红斑狼疮:本病多出现在中老年妇女,发热,尤其是高热的不多见,无蝶形颊疹,口眼干明显,肾小管酸中毒为其常见而主要的肾损,高球蛋白血症明显,低补体血症少见,预后良好。

（2）类风湿关节炎:本病的关节炎症状远不如类风湿关节炎明显和严重,极少有关节骨破坏、畸形和功能受限。类风湿关节炎者很少出现抗 SSA 和抗 SSB 抗体。

（3）非自身免疫病的口干,如老年性腺体功能下降、糖尿病性或药物性则有赖于病史及各个病的自身特点以鉴别,此类患者自身抗体检测阴性。

> **案例 8-5-1**
>
> 　患者心搏骤停由骨伤科医院转入,发现患者特点有三:①尿量多;②酸中毒;③尿 pH 高;胸片提示骨脱钙明显,故考虑存在肾小管酸中毒和甲状旁腺功能亢进。因实验室检查提示 PTH 明显升高,甲状腺 B 超及 CT 均提示右侧甲状旁腺腺瘤可能。
>
> 　Ⅰ型肾小管酸中毒是肯定的,其最常见的原因为干燥综合征。该患者经请眼科会诊,滤纸试验阳性,眼科泪膜破裂试验右眼（+）角膜荧光染色（+）。故泪腺干燥是存在的;而同位素唾液腺造影提示,口干燥表现,实验室检查示抗 SSA 抗体

（＋＋＋＋），抗 SSB（＋＋＋），抗 ANA 抗体（＋＋），故诊断为干燥综合征。另患者甲状旁腺功能亢进是原发还是继发，患者 PTH 升高，如为原发性应为高血钙，而此患者为低血钙，故考虑为继发性改变，即肾小管酸中毒低钙血症，继发甲状旁腺功能亢进。海绵肾是一个先天性疾病，临床比较少见，确诊依靠静脉肾盂造影。各病之间的关系如图 8-5-2 所示。

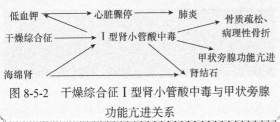

图 8-5-2 干燥综合征 I 型肾小管酸中毒与甲状旁腺功能亢进关系

【治疗】

本病目前尚无根治方法。主要是采取措施改善症状，控制和延缓因免疫反应而引起的组织器官损害的进展，以及防治继发性感染。

（一）改善症状

（1）减轻口干较为困难，应停止吸烟、饮酒及避免服用引起口干的药物如阿托品等。保持口腔清洁，勤漱口，减少龋齿和口腔继发感染的可能。国外有服用副交感乙酰胆碱刺激剂如毛果芸香碱及其同类产品以刺激唾液腺中尚未破坏的腺体分泌，改善口干症状。它们有一定疗效但也有较多不良反应如出汗及尿频。

（2）干燥性角结膜炎患者可给予人工泪液滴眼以减轻眼干症状并预防角膜损伤。有些眼膏也可用于保护角膜。

（3）肌肉、关节痛者可用非甾体抗炎药。

（二）纠正低钾血症

纠正低钾血症的麻痹发作可采用静脉补钾，待病情平稳后改口服钾盐液或钾盐片。I 型肾小管酸中毒常有高氯血症，可用枸橼酸钾替代。有的患者需终身服用，以防低血钾再次发生。多数患者低血钾纠正后可正常生活和工作。

（三）系统损害者应以受损器官及严重度进行治疗

对合并有神经系统、肾小球肾炎、肺间质性病变、肝脏损害、血细胞低下尤其是血小板低的、肌炎等则要给予肾上腺皮质激素，剂量与其他结缔组织病治疗用法相同。根据病情进展程度可合用免疫抑制剂如环磷酰胺、硫唑嘌呤、甲氨蝶呤、羟氯喹等。出现有恶性淋巴瘤者宜积极、及时地进行联合化疗。

（四）生物制剂治

抗 CD20 单克隆抗体可抑制 B 细胞生成，根据目前报道有可能是本疾病治疗的有效药物。

> **案例 8-5-1 治疗措施**
> 1. 补钾、补液。
> 2. 抗感染，治疗并发症。
> 3. 皮质激素、CTX 治疗。
> 4. 营养神经，保护角膜等措施，口服枸橼酸合剂，纠正酸中毒和低血钾。

【预后】

本病预后较好，有内脏损害者经恰当治疗后大多可以控制病情。如治疗不及时，亦可恶化甚至危及生命。病变仅局限于唾液腺、泪腺、皮肤黏膜外分泌腺体者预后好。内脏损害中出现进行性肺纤维化、中枢神经病变、肾功能不全、恶性淋巴瘤者预后较差。

（黄文辉 陶 怡）

第六章 原发性血管炎

第一节 概 论

血管炎（vasculitides）是由于血管壁炎症和坏死而导致多系统损害的一组自身免疫病，分为原发性和继发性。原发性血管炎是指不合并有另一种已明确疾病的系统性血管炎。继发性血管炎是指血管炎继发于另一诊断明确的疾病，如感染、肿瘤、药物过敏、弥漫性结缔组织病（系统性红斑狼疮、干燥综合征、类风湿关节炎）等；由于受累血管大小、种类及病理改变不同，临床表现与预后各异，因此是一组异质性疾病；同时因其血管病变呈多发性，常累及多个系统并影响脏器功能，故临床又统称为系统性血管炎（systemic vasculitis）。

【分类】

原发性血管炎至今仍无满意的分类。目前临床广泛采用的是 2012 年 Chapel Hill 会议分类，主要根据受累血管大小将血管炎进行了命名和分类，见表8-6-1。

表 8-6-1　2012 年 Chapel Hill 会议的血管炎分类

大血管炎	大动脉炎
	巨细胞动脉炎
中血管炎	结节性多动脉炎
	川崎病
小血管炎	
ANCA 相关性血管炎	显微镜下多血管炎
	肉芽肿性多血管炎
	嗜酸性肉芽肿性多血管炎
免疫复合物性小血管炎	抗肾小球基底膜病
	冷球蛋白性血管炎
	IgA 性血管炎
	低补体血症性荨麻疹性血管炎
变异性血管炎	贝赫切特病
	科根综合征
单器官血管炎	皮肤白细胞破碎性血管炎
	皮肤动脉炎
	原发性中枢神经系统血管炎
	孤立性主动脉炎
与系统性疾病相关的血管炎	狼疮性血管炎
	类风湿性血管炎
	结节病性血管炎
与可能的病因相关的血管炎	丙肝病毒相关性冷球蛋白血症性血管炎
	乙肝病毒相关性血管炎
	梅毒相关性主动脉炎
	血清病相关性免疫复合物性血管炎
	药物相关性免疫复合物性血管炎
	药物相关性 ANCA 相关性血管炎
	肿瘤相关性血管炎

2012 年 Chapel Hill 会议血管炎新分类是目前较为全面的分类，不仅在小血管炎方面增加了种类，同时还新增加了变异性血管炎、单一脏器血管炎、系统性疾病相关性血管炎和可能病因相关性血管炎等，且其去除了有争议的荣誉性疾病命名。

【病因和发病机制】

血管炎病的病因仍不明，发病机制亦复杂。

目前认为有遗传基础的易感者或有潜在免疫异常者在环境中的微生物或毒物作用下可能发生血管炎。研究显示肉芽肿性多血管炎（granulomatosis with polyangiitis，GPA）与 HLA-DR2、巨细胞动脉炎（gaint cell arteritis，GCA）与 HLA-DR4 可能相关；临床已发现部分乙型或丙型病毒性肝炎患者有血管炎表现，而结节性多动脉炎（polyarteritis nodosa，PAN）患者中约 10%乙型肝炎病毒标志阳性，人类免疫缺陷病毒（HIV）及巨细胞病毒（CMV）感染者也常有血管炎的表现；GPA 患者 2/3 为金黄色葡萄球菌带菌者，而川崎病的发生与金葡菌或链球菌感染有关；这些病原微生物具有超抗原的性质，通过激发 T 淋巴细胞与 B 淋巴细胞活化以及形成免疫复合物，在一些具有不同遗传背景的个体导致血管炎。近年发现部分血管炎的发病与接触有机溶剂等化学毒物亦有关。

血管炎的发病机制涉及机体的天然免疫系统与获得性免疫系统以及细胞免疫和体液免疫，并与中性粒细胞、巨噬细胞、内皮细胞、淋巴细胞等及其分泌的多种细胞因子有关。抗中性粒细胞胞浆抗体（antineutrophil cytoplasmic antibody，ANCA）是首个被确认与原发性血管炎相关的自身抗体。ANCA 针对的靶抗原主要是中性粒细胞胞浆内的丝氨酸蛋白酶-3（PR3）、髓过氧化物酶（MPO）和弹性蛋白酶等，其中 PR3 和 MPO 是主要的靶抗原，分别相当于间接免疫荧光测定 ANCA 时的所谓"胞质型（c-ANCA）"和"核周型（p-ANCA）"。在受到外来或自身抗原攻击后，巨噬细胞释放的白细胞介素-1（IL-1）、肿瘤坏死因子（TNF）等引发中性粒细胞胞浆内 PR3、MPO 等靶抗原转移到细胞膜表面或细胞外，在黏附分子作用下附着于血管内皮细胞表面，继而 ANCA 与之结合促发中性粒细胞脱颗粒以及释放反应性氧分子、蛋白溶解酶等导致局部血管损害。ANCA 与小血管炎中的 GPA、嗜酸性肉芽肿性多血管炎（eosinophilic granulomatosis with polyangiitis，EGPA）、显微镜下多血管炎（micro scopic polyangiitis，MPA）关系极为密切，也统称为 ANCA 相关性血管炎；而在大、中血管炎 ANCA 很少阳性。血管内皮细胞在血管炎的发生发展过程中不但是受攻击的靶细胞，也是炎症反应的积极参与者。外来抗原或缺氧、IL-1、TNF 等刺激可活化内皮细胞，导致各种黏附分子表达和分泌，血管通透性及舒缩功能异常，促使血流中白细胞黏附于受损的内皮细胞，并可转移到内皮下的血管壁外引发局部炎症，同时活化的内皮细胞又可产生多种细胞因子参与血管壁的炎症细胞浸润及管壁坏死与纤维化；多种血管炎患者体内可出现抗内皮细胞抗体，通过补体途径或抗体介导的细胞毒作用致内皮细胞进一步损伤。此外，致病性抗原抗体形成的免疫复合物沉积于血管壁引发炎症反应在过敏性紫癜、冷球蛋白血症等血管炎的发病过程中具有重要作用。

【病理】

血管炎的基本病理改变有：①管壁中性粒细胞、淋巴细胞、巨噬细胞等炎症细胞浸润，在 EGPA 可见嗜酸粒细胞浸润；②管壁弹力纤维层和平滑肌层损害，形成动脉瘤和血管扩张；③管壁各层纤维素样增生和内皮细胞增生致血管腔狭窄。但在不同种类的血管炎中，血管病理改变有多样性和重叠性，且并非所有同样大小血管皆出现相应病理改变，即使在同一受累血管中病变亦可呈节段性和跳跃性，影响病理活检的诊断和鉴别诊断。免疫荧光检查可为诊断提供一定帮助，由血管炎所致肾损害者，肾组织很少有免疫球蛋白和（或）补体沉积，免疫荧光检查为阴性。

【诊断】

原发性血管炎的诊断步骤应当包括明确是否为原发性血管炎、血管炎的类别及其范围和程度、可能的病因。

完整采集病史和全面体格检查进行综合分析仍然是临床诊断的基础。各种血管炎累及血管种类大小及病理改变不同，临床表现纷繁多变，但常可找到各自相对特征性的特点，如多种小血管炎都可累及肾小球，出现蛋白尿、血尿及肾功能损害，但肾外症状各具不同，MPA 在肺部表现为迁移性浸润和薄壁空洞，EGPA 则为哮鸣音。

实验室检查，特别是多种自身抗体的检测在许多风湿性疾病的诊断中具有举足轻重的地位，但在血管炎方面除 ANCA 外，目前尚缺乏特异性的诊断指标。临床上更多地用于排除其他风湿性疾病和继发性血管炎。在 ANCA 阳性中，约 75% 为 p-ANCA，特异性较差，其中 MPO-ANCA 阳性多见于 MPA 及 EGPA，也可见于特发性新月体肾炎等，p-ANCA 阳性、但抗 MPO 抗体阴性可见于克罗恩病、溃疡性结肠炎、慢

性活动性肝炎、原发性硬化性胆管炎和原发性胆汁性肝硬化等；c-ANCA 阳性对 GPA 具有相对较高的特异性，后者约 70% 为 PR3-ANCA 阳性。ANCA 阳性者进一步测定抗 PR3 抗体和抗 MPO 抗体有助于小血管炎的诊断和鉴别诊断。其他如红细胞沉降率增快、C 反应蛋白（CRP）和丙种球蛋白增高等对血管炎病诊断无特异性，红细胞沉降率增快、CRP 增高对判断疾病活动性有一定参考价值。

影像学检查对大、中血管炎的诊断很有帮助。非创伤性的血管彩色多普勒可了解血管管腔的狭窄和管壁情况，并可随诊复查对照比较。血管造影对大动脉炎和巨细胞动脉炎的诊断及判断病变范围是确切可靠的方法，对中血管血管炎也可提供诊断的有力依据，但属创伤性检查，临床应用有一定限制。

临床诊断困难者在血管受累或造影异常部位行病理活检是血管炎得以确诊的"金标准"之一，根据受累血管的大小、种类及其血管壁周围炎症改变的病理性质（坏死、肉芽肿或栓塞等），以及免疫荧光检查的特点，对血管炎的诊断与鉴别诊断有重要价值；但应当指出，由于血管炎的病理改变并非均匀一致地分布，故血管活检应取足够的长度，并需做连续足够多的切片，且未见阳性发现的组织活检不能完全排除血管炎的可能。

随着影像学技术的发展，CT、MRI 对诊断血管炎可以提供很好的帮助。

为统一原发性血管炎的诊断和临床研究标准，国际上制定了一系列的诊断标准，目前床工作中应用最广的是美国风湿病学会（American College of Rheumatology，ACR）1990 年发表的原发性血管炎分类诊断标准，对规范疾病诊断与协调临床研究发挥了重要作用，但任何分类标准的敏感性和特异性都不可能是 100%，皆有假阳性和假阴性，临床上对具体病例的诊断不应过分拘泥于所谓标准，尤其是早期病例，并需重视鉴别诊断和动态观察。

【治疗原则】

原发性血管炎一旦明确诊断即应积极治疗，其方案依不同血管炎而异。糖皮质激素是血管炎的基础治疗药物，其剂量和用法因不同血管炎及其部位、活动性而异；伴有心、肺、肾等重要脏器受累者通常还需加用免疫抑制剂，常用的免疫抑制剂包括环磷酰胺、甲氨蝶呤、环孢素、硫唑嘌呤等，并需密切监测药物的不良反应；部分急性危重患者可考虑采用血浆置换、静脉注射大剂量丙种球蛋白等特殊治疗；对已导致血管狭窄或闭塞、影响脏器血供者可予血管内放置支架或血管外科手术处理；此外支持和对症治疗也是控制血管炎的重要措施，可应用周围血管扩张剂、改善微循环药、抗血小板药，

必要时可给予降压药等。近年来，利妥昔单抗（rituximab）应用于 ANCA 相关性血管炎取得了一定疗效。TNF-α 拮抗剂如英夫利昔单抗也有应用于原发性血管炎治疗的报道，疗效有待进一步验证。

【预后】

原发性血管炎的预后与受累血管的大小、种类与部位、范围有关，重要器官的小动脉或微动脉受累者预后差，早期诊断和治疗是改善预后的关键，糖皮质激素和免疫抑制剂的合理应用已使血管炎的预后明显改观。

第二节 大动脉炎

案例 8-6-1

患者，女，30 岁，因"右上肢无力 6 个月，加重伴酸痛、麻木 1 个月"入院。

患者于 6 月前无明显诱因出现右上肢无力，举臂穿衣尚可，未予重视。1 个月前右上肢无力加重伴酸痛、麻木，右上肢抬起困难，曾予针灸和理疗等治疗无改善。平素体健。

体格检查：T 36.6℃，P 84 次/分，R 16 次/分，BP 110/74mmHg（右上肢）、135/85mmHg（左上肢），神志清晰，发育良好，营养中等，自动体位，检查合作。全身皮肤未见皮疹及出血点，无黄染，浅表淋巴结无肿大，咽部稍红，扁桃体不大，颈软，气管居中，甲状腺不肿大；胸廓对称无畸形，两肺呼吸音清晰，HR 为 84 次/分，律齐，未闻及杂音，右侧桡动脉和肱动脉搏动减弱，右上肢皮肤发凉，肌力降低，右锁骨下部可听到Ⅲ/6 级收缩期血管杂音；腹部平软，肝脾肋下未触及，未闻及血管杂音；脊柱四肢无畸形，活动自如，背部右肋脊角处有局限性血管杂音。生理反射存在，病理反射未引出。

问题：
1. 本例可能的诊断是什么？
2. 为明确诊断需要进一步做哪些检查？
3. 如何处理？

大动脉炎（Takayasu arteritis）是指主动脉及其主要分支的慢性进行性非特异性炎症引起的不同部位动脉狭窄或闭塞，少数也可引起动脉扩张或动脉瘤，并出现相应部位缺血表现。1908 年，日本眼科医师高安（Takayasu）首先报道一例大动脉炎眼底表现，故又称高安病。本病累及主动脉弓及其分支最为多见，其次为降主动脉、腹主动脉或肾动脉，主动脉的二级分支如肺动脉、冠状动脉也可受累。因受累动脉不同，临床类型和表现多样。

大动脉炎病因迄今未明，一般认为与遗传因素、内分泌异常（雌激素分泌过多）、感染（包括链球菌、结核分枝杆菌或病毒等）后机体发生免疫功能紊乱有关。本病主要累及弹力动脉，即主动脉及其主要分支。约 84% 患者病变侵及 2~9 支动脉，是由动脉中层及外膜开始，并波及内膜的全层动脉炎，早期血管壁为淋巴细胞和浆细胞浸润，偶见多形核中性粒细胞及多核巨细胞，进而管壁节段性不规则地增生和纤维化，由于血管内膜增厚，导致管腔不同程度狭窄或闭塞，偶尔合并血栓形成；部分因炎症破坏动脉壁中层，弹力纤维断裂及平滑肌坏死，致动脉局限性扩张或形成假性动脉瘤和夹层动脉瘤。临床上可分为活动期、慢性炎症期和疤痕缩窄期 3 期。

本病好发于亚洲和中东地区，西欧与北美少见，国外统计患病率 2.6/100 万，多见于年轻女性，男女之比在日本为 1∶9.4，我国则为 1∶3.2，发病高峰年龄 15~30 岁，平均 22 岁，约 90% 的患者在 30 岁以内发病，40 岁以后发病很少。

【临床表现】

（一）全身症状

本病起病时部分患者可有全身不适、易疲劳、发热、食欲缺乏、恶心、出汗、体重下降，以及肌痛、关节炎和结节性红斑等症状，可急性发作，也可隐匿起病。当局部症状或体征出现后全身症状可逐渐减轻或消失。

（二）局部症状体征及临床分型

按受累血管不同有各自器官缺血的症状和体征。根据病变部位可分为四种临床类型。

1. 头臂动脉型（主动脉弓综合征） 颈动脉与椎动脉狭窄和闭塞可引起头部不同程度缺血，出现头痛、眩晕、记忆力减退、视力减退、视野缩小甚至失明，咀嚼肌无力和咀嚼疼痛，脑缺血严重者可有反复晕厥、抽搐、失语、偏瘫或昏迷；少数患者因局部缺血产生鼻中隔穿孔，上腭及耳郭溃疡，牙齿脱落和面肌萎缩；上肢缺血可出现单侧或双侧上肢无力、间歇性活动疲劳、发凉、酸痛、麻木乃至肌肉萎缩。体检可发现颈动脉、桡动脉和肱动脉搏动减弱或消失（无脉症），约半数患者于颈部或锁骨上、下窝可闻及血管杂音，但杂音响度与狭窄程度之间并不完全一致，少数可伴有震颤；患侧上肢动脉血压低于健侧（收缩压差＞10mmHg）。

2. 胸腹主动脉型 由于下肢缺血出现无力、酸痛、皮肤发凉和间歇性跛行等，髂动脉受累时症状尤为显著；合并肺动脉狭窄者出现心慌、气短，少数患者发生心绞痛或心肌梗死；高血压为本型的重要临床表现，尤以舒张压升高明显，主要是肾动脉狭窄引起肾血管性高血压，此外胸降主动脉严重狭窄使心排出血液大部分流向上肢可引起节段性高血压，合并主动脉瓣关闭不全可致收缩期高血压等。体检时可于脊柱两侧、上腹部或胸骨旁闻及血管杂音，下肢血压低于上肢，胸主动脉严重狭窄者胸壁可见表浅动脉搏动。

3. 广泛型 具有上述两种类型的特征，属多发性病变，临床上较常见，多数患者病变广泛，病情较重。

4. 肺动脉型 上述三型约 50% 同时合并肺动脉受累，单纯肺动脉受累罕见。临床上出现心悸、气短、晚期并发肺动脉高压、心功能衰竭；肺动脉瓣区可闻及收缩期杂音和第二心音亢进，肺动脉狭窄较重者一侧呼吸音减弱。

此外大动脉炎累及冠状动脉开口处可出现心绞痛，甚至心肌梗死；累及肠系膜动脉可有腹痛等腹部症状。

> **案例 8-6-1**
> 1. 年轻女性，右上肢无力 6 个月，加重伴酸痛、麻木 1 月。
> 2. 体检：BP 110/74mmHg（右上肢）、135/85mmHg（左上肢），右侧桡动脉和肱动脉搏动减弱，右上肢皮肤发凉，肌力降低，右锁骨下部可听到 3/6 级收缩期血管杂音，背部右肋脊角处有局限性血管杂音。提示大动脉炎可能。

【实验室和影像学检查】

本病无特异性实验室检查指标。可见红细胞沉降率增快、CRP 增高，二者为病变活动的重要指标；部分患者抗链球菌溶血素"O"抗体（ASO）增高，白细胞或血小板增高，少数有高球蛋白血症，但均无特异性。血清抗主动脉抗体阳性可达 91.5%，对诊断有一定帮助。资料显示本病与较高的结核暴露相关，如发现活动性结核病灶应抗结核治疗，对结核菌素试验强阳性反应者需仔细检查。

眼组织对缺血反应敏感，因血管狭窄头部供血减少可出现各种眼部症状，尤其眼底变化最多见，如视网膜脉络膜炎、视网膜或玻璃体积血，甚至可见高安病典型眼底改变（视神经盘周围动静脉花冠状吻合）。

胸部 X 线检查可发现轻度左心室扩大、升主动脉扩张或膨隆，以及降主动脉内收、不光滑等；彩色多普勒超声可探查主动脉及其主要分支（颈动脉、锁骨下动脉、肾动脉等）狭窄或闭塞、瘤样扩张及血流速度改变等，但对其远端分支检查较困难。血管造影如动脉造影、数字减影血管造影（DSA）等可显示病变血管的部位、范围与程度；磁共振血管造影（MRA）

除可协助诊断外，可显示受累血管壁的水肿情况，帮助判断疾病是否活动。

> **案例 8-6-1**
> 1. 血常规：RBC $3.15 \times 10^{12}/L$，HB 99g/L，WBC $10.8 \times 10^9/L$，PLT $230 \times 10^9/L$；红细胞沉降率 92mm/h；尿常规无异常。
> 2. 肝功能、肾功能正常范围；CRP 32mg/L，RF（−），抗核抗体（−），ANCA（−）。
> 3. 彩色多普勒超声检查右侧颈动脉及锁骨下动脉变细，内膜增厚，腔内血流变细，速度降低。

【诊断与鉴别诊断】

典型大动脉炎诊断不难，40 岁以下，尤其是女性具有下列一项以上表现者应怀疑本病：①单侧或双侧肢体出现缺血症状，患侧动脉搏动减弱或消失，血压降低或测不出；②脑动脉缺血症状，伴单侧或双侧颈动脉搏动减弱或消失，颈部闻及血管杂音；③近期发生高血压或顽固性高血压，伴有腹部血管杂音；④不明原因低热，伴脊柱两侧或胸骨旁、脐旁或肾区血管杂音及四肢脉搏异常；⑤典型高安病眼底改变，应做全面检查以明确诊断或除外诊断。

临床诊断可参考 ACR 1990 年的大动脉炎分类标准（表 8-6-2），并需除外先天性主动脉缩窄、动脉粥样硬化、肾动脉纤维肌性结构不良、血栓闭塞性脉管炎、胸廓出口综合征以及其他血管炎病如白塞病、结节性多动脉炎等。

表 8-6-2 1990 年大动脉炎分类诊断标准

（1）发病年龄<40 岁：出现症状或体征时年龄<40 岁
（2）肢体缺血、间歇性跛行：活动时一个或多个肢体出现乏力、不适或症状加重，尤以上肢明显
（3）肱动脉搏动减弱：一侧或双侧肱动脉搏动减弱
（4）血压差>10mmHg：双侧上肢收缩压差>10mmHg
（5）锁骨下动脉或主动脉血管杂音：一侧或双侧锁骨下动脉或腹主动脉闻及血管杂音
（6）动脉造影异常：主动脉一级分支或上下肢近端的大动脉狭窄或闭塞，病变常为局灶或节段性，且不是由动脉硬化、纤维肌发育不良或类似原因引起
符合上述 6 项中的 3 项或 3 项以上者可诊断本病。本标准诊断的敏感性 90.5%，特异性 97.8%

> **案例 8-6-1**
> 1. 年轻女性，右上肢无力 6 个月，加重伴酸痛、麻木 1 个月。
> 2. 病史特点：患者于 6 个月前无明显诱因出现右上肢无力，举臂穿衣尚可，未予重视。1 月前右上肢无力加重伴酸痛、麻木，右上肢抬起困难，曾予针灸和理疗等治疗无改善。
> 3. 临床特点：BP 110/74mmHg（右上肢）、

135/85mmHg（左上肢），右侧桡动脉和肱动脉搏动减弱，右上肢皮肤发凉，肌力降低，右锁骨下部可听到Ⅲ/6级收缩期血管杂音，背部右肋脊角处有局限性血管杂音。

4. 辅助检查：红细胞沉降率明显增快，CRP增高。彩色多普勒超声检查右侧颈动脉及锁骨下动脉变细，内膜增厚，腔内血流变细，速度降低。

临床诊断：大动脉炎（活动期）。

【治疗】

1. 控制感染　发病早期存在上呼吸道和肺部或其他脏器感染因素者应有效控制，对防止病变进展有一定意义；高度怀疑结核菌感染者应同时抗结核治疗。

2. 糖皮质激素　对活动期患者可用泼尼松0.5~1mg/（kg·d），维持3~4周病情好转后递减，直至病情稳定酌情维持治疗（5~10mg/d）。

3. 免疫抑制剂　对单纯糖皮质激素疗效欠佳者或为增强疗效可联合使用，常用药物为环磷酰胺、硫唑嘌呤或甲氨蝶呤，亦可选用雷公藤多苷；危重者可予环磷酰胺冲击治疗。应定期监测血常规和肝肾功能等。近年来有文献报道 TNF-α 拮抗剂如依那西普、英夫利昔单抗治疗大动脉炎有效。也有文献报道 IL-6 单抗对大动脉炎有效。

4. 支持对症治疗　应用周围血管扩张药、改善微循环药物、抗血小板与抗凝药物可部分改善临床症状，对血压高者应积极应用降压药控制血压。

5. 外科手术治疗　病变静止期患者如有重要血管狭窄或闭塞影响脏器供血可考虑手术治疗，如介入治疗、人工血管重建术、内膜血栓清除术、血管搭桥术等。

案例 8-6-1　治疗建议

1. 口服泼尼松 50mg/d，早晨顿服或分次服用，维持3~4周后逐渐减量，每10~15天减原剂量的5%~10%，以红细胞沉降率和CRP下降趋于正常为减量指标，至5~10mg/d时长期维持一段时间。同时预防激素副作用。

2. 如血常规及肝功能等情况允许，可予环磷酰胺口服，每天 2~3mg/kg；必要时可冲击治疗，即 0.5~1.0g/m² 体表面积，加入生理盐水 250~500ml 中静脉滴注，每4周1次。

3. 积极控制高血压，如应用钙通道阻滞剂、血管扩张剂等，单侧肾动脉狭窄者血管紧张素转化酶抑制剂或血管紧张素Ⅱ受体阻滞剂亦可应用，但需密切监测肾功能和血钾。

4. 地巴唑 20mg 每天 3 次，或妥拉唑林 25~50mg 每天 3 次，阿司匹林 75~100mg 每天 1 次，双嘧达莫 25~50mg 每天 3 次

【预后】

20%大动脉炎病例是自限性的，发现时已稳定，如无并发症可随访观察。本病多呈慢性进行性经过，预后主要取决于高血压的程度及脑供血情况，由于受累动脉易形成侧支循环，故大多数患者预后良好，5年生存率93.8%，10年生存率90.9%。糖皮质激素联合免疫抑制剂积极治疗可改善预后。常见死亡原因为脑出血及心、肾衰竭和手术并发症。

第三节　巨细胞动脉炎和风湿性多肌痛

案例 8-6-2

患者，女，58 岁，因"四肢近端肌肉酸痛及右侧头痛半年"入院。

半年前患者无明显诱因出现四肢近端肌肉酸痛，未予重视，后症状逐渐加重，肌肉酸痛晨起明显，举臂穿衣困难，不能下蹲，上下楼梯不便；后常感右侧后部头痛，进食时有间歇性咀嚼疼痛和困难，自觉右眼视物模糊、右侧耳鸣和听力减退。

体格检查：T 36.9℃，P 86 次/分，R 18 次/分，BP 130/80mmHg（左上肢）、135/82mmHg（右上肢），神志清晰，发育良好，体态较胖，自动体位，检查合作。全身皮肤无黄染及皮疹，浅表淋巴结无肿大，口眼无㖞斜，双侧瞳孔等大等圆，对光反射存在，眼球活动自如，视力左眼为 0.8、右眼为 0.4，沿右侧颞动脉走向见局部红斑，并有明显压痛，右侧颞动脉搏动减弱，颈软，两侧颈动脉搏动对称，气管居中，甲状腺不肿大；胸廓对称无畸形，两肺呼吸音稍粗，HR 为 86 次/分，律齐，未闻及杂音，两侧桡动脉搏动对称，腹部平软，肝脾肋下未触及；脊柱四肢无畸形，四肢肌力正常，颈部、双侧肩胛带肌肉及双下肢近端肌肉有明显压痛。生理反射存在，病理反射未引出。

问题：

1. 本例可能的诊断是什么？
2. 为明确诊断要做哪些检查？
3. 如何处理？

巨细胞动脉炎（giant cell arteritis, GCA）是一种好发于 50 岁以上老年人、病因不明的系统性坏死

性大动脉与中动脉血管炎，血管病变常呈节段性和多灶性或广泛性损害，主要累及主动脉弓起始部的动脉分支，亦可累及主动脉的远端动脉及其他中小动脉；早年病例几乎均为颞动脉受累，呈颞侧头痛、头皮及颞动脉触痛、间歇性下颌运动障碍和视力障碍，故又称为颞动脉炎（temporal arteritis）。GCA 与风湿性多肌痛（polymyalgia rheumatica，PMR）密切相关，两者受累人群一致，常见于同一患者，提示两者具有相似的遗传背景和发病机制，但确切关系尚不清楚。

GCA 的血管炎症以中膜弹力层与内膜连接处最明显，常形成巨核细胞肉芽肿，呈节段性或斑块状分布，故亦称为肉芽肿性动脉炎，由于内膜增生、管壁增厚和血栓形成致使血管腔狭窄阻塞，造成组织缺血。PMR 病理学研究较少，单纯 PMR 并无特殊病理学特点，部分病例受累关节有滑膜炎。

GCA 患病率有显著的地域差异，欧美部分地区统计 50 岁以上人群年发病率为（28.6～53.7）/10 万，而 PMR 年发病率亦达 52.5/10 万，是西方老年人最常见的血管炎病。女性发病明显高于男性，为（2～4）：1。我国报道不多，但实际上可能并不少。

【临床表现】

GCA 和 PMR 均发生在 50 岁以上老年人，起病常隐匿缓慢，部分急骤。

GCA 起病时的前驱全身症状可有发热（38℃左右）、乏力、关节肌肉酸痛、食欲缺乏、体重减轻等。依据受累血管不同可有轻重不等的临床表现：颞动脉和颅动脉受累出现头部症状，以头痛最常见，且半数以上为首发症状，表现为一侧或双侧颞部或枕后部剧烈疼痛，呈刀割样或烧灼样或持续性胀痛，伴有头皮触压痛、局部红斑或痛性结节，如沿颞动脉走向分布更具诊断价值；眼部常表现为黑矇、视力障碍、眼肌麻痹、复视甚或部分失明或全盲，眼动脉或后睫动脉受累引起缺血性视神经炎是失明最常见的原因，中央视网膜动脉阻塞及动脉炎所致枕部皮质梗死也可引起失明；2/3 患者因面动脉炎致间歇性咀嚼不适或疼痛、下颌肌痉挛和下颌偏斜等，长时间咀嚼或谈话时患侧颞颌部明显疼痛、无力，严重的面动脉狭窄可导致下颌肌痉挛或舌部坏疽；约 30% 患者出现多种神经系统症状，颈动脉或椎动脉病变可出现发作性脑缺血、中风、偏瘫或脑血栓等，神经血管病变可导致继发性神经病变，表现为单神经炎、周围多神经炎、肢体末梢神经炎等；10%～15% 累及躯体大血管，包括锁骨下动脉、腋动脉、肱动脉、冠状动脉、胸或腹主动脉、股动脉等，如上肢缺血表现为患侧麻木、无力、脉弱或无脉、血压降低或测不到，颈部及锁骨上、下窝可闻及血管杂音，冠状动脉病变可导致心肌梗死、

心力衰竭、心肌炎和心包炎等。GCA 患者中 40%～60% 同时伴有 PMR。

PMR 大多可单独存在。临床典型症状为颈部、肩胛带、骨盆带肌肉酸痛和僵硬，尤以晨起为著，可单侧或双侧，亦可局限于某一肌群，重者不能起床，上下肢抬举受限，不能下蹲，上下楼梯困难等，但肌压痛及肌力减弱不显著。与多发性肌炎不同，PMR 活动困难并非真正肌肉无力，而是肌肉酸痛所致。

【实验室检查】

GCA 和 PMR 均可有轻中度正细胞正色素性贫血，白细胞和血小板计数可增高，活动期红细胞沉降率显著增快、CRP 增高，抗核抗体（ANA）和其他自身抗体及类风湿因子（RF）通常皆阴性。GCA 亦有多克隆高球蛋白血症和 α_2 球蛋白增高，碱性磷酸酶及 IL-6 水平升高；PMR 关节滑液分析呈非特异性轻度炎症性改变，肌酶谱、肌电图和肌肉活检正常，有别于多发性肌炎。

颞动脉活检是诊断 GCA 的可靠手段，应选择有触痛或有结节的部位，切取 2～3cm 长的颞动脉作连续病理切片。尽管触诊时颞动脉无压痛或肿胀，但活检可异常。即使一侧活检正常，但另一侧活检可异常。由于 GCA 病变呈跳跃分布，并受糖皮质激素治疗的影响，活检阳性率仅 40%～80%，故活检阴性不能排除 GCA 诊断。

【诊断与鉴别诊断】

巨细胞动脉炎和风湿性多肌痛临床上并不少见，但易误诊或漏诊。50 岁以上老年人有原因不明的发热和红细胞沉降率明显增快、伴头皮触痛或颞动脉触痛或搏动减弱者应考虑 GCA 可能，颞动脉活检为肉芽肿性动脉炎即可确诊。临床诊断可参考 ACR 1990 年的分类标准（表 8-6-3），需与中枢神经孤立性血管炎、大动脉炎、肉芽肿性多血管炎、结节性多动脉炎等疾病相鉴别。

表 8-6-3　ACR 1990 年巨细胞动脉炎分类诊断标准

①发病年龄≥50 岁：发病时年龄在 50 岁以上
②新近出现的头痛：新近出现的或出现新类型的局限性头痛
③颞动脉病变：颞动脉压痛或触痛、搏动减弱，除外颈动脉硬化所致
④红细胞沉降率增快：魏氏法测定红细胞沉降率≥50mm/h
⑤动脉活检异常：活检标本示血管炎，其特点为单核细胞为主的炎性浸润或肉芽肿性炎症，并且常有多核巨细胞
　符合上述 5 项中的至少 3 项可诊断为 GCA。本标准诊断的敏感性 93.5%，特异性 91.2%

老年人有不明原因发热、红细胞沉降率增快和不能解释的中度贫血，伴举臂、穿衣、下蹲及起立困难者要考虑 PMR，临床诊断可根据以下特征：①发病年龄≥50 岁；②颈部、肩胛部及骨盆部肌肉僵痛，至少 2 处，并伴晨僵，持续 4 周或 4 周以上；③红细胞沉降率≥50mm/h（魏氏法）；④抗核抗体及类风湿因子阴性；⑤低剂量糖皮质激素（泼尼松 10～15mg/d）治疗反应甚佳；⑥排除其他继发性多肌痛症。PMR 应与类风湿关节炎、多发性肌炎、纤维肌痛综合征、结核等慢性感染鉴别，此外需排除多发性骨髓瘤、淋巴瘤或其他肿瘤，临床按 PMR 处理后仍需继续随访观察。

GCA 与 PMR 关系密切，GCA 早期可能出现 PMR 综合征表现，应特别注意寻找 GCA 血管炎的证据，以做出正确诊断。在 PMR 中若出现下列情况应注意是否合并 GCA：低剂量糖皮质激素治疗反应不佳、颞动脉怒张、搏动增强或减弱并伴有触痛、出现头痛、头皮痛、视觉异常等，均需进一步作颞动脉超声、血管造影或颞动脉活检。

案例 8-6-2

1. 患者为中老年女性，四肢近端肌肉酸痛及右侧头痛半年。

2. 病史特点：四肢近端肌肉酸痛，晨起明显，举臂穿衣困难，不能下蹲，上下楼梯不便，后常感右侧后部头痛，进食时有间歇性咀嚼疼痛和困难，同时右眼视物模糊，右耳耳鸣和听力下降。

3. 临床特点：右眼视力下降，沿右侧颞动脉走向见局部红斑，并有明显压痛，右侧颞动脉搏动减弱，四肢肌力正常，四肢肌力正常，颈部、两肩胛带肌肉及两下肢近端肌肉有明显压痛。

4. 辅助检查：红细胞沉降率明显增快，CRP 增高，ANA、RF 及 ANCA 阴性，肌酶谱和肌电图正常。

5. 右侧颞动脉活检示血管炎症改变，有大量单核细胞浸润，并见肉芽肿形成。

临床诊断：右侧巨细胞动脉炎合并风湿性多肌痛。

【治疗】

一旦明确 GCA，为防止失明等严重并发症，即应给予足量糖皮质激素并联合免疫抑制剂，根据受累血管的部位、范围及程度等调整药物种类、剂量和疗程。通常起始治疗应用泼尼松每天 1mg/kg 口服，2～4 周内头痛等症状多明显减轻；眼部病变反应较慢，可请眼科进行眼部局部治疗；必要时可应用甲泼尼龙冲击治疗。免疫抑制剂一般首选环磷酰胺，可予 800～1000mg 静脉滴注，3～4 周 1 次；或静脉注射 200mg，隔天 1 次；或 100～150 mg 口服，每天 1 次，疗程和剂量依据病情和治疗反应而定，也可选用甲氨蝶呤或硫唑嘌呤。老年患者长期使用糖皮质激素和免疫抑制剂尤应加强监测，避免或减少不良反应。经上述治疗 4～6 周如病情得到基本控制、红细胞沉降率接近正常时可考虑激素逐渐减量并维持治疗（泼尼松 5～10mg/d）；减量过快可使病情复发。免疫抑制剂的撤减亦应依据病情，稳定 1～2 年或更长时间后可停药观察。

对 PMR 患者做好解释工作、解除顾虑及进行适当的肢体运动以防止肌肉萎缩是治疗的重要步骤。初发或较轻病例可试用非甾体抗炎药如吲哚美辛、双氯芬酸等，10%～20%可以控制症状。PMR 对糖皮质激素反应十分敏感，一般病例首选泼尼松 10～15mg/d 口服，1 周内症状即明显改善，红细胞沉降率开始下降；对病情较重、发热、肌痛、活动明显受限者可予泼尼松 15～30mg/d，症状好转、红细胞沉降率接近正常后逐渐减量，维持量 5～10mg/d，时间不应少于 6～12 个月，减量过早、过快或停药过早可致病情复燃或复发，但老年人长期使用糖皮质激素应特别注意不良反应及其并发症。对使用糖皮质激素有禁忌证或效果不佳、减量困难以及不良反应严重者，可联合使用免疫抑制剂如甲氨蝶呤每周 7.5～15mg，亦可用硫唑嘌呤或环磷酰胺等。

【预后】

GCA 预后随受累血管不同而异。影响大血管和有脑部症状者预后不良,失明也难以恢复。早期诊断与治疗预后良好。PMR 不发展为 GCA 预后较好,经过适当治疗病情可迅速缓解或痊愈,部分迁延不愈或反复发作,至后期也可出现肌肉失用性萎缩或肩囊挛缩等严重情况。

第四节 结节性多动脉炎

结节性多动脉炎(polyarteritis nodosa,PAN)是一种主要侵犯中小肌性动脉的坏死性血管炎,可累及机体任何器官,但以皮肤、关节、外周神经、胃肠道和肾脏受累最常见,病变呈节段性分布,好发于动脉分叉处,向远端扩散,部分向血管周围浸润,沿浅表动脉行经可扪及结节。

PAN 病因不明,可能与感染(特别是乙型肝炎病毒)、药物等有关。病理改变以血管中层最明显,为中小动脉的局灶性血管炎和全层坏死性炎症,急性期以多形核白细胞为主的多种细胞浸润和纤维素样坏死;随后为血管内膜增生,血管壁退行性改变,管腔内血栓形成。PAN 有两个重要的病理特点,其一是个体血管病变多样化,在极短距离的连续切片上病变可差别明显,其二急性坏死性病损和增殖修复性改变常共存。

本病临床少见,在美国发病率为 1.8/10 万,我国尚无相关统计。男性发病为女性的 2.5~4 倍,发病年龄多在 40 岁以上,起病可急骤或隐匿。

【临床表现】

PAN 临床表现多种多样,轻者仅有局限性病变,严重者全身多器官受损,并迅速恶化,甚至死亡。

全身症状常有不规则发热,伴疲劳不适、头痛、食欲缺乏、体重下降等。

系统症状随受累器官不同而异:皮肤表现见于 20%~30%患者,可有血管性紫癜、痛性红斑性皮下结节、雷诺现象、网状青斑、远端指(趾)缺血或坏死等;约半数患者有关节肌肉表现,关节痛或关节炎、多发性肌痛和间歇性跛行;神经系统表现见于 60%患者,以外周神经受累为主,表现为多发性单神经炎和多神经炎,根据受累神经不同出现诸如肢体感觉异常、腕(足)下垂等,亦可有脑组织血管炎,出现抽搐、意识障碍、脑血管意外等;肾脏为 PAN 最常见的受累器官,主要为肾脏血管损害,表现为蛋白尿、血尿、管型尿和高血压,可致肾脏多发性梗死和急性肾功能衰竭,但如见肾小球肾炎则应属显微镜下多血管炎;其他如胃肠道可见腹痛、腹泻、消化道出血、肠梗阻、肠坏死等,也可发生肝脏、胆囊、胰腺的炎症和坏死;心脏表现为心律失常、心绞痛、心脏扩大,甚至心肌梗死、心力衰竭,是导致死亡的主要原因之一;尸检发现 80%的男性患者有附睾和睾丸受累,临床出现睾丸疼痛和硬结肿胀者约 30%,女性可累及卵巢。

肤稍触碰即感明显疼痛。发病以来体重下降5kg。

2. 体格检查：T 37.3℃，BP 187/96mmHg，体形消瘦，双下肢轻度水肿，双股四头肌及腓肠肌明显压痛。提示血管炎可能。

【实验室检查】

本病可见轻度贫血、白细胞数增多和轻度嗜酸性粒细胞增多，红细胞沉降率和CRP升高；肾脏损害者常有蛋白尿、镜下血尿、管型尿和肾功能异常；1/3患者乙型肝炎病毒表面抗原（HBsAg）阳性，部分循环免疫复合物阳性，补体降低，冷球蛋白阳性；少数患者可出现ANCA、主要是p-ANCA阳性，但对诊断本病均无特异性。

影像学检查对发现中等血管受累有帮助。彩色多普勒可探及受累血管的狭窄、闭塞或动脉瘤形成，但小血管探测困难；CT和磁共振对较大血管可发现灶性和节段性分布的病变及管壁水肿等；静脉肾盂造影可见肾梗死区有斑点状充盈不良；选择性血管造影可显示受累血管节段性狭窄或闭塞以及动脉瘤和出血征象，在不同器官同时发现病变时意义更大，但该项检查在肾功能严重受损者应慎用。

对病变组织器官活检发现典型病理改变可做出诊断。但由于病变的局灶性和节段性，活检有时可能得不到阳性结果，而对未受累的组织盲目进行活检无益。

案例 8-6-3

1. 血常规：RBC 3.15×10^{12}/L，Hb 105g/L，WBC 11.7×10^9/L，嗜酸性粒细胞 0.07，PLT 240×10^9/L；红细胞沉降率64mm/h；尿常规蛋白（＋＋），红细胞为12～16/HP，颗粒管型4～6/LP，尿蛋白定量 1.1g/d。

2. 肝功能正常范围；CK（－）；肾功能 BUN 20.7mmol/L，Scr 230μmol/L；CRP 28mg/L；ANCA（－）；乙型肝炎病毒标志物"两对半"均阴性。

3. 双下肢肌电图：双侧腓总神经轻度混合性病损，以轴索损害为主。

4. 选择性血管造影见肾动脉分支有节段性狭窄和瘤样扩张。

5. 腓肠肌活检示横纹肌基本正常，真皮内小动脉管壁及肌间部分小血管壁均见纤维素样坏死伴大量中性粒细胞浸润及少量单核细胞浸润，部分血管内膜增生，管腔内有血栓形成。

【诊断与鉴别诊断】

PAN临床表现复杂，缺少特征性表现，早期不易确诊，因此发现可疑病例应尽早做病理活检和血管

造影以明确诊断。对不明原因发热、腹痛、肾衰竭或迅速发展的高血压，疑似肾炎或心脏病患者伴有嗜酸粒细胞增多，不能解释的关节痛、肌无力与压痛、皮下结节、皮肤紫癜，原因不明的对称或不对称多发性周围神经炎应考虑PAN的可能。

临床诊断可参考ACR 1990年结节性多动脉炎的分类标准（表8-6-4），但应排除其他结缔组织病并发的血管炎，以及各种感染、实质脏器疾病、冠心病与恶性肿瘤等，还应注意与显微镜下多血管炎、嗜酸性肉芽肿性多血管炎和冷球蛋白血症等相鉴别。

表 8-6-4　ACR 1990 年结节性多动脉炎分类诊断标准

① 体重下降：起病后体重下降≥4kg，无节食或其他因素

② 网状青斑：四肢或躯干呈斑点及网状斑

③ 睾丸痛或触痛：并非由于感染、外伤或其他因素所致

④ 肌痛、无力或下肢触痛：弥漫性肌痛（不包括肩部、骨盆带肌）或小腿肌肉压痛

⑤ 单神经炎或多发性神经炎：单神经炎、多发性单神经炎或多神经炎

⑥ 舒张压＞90mmHg：出现舒张压＞90mmHg的高血压

⑦ 尿素氮或肌酐升高：血尿素氮≥14.3mmol/L 或血肌酐≥133μmol/L，非因脱水或梗阻所致

⑧ 乙型肝炎病毒：HBsAg 或 HBsAb 阳性

⑨ 动脉造影异常：显示内脏动脉闭塞或动脉瘤，除外动脉硬化、纤维肌发育不良或其他非炎症原因引起

⑩ 中小动脉活检：血管壁有中性粒细胞或中性粒细胞和单核细胞浸润

上述10项中至少有3项阳性者可诊断PAN。本标准诊断的敏感性82.2%，特异性86.6%

案例 8-6-3

1. 患者为中年男性，反复低热1个月，伴四肢疼痛、麻木半个月。

2. 病史特点：1个月前无明显诱因出现发热，下午为重，体温最高为38℃，伴畏寒、胸闷、活动后气促，伴乏力、双下肢水肿，曾于当地医院治疗，具体经过不详，症状无改善。半月前患者双下肢水肿加重伴四肢疼痛、麻木，双下肢皮肤稍触碰即感明显疼痛，曾于当地医院予抗感染、营养神经、利尿等治疗，效果欠佳。发病以来体重下降5kg。

3. 临床特点：T 37.3℃，BP 187/96mmHg，体形消瘦，双下肢轻度水肿，双股四头肌及腓肠肌明显压痛。

4. 辅助检查：轻度贫血、白细胞和嗜酸性粒细胞轻度增多；红细胞沉降率和CRP升高；尿液检查有蛋白尿、镜下血尿和管型尿；肾功能 BUN 20.7mmol/L，Scr 230μmol/L；双下肢肌电图：双侧腓总神经轻度混合性病损，以轴索损害为主。选择性血管造影见肾动脉分支有节段性狭窄和瘤样扩张。

5. 腓肠肌及皮肤活检示横纹肌基本正常, 真皮内小动脉管壁及肌间部分小血管壁均见纤维素样坏死伴大量中性粒细胞浸润及少量单核细胞浸润, 部分血管内膜增生, 管腔内有血栓形成。

临床诊断: 结节性多动脉炎。

【治疗】

应根据病情轻重、疾病的不同阶段、个体差异及有无合并症而决定治疗方案, 治疗前应尽可能地寻找包括感染、某些药物等在内的可能致病原因。目前的治疗主要是糖皮质激素和免疫抑制剂。

（一）糖皮质激素

糖皮质激素系治疗本病的首选药物, 泼尼松每天 1mg/kg 口服, 病情缓解后逐渐减量维持, 伴随剂量递减, 减量速度越应缓慢, 至每天或隔天口服 5～10mg 时长期维持一段时间（一般不少于 1 年）。病情严重如肾损害较重者可用甲泼尼龙 1.0g/d 静脉滴注 3～5 天冲击治疗。

（二）免疫抑制剂

通常首选环磷酰胺与糖皮质激素联合治疗, 特别是对糖皮质激素抵抗或重症病例更应积极。环磷酰胺每天 2～3mg/kg 口服或隔天 200mg 静脉注射, 亦可按 0.5～1.0g/m² 体表面积静脉冲击治疗, 每 3～4 周一次, 连用 6～8 个月, 以后每 2～3 个月一次至病情稳定 1～2 年。除环磷酰胺外也可应用硫唑嘌呤、甲氨蝶呤、苯丁酸氮芥。近年也有采用环孢素 A、霉酚酸酯、来氟米特等新型免疫抑制剂。应用过程中均应注意药物的不良反应。

（三）乙型肝炎病毒感染患者用药

乙型肝炎病毒感染患者不宜应用环磷酰胺等免疫抑制剂, 与病毒复制相关者可小剂量糖皮质激素合并抗病毒药如阿糖腺苷、α-干扰素、拉米夫定等治疗。必要时可试用霉酚酸酯。

（四）血管扩张剂与抗凝剂

如出现血管闭塞性病变可加用阿司匹林、双嘧达莫或低分子肝素等。对高血压患者应积极控制血压。

（五）免疫球蛋白和血浆置换

在应用糖皮质激素和免疫抑制剂基础上, 重症患者可予大剂量免疫球蛋白冲击治疗, 常用每天 200～400mg/kg 静脉滴注连续 3～5 天, 必要时 3～4 周后重复。血浆置换术可短期内清除血液中大量免疫复合物, 对重症患者有一定疗效。

案例 8-6-3　治疗建议

1. 泼尼松口服每天 1mg/kg, 病情缓解后渐减量, 至 5～10mg/d 时长期维持。注意预防激素不良反应。

2. 如血常规及肝功能等情况允许, 可予环磷酰胺冲击治疗, 即 0.5～1.0g/m² 体表面积, 加入生理盐水 250～500ml 中静脉滴注, 3～4 周 1 次。

3. 积极控制高血压, 如应用钙通道阻滞剂、血管扩张剂等。

4. 阿司匹林 50～100mg 1 次/天、双嘧达莫 25～50mg 3 次/天。

【预后】

PAN 的预后取决于是否有内脏和中枢神经系统的受累及其严重程度。未经治疗或诊断治疗延误者预后差, 5 年生存率小于 10%。单用糖皮质激素治疗者 5 年生存率约为 50%, 若能积极合理治疗 10 年生存率可达 80%。多数患者死于发病后第 1 年, 主要死亡原因是肾衰竭或免疫抑制剂引致的致命机会性感染。一般认为 50 岁以上、尿蛋白>1g/d、肾功能不全、有心肌病或胃肠道及中枢神经系统受累者死亡率明显升高。

第五节　显微镜下多血管炎

案例 8-6-4

患者, 男, 73 岁, 因 "发热、咳嗽、咳痰 1 个月" 入院。

患者 1 个月前无明显诱因出现发热、咳嗽咳痰, 为不规则低热, 体温最高 38℃, 咳白色泡沫痰, 在当地医院行胸部 CT 示 "右肺下叶前基底段支气管扩张并感染", 尿常规潜血为 25RBC/μl, 尿蛋白为 0.3g/L, 予左氧氟沙星联合哌拉西林舒巴坦抗感染治疗后症状无明显好转。既往体健。

体格检查: T 为 37.7℃, P 为 92 次/分, R 为 18 次/分, BP 为 108/63mmHg, 神志清楚, 浅表淋巴结未触及肿大; 右下肺呼吸音粗, 可闻及湿啰音, HR 为 92 次/分, 律齐, 未闻及杂音; 腹部平软, 肝脾肋下未触及, 两肾区无叩击痛; 脊柱四肢无畸形, 四肢关节无肿痛, 生理反射存在, 病理反射未引出。

问题:

1. 本例可能的诊断是什么?

2. 为明确诊断要做哪些实验室检查?

3. 如何处理?

显微镜下多血管炎（microscopic polyangiitis,

MPA）是一种主要累及小血管，包括小动脉、微小静脉、微小动脉和毛细血管的系统性坏死性血管炎，可侵犯全身多个器官，肾脏与肺部受累最多见，以坏死性肾小球肾炎和肺毛细血管炎为特征。病理上主要表现为局灶性坏死性全层血管炎，病变部位可见纤维素样坏死和多种细胞如中性粒细胞、淋巴细胞和嗜酸性粒细胞的浸润，在肾脏除有肾小血管炎症外，特征性改变为坏死性新月体肾炎；免疫病理检查血管壁无或只有少量免疫复合物沉积，不同于系统性红斑狼疮的肾病变。

本病男性多见，男女之比约为 1.8∶1，多在 50～60 岁发病，我国的确切发病率尚不清楚。

【临床表现】

MPA 常好发于冬季，多数有上呼吸道感染或药物过敏样前驱症状，非特异性全身症状有不规则发热、疲乏、皮疹、关节痛、肌痛、食欲不振和体重下降等。

70%～80%患者有肾脏受累，几乎都有血尿，30%为肉眼血尿，伴有不同程度的蛋白尿，高血压不多见或较轻，约半数患者呈急进性肾炎综合征，表现为坏死性新月体肾炎，早期出现肾衰竭；约半数有肺受累，表现为哮喘、咳嗽、咯血，可见肺部浸润和结节等；其他系统包括神经系统受累，表现为受累神经如腓神经、桡神经、尺神经等分布区域麻木疼痛和运动感觉障碍，以及缺血性脑病等；消化道出现肠系膜血管缺血和消化道出血的表现如腹痛、腹泻、黑便等；心脏受累可有心力衰竭、心包炎、心律失常、心肌梗死等；耳眼受累可出现耳鸣、中耳炎、神经性听力下降，以及虹膜睫状体炎、巩膜炎、葡萄膜炎等；关节常出现肿痛，少数有关节渗出、滑膜增厚，部分患者有肾-皮肤血管炎综合征，典型皮肤表现为红斑、斑丘疹、红色痛性结节、湿疹和荨麻疹等。

案例 8-6-4

1. 患者为中老年男性，不规则发热、咳嗽、咳痰 1 个月，当地医院行胸部 CT 示"右肺下叶前基底段支气管扩张并感染"，尿常规潜血为 25RBC/μl，尿蛋白为 0.3g/L，予左氧氟沙星联合哌拉西林舒巴坦抗感染治疗后症状无明显好转。

2. 体检：T 37.7℃，BP 108/63mmHg，神志清楚。浅表淋巴结未触及肿大。右下肺呼吸音粗，可闻及湿啰音，心腹无异常。脊柱四肢正常。

提示本例不是一般的肺部感染，是系统性血管炎的可能性较大。

【实验室检查】

血常规检查可见与出血不相称的正细胞正色素

性贫血，白细胞总数、中性粒细胞和血小板可增高，丙种球蛋白升高，类风湿因子 39%～50%阳性，ANA 21%～33%阳性，补体 C_3、C_4 正常，尿液检查有蛋白尿、镜下血尿及各种管型，且大多有肾功能异常，内生肌酐清除率下降、血尿素氮和肌酐升高。急性期红细胞沉降率增快，CRP 增高。60%～80%患者 p-ANCA 阳性，主要是 MPO-ANCA，且滴度常与病变的活动度相关，是本病诊断、监测病情活动和预测复发的重要血清学指标。

案例 8-6-4

1. 血常规：RBC $3.01×10^{12}$/L，HB 86g/L，WBC $12.04×10^9$/L，中性粒细胞比例 0.88，PLT $380×10^9$/L，红细胞沉降率 68mm/h。尿常规蛋白（＋＋），红细胞满视野，白细胞 5～8/HP，红细胞管型 5～6 个/LP，尿蛋白定量 1.24g/d。

2. 肝功能正常范围，肾功能 BUN 20.1mmol/L，Scr 256.5μmol/L，CRP 250mg/L，p-ANCA（＋），MPO-ANCA（＋），c-ANCA（－），ANA 和 RF（－）。

3. 肾脏 B 超：双肾大小正常范围，皮质回声增强，皮髓质结构稍紊乱。

4. 肾活检：12 个肾小球中 9 个肾小球有毛细血管丛节段性纤维素样坏死，可见纤维细胞性新月体形成，肾间质内有淋巴细胞、单核细胞浸润，小动脉和小静脉内膜纤维增生，免疫荧光检查未见免疫复合物沉积。

【诊断与鉴别诊断】

对有不明原因发热或肾损害（血尿和蛋白尿）的中老年患者应尽早检测 ANCA 及肾组织活检，有利于早期诊断。MPA 尚无统一诊断标准，以下情况有助于诊断：①中老年，以男性多见；②具有上述起病的前驱症状；③肾脏损害如蛋白尿、血尿及急进性肾功能不全等；④伴有肺部或肺肾综合征的临床表现；⑤伴有关节、眼、耳、心脏、胃肠道等全身各器官受累表现；⑥p-ANCA 阳性；⑦肾活检特征为肾小球毛细血管丛节段性纤维素样坏死、血栓形成和新月体形成，肺组织活检示肺毛细血管炎、纤维化；免疫病理学检查无或极少免疫复合物沉积具有重要诊断意义。

MPA 需与结节性多动脉炎、嗜酸性肉芽肿性多血管炎、肉芽肿性多血管炎、肺出血—肾炎综合征以及狼疮肾炎等相鉴别。

案例 8-6-4

1. 患者为中老年男性，不规则发热、咳嗽、咳痰 1 个月。

2. 病史特点：不规则发热、咳嗽咳痰 1 个月，当地医院行胸部 CT 示"右肺下叶前基底段支气管扩张并感染"，尿常规潜血为 25RBC/μl，尿蛋白为 0.3g/L，予左氧氟沙星联合哌拉西林舒巴坦抗病毒治疗后症状无明显好转。

3. 临床特点：T 37.7℃，BP 108/63mmHg，神志清楚。浅表淋巴结未触及肿大；右下肺呼吸音粗，可闻及湿啰音。

4. 辅助检查：中度贫血，白细胞和血小板增高，红细胞沉降率和 CRP 升高，尿液检查有蛋白尿、血尿和红细胞管型，肾功能 BUN 20.1mmol/L，Scr 256.5μmol/L，CRP 250mg/L，p-ANCA（＋），MPO-ANCA（＋），c-ANCA（－），ANA 和 RF（－）。B 超双肾大小正常范围，皮质回声增强，皮髓质结构稍紊乱。

5. 肾活检：12 个肾小球中 9 个肾小球有毛细血管丛节段性纤维素样坏死，可见纤维细胞性新月体形成，肾间质内有淋巴细胞、单核细胞浸润，小动脉和小静脉内膜纤维增生，免疫荧光检查未见免疫复合物沉积。

临床诊断：显微镜下多血管炎。

【治疗】

MPA 的治疗包括诱导和维持缓解及复发的治疗。

诱导和维持缓解期首选糖皮质激素及免疫抑制剂联合治疗。泼尼松每日 1mg/kg 晨起顿服或分次口服，通常 4～8 周后减量，病情缓解后根据不同个体情况予维持量（10～20mg/d）口服 2 年或更长时间；对于重症患者和肾功能进行性恶化者可采用甲泼尼龙冲击治疗，每天或隔天 0.5～1.0g 静脉滴注 1 次，3 次为 1 个疗程，1～2 周后视病情需要可重复，激素治疗期间应注意防治不良反应。免疫抑制剂最常用为环磷酰胺，可每天 2～3mg/kg 口服 12 周；亦可采用静脉冲击疗法，0.5～1.0g/m² 体表面积每月 1 次，持续 6 个月，严重者用药间隔可缩短为 2～3 周，以后每 3 个月 1 次，至病情稳定 1～2 年或更长时间，用药期间需监测血常规和肝肾功能。其他如硫唑嘌呤、甲氨蝶呤、霉酚酸酯亦可选用或于环磷酰胺诱导缓解后维持治疗用。近年有报道采用 CD20 单抗——利妥昔单抗治疗本病有一定疗效。合并感染、体弱、病重等原因导致无法使用糖皮质激素和免疫抑制剂时可静脉应用大剂量丙种球蛋白，对部分病例有效。对暴发性病例出现肺或肾衰竭、肺泡大量出血和肾功能急骤恶化者可予以甲泼尼龙和环磷酰胺联合冲击治疗，并在支持对症治疗同时采用血浆置换疗法，对肾衰竭、血肌酐明显升高宜联合血液

透析治疗。少数进入终末期肾衰竭者需要依赖维持性透析或进行肾移植。

大多数 MPA 患者在停用免疫抑制剂后可能复发，典型复发发生于起病最初受累的器官，一般较初次发病温和，但也可能引起主要器官受损导致进一步的功能障碍；肾移植后亦可能复发。复发后仍可用糖皮质激素和免疫抑制剂治疗，如果患者还在初次治疗期间出现较温和的复发，可暂时增加泼尼松剂量控制病情，无效者可进行血浆置换。

案例 8-6-4 治疗建议

1. 甲泼尼龙 0.5～1.0g 静脉滴注，每天 1 次，连用 3 天，随后口服泼尼松每天 1mg/kg，1～2 周后视病情需要可重复甲泼尼龙冲击治疗。病情缓解后口服泼尼松，并渐减量维持。注意预防激素副作用。

2. 如血常规及肝功能等情况允许，给予环磷酰胺冲击治疗，即 0.5～1.0g/m² 体表面积，加入生理盐水 250～500ml 中静脉滴注，3～4 周 1 次。

3. 监测肾功能、电解质，有指征者及时进行血液净化治疗。

【预后】

未治疗的 MPA 患者预后差，5 年生存率仅 10%。经糖皮质激素联合免疫抑制剂治疗后本病 1 年生存率达 80%～100%，5 年生存率提高到 70%～80%。预后与患者年龄、就诊时的血肌酐水平及有无肺出血密切相关，死亡主要原因为感染、肾衰竭和肺出血。及早积极治疗对改善预后至关重要。

第六节　嗜酸性肉芽肿性多血管炎

案例 8-6-5

患者，男，43 岁，因"间断发热 1 年，四肢麻木疼痛乏力 3 个月"入院。

患者于 1 年前无明显诱因出现发热，体温最高 37.8℃，无畏寒、寒战，体温可自行退至正常。曾在当地医院化验血嗜酸粒细胞升高（具体不详），未予重视。此后反复出现发热，偶有乏力。3 个月前患者出现四肢麻木疼痛，时有蚁走或针刺感，活动无力。既往有哮喘病史 5 年。

体格检查：T 36.8℃，P 82 次/分，R 14 次/分，BP 105/76mmHg，神志清楚。浅表淋巴结无肿大，咽部稍红，扁桃体不大，颈软，气管居中，甲状腺无肿大；胸廓稍膨隆，对称无畸形，两肺呼吸音清，未闻及干、湿啰音。HR 为 82 次/分，律齐，未闻及杂音，腹部平软，肝脾肋下未触及；脊柱四肢无畸形，双上肢肌力 4 级，右手食指指尖红肿触痛明

显。双下肢肌力 4 级，远端不对称性感觉减退，双侧膝腱反射、跟腱反射减弱，病理反射未引出。

问题：

1. 本例可能的诊断是什么？
2. 为明确诊断要做哪些实验室检查？
3. 如何处理？

嗜酸性肉芽肿性多血管炎（eosinophilic granulomatosis with polyangiitis，EGPA），原称变应性肉芽肿性血管炎（allergic granulomatosis angiitis），又称许尔许斯特劳斯综合征（CSS），是一种累及小血管和中等口径血管的系统性血管炎，以过敏性哮喘、嗜酸性粒细胞增多、发热和全身性肉芽肿血管炎为特征。病理学特点是坏死性血管炎，组织中有嗜酸性粒细胞浸润和肉芽肿形成。

本病较少见，缺乏流行病学资料，确切患病率不清。可发生于任何年龄，平均发病年龄 44 岁，男性略多于女性，男女之比 1.3：1。

【临床表现】

本病早期除一般性症状如发热、全身不适、关节痛、食欲缺乏、乏力外，较特异症状为呼吸道过敏反应，出现过敏性鼻炎、鼻窦异常、鼻息肉病及支气管哮喘等，多数患者一般在哮喘发作后 3～8 年才进展到血管炎期，间隔时间短者常提示预后不良；后者临床表现多种多样，如皮肤可见瘀斑、紫癜、皮下结节或溃疡；周围神经病变主要表现为单神经或多神经炎，中枢神经较少累及；心肌肉芽肿浸润或冠状动脉血管炎可致心律失常、心功能衰竭，为导致死亡的主要原因；腹部器官缺血或梗死致腹痛、腹泻、消化道出血或腹部包块；肾损害不少见，但多较轻，表现为镜下血尿和蛋白尿，肾衰竭或肾病综合征少见。

案例 8-6-5

1. 中年患者，间断发热 1 年，四肢麻木、疼痛、乏力 3 个月。患者于 1 年前无明显诱因出现发热，体温最高 37.8℃，无畏寒、寒战，体温可自行退至正常。曾在当地医院化验血嗜酸性粒细胞升高。此后反复出现发热，偶有乏力。3 个月前患者出现四肢麻木疼痛，时有蚁走或针刺感，活动无力。既往有哮喘病史 5 年。

2. 体格检查：生命体征平稳，心肺腹未见异常。脊柱四肢无畸形，双上肢肌力 4 级，右手食指指尖红肿触痛明显。双下肢肌力 4 级，远端不对称性感觉减退，双侧膝腱反射、跟腱反射减弱，病理反射未引出。

患者不规则低热，化验外周血嗜酸性粒细胞增

多，且逐渐出现四肢麻木疼痛，右手食指指尖红肿触痛明显，提示本例不是一般的感染，有可能是系统性血管炎。

【实验室检查】

患者几乎均有外周血嗜酸性粒细胞增多，3/4 患者血清 IgE 升高，且与疾病严重程度相关。病程长者有轻中度正细胞正色素性贫血，红细胞沉降率和 CRP 增高，补体成分多正常，尿常规可有蛋白尿和红细胞管型。约 2/3 患者 ANCA 阳性，且为 p-ANCA，靶抗原主要为 MPO，病情缓解后较快转阴。支气管肺部 X 线检查半数患者在不同时期有一过性片状或结节性肺浸润或弥漫性肺间质病变，支气管肺门淋巴结可肿大，约 1/4 有胸腔积液。病变组织活检示血管炎及坏死性肉芽肿，多伴有嗜酸性粒细胞浸润。

案例 8-6-5

1. 血常规 RBC 3.11×10^{12}/L，Hb 96g/L，WBC 8.6×10^9/L，嗜酸性粒细胞 0.40，PLT 168×10^9/L；红细胞沉降率 60mm/h；尿常规红细胞 16～20/HP。

2. 肝功能、肾功能正常范围；CRP 32mg/L；IgE 0.028g/L（参考值 0.001～0.009g/L）；IgG、IgA、IgM 及总补体活性和 C_3、C_4 正常范围；p-ANCA（＋），MPO-ANCA（＋）。

3. 胸部 X 线检查：两肺见少许斑片状浸润阴影。

【诊断与鉴别诊断】

有过敏性鼻炎或哮喘者出现发热、全身血管炎表现应高度疑诊本病，外周血嗜酸性粒细胞增多、病变组织活检示肉芽肿性血管炎伴组织嗜酸性粒细胞浸润则可确诊。临床诊断可参考 ACR 1990 年嗜酸性肉芽肿性多血管炎的分类标准（表 8-6-5），应与结节性多动脉炎、超敏性血管炎、韦氏肉芽肿病、慢性嗜酸性粒细胞性肺炎等鉴别。

表 8-6-5　ACR 1990 年嗜酸性肉芽肿性多血管炎分类诊断标准

1. 哮喘：有哮喘史或呼气时广泛的肺部高调啰音
2. 嗜酸性粒细胞增多：外周血白细胞分类嗜酸性粒细胞＞10%
3. 单发性或多发性神经病：由于系统性血管炎所致的单神经病、多发单神经病或多发神经病变（手套、袜套样分布）
4. 非固定性肺部浸润：由于系统性血管炎所致胸片上迁移性或一过性肺浸润
5. 鼻旁窦病变：急性或慢性鼻旁窦疼痛或压痛史，或 X 线证实鼻旁窦区模糊
6. 血管周围嗜酸性粒细胞浸润：包括中动脉、小动脉或小静脉在内活检显示血管外有嗜酸性粒细胞积聚

上述 6 项中符合至少 4 项者可诊断 CSS。本标准诊断的敏感性 85.0%，特异性 99.7%

案例 8-6-5

1. 中年患者，既往有哮喘病史 5 年。间断发热 1 年，四肢麻木疼痛乏力 3 个月。

2. 病史特点：患者于 1 年前无明显诱因出现发热，体温最高为 37.8℃，无畏寒、寒战，体温可自行退至正常。曾在当地医院化验出嗜酸性粒细胞升高。此后反复出现发热，偶有乏力。3 个月前患者出现四肢麻木疼痛，时有蚁走或针刺感，活动无力。

3. 临床特点：生命体征平稳，心肺腹无异常。脊柱四肢无畸形，双上肢肌力 4 级，右手示指指尖红肿触痛明显。双下肢肌力 4 级，远端不对称性感觉减退，双侧膝腱反射、跟腱反射减弱，病理反射未引出。

4. 辅助检查：轻度贫血，外周血嗜酸性粒细胞显著增多，IgE 增高，红细胞沉降率和 CRP 增高，尿红细胞阳性，p-ANCA（＋），MPO-ANCA（＋）。

5. 胸部 X 线片：两肺见少许斑片状浸润阴影。

临床诊断：嗜酸性肉芽肿性多血管炎。

【治疗】

本病治疗与其他血管炎相似，以糖皮质激素和免疫抑制剂如 CTX、硫唑嘌呤等为主。一般对糖皮质激素治疗反应良好，过敏症状和嗜酸性粒细胞血症迅速消退，血管炎较快缓解。重症患者可予糖皮质激素与环磷酰胺并用或联合冲击治疗，病情控制后继续予低剂量泼尼松口服维持。难治病例可考虑血浆置换和静脉应用大剂量免疫球蛋白等措施。

案例 8-6-5 治疗建议

1. 泼尼松口服每天 1mg/kg，病情缓解后渐减量，并长期维持。

2. 如血常规及肝功能等情况允许，可联合使用环磷酰胺，隔天 200mg 静脉注射。亦可采用 0.5～1.0g/m² 体表面积每月 1 次，持续 6 个月，以后每 3 个月 1 次，至病情稳定 1～2 年或更长时间，用药期间需监测血常规和肝肾功能。

【预后】

在糖皮质激素应用之前，本病被认为是不治之症，主要死因为心力衰竭和心肌梗死，哮喘发作频繁及全身血管炎进展迅速者预后不佳。大剂量糖皮质激素的应用乃至加用环磷酰胺以来使本病预后明显改善，5 年生存率从 25% 上升至 50% 以上。

第七节 肉芽肿性多血管炎

案例 8-6-6

患者，男，40 岁，因"双耳疼痛 1 个月，右耳疼痛加重 2 天"入院。

患者于 1 个月前感冒后出现右耳鸣，高音调如蝉鸣，持续出现，后感双耳疼痛，右侧较重，并有脓液流出，听力稍有下降，无发热畏寒、咳嗽咳痰、恶心呕吐、头痛头晕等不适，曾考虑中耳炎，口服"头孢拉啶"及局部应用"泰利必妥滴耳液"，右耳脓液基本消失，仍有双耳疼痛，为持续性隐痛，曾外院静脉抗生素治疗（具体不详），效果欠佳。2 天前患者自觉右耳痛剧烈，为搏动性疼痛，伴右侧后部疼痛，遂就诊于我院耳鼻喉科入院。既往身体健康。

体格检查：T 为 36.4℃，P 为 72 次/分，R 为 20 次/分，BP 为 96/60mmHg，神志清楚，营养中等，表情痛苦。浅表淋巴结不肿大，甲状腺不大，心肺腹无异常；脊柱及四肢关节无肿痛畸形。专科检查：双耳鼓膜充血，右侧基、双鼓膜光椎标示不清，右鼓膜后缘及外耳道后壁隆起。鼓膜表面有少许分泌物，未见明显穿孔，可见一搏动性亮点。乳突区压痛可疑，双咽鼓管不通畅。外鼻无畸形，鼻黏膜慢性充血，双下甲肿大，鼻中隔向左偏曲，鼻腔内有少量分泌物。鼻旁窦无压痛。咽部黏膜慢性充血，双侧扁桃体Ⅰ°肿大，无脓点。咽后壁淋巴滤泡轻度增生，鼻咽部光滑。会厌无充血水肿，声带无充血、水肿，闭气良好。

问题：

1. 本例可能的诊断是什么？

2. 为明确诊断要做哪些实验室检查？

3. 如何处理？

肉芽肿性多血管炎（granulomatosis with polyangiitis，GPA），原称为韦氏肉芽肿病（Wegener's granulomatosis，WG），是一种系统性坏死性肉芽肿血管炎，病变累及小动脉、静脉及毛细血管，偶尔累及大动脉，病理上以血管壁的炎症为特征，主要侵犯上、下呼吸道和肾脏，典型临床表现为鼻和副鼻窦炎、肺病变和进行性肾衰竭。

本病病因迄今未明。发病率每年 0.4/10 万，任何年龄（5～91 岁）均可发生，但中年人多见，30～50 岁是本病的高发年龄，平均年龄为 41 岁，男女之比 1.6∶1。

【临床表现】

本病起病可缓可急，早期表现为全身性非特异性症状，如发热、全身不适、体重减轻、盗汗、关节痛和肌痛。

各系统表现依血管炎累及不同部位而异。超过70%的患者以上呼吸道病变为首发症状，表现为慢性鼻炎、鼻窦炎致上呼吸道阻塞和疼痛、脓性或血性分泌物，严重者鼻咽部溃疡、鼻中隔穿孔，甚至鼻鞍部变形。下呼吸道受累是 GPA 基本特征之一，半数起病时即受累；总计 80%以上患者病程中出现肺部病变，常见症状为咳嗽、咯血及胸闷、气短、胸痛，1/3患者出现迁移性或多发性肺病变，X 线检查可见中下肺野结节和浸润，可有胸腔渗液，肺功能检查示肺活量和弥散功能下降。70%～80%患者在病程中出现不同程度的肾脏病变，常见的表现为血尿、蛋白尿、细胞管型，重者伴有高血压和肾病综合征，并可导致肾功能衰竭，是 GPA 的重要死因之一。其他表现包括52%患者有眼病变，出现眼球突出、视神经及眼肌损伤、结膜炎、角膜溃疡、虹膜炎、视网膜血管炎等；因咽鼓管阻塞致中耳炎可见脓性分泌物、神经性耳聋和传导障碍；近半数有皮肤病变，以皮肤紫癜最为常见，亦可有多形红斑、斑（丘）疹、瘀点（斑）、皮下结节、坏死性溃疡形成以及浅表皮肤糜烂等；70%患者有关节受累，多数表现为关节疼痛及肌痛，1/3者可出现对称性或非对称性以及游走性关节炎；少数有心脏受累，出现心包炎、心肌炎和冠状动脉炎；约1/3 的患者在病程中出现神经系统损害，以外周神经病变常见，以多发性单神经炎最常见，也可呈癫痫发作或精神异常。

案例 8-6-6

1. 患者于 1 个月前感冒后出现右耳鸣，高音调如蝉鸣，持续出现，后感双耳疼痛，右侧较重，并有脓液流出，听力稍有下降，曾考虑中耳炎，口服"头孢拉啶"及局部应用"泰利必妥滴耳液"，右耳脓液基本消失，仍有双耳疼痛，为持续性隐痛，曾外院静脉抗生素治疗，效果欠佳。2 天前患者自觉右耳痛剧烈，为搏动性疼痛，伴右侧后部疼痛。

2. 体检：T 36.4℃，P 72 次/分，R 20 次/分，BP 为 96/60mmHg，神志清楚，营养中等，表情痛苦；浅表淋巴结不肿大，甲状腺不大，心肺腹无异常；脊柱及四肢关节无肿痛畸形。专科检查：双耳鼓膜充血，右侧甚，双鼓膜光椎标示不清，右鼓膜后缘及外耳道后壁隆起。鼓膜表面有少许分泌物，未见明显穿孔，可见一搏动性亮点。乳突区压痛可疑，双咽鼓管不通畅。外鼻无畸形，鼻黏膜慢性充血，双下甲肿大，鼻中隔向左偏曲，鼻腔内有少量分泌物。鼻旁窦无压痛。咽部黏膜慢性充血，双侧

扁桃体Ⅰ°肿大，无脓点。咽后壁淋巴滤泡轻度增生，鼻咽部光滑。会厌无充血水肿，声带无充血、水肿，闭气良好。

本例患者经抗生素治疗后仍有双耳疼痛，需警惕有多系统损害的血管炎可能。

【实验室检查】

红细胞沉降率增快、白细胞数升高、轻度贫血、轻度高丙种球蛋白血症、类风湿因子低度阳性等均为非特异性改变。尿液检查异常包括镜下血尿、红细胞管型、白细胞尿和中等程度的蛋白尿，偶见肾病范围的蛋白尿，肾功能异常较多见，以血清尿素氮及肌酐升高为特点。在典型病例约 90%为 c-ANCA 阳性，缺乏肾脏改变者阳性率为 70%左右。病情缓解时 c-ANCA 滴度下降甚或转阴，其他血管炎及结缔组织病 c-ANCA 阳性率甚低，因此该抗体可作为 GPA 诊断与治疗效果监测的重要参考指标；无症状者亦可检测 ANCA 及鼻窦和肺脏 CT 扫描协助诊断。

呼吸道及肾脏活检是诊断的重要依据。病理检查鼻窦及鼻病变组织呈坏死性肉芽肿和（或）血管炎，肺小血管壁有中性粒细胞及单个核细胞浸润，可见巨细胞、多形核巨细胞肉芽肿，并可破坏肺组织形成空洞；肾脏病理为局灶性节段性新月体性坏死性肾小球肾炎，免疫荧光检测无或很少有免疫复合物及补体沉积。诊断困难者必要时可行胸腔镜或开胸直视活检以提供诊断的病理依据。

案例 8-6-6

1. 血常规 RBC 3.46×10^{12}/L，Hb 110g/L，WBC 11.9×10^9/L，PLT 330×10^9/L；红细胞沉降率 100mm/h；尿常规蛋白（＋＋），红细胞为 20～30/HP，红细胞管型 4～6 个/LP，尿蛋白定量0.97g/d。

2. 肝功能正常范围；肾功能 BUN 7.83mmol/L，Scr 252.3μmol/L；CRP 52mg/L；c-ANCA（＋），p-ANCA（－），ANA 和 ENA（－）；外耳道分泌物培养、血培养阴性。

3. 胸部 CT：考虑结核伴空洞形成，建议上肺穿刺活检除外肿瘤；内听道 CT 示右侧中耳乳突炎；鼻旁窦片未见异常；B 超双肾大小正常范围，皮质回声增强，皮髓质界限不清。

4. 肺活检：肺小血管壁有较多中性粒细胞及单核细胞浸润，可见巨细胞、多形核巨细胞肉芽肿。

【诊断与鉴别诊断】

临床表现有上、下呼吸道病变与肾小球肾炎三联征、实验室检查 c-ANCA 阳性，组织病理检查呈坏死性肉芽肿炎者可确诊。但本病临床表现多样，对只

有二联征或仅局限某一部位病变,且组织病理不典型或不能进行活检时诊断较困难。

临床诊断可参考 ACR 1990 年 GPA 的分类标准(表 8-6-6),需与败血症、特别是真菌和分枝杆菌感染、淋巴瘤性肉芽肿、显微镜下多血管炎、EGPA、肺出血-肾炎综合征(goodpasture syndrome)、复发性多软骨炎及恶性网状细胞增多症等鉴别。

表 8-6-6　ACR 1990 年 GPA 分类诊断标准

鼻或口腔炎症:痛或无痛性口腔溃疡、脓性或血性鼻分泌物
胸部 X 线异常:胸片示结节、固定浸润病灶或空洞
尿沉渣异常:镜下血尿(RBC>5 个/HP)或红细胞管型
病理:动脉壁、动脉周围或血管外区域有肉芽肿性炎症

上述 4 项中符合 2 项或以上者可诊断 GPA。本标准诊断的敏感性 88.2%,特异性 92.0%

案例 8-6-6

1. 中年患者,慢性病程,反复发作。

2. 病史特点:1 个月前感冒后出现反复双耳耳鸣、疼痛,伴有脓液流出,听力稍有下降,初期口服及局部应用抗生素有效,但仍进展反复发作。2 天前症状加重,右耳痛剧烈,为搏动性疼痛,伴右侧颞部疼痛。

3. 临床特点:T 36.4℃,P 72 次/分,R 20 次/分,BP 96/60mmHg,神志清楚,营养中等,表情痛苦。双耳鼓膜充血,右侧基、双鼓膜光椎标示不清,右鼓膜后缘及外耳道后壁隆起。鼓膜表面有少许分泌物,可见一搏动性亮点。乳突区压痛可疑,双咽鼓管不通畅。外鼻无畸形,鼻黏膜慢性充血,双下甲肿大,鼻中隔向左偏曲,鼻腔内有少量分泌物。鼻旁窦无压痛。咽部黏膜慢性充血,双侧扁桃体 I° 肿大。

4. 辅助检查:白细胞和血小板增高,红细胞沉降率和 CRP 增高,尿常规蛋白尿及镜下血尿和红细胞管型,肾功能 BUN 7.83mmol/L,Scr 252.3μmol/L,c-ANCA(+),p-ANCA(-),ANA 和 ENA(-)。胸部 CT:考虑结核伴空洞形成,建议上肺穿刺活检除外肿瘤。内听道 CT:右侧中耳乳突炎。B 超双肾大小正常范围,皮质回声增强,皮髓质界限不清。

5. 肺活检:肺小血管壁有较多中性粒细胞及单核细胞浸润,可见巨细胞、多形核巨细胞肉芽肿。

临床诊断:肉芽肿性多血管炎。

【治疗】

GPA 的治疗可分为诱导和维持缓解及控制复发。轻型或局限型早期病例可单用糖皮质激素治疗,若疗效不佳应尽早使用免疫抑制剂,环磷酰胺为首选;对有肾脏受累或下呼吸道病变者开始治疗即应联合应用糖皮质激素与环磷酰胺。循证医学显示糖皮质激素

加环磷酰胺联合治疗有显著疗效,特别是肾脏受累及具有严重呼吸系统疾病的患者应作为首选治疗方案。但治疗终止后约 50% 的患者病情复发,因此需长期随访监测。

糖皮质激素治疗一般选用泼尼松,每天 1～2mg/kg,口服 4～6 周,病情缓解后逐渐减量并以低剂量维持。对严重病例如呼吸道病变伴低氧血症和肺泡出血、进行性肾衰竭、神经系统血管炎等可采用大剂量甲泼尼龙冲击治疗,每天 15mg/kg,3～5 天。

环磷酰胺是治疗本病的基本药物,每天 2mg/kg 口服或静脉注射,严重病例给予冲击治疗,每次 1.0g,每 3～4 周 1 次,可使用 1 年或数年,多数患者需糖皮质激素与环磷酰胺联合治疗,可改善器官功能、延长生存期。活动期或危重病例可在糖皮质激素与环磷酰胺基础上采用丙种球蛋白(每天 300～400 mg/kg,连用 5～7 天)、血浆置换治疗。对环磷酰胺不能耐受或不能控制者可改用或加用硫唑嘌呤或甲氨蝶呤,对上述治疗效果不佳者可试用环孢素、霉酚酸酯等。也可以考虑应用生物制剂如利妥昔单抗等。

对于病变局限于上呼吸道及已用泼尼松和环磷酰胺控制病情者,可选用复方新诺明片进行抗感染治疗,能预防复发,延长生存时间。在使用免疫抑制剂和糖皮质激素治疗时,应注意预防肺孢子菌感染所致的肺炎,后者可能成为 GPA 的重要死因。急性期患者如出现肾衰竭则需要透析,半数以上肾功能可能恢复。

案例 8-6-6　治疗建议

1. 甲泼尼龙 0.5～1.0g 静脉滴注每天 1 次,连用 3 天,随后口服泼尼松每天 1～2mg/kg,1～2 周后视病情需要可重复甲泼尼龙冲击治疗。口服泼尼松 4～6 周缓解后可渐减量并长期维持;注意预防糖皮质激素不良反应。

2. 如血常规及肝功能等情况允许,可予环磷酰胺冲击治疗,即环磷酰胺 0.5～1.0g 加入生理盐水 250～500ml 中静脉滴注,每 3～4 周 1 次,连用 6 个月。

3. 预防感染。

4. 肾功能进行性恶化可血液透析治疗。

【预后】

诊断延误或未经治疗的 GPA 患者预后很差,平均生存期为 5 个月,90% 以上在 2 年内死亡,死因通常是呼吸衰竭和(或)肾衰竭。目前早期诊断与合理治疗已使预后明显改观,80% 患者存活时间超过 5 年,大部分患者在合理治疗下能维持长期缓解。影响预后

的主要因素是难以控制的感染和不可逆的肾脏损害。

第八节　皮肤白细胞破碎性血管炎

案例 8-6-7

患者，女，62 岁，因"全身酸痛、双下肢皮疹 1 个月"入院。

患者 1 个月前因鼻塞流涕曾自服"感冒颗粒"，后出现全身酸痛、乏力，双下肢出现多处大小不等、略高出皮肤表面、紫红色、压之不褪色的皮疹，伴有瘙痒感，无疼痛及脱屑，数量逐渐增多，互相融合，部分有血疱和破溃。既往身体健康，否认支气管哮喘、荨麻疹或药物食物过敏史。

体格检查：T 36.2℃，P 90 次/分，R 15 次/分，BP 125/78mmHg，神志清楚。双下肢皮肤密布大小不等隆起性紫癜，部分表面有血疱和破溃，浅表淋巴结不肿大，咽部稍红，扁桃体不大，颈软，气管居中，甲状腺不大；双肺呼吸音清晰，HR 90 次/分，律齐，未闻及杂音，腹部平软，肝脾肋下未触及；脊柱四肢无畸形，四肢关节无压痛。生理反射存在，病理反射未引出。

问题：

1. 本例可能的诊断是什么？
2. 为明确诊断要做哪些实验室检查？
3. 如何处理？

皮肤白细胞破碎性血管炎（leucocytoclastic vasculitis），又称超敏性血管炎（hypersensitivity angiitis）或变应性血管炎（allergic vasculitis），是由多种因素引起的，主要累及皮肤细小血管（尤其是毛细血管后静脉），并以中性粒细胞浸润和其核破碎为病理特征的血管炎。多由感染或药物和化学品引起，也可能与某些自身免疫病、淋巴增生性疾病或恶性肿瘤有关，不同病因所致者皮疹形态和系统症状相似，组织病理改变也相似，发病机制主要与抗原刺激引起的 Arthus 反应或Ⅲ型变态反应有关。

【临床表现】

本病常呈急性发病，多见于青壮年，在接触某种致病因素后迅速出现各种皮损，如隆起性紫癜、荨麻疹、斑丘疹、结节、瘀斑等，部分有水疱、血疱或破溃及结痂，伴有瘙痒或疼痛感，愈合后遗留色素沉着，部位以双下肢最常见，其次为上肢和躯干，颜面部较少，可伴有全身症状如发热、肌痛、关节痛、口腔溃疡等。临床表现差异甚大，病情轻者仅见少数皮疹，重者不但皮疹严重，少数还可伴有内脏受累及损害，如蛋白尿、血尿，甚至肾功能不全及肺炎、末梢神经炎、腹痛、黑便等。

案例 8-6-7

1. 患者为老年女性，"感冒"服药后出现全身酸痛、乏力，双下肢出现多处大小不等、略高出皮肤表面、紫红色、压之不褪色的皮疹，伴有瘙痒感，数量逐渐增多，互相融合，部分有血疱和破溃。

2. 查体：两下肢皮肤密布大小不等隆起性紫癜，部分表面有血疱和破溃。提示可能是皮肤血管炎。

【实验室检查】

实验室检查无特异性，可有红细胞沉降率增快，血清补体正常或 C4 下降，偶见有嗜酸性粒细胞增多。组织病理可见微静脉、微动脉、毛细血管壁中性粒细胞或淋巴细胞浸润，白细胞核破碎及血管壁纤维素样坏死。

案例 8-6-7

1. 血常规 RBC $4.02×10^{12}$/L，Hb 119g/L，WBC $6.3×10^9$/L，PLT $180×10^9$/L；红细胞沉降率 66mm/h；尿常规蛋白（－），红细胞（－）。

2. 肝功能、肾功能正常范围；补体正常；CRP 21mg/L；ANA（－），RF（－），ANCA（－）。

3. 皮肤活检：皮下组织血管管壁内及管壁周围中性粒细胞浸润和灶状坏死，并见白细胞破碎的核碎片，免疫荧光检查见免疫球蛋白和补体在血管壁沉积。

【诊断与鉴别诊断】

本病无特异性临床表现及实验室检查指标，诊断较困难，若皮肤活检有血管炎表现，且能找到诱发药物或化学品，脱离诱因后于数天或数周内消失，可以诊断。临床诊断可参考 ACR 1990 年皮肤白细胞破碎性血管炎的分类标准（表 8-6-7），需与过敏性紫癜、冷球蛋白血症、显微镜下多血管炎、低补体血症荨麻疹性血管炎等鉴别。

表 8-6-7　ACR 1990 年皮肤白细胞破碎性血管炎分类诊断标准

①发病年龄>16 岁：出现症状时>16 岁
②发病前服药史：出现症状前曾服用可疑药物
③可触及的紫癜：皮肤一处或多处出现稍隆起的紫癜，压之不褪色，非血小板减少所致
④斑丘疹：一处或多处，大小不等，扁平或高出皮面
⑤小动脉或小静脉活检：皮肤小动脉或小静脉血管周围或血管外有中性粒细胞浸润

上述 5 项中符合至少 3 项者可诊断皮肤白细胞破碎性血管炎。本标准诊断的敏感性 70.0%，特异性 83.9%

案例 8-6-7

1. 患者为老年女性，全身酸痛、双下肢皮疹 1 个月。

2. 病史特点："感冒"服药后出现全身酸痛、乏力，双下肢出现多处大小不等、略高出皮肤表面

紫红色、压之不褪色的皮疹，伴有瘙痒感，数量逐渐增多，互相融合，部分有血疱和破溃。

3. 临床特点：两下肢皮肤密布大小不等隆起性紫癜，部分表面有血疱和破溃。红细胞沉降率和CRP增高，ANA（－），RF（－），ANCA（－）。

4. 皮肤活检：皮下组织血管管壁内及管壁周围中性粒细胞浸润和灶状坏死，并见白细胞破碎的核碎片，免疫荧光检查见免疫球蛋白和补体在血管壁沉积。

临床诊断：皮肤白细胞破碎性血管炎。

【治疗】

本病需制订个体化治疗方案。首先应停止接触可疑过敏药物或化学品，如有感染需积极控制感染。皮损较重或伴有内脏损害者可用糖皮质激素（口服泼尼松 30～60mg/d），羟氯喹或雷公藤多苷口服亦有较好疗效；对无皮肤溃疡的下肢皮肤血管炎可试用秋水仙碱 0.5mg，2～3 次/天。上述治疗无效或活动性病例还可试用氨苯砜（75～150mg/d），皮肤坏死或糖皮质激素不能耐受者可考虑应用环磷酰胺或硫唑嘌呤等。

案例 8-6-7　治疗建议

1. 泼尼松每天 30mg 口服，缓解后减量维持一段时间。

2. 如血常规及肝肾功能等情况允许，雷公藤多苷片 10～20mg，3 次/天，由于具有性腺抑制的不良反应，拟生育者不宜使用。

3. 羟氯喹 0.2 2 次/天，治疗前后应监测心电图，并定期检查眼底。

【预后】

本病在病因去除后可自限。国内报道部分病例若干年后可能诊断为 MPA 或系统性红斑狼疮等，故对临床诊断皮肤白细胞破碎性血管炎者仍应加强随访观察。

第九节　贝赫切特综合征

案例 8-6-8

患者，女，38 岁，因"反复口腔溃疡 4 年，左下肢皮疹 1 个月，外阴溃疡 1 周"入院。

患者在 4 年前无明显诱因出现口腔溃疡，常多发，伴烧灼疼痛感，曾于当地医院治疗，具体不详，效果欠佳。口腔溃疡反复发作，每年发作 5～6 次，每次持续 10 余天。1 个月前患者出现左下肢红斑样皮疹，有触痛，未予重视。1 周前患者发现外阴溃疡，伴疼痛。

体格检查：T 36.4℃，P 80 次/分，R 16 次/分，

BP 130/75mmHg，神志清楚，口腔黏膜及舌下见多个圆形或卵圆形溃疡，最大直径约为 1cm。左下肢胫前可见一 4mm×4mm 结节红斑，隆起皮面，有触痛。右侧小阴唇可见一个 5mm×5mm 溃疡，宫颈可见两处溃疡，大小约为 5mm×5mm。浅表淋巴结未触及；双肺呼吸音清晰，HR 80 次/分，律齐，未闻及病理性杂音，腹部平软，肝脾肋下未触及，无移动性浊音；脊柱及四肢关节无肿痛畸形。生理反射存在，病理反射未引出。

问题：

1. 本例可能的诊断是什么？
2. 为明确诊断要做哪些实验室检查？
3. 如何处理？

贝赫切特综合征（Behcet syndrome，BD），也称白塞病，是一种全身性慢性血管炎症性疾病，以复发性口腔溃疡、外阴溃疡、眼炎及皮肤损害为临床特征，可累及多个系统、病情反复发作和缓解交替的慢性疾病。根据内脏系统损害的不同可分为血管型、神经型、胃肠型等。病因和发病机制不明确，可能与遗传因素及病原体感染有关。病理检查皮肤黏膜、视网膜、脑、肺等受累部位可见血管炎改变，血管周围有炎症细胞浸润，严重者有血管壁坏死，大、中、小、微血管（动静脉）均可受累。

本病有较强的地域性，东亚、中东和地中海地区发病率较高，被称为丝绸之路病，我国北方部分地区调查发病率为 14/10 万，好发年龄为 16～40 岁，国外统计男性发病稍高于女性，我国则以女性居多，但男性患者眼、内脏与神经系统受累较女性高 3～4 倍，且病情较重。

【临床表现】

本病全身各系统均可受累，但较少同时出现多种临床表现，有时历经数年或更长时间才相继出现各种临床症状和体征。其基本症状包括：①复发性疼痛性口腔溃疡（aphthous ulceration，阿弗他溃疡），98% 以上患者为此为首发症状，也是诊断本病最基本的依据，每年发作至少 3 次，发作期间在颊黏膜、舌缘、唇、软腭等处出现多个痛性红色小结，继而形成此起彼伏、直径为 2～3mm 溃疡，7～14 天后自行消退而不留瘢痕；②生殖器溃疡，见于 80% 的患者，与口腔溃疡性状相似，但出现次数较少，数量亦少，但溃疡深大，愈合慢，常见于女性患者的大小阴唇或阴道，男性见于阴囊和阴茎，也可出现在会阴或肛门周围；③皮肤病变，发生率高（80%～98%），可呈结节性红斑、多形红斑、环形红斑、假性毛囊炎、痤疮样毛囊炎、浅表栓塞性静脉炎等不同表现，尤以结节性红

斑最为常见且具有特异性，多在小腿对称性分布，呈铜板样大小红色有压痛的浸润性皮下结节，分批出现，逐渐扩大，7～14天转为暗红后自行消退或留有色素沉着；④眼炎，见于半数左右患者，男性明显多于女性，尤以年轻男性发病率更高，多在起病后的两年内，可先后累及双侧，最常见的眼部病变是葡萄膜炎或视网膜炎，可造成严重的视力障碍，致盲率可达25%，其他如角膜炎、疱疹性结膜炎、巩膜炎、脉络膜炎、视神经乳头炎等。

除上述基本症状外，部分患者因局部血管炎可引起内脏系统的病变：①消化道病变，又称为肠白塞病，出现在许多发作期患者，从口腔到肛门的全消化道均可受累，以右下腹痛为常见，伴有局部压痛和反跳痛，其他如恶心、呕吐、吞咽困难、腹胀、腹泻等。胃肠道 X 线或内镜检查及手术探查显示基本病变为多发性溃疡，重者有溃疡出血、肠麻痹、肠穿孔、腹膜炎、瘘管形成等合并症。②神经系统病变，又称为神经白塞病，见于约20%的患者，多在基本症状出现后数月到数年内出现，有发作与缓解交替的倾向，脑、脊髓的任何部位都可因小血管炎而受损，发病多急骤，临床表现随其受累部位的不同而异，可有脑膜脑炎、瘫痪、脑干损害、良性颅内高压、脊髓损害、周围神经受损等类型，神经病变的复发率和死亡率都很高。③心血管病变，见于10%的患者，可累及体内任何部位的大中动脉或静脉，引起血管炎，是致死致残的主要原因。大、中动脉炎出现动脉狭窄和动脉瘤，大、中静脉受累特点是除管壁炎症外尚有明显的血栓形成致静脉狭窄和梗阻，导致颜面或颈部肿胀、腹水、下肢浮肿、腹壁静脉曲张等，心脏受累少见，可出现主动脉瓣关闭不全、二尖瓣狭窄和关闭不全等。④关节炎，30%～50%患者有单关节或少数关节的肿痛，膝关节受累最为多见，可反复发作并自限，很少有关节畸形，HLA-B27 阳性患者可有骶髂关节受累。⑤肺部病变，较少见，但大多病情严重，肺小动脉炎引起的小动脉瘤或局部血管栓塞可出现咯血、胸痛、气短、肺栓塞等症状，有肺栓塞者预后不良，4%～5%可出现肺间质病变。⑥泌尿系统病变，较少见，表现为间歇性或持续性镜下或肉眼血尿与蛋白尿、肾性高血压，均不严重，多不影响肾功能。⑦附睾炎，5%患者出现单侧或双侧附睾肿大、疼痛和压痛，1～2 周可缓解，易复发；此外部分患者在疾病活动或有新的脏器受损时出现发热，以低热多见；女性妊娠期多数患者病情加重。

案例 8-6-8

1. 患者反复发作口腔溃疡，伴烧灼疼痛感 4 年，每年发作 5～6 次，每次持续 10 余天。1 个月前出现左下肢红斑样皮疹，有触痛，1 周前发现外阴溃疡，伴疼痛。

2. 体格检查：T 36.4℃，P 80 次/分，R 16 次/分，BP 130/75mmHg，神志清楚，口腔黏膜及舌下见多个圆形或卵圆形溃疡，最大直径约为 1cm。左下肢胫前可见一个 4mm×4mm 结节红斑，隆起皮面，有触痛。右侧小阴唇可见一个 5mm×5mm 溃疡，宫颈可见两处溃疡，大小约为 5mm×5mm。心肺腹无异常，脊柱及四肢关节无肿痛畸形。生理反射存在，病理反射未引出。

患者有反复口腔溃疡，外阴溃疡，皮肤红斑，提示有贝赫切特综合征的可能。

【实验室检查】

本病无特异性实验室异常。抗核抗体谱、ANCA、抗磷脂抗体均无异常，补体水平及循环免疫复合物亦正常；活动期可有红细胞沉降率增快，CRP 升高，部分患者冷球蛋白阳性，HLA-B51 阳性率 57%～88%，与眼和消化道病变相关，40%患者抗 PPD（结核菌素纯蛋白衍化物）抗体增高。脑 CT 及磁共振检查对脑、脑干及脊髓病变有一定帮助，胃肠造影及内窥镜检查、血管造影及彩色多普勒有助诊断病变部位及范围，高分辨 CT 或肺血管造影、同位素肺通气/灌注扫描等有助于肺部病变诊断。

针刺反应是本病目前唯一特异性较强的试验，阳性率 60%～78%，方法为消毒皮肤后用 20 号无菌针头在前臂屈面中部斜行刺入 5mm 沿纵向稍作捻转后退出，24～48 小时后局部出现直径＞2mm 的毛囊炎样小红点或脓疱疹样改变为阳性，与疾病活动性相关。接受静脉穿刺或皮肤创伤后出现的类似皮损具有同样意义。

案例 8-6-8

1. 血常规 RBC $4.02×10^{12}$/L，Hb 133g/L，WBC $7.8×10^9$/L，PLT $166×10^9$/L；红细胞沉降率 44mm/h；尿常规无异常。

2. 肝功能、肾功能正常范围；CRP 32mg/L；ANA、ENA、ANCA（－）；PPD 试验（－）。

3. 针刺反应阳性。

【诊断与鉴别诊断】

本病诊断目前多采用 1989 年国际白塞病委员会提出的标准：①反复口腔溃疡，每年至少有 3 次肯定的口腔溃疡出现；②反复外阴溃疡，经医师确诊或本人确有把握的外阴溃疡或瘢痕；③眼炎，包括前葡萄膜炎、后葡萄膜炎、视网膜血管炎、裂隙灯下的玻璃体内有细胞出现；④皮肤病变，包括结节性红斑、假性毛囊炎、丘疹性脓疱疹，未用过糖皮质激素的非青春期者出现痤疮样结节；⑤针刺试验呈阳性结果。上述 5 项中具备第 1 项，并有其余 4 项中的 2 项可诊断，本标准诊断的敏感性为 91%，特异性为 96%。

2013 年白塞病国际标准修订小组提出新的国际诊断标准见表 8-6-8。

表 8-6-8　白塞病国际标准修订小组 2013 年白塞病的国际诊断标准

症状	分数
眼部病变	2 分
生殖器溃疡	2 分
口腔溃疡	2 分
皮肤损害	1 分
神经系统损害	1 分
血管表现	1 分
针刺反应阳性	1 分

总分≥4 分可确诊，本标准敏感性为 93.9%，特异性为 92.1%。

其他与本病密切相关并有利于本病诊断的症状有关节炎和（或）关节痛、皮下栓塞性静脉炎、深静脉血栓、动脉血栓或动脉瘤、中枢神经系统病变、消化道溃疡、附睾炎、阳性家族史。本病的临床表现包括基本症状亦可在许多其他多种结缔组织病出现，应从病史、体检和有关实验室检查等方面详细分析，与其他系统疾病加以鉴别。

> **案例 8-6-8**
> 1. 患者表现为慢性病程，反复发作。
> 2. 病史特点：反复口腔溃疡，伴烧灼疼痛感 4 年。每年发作 5～6 次，每次持续 10 余天。1 个月前出现左下肢红斑样皮疹，有触痛，1 周前发现外阴溃疡，伴疼痛。溃疡反复发作，每年发作 5～6 次，每次持续 10 余天。1 月前患者出现左下肢红斑样皮疹，有触痛。1 周前患者发现外阴溃疡，伴疼痛。
> 3. 临床特点：口腔黏膜及舌下见多个圆形或卵圆形溃疡，最大直径约为 1cm。左下肢胫前可见一 4mm×4mm 结节红斑，隆起皮面，有触痛。右侧小阴唇可见一个 5mm×5mm 溃疡，宫颈可见两处溃疡，大小约为 5mm×5mm。
> 4. 辅助检查：红细胞沉降率及 CRP 增高，ANA、ENA、ANCA（－），PPD 试验（－），针刺反应阳性。
> 临床诊断：贝赫切特综合征。

【治疗】

贝赫切特综合征尚无公认的有效根治办法，目前的治疗主要是对症治疗、眼炎治疗和血管炎治疗等几个方面，多种药物均有效，但停药后大多易复发。

一般治疗包括急性活动期应卧床休息；发作间歇期应注意预防复发，如控制口咽部感染、避免进刺激

性食物；伴感染者可行相应的治疗。

对症治疗主要根据不同临床症状而予以相应处理，如非甾体抗炎药可用于缓解发热、皮肤结节红斑、溃疡疼痛及关节炎症；秋水仙碱 0.5mg，每天 2～3 次，对关节病变、结节性红斑及口腔和生殖器溃疡有一定效果；糖皮质激素制剂局部应用如软膏可用于口腔溃疡，眼药水（膏）对轻型前葡萄膜炎有一定疗效，重症眼炎者可在球结膜下注射肾上腺皮质激素。沙利度胺对口腔黏膜溃疡有较好疗效，每天剂量为 25～100mg，需注意有引起先天性无臂等不良反应，有生育要求的妇女禁用。

内脏血管炎、急性中枢神经系统损害和眼炎主要是应用糖皮质激素和免疫抑制剂如苯丁酸氮芥、硫唑嘌呤、甲氨蝶呤或环磷酰胺等，可根据病变部位和进展选择药物的种类、剂量和途径，用药期间应注意严密监测不良反应。患者如有结核病或结核病史，PPD 皮试强阳性，可试行三联抗结核治疗 3 个月以上，并观察疗效。生物制剂如 TNF-α 抑制剂英夫利昔单抗已用于治疗贝赫切特综合征的眼炎及多发血栓性病变。有少数文献报道抗 CD20 单抗（利妥昔单抗）治疗贝赫切特综合征心血管病变有效。

重症肠贝赫切特综合征并发肠穿孔时可行手术治疗，但术后复发率高达 50%，复发与手术方式及原发部位无关，故选择手术时应慎重；血管病变手术后也可于吻合处再次形成动脉瘤，故一般不主张手术治疗，采用介入治疗可减少手术并发症。眼失明伴持续疼痛者可手术摘除。手术后仍应继续应用免疫抑制剂以减少复发。

> **案例 8-6-8　治疗建议**
> 1. 泼尼松口服每天 1mg/kg，必要时予甲泼尼龙 0.5～1.0g 静脉滴注，每天 1 次，连用 3 天，随后口服泼尼松，1～2 周后视病情需要可重复甲泼尼龙冲击治疗。
> 2. 沙利度胺 50～75mg，每晚一次。
> 3. 对症处理，如消炎镇痛、抗血小板聚集等。

【预后】

本病一般呈慢性进程，缓解与复发可持续数周或数年，甚至长达数十年，大部分患者预后良好。有眼病者可以使视力严重下降，甚至失明；胃肠道受累后引起溃疡出血、穿孔、肠瘘、吸收不良、感染等都是严重的并发症，死亡率很高；有中枢神经系统病变者死亡率也高，存活者往往有严重的后遗症。大、中动脉受累后亦可因动脉瘤破裂、心肌梗死等而出现突然死亡者亦非罕见。

（任　洁　周　毅）

第七章　特发性炎症性肌病

张某，男，45 岁，因"四肢近端疼痛无力伴双侧上眼睑红斑 5 个月"入院。

患者入院前 5 个月于"感冒"后出现咳嗽，咳白色黏痰，同时伴吞咽费力，无发热，于当地医院给予静点氨基酸等治疗后病情未好转，并出现四肢近端疼痛乏之，行走、蹲起费力，同时发现双侧上眼睑出现紫红斑。当地医院查心肌酶为 786U/L，肌电图未见异常，给予泼尼松 30mg/d，口服，半个月后减至 15mg/d，治疗 1 个月左右复查心肌酶下降至 498U/L，症状好转而停用激素。入院前 1 个月病情反复，四肢力量迅速下降，吞咽困难，查心肌酶为 2640U/L，同时发现双手及肘关节伸侧出现皮疹，当地医院予泼尼松 50mg/d 治疗无好转。患者既往身体健康，无否认有传染病接触史及药物过敏史。

体格检查：T 37.6℃，P 98 次/分，R 28 次/分，BP 128/90mmHg，Wt 60kg。发育正常，神志清楚。双侧上眼睑轻度水肿，可见暗紫红斑，双侧肘关节及掌指、近端指间关节伸侧可见微暗的红斑及色素沉着斑，上有少量鳞屑。浅表淋巴结无肿大。口腔黏膜未见溃疡，扁桃体不大。颈软，胸廓对称无畸形，双肺呼吸音粗糙，肺底部可闻及 Velcro 啰音；心律齐，HR 为 98 次/分，未闻及杂音。腹部平软，肝脾肋下未及。脊柱四肢无畸形，四肢肌肉萎缩明显，近端大肌群有明显压痛，上下肢近端肌力约 Ⅰ 级，远端肌力约 Ⅳ 级。生理反射存在，病理反射未引出。

问题：

1. 本例的诊断及其主要依据是什么？
2. 本例应做哪些实验室及有关辅助检查？
3. 如果诊断明确，应如何处理？

特发性炎症性肌病（idiopathic inflammatory myopathy，IIM）是一组病因未明的以横纹肌非化脓性炎症为主要病理特征的系统性自身免疫性疾病。本组疾病有高度的异质性，其主要临床类型如表 8-7-1 所示。因为本组疾病目前尚无统一的诊断标准，国外报道该病的发病率为（0.5～8.4）/10 万人，10～15 岁和 45～60 岁是 IIM 发病的两个高峰。我国 IIM 的发病率和患病率尚不太清楚。

表 8-7-1　炎症性肌病的主要临床类型

1. 原发性多发性肌炎
2. 原发性皮肌炎
3. 儿童皮肌炎或多发性肌炎
4. 恶性肿瘤相关性皮肌炎或多发性肌炎
5. 其他结缔组织病伴发皮肌炎或多发性肌炎
6. 包涵体肌炎

多发性肌炎（polymyositis，PM）和皮肌炎（dermatomyositis，DM）约占成人 IIM 的 70%，本章主要讨论这两种类型。

【病因和发病机制】

本病病因不明。病毒等感染因子、遗传背景、环境因素及某些恶性肿瘤等都可能是引起本组疾病的诱因。

PM 和包涵体肌炎可能主要由细胞免疫异常引起的免疫病理损伤所致。免疫病理检查发现该病患者的肌活检标本中 CD8＋的单个核细胞包围和侵入肌肉纤维，其中大部分为细胞毒 T 细胞。在电子显微镜下可见 CD8＋T 淋巴细胞黏附在肌纤维上，伸出突触穿过外表正常的肌内膜，提示这些细胞可能黏附在的特殊抗原上。CD8＋T 淋巴细胞内有穿孔素和颗粒酶，可引起肌细胞的渗透性溶解。亦有研究发现 PM 患者可能存在肌细胞的凋亡异常。

体液免疫异常可能在 DM 的发病过程中起较大的作用。研究发现细胞浸润主要在血管周围，浸润细胞为 B 细胞和 CD4＋T 淋巴细胞，CD8＋T 淋巴细胞和穿孔素颗粒少见。提示在 DM 发病过程中 CD4＋T 淋巴细胞起重要作用，该细胞可辅助 B 细胞产生抗体，抗体在补体的参与下损伤微血管，继而导致肌细胞的病变。

在 IIM 患者中，肌无力是肌细胞变性、坏死和肌肉纤维化的结果，但在一些患者中，组织检查未发现炎性细胞浸润或肌肉坏死，也有肌无力，提示肌肉收缩过程中能量代谢的异常或细胞膜缺陷可能是肌无力的原因之一。

【临床表现】

PM/DM 患者多数为缓慢起病，少数呈急性或亚急性发病，部分病例发病有前驱症状，如不规则发热、雷诺现象、倦怠乏力、关节痛等，皮肤和肌肉症状为本病的两组主要症状，皮肤损害往往先于肌肉数周或数年发病，少数先有肌病，皮损与肌病亦可同时出现。

（一）肌肉表现

PM 常累及四肢近端横纹肌，以对称性四肢近端肌无力为本病特点。通常患者感肌肉乏力，随后有肌肉疼痛、压痛和运动痛，进而由于肌力下降呈现各种运动机能障碍。一般多数有抬臂、头部运动或下蹲后站起困难，步态不稳。有时由于肌力急剧衰减，可呈特殊姿态，如头部下垂、两肩前倾等，当咽、食管上部和腭部肌肉受累时，可出现声音嘶哑和吞咽困难，若膈肌和肋间肌受累，则可出现气急和呼吸困难；心肌受累，可产生心力衰竭；眼肌受累，可发生复视。亦有报道有重症肌无力样综合征，即无痛性肌软弱，在活动后加剧，病变肌肉质地可正常或呈柔韧感，但若肌肉发生纤维样变性质地则有硬或坚实感，病变肌肉上的皮肤可增厚或呈水肿性。

（二）皮肤表现

DM 患者除有骨肉症状外还有皮肤损害（图8-7-1）。典型的皮损为以眼睑为中心，眼眶周围出现不等程度浮肿性紫红色斑片；随病程进展，四肢肘、膝、踝、掌指关节和指间关节伸面可出现紫红色丘疹，以后融合成斑块变萎缩，有毛细血管扩张，色素减退和上覆细小鳞屑，即 Gottron 征；另外，甲根皱襞可见甲小皮增厚，有僵直毛细血管扩张和瘀点。有些病例躯干部亦可出现皮疹，呈弥漫性或局限性暗红色斑。个别患者在皮肤异色病样皮疹的基础上皮疹呈鲜红、火红或棕红色，称"恶性红斑"，高度提示伴有恶性肿瘤。光敏感可见于 75%～80% 的 DM 患者，这些患者的皮疹多见于身体曝光的部位，受日光照射后皮疹增多或加重，患者上胸部可出现"V"字形红斑，颈后背上部出现披肩状红斑"披肩征"。患者在春、夏两季出现的皮疹较难控制。部分患者双手外侧掌面皮肤出现角化、裂纹，皮肤粗糙脱屑，同技工人的手相似，称为"技工手"。甲根皱襞可见不规则增厚，指甲两侧有暗紫色充血性皮疹。

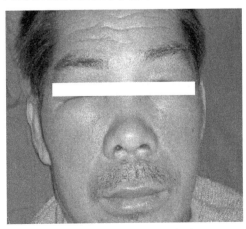

图 8-7-1　皮肌炎患者的面部表现

（三）其他症状与体征

约 40% 的 PM/DM 患者可出现发热，热型多不规则。可有关节痛，以肘、膝、肩和指关节较常见，偶有关节畸形出现。少数颈部淋巴结可成串肿大。30% 左右的 PM 或 DM 患者累及心脏，可出现心动过速，心动过缓，心脏扩大，心房颤动，偶有发生心脏骤停者。近 40%PM 或 DM 累及肺部，可有胸膜炎、间质性肺炎及肺动高压的表现。约 1/3PM 或 DM 患者有肝轻度至中度肿大。10%～25% 的 IIM 患者可与其他结缔组织病重叠发生，较常与系统性红斑狼疮、系统性硬化症、类风湿关节炎及原发性干燥综合征等疾病重叠。约 8% 的 PM/DM 可伴发恶性肿瘤，可先于恶性肿瘤 1～2 年，也可同时或晚于肿瘤发生肌炎表现。小儿发病前常有上呼吸道感染史，起病较急，可出现广泛的坏死性血管炎，在皮肤、肌肉、筋膜中发生弥漫或局限性钙沉着者较成人常见。

包涵体肌炎多见于老年男性，起病缓慢，除近端肌群外，远端肌群亦可受累，受累的肌群可呈不对称分布。肌电图可呈肌源性和神经源性损害。

【实验室及辅助检查】

（一）一般检查

PM 或 DM 活动期红细胞沉降率通常增快，血肌酸增高，肌酐下降，尿肌酸排泄增多。

（二）血清肌酶谱异常

PM 或 DM 以肌酸磷酸激酶的增高最为常见，可达正常值的数十倍，对肌炎的诊断和活动性判断既敏感又特异。醛缩酶、天门冬氨酸氨基转移酶、丙氨酸氨基转移酶、乳酸脱氢酶及其同工酶等均可出现不同程度的升高，但这些酶在肝脏、胆道、心脏、肾等疾患时亦可异常升高，应注意鉴别。

（三）肌红蛋白

肌红蛋白为横纹肌的成分之一，横纹肌损伤时释放入血，经肾排出。肌炎时肌红蛋白升高，有时比肌酸磷酸激酶更敏感。缺点是血中浓度有明显的昼夜节律性波动，因此应固定采血时间。

（四）自身抗体

1. 抗 Jo-1 抗体　抗氨酰 tRNA 合成酶抗体是一组包括抗 Jo-1、抗 PL-7、抗 PL-12、抗 OJ 和抗 EJ 的抗体总称，抗原均为不同的 tRNA 合成酶。其中以抗 Jo-1 抗体阳性率最高，抗 Jo-1 抗体在 PM 中阳性率为 25%，在 DM 中阳性率为 7%。由于很少出现在其他结缔组织病中，因此抗 Jo-1 抗体被视为 PM/DM 的标记性抗体。具有抗 Jo-1 抗体的肌炎患者常伴有肺间质病变、关节炎、雷诺现象、技工手、发热等表现，称为抗 Jo-1 抗体综合征。

2. 抗 SRP 抗体（anti-signal recognition particle antibody） 仅在不到 5% 的多发性肌炎中出现。临床以发病急、肌炎重、心脏受累、无皮疹、女性多见为特点，对治疗反应差，死亡率高，许多患者死于心脏并发症。

3. 抗 Mi-2 抗体 主要见于皮肌炎，在皮肌炎中阳性率为 8%～20%。临床表现为发病较急、典型皮肌炎伴有 V 型征、披肩征、表皮过度生长，对治疗反应良好，预后较好。

4. 抗 PM-Scl 抗体 多见于系统性硬化症或 PM 重叠患者，在 PM 或 DM 中的阳性率 10%～50% 不等，而在系统性硬化症或多发性肌炎重叠伴肾炎患者阳性率达 80% 以上。

（五）肌电图及肌活检

本病约 90% 的患者出现肌电图异常，典型肌电图呈肌源性损害。肌活检发现有 2/3 左右有呈典型肌炎的病理改变，早期为肌纤维肿胀，横纹肌消失，肌质透明化，肌纤维膜细胞核增多，淋巴细胞、巨噬细胞及浆细胞浸润。随着病情的进展，可发生肌纤维灶性或广泛性退行性变，部分或全部肌纤维坏死，并有巨噬细胞吞噬现象，肌纤维横断面粗细不一，间质纤维增生；周围束肌纤维萎缩，小血管周围炎性细胞浸润和纤维化；最终可出现肌结构完全消失，代之以结缔组织。有 1/3 左右的 IIM 患者肌肉病理检查呈非典型变化，少数患者肌肉活检可正常。免疫病理检查有利于进一步明确诊断。

> **案例 8-7-1**
> 1. 血常规、尿常规检查正常，ESR 80mm/h。
> 2. 心肌酶谱：CK 2770.5U/L，CK-MB 512 U/L，AST 138.1U/L，LDH 719.4U/L，α-HBD 751.7U/L，ALT 83.3U/L，ALP 37.6U/L。
> 3. 胸部 X 线检查示：两肺纹增多、增粗、模糊，双下肺有网格状变化，提示肺间质病变；肝胆脾 B 超无异常。
> 4. 肌电图：肌源性损害。
> 5. 血清抗核抗体阴性，抗 Jo-1 抗体阳性。
> 6. 肌活检示：部分肌纤维肿胀，横纹肌消失，淋巴细胞、巨噬细胞及浆细胞浸润；肌纤维横断面粗细不一；血管周围炎性细胞浸润；可见肌纤维灶性退行性变及肌纤维坏死，并有巨噬细胞吞噬现象。

【诊断】

欧洲神经肌肉疾病中心和美国肌肉研究协作组（ENMC）在 2004 年曾提出了 IIM 分类标准，但

内容繁杂，临床可操作性较差。目前诊断大多数仍采用 1975 年 Bohan/Peter 的 PM/DM 诊断标准，详见表 8-7-2。

表 8-7-2　PM/DM 诊断标准

1. 典型对称性近端肌无力表现
2. 肌酶谱升高
3. 肌电图检查示肌原性损害
4. 肌活检异常
5. 典型皮疹
6. 具备前 4 条者可诊断为 PM；具备上述 5 条者可诊断为 DM；具备前 4 条中的 3 条为"很可能 PM"；具备前 4 条中的 2 条加上第 5 条为"很可能 DM"；仅具备前 4 条中的某 2 条者为"可能 PM"；前 4 条中的某一条加第 5 条为"可能 DM"

在诊断 PM 或 DM 之前，应排除肌营养不良、肉芽肿性肌炎、感染、重症肌无力、横纹肌溶解，以及甲状腺、甲状旁腺、糖尿病等内分泌代谢疾病引起的肌病等疾患；了解近期是否使用过可影响肌力的药物等情况。

> **案例 8-7-1　临床特点**
> 1. 患者为中年男性，病程 5 个月，既往身体健康。
> 2. 主要症状：四肢近端大肌群疼痛无力；咳嗽，咳白色黏痰，吞咽费力。
> 3. 主要体征：双侧上眼睑轻度水肿，可见暗紫色红斑，双侧肘关节及掌指、近端指间关节伸侧可见微暗的红斑及色素沉着斑，上有少量鳞屑；双肺呼吸音粗糙，肺底部可闻及 Velcro 啰音；四肢肌肉萎缩明显，近端大肌群有明显压痛，上下肢近端肌力约为 I 级，远端肌力约为 IV 级。
> 4. 主要实验室检查：ESR 显著增快；心肌酶谱各项均有不同程度的增高，其中 CK 增高尤为显著；血清抗 Jo-1 抗体阳性。
> 5. 主要辅助检查：胸部 X 线片示肺间质病变；肌电图示有肌源性损害。肌活检符合典型肌炎的病理改变。
>
> 根据上述特点，对照有关诊断标准可诊断为"皮肌炎并发肺间质病变"。

【治疗】

病情为进行性，很少有自动缓解。需积极进行治疗干预，治疗方案应该个体化。目前首选药物为糖皮质激素（激素），有效率在 60%～70%。使用激素治疗时，一般认为开始应较大剂量口服或静脉滴注。常用的激素为泼尼松或泼尼松龙。泼尼松的剂量开始时成人应为 1～1.5mg/（kg·d），儿童为 1.5～2.5mg/（kg·d）。可分 3 次口服，也可一次口服。根据肌肉症状好转情况，肌酶谱变化，适时调整激

素用量，一般用药 3 周至 3 个月可见效果。许多患者需连续治疗 3~6 个月，肌力才能得到明显改善。待病情稳定后，可考虑试减激素，逐渐改为维持量。泼尼松的维持量一般为 5~15mg/d，维持 6 个月以上，常需维持 1~2 年甚至更长时间，才能再逐渐减量直至停药。若病情严重，肌酸肌酶显著升高的患者，口服泼尼松效果不好的，可考虑使用甲泼尼龙冲击治疗。重型病例，激素治疗效果不理想，或由于激素的不良反应不能耐受或不能坚持治疗者，可考虑使用免疫抑制剂，如甲氨蝶呤、硫唑嘌呤、环磷酰胺等。甲氨蝶呤可口服，亦可静脉给药，成人开始每周 10~15mg 逐渐加量至 25~50mg，儿童每周 2mg~3mg/kg；硫唑嘌呤一般为口服，2mg/（kg·d）；环磷酰胺每次 400~800mg 加入 100ml 盐水中，一般 3 周~1 个月一次，静脉滴注，总量控制在 8~10g，该药近期对 IIM 有一定疗效，但其远期疗效尚待深入研究。有面部皮损和光过敏者可加用羟氯喹，危重患者可静脉输注大剂量免疫球蛋白冲击治疗。有报道抗 CD20 单克隆抗体治疗 DM 有效，尚待进一步进行临床验证。

案例 8-7-1 处理方案

1. 卧床休息，并适当进行肢体被动运动，以防肌肉萎缩，症状控制后应逐渐恢复主动运动和适当的体育锻炼。

2. 先予泼尼松 80mg/d，待肌力明显恢复后逐渐减量，每周递减初始量的 10%左右，减为初始剂量的一半时应放缓减量速度；泼尼松减至维持量 10mg/d 左右应维持 6 个月以上。

3. 如口服泼尼松效果不好的，病情继续恶化，可考虑使用甲泼尼松龙冲击治疗。

4. 若上述治疗效果不佳，可考虑选用从如甲氨蝶呤、硫唑嘌呤、环磷酰胺等免疫抑制剂选用一种。

5. 注意加强支持疗法，防治肺部及其他部位的感染。

6. 嘱患者注意自我监测药物的不良反应，应定期复查血常规、肝功能、心肌酶谱；必要时复查胸部 X 线或肺部高分辨 CT。

【预后】

5 年生存率约 80.4%，影响预后的因素除病情本身外，最重要的是延误治疗造成的严重肌无力，出现呼吸衰竭，及不可逆性肌萎缩。主要死亡原因是肺部感染引起的呼吸衰竭。

（李志军）

第八章 系统性硬化症

案例 8-8-1

李某，男，27岁，主因双手指遇冷发白紫6个月伴皮肤肿胀3个月。患者入院前6个月出现双手第2、3指在遇冷或和家人吵架等情绪激动时发白，然后发紫，并逐渐潮红，无明显手指疼痛。患者未治疗。3个月前，患者逐渐出现双手皮肤肿胀，伴有轻度疼痛，后逐渐出现面部皮肤发胀紧绷感。1个月前双手其余手指也出现发白紫，并逐渐出现双上肢前臂及胸腹部和背部皮肤发胀、硬、紧绷。患者既往身体健康，病程中无吞咽困难，腹胀及腹泻，否认有传染病接触史及药物过敏史。

体格检查：T 37.3℃，P 78次/分，R 18次/分，BP 130/78mmHg，Wt 60kg。发育正常，神志清楚。双手、前臂及胸腹部背部和面部皮肤增厚变硬，皮肤消失，皮肤光滑不易捏起（图8-8-1和图8-8-2），全身皮肤无皮疹及瘀点，无溃烂。浅表淋巴结未触及肿大。双侧眼睑无水肿，口腔黏膜未见溃疡，扁桃体不大。颈软，胸廓对称无畸形，双肺呼吸音粗清晰，未闻及干湿啰音；心律齐，HR为78次/分，未闻及杂音。腹部平软，肝脾肋下未触及。脊柱四肢无畸形，肌力正常，肌肉无压痛。生理反射存在，病理反射未引出。

问题：

1. 本例的诊断及其主要依据是什么？
2. 本例应做哪些实验室及有关辅助检查？
3. 如果诊断明确，应如何处理？

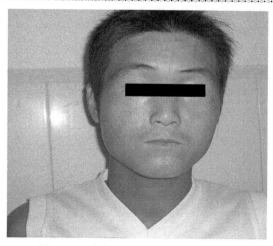

图 8-8-1　案例 8-8-1 患者面部皮肤改变

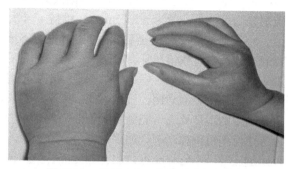

图 8-8-2　案例 8-8-1 患者双手皮肤改变

系统性硬化症（systemic sclerosis，SSc）是一种病因不明的慢性系统性自身免疫病，女性多见，临床表现多样，主要累及结缔组织、微血管和小动脉。特征是皮肤和内脏器官的纤维化和血管阻塞。SSc有较高的死亡率，严重影响患者的生活质量。该病的确切发病率和患病率不清楚，每年发病率为（9～19）/百万，患病率为（28～253）/百万，没有季节性和地区聚集性。SSc主要临床类型见表8-8-1。

表 8-8-1　系统性硬化症主要临床类型

局限性皮肤型 SSc：皮肤增厚局限于双肘或膝的远端，但也可累及颈、面部及上胸部
系统性皮肤型 SSc：皮肤增厚广泛地累及全身，包括肢体远端和近端，躯干部
CREST 综合征：局限性皮肤型 SSc 的一个亚型，症状包括钙质沉着、雷诺现象、食管运动障碍、指端硬化和毛细血管扩张
无皮肤硬化的 SSc：无特征性皮肤表现，但有雷诺现象、SSc 特有的内脏器官症状和血清学异常
重叠综合征 SSc：（包括局限性和弥漫性）与其他诊断明确的结缔组织病同时存在，包括系统性红斑狼疮、类风湿关节炎和肌炎

【病因和发病机制】

SSc病因不清楚。可能遗传背景、病毒、环境因素、某些药物和辐射等都可能是引起SSc的诱因。

SSc的主要特征是血管病变，纤维化和炎症。其发病机制主要包括固有免疫系统和适应性免疫系统异常，导致自身抗体产生和细胞介导的自身免疫；小血管的纤维增殖性血管病变；成纤维细胞功能障碍，引起过多的胶原和其他基质成分聚集在皮肤，血管和内脏器官。

【临床表现】

SSc的临床表现非常复杂，常见的一般表现为疲劳和困倦，抑郁和睡眠障碍，发热很少见。

（一）雷诺现象

几乎所有SSc患者伴有雷诺现象，而且常在其他症状出现之前，除累及双手之外，可以累及到足、鼻和耳朵。雷诺现象表现为寒冷或情绪变化诱发肢端发作性缺血，典型患者出现指（趾）短暂性苍白，随之发绀和潮红，可伴有疼痛和麻木。其中苍白是最重要的体征，但持续的发白、青紫不属于雷诺现象。发作时持续的时间长短与肢端缺血硬化呈相关性。

（二）皮肤

SSc 的标志是皮肤增厚变硬。皮肤硬化从双手指开始，逐渐向掌指关节蔓延，然后延伸到肢体。局限性 SSc 患者的皮肤硬化常局限于手和面部，而系统性 SSc 逐渐累及肢体和躯干，以及面部和颈部。典型的 SSc 患者皮肤病变分 3 期：水肿期、硬化期和萎缩期或早期、中期和晚期。水肿期（早期）表现为双手及手指皮肤肿胀，可伴有手背面及手指皮肤凹陷性水肿。皮肤肿胀也见于面部、上肢和躯干部。水肿期后进入硬化期（中期），硬化期表现为皮肤皮纹减少，皮肤渐发紧发亮，指腹软组织减少，指端溃疡及凹陷性瘢痕，手指末端可变尖。面部皮肤硬化表现为面部绷紧无表情，口唇变薄，口周可出现放射状沟纹，小口畸形。皮肤硬化期可出现皮肤色素沉着或脱失。最后进入皮肤萎缩期（晚期），表现为皮肤变薄变脆，表皮松弛。

其他皮肤表现包括毛细血管扩张和皮下钙化。毛细血管扩张主要见于面部，皮下钙化常见部位手指、尺骨鹰嘴和髌前囊、踝关节侧面。钙化的皮肤可破溃流出钙化物质。

（三）关节和肌肉

SSc 患者单独出现关节炎和关节破坏较少见。关节痛可出现在早期，随着 SSc 的纤维化逐渐累及肌腱、韧带和关节囊，出现关节挛缩和活动障碍。SSc 关节挛缩可导致失用性肌无力和肌萎缩，但有一部分患者可出现肌炎的表现如肌无力、肌磷酸激酶升高、肌电图异常等。SSc 晚期可伴有因长期缺血而出现的指（趾）骨远端骨吸收和溶解。

（四）心脏受累

SSc 可累及到心包和心肌。心包受累表现为急性心包炎、慢性心包炎，罕见的压缩性心包炎。心肌受累可能与心肌缺血、纤维化有关。临床可表现为心悸、左心室舒张功能障碍、心脏传导阻滞、左心室肥大，少数表现为左心室收缩功能下降。

（五）肺

SSc 累及肺的主要表现为间质性肺病、肺动脉高压。间质性肺病的组织学类型为普通型间质性肺炎和非特异性间质性肺炎。间质性肺病常呈隐匿性，逐渐进展为肺纤维化。其临床表现为呼吸急促，特别是劳累时，以及干咳。在肺底部可以吸气相爆裂音。肺高分辨 CT 显示对称性分布的网格状结节影，肺底最明显，可合并细小蜂窝腔，最终发展为大的囊状空腔。肺功能检查可发现弥散功能下降。

SSc 的肺动脉高压主要和肺小动脉的闭塞和重塑有关，是引起 SSc 患者死亡的首要原因。SSc 相关肺动脉高压的发生率与筛查的手段有关，用右心导管检查发现 8%～12% 的 SSc 患者有肺动脉高压，而用超声心动检查发现有 38% 患者有肺动脉高压。肺动脉高压可以始终无症状，也可在早期表现为呼吸困难、胸痛或晕厥。

（六）胃肠道

约 70% 的 SSc 患者有食管受累，症状包括胸骨后胃灼热、不典型胸痛、恶心、呕吐吞咽困难等。25%的 SSc 患者有胃动力障碍，引起食物瘀滞。胃部毛细血管扩张，可引起所谓的"西瓜胃"，但胃出血少见。小肠受累可导致慢性假性肠梗阻的表现或者肠内细菌过度繁殖而引起吸收不良综合征。结肠受累不多见，但受累后可出现便秘或者腹泻与便秘交替。肛门受累可出现大便失禁。

（七）肾

肾受累虽然不多见，但是一旦受累是 SSc 的严重表现，多见于弥漫性皮肤型 SSc。其临床表现为蛋白尿、血尿和高血压。硬皮病肾危象（sclerodrma renal crisis）的主要表现为严重高血压，快速进展的肾功能恶化和血栓性微血管病。硬皮病肾危象定义为无其他原因可解释的突然出现的严重或恶性高血压和无其他原因的快速进展的肾衰竭。硬皮病肾危象的危险因素包括皮肤病变弥漫而快速进展，抗 RNA 聚合酶Ⅲ抗体阳性，新出现的贫血，最近出现的心血管事件，糖皮质激素应用（＞15mg/d），最近出现的硬皮病（＜4 年）。

（八）神经系统

约有 2.9% 的 SSc 患者有中枢神经系统受累，症状包括头痛、癫痫、认知障碍。外周神经也可受累，包括运动和感觉神经病变，腕管综合征和三叉神经病变。精神症状包括抑郁和焦虑。

【实验室检查】

红细胞沉降率可以正常或轻度升高。血清抗核抗体达到 90% 以上阳性，抗拓扑异构酶Ⅰ（抗 Scl-70）是 SSc 的标志抗体，约 47% 弥漫性皮肤型 SSc 和 14% 局限性皮肤型 SSc 患者抗 Scl-70 阳性，而抗着丝点抗体（ACA）仅见于局限性皮肤型 SSc，阳性率约为69%。抗 RNA 聚合酶Ⅲ见于 5% 的 SSc 患者，抗 RNP

也见于 5% 患者。ACA 与局限性皮肤病变和更迟内脏受累相关。ACA 阳性患者更易有肺动脉高压，但手指溃疡、实质性肺疾病、心肌和肾脏受累更少见，死亡率也降低。抗 Scl-70 抗体与弥漫性皮肤病变相关，与更差的预后、肺和心脏受累增加相关，也更早出现雷诺现象和更严重的皮肤表现。抗 RNA 聚合酶Ⅲ与弥漫性皮肤病变、硬皮病肾危象、肌腱挛缩和 SSc 诊断的前 5 年内肿瘤出现相关。抗 Th/Th0 抗体非常罕见，与局限性皮肤型 SSc，肾危象和降低的生存率相关，该抗体阳性的患者更易出现间质性肺病和心包炎，但指溃疡减少。

案例 8-8-1

1. 血常规、尿常规、肝肾功能正常，ESR 为 40mm/h。

2. 胸部 X 线片、心电图、超声心动正常。

3. 抗核抗体阳性，1:640，斑点型，抗 Scl-70 阳性。

【诊断】

SSc 的诊断可根据 1980 年美国风湿病学会制定的 SSc 分类。

（1）主要条件：近端皮肤硬化。

（2）次要条件：①指端硬化；②指端凹陷性瘢痕或指垫变薄；③肺纤维化。

符合主要条件或 2 个或 2 个以上次要条件可诊断为 SSc。此标准不能早期诊断 SSc。为了更好能早期诊断 SSc，2013 年美国风湿病学会（ACR）和欧洲抗风湿病联盟（EULAR）制定了新的分类标准。该标准是将每一类别最高积分相加得到总的积分，当总的积分≥9.0 分，即可诊断为 SSc（表 8-8-2）。此标准要排除皮肤硬化但无手指硬化的患者，也需排除其临床表现用类硬皮病样疾病诊断能够更好解释的患者。

表 8-8-2　ACR/EULAR SSc 分类标准

条目	亚条目	积分
双手手指皮肤增厚并延伸至掌指关节近端（足以诊断的标准）		9
手指皮肤硬化（仅计最高分）	手指肿胀（2）	2
	手指硬化（掌指关节远端，但近端指间关节近端）	4
指端损伤	指尖溃疡（2）	2
	指尖凹陷性瘢痕（3）	3
毛细血管扩张	—	2
甲襞微血管异常	—	2
肺动脉高压和（或）间质性肺病	肺动脉高压（2）	2
	间质性肺病（2）	2
		（最高）

续表

条目	亚条目	积分
雷诺现象	—	3
SSc 相关自身抗体	抗着丝点抗体（1）	3（最高）
	抗拓扑异构酶 I（抗 Scl-70）（1）	
	抗 RNA 聚合酶Ⅲ（1）（最高为 3 分）	

案例 8-8-1　临床特点

1. 患者为青年男性，病程为 6 个月，既往体健。

2. 主要症状：双手雷诺现象，双手及面部皮肤肿胀、发紧。

3. 主要体征：双手、上肢、胸腹部、颈部、背部、面部皮肤肿胀、发紧。

4. 主要实验室检查：抗核抗体阳性，1:640，斑点型，抗 Scl-70 阳性。

5. 主要辅助检查：胸片、心电图和心脏超声正常。

根据上述特点，对照相关诊断标准，该患者诊断为系统性硬化病。

【治疗】

SSc 目前无特效药物，治疗目的主要是阻滞皮肤和内脏持续硬化，治疗上应注意个体化。

1. 雷诺现象的治疗　患者首先应戒烟，避免使用血管收缩药物，注意保暖。药物治疗方面首选的是钙离子拮抗剂，如硝苯地平。静脉用前列腺素用于治疗严重难治性雷诺现象患者。连续静脉用前列腺素可以降低有指端溃疡的手指数。对于用钙离子拮抗剂治疗无效的多个指端溃疡的患者，波生坦可以降低指端溃疡复发。

2. 皮肤病变治疗　目前没有很好的药物能阻止皮肤纤维化。免疫抑制剂如甲氨蝶呤，环磷酰胺，酶酚酸酯都有报道可以改善一部分患者的皮肤纤维化。也有文献报道利妥昔单抗（抗 CD20），托珠单抗（抗 IL-6 受体抗体）可以减轻 SSc 的皮肤纤维化。TGF-β 抑制剂可以明显减轻皮肤纤维化，但其不良反应较大。抗纤维化制剂如尼达尼布，在临床试验中发现副作用较大。

3. 肺病变治疗　环磷酰胺被认为是治疗 SSc 相关间质性肺病的首选药物，可以静脉用或口服。硫唑嘌呤和酶酚酸酯也有报道可以治疗 SSc 相关间质性肺病。对于使用免疫抑制剂无效的 SSc 相关肺间质病变患者，利妥昔单抗可以明显改善最大肺活量和一氧化碳弥散量。

4. 肺动脉高压的治疗　SSc 相关肺动脉高压的

治疗是临床医师面临的极大挑战。首先可以采用非药物治疗如康复和运动训练来改善器官功能和生活质量。但是对于有骨骼肌肉受累的患者较困难。药物治疗包括使用抗凝治疗，利尿和吸氧及血管活性药物等。但是血管活性药物如只对一部分 SSc 患者有效。西地那非和波生坦联合治疗有一定的疗效。

5. 肾受累治疗 由于糖皮质激素可能会引起硬皮病肾危象，使用糖皮质激素应谨慎。糖皮质激素（泼尼松＜15mg/d）对控制 SSc 相关的肌炎、症状性浆膜炎、早期皮肤水肿期可能有效，但糖皮质激素应控制低剂量（泼尼松＜15mg/d）。ACEI 药物对控制硬皮病肾危象非常重要。即使患者透析，也应该给予 ACEI 药物，因为这些药物可能会很好地改善肾功能。对于血压正常的硬皮病肾危象患者，也应用 ACEI 治疗，因为这些药物在急性肾危象期间能挽救患者的生命。

> **案例 8-8-1 处理方案**
>
> 1. 给予泼尼松 10mg/天，患者皮肤水肿好转后，逐渐减激素的量，加维生素 D 咀嚼片。
> 2. 甲氨蝶呤每周 10mg，叶酸每周 5mg。
> 3. 硝苯地平每次 10mg，3 次/天。
> 4. 嘱患者注意自我监测药物的不良反应，应定期复查血常规、肝功能。

【预后】

SSc 的 5 年生存率约为 80%，主要死亡原因为肺纤维化，肺动脉高压，心脏原因，硬皮病肾危象。

（谢长好 李志军）

第九章 骨 关 节 炎

案例 8-9-1

患者，女，64 岁，主因双膝关节先后疼痛 3 年，加重并左髋关节痛 3 个月。患者 3 年前出现左膝关节疼痛，活动后加剧，休息后减轻，病初未予重视。发病半年左右，右膝亦出现疼痛，尤其于下楼时双膝疼痛加重，活动明显受限，当地医院给予吲哚美辛及局部外用骨药治疗，可缓解疼痛。3 个月前患者爬山锻炼，下山时即感到双膝疼痛难忍，同时左髋关节也出现疼痛，行走困难。自服布洛芬无明显效果，近 2 周双膝关节出现肿胀，左膝为重，生活不能自理。病情中无明显晨僵，无发热、皮疹等表现。既往身体健康，无肝炎、结核病等传染病史。家族中无类似患者。无药物过敏史。

体格检查：T 36.5℃，P 77 次/分，R 20 次/分，BP 120/70mmHg，Wt 90kg。发育正常，体态肥胖。未见皮疹，未扪及皮下结节。浅表淋巴结无肿大。口腔黏膜未见溃疡，扁桃体不大。颈软，胸廓对称无畸形，双肺呼吸粗音，未闻及啰音；心律齐，HR 71 次/分，未闻及杂音。腹部平软，肝脾肋下未触及。脊柱四肢无畸形，双下肢肌肉轻度萎缩，双膝关节肿胀，有压痛，左膝为著，双膝被动活动有骨擦感，左膝浮髌征阳性；左髋关节活动时疼痛明显，活动受限，余关节无明显异常。生理反射存在，病理反射未引出。

问题：

1. 本例的诊断及其主要依据是什么？
2. 本例应做哪些实验室及有关辅助检查？
3. 如果诊断明确，应如何处理？

骨关节炎（osteoarthritis，OA），既往又称骨关节病、退行性关节病和增生性关节炎等，是一种以关节软骨的变性、破坏及骨质增生为特征的慢性关节病，该病好发于中年及以上人群。患病率和年龄、性别、民族及地理因素有关，随着年龄增长，OA 的发病率逐渐增加，如 45 岁以下女性患病率仅 2%，而 45～65 岁则为 30%，65 岁以上达 68%，55 岁以下男女受累关节分布相同。因此，可以说 OA 是老年人最常见的风湿性疾病。OA 的发病在性别上有一定差别，女性较男性多见。而高龄男性髋关节受累多于女性，手 OA 则女性多见。中国人髋关节 OA 患病率低于西方人。OA 的主要临床表现为关节疼痛、僵硬、肿大、畸形及功能障碍，常伴有继发性滑膜炎。根据病因可分为原发性和继发性。本章主要讨论原发性 OA。

【病因】

原发性 OA 的病因目前尚不完全清楚，可能与以下因素有关。

（一）年龄

随着年龄的增长，软骨肥大增厚，营养供应不足，出现软骨变性、软骨细胞减少，软骨撕裂，强度大的 Ⅰ 型胶原取代 Ⅱ 型胶原。透明软骨变成纤维软骨，关节软骨的弹性和黏滞性下降。骨骼中无机物也逐渐增多，骨骼的弹力与韧性减低。在以上不利因素的基础上，易造成软骨细胞损伤，导致关节软骨和骨退行性病变。许多老化相关标志可能参与了 OA 的发病，例如，基因组不稳定、端粒消减、表观遗传学改变、蛋白质稳态丧失、营养感失调、线粒体功能障碍、细胞衰老、干细胞衰竭、细胞间通信改变等。

（二）遗传因素

OA 患者多有家族聚集的倾向。髋关节、腕掌关节 OA 在白种人多见。对 OA 的双生子基因分析发现第二号染色体短臂上 23～35 区域基因突变与 OA 相关。OA 还可能与负责编码软骨中 Ⅱ 型胶原的 Ⅱ 型前胶原基因（*COL2A1*）有关。

（三）关节损伤和过度使用

如创伤、关节形态异常、长期从事反复使用某些关节的职业或剧烈的文体活动等任何原因都可改变关节应力负荷的传送，对关节软骨面局部的负荷和磨损增加，均可造成 OA。

（四）肥胖

肥胖增加了负重关节的负荷，体重增加和膝 OA 的发病率成正比。

（五）骨密度

当软骨下骨小梁变薄变硬时，其承受压力的能力下降。因此骨质疏松者出现 OA 的概率较高。

【发病机制】

现认为本病是多种因素联合作用的结果，生物力学、生物化学、炎症及免疫学因素都参与了关节软骨的破坏和修复，从而导致 OA 的发病。OA 的生化变化主要是影响软骨基质中 Ⅱ 型胶原和蛋白多糖这两种成分，表现为软骨细胞不能有效地补充蛋白多糖的降解，使蛋白多糖含量进行性减少和大分子蛋白多糖结构变化，软骨的弹性和硬度下降，容易出现软骨损伤。同时，关节过度磨损，关节负荷过重，或关节周围肌腱、韧带损伤后致负荷不均等，均可导致软骨细胞释放与软骨基质降解有关的基质金属蛋白酶（matrix metalloproteinase）、丝氨酸蛋白酶、巯基蛋白酶和羧基蛋白酶等，使软骨基质成分降解破坏。酶和组织金属蛋白酶抑制剂平衡失调，导致关节软骨进行性破坏。在 OA 中，免疫细胞及免疫介质也从各个方面来影响软骨及骨的代谢过程。

【病理】

软骨变性为本病特征性病理改变，也是 OA 最基本的病理改变。本病病变主要累及关节软骨、软骨下骨及滑膜等，以及关节周围软组织。主要病理特点为关节软骨渐进性结构紊乱和变性，软骨细胞死亡，丧失正常的空间排列。初期肉眼见正常蓝色半透明的关节软骨局灶性表层变软，呈灰黄色，不透明，表面粗糙，常见于负重部位；其后软骨面出现微小裂隙、粗糙、糜烂，逐渐形成溃疡，软骨面凹凸不平；最终软骨全部脱失，关节边缘软骨过度增生形成软骨性骨赘，继而软骨性骨赘骨化形成骨赘。软骨下骨板裸露后，关节运动时摩擦刺激，使软骨下骨质逐渐变为致密、坚硬，称为"象牙样变"。镜下表现：常有局灶性软骨基质黏液样改变，软骨细胞减少，微小裂隙附近软骨细胞成堆增生；软骨糜烂、溃疡面可被结缔组织或纤维软骨覆盖，并有新生血管侵入。

【临床表现】

OA 是一种慢性、进展性关节病变，多累及负重关节和手的小关节，临床上以疼痛、变形或活动受限为特点。

（一）症状

1. 关节疼痛 为最主要的症状，早期关节活动后出现疼痛、酸胀、不适，休息可减轻或消失。初期昼重夜轻，为轻度至中度，间歇性疼痛。随后疼痛逐渐加重，呈持续性，夜间可痛醒。

2. 关节僵硬 多数晨僵时间较短，一般持续 5～15 分钟，不超过 30 分钟，可有短暂的关节胶黏感，活动后可缓解。

3. 功能障碍 表现为 OA 关节不稳定，活动受限。膝关节或髋关节不稳定表现为行走时失平衡，下蹲、下楼无力，不能持重等，其原因往往是关节面不对称及不吻合。

（二）体征

1. 关节压痛 常局限于损伤严重的关节，在手

OA 比较明显，尤其是伴有滑膜炎时关节压痛明显，由于伴有炎症，关节局部皮温较高，但皮肤通常无充血表现。

2. 关节肿胀 主要由关节积液、滑囊增厚、软骨及骨边缘增生所致。后期呈硬性骨肥大，部分患者可扪及骨赘，偶尔伴有关节的半脱位。

3. 关节畸形 在手指、足趾和膝关节可以触及无症状的骨性突起。发生于手远端指间关节背面的骨性突出物称为 Heberden 结节；手近端指间关节背面的骨性突出物称为 Bouchard 结节。手部多个结节及近端和远端指间关节水平样弯曲可形成"蛇样畸形"。由于大鱼际肌萎缩，第一掌骨底部骨质增生隆起，第一掌腕关节半脱位可形成方形手。

4. 骨摩擦感与关节摩擦音 主要见于大关节，以膝关节最为常见。关节活动或关节被动运动时可出现骨摩擦感及关节摩擦音。粗糙的摩擦感和摩擦音是关节软骨损伤，关节表面不平，骨表面裸露的表现。

5. 关节活动受限 根据受累关节的部位与程度，患者可出现持物、行走和下蹲困难，患者活动与工作能力均受到不同程度影响，患者的生活质量显著下降。

（三）好发部位

OA 好发于负重和易被磨损的关节，如手、膝、髋、足、颈椎和腰椎关节最易累及。主要好发于以下关节。

1. 手 关节疼痛、压痛和肿胀，手指僵硬还造成弹响指或扳机指，具有特征性改变是赫伯登结节和布夏尔结节。手部的多个结节及近端及远端指间关节水平样弯曲形成蛇样畸形，但掌指关节较少受累（图8-9-1）。

2. 膝 主要表现为膝部疼痛、酸胀、双膝发软、无力、易摔倒，部分患者有明显的关节胶黏感；有局限性压痛及骨赘所致的骨肥大。有时伴有关节积液。关节活动时有骨响声及摩擦音。后期出现膝内翻或外翻，关节半脱位（图8-9-2～图8-9-4）。

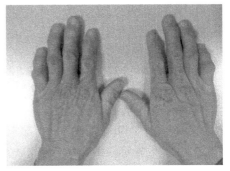

图 8-9-1 指间关节"蛇样畸形"

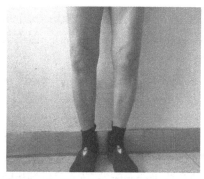

图 8-9-2 膝外翻

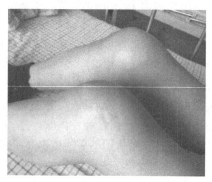

图 8-9-3 膝内翻

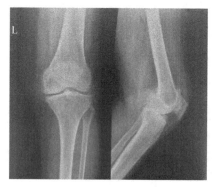

图 8-9-4 膝关节半脱位

3. 髋 常表现为髋关节周围的隐匿性疼痛，跛行。疼痛多位于腹股沟或沿大腿内侧面分布，也有表现为臀部、坐骨区或膝部疼痛，初站立时加重，活动后稍有缓解。可出现内旋和伸直活动受限。

4. 足 以第一跖趾关节最常见，局部关节外形不规则，有疼痛、压痛和骨性肥大，可发生第一趾外翻畸形，活动受限。

5. 脊柱 常出现颈椎局部疼痛、压痛、活动受限，少数可引起头颈或肩部疼痛；还可有神经受压表现及椎基底动脉供血不足的表现。腰椎亦较常受累，主要表现为腰椎旁软组织酸痛、胀痛、僵硬与疲乏感，弯腰受限，严重者压迫神经引起定位体征，腰椎骨质增生导致椎管狭窄者可出现间歇性跛行及马尾综合征。

（四）特殊类型 OA

1. 原发性全身性 OA 根据其临床与流行病学特点可分为两种类型：①结节型，好发于中年女性，有家庭聚集现象。常累及远端指间关节和近端指间关节，特征性改变是有 Heberden 结节和 Bouchard 结节。②非结节型，性别和家族聚集特点不明显。临床主要特点是常反复出现外周关节炎；重者可出现红细胞沉降率增快及血浆 C 反应蛋白增高。

2. 侵蚀性炎症性 OA 常发生于绝经后女性，有家庭聚集倾向。本病主要累及远端及近端指间关节和腕掌关节，受累关节可出现疼痛和压痛，常反复急性发作，最终可导致关节的强直和畸形。急性期滑膜检查可见明显的增生性滑膜炎；X 线下可见明显的骨赘形成，晚期可见明显的骨侵蚀及关节骨性强直表现。

3. 弥漫性特发性骨肥厚症（diffuse idiopathic skeletal hyperostosis，DISH） 多发于男性，主要侵犯脊柱，可引起整个脊柱弥漫性骨质增生，椎旁肌腱、韧带附着点骨质增生，但一般不累及椎间小关节、骶髂关节和椎间盘；但有时也累及到肘关节、指间关节等外周关节。典型表现为椎体前方韧带波浪状钙化，以胸椎常见。

4. 快速进展性 OA 好发于髋关节，引起该关节剧烈疼痛，活动受限；短期内可导致髋关节间隙明显变窄。也可累及其他关节，半年内关节间隙可减少 2mm 以上。

【实验室检查】

OA 患者大多数红细胞沉降率正常，在疾病活动时可轻度至中度增快，C 反应蛋白、血清淀粉样蛋白 A、α-酸性黏蛋白和触珠蛋白等急性时相反应蛋白可有轻度增高。病情活动时血清硫酸角蛋白水平和血清透明质酸水平增高，而滑液中透明质酸水平降低。滑液检查呈轻度炎性改变，滑液量增多，一般呈淡黄色、透明，偶有浑浊和血性渗出，黏稠度多正常或略降低，黏蛋白凝固多为正常。白细胞总数轻度升高，多在 $2.0 \times 10^9/L$ 以下，分类以中性多叶核细胞为主。

1. X 线检查 早期 X 线平片无改变，随病情进展表现为关节间隙狭窄，宽度不均匀，但不形成骨性强直。软骨下骨板粗糙、密度不均，增生、硬化，骨性关节面下囊肿。骨赘或唇样突起。晚期出现关节半脱位及关节游离体等（图 8-9-4）。

> **案例 8-9-1**
> 1. 血、尿常规正常，ESR 为 20mm/h，ASO 为 240U，RF 阴性，HLA-B27 阴性。
> 2. 左膝关节腔穿刺液检查：淡黄色、微浑，黏稠略降低，黏蛋白凝集试验正常。有核细胞计数为 $1.6 \times 10^9/L$，中性多叶核细胞占 25%；红细胞数为 $3.0 \times 10^9/L$。涂片找细菌及细菌培养均阴性。

3. X线片示双膝关节间隙狭窄，关节面毛糙，关节面下有囊性透光区，关节面缘有骨刺形成，膑骨关节面凹凸不平，部分骨化，关节周围软组织肿胀。左髋关节间隙狭窄，髋臼边缘有骨赘形成，髋臼下有囊性变。

2. CT与MRI检查　CT对椎间盘病变的诊断明确明显优于X线。MRI可早期显示关节软骨、韧带、半月板及关节腔积液等病变情况，如关节软骨病变、膝交叉韧带松弛变细、半月板变性、撕裂、滑囊和纤维囊病变等，有利于本病的早期诊断，有条件的患者可考虑选用。

【诊断】

根据患者的临床表现和影像学等辅助检查诊断OA并不困难。目前国内诊断手、膝和髋关节OA多采用美国风湿病学会1995年修订的OA分类标准诊断OA（表8-9-1～表8-9-3）。

表8-9-1　手OA的分类标准

1. 近1个月大多数日子手痛、发酸、晨僵
2. 10个指定关节中骨性膨大关节≥2个
3. 掌指关节肿胀≤2个
4. 1个以上远端指间关节肿胀
5. 以上10个指定的指关节中1个或1个以上关节畸形
具备以上1、2、3、4条或1、2、3、5条者可诊断手OA

10个指定关节包括双侧第2、3指远端和近端指间关节及第1腕掌关节

表8-9-2　膝OA的分类标准

临床标准
1. 近1个月大多数时间有膝关节疼痛
2. 有骨摩擦音
3. 晨僵≤30分钟
4. 年龄≥38岁
5. 有骨性膨大
6. 具备以上1、2、3、4条或1、2、5条或1、4、5条者可诊断膝OA
临床加X线片检查标准
1. 一个月来大多数日子膝痛
2. X线片示关节边缘骨赘
3. 关节液检查符合OA
4. 年龄≥40岁
5. 晨僵≤30分钟
6. 关节活动时骨响声
7. 具备以上1、2条或1、3、5、6条或1、4、5、6条者可诊断膝OA

表8-9-3　髋OA的分类标准

临床加X线检查标准
1. 近1个月来大多数日子出现髋痛
2. 红细胞沉降率≤20mm/h
3. X线示股骨头和（或）髋臼骨赘
4. X线示髋关节间隙狭窄
具备以上1、2、3条或1、2、4条或1、3、4条者可诊断髋OA

案例8-9-1　主要临床特点

1. 患者是老年女性。
2. 双膝关节先后疼痛3年，加重并左髋关节痛3个月，活动后加重，休息后减轻，病情中无明显晨僵，无发热、皮疹等表现。
3. 体态肥胖。双膝关节肿胀，有压痛，左膝为著，双膝被动活动有骨擦感，左膝浮髌征阳性；左髋关节活动时疼痛明显，活动度限。
4. 红细胞沉降率正常，RF阴性，HLA-B27阴性。
5. 左膝关节液检查符合OA的特点。
6. X线片示双膝关节间隙狭窄，关节面毛糙，关节面缘有骨刺形成。左髋关节间隙狭窄，髋臼边缘有骨赘形成。

根据上述特点，对照膝、髋关节OA的分类标准本例可诊断为双膝OA，左髋OA。

【鉴别诊断】

典型的OA诊断比较简单，年龄偏大的患者出现关节疼痛，休息后缓解，短暂晨僵，特异性关节变粗，有摩擦音和骨反响；X线片表现为关节间隙变窄，软骨下骨硬化和骨囊肿及骨赘形成；在排除其他关节疾病以后，可考虑为OA。但对于不典型OA需和类风湿关节炎、强直性脊柱炎、反应性关节炎、痛风和感染性关节炎等鉴别。

（一）类风湿关节炎

类风湿关节炎好发于育龄期女性，以掌指关节、腕关节和近端指间关节最常受累，极少累及远端指间关节，晨僵时间多大于1小时，关节肿胀呈对称性，有皮下小结，RF阳性，滑液检查示炎性滑液表现，X线示软组织肿胀、骨质稀疏、关节间隙狭窄、囊性变、半脱位和强直。

（二）强直性脊柱炎

强直性脊柱炎好发于年轻男性，主要表现为腰背疼痛、酸痛、僵硬，久坐或久卧后症状加重，活动后减轻。可伴有下肢不对称性大关节炎、肌腱附着点炎，或伴有关节外表现，包括眼炎、口腔溃疡、心脏损害等。HLA-B27多为阳性，X线示病变以骶髂关节及脊柱为主。

【治疗】

本病的治疗目的在于缓解疼痛、阻止和延缓病情进展，保护关节功能，提高患者的生活质量。一般采用综合性治疗措施，包括关节保护性措施、理疗、药物治疗和外科治疗等。

有关 OA 的具体治疗，临床上目前也有多方面的争议，在 2013 年美国整形外科医师协会（AAOS）临床实践指南的应用基础上，2019 年美国风湿病学会（ACR）基于现有科研和临床研究的系统评价而提出了一些新的建议，既往推荐的多种治疗方法在新版中不推荐或不建议，具体的临床治疗方案还需结合患者的具体情况而定。

（一）一般治疗

1. 患者教育 告知患者本病的治疗目的、原则、生活注意事项、锻炼方法及常用药物的用法和不良反应等。建议患者参与疾病的自我管理项目。

2. 关节保护性措施 要求患者适当休息，可参与包括力量训练、低强度有氧运动、神经肌肉训练和与国家指南一致的体力活动。对于症状性膝关节骨关节炎患者，如果体重指数超过 25，建议减肥，防止关节过度运动和过度负重，避免机械性损伤，使用适当的护具。

3. 理疗 既往认为可选用多种理疗形式，包括热敷、电疗、磁疗、气疗、水疗和离子透入法等。针灸、按摩和推拿有一定的消炎、镇痛作用，可减轻症状。

（二）药物治疗

1. 控制症状药物 具有迅速镇痛和改善症状作用，但不影响 OA 病理和病变结构，包括一般镇痛药、NSAID 和糖皮质激素等。对乙酰氨基酚对骨关节炎有良好的止痛作用，且费用较低，对于较轻的 OA 可考虑首选，每天剂量为 1.5～2.0g，分 3～4 次口服。NSAID 是最常用的类治疗骨关节炎的药物，剂量一般较治疗 RA 为小，宜选用对环氧化酶-2 有选择性抑制倾向的品种，如尼美舒利 0.1 口服每天 2 次，美洛昔康 15mg 口服，每天 1 次等。

对于其他治疗无效的急性关节炎、肌腱炎行关节腔或病变局部注射糖皮质激素，可能有效。

2. 改变病情药物和软骨保护剂 此类药物能减缓或逆转 OA 软骨降解，缓解疼痛和改善关节功能，干扰 OA 病理过程。一般见效慢。但停药后疗效可持续一段时间，如透明质酸、硫酸基葡萄糖，可能属于此类。

（1）透明质酸：透明质酸溶液的黏弹性及分子屏蔽作用大小和透明质酸的分子量及浓度有关。透明质酸的治疗作用表现为关节疼痛缓解，活动度增加及炎症消退，一般出现于治疗后一周内，维持时间长达数周至数月。

（2）硫酸氨基葡萄糖：外源性硫酸氨基葡萄糖（glucosamine sulfate）可补充软骨基质的丢失成分，抑制炎症过程，延缓 OA 的发展，缓解疼痛，改善关

节活动。本品口服易吸收，0.25～0.5 g 每天 3 次，连服 4～12 周，治疗 2 周后症状改善，对硫酸氨基葡萄糖过敏者禁用。

（3）戊聚糖多硫酸钠（sodium pentasan polysulfate）：可抑制金属蛋白酶和粒细胞弹性蛋白酶活性，减弱白细胞产生细胞因子和前列腺素的能力，改善 OA 软骨下血液循环，保护软骨。一般为 3mg/kg 肌内注射每周 1 次，连用 4 周。

3. 其他药物

（1）骨重吸收剂：双磷酸盐可抑制胶原酶和前列腺素活性，改善糖蛋白的聚集，使软骨层增厚，并抑制破骨细胞活性，减少骨吸收。目前用于临床的有新一代双磷酸盐药物有氯甲双磷酸二钠（骨磷，clodronate）、帕米磷酸钠（博宁，pamidronate）、阿仑磷酸钠（固邦，alendronate）等。

（2）生物制剂：临床研究表明胰岛素生长因子-1、转化生长因子 β、白细胞介素-1 受体拮抗剂或肿瘤坏死因子-α 受体拮抗剂等生物制剂能延缓和阻止 OA 软骨降解，增加软骨基质的合成，促进软骨的修复，但有待于进一步的临床试验验证。

（三）外科治疗

在内科治疗无效，并出现严重关节功能障碍时，为提高患者生活质量，可考虑外科治疗。根据病情可考虑选用关节镜下手术，关节矫形术或关节置换术。

继 2003 年欧洲抗风湿联盟（EULAR）首次推出 OA 诊疗建议以来，关于骨关节炎的诊治相继有多版指南推出，提示着骨关节炎的规范治疗越来越受到多学科的重视，越来越强调循证医学证据对临床的指导作用。

各版指南无一例外地强调了改变生活和锻炼方式的重要性，2019 新版更是放在首要位置；同时，各版指南均一致推荐在无禁忌证的患者口服或局部应用 NSAID 治疗；对于对乙酰氨基酚的作用还需进一步研究；对于是否应用阿片类药物目前意见尚不统一；除 2013 年 AAOS 版指南外，均建议在一定指征下有条件下短期关节腔内注射糖皮质激素；对于软骨素产品和氨基葡萄糖及透明质酸的应用推荐目前有不同意见，有待在今后的临床实践中进一步观察和总结。

案例 8-9-1 处理方案

1. 卧床休息，并适当进行肢体被动运动，以防肌肉萎缩，症状控制后应逐渐恢复主动运动和适当的体育锻炼，增加含钙食物的摄入，减少脂肪和淀粉类、糖类食物的摄入，降低体重，以减轻关节负担。

2. 选用双氯芬酸钠每次 25mg，每天 3 次或萘丁美酮每次 0.5g，每天 2 次，用药 2 周左右酌情调整剂量或换用其他药物。

3. 加用硫酸氨基葡萄糖，每次 500mg，每天 3 次，以阻止或延缓病情进展。

4. 可予透明质酸钠 2ml 双膝关节腔内注射，每周 1 次，连用 5 次为 1 个疗程，每次行关节腔穿刺前应尽量抽出关节积液。可减轻关节疼痛、保护关节软骨、促进关节功能恢复。

5. 治疗过程中可酌情选用理疗和辅助性器械，将有助于关节功能的恢复。

6. 嘱患者注意自我监测药物的不良反应，应定期复查血常规、尿常规、肝功能等；3 个月左右应复查髋、膝关节 X 线以了解病变进展情况。

【预后】

大多数 OA 患者预后良好，但个别病例可导致关节畸形或关节功能严重障碍。与受累部位、就诊时机和病变程度有很大关系。

（范晓云　李志军）

第十章　痛　风

案例 8-10-1

患者，男，37 岁，因"发现血尿酸升高 4 年，左足关节肿痛 2 天"入院。

患者在 4 年前体检时发现血尿酸升高，最高血尿酸 ＞600μmol/L，未予重视，平素未控制饮食及运动，无服用降尿酸药物。2 天前患者饮酒后出现左足第一跖趾关节红肿，疼痛，行走受限，自服"小苏打"后症状无明显改善。平素体健。

体格检查：T 36.4℃，P 88 次/分，R 16 次/分，BP 135/84mmHg，神志清楚，发育良好，营养中等，被动体位，检查尚合作。全身皮肤未见皮疹及出血点，无黄染，浅表淋巴结无肿大，咽不红，扁桃体不大，颈软，气管居中，甲状腺不大；胸廓对称无畸形，心肺腹未发现异常。脊柱四肢无畸形，左足第一跖趾关节红肿，皮温升高，明显压痛，活动受限。余关节无异常。生理反射存在，病理反射未引出。

问题：

1. 本例可能的诊断是什么？
2. 为明确诊断需要进一步做哪些检查？
3. 如何处理？

痛风（gout）是嘌呤代谢紊乱和（或）尿酸排泄减少所致血尿酸升高，单钠尿酸盐（monosodium urate）沉积于骨关节、肾脏和皮下等部位，引发的急、慢性炎症和组织损伤，属于代谢性风湿病范畴。痛风分为原发性和继发性两大类。原发性痛风由遗传因素和环境因素共同致病，大多数为尿酸排泄障碍，少数为尿酸生成增多。痛风具有一定的家族易感性，除极少数是先天性嘌呤代谢酶缺陷外，绝大多数病因未明，常与肥胖、糖脂代谢紊乱、高血压、动脉硬化和冠心病等聚集发生，目前认为与胰岛素抵抗有关。继发性痛风主要由于肾脏疾病致尿酸排泄减少，骨髓增生性疾病及放疗致尿酸生成增多，某些药物抑制尿酸的排泄等多种原因所致。

痛风见于世界各地区，流行病学调查显示全球痛风的患病率不断增高。我国痛风的患病率为 0.34%～2.84%，较以前明显升高，可能与生活方式和饮食结构的改变有关。痛风的病因和发病机制不清。

（一）高尿酸血症的形成

作为嘌呤代谢的终产物，尿酸主要由细胞代谢分解的核酸和其他嘌呤类化合物，以及食物中的嘌呤经酶的作用分解而来，其中 80% 来源于内源性嘌呤代谢，而来源于富含嘌呤的食物者仅占 20%。血清尿酸在 37℃的饱和浓度为 420μmol/L，但该饱和浓度有性别和年龄差异。男性和绝经后女性血尿酸 ＞420μmol/L（7.0mg/dl），绝经前女性 ＞350μmol/L（5.8mg/dl）可诊断为高尿酸血症（血清标本，尿酸氧化酶法）。

1. 尿酸排泄减少　尿酸排泄障碍是引起高尿酸血症的重要因素，包括肾小球滤过减少、肾小管重吸收增多、肾小管分泌减少及尿酸盐结晶沉积。80%～90%的高尿酸血症具有尿酸排泄障碍，且以肾小管分泌减少最为重要。

2. 尿酸生成增多　主要是酶缺陷所致，包括磷酸核糖焦磷酸（PRPP）合成酶活性增高、磷酸核糖焦磷酸酰基转移酶（PRPPAT）浓度或活性增高、次黄嘌呤-鸟嘌呤磷酸核糖转移酶（HGPRT）部分缺乏、黄嘌呤氧化酶（XO）活性增加等，其中前 3 种酶缺陷证实可引起痛风，且为 X 伴性连锁遗传。

（二）痛风的发生

临床上 5%～12%高尿酸血症患者发展为痛风，确切原因不清。痛风患者常有阳性家族史，属多基因遗传缺陷。当血尿酸浓度过高和（或）酸性环境下，尿酸可析出结晶，沉积在骨关节、肾脏和皮下等组织，导致痛风性关节炎、痛风肾和痛风石等。急性痛风性关节炎是由于尿酸盐结晶沉积引起的炎症反应。尿酸盐结晶可趋化白细胞，在关节滑囊内尿酸盐沉积处可见白细胞显著增加并吞噬尿酸盐，白细胞可释放白三烯 B4（LTB4）和糖蛋白等化学趋化因子，诱发局部炎症反应；同时单核细胞受尿酸盐刺激后也可释放白细胞介素 1（IL-1）等炎性细胞因子。长期尿酸盐结晶沉积招致单核细胞、上皮细胞和巨大细胞浸润，形成异物结节即痛风石。痛风性肾病是痛风特征性的病理变化之一，表现为肾髓质和锥体内有小的白色针状物沉积，周围有白细胞和巨噬细胞浸润。

【临床表现】

临床上痛风患者中 95%为男性，且初次发作年龄多见于 40 岁以后，女性多在更年期后发病。但近年发病有年轻化趋势。常有家族遗传史。

（一）无症状期

无症状期指血尿酸浓度升高但无痛风的临床表现，从血尿酸增高至症状出现的时间可达数年。大多数高尿酸血症患者可终身不出现症状，但随年龄增长，痛风的患病率增加，并与高尿酸血症的水平和持续时间有关。

（二）急性关节炎期

急性关节炎期常有以下特点：①多在午夜或清晨突然起病，关节剧痛，呈撕裂样、刀割样或咬噬样，难以忍受；数小时内出现受累关节的红、肿、热、痛和功能障碍；②单侧第一跖趾关节最常见，其余为足背、踝、膝、腕、肘关节等；③发作常呈自限性，多于数天或 2 周内自行缓解，受累关节局部皮肤脱屑和瘙痒；④可伴高尿酸血症，但部分患者急性发作时血尿酸水平正常；⑤关节液或皮下痛风石抽吸物中发现双折光的针形尿酸盐结晶是确诊本病的依据；⑥秋水仙碱可以迅速缓解关节症状；⑦可有发热等。急性关节炎期常见的发病诱因有受寒、劳累、饮酒、高蛋白高嘌呤饮食、外伤、手术、感染等。

（三）痛风石及慢性关节炎期

痛风石（tophus）是痛风的特征性临床表现，多在起病 10 年后出现，是病程进入慢性的标志。典型痛风石部位在耳郭，也常见于反复发作的关节周围，以及鹰嘴、跟腱、髌骨滑囊等处。外观为隆起的大小不一的黄白色赘生物，表面菲薄，破溃后排出白色粉状或糊状物经久不愈，但较少继发感染。关节内大量沉积的痛风石可造成关节软骨及骨质破坏、关节周围组织纤维化、继发退行性改变等，临床表现为持续关节肿痛、压痛、畸形、关节功能障碍，成为慢性痛风石性关节炎。

（四）肾脏

痛风患者肾脏病理检查几乎均有损害，临床上约 1/3 患者出现肾脏症状，主要表现在两方面。

1. 痛风性肾病　起病隐匿，尿酸盐结晶沉积于肾组织，特别是肾髓质和椎体部，导致慢性间质性肾炎，临床表现为尿浓缩功能下降，出现夜尿增多、低比重尿、低分子蛋白尿、白细胞尿、轻度血尿及管型等。晚期可致肾小球滤过功能下降，出现肾功能不全及高血压、水肿、贫血等。少数患者表现为急性肾衰竭，出现少尿或无尿，尿中可见大量尿酸盐晶体。

2. 尿酸性肾石病　10%～25%的痛风患者肾有尿酸结石，且可能出现在痛风性关节炎发病之前。较小者呈沙砾状随尿排出，可无明显症状。较大者引起肾绞痛、血尿、排尿困难、肾积水、肾盂肾炎或肾周围炎等。纯尿酸结石能被 X 线透过而不显影，少部分与草酸钙、磷酸钙等混合可显示结石阴影，所以对尿路平片阴性而 B 超阳性的肾结石患者应常规检查血尿酸并分析结石的性质。

> **案例 8-10-1**
> 1. 患者为青年男性，发现血尿酸升高 4 年，左足关节肿痛 2 天。

> 2. 体检：左足第一跖趾关节红肿，明显压痛，活动受限。
>
> 患者为青年男性，既往有高尿酸血症病史，饮酒后出现单关节红肿热痛，提示痛风可能。

【实验室及其他检查】

（一）血尿酸测定

成年男性血尿酸正常值为 208～416μmol/L（3.5～7.0mg/dl），女性为 149～358μmol/L（2.5～6.0mg/dl），绝经后接近男性。血尿酸存在较大波动，应反复监测。未经治疗的痛风患者血尿酸值大多数均会升高，但部分患者发作时因肾上腺皮质激素分泌过多促进尿酸排泄等因素，有时会造成血尿酸值短暂性偏低，需等急性期过后重测，以免误诊。

（二）尿酸测定

限制嘌呤饮食 5 天后，每天尿酸排出量超过 3.57mmol（600mg），可认为尿酸生成增多。

（三）关节液检查

滑液在偏振光显微镜下可见尿酸盐结晶被吞噬到白细胞内或呈游离状，表现为负性双折光的针形尿酸盐结晶。滑液白细胞主要为中性粒细胞，需与细菌性关节炎鉴别。

（四）痛风石内容物检查

痛风石内容物检查主要有以下几种方法，如痛风结节组织病理检查、紫尿酸氨特殊化学鉴定、尿酸分解测定、紫外分光光度计测定等。

（五）X 线检查

急性关节炎期可见非特征性软组织肿胀；慢性期或反复发作后可见软骨缘破坏，关节面不规则，特征性改变为穿凿样、虫蚀样圆形或弧形的骨质透亮缺损，边缘可有增生钙化。

（六）计算机体层成像（CT）与磁共振成像（MRI）检查

CT 扫描受累部位可见不均匀的斑点状高密度痛风石影像；MRI 的 T1 和 T2 加权图像呈斑点状低信号。近年来发展的双能 CT（DECT）技术通过两个 X 射线源和两个探测器采集三维图像，可无创行早期高度敏感特异地发现尿酸盐结晶，已被广泛应用于临床辅助诊断痛风。

> **案例 8-10-1**
> 1. 血常规 WBC 10.8×10^9/L，N 70%，PLT 230×10^9/L，红细胞沉降率 48mm/h。尿粪常规无异常。
> 2. 肝功能、肾功能正常范围，UA 526μmol/L

CRP 18mg/L，RF（－）。

3. 左足 X 线片：可见第一跖趾关节周围软组织肿胀，骨质未见异常。左足双能 CT：可见第一跖趾关节周围尿酸盐沉积。

【诊断与鉴别诊断】

（一）诊断

男性和绝经后女性血尿酸＞420μmol/L（7.0mg/dl）、绝经前女性＞358μmol/L（6.0mg/dl）可诊断为高尿酸血症。如出现特征性关节炎表现、尿路结石或肾绞痛发作，伴有高尿酸血症应考虑痛风。关节液穿刺或痛风石活检证实为尿酸盐结晶可做出诊断。急性关节炎期诊断有困难者，秋水仙碱试验性治疗有诊断意义。

急性痛风性关节炎诊断多采用 1977 年美国风湿病学会（ACR）的分类标准（表 8-10-1），此标准敏感性为 70%，特异性为 78.8%。

表 8-10-1　1977 年 ACR 急性痛风关节炎分类标准

1. 关节液中有特异性尿酸盐结晶，或
2. 用化学方法或偏振光显微镜证实痛风石中含尿酸盐结晶，或
3. 具备以下 12 项（临床、实验室、X 线表现）中 6 项
（1）急性关节炎发作＞1 次
（2）炎症反应在 1 天内达高峰
（3）单关节炎发作
（4）可见关节发红
（5）第一跖趾关节疼痛或肿胀
（6）单侧第一跖趾关节受累
（7）单侧跗骨关节受累
（8）可疑痛风石
（9）高尿酸血症
（10）不对称关节内肿胀（X 线证实）
（11）无骨侵蚀的骨皮质下囊肿（X 线证实）
（12）关节炎发作时关节液微生物培养阴性

2014 年 ACR 提出了新的痛风分类标准，见表 8-10-2。该分类标准平衡了敏感性和特异性，总分大于等于 8 分可诊断痛风。满足上述临床表现、实验室检查、影像学 3 个方面的标准，其敏感性、特异性达 92% 和 89%。

表 8-10-2　2014 年 ACR 新的痛风分类标准

	标准	分类	得分
临床表现	受累关节	踝关节/足中段	1
		第一跖趾关节	2
	症状特征数目（个）	1	1
		2	2
		3	3
	发病病程	单次典型发作	1
		反复发作	2
	痛风石	存在	4

续表

	标准	分类	得分
实验室指标	血清尿酸	6～8mg/dl	2
		8～10mg/dl	3
		≥10mg/dl	4
影像学	超声或双能 CT	存在	4
	X 线示痛风侵袭表现	存在	4

案例 8-10-1

1. 青年男性，发现血尿酸升高 4 年，左足关节肿痛 2 天。

2. 病史特点：患者在 4 年前体检时发现血尿酸升高，最高血尿酸＞600μmol/L，未予重视，平素未控制饮食及运动，无服用降尿酸药物。2 天前患者饮酒后出现左足第一跖趾关节红肿，疼痛，行走受限。

3. 临床特点：生命体征平稳，心肺腹无异常。左足第一跖趾关节红肿，明显压痛，活动受限。

4. 辅助检查：血白细胞升高，ESR、CRP 升高，肝功能、肾功能主要指标均在正常范围，血 UA 为 526μmol/L，RF（－）。左足 X 线片：可见第一跖趾关节周围软组织肿胀，骨质未见异常。左足双能 CT：可见第一跖趾关节周围尿酸盐沉积。

临床诊断：急性痛风性关节炎。

（二）鉴别诊断

（1）继发性高尿酸血症或痛风：常发生在其他疾病（如肾脏病、血液病等）过程中，或有明确的相关用药史及肿瘤放化疗史。

（2）关节炎应与化脓性关节炎、创伤性关节炎、反应性关节炎、假性痛风相鉴别。

【预防和治疗】

痛风防治目的：①迅速控制急性关节炎发作，防止关节炎反复发作；②控制高尿酸血症，预防尿酸盐沉积；③防止尿酸结石形成和肾功能损害。

（一）非药物治疗

患者的教育、适当调整生活方式和饮食习惯是痛风长期治疗的基础。要控制饮食总热量，避免高嘌呤饮食。含嘌呤较多的食物主要包括动物内脏、沙丁鱼、蛤、蚝等海味及浓肉汤，其次为鱼虾类、肉类等，而各种谷类制品、水果蔬菜、牛奶、奶制品、鸡蛋等含嘌呤较少。严格限制饮酒尤其是啤酒，每天饮水应在 2000ml 以上。保持标准体重。

避免诱发痛风发作的因素，如暴食酗酒、受凉受潮、过度劳累、精神紧张等；穿鞋要舒适，防止关节损伤；慎用影响尿酸排泄的药物，如噻嗪类利尿剂等。

（二）药物治疗

1. 急性痛风关节炎的治疗　以下三类药物均应

及早、足量使用，见效后逐渐减停。一般认为急性发作期不进行降尿酸治疗,但已服用降尿酸药物者不需停用,以免引起血尿酸波动,导致发作时间延长或再次发作。

（1）非甾体抗炎药（NSAID）：各种 NSAID 均可有效缓解急性痛风症状,为急性痛风关节炎的一线用药。常用药物：①吲哚美辛,每次 50mg,每天 3～4 次；②双氯芬酸钠,每次 50mg,每天 2～3 次；③依托考昔（etoricoxib）120mg,每天 1 次。常见的不良反应是胃肠道溃疡及出血,心血管系统毒性反应。活动性消化性溃疡禁用,伴肾功能不全者慎用。有胃肠道风险的患者可选用 COX-2 抑制剂。

（2）秋水仙碱（colchicine）：可抑制炎性细胞趋化,有抗炎作用,是治疗急性发作的传统药物,因其药物毒性现已少用,主要用于预防痛风急性发作。目前推荐用法为秋水仙碱 0.5mg 2 次/天,可与 NSAID 或者糖皮质激素联用。秋水仙碱不良反应较多,主要是严重的胃肠道反应,如恶心、呕吐、腹泻、腹痛等,也可引起骨髓抑制、肝细胞损害、过敏、神经毒性等,肾功能不全者减量使用。

（3）糖皮质激素：治疗急性痛风有明显的疗效,通常用于不能耐受 NSAID 或秋水仙碱或肾功能不全者。可应用中小剂量的糖皮质激素,口服、肌内注射、静脉均可,如口服泼尼松 20～30mg/d,但停药后症状易"反跳"。

2. 发作间歇期和慢性期的处理 治疗目的是维持血尿酸正常水平,治疗目标是使血尿酸＜6mg/dl,以减少或清除体内沉积的单钠尿酸盐晶体。使用降尿酸药物的指征是急性痛风复发、多关节受累、出现痛风石、慢性痛风石性关节炎、受累关节出现影像学改变及并发尿酸性肾石病等。目前临床应用的降尿酸药物主要有抑制尿酸生成药和促进尿酸排泄药两大类,均应在急性发作缓解 2 周后低剂量开始,逐渐加量,同时预防性服用秋水仙碱 0.5mg 2 次/天,或使用 NSAID 预防用药后血尿酸迅速降低诱发急性关节炎。根据血尿酸的目标水平调整至最小有效剂量并长期甚至终身维持。仅在单一药物疗效不好、血尿酸明显升高、痛风石大量形成时可合用两类降尿酸药物。

（1）抑制尿酸生成药物：别嘌呤醇通过抑制黄嘌呤氧化酶,使尿酸生成减少,适用于尿酸生成过多或不适合使用排尿酸药物者。每次 100mg,每天 2～4 次,最大剂量 600mg。待血尿酸降至 360μmol/L 以下,可减量至最小剂量或别嘌呤醇缓释片 250mg/d。不良反应有胃肠道刺激、皮疹、发热、肝损害、骨髓抑制等,严重者可出现别嘌呤醇过敏综合征,死亡率高达 20%,此反应与剂量无关,研究发现与 *HLA-B5801* 基因相关。肾功能不全者应减量使用。非

布索坦（febuxostat）是一种新的非嘌呤类黄嘌呤氧化酶选择性抑制剂,与标准剂量的别嘌呤醇（300mg/d）相比显示出良好疗效,并且无严重不良反应发生,耐受性好,现已广泛应用于临床。

（2）促尿酸排泄药：包括苯溴马隆、丙磺舒、磺吡酮,通过抑制近端肾小管对尿酸的重吸收而促进尿酸排泄,适用于肾功能正常或轻度异常（内生肌酐清除率＜30ml/min 时无效）,无尿路结石及尿酸盐肾病患者。用药期间同服碱性药物,如碳酸氢钠 1～2g,每天 3 次；或碱性合剂 10ml,每天 3 次,使尿 pH 保持在 6.5 左右,并大量饮水,保持尿量。

（3）其他：尿酸氧化酶可将尿酸氧化分解为极易溶于水的尿囊素随尿排出体外,具有很强的降尿酸作用,静脉给药可使血尿酸降为 0,因此需同时用激素以预防痛风急性发作。尿酸氧化酶还可显著减少痛风石。有研究发现慢性难治性痛风性关节炎用 IL-1 受体拮抗剂有效。

3. 伴发疾病的治疗 痛风常伴发代谢综合征中的一种或数种,如高血压、高脂血症、肥胖症、2 型糖尿病等。这些疾病的存在增加了痛风发生的危险。因此在痛风治疗的同时,应积极治疗相关的伴发疾病。在治疗这些疾病的药物中有些兼具弱的降血尿酸作用,值得选用,但不主张单独用于痛风的治疗,如降脂药非诺贝特、阿托伐他汀等以及降压药氯沙坦及氨氯地平等。

（三）手术治疗

必要时可选择手术剔除痛风石,对残毁关节进行矫形手术治疗,以提高生活质量。

案例 8-10-1 治疗建议

1. 低嘌呤饮食,多休息,多饮水。

2. 口服 NSAID 药物,如依托考昔 120mg,每天 1 次,症状消失后停药。也可联用秋水仙碱。注意胃肠道不良反应。

3. 控制嘌呤摄入,适当运动后监测血尿酸,若急性痛风性关节炎发作超过 2 次/年,需加用降尿酸药物治疗。

【预后】

痛风是一种终身性疾病,无肾功能损害和关节畸形者,经有效治疗可维持正常的生活和工作；慢性期病变可致关节残毁,严重影响患者生活质量；伴发高血压、糖尿病或其他肾病者,肾功能不全的风险增加,并可危及生命。

（任 洁 周 毅）

第九篇 理化因素所致疾病

第一章 总 论

一些对人体有害的物理、化学、生物等因素存在于人们生活的环境中，当接触剂量过大和（或）时间过长，可导致人体发生急性或慢性损害，甚至危及生命。

【物理因素所致疾病】

人体因接触有害的物理因素而引发的疾病统称为物理因素所致疾病。例如，高温环境下可引起中暑；较长时间处在低温环境中可造成冻僵；在高山、高原停留，因稀薄空气中氧分压低，可使人体缺氧，发生高原病；当人潜入深水时，由于水压过高，吸入空气中的大量氮气溶解在血液、组织中，若返回地面的速度过快，溶解在血液、组织中的氮气迅速释放出来，形成气泡阻塞血管，损伤骨骼和神经，从而发生减压病；长期接触高分贝噪声可发生神经性耳聋；长期接触强烈振动的机器会发生神经功能紊乱、血管痉挛而出现白指症和骨骼异常；电离辐射包括电磁辐射（γ射线、X射线）和粒子辐射（α粒子、β粒子、中子、质子、正电子等），可干扰骨髓造血功能，使血细胞生成减少、比例失调，甚至引起再生障碍性贫血；高频可影响神经功能；微波可致白内障、视网膜损害；紫外线可引起电光性眼炎、雪盲和皮炎；各种形式的运动可刺激前庭神经引起的晕动病（晕车、晕船、晕飞机）；电击和淹溺，常致患者呼吸、心搏骤停。

【化学因素所致疾病】

因有害化学物质进入人体所引发的疾病统称为化学因素所致疾病。有害化学物可来自自然界，如高氟地区居民患氟骨症。毒物也可来自工业的"三废"污染，例如水俣病，该病是由于工厂废水中的汞沉积在海泥中，被微生物分解转化为甲基汞而二次污染水质，超量的甲基汞进入人体后迅速溶解在脂肪里，并且大部分聚集在脑部，黏附在神经细胞上，使细胞中的核糖酸减少，从而引起细胞死亡。患者口齿不清、面部呆滞、手脚颤抖、神经功能失常，久治不愈，最后全身蜷曲而死。生产过程中意外泄漏大量有毒化学气体（如氯气）可引起人、畜急性肺水肿，毒气甚至迅速扩散危及大批人群而发生重大伤亡。工业生产中

工人长期接触有机溶剂、刺激性气体、窒息性毒物、农药等可发生慢性中毒。在家庭生活中，误服/自服杀虫药、过量药物和清洁剂均会发生急性中毒。"吸毒"成瘾者，常发生急性中毒事件。

【理化因素所致疾病的共同诊断原则】

理化因素所致疾病的发生往往与物理和化学因素有关，有特定的临床表现，如果检测技术所及，大多能找到确切的病因，因此，诊断时应重视下列问题。

（一）注意病因检测

目前对大部分理化因素都有检测方法，可以利用原子吸收分光光度法、气相色谱分析法或高效液相色谱分析法等检测环境中和人体体液中的毒物浓度以助确诊。此外，环境温度、海拔高度、海平面下深度、噪声强度、振动频率、辐射强度、放射剂量等都能测定。

（二）评估靶器官受损情况

各种理化因素都有其作用的靶部位，靶部位可以是一个或多个。有机磷杀虫药的靶分子是神经系统的乙酰胆碱酯酶，而生鱼胆的靶器官是肾和肝；加速运动主要作用于前庭神经。诊治时需要弄清楚靶器官受损程度。危重患者常见多脏器损害。

（三）了解剂量-效应关系

剂量-效应规律是理化因素作用的基本规律，临床以接触剂量与疾病严重程度的相关性作为病因诊断的依据。

（四）流行病学调查分析

由于不少理化因素所致疾病是环境病或公害病，可能同一时间有多人发病。因而，当发现起病在同一时间、同一地点、具有同一临床表现的患者，俗称"三同人员"时，利用研究人群发病情况的流行病学调查方法，有助查明环境中存在的致病因素和发病个体的诊断。

结合接触史，综合临床表现，加上实验室检查证据，排除其他有类似临床表现的疾病，方可以做

出诊断。

【理化因素所致疾病的共同防治原则】

（一）迅速脱离有害环境和解除危害因素

这是理化因素所致疾病的重要防治措施。毒物存在于体内或体外，可继续发挥其毒性作用，因而要尽力尽早清除。

（二）维持患者生命体征

理化因素所致疾病可产生严重的后果，影响意识、呼吸、心率、血压等生命征，因而要做好"生命八征"（体温、呼吸、心率、血压、意识、瞳孔、皮肤和尿量）监护，并采取有效的急救措施，使患者渡过生存难关。例如，电击或淹溺致心脏骤停时，必须予以及时有效的心肺脑复苏，呼吸衰竭者应给予呼吸支持等。

（三）针对发病机制和病因的治疗

急性中毒时如有特殊解毒药，应尽早应用。物理因素所致疾病主要针对发病机制或症状进行治疗，如中暑高热时降温；冻僵时予复温；急性高原病主要是给氧；减压病需要进入高压氧舱重新加压，再缓慢减压。

（四）对症治疗

理化因素所致疾病种类繁多，目前绝大多数缺乏特效疗法。对症治疗可减少患者痛苦，促进早日康复。

对危重患者而言，对症治疗意味着对重要脏器功能的复苏与维持。

【理化因素所致疾病的防治研究进展与展望】

在远古，人类已经知道自然界有些因素可以致命，但对这范畴的认识经历了漫长的历史过程。由于20世纪毒理学的兴起及临床医学，特别是急救医学的发展，抢救中毒患者从一般的清除毒物和支持治疗发展到根据毒理进行对因解毒、引入血液净化技术清除毒物、利用高新医疗技术进行生命监护与器官功能支持。研究已经从器官水平到分子水平，21世纪发展至基因水平阐明发病机制。我国对中药解毒机制的研究为探索新的解毒疗法开拓了更多新路。物理因素所致疾病的研究起步较晚，对患者的治疗仍然有赖于脱离有害环境、对症处理和器官功能支持。近年，有关自然环境及生产环境中不利物理因素对人体的生理影响、人的适应性、适应不全所受伤害等方面的研究取得很大进展。例如发现高原居民在稀薄空气环境下，DNA各自进化出不同的排序以"应对缺氧"等。随着对发病机制研究的深入，探索针对性防治技术，提高诊治水平将是临床研究的方向。

本章主要讲述理化因素对身体健康危害的临床表现和救治，以学习化学因素所致疾病为主。

（陈晓辉）

第二章 化学因素所致疾病

第一节 中毒概论

中毒（poisoning）是指化学物质进入人体在效应部位达到一定量而引起组织器官损害的全身性疾病。引起中毒的化学物质称为毒物（poison）。根据毒物来源和用途分为工业性毒物、药物、农药、有毒动植物。

根据接触毒物的毒性、剂量和时间，通常把中毒分为急性中毒和慢性中毒两类。①急性中毒：短时间内吸收大量毒物引起，起病急，病情重，变化快，需及时诊断和处理。②慢性中毒：长时间或多次少量毒物进入人体引起，起病慢，病程长，缺乏特异性诊断指标，容易误诊和漏诊。急性中毒在我国城市以镇静催眠药为主，农村以农药中毒多见。

【病因和中毒机制】

（一）病因

1. 职业性中毒　在生产过程中，不注意劳动安全保护，与有毒的原料、中间产物或成品密切接触而发生中毒；在有毒物品保管、使用、运输过程中违反安全防护制度，也可能发生中毒。

2. 生活性中毒　误食、意外接触有毒物质、用药过量、药物成瘾、自杀或谋害等情况致使过量毒物进入人体而引起中毒。

（二）中毒机制

1. 局部刺激腐蚀作用　强酸、强碱吸收组织中水分，并与蛋白质或脂肪结合，使组织细胞变性坏死。

2. 缺氧　一氧化碳、硫化氢、氰化物等窒息性毒物阻碍氧的吸收、转运或利用，使机体组织和器官缺氧。脑和心肌对缺氧最敏感，最易受损害。

3. 麻醉作用　脑组织和细胞膜脂类含量高，有机溶剂和吸入性麻醉剂亲脂性强，因而易通过血脑屏障进入脑组织，抑制脑功能。

4. 抑制酶活力　很多毒物或其代谢产物抑制酶的活力而产生毒性。有机磷杀虫药可抑制胆碱酯酶，氰化物抑制细胞色素氧化酶，重金属抑制含巯基酶活力等。

5. 干扰细胞或细胞器的生理功能　四氯化碳在体内经酶催化产生三氯甲烷自由基，作用于肝细胞膜中不饱和脂肪酸，产生脂质过氧化，导致线粒体、内质网变性，肝细胞坏死。

6. 受体竞争　阿托品阻断毒蕈碱受体，产生毒性作用。

（三）毒物的吸收、代谢和排出

毒物可通过胃肠道、呼吸道、消化道、皮肤黏膜、静脉注射等途径进入人体，也可经眼、耳、胸腔、腹腔、直肠、尿道、阴道或创口等处进入体内。职业性中毒，毒物一般以粉尘、烟雾、气体等形态由呼吸道吸入；生活性中毒，除一氧化碳中毒外，多经口进入；少数脂溶性毒物，如有机磷农药、苯胺、硝基苯等可通过完整的皮肤黏膜侵入。

大多数毒物被吸收后进入血液分布于全身，在肝脏通过氧化、还原、结合、水解等作用代谢，多数毒物毒性降低，此过程称为解毒。但少数毒物如对硫磷可氧化为毒性更大的对氧磷。

毒物吸收代谢后多数由肾脏排出，气体和易挥发毒物部分以原形经呼吸道排出，重金属（如铅、汞、锰）及生物碱经消化道排出。少数毒物可经皮肤、乳汁、汗腺、唾液腺排出。

（四）影响毒物作用的因素

（1）毒物的性质：化学物质毒性与其化学结构关系密切，如空气中毒物颗粒越小、挥发性越大，吸入肺内量越多，毒性也越强。

（2）毒物个体易感性：个体对毒物敏感性常与患者性别、年龄、体质、健康状况、生活习惯及耐受性有关。

（3）毒物进入的途径、速度和进入量。

【临床表现】

各种中毒症状和体征取决于毒物的毒理作用和机体的反应性。

（一）体温

1. 体温升高　见于抗组胺药、抗胆碱药、可卡因等。

2. 体温下降　巴比妥类、镇静催眠药、麻醉药等。

（二）皮肤黏膜表现

1. 发绀　致氧合血红蛋白不足而引起发绀，如麻醉药、有机溶剂、刺激性气体、亚硝酸盐等中毒。

2. 黄疸　四氯化碳、毒覃或鱼胆等中毒可损害肝脏而致黄疸。蚕豆、硝基苯引起的溶血性黄疸。

（三）眼部表现

1. 瞳孔扩大　见于阿托品、莨菪碱类中毒。

2. 瞳孔缩小　见于阿片类、有机磷杀虫药、拟胆碱药等中毒。

3. 视神经炎 见于甲醇中毒。

（四）呼吸系统表现

1. 呼吸增快 如二氧化碳、水杨酸类、中枢兴奋剂中毒；刺激性气体引起肺水肿时，呼吸加快。

2. 呼吸减慢 见于阿片类、催眠药、一氧化碳中毒，严重呼吸抑制可导致呼吸麻痹。

3. 肺水肿 刺激性气体、有机磷杀虫药或百草枯等中毒可引起肺水肿。

（五）循环系统表现

1. 心动过速 见于阿托品类、拟肾上腺素药物。

2. 心动过缓 多见于夹竹桃、乌头、蟾蜍、洋地黄、拟胆碱药、β受体阻滞剂、钙通道阻滞剂。

3. 心搏骤停 洋地黄、奎尼丁、窒息性毒物、可溶性钡盐等中毒可致。

4. 血压升高 见于苯丙胺类、烟碱、拟交感药物。

5. 血压下降 见于亚硝酸盐、氯丙嗪、降压药。

（六）神经系统症状

1. 昏迷 见于麻醉药、镇静催眠药、窒息性气体、有机磷杀虫药等中毒。

2. 谵妄 见于抗胆碱药、抗组胺药、乙醇中毒。

3. 惊厥 见于窒息性毒物、毒鼠强、有机氟农药、有机氯杀虫药等中毒。

4. 肌肉震颤 见于有机磷杀虫药、抗胆碱酯酶剂中毒。

5. 肌麻痹 见于河豚、箭毒、肉毒中毒及神经毒类蛇咬伤。

6. 精神失常 见于一氧化碳、有机溶剂、阿托品类、毒蕈、乙醇等中毒，成瘾药物的戒断综合征等。

（七）消化系统表现

胃肠蠕动减少见于抗胆碱药物中毒。胃肠平滑肌兴奋、痉挛见于有机磷杀虫药中毒。

（八）泌尿系统表现

1. 尿色改变 使用亚甲蓝尿液呈蓝绿色；棕黑色见于苯胺、苯酚、萘、亚硝酸盐等中毒；樱桃红至棕红色见于安替比林、汞盐及引起血尿或溶血的毒物。

2. 尿液异常 显微镜下血尿或蛋白尿提示损害肾脏毒物中毒；结晶尿见于扑痫酮、磺胺等药的中毒。

（九）血液系统表现

1. 溶血性贫血 如砷化氢、苯胺、硝基苯等中毒。

2. 白细胞减少和再生障碍性贫血 见于氯霉素、抗癌药、苯等中毒。

3. 出血 阿司匹林、氯霉素、抗癌药物可抑制血小板生成，影响血小板功能而引起出血。

4. 血液凝固障碍 由肝素、水杨酸类、血液类蛇毒等引起。

（十）呼气、呕吐物特殊气味

酒精中毒者有酒味；氰化物中毒者有苦杏仁味；有机磷杀虫药、砷、铊中毒有蒜臭味；酚、来苏中毒有药皂味；硝基苯中毒有鞋油味；硫化氢、半-乙酰半胱氨酸中毒有臭鸡蛋味。

常见急性中毒综合征（acute toxidrome）见表9-2-1。

表 9-2-1 急性中毒综合征

中毒综合征	症状和体征	毒物
胆碱能综合征	M样症状：流泪、流涎、多汗、痰多、腹泻、呕吐、二便失禁、瞳孔缩小、心动过缓	有机磷杀虫剂 氨基甲酸酯类
	N样症状：肌肉震颤、肌无力、瘫痪	毛果芸香碱（毒扁豆碱、腾喜龙）
	中枢神经系统症状：谵妄、惊厥、意识状态改变等	
抗胆碱能综合征	皮肤干燥、潮红、瞳孔扩大、高热、谵妄、血压升高、心率快、肠鸣音减弱、尿潴留	阿托品、抗组胺药、东莨菪碱、曼陀罗
拟交感综合征	全身高度兴奋、高热、焦虑、谵妄、抽搐、瞳孔扩大、血压升高、心率增快	可卡因、苯丙胺、甲基苯丙胺及其衍生物、咖啡因、茶碱
阿片类药中毒综合征	昏迷、针尖样瞳孔、呼吸抑制、低体温、低血压、心率减慢、反射减弱	吗啡、可待因、海洛因、哌替啶、芬太尼等
镇静催眠类药中毒综合征	反应迟钝、意识紊乱或昏迷、瞳孔缩小、低体温和低血压、呼吸心率减慢、腱反射减低、严重者肺水肿	镇静药、巴比妥类、苯二氮䓬类
三环抗抑郁药中毒综合征	先兴奋后昏迷、呼吸抑制、低血压、心律不齐、惊厥、肌震颤	三环抗抑郁药
水杨酸中毒综合征	意识改变、呼吸深快、心率增快、发热、呕吐、耳鸣	阿司匹林、水杨酸甲酯

【诊断】

根据病史、临床综合征表现做出初步诊断，加上现场调查毒物存在的证据，体内查出毒物或毒物作用后果的证据，并与其他症状相似的疾病进行鉴别，经过综合分析，最后做出病因诊断。

（一）毒物接触史

重点询问接触毒物种类、剂量、途径、起始时间、持续时间和环境。了解病前生活状况、精神状态、进食、饮酒、用药情况。搜集发病现场物品，包括呕吐物、剩余食物、可疑药瓶及盛放毒物容器、遗书、遗物等。对隐瞒歪曲病史者、服毒自杀者、神志不清、小孩、老年患者等，可询问现场目击者、陪同人员、患者亲属、同事、邻居等。怀疑食物中毒时，应调查同餐进食者有无类似症状发生。

（二）临床表现

毒物中毒的症状和体征复杂多样，许多毒物中毒的表现是特征性，不同毒物中毒临床表现可能相近或重叠，同种毒物中毒表现也会有差别。有毒物接触史者，要分析症状特点、出现时间顺序是否符合某种毒物中毒临床表现的规律。根据主要症状重点扼要体查，注意检查神志、呼吸、脉搏、血压、瞳孔、皮肤黏膜等生命体征情况，在病情允许情况下，再补充作全面细致检查。急性中毒常可累及呼吸、循环、神经、消化、泌尿系统、血液等多个器官和系统，对有相似中毒综合征要认真鉴别诊断，综合分析。

（三）实验室检查

1. 一般实验室检查 血细胞计数、血糖、血清电解质、尿素氮、凝血酶时间、动脉血气分析和心电图等。

2. 毒物检验 有助于确定中毒物质和估计中毒的严重程度。常规采集血、尿、粪、呕吐物、剩余食物、遗留毒物、药物和容器等进行毒物分析。

3. 其他辅助诊断技术 部分酶的活性检测有助于诊断，如血液胆碱酯酶活力测定有助有机磷杀虫药的诊断。X 线、CT、MR 检查也为诊断、鉴别诊断和治疗提供依据。

【治疗】

（一）治疗原则

紧急抢救生命、维持生命体征平稳；脱离毒源，清除尚未吸收或已被吸收的毒物；应用特效解毒剂；对症治疗、预防并发症。

（二）急性中毒的治疗

1. 紧急抢救生命、维持生命体征平稳 积极监测和评估患者生命体征，如意识状态、呼吸、脉搏、血压、体温等。有威胁患者生命的情况，优先处理，快速采取相应有效抢救措施，维持呼吸和循环功能稳定。昏迷患者，保持呼吸道通畅，若有呼吸抑制，予吸氧，必要时行气管插管机械通气支持。惊厥时予地西泮、苯巴比妥等抗惊厥药治疗。休克者及时补充血容量，必要时应使用血管活性药。心律失常时合理给予药物控制，出现心脏骤停时立刻施行心肺复苏术。

2. 脱离毒源，清除尚未吸收或已被吸收的毒物

（1）脱离中毒现场：如以呼吸道侵入的中毒，应迅速脱离现场，将患者转移至空气新鲜的地方。

（2）皮肤清洗：脱下污染的衣物，迅速用大量清水冲洗。

（3）眼的冲洗：立即用清水彻底冲洗，至少 10 分钟，不能用中和溶液滴眼。

（4）清除胃肠道毒物

1）催吐：神志清醒能合作的患者，尽早催吐。

方法：刺激催吐：用手指、压舌板等刺激咽后壁或舌根诱发呕吐。若胃内容物过稠不易吐出，先饮200～300ml 温开水后再催吐，如此反复，直至呕吐物变清为止。

催吐法禁用于昏迷、抽搐、惊厥、咽反射消失、休克或原有严重心肺疾患及吞服腐蚀性毒物或石油蒸馏物（如汽油、煤油）的患者。

2）洗胃：越早、越彻底，预后越好。

A. 适应证：①服毒 6 小时内，催吐不彻底或不能催吐者；②部分毒物在胃停留时间长，但吸收缓慢，6 小时后仍可洗胃。③服食毒物量大或毒物毒性强的患者。

B. 禁忌证：①有消化道出血或穿孔危险者；②严重食管静脉曲张者；③吞入强效腐蚀性毒物；④对休克、昏迷和抽搐患者，需控制症状并严密监护下谨慎洗胃，必要时先行气管插管，防止洗胃液误入气道。

C. 方法：洗胃时，患者取左侧头低卧位。一般选用粗胃管从口或鼻腔插入约 50cm（经鼻插入可取发际至剑突的长度），抽出胃内容液约 100ml 留作毒物分析，再每次注入温开水 200～300ml，反复冲洗至回收液澄清无味为止。洗胃液总量可达 2L 或以上。洗胃后拔出胃管，先将胃管尾部夹住后才拔出，以免误吸。需反复多次洗胃者，可暂保留胃管。如患者口服毒物量大，病情危重，插胃管洗胃困难，或饱餐后服毒，胃管反复被食物堵塞时，应迅速行剖腹胃造口洗胃术。

D. 选择适当洗胃液和注入液：一般情况，用清水洗胃。有条件的，选用适当的洗胃液。①保护剂：如牛奶、蛋清或米汤等，保护胃黏膜，用于吞服腐蚀性毒物者。②溶剂：吞服脂溶性毒物（如汽油或煤油等）时，先用液状石蜡 150～200ml 而使其溶解不被吸收，然后再洗胃。③氧化剂：用 1∶5000 高锰酸钾液，使毒物氧化失效，用于生物碱、镇静催眠药、阿片类、氰化物等中毒。高锰酸钾可腐蚀黏膜，不宜反复使用。④中和剂：吞服强酸时可用弱碱液（如镁乳、氢氧化铝凝胶等）中和。勿用碳酸氢钠，因其遇酸后生成二氧化碳，使胃肠道胀气而易致穿孔；吞服强碱时可用弱酸液（如食醋、果汁等）中和。⑤沉淀剂：使毒物变为溶解度低、毒性小的沉淀，如乳酸钙或氯化钙与氟化物或草酸盐作用生成氟化钙或草酸钙沉淀。

3）活性炭吸附：活性炭是最有效的强力口服吸附剂，能阻止毒物在胃肠道中的吸收，安全可靠，中毒后1～2小时内使用疗效更佳。一般催吐或洗胃后，给予活性炭50～100g加水300～400ml配成混悬液，口服或胃管注入。严重中毒者可以反复多次给予。活性炭几乎可用于所有经口中毒患者以吸附残留毒物，如生物碱、巴比妥类、水杨酸类、苯酚、茶碱等，但不能吸附有色金属、无机盐（锂、砒）、乙醇、甲醇、硼酸、氰化物和腐蚀性物质（如强酸和强碱）。活性炭使用量过多易引起恶心、呕吐、误吸入肺、便秘或小肠梗阻等副作用。

4）导泻：可减少或避免肠道内毒物的停留和吸收。一般硫酸镁或硫酸钠15～20g溶于水中，也可20%甘露醇或25%山梨醇250ml洗胃后口服或经胃管注入。肾功能衰竭者不用含镁泻剂。导泻时要严密监测患者水、电解质平衡。

5）灌肠：适用于口服中毒超过6小时、抑制肠蠕动的毒物（颠茄类、阿片类）中毒及导泻无效者，腐蚀性毒物中毒不适用。方法：1%温肥皂水5000ml，多次灌洗。

（5）促进已吸收毒物排出

1）利尿和改变尿液酸碱度：多数毒物由肾排出，因此积极利尿是加速毒物排泄的重要措施。利尿时应严格监测体内的电解质变化和 PH。急性肾衰竭患者不宜采用强化利尿。方法如下所述。

A. 快速大量静脉滴注 5%～10%葡萄糖液，静脉注射呋塞米（速尿）20～40mg。

B. 碱化尿液：碳酸氢钠 1～2mmol/kg 静脉推注，随后 50～100mmol/kg 静脉滴注，监测血 pH 为

7.50～7.55，尿液 pH 达 7.0～8.0，能加速弱酸性化合物（如苯巴比妥、水杨酸等）离子化而不易在肾小管内重吸收。

C. 酸化尿液：静脉滴注维生素 C 6～8g/d，使尿液 pH 为 5.0，能加速某些弱碱性药物（如苯丙胺、士的宁等）排出。

2）血液净化疗法：是清除体内毒物及其代谢物的有效措施，适用于严重中毒、长时间昏迷、血液中毒物浓度明显增高、有并发症的患者。

A. 透析疗法：包括血液透析（hemodialysis）和腹膜透析（peritoneal dialysis）。透析疗法对血浆蛋白结合率低的小分子、水溶性毒物效果好，如甲酸、乙醇、乙醛、汞盐、砷、钾、长效苯巴比妥类、水杨酸类、茶碱等，氯酸盐、重铬酸盐中毒引起的急性肾衰竭首选血液透析。中毒 12 小时内透析效果较好，中毒时间太长，毒物与血浆蛋白结合后不易透出。

B. 血液灌流（hemoperfusion）：患者血液通过含有活性炭或树脂的灌流柱，溶解在血液中的毒物被吸附清除后，血液再回输患者体内。本法适用于脂溶性或与血浆蛋白结合的毒物，如抗精神病药物、镇静催眠药、百草枯等。血液灌流时，血小板、白细胞、凝血因子、二价阳离子、葡萄糖也易被吸附，需监测和补充。

C. 血浆置换（plasmapheresis）及换血疗法：适用于游离或与蛋白质紧密结合的毒物，对生物碱（如蛇毒、毒蕈中毒、砷化氢等）中毒效果明显，但技术要求和价格高。

3）氧疗：某些毒物可引起机体缺氧，应及时纠正。如一氧化碳中毒时，吸氧能加速碳氧血红蛋白的离解和一氧化碳的排除。目前，高压氧治疗也广泛用于急性中毒，如急性硫化氢、氰化物中毒和急性中毒性脑病。

3. 应用特效解毒药　部分毒物有特效解毒剂，使用时要严格用药指征、方法和剂量（表9-2-2）。

表 9-2-2　常见毒物的特效解毒剂及使用方法

毒物	解毒药	剂量和方法
有机磷杀虫药	解磷定、盐酸戊乙奎醚、阿托品	详见本章第二节
抗胆碱药	毒扁豆碱、毛果芸香碱	毒扁豆碱 0.04mg/kg 静脉注射
阿片类	纳洛酮	0.4～0.8mg 静脉注射 2～3 分钟可重复
亚硝酸盐、苯胺	亚甲蓝（美蓝）	1%亚甲蓝溶液 5～10ml（1～2mg/kg）稀释后静脉注射
β 受体阻滞剂	高血糖素	初始：5～10mg 静脉滴注，2～10mg/h 维持
钙通道阻滞药	氯化钙	初始：10%氯化钙溶液 10ml 加于葡萄糖溶液 20ml 内缓慢静脉注射，20～50mg/（kg·h）维持静脉滴注
华法林	维生素 K$_1$	10～20mg 静脉注射（1mg/min）每天 3 次
异烟肼	维生素 B$_6$	等剂量对抗：如剂量不详，首剂 5g 静脉注射，然后 200～400mg 肌内注射或静脉注射
苯二氮䓬类	氟马西尼（安易醒）	详见本章第四节

毒物	解毒药	剂量和方法
甲醇、乙二醇	乙醇、叶酸	5%乙醇葡萄糖溶液 500ml 静脉滴注，叶酸 50mg 每 4 小时一次
氰化物	亚硝酸钠、硫代硫酸钠	3%亚硝酸钠溶液 10ml 缓慢静脉滴注，后用 25%~50%硫代硫酸钠 25~50ml 缓慢静注
铅、锰	依第酸钙钠、二乙烯三胺、五乙酸三钠钙	依第酸钙钠每天 1g 肌内注射或静脉注射，3~4 天为 1 个疗程
汞、砷、锑	二巯丙醇、二巯丁二钠、二巯丙磺钠	5%二巯丙磺钠 2~3ml 肌内注射，后每次 1~2.5ml 每 4~6 小时一次，2 天后改每天 2 次
氟乙酰胺	乙酰胺（解氟灵）	2.5~5.0g 肌内注射，每 6~8 小时一次
蛇毒	抗蛇毒血清	每次 3~5 支，稀释后静脉滴注，需皮试

4. 对症综合治疗，预防并发症　大部分急性中毒无特效解毒药，能否安全度过中毒急性期，对症综合治疗非常重要。急性中毒患者应卧床休息、保暖，注意监测生命体征稳定，维持循环容量，纠正电解质和酸碱平衡失常，静脉输液或鼻饲以维持营养。急性中毒的早期主要是针对呼吸衰竭、昏迷、惊厥、心律失常、心搏骤停、休克等作紧急对症处理，治疗方法详见相关章节。如出现肺水肿、脑水肿、急性肾衰竭、感染等并发症，应积极采取相应有效措施。同时要警惕迟发毒效应，早期防治处理。对自杀患者，心理治疗亦不容忽视。

第二节　有机磷杀虫药中毒

> **案例 9-2-1**
>
> 　患者，女，18 岁，因神志不清，流涎，气促 30 分钟入院。
>
> 　患者因与其母争吵后而自闭房内，约 30 分钟后被家人发现倒地，神志不清，呕吐，大量流涎，气促，大小便失禁，身旁发现一标签为"对硫磷农药"的瓶子（规格为 100ml），内仍有约 20ml 原液残留。遂送院。
>
> 　体格检查：T 36℃，P 60 次/分，R 30 次/分，BP 为 80/50mmHg。神志模糊，烦躁，呼吸及呕吐物有大蒜样臭味，全身皮肤多汗、湿冷，双瞳孔等大、等圆，直径为 1.5mm，对光反射弱，唇甲轻微

> 发绀，口、鼻腔周围见大量白色泡沫样分泌物，呼吸浅促，双肺可闻及大量大、中湿啰音。HR60 次/分，心音低钝，心律规整，未闻杂音。腹平软，肝、脾肋下未及，肠鸣音活跃。全身肌肉细颤，以胸部肌肉为著。生理反射存在，病理反射未引出。
>
> **问题：**
>
> 　1. 该病例应首先考虑做何诊断？
>
> 　2. 应做哪些实验室检查有助于明确诊断、分级？
>
> 　3. 如何快速做出抢救措施？

随着现代农业科学技术逐步推广应用，有机磷杀虫药（organophosphorous insecticides，OPI）被广泛地应用于农、林业。由于其对人畜均有毒性，在生产、运输、销售、贮存、使用中防护不当，农作物残留，污染食物和意外服用均可导致中毒。OPI 中毒是各国最常见的农药中毒之一，据统计我国每年平均有 10 万以上农药中毒患者，OPI 中毒占 80%以上。

OPI 多为油状或结晶状，呈淡黄或棕色，微挥发性，具特殊蒜臭味。一般难溶于水（敌百虫除外），易溶于多种有机溶剂，遇碱分解失效（敌百虫除外），常用剂型有乳剂、油剂、粉剂和喷雾剂等。OPI 毒性与其结构有关，依照不同的取代基毒性各有不同。按大鼠半数致死量（LD_{50}）分为四类（表 9-2-3）。

表 9-2-3　有机磷杀虫剂分类和半数致死量（LD_{50}）

类别	剧毒	高毒	中度毒	低毒
经口 LD_{50}（mg/kg）	<5	5~50	50~500	>500
吸入 LD_{50}（mg/L，2 小时）	<0.2	0.2~2	2~20	>20
经皮 LD_{50}（mg/kg，4 小时）	<20	20~200	200~2000	>2000
代表药	甲拌磷（3911）、内吸磷（1059）和对硫磷（1605）	甲基对硫磷、甲胺磷、氧乐果和敌敌畏等	乐果、倍硫磷、敌百虫、除线磷等	马拉硫磷、辛硫磷、氯硫磷等

【病因】

OPI 可通过皮肤、黏膜、胃肠道和呼吸道吸收，职业性中毒见于生产或使用过程中操作错误或防护不当引起，生活性中毒见于进食受污染蔬菜、食物或水源，误服、投毒或服毒自杀。误用 OPI 治疗其他疾病，如皮肤病等亦常引起中毒。

【发病机制】

OPI 吸收后迅速分布于全身各个器官，分布浓度高低依次为肝脏、肾、肺、脾、肌肉、脑，且可通过胎盘屏障。OPI 主要在肝内代谢，经肝细胞微粒体氧化酶系统进行生物转化，氧化后产物毒性常增强，水解后毒性降低，如对硫磷氧化成对氧磷后毒性更强，但马拉硫磷在肝经酯酶水解而解毒。OPI 代谢产物24 小时内经尿排出，少量经肺代谢。

体内胆碱酯酶分真性和假性胆碱酯酶。前者主要存在于中枢神经系统灰质、红细胞、交感神经节和运动终板中，水解乙酰胆碱作用最强。后者又称丁酰胆碱酯酶，存在于中枢神经系统白质和血清、肝、肠黏膜下层和一些腺体中，能水解丁酰胆碱，但难以水解乙酰胆碱。中毒后 OPI 与胆碱酯酶酯解部位丝氨酸羟基结合，形成难以水解的磷酰化胆碱酯酶，使胆碱酯酶丧失分解乙酰胆碱的功能，体内乙酰胆碱大量蓄积，引起胆碱能神经先兴奋后抑制而出现一系列毒蕈碱样（M 样症状）、烟碱样（N 样症状）和中枢神经系统症状，严重者可昏迷甚至呼吸衰竭而死亡。胆碱能神经作用机制见图 9-2-1。

神经末梢胆碱酯酶功能 24 小时后基本恢复；红细胞内的胆碱酯酶受抑制后直到红细胞再生，胆碱酯酶活性才恢复；假性胆碱酯酶抑制后恢复较快。

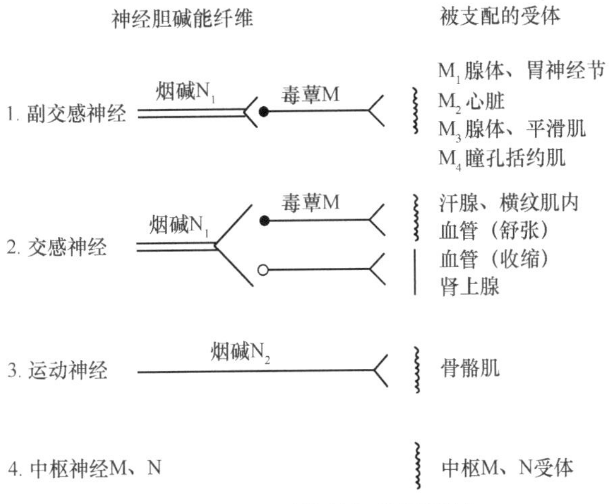

图 9-2-1 胆碱能神经作用机制

毒蕈（M）样作用；"●"代表胆碱能神经；烟碱（N）样作用；"○"代表非胆碱能神经；"＝"代表节前纤维；"–"代表节后纤维

【临床表现】

（一）急性中毒

急性中毒主要表现为胆碱能综合征。急性 OPI 中毒的临床表现与 OPI 种类、剂量、进入途径、摄入时间长短及个体身体状况密切相关。口服者 10 分钟至 2 小时内、呼吸道吸入 30 分钟后、经皮肤吸收2～6 小时内出现症状。

1. M 样症状 中毒后早期出现，主要因副交感神经末梢兴奋引起类似毒蕈碱作用，表现为以下几点。

（1）外分泌腺分泌增强：多汗、流涎、口吐白沫、流泪、流涕。

（2）内脏平滑肌痉挛：恶心、呕吐、腹痛、腹泻、大小便失禁。

（3）瞳孔括约肌收缩：视物模糊、瞳孔缩小。

（4）心脏和支气管副交感兴奋性增加：心率减慢，支气管痉挛及分泌物增多，出现咳嗽、气促、呼吸困难，严重者发生肺水肿或呼吸衰竭。

2. N 样症状 乙酰胆碱累积于神经–肌肉接头处，导致面、眼、舌、四肢和全身横纹肌纤维束颤动，多见于面部肌肉、胸大肌及四肢肌肉，轻者仅在叩击腓肠肌后局部出现肌束震颤，重者全身肌肉纤颤或强直性痉挛，继而出现肌力降低和瘫痪，呼吸肌麻痹致周围性呼吸衰竭。

乙酰胆碱还作用于交感神经节，使其节后神经纤维末梢释放儿茶酚胺，可引起血压增高、心动过速或其他心律失常表现。

3. 中枢神经系统症状 乙酰胆碱作用于中枢神经 M、N 胆碱能受体，引起头晕、头痛、共济失调、烦躁不安、谵妄、惊厥抽搐或昏迷。

4. 局部损害 部分有机磷可引起过敏性皮炎，并可出现水泡和剥脱性皮炎，如敌敌畏、敌百虫等。有机磷杀虫药滴入眼部可引起结膜充血和瞳孔缩小。

（二）中间综合征

中间综合征（intermediate syndrome）发生率为5%～10%，是指发生在急性 OPI 中毒胆碱能危象消失后，在中毒症状缓解后 1～4 天出现屈颈、抬头、外展上臂及屈髋困难、呼吸肌麻痹、呼吸困难等以肢体近端肌肉无力为特征的临床表现，累及脑神经者出现眼睑下垂、眼外展障碍和面瘫，严重者出现呼吸衰竭死亡。其发生机制可能与胆碱酯酶受到长期抑制，神经–肌肉接头突触后膜的功能受损有关。经综合救治后一般于 4～18 天可缓解。

（三）有机磷杀虫药诱发迟发性神经病

个别患者在重度中毒症状消失后 2～3 周发生有机磷杀虫药诱发迟发性神经病（organophophate-induced delayed neuropathy，OPIDN），发生率约为5%，主要累及感觉运动神经，表现为下肢肌肉迟缓性瘫痪和四肢肌肉萎缩，出现下肢麻木、乏力、手足活动不灵等症状。目前认为此病变不是由胆碱酯酶受抑制引起的，而可能与 OPI 抑制神经靶酯酶、破坏能量代谢过程和损害轴索结构有关。

（四）其他特殊临床表现

1. 迟发性猝死 在急性 OPI 中毒恢复期突然死亡，多出现于中毒后 3～15 天，其机制为 OPI 对心脏的迟发性毒作用，心电图表现 Q-T 间期延长，并发生尖端扭转型心动过速，导致猝死。口服乐果、内吸磷、对硫磷、敌敌畏、甲胺磷等中毒者，易引起心肌损害。

2."反跳"现象 部分重度 OPI 中毒者经治疗症状明显缓解，于中毒后 2～8 天病情急剧恶化，重新出现 OPI 急性中毒症状，病死率>50%，临床上称为"反跳"现象，其发病机制尚未完全清楚。目前认为可能与残留在皮肤、毛发和胃肠道的毒物继续吸收，解毒药减量过快或停药过早，大量输液及体内脏器功能严重损害有关。

【实验室及辅助检查】

（1）胆碱酯酶活性测定：是诊断 OPI 中毒的特异性指标，其活性对中毒程度、疗效判断及预后估计极为重要。

（2）OPI 代谢产物测定：对硫磷、甲基对硫磷中毒后尿中出现对硝基酚；敌百虫中毒后尿中出现三氯乙醇，因此进行相关尿样检测可作为可靠的接触 OPI 的指标，有助于诊断。

（3）口服中毒的呕吐物或胃内容物可直接检出 OPI。

（4）其他检查：重度中毒患者胸部 X 线可发现肺水肿影像。心电图常见心动过速或过缓、室性心律失常（严重者尖端扭转型室性心动过速）、Q-T 间期延长。发生迟发性神经病时神经-肌电图检查可见失神经电位、多相电位增多，运动神经传导速度减慢，远端潜伏期延长，感觉神经传导速度一般正常。

【诊断与鉴别诊断】

1. 诊断 根据患者有 OPI 接触史、以自主神经、中枢神经和周围神经系统症状为主的临床表现，结合胆碱酯酶活性的测定做出诊断。依照不同的临床表现及胆碱酯酶活性的高低分为轻、中、重度（见表 9-2-4）。

表 9-2-4　急性有机磷中毒的病情分度

	轻度	中度	重度
临床表现	M 样症状为主	M 和 N 样症状	典型 M、N 样和中枢神经系统症状
全血胆碱酯酶活性	50%～70%	30%～50%	<30%

2. 鉴别诊断 需与其他类型农药如拟除虫菊酯类、杀虫脒中毒鉴别，还需与毒蕈碱、河豚毒素中毒、中暑、食物或药物中毒、急性胃肠炎和脑炎相鉴别。

【治疗】

OPI 中毒治疗原则为切断毒源，迅速清除毒物，及早应用足量解毒药和有效对症支持治疗。

（一）切断毒源，清除毒物

立即撤离中毒现场，迅速脱去污染衣服，用肥皂水（敌百虫中毒禁用）彻底清洗污染的皮肤、毛发、指甲等，防止毒物继续吸收。口服中毒者应用清水、生理盐水、2%碳酸氢钠（敌百虫中毒禁用）或 1/5000 高锰酸钾溶液（对硫磷中毒禁用）反复洗胃，直至洗出液澄清为止。并给予活性炭 50～100g 口服吸附毒物，每 4 小时一次或硫酸钠 15～20g 导泻。医务人员在处置患者期间要注意自身的保护，戴手套和口罩防止受毒物污染。

（二）解毒药

应用原则：早期、足量、联合和持续

1. 抗胆碱药

（1）阿托品（atropine）：能阻断乙酰胆碱对副交感神经和中枢神经系统的 M 受体作用，缓解 M 样症状，兴奋呼吸中枢，但无对抗 N 受体的作用。应用至 M 样症状消除或出现"阿托品化（atropinization）"（皮肤黏膜干燥、颜面潮红、瞳孔较前扩大不再缩小、心率增快和肺部湿啰音消失），后减少用量、延长给药间隔时间；如出现神志模糊、烦躁、谵妄、惊厥、昏迷和尿潴留等症状，提示可能阿托品中毒，应停药观察。阿托品因不能阻断中枢神经的胆碱能毒蕈碱受体，对中枢神经症状无明显效果，故对重者可选用中枢作用较强的抗胆碱药苯那辛，首次可用 4～10mg 静脉滴注，根据病情可重复给药。

（2）盐酸戊乙奎醚：新型选择性长效抗胆碱药，能同时拮抗 M、N 受体和中枢神经系统的症状，对支配心脏的 M2 受体无作用。盐酸戊乙奎醚达量化指标以口干（口腔分泌物减少）、皮肤干燥、肺部啰音消失为标准。

2. 胆碱酯酶复活药 肟类化合物能使被抑制的胆碱酯酶恢复活性，其复活机制是通过亲核反应攻击磷酰化胆碱酯酶活性中心丝氨酸残基结合的磷酰化基团使其脱去，即去磷酰化，从而恢复乙酰胆碱酯酶活性。肟类化合物还具有"非胆碱酯酶重活效应"，通过调节中枢抑制递质和兴奋递质效应，抑制中枢和周围胆碱能突触释放乙酰胆碱，同时使 M 受体变构，降低它对乙酰胆碱的敏感性。常用药物有氯解磷定、碘解磷定、双复磷等，对缓解 N 样症状疗效好，但各有差异。氯解磷定和碘解磷定对内吸磷、对硫磷、甲胺磷、甲拌磷等中毒的疗效好，对敌百虫、敌敌畏等中毒疗效差，对乐果和马拉硫磷中毒疗效可疑；双复磷对敌敌畏、敌百虫中毒效果较好。OPI 和胆碱酯酶结合 24~48 小时后呈不可逆状态，称为"胆碱酯酶老化"。胆碱酯酶复活药对已老化的胆碱酯酶无复活作用，故宜及早使用。对胆碱酯酶复活药疗效差的

患者，应以抗胆碱能药物治疗为主。

中毒症状消失后可停用解毒药，并至少观察 3~7 天，解毒药的具体使用方法详见表 9-2-5。

表 9-2-5　有机磷中毒解毒药的治疗方案

药名	轻度	中度	重度
抗胆碱能药物			
阿托品	首剂：1~2mg，皮下注射，q1h~2h 阿托品化后：0.5mg，皮下注射，q4h~6h	首剂：2~4mg，静脉注射，随后 1~2mg 静脉注射 q30min，0.5~1mg，皮下注射，q4h~q6h	首剂：5~10mg，静脉注射，随后 2~5mg 静脉注射 q10min~q30min，0.5~1mg，皮下注射，q2h~q6h
盐酸戊乙奎醚	1~2mg，肌内注射，q8h~12h	2~4mg，肌内注射，q8h~q12h	4~6mg，肌内注射，q8h~12h
胆碱酯酶复活剂			
氯解磷	0.5~0.75g 肌内注射/稀释后静脉注射	0.25g~1.0g 肌内注射或稀释后静脉注射，0.5g 肌内注射或静脉注射 q2h，共 3 次	1g~2g 稀释后静脉注射 q30min~q60min，共 2 次
碘解磷	0.4g 稀释后静脉注射，必要时 2 小时后重复 1 次	0.8~1.2g 稀释后静脉注射，必要时每 2 小时重复 1 次	1.2g~1.6g 稀释后静脉注射，30 分钟后视病情重复用量，0.4g/h 维持至病情好转
双复磷	0.125~0.25g 肌内注射，必要时 2h 后重复 1 次	0.25~0.5g 肌内注射或静脉注射，2 小时后酌情予 0.25g 静脉注射	0.5~0.75g 稀释后静脉注射，30 分钟后重复 0.5g

（三）对症治疗

重度 OPI 中毒者出现肺水肿或呼吸衰竭时应注意保持呼吸道通畅，正确氧疗及必要时应用机械通气，脑水肿应用脱水药和糖皮质激素，惊厥者给予地西泮，心律失常应行心电监护并及时应用抗心律失常药。危重患者可行血液净化治疗，如血液灌流，换血疗法等。对迟发性神经病者予神经营养治疗，可配合中、西医治疗，理疗及运动功能的康复治疗。

【预后】

轻、中度中毒者一般预后良好，无后遗症，重度中毒者可因肺水肿，呼吸肌麻痹，呼吸中枢衰竭死亡，或出现迟发性神经病遗留运动功能障碍。

案例 9-2-1

1. ①患者为年轻女性，急性起病。②病史特点：有现场发现残留农药的药瓶为佐证。③具备胆碱能综合征的临床特点：呼吸促，神志模糊，烦躁，提示有中枢神经症状。双瞳孔缩小（直径为 1.5mm），口腔、呼吸道分泌物多，双肺大量水泡音，提示有 M 样症状。皮肤湿冷，全身肌肉细颤，提示 N 样症状。④呼吸及呕吐物有大蒜样臭味，提示有特殊气味。

初步诊断：急性有机磷农药中毒。

2. 应做全血胆碱酯酶活性、呕吐物中毒物检测明确服用毒物的证据和中毒的严重程度。体查发现唇甲轻微发绀、呼吸促和双肺大量水泡音，应行胸部 X 线检查了解是否合并肺水肿。

实验室和辅助检查结果：①全血胆碱酯酶活性 20%。②呕吐物中可检测到 OPI。③胸部 X 线：符合肺水肿的 X 线改变。

临床诊断：急性有机磷农药中毒（重度）。

根据：①服有机磷农药病史。②胆碱能综合征的临床特点：M、N 样症状、中枢神经表现和肺水肿的改变。③胆碱酯酶活性仅为 20%，呕吐物中可检测到 OPI。

3. 抢救措施

（1）清除毒物：脱去呕吐物污染的衣物并用肥皂水清洗呕吐物污染的皮肤，予清水洗胃，直至洗出液澄清，活性炭 50~100g，每 4 小时一次或硫酸钠 15~20g 导泻。

（2）应用解毒药：阿托品 3~10mg 静脉滴注每 10~30 分钟再静脉滴注 2~5mg，阿托品化后每 2~6 小时 0.5~1mg 皮下注射（使用阿托品过程中应监测皮肤黏膜干燥程度、瞳孔大小、心率快慢和肺部啰音等指标以判断阿托品化程度）。碘解磷定 0.75~1g，加入 5%或 10%葡萄糖注射液稀释后缓慢静脉滴注，半小时后重复给药，之后每小时静脉滴注 0.25g，病情好转，停药观察。

（3）予吸氧，监护，必要时予脱水药和糖皮质激素，经治疗病情仍危重可考虑尽早行血液净化治疗。

第三节 毒鼠强杀鼠药中毒

案例 9-2-2

患者，男，32 岁，农民，因突发神志不清伴抽搐 15 分钟入院。

患者于 15 分钟前与朋友聚餐时进食"熏肉、豆干"后，突然头晕、恶心、呕吐，继而神志不清，双眼上翻，口吐白沫，四肢抽搐，持续约 3 分钟，自行苏醒，事后不能回忆，有遗大小便，伴心悸、腹痛，无偏瘫，由邻居送本院急诊。送院过程中再发作抽搐 2 次，性质同前。同进餐者有类似症状。既往史不详。

体格检查：T 36.8℃，P 110 次/分，R 26 次/分，BP 132/76mmHg。神志模糊，烦躁，检查不合作。双瞳孔等圆、等大，对光反射迟钝，巩膜黏膜无黄染。颈软，双肺呼吸音清，未闻及干、湿啰音，HR 110 次/分，心律规整，各瓣膜区未闻及杂音。腹平软，全腹无压痛及反跳痛，肝脾肋下未触及，肠鸣音亢进，四肢肌张力增高，腱反射稍亢进，病理征未引出。

问题：

1. 该病例首先应考虑哪些诊断？
2. 应做何实验室检查？如何明确诊断？
3. 如何抢救该患者？应做何种治疗？

毒鼠强（tetramine）是一种对人、畜均有剧烈毒性的灭鼠剂，由此所致的误食或蓄意投毒引起的人、畜伤亡事件在国内时有发生，严重威胁着人民的生命财产安全。我国已于 1991 年严禁此物用作灭鼠剂。

【病因】

1. 毒鼠强的理化特性 毒鼠强化学名称为"四亚甲基二砜四胺"，简称"四二四"，又称"鼠没命"、"三步倒"等。毒鼠强为无臭、无味、白色粉末状，分子式为 $C_4H_8O_4N_4S_2$，分子量为 248Da，为环状结构且性质稳定的小分子有机氮化合物。微溶于水，难溶于乙醇，完整皮肤不易吸收，经消化道或呼吸道黏膜快速吸收入血，以原形存于体内，很快均匀分布于各组织器官中，以原形从尿和粪便中排出，排泄缓慢。在环境和生物体内代谢缓慢，不易降解，易造成二次中毒。

2. 中毒的主要原因 有意外中毒、投毒和服毒三种。意外中毒是误食了含毒鼠强的灭鼠诱饵粮或误将毒鼠强作调味料或灭鼠时不慎撒落入食物中，亦有进食被毒鼠强毒死的鸡、鸭等而致二次中毒的报道。投毒引起的中毒也不少，也有服毒自杀者。

【发病机制】

毒鼠强是中枢神经系统兴奋剂，其作用机制尚未完全清楚。目前认为毒鼠强是中枢神经系统抑制物 γ-氨基丁酸（GABA）的拮抗剂，与 GABA 竞争受体，可逆性阻断 GABA 与受体结合，中枢神经呈过度兴奋而导致强直性痉挛和惊厥，并可引起皮质放电产生癫痫大发作样抽搐或产生精神异常。同时，毒鼠强可直接作用于交感神经导致肾上腺素能神经兴奋或抑制体内单胺氧化酶和儿茶酚胺氧位甲基移位酶的活性，使其失去灭活肾上腺素和去甲肾上腺素的作用，导致中枢神经功能紊乱；另外毒鼠强还有类酪氨酸衍生物胺类作用，使肾上腺素作用增强。

【临床表现】

毒鼠强中毒潜伏期短，多在摄入后数分钟至 30 分钟内突然发病，一般无前驱症状，临床表现以神经系统症状为主的多系统损害。

1. 神经系统 初始症状有头痛、头晕、乏力，有的出现口唇麻木、酒醉感，重者有意识模糊、昏迷、躁动不安、四肢抽搐。临床上以反复发作且进行性加重的强直性抽搐和昏迷（癫痫样发作）为发病时的特征性表现。毒鼠强还直接作用于中枢致呼吸麻痹导致患者呼吸衰竭而死亡。

2. 消化系统 最突出的表现是恶心、呕吐，此外有上腹不适、灼痛，严重者可出现呕血或黑便。中毒后部分患者可出现肝脾肿大、压痛、叩击痛，肝功能异常。

3. 循环系统 有心悸、胸闷等症状，严重者有心源性休克、心力衰竭等。

4. 呼吸系统 轻者表现不突出，重者可出现肺水肿、呼吸衰竭。

5. 其他系统 毒鼠强中毒一般对肾脏影响不大，少数患者可出现血尿、蛋白尿，个别可出现急性肾衰竭。部分患者可有出血表现，如皮下出血、鼻出血、咯血等。

【实验室检查】

（1）血、尿、呕吐物、胃液和可疑食物毒鼠强浓度测定，目前的检验方法主要有化学法、气相色谱法、气相色谱/质谱法。血、尿液中毒鼠强浓度与病情相关，尿中毒鼠强浓度一般高于血中浓度且消失较晚。

（2）血液生化检查：肌酸激酶（CK）、肌酸激酶同工酶（CK-MB）显著升高，部分患者丙氨酸氨基转移酶（ALT）、血钾、钠、氯、钙可出现异常，但均无特异性。

（3）心电图：可有窦性心动过速或过缓，同时可有心肌损伤或缺血改变。

（4）脑电图：轻者脑电图可无异常，重者可见癫痫样 θ 波和 δ 波，脑电图改变与病情密切相关，并随病情转归而动态演变，是判断中毒程度和病情的一项较有意义的指标。

【诊断与鉴别诊断】

1. 毒鼠强中毒诊断要点　①有毒鼠强接触史或摄入史，尤其是在进食后集体发病更有意义。②癫痫样大发作等中枢神经系统兴奋为主要临床表现，可伴有精神症状及心、肺等主要脏器功能损害。③血、尿、呕吐物等生物样品中检出毒鼠强。

2. 诊断分级　①轻度中毒：出现头痛、头晕、恶心、呕吐和四肢无力等症状，可有肌纤维震颤或局灶性癫痫样发作，生物样品中检出毒鼠强。②中度中毒：在轻度中毒基础上，具有下列之一者：癫痫样大发作，精神病样症状（幻觉、妄想等）。③重度中毒：在中度中毒基础上，具有下列之一者，癫痫持续状态，脏器衰竭。

3. 鉴别诊断　除外其他以癫痫样大发作为主要临床表现的疾病，如原发性癫痫、中枢神经系统感染性疾病、脑血管意外等，特别要与氟乙酰胺中毒进行鉴别。氟乙酰胺中毒的主要症状如抽搐、惊厥与毒鼠强中毒相似，但氟乙酰胺中毒以阵挛性抽搐为特征，而毒鼠强中毒潜伏期长，病情重，氟乙酰胺中毒有特效解毒药乙酰胺。因此，对"灭鼠药"中毒出现抽搐惊厥者，要作鉴别诊断，主要依靠毒物分析。但毒物分析需要一定的时间，且一般医院不易做到，故对分辨不清者，可先给予乙酰胺（解氟灵）作诊断性治疗，以免错过氟乙酰胺中毒的治疗机会。

【治疗】

目前尚缺乏明确的特效解毒剂，主要采取对症支持治疗。对不能排除有机氟类杀鼠剂中毒者，在明确诊断前可使用乙酰胺。

1. 彻底清除体内毒物

（1）催吐和洗胃：由于口服的毒鼠强在较长时间内仍附着在胃黏膜上，持续吸收，因此对口服中毒 24 小时内，意识清的患者应立即催吐。意识不清的患者要反复洗胃至洗出液澄清，中、重度中毒患者洗胃后要保留胃管，24 小时内反复洗胃。

（2）活性炭吸附和导泻：轻度中毒洗胃后立即给予活性炭 50g，中、重度中毒者洗胃后最初 24 小时内，每 6～8 小时使用活性炭 50g，以吸附残存在胃黏膜上的毒鼠强，其后可注入 50%硫酸镁导泻。

（3）血液净化治疗：以血液透析联合血液灌流治疗效果最佳，中、重度中毒患者应尽早进行，经血液净化治疗后血液毒鼠强浓度下降，组织中的毒物重新释放入血，周期为 8 小时，因此还应多次进行，直至癫痫症状得到控制，病情稳定。

2. 镇静止痉

（1）苯巴比妥：为预防强直性抽搐的基础用药，可与其他镇静解痉药合用。轻度中毒者每次 0.1g，每 8 小时肌内注射一次；中、重度中毒患者每次 0.1～0.2g，每 6 小时肌内注射一次。抽搐停止后减量使用 3～7 天。

（2）地西泮：癫痫大发作和癫痫持续状态的首选药物，成人每次 10～20mg，缓慢静脉注射。成人注射速度不超过 5mg/min，可重复使用，间隔时间在 15 分钟以上，注意呼吸抑制。

（3）其他：癫痫持续状态超过 30 分钟，连续 2 次使用地西泮仍不能有效控制抽搐，应及时应用静脉麻醉剂（如硫喷妥钠）或骨骼肌松弛剂。

3. 积极防治呼吸衰竭与脑水肿　呼吸衰竭是毒鼠强中毒死亡的主要原因。对有急性肺水肿、呼吸道分泌物增多、频繁的强直性抽搐及大剂量使用镇静剂止痉的患者，则需尽早建立人工气道，保持气道通畅，必要时行机械通气。此外重视脑水肿的早期治疗，避免或减轻脑组织的损害，有抽搐的患者应使用甘露醇或呋塞米（速尿）脱水。

4. 对症支持治疗　密切监测心、脑、肺、肾等重要脏器功能，及时给予相应的治疗措施。

5. 二巯基丙磺酸钠　是广谱重金属解毒剂，有文献报道对毒鼠强中毒有较好的解毒作用，但是否是毒鼠强中毒的解毒剂，目前存在较大争议，尚需进一步的研究证实。

【预防】

（1）堵住源头，加强对违禁鼠药管理力度是预防毒鼠强中毒的根本之策。

（2）大力宣传，广泛向群众宣传违禁鼠药的危害，普及科学灭鼠知识，向群众推荐高效、低毒、科学、价廉的灭鼠药。

案例 9-2-2

1. 患者为年轻男性，进餐后群体起病，发病急骤，疾病发生具"三同人员"特征（同一时间、同一地点和同一临床表现）；发病高度怀疑与食物引起的中毒相关；临床上常见的引起惊厥样发作并经胃肠道中毒的毒物为毒鼠强和有机氟农药；临床特点为进食后突发出现神志不清及强直性四肢抽搐并呈反复发作，无神经系统疾病的定位体征（无偏瘫和病理征）。

初步诊断：昏迷抽搐。查因：毒鼠强中毒？有机氟农药中毒？

2. 实验室检查

（1）血 CK、CK-MB 和 ALT 的水平，血钾、钠、氯、钙等电解质。

（2）立即进行食物及血、尿中毒物检测（毒鼠强和氟乙酰胺）。

（3）心电图检查了解心电的情况，同时排除心源性脑缺血发作的可能。

但毒物分析需要一定的时间，且一般医院不易做到，故对分辨不清者，可先给予乙酰胺作诊断性治疗，以免错过氟乙酰胺中毒的治疗机会。

结果如下所述。

（1）血 CK 973mmol/L、CK-MB 150mmol/L，提示心脏损害，ALT 250U/L，血钾、钠、氯、钙正常。

（2）食物及血、尿中毒物：毒鼠强。

（3）心电图检查：窦性心动过速，心肌缺血。

（4）乙酰胺作诊断性治疗无效。

修正诊断：急性毒鼠强中毒（重度）。

根据：①在进食后集体发病。②癫痫样大发作等中枢神经系统兴奋为主要临床表现，可伴有心脏损害的表现。③血、尿、食物中检出毒鼠强。

3. 即使毒物分析报告尚未回报，以下抢救措施应立即进行。

（1）镇静止痉：地西泮 10～20mg 缓慢静脉注射；苯巴比妥钠 0.1～0.2g 每 6 小时肌内注射一次，并同时测呼吸情况，必要时气管插管，机械通气。

（2）同时清除体内毒物：停留胃管，反复洗胃至澄清，胃管内注入活性炭 50g，并注入 50%硫酸镁 50～100ml 导泻，每 6～8 小时一次。

（3）尽快行血液净化治疗，最好间隔 8 小时重复，直至临床症状完全控制。

（4）对症治疗：脱水、利尿，保护心、肺、肾等功能。如呋塞米 10mg 静脉注射或 20%甘露醇 250ml 静脉滴注。

第四节　镇静催眠药中毒

案例 9-2-3

患者，女，36 岁，无业，因神志不清 1 小时由家人送院。

患者于 1 小时前被家人发现倒卧在床上，呼之不应，床边见呕吐物及"地西泮"和"苯巴比妥"的空药瓶，由家属送院。

既往有"神经衰弱"史，长期失眠，有服用安眠药习惯。近期因"情绪抑郁"曾流露自杀念头。

体格检查：T 36.8℃；P 64 次/分；R 10 次/分；BP 90/60mmHg，浅昏迷，呼吸浅慢，皮肤巩膜无黄染，双瞳孔等圆、等大，直径为 2.5mm，对光反射迟钝，双肺呼吸音清，未闻及干、湿啰音，HR 64 次/分，律齐，各瓣膜区未闻及病理性杂音。腹平软，肝脾肋下未触及，肠鸣音稍亢进，四肢肌张力减弱，腱反射减弱，病理征未引出。

问题：

1. 作为内科医师，你首先应考虑作何诊断，要对病史作何补充？

2. 做哪些主要实验室检查完善诊断？

3. 应作何急救处理？

镇静催眠药是一组中枢神经系统抑制药，巴比妥类和苯二氮䓬类是镇静催眠药中最常见的种类。

【病因】

镇静催眠药主要通过消化道、肌肉或静脉注射途径进入体内。镇静催眠药多为脂溶性，药物的吸收、分布、蛋白结合、代谢、排出以及起效和作用时间与其相关。脂溶性强的药物易通过血脑屏障，起效快，作用时间短，为短效药，反之，则为长效药。大致分为巴比妥类、苯二氮䓬类和非巴比妥非苯二氮䓬类（表 9-2-6）。大多数镇静催眠药中毒均为故意，如自杀、投毒等。

表 9-2-6　镇静催眠药药物的分类和半衰期

镇静催眠药			半衰期（小时）
巴比妥类	极短效类	美索比妥、硫喷妥钠	<2
	短效类	司可巴比妥	2～3
	中效类	戊巴比妥、异戊巴比妥、异丁巴比妥	3～6
	长效类	苯巴比妥（鲁米那）	6～8
苯二氮䓬类	短效类	短效类：三唑仑、奥沙西泮	<5
	中效类	阿普唑仑、替马西泮	5～15
	长效类	氯氮䓬、地西泮、氟西泮	>30

续表

	镇静催眠药		半衰期（小时）
非巴比妥非苯二氮䓬类	氨基甲酸酯类	甲丙氨酯（安宁）	6～17
	醛类	水合氯醛、副醛	7～10
	哌啶酮类	格鲁米特（导眠能）	12.5
	环吡咯酮类	佐匹克隆	3.5～6
	咪唑并吡啶类	唑吡坦（思诺思）	2～4

【发病机制】

（一）药代动力学

1. 巴比妥类　中毒量和致死量因药物起效快慢、维持时间长短及机体耐受性而异，与短效巴比妥相比，长效巴比妥的脂溶性和蛋白结合率低，分布容积小，作用时间长。长效巴比妥的通透性受体内 PH 变化的影响，只有在非离子化状态下，才具有膜通透性。在酸性状态下药物呈离子化状态，利于巴比妥的渗透，而在碱性状态下药物呈非离子化状态，渗透降低，因此碱化尿液可治疗长效巴比妥中毒。巴比妥类药物口服后在胃和小肠吸收，经肝内细胞色素 P450 微粒体酶系统代谢成无活性的物质，经肾排出。

2. 苯二氮䓬类　起效时间由胃肠道的吸收速度决定，达血药浓度高峰的时间一般为 1～3 小时。脂溶性比水溶性的苯二氮䓬类的吸收和起效快，在胃排空和联用乙醇的前提下，药物吸收更快。由于脂溶性药物吸收后从中枢神经快速再分布到外周脂肪组织，其作用时间较水溶性短。苯二氮䓬类药物经肝脏氧化和结合后，被分解成有活性的代谢产物，其作用时间较原药长，大多经肾排出。

3. 非巴比妥非苯二氮䓬类　大多数药物在肝脏生物转化后，被分解成代谢产物，大多经肾排出，部分通过粪便排出。

（二）中毒机制

所有的镇静催眠药都有中枢神经抑制作用，大多数通过激活 γ-氨基丁酸（gamma-aminobutyric acid，GABA）产生中枢抑制作用，而不同种类药物的作用位点不同导致临床表现又各有其特点，如巴比妥类主要作用于网状结构上行激活系统，引起意识障碍，苯二氮䓬类则作用边缘系统，影响情绪和记忆力。

【临床表现】

（一）急性中毒

1. 巴比妥类中毒　一次使用治疗剂量 5～10 倍的药物，即可引起急性中毒，吸收的药量超过其治疗量的 15 倍时，则有致命危险。口服长效巴比妥＞6mg/kg，短效巴比妥＞3mg/kg，即可出现毒性反应。

（1）中枢神经系统抑制：轻度中毒出现嗜睡、共济失调、言语不清、步态不稳和反应迟钝等。中度有昏睡、浅昏迷和反射减弱等表现。重度中毒时表现为深昏迷、肌张力下降、腱反射消失。

（2）呼吸抑制：呼吸浅慢、抑制或呼吸停止。

（4）心血管表现：由于中枢性抑制使血管扩张，导致低血压。严重时可能并发非心源性肺水肿。

（4）其他：瞳孔常缩小，可出现低体温和皮肤病损。

2. 苯二氮䓬类中毒　中枢神经系统抑制较巴比妥类轻，但一次用药量过大或反复给药致积蓄作用会发生中毒。轻度中毒时有意识模糊、头晕、头痛、言语不清、共济失调、恶心、呕吐及腱反射减弱等表现。严重者出现昏睡、昏迷和呼吸抑制。如果长时间的昏迷和呼吸抑制不能纠正，应考虑同时服用了其他镇静催眠药或乙醇等，并要排除颅内病变。

3. 非巴比妥非苯二氮䓬类中毒　症状与巴比妥类中毒相似，除了中枢神经抑制作用外，对其他系统均有损害，如水合氯醛中毒可引起严重胃炎、胃肠道出血、心律失常，甲丙氨酯出现严重的低血压。格鲁米特中毒时表现明显的抗胆碱能症状。甲喹酮会发生出血倾向。

（二）镇静催眠药的滥用和戒断综合征

药物滥用（drug abuse）是指长期使用过量具有依赖性潜力的精神活性的药物，这种用药与公认医疗实践的需要无关，导致成瘾，以及出现精神错乱和其他异常行为。长期使用镇静催眠药会出现耐药性和依赖性，突然停药或减量可引起戒断症状，表现为自主神经功能亢进、手部震颤加重、失眠、焦虑、恶心、呕吐，以及一过性视、触、听幻觉等，临床上称为戒断综合征。巴比妥类药物的戒断症状比较严重，一般在停药后 12～24 小时出现，而地西泮、氯氮䓬等长效药物在停药后 5～6 天才出现。

【实验室检查】

（1）血液生化检查：血糖、电解质、肝功能、肾功能和渗透压。

（2）血气分析，了解是否存在由于呼吸抑制所导致的缺氧或酸中毒。

（3）血液、尿液、胃液毒物分析，检出毒物有助于明确病因诊断。

（4）X线检查：并发非心源性肺水肿患者应行胸部X线检查。因水合氯醛不透X线，疑服用者可做腹平片以鉴别。

【诊断】

（一）急性中毒诊断

（1）有使用药物的依据，症状在使用药物后出现。

（2）出现中枢神经抑制的临床表现：言语不清、协调不良、步态不稳、眼球震颤、注意力或记忆缺损、木僵或昏迷。

（3）以上症状并非由躯体器质性疾病所致（低血糖昏迷、脑血管意外、糖尿病酮症酸中毒和高渗性昏迷等）。

（4）中毒者血、尿、胃内容物中可检测到药物。

（二）镇静催眠药滥用和戒断综合征的诊断

长期使用中到高剂量的镇静催眠药，时间为数周以上，一旦停止用药或减少用量时，出现自主神经功能亢进、震颤、失眠、恶心呕吐、癫痫样发作等表现，并能排除躯体疾病或其他精神障碍。

【治疗】

（一）急性中毒的治疗

1. 基本生命功能维持和监测

（1）保持气道通畅，吸氧，深昏迷和呼吸抑制的患者行气管插管和机械通气。

（2）维持血压，应输液补充血容量，如无效，给予血管活性药物，但水合氯醛中毒者避免使用多巴胺，因有增加致死性心律失常的危险。

（3）心脏监护：如出现心律失常，给予抗心律失常药。

2. 清除未吸收的毒物

（1）洗胃：口服中毒者应尽快催吐或洗胃，巴比妥类药物中毒超过5～6小时仍要洗胃，因该药物可致幽门痉挛，延长药物在胃内停留的时间，加深中毒程度。洗胃后灌入活性炭悬液，并予以硫酸钠导泻（忌用硫酸镁，以防加重中枢抑制）。若系灌肠引起中毒，应作洗肠治疗。

（2）活性炭：对所有口服镇静催眠药中毒者，均推荐使用，每次50～100g，每4小时一次。

3. 促进已吸收的毒物排出

（1）碱化尿液：仅对苯巴比妥等长效类巴比妥有效。

（2）强力利尿：应用20%甘露醇或25%山梨醇

静脉滴注，并加用呋塞米或其他利尿剂以加速毒物排出，维持尿量在100～200ml/h。

（3）血液净化治疗：对摄入致死量药物和中毒症状严重的患者应及早应用。

4. 解毒剂的应用　怀疑苯二氮䓬类中毒者考虑使用氟马西尼（flumazenil）。氟马西尼是苯二氮䓬类拮抗剂，能通过竞争性作用并逆转苯二氮䓬受体的中枢抑制作用。用法：0.2mg/min缓慢静脉注射，需要时重复注射，总量可达3～5mg。大剂量会导致兴奋、躁动和戒断等现象，甚至惊厥，尤其在合并其他药物中毒或苯二氮䓬长期滥用者。对使用总剂量达5mg而无效者，应考虑患者的抑制状态并非由苯二氮䓬类药物引起。

5. 维持水、电解质平衡　治疗并发症。

【滥用和戒断综合征的治疗】

（1）替代递减的脱毒治疗：对中短效的巴比妥类药物依赖可用长效的苯巴比妥或地西泮替代，然后缓慢递减，2～3周完成。苯二氮䓬类依赖可用地西泮替代短效的药物，随后逐日递减。

（2）心理精神科治疗。

案例 9-2-3

1. 患者为年轻女性，急性病程，病史有可疑服用"苯巴比妥"和苯二氮䓬类药物"地西泮"的证据；有镇静催眠药中毒综合征的特点，可出现神经、呼吸和心血管系统抑制的表现（昏迷、呼吸浅慢和血压下降）。

初步诊断：急性镇静催眠药中毒（苯巴比妥和地西泮）。

患者服用药物的量不详，病史中需补充可能服用药物的总量。

补充病史：家属发现患者床边有"地西泮"的药瓶有2个，每瓶总量为2.5mg×100片，和"苯巴比妥"1瓶，5mg×100片，估计患者最多服用地西泮500mg和苯巴比妥500mg。

2. 该患者应做的实验室检查包括血液生化检查（血糖、电解质、肝、肾功能、渗透压）和血气分析，排除低血糖昏迷、糖尿病酮症酸中毒和高渗性昏迷等躯体疾病所致的昏迷，同时评估患者内环境和肝肾功能的情况和了解是否存在由于呼吸抑制所导致的缺氧或酸中毒。血液、尿液、胃液毒物分析，检出毒物有助于明确病因诊断。

实验室检查结果：①血电解质和渗透压：Na^+ 148mmol/L，K^+ 4.8mmol/L，渗透压 310Mosm/L，血糖 6.8mmol/L，肝肾功能正常。②血气分析：pH 为 7.40，PaO_2 88mmHg，$PaCO_2$ 40mmHg，

HCO$_3^-$ 21.9mmol/L，BE −1.1 mmol/L。③血、胃液中检出苯巴比妥和地西泮。

根据明确的服药史；神经、呼吸和心血管系统抑制的表现（昏迷、呼吸浅慢和血压下降）；排除其他躯体疾病；血、胃液中检出苯巴比妥和地西泮。因此，可以做出诊断。

临床诊断：急性镇静催眠药中毒（苯巴比妥和地西泮）

3. 急救处理

（1）监测血压、心率、呼吸、体温等生命体征。

（2）彻底洗胃，洗胃后活性炭50g胃管注入，其后硫酸钠15～20g胃管注入。

（3）氟马西尼0.2mg缓慢静脉注射。

（4）予平衡液或葡萄糖盐水静脉滴注，维持充足血容量和稳定血压，必要时予以多巴胺静脉滴注升压。

（5）碳酸氢钠1～2mmol/kg静脉注射碱化尿液，随后50～100mmol/kg静脉滴注，监测血pH<7.55，尿pH为7～8。血压稳定的情况下给予20%甘露醇250ml静脉滴注，呋塞米20mg静脉注射，利尿以加速毒物排出，维持尿量在100～200ml/h。

（6）立即进行血液净化治疗。

（7）心理科协同治疗：患者有自杀的念头并付之行动，请心理科协同进行防自杀心理辅导。

第五节 毒品中毒

案例9-2-4

患者，男，30岁左右，因神志不清30分钟入院。

患者于30分钟前被路人发现卧倒在公园的草丛边，神志不清，发绀，呕吐胃内容物，无抽搐，身边见用过的注射器，呼"120"送院。既往病史不详。

体格检查：T 36℃，P 60次/分，R 8次/分，BP 90/60mmHg，深昏迷，全身发绀，四肢见多处注射痕迹，未见外伤，双瞳孔呈针尖样大小，口鼻见污物，颈软，胸廓双侧对称，无畸形，呼吸浅慢，不规则，双肺呼吸音弱，未闻及干、湿啰音，HR 60次/分，律齐，未闻及杂音，腹平软，肝脾肋下未触及，脊柱四肢无畸形，生理反射消失，病理反射未引出。

问题：

1. 作为接诊医师，你首先应考虑做何诊断？

2. 应该立即做何急救处理？

3. 急救过程中要做何检查完善诊断？

案例9-2-5

患者，男，18岁，因头痛、烦躁1小时入院。

患者1小时前在舞厅跳舞时出现头痛、烦躁不安、心悸、气促、口干、大汗、肌肉酸痛和头部不受控制左右摆动，无昏迷、抽搐、呕吐，由朋友送院。既往体健。

体格检查：T 37.8℃，P 120次/分，R 26次/分，BP 160/90mmHg，神志清楚，对答尚切题，躁动，体查不合作，大汗，头部不断左右摆动，双瞳孔等圆等大，直径为4.5mm，对光反射存在，胸廓双侧对称，无畸形，呼吸浅快，双肺呼吸音粗，未闻及干、湿啰音，HR 120次/分，律齐，未闻及杂音。

问题：

1. 作为接诊医师，你首先应考虑作何诊断？

2. 病史上应作何补充？

3. 该患者要做哪些主要的实验室检查？

4. 应作何急救处理？

毒品是指阿片、吗啡、二醋吗啡（海洛因）、甲基苯丙胺（冰毒）、亚甲二氧基甲基苯丙胺（摇头丸）、大麻、可卡因，以及国家规定管制的其他能够使人形成瘾癖的麻醉药品和精神药品。20世纪80年代初期，随着我国对外政策的开放，曾一度禁绝的毒品问题又开始在我国境内重新泛滥起来。吸毒人数也不断上升。据有关部门统计，现阶段我国登记在册的吸毒人员有79.1万人，年龄集中在20～40岁。

毒品分类的方法通常有以下三种。

（1）根据药物学原理，可分为麻醉药品和精神药品两大类。这也是国际上通用的、一般的分类方法。前者主要有：阿片、吗啡、海洛因、可卡因等。后者主要有：麦色酰二乙胺（LSD）、苯丙胺等。

（2）根据毒品的来源，可分为天然原生植物类、半合成类和合成类三种。

（3）根据毒品对人体的作用，可分为镇静剂、兴奋剂和致幻剂。镇静剂主要有阿片、海洛因等，兴奋剂包括有甲基苯丙胺、MDMA和可卡因等；致幻剂的代表物质有色胺类（如裸盖菇素）、LSD、苯烷胺类（如麦司卡林）等。

毒品不仅严重危害人的身心健康，还引发其他违法犯罪，破坏正常的社会和经济秩序，给社会造成巨大的经济损失，毒品中毒也逐渐成为临床医师常见的疾病。

一、阿片类药物急性中毒

阿片（鸦片，opium）类药物主要有吗啡

（morphine）、哌替啶（pethidine）、可待因（codeine）、二醋吗啡（海洛因，俗称"白粉"）、美沙酮（methadone）、芬太尼（fentanyl）、舒芬太尼（sufentanil）及二氢埃托啡（dihydroetorphine）等。

【发病机制】

此类药物通过激动中枢和外周的阿片受体，抑制突触神经递质而产生效应。阿片类药物兴奋 μ 和 κ 受体后产生中枢镇痛镇静、欣快、呼吸抑制和瞳孔缩小等效应，δ 受体激动后表现焦虑、幻觉和精神异常，影响 λ 受体出现精神愉快、镇痛和惊厥等反应。阿片类药物还能直接兴奋延髓化学感受区引起恶心、呕吐，降低呼吸中枢对二氧化碳张力的敏感性，抑制脑桥呼吸调节中枢。

阿片类药物可经口服、鼻吸或注射吸收，进入人体的途径不同起效时间各异，静脉滴注起效时间为 10 分钟、鼻黏膜吸入 10～15 分钟、肌内注射 30～45 分钟、口服 90 分钟。大多数阿片类药物进入人体后经肝脏代谢，由尿中排出，肝肾功能不全容易导致药物蓄积。吗啡中毒量为 0.06g，致死量为 0.25g；可待因中毒量为 0.2g，致死量为 0.8g。

【临床表现】

1. 中枢神经系统　轻者困倦、淡漠，重者木僵、昏迷；部分可能出现烦躁不安、幻觉、谵妄等，个别可能引起癫痫大发作，甚至惊厥。

2. 呼吸抑制　表现为呼吸频率减慢和发绀，中度至重度中毒时呼吸频率仅 4～6 次/分，是导致患者死亡的主要原因。

3. 针尖样瞳孔　两侧对称，但在中毒后期或缺氧严重也可能不缩小，甚至扩大。哌替啶具阿托品样作用，不引起瞳孔缩小。

4. 其他　可出现低血压、休克、心动过缓、恶心、呕吐与体温下降等。

【并发症】

1. 非心源性肺水肿　海洛因中毒者常见，表现为呼吸频数、急促、发绀、咳粉红色泡沫痰、心动过速。

2. 感染　长期滥用者免疫力下降常合并各种感染，常见菌有金黄色葡萄球菌、链球菌、结核杆菌等，感染部位常见为注射局部的蜂窝积炎、静脉炎、肺炎、感染性心内膜炎（以右心心内膜炎多见）等。

3. 艾滋病（HIV）感染　吸毒者 HIV 发病率高，尤其是静脉注射吸毒人群。

4. 戒断综合征　在使用阿片类拮抗剂治疗急性中毒过程中，如果过度拮抗（over-shoot）阿片的作用，患者在意识恢复清醒后，可出现不安、易激惹、打哈欠、流涕、流泪、心动过速、血压升高、体毛竖立等戒断症状表现。

【实验室检查】

（1）病情严重者需检查血常规、血电解质、血浆渗透压和血气分析。

（2）毒物检测：血、尿中可检出阿片类药物的浓度。

（3）X 线检查：疑有肺水肿和肺部感染者，应行胸部 X 线检查。

（4）HIV 检测：静脉毒品注射者，尤其有不洁针头使用史的成瘾者，应视为 HIV 高危人群，常规检测。

【诊断要点】

（1）中毒者常有吸毒史或注射毒品的痕迹。

（2）昏迷、针尖样瞳孔和呼吸抑制"三联症"是典型急性阿片类药中毒综合征的表现。

（3）血、尿或胃内容物检测出毒品含量。

（4）纳洛酮诊断性治疗有效。

【急性中毒的处理】

1. 紧急抢救生命、维持生命体征平稳　阿片类药物中毒的患者存在昏迷和呼吸抑制，因此，应尽早进行气道管理，保持呼吸道通畅，充分给氧，迅速纠正低氧血症，必要时应予人工辅助通气，迅速建立输液通路。

2. 清除毒物　口服中毒者应及早、彻底洗胃。因药物可致胃排空延迟，胃肠道动力下降，即使是中毒时间较长的患者仍应洗胃。洗胃后活性炭 50～100g 灌入胃内，并用硫酸钠和甘露醇导泻。对于已吸收的毒物，可采取利尿、血液透析等措施加速毒物的排出。

3. 解毒剂的应用　纳洛酮（naloxone）是阿片受体的纯拮抗剂，不仅能在 1～2 分钟内迅速逆转阿片类药物所致的昏迷和呼吸抑制作用，还可改善脑水肿、控制抽搐发作，是抢救阿片类中毒的重要治疗措施，考虑阿片类药物急性中毒时应立即使用。

负荷用药：根据患者情况，使用盐酸纳洛酮首剂 0.2～0.8mg 静脉注射或肌内注射，可重复使用，静脉注射间隔 2～3 分钟，肌内注射间隔 10 分钟，直至神志转清；当总量达 10mg 而未见疗效时，则应考虑合并有缺氧、缺氧性脑损伤或合并其他药品、毒品中毒，需进一步检查排除其他疾病。

维持用药：纳洛酮的半衰期为 20～60 分钟，有效作用持续 45～90 分钟，较许多阿片类药物的半衰期和作用时间短，因此在患者昏迷和呼吸抑制逆转之后，还应继续使用低剂量纳洛酮维持，以免患者再次陷入昏迷。对阿片依赖中毒者，使用纳洛酮治疗清醒后，应尽快减量维持，以免引起严重的戒断症状。根据不同阿片种类及病情轻重调整剂量，采用间断静脉注射或静脉滴注等方式维持24小时左右，直至病情稳定。

4. 支持对症治疗 纠正水电解质酸碱平衡紊乱。

5. 防治并发症 出现非心源性肺水肿时给予畅通气道，吸氧，呼吸机辅助通气，适量使用毛花苷丙，增加心肌收缩力或心排血量，糖皮质激素改善肺毛细血管通透性，减少渗出。有感染者予抗感染治疗。毒品成瘾、戒断综合征予戒毒治疗。

二、亚甲二氧基甲基苯丙胺（摇头丸）中毒

亚甲二氧基甲基苯丙胺（摇头丸，MDMA），又称"迷魂药"，属苯丙胺类兴奋剂的衍生物，具有苯丙胺样中枢兴奋和LSD样致幻作用。MDMA于1914年合成，但一直未用于临床。20世纪90年代以来，MDMA作为一种"舞会药"在美国和欧洲一些国家的娱乐场所被滥用，现已波及许多国家和地区。MDMA被误认为成瘾性低和安全性高，且价格便宜，容易获得，因此，目前在青少年中滥用有增加的趋势。

【发病机制】

MDMA常见的滥用方式为口服，其他方式还有鼻吸和注射。服MDMA后在30～60分钟开始起效，高峰约在90分钟，并能持续8小时或更长。MDMA在体内代谢经N-脱甲基形成亚甲二氧基苯丙胺（MDA），MDA也有活性和药理作用，65%经肾排出。MDMA使突触前神经元释放5-羟色胺、多巴胺和去甲肾上腺素，并抑制这些递质的再摄取；MDMA也抑制单胺氧化酶，使以上递质的破坏减少，结果使大脑各区的突触5-羟色胺、多巴胺和去甲肾上腺素能神经递质明显增加，引起交感神经、5-羟色胺能神经兴奋。交感神经兴奋可造成多汗、瞳孔扩大、心动过速、血压增高和精神运动冲动增强；5-羟色胺能兴奋，则可出现感觉增强、失真、错觉等。另外，MDMA很可能由于5-羟色胺的异常，使机体体温升高和活动过度亢进。

【临床表现】

MDMA中毒临床表现为拟交感综合征，主要与交感神经和5-羟色胺能神经兴奋相关。

1. 神经系统表现 轻度中毒者出现头痛、焦虑、烦躁不安、眩晕、视觉模糊、疲劳感、眼球震颤、嗜睡、昏睡等。中毒严重者可发生昏迷、持续癫痫状态、脑出血、呼吸衰竭等。

2. 心血管表现 血压上升、心动过速、心律失常、心悸、房室传导阻滞。严重者可发生血压骤降、肺水肿和心源性休克甚至心脏停搏等，并可因严重心律失常致死。凡患慢性心脏病者又服用MDMA则更易危及生命。

3. 对横纹肌的作用 肌张力增高、肌肉疼痛、痉挛、僵硬、牙关紧闭、磨牙，常由于头颈部肌肉有节律抽动导致头部不断左右摆动，似摇头状为本病的特征。严重时发生横纹肌溶解进而引起肾衰竭。

4. 其他 出现体温升高，如果体温过高、大量出汗、横纹肌溶解会导致高钠血症、高钾血症、代谢性酸中毒等。

【实验室检查】

（1）检查血电解质、渗透压和血气分析判定是否存在脱水和酸碱失衡，部分患者可有高钠血症、渗透压增高和酸中毒。

（2）肌酸激酶（CK）、血肌酐和尿素氮：发生横纹肌溶解和肾功能损害时可升高。

（3）监测尿常规，脱水时可出现尿比重升高，尿PH监测还有助于评价碱化尿液的效果。

（4）毒理学检测尿中可检出MDA，血中检出MDMA则可明确诊断。

（5）头部CT：对神志不清、有神经系统症状和体征者，应行头部CT检查，以鉴别颅内病变。

【诊断与鉴别诊断】

一般来求诊的都是中度中毒的患者，多数知道自己服用过MDMA，所以确诊不困难，对病史不清、症状可疑的，医护人员应该想到MDMA中毒的可能。毒理学检测有助于明确诊断，还需与颅内病变及其他疾病引起的高热、血压过高或神志变化相鉴别。

【治疗】

1. 维持生命体征平稳 保持呼吸道通畅，吸氧，监测血压、体温、心率、呼吸等生命体征。

2. 清除毒物 口服中毒者常规采取洗胃、导泻、活性炭口服或胃管注入等措施。输液利尿促排泄。

3. 镇静和抗惊厥 首选苯二氮䓬类药物，轻者：地西泮5～10mg口服或10mg肌内注射；躁动明显时还可使用氟哌啶醇，起始剂量为2.5～5.0mg肌内注射；或予以氯丙嗪1mg/kg肌内注射，每4～6小时一次。严重躁动和惊厥者用地西泮0.2mg/kg（单次总量不超过20mg）以2mg/min的速度静脉注射（注意呼吸抑制的不良反应），必要时可重复。若无效，可予苯巴比妥以15～20mg/kg静脉注射，速度不超过100mg/min。根据临床情况调整剂量，镇静和抗惊厥药物治疗还有利于血压稳定。

4. 控制高血压 用硝普钠、硝酸甘油或酚妥拉明降压。

5 降温 高热者必须立即降温，可安置于空调的环境下或用冷水擦浴，但应防止寒战，使肛温降到38℃左右就可停止降温，以免体温过低，必要时还应使用药物降温。

6. 纠正水电解质和酸碱平衡紊乱 脱水或高钠血症时适量补液，维持正常血容量，保证脏器灌注，合并酸中毒时适量补碱。

7. 碱化尿液和利尿 碱化尿液的目的是防止在横纹肌溶解时发生急性肾功能衰竭，可静脉滴注碳酸氢钠，使尿pH达7~8，密切监测血pH，避免碱中毒。发生横纹肌溶解时易引起高血钾，还可使用甘露醇和呋塞米。

8. 加强护理 由于MDMA的药理作用及部分患者同时饮酒等原因，患者往往存在活动过度、冲动、自我约束力下降及幻觉和暴力倾向等表现，要密切观察，防止患者发生外伤。

【预防和教育】

毒品滥用是一个社会问题，需加强全民教育，尤其是对高危的青少年，把学校、家庭教育与社会预防结合在一起，形成一场公民教育运动，对毒品展开一场没有硝烟的战斗，毒品滥用、毒品中毒才能销声匿迹。

案例 9-2-4

1. 临床表现：①青年男性，急性发病，身边有使用过的注射器提示发病前有注射药物的可能；②有阿片类药中毒综合征：昏迷、呼吸抑制、双瞳孔呈针尖样大小的特征；③体表多处注射痕迹，提示有长期静脉吸毒可能；④体查未见外伤和神经系统定位体征，初步排除外伤和神经系统病变所致。

初步诊断：急性阿片类药物中毒。

2. 急救处理：①保持呼吸道通畅，人工呼吸囊辅助通气，高流量吸氧，必要时人工气道机械辅助通气治疗。②迅速建立输液通路。③建立输液通路后立即使用盐酸纳洛酮0.8mg静脉注射，每2分钟一次，直至神志转清，呼吸抑制改善（总量不超过10mg）。④在患者昏迷和呼吸抑制逆转之后，于5%葡萄糖氯化钠溶液或0.9%氯化钠溶液500ml加纳洛酮0.8mg混合静脉滴注，持续24小时。

3. 急救过程中需做的实验室检查包括血常规、血电解质、渗透压和血气分析，血、尿的毒理学检测。

实验室结果：血常规示WBC 13.8×10^9/L，N 0.8，L 0.2；电解质正常；血气分析：pH为7.20，PaO$_2$ 50mmHg，PaCO$_2$ 50mmHg。血、尿检出海洛因。

本案例根据以下依据可做出病因诊断：①青年男性，因神志不清30分钟入院；②病史特点：急性病程，发病前有可疑注射药品的痕迹；③临床特点：有阿片类药中毒综合征的特征，昏迷、呼吸抑制、双瞳孔呈针尖样大小；④血、尿检测出海洛因。

临床诊断：急性阿片类药物中毒（海洛因）。

案例 9-2-5

1. 临床表现：①急性发病。②有拟交感综合征的表现——躁动、体温升高、瞳孔扩大、心动过速，血压升高等。③"摇头丸"特征性表现：头部不受控制左右摆动。

初步诊断：急性MDMA中毒（急性"摇头丸"中毒）。

2. 病史需补充服用药物病史。追问病史，患者的朋友补充曾经服用"摇头丸"2粒。

3. 需做的实验室检查包括血电解质、渗透压、血气分析、CK和肾功能，尿常规，血MDMA毒理学检测。

实验室结果：①血电解质和渗透压：Na$^+$ 150mmol/L，K$^+$ 4.8 mmol/L，渗透压325mosm/L。②血气分析：pH 7.35，PaO$_2$ 98mmHg，PaCO$_2$ 30mmHg，HCO$_3^-$ 21mmol/L，BE -3mmol/L。③血肌酐、尿素氮和磷酸肌酸激酶：Cr 78μmol/L，BUN 6.8mmol/L，CK 393mmol/L。④尿比重：1.020，尿pH 5.4。⑤血中检测出MDMA。

根据以下可明确诊断：①年轻男性，因头痛、烦躁1小时入院；②病史特点：急性发病，有服用"摇头丸"病史；③临床特点：有神经系统表现（烦躁不安、头部不受控制左右摆动），心血管表现（心悸、气促，心动过速，血压升高）和大汗、瞳孔扩大、发热等MDMA中毒的典型特征；④辅助检查：血钠和血渗透压增高，血肌酸激酶增加，血中检测出MDMA。

临床诊断：急性亚甲二氧基甲基苯丙胺中毒（即急性"摇头丸"中毒）。

4. 急救处理：①监测血压、心率、呼吸、体温等生命征，该患者躁动明显注意发生外伤；②催吐后口服活性炭50~100g，每4小时一次；③地西泮10mg，肌内注射，或氟哌啶醇5.0mg，肌内注射；④将患者安放在空调或风扇的环境下降温；⑤纠正高钠血症：鼓励患者多饮水，适量补液，维持充足血容量；⑥碱化尿液：碳酸氢钠为1~2mmol/kg静脉注射，随后50~100mmol/kg静脉滴注，监测血pH<7.55，尿pH为7~8。

第六节　急性乙醇中毒

案例 9-2-6

患者，女，34 岁，已婚，工人，因酒后神志不清 30 分钟入院。

患者于 30 分钟前饮 58 度白酒约 400ml，其后出现恶心、呕吐，呕吐物为胃内容物，无咖啡样物，继而神志不清，呼吸浅慢，无伴抽搐、遗二便等，由家属送急诊。

既往体健，否认有精神病史，无烟酒、毒品等不良嗜好。

体格检查：T 35.5℃，P 100 次/分，R 11 次/分，BP 90/60mmHg，全身冰凉，深昏迷，双瞳孔等大、等圆，直径为 2.5mm，对光反射迟钝，口角见少许呕吐物，呼出气体有浓烈酒精味，口唇轻度发绀，颈软，呼吸慢、不规则，双肺呼吸音弱，未闻及干湿啰音，HR 为 100 次/分，心律规整，未闻及杂音，腹软，肝、脾未触及，肠鸣音正常，膝反射消失，无病理征。

问题：

1. 作为接诊医师，你首先考虑什么诊断？
2. 该患者应做哪些实验室检查？处于何种临床分期？
3. 如何抢救该患者？

急性乙醇中毒（acute ethanol poisoning）是饮入过量乙醇或酒类饮料引起中枢神经系统由兴奋转为抑制状态，严重者出现昏迷、呼吸抑制及休克等。

【病因】

酒的有效成分是乙醇，又称酒精，是一种无色、易燃、易挥发的烃类羟基衍生物，具有醇香味，能溶于水和大多数有机溶剂。根据制作方法不同将酒分为三类：发酵酒、配制酒和蒸馏酒，各类酒所含的乙醇浓度不同，发酵酒（包括果酒、啤酒和黄酒等）的乙醇含量多在 20% 以下；配制酒（青梅酒、玫瑰酒等）的乙醇含量很低；蒸馏酒又名烈性酒（如白酒、白兰地、威士忌）含乙醇 40%～60%，日常乙醇中毒常为蒸馏酒引起。

【发病机制】

（一）乙醇的代谢

饮入的乙醇吸收迅速，其中 25% 由胃吸收，75% 由小肠上段吸收，吸收后 90%～98% 在肝内代谢、分解，其余由肾、肺和皮肤排出体外。乙醇在肝内先由乙醇脱氢酶氧化成乙醛，再由乙醛脱氢酶氧化成乙酸，乙酸转化为乙酰辅酶 A 进入三羧酸循环，最后代谢为 CO_2 和 H_2O。约 10% 乙醇由线粒体乙醇氧化系统氧化。乙醇的代谢是限速反应，不同个体乙醇代谢速度有明显差别，健康人一次饮乙醇 70～80g 即出现中毒症状，对大多数成人来说致死量为一次性摄入乙醇 250～500g。

（二）急性中毒机制

1. 中枢神经系统抑制作用　乙醇具脂溶性，能迅速通过血脑屏障，低剂量时作用于脑细胞突触后膜苯二氮䓬-γ-氨基丁酸受体，对抑制性递质 γ-氨基丁酸产生抑制作用，影响大脑皮质表现为兴奋，作用于皮层下中枢及小脑时出现共济失调。当血中乙醇浓度极高时，抑制延髓中枢，引起呼吸循环衰竭甚至死亡。

2. 代谢异常　乙醇在肝脏代谢需氧化型烟酰胺腺嘌呤二核苷酸（NAD）做辅酶，生成还原型烟酰胺腺嘌呤二核苷酸（NADH）。因此大量饮酒后 NADH/NAD 比值增高，影响糖代谢，使得糖异生受阻而出现低血糖；还会引起乳酸升高、酮体蓄积导致代谢性酸中毒。

3. 循环系统的影响　乙醇通过影响心肌细胞的通透性，抑制 Na^+、K^+-ATP 酶和 Ca^+-ATP 酶的活性，破坏线粒体和肌浆膜结构，使脂肪酸代谢异常，阻碍心肌纤维蛋白合成，影响心肌能量代谢和兴奋-收缩耦联。

4. 消化系统的影响　乙醇对消化道黏膜有直接刺激作用，同时溶解脂蛋白，严重破坏胃黏液屏障，导致氢离子及胃蛋白酶的反弥散，发生急性胃黏膜病变而致出血。

【临床表现】

临床症状与患者饮酒量、个人耐受程度和血乙醇浓度有关。临床分期见表 9-2-7。

表 9-2-7　急性乙醇中毒的临床分期

临床分期	临床表现	血乙醇浓度（mmol/L）
兴奋期	眼部充血，颜面潮红或苍白，头痛、欣快感、言语增多、情绪不稳定、易激怒，可有粗鲁行为或攻击行动	11～33
共济失调期	口齿不清、语无伦次、视力模糊、眼球震颤、步态蹒跚、共济失调	33～54
昏迷期	昏睡、皮肤湿冷、口唇发绀、心率增快、血压降低、呼吸慢有鼾音，大小便失禁，严重者因呼吸麻痹、循环衰竭而死亡	＞54

此外，重症中毒患者常发生酸碱平衡和电解质失常、低血糖、吸入性肺炎、急性肺水肿、上消化道出血等。有的患者可发生急性肌病，表现为肌痛或伴有

肌球蛋白血尿，甚至出现急性肾衰竭。

【实验室检查】

（1）血清乙醇浓度：急性酒精中毒时呼出气中乙醇浓度与血中乙醇浓度相当。

（2）血清生化检查：可出现低血钾、低血镁、低血钙、低血糖、血酮升高等。

（3）动脉血气分析：急性中毒者可有不同程度的代谢性酸中毒、阴离子间隙增高，严重呼吸抑制时可出现低氧血症。

（4）心电图：可出现心律失常和 ST-T 改变。

【诊断与鉴别诊断】

（1）诊断：根据饮酒史、呼出气味、意识改变和血乙醇浓度测定做出诊断。

（2）鉴别诊断：急性乙醇中毒应与伴有意识障碍或昏迷的其他疾病相鉴别。如镇静催眠药或抗精神失常药中毒（尤其有自杀倾向者）、一氧化碳中毒、肝性脑病、中枢神经系统感染和脑血管意外等。尤其要与急性甲醇中毒相鉴别，急性甲醇中毒除有与急性乙醇中毒类似的神经系统症状外，还以眼部损害和较严重的代谢性酸中毒为特征。

【治疗】

轻症者，无须特殊处理；有共济失调者应休息，限制活动，以免发生外伤；兴奋躁动的患者加以约束，对烦躁不安或过度兴奋者可用低剂量地西泮，避免用吗啡、氯丙嗪、苯巴比妥类镇静药。对重度中毒者应积极治疗。

（1）维持循环、呼吸功能：注意神志、呼吸、心率、血压、尿量和体温的监护，维持有效血容量，可静脉滴注 0.9%氯化钠注射液和 5%葡萄糖盐水溶液等；保证气道通畅，供氧充足，有呼吸抑制时行气管内插管或机械通气辅助呼吸。

（2）清除毒物：①洗胃或导泻：由于乙醇吸收较快，胃黏膜损伤重，服用量少、服用时间长和症状轻的患者可不洗胃和导泻。如同时服用其他毒物、短时间大剂量摄入或症状重时予活性炭吸附或导泻，神志清醒者可用催吐法洗胃，神志障碍或昏睡者，可先行气管内插管后洗胃。②血液透析：指征为血乙醇含量>108mmol/L；伴酸中毒或同时服用甲醇或怀疑伴有其他毒物摄入时；严重呼吸抑制。

（3）纳洛酮是阿片受体拮抗剂，在治疗急性乙醇中毒时主要拮抗 β-内啡肽对中枢神经系统的抑制而达到治疗效果，是非特异的催醒药。用法：纳洛酮 0.4～0.8mg 静脉注射，必要时 30 分钟可重复使用。

（4）对症支持治疗：保暖，维持正常体温，维持水、电解质、酸碱平衡；补充足够热量，B 族维生素和维生素 C；适当使用保护胃黏膜药物。

【预防】

（1）抓好宣传教育工作，避免短期内大量饮酒。

（2）实行酒类专卖制度，以低度酒代替高度酒。

案例 9-2-6

1. 临床表现：①患者为年轻女性，急性起病；②病史特点：有短时间内饮入大量白酒的明确病史；③临床特点：昏迷状，口唇轻度发绀，伴有呼吸浅慢、不规则，低体温，低血压等表现是乙醇中毒的特征，呼出气体有酒精的特殊气味。

初步诊断：急性乙醇中毒。

2. 该患者应进行下列实验室检查：①血清乙醇浓度；②血清电解质和生化检查；③动脉血气分析；④心电图。

结果：①血乙醇浓度 110mmol/L；②血清生化检查：血糖 5.6mmol/L，血酮阳性，血钾、血镁和血钙正常；③动脉血气分析：pH 7.33，PaO_2 77.4mmHg，$PaCO_2$ 26.7mmHg，HCO_3^- 13.9mmol/L，BE −10.1 mmol/L，AG 为 25mmol/L；④心电图：窦性心动过速。

3. 根据患者临床特点：昏迷状，口唇轻度发绀，伴有呼吸浅慢、不规则，体温低，血压低；代谢性酸中毒，结合血乙醇浓度为 110mmol/L，可判断患者处于急性乙醇中毒昏迷期。

4. 抢救方法：①严密观察患者神志、血压、心率、呼吸、尿量等；②该患者中毒深，呼吸中枢抑制明显伴代谢性酸中毒和缺氧，因此应气管内插管，短期内人工辅助通气以维持生命；③插胃管，用生理盐水洗胃直至洗出液澄清；④补充有效血容量，静脉滴注 0.9%氯化钠注射液和 5%葡萄糖盐水和 B 族维生素和维生素 C；必要时使用多巴胺；⑤纳洛酮 0.4～0.8mg 静脉注射，30 分钟一次，直至神志转清；⑥适当使用制酸剂，如 H_2 受体阻滞剂；⑦尽快进行血液透析治疗。

第七节　急性一氧化碳中毒

案例 9-2-7

患者，女，29 岁，文员，因被发现不省人事 30 分钟入院。

患者于 30 分钟前洗浴时被家人发现晕倒在地、不省人事、呼之不应，家人立即将其抬出并放置于客厅沙发上，随后患者出现烦躁、乱语，呼吸急促，遂急送来诊，送院途中出现恶心呕吐非咖啡样胃内容物多次，非喷射状。起病来无抽搐、二便失禁等。家人代诉，该患者洗浴时用内排式燃气热水器，门窗关闭，在内停留时间约 40 分钟。既往体健。

体格检查：T 37℃，P 106 次/分，R 28 次/分，BP 100/65mmHg，神志模糊，烦躁，体检欠合作。全身皮肤潮红，唇甲无发绀，双瞳孔等圆、等大、直径为 2.5mm，对光反射迟钝，颈软，双肺呼吸音清，未闻啰音。HR 106 次/分，心律规整，未闻杂音。腹软，无压痛及反跳痛，肝脾肋下未触及，肠鸣音正常，肌力和肌张力检查未能配合，生理反射存在，病理征未引出。

问题：

1. 作为内科医师，你首先应考虑为何诊断？
2. 该患者应做哪些辅助检查以明确诊断？
3. 该患者应采取何种抢救措施？

一氧化碳（carbon monoxide，CO）是含碳物质燃烧不完全产生的一种无色、无臭、无味的窒息性气体。分子量为 28.01Da，比重为 0.967，微溶于水，易溶于氨水和乙醇等，遇氧燃烧生成 CO_2，与空气混合爆炸极限为 12.5%～74%。在生产和生活环境中吸入过量 CO 即可发生急性 CO 中毒（acute carbon monoxide poisoning），是较为常见的生活性中毒和职业性中毒，我国每年急性 CO 中毒发病率和死亡率居各种职业性中毒之首。

【病因】

工业生产和生活燃料燃烧不完全产生大量 CO 并泄漏，环境通风不良和防护不当时，空气中 CO 浓度超过允许范围就可发生 CO 中毒。

1. 生活性中毒　我国北方冬天燃煤取暖时烟道堵塞或使用燃气热水器时浴室通风不良、长时间滞留密闭空调车内等情况常易引起 CO 中毒。CO 吸入也是自杀的手段之一。

2. 职业性中毒　工业生产（炼钢、炼焦、烧窑等）及化工合成氨、甲醇、丙酮等过程中，炉门和窑门关闭不严、违反操作规程均可造成 CO 泄漏，引起 CO 中毒。机体接触或吸入有机溶剂二氯甲烷，可在体内转化成 CO，导致 CO 中毒。天然瓦斯爆炸和煤气泄漏、失火时大量吸入浓烟可发生 CO 中毒。

【发病机制】

呼吸道吸入的 CO 经肺泡膜进入血液，与血红蛋白结合成没有携氧能力的碳氧血红蛋白（COHb），CO 与血红蛋白的亲和力比氧与血红蛋白的亲和力大 230 倍～270 倍，且 COHb 的解离速度仅为氧合血红蛋白（oxyhemoglobin，HbO_2）的 1/3600，COHb 影响血红蛋白的携带氧能力；另一方面，COHb 使 HbO_2 的氧解离曲线左移，从而阻碍了氧的释放、运输，导致全身细胞组织缺氧。此外，CO 与心肌的肌红蛋白结合，使心肌收缩力下降，血压下降，加重组织缺氧。同时 COHb 与还原型的细胞色素氧化酶 C 和 P450 的活性结合，影响细胞呼吸和氧化过程，阻碍对氧的利用，以上诸因素共同作用，导致组织器官缺氧，代谢旺盛、缺乏侧支循环和需氧量大的器官如大脑和心脏最易受累。近年研究认为急性 CO 中毒后迟发脑病除与缺氧有关外，还与再灌注损伤、脂质过氧化和细胞凋亡等因素有关。

患者吸入 CO 的浓度越高，接触 CO 的时间越长，有贫血、甲亢或心脑肺基础疾病，则中毒的程度越严重。CO 在体内不蓄积，98.5%以原形从肺排出，吸入新鲜空气时，血液 COHb 半衰期为 4～5 小时；吸入纯氧为 40～60 分钟；吸入 3 个大气压的纯氧可缩至 20 分钟。

【临床表现】

急性 CO 中毒的临床表现主要是组织缺氧和直接细胞中毒引起，脑缺氧的症状与体征是主要的表现。急性 CO 中毒的症状与血液中 COHb 浓度相关，同时与患者中毒前的健康状况有关，儿童、老年人和既往有心肺疾病的患者是高危人群。

（一）急性中毒

按中毒程度分为三级（表 9-2-8）。

表 9-2-8　急性一氧化碳中毒分级

分级	轻度中毒	中度中毒	重度中毒
临床表现	头痛、头晕、恶心、呕吐、心悸、全身乏力	在轻度中毒症状的基础上加重，出现呼吸困难、共济失调、意识模糊，甚至浅昏迷	迅速出现抽搐、深昏迷，常并发脑水肿、肺水肿、呼吸衰竭、上消化道出血、休克、急性肾衰竭、心律失常等
血液 COHb 浓度	10%～20%	30%～40%	50%以上

（二）急性 CO 中毒迟发脑病

部分急性 CO 中毒患者意识恢复后，经过 2～60 天（一般为 14 天）的"假愈期"又出现一系列精神神经症状，表现为各种精神症状包括人格改变、锥体系（如单侧或双侧瘫痪等）或锥体外系表现（以 Pan-Kinson 综合征多见），大脑皮质局灶性功能障碍（如失读、失语、癫痫发作等），脑神经和周围神经损害（如视神经萎缩、听神经损害等），这种现象称之为迟发脑病或神经精神后遗症。此现象的发生率为3%～10%，近年来研究表明年龄40岁以上、昏迷时间长、有高血压病史、脑力劳动、精神刺激、脑CT异常者，易发生迟发脑病。

【实验室检查】

1. 血液COHb测定　中毒8小时内取血测定COHb浓度，是诊断CO中毒的特异性指标，并有助于分级和估计预后。

2. 无创碳氧血红蛋白检测　可以无创监测碳氧血红蛋白的浓度，对临床诊断和治疗具有一定的指导意义。

3. 脑电图检查　出现弥漫性低波幅慢波，与急性期病情不一定平行，恢复时间比临床恢复晚。动态观察对本病的诊断及预后有一定参考价值。

4. 头部CT检查　脑水肿可见脑部有病理性密度减低区，对重度中毒及迟发脑病具有辅助定位诊断、评估病情的作用。

【诊断与鉴别诊断】

1. 诊断　根据CO暴露史，急性发生的中枢神经损害的临床表现和血液COHb测定可做出诊断。

2. 鉴别诊断　急性CO中毒应与脑血管意外、糖尿病酮症酸中毒及其他毒物、药物中毒引起昏迷相鉴别，病史、体检、血液COHb浓度测定及相关检查有助于鉴别。

【治疗】

治疗原则：迅速切断毒源撤离现场，尽快纠正缺氧，预防迟发脑病发生。

1. 迅速切断毒源，撤离中毒环境　发现中毒患者应立即切断毒源，如关闭煤气开关，开窗通风，将患者转移到空气清新的环境。救助人员在救助期间要注意自身的保护，避免吸入中毒或诱发CO爆炸。

2. 纠正缺氧　氧疗能加速血液COHb解离和CO排出，是治疗CO中毒最有效的方法。吸入含5%CO_2的氧气可加速COHb解离，增加CO排出。临床上根据病情轻重可予鼻导管、面罩吸氧或高压氧治疗，对严重呼吸衰竭及呼吸停止者应行气管插管，机械通气，危重者可考虑血浆置换。高压氧治疗CO中毒的疗效已被肯定，但高压氧治疗的适应证尚未统一，大多学者认为以下情况如昏迷、有短暂性意识丧失、有心脑和肺并发症及COHb＞40%的中、重度中毒，应给予高压氧治疗。

3. 防治脑水肿　重度CO中毒后24～48小时脑水肿达高峰，防治措施为降低颅内压和促进脑细胞代谢、恢复脑功能，包括以下几种方法。①脱水疗法：20%甘露醇（1.0～1.5g/kg）快速静脉滴注，6～8小时一次。2～3天后症状改善减量。并可与50%葡萄糖60～100ml，或呋塞米20～40mg静脉注射交替使用。②糖皮质激素治疗：地塞米松10～30mg/d，1个疗程为3～5天。③抽搐治疗：地西泮10～20mg静脉注射，抽搐停止后苯妥英钠0.5～1.0g静脉滴注，4～6小时内可重复使用。

4. 防治并发症和后发症　加强对症及支持疗法，要注意水电解质及酸碱平衡，给予足够营养、防治感染，加强昏迷护理，预防褥疮。

【预后】

轻度中毒可完全恢复；中度中毒经积极治疗无任何后遗症；重度中毒常有神经精神后遗症，及早高压氧治疗可降低迟发脑病发生率。

案例 9-2-7

1. 临床表现：①年轻女性，急性起病，平素健康。②病史中描述患者洗浴时用内排式燃气热水器，且浴室的窗门关闭，提示有过量CO吸入的可能。③临床特点：有CO中毒导致机体缺氧的表现（神志变化、乱语，伴恶心、呕吐，呼吸稍促和心率增快）。

初步诊断：急性CO中毒。

2. 应进行的辅助检查包括以下2个。①血液COHb测定：应立即取血测COHb浓度，并有助于诊断、临床疾病严重程度分级和估计预后。②头部CT检查：有助于诊断和鉴别诊断。

患者辅助检查结果回报：①COHb浓度为38%。②头部CT平扫未见异常。

根据现有的病史、体格检查和辅助检查结果可得出病因诊断。

诊断依据：①年轻女性，急性起病；有过量CO吸入史；②有CO中毒导致机体缺氧的表现（神志变化、乱语，伴恶心、呕吐，呼吸稍促和心率增快）。③辅助检查：COHb浓度为38%。

临床诊断：中度急性CO中毒

3. 抢救和治疗措施：（1）纠正缺氧：氧疗，予面罩吸入纯氧，病情允许时尽早做高压氧治疗。

（2）监测神志、血压、心率、呼吸等生命征。

（3）适当予脱水疗法及促进脑细胞代谢，恢复脑功能。如20%甘露醇静脉滴注或呋塞米静脉注射，腺苷三磷酸、辅酶A静脉滴注等。

第八节　毒蛇咬伤中毒

案例 9-2-8

患者，男，40 岁，农民，因被蛇咬伤左足背 6 小时入院。

患者于 6 小时前在田间劳动时不慎被蛇咬伤左足背，即感疼痛，伤口迅速肿胀，渗血，周围组织很快发黑。当地医师曾敷草药治疗未能缓解，全身瘀斑增多，并出现神志模糊、气促，转入我院。起病来无呕吐咖啡样物、无血尿、无偏瘫。

患者平素体健，无药物过敏史。

体格检查：T 37℃，BP 80/50mmHg，P 105 次/分，R 35 次/分，神志模糊，呼吸急促，皮肤湿冷，全身皮肤黏膜无黄染，全身皮下大片瘀斑，左足高度肿胀，并有大片血疱，部分破溃渗血，左足背有间距 3.3cm 齿痕 2 个，双瞳孔等圆、等大，直径为 3mm，对光反射迟钝，颈软，双肺呼吸音清，HR 105 次/分，律齐，腹平软，无压痛及反跳痛，肝脾肋下未及，腹水征阴性，肠鸣音存在。生理反射存在，病理反射未引出。

问题：

1. 作为接诊医师，你首先考虑什么诊断？

2. 还要补充哪些病史？应做哪些实验室和辅助检查？

3. 如何明确诊断？如何处理？

蛇是变温动物，遍布于世界各地，毒蛇超过 660 种。我国有毒蛇 60 余种，主要有蝰蛇科、响尾蛇科、眼镜蛇科和海蛇科，主要分布在我国长江以南地区、长江流域和东南沿海地区。蛇咬伤常发生在夏、秋两季，咬伤部位以四肢多见，又以上肢最多见。

全世界每年有 5 万～6 万人死于毒蛇咬伤，发达国家蛇咬伤病死率较低，不发达国家和地区较高。发生蛇咬伤者绝大多数为男性，常为年轻人，多见于农民、渔民、野外工作者及毒蛇饲养或研究人员。

【发病机制】

毒蛇口内有两个毒腺，毒腺有肌肉和神经分布，便于控制蛇毒（snake venom）排出量。蛇毒是毒蛇咬伤的主要致病因素。不同科系、同一科系不同种类或同一条毒蛇每次咬伤时射出的蛇毒成分也不尽相同。进入体内的蛇毒可分布到全身各组织，以肾脏为主，脑组织最少。

1. 蛇毒的理化特性

（1）黏稠、透明或淡黄色液体。

（2）主要成分：多种蛋白、毒酶和多肽的混合物。毒蛇咬伤中毒主要由蛇毒中的蛋白质引起，致命成分是小分子多肽。

（3）同科属的蛇毒成分相似。

（4）不稳定：遇酸、碱、热易变性、破坏。蛇毒由肝脏分解代谢，通过肾脏排泄。体内蛇毒作用可持续数天，72 小时后体内蛇毒含量已很少。

2. 蛇毒在体内过程　见图 9-2-2。

蛇毒牙 ⟶ 皮下组织 ⟶ 淋巴管、毛细血管 ⟶ 血循环 ⟶ 靶器官 ⟶ 全身中毒症状

图 9-2-2　蛇毒在体内的过程

3. 蛇毒分类与毒理　蛇毒按其成分及毒理作用可分为以下 3 种。

（1）神经毒素：见于银环蛇、金环蛇。蛇毒能阻断突触前和（或）突触后神经–肌肉传导，可导致脊髓前角细胞脂肪变性，肌纤维变性，引起肌肉弛缓性瘫痪，严重时导致呼吸衰竭。

（2）血液毒素：见于蝰蛇、五步蛇、竹叶青蛇、烙铁头蛇和蝮蛇。包含有：①凝血素，可促进纤维蛋白原转化为纤维蛋白，也有的蛇毒能激活 X 因子，在 V 因子、钙离子、磷脂参与下形成凝血活素，使凝血酶原转为凝血酶，促进血凝，以上均可导致纤维蛋白及凝血酶系统消耗性血凝障碍，进而发展为弥散性血管内凝血。②出血毒素，能损伤毛细血管壁细胞间黏和物，使毛细血管通透性增加，血液渗至血管外。此类蛇毒也能破坏凝血活酶，蛋白酶还能增加出血毒的活性，导致被毒蛇咬伤者有不同程度的出血倾向。

③溶血素，可致蛇咬伤者发生溶血。④卵磷脂酶、蛋白水解酶、透明质酸酶，多种毒蛇的毒腺分泌的蛇毒可含不同酶的成分，如蛋白水解酶不仅能溶解蛋白、促使蛇伤局部发生水肿、出血、坏死，还可影响纤维蛋白原转为纤维蛋白及凝血酶原转为凝血酶，也能促使组胺的释放，直接影响心血管系统；透明质酸酶则水解透明质酸，使细胞和纤维间的屏障损伤，通透性增加，促使毒物吸收入血并扩散；磷脂酶 A 可水解红细胞膜的磷脂并使卵磷脂转为溶血卵磷脂，使红细胞膜破裂而发生溶血，又能促使肥大细胞释放组胺、5-羟色胺，产生局部反应，也能使横纹肌痉挛，肌组织肿胀、溶解等。

（3）混合毒素：以上两种毒理作用兼有，见于眼镜蛇、眼镜王蛇、海蛇。

【临床表现】

毒蛇咬伤的临床表现分为以下三类。

（一）神经毒所致临床表现

1. 局部表现　轻度麻木感，无渗出液、红肿，无疼痛感。

2. 全身表现　以骨骼肌呈弛缓性瘫痪为特征，先头颈部、眼肌受损，呈现眼睑下垂，也可出现复视；面肌受损，表现张口与吞咽困难、牙关紧闭；进而呼吸肌受损，发生呼吸困难甚至呼吸停止。中毒者觉头晕、嗜睡、流涎、恶心、呕吐、听力下降，甚至大小便失禁，严重者有四肢抽搐、疼痛等全身异常的感受，危重者呈昏迷表现。

（二）血液毒素所致临床表现

1. 局部表现　伤口局部严重肿胀，向近心端扩散，呈现皮肤瘀斑、水疱、血疱，有组织坏死和出血，伤口剧痛，可伴附近区域淋巴管炎、淋巴结炎、淋巴结肿痛。

2. 全身表现　可出现全身广泛皮下瘀斑、鼻出血、齿龈渗血，甚至出现内脏出血的表现，如咯血、呕血、便血或尿血，女性阴道流血等；也可发生溶血性黄疸及血红蛋白尿，并可导致休克，乃至全身各主要脏器受损，如肝功能异常、心律失常、心力衰竭和急性肾衰竭；血栓形成者容易发生肺栓塞。

（三）混合毒所致临床表现

本型发病急，局部和全身症状均较严重。

1. 局部表现　局部红肿，伤口剧痛，有水疱或血疱，皮肤瘀斑，组织坏死，很快向近心端蔓延。

2. 全身表现　四肢肌肉无力，全身肌肉疼痛，牙关紧闭，呼吸困难，心律失常，循环衰竭，少尿、无尿，意识障碍甚至心跳、呼吸停止。

【实验室及辅助检查】

1. 血、尿、大便常规和大便潜血　严重病例出现血红蛋白计数不同程度降低，中性粒细胞计数增多（20×10^9/L～30×10^9/L），血小板计数减少。有凝血功能障碍的患者尿中可出现红细胞和血红蛋白尿，大便潜血可呈阳性，严重者可出现黑便。

2. 酶联免疫吸附试验（ELISA）　能迅速检测患者伤口渗液、血清或组织中特异蛇毒抗原。

3. 出凝血功能检查　凝血酶原时间（PT）和部分凝血活酶时间（APTT）延长、血纤维蛋白及纤维蛋白原减少、血纤维蛋白降解产物（FDP）增多，D-二聚体阳性。

4. 肝、肾功能检查　可出现天门冬氨酸氨基转移酶（AST）、谷氨酸、丙酮酸转氨酶（ALT）升高，肾功能损害，发生溶血时总胆红素和非结合性胆红素升高。

5. 心电图和心肌酶学检查　心电图可出现心肌损害，也可出现心肌酶升高。

【诊断】

（1）有确定或疑似的毒蛇咬伤史，如被毒蛇咬伤后遗留的齿痕（图9-2-3），典型的局部反应及全身中毒的临床表现，一般可做出诊断。

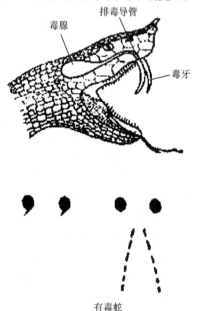
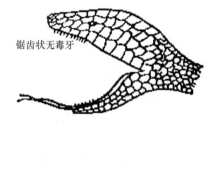

图 9-2-3　有毒和无毒蛇及咬伤齿痕

（2）若现场有被抓住或打死的毒蛇，将有助于分析判断毒蛇的类型。

（3）所有患者应进行血、尿常规、血生化、肝肾功能和DIC的检查以了解全身器官功能受损情况，且可通过了解患者是否存在溶血、DIC等情况间接判断是否为血液毒素中毒。

（4）特异性免疫测定：酶联免疫吸附试验（ELISA）和放射免疫测定（radioimmunoassay，RIA）特异性、阳性率高的特点，测定伤口渗液、血清、脑脊液和其他体液中的特异蛇毒抗原，对早期诊断及鉴别诊断有价值。但需注意的是毒蛇咬伤超过 24 小时后常呈阴性。

（5）试验性诊断：对高度怀疑蛇咬伤者可试行中和毒素试验，即用单价抗蛇毒血清，皮试阴性后，常规静脉给药，若中毒症状有所控制，则有可能是本类毒蛇咬伤。

【治疗】

救治总原则：迅速辨明是否为毒蛇咬伤，分类处理；对毒蛇咬伤应阻止或减缓毒素的继续吸收、拮抗或中和已吸收的毒素，根据毒蛇种类尽快使用相应的抗蛇毒血清；防治各种并发症。

（一）防止蛇毒继续吸收和扩散

（1）被蛇咬伤者应保持斜靠位或卧位，保持镇静，尽可能全身或伤肢低垂位制动，由他人护送到医院。

（2）解压。去除受伤部位的各种受限物品，如戒指、手镯/脚链、手表、较紧的衣/裤袖、鞋子等，以免因后续的肿胀导致无法取出，加重局部伤害。

（3）制动。尽量全身完全制动，尤其受伤肢体制动，可用夹板固定伤肢以保持制动，受伤部位相对低位（保持在心脏水平以下）。

（4）包扎。绷带加压固定是唯一推荐用于神经蛇毒咬伤的急救方法，这种方法不会引起局部肿胀，但操作略复杂。咬伤部位也可使用加压垫法，操作简单、有效。这两种方法对各种毒蛇咬伤都有较好的效果。

现场处理不得耽误患者转运到医院的时间。

（二）特殊解毒治疗

（1）应用抗蛇毒血清：本品分为单价和多价抗毒血清；选用本类药前需做过敏试验。过敏试验方法：取抗蛇毒血清 0.1ml 加生理盐水 1.9ml 混匀后，取 0.1ml 注入前臂伸侧皮内，观察 10 分钟，皮丘直径小于 2cm、无红肿和伪足者为皮试阴性。防止用药过程中过敏，可予口服氯苯那敏等抗过敏药，静脉注射地塞米松 2～5mg。

蛇毒血清皮试阴性：抗蝮蛇毒血清 8 000 单位、抗五步蛇毒血清 16 000 单位、抗银环蛇毒血清 10 000 单位、抗眼镜蛇毒血清 10 000 单位和抗蝰蛇毒血清 5 000 单位加生理盐水 20～100ml 缓慢静脉注射或静脉滴注。使用抗蛇毒血清后症状未缓解或进行性加重者，应考虑剂量不足，酌情追加抗蛇毒血清。若在毒

蛇伤 2 小时内，在静脉使用抗蛇毒血清后，可考虑伤口周围局部注射半支抗蛇毒血清。

皮试阳性或可疑阳性：可试给抗蛇毒血清 1～2ml 加氢化可的松 200mg 或地塞米松 5～10mg 加入葡萄糖 500ml 中缓慢静脉滴注，每分钟 20～30 滴，严密观察其不良反应。如果无任何不适或异常反应，再逐渐将需要的治疗量加入输液中静脉点滴，同时给予抗组胺类药物。

（2）口服各地生产的蛇药解毒片可能有一定疗效，有条件者应联用使用抗蛇毒血清。

（3）应用新斯的明对抗蛇毒的神经毒，辅助机体尽快恢复，降低死亡率。

（三）伤口处理

1. 冲洗蛇咬伤处　可选用清水、冷茶水、盐水、肥皂水、1：5000 高锰酸钾溶液、3%过氧化氢或 0.02% 呋喃西林溶液冲洗，然后用 2%盐水湿纱布敷在伤口上。若为五步蛇、竹叶青或烙铁头毒蛇咬伤者，首先查找并拔出残留毒牙，后用 5%依地酸钙钠溶液冲洗，其能抑制蛇毒中蛋白水解酶的活性，防止局部坏死。

2. 清创原则　伤口处理应在使用抗蛇毒血清后及早进行。清创主要目的是发现和清除可能残留的断牙、清除局部坏死组织、清除创面污染或感染灶。如发生筋膜室综合征风险，需及时切开减压。伤口无需作预防性切开，因切开增加出血和损伤神经、血管或肌腱以及诱发感染的风险。

3. 伤口周围敷蛇药　于毒蛇咬伤伤口近心端上 2cm 处皮肤涂一圈蛇药，但切勿涂伤口。

4. 局部降温　用冰或冷水湿敷咬伤的周围软组织。

目前国际上已不主张在现场做一些传统的伤口切开处理方法，尽快就近将患者送往有条件的医院是最重要的措施，待使用抗蛇毒血清后再对伤口做清创处理。

（四）对症、支持治疗

（1）吸氧：一般先吸高浓度氧，鼻管吸氧即可。

（2）输液：以量出为入为原则。过多的输液可能加重中毒症状，引发心、肺、肾急性功能衰竭。

（3）纠正水电解质平衡和酸碱平衡紊乱。

（4）预防感染和破伤风：抗感染以青霉素为主，也可依病情同时用其他抗生素。应常规注射破伤风抗毒素，预防破伤风。

（5）休克：输入低分子右旋糖酐扩充血容量，可酌情加用血管活性药物如多巴胺、间羟胺等。

（五）并发症的治疗和脏器的保护

（1）若发生急性肝肾功能损害或凝血障碍及 DIC 时，以使用抗毒血清终止全身中毒反应治疗为

主，一般无须特殊处理。如果脏器损害加重，应对症处理。

（2）急性肌膜间隙综合征：血循环及混合毒类毒蛇咬伤的患肢，常因肢体重度水肿压迫肌肉而致，应及时诊断，及早手术减压，切开指征是出血异常得到纠正、有室间筋膜综合征的临床证据、室筋膜间压力>40mmHg（成人）。

（3）呼吸、心力衰竭及心脏停搏的治疗：对神经毒中毒引起的呼吸中枢麻痹及神经肌肉麻痹引起的呼吸衰竭，应用呼吸机通气相当有效，常需使用8～30小时以上，但以不使用PEEP为好，以免加重心力衰竭。心力衰竭可使用洋地黄类药物如低剂量毛花苷C。心搏、呼吸骤停按心肺复苏处理。

（六）抢救过程中忌用下列药物

治疗中应禁用中枢抑制及肌肉松弛药物，如吗啡、氯丙嗪、巴比妥类、苯海拉明、箭毒、琥珀胆碱等；慎用抗凝药物，如肝素、枸橼酸钠、双香豆素等。

【预防】

（1）毒蛇一般不主动咬人，遇蛇时应尽量避开。

（2）清除住宅周围的杂草、乱石，填塞墙洞。

（3）在野外工作，最好穿长靴或球鞋，持棍"打草惊蛇"。

（4）外出旅游避免摸黑赶山路。

（5）根据毒蛇出没及活动规律进行毒蛇穴居捕杀。

案例9-2-8

1. 临床表现：①有被蛇咬伤的病史；②有血液毒素导致的局部表现(伤口疼痛，伤口迅速肿胀，渗血，左足背有间距3.3cm齿痕2个)、全身表现（全身皮下大片瘀斑）及休克（血压下降，神志模糊，呼吸急促，皮肤湿冷）的体征。

初步诊断：血液毒素类毒蛇咬伤中毒。

2. 补充病史：①病史上应了解咬伤毒蛇的类型；②患者家属其后抓到毒蛇，经辨认为"五步蛇"。

3. 实验室和辅助检查：患者考虑为血液毒素类毒蛇咬伤中毒，并有凝血功能障碍的临床表现，应进行下列检查：①血、尿、粪便常规和大便潜血；②出凝血功能检查；③肝、肾功能检查；④酶联免疫吸附试验检测血清特异蛇毒抗原；⑤心电图和心肌酶学检查。

实验室结果：

（1）血常规：WBC 23.20×10⁹/L，N% 98%，RBC 3.43×10¹²/L，Hb 112g/L，PLT 90×10¹²/L。尿常规：有少量尿蛋白、红细胞。

（2）PT 20秒，国际化标准比值（INR）1.7，APTT 53秒，纤维蛋白原 1.4g/L、FDP 16mg/L，D-二聚体阳性。

（3）肝功能：AST 50mmol/L，ALT 160mmol/L，血清总胆红素 18μmol/L，肾功能正常。

（4）心电图：窦性心动过速。

（5）酶联免疫吸附试验：血液毒阳性。

4. 诊断依据：①起病急，进行性加重，有血液毒素类毒蛇——五步蛇咬伤的明确病史。②有血液毒素导致的局部表现、全身表现及休克的体征。③实验室和辅助检查：白细胞数升高，轻度贫血，PT和APTT延长，血小板计数和血纤维蛋白及纤维蛋白原减少、FDP增多，D-二聚体阳性，肝功能异常。酶联免疫吸附试验（ELISA）示血液毒阳性。

临床诊断：血液毒素类毒蛇咬伤中毒（五步蛇）。

5. 救治措施

（1）精制抗五步蛇蛇毒血清：静脉注射地塞米松 5mg；过敏试验阴性后精制抗五步蛇蛇毒血清16000单位加生理盐水 40 ml缓慢静脉注射。

（2）蛇咬伤局部处理：选用生理盐水或0.02%呋喃西林溶液冲洗。

（3）对症支持和并发症的治疗：①鼻管吸高浓度氧。②输液，量出为入，可选 0.9%生理盐水或5%葡萄糖注射液加维生素C 500mg，静脉滴注；维生素 K₁10mg，肌内注射，2次/天。③抗休克，首先静脉输注低分子右旋糖酐扩充血容量，必要时加用升压药物如多巴胺等。④预防感染，依病情选用抗生素。⑤预防破伤风，使用破伤风抗毒素，皮试阴性后一次肌内注射 1500U。

（4）动态观察出凝血功能和出血情况。

（陈晓辉）

第三章 物理因素所致疾病

第一节 中　暑

案例 9-3-1

患者，男，74岁，因半小时前被人发现抽搐1次入院。

患者于炎热夏天在半小时前被人发现抽搐一次，持续约30秒钟，呼叫EMS获救，急救人员发现患者处于通风极差的小屋内，室内无空调及电扇。急救人员现场给予建立静脉通道，测血糖为8.1mmol/L，并输注生理盐水并送入急诊。既往疾病、用药及过敏史等均不详。体格检查：T 41.1℃，P 156次/分，R 28次/分，BP 157/92mmHg。神志烦躁不安，不断叫喊，有明显攻击性。肢端温暖，双瞳孔等大等圆，对光反射灵敏，黏膜干燥，巩膜黏膜无黄染。皮肤潮红、干燥并有发热感。颈软，无其他阳性体征。

问题：

1. 请问该患者最可能的诊断是什么？
2. 初始最应该做什么处理？

中暑（summerheat stroke）常发生在高温和湿度较大环境中，是以体温调节中枢障碍、汗腺功能衰竭和水电解质丢失过多为特征的疾病。根据发病机制和临床表现不同，通常将中暑分为热痉挛（heat cramp）、热衰竭（heat exhaustion）和热（日）射病（heat stroke）。上述三种情况临床上往往交叉重叠，相互伴随，很难截然分开，只不过是哪一种类型较为突出而已。

【病因】

引起中暑的原因很多，但概括起来可归结为对高温度高湿度环境的适应能力不足。在气温升高（>32℃）、湿度较大（>60%）环境中，由于长时间工作或强体力劳动、加之通风不良，又无充分防暑降温措施时，极易发生中暑。年老体弱、肥胖及有慢性病者往往首当其冲。促使中暑的原因有：①环境温度过高；②产热增加，如发热、甲状腺功能亢进和应用某些药物（如苯丙胺）；③散热障碍，如湿度较大、过度肥胖、穿透气不良的衣服等；④汗腺功能障碍，见于硬皮病、先天性汗腺缺乏症、广泛皮肤烧伤后瘢痕形成等。

【发病机制】

（一）中暑的机制

正常人腋窝温度在36～37.3℃，下丘脑体温调节中枢能控制产热和散热，通过出汗、蒸发、散热三种方式，以维持正常体温的相对恒定。当平衡被打破时，中暑就会发生。中暑的病理生理机理包括：①当体内热调节不当时，体温升高引起中枢神经系统兴奋，各内分泌腺体功能亢进，耗氧量增加，酶活性增强，促进新陈代谢增强，产热量增加；②体内热蓄积致中枢神经功能受损；③散热使大量出汗致使水代谢失调；④大量出汗致使电解质紊乱。

人体在高温中工作7天后，对热应激的适应能力会增强，可具有对抗高温的代偿能力，例如出汗量增加，而汗液钠含量较正常人少等。无此种代偿能力者，易发生中暑。

（二）高温对人体各系统影响

中暑损伤主要是体温过高（>42℃）对细胞的直接毒性作用，引起广泛性器官功能障碍。

1. 中枢神经系统　高热对大脑和脊髓的毒性作用能快速导致细胞死亡、脑水肿和局部出血、颅内压增高甚至昏迷。小脑浦肯野细胞对高热毒性作用极为敏感，常发生构语障碍、共济失调和辨距不良。

2. 心血管系统　皮肤血管扩张引起血液重新分配，同时心排血量增多，因而心负荷加重。此外，高热能引起心肌缺血、坏死，以致促使发生心律失常、心功能减弱或心力衰竭，从而使心排血量降低，皮肤血管的血流量减少而影响散热。

3. 呼吸系统　热损伤肺血管内皮后会诱发ARDS。

4. 水、电解质代谢　正常人出汗最大速率为1.5L/h，热适应后的个体出汗速率是正常人的2倍。大量出汗常导致水和钠的丢失，使人体失水和失钠。

5. 肾　由于脱水、心血管功能障碍和横纹肌溶解等，导致急性肾衰竭。

6. 消化系统　中暑时，直接热毒性和胃肠道血液灌注减少可引起缺血性溃疡，易发生大出血。严重中暑患者，发病2～3天后几乎都会发生不同程度的肝坏死和胆汁淤积。

7. 血液系统　中暑严重患者，发病后2～3天可出现不同程度的弥散性血管内凝血（DIC）。

8. 肌肉　剧烈运动引起中暑时，由于肌肉局部温度增加、缺氧和代谢性酸中毒，常发生严重肌肉损伤、横纹肌溶解，血清肌酸激酶明显升高和高钾血症。

【临床表现】

中暑可分为热痉挛、热衰竭和热（日）射病。

1. 热痉挛　病变主要累及骨骼肌，表现为在剧烈运动,大量出汗后出现肌肉痉挛,多在活动停止后发生,数分钟后缓解。无明显体温升高。可能与严重体钠缺失(大量出汗和饮用低张液体)和过度通气有关。可为热射病的早期表现。

2. 热衰竭　在严重热应激情况时,由于体液和体钠丢失过多,补充不足,表现疲乏、无力、眩晕、恶心、呕吐、头痛。可有明显脱水征,如心动过速、低血压、直立性晕厥。热衰竭可见呼吸增快、肌痉挛、多汗,体温可轻度升高,无明显中枢神经系统损害表现,多发生于老年人、儿童和慢性疾病患者。根据病情轻重不同,实验室检查可见血细胞比容增高、高钠血症、轻度氮质血症或肝功能异常。热衰竭可以是热痉挛和热射病的中介过程,如不治疗可发展成为热射病。

3. 热射病　是一种致命性急症,表现为高热(＞40℃)和神志障碍。临床上分为两种类型:劳力性和非劳力性。劳力性主要是在高温环境下内源性产热过多;非劳力性主要是在高温环境下体温调节功能障碍引起散热减少。

(1)劳力性:多发生于高温度、高湿度和通风条件差的环境中进行重体力劳动或剧烈体育运动时。患者多为平素健康的年轻人,在劳动数小时后发病,约50%患者持续出汗,HR可达160～180次/分,脉压增大。此种患者可发生横纹肌溶解、急性肾衰竭、急性肝衰竭、DIC、多器官衰竭,甚至死亡。

(2)非劳力(或典型)性:在高温环境下,多见于居住拥挤和通风不良的城市老年居民。其他高危人群包括精神分裂症、帕金森病、慢性酒精中毒及偏瘫或截瘫患者。皮肤干热、发红,84%～100%的病例无汗,直肠温度常在41℃以上,最高可达46.5℃。病初可有各种行为异常或癫痫发作,继而可发生谵妄、昏迷、瞳孔对称缩小,终末期散大。严重者可出现低血压、休克、心律失常及心力衰竭、肺水肿、脑水肿,约5%病例发生急性肾衰竭,可有轻度至中度DIC,常在发病后24小时左右死亡。

【实验室检查】

(1)血常规可见血液浓缩,红细胞比积升高;尿常规有助于发现横纹肌溶解和急性肾衰竭;粪便常规有助于发现缺血性溃疡引起的消化道出血。

(2)血生化检查,了解肝肾功能、心肌损伤及体内电解质平衡等情况。检测凝血功能注意DIC的发生。

(3)血液气体及酸碱平衡指标的检测。

(4)怀疑颅内出血或感染时,应行脑CT和脑脊液检查。

【诊断与鉴别诊断】

高热环境下,突然出现高热、皮肤干燥、无汗伴有中枢神经系统症状,就应该考虑中暑的诊断,直肠温度需在41℃以上。在热浪期,昏迷伴有体温过高时也应考虑中暑。但应与脑型疟疾、脑炎、脑膜炎、脑血管意外、脓毒症、甲状腺危象、伤寒及抗胆碱能药物中毒相鉴别。

1. 暴露于高温、高湿环境和/或有高强度运动。

2. 有中枢神经系统功能障碍表现,如昏迷、谵妄、行为异常等。

3. 多器官(≥2个)功能损害表现。

4. 严重凝血功能障碍或DIC。

第1点加上第2、3、4任一点,且不能用其他原因解释,应考虑热射病的诊断。

> **案例 9-3-1**
> 　　该患者最可能的诊断是中暑继发抽搐,但也需排除其他原因如脓毒症和药物过量。

【治疗】

抢救治疗原则:应立即脱离热环境,就地抢救,迅速降温,尽快采取措施降低患者体温,控制抽搐,纠正水电解质和酸碱失衡,积极处理心力衰竭、心律失常、休克、DIC等严重并发症。

(一)氧疗

对有缺氧或缺氧倾向或脑损伤患者,给予氧疗以适当提高动脉内血氧含量,减轻缺氧对脑细胞的损伤。

(二)降温

降温是治疗的关键,降温速度决定患者预后。应快速降温,通常应在1小时内使中心体温如直肠温度降至38.8℃以下(不低于37.8℃)。

1. 体外降温　将患者转移到通风良好的低温环境,脱去衣服,冰袋放于头部及大血管处,或用降温毯进行降温。对无循环虚脱的中暑患者,可用冰水擦浴或将躯体浸入27～30℃水中传导散热降温。对循环虚脱者可采用蒸发散热降温,如用15℃冷水反复擦拭皮肤或同时应用电风扇、空气调节器。有条件者可将患者放置在特殊的蒸发降温房间。

2. 体内降温　体外降温无效者,用冰盐水进行胃或直肠灌洗,也可用4～10℃的5%GNS经股静脉向心性注入1000ml,或10℃无菌生理盐水进行腹膜透析或血液透析,或将自体血液体外冷却后回输体内降温。

3. 药物降温　地塞米松10mg静脉推注,据病情半小时后可重复应用1次。患者出现寒战时可应用氯丙嗪 25～50mg 加入 500ml 溶液中静脉输注 1～2 小时，用药过程中监测血压。不主张使用阿司匹林和对乙酰氨基酚等解热镇痛类药,避免加重凝血和肝肾功能障碍。

（三）处理并发症

1. 昏迷　意识不清者气道保护能力差，并有误吸风险，应保持呼吸道通畅，必要时进行气管内插管，呼吸功能不全或呼吸衰竭者，应给予呼吸机辅助呼吸。脑水肿和颅内压增高者常规静脉输注甘露醇 1～2g/kg，15～20 分钟输毕。有癫痫发作者，可静脉输注地西泮或肝毒性低且代谢快的劳拉西泮等药。

2. 心力衰竭与心律失常、心力衰竭和代谢性酸中毒　应予以对症治疗。心力衰竭合并肾衰竭有高钾血症时，应避免应用洋地黄。

3. 休克　由于水分摄入不足或丢失，中暑患者往往存在不同程度的水分缺失，严重者伴有休克，应静脉输注生理盐水或乳酸林格液恢复血容量。在容量充分的基础上，可以考虑使用血管活性药，但由于大剂量血管收缩药可能影响皮肤散热，应谨慎使用。

4. 肝衰竭合并肾衰竭　为保护肾脏灌注，可静脉输注甘露醇，但少尿或无尿者应避免使用此药。如发生横纹肌溶解症表现，应维持尿量至少 2ml/（kg·hr），并给予碳酸氢钠碱化尿液，使尿 pH 达到 6.5 以上；发生急性肾衰竭时，可行血液透析或腹膜透析治疗。肝衰竭者可行肝脏移植。应用 H_2-受体拮抗剂或质子泵抑制剂预防上消化道出血。

5. 弥散性血管内凝血　凝血功能障碍可发生于病程第 1 天，但在第 2 或第 3 天更常见。酌情输注新鲜冷冻血浆，或静脉滴注肝素。

6. 防治感染　单纯中暑无须使用抗生素，如合并感染或有感染征象,应根据病情使用广谱或敏感抗生素。

7. 维持内环境稳定　纠正水、电解质酸碱平衡紊乱和高钾血症。

（四）监测

主要监测患者意识、生命体征、瞳孔和尿量，动脉血气分析、肝肾功能、心肌酶、血乳酸、电解质、凝血功能和血小板计数等。

案例 9-3-1
　　该患者的最佳治疗是维持气道、呼吸和循环稳定，快速降温。

第二节　冻　僵

案例 9-3-2
　　患者，男，44 岁，意识不清半小时。
　　约半小时前被路人发现卧于公园长凳上，瑟瑟发抖，衣服潮湿并覆满积雪，呼叫 EMS 后获救送入急诊。体格检查：T 为 30℃，HR 为 90 次/分，R 为 18 次/分，BP 为 110/70mmHg。神志模糊，消瘦，头发蓬乱，全身衣服潮湿，腰以下衣裤全湿，口袋内发现一包烟和一小瓶白酒。肢端冰冷、苍白，肛温为 30℃（普通体温计测不出）。全身无创伤痕迹，无寒战。心律不齐，心音不等，脉搏不均，呼吸音对称，未及啰音。腹部未及异常，病理反射未引出。

问题：
1. 该患者需要做什么立即处理？
2. 最可能的诊断是什么？
3. 下一步怎么治疗？

外周冷损伤包括冷冻和非冷冻综合征，它们可以单独发生，也可合并全身性低体温，冻伤是最常见的冷冻伤，它是寒冷引起的以神经系统和心血管损害为主要表现的全身性疾病。冻僵的发生率和严重程度与诱发因素和冷应激程度有关，它在组织过度冷却至 0℃以下，环境温度至少-4℃，甚至-10℃。

【病因】

冻僵多发生于在寒冷环境中逗留和工作时间过久，而其保暖御寒措施不足，陷埋于积雪或浸没于冰水等情况时也可发生。老人、婴儿、体质极度衰弱者和慢性心血管病，脑垂体前叶和甲状腺功能减退、脑血管意外后遗症患者，偶尔在温度过低的室内亦可发生冻僵。饥饿、疲劳、酒后等更易诱发本病。

【发病机制】

冻僵是寒冷刺激超过人体的耐受限度而引起的全身性伤害。正常在寒冷条件下，肾上腺素能交感神经兴奋使体表血管收缩以保持体温，同时通过运动神经增加肌肉张力和抖动来产生热量。但是所增加的热量都是有限的，仅比安静状态时增加 40%～60%。寒冷使机体的氧耗量和心每搏输出量增加，在 5℃的环境中，氧耗量约增加 3 倍，心排血量增加 95%。寒冷影响意识和思维活动,降低对外界的反应性和工作能力。当体温下降到 35℃以下时影响脑和心脏功能，并妨碍葡萄糖等能量代谢。体温在 26～33℃时，寒冷导致代谢进一步降低，使心跳减慢和心律失常，胰岛素抵抗，并可引起多器官功能障碍或衰竭；17～26℃时，血红蛋白与氧亲和力增高，氧释放减少，使组织缺氧；12℃时，细胞膜钠通道阻断，钠离子不能进入细胞内，使肌纤维无应激反应，并出现感觉和运动神经麻痹，周围血管扩张而导致失热，进一步引起体温下降，最终引起心脏停搏、呼吸停止，脑电活动停止。倘若低温为时较短，体温回升时神经和肌肉的功能可以恢复。如果低温持续数小时，神经和肌肉发生退行性变，即使体温恢复正常，其功能亦难以恢复。

冷冻性损伤的促发机制主要有两种，即细胞内冰晶形成导致结构性损伤和微血管内血栓形成及血液瘀滞。主要分为三个阶段，即冻伤前阶段主要是表面组织受冷、血液黏滞性损伤、微血管收缩、血管内皮间隙增宽，血浆渗漏，冻融阶段主要是细胞外液冰晶形成、血液和水的跨膜渗出、细胞内脱水和高渗状态、细胞皱缩和萎陷；血管瘀滞和进行性缺血阶段，主要是血管痉挛和血液瘀滞甚至凝固、动静脉分流、血管内皮细胞损坏或前列腺素类释放、间质渗漏或组织内高压、组织细胞坏死、组织分解、干性坏疽或湿性坏疽。

【临床表现】

冻结伤是体表损伤表现为暂时性麻木和麻木刺感，复温后可缓解，这时不是真正的冻僵，因为它未发生组织破坏。麻木感是冻僵者最常见的症状，发生率达75%以上。所有患者初始有不同程度的轻触、疼痛或温度感觉缺失，冻僵患者在受寒冷初期有头痛、不安、四肢肌肉和关节僵硬、皮肤苍白冰冷、心跳和呼吸加快、血压增高。体温低于33℃时有嗜睡、感觉和反应迟钝、记忆丧失、心跳和呼吸减慢、脉搏细弱。体温低于26℃，出现昏迷、心排血量减少、血压下降、心律失常，甚至发生心室颤动。肝细胞缺氧，影响葡萄糖代谢使血糖降低和血钾增高。体温在20℃时会出现心跳或呼吸停止，瞳孔散大固定，心电图或脑电图成直线。低温还可引起胃黏膜糜烂、出血及胰腺炎症。冻僵恢复后可出现血栓形成和组织缺血性坏死。

【治疗】

冻僵（全身冻伤）急救与治疗的关键是迅速恢复患者中心体温，防止并发症。

（一）现场处理

野外现场复温的可行性差，也不要做野外复温，因为组织再冻的伤害是灾难性的，如有可能，去除患者身上的紧缩或湿衣物，受冻部分加强保暖并注意制动。按摩或摩擦是无效的，而且可能导致组织损伤或冻伤组织脱落。冻伤部分要远离干热源如热风吹等，

将患者快速搬到安全地方是最重要的，迅速将患者移至温暖处，保持平卧位。搬动时要小心、轻放，避免碰撞后引起骨折。如无法后送，将患者浸入37～39℃的温水中是可以的。在未获得有确切的死亡证据前，必须积极抢救。

（二）院内处理

1. 一般处理　低温患者通常处于脱水状态，复温后可能发生血容量减少和低血糖，应注意纠正；神志清楚者，静脉输注生理盐水及50%葡萄糖25g。反应迟钝者，静脉输注40～42℃生理盐水和葡萄糖溶液300～500ml，液体输注总量为20ml/kg，同时给予纳洛酮和维生素B_1。

2. 复温技术　首先脱去湿冷衣服，将患者用棉被或毛毯裹好放置温暖环境。复温速度为0.3～2℃/h。对中、重度冻僵患者，可用电热毯、热水袋温暖全身，或浸泡于40～42℃温水浴，缓慢复温，复温速度为1～2℃/h。也可输注加热（37～44℃）液体或吸入加热（42～46℃）湿化氧气，或将各种灌洗液加热至40～42℃进行胃、直肠、腹膜腔（无氯化钾）灌洗升温，复温速度为0.5～1℃/h。体外循环是快速复温的重要措施，复温速度为10℃/h。此种方法对稳定轻、中度冻僵患者的心血管功能安全有效。

3. 心搏、呼吸停止和心律失常的治疗　对于心搏、呼吸停止的患者及早进行心肺复苏，酌情进行气管内插管或气管切开；并给予相应的药物进行复苏抢救。体温低于28℃出现心律失常，应先进行复温，然后再行药物或电复律治疗，否则无效。室上性心律失常通常在复温期间或24小时内可自行转复。

4. 积极处理并发症　积极纠正缺氧、血液浓缩、电解质紊乱和预防血栓形成、继发感染、脑水肿和肾衰竭、应激性溃疡、胰腺坏死、心肌梗死等并发症。

5. 监护　监测心脏功能，预防和治疗心律失常；进行动脉血气监测，纠正低氧血症和酸碱失衡；放置导尿管，观察尿量，监测肾脏功能；放置胃管，防止胃内容物误吸。

案例 9-3-2
1. 将患者转运到急诊室，预防进一步热量丢失，脱掉任何湿或紧身限制性衣物，用干燥温暖的毛毯包裹或覆盖患者，冻伤区域给予适当制动，远离干燥热源。
2. 诊断：冷暴露损伤导致冻僵和低温。
3. 治疗：给予快速复温是最主要的治疗，辅以其他对症支持。

第三节 高 原 病

案例 9-3-3

患者，男，39 岁，严重头痛、胸痛、呕吐 20 分钟入院。

患者在登山训练过程中出现不适，最高登至 7620 米，症状进行性加重，经休息和吸氧可改善，约 2 小时前出现剧烈头痛，并有胸骨后及左胸轻中度疼痛，伴有无法缓解的呕吐，情绪异常，易怒，气促，小腿麻木及刺痛感。体格检查：T 为 36.8℃，HR 为 126 次/分，R 为 26 次/分，BP 为 144/92mmHg。神清，焦虑，肌肉疼痛及压痛，无法运动，左侧鼓膜轻度充血，眼球轻度震颤，左上肢手腕至肩部痛觉略较右侧减退。呼吸音粗，未及啰音，心律齐，未及杂音，腹部未及异常，双下肢无水肿。病理反射未引出。

问题：

1. 请问该患者最可能的诊断是什么？
2. 应该做什么处理？

高原病（diseases of high altitude）是以缺氧为突出表现的一组疾病。高原病发生于 2500m 以上高海拔地区，资料显示在 1500～2500m 也会发生。尼泊尔高山地区，登山或旅行到 4000m 以上地区滞留 5 天或以上者，0～50%发生急性高原反应或急性高山病（acute mountain sickness，AMS），高原性肺水肿（high-altitude pulmonary edema，HAPE）和高原性脑水肿（high-altitude cerebral edema，HACE）的发生率明显低于急性高山病，为 0.1%～4%。

【病因】

高原的特征是大气压和氧分压降低，使人体发生缺氧。海拔 3000m 以上的地区，大气压力在 70.7kPa 以下，大气含氧量仅为海平面的 72%。随着海拔升高，吸入气中氧分压明显下降，氧供发生严重障碍。

【发病机制】

从平原进入高原，为适应低氧环境，人体需要进行一些适应性调整，以维持毛细血管内血液与组织间必要的压力阶差。但对高原缺氧的适应能力有个体差异，过度缺氧和对缺氧反应迟钝者可发生适应不全，即高原病。高原适应不全的速度和程度决定了高原病发生的急缓和临床表现。

1. 急性高山病 是以非特异性症状为主要特征的神经综合征，如头痛、恶心、疲乏和头部不适等。初次进入 3000m 以上高原地区，或从较低海拔地区进入另一更高海拔地区，在数小时至 1～2 天内出现的各种不适反应。由于缺氧、低温等自然环境，

超出人体本身的代偿功能时，组织器官缺氧发生相应的改变，以耗氧较大的器官脑和心脏最为敏感，发病率为 60%～90%。

2. 急性高原性肺水肿 初次进入 3000～4000m 以上高原地区。多由于劳累、寒冷及上呼吸道感染而诱发，加上遗传因素及免疫功能等个体差异。高原缺氧，肺小动脉收缩，通过神经内分泌等产生的血管活性物质，外周小血管强烈收缩，中心循环负荷增加，肺毛细血管通透性增加，血细胞及液体外渗，甚至组织细胞坏死，血流淤滞，肺部发生播散性血管内凝血等因素相互影响，使肺动脉压急剧增加，有心负荷过重，致肺循环阻力进一步增加，导致肺水肿。

3. 急性高原性脑水肿 人体骤然进入高海拔区，产生严重脑缺氧、脑组织充血水肿的病理改变。脑水肿可能与严重缺氧引起的 ATP 减少有关。ATP 减少引起钠泵功能障碍，细胞内水钠潴留产生脑细胞水肿。

4. 慢性高原病 包括慢性高原反应、成人高原心脏病，高原高血压、高原红细胞增多症等。久居高原，人对缺氧环境进行适应。缺氧时血液在体内重新分布，以保证生命器官的血液供应。缺氧时冠状动脉扩张，以保证心脏的灌注，严重持续的缺氧可造成心肌损伤，使肺动脉阻力持续增加，形成肺动脉高压，持续的肺动脉高压会使心脏负荷加重发生肺源性心脏病。缺氧导致红细胞代偿性增多，血黏度增加加重心脏负荷。缺氧使血中儿茶酚胺增多，垂体加压素和促肾上腺皮质激素分泌增加，并通过肾素–血管紧张素醛固酮系统活性增加等使血压升高。

【临床表现】

（一）急性高原病

急性高原病通常发生于海拔 2500m 以上。可分为以下几种类型，但彼此又可互相交叉、并存。

1. 急性高山病 很常见。表现为头痛、头昏、心悸、胸闷、胸痛、气短、厌食、恶心、呕吐、乏力、鼻衄、失眠、嗜睡、手足发麻等，一般在高原停留 24～48 小时后症状缓解，数天后症状消失。少数人可发展成高原肺水肿和（或）高原脑水肿。

2. 高原肺水肿 是最常见且致命的高原病，通常在进入高原地区后 2～4 天内发生。高原肺水肿常先出现急性高原反应，因过劳、寒冷、呼吸道感染而使症状进一步加重，出现呼吸困难、发绀、心动过速、端坐呼吸、咳白色或粉红色泡沫样痰。肺部可闻及干湿性啰音。

3. 高原脑水肿 是罕见但最严重的急性高原病。大多在进入海拔 3600m 以上地区 1～3 天后发病，

表现为剧烈头痛、精神错乱、共济失调、幻听、幻视、言语障碍、定向力障碍，可发展为步态不稳、木僵或昏迷。

（二）慢性高原病

慢性高原病较少见，主要发生在久居高原或少数世居海拔 4000m 以上的人，可表现以下几种临床类型。

1. 慢性高原反应　急性高原反应持续 3 个月以上不消退者。表现为头痛、头晕、失眠、记忆力减退、注意力不集中、心悸、气短、食欲缺乏、手足麻木，有时可有心律失常或短暂性晕厥，称为慢性高原反应。

2. 高原红细胞增多症　红细胞增多是继发于高原缺氧的常见表现，是一种生理性适应代偿反应。红细胞计数超过 7×10^{12}/L，血红蛋白在 180g/L 以上，血细胞比容超过 60%。患者常表现头晕、头痛、记忆力减退、失眠、颜面发绀或杵状指。由于血液黏滞性过高，可有脑微小血栓形成，引起短暂脑缺血发作。

3. 高原血压改变　世居或久居高原者通常血压偏低，血压低于 90/60mmHg 时，常伴有头痛、头晕、疲倦、失眠等神经衰弱症状。如果血压升高即可诊断高原高血压。其临床表现与原发性高血压相似，但很少引起心肾损害。少数高原高血压患者可转变为高原低血压。

4. 高原心脏病　多见于高原出生的婴幼儿。成年人移居高原 6～12 个月发病。其主要表现为心悸、气短、胸闷、咳嗽和右心衰竭。

【实验室及其他检查】

1. 血常规　急性高原病患者可有轻度白细胞增多；慢性者红细胞计数超过 7×10^{12}/L，血红蛋白浓度超过 180g/L，血细胞比容超过 60%。

2. 动脉血气分析　高原肺水肿患者，动脉血气分析显示低氧血症、低碳酸血症和呼吸性碱中毒；高原心脏病者显示 $PaCO_2$ 增高和低氧血症。

3. 心电图检查　急性发病者主要表现为窦性心动过速。慢性病患者可显示电轴右偏、肺型 P 波、右心室肥大劳损、T 波倒置或右束支阻滞。

4. 胸部 X 线检查　高原肺水肿时显示双侧肺野有弥漫性斑片或云絮状模糊阴影。高原心脏病者表现肺动脉突出，右肺下动脉干横径＞15mm，右心室增大。

5. 肺功能检查　急性高原性肺水肿时可显示小气道狭窄，阻力增加，顺应性下降，流速显著降低。慢性高原病患者肺活量下降，峰值呼气流速降低，每分通气量下降。肺动脉导管检查肺动脉压升高、右心房压升高，肺毛细血管楔压正常。

【诊断与鉴别诊断】

高原病的诊断依据：①进入海拔较高地区或高原地区后发病；②其症状与海拔高度、进入速度及有无适应明显相关；③经异地治疗或氧疗明显有效；④除外有类似高原病表现的相关疾病。

此外，不同临床类型的高原病尚应与疲惫、脱水、低体温、酒后宿醉、低钠血症、急性胃肠炎、肺炎、高原支气管炎、肺栓塞、气胸、代谢性和中毒性脑病、脑血管意外、颅脑创伤真性红细胞增多症相鉴别。

【治疗】

（一）急性高山病

急性高山病根据头痛和恶心、呕吐、疲乏、头晕目眩或失眠等的严重程度分轻度和中度。轻度者暂停登山，一般无须特殊治疗即可逐渐缓解，可给予镇静剂、卧床休息、吸氧后多可缓解；必要时下山，可考虑给予乙酰唑胺（250mg q12h）。中度急性高山病或症状不缓解甚至恶化者，应将患者转运到低海拔区，下降 300m 症状即可明显改善；给予氧疗、乙酰唑胺（250mg q12h）和（或）地塞米松（4mg q6h），有条件者应给予高压氧治疗。

（二）高原肺水肿

高原肺水肿应立即转运到低海拔地区，面罩吸氧（4～6L/min）或更高，维持血氧饱和度不低于90%，能有效缓解呼吸急促、心动过速。绝对卧床和保暖有助于减轻症状。烦躁不安可给予适当镇静。服用尼群地平缓释片（30mg q12h），沙美特罗和地塞米松也有效，如到低海拔地区仍无效者，应给予高压氧治疗。

（三）高原脑水肿

立即下山或后送到低海拔地区；吸入氧气（2～4L/min）以维持血氧饱和度不低于90%。给予地塞米松 8mg 口服或肌内注射或静脉注射，继之 4mg，每 6 小时 1 次。如症状不缓解者，应给予高压氧治疗；必要时给予脱水剂甘露醇合并利尿剂呋塞米等降低颅内压。最初 24 小时，尿量必须保持在 900ml 以上。昏迷患者注意保持气道通畅，必要时气管内插管。注意酸碱平衡情况等。

（四）慢性高原病

在可能情况下，应转运到海平面地区居住。夜间给予低流量吸氧（1～2L/min），能缓解症状。应用乙酰唑胺 125mg，2 次/天或甲羟孕酮（安宫黄体酮）20mg，3 次/天，能改善氧饱和度。静脉放血可用作高原红细胞增多症临时治疗措施。

案例9-3-3

1. 该患者为急性高原病。

2. 立即给予面罩吸氧、后送下山、给予心电等生命体征监测,有条件者给予高压氧治疗;同时给予地塞米松10mg iv,继之5mg q6h 尼群地片缓释片30mg q12h 等。

第四节　淹　溺

案例9-3-4

患者,男,15岁,因溺水半小时入院。

约半小时前,该患者与一群同伴去湖中游泳,患者从平台跳入水后未再游出水面,同伴立即入水在湖底发现并救出水面,出水的患者已无呼吸,其中一名同伴立即给予胸外按压,另一名同伴呼叫EMS,急救人员现场发现它有表浅呼吸,脉搏微弱,格拉斯哥昏迷评分(GCS)7分(动眼1分、语言2分、运动4分),立即送入急诊。体格检查:T 35.6℃,HR 70 次/分,R 24 次/分,BP110/70mmHg。吸纯氧下血氧饱和度92%。神志模糊,反应迟钝,瞳孔等大等圆,对光反射灵敏,口中无异物。两肺呼吸音略低,可闻及少量湿啰音,心律齐,未及杂音。腹部肝脾未触及,肠鸣音正常。病理反射未引出。

问题:

1. 请问该患者最可能的并发症是什么?

2. 该患者最佳处理是什么?

淹溺(drowning)是意外死亡的第六位原因,全球每年约有50万人因淹溺死亡,中低收入国家占所有淹溺死亡的97%。根据2005年WHO的定义,淹溺是指由于淹没或沉浸在液体中并经历了呼吸损伤的过程,摒弃了近乎淹溺、干/湿性淹溺、主动/被动淹溺和继发性淹溺等名称,其结果可分为死亡、疾病状态和非疾病状态三种。

【病因】

(1)落水后由于没有游泳能力或因某种原因丧失游泳能力可造成溺水。诱发因素有:①游泳时间过长,过度换气,体内 CO_2 蓄积,引起呼吸性碱中毒而出现手足抽搐,严重者可出现暂时性昏迷而发生溺水;②患有心脑血管疾病或其他疾病不能胜任游泳或游泳时疾病发作而致溺水。

(2)潜水员在潜水时潜水装备发生破损,以及潜水员过度疲劳、操作失误,使水灌入而造成溺水。

(3)潜艇或其他水上运输工具遇难沉没,或陆空交通工具失事落水,乘员逃脱不出或逃至水面未能及时获救,均可发生溺水。

【发病机制】

淹溺主要病理为急性窒息所产生的严重缺氧和高碳酸血症。意外淹溺会触发患者闭气、惊恐和挣扎出水面,产生空气不足和低氧血症,患者开始吞水。既往将溺水分为海水溺水和淡水溺水是基于动物实验基础上的,进而导致水电解质紊乱、咯血和液体进入第三间隙;后来的研究发现,需要吸入11ml/kg的水才会发生明显的血管内异常,尸检研究显示,大多数淹溺者吸入水分不到4ml/kg。吸入1~3ml/kg的淡水或海水即会破坏肺表面活性物质的完整性,导致肺泡塌陷、肺不张、非心源性肺水肿、肺内分流和通气-灌注比例失衡,发生严重低氧血症、代谢性和呼吸性酸中毒,进而产生心血管功能障碍、神经损伤甚至死亡。

许多因素可能影响浸没性损伤的病理生理过程,并进而影响存活机会,包括年龄、水温、淹溺持续时间、低氧程度、潜水反射和复苏措施的有效性等。由于儿童的体重-体表面积比例更低,淹没入冷水中儿童较成人发生低氧血症的速度更快且更严重。

【临床表现】

淹溺大多是有目击者的,患者临床表现各异,与溺水持续时间长短、吸入水量多少、吸入水的性质及器官损害范围有关。轻者表现为一过性窒息症状,重者可有意识丧失、呼吸心搏停止,处于临床死亡状态。

1. 症状 淹溺者可有头痛或视觉障碍、剧烈咳嗽、胸痛、呼吸困难、咳粉红色泡沫样痰。

2. 体征 ①面部青紫或苍白,眼球突出,眼结膜充血,四肢冰凉,血压测不出;②轻者呼吸表浅,肺部有湿啰音,重者可有抽搐、呼吸心搏停止;③口腔、鼻内充满泡沫状液体、泥沙、杂草及其他杂物;④胃部明显扩张,腹部膨隆。可合并肢体损伤、脑外伤、脊髓损伤和空气栓塞等。

【实验室检查】

1. 血常规 白细胞总数和中性粒细胞比例增高。

2. 血气分析 低氧血症和代谢性酸中毒。

3. 血生化 初始生化往往是正常的,应监测血液、电解质和肝肾功能动态改变。

4. 尿液检查 蛋白尿、管型尿和血红蛋白尿。

5. X线检查 轻者对称性肺门浸润,重者两肺弥散性肺水肿,伴有不同程度的炎性改变。但初始胸片结果可能低估肺损伤的严重程度,数小时后可能发生肺浸润阴影或肺水肿表现,应根据临床情况酌情复查或行胸部CT检查。

6. 颅脑CT和MR 初始头颅CT往往无明显异常发生,除非有明显创伤或其他损伤。颅脑MR检查可预测淹溺损伤患者的神经预后，但早期预测值并不明显，3~4天后更有帮助。

7. 心电图　常表现为窦性心动过速和非特异性ST-T改变，若出现室性心律失常，完全性心脏传导阻滞提示病情严重。

【诊断】

据落水淹溺史及临床表现，诊断无困难。应注意以下几点：①发生淹溺的水温；②淹溺持续时间和抢救时间，尤其是心肺复苏时间；③体检时注意心跳呼吸，呼吸道是否通畅；④有无并发其他损伤。

【治疗】

（一）现场急救

（1）尽快从水中救出患者，解开衣扣，保持呼吸道通畅，监测呼吸心跳情况。

（2）对无生命征象者，现场立即给予心肺复苏。复苏时先给予2次口对口人工呼吸，再给予胸外按压，继后按正常心肺复苏进行抢救。倒水或海姆立克手法等企图倒水的措施无效，而且这些操作可能有发生误吸风险，延误通气和心肺复苏时间。除非确定或高度怀疑气道异物阻塞，需要迅速清除口鼻内的异物，否则无须常规异物检查，以免延误心肺复苏操作。

（二）医院救治

（1）监测血压、心率、呼吸、体温等生命征。

（2）纠正缺氧：高流量吸氧，有条件者行气管插管或切开，予机械通气。

（3）复温：对于低体温者进行复温，包括体内体外温度。

（4）脑复苏：静脉滴注甘露醇脱水降低颅内压、缓解脑水肿；抽搐时用地西泮、苯巴比妥等，有条件者给予高压氧治疗。

（5）处理并发症：对合并惊厥、心律失常、低血压、肺水肿、急性呼吸窘迫综合征、急性胃肠道出血、电解质紊乱和代谢性酸中毒应进行合理治疗。

（6）根据感染风险评估，酌情选择抗生素以防治感染。

案例 9-3-4

1. 并发症：浸没性损伤导致全身性低氧血症和组织缺血，主要影响大脑、肺和心脏。早期并发症包括非心源性肺水肿、低氧性脑病、呼吸和代谢性酸中毒、心律失常和肾损伤。凝血障碍、电解质紊乱、血液稀释或浓缩较罕见，但也可能发生。病程后期易出现肺炎和急性呼吸窘迫综合征。

2. 最重要的治疗是院前快速开展复苏，如稳定气道、呼吸和循环，目击者是非常重要的施救

者。浸没性损伤患者往往需要积极的呼吸支持，包括轻症者给予氧疗，重者需要气管插管。疑有颈椎损伤（如患者有跳水史），应给予持续稳定颈椎，直至排除脊柱损伤。

第五节　电　击

案例 9-3-5

患者，男，25岁，因被电击后神志不清20分钟入院。

患者同伴称约20分钟前他和患者在野外，患者离同伴约数米远，患者无意碰到跌落电线并立即倒地，意识丧失，无脉搏，同伴设法拨开电线并移至安全地带后立即给予胸外按压，数分钟后患者意识转清送入急诊。体格检查：T 35.5℃，HR 80次/分，R 18次/分，BP 130/80mmHg。神志清楚，反应迟钝，格拉斯哥昏迷评分13分。背部软组织烧伤，面积约3cm×5cm，部分变黑，左足拇趾有一块约1cm皮肤变黑，无其他可见损伤。心律齐，心音略低，未及杂音，呼吸音对称，未及啰音。腹软，无压痛，肝脾肋下未触及，肠鸣音存在。病理反射未引出。

问题：

1. 该患者诊断是什么？

2. 该做什么处理？

电流或电能量（静电）通过人体引起组织不同程度损伤或器官功能障碍，甚至发生死亡，称为电击（electrical injury）。

【病因】

电击常发生于违反用电操作规程或其他原因致人体直接接触电源，或在高压电和超高压电场中，电流或静电电荷经空气或其他介质电击人体。风暴、地震、火灾等灾害也可使电线断裂使人体意外触电。

【发病机制】

电损伤对人体的危害与接触电压高低、电流阻抗、电流类型、频率高低、通电时间、接触部位、电流方向和所在环境的气象条件都有密切关系。低电压和高电压都可使器官的生物电节律周期发生障碍，强电压（1000V以上）引起极严重的损伤，而低压（110~220V）的家用电亦可引起致命性损伤。肌腱、脂肪和骨骼对电流通过的阻力最大，干燥皮肤为中等，而神经、血液、黏膜和肌肉的电阻最小；皮肤是电流进入机体的主要电阻，手臂内侧或手背的电阻约达30 000Ω/cm²，厚或硬的皮肤电阻则较之高20~70倍，因此皮肤会消耗大量电流，皮肤表面也会发生更多热

损伤，潮湿皮肤的电阻会降低，出汗可使皮肤电阻降至 $2500\sim3000\Omega/cm^2$，浸入水中，电阻会降到 $1200\sim1500\Omega/cm^2$。同样能量条件下，交流电比直流电的危险性大，交流电有持续抽搐作用，能"牵引住"接触者，使其脱离不开电源。不同频率的交流电对人体的影响也不同，低频为 $50\sim60Hz$ 时，易落在心脏应激期，从而引起心室颤动。如电流经胸部手至手的径路比直立时手至足或跨立时手至足的径路危险性大。然而，直立时心肌损伤率增加，可能与电流通过组织的时间长，电流扩散较广有关。电流具有使肌细胞膜去极化作用，引起肌肉强烈收缩。中枢神经系统即使所接触的电流小于 100mA，已可引起神经传导阻断，如累及脑干，呼吸迅速停止。

电流能量可转化为热量，可使局部组织温度升高，引起灼伤。触电后大肌群强直性收缩可发生脊椎压缩性骨折或肩关节脱位。

【临床表现】

（一）全身表现

1. 轻型　如瞬间接触低电压、电流弱的电源时常出现精神紧张、面色苍白、表情呆滞、呼吸心跳加速。严重者可有晕厥、短暂的意识丧失，一般都能恢复，恢复后可能有肌肉痛、疲乏、头痛、神经兴奋及心律失常等。

2. 重型　可有心室颤动或心搏呼吸骤停，如不及时脱离电源立即抢救可造成死亡。另外，电击伤尚可引起各种内脏损伤。

（二）局部表现

局部表现主要为电烧伤。低电压引起的烧伤，时间短者伤口小，直径为 $0.5\sim2cm$，呈椭圆形或圆形，焦黄及灰白色，创面干燥，常有进出口。一般不损伤内脏，截肢率低。

高压电引起典型的电接触伤有以下特点：①面积不大，但可深达肌肉、血管、神经和骨骼，有"口小底大，外浅内深"的特征。②有一处进口和多处出口。③肌肉组织常呈夹心性坏死。④电流可造成血管壁的变性坏死或血管栓塞，从而引起继发性出血或继发性坏死，故电烧伤的致残率很高。

（三）其他

电击后 $24\sim48$ 小时常出现神经源性肺水肿、胃肠道出血、弥散性血管内凝血、烧伤处继发细菌感染。大约半数电击者有单侧或双侧鼓膜破裂。电击后数天到数月可出现神经系统病变（上升性或横断性脊髓炎、多发性神经炎），视力障碍；单侧或双侧白内障。孕妇电击后常发生死胎和流产。

【实验室检查】

（1）心电图表现：心室颤动是低电压触电后最常见的表现，是伤者致死的主要原因。心律失常也可表现为传导阻滞、房性期前收缩、室性期前收缩、多源性室性期前收缩或频发的室性期前收缩，可转化为室性心动过速或心室颤动。

（2）早期可出现肌酸磷酸激酶（CPK）及同工酶（CK-MB）、LDH、GOT 的活性增高，或血红蛋白尿、肌红蛋白尿等。

【治疗】

1. 院前初始复苏　发现触电后，确保救援环境安全为前提，首先要迅速切断电源，或应用绝缘物使患者与电源断离，避免救助者自身触电。所有电击伤且合并了电传导通路伤的患者，应给予 20ml/kg 的等渗液如生理盐水快速静脉输注。

2. 监测　心搏骤停者、有意识丧失者、心电图不正常者、有心脏病史者、有严重心血管病危险因素者及疑有传导通路损伤、低氧血症和胸痛等患者，应给予急诊心电监测。条件允许者，考虑给所有电击伤者连续进行 48 小时心电血压监测，以便发现迟发性心律失常和休克等并发症。出现心律失常者应使用适当的抗心律失常药物；休克患者应根据患者全身状态、末梢循环、心率、中心静脉压、血细胞压积和每小时尿量来调整补液的质、量和速度。

3. 心肺复苏　心脏骤停和气道受损包括气道烧伤是电击伤早期最严重的并发症，对心跳呼吸停止者立即进行心肺复苏，给予胸外心脏按压、除颤和人工呼吸等基本的生命支持，有条件者给予气管插管，高浓度正压氧疗，以减少并发症和后遗症。

4. 防治急性肾衰竭　横纹肌溶解是电击伤后肌肉损伤所致，如果处理不及时，极易导致急性肾衰竭和高钾血症。应用生理盐水或乳酸林格液恢复循环容量，成人应维持尿量在 $1\sim1.5ml/(kg\cdot h)$ 或 $50\sim75ml/h$。如果出现血红蛋白尿，尿量应维持在 $100\sim150ml/h$。静脉输注碳酸氢钠碱化尿液维持血液 $pH\geqslant7.45$，应用呋塞米或甘露醇预防肌球蛋白性肾病，对有明显肾损害者谨慎使用甘露醇。已发现急性肾衰竭者，治疗遵循急性肾衰竭的处理原则，必要时可予血液透析或腹膜透析。

5. 外科处理 对于广泛组织烧伤、肢体坏死和骨折者，应进行清创术或植皮，与骨折固定术等相应处置；肌体损伤者应注意及时发现和处理室筋膜综合征或腕管综合征等肌张力增高表现，并及时给予切开减压等处理，伤肢应置于功能位。应用破伤风抗毒素（3000U）和（或）破伤风免疫球蛋白预防破伤风，对继发感染者应给予大剂量青霉素等抗生素治疗，是否预防用药尚存争议。

案例 9-3-5

1. 患者可诊断为电击伤并烧伤、心肺复苏后。

2. 应予以心电监测、容量复苏、维持水电解质和酸碱平衡，碱化尿液，预防肾功能损害及其他对症支持治疗。

（梁子敬 赖荣德）

参 考 文 献

陈家伦，宁光. 2022. 临床内分泌学[M]. 2版. 上海：上海科学技术出版社.

国家心血管病中心. 2022. 中国心血管健康与疾病报告2021[M]. 北京：科学出版社.

赫捷，陈万青，李兆申，等. 2022. 中国食管癌筛查与早诊早治指南（2022，北京）[J]. 中华消化外科杂志，21（6）：677-700.

廖二元，袁凌青. 2019. 内分泌代谢病学[M]. 4版. 北京：人民卫生出版社.

全军热射病防治专家组，热射病急诊诊断与治疗专家共识组. 2021. 热射病急诊诊断与治疗专家共识（2021版）[J]. 中华急诊医学杂志，30（11）：1290-1299.

上海市肾内科临床质量控制中心专家组. 2022. 慢性肾脏病早期筛查、诊断及防治指南（2022年版）[J]. 中华肾脏病杂志，38（5）：453-464.

沈悌，赵永强. 2018. 血液病诊断及疗效标准[M]. 4版. 北京：科学出版社.

宋志博，张卓莉. 2022. 美国风湿病学会/血管炎基金会发布2021年抗中性粒细胞胞质抗体相关血管炎管理指南[J]. 中华风湿病学杂志，26（2）：138-142.

王吉耀，葛均波，邹和建主编. 2022. 实用内科学. 16版. 北京：人民卫生出版社.

王昱，邓雪蓉，张卓莉. 2020. 2020年美国风湿病学会痛风治疗指南[J]. 中华风湿病学杂志，24（12）：862-864.

王振义，李家增，阮长耿，等. 2004. 血栓与止血基础理论与临床[M]. 3版. 上海：上海科学技术出版社.

张炎，吴洪芬，董莹，等. 2022. 2023年第1版NCCN小细胞肺癌临床实践指南解读[J]. 实用肿瘤杂志，37（6）：485-489.

中国高血压防治指南修订委员会，高血压联盟（中国），中华医学会心血管病学分会中国医师协会高血压专业委员会，等. 2019. 中国高血压防治指南（2018年修订版）[J]. 中国心血管杂志，24（1）：24-56.

中国抗癌协会淋巴瘤专业委员会，中国医师协会肿瘤医师分会，中国医疗保健国际交流促进会肿瘤内科分会. 2021. 中国淋巴瘤治疗指南（2021年版）[J]. 中华肿瘤杂志，43（7）：707-735.

中国蛇伤救治专家共识专家组. 2018. 2018年中国蛇伤救治专家共识[J]. 中华急诊医学杂志，27（12）：1315-1322.

中国血脂管理指南修订联合专家委员会. 2023. 中国血脂管理指南（2023年）[J]. 中华心血管病杂志，51（3）：221-255.

中国医师协会急诊医师分会，中国毒理学会中毒与救治专业委员会. 2016. 急性中毒诊断与治疗中国专家共识[J]. 中华急诊医学杂志，25（11）：1361-1375.

中国医师协会血液科医师分会，中华医学会血液学分会. 2022. 中国多发性骨髓瘤诊治指南（2022年修订）[J]. 中华内科杂志，61（5）：480-487.

中国重症血液净化协作组. 2023. 重症血液净化血管通路的建立与应用中国专家共识（2023）[J]. 中华医学杂志，103（17）：1280-1295.

中华人民共和国国家卫生健康委员会医政医管局. 2022. 原发性肝癌诊疗指南（2022年版）[J]. 中华肝脏病杂志，30（4）：367-388.

中华医学会风湿病学分会，国家皮肤与免疫疾病临床医学研究中心，中国系统性红斑狼疮研究协作组. 2020. 2020中国系统性红斑狼疮诊疗指南[J]. 中华内科杂志，59（3）：172-185.

中华医学会风湿病学分会. 2018. 2018中国类风湿关节炎诊疗指南[J]. 中华内科杂志，57（4）：242-251.

中华医学会呼吸病学分会肺栓塞与肺血管病学组，中国医师协会呼吸医师分会肺栓塞与肺血管病工作委员会，全国肺栓塞与肺血管病防治协作组，等. 2021. 中国肺动脉高压诊断与治疗指南（2021版）[J]. 中华医学杂志，101（1）：11-51.

中华医学会呼吸病学分会间质性肺疾病学组，中国医师协会呼吸医师分会间质性肺疾病工作委员会. 2019. 中国肺结节病诊断和治疗专家共识[J]. 中华结核和呼吸杂志，42（9）：685-693.

中华医学会呼吸病学分会慢性阻塞性肺疾病学组，中国医师协会呼吸医师分会慢性阻塞性肺疾病工作委员会. 2014. 慢性阻塞性肺疾病诊治指南（2021年修订版）[J]. 中华结核和呼吸杂志，44（3）：36.

中华医学会呼吸病学分会哮喘学组. 支气管哮喘防治指南（2020年版）[J]. 2020. 中华结核和呼吸杂志，43（12）：1023-1048.

中华医学会内分泌学分会. 2020. 原发性醛固酮增多症诊断治疗的专家共识（2020版）[J]. 中华内分泌代谢杂志，36（9）：727-736.

中华医学会糖尿病学分会. 2021. 中国2型糖尿病防治指南（2020年版）[J]. 中华糖尿病杂志，2021，13（4）：315-409.

中华医学会糖尿病学分会微血管并发症学组. 2021. 中国糖尿病肾脏病防治指南（2021 年版）[J]. 中华糖尿病杂志，13（8）：762-784.

中华医学会外科学分会胰腺外科学组. 2021. 中国急性胰腺炎诊治指南（2021）[J]. 中华消化外科杂志，20（7）：730-739.

中华医学会消化病学分会. 2020. 2020 年中国胃食管反流病专家共识[J]. 中华消化杂志，40（10）：649-663.

中华医学会消化内镜学分会结直肠学组，中国医师协会消化医师分会结直肠学组，国家消化系统疾病临床医学研究中心. 2020. 下消化道出血诊治指南（2020）[J]. 中华消化内镜杂志，37（10）：685-695.

中华医学会心血管病学分会，中华心血管病杂志编辑委员会. 2019. 急性 ST 段抬高型心肌梗死诊断和治疗指南（2019）[J]. 中华心血管病杂志，47（10）：766-783.

中华医学会心血管病学分会心力衰竭学组，中国医师协会心力衰竭专业委员会，中华心血管病杂志编辑委员会. 2018. 中国心力衰竭诊断和治疗指南 2018[J]. 中华心血管病杂志，46（10）：760-789.

中华医学会血液学分会. 2016. 中国慢性髓性白血病诊断与治疗指南（2016 年版）[J]. 中华血液学杂志，37（8）：633-639.

（美）丹尼斯·L.凯斯珀（Dennis L.Kasper）等著. 王辰，陈红，詹庆元，等主译. 2019. 哈里森内科学[M]. 19 版. 北京：北京大学医学出版社有限公司.

（美）李·古德曼（Lee Goldman），（美）安德鲁 I·谢弗（Andrew I. Schafer）著. 2021. 西氏内科学（影印版）[M]. 26 版. 北京：北京大学医学出版社有限公司.